U0232885

中医非物质文化遗产临床经典名著

医学纲目

明·楼英 著
赵燕宜 于燕莉 校注

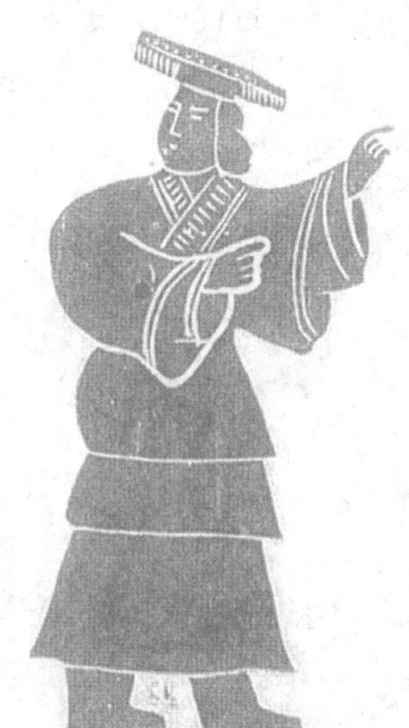

中国医药科技出版社

图书在版编目（CIP）数据

医学纲目/（明）楼英著；赵燕宜，于燕莉校注．—北京：中国医药科技出版社，2011.8（2024.11 重印）

（中医非物质文化遗产临床经典名著/吴少祯主编）

ISBN 978 -7 -5067 -5019 -6

Ⅰ.①医… Ⅱ.①楼… ②赵…③于… Ⅲ.①中国医药学—中国—古代—文集 Ⅳ.①R2 -53

中国版本图书馆 CIP 数据核字（2011）第 085118 号

版式设计 郭小平

出版 中国医药科技出版社

地址 北京市海淀区文慧园北路甲 22 号

邮编 100082

电话 发行：010 -62227427 邮购：010 -62236938

网址 www. cmstp. com

规格 787 × 1092mm 1/16

印张 60¼

字数 1120 千字

版次 2011 年 8 月第 1 版

印次 2024 年 11月第 3 次印刷

印刷 北京盛通印刷股份有限公司

经销 全国各地新华书店

书号 ISBN 978 -7 -5067 -5019 -6

定价 180.00 元

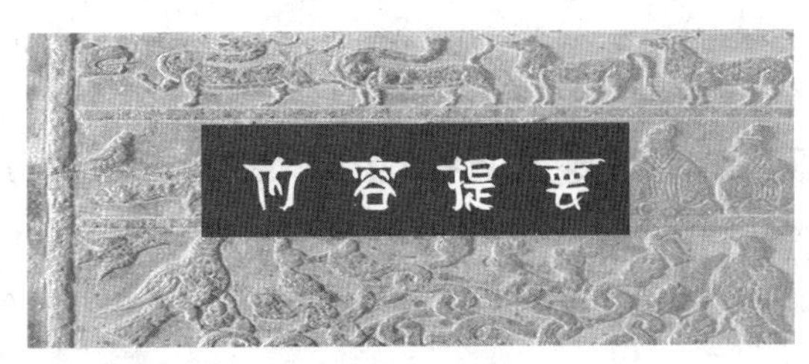

本书为明代医家楼英所著，共40卷，分11部。内容包括阴阳脏腑、各科病证诊治、针灸及调摄等。其特点是每论一证，先引历代有关论述，治法区分为正门与支门，搜集各家之长，体现同一病证多种治法的特点。本书资料丰富，纲目清晰，是一部颇具法度的综合性医书。为中医临床工作者重要的参考书籍。

《中医非物质文化遗产临床经典读本》

编 委 会

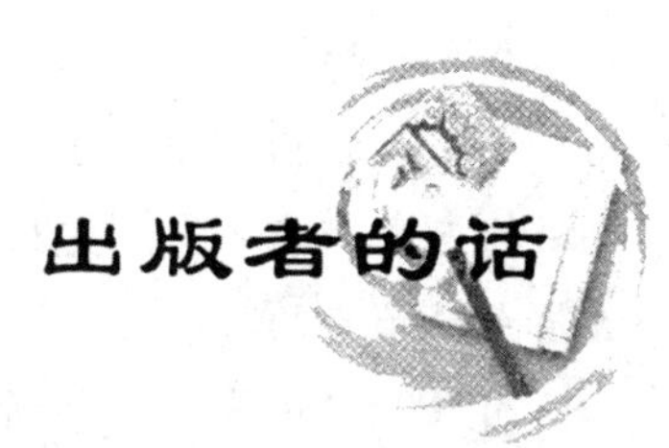

出版者的话

中华医学源远流长，博大精深。早在两汉时期，中医就具备了系统的理论与实践，这种系统性主要体现在中医学自身的完整性及其赖以存续环境的不可分割性。在《史记·扁鹊仓公列传》中就明确记载了理论指导实践的重要作用。在中医学的发展过程中，累积起来的每一类知识如医经、方剂、本草、针灸、养生等都是自成系统的。其延续与发展也必须依赖特定的社会人文、生态环境等，特殊的人文文化与生态环境正是构成中医学地域性特征的内在因素，这点突出体现在运用“天人合一”、“阴阳五行”解释生命与疾病现象。

但是，随着经济全球化趋势的加强和现代化进程的加快，我国的文化生态发生了巨大变化，中国的传统医学同许多传统文化一样，受到了严重冲击。许多传统疗法濒临消亡，大量有历史、文化价值的珍贵医药文物与文献资料由于维护、保管不善，遭到损毁或流失。同时，对传统医药知识随意滥用、过度开发、不当占有的现象时有发生，形势日益严峻。我国政府充分意识到了这种全球化对本民族文化造成的冲击，积极推动非物质文化遗产保护。2005年《国务院办公厅关于加强我国非物质文化遗产保护工作的意见》指出：“我国非物质文化遗产所蕴含的中华民族特有的精神价值、思维方式、想象力和文化意识，是维护我国文化身份和文化主权的基本依据。”

中医药是中华民族优秀传统文化的代表，是国家非物质文化遗产保护的重要内容。中医古籍是中医非物质文化遗产最主要的载体。杨牧之先生在《新中国古籍整理出版工作的回顾与展望》一文中说：“古代典籍是一个民族历史文化的重要载体，传世古籍历经劫难而卓然不灭，必定是文献典籍所蕴含精神足以自传。……我们不能将古籍整理出版事业仅仅局限于一个文化产业的位置，要将它放到继承祖国优秀文化传统、弘扬中华民族精神、建设有中国特色的社会主义的高度来认识，从中华民族的文化传统和社会主义精神文明建设的矛盾统一关系中去理解。”《保护非物质文化遗产公约》指出要“采取措施，确保非物质文化遗产的生命力，包括这种遗产各个方面的确认、立档、研究、保存、保护、宣传、承传和振兴”。因此，立足于非物质文化遗产的保护，确立和展示中医非物质文化遗产博大精深的内容，使之得到更好的保护、传承和利用，对中医古籍进行整理出版是十分必要的。

而且，中医要发展创新，增强其生命力，提高临床疗效是关键。而提高临床疗效的捷径，就是继承前人宝贵的医学理论和丰富的临床经验。在中医学中，经典之所以不朽是因其经过了千百年临床实践的证明。经典所阐述的医学原理和诊疗原则，已成为后世医学的常规和典范，也是学习和研究医学的必由门径，通过熟读经典可以启迪和拓宽治疗疾病的思路，提高临床治疗的效果。纵观古今，大凡著名的临床家，无不是在熟读古籍，继承前人理论和经验的基础上成为一代宗师的。因此，“读经典做临床”具有重要的现实意义。

意识到此种危机与责任，我社于2008年始，组织全国中医权威专家与中医文献研究的权威机构推荐论证，按照“中医非物质文化遗产”分类原则组织整理了本套丛书。本套丛书包括《中医非物质文化遗产临床经典读本》（第一批70种，第二批30种）与《中医非物质文化遗产临床经典名著》（第一批30种，第二批20种）两个系列，共150个品种。其所选书目精当，涵盖了大量为历代医家推崇、尊为必读的经典著作，也包括近年来越来越受关注的，对临床具有很好指导价值的近代经典作品。

本次整理突出了以下特点：①力求准确：每种医籍均由专家遴选精善底本，加以严谨校勘，为读者提供准确的原文。②服务于临床：在书目选择上重点选取了历代对临床具有重要指导价值的作品。③紧密围绕中医非物质文化遗产这一主题，选取和挖掘了很多记载中医独特疗法的作品，尽量保持原文风貌，使读者能够读到原汁原味的中医经典医籍。

期望本套丛书的出版，能够真正起到构筑基础、指导临床的作用，并为中国乃至世界，留下广泛认同，可供交流，便于查阅利用的中医经典文化。

本套丛书在整理过程中，得到了作为本书学术顾问的各位专家学者的指导和帮助，在此表示衷心的感谢。本次整理历经数年，几经修改，然疏漏之处在所难免，敬请指正。

中国医药科技出版社

2011年12月

校注说明

《医学纲目》为明·楼英著。楼英，一名公爽，字全善，号全斋，浙江萧山楼塔人，元至顺三年三月十五日生，明建文二年（1332~1400年）十一月十九日卒。

全书共40卷，采集自《内经》、《难经》、《甲乙经》、《伤寒论》、《金匮要略》等，参以历代方书、文献，尤其汇集了宋至金元诸名家的论著，结合个人见解分部论述。内容包括阴阳脏腑、各科病证诊治、针灸、调摄以及运气占候等。其特点是每论一证，先引历代有关论述，治法区分为正门与支门，取各家之长，体现了同病异治的原则。全书纲目清晰，资料丰富，对了解明以前的中医学术很有价值，是一部不可多得的综合性医书。

《医学纲目》现存版本不多，仅有明嘉靖四十四年乙丑（1565年）曹灼刻本，明刻本，明抄本，1937年上海世界书局铅印本及据明世堂刻本复印本。此次校注整理所采用的处理方法如下：

一、此次校注以中国中医科学院图书馆藏明嘉靖四十四年乙丑（1565年）曹灼刻本为底本，以1987年人民卫生出版社铅印本为校本。参校1995年中医药出版社版本。

二、底本卷首前列“运气占候”一篇，非本书之正文，此次整理删去不做收录。

三、此次整理一律采用现代标准简化字，加注新式标点，对书中明显错字、常见的异体字、通假字予以径改。

四、凡底本中能确认的文字脱误衍倒而校本可据者，据校本改，并出具校注。

五、底本所用右、左，今一律径改作上、下，已上改为以上，藏府改为脏腑，玄胡索改为延胡索，白芨改为白及。

由于校注者水平所限，书中讹误在所难免，敬请同道斧正。

校注者

2011 **年** 3 **月**

曹 序

予夙有志方药，少困举子业，未遑也。岁癸丑，释褐都下，迨丁巳，承乏比部，意通都大邑，良师萃焉，听谳之暇，留心谘访。或枚举一二辈，曰：是出入于公卿之门者，众皆靡然从之，往往不暇考其术业。吁！徇名之弊，岂特士道然哉。已未岁，先君子以肠澼背养，闻病不至，是抑不审医之过也，使不孝长抱终天之恨焉。因自雇拙于宦者，与世之拙于医者，安可预人家国事耶？遂绝意进取，间取《灵》《素》诸书，反覆读之，古奥渊遂，莫知端倪。友人邵君伟元，授予以《医学纲目》四十卷，曰：是书出于萧山楼全善先生所辑，简而知要，繁而有条，悉本于《灵》《索》，亦犹律之条例，比附不出于礼经也。公以礼律佐时，独不能以是书济瘱疢耶。予笑而受之。惜抄本相传，鱼豕盈帙，前此欲刻者数家，而难于校正，往往中止，今亦无蹈是乎？因与伟元暨刘君化卿分帙校雠，矢志弗措，有不合者，昼绎夜思，若将通之，凡再逾寒暑而后就梓。讹者正，缺者补，秩然可观，回视旧书，若草蒿矣。此书二百年来，几晦而复明，几废而复举，宁不有定数存乎！书大要本之阴阳以定其准，参之运气以稽其变，察之色脉以明其诊，酌之虚实以立其法，考之同异以正其讹。是故时至有早晚，则民病有征应矣；气位有正变，则胜复有微甚矣，血气有虚实，则调治有逆从矣；气味有厚薄，则约方有轻重矣；营卫有宣壅，则补泻有疾留矣。其说一正于《灵》《素》《甲乙》，而参之以仲景、东垣诸君子之绪论。病必有门，门必揭其纲；治必有法，法必详其目，巨细不遗，详略通贯，参互众说，而折衷之于经。能由此者，谨道如法，万举万全；不由此者，实实虚虚，夭人长命。故觉其书，如大都列肆之中，丹砂、玉札、马渤、牛溲，何所不有，而其取裁剂量，则固存乎人焉耳。先生尝曰：病之千变万化，不越阴阳五行。又曰：气失其平则为疾，医者意也，不过平其气耳。呜呼！此数言者，又为是书之纲领乎！夫不治刑不知造律者之深意，不治病不知著书者之苦心。先生康济之心甚盛，而几于无所用者，予得而推广之，亦邵、刘二

君从臾之力也。同年赵君宗正，实闻而协成之。予与宗正同官比部者也，畴昔毖刑之意，重于杀人，抑此书之行为生人计也，亦重于杀人之虑也。处心积虑，有始终同而不异者，宜得牵连书之，以示后世焉。

时　嘉靖乙丑岁中秋日前进士履斋曹灼撰

自　序

医之为学，其道博，其义深，其书浩瀚，其要不过阴阳五行而已。盖天以阴阳五行化生万物，其禀于人身者，阴阳之气以为血气表里上下之体，五行之气以为五脏六腑之质，由是人身具足而有生焉。然阴阳错综，五行迭运，不能无厚薄多少之殊。故禀阴阳五行之气厚者，血气脏腑壮而无病，薄者血气脏腑怯而有病，阳多者火多性急而形瘦，阴多者湿多性缓而形肥，阳少者气虚表虚上虚而易于外感，阴少者血虚里虚下虚而易于内伤。况乎人以易感易伤之躯，徇情纵欲，不适寒温，由是正损邪客；而阴阳脏腑愈虚愈实，或寒或热，而百病出焉。故诊病者，必先分别血气表里上下脏腑之分野，以知受病之所在，次察所病虚实寒热之邪以治之，务在阴阳不偏倾，脏腑不胜负，补泻随宜，适其病所，使之痊安而已。然其道自轩岐而下，仲景详外感于表里阴阳，丹溪独内伤于血气虚实，东垣扶护中气，河间推陈致新，钱氏分明五脏，戴人熟施三法，凡历代方书甚众，皆各有所长耳。故后世用历代之方治病，或效或不效者，由病名同，治法异，或中其长，或不中其长故也。姑举一病言之，设恶热病，热病之名同也，其治之法异，四君治血实之热也，四物治血虚之热也，白虎治气实之热也，补中治气虚之热也，麻黄治表热也，承气治里热也，四逆治假热也，柴胡治真热也，泻青、导赤、泻白、滋肾、泻黄，治五脏热而各异也，各能洞烛脉证，而中其肯綮，则皆效。其或实用虚法，虚用实法，表用里法，里用表法，真用假法，假用真法，则死生反掌之间，尚何责其效乎。昧者不悟是理，泛用古今之方，妄试疑似之病，每致夭横者不少矣。若是者，虚窃济生之名，实所以害人之生，乱医之真，孔子以乡愿乱德为德之贼，斯则医之贼也，暗损阴骘，神明不佑，可不谨哉。英爰自髫年，潜心斯道，上自《内经》，下至历代圣贤书传及诸家名方，昼读夜思，废食忘寝者三十余载，始悟千变万化之病态。皆不出乎阴阳五行，盖血气也，表里也，上下也，虚实也，寒热也，皆一阴阳也。五脏也，六腑也，十二经也，五运六气也，皆一

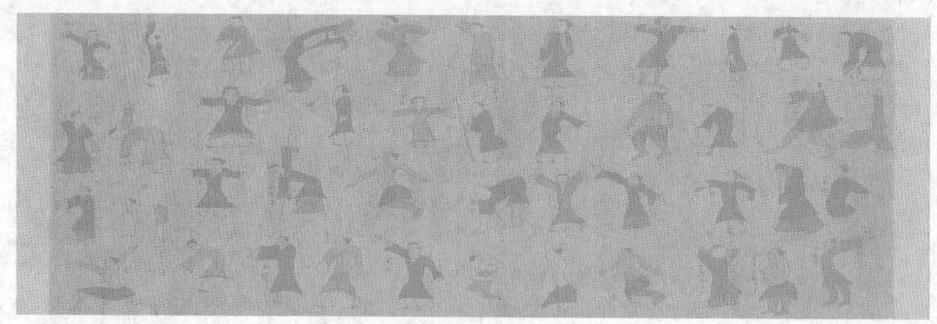

五行也。鳞集于鱼，辐辏天毂，医之能事毕矣。是以不揣芜陋，掇拾经传方书，一以阴阳脏腑分病析法而类聚之。分病为门，门各定阴阳脏腑之部于其卷首，而大纲著矣。析法为标，标各撮阴阳脏腑之要于其条上，而众目彰矣。病有同其门者，立枝门以附之；法有同其标者，立细标以次之。凡经有衍文错简脱者，一以理考而释正之。传失经旨，众论矛盾者，各以经推而辨明之。庶几诸家之同异得失，得以曲畅旁通，精粗相因，巨细毕举，同病异法，如指诸掌，名之曰《医学纲目》。藏之巾笥，以便考求，使夫临病之际，自然法度有归，不致误投汤剂，而害生乱医，获罪神明者矣。虽于轩岐心法之妙，不敢同年而语，然亦天地生物之心一助云耳。

萧山仙居岩楼英全善撰

凡　例

凡治法皆以正门为主，支门旁考之。假如心痛门为正门，其下卒心痛、胎前心痛、产后心痛等支门，皆以心痛正门治法为主，其卒痛、胎前、产后则旁考以佐之也。

凡门分上正者，其上皆《内经》之元法，其下皆后贤之续法，如穴法门上、穴法门下是也。标之上下亦然。如针灸上皆《内经》元法，针灸下皆后贤续法是也。

凡所类之方，皆先贤名方。今号其名，但号所编之人，且如王海藏所编之方有仲景方，有《千金》方，有《易简》方，并种种名方，今但号海藏之名，实不及仲景并《千金》《易简》等方也。

凡所类之方，独东垣、海藏、罗谦甫、丹溪以扶护元气为主，可纯依原方。其余诸方多是攻邪之剂，善用之者必详其人虚实，灼见其实者，可依原方。若兼虚者，气虚必以四君子相兼用之，或各半作复方用之；血虚必以四物汤兼用之，或各半作复方用之，庶不夭人长命也。

凡言运气，皆谓一岁之中长幼之病多相似者，俗谓之天行时气是也。

凡所载药方，在本条者宜考本条，其有病在本条而方见别条者，详载目录，以便检阅。又有方名而无方药者，另立补遗，以备参考。

凡伤寒药方，六经自相为用，不必另立别条。

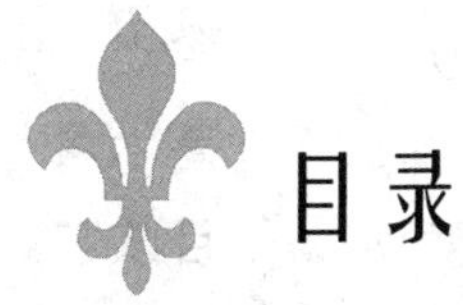

目录

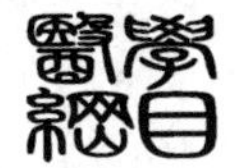

卷之一　阴阳脏腑部

阴　　阳

〔《素》〕阴阳者，天地之道也，万物之纲纪，变化之父母，生杀之本始，神明之府也。治病必求于本。积阳为天，积阴为地，阴静阳躁，阳生阴长，阳杀阴藏，阳化气，阴成形。阴阳应象论【批】荣卫。

清阳为天，浊阴为地。地气上为云，天气下为雨；雨出地气，云出天气。故清阳出上窍，浊阴出下窍；清阳发腠理，浊阴走五脏；清阳实四肢，浊阴归六府。水为阴，火为阳。阳为气，阴为味。味归形，形归气，气归精，精归化。精食气，形食味，化生精，气生形。味伤形，气伤精，精化为气，气伤于味。阴味出下窍，阳气出上窍。同上

天食人以五气，地食人以五味，五气入鼻，藏于心肺，上使五色修明，音声能彰。五味入口，藏于肠胃，味有所藏，以养五气，气和而生，津液相成，神乃自生。六节藏象论

〔《灵》〕人受气于谷，谷入于胃，以传与肺，五脏六腑，皆以受气，其清者为荣，浊者为卫。荣在脉中，卫在脉外。荣周不休。五十而复大会，阴阳相贯，如环无端。荣卫生会篇其浮气之不循经者为卫气，其精气之行于经者为荣气。卫气篇【批】荣行脉中卫行脉外。

〔《素》〕荣者，水谷之精气也，和调于五脏，洒陈于六府，乃能入于脉也，故循脉上下，贯五脏，络六腑也。卫者，水谷之悍气也，其气慓疾滑利，不能入于脉也，故循皮肤之中，分肉之间，熏于肓膜，散于胸腹。痹论

〔《灵》〕五谷入于胃也，其糟粕、津液、宗气，分为三隧，故宗气积于胸中，出于喉咙，以贯心脉而行呼吸焉。荣气者，泌其津液，注之于脉，化以为血，以荣四末，内注五脏六腑，以应刻数焉。卫气者，出其悍气之慓疾，而先行于四末分肉皮肤之间而不休者也。昼行于阳，夜行于阴，常从足少阴之分间，行于五脏六腑。邪客篇【批】荣卫应宗气之呼吸。

帝曰：荣卫之行奈何？岐值曰：谷始入于胃，其精微者，先出于胃之两焦，以溉五脏，别出两行荣卫之道。其大气之抟而不行者，积于胸中，名曰气海。出于肺，循喉咽，故呼财出，吸则入。天地之精气，其大数常出三入一，故谷不入，半日则气衰，一日则气少矣。五味篇

〔丹溪〕《天地属金说》邵子曰：天依地，地附天，天地自相依附。《内经》曰：大气举地。夫自清浊肇分，天以气运于外而摄水，地以形居于中而浮于水者也。是气也，即天之谓也，自其无极者观之，故曰大气至清、至刚、至健，属乎金者也。非至刚不能摄其水，非至健不能运行不息以举地之重，非至清其刚健不能长久上古而不老。或曰：子以天气为属金，固《周易》乾卦取象之义，何至遂以属金言之乎？善言天者必有证于人，善言大者必取譬于小，愿明以告我。曰：天生万物，人为贵。人形象天，可以取譬。肺主气，外应皮毛，《内经》谓阳为外卫，非外皮毛乎？此天之象也。其包裹骨肉脏腑于其中，此地之象也。血行于皮里肉腠，昼夜周流无端，此水之象也。合三者而观，非水浮地，天摄水，地悬于中乎？圣人作《易》，取金为天气之象，厥有旨焉。【批】卫法天之大气　荣法水之浮地。

〔刘河间〕说：脉者血气之先，斯论矣。人身之脉，血气之所为，而不知所以周流不息者，

正乾道乾乾之意也，亦犹理之寓乎气，所以为血气之先，先之一字，厥有旨焉。

〔《灵》〕黄帝曰：愿闻卫气之行，出入之合何如？伯高曰：岁有十二月，日有十二辰，子午为经，卯酉为纬。周天二十八宿，而一面七星，四七二十八宿，房昴为纬，虚张为经。是故房至毕为阳，昴至尾为阴。阳主昼，阴主夜，故卫气之行，一日一夜五十周于身。昼日行于阳二十五周，夜行于阴二十五周，周行五脏是故平旦阴尽，阳气出于目，目张则气上行于头，循项下足太阳，循背下至小指之端。其散者，别于目锐眦，下手太阳，下至手小指之间外侧。其散者，别于目锐眦，下足少阳，注小指次指之间。以上“以上”二字，衍文也，其下当有“其散者”三字。循手少阳之分侧，下至小指之间。别者以上“以上”二字衍文也。至耳前，合于颔脉，注足阳明，以下行至肘上，入五指之间。其散者，从耳下下手阳明，入于大指之间，入掌中。其至于足也，入足心，出内踝，下“下”当作“上”行阴分，复合于目，故为一周。是故日行一舍，人气行于身一周与十分身之八；日行二舍，人气行三周于身与十分身之六；日行三舍，人气行于身五周与十分身之四；日行四舍，人气行于身七周与十分身之二；日行五舍，人气行于身九周；日行六舍，人气行于身十周与十分身之八；日行七舍，人气行于身十二周在身“在身”二字，衍文也。与十分身之六；日行十四舍，人气二十五周于身有奇分与十分身之四；阳尽于阴，阴受气矣。其始入于阴，常从足少阴注于肾，肾注于心，心注于肺，肺注于肝，肝注于脾，脾复注于肾为周。是故夜行一舍，人气行于阴脏一周与十分脏之八，亦如行阳之二十五周而复合于目。阴阳一日一夜，合有奇分十分身之四，与十分脏之二，是故人之所以卧起之时有早晏者，奇分之不尽故也。卫气行篇【批】卫行脉外五十周。

上卫气之行，昼行阳则目张而寤，夜行阴则目瞑而寐。谨按：此节言平旦阳气之出目而下行于手足三阳也，皆一时分道并注，非有先后次第也。此经篇末言，水下一刻人气在太阳，水下二刻人气在少阳，水下三刻人气在阳明，水下四刻人气在阴分者，则是先下太阳究竟，然后下少阳，候少阳究竟，然后下阳明，候阳明究竟，方上行阴分，大与此节矛盾，盖衍文也。

〔《素》〕阳气者，一日而主外。平旦人气生，日中而阳气隆，日西而阳气已虚，气门乃闭，是故暮而收拒，无扰筋骨，无见雾露，反此三时，形乃困薄。生气通天论【批】阳气有昼夜阴阳之分。

〔《灵》〕卫气行于阴二十五度，行于阳二十五度，分为昼夜，故气至阳而起，至阴而止。故曰：日中而阳陇为重阳，夜半而阴陇为重阴，故太阴主内，太阳主外，各行二十五度，分为昼夜，夜半为阴陇，夜半后而为阴衰，平旦阴尽，而阳受气矣。日中为阳陇，日西而阳衰，日入阳尽，而阴受气矣。夜半而大会，万民皆卧，命曰合阴。平旦阴尽而阳受气。如是无已，与天地同纪。荣卫生会篇

黄帝曰：余愿闻五十荣，奈何？岐伯答曰：天周二十八宿，宿三十六分。人气行一周。“人气行一周”之卞当有“与十分身之八”六字。千八分“千八分”之上当有“宿”字，下当有“人气行五十周下身”八字。盖天周二十八宿，宿三十六分，人气行一周于身与十分身之八，宿三百六十分，人气行一十八周于身，宿千八分。人气行五十周于身也。日行二十八宿。人经脉上下左右前后二十八脉，周身十六丈二尺，以应二十八宿，漏水下百刻以分昼夜。故人一呼脉再动，气行三寸，一吸脉亦再动，气行三寸，呼吸定息，气行六寸，十息气行六尺，日行二分。“日行二分”之上，当有“二十七息气行一丈六尺二寸”十二字。二百七十息，气行十六丈二尺。气行交通于中，一周于身，下水二刻，日行二十五分。“二十五分”当作

"二十分"。五百四十息，气行再周于身，下水四刻，日行四十分。二千七百息，气行十周于身，下水二十刻，日行五宿二十分。一万三千五百息，气行五十荣于身，水下百刻，日行二十八宿，漏水皆尽，脉终矣。所谓交通者，并行一数也，故五十荣备，得尽天地之寿矣，凡行八百一十丈也。五十荣篇。黄帝曰：荣气之道，内谷为宝。谷入于胃，乃传之肺，流溢于中，布散于外，精专者行于经隧，常荣无已，终而复始，是谓天地之纪。故气从太阴出，注手阳明，上行注足阳明，下行注足跗上，注大指间，与太阴合。上行抵髀，从脾注心中，循手少阴出腋下臂，注小指，合手太阳，上行乘腋出䪼内，注目内眦，上巅下项，合足太阳，循脊下尻，下行注小指之端，循足心，注足少阴，上行注肾，从肾注心外，散于胸中，循心主脉，出腋下臂，出两筋之间，入掌中，出中指之端，还注小指次指之端，合手少阳，上行注膻中，散于三焦。从三焦注胆，出胁，注足少阳，下行至跗上，复从跗至大指间，合足厥阴上行至肝，从肝上注肺，上循喉咙，入颃颡❶之窍，究于畜门。其支别者，上循巅，下项中，循脊入骶骨，是督脉也。络阴器，上过毛中，入脐中，上循腹里，入缺盆，下注肺中，复出太阴，此荣气之所行也，逆顺之常也。荣气篇。东垣云：十二经一脉也，略为十二分而已。【批】荣行脉中五十周　荣气无昼夜阴阳之异　阳气有昼夜阴阳之分。

肺手太阴之脉，起于中焦，下络大肠，还循胃口。上膈属肺，从肺系横出腋下，下循臑内。肩下臂上。通名曰臑。行少阴心主之前，臑内廉凡有三脉，太阴居前。少阴居后，厥阴居中也。下肘中。臂上臑下接处曰肘。循臂内上骨下廉，臑下掌上名曰臂。臂有二骨，今太阴脉循臂上骨之下廉也。入寸口，掌后陷中动脉，太渊穴也。寸口中动脉，经渠穴也，上鱼循鱼际，鱼际穴也。散脉中是。出大指之端。少商穴也。其支者从腕后直出次指内廉，出其端。【批】手太阴。

大肠手阳明之脉，起于大指次指之端，商阳穴也。循指上廉，指上廉本节前陷中二间穴，本节后陷中三间穴也。出合谷两骨间，合谷穴也。上入两筋之中，阳溪穴也。循臂上廉，入肘外廉，曲池穴也。上臑外前廉，上肩出髃骨之前廉，上出于柱骨之会上，下入缺盆，络肺，下膈，属大肠。其支者，从缺盆上颈贯颊，入下齿中，还出挟口，交人中，左之右，右之左，上挟鼻孔。【批】手阳明。

胃足阳明之脉，起于鼻之交頞中，旁约太阳之脉，下循鼻外，入上齿中，还出挟口，环唇下交承浆，却循颐后下廉，出大迎，循颊车，上耳前，过客主人，循发际，至额颅，其支者，从大迎前下人迎，循喉咙，入缺盆，下膈属胃，络脾。其直者，从缺盆下乳内廉，下挟脐，入气街中。其支者，起于胃口，下循腹里，下至气街中而合以下髀关，抵伏兔，下膝膑中，腿下胫上接处曰膝。下循胫外廉，谓胫骨之外廉也。其外廉下膝三寸，三里穴也。又下三寸，巨虚上廉也。又下三寸，巨虚下廉也。直下至腕中，解溪穴也。下足跗，冲阳穴也。足面曰跗，跗上陷中动脉是也。凡足跗直下大指之间皆有动脉，其大指之间，足少阳脉也，上入指本节后间动脉，足厥阴脉也，上跗上动脉，足阳明脉也。《针经·终始》篇云：阳明在上，厥阴在中。少阳在下者是也。凡言间，皆谓两指中间也。入中指内间。中指内间本节后陷中，陷谷穴也。本节前陷中，内庭穴也。大指次指之端。厉兑穴也。其支者下廉三寸而别，下入中指外间。其支者，别跗上，入大指间出其端。【批】足阳明。

脾足太阴之脉，起于大指之端，隐白穴也。在大指端内侧。循指内侧白肉际，大指内侧，本节后大都穴也。过核骨后，核骨下，太白穴也。核骨在足大指本节后约二寸，内踝骨前约

---

❶ 颃颡（hángsǎng）：额，脑门。

三寸，如枣核横于足内侧赤白肉际者是也。窦太师指为孤拐骨者非是也。上内踝前廉，内踝下前陷中。商丘穴也。上踹内循胫骨后交，出厥阴之前，上膝股内前廉，膝辅骨下陷中。阴陵泉穴也。入腹，属脾，络胃，上膈，挟咽，连舌本，散舌下。其支者复从胃别上膈注心中。【批】足太阴。

心手少阴之脉，起于心中，出属心系，下膈络小肠。其支者从心系上挟咽，系目系。其直者，复从心系却上肺，下出腋下，肺脉从肺系横出腋下，心脉从肺而出于腋下，包络脉从胁下抵腋下。下循臑内后廉，行太阴心主之后，下肘内。少海穴也。循臂内后廉，臂内后廉上腕一寸半，灵道穴也。抵掌后锐骨之端，神门穴也。入掌内后廉，掌内后廉，小指本节陷中，少府穴也。循小指之内，出其端一。少冲穴也，在小指内廉之端。【批】手少阴。

小肠手太阳之脉，起于小指之端，少泽穴也。循手外侧，小指本节。前谷穴也。本节后陷中，后溪穴也。上腕，臂下掌上节处曰腕。腕前起骨中陷中，腕骨穴也。当腕中陷处，阳谷穴也。出踝中，直上循臂骨下廉，出肘内侧两筋之间。少海穴也。上循臑外后廉，出肩解，绕肩胛，交肩上，入缺盆，络心，循咽，下膈。抵胃，属小肠。其支者，从缺盆循颈上颊，至目锐眦，却入耳中。其支者，别颊上䪼抵鼻，至目内眦，斜络于颧。【批】手太阳。

膀胱足太阳之脉，起于目内眦，上额交巅。其支者，从巅至耳上角。其直者，从巅入络脑，还出别下项，循肩髆内，挟脊抵腰中，入循膂，络肾，属膀胱。其支者，从腰中下挟脊，贯臀入腘中。腿下接处约文中央动脉，曰腘中，委中穴也。其支者，从髆内左右别下贯胛，挟脊，内过髀枢，窦云：髀骨节也。循髀外，从后廉下合腘中，以下贯踹内，足肚曰踹。出外踝之后，昆仑穴也。循京骨，京骨穴也。至小指外侧。小指外侧本节后陷中，束骨穴也。本节前，通谷穴也。小指端，至阴穴也。【批】足太阳。

肾足少阴之脉，起于小指之下，斜走足心，涌泉穴也。出于然骨之下，然骨穴也，在内髁前起大骨下陷中。循内踝之后，内踝之后。跟骨之上，陷中动脉。太溪穴也。上大陵二寸，复溜穴也。别入跟中，以上踹内，出腘内廉，阴谷穴也。上股内后廉，贯脊，属肾，络膀胱。其直者，从肾上贯肝膈，入肺中，循喉咙，挟舌本。其支者，从肺出络心，注胸中。【批】足少阴。

心主手厥阴心包络之脉，起于胸中，出属心包络，下膈，历络三焦。其支者，循胸出胁，下腋三寸，上抵腋下，循臑内行太阴少阴之间，入肘中，曲泽穴也。下臂行两筋之间，两节之上腕三寸，间使穴也。当腕中，大陵穴也。入掌中，劳宫穴也，穴有动脉。循中指出其端。中冲穴也。其支者，别掌中，循小指次指出其端。【批】手厥阴。

三焦手少阳之脉，起于小指次指之端，关冲穴也。上出两指之间。两指之间陷中，腋门穴也。上两指本节后间陷中，中渚穴也。循手表腕，阳池穴也。出臂外两骨之间，两骨之间，上腕三寸，支沟穴也。上贯肘，天井穴也。循臑外上肩，而交出足少阳之后，入缺盆，布膻中，散络心包，下膈，循属三焦。其支者，从膻中上出缺盆，上项系耳后，直上出耳上角，以屈下颊至䪼。䪼，颊骨也。其支者，从耳后入耳中，出走耳前，过客主人前，交颊至目锐眦。【批】手少阳。

胆足少阳之脉，起于目锐眦，上抵头角，下耳后循颈行手少阳之前，至肩上，却交出手少阳之后，入缺盆。其支者，从耳后入耳中，出走耳前，至目锐眦后。其支者，别锐眦，下大迎，合手少阳抵于䪼，下加颊车，下颈，合缺盆，以下胸中，贯膈，络肝，属胆，循胁里，出气街，绕毛际，横入髀厌中。其直者，从缺盆下腋循胸，过季胁，下合髀厌中。窦氏云：腹下腿上节处起也。以下循髀阳，出膝外廉，下外辅骨之前，外辅骨之前。膝之下一寸。阳陵泉穴也，伸足取之，直下抵绝骨之端，阳辅穴也。下出外踝之前，丘墟穴也。循足跗上入小指次指之间（小指次指之间，本节前陷中，侠溪穴也。本节后陷中，临泣穴也。小指次指之端，窍阴穴也。）其支者，别跗上，入大指之间，循大指歧骨内出其端，还贯爪甲，出三毛。【批】足少阳。

肝足厥阴之脉，起于大指丛毛之际（大敦穴也），上循足跗上廉，（足跗上廉大指间陷中，行间穴也。大指本节后同陷中，太冲穴也），去内踝一寸，上踝八寸，交出太阴之后（内踝前一寸，冲封穴也），上腘内廉，曲泉穴也。循股阴，入毛中，过阴器，抵小腹，挟胃，属肝，络胆，上贯膈，布胁肋，循喉咙之后，上入颃颡，连目系，上出额与督脉会于巅。其支者，从目系下颊里，环唇内。其支者，复从肝别贯膈上注肺。经脉篇【批】足厥阴。

上荣气之行，自手太阴始，至足厥阴终，一周于身也。详其一周于身，外至身体四肢，内至五脏六腑，无不周遍，故其五十周无昼夜阴阳之殊。卫气之行则不然，昼但周阳于身体四肢之外，不入五脏六腑之内；夜但周阴于五脏六腑之内，不出身体四肢之外，故必五十周至平旦，方与荣大会于肺手太阴也。

黄帝曰：脉行之逆顺奈何？岐伯曰：手之三阴，从脏走手（手太阴从中焦注大指次指，手少阴从心中注手小指，手厥阴从胸中注手小指次指，此手三阴从脏走手也）；手之三阳，从手走头；足之三阳，从头走足；足之三阴，从足走腹。

黄帝曰：愿闻脉度。岐伯曰：手之六阳，从手至头，长五尺，五六三丈。手之六阴，从手至胸中，三尺五寸，三六一丈八尺，五六三尺，合二丈一尺。足之六阳，从足上至头，八尺。六八四丈八尺。足之六阴，从足至胸中，六尺五寸，六六三丈六尺，五六三尺，合三丈九尺。跃脉从足至目，七尺五寸，二七一丈四尺，二五一尺，合一丈五尺。督脉任脉各四尺五寸，二四八尺，二五一尺，合九尺。凡都合一十六丈二尺，此气之大经隧也。脉度篇【批】脉度。

〔《素》〕督脉者，起于少腹以下骨中央，女子入系庭孔，其孔溺孔之端也。其络循阴器，合篡间，绕篡后，别绕臀，至少阴，与巨阳中络者合，少阴上股内后廉，贯脊属肾，与太阳起于目内眦，上额交巅上，入络脑，还出别下项，循肩髆内挟脊抵腰中，入循膂络肾（自“少阴股内”至。“目”十七字上下必有脱简，否则古注衍文也）。其男子循茎下至篡，与女子等。其少腹直上者，贯脐中央，上贯心，入喉，上颐，环唇，上系两目之下中央。骨空论【批】督脉。

上督脉始终行身之后。东垣云：督脉者出于会阴穴，会阴，即经文所谓篡。根于长强穴，上行脊里，至于巅，附足太阳膀胱之脉。膀胱者诸阳之首，兼荣卫之气系焉。督脉为附，督者都也，能为表里上中下十二经之病焉。王注云：自其少腹直上至两目之下中央，指任脉之行而言，是督脉所系。由此言之，则任脉、督脉、冲脉，名异而同一体也。谓之任脉者，女子得之任养也。谓之冲脉者，以其上气冲也。谓之督脉者，以其督领诸脉也。

任脉者，起于中极之下，以上毛际，循腹里，上关元，至咽喉，上颐循面入目。骨空论【批】任脉。

上任脉，始终行身之前。东垣云任脉起于会阴，根于曲骨，入前阴中，出腹里，过脐上行，附足厥阴之经，为生化之元也，贯穿诸经，无所不系焉。

冲脉者，起于气街，并少阴之经，挟脐上行，至胸中而散。骨空论【批】冲脉。

〔《灵》〕冲脉任脉，皆起于胞中。上循背里，为经络之海。其浮而外者，循腹右上行，会于咽喉，别而络唇口。五音五味篇

上冲脉，始终亦行身之前，挟任脉两傍。东垣云：冲脉分为二道，起于会阴，根于气街，

为二道，入腹中央，挟脐两傍上行，附足阳明之脉，至胸中而散。一说，上至脑耳上角，下至足内踝，络跗上。若搐如引绳之状，上下动之若一贯，诸经之脉无所不到，以其从胃脉故也。十二经之海也，旺为生化升降之主。

黄帝曰：跻脉安起安止。何气荣水❶？岐伯答曰：跃脉者少阴之别，起于然骨之后，上内踝之上，直上循阴股，入阴，上循胸里，入缺盆，上出人迎之前，入𬱖❷，属目内眦，合于太阳、阳跃而上行，气并相还则为濡目，气不荣则目不合。黄帝曰：气独行五脏，不荣六腑，何也？岐伯答曰：气之不得无行也，如水之流，如日月之行不休。故阴脉荣其脏，阳脉荣其腑，如环之无端，莫知其纪，终而复始。其流溢之气，内溉脏腑，外濡腠理。黄帝曰：跃脉有阴阳，何脉当其数？岐伯答曰：男子数其阳，女子数其阴，当数者为经，其不当数者为络也。脉度论。【批】跃脉。

上跻脉，始终独言阴跻而不及阳跻者，有脱简也。当数，谓当脉度一十六丈二尺之数也。男子以阳跻当其数，女子以阴跻当其数。

〔《难经》〕脉有奇经八脉者，不拘于十二经，何也？然，有阳维。有阴维，有阳跻，有阴跻，有冲，有督，有任，有带之脉，凡此八脉者，皆不拘于经，故曰奇经八脉也。经有十二，络有十五，凡二十七，气相随上下，何独不拘于经也。然圣人图说沟渠通利水遭，以备不然，天雨降下，沟渠溢满，当此之时，雱霈妄行，圣人不能复图也（此络脉满溢，诸不能复拘也。二十七难）。其奇经八脉者，既不拘于十二经，偕何起何继也？然，督脉者起于下极之俞，并于脊里，上至风府，入属于脑。任脉者，起于中极之下，以上至毛际，循腹里，上关元，至咽喉。冲脉者，起于气街，并足阳明之经，挟脐上行，至胸中而散也。带脉者，起于季胁，回身一周。阳跃脉者，起于眼中，循外踝，上行入风池。阴跃脉者，亦起手跟中，循内踝上行至咽喉，交贯冲脉。阳维、阴维者，维络于身，溢蓄不能环流灌溉诸经者也。故阳维起于诸阳会也，阴维起于诸阴交也，比于圣人图设沟渠，沟渠满溢，流于深湖，故圣人不能拘通也，而人脉隆盛，入于八脉，而不环周，故十二经亦不能拘之，其受邪气，蓄则肿热，砭射之也。二十八难。【批】奇经八脉。

上督任跃脉，岐伯谓在十二经荣气周流度数一十六丈二尺之内，扁鹊谓奇经八脉不拘于十二经，二说矛盾，以待贤者。又冲脉，虞庶注云：《素问》日冲脉并足少阴之经，《难经》却言并足阳明之经，况少阴之经挟脐各五分，阳明之经挟脐左右各二寸，气冲又是阳明脉气所发。如此推之，则冲脉自气街起，在阳明少阴二经之内，挟脐上行，其理明矣。

〔《灵》〕黄帝曰：经脉十二，而手太阴、足少阴、阳明独动不休，何也？岐伯曰：足阳明胃脉也。一胃者五脏六腑之海，其清气上注于肺，肺气从太阴而行之，其行也以息往来，故人一呼脉再动，一吸脉亦再动，呼吸不已，故动而不止。黄帝曰：气之过于寸口也，上十焉息，下八焉伏，何道从还，不知其极。岐伯曰：气之离脏也，卒然如弓弩之发，如水之下岸，上于鱼以反衰，其余气衰散以逆上，故其行微。黄帝曰：足之阳明何因而动？岐伯曰：胃气上注于肺，其悍气上冲头者，循咽上走空窍，循眼系，入络脑，出颇，下客主人，循牙车，合阳明，并下人迎，此胃气别走于阳明者也。故阴阳上下，其动也若一。故阳病而阳脉小者为逆，阴病而阴脉大者为逆。故阴阳俱静俱动若引绳，相倾者病。黄帝曰：足少阴何因而动？岐伯曰：冲脉者，十二经之海也，与少阴之大络，起于肾下，出于气街，循阴股内廉，邪入腘中，循胫骨内廉，并少阴之经，下入内踝之后，入足下。其别者，邪入踝，出属跗上，入大指之间，注诸络以温足胫，此脉之常动者

❶ 荣水：底本作“何荣”，据《灵枢·脉度》改。

❷ 𬱖（chǒu）：面颧。

也。动输篇❶。【批】荣独手太阴足少阴阳明动不休。

阳脉，人迎脉也；阴脉，寸口脉也。

经脉十二者，伏行分肉之间，深而不见。其常见者，足太阴过于外踝之上，无所隐故也。诸脉之浮而常见者，皆络脉也。六经络手阳明、少阳之大络，起于五指间，上合肘中。饮酒者，卫气先行皮肤，先充络脉，络脉先盛，故卫气已平，荣气乃满，而经脉大盛，脉之卒然动者，皆邪气居之，留于本末，不动则热，不坚则陷且空，不与众阿，是以知其何脉之动也。雷公曰：何以知经脉之与络脉异也？黄帝曰：经脉者，常不可见也，其虚实也，以气口知之；脉之见者，皆络脉也。雷公曰：细子无以明其然也？黄帝曰：诸络脉皆不能经大节之间，必行绝道而出入，复合于皮中，其会皆见于外。故诸刺络脉者，必刺其结，上甚血者，虽无结，急取之，以泻其邪而出其血，留之发为痹也。凡诊络脉，脉色青则寒且痛，赤则有热；胃中寒，手鱼际之络多青矣；胃中有热，鱼际络赤；其暴黑者，留久痹也；其有赤、有黑、有青者，寒热气也；其青短者，少气也。凡刺寒热者，皆多血络，必间日而一取之，血尽乃止，乃调其虚实。其小而短者少气，甚者泻之则闷，闷甚则仆不得言。闷急坐之也。经脉篇

〔《素》〕黄帝曰：夫络脉之见也，其五色各异。青、黄、赤、白、黑不同，其故何也？岐伯曰：经有常色，而络无常变也。帝曰：经之常也何如？岐伯曰：心赤、肺白、肝青、脾黄、肾黑，皆亦应其经脉之色也。黄帝曰：络之阴阳，亦应其经乎？岐伯曰：阴络之色应其经，阳络之色变无常，随四时而行也。寒多则凝泣，凝泣则青黑；热多则淖泽，淖泽则黄赤，皆常色也，谓之无病。五色具见者，谓之寒热。帝曰：善。经络论篇

〔《灵》〕经脉为里，支而横者为络，络之别者为孙，盛而血者疾诛之，盛者泻之，虚者饮药以补之。脉度篇

〔《素》〕目受血而能视，足受血而能步，掌受血而能握，指受血而能摄。五脏生成篇

许昌滑寿著《十四经发挥》，释经脉为曲，络脉为直；经为荣气，络为卫气，乃所以惑乱来学也。谨按经云：经脉十二，伏行分肉之间，深而不见；诸脉浮而常见者，皆络脉也。又云：诸络脉不能经大节之间，必行绝道而出入复合于皮。又云：当数者为经，不当数者为络。今《发挥》谓手太阴脉其支从腕后出次指端交于手阳明者，为手太阴络。手阳明脉其支从缺盆上挟口鼻交于足阳明者，为手阳明络，凡十二经之支脉伏行分肉者，皆释为络脉。则是络脉亦伏行分肉之阃而不浮见，亦能经大节而不行绝道，亦当经脉一十六丈二尺内之数，而非不当数也。又按经云：足少阳之脉，起于目锐眦，上抵头角，下耳后，未尝言其脉有曲折也。今《发挥》谓足少阳脉起目锐眦，作三折，从目锐眦至完骨是一折，又自完骨至睛明是一折，自睛明至风池是一折，则是《内经》以经脉之曲折朦胧者，为直行也。又按经云：水谷入于胃也，其气分为三隧，故宗气积胸中，出喉咙而行呼吸焉。荣气者，泌其津液，注之于脉，化以为血，以荣四末，内注五脏六腑，以应刻数焉。卫气者，出其悍气之剽疾，而皆行于四末分肉皮肤之间而不休者也。又云：卫出于上焦，常与荣俱，昼行于阳二十五周，夜行于阴二十五周，故至平旦五十周，复与荣气大会于手太阴矣。此言卫气与荣气相会，未尝及宗气，今《发挥》谓气行一万三千五百息，脉行八百十丈，适当寅时，复会于手太阴，则是将积于胸中呼吸与荣周相会之宗气牵合，作昼行阳夜行阴，与荣五十周方会之卫气也。乖舛经义，罪孰甚焉。【批】荣卫辩惑。

阳者天气也，主外，阴者地气也，主内，故阳道实，阴道虚。

---

❶ 动输篇：底为“动腧篇”，据《灵枢·动输》改。

阴在内，阳之守也；阳在外，阴之使也。应象论

阴者藏精而起亟也，阳者卫外而为固也。通天论

〔《灵》〕内有阴阳，外亦有阴阳。在内者五脏为阴，六腑为阳；在外者筋骨为阴，皮肤为阳。寿夭刚柔篇

〔《素》〕足太阳与少阴为表里，少阳与厥阴为表里，阳明与太阴为表里，是为足之阴阳也。手太阳与少阴为表里，少阳与心主为表里，阳明与太阴为表里，是为手之阴阳也。血气形志篇。【批】阴阳表里。

〔《灵》〕黄帝问于伯高曰：脉度言经脉之长短，何以立之？伯高曰：先度其节骨之大小广狭长短，而脉度定矣。黄帝曰：愿闻众人之度，人长七尺五寸者，其骨节之大小长短各几何？伯高曰：头之大骨围二尺六寸，胸围四尺五寸，腰围四尺二寸。发所覆者颅至项一尺二寸，发以下至颐长一尺。君子终折结喉以下至缺盆中长四寸，缺盆以下至髑骬长九寸，过则肺大，不满则肺小。髑骬以下至天枢长八寸，过则胃大，不及则胃小。天枢以下至横骨长六寸半，过则回肠广长，不满则狭短。横骨长六寸半，横骨上廉以下至内辅之上廉长一尺八寸，内辅之上廉以下至下廉长三寸半，内辅下廉下至内踝长一尺三寸，内踝以下至地长三寸，膝腘以下至跗属长一尺六寸，跗属以下至地长三寸，故骨围大则太过，小则不及。角以下至柱骨长一尺，行腋中不见者长四寸，腋以下至季胁长一尺二寸，季胁以下至髀枢长六寸，髀枢以下至膝中长一尺九寸，膝以下至外踝长一尺六寸，外踝以下至京骨长三寸，京骨以下至地长一寸，耳后当完骨者广九寸，耳前当耳门者广一尺三寸，两颧之间相去七寸，两乳之间广九寸半，两髀之间广六寸半。足长一尺二寸，广四寸半。肩至肘长一尺七寸，肘至腕长一尺二寸半，腕至中指本节长四寸，本节至其末长四寸半，项发以下至背骨长二寸半，膂骨以下至尾骶二十一节长三尺，上节长一寸四分分之一，奇分在下，故上七节至于膂骨九寸八分分之七。此众人骨之度也，所以立经脉之长短也。骨度篇。【批】表骨脉度。

唇至齿长九分，口广二寸半。齿以后至会厌深三寸半，大容五合。舌重十两，长七寸，广二寸半。咽门重十两，广二寸半，至胃长一尺六寸。胃纡曲屈，伸之长二尺六寸，大一尺五寸，径五寸，大容二斗五升。小肠后附脊，左环，回周叠积，其注于回肠者，外附于脐，上回运环十六曲，大二寸半，径八分分之少半，长三丈三尺。回肠当脐左环，回周叶积而下。回运环反十六曲，大四寸，径一寸寸之少半，长二丈一尺。广肠传脊，以受回肠，左环叶脊上下辟，大八寸，径二寸寸之大半，长二尺八寸。肠胃所入至所出，长六丈四寸四分，回曲环反，三十二曲也。肮胃论

〔《难》〕七冲门何在？然，唇为飞门，齿为户门，会厌为吸门，胃为责门，太仓下口为幽门，大肠小肠会为阑门，下极为魄门，故曰七冲门也。四十四难。【批】里脏腑度。

〔《素》〕腰以上为天，腰以下为地。【批】上下。

〔《难》〕上焦者，在心下下膈，在胃上口，主内而不出，其治在膻中，玉堂下一寸六分，直两乳间陷者是。中焦者，在胃中脘，不上不下，主腐熟水谷，其治在脐傍。下焦者，在脐下当膀胱上口，主分别清浊，主出而不内，以传道也，其治在脐下一寸。三十一难。【批】三焦。

〔《灵》〕黄帝曰：愿闻荣卫之所行，皆何道从来？岐伯答曰：荣出于中焦，卫出于上焦。黄帝曰：愿闻三焦之所出。岐伯答曰：上焦出于胃上口，并咽以上，贯膈而布胸中，走腋，循太阴之分而行，还至阳明，上至舌，下足阳明，常与荣俱，行于阳二十五度，行于阴亦二十五度，一周也。故五十度而复大会于手太阴矣。黄帝曰：愿闻中焦之所出？岐伯答曰：中

焦亦并胃中，出上焦之后，此所受气者，泌糟粕，蒸津液，化其精微，上注于肺脉，乃化而为血，以奉生身，莫贵于此，故独得行于经隧，命曰荣气。黄帝曰：夫血之与气，异名同类，何谓也？岐伯答曰：荣卫者精气也，血者神气也，故血之与气，异名同类焉。故夺血者无汗，夺汗者无血，故人生有两死而无两生。黄帝曰：愿闻下焦之所出。岐伯答曰：下焦者别回肠，注于膀胱而渗入焉。故水谷者常并居于胃中，成糟粕而俱下于大肠而成下焦，渗而俱下，济泌别汁，循下焦而渗入膀胱焉。黄帝曰：善。余闻上焦如雾，中焦如沤，下焦如渎，此之谓也。营卫生会篇

〔海藏〕头至心为上焦，心至脐为中焦，脐至足为下焦。此三焦者，足太阳之别也。又《灵枢经》云：脐下膀胱至足为足三焦。右手尺脉为命门，与包络脉同诊，此包络亦有三焦之称，为命门之火，游行于五脏之间，主持乎内。手三焦主持乎上，足三焦主持乎下，上中下三焦通为一气，卫于一身为外护。既云头至心、心至脐、脐至足，是有状也。呼为三焦，是有名也。以为无状，可乎？经曰：三焦者，水谷之道路也。却是有形状，何以然？上焦者主内而不出，中焦者主腐熟水谷，下焦者主出而不内，故经曰上焦如雾，中焦如沤，下焦如渎也。手经者主持上也，足经者主持下也，命门者主持内也，为卫者主持外也。三焦真气为父，气散于包络，相从母也。并行而不相离，母之真气也，故俱会于胸中。经云：膻中之分，父母居之，气之海也，如天地之尊，不系五行也。清邪中于上焦，名曰洁也，头项强，腰脊痛。浊邪中于下焦，名曰浑也，阴气为栗，便溺妄出。表虚里急，上焦、下焦与中焦相混。上焦怫郁，脏气相熏。中焦不治，卫气上冲，荣气不通，血凝不流。若卫气前通者，小便赤黄，与热相搏，因热作使，游于经络，出入脏腑，阴气前通，阳气后微，阴无所使，客气内入，嚏而出之，声嗢咽塞，寒厥热壅，必下血。阴阳俱厥，脾弱液下。下焦不固，清便下重，便数而难，腹筑湫痛，命将难全。此命门之脉，诊在右手尺也。经曰：五脏不和，五液不下，当阖不阖，便溺俱脱，生气绝矣，所以腹脐湫痛也，故曰命将难全。前三焦自外而入，后三焦自内而出。雾不收则为喘满，此出而不内也。沤不利则为留饮，留而不散，久为中满，上不能内，下不能出也。渎不利则为肿满，此因上内而下不出也。此三焦之所不归也。三焦有脏而无腑，在内则游行，是血也，在外则固护，是气也。上焦如雾者气也，中焦如沤者血也。中焦者，血气之分也。下焦在脐膀胱上口，主分别清浊，出而不纳，即传道也，治在脐下。名日三焦，其腑在气街中，又云有脏无腑。成氏云：血室者，血之所居也，荣卫停止之所，经脉流会之处，冲脉是矣。夫冲者，奇经之一也，起于肾下，出于气街，并足阳明经挟脐上行，至胸中而散焉，为诸经之海也。

启玄子云：冲为血海，诸经朝会，男子则运而行之，女子则停而止之，是皆谓之血室。《内经》云：任脉通冲脉，男既运行，女既停止，故运行者无积而不满，动也，停止者有积而能满，静也。不满者阳也，气也。能满者，阴也，血也。故满者以时而溢，为之信有期者动也。乾道成男，坤道成女，故运行者阳之象也，停止者阴之象也。血气荣卫，男女皆有，内外谐和，其脉同诊，脉者血之府也，故为气血之室，为藏物之舍，亦为府也。三焦之府，在气街中，为男女血海之府。经又曰：有脏而无腑，从无形而言之也。有脏而有腑，从有形而言之也。清邪浊邪所伤，三焦齐病，亦同两感。经云：心包络主之脉，出胸中，下膈，历络三焦，此其所以与相火并行，与命门脉同诊于右尺中也。东垣云：三焦有名无形，主持诸气，以象三才之用，故呼吸升降，水谷往来，皆待此以通达。是以上焦在心下，主内而不出；中焦在胃脘，主腐熟水谷；下焦在脐下，主分别清浊，出而不内。统而论之，三才之用，本

于中焦。中焦者胃脘也，禀天五之冲气，阴阳清浊自此而分，十二经络自此而始。或不得其平，则寒热偏胜，虚实不同，荣卫涩滞，清浊不分，而生诸病。故曰气会三焦。手少阳脉通于膻中，膻中者臣使之官，为气之海。审此则知三焦者冲和之本也。三焦相火及包络之脉，人之元气也，周身何虚无之，是名相火用事，主持阴阳之气，神明之府也。

〔《素》〕夫自古通天者生之本（此九字着意玩味。王太仆云，论天谓元气，即天真也），本于阴阳。天地之间，六合之内，其气九州九窍，五脏十二节，皆通乎天气。其生五，其气三，数犯此者，则邪气伤人，此寿夭之本也。苍天之气清净，则志意治，顺之则阳气固，难有贼邪，弗能害也，此因时之序。故圣人传精神，服天气而通神明。失之则内闭九窍，外壅肌肉，卫气散解，此谓自伤，气之削也。阳气者，若天与日，失其所则折寿而不彰，故天运当以日光明，是故阳因而上卫外者也（阳主动，凡人之知觉运动耳目视听言嗅。皆阳气熏肤充身泽毛，若雾露之溉，而充之耳。若阳气一失其所，则散解不行。而熏充泽溉之道涩，所以九窍闭塞于内，肌肉奎滞于外，而知觉运动视听言嗅之灵皆失也。故人之阳气犹天之日光，人失阳气而知觉运动视听言嗅之灵明隳坏不彰，寿命易折，犹天之失光明则万物无以发生也）。因于寒，欲如运枢，起居如惊，神气乃浮（丹溪云："欲如运枢"以下三句皆衍文也。下文"体若燔炭，汗出而散"两句当移在此。夫寒邪初伤，客于肌表，邪郁而为热，有似燔炭得汗则解，此仲景麻黄汤之类是也）。因于暑，汗，烦则喘喝，静则多言，体若燔炭，汗出而散（丹溪云：君火为病也，火主动而散，故自汗烦喘多言也）。因于湿，首如裹，湿热不攘，大筋软短，小筋弛长，软短为拘，弛长为痿（丹溪云：湿者浊土之气，首为诸阳之会，其位高而气清，其体虚故聪明得而系焉。浊气熏蒸，清道不通，沉重而不爽利，似乎有物以蒙冒之。失而不治，湿郁为热，热留不去。大筋软短者，热伤血不能养筋，故为拘挛。小筋弛张者，湿伤筋不能束骨，故为痿弱。"因于湿，首如裹"各三字为句，"湿热不攘"以下各四字为句，文整而意明。王太仆谓反湿其首，若湿物裹之，以"因于湿首"为句，"如裹"为句，则湿首之湿、如裹湿之湿皆是人为，文义舛乖也）。因于气为肿，四维相代，阳气乃竭。阳气者，烦劳则张，精绝辟积，于夏使人煎厥，目盲不可以视，耳闭不可以听，溃溃乎若坏都，汩汩乎不可止（辟，偏也，盖阳者视听动作之体也。若烦劳而不清静，则视听动作所张之精竭绝偏枯，至夏月而剧，故目盲耳闻而视听失，溃溃汩汩而动作废。正仲景所谓春夏剧秋冬瘥之病，俗人名曰注夏者是也。或曰郑康成云：口鼻之呼吸为魂，耳目之聪明为魄。夫魄者阴血也，耳目之聪明乃阴血所为，今经言阳气烦劳则目盲耳闭者何也？曰：以耳目与口鼻对言则口鼻为阳，耳目为阴。以耳目口鼻与脏腑对言，则耳目口鼻为阳，脏腑为阴。故阳气行阳二十五度，于身体之外，则耳目口鼻皆受阳气。所以能知觉视听动作而寤，行阴二十五度于脏腑之内，则耳目口鼻无阳气运动，所以不能知觉而寐，聪明者岂非阳气为之乎。夫人之耳目犹月之质也，月质必受日光所加始能明，耳目亦必受阳气所加始能聪明。是故耳目之阴血虚。则阳气之加，无以受之，而视听之聪明失。耳目之阳气虚，则阴血不能自施，而聪明亦失。是故耳目之聪明必阴血阳气相须始能视听也）。阳气者，大怒则形气绝，而血菀于上，使人薄厥，有伤于筋，纵，其若不容，汗出偏沮，使人偏枯，汗出见湿，乃生痤疿，膏粱之变，足生大疔，受如持虚，劳汗当风，寒薄为皶，郁乃痤（王注云：菀，积也。皶曰粉刺，形如米如针也。痤，小疖也。）阳气者，精则养神，柔则养筋，开阖不得，寒气从之，乃生大偻，荣气不从，逆于肉理，乃生痈肿，陷脉为瘘，留连肉腠，腧气化薄，传为善畏，及为惊骇（"荣气不从，逆于肉理，乃生痈肿”一十二字，旧本元误在“及为惊骇”之下）。夫阳气因失卫而寒气从之为偻，然后荣气逆而为痈肿，痈肿失治然后陷脉为瘘，而陷留连于肉腠焉。偻，力主切，背俯不能仰也。魄汗未尽，形弱而气烁，穴俞以闭，发为风疟。故风者百病之始也，清净则肉腠闭拒，虽有大风苛毒，弗之能害，此因时之序也。故病久则传化，上下不并，良医弗为。故阳蓄积病死，而阳气当隔，隔者当泻，不亟正治，粗乃败之。生气通天论。【批】阴阳受病之初。

帝曰：余知百病生于气也，怒则气上，喜则气缓，悲则气消，恐则气下，寒则气收，炅则气泄，惊则气乱，劳则气耗，思则气结，九气不同，何病之生？岐伯曰：怒则气逆，甚则呕血及飧泄，故气上矣。喜则气和志达，荣卫通利，故气缓矣。悲则心系急，肺布叶举，而上焦不通，荣卫不散，热气在中，故气消矣。恐则精却，却则上焦闭，闭则气还，还则下焦胀，故气不行矣。寒则腠理闭，气不行，故气收矣。炅则腠理开，荣卫通，汗大泄，故气泄矣。惊则心无所倚，神无所归，虑无所定，故气乱矣。劳则喘息汗出，外内皆越，故气耗矣。思则心有所存，神有所归，正气留而不行，故气结矣。举痛篇。【批】七情伤气。

年四十而阴气自半也，起居衰矣。阴阳应象论。

阴气者静则神藏，躁则消亡，饮食自倍，肠胃乃伤。痹论。

阴之所生，本在五味。阴之五宫，伤在五味。生气通天论。【批】饮食伤阴。

〔垣〕《劳倦所伤论》《调经篇》云：阴气生内热。岐伯曰：有所劳倦，形气衰少，谷气不盛，上焦不行，下脘不通，而胃气热，热气熏胸中，故内热。《举痛论》云：劳则气耗，劳则喘息汗出，外内皆越，故气耗矣。夫喜怒不节，起居不时，有所劳倦，皆损其气，衰则火旺，火旺则乘脾土，脾主四肢，故困热，无气以动，懒于语言，动作喘乏，表热自汗，心烦不安。当病之时，宜安心静坐，以养其气，以甘寒泻其热火，以酸味收其散气，以甘温调其中气，经言劳者温之，损者温之是也。仲景云：平人脉大为劳，脉极虚亦为劳。夫劳之为病，其脉浮大，手足烦热，春夏剧，秋冬瘥。脉大者，热邪也。极虚者，气损也。春夏剧，邪助时也。秋冬瘥，时胜邪也。以黄芪建中汤补之，此亦温之也。夫上古圣人，饮食有节，起居有常，不妄作劳，故能形与神俱，而尽终其天年，度百岁乃去，谓治未病也。中古以下，去圣久远，饮食失节，起居失宜，妄作劳役，形神俱伤，故病而后以药之，是治已病也，推其百病之源，皆因饮食劳倦，胃气元气散解，不能滋荣百脉，溉灌脏腑，卫护周身之所致也。故苍天之气贵清净，阳气恶烦劳，则饮食喜怒之间，寒暑起居之际，可不慎欤。【批】劳倦伤脾。

上东垣《劳倦所伤论》。余论见治虚实法补中益气汤方条。

〔《素》〕夫邪之生也，或生于阴，或生于阳。其生于阳者，得之风雨寒暑，其生于阴者，得之饮食居处，阴阳喜怒。调经论。

此阴阳以内外言之，而总诸阴阳形气之伤，东垣先生谓内外伤者是也。谓男女饮食喜怒所伤者，皆属内为阴也，诸寒温风湿所伤，皆属外为阳也。

〔《灵》〕夫百病之始生也，皆生于风雨寒暑，阴阳喜怒，饮食居处，大惊卒恐，则血气分离，阴阳破散，经络厥绝，脉道不通，阴阳相逆，卫气稽留，经脉空虚，血气不次，乃失其常。口问篇【批】病生于阳，病生于阴。

〔《素》〕喜怒伤气，寒暑伤形，暴怒伤阴，暴喜伤阳。厥气上行，满脉去形，喜怒不节，寒暑过度，生及不固。阴阳应象论　寒伤形，热伤气，气伤痛，形伤肿，故先痛而后肿者，气伤形也；先肿而后痛者，形伤气也（此上二节经旨似自相矛盾，既曰喜怒伤气，又曰暴怒伤阴，暴喜伤阳；既曰寒暑伤形，又曰寒伤形，热伤气者，何也？盖盲虽不一，而理则有归。夫喜怒这伤人从内出而先发于气，故曰喜怒伤气也。寒暑之伤人从外入而先著于形，故曰寒暑伤形也。分而言之，则怒之气从下上而先发于阴，故曰暴怒伤阴；喜之气从上下而先发于阳，故曰暴喜伤阳。寒则人气内藏，气内藏则寒之伤人先著于形，故曰寒伤形。暑则人气外溢，气外溢则暑之伤人先著于气，故曰热伤气也。）【批】喜怒伤气寒暑伤形。

五　脏

〔《灵》〕五脏者，所以藏精神血气魂魄者也。六腑者，所以化水谷而行津液者也。本藏论

〔《素》〕五脏者，藏精气而不泻也，故满而不实。六腑者，传化物而不藏，故实而不满。所以然者，水谷入口，则胃实而肠虚，食下，则肠实而胃虚。故曰：实而不满，满而不实也。五脏别论

平旦至日中，天之阳，阳中之阳也；日中至黄昏，天之阳，阳中之阴也；合夜至鸡鸣，天之阴，阴中之阴也；鸡鸣至平旦，天之阴，阴中之阳也，故人亦应之。夫言人之阴阳，则外为阳，内为阴，言人身之阴阳，则背为阳，腹为阴，言人身之脏腑中阴阳，则脏者为阴，腑者为阳。肝、心、脾、肺、肾，五脏皆为阴，胆、胃、大肠、小肠、膀胱、三焦，六腑皆为阳。背为阳，阳中之阳心也。背为阳，阳中之阴肺也。腹为阴，阴中之阴肾也。腹为阴，阴中之阳肝也。腹为阴，阴中之至阴脾也。此皆阴阳表里内外雄雌相输应也。金匮真言论心者，生之本，神之变也，其华在面，其充在血脉，为阳中之太阳，通于夏气。肺者，气之本，魄之处也，其华在毛，其充在皮，为阳中之太阴，通于秋气。肾者，主蛰，封藏之本，精之处也，其华在发，其充在骨，为阴中之少阴，通于冬气。肝者，罢极之本，魂之居也，其华在爪，其充在筋，以生血气，此为阳中之少阳，通于春气。脾胃大肠小肠三焦膀胱者，仓廪之本，荣之居也，名曰器，能化糟粕转味而入出者也，其华在唇四白，其充在肌，此至阴之类，通于土气（东垣云：“四白”当作“四红”）。凡十一脏，取决于胆也。六节藏象论【批】阴阳脏腑。

东方生风，风生木，木生酸，酸生肝，肝生筋，筋生心，肝主目，其在天为玄，在人为道，在地为化，化生五味，道生智，玄生神，神在天为风，在地为木，在体为筋，在脏为肝，在色为苍，在音为角，在声为呼，在变动为握，在窍为目，在味为酸，在志为怒。怒伤肝，悲胜怒，风伤筋，燥胜风，酸伤筋，辛胜酸。南方生热，热生火，火生苦，苦生心，心生血，血生脾，心主舌，其在天为热，在地为火，在体为脉，在脏为心，在色为赤，在音为徵，在声为笑，在变动为忧，在窍为舌，在味为苦，在志❶为喜。喜伤心，恐胜喜，热伤气，寒胜热，苦伤气，酸胜苦。中央生湿，湿生土，土生甘，甘生脾，脾生肉，肉生肺，脾主口，其在天为湿，在地为土，在体为肉，在脏为脾，在色为黄，在音为宫，在声为歌，在变动为哕，在窍为口，在味为甘，在志为思。思伤脾，怒胜思，湿伤肉，风胜湿，甘伤肉，酸胜甘。西方生燥，燥生金，金生辛，辛生肺，肺生皮毛，皮毛生肾，肺主鼻，在天为燥，在地为金，在体为皮毛，在脏为肺，在色为白，在音为商，在声为哭，在变动为咳，在窍为鼻，在味为辛，在志为忧。忧伤肺，喜胜忧，热伤皮毛，寒胜热，辛伤皮毛，苦胜辛。北方生寒，寒生水，水生成，咸生肾，肾生骨髓，骨髓生肝，肾主耳，其在天为寒，在地为水，在体为骨，在脏为肾，在色为黑，在音为羽，在声为呻，在变动为栗，在窍为耳，在味为咸，在志为恐。恐

---

❶ 志：原作“心”，据《素问·阴阳应象大论篇》改。

伤肾，思胜恐，寒伤血，燥胜寒，咸伤血，甘胜咸。天气通于肺，地气通于嗌，风气通于肝，雷气通于心。谷气通于脾。雨气通于肾。六经为川，肠胃为海，九窍为水注之气。以天地为之阴阳，阳之汗，以天地之雨名之，阳之气，以天地之疾风名之。暴风象雷，逆气象阳，故治不法天之纪，不用地之理，则灾害至矣。阴阳应象论

〔《灵》〕肺合大肠，大肠者传道之府。心合小肠，小肠者受盛之府。肝合胆，胆者中正之府。脾合胃，胃者五谷之府。肾合膀胱，膀胱者津液之府。少阳属肾，肾上连肺，故将两脏。三焦者，中渎之府，水道出焉，属膀胱，是孤之府也。是六府之所与合者。本输篇

五脏常内阅于上七窍也。故肺气通于鼻，肺和则鼻能知香臭矣。心气通于舌，心和则舌能知五味矣。肝气通于目，肝和则目能辨五色矣。脾气通于口，脾和则口能知五谷矣。肾气通于耳，肾和则耳能闻五音矣。五脏不和，则七窍不通，六腑不和，则留为痈。脉度论

〔《难》〕肝主色，心主臭，脾主味，肺主声，肾主液。鼻者肺之候，而反知香臭。耳者肾之候，而反闻声，其意何也？然肺者西方金也，金生于巳。巳者南方火也，火者心，心主臭，故令鼻知香臭。肾者北方水也，水生于申，申者西方金也，金者肺主声，故令耳闻声。四十难

〔《素》〕心之合脉也，其荣色也，其主肾也。肺之合皮也，其荣毛也，其主心也。肝之合筋也，其荣爪也，其主肺也。脾之合肉也，其荣唇也，其主肝也。肾之合骨也，其荣发也，其主脾也。五脏生成篇五脏所主，心主脉，肺主皮，肝主筋，脾主肉，肾主骨，是谓五主。宣明五气篇五脏化液，心为汗，肺为涕，肝为泪，脾为涎，肾为唾，是为五液。同上。诸脉者皆属于目，诸髓者皆属于脑，诸筋者皆属于节，诸血者皆属于心，诸气者皆属于肺。五脏生成篇

〔《难》〕经言八会者何也？府会太仓，脏会季胁，筋会阳陵泉，髓会绝骨，血会膈喻，骨会大杼，脉会太渊，气会三焦外一筋直两乳内也。热病在内者，取其会之气穴也。四十五难

〔《素》〕心者，君主之官也，神明出焉。肺者，相傅之官，治节出焉。肝者，将军之官，谋虑出焉。胆者，中正之官，决断出焉。膻中者，臣使之官，喜乐出焉。脾胃者，仓廪之官，五味出焉。大肠者，传道之官，变化出焉。小肠者，受盛之官，化物出焉。肾者，作强之官，伎巧出焉。三焦者，决渎之官，水道出焉。膀胱者，州都之官，津液藏焉，气化则能出矣。凡此十二官者，不得相失也。故主明则下安，以此养生则寿，殁世不殆，以为天下则大昌；主不明则十二官危，使道闭塞不通，形乃大伤，以此养生则殃，以为天下，其宗大危，戒之戒之。灵兰秘典论　五脏所藏，心藏神，肺藏魄，肝藏魂。脾藏意，肾藏志，是谓五脏所藏。宣明五气篇　五精所并。精气并于心则喜，并于肺则悲，并于肝则忧，并于脾则畏，并于肾则恐，是谓五并，虚而相并者也（“忧”当作“怒”，“畏”当作“思”。同上）。【批】五脏神明。

帝曰：脾不主时何也？岐伯曰，脾者土也，治中央，常以四时长四藏，各十八日寄治，不得独主于时也。脾脏者常著胃土之精也，土者生万物而法天地，故上下至头足，不得主时也。太阴阳明论篇。【批】脾不主时。

〔《灵》〕黄帝曰：愿闻谷气有五味，其人五脏，分别奈何？伯高曰：胃者五脏六腑之海也。水谷皆入于胃，五脏六腑皆禀气于胃，五味各走其所喜，谷味酸，先走肝。谷味苦，先走心。谷味甘，先走脾。谷味辛，先走肺。谷味咸，先走肾。谷气津液已行，荣卫大通，乃化糟粕，以次传下。五味篇。【批】五脏禀气于胃。

人之所受气者谷也，谷之所注者胃也，胃者

水谷气血之海也。海之所行云气下者天也，胃之所出气血者经隧也，经隧者五脏六腑之大络也。

食气入胃，散精于肝，淫气于筋。经脉别论食气入胃，浊气归心，淫精于脉，脉气流经，经气归于肺，肺朝百脉，输精于皮毛，毛脉合精，行气于府，府精神明，留于四脏，气归于权衡，权衡以平，气口成寸，以决死生。饮入于胃，游溢精气，上输于脾，脾气散精，上归于肺，通调水道，下输膀胱，水精四布，五经并行，合于四时五脏阴阳，揆度以为常也。同上。

〔丹溪〕《相火论》太极动而生阳，静而生阴，阳动而变，阴静而合，而生水、火、木、金、土，各一其性。惟火有二，曰君火，人火也；曰相火，天火也。火内阴而外阳，主乎动者也，故凡动皆属火。以名而言，形质相生，配于五行，故谓之君。以位而言，生于虚无，守位禀命，因其动而可见，故谓之相。天主生物，故恒于动，人有所生，亦恒于动，其所以常于动者，皆相火助之也。见于天者，出于龙雷，则木之气，出于海，则水之气也。具于人者，寄于肝肾二部，肝属木而肾属水也。胆者肝之腑，膀胱者肾之腑，心包络者肾之配，三焦以焦言，而下焦司肝肾之分，皆阴而下者也。天非此火不能生物，人非此火不能有生，天之火虽出于木水，而皆本乎地，故雷非伏，龙非蛰，海非附地，则不能鸣，不能飞，不能波也。鸣也，飞也，波也，动而为火者也。肝肾之阴，悉具相火，人而同乎天也。或曰：相火天人之所同，何东垣以为元气之贼？又曰：火与元气不两立，一胜则一负。然则如之何而可使之无胜负乎？曰：周子言神发知矣。五性感动而万事出，有知之后，五者之性，为物所感不能不动，谓之动者，即《内经》五火也。相火易起，五性厥阳之火相扇，则妄动矣。火起于妄，变化莫测，无时不有，煎熬真阴，阴虚则病，阴绝则死。君火之气，《内经》以暑与热言之；相火之气，经以火言之，盖表其暴悍酷烈，有甚于君火者也。故曰：相火元气之贼。周子又曰：圣人定之以中正仁义而主静。朱子亦曰：必使道心常为一身之主，而人心每听命焉，此善处乎火也。人心听命道心，而又能主之以静。彼五火将寂然不作，而相火惟有裨补造化，以为生生不息之运用尔，何贼之有？或曰：《内经》相火注言少阴少阳矣，未尝言及厥阴太阳，而吾子言之，何也？曰：足太阳少阴，东垣尝言之矣，治以炒柏，取其味辛，能泻水中之火是也。戴人亦言：胆与三焦寻火治，肝和包络俱无异。此历指龙雷之火也。予亦备述天人之火，皆生于动，如上文所云者，实推广二公之意。或曰：《内经》言火不一，往往于六气中见之，言脏腑者未之见也。二公岂自有所据邪，子能为我言之乎？经曰：百病皆生于风、寒、暑、湿、燥、火之动而为变者，岐伯历举病机一十九条，而属火者五，此非相火为病之出于脏腑者乎！考诸《内经》，少阳病为瘛疭，太阳病时眩仆，少阴病瞀瘛暴喑，郁冒不知人，非诸热瞀瘛之属火者乎！手少阳病恶寒鼓栗，胆病振寒，少阴病洒淅恶寒振栗，厥阴病洒淅振寒，非诸振鼓栗如丧神守之属火者乎！少阳病呕逆，厥气上行，膀胱病冲头痛，太阳病厥气上冲胸，少腹控睾引腰脊上冲心，少阴病气上冲胸呕逆，非诸逆冲上之属火者乎！少阳病谵妄，太阳病谵妄，膀胱病狂颠疾，非诸燥狂越之属火者乎！少阳病胕肿善惊，少阴病瞀热吐酸，胕肿不能久立，非诸病胕肿疼酸惊骇之属火者乎！又《原病式》曰：诸风掉眩，属于肝火之动也；诸气愤郁病痿，属于肺火之升也；属于心火之用也；是火之胜也；诸痛痒疮疡，属于心火之用也；是皆火之为病出于脏腑者然也，注文未之发尔。以陈无择之通达，且以暖炽论君火，日用之火言相火，而又不曾深及，宜乎后人之不无聋瞽也，悲夫！【批】火分君相　诸病多属火。

〔东垣〕胃虚则脏腑经络俱病论《针经》本输曰：手阳明大肠，手太阴小肠，皆属足阳明胃。小肠之穴在巨虚下廉，大肠之穴在巨虚上廉。此二穴皆在足阳明胃三里穴下也。大肠主津，小肠主液，大肠小肠受胃之荣气，乃能行津液于上焦，溉灌皮毛，充实腠理。若饮食不节，胃气不及，大肠小肠无所禀受，故津液涸竭焉。《内经》曰：耳鸣耳聋，九窍不利，肠胃之所生也，此胃弱不能滋养手太阳小肠手阳明大肠，故有此证，然亦止从胃弱而得之，故圣人混言肠胃之所生也。或曰：子谓混言肠胃所生，亦有据乎？子应之曰：经云脾不及令人九窍不通，谓脾为至阴，受胃之阳气，能上升水谷之气于肺，充溢皮毛，散入四脏。今脾无所禀，不能行气于脏腑，故有此症，此则脾虚九窍不通之谓也。虽曰脾虚，亦胃之不足所致耳。或曰：经云五脏不利则九窍不通，此不言脾，不言肠，而言五脏，何也？予曰：此说与上二说无以异也。盖谓脾不受胃之禀命，致五脏所主九窍不能上通天气，皆闭塞不利，故以五脏言之。此三者，止是胃虚所致耳。然亦何止于此，胃虚则五脏六腑十二经十五络四肢皆不得荣运之气，而百病生焉，岂一端尽之乎。【批】诸病始于胃虚。

真气又名元气，乃先身生之精气也，非胃气不能滋之。胃气者，谷气也，荣气也，运气也，生气也，清气也，卫气也，阳气也。又天气、人气、地气，乃三焦之气，分而言之则异，其实一也，不当作异名异论而观之。饮食劳役所伤，自汗小便数，阴火乘土位，清气不生，阳道不行，乃阴血伏火。况阳明胃土右燥左热，故化燥火而津液不能停。且小便与汗，皆亡津液，津液至中宫，变化为血者也。血者脉之腑也，血亡则七神何依，百脉皆从此中变来也。人之百病，莫大于中风，有汗则风邪客之，无汗刚阳气固密，腠理闭拒，诸邪不能伤也。或曰：经云阳不胜其阴，则五脏气争，九窍不通。又脾不及则令人心窍不通，名曰重强。又五脏不和，则九窍不通。又头痛耳鸣，九窍不利，肠胃之所生也。请析而解之？答曰：夫脾者阴土也，至阴之气，主静而不动。胃者阳土也，主动而不息。阳气在于地下，乃能生化万物，故五运在上，六气在下。其脾长一尺掩太仓，太仓者胃之上口也。脾受胃禀，乃能熏蒸腐熟五谷者也。胃者十二经之源，水谷之海也，平则万化安，病则万化危。五脏之气，上通九窍。五脏禀受气于六腑，六腑受气于胃。六腑者，在天为风、寒、燥、湿、暑、火，此无形之气也。胃气和平，荣气上升，始主湿热。湿热者春夏也，行阳二十五度，六阳升散之极，下而生阴，阴降则下行为秋冬，行阴道为寒凉也。胃既受病，不能滋养，故六腑之气绝，以致阳道不行，阴火上行。五脏之气，各受一腑之化，乃能滋养皮肤血脉筋骨，故言五脏之气已绝于外，是六腑生气先绝，五脏无所禀受，而气后绝矣。肺本收下，又主五气，气绝则下流与脾土叠于下焦，故曰重强。胃气既病，则下溜。经曰：湿从下受之。脾为至阴，本乎地也，有形之土，下填九窍之源，使不能上通于天，故五脏不和，则九窍不通。胃者行清气而上，即地之阳气也。清阳成天，曰清阳出上窍，曰清阳实四肢，曰清阳发腠理者也。脾胃既为阴火所乘，谷气闭塞而下流，即清气不升，九窍为之不利。胃之一腑病，则十二经元气皆不足也，气少则津液不行，津液不行则血亏，故筋骨皮肉血脉皆弱，是气血俱羸弱矣。劳役动作，饮食饥饱，可不慎乎。凡有此病者，虽不变易他疾，已损其天年，更加之针灸用药差误，欲不夭枉得乎。

〔《素》〕凡阴阳之要，阳密乃固。两者不和，若春无秋，若冬无夏，因而和之，是谓圣度。故阳强不能密，阴气乃绝，阴平阳秘，精神乃治，阴阳离决，精气乃绝。因于露风，乃生寒热。是以春伤于风，邪气留连，乃为洞泄；夏伤于暑，秋为阂疟；秋伤于湿，上逆而咳，发为痿厥；冬伤干寒，春必温病。四时之气，更伤五脏。生气通天论。【批】阳不密则外邪入伤五脏。

黄帝问曰：天有八风，经有五风，何谓？岐伯对曰：八风发邪，以为经风，触五脏，邪气发病。所谓得四时之胜者，春胜长夏，长夏胜冬，冬胜夏，夏胜秋，秋胜春，所谓四时之胜也。东风生于春，病在肝，腧在颈项。南风生于夏，病在心，腧在胸胁。西风生于秋，病在肺，腧在肩背。北风生于冬，病在肾，腧在腰股。中央为土，病在脾，腧在脊。故春气者病在头，夏气者病在脏，秋气者病在肩背，冬气者病在四肢。故春善病鼽衄，仲夏善病胸胁，长夏善病洞泄寒中，秋善病风疟，冬善病痹厥。故冬不按跻，春不鼽衄；春不病颈项，仲夏不病胸胁；长夏不病洞泄寒中，秋不病风疟。冬不病痹厥飧泄而汗出也。夫精者，身之本也，故藏于精者，春不病温（金匮真言论 "按跻"二字非衍文，其上下必有脱简。盖即冬不藏精者，春必温病之义也）。

五劳所伤，久视伤血，久卧伤气，久坐伤肉，久立伤骨，久行伤筋，是谓五劳所伤。宣明五气篇 多食成则脉凝泣而变色，多食苦则皮槁而毛拔，多食辛则筋急而爪枯，多食酸则肉胝胎而唇揭，多食甘则骨痛而发，此五味之所伤也。五脏生成篇。【批】五劳伤五味伤。

〔《灵》〕黄帝曰：酸走筋，多食之令人癃，何也？少俞曰：酸入于胃，其气涩以收，上之两焦，不能出入也。不出即留于胃中，胃中和温则下注膀胱，膀胱之胞薄以懦，得酸则缩绻，约而不通，水道不行，故癃。阴者积筋之所终也，故酸入而走筋矣。黄帝曰：咸走血，多食之令人渴，何也？少俞曰：咸入于胃，其气上走中焦，注于脉，则血气走之，血与咸相得则凝，凝则胃中汁注之，注之则胃中竭，竭则咽路焦，故舌本干而善渴。血脉者中焦之道也，故咸入而走血矣。黄帝曰：辛走气，多食之令人洞心，何也？少俞曰：辛入于胃，其气走于上焦，上焦者受气而荣诸阳者也。姜韭之气熏之，荣卫之气不时受之，久留心下，故洞心。辛与气俱行，故辛入而与汗俱出。黄帝曰：苦走骨，多食之令人变呕，何也？少俞曰：苦入于胃，五谷之气皆不能胜苦，苦入下脘，三焦之道皆闭而不通，故变呕。齿者骨之所终也，故若入而走骨，故入而复出，知其走骨也。黄帝曰：甘走肉，多食之令人悗心，何也？少俞曰：甘入于胃，其气弱小，不能上至于上焦，而与谷留于胃中者，令人柔润者也。胃柔则缓，缓则虫动，虫动则令人悗心，其气外通于肉，故甘走肉。五味论

〔《素》〕天之邪气，感则害人五脏；水谷之寒热，感则害人六腑；地之湿气，感则害人皮肉筋脉。阴阳应象论 犯贼风虚邪者，阳受之；食饮不节，起居不时者，阴受之。阳受之则入六腑，阴受之则入五脏。入六腑则身热不时卧，上为喘呼；入五脏则䐜满闭塞，下为飧泄，久为肠澼。太阴阳明论。【批】天邪害脏食邪害腑地邪害体，外伤入腑，内伤入脏。。

〔《灵》〕黄帝问曰：邪气之中人也，奈何？岐伯答曰：邪气之中人高下也。黄帝曰：高下有度乎？岐伯曰：身半以上者，邪中之也；身半以下者，湿中之也，故曰邪之中人也无常。中于阴则溜于府，中于阳则溜于经。黄帝曰：阴之与阳也，异名同类，上下相会，经络之相贯，如环无端，邪之中人，或中于阴，或中于阳，上下左右，无有恒常，其故何也？岐伯曰：诸阳之会，皆在于面。中人也，方乘虚时，及新用力，若饮食汗出，腠理开而中于邪。中于面则下阳明，中于项则下太阳，中于颊则下少阳。其中于膺背两胁，亦中其经。黄帝曰：其中于阴，奈何？岐伯曰：中于阴者，常从臂胻始。夫臂与胻，其阴皮薄，其血淖泽，故俱受于风，独伤其阴。黄帝曰：此故伤其脏乎？岐伯曰：身之中于风也，不必动脏。故邪入于阴经，则脏气实，邪气入而不能容，故还之于腑，故中阳则溜于经，中阴则溜于腑。黄帝曰：邪之中人脏，奈何？岐伯曰：愁忧恐惧则伤心，形寒饮冷则伤肺，以其两寒相感，中外皆伤，故气逆而上行。有所堕坠，恶血留内；有所大

怒，气上而不下，积于胁下，则伤肝。有所击仆，若醉入房，汗出当风，则伤脾。有所用力举重，若入房过度，汗出浴水，则伤肾。黄帝曰：五脏之中风，奈何？岐伯曰：阴阳俱感，邪乃得往。邪气脏腑病形篇。【批】阳邪从头面入溜于经，阴邪从臂胻入溜于府。

黄帝曰：有一脉生数十病者，或痛或痈，或热或寒，或痒或痹或不仁，变化无穷，其故何也？岐伯曰：此皆邪气之所生也。帝曰：余闻气者，有真气，有正气，有邪气。何谓真气？岐伯曰：真气者所受于天，与谷气并而充身也。正气者，正风也，从一方来，非实风，又非虚风也。邪气者，虚风之贼伤人也，其中人也深，不能自去。正风者，其中人也浅，合而自去，其气来柔弱，不能胜真气，故自去。虚邪之中人也，洒淅动形，起毫毛而发腠理。其入深，内搏于骨则为骨痹；搏于筋则为筋挛；搏于脉中则为血闭，不通则为痈；搏于肉与卫气相搏，阳胜者则为热，阴胜者则为寒。寒则真气去，去则虚，虚则寒；搏于皮肤之间，其气外发，腠理开，毫毛摇，气往来行则为痒，留而不去则为痹，卫气不行行则为不仁。刺节真邪篇。【批】邪气中人深浅。

卷之二　阴阳脏腑部

诊法通论[1]

〔《难》〕经言望而知之谓之神，闻而知之谓之圣，问而知之者谓之工，切脉而知之者谓之巧，何谓也？望而知之者，望见其五色以知其病。闻而知之者，闻其五音以别其病。问而知之者，问其所欲五味以知其病所起所在也。切脉而知之者，诊其寸口，视其虚实，以知其病在何脏腑也。经言以外知之曰圣，以内知之曰神，此之谓也。【批】诊。

〔《素》〕诊法当以平旦，阴气未动，阳气未散，饮食未进，经脉未盛，络脉调匀，气脉未乱，故乃可诊有过之脉。切脉动静而视精明，察五色，观五脏有余不足，六腑强弱，形之衰盛，以此参伍，决死生之分。脉要精微论

〔丹〕经曰：诊脉之道，观人勇怯，肌肉皮肤，能知其情，以为法也。凡人形长不及短，大不及小，肥不及瘦。人之色白不及黑，嫩不及苍，薄不及厚。而况肥人湿多，瘦人火多，白者肺气虚，黑者肾气足，形色既殊，脏腑亦异，外证虽同，治法迥别。所以肥人责脉浮，瘦人责脉沉，躁人责脉缓，缓人责脉躁，不可一概观之。【批】望。

仲景云：肥人当沉今反浮，瘦人当浮今反沉，故责之。

〔《素》〕善诊者，察色按脉，先别阴阳；审清浊，而知部分；视喘息，听音声，而知所苦；观权衡规矩，而知病所主。按尺寸，观浮沉滑涩，而知病所生，以治无过，以诊则不失。阴阳应象论【批】闻。

闭户塞牖，系之病者，数问其情，以从其意。得神者昌，失神者亡。移精变气论。必审问其所始病，与今之所方病，而后各切循其脉，视其经络浮沉，以上下逆从循之。三部九候论　凡未诊病者，必问尝贵后贱，虽不中邪，病从内生，名曰脱荣。尝富后贫，名曰失精。五气留连，病有所并。医工诊之，不在脏腑，不变躯形，诊之而疑，不知病名，身体日减，气虚无精，病深无气，洒洒然时惊，病深者以其外耗于卫，内夺于荣，良工所失，不知病情。疏五过论。【批】问切。

〔东垣〕百病昼则增剧，夜则安静，是阳病有余，乃气病而血不病也。夜则增剧，昼则安静，是阴病有余，乃血病而气不病也。昼则发热，夜则安静，是阳气自旺于阳分也。昼则安静，夜则发热烦躁，是阳气下陷入阴中也，名曰热入血室。昼则发热烦躁，夜亦发热烦躁，是重阳无阴，当亟泻其阳，峻补其阴。夜则恶寒，昼则安静，是阴血自旺于阴分也。夜则安静，昼则恶寒，是阴气上溢于阳中也。夜则恶寒，昼亦恶寒，是重阴无阳，当急泻其阴，峻补其阳。昼则恶寒，夜则烦躁，饮食不入，名曰阴阳交错者死矣。【批】昼病属气，夜病属血。

〔丹〕肺主气，其脉居右寸，脾胃命门三焦，各以气为变化运用，故皆附焉。心主血，其脉居左寸，肝胆肾膀胱，皆精血之隧道莞库，故皆附焉。男以气成胎，则气为之主。女挟血成胎，则血为之主。男子病，右脉充于左者，有胃气也，病虽重可治。女子病，左脉充于右

---

[1] 诊法通论：原作“诸脉诊病杂法”，今据目录改。

者，有胃气也，病虽重可治。反此者，虚之甚也。【批】左主血，右主气。

〔《素》〕脉有阴阳，知阳者知阴，知阴者知阳。凡阳有五，五五二十五阳。所谓阴者真藏也，见则为败，败必死也。所谓阳者，胃脘之阳也。别于阳者，知病处也。别于阴者，知死生之期。三阳在头，三阴在手，所谓一也。别于阳者，知病忌时，别于阴者，知死生之期（阴阳别论　王注曰：头谓人迎脉，在结喉两傍一寸五分，手谓气口脉，在手鱼际之后一寸，两者相应，俱往俱来，若引绳小大齐等者曰平人，故言"所谓一也"）。别于阳者，知病从来。别于阴者，知死生之期。玉机真脏论。【批】脉候阴阳。

〔《灵》〕气口候阴，人迎候阳。四时气论

〔《素》〕谨熟阴阳，无与众谋。所谓阴阳者，去者为阴，至者为阳，静者为阴，动者为阳，迟者为阴，数者为阳。阴阳别论。【批】脉状阴阳相反。

诸浮不躁者皆在阳，则为热，其有躁者在手（但浮不躁则病在足阳脉之中，其有躁者病在手阳脉之中）。诸细而沉者皆在阴，则为骨痛，其有静者在足（脉要精微论　沉细而躁者病生于手阴脉之中，静者病生于足阴脉之中也）。

〔《脉经》〕〔无择〕浮脉按之不足，举之有余，沉脉举之不足，按之有余。迟脉呼吸三至，去来极迟，数脉去来促急（一息六七至）。虚脉迟大而软，按之不足，指下豁豁然空。实脉大而长，微强，按之隐指愊愊然（一曰举按有力）。缓脉去来亦迟，小驶于迟（一曰浮大而软）。紧脉数如切绳状（一曰如转索之无常）。洪脉极大在指下。细脉小甚，似无而有。滑脉往来前却，流利展转，替替然与数相似（一曰漉漉如欲脱。仲景云：翕奄沉为滑，沉为纯阴，翕为正阳，阴阳和合故名曰滑。许学士云：仲景此三字论滑脉是也。翕，合凸，言张而复合也。奄沉，言忽降而下也。力翕丽合，俄降而下，奄谓奄忽之间，仲景论滑脉可谓谛矣）。涩脉细而迟，往来难且散，或一止复来（一曰短而止，《脉决》云：如刀刮竹痕。陈无择云：如南沾沙）。弦脉举之无有，按之如弓弦状（弦而不大为弦，弦而大为革）。革脉有似沉伏，实大而长，微弦（陈无择云：如按鼓皮。仲景云：弦而大）。软脉极软而浮细（软，一作濡）。弱脉极软而沉细，按，之欲绝指下。结脉往来缓，时一止复来（仲景云：脉来动而中止，更来小数，中有还者反动，名曰结，阴也。脉来动而中止，不能自还，因而复动，名日代，阴也，得此脉难治）。促脉来去数，时一止复来。芤脉浮大而软，按之中央空，两边实。微脉极细而软，或时欲绝，若有若无。动脉见于关上，无头尾，大如豆，厥厥然动摇。伏脉，极重指按之，着骨乃得。散脉大而散，散者气实血虚，有表无里。代脉来数而中止，不能自还，因而复动（脉结者生，代者死）。

上阴阳相反脉状者，以王氏经文之脉形状移置。如陈氏《三因》云：脉偶也。盖浮沉相反，浮主表病属阳，沉主里病属阴也。迟数相反，迟主寒并病及阳气虚，数主热并病及血虚也。虚实相反，虚主血气虚，实主血气实也。洪细相反，洪主血气多，细主血气少也。滑涩相反，滑主血实气虚，涩主气实血虚也。缓紧相反，热主缓纵，寒主紧缩也。强革与濡弱相反，强革主虚寒，濡弱主虚热，与缓紧同法推也。结促相反，结主阴盛，促主阳盛也。浮数实紧洪滑强革芤散属阳，沉迟虚缓细涩软弱结微动伏代属阴，后贤因别阳脉为七表，阴脉为八里也。

浮与芤相类，弦与紧相类，滑与数相类，革与实相类，沉与伏相类，微与涩相类，软与弱相类，缓与迟相类。【批】脉状阴阳相类。

〔海藏〕气证则饮水，血证不饮水。气病则麻，血病则痛。无阳则厥，无阴则呕。阴证身静重语无声，气难布息，目睛不了了，鼻中呼不出，吸不入，往来口与鼻中气冷，水浆不入，大小便不禁而止，恶寒有如刀刮。阳证身动轻语有声，目睛了了，鼻中呼吸出入，能往能来，口与鼻中气皆热。【批】阴阳相反病症。

〔《诊》〕两手脉浮之俱有阳，沉之俱有阴，阴阳皆实盛者，此为冲督之脉也。冲督之脉者，十二经之道路也，冲督用事，则十二经不复朝于寸口：其人皆苦恍惚狂痴，不者必当犹豫有两心也。两手阳脉浮而细微绵绵，不可知俱有，阴脉亦复细微绵绵，此为阴跻阳跻之脉也，此家曾有病鬼魅风，死苦恍惚，亡人为祸也。尺寸脉俱浮，直上直下，此为督脉，腰背强痛，不得俯仰，大人癫病，小儿风痫疾。尺寸脉俱牢，一作“芤”。直上直下，此为冲脉，胸中有寒疝也。【批】奇经脉状。

〔《难》〕奇经之为病，何如？然，阳维维于阳，阴维维于阴，阴阳不能自相维，则怅然失志，溶溶不能自收持。阴跻为病，阳缓而阴急。阳跻为病，阴缓而阳急。冲之为病，逆气而里急。督之为病，脊强而厥（《素问》作“脊强反折”）。任之为病，其内苦结，男子为七疝，女子为瘕聚。带之为病，腹满腰溶溶若坐水中。阳维为病，苦寒热。阴维为病，苦心痛。此奇经八脉之为病也。二十九难。【批】奇经病状。

〔丹〕阳滞于阴阴滞于阳论 《精要》云：阳滞于阴，脉浮洪弦数。阴滞于阳，脉沉细弱涩。阳滞以寒治之，阴滞以热治之。窃详其意，阳滞阴滞，当作热滞寒滞，求之寒热，固可作阴阳论，能于阴于阳分明，是于气血，他无可言也。热滞于气固矣，独无寒滞耶。寒滞于血固矣，独无热滞耶。何寒不能伤气，何热不能伤血耶。以愚观之气为阳，行脉外；血为阴，行脉内。相并分派，周流循环，一身无停止，谓之脉。一呼脉行三寸，一吸脉行三寸，呼吸定息，脉共得六寸，一身通七尺五寸，行得八百一十丈。得热则行速，为太过；得寒则行迟，为不及。五味之偏，七情之过，气为凝滞津液稠厚，积而久之，为饮为痰，渗入脉内，血为所乱，因而凝浊，运行泣沍，或为沸腾，此阴滞于阳也，正是血滞于气也。气病矣，或以药助邪，病上生病，血病日增，溢出脉外，隧道隘塞，升降有妨，运化失令，此阳滞于阴也，正是气滞于血也。病分寒热者，当是禀受之素偏，虚邪之杂合，岂可专以阳为热阴为寒耶。浮洪弦数，气病之脉也，岂可遽作热论。沉细弱涩，血病之脉也，岂可遽作寒论。此万病之根本，岂止疥癣疮疡痈疽而已，幸相评其是否。【批】阴阳辨惑。

〔《素》〕寸口脉沉而坚者，曰在中；寸口脉浮而盛者，曰病在外（平人气象论，下同。海藏云：脉浮为表。浮之实大，沉之损小，是为表也。浮之实大，沉之亦然，即非表也，邪已入深矣）。脉盛滑坚者，病在外；脉小实而坚者，病在内。【批】表里。

〔《灵》〕气口主中，人迎主外。禁服篇。人迎盛坚者伤于寒，气口盛坚者伤于食。五色篇

上气口脉谓两手掌后手太阴之脉也，人迎脉谓挟喉两傍足阳明之脉也。

〔海〕辨内外伤 伤风鼻中气出粗，合口不开，肺气通乎天也；伤食口无味，津液不纳，鼻息气匀，脾气通乎地也。外伤一身尽热，先太阳也，从外而之内者，先无形也。内伤手足不和，两胁俱热，先少阳也，从内之外者，先有形也。内外俱伤，人迎气口俱盛，或举按皆实大，表发热而恶寒，腹不和而口渴，此内外两伤也。凡诊则先扪手心手背，手心热则内伤，手背热则外伤，次以脉别之。【批】内外伤辨。

〔《难》〕脉有三部九候，各有所主之。然，三部者，寸关尺也。九候者，浮中沉也。上部法天，主胸以上至头有疾；中部法人，主膈下至脐上有疾；下部法地，主脐以下至足有疾。宜审刺之。十八难。【批】三部所丰。

〔《活人》〕凡初下指，先以中指端按得关位，掌后高骨为关，乃齐下前后二指，为三部脉，前指寸口也，后指尺部也。若人臂长乃疏下指，臂短则密下指。若先诊寸口，浮按消息

之，次中按消息之，次重按消息之，次上竟消息之，次下竟消息之一次推指外消息之，次推指内消息之。凡诊咏以气息平定方下指，以一呼一吸为一息，其一息之关，脉息四至或五至，不大不小，与所属部分四时相应者为平和脉矣。过则为至，不及则为损，损至之咏，《难经》详言之矣。

仲景曰：吸而微数，其病在中焦实也，当下之即愈，虚者不治。在上焦者，其吸促，在下焦者，其吸远，此皆难治。呼吸动摇振振者不治。

〔《素》〕五脏不平，六腑闭塞之所生也。通评虚实论

〔《难》〕何以别脏腑之病也？然，数者腑也，迟者脏也，数则为热，迟则为寒。诸阳为热，诸阴为寒。故以别知脏腑之病也。九难 病有欲得温者，有欲得寒者，有欲得见人者，有不欲得见人者，而各不同，其病在何脏腑？然，病欲得寒而欲得见人者，病在腑也。病欲得温而不欲得见人者，病在脏也。何以言之？腑者阳，阳病欲得寒，又欲见人。脏者阴，阴病欲得温，又欲闭户独处，恶闻人声。故以别知脏腑之病也。五十一难。脏腑发病，根本等不？然，不等也。奈何？然，脏病者，止而不移，其病不离其处。腑病者，彷佛贲向，上下行流，居处无常。五十二难。【批】脏腑所属。

〔《素》〕帝曰：夫百病之生也，皆生于风寒暑湿燥火之化之变也。经言盛者泻之，虚者补之，余锡以方士，而方士用之尚未能十全，余欲令要道必行，桴鼓相应，犹拔刺雪污，功巧神圣，可得闻乎？岐伯曰：审察病机，无失气宜，此之谓也。帝日：愿闻病机何如？岐伯曰：诸风掉眩，皆属于肝。诸寒收引，皆属于肾，诸气膹郁，皆属于肺。诸湿肿满，皆属于脾。诸热瞀瘛，皆属于火。诸痛痒疮，皆属于心。诸厥固泄，皆属于下。诸痿喘呕，皆属于上。诸禁鼓栗，如丧神守，皆属于火。诸痉项强，皆属于湿。诸逆冲上，皆属于火。诸胀腹大。皆属于热。诸躁狂越，皆属于火。诸暴强直，皆属于风。诸病有声，皷之如鼓，皆属于热。诸病胕肿，疼酸惊骇，皆属于火。诸转反戾，水液混浊，皆属于热。诸病水液，澄彻清冷，皆属于寒。诸呕吐酸，暴注下迫，皆属于热。故《大要》曰：谨守病机，各司其属，有者求之，无者求之，盛者责之，虚者责之，必先五胜，疏其血气，令其调达，而致和平，此之谓也。至真要大论。【批】运气病机。

上病机一十九条，实察病之要旨。而“有者求之，无者求之，盛者责之，虚者责之”一十六字，乃答篇首盛者泻之，虚者补之之旨，而总结病机一十九条之义，又其要旨中之要旨也。河间《原病式》但用病机一十九条立言，而遗此一十六字，犹有舟无操舟之工，有兵无将兵之帅，不免卧病之际，汤剂误投，致人夭折。今负借逾，引经传之旨，证其得失，其补大矣。夫诸风病，皆属于肝也。风木盛，则肝太过，而病化风，如木太过，发生之纪，病掉眩之类，俗谓之阳痓急惊等病，治以凉剂是也。燥金胜，则肝为邪攻而病亦化风，如阳明司天，燥气下临，病掉振之类，俗谓之阴痘慢惊等病，治以温剂是也。诸火热病，皆属于心也，热甚，则心太过，而病化火热，如岁火太过，病谵妄狂越之类，俗谓之阳躁谵语等病，治以攻剂是也。寒水胜，则心为邪攻，而病亦化火热，如岁水太过，病躁悸烦心谵妄之类，俗谓之阴躁郑声等病，治以补剂是也。诸湿病皆属于脾也，湿土甚，则脾太过，而病化湿，如湿胜则濡泄之类，仲景用五苓等剂去湿是也。风木胜，则脾为邪攻，而病亦化湿，如岁木太过，病飧泄之类，钱氏用宣风等剂去风是也。诸气膹郁，皆属于肺也，燥金甚，则肺太过，而病化膹郁，如岁金太过，甚则喘咳之类，东垣谓之寒喘，治以热剂是也。火热胜，则肺为邪攻，而病亦化膹郁，如岁火太过，病咳喘之类，东垣谓之热喘，治以寒剂是也。诸寒病皆属于肾也，寒水甚，则肾太过，而病化寒，如太阳所至为屈

伸不利之类，仲景用乌头汤等剂是也。湿土气胜，肾为邪攻，而病亦化寒，如湿气变物，病筋脉不利之类，东垣用复煎散、健步丸等剂是也。其在太过而化之病为盛，盛者真气也，其在受攻而化之病为虚，虚者假气也。故有其病化者，恐其气之假，故有者亦必求之无，其病化者恐其邪隐于中，如寒胜化火之类，故无者亦必求之。其病之化似盛者，恐其盛之未的，故盛者亦必责之，其病之化似虚者，恐其虚之未真，故虚者亦必责之。凡一十九条病机，皆用此一十六字为法求之，庶几补泻不差也。今河间损此一十六字，但以病化有者为盛，无者为虚，而不复究其假者虚者为未备，此实智者之一失也。

〔《素》〕五气所病，心为噫，肺为咳，肝为语，脾为吞，肾为欠为嚏，胃为气逆为哕为恐，大肠小肠为泄，下焦溢为水，膀胱不利为癃，不约为遗溺，胆为怒，是为五病。宣明五气论。【批】五病。

色味当五脏，白当肺辛，赤当心苦，青当肝酸，黄当脾甘，黑当肾咸。故白当皮，赤当脉，青当筋，黄当肉；黑当骨。五脏生成篇。【批】五色五味。

〔《灵》〕目赤色者病在心，白在肺，青在肝，黄在脾，黑在肾，黄色不可名者，病在胸中。论疾诊尺篇。

〔《素》〕五脉应象，肝为弦，心脉钩（《难经》改钩作大），脾脉代（《难经》改代作缓），肺脉毛（《难经》改毛作涩），肾脉石（《难经》改石作沉）。【批】五脉。

〔《灵》〕色青者，其脉弦也。赤者，其脉钩也。黄者，其脉代也。白者，其脉毛。黑者，其脉石。见其色而不得其咏，反得相胜之脉，则死矣。得其相生之脉，则病已矣。邪气脏腑病形篇。

〔《难》〕经言见其色而不得其脉，反得相胜之脉者即死，得相生之脉者病即自已，色之与脉，当参相应，为之奈何？然，五脏有五色，

丙浮丁沉
脉洪伤水
克北方也

甲浮乙沉
脉弦伤气
克西方也

心洪
肝弦
肺涩
肾迟

庚浮辛沉
脉涩伤血
克东方也

壬浮癸沉
脉迟伤火
克南方也

海藏四正脉伤之图

皆见于面，亦当于寸口尺内相应。假令色青其脉当弦而急，色赤其脉浮大而散，色黄其脉中缓而大，色白其脉浮涩而短，色黑其脉沉濡而滑，此所谓五色之与脉当参相应也。脉数，尺之皮肤之亦数；脉急，尺之皮肤亦急；脉缓，尺之皮肤亦缓；脉涩，尺之皮肤亦涩；脉滑，尺之皮肤亦滑。五脏各有声色臭味，当于寸口尺内相应，其不相应者病也。假令色青其脉浮涩而短，若大而缓为相胜；浮大而散，若小而滑为相生也。十三难。假令得肝脉，其外证善洁，面青善怒，其内证脐左有动气，按之牢若痛，其病四肢满闭，淋溲便难转筋，有是者肝也，无是者非也。假令得心脉，其外证面赤，口干，善笑，其内证脐上有动气，按之牢若痛，其病烦心心痛，掌中热而啘，有是者心也，无是者非也。假令得脾脉，其外证面黄善噫善思善味，其内证当脐上有动气，按之牢若痛，其病腹胀满，食不消，体重节痛，怠堕嗜卧，四肢不收，有是者脾也，无是者非也。假令得肺脉，其外证面白善嚏，悲愁不乐欲哭，其内证脐右有动气，按之牢若痛，其病喘咳，洒淅寒热，有是者肺也，无是者非也。假令得肾脉，其外证面黑，善恐数欠，其内证脐下有动气，按之牢若痛，其病逆气，小腹急痛，泄如下重，足胫寒而逆，有是者肾也，无是者非也。十六难。【批】色脉相应。

有正经自病，有五邪相干，以上经文，皆诊正经自病，其五邪相干诊法，附在治法门。

〔海藏〕相合脉变。脉之相合，各有虚实，

不可作一体观之。假令洪弦相合，洪客弦主也。子能令母实也。弦洪相合，弦客洪主也，母能令子虚也。洪弦相合见于春，为子能令母实也，弦洪相合见于夏。为母能令子虚也。又如沉涩相合见于秋，亦子能令母实也；涩沉相合见于冬，亦母能令子虚也，余皆仿此（至于手足之经亦相合。假令伤寒膀胱脉浮坚而洪者，即手足经合也。余仿此）。【批】相合脉变。

〔海〕脉不胜者，挟其子之势也。脉弦而入金之分，非火之势则不敢侵金之分。弦而带数，甲经于申也。紧而带洪，壬经于丙也。

〔《素》〕五病所发，阴病发于骨，阳病发于血，阴病发于肉，阳病发于冬，阴病发于夏，是五发也。五邪所乱，凡邪入于阳则狂，邪入于阴则痹，搏阳则为癫疾，搏阴则为暗，阳入之阴则静，阴出之阳则怒，是为五乱。宣明五气篇。【批】五发。

〔《难》〕脉有阴阳之法，何谓也？然，呼出心与肺，吸入肾与肝，呼吸之间，脾受谷味世，其脉在中。浮者，阳也，沉者，阴也，故曰阴阳也。心肺俱浮，何以别之？然，浮而大散者，心也。浮而短涩者，肺也。肾肝俱沉，何以别之？然，牢而长者，肝也。按之濡。举指来实者，肾也。脾者中州，故其脉在中，是阴阳之法也。四难　脉有轻重，何谓也？然，初持脉，如三菽之重，与皮毛相得者，肺部也。如六菽之重，与血脉相得者。心部也。如九菽之重，与肌肉相得者，脾部也。如十二菽之重，与筋平者，肝部也。按之至骨，举指来疾者，肾部也。故曰轻重也。五难。【批】脏腑参互。

上以脉之轻重候五脏。

〔《素》〕尺内两傍，则季胁也。尺外以候肾，尺里以候腹（两尺脉也。《脉经》左尺脉以候肾膀胱，右尺脉以候命门三焦。凡言外者皆指臂之外侧，凡言内者皆指近臂筋也）。中附上，左外以候肝，内以候膈（左关脉也。《脉经》左关脉以候肝胆）。右外以候胃，内以候脾（右关脉也。《脉经》右关脉候脾胃，与经文同）。上附上，右外以候肺，内以候胸中（右寸脉也。《脉经》右寸咏以候肺大肠）。左外以候心，内以候膻中（左寸脉也。《脉经》左寸脉以候心小肠）。前以候前，后以候后。上竟上者，胸喉中事也。下竞下者，少腹腰股膝胫足中事也。脉要精微论。【批】三部九候。

《内经》以寸关尺脉候脏腑者，止于如此，至《难经》始定寸关尺为三部，浮中沉为九候，至后世但诊寸关尺之三部，湮晦其足手面之三部，为大失也。

〔无择〕心部在左手寸口，属手少阴经，与小肠手太阳经合。肝部在左手关上，属足厥阴经，与胆足少阳经合。肾部在右手关后尺中，属足少阴经，与膀胱足太阳经合。肺部在右手关前寸口，属手太阴经，与大畅手阳明经合。脾部在右手关上，属足太阴经，与胃足阳明经合。右肾部在右手尺中，属手厥阴心包络，与三焦手少阳经合。

〔《难》〕脉有三部，部有四经，手有太阴阳明，足有太阳少阴，为上下部，何谓也？然手太阴阳明金也，足太阳少阴水也，金生水，水流下行而不能上，故在下部也。足厥阴少阳木也，生手太阳少阴火，火炎上行而不能下，故为上部。手心主少阳火，生足太阴阳明土，土主中宫，故在中部也。此皆五行子母更相生养者也。十八难。❶

〔东垣〕两手搀抄于前，俱仰其手掌，左手居外，右手居里，则木火土金水五行相序，而经络四时之令无差忒矣。《六微旨大论》曰：显明之右，君火之位也。君火之右，退行一步，相火治之，复行一步，土气治之，复行一步，金气治之，复行一步，水气治之，复行一步，木气治之，复行一步君火治之，是次列五行相生之理也。

〔《素》〕帝曰：何谓三部？岐伯曰：有下部，有中部，有上部；部各有三候。三候者，有天，有地，有人也。必指而导之，乃以为真。上部天，两额之动脉（王注云：在额两傍动脉应手是也）。上部地，两颊之动脉（王注云：在鼻孔下两傍近于巨髎之分动脉应手）。上部人，耳前之动脉（王注云：在耳前陷者中动应于手是也）。中部天，手太阴也（王注云：在掌后寸口中。是谓经渠动脉应手）。中部地，手阳明也

❶ 十八难：原作“八难”，据引文出处改。

（王注云：在手大指次指岐骨间，合谷之分动详手）。中部人，手少阴也（谓掌后锐骨之端，神门之分）。下部天，足厥阴也（王注云：在足大指本节后二寸陷中，太冲之分）。下部地，足少阴也（王注云：在足内踝后跟骨上陷中，太溪之分，动应于手）。下部人，足太阴也（王注云：在鱼腹上越筋间直五里下，箕门之分，沉取动应于手。候胃气者当取足跗让，冲阳之分，动应于手是也）。故下部之天以候肝，地以候肾，人以候脾胃之气。中部天以候肺，地以候胸中之气，人以候心。上部天以候头角之气，地以候口齿之气，人以候耳目之气。九候之相应也，上下若一，不行相失，一候后则病，二候后则病甚，三候后则病危，所谓后者，应不俱也（王注曰："俱"犹"同"也，"一"也）。

三部九候皆相失者死，上下左右之脉相应如参舂者病甚，上下左右相失不可数者死。中部之候虽独调，与众脏相失者死。察九候独小者病，独大者病，独疾者病，独迟者病，独热者病，独寒者病，独陷下者病。以上并三部九候论。

上以三部九候候五脏。

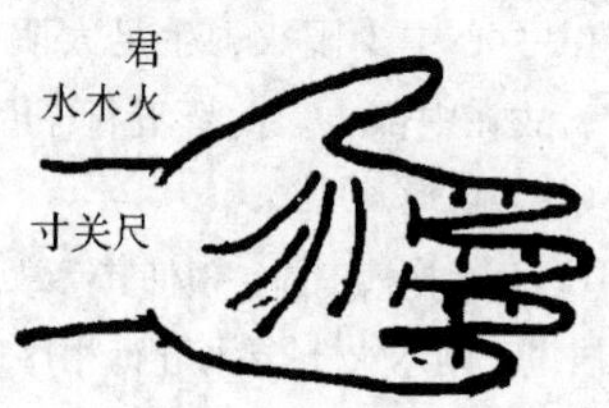

足太阳少阴水，水流下而不能上，生足厥阴少阳木。
足厥阴少阳木，生手太阳少阴火。
手太阳少阴火，炎上行而不能下，生手心主少阳火。

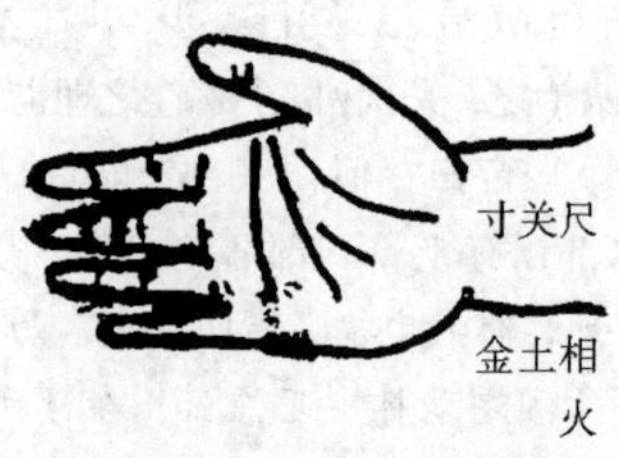

手心主少阳火，生足太阴阳明土。
足太阴阳明土，生手太阴阳明金。
手太阴阳明全，生足太阳少阴水。

搀抄两手六脉　五行相生之图

〔《灵》〕庭者，首面也。阙上者，咽喉也。阙中者，肺也。下极者，心也。直下者，肝也。肝左者，胆也。下者，脾也。方上者，胃也。中央者，大肠也。挟大肠者，肾也。当肾者，脐也。面王以上者，小肠也。面王以下者，膀胱子处也。颧者，肩也。颧后者，臂也。臂下者，手也。目内眦上者，膺乳也。挟绳而上者，背也。循牙车以下者，股也。中央者，膝也。膝下者，胫也。当胫以下者，足也。巨分者，股里也。巨屈者，膝膑也。此五脏六腑肢节之部也（庭者，额中也。阙中者，两眉之间也。下极者，两目之间也。直下者，两鼻而下也。方者鼻隧也。面王者鼻柱之端也。盖自额而下阙上属首吶喉之部分也，自阙中循鼻而下鼻端届肺心肝脾肾五脏之部分也。自目内眦挟鼻而下至承浆属胆胃大肠小肠膀胱六腑之部分也，自颧而下颊则属肩臂手之部分也，自牙车而斜下颐属股膝胫足之部分也。经云：五脏次于中央，六腑挟其两侧，首面上于阳庭，王宫在于下极者，正谓此也）。各有部分。有部分，用阴和阳，用阳和阴，当明部分，万举万当，能别左右，是谓大道，男女异位，故曰阴阳。审察泽夭，谓之良工。沉浊为内，浮泽为外，黄赤为风，青黑为痛，白为寒，黄而膏润为脓，赤甚者为血，痛甚为挛，寒甚为皮不仁，五色各见其部，察其浮沉以知浅深，察其泽夭以观成败，察其散抟以知远近，视色上下以知病处，积神于心以知往今。故相气不微，不知是非，属意勿去，乃知新故，色明不粗，沉夭为甚，不明不泽，其病不甚。其色散，驹驹然未有聚，其病散而气痛，聚未成也。肾乘心，心先病，肾为应，色皆如是。男子色在于面王，为小腹痛，下为卵痛，其圆直为茎痛，高为本，下为首，狐疝㿉阴之属也。女子在于面王，为膀胱子处之病，散为痛，抟为聚，方圆左右，各如其色形。其随而下至胝为淫，有润如膏状，为暴食不洁。左为左，右为右，其色有邪，聚散而不端，面色所指者也。色者青黑赤白黄，皆端满有别乡。别乡赤者，其色亦大如榆荚，在面王为不日。其色上锐，首空上向，下锐下向，在左右如法。以五色命藏，青为肝，赤为心，白为肺，黄为脾，黑为肾。肝合筋，心合脉，肺合皮，脾合肉，肾合骨也。五色篇。【批】而诊脏腑。

鼻者，肺之官也。目者，肝之官也。口唇者，脾之官也。舌者，心之官也。耳者，肾之官也。故肺病者喘息鼻张，肝病者眦青，脾病者唇黄，心病者舌卷短颧赤，肾病者颧与颜黑。五阅五使篇　色起两眉薄泽者，病在皮。唇青黄赤白黑者，病在肌肉。荣卫濡然者，病在血气。目色青黄赤白黑者，病在筋。耳焦枯受尘垢，病在骨。卫气失常篇。【批】鼻兼肢节诊脏。

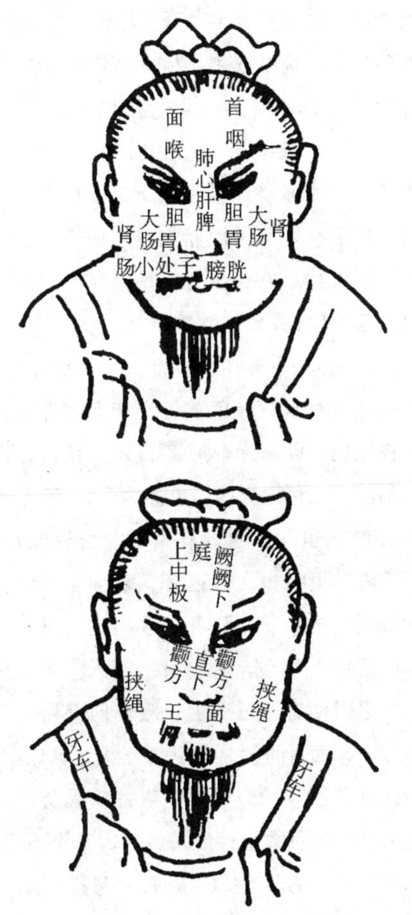

黄帝曰：五脏之气，阅于面者，余已知之矣。以肢节知而阅之，奈何？岐伯曰：五脏六腑者，肺为之盖，巨肩陷，咽喉见其外。五脏六腑者，心为之主，缺盆为之道，𩩲骨有余，以候髑骬，肝者主为将。使之候外，欲知坚固，视目大小。脾者主为卫，使之迎粮，视唇舌好恶，以知吉凶。肾者主为外，使之远听，视耳好恶，以知其性。黄帝曰：善。愿闻六腑之候。岐伯曰：六腑胃为之海，广骸大颈张胸，五谷乃容，鼻隧以长，以候大肠。唇厚人中长，以候小肠。目下裹大，其胆乃横。鼻孔在外，膀胱漏泄。鼻柱中央起，三焦乃约。此所以候六腑者也。师传论

赤色小理者心小，粗理者心大，无髑骬者心高，髑骨亏小短举者心下，髑骬长者心下坚，髑骬弱小以薄者心脆，髑骬直下不举者心端正，髑骬倚一方者心偏倾也。心小则安，邪弗能伤，易伤以忧。心大则忧不能伤，易伤于邪。心高则满于肺中，悗而善忘，难开以言。心下则藏外，易伤于寒，易恐以言。心坚则藏安守固，心脆则善病消瘅热中，心端正则和利难伤，心偏倾则操持不一，无守司也。【批】五色兼肢节诊脏腑。

白色小理者肺小，粗理者肺大，巨肩反膺陷喉者肺高，合腋张胁者肺下，好肩背厚者肺坚，肩背薄者肺脆，背膺厚者肺端正，胁偏疏者肺偏倾也。肺小则少饮，不病喘喝。肺大则多饮。善病胸痹喉痹逆气。肺高则上气肩息咳。肺下则居贲迫肺，善胁下痛。肺坚则不病咳上气，肺脆则苦病消瘅易伤，肺端正则和利难伤，肺偏倾则胸偏痛也。

青色小理者肝小，粗理者肝大，广胸反骹者肝高，合胁兔骹者肝下；胸胁好者肝坚，胁骨弱者肝脆，膺愎好相得者肝端正，胁骨偏举者肝偏倾也。肝小则脏安，无胁下之病。肝大则逼胃迫咽，迫咽则苦膈中，且胁下痛。肝高则上支贲切，胁悗为息贲。肝下是逼胃胁下空，胁下空则易受邪。肝坚则藏安难伤，肝脆则善病消瘅易伤，肝端正则和利难伤，肝偏倾则胁下痛也。

黄色小理者脾小，粗理者脾大，揭唇者脾高。唇下纵者脾下，唇坚者脾坚，唇大而不坚

者脾脆，唇上下好者脾端正，唇偏举者脾偏倾也。脾小则脏安，难伤于邪也。脾大则苦凑𦜁而痛，不能疾行。脾高则𦜁引季胁而痛。脾下则下加于大肠，下加于大畅则脏苦受邪。脾坚则脏安难伤，脾脆则善病消瘅易伤，脾端正则和利难伤，脾偏倾则善满善胀也。

黑色小理者肾小，粗理者肾大，高耳者肾高；耳后陷者肾下，耳坚者肾坚，耳薄不坚者肾脆，耳好前居牙车者肾端正，耳偏高者肾偏倾也。肾小则脏安难伤。肾大则善病腰痛，不可以俯仰，易伤以邪。肾高则苦背膂痛，不可以俯仰。肾下则腰尻痛，不可以俯仰，为孤疝。肾坚则不病腰背痛，肾脆则善病消瘅易伤，肾端正则和利难伤，肾偏倾则苦腰尻痛也。

五脏皆小者，少病，苦燋心，大愁忧。五脏皆大者，缓于事，难使以忧。五脏皆高者，好高举措。五脏皆下者，好出人下。五脏皆坚者，无病。五脏皆脆者，不离于病。五脏皆端正者，和利得人心。五脏皆偏倾者，邪心而善盗，不可以为人平，反覆言语也。【批】心性诊五脏。

肺应皮，皮厚者大肠厚，皮薄者大肠薄，皮缓腹里大者大肠大而长，皮急者大肠急而短，皮滑者大肠直，皮肉不相离者大肠结。心应脉，皮厚者脉厚，脉厚者小肠厚，皮薄者脉薄，脉薄者小肠薄，皮缓者脉缓，脉缓者小肠大而长，皮薄而脉冲小者小肠小而短，诸阳经脉皆多纡屈者小畅结。脾应肉，肉䐃坚大者胃厚，肉䐃么者胃薄，肉䐃小而么者胃不坚，肉䐃不称身者胃下，胃下者管约不利，肉䐃不坚者胃缓，肉䐃无小里累者胃急，肉䐃多少里累者胃结，胃结者上管约不利也。肝应爪，爪厚色黄者胆厚，爪薄色红者胆薄，爪坚色青者胆急，爪濡色赤者胆缓，爪直色白无约者胆直，爪恶色黑多纹者胆结也。肾应骨，密理厚皮者三焦膀胱厚，粗理薄皮者三焦膀胱薄，疏腠理者三焦膀胱缓，皮急而无毫毛者三焦膀胱急，毫毛美而粗者三焦膀胱直，稀毫毛者三焦膀胱结也。出本脏篇。【批】皮肉爪腠诊六腑。

黄帝问：余欲无视色持脉，独调其尺，以言其病，从外知内，为之奈何？岐伯曰：审其尺之缓急小大滑涩，肉之坚脆，而病形定矣。视人之目窠上微痈如新卧起状，其颈脉动，时咳，按其手足上育而不起者，风水肤胀也。尺肤滑其淖泽者，风也。尺肉弱者，解㑊安卧。脱肉者，寒热不治。尺肤滑而泽脂者，风也。尺肤涩者，风痹也。尺肤粗如枯鱼之鳞者，水泆饮也。尺肤热甚脉盛躁者，病温也。其脉盛而滑者，病且出也。尺肤寒其脉小者，泄少气。尺肤炬然先热后寒者，寒热也。尺肤先寒久大之而热者，亦寒热也。肘所独热者，腰以上热。手所独热者，腰以下热。肘前独热者，膺前热。肘后独热者，肩背热。臂中独热者，腰腹热。肘后粗以下三四寸热者，肠中有虫。掌中热者，腹中热。掌中寒者，腹中寒。鱼上白肉有青血脉者，胃中有寒。尺炬然热，人迎大者，当夺血。尺坚大脉小甚，少气，悗有加，立死。论疾诊尺篇。【批】尺诊脏腑。

〔仲〕鼻头色青，腹中痛，舌冷者死。鼻头色微黑者，有水气。色黄者，胸上有寒。色白者，亡血也。设微赤非时者，死。其目正圆者痓，不治。又色青为痛，色黑为劳，色赤为风，色黄者便难也，鲜明者有留饮。言迟者风也，摇头言者其里痛也，行迟者其表僵也，坐而伏者短气也，坐而下一膝者必腰痛也，里实护腹而怀卵者必心痛也。师持脉，病人欠者，无病也。脉之因伸者，无病也。假令向壁卧，闻师到不惊，起而目盼视，若三言三止，脉之咽唾，此为诈病，假令脉自和，更言此病大重，当须服吐下药，针灸数十百处乃愈。病者素不应食，而反暴思之，必发热也。师曰：息摇肩者，心中坚。息引胸中上气者，咳。息张口短气者，肺痿吐沫。师曰：病人语声寂然，善惊呼者，骨节间病。语声喑喑然不彻者，心膈间病。语声啾啾细而长者，头中病。【批】杂诊。

〔《脉经》〕脉一来而久住者，病在心主中

治。脉二来而久住者，病在肝支中治。脉三来而久住者，病在脾下中治。脉四来而久住者，病在肾间中治。脉五来而久住者，病在肺支中治。五脉病，虚羸人得此者，死。所以然者，药不得而治，针不得而及。盛人可治，气全故也。

诊虚实法 诊寒热法俱入治法

诊病传变诊病将死期入诊生死条

〔《素》〕帝曰：病成而变，何谓？岐伯曰：风成为寒热，瘅成为消中，厥成为癫疾，久风为飧泄，脉风成为疠。病之变化，不可胜数。脉要精微论曰：二阳之病发心脾，有不得隐曲，女子不月。其传为风消，其传为息贲者，死不治。曰：三阳为病发寒热，下为痈肿，及为痿厥腨痛，其传为索泽，其传为颓疝。曰：一阳发病少气，善咳善泄，其传为心掣，其传为膈。二阳一阴发病，主惊骇背痛，善噫善欠，名曰风厥。二阴一阳发病，善胀，心满善气。三阳三阴发病，为偏枯痿易，四肢不举。阴阳别论。【批】病传变。

黄帝问曰：五脏六腑寒热相移者何？岐伯曰：肾移寒于肝，痈肿少气。脾移寒于肝，痈肿筋挛。肝移寒于心，狂膈中。心移寒于肺，肺消。肺消者饮一溲二，死不治。肺移寒于肾，为涌水。涌水者，按腹不坚，水气客于大肠，疾行则鸣濯濯，如囊裹浆，水之病也。脾移热于肝，则为惊衄。肝移热于心，则死。心移热于肺，传为膈消。肺移热于肾，传为柔痓。肾移热于脾，传为虚，肠澼，死不可治。胞移热于膀胱，则癃溺血。膀胱移热于小肠，膈肠不便，上为口糜。小肠移热于大肠，为虑瘕，为沉。大肠移热于胃，善食而瘦，又谓之食㑊。胃移热于胆，亦曰食㑊。胆移热于脑，则辛頞鼻渊。鼻渊者，浊涕下不止也，传为衄蠛瞑目，故得之气厥也。气厥论

诊病愈剧

〔《灵》〕黄帝曰：夫百病者，多以旦慧昼安夕加夜甚，何也？岐伯曰：朝则人气始生，病气衰，故旦慧。日中人气长，长则胜邪，故安。夕则人气始衰，邪气始生，故加。夜半人气入脏，邪独居于身，故甚也。黄帝曰：其时有反者，何也？岐伯曰：是不应四时之气，脏独主其病者，是必以脏气之所不胜时者甚，以其所胜时者起也。一日分为四时篇。【批】病愈剧应时日。

〔《素》〕肝主春，足厥阴少阳主治，其日甲乙。病在肝，愈于夏。夏不愈，甚于秋。秋不死，持于冬，起于春，禁当风。肝病者，愈在丙丁。丙丁不愈，加于庚辛。庚辛不死，持于壬癸，起于甲乙。肝病者，平旦慧，下晡甚，夜半静。心主夏，手少阴太阳主治，其日丙丁。病在心，愈在长夏。长夏不愈，甚于冬。冬不死，持于春，起于夏，禁温食热衣。心病者，愈在戊已。戊己不愈，加于壬癸。壬癸不死，持于甲乙，起于丙丁。心病者，日中慧，夜半甚，平旦静。脾主长夏，足太阴阳明主治，其日戊已。病在脾，愈在秋。秋不愈，甚于春。春不死，持于夏，起于长夏，禁温食、饱食、湿地、濡衣。脾病者，愈在庚辛。庚辛不愈，加于甲乙。甲乙不死，持于丙丁，起于戊已。脾病者，日昳慧，日出甚，下晡静。肺主秋，手太阴阳明主治，其日庚辛。病在肺，愈在冬。冬不愈，甚于夏。夏不死，持于长夏，起于秋，禁寒饮食寒衣。肺病者，愈在壬癸。壬癸不愈，加于丙丁。丙丁不死，持于戊已，起于庚辛。肺病者，下晡慧，日中甚，夜半静。肾主冬，足少阴太阳主治，其日壬癸。病在肾，愈在春。春不愈，甚于长夏。长夏不死，持于秋，起于冬，禁犯焠㶼热食，温炙衣。肾病者，愈在甲乙。甲乙不愈，甚于戊已。戊已不死，持于庚辛，起于壬癸。肾病者，夜半慧，四季甚，下

晡静。夫邪气之客于身也，以胜相加，至其所生而愈，至其所不胜而甚，至其所生而持，自得其位而起，必先定五脏之脉，乃可言间甚之时，死生之期也。脏气法时论

上以五脏时日占病愈甚极准，钱仲阳深得此理，学者究心而又扩充之。

〔《灵》〕病在脏，沉而大者，其病易已，小为逆。病在腑，浮而大者，其病易已。脉口滑小紧以沉者，病益甚，在中。人迎气大紧以浮者，其病益甚，在外。脉口滑以沉者，病日进，在内。人迎脉滑盛以浮者，病日进，在外。脉口浮滑者，病日进。人迎沉而滑者，病日损。五色篇。【批】诊病甚损。

诊生死

〔《素》〕凡治病，察其形气色泽，脉之盛衰，病之新故，乃治之，无后其时。形气相得，谓之可治。色泽以浮，谓之易已。脉从四时，谓之可治。脉弱以滑，是有胃气，命曰易治，取之以时。形气相失，谓之难治。色夭不泽，谓之难已。脉实以坚，谓之益甚。脉逆四时，为不可治，必察四难而明告之。所谓逆四时者，春得肺脉，夏得肾脉，秋得心脉，冬得脾脉。其至皆悬绝沉涩者，命曰逆四时。玉机真脏论　气实形实，气虚形虚，此其常也，反此者病。谷盛气盛，谷虚气虚，此其常也，反此者病。脉实血实，脉虚血虚，此其常也，反此者病。刺志论　气虚身热，此谓反也。谷入多而气少，此谓反也。谷不入而气多，此谓反也。脉盛血少，此谓反也。脉少血多，此谓反也。气盛身寒，得之伤寒。气虚身热，得之伤暑。谷入多而气少者，得之有所脱血，湿居下也。谷入少而气多者，邪在胃及与肺也。脉少血多者，饮中热也。脉大血少者，脉有风气，水浆不入，此之谓也。同上　形盛脉细，少气不足以息者危。形瘦脉大，胸中多气者死。形气相得者生，参互不调者病，三部九候皆相失者死。上下左右之脉相应如参舂者病甚，上下左右相失不可数者死。中部之候虽独调，与众脏相失者死。中部之候肉已脱，丸候虽调。犹死。【批】察形气色脉定生死。

〔《灵》〕热病脉静，汗已出，脉盛躁，是一逆也。病泄，脉洪大，是二逆也。着痹不移，䐃肉破，身热，脉偏绝，是三逆也。淫而夺形，身热，色夭然白，及后下血衃，血衃笃重，是谓四逆也。寒热夺形，脉坚搏，是谓五逆也。五禁篇。肘膝后肉如块者。

腹胀身热脉大，是一逆也。腹鸣而满，四肢清泄，其脉大，是二逆也。衄而不止，脉大，是三逆也。咳且溲血脱形，其脉小劲，是四逆也。咳脱形，身热，脉小以疾，是谓五逆也。如是者不过十五日而死矣。其腹大胀，四末清，脱形，泄甚，是一逆也。腹胀便血，其脉大，时绝，是二逆也。咳溲血，形肉脱，脉搏，是三逆也。呕血胸满引背，脉小而疾，是四逆也。咳呕，腹胀且飧泄，其脉绝，是五逆也。如是者，不及一时而死矣。工不察此者而刺之，是谓逆治。玉版篇。

〔《素》〕热而脉静，泄而脱血，脉实，病在中；脉虚，病在外；脉坚涩者，皆难治。平人气象论

〔仲〕脉曰：脉病人不病，名曰行尸，以无王气。卒眩仆不识人者，短命则死。人病脉不病，名曰内虚，以有正气，虽困无苦。左有病面右痛，右有病而左痛，下有病而上痛，上有病而下痛，此为逆，逆者死，不可治。肥人脉细小如丝，欲绝者死。羸人脉躁者死。人身涩而脉往来滑者死。人身小而脉往来大者死。人身大而脉往来小者死。人身短而脉往来长者死。人身长而脉往来短者死。人身滑而脉往来涩者死。

〔《素》〕五脏者，中之守也。中盛脏满，气胜伤恐者，声如从室中言，是中气之湿也。言而微，终日乃复言者，此夺气也。衣被不敛，言语善恶不避亲疏者，此神明之乱也。仓廪不

藏者，是门户不要也。水泉不止者，是膀胱不藏也。得守者生，失守者死。脉要精微论五脏者，身之强也。头者精神之府，头倾视深，精神将夺矣。背者胸中之府，背曲肩垂，府将坏矣。腰者肾之府，转摇不能，肾将惫矣。膝者筋之府，屈伸不能，行则偻俯，筋将惫矣。骨者髓之府，不能久立，行则振掉，骨将惫矣。得强者生，失强者死。同上　五脏之气，故色见青如草兹者死，黄如枳实者死，黑如炲者死，赤如衃血者死，自如枯骨者死，此五色之见死也。五脏生成篇。衃，凝血也。青如翠羽者生，赤如鸡冠者生，黄如蟹腹者生，白如豕膏者生，黑如乌羽者生，此五色之见生也。向上　生于心如以缟裹朱，生于肺如以缟裹红，生于肝如以缟裹绀，生于脾如以缟裹栝蒌实，生于肾如以缟裹紫，此五脏所生之外荣也。同上　夫精明五色者，气之华也。赤欲如白裹朱，不欲如赭。白妖如鹅羽，不欲如盐。青欲如苍璧之泽，不欲如蓝。黄欲如罗裹雄黄，不欲如黄土。黑欲如重漆色，不欲如地苍。脉要精微论。【批】察色。

〔华佗〕病人面目俱等者，不死。

〔《素》〕面黄目青，面黄目赤，面黄目白，面黄目黑者，皆不死也。面青目赤❶，面赤目白，面青目黑，面黑目白，面赤目青，皆死也。王注云：凡色见黄者为有胃气，故不死。五脏以胃为本，故无黄色皆自死焉。五脏生成篇。

〔华佗〕病人面青目白者，死。病人面青目黄者，五日死。病人着床，心痛短气，脾竭内伤，百日后愈。能起彷徨，因坐于地，其立倚床，能治此者，可谓神良。病人面赤目白者，十日死，忧恚思虑，心气内索，面色反好，急求棺椁。病人面赤目青者，六日死。病人面黑目白者，八日死，肾气内伤，病因留积。病人面黑，目直视，恶风者死。病人面白目黑者死，此谓荣华已去，血脉空虚。赤色出两颧，大如母指者，病虽小愈，必卒死。全文见暴死。颧，额骨也。东垣曰：《脉诀》言面赤如妆不久居。面显赤色于两颊，若涂胭脂之状，而又且圆也。病至于此，不可久居于世。譬犹根本已竭，枝叶未即衰落，赤如经霞满天者是也。

〔扁鹊、华佗〕病人耳目及颧颊赤者，死在五日中。黑色出于庭，大如母指，必不病而卒死。全文见暴死。庭。额中也。病人黑出于额上发际，下直鼻脊两颧上者，亦死在五日中。病人黑气出天中，下至年上颧上者死。病人及健人，或黑色及白色起入目及鼻口者，死在三日中。病人耳目鼻口有黑色起入于口者，必死。病人面黑，两胁下满，不能自转反者死。病人面黑唇青者死。病人面青唇黑者死。病人及健人面忽如马肝色，望之如青，近之如焦黑者死。病人面无精光若土色，不受饮食者，四日死。病人目无精光，及牙齿黑色者，不治。

〔《素》〕五邪所见，春得秋脉，夏得冬脉，长夏得春脉，秋得夏脉，冬得长夏脉，是谓五邪，皆同命，死不治。宣明五气篇　仲景云：二月得毛脉，何以言到秋当死？答曰：二月之时脉当濡弱，反得毛浮者，故知至秋死。二月肝用事，肝脉属木，应濡弱反得毛脉者，是肺脉也。肺属金，金来克木，故知死是也。　春胃微弦曰平，弦多胃少曰肝病，但弦无胃曰死。胃而有毛曰秋病，毛甚曰今病，藏真散于肝，肝藏筋脉之气也。平肝脉来，软弱招招，如揭长竿末梢，曰肝平，春以胃气为本。病肝脉来，盈实而滑，如循长竿，曰肝病，死。肝脉来，急益劲，如新张弓弦，曰肝死。【批】按脉。

夏胃微钩曰平，钩多胃少曰心病，但钩无胃曰死。胃而有石曰冬病，石甚曰今病。藏真通于心，心藏血脉之气也。平心脉来，累累如连珠，如循琅玕，曰心平，夏以胃气为本。病心脉来，喘喘连属，其中微曲曰心病。死心脉来，前曲后居，如操带钩，曰心死。

秋胃微毛曰平，毛多胃少曰肺病，但毛无胃曰死。毛而有弦曰春病，弦甚曰今病。藏真

---

❶ 赤：原作“青”，据《素问》改。

高于肺，以行荣卫阴阳也。平肺脉来，厌厌聂聂，如落榆荚，曰肺平，秋以胃气为本。病肺脉来，不上不下，如循鸡羽，曰肺病。死肺脉来，如物之浮，如风吹毛，曰肺死。

冬胃微石曰平，石多胃少曰肾病，但石无胃曰死。石而有钩曰夏病，钩甚曰今病。藏真下于肾，肾藏骨髓之气也。平肾脉来，喘喘累累如钩，按之而坚，曰肾平，冬以胃气为本。病肾脉来，如引葛，按之益坚，曰肾病。死肾咏来，发如夺索，阚阚如弹石，曰肾死。

长夏胃微软弱曰平，弱多胃少曰脾病，但代无胃曰死。软弱有石曰冬病，弱甚曰今病。藏真濡于脾，脾藏肌肉之气也。平脾脉来，和柔相离，如鸡践地，曰脾平，长夏以胃气为本。病脾脉来，实而盈数，如鸡举足，曰脾病。死脾脉来，锐坚如鸟之啄，如鸟之距。如屋之漏，如水：之流，曰脾死。以上并见平人气象论

真肝脉至，中外急。如循刀刃，责责然。如按琴瑟弦，色青白不泽，毛折乃死。仲景云：肝死脏，浮之弱，按之如索不来，或曲如蛇形者死。真心脉至，坚而搏，如循薏苡子累累然，色赤黑不泽，毛折乃死。仲景云：心死脏，浮之脉实如豆麻击手，按之益躁疾者死。真肺脉至，大而虚，如以毛羽中人肤，色白赤不泽，毛折乃死。仲景云：肺死脏，浮之虚，按之弱，如葱叶下无根者死。真肾脉至，搏而绝，如指弹石辟辟然。色黑黄不泽，毛折乃死。中景云：肾死脏，浮之坚，按之乱如转丸，益下入尺中者死。真脾脉至，弱而乍疏乍数，色黄青不泽，毛折乃死。仲景云：脾死脏，浮之大坚，按之中如覆杯，絜絜然如摇者死。诸真脏脉见，皆为死不治也。黄帝曰：见真藏曰死，何也？岐伯曰：五脏者皆禀气于胃，胃者五脏之本也。脏气者，不能自致于手太阴，必因于胃气乃至于手太阴也，故五脏各以其时，自为而至于手太阴也。故邪气胜者，精气衰也。故病甚者，胃气不能与之俱至于手太阴，故真脏之气独见。独见者病胜脏也，故曰死。以上并玉机真脏篇。人以水谷为本，故人绝水谷则死。脉无胃气亦死，所谓无胃气者，但得真脏脉不得胃气也。平人气象论　所谓阴者，真脏也，见则为败，败必死也。所谓阳者，胃脘之阳也。阴阳别论　凡持真脉之脏脉者，肝至悬绝急，十八日死。心至悬绝，九日死。肺至悬绝，十二日死。肾至悬绝，七日死。脾至悬绝，四日死。同上

〔仲〕寸脉下不至关为阳绝，尺脉上不至关为阴绝，此皆不治，决死也。若计其余命死生之期，以月节克之也。王注云：阳绝死于春夏，阴绝死于秋冬，此言甚应。

〔《灵》〕所谓五十荣者，五脏皆受气，持其脉口，数其至也。五十动而不一代者，五脏皆受气。四十动一代者，一脏无气。《脉经》云：却后四岁，春草生而死。三十动一代者，二脏无气。《脉经》云：却后三岁，麦热而死。二十动一代者，三脏无气。《脉经》云：却后二岁，桑椹赤而死。十动一代者，四脏无气。《脉经》云：岁中死，得节不动出清明日死，远不出谷雨死矣。不满十动一代者，五脏无气。《脉经》云：却后五日死。予之短期，要在终始。所谓五十动而不一代青，以为常也。以知五脏之期，予之短期者，乍数乍疏也。根结篇

《难经》云：脉不满五十动而一止，一脏无气者，何脏也？然，人吸者随阴入，呼者因阳出，今吸不能至肾，至肝而还，故知一脏无气者，肾气先尽也。

〔仲〕按脉之来缓而时一止复来者，名曰结，阴也。又脉来动而中止，更来小数，中有还者及动，名曰促，阳也。脉来动而中止，不能自还者，动而中止，复来如前，名曰代，阴也。得此脉者，必难治。【批】结促代三脉。

自还者，动而中止复来，数于前动也。不能自还者，动而中止，复来如前，动同而不数也。

〔《活》〕有结脉，有促脉，有代脉。结者阴也，阴盛则结，脉来缓，时一止复来曰结，

主胸满烦躁。促者阳也，阳盛则促脉来数，时一止复来曰促，主积聚气痞，忧思所成。大抵结促之脉，虽时一止，为病脉，非死脉也。唯代脉者，真死矣。往来缓动，中止不能自还，因而复动，名曰代也，代者死也。仲景伤寒脉结代，心动悸，炙甘草汤主之。

〔《脉》〕热病脉四至，三日死。脉四至者，平人一至，病人脉四至也。热病脉五至，一日死。时一大至，半日死。忽忽闷乱者，死。热病脉六至，半日死。忽忽疾大至，有顷死。热病脉四损，三日死。所谓四损者，平人四至，病人脉一至，名曰四损。热病脉五损，一日死。所谓五损者，平人脉五至，病人脉一至，名曰五损。热病脉六损，一时死。所谓六损者，平大脉六至，病人脉一至，名曰六损。若绝不至，良久乃至，立死。【批】至脉损脉。

〔《脉》〕平人不病，脉来如屋漏雀啄者死。此脾真脏脉也。王注云：屋漏者，其来既绝而止，时时复起而不相连属也。雀啄者，如啄米甚数频来是也。脉来如弹石，去如解索者死。此肾真脏脉也。王注云：弹石者，辟辟急也。解索者，动数而随散乱无复次第也。病人脉如虾之游，如鱼之翔者死。王注云：虾游者，冉冉而起，寻复退没不知所至，久乃复起，起辄迟而没去速者是也。鱼翔者，似鱼不行，而但掉尾动头身摇而久住者是也。脉如转豆者死。脉如偃刀者死。脉涌涌不去者死。脉忽去忽来暂止复来者死。脉分绝者死。转豆者，心真脏脉。偃刀者，肝真脏脉。忽去忽来者，脾真脏脉也。三部脉如釜中汤沸，朝得暮死，半夜得日中死。日中得半夜死。【批】杂诊死脉。

〔《难》〕寸口脉平而死者，何谓也？然，诸十二经脉者，皆系于生气之原。所谓生气之原者，谓十二经之根本也，谓肾间动气也，此五脏六腑之本，十二经脉之根，呼吸之门，三焦之原，一名守邪之神。故气者，人之根本也，根绝则茎叶枯矣。寸口咏平死者，生气独绝于内也。《八难》　谓两手寸关尺脉皆平而难也。

〔《素》〕五脏相通，移皆有次。五脏有病，则各传其所胜。不治，法三月若六月，若三日若六日，传五脏而当死。风者，百病之长也。今风寒客于人，使人毫毛毕直，皮肤闭而为热，当是之时，可汗而发也。或痹不仁肿痛，当是之时，可汤熨及火灸，刺而去之。弗治，病入舍于肺，名曰肺痹，发咳上气。弗治，肺即传而行之肝，病名曰肝痹，一名曰厥，胁痛出食，当是之时，可按若刺耳。弗治，肝传之脾，病名曰脾风，发瘅，腹中热，烦心，出黄，当此之时，可按可药可浴。王注云：出黄谓黄色出于便泻之所是也。弗治，脾传之肾，病名曰疝瘕，少腹冤热而痛，出白，一名曰蛊，当此之时，可按可药。弗治，肾传之心，病筋脉相引而急，病名曰瘛，当此之时，可灸可药。弗治，满十日者法当死。肾因传之心，心即复反传而行之肺，发寒热，法当三岁死，此病之次也。然其卒发者，不必治于传，或其传化有不以次，不以次入者，忧恐悲喜怒，令不得以其次，故令人有大病矣。因而喜大虚则肾气乘矣，怒则肝气乘矣，悲则肺气乘矣，恐则脾气乘矣，忧则心气乘矣，此其道也。故病有五，五五二十五变，及其传化。传，乘之名也。玉机真藏论【批】诊病传生死。

上邪初入表，盖传之缓者也。

夫病传者，心病先心痛，一日而咳。心火传肺金也。三日胁支痛，肺金传肝木也。五日闭塞不通，身痛体重，肝木传脾土❶也。三日不已死，冬夜半，夏日中。肺病喘咳，三日而胁支满痛，肺金传肝木也。一日身重体痛，五日而胀。肝木一日传脾土，脾五日传胃也。十日不已死，冬日人，夏日出。肝病头目眩，胁支满，三日体重身痛，五日而胀，肝木兰日传脾土，脾五日传胃也。三日腰脊少腹痛，胫酸，

---

❶ 脾土：原为“肺金”，今据文义改作“脾土”。

脾胃土传肾水也。三日不已死，冬日入，夏早食。脾病身痛体重，一日而胀，脾自传胃。二日少腹腰脊痛，胫酸，三日背胎筋痛，小便闭，脾土三日传肾水，肾三日传膀胱也。十日不已死，冬人定，夏晏食。肾病少腹腰脊痛，胻酸，三日背胎筋痛，小便闭。肾传膀胱也。三日腹胀，膀胱水传小肠火也。三日两胁支痛，小肠传心也。两胁恐错。二❶日不已死，冬大晨，夏晏晡。胃病胀满，五日少腹腰脊痛，胻酸。胃土传肾水也。三日背胎筋痛，小便闭。肾传膀胱也。五日身体重，膀胱水传心火，身体重亦错简。六日不已死，冬夜半后，夏日昳。膀胱病小便闭，五日少腹胀腰脊痛，胻酸。膀胱传肾也。一日腹胀，肾水传小肠火也。二❷日身体痛。小肠传心也，身体痛亦错简。二日不已死，冬鸡鸣，夏下晡。诸病以次是。《灵枢》无"是"字。相传如是者，皆有死期。不可刺，间一脏止。《灵枢》无止字。及至三四脏者，乃可刺也。标本病传论

上《灵枢》谓之大气入脏，盖传之急者也。王注云；有缓传者，有急传者，缓者或一岁二岁三岁而死，其次或三月若六月而死。急者一日二日三日四日或五六日而死，则此类也。王氏此言，甚能推广经意，然不能验日数者，但验病之次传。如心先病心痛，次传于肺，或咳或喘。次传于肝，或胁痛，或头眩。次传于脾胃，或闭塞不通，或身痛体重，或胀或泄。次传于肾膀胱，或少腹腰脊痛，胫酸，或背胎筋痛，小便闭。如此曰必死无疑，累验有准。邻人赵氏，始肝病胁痛半载，次传之脾，腹胀而死。又卜叔英嫂氏，始肺病咳喘，次传之肝，头眩不寐；次传之脾，腹胀而死。又杨白鹿师，始脾病腹痛，次传之膀胱，小便淋闭；次传之心，胸痹痛，通身青脉而死矣，盖心主血脉故也。

〔《难》〕经言七传者死，间脏者生，何谓也？然，七传者，传其所胜也。间脏者，传其子也。何以言之。假令心病传于肺，肺传于肝，肝传于脾，脾传于肾，肾传于心，一脏不再伤，故言七传者死也。间脏者，传其所生也，假令心病传脾，脾传肺，肺传肾，肾传肝，肝传心，是母子自相传，周而复始，如环之无端，故言生也。五十三难。【批】释次传间传生死。

经言者，《素问》、《灵枢》二经之病传论所言也。七传当作次传，次传者死，即《素》、《灵》二经病传论言诸病以次相传，皆有死期，不可刺者是也。心火传所胜之肺金，肺金传所胜炎肝木，故曰传其所胜也。间脏者生，即《素》、《灵》二经病传论言间一脏及至三四脏乃可刺者是也。盖心病本传肺，肺本传肝，肝本传脾。今心病间肺一脏传肝，或间肺肝二脏传脾，肝木生心火，心火生脾土，故曰传其所生也。《难经》诸证，惟吕广释七传为次传，为得经旨，虞庶父非是注而穿凿释之，实秦越人吕广之罪人也。

〔《活》〕伤寒入里，见标脉则生，假令胃病下之，脉浮而汗出是也。杂病出表，见标脉则死，假令脾病补之，脉弦而面青者是也。

〔《素》〕九候之脉，皆沉细悬绝者为阴，主冬，故以夜半死。盛躁喘数者为阳，主夏，故以日中死。寒热病者，以平旦死。热中及热病者，以日中死。病风者，以日夕死。病水者，以夜半死。脉乍疏乍数乍迟乍疾者，日乘四季死。三部九候论。肝见庚辛死，心见壬癸死，脾见甲乙死，肺见丙丁死，肾见戊已死，是谓真藏见皆死。平人气象论 五脏受气于其所生，传之于其所胜，气舍于其所生，死于其所不胜。病之且死，必先传行，至其所不胜，病乃死。此言气之逆行也，故死。同下。【批】诊死期。

肝受气于心，传之于脾，气舍于肾，至肺而死。

缓者秋死，急者庚辛日及日晡死是也。

心受气于脾，传之于肺，气舍于肝，至肾

---

❶ 二：《素问·标本病传论篇》作"三"。
❷ 二：《素问·标本病传论篇》作"一"。

而死。

缓者冬死，急者壬癸日及夜半死也。

脾受气于肺，传之于肾，气舍于心，至肝而死。

缓者春死，急者甲乙日及朝死也。

肺受气于肾，传之于肝，气舍于脾，至心而死。

缓者夏死，急者丙丁日及日中死也。

肾受气于肝，传之于心，气舍于肺，至脾而死。

缓者长夏死，急者戊己日及戌辰丑未死也。

此皆逆死也，一日一夜五分之，此所以占死生之早暮也。玉机真藏论《甲乙经》“死生”作“死者”。一日一夜五分之，谓朝主肝，昼主心，辰戌丑未主脾，晡主肺，夜主肾也。

大骨枯槁，大肉陷下，胸中气满，喘息不便，其气动形，期六月死。真脏脉见，乃予之期日。王注云：皮肤干着，骨间肉陷，谓人骨枯槁，大肉陷下也。真脏脉形见前按脉条。【批】五脏伤死期。

大骨枯槁，大肉陷下，胸中气满，喘息不便，内痛引肩项，期一月死。真脏见，乃予之期日。

大骨枯槁，大肉陷下，胸中气满，喘息不便，内痛引肩项，身热，脱肉破䐃，真脏见，十月之内死。王注云：䐃谓肘膝后肉也如块者。

大骨枯槁，大肉陷下，肩髓内消，动作益衰，真脏未见，期一岁死。见其真脏。乃予之期日。王注云：肩髓内消，谓缺盆深也。动作衰，谓交接微也。

大骨枯槁，大肉陷下，胸中气满，腹内痛，心中不便，肩项身热，破䐃脱肉，目眶陷，真脏见，目不见人，立死。其见人者，至其所不胜之时则死。急虚身中卒至，五脏绝闭，脉道不通，气不往来，譬于堕溺，不可为期。其脉绝不来，若人一息五六至，其形肉不脱，真脏虽不见，犹死也。林注云：一息当作一呼。以上并玉机真脏论

〔《灵》〕是故怵惕思虑者则伤神，神伤则恐惧，流淫而不止。因悲哀动中者，竭绝而失生。喜乐者，神惮散而不藏。愁忧者，气闭塞而不行。盛怒者，迷惑而不治。恐惧者，神荡惮而不收。本神篇，下同。【批】五神伤死期。

心怵惕虑则伤神，神伤则恐惧自失，破䐃脱肉，毛悴色夭，死于冬。

脾忧愁而不解则伤意，意伤则悗乱，四肢不举，毛悴色夭，死于春。

肝悲哀动中则伤魂，魂伤则狂忘不精，不精则不正，当人阴缩而挛筋，两胁骨不举，毛悴色夭，死于秋。

肺喜乐无极则伤魄，魄伤则狂，狂者意不存人，皮革焦，毛悴色夭，死于夏。

肾盛怒而不止则伤志，志伤则喜忘其前言，腰脊不可以俛仰屈伸，毛悴色夭，死于季夏。

恐惧而不解则伤精，精伤则骨酸痿厥，精时自下，是故五脏主藏精者也，不可伤，伤则失守而阴虚，阴虚则无气，无气则死矣。

〔《素》〕瞳子高者，太阳不足。戴眼者，太阳已绝。此决死生之要，不可不察。三部九候论，下同。【批】诊经终命绝。

足太阳气绝者，其足不可屈伸，死必戴眼。太阳之脉，其终也，戴眼反折瘛疭，其色白，绝汗乃出，出则死矣。诊要经终篇，下同。凡痫痓亦戴眼，灸昆仑穴，即随下不戴也。若灸昆仑仍眼戴不下者，是为太阳终也。王注：绝汗谓出汗如珠不流复旋干也。

少阳终者，耳聋，百节皆纵，目睘绝系，绝系一日半死。其死也色先青白，乃死矣。睘音琼。王注云：目睘谓直视如惊貌。

阳明终者，口目作动，善惊妄言，色黄，其上下经盛不仁，则终矣。王注云：经盛谓面目颈额足跗腕胫皆躁盛而动也。不仁谓不知善恶也。

少阴终者，面黑齿长而垢，腹胀闭，上下不通而终矣。面黑者手少阴绝，齿长者足少

阴绝。

太阴终者，腹胀闭不得息，善噫善呕，呕则逆，逆则面赤，不逆则上下不通，不通则面黑，皮毛焦而终矣。

厥阴终者，中热嗌干，善溺心烦，甚则舌卷卵上缩而终矣。此十二经之所败也。

〔《灵》〕手太阴气绝，则皮毛焦。太阴者，行气温于皮毛者也。故气不荣则皮毛焦，皮毛焦则津液去皮节，津液去皮节者，则爪枯毛折，毛折者则毛先死。丙笃丁死，火胜金也。经脉篇，下同。

手少阴气绝，则脉不通，脉不通则血不流，血不流则髦色不泽，故其面黑如漆柴者，血先死。壬笃癸死，水胜火也。

足太阴气绝者，则脉不荣肌肉，唇舌者，肌肉之本也。脉不荣则肌肉软，肌肉软则舌痿，人中满，人中满则唇反，唇反者肉先死。甲笃乙死，木胜土也。

足少阴气绝则骨枯，少阴者，冬脉也，伏行而濡骨髓者也，故骨不濡则肉不能著也。骨肉不相亲，则肉软却，肉软却故齿长而垢，发无泽，发无泽者骨先死。戊笃己死，土胜水也。

足厥阴气绝，则筋绝。厥阴者，肝脉也。肝者筋之合也，筋者聚于阴器而脉络于舌本，故脉弗荣则筋急，筋急则引舌与卵，故唇青舌卷卵缩，则筋先死。庚笃辛死，金胜木也。

五阴气俱绝则目系转，转则目运。目运者为志先死，志先死则远一日半死矣。六阳气绝则阴与阳相离，离则腠理发泄，绝汗乃出，故旦占夕死，夕占旦死。

〔仲〕脉浮而洪，身汗如油，喘不休，水浆不下，体形不仁，乍静乍乱者，此为命门绝也。又未知何脏先受其灾。若汗出发润，喘不休者，此为肺先绝也。阳反独留，形体如烟煤，直视摇头者，此为心绝也。唇吻反青，四肢漐漐汗出者，此为肝绝也。环口黧黑，柔汗发黄者，此为脾绝也。溲便遗屎，狂言，目反直视者，此为肾绝也。又未知何脏阴阳相绝，若阳气前绝，阴气后竭者，其人死身色必青；阴气前绝，阳气后竭者，其人死身色必黄，腋下温，心下热也。六腑气绝于外者，手足寒，上气脚缩。五脏气绝于内者，利不禁，下甚，手足不仁。

〔《脉》〕病人肝绝，八日死。何以知之？面青但欲伏眠，目视而不见人，汗出如水不止。一云：二日死也。病人胆绝，七日死，何以知之？眉为之倾。病人筋绝，九日死，何以知之？手足爪甲青，呼骂不休。一云：八日死。病人心绝，一日死，何以知之？肩息回视立死。一云：目停停二日死。病人肠绝，六日死，何以知之？发直如干麻，不得屈伸，自汗不止。一云：小肠绝。病人脾绝，十二日死，何以知之？口冷足肿，腹热胪胀，泄利不觉，出无时度。一云：五日死。病人胃绝，五日死，何以知之？脊痛腰中重，不可反覆。一曰：腓肠平，九日死。病人肉绝，六日死，何以知之？耳干舌背肿，溺血，大便赤泄。一曰；足肿九日死。病人肺绝，三日死，何以知之？口张，但气出而不还。一曰：鼻口虚张短气。病人大肠绝不治，何以知之？泄利无度，利绝则死。病人肾绝，四日死，何以知之？齿为暴枯，面为正黑，目中黄色，腰中欲折，自汗出如流水。一云：人中平七日死。病人骨绝，齿黄落，十日死。诸浮脉无根者，皆死。以上五脏六腑为根也。【批】杂诊命绝。

〔扁鹊、华佗〕病人五脏已夺，神明不守，声嘶者死。病人循衣缝，谵语者，不可治。阳明绝。病人阴阳俱绝，掣衣掇空，妄言者死。病人妄语错乱及不能语者，不治，热病者可治。以上三条皆阳明绝。病人阴阳俱绝，失音不能言者，三日半死。病人卧遗尿不觉者死。阳明绝。病人尸臭者，不可治。病人面晄白直视肩息者，一日死。胆肺绝。病人阴结阳绝，目精䀮䀮者死。病人阴阳绝竭，目眶陷者死。病人目系倾者，七日死。病人口如鱼口，不能复闭，而气出多不反者死。病人口张者，三日死。病人唇青，人中反者死。脾肝绝，下同。病人唇反，人中满者死。病人唇口忽干者，不治。未详。病人唇肿齿焦者死。肝肾绝。病人阴阳俱竭，其齿如熟小豆，其脉驶者死。病人齿忽变黑者，十三日死。少阴绝。病人舌卷卵缩者必死。厥阴绝。病人汗出不流，舌卷黑者死。太阴厥阴绝。病人发直者，十五日死。少阴绝。病人发如干麻，善怒者死。少阴绝。病人发与眉冲起者死。同上。病人爪甲青者死。病人爪甲白者，不治。病人手足爪甲下肉黑者，八日死。病人荣卫竭绝，面浮肿者死。病人卒肿，其面苍黑者死。病人手掌肿无文者死。病人脐肿反出者死。脐反出者此为脾先绝。病人阴囊茎俱肿者死。病人脉绝，口张足肿，五日死。病人足跗上肿，两膝大如斗者，十日死。

诸脉诊病杂法

诸脉诊病杂法者，窃恐迷乱诊病大纲，故以杂法名之也。凡前篇脉之浮沉迟数虚实洪细滑涩，所指阴阳表里寒热血虚气实之病者，皆诊病之大纲，学者常须识此，勿令误也。故《内经》论脉主病，必以阴阳相对言之，或以五脏分配言之，未尝杂他法者，欲人识其纲也。故诊病先定大纲，然后杂究诸病，如诊得浮脉大纲主表也，沉脉大纲主里也，然后杂究其或属寒属风属气等病之类是也。余见如下方。

〔无择〕浮为在表，为风，为气，为热，为痛，为呕，为胀，为痞，为喘，为厥，为内结，为满不食。浮大为鼻塞，浮缓为不仁，浮大长为风眩癫疾，浮滑疾为宿食，浮大而涩为宿食滞气，浮短为肺伤诸气，浮滑为饮为走刺，浮细而滑为伤饮，浮滑疾紧为百合病，浮数为大便坚，小便数。浮紧为淋，为癃闭。【批】浮脉主病。

〔东垣〕辨脉浮所主病不同　浮者沉之反也，瞥瞥然见于皮毛上，与皮毛相得，微按之则绝无，有如空中之浮云。所主病一则为风，一则为虚。古人云：浮而有热者虚也，浮而无热者风也。予谓此未尽善，盖风有八风，寒热温凉，各各不同，其中有风热。止言脉浮，虽不能分别八面之风，兼见脉候，止说浮而已。须兼见的证，单在一脏或两脏相合，亦足以分何脏之病，言风无热则非也。况八风之脉皆见于左手寸脉外侧，若右手行阴道脉中受虚邪贼邪之风，亦于气口外侧显见，推而内之，外而不内者是也，其虚劳脉虽有传变，必显于内侧。六脉互传，皆为不足之病，则是五脏传变，必从四时传变于外，六腑乃受之，如是则胜复之作，不能相过，此之谓也。若浮而弦者风也，见于左关。浮而涩者虚也，见于右寸。

〔无择〕寸芤为吐血，微芤为衄血；关芤为便血，为肠痈；尺芤为下焦虚，小便血出。滑为吐，为满，为热，为伏痰，为宿食，为畜血，为经闭，为咳，为血气俱实。滑而浮散为瘫痪，滑数为结热，滑实为胃热，滑利为妊娠，精而大小不匀必吐，为病进，为泄利，滑而浮大，小腹痛，溺则阴中痛，大便亦然。又滑实为胃热。又滑为鬼疰。【批】芤脉主病，滑脉主病。

〔《素》〕脉滑曰风。

〔无择〕实为热为呕，为痛，为气塞，为喘咳，为大便不禁。实紧为阴不胜阳，为胃寒，为腰痛。弦为寒，为痛，为饮，为疟，为水气，为中虚，为厥逆，为拘急，为寒癖。弦紧为恶寒，为疝瘕，为癖。弦而钩为胁下刺痛。弦长为积，随左右上下为瘀血。【批】实脉主病，弦脉主病。

〔仲〕弦则卫气不行。

〔无择〕紧为寒，为痛，为咳，为喘，为满。浮紧为肺有水。紧滑为蛔动。急为遁尸。紧数为寒热，又为宿食，为吐逆。【批】紧脉主病。

〔《素》〕盛而紧曰胀。

〔《本事》〕记有人患伤寒六七日，心烦昏睡，咽燥，小便白色，自汗。予诊之，寸口尺中俱紧。予曰：寒中少阴之经，是以脉紧。仲景云：脉紧而汗出者，亡阳也，属少阴，法当咽痛而复下利，盖谓此也。有难之曰：《脉诀》紧脉属七表，仲景以紧脉属少阴，然则紧脉属阳耶？属阴耶？予言：仲景云，寸口咏俱紧者，清邪中于上焦，浊邪中于下焦。又云：阴阳俱紧者，口中气出，唇口干燥，蜷卧足冷，鼻中涕出，舌上滑苔，勿妄治也。又云：紧则为寒。又云：诸紧为寒。又曰：曾为人所难，紧脉从何而来？师云：假令亡汗若吐，以肺里寒，故令脉紧。假令咳者坐饮冷水，故令脉紧。假令下利，以胃虚故令脉紧。又云：寸口脉微，尺脉紧，其人虚损多汗。由是观之，则是寒邪之气，久客经脉所致，皆虚寒之脉也。其在阳经则浮而紧，在阴经则沉而紧。故仲景云：浮紧名为伤寒。又曰：阳明脉浮而紧者，必潮热。此在阳则浮而紧也，在阴则沉而紧。故仲景云：寸口脉微，尺脉紧，其人虚损多汗，则阴当先绝而不见阳。又云：少阴紧至七八日，自下利，脉暴微，手足反温，脉紧反去者，此欲解也。此在阴则沉而紧也。仲景云：浮为在表，沉为在里，数为在腑，迟为在脏。欲知表里脏腑，先以浮沉迟数为定，然后兼于证而别阴阳也。

〔无择〕洪为胀，为满，为痛，为热，为烦。洪实为癫。洪紧为痈疽，为喘急，亦为胀。洪浮为阳邪，大为祟。【批】洪脉主病。

〔《素》〕粗大者，阴不足，阳有余，为热中也。脉要精微论　大则病进。丹溪云：大，洪之别名。其病得之于内伤者，阴虚为阳所乘，故脉大当作虚治之。其病得之于外伤者，邪客于经脉亦大，当作邪胜冶之。合二者观之，皆病方长之势也。渭之病进，不亦宜乎。海藏云：君侵臣是也。【批】大脉主病。

〔仲〕平人脉大为劳。大则为虚。

〔无择〕数为热，为虚为吐，为痛，为烦渴，为烦满。【批】数脉主病。

促经无文【批】促脉。

释曰：其促有五：一曰气，二曰血，三曰饮，四曰食，五曰痰。但脏热则脉促，以气血痰饮留滞，不行则止，促非恶脉也。

散经无文【批】散脉。

释曰：六腑气绝于内，则手足寒，上气；五脏气绝于内，则下利不禁，甚者不仁，其脉皆散，散则不聚，病亦危矣。

革为满，为急，为虚寒相搏。妇人为半产漏下。【批】革脉。

释曰：革者革也，固结不移之状。三部应之，皆危脉也。

微为虚，为弱，为衄，为呕，为泄，为亡汗，为拘急。微弱为少气，为中寒。【批】微脉主病。

沉为在里，为实，为水，为寒，为喘，为瘕瘕。沉弱为寒热。沉细为少气，臂不能举。沉滑为风水，为下重。沉紧为上热下冷。沉重而直前绝者为瘀血。沉重而中散者为寒食成瘕。沉重不至寸，细绝者为遁尸。沉紧为悬饮。沉迟为痼冷。沉重为伤暑发热。【批】沉脉主病。

缓为在下，为风，为寒，为弱，为痹，为疼，为不仁，为气不足，为眩晕。缓而滑为热中。缓而迟虚寒相搏，食冷则咽痛。【批】缓脉主病。

涩为少血，为亡汗，热气不足，为逆冷，为下痢，为心痛。涩而紧为痹，为寒湿。【批】涩脉主病。

〔《素》〕脉涩曰痹。

〔丹〕脉之状不一，大率多兼见之。人之病有四；曰实，曰热，曰寒，曰虚。故学者诊亦必浮沉迟数为之纲，以察病情。初学者又以浮数为热为有余，沉迟为寒为不足。其间最难体认者，涩脉也。最难调治者，弦脉也。涩脉细而迟，往来难且散，又曰短而止。得此脉者，固为寒、为湿、为血虚、为污血、为气多，然亦有病热与实者。或者得脉之带涩，徒见其有细有迟又散，皆是不足之象，便以为虚而寒，猛浪用药，宁不误人。若夫或因多怒，或因忧郁，或因厚味，或因补剂燥剂，或因表里无汗，气腾血沸，清化为浊，老痰凝血，胶固杂揉，脉道涩滞，亦见涩状。参之形证，病情斯得。先贤曰：涩而坚，按之不减有力，为中焦实，有伏结，脾肺气寒，实热在胃中，可不慎欤。弦为春令之脉，非春时而见者，木为痫也。五脏更相制伏，以防其太过，木为病则肝邪盛矣，肝之盛金之衰也，金之衰火之炎也，火之炎水之弱也，金不足以制木，则土病矣。考之诸家，则曰弦者虚也，为反胃，为痛痹。沉弦为疝瘕，弦长为积病，双弦为寒饮，双弦而迟为心下坚。偏弦，饮也。弦急为腹痛，弦而钩主蜚尸，弦紧而微细主寒积，微弦而伏主癥不治，弦而大主半产漏下亡血失精，弦而小主寒痹，弦在左寸头痛，弦在右寸水走肠胃，弦在左关怒而血聚，弦在右关寒痛，四肢拘急，弦在趺阳肠痔下血，弦在尺中，小腹痛白肠挺核，木邪风气上极，土败为病，先哲盖常言之矣。惟金因火伏，木寡于畏之论，犹未发明，倘非滋水以降火，厚土以养金，而又以行湿散风导郁，为之辅佐，邪何由去，病何由安。况弦脉为病甚多，而治法又有隔二隔三之异，故不容于自默也。若曰不然，何弦属阳，而仲景列沉涩弱微弦为五阴之数。至于败散残贼之脉，又以弦为之首，涩为之中，其意可见。

〔无择〕迟为寒，为痛，迟而涩为癥瘕咽酸。【批】迟脉主病。

伏为霍乱，为疝瘕，为水气，为溏泄，为停痰，为宿食，为诸气上冲，为恶脓死肌。【批】伏脉主病。

濡为虚，为痹，为自汗，为气弱，为下重。濡而弱为内热外冷自汗，为小便难。【批】濡脉主病。

弱为虚，为风热，为自汗。【批】弱脉主病。

细为血气俱虚，为病在内，为积，为伤湿，为后泄，为寒，为神劳，为忧伤过度，为腹满。细而紧为癥瘕积聚，为刺痛。细而滑为僵仆，为发热，为呕吐。【批】细脉主病。

动为痛，为惊，为痹，为泄，为恐。【批】动脉主病。

虚为寒，为脚弱，为虚，为食不消化，为伤暑。【批】虚脉主病。

结为痰，为饮，为血，为积，为气。【批】结脉主病。

释曰：气寒脉缓则为结，气热脉数则为促，虽缓数不同，亦当如促脉分别可也。

代者，一脏绝，他脏代至。【批】代脉。

释曰：代真死脉，不分三部，随应皆是。

〔《脉经》〕寸浮则中风，寸芤则胸中积血，寸滑则呕逆，寸实则胸中热，寸弦则胸中急痛，寸紧则头项急，寸洪则热甚于胸中，寸微则阳虚，寸沉则阴中伏阳、胸中痰，寸缓则太阳中湿，寸涩则中气虚，寸迟则阴溢于上，寸伏则胸中积气，寸濡则多自汗，寸弱则阳气虚微。【批】三部主三焦病。

关浮则腹胀满，关芤则肠中积血，关滑则胃寒不能食，关实则胃中切痛，关弦则胃寒不能食，关紧则腹中郁结，关洪则番胃吐食，关微则气结于心下，关沉则心下痛，关缓则腰痛难伸，关涩则血少而留停，关迟则粥浆不入，关伏则肠澼瞑目，关濡则少气精神散，关弱则胃气虚。

尺浮则大便干涩，尺芤则小便有血，尺滑则下焦停寒，尺实则小腹胀、小便不禁，尺弦则下焦停水，尺紧则脐腹痛，尺洪则阴绝，尺微则脐下有积，尺沉则腰脚重，尺缓则饮食不消，尺涩则逆冷伤血，尺迟则寒甚于腰脚，尺伏则飧泄谷不化，尺濡则骨肉不相亲，尺弱则阴气内绝。

〔《素》〕夫脉者血之府也，长则气治，短则气病，数则烦心，大则病进，上盛则气高，下盛则气胀，代则气衰，细则气少，涩则心痛，浑浑革至如涌泉，病进而色敝，绵绵其去如弦绝者死。脉要精微论。【批】杂诊。

寸口之脉中手短者，曰头痛。寸口脉中手长者，曰足胫痛。寸口脉中手促上击者，曰肩背痛。脉小弱以涩者，谓之久病。脉滑浮而疾者，谓之新病。以上平人气象论　征其脉小色不夺者，新病也。征其脉不夺，其色夺者，此久病也。征其脉与五色俱夺者，此久病也。征其脉与五色俱不夺者，新病也。推而外之，内而不外，有心腹积也。王注云：脉附臂筋，取之不审，推筋令远，使脉外行而不出外者，心腹积也。推而内之，外而不内，身有热也。王注云；脉远臂筋，推之令近，远而不近，身有热也。推而上之，上而不下，腰足清也。“上而不下”《甲乙经》作“聚而不上，治宜举之”也。推而下之，下而不上，头项痛也。“下而不上”《甲乙经》作“上而不下，用宜抑之”也。按之至骨，脉气少者，腰脊痛而身有痹也。以上为脉要精微论。

〔孙〕按开宝寺僧，衣钵甚厚，常施惠于人，孙重之，与往还。一日，谓孙曰：某有一事，于翁约赏罚为戏，可否？孙曰：如何为赏罚？僧曰：若诊吾脉，若知某病，赏三十千为一筵；若不中，罚十千归小僧。孙曰：诺。与之诊，左手无脉，右手有脉，遂寻左手之脉，乃转左臂上，动摇如常。孙曰此异脉也，医书不载。脉行常道，岂有移易之理，往昔少年为惊扑震动心神，脉脱旧道，乍移臂外，复遇惊扑，不能再归，年岁长大，气血已定，不能复移，目下无病尔。僧曰：某襁褓而扑，皆几死，固宜脉失所，某亦平生无病，亦不曾诊脉，闻公神医，试验之。果神医也。【批】损伤脉移常虚。

诊一岁病证相同

一岁病证相同者，五运六气所为之病也。五运六气之病，有常有变难诊。另详于《运气类证》，今但取常而不变者编之。

〔《灵》〕太乙常以冬至之日，居叶蛰之宫四十六日，明日居天留四十六日，明日居仓门四十六日，明日居阴洛四十五日，明日居天宫四十六日，明日居玄。

合八风虚实邪正		
立秋 坤 玄委	夏至 离 上天	立夏 巽 阴洛
秋分 兑 仓果	招 中央 摇	春分 震 仓门
立冬 乾 新洛	冬至 坎 叶蛰	立春 艮 天留

立秋二玄委西南方　　秋分七仓果西方
立冬六新洛西北方　　夏至九上天南方
招摇中央　　　　　　冬至一叶蛰北方
立夏四阴洛东南方　　春分三仓门东方
立春八天留东北方

委四十六日，明日居仓果四十六日，明日居新洛四十五日，明日复届叶蛰之宫，曰冬至矣。太乙日游，以冬至之日居叶蛰之宫，数所在日，从一处至九日，复反于一。常如是无已，终而复始。太乙移日，天必应之以风雨，以其日风雨则吉，岁美民安少病矣。先之则多雨，后之则多旱。太乙在冬至之日有变，占在君。太乙在春分之日有变，占在相。太乙在中宫之日有变，占在吏。太乙在秋分之日有变，占在将。太乙在夏至之日有变，占在百姓。所谓有变者，太乙居五宫之日，疾风折树木，扬沙石，各以其所主占贵贱。因视风所从来而占之，风从其所居之乡来为实风，主生，长养万物，从其冲后来为虚风，伤人者也，主杀主害。谨候虚风而避之。故圣人曰：避虚邪之道，如避矢石然，邪弗能害，此之谓也。是故太乙入徙立于中宫，乃朝八风以占吉凶也。风从南方来，名曰大弱风，其伤人也，内舍于心，外在于脉，其气主为热。风从西南方来，名曰谋风，其伤人也，内舍于脾，外在于肌，其气主为弱。风从西方来，名曰刚风，其伤人也，内舍于肺，外在于皮肤，其气主为燥。风从西北方来，名曰折风，其伤人也，内舍于小肠，外在于手太阳脉，脉绝则溢，脉闭则结不通，善暴死。风从北方来，名曰大刚风，其伤人也，内舍于肾，外在于骨与肩背之膂筋，其气主为寒。风从东北方来，名曰凶风，其伤人也，内舍于大肠，外在于两胁腋骨下及肢节。风从东方来，名曰婴儿风，其伤人也，内舍于肝，外在于筋纽，其气主为身湿。风从东南方来，名曰弱风，其伤人也，内舍于胃，外在肌肉，其气主体重。此八风皆从其虚之乡来，乃能病人。三虚相搏，则为暴病卒死。两实一虚，病则淋露寒热，犯其雨湿之地，则为痿。故圣人避风，如避矢石焉。其有三虚而偏中于邪风，则为击仆偏枯矣。九宫八风篇【批】太乙移宫，太乙占法。

中宫之日，立春立夏立秋立冬四日，属四维，中央之土也。太乙入徙立于中宫，当作立于五宫。

黄帝曰：顾闻岁之所以皆同病者，何因而然？少师曰：此八正之候也。黄帝曰：候之奈何？少师曰：候此者当以冬至之日，太乙立于叶蛰之宫，其至也，天必应之以风雨。风雨从南方来者为虚风，贼伤人者也。其夜半至者，万民皆卧而弗犯，故其岁民少病。其以昼至者，万民懈惰而皆中于虚风，故万民多病。虚邪入客于骨而不发于外，至其立春，阳气大发，腠理开，因立春之日，风从西方来，万民又皆中于虚风，此两邪相搏，经气结代者矣。故诸逢其风而遇其雨者，命曰遇岁露焉，因岁之和而少贼风者，民少病而少死。岁多贼风邪气，寒温不和，则民多病而死矣。黄帝曰；虚邪之风，其所伤贵贱何如？候之奈何？少师答曰：正月朔日，太乙居天留之宫，其日西北风不雨，人多死矣。正月朔日，平旦北风，春，民多死。正月朔日，平旦北风行，民病多者，十有三也。正月朔日，日中北风，夏，民多死。正月朔日，夕时北风，秋，民多死。终日北风，大病死者，十有六也。正月朔日，风从南方来，命曰旱乡。从西方来，命曰白骨，将国有殃，人多死亡。正月朔日，风从东方来，发屋，扬沙石，国有大灾。正月朔日，风从东南方行，春有死亡。正月朔，天和温不风，籴贱，民不病，天寒而风，籴贵，民多病，此所谓候岁之风，贼伤人者也。二月丑不风，民多心腹病。三月戌不温，民多寒热。四月巳不暑，民多瘅病。十月申不寒，民多暴死。诸所谓风者，皆发屋，折树木，扬沙石，起毫毛，发腠理者也。岁露论。【批】候贼风方。

卷之三　阴阳脏腑部

治法通论[1]

〔垣〕医之可法，自伏羲、神农、黄帝而下，名医虽多，可法者有数人。至于华氏之剖腹，王氏之针法，术非不神也，后人安得而效之。非若岐伯之圣经，雷公之炮炙，伊挚之汤液，箕子之五行，越人之问难，仲景之《伤寒论》，叔和之《脉诀》，士安之《甲乙》，启玄子之述作，钱仲阳之议论，洁古之方书，皆活法所可学者。岂千方万论，印定后人眼目者，所能比哉。其间德高行远，奇人异士，与夫居缙绅隐草莽者，虽有一法一节之可观，非百世可行之活法，皆不取也。予岂好辨哉！欲使学者观此数圣贤而知所向慕而已。或有人焉，徒欲广览泛涉，自以为多学而用之无益者，岂为知本。

〔海〕钱氏、《活人》、王朝奉、王德孚所论，皆宋人，易老、守真，皆金人，所用之剂寒热之不同者，盖本诸此。读此数书而用之，亦当以地方世代所宜责之。然莫若取法于洁古，折衷于仲景汤液，则万世不易之大法也。

〔《素》〕邪风之至，疾如风雨。故善治者治皮毛，其次治肌肤，其次治筋脉，其次治六腑，其次治五脏。治五脏者，半死半生也。【批】治法。

病之始起也，可刺而已。其盛，可待衰而已。故因其轻而扬之，因其重而减之，因其衰而彰之。形不足者温之以气，精不足者补之以味。其高者因而越之，其下者引而竭之，中满者泻之于内，其有邪者渍形以为汗，其在皮者汗而发之，其慓悍者按而收之，其实者散而泻之。审其阴阳，以别柔刚，阳病治阴，阴病治阳。定其血气，各守其乡。血实宜决之，气虚宜掣引之。并见阴阳应象论。

〔仲〕大法春宜吐，夏宜汗，秋宜下，冬宜温及灸。

〔海〕病在天之无形，当汗；病在天之有形，当吐；病在地之无形，当利小便；病在地之有形，当利大便。

〔《脉》〕夫欲治病，当先知其证何起，乃可攻之耳。

〔垣〕假令治病，无问伤寒、畜血、结胸、发黄等诸证，并一切杂证等，各当于六经中求责之。如发黄证，或头痛、腰脊强、恶寒，即有太阳证；或身热目痛、鼻干、不得卧，即有阳明证；余仿此。不独六经中求责，五脏求责，尤急务也。假令面青脉弦善怒淋溲便难转筋，即有肝证也；或面赤脉洪善笑，口干身热烦心，心痛。掌中热而啘，即有心证也；余仿此。

〔丹〕治病必求其本　病之有本，犹草木之有根也，去叶不去根，草犹在也。治病犹去草，病在脏而治腑，病在表而攻里，非惟戕贼胃气，抑且资助病邪，医云乎哉。

一法，治疟积下利，吐痰而愈。一法治污血哽噎，用韭汁开污血而愈。一法，治下疳疮自利，用龙荟丸、柴胡汤而愈。其详分见各门。

〔海〕治病必求其本　假令腹痛，桂枝加芍药。大实痛，桂枝加大黄。何为不只用芍药大黄等，而于桂枝内加之？要从太阳中来，以太阳为本也。又如结胸证，自高而下，脉浮者不可下，故先用麻黄汤解表。表已脉沉，后以陷

[1] 治法通论：原缺，据目录补入。

胸汤下之，是亦求其本也。至于畜血下焦，血结膀胱，是从太阳中来，侵尽无形之气，乃侵膀胱中有形血也。

〔《素》〕先病而后逆者，治其本。先逆而后病者，治其本。先寒而后生病者，治其本。先病而后生寒者，治其本。先热而后生病者，治其本。先热而后生中满者，治其标。先病而后泄者，治其本。先泄而后生他病者，治其本，必且调之，乃治其他病。先病而后生中满者，治其标。先中满而后烦心者，治其本。人有客气，有同气。小大不利。治其标。小大利，治其本。病发而有余，本而标之，先治其本，后治其标。病发而不足，标而本之，先治其标，后治其本。谨察间甚，以意调之，间者并行，甚者独行。先小大不利而后生病者，治其本。标本病传论【批】治分标本。

〔仲〕夫病痼疾，加以卒病，当先治其卒病，后乃治其痼疾也。【批】治分新久。

〔海〕初治之道，法当峻猛者，谓所用药势疾利猛峻也。缘病得之新暴感，虽轻得之重，皆宜以疾利之剂急去之。中治之道，法当宽猛相济，为病得之非新非久，宜以缓疾得中之药，养正去邪，相济而治之。假令如见邪气多，正气少，宜以去邪药多，养正药少。凡加减法如此之类，更宜临证消息增减用之。仍依时令行之，无妄也。更加针灸，其病即愈。末治之道，法宜宽缓，宽者察药性平和，缓者广服无毒以养气血安中。盖为病证已久，邪气伏潜至深而正气微少，故以善药广服，养正气而邪气自去，更加针灸，其效必速。

治病之道有五法：和、取、从、折、属也。一治各有五，五五二十五，如火之属衰于戌，金之属衰于辰是也。一治曰和，假令小热之病，当以凉药和之，和之不已，次用取。二治曰取为热势稍大，当以寒药取之，取之不已，又用从。三治曰从，为势已甚，当以温药从之，为药气温也，味随所用，或以寒因热用，或以热因寒用，或以汗发之，发之不已，又用折。四治曰折，为病势极甚，当以逆制之，制之不已当以下夺之，下夺之不已，又用属。五治曰属，为求其属以衰之，缘热深陷在骨髓间，无法可出，针药取之不能及，故求其属以衰之。求属之法，同声相应，同气相求。经曰：陷下者衰之。夫衰热气之法，同前所云，火衰于戌，金衰于辰之类是也。如或又不已，当广其法而治之。譬孙子之用兵，若在山谷则塞渊泉，有水则把渡口，在平川广野当清野千里。塞渊泉者，刺腧穴。把渡口者，夺病发时前。清野千里者，如肌羸瘦弱，宜广服大药以养正气。夫病有中外，治有缓急。在内者，以内治法和之。在外者，以外治法和之。气微不和，以调气法调之。其次大者，以平气法平之。盛甚不已，则夺其气，令其衰也。故经曰：调气之方，必别阴阳，定其中外，各守其乡。内者内治，外者外治，微者调治，其次平治，盛者夺之，汗之下之，寒热温凉，衰之以属，随其攸利。【批】治分五法。

〔《难》〕脏病难治，腑病易治，何谓也？然，脏病所以难治者，传其胜也。腑病易治者，传其子也。与七传间脏同法也。【批】治分难易。

〔海〕脉之不病，其神不言，当自有也。脉之即病，当求其中神之有与无焉。谓如六数七极，热也，脉中有力，即有神也。三迟二败，寒也，脉中有力，即有神也。热则有神也，当泄其热，则神在焉。寒则有神也，当去其寒，则神在焉。寒热之脉，无力无神，将何药以泄热去寒乎？苟不知此而遽泄去之，将何依以生，所以十亡八九。【批】治分脉有神无神。

〔《素》〕形乐志苦，病生于脉，治之以灸刺。形乐志乐，病生于肉，治之以针石。形苦志乐，病生于筋，治之以熨引。形苦志苦，病生于咽嗌，治之以百药。形数惊恐，经络不通，病生于不仁，治之以按摩醪药，是谓五形志也。血气形志篇。【批】治分形志苦乐。

〔海〕缓急辨。经云：治主以缓，治客以急，所当知也。诸有表证当汗。脉浮，急汗之；脉沉，缓汗之。诸有里证当下。脉浮。缓下之；

脉沉，急下之。三阳汗当急，而下当缓。三阴汗当缓，而下当急。主为病，则缓去之。客为病，则急去之。胸中气病，自病也，为主，治当缓。胸中血病，他病也，为客，治当急。上无形，下入腹中，即为客也，治当急。下有形，上入胸中，即为主也，治当缓。岁之六气，主也。司天在泉间气，客也。补上治上制以缓，不犯血药，便谓之缓，非缓慢之缓也。补下治下制以急，不犯气药，便谓之急，非急速之急也。热在至高之分，故用轻剂从高而按治从缓也，若急服之，上热未退，而中寒复生矣；若入有形，当下之者从其急，从其急者从其权也。大肠滑泄，治以收之，服药当以一物压之，欲其及于下部也，故服在空心食前，若在食后。非徒无益，而又害之，此谓治之缓也。近者奇之，先急而后缓。远者偶之，先急而后缓。下者奇之，先缓而后急。汗者偶之，先缓而后急。【批】治分缓急。

〔《灵枢》〕奇偶　汗从九地之下，下从九地之上。

〔东垣〕诸病四时用药之法　不问所病或温或凉，或热或寒，如春时有疾，于所用药内加清凉风药；夏月有疾，加大寒之药；秋月有疾，加温气药；冬月有疾，加大热药，是不绝生化之源也。钱仲阳医小儿，深得此理。《内经》曰：必先岁气，无伐天和，是为至治。又曰：无违时，无代化。又曰：无伐生生之气，此皆常道也。用药之法，若反其常道，而变生异证，则当从权施治。假令病人饮酒，或过食寒，或过食热，皆可以增疾。如此，以权衡应变治之。权变之药，岂可常用乎？权变之药，于时禁药禁，有不暇顾者矣，故不可轻用。【批】治分四时。

〔丹〕愚阅张子和书，惟务攻击，其意以正气不能自病，因为邪所客，所以为病也，邪去正气自安。因病有在上中下深浅之不同，立为吐汗下三法以攻之。初看其书，将谓医之法尽于是矣。复因思《内经》有言：谓之虚者，精气虚也；谓之实者，邪气实也。夫邪所客，必因正气之虚，然后邪得而客之。苟正气实，邪无自入之理。由是于子和之书，不得不致疑于其间。又思《内经》有言：阴平阳秘，精神乃治，阴阳离决，精气乃绝。又恩仲景有言：病当汗解，诊其尺脉涩，当与黄芪建中汤补之，然后汗之。于是知张子和之书，非子和之笔也。子和驰名中土，其法必有过于同辈者，何其书之所言，与《内经》仲景之意，若是之不同也。于是决意于得明师以为之依归，发其茅塞，遂游江湖，但闻某处有某医，便往而拜问之，连经数郡，无一人焉。后到真定，始得《原病式》东垣藁，乃大悟子和之孟浪，然终未得的然之议论，将谓江浙间无可为师者。泰定乙丑夏，始得闻罗太无于陈芝岩之言，遂往拜之，蒙叱骂者五七次。越趄二闰月，始得降接。因观罗先生治一病僧，黄瘦倦怠，罗询其病因，乃蜀人出家时，其母在堂，又游浙右，经七年，忽一日念母之心不可遏，欲归，无腰缠，徒尔昕夕西望而泣，以是得病。时僧二十五岁，罗令隔壁宿泊，每日以牛肉猪肚甘肥等，煮糜烂与之，凡经半月余，且时以慰论之言劳之，又曰：我与银拾锭作路费，我不望报，但欲救汝之死命耳。察其形稍苏，脉稍充，与桃仁承气一日三帖，下之，皆是血块痰积，方止。次日乃与熟菜稀粥，将息又半月，其人遂如旧，又半月余，与银遂行。因大悟攻击之法，必其人充实，禀受素壮，乃可行也。否则邪去而正气伤，小病必重，重病必死。罗每日有求医者，必令某诊视其脉状，回禀罗，但卧听，口授用某药治某病，以某药监某药，以某药为引经，往来一年半，并无一定之方。至于一方之中，有攻补兼施者，亦有先攻后补者，有先补后攻者，又大悟用古方治今病，焉能吻合，随时取中，此之谓欤。其时罗又言，用古方治今病，正如拆旧屋，补凑新屋，其材木非一一再经匠氏之手，其可用乎？由是又思许学士《发微论》曰：予读仲景书，用仲景法，然未尝守仲景之方，乃为得仲景之心也。遂取东垣方稿，手自抄录，乃悟治病人当如汉高祖继暴秦，周武王继商之后，自非散财发粟，与三章之法，其受伤之气，倦惫之人，何由而平复也。于是知阴易乏，阳易亢，攻击宜审，正气须保护，以局方为惩戒哉。【批】辨攻击之非。

〔海藏〕许先生论梁宽父症　右胁肺部也，咳而吐血，举动喘逆者，肺诊也。发热脉数不能食者，火来刑金，肺与脾俱虚也。肺与脾俱虚而火乘之，其病为逆。如此者，例不可补泻。盖补金则虑金与火持，而喘咳益增。泻火则虑火不退位，而痃癖反盛，止宜补中益气汤，先扶元气，少以治病药和之。闻已用药而未获效，必病势苦逆，而药力未到也。当与宽父熟论，远期秋凉，庶可平复。盖肺病者恶春夏火气，至秋冬则退，正宜于益气汤中，随四时阴阳升降浮沉温凉寒热，及见有证增损服之。升降浮沉则顺之，温凉寒热则反之，顺其理，和其气，为治之大方也。或觉气壅，间与加减枳术丸。或有饮，间服局方枳术汤。数月后，庶逆气少回，逆气回则治法可施，但恐已至色青色赤，脉弦脉洪则无及矣。近世论医有主河间刘氏者，有主易州张氏者，张氏用药，依准四时阴阳升降而增损之，正《内经》四气调神之义。医而不知此，是妄行也。刘氏用药，务在推陈致新，不使少有怫郁，正造化新新不停之意。医而不知此，是无术也。然主张氏者，或未尽张氏之妙，则瞑眩之剂，终莫敢投，至失几后时，而不救者多矣。主刘氏者，或未极刘氏之妙，则取效目前，阴损正气，遗害后日者多矣。能用二子之长，而无二子之弊，其庶几乎。史副使病，不见色脉，不能悬料，以既愈复发言之，则恐亦宜取张氏依准四时阴阳升降用药以扶元气，庶他日既愈而不发也。宽父病后，初感必深，所伤物恐当时消导不尽，停滞淹延，变生他证，以至于今，恐亦宜效刘氏推陈致新之法，少加消导药于益气汤中，庶可以取效也。【批】论张刘所主不同。

倒仓法[1]

〔丹溪〕倒仓论　经曰：肠胃为市。以其无物不有，而谷最为多，故谓之仓，若积谷之室也。倒者，倾去旧积而涤濯使之洁净也，胃居中属土，喜容受而不能自运者也。人之饮食，遇适口之物，宁无过量而伤积者乎？七情之偏，五味之厚，宁无伤于冲和之德乎？糟粕之余，停痰瘀血，互相纠缠，日积月深，郁结成聚，甚如桃核之瓤，诸般奇形之虫，中宫不清矣，土德不和矣。诚于中，形于外，发为瘫痪，为痨瘵，为蛊胀，为癞疾，为无名奇病，先哲制为万病丸、温白丸等剂，攻补兼施，寒热并用，期中病情，非不功巧，然不若倒仓之为便捷者也。以黄壮牛择肥者买一二十斤，长流水煮烂，融入汤中为液，以绵滤出渣滓，取净汁，再入锅中，文武火熬至琥珀色则成矣。每饮一盅，少时又饮，如此者积数十盅，寒月则重汤温而饮之。病在上者欲其吐多，病在下者欲其利多，病在中者欲其吐下俱多，全在活法而为之缓急多寡也。须先置一室，明快而不通风者，以安病人，视所出之物，可尽病根则止。吐利后或渴，不得饮汤。其小便必长，取以饮病者，名曰轮迪酒，与一二碗，非惟可以止渴，抑且可以涤濯余垢。睡一二日，觉饥甚，乃与粥淡食之，待三日后，始与小菜羹。自养半月，觉精神涣发，形体轻健，沉疴悉安矣。其后须五年忌食牛肉。吾师许文懿公始病心痛，用热燥香辛，如丁附桂姜辈，治数年而足挛痛，甚且恶寒而多呕，甚而至于灵砂、黑锡、黄芽汾丹，继之艾火十余万，又杂治数年而痛益甚，自度为废人矣，众工亦技穷矣。如此者又数年，困甚，烦渴恶食者一月，已服通圣散半月余，而大腑逼迫后重，肛门热气如烧，始时下积滞如五色烂锦者，又如柏烛油腻者，近半月而病似

[1] 倒仓法：据目录补。

退减，又半月而略思谷，唯两足难移，计无所出。至次年三月，遂作此法，节节如应，因得为全人。次年再得一男，又十四年而寿终。又一妇人，久年脚气，吐利而安。又临海林兄患久嗽吐血，发热消瘦，众以瘵治之，百方不应。召予视之，脉两手弦数，日轻夜重，计无所出，亦因此而安。时冬十月也，第三年得一子。又镇守百户萧伯善公，以便浊而精不禁，亲与试之有效。夫牛坤土也，黄土之色也，以顺为德，而效法乎健以为功者，牡之用也。肉者胃之乐也，熟而为液，无形之物也，横散入肉，经由肠胃而渗透肤腠毛窍爪甲，无不入也。积聚久则形质成，依附肠胃，回薄曲折处，以为栖泊之窠臼，阻碍津液，气血熏蒸，燔灼成病，自非倒肠刮骨之神妙，孰能去之。又岂以合勺铢两之丸散所能窥犯其藩墙户牖乎。切详肉液之散溢，肠胃受之，其厚皆倍于前，有似乎肿。其回薄曲折处，非复向日之旧肉液，充满流行，有如洪水泛涨，其浮茎陈朽，皆推逐荡漾，顺流而下，不可停留。表者因吐而汗，清道者自吐而涌，浊道者自泄而去，凡属滞碍，一洗而空。牛肉全重厚和顺之性，盎然涣然，润泽枯槁，补益虚损，宁无精神涣发之乐乎。正似武王克商之后，散财发粟，以赈殷民之望也。其方出于西域之至人，于中年后可行一二次，亦却疾养寿之一助也。《与戴肃斋书》倒仓法非敢吝也，志于学者不多也。然患者往往狃于苟安，而靠后功夫。全藉自饮轮迴酒十余盅，以祛逐余垢，迎接调匀，新布荣卫，使脏腑肓膜，生意敷畅，有脱胎换骨之功者也。多嫌其秽而不肯吃，若非明物理通造化者，其肯视为美嗢良药乎。前日相见时，失议此一节，盖有数人曾因此成中辍者，宁不功亏一篑，徒尔跋涉，且是暴殄天物。敢此详告。又，中间饮到七八盅后，药力经涉经络骨节中搜逐宿垢，正邪宁不牴牾，必有急闷，似痛非痛，有一段恶况，此皆好消息，邪不胜正，将就擒耳，尤须忍耐而受。又于欲吐未吐，欲泄未泄，或吐泻交作时，自有恼聒意思，皆须欢喜乐受，一听医者以静待之。况此等又有大半日景象，必先说知，使方寸了然，庶临时可以安守也。倒仓治痈劳蛊癞等症，推陈致新，扶虚补损，可吐可下，用黄色肥牯牛腿精肉二十斤，顺取急长流水于大锅内煮，候水耗少再添汤，不可添冷水，以肉烂成渣为度，滤去渣，用肉肠再熬，如琥珀色。隔宿不吃晚饭。如大便秘者隔宿服神功丸，不秘者不用。五更以密室不通风处温服一盅，候膈间药行又服，陆续至七八盅。如病人不欲服，强再与之。必身体皮肤间皆痛，方见吐下。如病在上欲吐多者，须紧服，又不可太紧，恐其不纳。病在下欲利多者，须疏服，又不可太疏，恐其下远。临时消息，大抵先见下方可使吐，须极吐下，使其上下积俱尽出大便中，须见核桃肉状无臭气则止。得睡觉气定，与吃还魂酒一二盅，即病人溲溺也。粥食将息，无有不愈。未行此法前一月，不可近妇人。已行此法后半年，不可近妇人。三年不吃牛肉。如性急好色，不守禁忌者，不可行此法也。倒仓全在初三盅慢饮，最紧要，能行经隧中去。【批】倒仓法。

药性不同[1]

〔《素》〕厚味者为阴，薄为阴之阳；气厚者为阳，薄为阳之阴。味厚则泄，薄则通；气薄则发泄，厚则发热。阴阳应象论

〔东垣〕风升生，味之薄者，阴中之阳，味薄则通。

防风　升麻　羌活　柴胡　葛根　葳灵仙　细辛　独活　白芷　桔梗　鼠粘子　藁本　川芎　蔓荆子　秦艽　天麻　麻黄　荆芥　薄荷　前胡

热浮长，气之厚者，阳中之阳，气厚则发热。

附子　乌头　干姜　生姜　良姜　肉桂

[1] 药性不同：原为眉批，据目录改作正文标题。

桂枝　草豆蔻　丁香　厚朴　木香　益智　白豆蔻　川椒　吴茱萸　茴香　延胡索　缩砂　红花　神曲

湿化成，其兼气味。气温凉寒热，在人则以胃应之一味甘辛咸苦，在人则以脾应之。

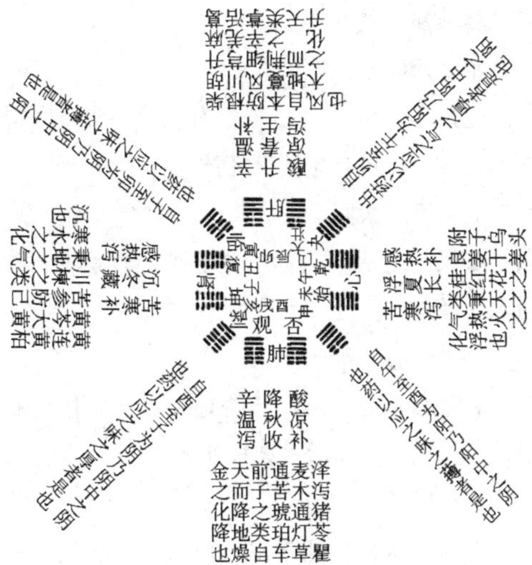

黄芪　人参　甘草　当归　熟地　半夏　苍术　白术　陈皮　青皮　藿香　槟榔　莪术　三棱　阿胶　诃子　杏仁　麦芽　桃仁　紫草　苏木

燥降收，气之薄者，阳中之阴，气薄则发泄。

茯苓　泽泻　猪苓　滑石　瞿麦　车前子　木通　灯草　五味子　桑白皮　犀角　白芍药　天门冬　乌梅　牡丹皮　地骨皮　枳壳　琥珀　连翘　枳实　麦门冬

寒沉藏，味之厚者，阴中之阴，味厚则泄。

大黄　黄柏　黄芩　黄连　石膏　草龙胆　生地黄　知母　防己　茵陈　牡蛎　栝楼根　朴硝　玄参　山栀　川楝子　香豉　地榆

脾不主时，于四季末各旺一十八日，乃坤土也，生化一十一藏，受胃之禀乃能生化。

天有阴阳，温凉寒热四气是也。温热者天之阳也，寒凉者天之阴也。地有阴阳，辛甘淡酸苦咸六味是也。辛甘淡，地之阳也；酸苦咸，地之阴也。轻清成象，味薄，细茶之类，本乎天者亲上。重浊成形，味厚，大黄之类，本乎地者亲下。味之薄者，为阴中之阳。味薄则通，酸苦咸平是也。味之厚者，为阴中之阴。味厚则泄，酸苦咸平是也。味之厚者，为阴中之阴。味厚则泄，酸苦咸寒是也。气之厚者，为阳中之阳。气厚则发热。辛甘温热是也。气之薄者，为阳中之阴。气薄则发泄，辛甘淡平凉寒是也。

清阳发腠理，清之清者也。清阳实四肢，清之浊者也。

浊阴归六腑，浊之浊者也。浊阴走五脏，浊之清者也。

粥，淡，阳中之阴，所以利小便。茶，苦，阴中之阳，所以清眼目。

苦药平升，微寒平亦升，甘辛药平降，甘寒泻火，苦寒泻湿热，苦甘寒泻血热。

〔《素》〕壮火之气衰，少火之气壮。壮火食气，气食少火。壮火散气，少火生气。阴阳应象论　壮火，姜、附之属，少火，升麻、葛根之属。

帝曰：五味阴阳之用如何？岐伯曰：辛甘发散为阳，酸苦涌泄为阴，咸味涌泄为阴，淡味渗泄为阳，六者或收或散，或缓或急，或燥或润，或软或坚，以所利而行之，调其气使其平也。至真要大论。

〔垣〕辛能散结润燥，苦能燥湿坚软，咸能软坚，酸能收缓收散，甘能缓急，淡能利窍。

五辣：蒜辣心，姜辣颊，葱辣鼻，芥辣眼，蓼辣舌。

〔《素》〕五味所入：酸入肝，辛入肺，苦入心，成入肾，甘入脾，是谓五入。宣明五气篇。

〔东垣〕引经药：

太阳经　手，羌活。足，黄柏。

阳明经　手，白芷、升麻。足，石膏。

少阳经　手，柴胡。足，青皮。

太阴经　手，桔梗。足，白芍药。

少阴经　手，独活。足，知母。

厥阴经　手，柴胡。足，青皮。【批】引经。

手太阴肺【批】向导。

南星　款冬花　升麻　桔梗　山药　檀香　粳米　五味子　白茯苓　天门冬　麦门冬　阿胶　桑白皮　葱白　杏仁　麻黄　益智　丁香　白豆蔻　砂仁檀香豆蔻为使　知母　栀子　黄芩　石膏

足太阴脾

草豆蔻　茱萸　砂仁人参益智为使　防风　当归　益智　黄芪　苍术　白术　胶饴　代赭石　茯苓　麻子　甘草　半夏

通入手足太阴肺脾

升麻　芍药　木瓜　藿香　白芍药　延胡索　砂仁

手阳明大肠

升麻　白芷　麻子　秦艽　薤白　白石脂　砂仁白石脂为使　肉豆蔻　石膏

足阳明胃

丁香　草豆蔻　砂仁　防风　石膏　知母　白术　神曲　葛根　乌药　半夏　苍术　升麻　白芷　葱白

通入手足阳明

麻黄酒　大黄酒　连翘　升麻　白术　葛根　石膏　檀香佐以他药　白芷

手少阳三焦

川芎　大黄酒　柴胡　青皮　白术　熟地黄芪　地骨皮　石膏　细辛　附子

足少阳胆

半夏　草龙胆　柴胡

通入手足少阳

青皮　川芎　柴胡　连翘

手厥阴心包络

沙参　白术　柴胡　熟地　牡丹皮　败酱

足厥阴肝

草龙胆　蔓荆子　阿胶　瞿麦　桃仁　山茱萸　代赭石　紫石英　当归　甘草　青皮　羌活　吴茱萸　白术

通入手足厥阴

青皮　熟地　柴胡　川芎　皂角　苦茶　桃仁

手太阳小肠

白术　生地黄　羌活　赤茯苓　赤石脂　砂仁赤石脂为使

足太阳膀胱

蔓荆子　滑石　茵陈　白茯苓　猪苓　泽泻　桂枝　黄柏　羌活　麻黄

通入手足太阳

防风　羌活　藁本　蔓荆子　茴香　黄柏　白术　泽泻　防己　大黄酒

手少阴心

麻黄　桂心　当归　生地　黄连　代赭石　紫石英　栀子　独活　赤茯苓

足少阴肾

知母　黄柏　地骨皮　阿胶　猪肤　牡丹皮　玄参　败酱　牡蛎　乌药　山茱萸　天门冬　猪苓　泽泻　白茯苓　檀香　甘草　五味子　吴茱萸　益智　丁香　独活或用梢　桔梗或用梢　砂仁黄柏茯苓为使

通入手足少阴

细辛　熟地　五味子　泽泻　地榆　附子　知母　白术

命门

附子　沉香　益智　黄芪

制方大法[1]

〔垣〕药有寒热温凉之性，酸苦辛咸甘淡之味，各有所能，不可不通也。药之气味，不比同类之物，味皆咸，其气皆寒之类是也。凡同气之物，必有诸味；同味之物，必有诸气。互相为用，各有厚薄，性用不等。制其方者，必宜明其为用。经曰：味为阴，味厚为纯阴，味薄为阴中之阳；气为阳，气厚为纯阳，气薄为

[1] 制方大法：据目录改作正文标题。

阳中之阴。味厚则泄，薄即通。气薄则发泄，厚则发热。又曰：辛甘发散为阳，酸苦涌泄为阴，咸味涌泄为阴，淡味渗泄为阳。凡此之味，各有所能，辛能散结润燥，苦能燥湿软坚，咸能车软坚。酸能收缓收散。甘能缓急，淡能利窍。若用其味，必明其气之可否；若用其气，必明其味之所宜。识其病之标本，脏腑寒热虚实，微甚缓急，而用其药之气味，随其症而制其方可也。是故方有君臣佐使，轻重缓急，君臣大小，反正逆从之制也。主治病者为君，佐君者为臣，应臣者为使，用此随病之所宜，而又赞成方而用之。君一臣二。奇之制也。君二臣四，偶之制也。君二臣三，奇之制也。君二臣六，偶之制也。去咽嗌近者奇之，远者偶之。汗者不奇，下者不偶。补上治上，制之以缓；补下治下，制之以急。急者，气味厚也；缓者，气味薄也；薄者，少服而频食；厚者，多服而顿食。又当明五气之郁，木郁达之，谓吐令条达也；火郁发之，谓汗令疏散也；土郁夺之，谓下无壅滞也；金郁泄之，谓解表泄小便也；水郁折之，谓制其冲逆也。通此五法，乃治病之大要也。

〔《素》〕帝曰：非调气而得者，治之奈何？有毒无毒，何先何后，愿闻其道？岐伯曰：有毒无毒，所治为主，适大小为制也。帝曰：请言其制。岐伯曰：君一臣二，制之小也；君一臣三佐五，制之中也；君一臣三佐九，制之大也。寒者热之，热者寒之，微者逆之，甚者从之，坚者削之，客者除之，劳者温之，结者散之，留者攻之，燥者濡之，急者缓之，散者收之，损者益之，逸者行之，惊者平之，上之下之，摩之浴之，薄之劫之，开之发之，适事为故。帝曰：何谓逆从？岐伯曰：逆者正治，从者反治，从少从多，观其事也。帝曰：反治何谓？岐伯曰：热因寒用，寒因热用，塞因塞用，通因通用，必伏其所主而先其所因，其始则同，其终则异。可使破积，可使溃坚，可使气和，可使必已。至真要大论。下同。

此言内气失调，而得病之治法也。

帝曰：气调而得者何如？岐伯曰：逆之从之，逆而从之，从而逆之，疏气令调，则其道也。

此言内气本调，因感外邪得病之治法也。盖内气失调之病，根本不周，惟病邪微者，可逆治之。苟病邪甚者，逆治之则病邪格拒，必变危矣，故反从其病势商治之也。如元气本调之病，根本坚固，则不分微甚，皆可逆从而治之也。

帝曰：方制君臣何谓也？岐伯曰：主病之谓君，佐君之谓臣，应臣之谓使，非上下三品之谓也。帝曰：三品何谓？岐伯曰：所以明善恶之殊贯也。

〔垣〕为君者最多，为臣者次之，佐者又次之。药之于症，所主同者各等份。凡药之所用者，皆以气味为主，补泻在味，随时换气，主病者为君。假令治风，防风为君。治上焦热，黄芩为君。治中焦热，黄连为君。治湿，防己为君。治寒，附子之类为君。兼见何症，以佐使药分治之，此制方之要也。如仲景治表虚，制桂枝汤方。桂枝味辛热，发散助阳，体轻，本乎天者亲上，故桂枝为君，甘草、芍药为佐。阳脉涩，阴脉弦，法当腹中急痛，制小建中汤方，芍药味酸寒，主收补中，本乎地者亲下，故芍药为君，桂枝、甘草佐之。一则治表虚，一则治里虚，各言其所主用也。后之用古方者，触类而长之，庶不至差误矣。凡解利伤风，以防风为君，甘草、白术为佐。经云：辛甘发散为阳。风宜辛散，防风味甘辛，又治风通用，故防风为君，甘草、白术为佐。凡解利伤寒，以甘草为君。防风、白术为佐。是寒宜甘发也。或有别证于前，随症治病，药内选用其分两，以君臣论。凡眼暴热赤肿，以防风、黄芩为君以泻火，以黄连、当归根和血为佐，兼以各经药用之。凡眼久病昏暗，以熟地黄、当归根为君，以羌活、防风为臣，甘菊、甘草之类为佐。凡痢疾腹痛，以白芍药、甘草为君，当归、白术为佐，见血先后以三焦热论。凡水泻，茯苓、白术为君，芍药、甘草为佐。凡诸风，以防风为君，随症治病药为佐。凡嗽，以五味子为君，有痰者以半夏为佐，喘者以阿胶为佐，有热无热以黄芩为佐，但分两多寡不同耳。凡小便不利，黄柏、知母为君，茯苓、泽泻为佐。凡下焦有湿，草龙胆、防风为君，甘草、黄柏为佐。凡痔漏，以苍术、防风为君，甘草、芍药为佐，详别症加减。凡诸疮，以黄连、当归为君，甘草、黄芩为佐。凡疟，以柴胡为君，随所发时所属经分用引经药佐之。

以上皆用药之大要，更详诸病症于后，随症治病，药内逐一加减用之。

随症用药❶

〔仲〕夫诸病在脏欲攻之，当随其所得而攻之，如渴者与猪苓汤，余皆仿此。

〔垣〕头痛须用川芎。如不愈，各加引经药。太阳川芎，阳明白芷，太阴苍术，少阴细辛，少阳柴胡，厥阴吴茱萸。顶巅痛须用藁本，去川芎。一本作"项颈脑痛"。肢节痛，须用羌活。去风湿，亦宜用之。腹痛，须用芍药。恶寒而痛者加桂，恶热而痛者加黄柏。心下痞用枳实、黄连。肌热及去痰者，须用黄芩。肌热，亦用黄芪。腹胀，用姜制厚朴。虚热，须用黄芪，止虚汗亦用。胁下痛，往来寒热，日晡潮热，须用柴胡。脾胃受湿，沉困无力，怠惰好卧，去痰用白术。破滞气，用枳壳，高者用之。夫枳壳者，损胸中至高之气，三二服而已。破滞血，用桃仁、苏木。补血不足，须用甘草。去痰，须用半夏。热痰，加黄芩。风痰，加南星。胸中寒痰痞塞，用陈皮、白术。多用苦寒，则泻脾胃。腹中窄狭，须用苍术。调气，须用木香。补气，须用人参。和血，须用当归。凡血受病者，皆当用当归也。去下焦湿肿及痛，并膀胱有火邪者，必须酒洗防已、草龙胆、黄柏、知母。去上焦湿及热，须用黄芩，泻肺火故也。去中焦湿热与痛，用黄连，泻心火故也。去滞气，用青皮，勿多服，多服则泻人真气。渴者，用干葛、茯苓，禁半夏。嗽者，用五味子。喘者，用阿胶。宿食不消，用黄连、枳实。胸中烦热，须用栀子仁。水泻，须用白术、茯苓、芍药。气刺痛，用枳实，看何部分，以引经药导使之行则可。血刺痛，用当归，详上下用根梢。疮痛不可忍者，用苦寒药，如黄柏、黄芩，详上下根梢用，及引经药则可。眼痛不可忍者，用黄连、当归根，以酒浸煎。小便黄者，用黄柏。数者涩者，或加泽泻。腹中实痛兼热，用大黄、芒硝。小腹痛，用青皮。茎中痛，用生甘草梢。饮水多致伤者，用白术、茯苓、猪苓。胃脘痛，用草豆蔻。凡用纯寒纯热药，必用甘草以缓其力也。寒热相杂，亦用甘草调和其性也。中满禁用。经曰：中满者勿食甘。

〔洁古〕非白术不能去湿，非枳实不能消痞，非天雄不能补上焦阳之虚，非附子不能补下焦阴之虚。

〔垣〕如脉缓怠惰嗜卧，四肢不收，或大便泄泻，此湿胜，从平胃散。若脉弦气弱自汗，四肢发热，或大便泄泻，或皮毛枯槁，发脱落，从黄芪建中汤。脉虚而血弱，于四物汤中摘一味或二味，以本显症中加之。或真气虚弱，及气短咏弱，从四君子汤。或渴或小便秘涩，赤黄多少，从五苓散去桂，摘一二味加正药中。假令表虚自汗，春夏加黄芪，秋冬加桂。如腹中急缩，或脉弦，加防风。急甚，加甘草。腹中窄狭，或气短者，亦加之。腹满气不转者，勿加。虽气不转，而脾胃中气不和者，勿去。但加厚朴以破滞气，然亦不可多用，于甘草五分中加一分可也。腹中痞闷，此非腹胀，乃散而不收。可加芍药。如肺气短促或不足者，加人参、白芍。中焦用白芍，则于脾中升阳，使肝胆之邪不敢犯也。腹中窄狭及缩急者，去之，

❶ 随症用药：原作眉批，据目录改作正文标题。

及诸酸涩药不可用。腹中疼痛者，加甘草、芍药。稼穑作甘，甘者己也。曲直作酸，酸者甲也。甲己化土，此仲景妙法也。腹痛兼发热，加黄芩。恶寒或腹中觉寒，加桂。怠惰嗜卧有湿，胃虚不能食，或沉困，或泄泻，加苍术。自汗，加白术。小便不利，加茯苓，渴亦加之。气弱者，加白茯苓、人参。气盛者，加赤茯苓、缩砂仁。气复不能转运有热者，微加黄连，心烦乱亦加之。小便少者，加猪苓、泽泻，汗多津液竭于上勿加之，是津液还入胃中，欲自行也。不渴而小便秘塞，加炒黄柏、知母。小便涩者，加炒滑石。小便淋涩者，加泽泻。且五苓散治渴，而小便不利无恶寒者，不得用挂。不渴而小便自利，妄见妄闻，乃瘀血症，用炒黄柏、知母以除肾中燥热。窍不利而淋，加泽泻、炒滑石。只治窍不利者，六乙散中加木通亦可。心脏热者，用钱氏导赤散。中满或但腹胀者，加厚朴。气不顺，加橘皮。气滞，加青皮一橘皮三。气短小便利者，四君子汤中去茯苓，加黄芪以补之。如腹中气不转者，更加甘草一半。腹中刺痛，或周身刺痛者，或里急者，腹中不宽快是也，或虚坐而大便不得者，皆血虚也。血虚则里急，或血气虚弱，而目睛痛者，皆加当归身。头痛，加川芎。苦头痛加细辛，此少阴头痛也。发脱落及脐下痛者，加熟地黄。如皮毛肌肉之不伸，无大热不能食而渴者，加葛根半两。燥热及胃气上冲，为冲脉所逆，或作逆气，而里急者，加炒黄柏、知母。觉胸热而不渴，加炒黄芩。如胸中结滞气涩，或有热者，亦各加之。如食少而小便少者，津液不足也，勿利之，益气补胃自行矣。如气弱气短者，加人参。只升阳之剂，助阳之胜，多加参。恶热发热而燥渴，脉洪大者，白虎汤主之。或喘者，加人参。如渴不止，寒水石、石膏各等份少少与之，即钱氏方中甘露散，主身大热而小便数，或上饮下溲，此燥热也。气燥，加白葵花。血燥，加赤葵花。如小便行病增者，此内燥津液不能停，当致津液少加炒黄柏、赤葵花。如心下痞闷者。加黄连一黄芩三，减诸甘药。不能食心下软而痞者，甘草泻心汤则愈。痞有九种，治有五方，见仲景泻心为的。如喘满者加炙厚朴。小便不利者加之，加利为禁药。如胃虚弱而痞者，加甘草。喘而小便不利者，加苦葶苈。如气短气弱而腹微满者，不去人参，去甘草，加厚朴。然不若苦味泄之，而不令大便行。如腹微满而气不转者，加之。如中满者，去甘草，倍黄连，加黄柏，更加三味五苓散少许。此病虽宜升宜汗。如汗多亡阳，加黄芪。四肢烦热肌热，与柴胡、羌活、生麻、葛根、甘草则愈。如鼻清涕恶风，或项背脊膂强痛，羌活、防风、甘草等份，黄芪倍加，临卧服之。

脉热身热加减法，见发热门。

《禁服篇》云：约方犹约囊也，囊满弗约则输泄，方成弗约则神与气弗俱。未满而知约之，可以为工，不可以为天下师。此圣人所以退太过而进不及，以平为期也。大凡气味者有毒无毒，固宜常制矣。是以大毒治病，十去其六；常毒治病，十去其七；小毒治病，十去其八；无毒治病，十去其九。余以谷肉菜果食养尽之，无使过之伤其正也。至如君一臣二，奇之制也。君二臣四，偶之制也。近而奇偶，制小其服。远而奇偶，制大其服。大则数少，小则数多，多则九之，少则二之。补上治上制以缓，补下治下制以急，急则气味厚，缓则气味薄。下不以偶，汗不以奇。随其邪之所在高下浅深轻重虚实，影响无问，万举万全，是谓中行，故可为师也。假如证大而汤剂小，则邪气少屈，故药力已乏，欲不复治，其可得乎。犹一杯水救一舆薪之火，火竟不灭，是谓不及，故不可以为师而可以为工矣。证小则汤剂大而邪服，邪已尽而药余力，欲不伤正，何所容哉。犹火炎昆岗，玉石俱焚，莫之能止，是谓太过，此又不可以为工，是为粗医也。三者之论，惟中而已，过与不及，皆为偏废。然而太过犹甚于不及，何以明之？盖失于姑息，邪复胜正者。止于劳而无益，犹可勉而适中。或失苛暴，则血气被伤，因致羸替者有之，危残者有之，灭亡者有之，非徒无益。而又害之，此所谓犹甚也，可不戒哉。尝考仲景之书，于承气汤下攻里，则曰若更衣止后服。于桂枝方后发表，乃云禁禁微汗益佳，不可令如水淋漓。皆本乎轩岐之微旨也。【批】约方。

〔仲〕言锉如麻头，与㕮咀同意。夫㕮咀，古之制也。古者无铁刃，于口咬细，令如麻头，为粗末，煎之，使药水清，饮于腹中，则易升易散也，此所谓㕮咀也。今人以刀器锉如麻头大，此㕮咀之易成也。若一概为细末，不分清浊矣。经云：清阳发腠理，浊阴走五脏。果何谓也？又曰：清阳实四肢，浊阴归六腑。㕮咀之药，取汁易行经络故也。若治至高之病，加酒煎。去湿，以生姜。补元气，以大枣。发散风寒，以葱白。去膈上痰，以蜜。细末者，不循经络，止去胃中及脏腑之积。气味厚者白汤调，气味薄者煎之和渣服。去下部之疾，其丸极大，而光且网，治中焦者次之，治上焦者极小。用稠面糊，取其迟化，直至下焦。或酒或醋，取其收其散之意也。如半夏、南星，欲去湿者，以生姜汁稀糊为丸，取其易化也。水浸宿炊饼者，易化。滴水丸者，又易化。炼蜜丸者，取其迟化，而气循经络也。蜡丸者，取其难化而旋旋取效也。大抵汤者荡也，去久病者用之。散者散也，去急病者用之。丸者缓也，不能速去之，取用药之舒缓而治之意也。病在心上者，先食而后药。病在心下者，先药而后食。病在四肢者，宜饥食而在旦。病在骨髓者，宜饱食而在夜。古之方剂，锱铢分两，与今不同。云一升者，今之大白盏也。云铢者，六铢为一分，即二钱半也。二十四铢。为一两也。三两者，今之一两。二两者，今之六钱半也。料例大者，合三分之一足矣。大黄恐寒则损胃气，须煨。至于川乌、附子，须炮，以制毒也。黄柏、知母下部药也，久弱之人须合用之，酒浸曝干，恐寒伤胃气也。熟地黄酒洗亦然。当归酒浸，助发散之意也。【批】丸散法。

〔垣〕至元庚辰六月，许伯威后五十四，中气本弱，病伤寒八九日。医者见其热甚，以凉药下之。又食梨三四枚，痛伤脾胃，四肢冷。时发昏愦。余诊其脉动而中止，有时自还，乃结脉也。心亦悸动，吃噫不绝。色变青黄，精神减少，目不欲开，倦卧恶人语笑，以炙甘草汤治之。成无己云：补可去弱，人参、大枣之甘，以补不足之气。桂枝、生姜之辛，以益正气。五脏痿弱，荣卫涸流，湿剂所以润之，故用麻仁、阿胶、麦门冬、地黄之甘，润经益血复脉通心是也。加以人参、桂枝急扶正气，生地黄减半，恐伤阳气。锉一两剂服之，不效。予再候之，脉证相对，莫非药有陈腐，故不效乎？再市药之气味厚者煎服，其证减半，再服而安。凡药之昆虫草木，产之有地，根叶花实，采之有时，失其地则性味少异，失其时则气味不全。又况新陈之不同，精粗之不等，倘不择而用之，其不效者，医之过也。《内经》曰：司岁备物，气味之精专也。修合之际，宜加谨焉。

病人服药，必择人煎熬制度，令亲信恭诚至意者为之。煎药铫器，除油垢腥秽，必用新净甜水为上。量水多少，斟酌以慢火煎熬分数，用纱滤去渣，取清汁服之，无不效也。

卷之四　阴阳脏腑部

治虚实法

〔《素》〕邪气盛则实，精气夺则虚。通评虚实论　此二句乃虚实之要领。【批】虚实大法。

邪之所凑，其气必虚。评热论。《针经》云：风雨寒热，不得虚邪不能独伤人。许学士云：邪之所凑，其气必虚，留而不去。其病则实。

〔《难》〕人有三虚三实，何谓也？有脉之虚实，有病之虚实，有诊之虚实。脉之虚实者，濡者为虚，紧牢者为实。病之虚实者，出者为虚，入者为实。言者为虚，不言者为实。缓者为虚，急者为实。诊之虚实者，濡者为虚，牢者为实。痒者为虚，痛者为实。外痛内快为外实内虚，内痛外快为内实外虚。故曰虚实也。

〔《素》〕所谓重实者，言大热病，气热脉满，是谓重实。通评虚实论，下同。脉气虚，尺虚，《甲乙经》作"脉虚气虚尺虚"。是谓重虚。所谓气虚者，言无常也。尺虚者，行步框然。脉虚者，不象阴也。脉盛，皮热，腹胀，前后不通，闷瞀，此谓五实。五实死，身汗得后利，则实者活。玉机真脏论，下同。子和诊一舟子病，乃五实也。作大剂下之，殊不动摇，计竭智穷，无如之何。忽意桃花萼丸，频下七八十丸，连泻二百余行，与前药相兼而下，其昏困数日方已。脉细，皮寒，气少，泄利前后，饮食不入，是谓五虚。五虚死。浆粥入胃，泄注止，则虚可活。治五虚，黄芪建中汤、理中汤之类，方见后条伤寒。

〔垣〕胃中元气盛，则能食而不伤，过时而不饥。脾胃俱旺，则能食而肥。脾胃俱虚，则不能食而瘦，或少食而肥，虽肥而四肢不举，脾实而邪气盛也。治脾胃虚，补中益气汤。见发热。

〔《灵》〕形气不足，病气有余，是邪气也，急泻之。形气有余，病气不足，急补之，形气不足，病气不足，此阴阳俱不足也，不可刺之，刺之则重不足，重不足则阴阳俱竭，血气皆尽，五脏空虚，筋骨髓枯，老者绝灭，壮者不复矣。形气有余，病气有余，此谓阴阳俱有余也，急泻其邪，调其虚实。根结篇。东垣云：病来潮作之时，病气精神增添者，是谓病气有余。若病来潮作之时，神气困弱者，是谓病气不足。病气有余，乃邪气胜也。急泻之以寒凉酸苦之剂。病气不足，急补之以辛甘热之剂。不问形气有余及形气不足，只取病气有余不足也。夫形气者，气谓口鼻中气息也，形谓皮肉筋骨血脉也。形胜者为有余，消瘦者为不足。察其气者，审口鼻中气，劳役如鼓为气有余，若喘息气促气短或不足少息者为不足。其曰形气，谓人形体中之血气也。当补当泻，全不在此。只在病势潮作之时，精神困弱，语言无力，懒语者急补之。若形气不足，病未潮作之时，亦为不足，此乃阴阳俱不足也，禁用针，当补之以甘药。不已，灸脐下一寸五分，气海穴也。

〔《素》〕阳道实，阴道虚。太阴阳明论　至阴虚，天气绝；至阳盛，地气不足。方盛衰论。

〔河〕血实气虚则肥，气实血虚则瘦。所以肥能寒而不能热，瘦能热而不能寒者，由寒则伤血，热则伤气。损其不足，则阴阳愈偏，故不能也。损其有余者，方得平调，故能之矣。

【批】阴阳气血虚实。

〔《灵》〕肥而泽者，血气有余，肥而不泽者，气有余，血不足。瘦而无泽者，血气俱不足。审察其形气有余不足而调之，可以知逆顺矣。阴阳二十五人篇。

卫气虚则汗多，荣血虚则无汗。经云：卫气者，所以肥腠理，司开阖者也。今卫虚则腠理疏，开阖无司，而汗多矣。又云：夺血者无汗，夺汗者无血。今血少则无汗矣。

〔《灵》〕美眉者，太阳多血，通髯极须者，少阳多血。美须者，阳明多血。五音五味篇。【批】毛发手足候。

黄帝曰：夫子之言脉之上下，血气之候，以知形气，奈何？岐伯曰：足阳明之上，血气盛则髯美长，血少气多则髯短。故气少血多，则髯少。血气皆少，则无髯，两吻多画。足阳明之下血气盛，则下毛美长至胸。血多气少，则下毛美短至脐，行则善高举足，足指少肉，足善寒。血少气多，则肉而善瘃❶。血气皆少则无毛，有则稀枯瘁，善痿厥，足痹。足少阳之上，气血盛，则通髯美长。血多气少，则通髯美短。血少气多，则少髯。血气皆少，则无须。感于寒湿，则善痹骨痛爪枯也。足少阳之下，血气盛则胫毛美长，外踝肥。血多气少，则胫毛美短，外踝皮坚而厚。血少气多，则骨行毛少，外踝皮薄而软。血气皆少则无毛，外踝瘦无肉。足太阳之上，血气盛则美眉眉有毫毛。血多气少则恶眉，面多少理。血少气多则面多肉，血气和则美色。足太阴之下，血气盛则跟肉满，踵坚。气少血多则瘦，跟空。血气皆少则喜转筋，踵下痛。手阳明之上，血气盛则髭美，血少气多则髭恶，血气皆少则无髭。手阳明之下，血气盛则腋下毛美，手鱼肉以温。血气皆少则手瘦以寒。手少阳之上。血气盛则眉美以长，耳色美。血气皆少则耳焦恶色。手少阳之下，血气盛则手卷多肉以温，血气皆少则寒以瘦。气少血多则瘦以多脉。手太阳之上，血气盛则颔多须，面多肉以平。血气皆少则面瘦恶色。手太阳之下，血气盛则掌肉充满。血气皆少则掌瘦以寒。以上见阴阳二十五人篇。

〔《灵》〕黄帝曰：余闻人有精气津液血脉，余意以为一气耳，今乃辨为六名，余不知其所以然？岐伯曰：两神相搏，合而成形，常先身生，是为精。何谓气？岐伯曰：上焦开发，宣五谷味，熏肤充身泽毛，若雾露之溉，是谓气。何谓津？岐伯曰：腠理发泄，汗出溱溱。是为津。何谓液？岐伯曰：谷入气满，淖泽注于骨，骨属屈伸，泄泽，补益脑髓，皮肤润泽，是谓液。何谓血？岐伯曰：中焦受气取汁，变化而赤，是谓血。何谓脉？岐伯曰：壅遏营气，令无所避，是谓脉。黄帝曰：六气者，云云。精脱者，耳聋。气脱者，目不明。津脱者，腠理开，汗大泄。液脱者，骨属屈伸不利，色夭，脑髓消，胫酸，耳数鸣。血脱者，色白，夭然不泽，其脉空虚。以上见决气篇。【批】精液血脉候。

上精气津液血脉六者，盖精气即卫气，津液血脉即营血之异名，卫气根于血，营血根于气：故曰一气也。

〔《素》〕臂多青脉，曰脱血。平人气象论下同　安卧脉盛，谓之脱血。【批】脱血候。

〔《《灵》〕尺炬然热，人迎大者当夺血。论疾诊尺篇

气虚则脉弦，血虚则脉大，仲景云：脉弦则卫气不行。《内经》云：脉粗大者，阴不足，阳有余也。【批】诊气虚实法。

〔《脉》〕脉大而坚者，血气俱实。脉小者，血气俱虚。脉大者，血气俱多。脉细微者，血气俱虚。

〔《灵》〕脉动而实且疾者，疾泻之，虚而徐者，则补之。终始篇

〔《难》〕脉有阳虚阴盛，阳盛阴虚，何谓也？然，浮之损小，沉之实大故曰阴盛阳虚。

---

❶ 瘃（zhǔ）：冻疮。

沉之损小，浮之实大，故曰阳盛阴虚。是阴阳虚实之意也。六难

〔仲〕脉蔼蔼如车盖者，名曰阳结也。脉累累如循长竿者，名曰阴结也。如车盖者，浮大而有力也。如循长竿者，弦而有力也。

〔脉〕寸口脉潎潎如羹上肥，阴气微。连连如蜘蛛丝，阴气衰。如羹上肥者，浮大而无力也。蜘蛛丝者，细而无力也。

〔仲〕脉绵绵如泻漆之绝者，亡其血也。

〔《脉》〕脉滑者多血少气，脉涩者少血多气。

〔仲〕寸口脉微而涩，微者卫气衰，涩者荣气不足。

〔《难》〕脉有损至，何谓也？然，至之脉，一呼再至曰平，三至曰离经，四至曰夺精，五至曰死，六至曰命绝，此死至之脉也。何谓损？一呼一至曰离经，二呼一至曰夺精，三呼一至曰死，四呼一至曰命绝，此损之脉也。至脉从下上，损脉从上下也。损脉之为病奈何？然，一损损于皮毛，皮聚而毛落。二损损于血脉，血脉虚少不能荣于五脏六腑。三损损于肌肉，肌肉消瘦，饮食不能为肌肤。四损损于筋，筋缓不能自收持。五损损于骨，骨痿不能起于床。反此者，至脉之病也。从上下者，骨痿不能起于床者死。从下上者，皮聚而毛落者死。治损之法奈何？然，损其肺者，益其气。损其心者，调其荣卫。损其脾者，调其饮食，适其寒温。损其肝者，缓其中。损其肾者，益其精。此治损之法也。治损之法，洋见虚门。脉来一呼再至，一吸再至，不大不小曰平。一呼三至，一吸三至，为适得病。前大后小，即头痛目眩。前小后大。即胸满短气。一呼四至。一吸四至。病欲甚。脉洪大者苦烦满，沉细者腹中痛，滑者伤热，涩者中雾露。一呼五至，一吸五至，其人当困。沉细夜加，浮大昼加，不大不小，虽困可治，其有大小者为难治。一呼六至，一吸六至，为死脉也。沉细夜死，浮大昼死，一呼一至，一吸一至，名曰损。人虽能行，犹当着床，所以然者，血气皆不足故也。再呼一至，再吸一至，名曰无魂，无魂者当死也。人虽能行。名曰行尸。上部有脉，下部无脉，其人当吐，不吐者死。上部无脉，下部有脉，虽困无能为害也。所以然者，譬如人之有尺，树之有根，枝叶虽枯槁，根本将自生。脉有根本，人有元气，故知不死。已七十四难

〔仲〕寸口诸微亡阳，诸濡亡血。脉来缓时一止复来者，名曰结。脉来数时一止复来者，名曰促。脉阳盛则促，阴盛则结，此皆病脉。

挟喉两旁人迎脉大为阳盛，两手寸口脉大为阴盛。详见针灸门刺虚实法。《内经》以挟喉两旁动咏为人迎，《咏经》以关前为人迎，当以《内经》为正。

〔《素》〕阴不胜其阳，则脉流薄疾，并乃狂。阳不胜其阴，则五脏气争，九窍不通。生气通天论

〔洁〕气虚气弱者：陈皮、黄芪、人参。气实气结者：青皮、厚朴、木香、沉香。血虚者：生地黄、当归身。血实❶恶血积聚者：当归梢、苏木、红花。【批】虚实用药法。

〔海〕气血弱者，勿与枳壳，以其损气也。气血盛者，勿与丁香，以其益气也。脉弦而虚者，勿损气。脉大而实者，勿益气。脉中有少力，浮则似止，胸中真气不及也。

人参　五味子　麦门冬　沉香　川芎　益智　白豆蔻　丁香

气虚则生脉散，血虚则三才丸。

四君子汤　治真气虚弱及短气脉弱。【批】气虚宜四君子。

白术　人参　黄芪　茯苓等份

上为粗末，每服五钱，水一盏煎至七分，食远温服。

〔《千金》〕**生脉散**

人参　五味　麦门冬

---

❶ 实：原作“虚”，据文义改。

〔洁〕**益气丸** 治语言多，损气懒语，补上益气。

麦门冬去心 人参各三钱 橘皮去白 桔梗 炙甘草各半两 五味子二十一粒

上为极细末，水浸油饼为丸，如鸡头大，每服一丸，细嚼，津唾咽下。油饼和油烧饼也。

虚损，人参黄芪汤。

人参二钱 黄芪 白术 陈皮去白。各一钱 甘草半钱，炙 当归 茯苓各一钱

上㕮咀，水煎，空心热服，胃热不能食者加姜、枣汤煎。

〔垣〕**补中益气汤** 治饮食劳倦所伤。方见虚热门

调中益气汤 治脉弦洪缓而沉，按之中之下，时得一涩，其证心腹满闭，肢节烦疼，难以屈伸，身体沉重，烦心不安，忽肥忽瘦，四肢懒倦，口失滋味，腹难舒伸，大小便溺清利而数。或上饮下泄。或大便涩滞不行，一二日一见，夏月飧泄，米谷不化。或便后见血及白脓，胸满短气，膈咽不通。或痰嗽稠黏，口中沃沫，食入反出，耳鸣耳聋，两目焰火，视物昏花，胬肉红丝，热壅头目，不得安卧，嗜卧无力，不思饮食。

黄芪一钱 甘草五分 人参半钱，去芦，嗽者去之 柴胡二分，为上气不足，胃气与脾气下陷，能补上气，从水引火 橘皮二分，如腹中气不得运转者，更加一分升麻二分 苍术五分 木香一分

上锉如麻豆大，都作一服，水二盏，煎至一盏，去渣，带热服。宿食消尽服之，宁心绝思，药必神效。盖病在四肢，血脉空虚，宜在旦服。如时显热燥，是下元阴火蒸蒸发也，加真生地黄二分，黄柏三分。如大便虚坐不得，或大便了而不了，腹常逼迫，血虚血涩也，加当归身三分。如身体沉重，虽小便数多，亦加茯苓二分，苍术一钱，泽泻五分，黄柏三分。时令从权祛湿也。不可常用。兼足太阴已病，其脉络于心中，故显湿热相合而生烦乱也。如胃气不和，加汤洗半夏半钱，生姜三片，以制半夏之毒。有嗽者去之，缘痰厥头痛，非半夏不能除。此足太阴脾经之邪所作也。如无以上证，只服：

黄芪一钱 人参二钱 甘草五分 橘皮二分 柴胡二分 升麻二分 苍术五分 黄柏酒洗，分

上件锉如麻豆大，依前煎服。

中气不足随时加减用药法：如食少不饥，加炒曲。如食已心下痞，另服橘皮枳术丸。如脉弦，四肢满闷，便难而心下痞，加甘草、黄连、柴胡。如腹中气上逆者，是冲脉逆也，加黄柏三分、黄连一钱五分以泄之。如大便秘燥，心下痞，加黄连、桃仁，少加大黄、当归身。如心下痞闷者，加白芍药、黄连。如心下痞腹胀，加五味子、白芍药、缩砂仁。如天寒，少加干姜或中桂。如心下痞中寒者，加附子、黄连。如心下痞呕逆者，加黄连、生姜、橘皮。如冬月，不加黄连，少入丁香、藿香叶。如口干咽干，加五味子、葛根。如胁下急或痛，加柴胡、甘草。如胸中满闷郁郁然，加橘红、青皮、木香少许。如头痛有痰，沉重懒倦者，乃太阴痰厥头痛，加半夏半钱，生姜二分或三分。如腹中或周身间有刺痛，皆血涩不足，加当归身。如哕，加五味子多，益智少。如脉洪大兼见热症，少加黄连、黄芩、生地黄、甘草。如脉缓沉重，怠惰无力者，湿胜也，加苍术、泽泻、人参、白茯苓、五味子。如脉涩觉气滞涩者，加当归身、天门冬、木香、青皮、陈皮。有寒者，加桂枝、黄芪。如食不下，乃胸中胃上有寒，或气涩滞，加青皮、陈皮、木香。此三味为定法。冬天加益智仁、草豆蔻仁、缩砂仁。夏月少用，更加黄连。秋月气涩滞。气不下，更加槟榔、草豆蔻仁、缩砂仁，或少加白豆蔻仁。如春三月食不下，亦用青皮少，陈皮多，更加风药以退寒覆其上。如初春犹寒，更少加辛热以补春气之不足，以为风药之佐，益智、草豆蔻皆可也。如脉弦者，见风热之证，

以风药通之。如胸中窒塞，或气闭闷乱者，肺气涩滞不行，宜破滞气，青皮、陈皮，少加槟榔、木香，冬月加吴茱萸、人参。如胸中窒塞，闭闷不通者，为外寒所遏，使呼出之气不得伸故也。必寸口脉弦，或微紧，乃胸中有寒，若加之以舌上有白苔滑者，乃丹田有热，胸中有寒明矣。丹田有热者，必尻骨冷，前阴间冷汗，两丸冷，是邪气乘其本，而正气走于经脉中也。若遇寒则必作阴阴而痛，以此辨丹田中有伏火。加黄柏、生地黄，勿误作寒证治之。如秋冬天气寒凉而腹痛者，加半夏或益智或草豆蔻之类。如发热或扪之而肌表热者，此表证也，只服补中益气汤一二服，亦能得微汗则凉矣。如脚膝痿软，行步无力，或疼痛，乃肾胄肝中伏湿热也，少加黄柏，空心服之。不愈，更增黄柏，加汉防己半钱，则脚膝中气力如故也。如多唾或唾白沫者，胃口上停寒也，加益智仁。如少气不足以息者，服正药：二三服，气犹短促者，为膈上及表间有寒所遏，当引阳气上伸，加羌活、独活，藁本最少。升麻多，柴胡次之，黄芪加倍。

四物汤　益荣卫，滋气血。【批】血虚宜旧物。

熟地黄补血，如脐下痛扑此不能除，乃通肾经之药　川芎治风泄肝木也，如血虚头痛非此不能除，乃通肾肝之药　芍药和血　当归如血刺痛，非此不能除，乃通肾经之药

上为粗末，水煎。又春则防风四物，加防风，倍川芎。夏则黄芩四物，加黄芩、芍药。秋则门冬四物，加天门冬，倍地黄。冬则桂枝四物，加桂枝，倍当归。若血虚而腹痛，微汗而恶风，四物加茂桂，谓之腹痛六合。若风眩加秦艽、羌活。谓之风六合。若发热而烦，不能睡卧者，加黄连、栀子，谓之热六合。若中湿身沉重无力，身凉微汗，加白术、茯苓，谓之湿六合。若气虚弱，起则无力，眶然而倒。加厚朴、陈皮，谓之气六合。若虚寒脉微自汗。气难布息，便清白。加干姜、附子，谓之寒六台。若身热脉躁，头昏项强者。加柴胡、黄芩。若因热生风者，加川芎、柴胡、防风。若目赤暴发作云翳，疼痛不可忍，宜四物龙胆汤。方见眼目门。若疮疾，加荆芥，酒煎常服。若虚烦不得睡，加竹叶、人参。若虚热病，四物与参苏饮相合，名补心汤主之。若烦躁大渴，加知母、石膏。若阴虚致热，与血相搏，口舌干渴饮水，加瓜蒌、麦门冬。若诸痛有湿者，宜四物与白术相半，加天麻、茯苓、川山甲，酒煎。若四肢肿痛，不能行动，四物苍术各半汤主之。若呕者，加白术、人参、生姜。若水停心下。微吐逆者，加猪苓、茯苓、防己。若治燥结，四物与调胃承气汤各半，为玉烛散。若脏闭涩者，加大黄、桃仁。若老人风秘，加青皮等份煎。若流湿润燥，宜四物理中各半汤。若滑泻者，加官桂、附子。若血痢，加胶艾煎。若愎胀，加厚朴、枳实。若虚劳气弱，咳嗽喘满，宜厚朴六合四物汤四两，厚朴姜制一两，枳实麸炒半两。若血气上冲心愎，肋下满闷，宜治气六合，四物汤四两，加木香、槟榔各一两。若发寒热者，加干姜炒黑、牡丹皮、白芍药、柴胡。若虚壮热似伤寒者，加人参、柴胡。四物与桂枝、麻黄、白虎、柴胡、理中、四逆、茱萸、承气、凉膈等，皆可作各半汤，此易老用药大略也。四物汤加减，治妇人杂病方二十六道，见妇人部。四物汤加减，治妊娠伤寒，方名六合汤一十五道，见伤寒部。四物汤加减调经方七道，见调经。

三才丸

天门冬　地黄　人参各等份，为末，炼蜜丸，空心服。

温卫补血汤　治耳鸣，鼻不闻香臭，口不知五味，气不快，四肢困倦不收，行步攲侧，毛发脱落，食不下，膝冷，阴汗，带下，喉中吩吩不得卧，口舌液干，太息，头不可回顾，项筋紧，脊骨强痛，头旋眼黑，头痛，呵欠嚏喷。【批】阳不胜阴则九窍不通。

苍术二分　升麻四分　柴胡根三分　生地

黄一分　牡丹皮三分　熟甘草二分　白术一分　当归三分　人参三分　生甘草半分　丁香一分　王瓜根二分　黄芪一钱二分　陈皮二分　吴茱萸二分　葵花七朵

上为粗末，水二盏，煎法如常，食前服。一本，加藿香、黄柏、地骨皮、桃仁。

脾胃不足，皆为血病，是阳气不足，阴气有余，故九窍不通。诸阳气根于阴血之。中，阴血受火邪则阴盛。阴盛则上乘阳分，而阳道不行，无生发升腾之气也。夫阳气走空窍者也，阴气附形质者也，如阴气附于土，阳气升于天，则各安其分也。今所立方中，有辛甘温药者，非独用也。复有甘苦大寒之剂，亦非独用也。以火酒二制为之引，使苦甘寒药至顶而复入肾肝之下，所谓升降浮沉之道，自偶而至奇，自奇而至偶也。泻阴火以诸风药，升发阳气以滋肝胆之用，是令阳气生，上出于阴分。末用辛甘温药，投其升药，使大发散阳分而令走九窍也。

治阴不胜阳，脉至数疾六七至，甚则狂者，治见寒热门黄连解毒汤、三黄丸、紫雪诸方求之。甚者承气汤。【批】阴不胜阳则脉数病狂。

〔仲〕云：阳先绝色青，阴先绝色赤。

〔海〕脉绝者，阴入于地中也。脉者，如地中沟渠也，通达诸经，灌溉一体，阳气鼓舞而行之，阳不行则脉不动矣。是以阴离而不守，故大小便皆为之不禁。内温之，外灸之，并行而不可缓。温之，四逆辈。灸之，脐下腧穴一寸五分，气海是也。【批】诊阳绝阴绝。

〔洁〕　**八物汤**偶方。四物、四君子二方合和也。【批】气血俱虚宜八物。

白术　茯苓　人参　黄芪　当归　芍药　川芎　地黄

上为散，每五钱，水二盏，煎至一盏，去渣，食后温服。

〔仲〕虚劳忧思诸不足，黄芪建中汤主之。

黄芪三两　桂枝二两，去皮　甘草二两，炙　大枣十二枚　芍药六两　生姜二两　胶饴一升

上七味，以水七升，煮取三升，去渣，纳胶饴，更上微火消解，温服一升，日三服。气短胸满者，加生姜。腹满者，去枣，加茯苓一两半。及疗肺虚损不足，补气加半夏一两。

〔垣〕又治脉弦自汗，四肢发热，或皮毛枯槁，发脱落，宜黄芪建中汤。

〔仲〕虚劳里急，悸，衄，腹中痛，梦失精，四肢酸疼，手足烦热，咽口干燥，小建中汤主之。方见伤寒

〔垣〕**双和散**　补血益气，治虚劳少力。

黄芪　熟地黄　当归　川芎各一钱　白芍药一钱半　官桂　甘草各七分

上为粗末，每服四大钱，水一盏半，生姜三片，肥枣三枚，煎至八分，去渣服，予制此方，是建中、四物二方，每伤寒疟疾中暑大疾之后，虚劳气乏者，以此调治皆验，不热不冷，温而有补。

〔海〕**大补十全散**　治男子妇人诸虚不足，五劳七伤，不进饮食，久病虚损，时发潮热，气攻骨脊，拘急疼痛，夜梦遗精，面色痿黄，脚膝无力，喘嗽中满，脾肾气弱，五心烦闷，并皆治之。

肉桂　甘草　芍药　黄芪　当归　川芎　人参　白术　茯苓　熟地各等份

上为粗末，每服二大钱，水一盏，生姜三片，枣二枚，煎至七分，不拘时候温服。桂、芍药、甘草，小建中汤也。黄芪与此三物，即黄芪建中汤也。人参、茯苓、白术、甘草，四君子汤也。川芎、芍药、当归、地黄，四物汤也。以其气血俱衰，阴阳并弱，法天地之成数，故名曰十全散。

〔河〕**正气天香散**　治九气。【批】气实。

乌药二两　香附末八两　陈皮　苏叶　干姜各一两

上为细末，调服。

〔玄〕**导气丸**

青木香　萝卜子　茴香　槟榔　牵牛头末各四两

上为末，薄糊丸，如桐子大，每服三四十丸。

〔仲〕桃仁承气汤方见伤寒部畜血门。

〔玄〕**通真丸** 妇人通经，男子破血。【批】血实。

大黄去皮，米醋同煮烂 桃仁各四两，去皮尖，另研 天水末四两。天水一名益元散 干漆二两，用瓦上焙烟尽 杜牛膝二两，生

上为末，醋糊丸，如桐子大，每服六七十丸。

木香和中丸【批】气血俱实。

木香 沉香 白豆蔻 枳实炒槟榔 蓬术 青皮 陈皮 当归酒洗 黄芩 木通 黄连 缩砂 猪牙皂角去皮弦并子，蜜水润，炙干 郁李仁汤去皮 三棱以上各净末一两 大黄四两 香附三两 黄柏二两 牵牛头末三两

上为末，水丸，每服三钱，葱白汤下，或姜汤下。

木香槟榔丸 流湿润燥，推陈致新。

木香 槟榔 青皮 陈皮 广茂 枳壳 宣连各半两 黄柏一两半 大黄一两半 黑牵牛

评曰：此戴人经验方也。善治下虚上实，抑火升水，流湿润燥，推陈致新，资阴代阳，散郁破结，活血通经，及治肺痿喘嗽，胸膈不利，脾湿黄疸，宿食不消，一切杂证，不能尽述。戴人每令病人夜睡服之以进食，任服他药。妇人调和血气，小儿惊疳积热，皆可量轻重用之。原本有香附二两

全真丸 治脾脏积热，洗涤肠垢，润利燥涩，风毒攻经，手足浮肿，或顽痹不仁，痰涎不利，涕唾稠黏，胸膈痞塞，脐腹胀满，饮食减少，困倦无力，凡所内伤，并宜服之。

黑牵牛八两，燥火炒四两，生用四两，同取头末四两 大黄二两，米泔浸三日，逐日换泔，取出切，焙干，细为末

上以皂角二两，轻手揉去皮子，水一大碗，浸一宿，入萝卜一两，切作片子，同皂角一处熬至半碗，去渣再熬至二盏。搜和上件药末，干湿得所，丸如桐子大。每服三十二丸，诸饮下，不拘时候。金宣宗敕赐名保安丸。

〔《心印》〕**神芎道水丸** 治劳瘵停湿，二阳病热郁。

黄芩一两 黄连半两 大黄二两 川芎半两 滑石四两 薄荷半两 黑牵牛四两，头末

河间制治一切热证，其功不可尽述。设或久病热郁，无问瘦瘁老弱，并一切证可下者，始自十丸以为度，常服此药，除肠垢积滞，不伤和气，推陈致新，得利便快，并无药燥搔扰，亦不因倦虚损，遂病人心意。或热甚必急须下者，使服四五十丸，未效再服，以意消息。常服二三十丸，不动脏腑，有益无损。或妇人血病下恶物，加桂半两。病微者常服，甚者取利，因而结滞开通，恶物自下也。凡老弱虚人，脾胃经虚，风热所郁，色黑齿槁，身瘦焦痿黄，或服甘热过度成三消等病。若热甚于外则肢体躁扰，病于内则神志躁动，怫郁不开，变生诸证，皆令服之。惟脏腑滑泄者，或里寒脉迟者，或妇人经病，产后血下不止，及孕妇等，不宜服。

舟车神佑丸 泄水湿。

甘遂一两，醋炒 大黄二两 芫花醋炒，一两 黑牵牛头末，四两 轻粉一钱 大戟一两，醋炒 青皮 陈皮 木香 槟榔各半两 取蛊加芜荑半两为末，水丸，空心服。

河间依仲景十枣汤例，制出此方，主疗一切水湿为病。戴人云：十枣泄诸水之上药，所谓温药下者是已。如中满腹胀，喘嗽淋闭，水气蛊肿，留饮澼积，气血壅滞，不得宣通，风热燥郁，肢体麻痹，走注疼痛，久新疟痢等患，妇人经病带下，皆令按法治之，病去如扫，故贾同知称为神仙之奇药也。缘此方河间所定，初服五丸，日三服。加至快利后却常服，以病去为度。设病愈后，平人能常服保养，宣通气血，消运饮食。若病痞闷极甚者，便多服反烦

满不开，转加痛闷，宜初服二丸，每服加二丸，加至快利为度，以意消息。小儿丸如麻子大，随强弱增损，三四岁者三五丸，依前法加减。至戴人，变为神芎丸，神秘不传。然每令病人夜卧，先服百余粒，继以浚川等药投之，五更当下。种种病出，投下少末，再服和膈药，须以利为度。有五日一下者，三日一下者。病轻者可一二度止，重者五六度方愈。是擒纵卷舒之妙，临证制宜，非言可谕。观其药虽峻急，认病的确，自非老手谙练有大负荷者，焉敢见诸行事。予每亲制，用之若符节然。又随人强弱，当依河间渐次进服。强实之人，依戴人治法行之，神效可验。

大圣浚川散

大黄一两，煨　甘遂半钱　牵牛一两，头末　木香三钱　郁李仁一两　芒硝三钱半

评曰：此下诸积之圣药也。诸湿为土，火热能生湿土，故夏热则万物湿润，秋凉则湿复燥干。湿病本不自生，因于火热怫郁，水液不能宣通，停滞而生水湿也。凡病湿者多自热生，而热气多为兼病。《内经》云：明知标本，正行无间者是也。夫湿在上者，目黄而面浮。在下者，股膝肿厥。在中者，肢满痞膈痿逆。在阳不去者，久则化气。在阴不去者，久则成形。世俗不详《内经》所言留者攻之，但执补燥之剂，怫郁转加，而病愈甚也。法当求病之所在而为施治，泻实补虚，除邪养正，以平为期而已。又尝考戴人治法，假如肝木乘脾土，此土不胜木也。不胜之气，寻救于子。己土能生庚金，庚为大肠，味辛者为金，故大加生姜，使伐肝木。然不开脾土，无由行也，遂以舟车丸先通闭塞之路，是先泻其所不胜，后以姜汁调浚川散大下之，是泻其所胜也。戴人每言导水丸必用禹功散继之，舟车丸必以浚川散随后，如寒疝气发动，腰脚胯急痛者，亦当下之，以泻其寒水。世俗闇于治体，一概卤莽，有当下而非其药，终致委顿而已。岂知巴豆可以下寒，甘遂、芫花可以下湿，大黄、芒硝可以下燥，如是分经下药，兼食疗之，非守一方求其备也。故戴人曰：养生与攻疴本自不同，今人以补剂疗病，宜乎不效，是难言也。

〔丹〕六郁。气血冲和，百病不生，一有怫郁，诸病生焉。【批】治郁法。

气：香附　抚芎　苍术

湿：苍术　川芎　白芷

痰：海石　香附　瓜蒌　南星

热：青黛　香附　苍术　川芎　栀子

血：桃仁　红花　青黛　川芎　香附

食：苍术　香附　山楂　神曲　针砂加醋炒

春加川芎，秋冬加茱萸，夏加苦参。

越鞠丸　解诸郁。

苍术　香附　川芎　神曲　栀子

凡郁在中焦，以苍术、抚芎，开提其气以升之。假如食在气上，提其气则食自降矣，余皆仿此。

益阴经血，解五脏结气。用山栀炒令十分有二分焦黑，为末，以姜汁入汤煎饮之，其效捷于他方也。

〔世〕**顺气丸**　治血郁。

香附半斤，童便浸，晒干，粟糊为丸。

〔《本》〕贝母，能散心胸郁结之气，殊有功。

〔《保》〕论曰：虚损之人，寒热因虚而感也。感寒则损阳，阳虚则阴盛，故损自上而下，治之宜以辛甘淡，过于胃则不可治也。感热则损阴，阴虚则阳盛，故损自下而上，治之宜以甘苦酸咸，过于脾则不可治也。自上而下者，一损损于肺，皮聚而毛落；二损损于心，血脉虚少，不能荣于脏腑，妇人月水不通；三损损于胃，饮食不为肌肤。自下而上者，一损损于肾，骨痿不能起于床；二损损于肝，筋缓不能自收持；三损损于脾，饮食不能消克。论曰：心肺损而色败，肾肝损而形痿，谷不能化而脾损。感此病者，皆损之病，渐浸之深，皆虚劳之疾也。【批】虚损分阴阳。

四君子汤 治肺❶损而皮聚毛落，益气可也。方见前。

八物汤 治心肺虚损，皮聚而毛落，血脉虚损，妇人月水愆期，益气和血。方见前。

十全散 治心肺损及胃，饮食不为肌肤，益气和血调食。方见前。

金刚丸 治肾损，骨痿不能起于床，益精补肾。

萆薢 杜仲炒 苁蓉酒浸 菟丝子酒浸，等份

上细末，酒煮猪腰子为丸，桐子大，每服五七十丸，空心酒下。

牛膝丸 治肝肾损，骨痿不能起床，筋缓不能收持，宜益精缓中。

牛膝酒浸 萆薢 杜仲炒 苁蓉酒浸 防风 菟丝子酒浸 白蒺藜等份 桂一分

上细末，酒煮猪腰子丸，桐子大，空心酒下五七十丸。

煨肾丸 治肝肾损及脾，食谷不化，宜益精缓中消谷。

牛膝 萆薢 杜仲 苁蓉 菟丝子 白蒺藜 胡芦巴 破故纸等份 桂半两

上丸如金刚丸法。治腰痛不起者，神效。

上阴阳虚损诸方，盖谓虚而无热者设也。若虚而有热者，作虚热治之。虚热又分二法，一治新病属虚热者，反治条求之；一治久病属劳瘵者，骨蒸门求之。

〔《素》〕络气不足，经气有余者，寸口热而尺寒也。秋冬为逆，春夏为从，治主病者。经满络虚，刺阴灸阳。若经虚络满者，尺热寸口寒涩也，春夏死，秋冬生。络满经虚，灸阴刺阳。经络皆实，是寸脉急而尺缓也，皆当治之。故曰滑则从，涩则逆也。通评虚实论。【批】针灸。

〔《素》〕夫人之常数，太阳常多血少气，少阳常多气少血，阳明常多气多血，少阴常多气少血，厥阴常多血少气，太阴常少血多气，此天之常数。血气形志论。【批】诊脏腑。

〔许学士〕脉浮而有力者，表实也。浮而无力者，表虚也。沉而有力者，里实也。沉而无力者，里虚也。【批】诊表里虚实。

〔云〕脉浮诊得六数七极者，为表实也。浮诊得三迟二败者，为表虚也。如中诊得六数七极者，是中焦之热实也。中诊得三迟二败者，中焦虚也。如沉诊得六数七极者，下焦有实热也。沉诊得三迟二败者，下焦虚也。

〔《素》〕帝曰：病之中外何如？岐伯曰：调气之方，必别阴阳，定其中外，各守其乡，内者内治，外者外治，微者调之，其次平之，盛者夺之，汗之下之，寒热温凉，衰之以属，随其攸利，谨道如法，万举万全，气血正平，长有天命。至真要大论 下同 帝曰：病之中外何如？岐伯曰：从内之外者调其内，从外之内者治其外。从内之外而盛于外者，先调其内，而后治其外。从外之内而盛于内者，先治其外，而后调其内。中外不相及，则治主病。【批】表里异治。

〔垣〕表虚，桂枝、黄芪。表实，麻黄、葛根。里虚，人参、白术。里实，枳实、大黄。自汗脉浮无力为表虚，无汗脉浮有力为表实。自利脉沉无力为里虚，不大便脉沉有力为里实。

〔海藏〕

实 麻黄汤 实 调胃承气汤 实 大承气汤

浮 中 沉

虚 桂枝汤 虚 小建中汤 虚 四逆汤

浮可下者，外无六经之形证。沉可汗者，内无便溺之阻隔。

〔云〕麻黄为泻，能泻表之实，不能泻里之实。桂枝为补，能补表之虚，不能补里之虚。姜附为补，不能补表之虚，而能补里之虚。承气为泻，能泻里之实，而不能泻表之实。建中为补，能补中焦之虚，而不能补上焦下焦之虚。调胃为泻，能泻中焦之实，而不能泻上焦下焦之实也。

---

❶ 肺：原作"脾"，据《保命集·卷下》改。

〔《本事》〕有人病伤寒身热头疼，予视之曰：邪在表，此表实证也，当汗之，以麻黄汤。或问曰：伤寒大抵因虚，故邪得以入之。今邪在表，何以云表实也？予曰：古人称邪之所凑，其气则虚，留而不去，其病则实。盖邪之入人也，始因虚入，及邪居中，则反为实矣。大抵调治伤寒，先要明表里虚实，能明此四字，则仲景三百九十七法，可立而定也。何以言之？有表实，有表虚，有里实，有里虚，有表里俱实，有表里俱虚。予于表里虚实歌中，常论其事矣。仲景麻黄汤之类，为表实而设也。桂枝汤之类，为表虚而设也。里实，则承气之类是也。里虚，则四逆之类是也。表里俱实，所谓阳盛阴虚，下之则愈也。表里俱虚，所谓阳虚阴盛，汗之则愈也。常读华佗传，有府吏倪寻、李延，其证俱头痛身热，所苦正同，佗曰：寻外实当下之，延内实当发汗。或难其异，佗曰：寻外实，延内实，故治之异耳。

麻黄汤　桂枝汤　承气汤三方并见伤寒部。四逆汤方见伤寒门。

上仲景治表里虚实法，万世之准绳也。

〔垣〕戊申六月初，枢判白文举，年六十二，素有脾胃虚损病，目疾时作，身面目睛俱黄，小便或黄或白，大便不调，饮食减少，气短上气，怠惰嗜卧，四肢不收。至六月中，目疾复作，医以泻肝散下数行，而前疾增剧。予谓大黄、牵牛，虽能除湿热，而不能走经络，下咽不入肝经，先入胃中，大黄苦寒重虚其胃，牵牛其味至辛，能泻肺气，重虚肺本，故嗽大作。盖标实不去，本虚愈甚，加之适当暑雨之际，素有黄证之人，所以增剧也。此当补脾胃肺之本脏，泻外经之湿热，制清神益气汤主之而愈。

防风三分　生姜五分　苍术三分　茯苓三分　泽泻三分　升麻二分

此药能走经，除湿热而不守，故不泻本脏，补肺与脾胃本脏中气之虚弱。

橘皮二分　青皮一分　人参三分　生甘草白术　白芍药各二分

此药能守本而不走经，不走经者不滋经络中邪，守者能补五脏之元气。

五味子三分　麦门冬二分　人参三分　黄柏一分

此药去时令虚热湿蒸。

上锉如麻豆大，都作一服，水二盏，煎至一盏，去渣，稍热，空心服。

火炽之极，金伏之际，而寒水绝体于斯时也，故急救之以生脉散。除其湿热，以恶其太甚。肺欲收，心苦缓，皆酸以收之。心火盛，则甘以泻之。故用人参之甘，佐以五味子之酸。孙思邈曰：夏月常服五味子，以补五脏气是也。麦门冬微苦寒，能滋水之源于金之位而清肃肺气，又能除火刑金之嗽而敛其痰邪。复微加黄柏之苦寒，以为守位滋水之流，以镇坠其浮气，而除两足之痿弱也。

上举东垣一法为例，余可触类而长也。

〔仲〕病有急当救里救表者，何也？师曰：病医下之，续见下利清谷不止，身体疼痛者，急当救里。后身体疼痛，清便自调者，急当救表也。救里，四逆汤。救表，桂枝汤。

〔罗〕征南帅不邻吉歹，肠鸣自利，咽嗌肿痛，先治咽塞，后治下利，愈。方见外热内寒。

〔《本事》〕后周姚僧垣，名医也。帝因发热，欲服大黄药。僧垣曰：大黄乃急快药，至尊年高，不宜轻用，帝不从，服之，遂至不起。及元帝有疾，诸医皆谓至尊至贵，不可轻服大黄，宜用平药。僧垣曰：脉洪而实，必有宿食，不用大黄，必无瘥理。元帝从之。果下宿食，乃愈。合用与不用，必心下明得谛当，然后可。

〔海、仲景〕浮汗而沉下：右手沉实，调胃承气。左手沉实，桃仁、抵当。【批】诊左右不同。

〔《难经》〕沉汗而浮下：右手浮实，枳实、牵牛。左手浮实，桃仁、四顺。

右手：杂病是为之表，伤寒是为之里。

左手：杂病是为之里，伤寒是为之表。

治上下法[1]

〔《素》〕天不足西北，故西北方阴也，而人右耳目不如左明也。地不满东南，故东南方阳也，而人左手足不如右强也。帝曰：何以然？岐伯曰：东方阳也，阳者其精并于上，并于上则上盛而下虚，故其耳目聪明而手足不便也。西方阴也，阴者其精并于下，并于下则下盛而上虚，故其耳目不聪明而手足便也。故俱感于邪，其在上则右甚，在下则左甚，此天地阴阳所不能全也，故邪居之。阴阳应象篇。头痛巅疾，下虚上实，过在足少阴巨阳，甚则入肾。狥蒙招尤，目冥耳聋，下实上虚，过在足少阳厥阴，甚则入肝，腹满嗔胀，肢膈胠胁，下厥上冒，过在足太阴阳明。咳嗽上气，厥在胸中，过在手阳明太阴。心烦头痛，病在膈中，过在手巨阳少阴。五脏生成篇。【批】上下虚实大法。

〔《灵》〕下虚则厥，下盛则热，上虚则眩，上盛则热。【批】诊治上下虚实。

〔垣〕两寸脉实，谓之阳盛阴虚，下之则愈。两寸脉俱虚，谓之阴阴皆虚，补阴刚阳竭，补阳则阴竭，宜调之以甘药。两寸脉不足，求之于地，地者脾胃也。当从阴引阳。两寸脉短小，乃阳气不足，病在下也，谓之阴盛阳虚，取之下陵、三里。补泻无形，是谓导气同精，治在五乱中取法，乃不足病也。当取穴于腹募气海脐下一寸五分，甚者取三里、气冲，以毫针引之。两关脉俱实，上不至发汗，下不至利大便，宜芍药汤泻其土实。两关脉俱虚，脉沉细宜服理中汤，脉弦迟宜服建中汤，盛加黄芪、附子之类。两尺脉俱实，是阴盛阳虚，汗之则愈。两尺脉俱虚，宜服姜附汤补阳。问何阴虚而补阳？曰：阴本根于阳是也。仲景云：两尺脉俱虚者，不宜下，下之则为逆，逆者死。两尺脉或不见，或短小，病在天上，求之于五脏背俞，或血络经隧伏火。是天上有阴火，故阳不收藏也。又《难经》云：下部无脉，或两尺竭绝，乃为食塞，当吐。

〔《素》〕来疾去徐，上实下虚，为厥巅疾。来徐去疾，上虚下实，为恶风也。脉要精微论

补上治上制以缓，补下治下制以急。急则气味厚，缓则气味薄，适其至所，此之谓也。病所远而中道气味之者，食而过之，无越其制度也。是故平气之道，近而奇耦制小其服也，远而奇耦制大其服也，大则数少，小则数多，多则九之，少则二之。至真要论远近，言脏腑之位也。【批】上下用药法。

〔洁〕病在上为天，煎药宜武，宜清服，宜缓饮，制度宜炒酒。洗浸。病在下为地，煎药宜文，宜浓服，宜急饮。

〔垣〕在上不厌频而少，在下不厌顿而多。少服则滋荣于上，多服则峻补于下。病在心上者，先食而后药。病在心下者，先药而后食。凡用黄芩、黄连、半夏、知母，病在头面及手皮肤者，须用酒一盅，借酒力以上升也。咽之下，脐之上，须酒洗之，在下生用，大凡生降熟升。凡诸药根在上者，中半以上者，气脉上行，以生苗者为根。中半以下者，气脉下行，以入土者为梢。病在中焦上焦者用根，下焦者用梢，则根升而梢降也。去下部之疾者，其丸极大而光，治中焦之疾者次之，治上焦者极小。稠面糊取其迟化，直至下焦，稀面糊取其易化，水浸宿蒸饼为丸及滴水为丸者，又易化也。

〔罗〕东垣先生治消渴，以甘露饮子剂为粗散，时时以舌舐之，取膈上停留，此剂之缓也。治心烦欲吐，怔忪不安卧，以辰砂安神丸，如米大，津液下十余丸，此近而奇耦，制小其服也。心肺在上为近。剂小者，不令下行故也。治臊臭，制泻肝汤，其说云：《难经》论心主五臭，入肝为臊臭，此其一也。用柴胡苦平微寒为君，佐以龙胆苦寒以泻心火，泽泻、车前子甘成寒平淡渗肝之邪，所谓在下者引而竭之。多用水煮顿服之，此制之急也。以下焦阴虚制

---

[1] 治上下法：原缺，据目录补入。

滋肾丸。以黄柏大苦寒为君，知母苦寒为佐使，桂甘辛大热为臣，用丸如鸡头实大，空心沸汤下百余丸，此远而奇耦，制大其服也。

〔《素》〕高者抑之，下者举之。至真要论王注云：高者抑之，制其胜也。下者举之，济其弱也。

〔海〕热在至高之分，故用轻剂，从高抑之，治从缓也。若急服之，上热未除，中寒生矣。如治大头痛，用酒煨大黄及黄连、芩、甘草、鼠粘子煎汤，细细呷之之类是也。

〔《局方》〕养正丹方见眩晕门。

〔垣〕柴胡调经汤　一妇人经候黑血凝结成块，左厢有血瘕，水泻不止，谷有时化，有时不化。东垣云：经漏不止，是前阴之气血以下脱矣。水泻数年不愈，是后阴之气血下陷，亦已脱矣。是病人周身之气，常行秋冬之令，久沉久降，当大举大升，以助春夏。次用四物，随显证加减。调经汤方见血崩。

〔丹〕一妇人产后有物如衣裙，半在腹，半在席，医不能晓。先生曰：此子宫也。气血虚，随子而下不能入，即与黄芪、当归之剂，而加升麻举之，仍以外攻之法，而用五倍子作汤洗濯，皱其皮使缓敛。顷之子宫上。先生慰之曰：三年后可再生儿，无忧也。以而果然。

〔《灵》〕陷下则灸之。东垣云：陷者皮毛不任风寒，知阳下陷也。其脉虽数，中必得细，强而紧小。或沉涩覆其上，知其热火陷下也。虽脉八九至，甚数疾，而阴脉覆其上者，可灸。阴脉者细强紧小沉涩是也。

〔《素》〕气反者，病在上取之下，病在下取之上，病在中傍取之。五常政大论。【批】气反者反取。

〔《丹》〕一男子病小便不通，医以利药治之加剧。丹溪云：此积痰病也。积痰在肺，肺为上焦，而膀胱为下焦，上焦闭则下焦塞，譬如滴水之器，必上窍通，而后下窍之水出焉。乃以法大吐之，吐已，病如失。又治一老人泄痢，百方不应，膈闷食减，丹溪与吐剂，吐出胶痰升许，而痢止。详见久痢。此上二法，亦下者举之之意。夫小便不通，气血壅塞于下焦也。泄泻日久，气血降沉于下焦也。今大吐之，则一身血气皆升浮而复于上焦，则下之壅塞者流通，降沉者升举，故皆痊也。

病在上，取之下，如哕逆、喘满、上气者，灸脐下丹田、三里，引气下降，其病立痊之类是也。

〔王注〕上盛不已，吐而脱之。下盛不已，下而夺之。【批】上盛宜吐。

〔《保》〕仲景云：伤寒三四日，邪气未传于里，止用瓜蒂散吐而瘥，岂可汗也。又伤寒六七日，胸中微闷，不欲言，懊憹昏眩，无下证，仲景栀子汤吐之立可。又云：中风不知人事，亦不须发汗，喉中呷喝有声，用稀涎散吐之。又云：风头痛，若不吐涎，久则瞽目而不治，用瓜蒂散吐之，三吐而瘥。又暴嗽风涎上壅，咽塞不利，茶调散吐之。阳痫久不愈，未成痴呆，用导涎散吐之。又阴痫用三圣散吐之。又膏粱之人，多食生鲙，化虫伏于胸中，胸膈不快，噎食不下，用藜芦散吐之。又久患胁痛，诸药不能治，用独圣散加蝎梢半钱吐之。诸痫不时发作，不知人事，用半生熟汤吐之。暗风病久不瘥，发过如旧，用郁金散吐之。阂疟久不瘥，发寒热无时，用常山散吐之。蛟龙瘕痛，腹胀如鼓，久不愈欲死，用糖球散吐之，吐出其物形如蜥蜴，长七八寸，亦可。一人初患伤寒，饮冷，心腹闷，身热，见食则啘，用赤小豆散吐之。妇人筋挛急痛，用神应散吐之。或曰：筋病吐之何为？答曰：木郁达之。所谓达者，令其条达。或又有打扑坠损，先吐之，用金花散。后下之，用承气汤，盖承者顺也。偏枯证半身不遂者，用追风散吐之。头风后，有目疾，眼有半明可救者，用防风散吐之。小儿上喘潮热，先用郁金散吐之，后用镇涎散下之，立效。治颠狂病久不已，用三圣散吐之，后大下之。诸风掉摇，目直不知人事，便可用悬头膏吐涎，立效。胸膈满，背痛，或臂疼，可先用祛风汤吐之，后服乌药散。厉风或疮疡恶疮，便用三圣散吐之，后服苦参丸。诸厥气中风不省人事，便用神圣散鼻内灌之，吐出涎立效。破伤风牙关紧急，角弓反张，亦用神圣散吐之，吐后汗下之效。三法俱用之者，乃上古高医，神妙莫测，今庸下之流，止看诸方，不知治法，不识源流，不行圣人法，去圣日寝远矣，可惜悲哉。

〔丹〕凡吐，取逆流水调药吐之。凡药升动真气者，皆能吐。如防风、桔梗、芽茶、山栀、川芎、萝卜子，以姜汁、醋少许，瓜蒂散少许，入齑汁温服之，以鹅毛钩探之。

〔子和〕**稀涎散**

猪牙皂角不蛀者，去皮弦，一两　绿矾五钱　藜芦半两

上为细末，每服半钱，或一二钱，斡开牙关，浆水调灌之。

〔丹〕吐食积痰，用萝卜子五合，油炒擂，入浆水摅汁，入桐油、白蜜少许，旋旋半温，用帛紧束肚皮，然后用鹅毛搅喉中令吐。又法，用虾带壳半斤，入酱、姜、葱等料物煮汁，先吃虾，后饮汁，以鹅翎钩引即吐，必须紧勒腹肚。吐肥人湿痰，用益元散齑汁调下，探引吐之。

〔世〕**豆参散**　吐痰轻剂。

赤小豆　苦参

上为末，酸浆水调服，用鹅翎探之。

〔丹〕**吐法单药**

桔梗芦　人参芦　艾叶　末茶　瓜蒂　藜芦　附子尖　砒

此数味皆自吐，不用手法探引，但药汤皆可吐，虚病症用人参芦吐之。

〔子和〕**三圣散**

防风二两，去芦　瓜蒂三两，拣净，炒微黄　藜芦《圣惠方》减用之或一两，或半两，或三钱

上各为粗末，每服约半两，以齑汁三茶盏，先用二盏煎三五沸，去齑汁，次入水一盏，煎至三沸。却将先二盏同一处熬二沸，去渣澄清，放温，徐徐服之。以吐为度，不必尽剂。

〔丹〕一方用

郁金半两　藜芦一钱　苦参一钱

上为末，齑汁调吐，如吐不止，丁香一粒止之。又不止，葱白汤呷之。

治风涎用天南星一枚，中开一窍如粟米大，好醋纳于中，焙干，如此三次，藜芦二钱半，并为末，酒糊丸，每三五丸，空心温酒下，一饭时自吐。如未吐，再三丸。如涎尽呕不止，冷葱白汤止之。

〔仲〕**瓜蒂散**方见伤寒脚气上冲。《活人》服瓜蒂法，附于后。

《衍义》云：凡用瓜蒂，良久涎未出者，含砂糖一块，下咽即涎吐之。

〔子和〕**二仙散**

瓜蒂、好茶各等份，为细末，每服二钱，齑汁调下，空心用之。

〔《衍义》〕瓜蒂，此即甜瓜蒂也，去瓜皮，用蒂，约半寸许，暴极干，不限多少，细末，量疾，每用一二钱，腻粉一钱匕，以水半合同调匀，灌之。治风涎暴作，气塞倒卧，服之良久，涎自出。或觉有涎，用诸药行化不下，但如此服，涎即出。

〔《和剂》〕**碧露丹**

石绿细研。九度飞过，十两附子尖　川乌尖　蝎梢各七十个

上为末，入石绿令匀，糊丸鸡头大，每服用薄荷汁半盏，化下一丸。更以酒半合温服之，须臾吐出痰涎。

上吐痰热剂。凡吐痰，用寒剂，累累吐不透者，必用热剂吐之方透。丹溪用瓜蒂、栀子、苦参、藜芦等剂，累吐许白云先生不透，后以附子尖和浆水与之，始得大吐也。

〔子和〕**独圣散**

用砒不以多少，为细末，每服一字，以新水调下，斡开牙关灌之，寻常勿用。

〔世〕治痰喘

砒一钱，面二两，清水捏饼，香油煮黄色为末，每用末子一铜钱面，江茶三铜钱面，调匀，五更井水调下，如不吐，可添半铜钱面，次日再服。

〔子和〕**青黛散** 搐鼻取涎，神妙。方见头痛。气实痰热结，吐难出者，必先二三次用苦梗开之。

〔丹〕吐法 先以布搭膊勒肚腹，于不通风处行之。凡用探吐鹅毛，须浸以桐油，却以皂荚水洗去油，晒干待用。

〔子和〕疗痰者，以钗股鸡翎探引。不出，以齑投之。不吐，再投之。且投且探，无不出者。吐至昏眩，慎勿惊疑。书曰：若药不瞑眩，厥疾不瘳。如发头眩，可饮冰水立解，如无冰水，新汲水亦可。强者一二吐而安，弱者可作三次吐之，庶无损也。吐之次日，有顿复者，有转甚者，盖引之而上未平也，数日当再为之。如觉渴者，冰水新水瓜梨凉物皆不禁，惟禁食过饱，硬物干脯难化之物。一医吐一妇人，半月不止，命悬须臾，予煎麝香汤解之，下咽立止，或问麝香何能止吐？予谓之曰：瓜苗闻麝香即死，吐者，瓜蒂也，所以立解。如藜芦吐者不止，以葱白汤解之。如石药吐者不止，以甘草、贯众解之。诸草木吐者，可以麝香解之。丹溪云：丁香、甘草、白术总解诸药。吐药之苦寒者，有豆豉、瓜蒂、茶末、栀子、黄连、苦参、大黄、黄芩。苦辛而寒者，有郁金、常山、藜芦。甘苦而寒者，有地黄汁。辛而寒者，有轻粉。酸而寒者，有晋矾、绿矾、齑汁。酸辛而寒者，有胆矾。酸咸而寒者，有青盐、白米饮。甘咸而寒者，有沧盐。甘而寒者，有牙硝。甘而微温且寒者，有人参芦。苦而温者，有木香、远志、厚朴。辛苦而温者，有薄荷、芫花。辛而温者，有谷精草、葱根须。甘而温者，有乌头、附子尖。酸而温者，有饭浆。咸而温者，有皂角。辛而热者，有蝎梢。酸而平者，有铜绿。甘酸而平者，有赤小豆。凡此三十六味，惟常山、胆矾、瓜蒂有小毒，藜芦、芫花、轻粉、乌附尖有大毒，外二十六味，皆吐药之无毒者，各对证用之，宜先小服，不吐，积渐加之。

病势剧危，老弱气衰者，不可吐。吐不止，则亡阳。血虚者，不可吐。诸吐血、呕血、咯血、衄血、嗽血、崩血、失血者，皆不可吐。病人无正性，妄言妄从者，不可吐。主病者不辨邪正之说，不可吐。性行刚暴，好怒喜淫之人，不可吐。【批】辨不可吐。

〔海〕脉尺中按之有力，当吐之。若尺中按之无力，不可吐也。有力则阳气下陷于阴中，为阴中所遏，故吐之使阳气得上升也。

〔垣〕脾胃虚不可妄用吐药论 六元正纪论曰：木郁则达之者，盖木性当动荡轩举，是其本体，今乃郁于地中，无所施为，即是风失其性，人身有木郁之证者，当开通之，乃可用吐法以助风木，是木郁则达之之义也。又说木郁达之者，盖谓木初失其性，郁于地中，今既开发行于天上，是发而不郁也，是木复其性而有余也。有余则兼其所胜，脾土受邪，见之于木郁达之条下，不止此一验也。又厥阴司天，风木旺也。厥阴之胜，亦风木旺也。俱是脾胃受邪，见于上条，其说一同。或者不悟木郁达之四字之义，反作木郁治之。重实其实，脾胃又受木制，又复其木，正谓补有余而损不足也。既脾胃之气先已不足，岂不因此而重绝乎。明胸中窒塞当吐。气口三倍大于人迎，是食伤太阴，上部有脉，下部无脉，其人当吐，不吐则死。以其下部无脉，知其木郁在下也，塞道不行，而肝气下绝矣。兼肺金主塞而不降，为物所隔，金能克木，肝木受邪，食塞胸咽，故曰在上者因而越之。仲景曰：实烦，以瓜蒂散吐之。如经汗下，谓之虚烦，又名懊侬，烦躁不能眠，知其木郁也，以栀子豉汤吐之。昧者不知，膈咽不通，上支两胁，腹胀胃虚不足，乃浊气在上，则生䐜胀之病，孟浪吐之。况胃虚必怒，风木已来乘凌胃气，《内经》以铁烙镇坠之，岂可反吐助其风木之邪，不宜吐而吐，其差舛如天地之悬隔。唯窒塞烦闷者，宜吐之耳，治下实，大承气汤，在前表里条。【批】下实宜下。

诊五脏虚实[1]

〔《灵》〕肝气虚则恐，实则怒。本神论。肝实则两胁下痛引少腹，善怒。虚则目䀮䀮无所见，耳无所闻，善恐，如人将捕之。经文见刺虚实法。【批】五脏虚实为病。

〔《素》〕春脉太过，则令人善怒。忽忽眩冒而颠疾，其不及则令人胸痛引背，下则两胁胠满。玉机真脏论。背者肺之分野，肝木不及而肺金乘之，故胸痛引背。

〔《灵》〕心气虚则悲，实则笑不休。本神篇　心实则胸中痛，胁支满，胁下痛膺背肩髀间痛，两臂内痛。虚则胸腹大，胁下与腰相引而痛。经文见刺虚实法。

〔《素》〕夏脉太过，则令人身热肤痛，为浸淫，其不及则令人烦心，上见咳唾，下为气泄。玉机真脏论。

〔《灵》〕脾气虚则四肢不用，五脏不安，实则腹胀，经溲不利。本神篇。脾实则身重善饥肉痿，足不收行，善瘛，脚下痛。虚则腹满肠鸣飧泄，食不化。经文见刺虚实法。

〔《素》〕脾脉太过，则令人四肢不举，其不及则令人九窍不通，名曰重强。玉机真脏论

〔《灵》〕肺气虚则鼻塞不利，少气，实则喘喝，胸盈，仰息。本神篇。肺实则喘咳逆气，肩背痛，汗出，尻阴股膝髀踹胻足皆痛。虚则少气不能报息，耳聋嗌干。经文见刺虚实法。

〔《素》〕秋脉太过，则令人逆气，而背痛愠愠然。其不及则令人喘，呼吸少气而咳，上气见血，下闻病音。玉机真脏论。

〔《灵》〕肾气虚则厥，实则胀。本神篇　肾实则腹大胫肿，喘咳，身重，寝汗出憎风。虚则胸中痛，大腹小腹痛，清厥，意不乐。经文见刺虚实法。

〔《素》〕冬脉太过，则令人解㑊，脊脉痛而少气，不欲言。其不及则令人心悬，如病饥，䏚中清，脊中痛，少腹满，小便变。玉机真脏论。

木不及，其病内舍胠胁，外在关节。火不及，其病内舍膺胁，外在经络。土不及，其病内舍心腹，外在肌肉四肢。金不及，其病内舍族膺胁肩背，外在皮毛。水不及，其病内舍腰脊骨髓，外在溪谷踹膝。气交变论。【批】五脏受病分野。

黄帝问曰：春脉如弦，何如而弦？岐伯对曰：春脉者，肝也，东方木也，万物之所以始生也，故其气来软弱，轻虚而滑，端直以长，故曰弦，反此者病。帝曰：何如而反？岐伯曰：其气来实而强，此谓太过，病在外。其气来不实而微，此谓不及，病在中。玉机真脏论。【批】五脏病。

〔《难》〕春脉弦，反者为病，何谓反？然，其气来实强，是谓太过，病在外。气来虚微，是谓不及，病在内。十五难

〔《素》〕帝曰：夏脉如钩，何如而钩？岐伯曰：夏脉者，心也，南方火也，万物之所以盛长也，故其气来盛去衰，故曰钩，反此者病。帝曰：何如而反？岐伯曰：其气来盛去亦盛，此谓太过，病在外。其气来不盛，去反盛，此谓不及，病在中。玉机真脏论。

〔《难》〕夏脉钩，反者为病，何谓反？然，其气来实强，是谓太过，病在外，气来虚微，是谓不及，病在内。十五难。

〔《素》〕帝曰：秋脉如浮，何如而浮？岐伯曰：秋咏者，肺也，西方金也，万物之所以收成也，故其气来轻虚以浮，来急去散，故曰浮，反此者病。帝曰：何如而反？岐伯曰：其气来毛而中央坚，两傍虚，此谓太过，病在外，其气来毛而微，此谓不及，病在中。玉机真脏论。

---

[1] 诊五脏虚实：原缺，据目录补入。

〔《难》〕秋脉毛，反者为病，何谓反？然其气来实强，是谓太过，病在外。气来虚微，是渭不及，病在内。十五难。

〔《素》〕帝曰：冬咏如营，如何而营？岐伯曰：冬脉者，肾也，万物之所合藏也，故其气来沉以搏，故曰营，反此者病。帝曰：何如而反？岐伯曰：其气来如弹石者，此谓太过，病在外。其去如数者，此谓不及，病在中。玉机真脏论。

〔《难》〕冬脉石，反者为病，何谓反？其气来实强，是谓太过，病在外。气来虚微，是谓不及；病在中。难十五问

〔《素》〕帝曰：四时之序，逆从之变异也。然脾脉独何主？岐伯曰：脾脉者，土也，孤藏以灌四傍者也。帝曰：然则脾善恶，可得见之乎？岐伯曰：善者不可得见，恶者可见。帝曰：恶者何如可见？岐伯曰：其来如水之流者，此谓太过，病在外。如鸟之喙者，此谓不及，病在中。玉机真脏论。

〔《难》〕脾者，中州也。其平和不可得见，衰乃见耳。如雀之啄，如水之下漏。是脾之衰见也。十五难。

〔《灵》〕阴气盛，则梦涉大水而恐惧。阳气盛，则梦大火而燔焫。阴阳俱盛，则梦相杀。上盛则梦飞，下盛则梦堕。甚饥则梦取，甚饱则梦与。肝气盛，则梦怒。肺气盛，则梦恐惧，哭泣，飞扬。心气盛，则梦善笑，恐畏。脾气盛，则梦歌乐，身体重不举。肾气盛，则梦腰脊两解不属。凡此十二盛者，至而泻之，立已。厥气客于心，则梦见丘山烟火。客于肺，则梦飞扬见金铁之奇物。客于肝，则梦山林树木。客于脾，则梦见丘陵大泽，坏屋风雨。客于肾，则梦临渊，没居水中。客于膀胱，则梦游行。客于胃，则梦饮食。客于大肠，则梦田野。客于小肠，则梦聚邑街衢。客于胆，则梦斵讼自刭。客于阴器，则梦接内。客于项，则梦斩首。客于胫，则梦行走而不能前，及居深地窌苑中。客于股肱，则梦礼节拜起。客于胞脏，则梦溲便。凡此十五不足者，至而补之，立已也。淫邪发梦说。【批】诊梦虚实。

肝胆味辛补，酸泻。气温补，凉泻。【批】脏腑气味补泻。

心小肠味咸补，甘泻。气热补，寒泻。

脾胃味甘补，苦泻。气温补，寒泻。补泻各从其宜，逆从互换，入求责法。

肺大肠味酸补，辛泻。气凉补，温泻。

肾膀胱味苦补，咸泻。气寒补，热泻。

肝苦急，急食甘以缓之，甘草。肝欲散，急食辛以散之，川芎。以辛补之，细辛。以酸补之，芍药。肝虚以生姜、陈皮之类补之。虚则补其母。肾者肝之母也，以熟地、黄柏补肾。如无他证，钱氏地黄丸补之。【批】五脏虚实补泻。

补肝丸　四物汤内加防风、羌活，等份为细末，炼蜜为丸是也。

镇肝丸　即泻青丸去栀子、大黄是也。治肝虚，钱氏补肾地黄丸。方见劳。

〔海〕肝实以白芍药泻之，如无他证，钱氏泻青丸主之。实则泻其子，心乃肝之子，以甘草泻心。

〔钱氏〕**泻青丸**

当归去芦，焙称　草龙胆焙称　川芎　栀子　川大黄煨　羌活　防风去芦

上各等份为末，炼蜜为丸。鸡头大。每服一丸，煎竹叶汤同砂糖温水化下。海藏云：东垣先生治斑后风热毒翳膜气晕遮睛，以此别泻之大效，初觉易治。

〔仲〕问曰：上工治未病，何也？师曰：夫治未病者，见肝之病。知肝传脾，当先实脾，四季脾不受邪，即勿补之。中工不晓相传，见肝之病，不解实脾，惟治肝也。夫肝之病，补用酸，助用焦苦，益用甘味之药调之。酸入肝，焦苦入心，甘入脾，脾能伤肾之气，肾气微弱则水不行，水不行，则心火气盛则伤肺，肺被伤则金气不行，金气不行则肝木自愈，此治肝补脾之要妙也。肝席则用此法，实则不必用之。

经曰：虚虚实实，补不足，损有余，是其义也。余脏准此。

〔垣〕从前来者为实邪，从后来者为虚邪，此子能令母实，母能令子虚是也。治法云：虚则补其母，实则泻其子。假令肝受心火之邪，是从前来者为实邪，当泻其子火也。然非直泻其火，十二经中各有金木水火土，当木之分泻其火也。故标本论云：本而标之，先治其本，后治其标。既肝受火邪，先于肝经五穴中泻荥火，行间穴是也。后治其标者，于心经五穴内泻荥火，少府穴是也。以药论之，入肝经药为引用，泻心火药为君。标而本之，先治其标，后治其本。既肝受水邪，当先于肾经涌泉穴中补木，是先治其标。后于肝经曲泉穴中泻水，是后治其本。以药论之，入肾经药为引用，补肝经药为君是也。

〔海〕心苦缓，急食酸以收之，五味子。心欲软，急食咸以软之，芒硝。以咸补之，泽泻。以甘泻之，人参、黄芪、甘草。心虚以炒盐补之。虚则补其母。肝乃心之母，以生姜补肝。如无他证，钱氏安神丸是也。

〔钱氏〕**安神丸**

麦门冬去心，焙　马牙硝　白茯苓　干山药　寒水石研甘草各半两　朱砂一两，研　龙脑一字，研

上为细末，炼蜜为丸。如鸡头大，每服半丸，砂糖水化下无时。

〔海〕**八物定志丸**　补益心神，安定魂魄，治痰去胸中邪热，理肺肾。此方补心，更俟同志定夺。

人参一两半　菖蒲　远志去心　茯神去心　茯苓去皮。各一两　朱砂二钱　白术　麦门冬去心。各半两　牛黄二钱，另细研

上为细末，炼蜜丸如桐子大，米饮汤下三十丸，无时。若髓竭不足，加生地黄、当归。若肺气不足，加天门冬、麦门冬、五味子。若心气不足，加上党参、茯神、菖蒲。若脾气不足，加白术、白芍药、益智。若肝气不足，加天麻、川芎。若肾气不足，加熟地黄、远志、牡丹皮。若胆气不足，加细辛、酸枣仁、地榆。若神昏不足，加朱砂、预知子、茯神。

心实以甘草泻之，如无他证，以钱氏方中重则泻心汤，轻则导赤散。

〔钱氏〕**泻心汤**

黄连一两，去须

上为极细末，每服一字至半钱一钱，临卧温水调下。海藏云：易老单方泻心汤、出于此，乃实邪也，实则泻其子。

〔钱氏〕**导赤散**丹溪云；导赤散正小肠药也。

生地黄　木通　甘草各等份

上同为末，每服三钱，水一盏，入竹叶七片，同煎至五分，食后温服。一本不用甘草，用黄芩。

脾苦湿，急食苦以燥之，白术。脾欲缓，急食甘以缓之，甘草。以甘补之，人参。以苦泻之，黄连。脾虚以甘草、大枣之类补之，如无他证，以钱氏益黄散补之。虚则补其母，心乃脾之母，以炒盐补心。

〔钱氏〕**益黄散**

陈皮一两　青皮　诃子肉　甘草各半两　丁香二钱

上为细末，每服二钱三钱煎服。海藏云；此剂泻脾以燥湿。

〔东垣〕阎孝忠编集钱氏方，以益黄散补土。又言风旺必克脾土，当先实其脾。味者不审脾中寒热，一例用补脾药。又不审药中有丁香、青皮辛热，大泻肺金。脾虚之症，岂可反泻其子，为寒水反来侮土。中寒呕吐，腹痛泻痢青白，口鼻中气冷，益黄散，神治之药也。如因服热药巴豆之类过剂，损其脾胃，或因暑天伤热积食，损其脾胃，而成吐泻，口鼻中气热而成慢惊者，不可服之。今立一方治胃中风热，名人参安胃散。

黄芪二钱　人参一钱　生甘草半钱　炙甘草半钱　白芍药七分　陈皮一钱，去白　黄连

少许　白茯苓四分

上为粗末，每服水二盏，煎五沸，去渣，温服。

〔海〕脾实以枳实泻之，如无他证，以钱氏泻黄散泻之。实则泻其子，肺乃脾之子，以桑白皮泻肺。

〔钱氏〕**泻黄散**

藿香七钱　山栀仁一两　石膏半两　甘草二两　防风四两

上锉同蜜酒微炒香为细末，每服二钱，水一盏，煎清汁服。海藏云：此剂泻肺热。

〔海〕肺苦气上逆，急食苦以泻之，诃子皮。一作黄芩。肺欲收，急食酸以收之，白芍药。以酸补之，五味子。以辛泻之，桑白皮。肺虚以五味子补之，如无他证，钱氏补肺阿胶散主之。虚则补其母，脾乃肺之母，以甘草补脾。

〔钱氏〕**补肺阿胶散**

阿胶一两，半炒　鼠粘子一两，炒香　马兜铃半两，炒　甘草一钱，炒　杏仁七个，去皮尖　糯米一两

上为末，每服二钱，水一盏，食后。海藏云：杏仁泻肺，非若人参、天冬、麦冬之补也，当以意消息之。

〔海〕肺实以桑白皮泻之，如无他证，以泻白散主之。实则泻其子，肾乃肺之子，以泽泻泻肾。

〔钱氏〕**泻白散**

桑白皮一两，炒黄　地骨皮一两　甘草半两，炒

上为细末，每服二钱，水一盏，入粳米百粒同煎，食后服，易老加黄连。海藏云：治肺热传骨蒸热，自宜用此、以直泻之，用山栀、黄芩方能泻肺，但当以气血分之。

〔海〕肾苦燥，急食辛以润之，知母、黄柏。肾欲坚，急食苦以坚之，知母。以苦补之，黄柏。以咸泻之，泽泻。肾虚，以熟地、黄柏补之。

〔垣〕肾有两枚，右为命门相火，左为肾水，同质而异性也。经曰：形不足者，温之以气；精不足者，补之以味。又云：气化精生，味和形长。无阴则阳无以化，当以味补肾真阴之虚，阴本既固，阳气自生，化成精髓。若相火阳精不足，宜用辛温之剂，世人用辛热之剂，治寒甚之病，非补肾也。《难经》云：脏各有一耳，肾独有两者，何也？然肾两名，非皆肾也，其左者为肾，右者为命门。命门者。诸精神之崭舍，元气之所系也。故曰男子以藏精，女子以系胞，故知肾有一也。左肾属水，水不足则阴虚，宜补肾丸。

龟板酒炙，四两　知母酒浸。炒　黄柏炒焦。三两　干姜一两

上为末，粥丸。一方无姜，有侧柏叶，用地黄膏为丸。

补血丸

龟板酒炙黄　黄柏炒　知母炒。各三两　生干姜一两　杜牛膝二两

上为末，粥丸。

固真丸

龟板醋炙，二两　虎骨酥炙，一两　苍耳酒蒸九次，三两　生地姜汁制炒　柏皮半两　干姜三钱　乌药半两

上为末，姜汁糊丸。

〔垣〕**三才封髓丹**　降心火，益肾水。

麦门冬去心　熟地　人参各半　两黄柏炒，三两　甘草炙，七钱半　缩砂仁一两半

上为细末，水糊和丸，梧子大，每服五十丸，用苁蓉半两，作片，酒浸一宿，次日煎至三五沸，去渣送下前丸子，空心服。

右肾属火，火不足则阳虚，宜八味丸。

〔垣〕**八味丸**　治肾气虚乏，下元伤惫，脐下疼痛，夜多漩溺。脚膝缓弱，面色痿黄或黧黑，及虚劳不足，渴欲饮水，腰重疼痛，小腹急痛，小便不利，并宜服之。脾恶湿，肾恶燥，古人制方益肾，皆湿润之药也。故八味丸，仲景谓之肾气丸，以熟地黄为主。

熟地补肾水真阴，八两　肉桂补肾水真火，一两　丹皮补神志不足，三两　附子能行诸经而不止兼益火，一两　白茯苓能伐肾邪湿滞，三两　泽泻去胞中留垢及遗溺，三两　山茱萸治精滑不禁，四两　干山药能治皮毛干燥酸湿，四两

上八味为细末，炼蜜丸，皆君主之药也。若不依易老加减，服之终不得效。若加五味子，为肾气丸，述类象形之剂也。益火之源，以消阴翳；壮水之主，以制阳光。

〔钱氏〕地黄丸加减法　如阳事多痿不振，依今方。然夏月减附子，三停精完全减桂附，只六味。血虚阴衰，熟地黄为君。精滑，山茱萸为君。小便或多或少，或赤或黄或白，茯苓为君。小便淋漓，泽泻为君。心虚，肠胃积热，心火炽盛，心气不足，牡丹皮为君。皮肤涩干，山药为君。以上言为君者，其分两用八两，其干地黄，只依为臣分两，余皆同。

〔《保命》〕**金刚丸　牛膝丸　煨肾丸**并见虚损门。

〔海〕**离珠丹**　又名神珠丹。治下焦阳气虚乏，脐下腹冷痛，足胻寒而逆。

杜仲妙去丝，三两　萆薢二两　诃子煨，五个　龙骨一两　破故纸三两　巴戟酒浸去心，三两　胡桃一百个，去皮　朱砂另研，一两半缩砂仁半两

上为末，酒为丸，梧桐子大，朱砂为衣。每服三十丸，空心温酒盐汤任下。

还少丹　大补心肾脾胃，一切虚损，神志俱耗，筋力顿衰，腰脚沉重，肢体倦怠，血气羸乏，小便浑浊。

干山药　牛膝酒浸　远志去心　山茱萸去核　白茯苓　五味　巴戟酒浸，去心　肉苁蓉酒浸　石菖蒲　楮实　杜仲去丝　舶上茴香各一两　姜汁一两　枸杞一两半

上为细末，炼蜜同枣肉为丸，桐子大，每服三十丸，温酒或盐汤下，日三服，食前。五日觉有力，十日精神爽，半月气壮，二十日目明，一月夜思饮食，冬月手足常暖，久服令人身体轻健，筋骨壮盛，怡悦颜色，寿延难老。更有加减法，如热，加山栀子一两。心气不宁，加麦门冬一两。少精神，加五味子一两。阳弱，加续断一两。常服固齿牢牙，永无瘴疟。妇人服之，容颜悦泽，暖子宫。去一切病。

水芝丸方见小便数门。

〔丹〕**玉女长春不老丹**

牛膝根汁、苍耳根汁各二碗，不可入水，和一处，瓷器熬成膏。如稠蜜。金樱子为末散半斤，用不去皮莲子实、豭猪肚即羯猪肚。蒸熟，取莲子晒干四两，和前二末膏子丸如梧子大，温酒下廿丸。一月身和暖，二月觉精神，服一料验甚。

〔海〕肾实须泽泻泻之，肾本无实，不可泻，钱氏止有补肾地黄丸，无泻肾之药。治脉洪而实，钱氏地黄丸加生地黄，去山茱萸是也。此治左手本部脉实。若右尺洪实，以凤髓丹泻之。

假令水在木之分，是从后来者，此为虚邪。虽水为虚邪，则木本虚矣。经曰：母能令子虚。假令火在木之分，是从前来者，此为实邪。虽火为实邪，则木本实矣。经曰：子能令母实。假令两手脉弦，无表证，乃东方实也，是西方不足也。缘母虚所至，宜大补其脾土，微补肺，大泄其火，微泄其木。杂症诸论云：先调其气，次治诸疾。况此本经不足的证也。《难经》云：东方实，是西方虚也。又云：欲泄其邪，先补其虚，此之谓也。此证当以温药补肺，以气药燥剂为用。如正气已胜，当再服泄火泻风之药，清膈凉上，勿令入胃，此为全治，用益黄加白术、半夏、茯苓、甘草。如酒病得之，加泽泻，治手足阳明二燥。益黄者，燥湿而补气也。实泻黄也。泄火泻风，用泻青之类，羌活、防风、生地黄、甘草、黄连等份，黄芩倍之。凡用药，补即用各方之生数，如理中丸、建中汤是也。泻即用各方之成数，七宣丸是也。【批】补母泻子法。

诊五邪相干[1]

〔《难》〕有正经自病，有五邪所伤，何以别之？经言忧愁思虑则伤心，形寒饮冷则伤肺，恚怒气逆上而不下则伤肝，饮食劳倦则伤脾，久坐湿地、强力入水则伤肾，是正经自病者也。何谓五邪？有中风，有伤暑，有饮食劳倦，有伤寒，有中湿，此之谓五邪。假令心病，何以知中风得之？然，其色当赤。何以言之？肝主色，自入为青，入心为赤，入脾为黄，入肺为白，入肾为黑。肝为心邪，故知当赤色也。其病身热，胁下满痛，其脉浮大而弦。何以知伤暑得之？然，当恶臭。何以言之？心主臭，自入为焦臭，入脾为香臭，入肝为臊臭，入肾为腐臭，入肺为腥臭，故知心病伤暑得之也，当恶臭。其病身热而烦，心痛，其脉浮大而散。何以知饮食劳倦得之？然，当喜苦味。虚为不欲食，实为欲食，何以言之？脾主味，入肝为酸，入心为苦，入肺为辛，入肾为咸，自入为甘。故脾邪入心，为喜苦味也。其病身热体重嗜卧，四肢不收，其脉浮大而缓。何以知伤寒得之？然，当谵言妄语。何以言之？肺主声。入肝为呼，入心为言，入脾为歌，入肾为呻，自入为哭。故知肺邪入心，为谵言妄语也。其病身热洒洒恶寒，甚则喘咳，其脉浮大而涩。何以知中湿得之？然，当喜汗出而不可止。何以言之？肾主湿，入肝为泣，入脾为涎，入肺为涕，自入为唾。故知肾邪入心，为汗出不可止也。其病身热而小肠痛，足胫寒而逆，其脉沉濡而大。此五邪之法也。四十九难。【批】有正经自病，有五邪相干，诊五邪法。

肝主色，心主臭，脾主味，肺主声，肾主液。肝色青，其臭臊，其味酸，其声呼，其液泣。心色赤，其臭焦，其味苦，其声言，其液汗。脾色黄，其臭香，其味甘，其声歌，其液涎。肺色白，其臭腥，其味辛，其声哭，其液涕。肾色黑，其臭腐，其味咸，其声呻，其液唾。

病有虚邪，有实邪，有贼邪，有微邪，有正邪，何以别之？从后来者为虚邪，从前来者为实邪，从所不胜来者为贼邪，从所胜来者为微邪，自病者为正邪。何以言之？假令心病，中风得之为虚邪，伤暑得之为正邪，饮食劳倦得之为实邪，伤寒得之为微邪，中湿得之为贼邪。五十难。

一脉为十变者，何谓也？然，五邪刚柔相逢之意也。假令心脉急甚者，肝邪干心也。心脉微急者，胆邪干小肠也。心脉大甚者，心邪自干心也。心脉微大者，小肠邪自干小肠也。心脉缓甚者，脾邪干心也。心脉微缓者，胃邪干小肠也。心脉涩甚者，肺邪干心也。心脉微涩者，大肠邪干小肠也。心脉沉甚者，肾邪干心也。心脉微沉者，膀胱邪干小肠也。五脏各有刚柔邪，故令一脉辄变为十也。十难。

〔《灵》〕黄帝曰：请问脉之缓急大小滑涩之病形何如？岐伯曰：臣请言五脏之病变也。心脉急甚者为瘛疭，微急为心痛引背，食不下。谓色赤脉钩而急也，余缓大小滑涩五脉仿此。缓甚为狂笑，微缓为伏梁，在心下上下行，时唾血。大甚为喉吩，微大为心痹引背，善泪出。小甚为善哕，微小为消瘅。滑甚为善渴，微滑为心疝引脐，小腹鸣。涩甚为暗，微涩为血溢，维厥，耳鸣，癫疾。

肺脉急甚为癫疾，微急为肺寒热，怠惰，咳唾血，引腰背胸，若鼻息肉不通。谓色白脉毛而急也，余脉仿此。缓甚为多汗，微缓为痿瘘，偏风，头以下汗出不可止。大甚为胫肿，微大为肺痹引胸背，起恶日光。小甚为泄，微小为消瘅。滑甚为息贲上气，微滑为上下出血。涩甚为呕血，微涩为鼠瘘，在颈肢腋之间，下不胜其上，其应善酸矣。

肝脉急甚者为恶言，微急为肥气在胁下，若覆杯。谓色青脉弦而急也，余脉仿此。缓甚为善呕，微缓为水瘕痹也。大甚为内痈，善呕

[1] 诊五邪相干：据目录补入。

衄，微大为肝痹阴缩，咳引小腹。小甚为多饮，微小为消瘅。滑甚为㿗疝，微滑为遗溺。涩甚为溢饮，微涩为瘛挛筋痹。

脾脉急甚为瘛疭，微急为膈中，食饮入而还出，后沃沫。缓甚为痿厥，微缓为风痿，四肢不用，心慧然若无病。大甚为击仆，微大为疝气，腹里大脓血，在肠胃之外。小甚为寒热，微小为消瘅。滑甚为㿗癃，微滑为虫毒蛔蝎腹热。涩甚为肠㿗，微涩为内㿗，多下脓血。

肾脉急甚为骨癫疾，微急为沉厥奔豚，足不收，不得前后。谓色黑脉石而急也，余脉仿此。缓甚为折脊，微缓为洞，洞者食不化，下嗌还出。大甚为阴痿，微大为石水，起脐以下至小腹腄腄然，上至胃脘，死不治。小甚为洞泄，微小为消瘅。滑甚为癃㿗，微滑为骨痿，坐不能起，起则目无所见。涩甚为大痈，微涩为不月，沉痔。黄帝曰：病之六变者，刺之奈何？岐伯答曰：诸急者多寒，缓者多热，大者多气少血。小者血气皆少，滑者阳气盛微有热，涩者多血少气微有寒。是故刺急者，深内而久留之。刺缓者，浅内而疾发针，以去其热。刺大者，微泻其气，无出其血。刺滑者，疾发针而浅内之，以泻其阳气而去其热。刺涩者，必中其脉，随其逆顺而久留之，必先按而循之，已发针，疾按其痏，无令其血出，以和其脉。诸小者，阴阳形气俱不足，勿取以针，而调以甘药也。初详滑者阴气有余，今反言阳气盛，涩者阳气有余，今反言少气多血，恐二脉乃交互间，宜更详之。以上并见邪气脏腑病形篇。

〔垣〕假令肝病实邪，风热相合，风性急，火摇动焰而旋转，其脉弦而紧洪，风热发狂，宜芎黄汤。【批】肝五邪。

羌活　川芎　大黄各一两　甘草半两

上㕮咀，每服半两，水二盏，煎至六分，去渣温服。

虚邪风寒相合，木虚肾恐，拘急自汗，其脉弦紧而沉，仲景云：风感太阳，移证在少阴经中，桂枝加附子汤主之。贼邪风燥相合，血虚筋缩，皮肤皴揭，脉弦浮而涩。仲景云：血虚筋急，桂枝加栝蒌汤主之。微邪风湿相合，体重节痛，脏腑洞泄，脉弦长而缓。仲景云：身体疼痛，下利清谷，急当救里，四逆汤主之。正邪中风，目眩头重，叫怒不出，脉弦紧而长。仲景云：甚则如痫为痓，宜羌活汤。本草云：羌活主痓痫，防风黄芩为佐。小儿为痫，大人为痓。

假令心病实邪，热湿相合，愦愦心烦，热蒸不眠，脾经络于心，心经起于脾，二经相接，故为湿热，脉浮大而缓，足太阴寄证在手太阳，宜栀豉汤。若痞，加厚朴、枳实。虚邪热风相合，妄听妄闻，耳有箫声，胆与三焦之经，同出于耳。铜人云：刺关冲出血，泻支沟。脉浮大而弦，初小柴胡汤，后大柴胡汤。此证是太阳与少阳为病，前客后主也。贼邪热寒相合，胆惕心悬如饥，神怯恐怖，足少阴与手厥阴相接，水中心经，故神怯怖耳。脉大而沉濡，亦在太阳经中。《内经》曰：心虚则热收于内，以黄连附子泻心汤主之。治法云：热多寒少，以热为佐，如寒多热少，加附子、干姜佐之。微邪热燥相合，过饮歌乐，实为热燥，俗言畅饮也。病人言快活，快活是有声歌乐也。以意思浆，是无声歌乐也。脉大而洪涩，白虎汤主之。喘则加人参。正邪热也，脱阳见鬼，躁扰狂越，脉洪实，一呼四至，是八至脉也。小承气汤主之，谓腹不坚大也。【批】心五邪。

假令肺病实邪，燥寒相合，毛耸皮凉，溲多而清，其脉短涩而沉，此证如秋冬宜八味丸，若春夏宜地黄丸。虚邪燥湿相合，微喘而痞，便难而痰，其脉浮涩而缓，枳实理中汤主之。如喘甚加人参。若便难加木香、槟榔各半钱，为极细末，煎下理中丸。贼邪燥热相合，鼻窒鼽衄，血溢血泄，其脉涩而浮大，甚者，桃仁承气汤。徽者，犀角地黄汤。极者，抵当汤。微者，抵当丸。微邪燥风相合，皮燥甲枯，血虚气虚，二脏俱虚，先血后气，其脉浮涩而弦大，养气血药主之。正邪燥自病，其气膹郁，皆属于肺，诸燥有声，其脉浮涩而短，则诸嗽药选而用之。【批】肺五邪。

假令肾病实邪，寒风相合，当藏不藏，故下利纯清。其脉沉滑而弦。仲景云：少阴证，口燥咽干，下利纯清，大承气汤主之。脉沉弦而迟，四肢逆冷者，宜四逆汤等。虚邪寒清相合，咳唾多呻。洒淅寒清无寐，经言燥化清，其脉沉实而涩，酸枣仁汤主之。贼邪寒湿相合，肾为胃关，关闭水溢，关闭不利，水在胃为肿，在肺为喘，及变诸证，其脉沉缓而大。仲景云：大病瘥后，腰下有水气者，牡蛎泽泻汤主之。微邪寒热相合，膀胱热郁，津液枯少，其脉沉濡而大。《内经》曰：水少干涸是也，猪苓汤主之。正邪寒自病，为寒愤用藏，黑痹经沉，其脉沉濡而滑，宜黑痹天麻丸。如证同脉异，微者腑病也，甚者脏病也。【批】肾五邪。

假令脾病实邪。湿燥相合，胃中燥屎，腹满坚痛，其咏缓而长涩，正阳阳明证也，调胃承气汤主之。虚邪湿热相合，热陷胃中，肠漏下血，脉缓而大，黄连解毒汤主之。贼邪湿风相合，呕逆胁痛，往来寒热，脉缓而弦长，小柴胡汤主之。微邪湿寒相合，寒来求湿，身黄而不热，体重而不渴，谓之寒湿。其脉缓沉而滑，术附汤主之。如小便不利者，加茯苓。正邪湿自病，腹满时痛，手足自温，其脉沉涩而长。虚痛，桂枝加芍药汤。实痛，桂枝加大黄汤主之。【批】脾五邪。

胃为十二经之海，十二经皆禀血气滋养于身，脾受胃之禀行其血气也。脾胃既虚，十二经之邪不一而出。假令不能食而肌肉削，乃本病也。其右关脉缓而弱，本部脉也。本部本证脉中，兼见弦脉，或见四肢满闭，淋溲便难转筋一二证，此肝之脾胃病也，当于本经药中加风药以泻之。本部本证脉中，兼见洪大，或见肌热烦面赤，而不能食，肌肉消一二证，此心之脾胃病也，当于本经药中加泻火之药。本部本证脉中，兼见浮涩，或见气短气上喘咳，痰盛皮涩一二证，此肺之脾胃病也，当于本经药中兼泻肺之邪，及补气之药。本部本证脉中，兼见沉细，或见善恐数欠之证，此肾之脾胃病也，当于本经药中加泻肾水之浮，及泻阴火伏炽之药。

弦脉风邪所伤，甘草芍药黄芪建中汤之类，或甘酸之剂皆呵用之。

洪脉热邪所伤，三黄丸、泻黄散、调胃承气汤，或甘寒之剂皆可用之。

脾胃右关其脉缓，如得：缓脉。本经太过，湿邪所伤，平胃散加白术、茯苓，五苓散，或除湿之剂皆可用之。

涩脉燥邪所伤，异功散加当归，四君子汤加熟地黄，或甘温甘涧之剂皆可用之。

沉细脉寒邪所伤，益黄散、养脾丸、理中汤，如寒甚则加附子甘热之剂，皆可用之。

前项所定方药乃常道也，如变则更之。

脾胃不足，不同余脏，无定体故也。其治肝心肺肾，有余不足，或补或泻，惟益脾胃之药为切。经言至而不至。是为不及。所胜妄行，所生受病，所不胜乘之也。至而不至者，谓从后来者为虚邪，心与小肠来乘脾胃也。脾胃脉中见浮大而弦，其病或烦躁闷乱，或四肢发热，或口苦舌干咽干。盖心主火，小肠主热，火热来乘土位，乃湿热相合，故烦躁闷乱也。四肢者，脾胃也，火乘之，故四肢发热也。饮食不节，劳役所伤，以致脾胃虚弱，乃血所生病，主口中津液不行，故口咽千也。病人自以为渴，医者治以五苓散，谓止渴燥而反加渴燥，乃重竭津液，以至危亡也。经云：虚则补其母。当于心与小肠中以补脾胃之根蒂，以甘温之药为之主，以苦寒之药为之使，以酸味为之臣佐。以心苦缓，急食酸以收之，心火旺则肺金受邪，金虚则以酸补之。次以甘温及甘寒之剂，于脾胃中泻心火之亢盛，是治其本也。所胜妄行者，谓心火旺能令母实。母者，肝木也。肝木旺则挟火之势，无所畏惧而妄行也。故脾胃先受之，或身体沉重，走注疼痛，盖热湿相搏，风热郁而不得伸，附丽于有形也。或多怒者，风热下陷于地中也。或目病而生内障者，脾裹血，胃主血，心主脉，脉者血之府也。或云心主血，又云肝主血，肝之窍开于目也。或妄见妄闻，起妄心，夜梦亡人，四肢满闷转筋，皆肝木火盛而为邪也。或生痿，或生痹，或生厥，或中风，或生恶疮，作肾痿，或上热下寒，为邪不一，皆风热不得生长，而木火遏于有形中也，所生受病者，言肺受土火木之邪，而清肃之气伤。或胸满少气短气者，肺主诸气，五脏之气皆不足，而阳道不行也。或咳嗽寒热者，湿热乘其内也。所不胜乘之者，水乘木之妄行，而反来侮土，故肾火下亢，致督任冲三脉盛，火旺煎熬，令水沸腾，而乘脾肺，故痰涎唾出于口也。下行为阴汗，为外肾冷，为足不任身，为脚下隐痛，或水附木势而上，为眼涩，为眵，为冷泪。此皆由肺金之虚，而寡于畏也。夫脾胃不足，是火不能生土，而反抗拒。此至而不至，是为不及也。

白术君　人参臣　甘草佐　芍药佐　黄连使　黄芪臣　桑白皮佐

诸风药皆是风能胜温也，诸甘温药亦可。

心火亢盛，乘于脾胃之位，亦至而不至，是为不及也。

黄连君　石膏佐　芍药佐　知母佐　黄柏臣　甘草使　生地臣　黄芩佐

肝木妄行，胸胁痛，口苦舌干，往来寒热而呕，多怒，四肢满闭，淋溲便难，转筋腹中急痛，此所不胜乘之也。

柴胡君　防风臣　白术佐　羌活佐　独活佐　芍药臣　甘草臣　升麻使　茯苓佐　猪苓泽泻佐　肉桂臣　藁本　川芎　细辛　蔓荆子　白芷　石膏　黄柏　知母　滑石

肺金受邪，由脾胃虚弱不能生肺，乃所生受病也。故咳嗽气短气上，皮毛不能御寒，精神少而渴，情惨惨不乐。皆阳气不足，阴气有余，是体有余而用不足也。

人参君　白术佐　白芍药佐　橘皮臣　青皮破滞气　黄芪臣　桂枝佐　桔梗引用　桑白皮佐　甘草　木香佐　槟榔　五味佐，此三味除客气

肾水反来侮土，所胜者妄行也。作涎及清涕，唾多溺多，而恶寒者是也。土火复之，及三脉为邪，则足不任身，足下痛不能践地，骨乏无力，喜睡，两丸冷，腹阴阴而痛，妄闻妄见，腰脊背胁皆痛。

干姜君　苍术佐　川乌臣，炒，少许　白术臣　肉桂佐　茯苓　泽泻使　猪苓佐　附子佐，炮

〔孙〕按虞部郎中汪奉老疾革，有子可升，当遗表奏荫，召孙至，曰：郎中亡矣，不可治。可升告孙曰：生且固难，如何可延三日，以待奏回。孙曰：郎中之患，肝气将绝，脾土反胜，当后脾土火旺，肝气乃绝。方今日辰巳间，当略泻脾土，使不能胜肝，则木且未绝。三日后，早奏下，当日气绝。孙尚药精究五脏盛衰，类此。

天地之气，内淫而胜为病药方，六气乘虚为病相胜药方，六气之复为病药方，并见运气类注。

卷之五　阴阳脏腑部

治寒热法

〔《素》〕阴胜则阳病，阳胜则阴病。阳胜则热，阴胜则寒。重寒则热，重热则寒。阴阳应象论　下同　阳胜则身热，腠理闭，喘粗，为之俯仰，汗不出而热，齿干以烦冤，腹满死，能冬不能夏。阴胜则身寒汗出，身常清，数栗而寒，寒则厥，厥则腹满死，能夏不能冬。【批】诊治寒热大法。

〔垣〕诸有过，切之涩者，阳气有余也。滑者，阴气有余也。阳气有余，为身热无汗。阴气有余，为多汗身寒，阴阳有余，则无汗而身寒。阴阳不足，则有汗而身热。予补此句，为病之重者，莫大于此，如刀削肌肉，危之甚，不能久矣。按经曰：邪生于阳者，得之风雨寒暑。又曰：阳虚生外寒。阳受气于上焦，以温皮肤分肉之间。今寒气在外，则上焦不通，上焦不通，则寒气独留于外，故寒栗。又曰：阳盛生外热。上焦不通利，则皮肤致密，腠理闭塞，玄府不通，卫气不得泄越，故外热。经曰：邪生于阴者，得之饮食居处，阴阳喜怒。又曰：阴虚生内热。有所劳倦，形气衰少，谷气不盛，上焦不行，下脘不通，胃气热，热气熏胸中，故内热。又曰：阴盛生内寒。厥气上逆，寒气积于胸中而不泻，不泻则温气去，寒独留则血凝，血凝则脉不通，其脉盛大以涩，故中寒。余见针灸门。

〔《灵》〕视其颜色黄赤者，多热气。青白者，少热气。黑色者，多血少气。五音五味篇　经曰：凡诊络脉，脉色青则寒且痛，赤则有热。胃中寒，手鱼际之络多青，胃中有热，鱼际络赤。其暴黑者，留久痹也。其有赤有黑有青者，寒热气也。其青短者，少气也。浮络多青则痛，多黑则痹，黄赤则热，多白则寒，五色皆见其寒热也。余见阴阳通论。

〔《难》〕经云：数则为热，迟则为寒，诸阳为热，诸阴为寒。全文见诊法通论。　经曰：人迎盛则为热，虚则为寒。气口盛则胀满寒中，食不化，虚则热中，出糜少气，溺色变。全文见针灸虚实。寒者热之，热者寒之，微者逆之，甚者从之，逆者正治，从者反治，从少从多，观其事也。帝曰：反治何谓？岐伯曰：热因寒用，寒因热用，塞因塞用，通因通用，必伏其所主，而先其所因，其始则同，其终则异，可使破积，可使溃坚，可使气和，可使必已。全文见治法通论。微者调之，其次平之，盛者夺之，汗之下之，寒热温凉，衰之以属，随其攸利。全文见治法虚实。【批】治分反正。

王注曰：假如小寒之气，温以和之。大寒之气，热以取之，甚寒之气，则下夺之。夺之不已，则逆折之。折之不尽，则求其属以衰之。小热之气，凉以和之。大热之气，寒以取之。甚热之气，则汗发之。发之不已，则逆制之。制之不尽，则求其属以衰之。【批】正治以寒治，热以热治寒。

〔《难》〕阳盛阴虚，下之则愈，汗之则死。此热病也。阳盛生外热，阴虚生内热，用寒药下之。仲景云：桂枝下咽，阳盛则毙。阴盛阳虚，汗之则愈，下之则死。此寒病也。阴盛生内寒，阳虚生外寒，用热药汗之非止发汗也，为助阳也。仲景云：承气入胃，阴盛以广。东垣云：用甘药以助升浮生长之气。

〔《素》〕帝曰：论言治寒以热，治热以寒，方士不能废绳墨而更其术也。有病热者，寒之而热，有病寒者，热之而寒，二者皆在，新病复起，奈何？岐伯曰：诸病寒之而热者取之阴，热之而寒者取之阳，所谓求其属也。王注云：益火之源，以消阴翳；壮水之主，以制阳光。帝日：善。服寒而反热，服热而反寒，其故何也？岐伯曰：治其王气，是以反也。帝曰：不治王而然者，何也？岐伯曰：悉哉问也。不治五味属也。夫五味入胃，各归所喜，故酸先入肝，苦先入心，甘先入脾，辛先入肺，咸先入肾，久而增气，物化之常也。气增而久，夭之由也。至真要大论　下同　王注云：八肝为温，入心为热，入肺为清，入肾为寒，入脾为至阴，而四气兼之皆为增其味而益其气，故久服黄连、苦参而反热者，此其类也。故曰：久而增气，物化之常也。气增不已，则脏气偏胜。气有偏胜，则脏有偏绝，脏有偏绝，则有暴夭者。故曰：气增而久，夭之由也。

〔海〕问寒病服热药而寒不退，热病服寒药而热不退，何也？答曰：启玄子云，热不得寒，是无水也。寒不得热，是无火也。寒之不寒，责其无水。热之不热，责其无火。经云：滋其化源，源既已绝，药之假，焉能滋其真水火也。【批】反治以热治热以寒治寒。

帝曰：脉从而病反者，何如？岐伯曰：脉至而从，按之不鼓，诸阳皆然。王注云：言病热而脉数，按之不鼓动，乃寒盛格阳而致之，非热也。此一节言症属阳脉亦从，症虽幅热而病反寒也。诸阳皆然，谓三阳紧数而不鼓，太阳标本不同之脉也。帝曰：诸阴之反，何如？岐伯曰：脉至而从，按之鼓盛而甚也。王注云：形症皆寒，按之而脉气鼓击，于指下盛，此为热盛拒阴而生病，非寒也。此一节言症属寒，咏亦从，证虽属寒，而病反热也。是故百病之起，有生于本者，有生于标者，有生于中气者。有取本而得者，有取标而得者，有取中气而得者，有取标本而得者，有逆取而得者，有从取而得者。逆，正顺也。若顺，逆也。故曰：知标与本，用之不殆，明知逆顺，正行无问，此之谓也。不知是者，不足以言诊，足以乱经。故大要曰：粗工嘻嘻，以为可知，言热未已，寒病复始，同气异形，迷诊乱经，此之谓也。夫标本之道，要而博，小而大，可以一言而知百病之害。言标与本，易而勿损。察本与标，气可令凋，明知胜复，为万民式，天之道毕矣。六气之病，标本相反者，唯太阳少阴之病为最。盖太阳标阳本寒，少阴标阴本热。王注释诸阳脉至而从为病热脉数者，太阳之标也。按之不鼓为寒盛格阳者，寒水之本与标相反也。释诸阴脉至而从为脉证是寒者，少阴之标也。按之鼓接为热共拒阴者，君火之本与标相反也。是故不知相反者，逆标气之阴阳而正治，则顺本气之寒热而病加。知相反者，顺标气之阴阳而反治，则逆本气之寒热而病愈。故曰：逆，正顺也。知标与本，用之不殆，明知逆顺，正行无问也。

上脉从病反，言症似阳者，脉亦从症似阳，而其病反是寒也。症似阴者，脉亦从症似阴，而其病反是热也。故皆反其脉症施治，如身热微热，烦躁面赤，其脉沉而微者，阴症似阳也。身热者，里寒故也。烦躁者，阴盛故也。面戴阳者，下虚故也。若医者不知脉；误为实热，反与凉药，则气消成大病矣。《外台秘要》云：阴盛发躁，名曰阴躁，欲坐井中，宜以热药治之。故仲景少阴症面赤者，四逆汤加葱白治之。东垣去：寒凉之药入腹，周身之火得水则升走，阴燥之极故欲坐井中。是阴已先亡，医犹不悟，复认为热，重以寒药投之，其死也何疑焉。【批】阴症似阳。

逆气象阳。全文见五脏。

〔垣〕或因吐因呕因嗽，而发燥蒸蒸，身热如坐甑中，欲得去衣，居寒处，或饮寒水，则便如故，振寒复至则气短促速，胸中满闷欲绝。甚则口开目瞪，声闻于外，而泪涕涎痰大作，其发躁须臾而已。如前，六脉细弦而涩，按之而虚，此大寒症也。以辛甘寒甘温之剂大泻南方，北方则愈。

〔《活》〕手足逆冷，大便秘，小便赤，或大便黑色，脉沉而滑者，阳证似阴也。轻者白虎汤，重者承气汤。伤寒失下，血气不通，令四肢逆冷，此是伏热深，故厥亦深，速以大承气加腻粉下之，汗出立愈。盖热厥与阴厥自不同，热厥者，微厥即发热，阴厥即不发热，四肢逆冷恶寒，脉沉细，大小便滑泄。【批】阳症似阴。

上二节言症似阳而脉病属阴，症似阴而脉病属阳，故反其症而治之。盖症似阳而脉病属阴者，世尚能辨。若脉症俱是阴，而病独属阳者，举世莫辨，而致夭折者，滔滔皆是。许学士云：熙宁中邠守迪，因其犹子病伤寒，见其烦渴而汗多，以凉药治之，遂成阴毒，数日卒。迪痛悼之，遂著阴毒形症诀三篇，盖伤世之意深矣。

〔垣〕足太阳膀胱之经，乃热因寒用。且膀胱本寒，其经老阳也。太阳为标，有阳之名，无阳之实，谓其将变阴也。其脉紧而数，按之不鼓而空虚，是外见虚阳，而内有真寒也。故仲景以姜附汤久久熟煎，不温服而寒服之，亦是寒治也。姜、附气味俱阳，加之久久熟煎，取重阳之热，泻纯阴之寒，是治其本也。不温服而寒服，此以假寒治太阳标之假阳也，故为真假相对之治法。因药处治者，当知其脉之空虚，则是内伏阴寒之气，外显热症，大渴引饮，目赤口干，面赤身热，四肢热如火者，此浮阳将绝于外，而内则为寒所拒也。手少阴心之经，乃寒因热用，且少阴之经真阴，其心病根，本是真火也。故曰：少阴经标阴本热，是内则心阳为本，外则真阴为标，其脉沉细，按之洪大紧甚而盛者，心火在内则紧甚洪大，真阴为标，则得脉之沉细，寒水之体也。故仲景以大承气汤，酒制大黄煎成热服之以除标寒，用大黄、芒硝辛苦大寒之气味，以泻本热。以此用药，可以为万世法矣。【批】热因寒用，寒因热用。

〔《素》〕治热以寒，温而行之。五常政大论❶即寒因热用之类。如前大黄、芒硝，大寒之药热服是已。【批】治热以寒。

丹溪治色目妇人恶寒，用八物汤去芎加炒柏治之，反剧，知其病热深，而药无反佐之过也，仍取前药熟炒与之而愈。此治热以寒，借火之力温而行之也。

〔垣〕治热以寒，温而行之有三：皆因大热在身，止用黄芪、人参、甘草此三味者，皆甘温，虽表里皆热，燥发于内，扪之肌热于外，能和之，汗自出而解矣，此温能除大热之至理，一也。热极生风，乃左迁入地，补母以虚其子，使天道右迁顺行，诸病得天令行而必愈，二也。况大热在上，其大寒必伏于内，温能退寒，以助地气，地气者，在人乃胃之生气，使真气旺，三也。

〔《素》〕治寒以热，凉而行之。即热因寒用之类，如用干姜、附子火热之药，须冷服是已。【批】治寒以热。

仲景治少阴病下利脉微者，与白虎汤。利不止，厥逆无脉，干呕烦热，白通加猪胆汁汤主之。此治寒以热，借胆汁之凉而行之也。

〔东垣〕治寒以热，凉而行之有三：北方之人，为大寒所伤，其足胫胀，乃寒胜则浮，理之然也。若火炙汤浴，必脱毛见骨，须先以新汲水浴之，则时见完复矣。更有大寒冻其面或耳，若近火汤，必脱皮成疮，须先于凉房处浴之，少时以温手熨烙，必能完复，此凉而行之，除其大寒之理，一也。大寒之气，必令母实，乃地道左迁入肺，逆行于天，以凉药投之，使天道右迁而顺天令，诸病得天令行而必愈，二也。况大寒在外，其大热伏于地下者，乃三焦包络天真之气所居之根蒂也，热伏于中，元气必伤，在人之身乃胃也，以凉药和之，则元气充盛而不伤，三也。

〔丹〕恶寒非寒恶热非热论　经曰：恶寒战栗者，皆属于热。又曰：战栗如丧神守，皆属

---

❶ 五常政大论：原作“至真要大论”，据《素问》改。

于火。恶寒者，虽当炎月，若遇风霜，重绵在身，如觉凛凛战栗，如丧神守，恶寒之甚也。《原病式》曰：病热症而反觉自冷，此为病热，实非寒也。或曰：往往见有服热药而可愈者，何也？病热之人，其气炎上，郁为痰饮，抑遏清道，阴气不升，病热尤甚。积痰得热，亦为暂退，热势助邪，其病益深。或曰：寒势如此，谁敢以寒凉药与之，非杀而何？予曰：古人遇战栗之症，有以大承气汤下燥粪而愈者。恶寒战栗明是热症，但有虚实之分耳。【批】恶寒非寒。

经曰：阴虚则发热。夫阳在外，为阴之卫。阴在内，为阳之守。精神外驰，嗜欲无节，阴气耗散，阳无所附，遂致浮散于肌表之间而恶热，实非有热，当作阴虚治之，而用补养之法可也。或曰：伤寒恶寒恶热者亦是耶？子曰：若病伤寒者，自外入内，先贤论之详矣，愚奚庸赘。【批】恶热非热。

治发热

〔丹〕火郁当看热在何经，轻者可降，重者则随其性而升之。人虚火盛颠者，用生姜汤，若投以冰水正治之，立死。实火可泻，小便降火极速。有补阴即火自降，炒柏、地黄之类。凡气有余便是火，急甚者必缓之。生甘草兼泻兼缓，参、术亦可。凡火盛者，不可骤用寒凉药，必兼温散之。左金丸治肝火，用黄连六两，吴茱萸一两。阴虚火动，难治。吃酒人发热，难治。不饮酒人，因酒发热者，难治。【批】大法。

一男子二十三岁。因酒发热，用青黛、瓜蒌仁，入姜汁，每日数匙，入口中，三两月而愈。

〔垣〕小儿斑后，余热不退，痂不收敛，大便不行。是谓血燥，则当以阴药治之，因而补之，用清凉饮子，通大便而泻其热。洁古云：凉风至而草木实。夫清凉饮子，乃秋风彻热之剂也。此甘寒泻火也。伤寒表邪入于里，日晡潮热，大渴引饮，谵语狂躁，不大便，是胃实，乃可攻之。夫胃气为热所伤，以承气汤泻其上实，元气乃得周流，承气之名于此具矣。此苦寒泻湿热也。今世人以苦泄火，故备陈之。除热泻火，非甘寒不可，以苦寒泻火非从无益而反害之。故有大热脉洪大，服苦寒剂而热不退者，加石膏。如症退而脉数不退，洪大而病有加者。宜减苦寒，加石膏。如大便软或泄者，加桔梗，食后服之。此药误用，则其害非细，用者旋旋加之。如食少者，不可用石膏，石膏善能去脉数，如病退而脉数不退者，不治。

〔海〕大热而脉反细小，不可下者，泻心汤主之。脉有力，可用之。骨肉筋血皮毛，阴足而热反胜之，是谓实热。【批】热分虚实。

〔垣〕能食而热，口舌干燥，大便难者，实热也，以辛苦大寒之剂下之，泻热补阴。经云：阳盛阴虚，下之则愈。脉洪髂而有力者是已。

〔丹〕人壮气实，火盛颠狂者，可用正治，芒硝、冰水之类饮之。

〔海〕骨痿肉燥，筋缓血枯，皮聚毛落，阴不足而有热疾，是谓虚热。

〔垣〕不能食而热，自汗气短者，虚热也，以甘寒之剂泻热补气。经云：治热以寒，温而行之。脉虚弱无力者是已。

当归补血汤　治妇人肌热，大渴引饮，目赤面红，昼夜不息，其脉洪大而虚，重按全无。《内经》曰：脉虚血虚，脉实血实。又云：血虚发热是也。症象白虎，惟脉不长实难辨也，误服白虎汤必死，此病得于饥困劳役。

黄芪一两　当归二钱，酒洗

上锉作一服，水二盏，煎至一盏，去渣，稍热，空心服之。

补中益气汤　治饮食劳倦所伤，始为热中。盖人受水谷之气以生，所谓清气、营气、运气、卫气、春升之气，皆胃气之别名也。夫胃❶为

---

❶ 胃：原作胃气，据文义改。

水谷之海，饮食入胃，游溢精气，上输于脾，脾气散精，上归于肺，通调水道，下输膀胱，水精四布，五经并行，合于四时五脏阴阳，揆度以为常也。若饮食失节，寒温不适，则脾胃乃伤。喜怒忧恐，损耗元气，脾胃气衰，元气不足，而心火独盛。心火者，阴火也，起于下焦，其系系于心，心不主令，相火代之，相火包络之火，元气之贼也，火与元气不两立，一胜则一负。脾胃气虚，则下流于肾，阴火得以乘其土位。故脾症始得，则气高而喘，身热而烦。其脉洪大而头痛，或渴不止，其皮肤不任风寒，而生寒热。盖阴火上冲，则气高喘而烦热，为头痛，为渴，而脉洪。脾胃之气下流，使谷气不得升浮，是春生之令不行，则无阳以护其营卫，故不任风寒，乃生寒热，此皆脾胃之气不足所致也。然与外感风寒之症，颇同而实异。内伤脾胃，乃伤其气，外感风寒，乃伤其形。伤其外则有余，有余者泻之。伤其内则不足，不足者补之。汗之下之吐之克之之类，皆泻也。温之和之调之养之之类，皆补也。内伤不足之病，苟误认作外感有余之症，而反泻之，则虚其虚也，实实虚虚如此，死者医杀之耳。然则奈何？唯当以辛甘温剂，补其中而升其阳，甘寒以泻其火则愈矣。经曰：劳者温之，损者温之。又曰：温能除大热。大忌苦寒之药，损其脾胃。脾胃之症始得，则热中，今立法治始得之症。

黄芪病甚热甚者，一钱　人参三分，有嗽去之　甘草五分，炙　当归身二分，酒制　橘皮二分　升麻二分　柴胡二分　白术三分

上㕮咀作一服，水二盏，煎至一盏，量气弱气盛，临病斟酌水盏大小，去渣，食远稍热服。如伤重者，不过二服而愈。若病久者，以权立加减法治之。如腹中痛者，加白芍五分，炙甘草三分。恶寒冷痛者，加中桂去皮二分。如恶热喜寒而腹痛者，于已加芍药、甘草中，更加生黄芩三分，或二分。或夏月腹痛而不恶热者，亦然。治时热也。若天凉恶热而痛，于加白芍、甘草、黄芩中更加桂少许。天寒腹痛，去芍药，味酸寒故也。加益智仁三分，或加半夏五分，生姜三片。如头痛加蔓荆子三二分。痛甚者加川芎二分。顶痛脑痛，加藁本三分，或五分。若苦头痛者，加细辛二分。诸头痛者，并用此四味足矣。若头上有热，则此不能治，别以清空膏治之。如脐下痛者，加真熟地五分，其痛立止。如不止者，乃大寒也，更加肉桂去皮三分或二分，《内经》所说小腹痛皆寒症，从复法相报中来也。经曰：大胜必大复。从热病中变而作也，非伤寒厥阴之症也。仲景用抵当汤并丸主之，乃血结下焦膀胱也。如胸中气壅滞，加青皮二分，气促少气者去之。如身有疼痛者属湿，若身重者亦湿，加去桂五苓散一钱。如风湿相搏，一身尽痛，加羌活、防风各五分，升麻、藁本根、苍术各一钱，勿用五苓散。所以然者，为风药已能胜湿，故别作一服与之。如病去，勿再服。以治风之药，大损元气，而益其病故也。如大便秘涩，加当归梢一钱。如闭涩不行，煎成正药，先用一口调玄明粉半钱或一钱，得行则止。此病不宜下，下之恐变成凶症也。如久病痰嗽者，去人参，初病者勿去。冬月、春寒或秋凉时，各宜加不去节麻黄半钱。如春令大温，则加佛耳草三分，款冬花二分。如夏月病嗽，加五味子三分，去心麦冬二分或三分。如舌上白滑苔，是胸中有寒，勿用之。如夏月不嗽，亦加人参三二分。并五味子、麦冬各等份，救肺受火邪也。如病人能食而心下痞，加黄连二分或三分。如不能食而心下痞，勿用。如胁下痛或急缩者，俱加柴胡、甘草。

上一方加减，是饮食劳倦喜怒不节，始病热中则可用之。若末传寒中，则不可用也。盖甘酸适足益其病耳。如黄芪、人参、甘草、芍药、五味之类是也。

〔垣〕气运衰旺图

湿胃化　热小肠长　风胆生　皆陷下不足，先补，则用黄芪、甘草、当归、升麻、柴胡、人参。乃辛甘发散，以助春夏生长之用者也。

土脾形　火心神　木肝血　皆大盛上乘生长之气，后泻，则用甘草梢之甘寒，泻肺火逆于胸中伤气者也。黄芩之苦寒，以泄胸中之热，喘气上奔者也。红花以破恶血。用黄芩大补肾水，益肺气，泻血中火燥者也。

寒膀胱藏气　燥大肠收气　皆大旺，后泻，则用黄芪之甘温，止自汗，实表虚，使不受寒邪。当归之辛温，能润燥，更加桃仁以通幽门闭塞，利其阴路，除大便之难燥者也。

水肾精　金肺气　皆虚衰不足，先补，则用黄柏之苦寒，除湿热为痿，乘于肾，救足膝无力，亦除阴汗阴痿而益精。甘草梢、黄芩补肺气，泄阴火之下行。肾苦气上逆，急食苦以泄之也。

此初受热中常治之法也。非权也。权者临病制宜之谓也。

〔海〕昼热则行阳二十五度。大抵柴胡饮子。夜热则行阴二十五度。大抵四顺饮子。又云一身尽热，或日晡潮热，或夜则行阴发热者，皆血热也。四顺饮子或桃仁承气汤选而用之。当视其由表入里，腹痛血刺痛，腹中有无转矢气之异。平旦发热，热在行阳之分，肺气主之，故用白虎汤以泻气中之火。又云：白虎治脉洪，故抑之使秋气得以下降也。日晡潮热，热在行阴之分，肾气主之，故用地骨皮以泻血中之火。又云：地骨皮散治脉弦，故举之使春气得以上升也。按地骨皮散治虚热方也。【批】实热正治。

气分热：柴胡饮子、白虎汤。【批】热分气血。

血分热：清凉饮子即四顺散、桃仁承气汤。

〔垣〕牵牛味辛烈，能泻气中之湿热，不能除血中之湿热。防己味苦寒，能泻血中之湿热，又通血中之滞塞。柴胡饮子方见劳热。白虎汤方见伤寒。地骨皮散方见骨蒸门。

清凉饮子

大黄蒸　甘草炙　当归洗　芍药洗　各等份

上㕮咀，每服五钱，薄荷十叶，水一盏半，同煎至七分，去渣温服。

桃仁承气汤方见伤寒。

〔丹〕人病脉虚气郁发热。

芍药酒炒、一两二钱五分　香附一两　苍术半两　沙参三钱　甘草一钱五分

上炊饼丸服。

脉滑，肠有宿食，常暮发热，明日复止者，于宿食门求之。湿痿夜热，以三补丸加白芍药为丸。

三补丸方

黄芩　黄柏　黄连　为末，粥糊为丸。

〔洁〕有表而热者谓之表热，无表而热者谓之里热。故苦者以治五脏，五脏属阴而居于内。辛者以治六腑，六腑属阳而在于外。故曰：内者下之，外者发之。又宜养血益阴，身热自除。以脉言之，浮数为外热，沉数为内热。浮大有力为外热，沉大有力为内热。【批】热分表里。

〔仲〕热在上焦者，因咳为肺痿。热在中焦者。为坚。热在下焦者，为尿血，亦令淋闭不通。【批】热分上下。

肘前热者，腰以上热。手前独热者，腰以下热。肘前独热者，膺前热。肘后独热者，肩背热。臂中独热者，腰腹热。肘后以下三四寸热者，肠中有虫。掌中热者，腹中亦热。全文见诊法。

〔海〕三焦热用药大例　上焦热，栀子、黄芩。中焦热，小便不利，黄连、芍药。下焦热，黄柏、大黄。

上焦热：清神散、连翘防风汤、凉膈散、龙脑饮子、犀角地黄汤。

中焦热：小承气汤、调胃承气汤、洗心散、四顺清凉饮、桃仁承气汤。

下焦热：大承气汤、五苓散、立效散、八正散、石苇散、四物汤。

身热脉洪无汗多渴者，热在上焦，宜桔梗汤。【批】肘独热多渴咽肿目赤口疮属上热。

桔梗　连翘　山栀　薄荷　黄芩　甘草各等份

上为粗末，竹叶白水煎，温服。汗之，热服。春倍加防风、羌活。夏倍加黄芩、知母。季夏淫雨倍加羌活。秋加桂五钱。冬加桂一两。亦可以意消息，随症增损而用之。

〔《局》〕**清神散** 消风壅，化痰涎，治头目眩面热。

檀香锉 人参去芦 羌活去苗 防风去芦。各一两 薄荷去士 甘草 荆芥穗各二两 石膏研，四两 细辛去苗，焙五钱

上为末，每服二钱，沸汤点服，或入茶末点服。此方虚热可用。

龙脑饮子 治蕴积邪热，咽喉肿痛，眼赤口疮，心烦鼻衄。丹溪云：上中二焦药也。

砂仁 栝楼根各三两 藿香叶二两四钱 石膏四两 甘草蜜炙，六两 栀子微炒，十二两。

上为末，每服二钱至三钱，用新汲水入蜜调下。

〔无择〕**加减凉膈散** 退六经热。丹溪云：凉膈散，心肺脾胃也。

〔易老〕凉膈散减大黄、芒硝，加桔梗、甘草，一法加防风，同为舟楫之剂，浮而上之。治胸膈中与六经之热。以手足少阳之气俱下膈，络胸中，三焦之气同相火游于身之表，膈与六经乃至高之分，此药浮载亦至高之剂，故施于无形之中，随高而走，去胸膈中及六经之热也。

凉膈散❶ 栀子仁一两五钱 芒硝半两 连翘 薄荷 黄芩 甘草各一两半 大黄五钱

上为粗末，每一两，水二盏，竹叶七片，同煎至一盏，去渣，入蜜少许，食后服，加姜煎亦得。去六经热，减大黄、芒硝，加桔梗、甘草、人参、防风。治肺经邪气，咳嗽有痰，加半夏。凉膈与四物汤各半服，能益血泄热，名双和散。钱氏去连翘，加藿香、石膏，为泻黄散。

〔《本事方》〕治大人小儿五脏积热，烦躁多渴，唇裂喉闭，目赤鼻颔结硬，口舌生疮，阳明症伤寒，发狂见鬼谵语，大小便闭，一切风壅，并皆治之。

山栀仁 甘草 赤芍药各一两 大黄 朴硝 连翘 薄荷净叶 干葛各二两

上为散，每服二钱，水一盏，入竹叶七片，蜜三匙，同煎至七分，去渣食后服，唯阳明症伤寒忌下。此药《局方》亦载，缘味数与用药大段不同。予一侄妇忽患热病欲死，付之一服立效，后来累服累验，幸毋忽。

又方

白术 荆芥 赤芍药各三两 大黄 车前子生用 木通 甘草 当归各二两

上为细末，大便秘结，米泔调空心服三钱。上膈壅热，或生赤丹，或生痈疖，用水二盏，煎六分。若小便结如淋状。用芦根打碎洗净，煎汤下。五心烦热，用生姜一片，同煎服效。

小承气汤方见伤寒。 调胃承气汤方见伤寒。 四顺饮子方见前气血。 桃仁承气汤方见伤寒。 大承气汤方见伤寒。

立效散 治下焦结热，小便黄赤，淋闭疼痛，或出血。【批】掌中热胃实，膈烦属中热。

山栀炒，半两 瞿麦穗一两 甘草炙，三分

上为末，每服五钱，水一碗，入连须葱根七个，灯心五十茎，生姜七片，同煎至七分温服。

石苇散 治膀胱有热，水道淋涩，或尿如豆汁，及出砂石。【批】手独热大小便涩闭。血痔属下热。

石苇 木通 滑石 王不留行各二两 甘草梢一两 当归 白术 瞿麦 芍药 葵子各三两 黄芪二两

上为细末，每服煎汤调下，空心服。

经云：胃足阳明之脉，气盛则身以前皆热。当取足三里等穴。全文见刺灸。

〔《素》〕帝曰：人有四肢热，逢风寒如炙如火者，何也？岐伯曰：是人者阴气虚，阳气

❶ 凉膈散：方名原缺，据方药组成补。

盛。四肢者阳也，两阳相得，而阴气虚少，少水不能灭盛火，而阳独治。独治者，不能生长也，独胜而止耳。逢风如炙如火者，是人当肉烁也。见逆调论。【批】身前热属阳明，四肢热属阳盛阴虚。

〔仲〕三物黄芩汤　治妇人四肢烦热。方见产烦。

〔丹〕治手足心热。用东垣火郁汤方见后火郁热条。【批】手足心热属火郁。

治手足心热，此方神妙。

栀子　香附　苍术　白芷　半夏　川芎

上用神曲糊丸。

〔垣〕身热有五不同论五脏有邪，各有身热，其状各异。以手扪摸有三法：以轻手扪之则热，重按之则不热，是热在皮毛血脉也。重按至筋骨之分，则热蒸手极甚，轻摸之则不热，是热在筋骨间也。轻手扪之则不热，重手加力按之亦不热，不轻不重按之而热，是热在筋骨之上，皮毛血脉之下，乃热在肌肉也。此谓三法，以三黄丸通治之。细分之，则五脏各异矣。【批】热分五脏。

肺热者，轻手乃得，微按全无，瞥瞥然见于皮毛上，为肺主皮毛故也。日西尤甚，乃皮毛之热也。其症必见喘咳，洒淅寒热。轻者泻白散，重者凉膈散、白虎汤之类治之，及地黄地骨皮散。

心热者，心主血脉，微按至皮肤之下，肌肉之上，轻手乃得，微按至皮毛之下则热，少加力按之则全不热，是热在血脉也。日中太甚，乃心之热也。其症烦心、心痛，掌中热而哕。以黄连泻心汤、导赤散、朱砂丸、安神丸、清凉散之类治之。

脾热者，轻手扪之不热，重按至筋骨又不热，不轻不重在轻手重手之间，此热在肌肉，遇夜尤甚。其症必怠惰嗜卧，四肢不收，无气以动。以泻黄散、调胃承气汤治实热用之。人参黄芪散、补中益胃汤治中虚有热者用之。

肝热者，按之肌肉之下，至骨之上，乃肝之热。寅卯间尤甚者，其脉弦，其病四肢满闷，便难转筋，多怒多惊，四肢困热，筋痿不能起于床，泻青丸、柴胡饮之类治之。两手脉弦者，或寅申发者，皆肝热也，俱宜用之。

肾热者，轻按之不热，重按之至骨，其热蒸手，如火如炙。其人骨苏苏然如虫蚀其骨。困热不任，亦不能起于床，滋肾丸、六味地黄丸主之。以脉言之则轻按之如三菽之重，与皮毛相得而数者，肺热也。如六菽之重，与血脉相得而数者。心热也，如九菽之重，与肌相得而数者，脾热也。如十二菽之重，与筋相得而数者，肝热也。按之至骨举指来疾而数者，肾热也。

黄连泻心火，木通泻小肠火，黄芩泻肺火，黄芩泻大肠火，柴胡泻肝火，黄连佐之。柴胡泻胆火，亦佐以黄连。白芍药泻脾火，石膏泻胃火，知母泻肾火，黄柏泻膀胱火。一日泻龙火。

〔海〕皮肤如火燎，而以手重取之不甚热，肺热也。目白睛赤，烦躁引饮，单与黄芩一物汤。【批】热在皮毛，日西甚喘咳，属肺。

〔丹〕**清金丸**　伐脾肺火。

黄芩为末，粥丸。又名与点丸。

上二方泻肺中血分之火，泻白散泻肺中气分之火。

〔钱〕泻白散方见治虚实法五脏条。凉膈散白虎汤方俱见前。

泻心汤　泻丁。方见治虚实法五脏条。

〔丹〕**抑青丸**　伐心经之火，须审虚实用之。

黄连为末，粥丸。

〔《本事方》〕治心热，千金地黄丸。【批】热在血脉，日中甚烦心掌热属心。

黄连四两。为粗末　生地半斤，研取汁，连渣并二味拌匀，晒干

上为细末。炼蜜丸，如桐子大。每服三十丸，食后门冬汤下。

门冬丸　治心经有热。

麦冬一两　黄连半两

上为细末，蜜丸，如桐子大。食后熟水下三十丸。

〔海〕**清心丸**　治热

黄柏二两，生　麦冬一两　黄连一两　龙脑一钱

炼蜜丸，如桐子大。每服十丸，临卧门冬酒下，或薄荷汤亦得。

〔钱〕导赤散　泻丙。方见治虚实法五脏条。

〔海〕**火府丹**　丙丁俱泻。

黄芩一两　黄连一两　生地二两　木通三两

为细末，炼蜜如梧子大。每服二三十丸，临卧温水下。

〔钱〕泻黄散方见治虚实法五脏条。　调胃承气汤方见伤寒。泻青丸方见治虚实五脏条。

当归龙荟丸【批】热在两胁，寅卯甚多怒多惊，属肝。

当归焙　草龙胆　山栀　黄连　黄柏　黄芩各一两　大黄　芦荟　青黛各半两　木香二钱半　麝香半钱，另研

上为末，炼蜜丸，如小豆大，小儿如麻子大。生姜汤下二三十丸。忌发热诸物。兼服防风通圣散。

〔丹〕**回金丸**　伐肝经火，亦审虚实用之。

黄连六两　吴茱萸一两

上为末，粥丸。

佐金丸　佐肺金以伐肝木之邪。

片芩六两　吴茱萸一两

上为末，蒸饼丸。

〔垣〕**滋肾丸**【批】热在腰或痛属肾。

黄柏二两，酒洗，焙　知母二两，酒洗，焙　肉桂二钱

上为末，熟水丸，如鸡头大。每服百丸，加至二百丸，白沸汤下，空心服。

治肾热诸方并见劳瘵。

〔《灵》〕胃中热，则消谷，令人悬心，善饥，脐以上皮热，肠中热，则出黄如糜，脐以下皮热。师传篇　胃居脐上，故胃热则脐以上热。肠居脐下，故肠热则脐以下热。如肝胆居胁，肝胆热则当胁亦热。肺居胸背，肺热则当胸背亦热。肾居腰，肾热则当腰亦热。可类推也。【批】热分肠胃，脐上热属胃，脐下热属肠。

〔洁〕暴热者。病在心肺。积热者，病在肾肝。暴热者，宜《局方》雄黄解毒丸。积热者，宜《局方》妙香丸。暴者，上喘也，病在心肺，谓之高喘，宜木香金铃子散。上焦热而烦者，宜牛黄散。有病久憔悴，发热盗汗，谓之五脏齐损，此热劳骨蒸之病也。瘦弱虚损，烦喘肠澼下血，皆蒸劳也，治法宜养血益阴，热能自退。此谓不治而治也，钱氏地黄丸主之。【批】热分暴久。

雄黄解毒丸　治上膈壅热，痰涎不利，咽喉肿痛，赤眼痈肿。方见喉痹。

〔《保》〕**木香金铃散**　治暴热心肺，上喘不已。【批】暴热肺。

大黄五钱　金铃子去核　木香各三钱　轻粉少许　朴硝二钱

上为末，柳白皮煎汤调下，食后三四钱，以利为度。

牛黄散　治上焦热而烦，不能卧睡。

山栀　大黄　郁金各半两　甘草

上为末，每五钱，水煎温服，微利则已。

〔《局》〕**妙香丸**丹溪云：疏决肠胃，制伏木火之剂。【批】积热肾肝。

辰砂水飞，八两　龙脑　腻粉研　麝香研。各八两　牛黄半两　金箔九十片，研　巴豆三百十五粒，去皮心膜，炒熟，研如泥，去油

上合研匀，用净黄蜡六两，入白矾七钱半，同炼蜜匀为丸，每两作三十丸，米饮吞下。如要药速行，即用针刺一眼，入冷水浸少时服之。

久热属劳瘵，治法见瘵门。【批】久热五脏齐损。

诸热分而言之，则有气血表里上下五脏之

异。合而言之，则气热、表热、上焦热、心肺热，皆属阳而治相类；血热、里热、下焦热、肾肝热，皆属阴而治亦相类。中焦与脾热亦然。

〔罗〕通治热气，用黄连解毒汤治大热甚，烦躁错语不得眠。

黄连七钱半　黄柏　山栀各半两　黄芩一两

上㕮咀，每服五钱，水煎去渣热服，如未效再服。

〔海〕前方中加防风、连翘，为金花丸，治风热。加柴胡，治小儿潮热。与四物相合各半为汤，治妇人潮热。

〔垣〕**三黄丸**　治丈夫妇人三焦积热。上焦有热攻冲，眼目赤肿，头项肿痛，口舌生疮。中焦有热，心膈烦躁，饮食不美。下焦有热，小便赤涩，大便秘结。五脏俱热，即生痈疖疮痍。及治五般痔疾，粪门肿痛，或下鲜血。丹溪云：此三焦药也。

黄连净　黄芩去芦　大黄各十两

上为细末，炼蜜丸，如桐子大，每服三十丸，熟水吞下。视脏腑虚实加减服之，小儿积热亦宜服。

〔《本事》〕**紫雪**　治脚气毒遍内外，烦热不解，口中生疮，狂易叫走，瘴毒。及解诸热药毒卒黄等毒，并蛊魅野道热毒。又治小儿惊痫热病。丹溪云：此心脾肝肾胃经之药。

寒水石　石膏　磁石　滑石以上四味，各三斤，捣为细末，用水一石，煎至五斗，去渣，入后药　玄参一斤，洗，焙切　沉香　羚羊角　犀角　青木香　升麻各五两　丁香一两。甘草八两。以上八味，捣为末，入前药汁中，再煮取一斗五升，去渣，入下项二味药　朴硝　硝石好者二斤。以上二味，入前药汁中，微火煎，不住手将柳木棍搅，候七八升许，投在盏中半日后欲凝，方入下项二味药　辰砂三两，细研　麝香真者一两二钱，乳研，以上二味入前药汁中，拌调令匀。

合成后，窨二日，每服一钱或二钱，冷水食后调服。大人小儿子细加减。《局方》又用黄金一百两。

〔垣〕阴覆乎阳，火不得伸，宜汗之。经曰：体若燔炭，汗出而散者是也。脉弦而数者，此阴气也，宜风药升阳以发火郁，则脉数峻退矣。凡治此病，脉数者当用黄柏，少加黄连、柴胡、苍术、黄芪、甘草，更加升麻，得汗则脉必下，乃火郁则发之意也。

柴胡升阳汤　治男妇四肢发热，肌肉热，筋痹热，骨髓中热，发如火燎火烧，扪之令人亦热。四肢主属脾，脾者土也。热伏地中，此病多因血虚而得。又因胃虚过食冷物冰水无度，郁遏阳气于脾土之中。经曰：火郁则发之。

升麻　葛根　独活　羌活各半两　防风二钱半　甘草生，二钱　柴胡五钱　炙甘草二钱　人参半两　白芍药半两

上㕮咀，每服半两，水三大盏，煎至一盏，去渣，稍热服。忌冷物冰水月余。

〔《垣》〕**火郁汤**　治五心烦热，是火郁于地中。四肢土也，心火下陷，在脾土之中，故宜升发火郁。丹溪云：治手足心热，用东垣火郁汤。又手足心热，方见前手足心热条。

升麻　葛根　防风　柴胡根　炙甘草　白芍药各五钱

上㕮咀，每服三四钱，水二大盏，入连须葱白三寸，煎去渣，稍热服。

运气　发热有三：

一曰火热助心实而热。经曰：岁火太过，炎暑流行，病甚则身热骨痛而为浸淫。又曰：少阳所至为疡疹身热。又曰：少阴司天，客胜则头痛，是少阳之发热，治以诸寒是也。

二曰寒邪攻心虚而热。经曰：岁水太过，寒气流行，民病身热，烦心躁悸，阴厥。又曰：岁金不及，炎火乃行，寒复则阴厥，且格阳反上行发热。又曰：少阳在泉，主胜则热反上行，热发格中而呕。盖主胜者谓冬寒胜少阳之客热，治以诸热是也。

三曰风扇火及寒湿郁火而热。经曰：太阳

司天之政，初之气，气乃大温，民病身热头痛，是风扇阳而热也，治宜清之。又云：四之气，风湿交争，民病大热少气。又云：少阳司天之政，二之气，火反郁，白埃四起，民病头痛身热。是寒湿郁火而热，治视寒热少多其制是也。

〔《灵》〕黄帝曰：刺节言彻衣，夫子乃言尽刺诸阳之奇输，未有常处也，愿卒闻之？岐伯曰：是阳气有余，而阴气不足。阴气不足则内热，阳气有余则外热，内热相搏，热于怀炭，外畏绵帛近，不可近身，又不可近席。腠理闭塞，则汗不出，舌焦唇槁，腊干嗌燥，饮食不让美恶。帝曰：善。取之奈何？岐伯曰：取之于其天府大杼三痏，又刺中膂以去其热，补手足太阴以去其汗，热去汗稀，疾于彻衣。刺节真邪篇。火热在上，推而下之，从下上者，引而去之。

〔《甲》〕身热，胸胁痛，不可反侧，颅息主之。嗜卧，身体热，不能动摇，大湿，三阳络主之。

〔海〕两手太热为骨厥，如在火中，可灸涌泉穴三壮立安。

〔《撮要》〕手心发热：鱼际卧针向后三分、少府三分。脚心发热，湿痒：束骨先泻后补灸。足底发热，脚核疼：公孙半寸泻。

〔《素》〕脉浮而涩，涩而身有热者死。通评虚实论　热而脉静者难治。玉机真藏论　脉盛，汗出不解者死。脉虚，热不止者死。详见伤寒发热。

劳瘵骨蒸热

〔《玄》〕虚者，皮、毛肌肉筋脉骨髓气血津液不足也。若男女终日劳役，神耗力倦，饥饱越常，喜怒忧思，形寒饮冷，纵欲恣情。《素问》曰：今人未及半百而衰者，以酒为浆，以安为常，醉以入房，以欲竭其精，以耗散其真，根源从此而虚竭矣。五脏腑如何不弱，五劳六极七伤从此而始。何谓五劳？心劳血损，肝劳神损，脾劳食损，肺劳气损，肾劳精损。六极谓筋、脉、肉、皮、毛、骨瘁损，是谓六极。七伤《难经》言之甚详，伤形与气，谓之七伤。总而言之，为虚是也。大抵五行六气，水特五之一耳。夫一水既亏，岂能胜五火哉，虚劳等症蜂起矣。其体虚者，最易感于邪气。当先和解，微利微下之，从其缓而治之，次则调之。医者不知邪气加之于身而未除，便行补剂，邪气行补，遂入经络，致死不治。如此误者，何啻千万。良可悲哉！《内经》中本无劳症之说，其曰劳者温之，温者温存之义。不足者，补之以味，谷肉菜果，百味珍羞，无非补也。今之医者，不通其法，唯知大补之道，轻则当归、鹿茸、雄、附，重则乳石、丹砂，加之以灼艾补燥其水，水得热愈涸，生火转甚。少而成嗽痰血，潮热烦渴喜冷，此则热症明矣。重则失音，断不可救。犹且峻补不已，如此死者，医杀之耳。及遇良工，治验而以清剂解之，不合病人之意，反行怪责，及闻发表攻里之说，畏而不从，甘死于庸工热补之手，虽死不悔，深可悯也。夫凉剂能养水清火，热剂能燥水补火，天下之事，无出乎理。理既明，何患疾之不安。劳为热症明矣，还可补乎。惟无邪无热无积之人，脉举按工无力而弱者，方可补之。又必察其胃中及右肾二火亏而用之。心虚则动悸恍惚，忧烦少色，舌强，宜养荣汤、琥珀定神丸之类，以益其心血。脾虚面黄肌瘦，吐利清冷，腹胀肠鸣，四肢无力，饮食不进，宜快胃汤、进食丸之类，以调其饮食。肝虚目昏筋脉拘挛，面青恐惧，如人将捕之状，宜牛膝益中汤、虎骨丹之类，以养助其筋脉。肺虚呼吸少气，喘乏咳嗽，嗌干，宜枳实汤加人参、黄芪、阿胶、苏子，以调其气。肾虚腰背脊膝厥逆而痛，神困耳鸣，小便频数，精漏，宜八味丸加五味子、鹿茸，去附子，用山药等丸，以生其精。

〔丹〕劳瘵主阴虚、痰与血病。虚劳渐瘦属火，阴火消铄，即是积热，宜照后法治之。

草还丹　治阴虚骨蒸。

用青蒿一斗五升，童便三斗，文武火熬，约童便减至二斗，去蒿，再熬至一升，入猪胆七个，再熬数沸。用甘草末收和为丸，梧子大，每服五十丸。

治劳病，四物汤加竹沥，入小便。阴虚发热，四物汤加黄柏，降火补阴，甚者加龟板。

〔张文仲〕治骨蒸方。

生地黄一升，捣取汁尽分再服。利则减之，以身凉为度。

上丹溪论劳瘵主乎阴虚者。盖自子至巳属阳，自午至亥属阴，阴虚则热在午后子前。寝属阳，寐属阴，阴虚则汗从寐时盗出也。升属阳，降属阴，阴虚则气不降，气不降则痰涎上逆，而连绵吐出不绝也。脉浮属阳，沉属阴，阴虚则浮之洪大，沉之空虚也。此皆阴虚之症，用四物、竹沥，又加炒柏、龟板，皆补阴降火之剂。又须远嗜欲，薄滋味，静心调养，以助之也。

〔丹〕阴虚发热，四物汤加黄柏。兼气虚者，加参、芪、白术。

御院琼玉膏 滋血补气，延年益寿。

人参三十六两，去芦须。研为净末 白茯苓二十四两，去皮，研为细末 生地黄十六斤，捣取汁，以尽为度，去渣 蜜六斤

上和匀，入银石器瓶中。内用油纸，外用竹箬，包以软篾，缚紧瓶口，入重汤内悬胎煮之。用桑柴文武火不住手三昼夜，入井中浸一日夜出火毒。又煮一日，出阴毒，取出。每早空心用酒或白汤调下。

〔罗〕**清神甘露丸** 治男子妇人虚劳不足，大骨枯，大肉陷皆治之。

生地汁 白莲藕汁 生乳汁生用

上三味等份，用砂石器内，以文武火熬成膏子，用后药：

人参 白术 黄连 黄芪 五味子 胡黄连

上各等份为细末，以前膏子和剂，丸如桐子大。每服五十丸，人参汤下。

〔海〕**黄芪膏子煎丸**

人参 白术各一两半 柴胡 黄芩各一两 白芷 知母各半两 甘草半两，炒 鳖甲一两，手大者，酥炙 黄芪半斤，为粗末，用水二斗，熬一斗，去渣再熬，令不住手搅成膏，至半斤，入白蜜一匙，饧一两，再熬令熟，放冷丸药

上为末，用黄芪膏和匀丸，每早白汤服下。呼吸少气，懒言语，无力动作，目无睛光，面色㿠白，皆兼气虚也。

〔丹〕**补天丸** 治阴虚骨蒸发热，形羸瘦者。

紫河车洗净，用布绞干，用补肾丸药末捣细焙干，再碾为末，酒煮米糊为丸。梧子大。每服七八十丸，热汤下。夏月加五味子。紫河车，即初生男子胞衣也。

补肾丸 治阴虚有痰，膈不清者。

龟板一两半，酥炙 黄柏一两半，炒 牛膝二两 干姜二钱 陈皮半两

上为末，姜汁打糊丸，每服七八十丸。

治酒色过伤少阴。

黄柏一两半，炒 黄芩半两，炒 地黄一两 龟板五两，酒炒

夏加砂仁三钱，五味五钱。冬加干姜炒黑三钱。用炊饼为丸，食前白汤服三五十丸。《丹溪心法》以地黄作黄柏。

〔洁〕**地黄丸** 治久新憔悴，寝汗发热，五脏齐损，瘦弱虚烦，肠澼下血，骨蒸，痿弱无力，不能运动。东垣云：治脉沉而虚者。

熟地八两 山茱萸净肉 山药各四两 牡丹皮 茯令 泽泻各三两

上为细末，炼蜜丸，桐子大。空心温酒服五十丸。

〔垣〕或问钱氏地黄丸补肾，又曰补肝，何也？曰：然，手厥阴心主包络，足厥阴肝经，俱治在下焦。经云：不足者滋其化源。故肝肾之病同一治法，此地黄丸补二经之意也。海藏云：若加五味为肾气丸，此滋肺之源以生肾水。

〔《保》〕黑地黄丸加五味子，为肾气丸治阳盛阴衰，脾胃不足，房室虚损，形瘦无力，

面多青黄，而无常色，此补气益胃。

苍术一斤，油浸　熟地一斤　五味子半斤　干姜秋冬一两，夏半两，春七钱

上为细末，枣肉丸梧子大。食前米饮，或酒服百丸。治血虚久痔甚妙。经曰：肾若燥，急食辛以润之。此药开腠理，生津液通气。又五味子酸以收之，此虽阳盛而不燥热，乃是五脏虚损于内，故可益血收气，此药类象神品方也。

治阳盛心肺不足，宜八味丸。四肢弱无力多困，未知阴阳先损，夏可用地黄丸，春秋宜肾气丸，冬宜八味丸。

〔云岐〕鸡苏丸　治嗽血。方见咳唾血。

上治肺肾虚。盖肝心属阳，肺肾属阴，阴虚则肺肾虚矣。肾虚者从房室中来，其症或腰酸腰痛，或足酸足痿足热，或遗精白浊是也。肺虚者，或咳嗽或吐血是也。治肾虚四方，前二方龟板、黄柏为君，有痰无痰皆可用。后二方地黄为君，无痰可用，痰多而膈不清者宜审之。治肺虚咳嗽唾血者，方法浩大，另立咳嗽唾门也。

〔丹〕虚劳皆积热做成。始健时，可用子和法。后日羸惫，四物汤加减，送消积丸，使热不作也。蒸蒸发热，积病最多。小陷胸汤，治湿痰发热极妙。方见伤寒部结胸门。

退实热劳积痰。

鳖甲　龟板　侧柏　瓜蒌仁　半夏　黄连　黄柏

上为末，炊饼丸。

又湿痰发热。

黄芩炒　黄连炒　香附生　苍术

上为末，瓜蒌瓤为丸。

青礞石丸方见咳嗽。河间人参半夏丸方见咳嗽。

〔丹〕治施官人，年三十余，不可劳动，劳动则发热，脉洪而大在右手，短而涩在左手。予谓此必酒痰成湿伤血。又问之，遇少劳则喘乏力，小便或赤或白。

当归　黄芪　人参各五分　芍药一分　白术二分半　川芎五分　木通三分　黄芩三分　陈皮五分　厚朴五分　炙甘草二分　煎汤下青礞石丸。

〔罗〕**柴胡饮子**　解一切肌骨蒸热，寒热往来，及伤寒发汗不解，或汗后余热劳复，或妇人经病不快。产后但有如此之症，并宜服之。

黄芩　甘草炙　大黄　芍药　柴胡　人参　当归　各半两

上㕮咀，盖三片，煎热服。

〔《保》〕**防风当归饮子**　治烦热皮肤索泽。食后煎服，空心，宜以此饮下地黄丸。

柴胡　人参　黄芩　甘草　防风　大黄　当归　芍药各半两　滑石二钱

上㕮咀每服五钱，水一盏半，姜三片，煎七分，温服。如痰嗽加半夏。如大便黄米谷完出，惊悸，溺血，淋闭，咳血衄血，自汗头痛，积热肺痿，后与大金花丸。

大金花丸

黄柏　黄芩　黄连　山栀各八两

上为细末，水丸小豆大，每服一百丸，温水下，日二三服。或大便实，加大黄。自利，如中外热者，此药作散煎服，名解毒汤。或腹痛呕吐欲作利者，每服解毒汤半两，加半夏、茯苓、厚朴各三钱，姜三片。如白脓后重，下利后重者，加大黄三钱。

麦煎散　治少男室女骨蒸，妇人风血攻疰四肢。

赤茯苓　当归　干漆　鳖甲醋炙　常山　大黄煨　柴胡　白术　生地　石膏各一两　甘草半两

上为末，每服三钱，小麦五十粒，水煎，食后临卧服。若有虚汗，加麻黄根一两。东坡云：此黄州吴判官疗骨蒸黄瘦，口臭肌热，盗汗极效。吴君宝之，不肯妄传。

当归龙荟丸　治肝有积痰污血。结热而劳瘵者。其太冲脉必与冲阳脉不相应，宜以补阴药吞此丸神效。方见前。

上劳瘵兼痰积，其症腹胁常热，手足头面则于寅卯时分乍有凉时者是也。若顽痰胶固难治者，必以吐法吐之，或沉香滚痰丸、透膈丹之类下之。又甚者，或用倒仓法。若痰积闭塞经脉，则太冲脉与冲阳寸口脉数而不相应者，极难治。自阴虚条至此，凡六法，但患劳者，罕能脱此六法。自此以后数法，宜审而行之，无其病，莫妄施也。

〔世〕治骨蒸热，神效。

前胡一钱　柴胡二钱　胡黄连一钱　猪脊髓一条　猪胆一个

上水煎，入猪胆汁服之。

〔石〕**地骨皮枳壳散**　治骨蒸壮热。肌肉消瘦，少力多困，夜多盗汗。

地骨皮　秦艽　柴胡　枳壳　知母　当归　鳖甲醋炙黄

上等份为末，水一盏，桃柳枝头各七个，姜三片，乌梅一个，去渣临卧服。

〔罗〕**秦艽鳖甲散**　治骨蒸壮热，肌肉消瘦，舌红颊赤，目倦盗汗。

柴胡　地骨皮各一两　秦艽　知母　当归各半两　鳖甲一两。去裙襕，醋炙

上为粗末，每服五钱，水一盏，入乌梅一个，青蒿五叶，同煎至七分，去渣温服，临卧空心各一服。

人参地骨皮散　治脏中积冷，营中热，按之不足，举之有余，阴不足而阳有余也。

茯苓半两　知母　石膏各一两　地骨皮　人参　柴胡　生地各一两五钱

上㕮咀，每服一两，生姜三片，水煎细细服。

人参柴胡散　治邪热客于经络，肌热痰嗽，五心烦躁，头目昏痛，夜有盗汗。及妇人虚劳骨蒸尤宜。

白茯苓　人参　白术　柴胡　当归　半夏曲　干葛　甘草炙　赤芍药以上各一两

上为细末，每服三钱，姜四片，枣三枚，水煎带热服。许学士云：但有劳热症皆可服，热退即止。大抵透肌葛根第一，柴胡次之，其方多黄芩半两。

上四方，治虚损复受邪热，皆宜用柴胡。《衍义》云；柴胡《本经》并无一字治劳，今人方中，治劳鲜有不用者，误人甚多。常原病劳有一种真脏虚损，复受邪热，因虚而致劳。故曰：劳者牢也，当斟酌之。如经验方治劳热青蒿煎丸，用柴胡正宜，服之无不效，热去即须急已。若无邪热，得此愈甚，虽至死，人亦不怨。王海藏云：苟无实热，医取用之，不死何待？后之用柴胡者，宜审诸。又大忌芩、连、柏，骤用纯苦寒药，反泻其阳。但当用琼玉膏之类，大助阳气，使其复还寅卯之位，微加泻阴火之药是也。

火郁汤方见前。　**柴胡升阳汤**方见前。

上二方治重阴覆其阳，火不得伸，或洒洒恶寒，或志意不乐，或脉弦数，或四肢五心烦热是也。病去即已，不可过剂。服寒凉药，症虽大减，脉反加数者，阳郁也。大忌寒凉，宜升宜补，犯之死速。

〔海〕问两手寸关弦，病脾弱，火胜木旺，土亏金铄，当作何治？答曰：不治标本，从乎中治。木标也，土本也，火中也。烁金亏土旺木者，皆火也，钱仲阳安神丸主之，山蓣、麦冬益金之气，金益则气旺而木自平。寒水石、牙硝，火中添水，使化为湿热也。湿热为季夏之令，非土而何？故用朱砂以坠火下行，将退与子，权行湿令也，故脉弦得除而土自旺。秋喘，加人参、丹砂等，夏则不加。养气者，加沉香。欲发汗者，临卧先与白粥一盏，后药之则汗也。寒热神少振摇。小便淋或多，或大便走，完谷不化，口干舌缩，唇吻有疮，心下痞，大渴引饮，恶干喜湿，目花，四肢无力，怠惰嗜卧，食不入，皮肤燥涩，面色黧黑，肌肉消铄，胸腹中急，额上汗者，法宜泄火、益湿、补气。脉弦浮沉者同治，以安神丸主之。方见治虚实。气不化，小便不利，湿润肌滑，热蒸阴少，气不化。气走小便利，自汗肌燥涩，为

迫津液不能停，离珠丹主之。方见虚实。弦数者，阳陷于内，从外而之内也。弦则带数，甲经于乙。紧则带洪，壬经于丙。若弦虚则无火，细则有水。此二脉，从内之外，不宜离珠丹。

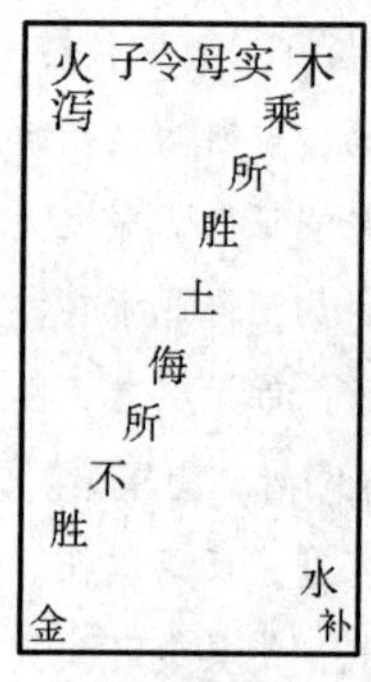

弦数脉图

火令速行而土虚，土虚则长夏不至。《难经》曰：虚则补其母，资其化源，当泻火于金中补土是也。

上寸显弦数脉，是东方实，乃乘子势也。既泻其子火，木自虚矣。以寒药泻火，是补北方水。木既乘火势而来侮金，当金中泻火，火退则木无所恃而自退，是实则泻其子也。

〔仲〕五劳虚极羸瘦，腹满不能饮食，食伤忧伤，饮伤房室伤，饥伤劳伤，经络荣卫气伤，内有干血，肌肤甲错，两目黯黑，缓中补虚，大黄䗪虫丸主之。结在内者，手足脉必相失，宜此方。然必兼大补剂琼玉膏之类服之。

大黄十两，蒸　黄芩二两　甘草三两　桃仁一升　杏仁一升　芍药四两　地黄半两　干漆一两，炒　虻虫一升　水蛭百枚　蛴螬一升　䗪虫半斤

上十二味为末，炼蜜丸如小豆大。日三服，酒下五丸。

陈大夫传张仲景百劳丸　治一切劳瘵积滞，疾不经药坏症者宜服。

当归炒　乳香　没药各一钱　人参一钱　大黄四钱　虻虫十四枚，去翅足　才蛭十四枚，制

上为细末，炼蜜丸如桐子大。都作一服，可百丸，五更百劳水下。取恶物为度，服白粥十日。百劳水，用杓扬百遍，仲景甘澜水是也。

〔《外台》〕治骨蒸。桃仁一百二十枚，去皮并双仁，留尖，杵和为丸，平旦井花水服令尽。服讫，量性饮酒，仍须吃水，多效。隔日又服一剂，百日不得食肉。

〔仲〕炙甘草汤一名复脉汤。　治虚劳不足，汗出而闷，脉结，悸，行动如常，不出百日，急者十一日死。方见伤寒。

〔海〕**四物加减汤**　治妇人骨蒸。

当归　白芍药　川芎　地黄以上补血　地骨皮泻肾火　牡丹皮泻包络火。各等份

上㕮咀水煎服。

〔罗〕**逍遥散**　治血虚劳倦，五心烦蒸，颊赤盗汗，室女血弱阴虚，营卫不和，月水不调，痰嗽潮热，肌体羸瘦，渐成骨蒸。

茯苓　白术　当归　芍药　柴胡　甘草炙

上㕮咀，生姜一块，煨切破，薄荷少许同煎。

上二方，治妇人骨蒸大法。若夫要处，并同于前阴虚法取之。蒸病治者，宜随各经虚实，内外浅深，用药加减可也。

〔《古今录验》〕**五蒸汤**

茯苓　甘草　人参　竹叶　地黄　葛根　知母　黄芩　石膏　粳米二合

上㕮咀，以水三盏，煎小麦二合，至二盏，去麦煎药至一盏，温服、随症加减于后。忌海藻、菘菜、芜荑、大醋。

实热加黄芩、黄连、黄柏、大黄。虚热，气加乌梅、秦艽、柴胡；血加青蒿、鳖甲、蛤蚧、小麦、牡丹皮。

肺蒸鼻干加乌梅、天冬、麦冬、紫菀。大肠右鼻孔干痛加大黄、芒硝。皮蒸舌白唾血加石膏、桑白皮。肤蒸昏昧嗜卧加丹皮。气蒸鼻干喘促，遍身气热。加人参、黄芩、山栀。

心蒸舌干加黄连、生地。小肠下唇焦加赤茯、生地、木通。血蒸发焦加生地、当归、桂心、童便。脉蒸唾白浪语，脉络溢，脉缓急不调。加当归、生地。

脾蒸唇焦加白芍、木瓜、苦参。胃蒸舌下痛加石膏、粳米、大黄、芒硝、干葛。肉蒸食无味而呕，烦躁不安。加白芍。

肝蒸眼黑加川芎、当归、前胡。胆蒸眼白失色加柴胡、瓜蒌。筋蒸甲焦加当归、川芎。三焦蒸乍热乍寒加石膏、竹叶。

肾蒸两耳焦加生地、石膏、知母、寒水石。膀胱蒸右耳焦加泽泻、茯苓、滑石。脑蒸头眩热闷加生地、防风、羌活。髓蒸髓枯滑中热加生地、当归、天门冬。骨蒸齿黑、腰痛、足逆冷，疳虫食藏加鳖甲、地骨皮、丹皮、生地、当归。臀蒸肢细趺肿，腑脏皆热加石膏、黄柏。胞蒸小便赤黄加泽泻、茯苓、生地、沉香、滑石。

凡此诸症，皆热病后食肥甘油腻，房事饮酒犯之而成。久蒸不除，变成疳病，死期近矣。

牡丹皮治无汗之骨蒸。能泻阴中之火。知母治有汗之骨蒸。

〔《衍义》〕治骨蒸劳。用薄荷汁与众药熬成膏。

〔《经验》〕治患劳人。烧香法：玄参一斤，甘松六两为末，炼蜜一斤，和匀，入磁瓶内，封闭地中，埋窨半日，取出。更用炭末六两，炼蜜六两，和匀，入瓶内，封窨五日，取出烧。使鼻中常闻香气，疾自愈矣。

〔《撮要》〕治骨蒸劳热：膏肓在四椎下、五椎上各开二寸，灸百壮。详见刺法门　二里。

〔《摘英》〕热劳上气喘满：肺俞五分，留七呼，灸七壮、　尺泽。

崔氏治骨热传尸劳。灸四花穴，兼治赤白带。第一次取二穴，令患人正立，取一蜡绳，从足大拇指端男左女右。贴肉量至后跟，上腨至委中横纹，绝断为则子。复令患人解发，分两边，令见头缝，却平身正坐，取前则子，从鼻端贴肉上至头缝，下至项脊骨，以则子尽处为记，用墨点之。且不是穴又另取一绳，令患人合口，将绳两头至口吻，当中钩起至鼻柱根如人字，齐两吻截断，却展直于前则子尽头墨记处，横量开，取两平头是穴。须左右当半，高下相平。第二次取二穴。令平身正坐，又取一绳，绕项向前，双垂与乳头齐，截断。却背翻绳头向项后，以绳中停于结喉上，其下双垂绳头，尽处当背骨中，用墨点之。亦不是穴又取一绳，令病人合口，横量二吻截断，移于前脊中记处，横量取平，须左右当中，上下相半。两头是穴。连前第一次。通取共计四穴。同时上火七壮至二十壮，灸至百壮。候灸疮瘥，却取三次穴。第三次取二穴，将前第二次量口吻绳子，于第一次双绳头尽处，墨点记上，当脊骨直上下竖点，令绳子中停中心在墨点处，于上下绳尽处是穴。灸如前法。

〔《标幽》〕体热劳嗽：魄户泻。

〔洁〕治骨蒸热不可治者，或前板齿干燥：大椎。

〔《撮要》〕又法：鸠尾灸二七壮，补之。

上背俞，取膏肓、肺俞、四花穴、大椎等穴。治劳瘵者，皆为阳气下陷而寒热往来也，若灸之早，百发百中，累试有效。

〔《玉龙》〕传尸劳：涌泉第二足指端量至根尽折中是。针三分，泻六吸。伤寒及劳瘵之症，有血可治，无血必危。凡欲出血，刺入二分，便须弹指。丰隆此穴治痰，针入一寸，泻十吸、丹田此穴治气喘，针入三分，补二呼。

〔仲〕男子妇人，脉大为劳，极虚亦为劳。男子面色薄者，主渴及亡血卒喘悸，脉浮者，里虚也。劳之为病，其脉浮大，手足烦，春夏剧，秋冬瘥。阴寒精自出，酸削不能行。脉弦而大，弦则为减，大则为芤。减则为寒，芤则为虚。虚寒相搏，此名为革。妇人则半产漏下，男子则亡血失精。趺阳脉浮而芤，浮者卫气衰，芤者荣气伤，其体瘦，肌肉甲错。浮芤相搏，荣气衰微，四属断绝。

上诊脉浮而大，或大而弦，皆为虚劳者，盖阳盛阴虚之症也，暮多见之。

〔仲〕男子妇人，脉虚细弱者，劳也。男子脉虚沉弦，无寒热，短气里急，小便不利，面色白，时目瞑兼衄，少腹满，此为劳使之然。脉沉小迟，名脱气，其人疾行则喘喝，手足逆寒，腹满，甚则溏泄，食不消化也。

上诊脉虚微细弦为虚劳者，盖阴阳俱虚之症也，晨多见之。

〔《玄珠》〕骨蒸之极，声嗄咽痛，面黧，脉躁，直视，汗出如珠，喘乏气促，出而无人，毛焦唇反，此皆不治之症。虽有神医，亦无如之何矣。

传尸劳热

〔华佗〕治传尸劳，太乙明月丹。其病肌瘦面黄呕吐，咳嗽不安，先烧安息香，令烟出，病人吸之不嗽，非传尸也，不可用此药。若烟入咳嗽不止，乃传尸也，宜用此药。

雄黄　木香各半两　天灵盖炙，一两　轻粉一分　鳖甲酥炙，一两　兔屎二两

上为末，用法酒一大升，大黄末半分，熬膏，入前药为丸弹子大，朱砂为衣。五更初服，勿令人知，以童便和酒化一丸服。如人行十里许，必吐出虫，状如灯心细长，久如烂瓜子，又如蛤蟆，状各不同。未效，次日再服，以应为度。

〔紫庭〕治传尸伏尸，皆有虫，须用乳香熏病人之手，乃仰手掌，以帛覆其上，熏良久，手背上出毛长寸许，白而黄者可治，红者稍难，青黑者即死，最验。若熏之良久无毛者，即非此症，乃属劳瘵虚损，即用前参芪温补之药。

〔《选》〕取传尸伏尸劳虫法。

天灵盖十字解者，酥炙为末，三分　安息香半两　虎粪骨人骨为上，兽骨次之，醋炙半两　鳖甲九肋大者，酷炙，一两　桃仁去皮尖，二钱半　麝香另研　槟榔一钱，为末　青蒿梢六两　豉三百粒　葱头一百二十根　童便半碗　枫叶二十一叶　桃柳东南枝如箸大者，每七条，各七寸。

上先将青蒿、桃柳、枫叶、葱头用水二官升，煎半干，去渣，入天灵、虎粪骨、鳖甲、安息香、童便，煎取汁，去渣，约有四五合，将槟榔麝香研匀，调作一服。早晨空腹服，以被盖汗。恐汗内有细虫，以白纸拭之，投火中，须臾必下。如有虫，以大火焚之，弃流水中。所用药勿令病者知之。半月后，气血复完，再进一服。依前法三次，无虫乃止。以美饮食调理，其病自愈。此方必有阿魏半钱。

〔无〕又方

桑枝　柳枝　石榴枝　桃枝　梅枝各七茎，长四寸青松一小握

上用童便一升半，葱白七茎去头叶，煎及一半去渣。别入安息香、阿魏各一分，煎至一盅，滤去渣。调辰砂末半钱，槟榔末一分，麝香一字，分作二服调下。五更初一服，更三点时一服，至巳牌后取下虫，色红者可治，青者不治。见有所下，即进稀粥饮，温暖将息。不可食粉面生冷毒物。合时须择良日，不得令猫犬孝服秽恶妇人见之。

〔《济生》〕**神人阿魏散**　治骨蒸传尸等寒热羸劳，困倦喘嗽。

阿魏三钱　青蒿一握，研　东北方桃枝一握，细切　甘草如病人中指许大，男左女右细锉

上以童便二升半，隔夜浸药，明旦煎取一大升，空心温服，分为三服，每次调入槟榔末三分。如人行十里，再进一服。男病女煎，女病男煎，合药时忌孝子孕妇病人及腥秽鸡犬等物。服后忌油腻湿面生冷硬物。服至一二剂，即吐出虫子，或泻出，更不须服余药。若未吐利，即当尽服。病在上则吐，在下则利，皆出虫如马尾人发即愈。服药后觉五脏虚弱，魂魄不安，即以白茯苓汤补之。

白茯苓一钱　人参五钱　远志二钱，去心　龙骨　防风各二钱　甘草三分　生地四钱　麦冬四钱，去心　犀角末五钱　大枣七枚

上以水二大盏，煎作八合，分三服，温服，如人行十里一服。仍避风寒。若觉未安，隔日更作一剂，以上药饵须连服之。

〔罗〕**犀角紫河车丸** 治传尸劳，三月必效。其余劳症，只消数服。

紫河车一具，米泔浸一宿，洗净焙干 鳖甲酥炙 桔梗 胡黄连 白芍 大黄 败鼓皮心酷炙 贝母去心 龙胆草 黄药子 知母以上各二钱半 芒硝 犀角 蓬术各一钱半 朱砂二钱

上为细末，炼蜜丸，如梧子大，朱砂为衣。空心温酒服三四十丸。

〔《本事》〕葛洪云：鬼疰者，是五尸之一疰。又按诸鬼邪为害，其变动乃有三十六种，至九十九种。大略使人淋漓，沉沉默默，的不知其所苦，而无处不恶，累年积月，渐就顿滞，以至于死。传于旁人，乃至灭门。觉知是候者，急治獭肝一具，阴干取末，水服方寸匕，日三服，效。未知再服，此方神良。天庆观一法师，行考校，极精严，时一妇人投状，述患人有所附，须臾乃附语云：非我所祸，别是一鬼，亦自病人命衰为祟耳。今已成形，在患人肺中，为虫食其肺系，故令吐血声嘶。师掠之曰：此虫还得长生否？久而无语，再掠之，良久云：唯畏獭爪屑为末，以酒服之，则去矣。患家如其言，得愈。此予所目见也。究其患，亦相似。獭爪者，獭肝之类欤。

〔《肘后》〕治尸疰鬼疰病。用桃仁五十枚，研碎，以水煮取四升，作一服尽，当吐，如病不尽，二三日再服。

〔《玄》〕治传尸蛊瘵之症，父子兄弟互相传染，甚者绝户。此乃祖父冤债，或风水所系。虽有符文法水下虫之法，然虫去人亡，亦未为全美。若能平素保养，则自愈矣。

产后发热

〔《大全》〕**人参汤** 治产后诸虚不足，发热盗汗。

人参 当归等份

上为末，以猪腰子一具，去脂膜切小片子，以水三升，糯米半合，葱白二条，煮米熟，取清汁一盏。入药末二钱，煎至八分。不拘时温服。

〔罗〕**犀角饮子** 治产后亡津液虚损，时自汗出，发热困倦，唇口干燥。

犀角 麦冬 白术各半两 柴胡 一两 枳壳麸炒 地骨皮 生地 甘草炒 当归 人参 茯苓 黄芩 黄芪各七钱

上㕮咀，入浮麦七十粒，姜三片，同水煎，每服四钱。

产后发热，多属虚寒，惟干姜加入补药中，神效。此丹溪法也。

卷之六　阴阳脏腑部

治恶寒

〔丹〕阳虚恶寒，用参芪之类，甚者加附子少许，以行参芪之气。【批】阳虚恶寒正治。

永康吕亲家，形瘦色黑，平生喜酒，多饮不困，年近半百，且有别馆。忽一日大恶寒战，且自言渴，却不能饮。予诊其脉大而弱，惟右关稍实，略类弦，重取则涩。遂作酒热内郁不得泄，由表热而下虚也。黄芪一物，与干葛同煎，与之尽。黄芪二两，干葛一两。脉得小，次日安矣。

〔垣〕脾胃之虚，怠惰嗜卧，四肢不收，时值秋燥令行，湿热少退，体重节痛，口舌干，食无味，大便不调，小便频数，不嗜食，食不消。兼见肺病，洒淅恶寒，气惨惨不乐，面色恶而不和。乃阳气不伸故也。当升阳益胃，名曰升阳益胃汤。

羌活半两　柴胡三钱　独活半两　防风半两。以其秋旺，故以辛温泻之　人参一两，去芦　甘草炙，一两　白术三钱　半夏一两，汤洗，脉涩者可用　黄芪二两　泽泻三钱，不淋者勿用　黄连二钱　茯苓二钱，小便利不渴者勿用　橘皮不去瓤，四钱　白芍药五钱。何故秋旺用人参、白术、芍药之类反补旺，为脾胃虚则肺受病，故因时而补母虚也。

上㕮咀，每服三钱，生姜五片，枣二枚去核，水三盏，同煎至一盏，去渣，温服，早饭后午饭前服之。禁忌如前。其药渐加至五钱止。服药如小便罢，而病加增剧者，是不宜利小便，当少去茯苓、泽泻。若喜食，初一二日不可饱食，恐胃再伤，以药力尚少，胃气不得转运升发也，须薄滋味，或美食助其药力，益升浮之气而滋其胃气，慎不可淡食以损药力，而助邪气之降沉。可以小役形体，使胃与药转运升发，慎勿大劳役，使复伤胃气。若脾胃得安静，尤佳。若胃气稍强，少食果以助谷药之力。五谷为养，五果为助者也。禁忌如前者，服药讫忌语话一二时辰，及酒湿面大料物，及冷燕寒凉淡渗之物。

黄芪补胃汤　治表虚恶贼风。

黄芪三钱　甘草一钱　麻黄一钱　草豆蔻一钱半　橘皮一钱半　青皮七分　当归一钱　香白芷一钱半　升麻三分　藁本三分　柴胡六分　黄柏八分

上锉如麻豆大，水二盏，煎至一盏，去渣，稍热，食前服。

〔丹〕缙云胡君锡，年三十一岁，形肥而大，色稍苍厚，家富而足，更专嗜口味。两年前得消渴病，医与寒凉药而得安。有一人教以病后须用滋补，令其专用黄雌鸡，因此食至千余只，渐有膈满呕吐之病。医者意为胃寒，遂以附子、沉香之药百余贴，呕病除。月余天气大热，忽恶风，足亦怕地气，遂堆糠尺许厚，上铺以簟，糊以重纸，方可坐卧，而两手不能执笔，口鼻皆无气以呼吸，欲言无力，行十余步便困倦，脉皆浮大而虚，仅得四至。予作内有湿痰，因多服燥热药，遂成气耗血散。当此夏令，自合便死。因其色之苍厚，元气尚全，可以安谷。遂以人参、黄芪、白术熬膏，煎淡五味子汤，以竹沥调饮之，三日诸病皆愈。令其顿绝肉味，一月后康健如旧。又以鸡汤下饭，一月后胸腹膨满甚，自煎二陈汤加附子、白豆蔻饮之，其病顿除。遣人问调理药，予教以绝去诸药与肉饮，自然平安。

上阳虚恶寒五法，皆以参芪为君。首一法佐以附子，中三法佐以升阳之剂，末一法佐以消痰之剂也。

〔垣〕夫脾胃之症，始则热中，终传寒中。经云：阴盛生内寒。厥气上逆，寒积于胸中，是肾水反来侮土，此谓所胜者妄行也。作中满腹胀，作涎，作清涕，或溺，足下痛，不能任身履地，骨乏无力，喜睡，两丸多冷，时作阴阴而痛，或妄见鬼状，夜梦亡人，腰背胛眼腰脊俱痛，而不渴不泻。此温气去，寒独留，寒独留则血凝泣，血凝泣则脉不通！故其脉盛大以涩，名曰寒中。

白术附子汤

白术　附子炮　陈皮　苍术制　厚朴制　半夏汤泡　茯苓去皮　泽泻各一两　猪苓去皮，半两　肉桂四钱

上锉如麻豆大，每服五钱，水二盏，生姜三片，煎至一盏，食前温服，量虚实加减。

夫病热中症者，冲脉之火附二阴之里，传之督脉。督脉者，第二十一椎下长强穴是也，与足太阳膀胱寒气为附经。督脉其盛也如巨川之水，疾如奔马，其势不可遏。太阳寒气细细如线，督脉逆太阳，寒气上行，冲顶入额，下鼻尖，入手太阳，传于胸中。手太阳者，丙，热气也。足太阳膀胱者，壬，寒气也。壬能克丙，寒热逆于胸中，故脉盛大。其手太阳小肠热气不能交入膀胱经，故十一经之盛气积于胸中，故其脉盛大。其膀胱逆行盛之极，子能令母实，手阳明大肠金即其母也，故燥旺。其燥气挟子之势，故脉涩而大便不通。以此言之，脉盛大以涩者，手阳明大肠脉也。

若见此病中一症皆为寒，禁用诸甘酸药。

〔《素》〕帝曰：人身非衣寒也，中非有寒气也，寒从中生者何？岐伯曰：是人多痹气也。阳气少，阴气多，故身寒如从水中出。帝曰：人有身寒，汤火不能热，厚衣不能温，然不冻栗，是为何病？岐伯曰：是人者素肾气胜，以水为事。太阳气衰，肾脂枯不长，一水不能胜两火。肾者水也，而生于骨，肾不生则髓不能满，故寒甚至骨也。所以不能冻栗者，肝一阳也，心二阳也，肾孤藏也，一水不能胜二火，故不能冻栗，名曰骨痹，是人当挛节也。逆凋论【批】痹病恶寒。

〔东垣〕云：昼则恶寒，是阴气上溢于阳分也。夜则恶寒，是阴血自旺于阴分也。【批】寒分气血。

〔海〕气分寒，桂枝加附子汤。方见伤寒自汗。桂枝加芍药人参新加汤。方见伤寒体痛。血分寒，巴戟丸、神珠丸。方见治虚实法。

巴戟丸

良姜六两　紫金藤十六两　巴戟二两　青盐二两　肉桂　吴茱萸各四两

上为末，酒糊丸，每服二十丸，暖盐酒送下，盐汤亦得。

三焦寒用药大例：上焦寒，陈皮、厚朴、藿香。中焦寒，大小便不通，白术、干姜、丁香。下焦寒，肉桂、附子、沉香。

上焦	桂附丸 铁刷汤 胡椒理中丸
中焦	二气丹 大建中汤
下焦	还少丹 八味丸 天真丹

胡椒理中丸

款冬花去梗　胡椒　甘草炙　荜拨　良姜各四两　白术五两　干姜　陈皮去白　细辛去苗。各四两

上为末，炼蜜丸，如梧子大。每服五十丸。温汤酒米饮任下。

铁刷汤

良姜炮，六两　茴香二两　甘草炙，一两　苍术米泔浸一宿，八两

上为细末，每服二钱，姜三片，盐一捻，

水一盏，煎至七分，温服，或热酒调下。

二气丹

肉桂去粗皮　硫黄细研。各一钱　干姜炮　朱砂研，为衣。各二钱　附子一个去皮脐，炮制为末，半两

上为细末，研匀，面糊为丸，梧子大。每服三十丸，盐汤下。

附子理中丸

人参去芦　附子炮去皮脐　干姜炮　甘草炙　白术各三两

上为末，炼蜜和丸。每一两作十丸，每服一丸，以水一盏化破，煎至七分服。

大建中汤　治内虚里急少气，手足厥逆，少腹挛急。或腹满弦急，不能起卧，微汗出，阴缩。或腹中寒痛，不堪劳苦，唇口干，精自出。或手足乍寒乍热，而烦苦酸痛，不能久立。补中益气。

桂心一钱　芍药　黄芪各二钱　甘草一钱，炙　生姜五钱　当归　人参各三钱　附子半钱　半夏二钱　枣三枚

上㕮咀，水五盏，煎至三盏，去渣，分三服。

〔垣〕**天真丹**　治下焦阳虚。

沉香　巴戟酒浸，炒，去心　茴香盐炒香，去盐　破故纸炒　萆薢酒浸，焙　胡芦巴炒　杜仲麸炒，去丝　琥珀各一两　官桂五钱　牵牛炒黑，去盐，取头末一两

上为末，用浸药酒糊为丸，梧子大。每服五十丸至八十丸，空心温酒下。

〔海〕下焦寒，四逆例。干姜味苦，能止而不行。附子味辛，能行而不守。泄小便不通，二药皆阳，气化能作小便。若姜、附、术三味，内加茯苓，以分利之为佳。附生用而不炮，则无火力，热则行而不止，兼以水多煎少，则热直入下焦。

代灸膏

治老人衰弱，元气虚冷，脏腑虚滑，腰脚冷痛沉重，饮食减少，手足逆冷不能忍者。用此代灸，其效不能尽述。

大附子一个，炮　吴茱萸　桂皮　木香　蛇床子各半两　马蔺草一两

上为细末，每用药半匙，白面半匙，生姜汁半盏，用煎成膏，摊于纸上，临卧贴脐，以油纸覆其上，绵衣系之，自夜至明乃去，每夜如此贴之，其腰腹如灸百壮。除寒积，腰疼贴腰眼。

背恶寒是痰饮。仲景云：心下有留饮，其人背恶寒，冷如冰。治法茯苓丸之类是也。方见惊悸。身前寒属胃。经云：胃足阳明之脉气虚，则身以前皆寒栗。治法宜针法，补三里穴是也。手足寒者，厥也。治见厥。掌中寒者腹中寒。鱼上白肉有青血脉者，胃中有寒。腹胃寒，理中之类也。全见诊法。

五脏寒方：肝寒，双和汤。方见治虚实法。心寒，定志丸、菖蒲丸。方见小儿。脾寒，益黄散。方见小儿。肺寒，小青龙汤。方见伤寒。肾寒，八味丸。方见治虚实法。

〔海〕通治大寒、大已寒丸、四逆汤。

〔垣〕**沉香桂附丸**

沉香　附子炮　肉桂　干姜炮　良姜　吴茱萸　茴香炒　川乌各一两

上为末，醋煮面糊为丸，桐子大。每服五七十丸，米饮下，食前一服。忌生冷。

〔海〕**大已寒丸**

荜拨　肉桂各四两　干姜炮　良姜各六两

上为细末，水煮面糊为丸，如梧子大。每服二十粒，米饮汤下，食前服。

〔垣〕诸脉按之无力所生病症：六脉中之下得弦细而涩，按之无力，腹中时痛，心胃相控睾，隐隐而痛。或大便溏泄，鼻不闻香臭，清浊涕不止，目中泪出，喘喝痰嗽，唾出白沫，腰沉沉苦痛，项背胸胁时作痛，目中流火，口鼻恶寒，时时头痛目眩，苦振寒不止。或嗽或吐，或呕或哕，则发躁蒸蒸而热，如坐甑中，必得去衣，居寒处或饮寒水，则便如故。其振寒复至，或气短促，胸中满闷而痛，如有膈咽

不通欲绝之状。甚则口开目瞪，声闻于外，而泪涕痰涎大作。其发躁方过，而振寒复至，或面白而不泽者，脱血也。悲愁不乐，情惨意悲健忘，或善嚏，此风热大损寒水燥金之复也。如六脉细弦而涩，按之空虚，此大寒症也，亦伤精气，以辛甘温热润之剂，大泻西北二方则愈。

姜附汤 治中寒口噤，四肢强直，失音不语，忽然晕倒，口吐涎沫，状如暗风，手足厥冷，或复烦躁。兼治阴证伤寒，大便利而发热者。

干姜 熟附子等份

上㕮咀，每服四钱，水一盏半，煎至七分，去渣温服。或虑此药性太燥，即以附子理中汤相继服饵。姜附本治伤寒经下后又复发汗，内外俱虚，身无大热，昼则烦躁，夜则安静不渴，六脉沉伏，并宜服此。不知脉者，更宜审之。兼治中脘虚寒，久积痰水，心腹冷痛，霍乱转筋，四肢厥逆。一方附子汤以生用者，名曰白通汤。一方白通汤内加白术倍之，甘草减半，名附子白术汤。治中风湿昏闷恍惚，腹胀满，身重，手足瘛疭，漐自汗，失音不语，便利不禁。一方用姜附汤加麻黄、白术、人参、甘草等份，名曰附子麻黄汤。治中寒湿昏晕缓弱，腰脊强急，口眼㖞僻，语声浑浊，胸腹䐜胀，气上喘急，不能转动。更宜审而用之。

〔海〕六月大热之气，反得大寒之病，气难布息，身凉脉迟，何以治之？答曰：病有标本，病热为本，大寒为标。用凉则顺时而失本，用热则顺本而失时，故不从乎标本而从乎中治。中治者何？用温是已。然既曰温，则不能治大寒之病。治大寒者，非姜、附不可。若用姜、附，又似非温治之例，然衰其大半乃止。脉得四至，余病便无，令治之足矣。虽用姜附，是亦中治也。非温而何？经曰：中热远热，虽用之不当，然胜至可犯，亦其理也。【批】六月病寒者宜从中治。

上虚寒正治，盖谓脉虚而恶寒者设也。脉虚恶寒，真寒也，故正治。

〔丹〕色目妇人，年近六十，六月内常觉恶寒战栗，喜炎火御绵，多汗如雨，其形肥肌厚，已服附子十余帖，浑身痒甚，两手脉沉涩，重取稍大，知其热甚而血虚也。以四物去川芎，倍地黄，加白术、黄芪、炒黄柏、生甘草、人参，每服一两重。方与一帖，腹大泄，目无视，口无言。予知其病势深而药无反佐之过也，仍用前药热炒与之，盖借火力为向导，一帖利止，四帖精神回，十帖病痊安。

蒋氏年三十余，形瘦面黑，六月喜热恶寒，两手脉沉而涩，重取似数。以三黄丸，下之以姜汤，每服三十粒，二十帖微汗而安。三黄恐是三补丸，芩、连、柏也。

〔海〕妇人先病恶寒，手足冷，全不发热，脉八至，两胁微痛，治者便作少阳治之。阳在内伏于骨髓，阴在外致使发寒，治当不从内外，从乎中治也。宜以小柴胡调之，倍加姜、枣。

〔子和〕一妇人身冷脉微，食沸热粥饭，六月重衣，以衣帽蒙其首，犹觉寒，泄注不止。常服姜、附、硫黄燥热之剂，仅得平和，稍用寒凉，其病转加，三年不愈。戴人诊其两手脉，皆如横绳有力，一息六七至。脉诀曰：六数七极热生多。以凉布熨心，以新汲水淋其病处，妇乃叫杀人不止。令人时时复以冷水淋之，至三四十桶，大战汗出，昏困一二日，而向之所恶者皆除，此法本于华佗所用，世无知者。

〔《素》〕阳明所谓洒洒振寒者，阳明者午也，五月盛阳之阴也，阳盛而阴气加之，故洒洒振寒也。脉解篇

上寒实反治，盖谓脉实而恶寒者设也。脉实恶寒，假寒也，故反治。

〔丹〕久病恶寒，当用解郁。湿痰积中，抑遏阳气，不得外泄，身必恶寒。【批】湿痰恶寒宜吐。

进士周本道，年近四十，得恶寒症，服附子数百帖而病甚。予诊其脉弦而缓，遂以红茶入生姜汁香油些少，吐痰一升许，减大半。又

与通圣散去麻黄、大黄、芒硝，加当归、地黄，百帖而安。

一女子恶寒，用苦参、赤小豆各一钱，为末，齑水吐后，用后药：

川芎　南星　苍术　黄芩　酒面丸服。

上焦不通，则阳气抑遏，而皮肤分肉无以温之，故寒栗。东垣升阳益胃汤，用升发之剂，开发上焦，以伸阳明出外，温之也。丹溪吐出湿痰，亦开发上焦，使阳气随吐升发出外，温之也，故寒栗皆愈。二者治阳虚表寒之要。

运气　恶寒有三：

一曰火热。经曰：诸禁鼓栗，如丧神守，皆属于火。又云：少阳所至，为恶寒战。又云：少阳在泉，客胜则腰腹痛而反恶寒。治以寒剂是也。

二曰风。经云：厥阴在泉，风淫所胜，病洒洒振寒。治以辛凉是也。

三曰寒湿包热。经云：阳明司天之政，清热之气，持于气交，民病振寒。四之气。寒雨降，病振栗。治视寒热轻重，多少其制是也。

〔《灵》〕阴阳者，寒暑也。热则滋雨而在上，根荄少汁，人气在外，皮肤缓，腠理开，血气减，汗大泄，皮淖泽。寒则地冻水冰，人气在中，皮肤细，腠理闭，汗不出，血气强，肉坚涩。当是之时，善行水者不能往冰，善穿地者不能凿冻。善用针者，亦不能取四厥。血脉凝结，坚搏不往来者。亦未可即柔。故行水者必待天温，冰释冻解，而水可行地可穿也。人脉犹是也。治厥者，必先熨，调和其经，掌与腋，肘与脚，项与脊以调之，火气已通，血脉乃行。然后视其病脉淖泽者，刺而平之。坚紧者，破而散之。气下乃止，此所谓以解结者也。刺节真邪篇下同。用针之类，在于调气。气积于胃，以通荣卫，各行其道。宗气留于海，其下者注于气街，其上者走于息道。故厥在于足，宗气不下，脉中之血，凝而留止，弗之火调，弗能取之。用针者，必先察其经络之实虚，切而循之，按而弹之，视其应动者，乃后取之而下之。六经调者，谓之不病，虽病谓之自已也。【批】治寒厥必先熨。

大寒在外，留而补之。入于中者，从合泻之。针所不为，灸之所宜。官能篇　从合治之。

黄帝曰：人之振寒者，何气使然？岐伯曰：寒气客于皮肤，阴气盛，阳气虚，故为振寒寒栗，补诸阳。

针灸　脏腑恶寒有三：

其一取肺。经云：振寒鼓颔，不得汗出，腹胀烦冤，取手太阴❶是也。其二取胃。经云：胃足阳明之脉，是动，则病洒洒振寒，善伸数欠，视盛虚热寒，陷下取之也。其三取胆。经云：胆足少阳之脉，所生病者，汗出振寒，视盛虚热寒，陷下取之也。

〔《撮》〕下部寒冷：关元、肾俞。【批】针灸下。

〔《桑君》〕又法：气海、中极。

〔《甲》〕振寒瘛疭，手不伸，咳嗽唾浊，气膈善呕，鼓颔不得汗，烦满身痛，因为瘛疭，尺泽主之。头项恶风，汗不出，凄厥恶寒，呕吐，目系急，痛引额，头重项痛，玉枕主之。凄凄振寒，数欠伸，膈俞主之。

〔《密语》〕通身恶寒，筋脉拘急，十指不得近风：绝骨二寸半。推而上之，令气中和为解。

治往来寒热

〔《灵》〕荣之生病也，寒热少气，血上下行。寿夭刚柔篇

〔仲〕云：妇人中风七八日，续得寒热，发作有时，经水适断，此为热入血室，其血必结，故使如疟状，发作有时，小柴胡汤主之。方见伤寒。

〔海〕小柴胡加减法：如寒热往来，经水不调，去半夏，加秦艽、芍药、当归、知母、地

---

❶ 阴：原为阳，据文义改。

骨皮、牡丹皮、川芎、白术、茯苓。如小柴胡汤与四物汤各半，名调经汤。无孕呕者，加半夏。无汗者，加柴胡。恶寒者，加桂。有汗者，加地骨皮。嗽者，加紫菀。通经者，加京三棱、广茂。劳者，加鳖甲。

〔罗〕完颜小将军病寒热间作，腕后有斑三五点，鼻中微血出，两手脉沉涩，胸膈四肢，按之殊无大热，此内伤寒也。问之，向者卧殿角伤风。又渴饮冰酪水，此外感者轻，内伤者重，外从内病，俱为阴也，故先斑后衄，显内阴症，寒热间作，脾亦有之，非徒少阳之寒热也，与调中汤数服而愈。【批】感寒饮冷脉沉涩者属寒。

调中汤

白茯苓　干姜　白术　甘草各等份

上锉如麻豆大。每服五钱，水一盏半煎。

经云：风气盛于皮肤之间，内不得通，外不得泄。风者善行而数变，腠理开则洒然寒，闭则热而闷。其寒也则衰饮食，其热也则消肌肉，故使人怢栗而不能食，名曰寒热。风入皮肤为寒热。全文见风门。怢栗一作失味。因于露风，乃生寒热。全文见五脏　风盛为寒热。全文见诊。

〔河〕**解风汤**　治中风寒热，头目昏眩，肢体疼痛，手足麻痹，上膈壅沸。

人参　川芎　独活　甘草　麻黄去节，汤洗，焙。各一两　细辛半两

上为末，每服三钱，水一盏，生姜五片，薄荷叶少许，同煎至八分，不计时候。

防风汤　治中风寒热。

防风　甘草　黄芩　桂枝　当归　白茯苓各一两　秦艽　干葛各一两半　杏仁五十枚

上为散，水酒姜枣煎服。

〔《脉》〕大肠有宿食，寒栗发热，有时如疟。轻则消导，重则下之。热食承气之类，寒食见晛丸之类，并宿食门求之。

上积聚而寒热，以积聚法治之。

〔云〕**地骨皮散**　治血中风气，体虚发渴，寒热。

柴胡　地骨皮　桑白皮　枳壳　前胡　黄芪各七钱半　白茯苓　五加皮　人参　甘草　桂心　芍药白条。各半两

上㕮咀，每服三钱，生姜三片，水煎。

柴胡散　治寒热体瘦，肢节疼痛，口干心烦。

柴胡　黄芪　赤茯苓　白术各二两　人参　地骨皮　枳壳制　桔梗　桑白皮　赤芍药　生地黄各七钱半　麦门冬三两　甘草半两

上㕮咀，每服四钱，姜五片，水煎。

〔《本事》〕有一师尼，患恶风体倦，乍寒乍热，面赤心烦，或时自汗。是时疫气大行，医见其寒热，作伤寒治之，大小柴胡杂进，数日病剧。予诊视之，三部无寒邪脉，但厥阴弦长而上鱼际，宜服抑阴等药，予制此地黄丸。

生地黄三两　柴胡　秦艽　黄芩各半两　赤芍药一两

上细末，炼蜜丸，桐子大。每服三十丸，乌梅汤吞下，不拘时候，日三服。昔宋褚澄疗师尼寡妇别制方，盖有为也。此二种寡居独阴无阳，欲心萌而多不遂，是以阴阳交争，乍寒乍热，全类温疟，久则为劳。尝读《史记·仓公传》载济北王侍人韩女病腰背痛寒热，众医皆以为寒热也。仓公曰：病得之欲男子，不可得也。何以知其然？诊其脉，肝脉弦出寸口，是以知之。盖男子以精为主，妇人以血为主，男子精盛则思室，妇人血盛则怀胎，夫肝摄血故也。厥阴弦出寸口，又上鱼际，则阴血盛可知。褚澄之言，信有为矣。

上地黄丸，虽曰抑阴，实补阴泻阳之剂也。

〔丹〕赵孺人夜间发寒后便热，丑寅时退，起来口渴，食少无味，谷不化，腹痛而泄，倦怠。或遇事则热燥，赤眼气壅，又不耐风寒，亦恶热。

白术二钱　芍药炒，一钱　陈皮一钱　黄芩半钱　炒柏三钱　炙甘草二分　炒芩三分　牡丹三分　木通三分　人参半钱　归身二钱　缩砂三分

煎下保和丸、实肠丸各三十丸。

吕十四孺人怒气后，寒热咳嗽，食少淋泄。

缩砂三分　甘草三分　人参半钱　白术一钱半　连翘一钱　陈皮一钱　茯苓一钱　姜二片，同煎。

润肺散治嗽。方见咳。　大柴胡汤治结热在里，往来寒热。方见伤寒。

有宿食者，以宿食法治之。

脏腑寒热有四：一曰肺。经云：脉之至也，喘而虚，名曰肺痹寒热，得之醉而使内也。又曰：肺脉微急，为肺寒热是也。二曰脾。经云：脾脉小甚，为寒热是也。三曰太阳。经云：三阳为病，发寒热是也。四曰阳维。《难经》云：阳维为病，苦寒热是也。

运气　寒热有二：

一曰火热攻肺。经云：少阴司天，热气下临，肺气上从，喘呕寒热。又云：少阳司天，火气下临，肺气上从，寒热胕肿。又云：少阴司天，热淫所胜，寒热皮肤痛。又云：岁木不及，燥乃大行，复则病寒热疮疡，治以寒剂是也。

二曰寒热相错。经云：阳明司天之政，天气急，地气明，民病寒热发暴。三之气，燥热交合，民病寒热。又云：阳明司天，燥气下临，肝气上从，民病寒热如疟。又云：少阴司天之政，四之气，寒热互至，民病寒热。治视寒热多少，其制是也。

〔子和〕武阳仇天祥之子，病发寒热，诸医作骨蒸劳治之，半年病甚。戴人往视之，诊其手脉尺寸皆朝于关，关脉独大。戴人曰：肺痈也。问其乳媪会有痛处。乳媪曰：无。戴人令儿去衣，举其两手，观其两胁下，右胁稍高。戴人以手侧按之，儿移身避之，按其左胁则不避。戴人曰：此肺部有痈，已吐脓矣。

〔《素》〕灸寒热之法，先灸项大椎，以年为壮数。王注云：如患人之年数。次灸橛骨，以年为壮数。尾穷谓之橛骨。视背腧陷者灸之。膏肓等腧，陷者为筋骨之间陷中也。王注：背胛骨际有陷处也。举臂肩上陷者灸之，肩髃穴也。两季胁之间灸之。京门穴也。外踝上绝骨之端灸之。阳辅穴也。足小指次指间灸之。侠溪穴也。腨下陷脉灸之。承筋穴也。外踝后灸之。昆仑穴也。缺盆骨上切之坚动如筋者灸之。当随其所有而灸之。膺中陷骨间灸之。天突穴也，未详是否。掌束骨下灸之。阳池穴也，未详是否。脐下关元三寸灸之，毛际动脉灸之。气冲穴也。膝下三寸分间灸之。三里穴也。足阳明跗上动脉灸之。冲阳穴也。巅上一灸之。百会穴也。凡当灸二十九处，灸之不已者，必视其经之过于阳者，数刺其俞而药之。按项大椎至巅上一灸之二十九处也。以上出骨空论。【批】针灸上。

〔《灵》〕皮寒热者，不可附席，毛发焦，鼻槁腊，不得汗，取三阳之络以补手太阴。肌寒热者，肌痛，毛发焦而唇槁腊，不得汗，取三阳于下，以去其血者，补足太阴以出其汗。骨寒热者，病无所安，汗注不休，齿未槁，取其少阴于阴股之络，齿已槁，死不治。骨厥亦然。寒热病篇　无汗而寒热者属表，可治。寒热汗出不休，骨寒热者已入骨髓，故难治也。【批】骨寒热汗出不止难治。

邪在肺，则病皮肤寒热，上气喘，汗出，咳动肩背。取之膺中外腧，背三节五脏之傍，以手疾按之，快然乃刺之，取之缺盆中以越之。五邪篇小腹满大，身时寒热，小便不利，取足厥阴。全文见小肠满。经云：络病者善太息，口苦，下利，寒热。取阳陵泉。全文见刺法。【批】肺寒热咳喘，肝寒热小便不利口苦。

〔《素》〕病风且寒且热，汗出，一日数过，先刺诸分理络脉。汗出，且寒且热，三日一刺，百日而已。【批】风寒热取分理，多血络者取血。

经云：凡刺寒热，皆多血络，必间日而一取之，血尽乃止，乃调其虚实。

〔《甲》〕寒热，五处及天柱、风池、腰腧、长强、大杼、中膂、内俞、上髎、龈交、上脘、关元、天牖、天容、合谷、阴溪、关冲、中渚、阳池、消烁、少泽、前谷、腕骨、阳谷、少海、然谷、至阴、昆仑主之。身寒热，阴都主之。寒热，刺脑户。风寒热，腋门主之。心如悬，阴厥脚腨后廉急不可前却，癃癖便脓血，足跗上痛，舌卷不能言，善笑，心下痞，四肢倦，溺青赤白黄黑，青取井，赤取荥，黄取输，白取经，黑取合。血痔泄，后重，腹痛如癃状，卧仆必有所扶持，及失气，涎出，鼻孔中痛，腹中常鸣，骨寒热无所安，汗出不休，复溜主之。骨寒热，溲难，肾腧主之。

肺寒热，呼吸不得卧，上气呕沫，喘气相追逐，胸满，胁膺急，息难，振栗，脉鼓，气鬲，胸中有热，支满不嗜食，汗不出，腰脊痛，肺俞主之。咳而呕，鬲寒，食不下，寒热，皮肉肤痛，少气不得卧，胸满支两胁，鬲上兢兢，胁痛，腹膜，胃脘暴痛，上气，肩背寒痛，汗不出，喉痹，腹中痛，积聚，默默然嗜卧，怠惰不欲动，身常湿湿，一作"温"。心痛无可摇者，鬲俞主之。咳而胁满急不得息，不得反侧，腋胁下与脐相引，筋急而痛，反折，目上视眩，耳中倏然，肩项痛，惊狂衄，少腹满，目䀮䀮生白翳，咳引胸痛，筋寒热，唾血短气，鼻酸，肝俞主之。寒热食多，身羸瘦，两胁引痛，心下贲痛，心如悬，下引脐，少腹急痛，热面急，一作。黑"。目䀮䀮，久喘咳少气，溺浊赤，肾俞主之。寒热咳呕沫，掌中热，虚则肩背寒栗，少气不足以息，寒厥交两手而瞀，口沫出，实则肩背热痛，汗出，暴四肢肿，身湿摇，时寒热，饥则烦，饱则善，面色变，一作"痈"。口噤不开，恶风泣出，列缺主之。寒热，胸背急，喉痹，咳上气喘，掌中热，数欠伸，汗出善忘，四肢厥逆，善笑，溺白，列缺主之。胸中膨膨然，甚则交两手而瞀，暴痹喘逆，刺经渠及天府，此谓之大喻。肺系急，胸中痛，恶寒，胸满悒悒然，善呕胆汁，胸中热，喘逆气，气相追逐，多浊唾，不得息，肩背风，汗出，面腹肿，鬲中食噎不下，喉痹肩息，肺胀，皮肤骨痛，寒热烦满，中府主之。寒热，目䀮䀮，善咳喘逆，通谷主之。烦心咳，寒热善哕，劳宫主之。寒热，唇口干，身热喘息，目急痛，善惊，三间主之。一本云：寒热，心背引痛，胸中不得息，咳唾血涎。烦中善饥。食不下，咳逆，汗不出，如疟状，目泪出，悲伤，心腧主之。【批】喘咳寒热取背输太阴。

寒热善呕，商丘主之。呕厥寒，时有微热，胁下支满，喉痛嗌干，膝外廉痛，淫泺胫酸，腋下肿，马刀瘘，肩肿吻伤痛，太冲主之。【批】呕寒热取太阴厥阴。

寒热，头痛，喘喝，目不能视，神庭主之。其目泣出头不痛者，听会取之。寒热，头痛如破，目痛如脱，喘逆烦满，呕吐流汗，头维主之。寒热，胸满，头痛，四肢不举，腋下肿，上气，胸中有声，喉中鸣，天池主之。寒热，头痛，水沟主之。寒热，善怖，头重足寒，不欲食，脚挛，京骨主之。下部寒热，病汗不出，体重，逆气，头眩痛，飞阳主之。肩背痛，寒热，瘰疬绕颈，有大气，暴聋，气蒙瞀，耳目不开，头颔痛，泪出目，鼻衄不得息，不知香臭，风眩喉痹，天牖主之。寒热，酸痛，四肢不举，腋下肿，马刀挟瘿，髀膝胫内淫泺，酸痹不仁，阳辅主之。寒热，颈瘰疬，咳，呼吸，灸手三里，左取右，右取左。寒热，颈瘰疬，大迎主之。寒热瘰疬，胸中满，有大气，缺盆中满痛者死。外溃不死，肩引项不举，缺盆中痛，汗不出，喉痹，咳嗽血，缺盆主之。寒热，颈瘰疬，肩痛不可举，臂臑腧主之。寒热，颈瘰疬，耳鸣无闻，痛引缺盆，肩中热痛，手臂不举，肩贞主之。【批】头痛寒热取少阳厥阴。

寒热瘰疬，目不明，咳上气，唾血，肩中腧主之。

寒热，颈腋下肿，申脉主之。寒热，颈颔肿，后溪主之。胸中满，耳前痛，齿热痛，目赤痛，颈肿，寒热，渴饮辄汗出，不饮则皮干热烦，曲池主之。【批】颈颔肿寒热取太阳阳明。

振寒，小指不用，寒热，汗不出，头痛，

喉痹，舌急卷，小指之间热，口中热，烦心，心痛，臂内廉痛，聋咳，瘛疭，口干，头痛不可顾，少泽主之。振寒寒热，肩臑肘臂头痛不可顾，烦满，身热恶寒，目赤痛，眦烂生翳膜，暴痛，鼽衄，耳聋，臂重痛，肘挛痂疥，脑满引膈，泣出而惊，颈项强，身寒，头不可顾，后溪主之。振寒寒热，颈项肿，实则肘挛，头眩痛狂易，虚则生疣，小者痂疥，支正主之。寒热凄厥，鼓颔，承浆主之。【批】振寒寒热取太阳。

肩痛引项，寒热，缺盆主之。身热，汗不出，胸中热满，天髎主之。寒热，肩肿引胛中肩臂酸痛，臑腧主之。臂厥，肩膺胸满痛，目中白翳，眼青转筋，掌中热，乍寒乍热，缺盆中相引痛，数咳喘不得息，臂内廉痛，上鬲，饮已烦满，太渊主之。【批】肩痛寒热取太阳少阴。

寒热，腹䐜，央央然不得息，京门主之。善啮颊，齿唇热，汗不出，口中热痛，冲阳主之，胃脘痛，时寒热，皆主之。【批】腹胀痛寒热取太阳阳明。

寒热篡反出，承山主之。寒热篡后出，瘛疭，脚腨酸重，战栗不能久立，脚急肿痛，跗筋足挛，少腹痛引喉嗌，大便难，承筋主之。寒热胫肿，丘墟主之。寒热，痹胫不收，阳交主之。跟厥膝急，腰脊痛引腹篡，阴股热，阴暴痛，寒热，膝酸重，合阳主之。寒热解㑊，一作“烂”。淫泺，胫酸，四肢重痛，少气难言，至阳主之。【批】篡反出寒热取太阳，胫肿寒热取少阳太阳。

寒热，腰痛如折，束骨主之。寒热，骨痛，玉枕主之。【批】腰骨痛寒热取太阳。

〔《灵》〕黄帝曰：人之善病寒热，何以候之？少俞答曰：小骨弱肉者，善病寒热。黄帝曰：何以候骨之大小，肉之坚脆，色之不一也？少俞答曰：颧骨者，骨之本也。颧大则骨大，颧小则骨小。皮肤薄而其肉无䐃，其臂懦懦然，其地色炲然，不与天同色，污然独异，此其候也。然后臂薄者，其髓不满，故善病寒热也。五变篇。

〔仲〕云：病有洒淅恶寒而复发热者，何也？曰：阴脉不足，阳往从之。阳脉不足，阴往乘之。何谓阳不足？假令寸口脉微，名曰阳不足。阴气上入阳中，则洒淅恶寒也。何谓阴不足？假令尺脉弱，名曰阴不足。阳气下陷入阴中，则发热也。全文见伤寒寒热。【批】颧小皮薄者善病寒热，寸微恶寒尺弱发热。

〔《素》〕寸口脉沉而喘，曰寒热。平人气象论 脉沉数细散者，寒热也。脉要精微论 沉细为寒，数散为热。脉涩洪大，寒热在中。尺肤烘然，先热后寒，寒热也。言初扪尺肤则热，久之则寒也。尺肤先寒，久之而热者，亦寒热也。言初扪尺肤则寒，久之则热也。寒热夺形，脉坚搏是逆也。全文见诊生死门。尺肉热者，解㑊。安卧脱肉者，寒热不治。全文见诊生死门。诊寒热，赤脉上下贯瞳子，见一脉一岁死，见一脉半一岁半死，见二脉二岁死，见二脉半二岁半死，见三脉三岁死。见赤脉不下贯瞳子，可治也。寒热篇。寒热病者平旦死。全文见诊生死门。

产后往来寒热

〔云〕产后往来寒热，四物内加小柴胡汤。【批】寒热安卧脱肉者死，寒热赤脉贯瞳子死。

〔《保》〕治日久虚劳，微有寒热，脉沉而数，宜柴胡四物汤。【批】虚热。

川芎　当归　芍药　熟地黄各一钱半　柴胡八钱　人参　黄芩　甘草　半夏各三钱

上为末，水煎服。

〔云〕产后往来寒热而脉弦者，少阳也，小柴胡加生地黄汤。

柴胡二两　黄芩五钱　人参三钱　半夏一两五钱，制　大枣三枚　生地黄　栀子　枳壳麸炒。各五钱

上如前煎服。

增损柴胡汤 治产后虚，发寒热，饮食少，腹胀。

柴胡 人参 甘草 半夏 陈皮 川芎 白芍药各等份

上㕮咀，每服三钱，姜五片，枣二枚，水同煎，食后日二服。

〔《大全》〕治产后乍寒乍热，增损四物汤。

人参 当归 芍药 川芎 干姜各一两 甘草

上㕮咀，每服四钱，水一盏，姜三片，煎七分，去渣，热服无时。

〔云〕**熟地黄散** 治产后蓐劳，皆由体虚，气力未壮，劳复所起，四肢烦疼，时发寒热。

熟地黄 人参 白芍药 白茯苓 白术 续断各一两 黄芪 桂心 五味子 当归 川芎各七钱半

上㕮咀，每服四钱，姜三片，枣一枚，水同煎。

黄芪丸 治产后蓐劳，寒热进退，头目眩痛，骨节酸疼，气力乏。

黄芪 鳖甲 当归炒。各一两 桂心 白芍药 续断 川芎 牛膝 苁蓉 沉香 柏子仁 枳壳各六钱半 五味子 熟地黄各半两

上为细末，炼蜜为丸，桐子大。每服四五十丸，粥饮下，食后。

外热内寒外寒内热

〔仲〕云病人身大热，反欲得近衣者，热在皮肤，寒在骨髓也。《活人》云：先与桂枝汤治寒，次与小柴胡汤治热也。【批】表热里寒。

〔罗〕病有远近有缓急 征南帅不邻吉歹年七旬，丙辰冬南征至楚丘，诸路迎送，多献酒醴，因而过饮太多，遂腹痛肠鸣自利，日夜约有五十余行，咽嗌肿疼，耳前后赤肿，舌本强，涎唾稠黏，欲吐不吐，以手泄之方出，言语艰难，反侧闷乱，夜不得卧。予诊得脉浮数极，按之沉细而弦。即谓中丞粘公曰：仲景言下利清谷，身体疼痛，急当救里；清便自调，急当救表。救里四逆汤，救表桂枝汤。今胃气不守，下利清谷，腹中疼痛，虽宜急治之，比之咽嗌痛犹可少待。公曰：何谓也？答曰：《内经》云，疮发咽嗌，名曰猛疽。此疾治迟则咽塞，咽塞则气不通，气不通则半日死，故宜急治。于是遂砭刺肿上紫黑血出，顷时肿势大消，遂用桔梗、甘草、连翘、鼠粘、酒制黄芩、升麻、防风等份，㕮咀，每服约五钱，水煮清令热漱，冷吐去之，咽之恐伤脾胃，自利转甚，再服涎清肿散，声出，后以神应丸辛热之剂以散中寒，解化宿食，而燥脾湿。丸者取其不即化，则不犯上焦，至病所而后化，乃治主以缓也。不数服，利止痛定，后胸中闭塞，作阵而痛，思《灵枢》云：上焦如雾，宣五谷味，熏肤充身泽毛，若雾露之溉，是为气也。今相公年高气弱，自利日久，致脾胃中生发之气不能滋养于心肺，故使闭塞而痛。经云：上气不足，推之扬之。脾不足者，以甘补之。再与发散甘辛之味，温养脾胃，加以升麻、人参，上升以顺正气，不数服而胸中快利，痛止。《内经》云：调气之方，必别阴阳，内者内治，外者外治，微者调之，其次平之，盛者夺之，随其攸利，万举万全。又曰：病有远近，治有缓急，无越其制。又曰：急则治其标，缓即治其本。此之谓也。

〔仲〕云：病人身大寒，反不欲近衣者，寒在皮肤，热在骨髓也。《活人》云，先与白虎加人参汤治热，次与桂枝麻黄各半汤，以解其外。【批】表寒里热。

上热下寒上寒下热

〔罗〕上热下寒治验 中书左丞姚公茂六旬有七，宿有暗风，至元戊申末因酒病发，头面赤肿而痛，耳前后肿尤甚，胸中烦闷，嗌咽不利，身半以下皆寒，足胫尤甚，由是以床相接作坑，身半以上常卧于床，饮食减少，精神困

倦而体痛。命予治之。诊得脉浮数，按之弦细，上热下寒明矣。《内经》云：热胜则肿。又曰：春气者，病在头。《难经》云：畜则肿热，砭射之也。盖取其易散，故遂于肿上约五十余刺，出血紫黑，约一杯数，顷时疼痛消散。又于气海中大艾灸百壮，乃助下焦阳虚，退其阴寒。次于三里二穴，各灸三七壮，治足胻下寒。引导阳气下行故也。遂制一方，名曰既济解毒汤，以热者寒之。然病有高下，治有远近，无越于此。以黄芩、黄连苦寒，酒制为引，用泻其上热。桔梗、甘草辛甘温，升佐诸苦药，治其热。柴胡、升麻，苦平味薄者也，阳中之阳，散发上热。连翘苦辛平，散结消肿。当归辛温，和血止痛。酒煨大黄，苦寒引苦性上行，止烦热。投剂之后，肿散痛减，大便利。再服，减大黄，慎言语，节饮食，不旬日良愈。

既济解毒汤 治上焦头目赤肿而痛，胸膈烦闷不得卧，身半以下皆寒，足胻尤甚，大便赤秘。

大黄酒煨，大便利不用 连翘酒制，炒 黄芩酒炒 甘草炙 黄连酒炒 桔梗各二钱 柴胡 归身 升麻各一钱

〔《脉》〕热病所谓阳附阴者，腰以下至足热，腰以上寒，阴气下争，还，心腹满者死。所谓阴附阳者，腰以上至头热，腰以下寒，阴气上争，还得汗者生。【批】诊。

〔《灵》〕上寒下热，先刺其项太阳，久留之。已刺则熨项与肩胛，令热下合乃止，此所谓推而上之者也。刺节真邪论，下同。上热下寒，视其虚脉而陷之于经络者，取之气下乃止，此所谓引而下之者也。【批】针灸。

〔垣〕另有上热下寒。经曰：阴病在阳，当从阳引阴，必须先由络脉经隧之血。若阴中火旺上腾于天，致六阳反不衰而上充者，先去五脏之血络，引而下行，天气降下，则下寒之病自去矣，慎勿独泻其六阳。此病阳亢，乃阴火之邪滋之，只去阴火，只损血络经隧之邪勿误也。

圣人以上热下寒，是有春夏无秋冬也，当从天外引阳下降入地中。此症乃上天群阴火炽而反助六阳，不能衰退，先于六阳中决血络出血，使气下降三阴，虽力微，能逐六阳下行，以阴血自降故也，亦可谓老阳变阴之象也。故经云：上热下寒，视其虚脉下陷于经络者取之，此所谓引而下之也。但言络脉皆是也。病大者，三棱针决血，去阳中之热。热者手太阳小肠中留火热之邪，致此老阳不肯退化为阴而下，故先决去手太阳之热血，使三阴得时之用，而下降以行秋令，奉收道下入地中而举藏也。乃泻老阳在天不肯退化行阴道者也。至元戊辰春，中书参政杨公正卿，年逾七十，病面颜郁赤，若饮酒状，痰稠黏，时眩晕如在风雾中。一日会都堂，此症忽来，复加目瞳不明，遂归。命予诊候，两寸脉洪大，尺脉弦细无力，此上热下寒明矣。欲药之，为高年气弱不任，记先师所论，凡上热譬犹鸟巢高颠，射而取之，即以三棱针，于颠前发际疾刺二十余，出紫黑血约二合许，即时头目清利，诸苦皆去，自后不复作。刺上热下寒与经旨不同也。经旨于寒处责其虚，治之能引上热下降，垣于热处得血，候热自里退而下降也。

〔《密语》〕上寒下热，上热下寒悬钟。二寸半。上寒下热先补后泻，上热下寒先泻后补。或分开上寒补悬钟五分，下热泻曲池一寸五分。

疟寒热

魄汗未尽，形弱而气烁，穴俞已闭，发为风疟。见生气通天论 秋善病风疟。全文见五脏。夏暑汗不出者，秋成风疟。【批】《内经》论疟皆生于风暑。

〔《素》〕黄帝问曰：夫痎疟皆生于风，其蓄作有时者，何也？岐伯曰：疟之始发也，先起于毫毛，伸欠乃作，寒栗鼓颔，腰脊俱痛，寒去则内外皆热，头痛如破，渴欲饮冷。帝曰：何气使然，愿闻其道？岐伯对曰：阴阳上下交

争，虚实更作，阴阳相移也。阳并于阴，则阴实而阳虚。阳明虚，则寒栗鼓颔也。巨阳虚，则腰背头项痛。三阳俱虚，则阴气胜，阴气胜，则骨寒而痛。寒生于内，故中外皆寒。阳盛则外热，阴虚则内热，内外皆热，则喘而渴，故饮冷也。此皆得之夏伤于暑，热气盛，藏于皮肤之内，肠胃之外，此荣气之所舍也。此令人汗空疏，腠理开，因得秋气，汗出遇风，及得之以浴，水气舍于皮肤之内，与卫气并居。卫气者，昼日行于阳，夜行于阴，此气得阳而外出，得阴而内薄，内外相薄，是以日作。帝曰：其间日而作者，何也？岐伯曰：其气之舍深，内薄于阴，阳气独发，阴邪内着，阴与阳争不得出，是以间日而作也。帝曰：善。其作日晏与其日早者，何气使然也？岐伯曰：邪气客于风府，循膂而下，卫气一日一夜大会于风府，其明日日下一节，故其作也晏，此先客于脊背也，每至于风府，则腠理开，腠理开则邪气入，邪气入则病作，以此作日稍益晏也。其出于风府，日下一节，二十五日“五”一作“一”。下至骶骨，二十六日“六”一作“二”。入于脊内，注于伏膂一作“伏中”之脉，其气上行，九日出于缺盆之中，其气日高，故作日益早也。其间日发者，由邪气内薄手五脏，横连募原也，其道远，其气深，其行迟，不能与卫气俱行，不得皆出，故间日乃作也。《灵枢》经云：疟者内薄于五脏，横连募原，其道远，其气深，其行迟，不能日作，故次日乃畜积而作焉。详“畜积”二字，则非一日之义明矣。始明邪气未盛，未与卫气相当。故未作，必候畜积与卫气相当，故作焉。【批】邪入并阴则阴实阳虚故寒栗，邪出并阳则阳实阴虚故热燥，曰作者邪客浅间日作者邪客深，邪与卫会于风府则疟作新邪循风府下脊背与卫会则日晏。

帝曰：夫子言卫气每至于风府，腠理乃发，发则邪气入，入则病作。今卫气日下一节，其气之始发也，不当风汗，其日作者奈何？岐伯曰：此邪气客于头项，循膂而下者也。故虚实不同，邪中异所，则不得当其风府也。故邪中于头项者。气至头项而病。中于背者，气至背而病。中于腰脊者，气至腰脊而病。中于手足者，气至手足而病。卫气之所在，与邪气相合，则病作。故风无常府，卫气之所发，必开其腠理，邪气之所舍，则其府也。帝曰：疟先寒而后热者，何也？岐伯曰：夏伤于大暑，其汗大出，腠理开发，因遇夏气凄沧之水寒，藏于腠理皮肤之中，秋伤于风，则病成矣。夫寒者，阴气也。风者，阳气也。先伤于寒，而后伤于风，故先寒而后热也，病以时作，名曰寒疟。帝曰：先热而后寒者，何也？此先伤于风，而后伤于寒，故先热而后寒也，亦以时作，名曰温疟。帝曰：夫病温疟与寒疟，而皆安舍，舍于何藏？岐伯曰：温疟得之冬中于风，寒气藏于骨髓之中，至春则阳气大发，邪气不能自出，因遇大暑，脑髓烁，肌肉消，腠理发泄，或有所用力，邪气与汗皆出，此病藏于肾，其气先从内出之于外者也。如是者，阴虚而阳盛，阳盛则热矣，衰则气复反入，入则阳虚，阳虚则寒矣。故先热而后寒，名曰温疟。其但热不寒者，阴气先绝，阳气独发，则少气烦冤，手足热而欲呕，名曰瘅疟。帝曰：瘅疟何如？岐伯曰：瘅疟者，肺素有热，气盛于身，厥逆上冲，中气实而不外泄，因有所用力，腠理开，风寒舍于皮肤之内分肉之间而发，发则阳气盛，阳气盛而不衰则病矣。其气不及于阴，故但热而不寒，气内藏于心，而外舍于分肉之间，令人消烁肌肉，故名曰瘅疟。帝曰：疟未发，其应何如？岐伯曰：疟气者，必更盛更虚，当气之所在也，病在阳则热而脉躁，在阴则寒而脉静，极则阴阳俱衰。卫气相离，故病得休，卫气集，则复病也。【批】久邪循伏膂上缺盆与卫会则日早，风无常府邪客处原府。

卫与邪相并则病作，与邪相离则病休。其并于阴则寒，并于阳则热。离于阴则寒已，离于阳则热已。至次日又集而并合，则复病也。

帝曰：时有间二日，或至数日发，或渴或

不渴，其故何也？岐伯曰：其间日者，邪气与卫气客于六府，而有时相失，不能相得，故休数日乃作也。疟者，阴阳更胜也，或甚或不甚，故或渴或不渴。以上俱疟论篇。

帝曰：火热复，恶寒发热，有如疟状，或一日发，或间数日发，其故何也？岐伯曰：胜复之气，会遇之时有多少也。阴气多而阳气少，则其发日远。阳气多而阴气少，则其发日近。此胜复相薄，盛衰之节也。疟亦同法。至真要大论。

帝曰：论言夏伤于暑，秋必病疟，今疟不必应者，何也？岐伯曰：此应四时者也。其病异形者，反四时也。其以秋病者寒甚，以冬病者寒不甚，以春病者恶风，以夏病者多汗。帝曰：夫风之与疟，相似同类，而风独常在，疟则有时而休者，何也？岐伯曰：风气留其处，故常在。疟气随经络沉以内薄，故卫气应乃作。疟论篇。【批】疟应四时。

〔《保》〕夏伤于暑，秋必病疟。盖伤之浅也，近而暴。伤之重也，远而深。痎疟者，久疟也。是知夏伤于暑，湿热闭藏，而不能发泄于外，邪气内行，至秋而发为疟也。初不知何经受病，随其受而取之。有中三阳者，有中三阴者。大抵经中邪气，其症各殊，同伤寒治之也。故《内经》曰：五脏皆有疟，其治各别。在太阳经者，谓之风疟，治多汗之。在阳明经者，谓之热疟，治多下之。在少阳经者，谓之风热疟，治多和之。此三阳受病，皆谓暴疟也。发在夏至后处暑前者，此乃伤之浅者，近而暴也。在阴经者，则不分三经，皆谓之温疟，宜以太阴经论之。其发处暑后冬至前者，此乃伤之重者，远而深也。痎疟者，老疟也，故谓之久疟。

桂枝羌活汤　治疟病处暑前后，头痛项强，脉浮，恶风有汗。

桂枝　羌活　防风　甘草炙。各半两

上为粗末，每服半两，水一盏半，煎至一盏，温服，迎发日服。吐者加半夏曲。

疟疾头痛项强，脉浮，恶风无汗者，宜麻黄羌活汤。

麻黄　羌活　防风　甘草炙。各半两

上同前服法。如吐，加半夏曲等份。

治疟病身热目痛，热多寒少，脉长，睡卧不安，先以大柴胡汤下之，微利为度。如下过外微邪未尽者，宜白芷汤以尽其邪。

白芷汤

白芷　知母各一两　石膏四两

上为粗末，同前服法。

治疟无他症，隔日发，先寒后热，寒少热多，宜桂枝石膏汤。

桂枝五钱　石膏　知母各一两半　黄芩一两

上为粗末，分作三服，水半盏，同煎服。间日者，邪气所舍深也，如外邪已罢，内邪未已，再下之。从卯至午发者，宜大柴胡汤下之。从午至酉者，知邪在内也，宜大承气汤下之。从酉至子发者，或至寅时发者，知邪在血也，宜桃仁承气汤下之。前项下药，微利为度，以小柴胡汤彻其微邪之气。

治疟寒热大作，不论先后，此太阳阳明合病也，谓之交❶争，寒热作则必战动。经曰：热胜则动也，发热则必汗泄。经云：汗出不愈，知为热也。阳盛阴虚之证，治当内实外虚，不治，恐久而传入阴经也，宜桂枝芍药汤主之。

桂枝二钱　黄芪　知母　芍药　石膏各半两

上为粗末，五七钱，用水煎。

如前药服之，寒热转大者，知太阳阳明少阳三阳合病也，宜桂枝黄芩汤以和之。

甘草四钱半　石膏五钱　知母五钱　桂枝二钱　柴胡一两二钱　黄芩四钱半　人参四钱半　半夏四钱

上为粗末，同煎服，服后如外邪已罢，内

---

❶ 交：原作“大”，据《保命集·诸疟论第十六》改。

邪未已，用大柴胡、大承气等汤下之。

治处暑后冬至前后疟，其法并于久疟法求之。

〔《局方》〕**双解饮子** 治疟疾，辟瘴气，神效。

肉豆蔻 草豆蔻 各二个。一个用水和面裹煨，一个生用 厚朴二寸，一半用生姜汁浸炙。一半生用 甘草大者二两，一半炙，一半生用 生姜二块，如枣大一块。湿纸裹煨，一块生用

上各㕮咀，每服分一半，用水一碗，煎至一大盏，去渣，空心温服。东垣云：秋暮暑气衰，病热疟，知其寒也。局方用双解饮子是已。知此方治寒疟也。

〔《保》〕治发疟如前症，是夜发者，麻黄黄芩汤主之。【批】昼发属气夜发属血。

麻黄一两，去节 甘草炙，三钱 桃仁三十枚，去皮 黄芩五钱 桂二钱半

上为细末，依前服法。桃仁味苦甘辛，肝者血之海，血受邪则肝气燥，经所谓肝苦急，急食甘以缓之，故桃仁散血缓肝，谓邪气深远而入血，故夜发，乃阴经有邪，此汤发散血中风寒之荆。

〔世〕**桃仁承气汤** 治夜疟有实热者。方见伤寒。

治先热后寒者，小柴胡汤。先寒后热者，小柴胡加桂枝汤。多热但热者，白虎加桂枝汤。多寒但寒者，柴胡桂姜汤。此以疟之寒热多少定治法也。若多寒而但有寒者，其脉或洪实或滑，当作实热治之。若便用桂枝，误也。如或多热而但有热者，其脉或空虚或微弱，当作虚寒治之。若便用白虎汤，亦误也。所以欲学者必先问其寒热，或热多热少，或寒多寒少，又诊脉以参之，百无一失矣。小柴胡加桂汤，治疟先寒后热。方见伤寒。小柴胡汤，治疟先热后寒。

〔仲〕温疟者，其脉如平，身无寒但热，骨节疼烦，时便难，白虎加桂枝汤主之。《脉经》云：朝发暮解。暮发朝解。

知母六两 甘草二两，炙 石膏一斤 粳米二合 桂去皮，三两

上锉每服五分，水一盏，煎八分，去渣温服，出汗愈。

柴胡桂姜汤 治疟寒多微有热，或寒不热。方见伤寒。

疟多寒者，名曰牡疟，蜀漆散主之。

蜀漆烧去腥 云母烧三日夜 龙骨等份

上三味，捣为散，未发前以浆水服半钱匕。如温疟，加蜀漆一钱，临发时服一钱匕。

牡蛎汤 治牡疟。

牡蛎四两，炙 麻黄去节，三两 甘草二两 蜀漆三两

上四味，以水八升，先煮蜀漆、麻黄，去上沫，得六升，内诸药，煮取二升，温服一升。若吐，则勿更服。

柴胡去半夏加栝楼汤 治疟病后渴者，亦治劳疟。

柴胡八两 人参 黄芩各三两 栝楼根四两 生姜二两 大枣十二枚 甘草炙，三两

上七味，以水一斗二升，煮取六升，去渣，再煎，取三升，温服一升，一日两三服。

〔丹〕疟有风，有暑，有食，有痰。

三日一发者，受病一年。间日一发者，受病半年。一日一发者，受病一月。二日连发住一日者，气血俱受病。一日间日者，补药带表药，后用截疟丹截之。在阴分者，用药彻起阳分，方可用截方。

常山 草果 槟榔 知母 乌梅 川山甲炒 甘草炙

用水酒各一大碗，煎至半碗，露一宿，临发前二时温服之。如吐则勿服之。

大法 暑风必当发汗。夏月多在风凉处歇，遂闭汗而不泄，因食者，必从饮食将息。疟而虚者，须先用参、术一二帖，托住其气，不使下陷，后用他药治内伤，挟外邪者同法。内必生痰，必以汗解，二陈汤加柴胡、常山、黄芩。

疟而甚者，发寒热，头痛如破，渴而饮水，自汗，可与。【批】大法补中带散。

人参　黄芪　白术　黄连　黄芩　栀子　川芎　苍术　半夏　天花粉　水煎服。

一丈夫疟，脉弦细，每日近午发，此风寒也。

白术　柴胡　青皮　半夏　苍术二钱　麻黄　木通一钱半　桂一钱　甘草

何氏子年二十岁，疟间日作，头痛恶寒为甚。

麻黄一钱　白术五钱　青皮三钱　木通七钱　苍术二钱　桂皮一钱半　半夏五钱　炙甘草三钱

小娘患疟，汗，但未到下体。

白术二钱　麻黄　知母一钱　半夏一钱半　人参　桂枝半钱

分二帖，姜三片，水二盏半，煎至半盏，露星月下一夜，次日早空心热服。

陈一之子二岁，间日疟。

麻黄五分　白术二钱　苍术一钱　半陈皮一钱　半夏一钱　木通一钱　甘草炙些

何主首二十岁，疟间两日作，寒自足起，发时口渴，身痛头痛，服已有汗。

麻黄半分　黄芪　自术炒　青皮二钱　芍药　苍术二钱　木通一钱　炙甘草三钱　柴胡一钱

王舅疟，左弦甚，右略涩，将退时有汗。

人参一两　半夏一两　白术　柴胡各六钱　苍术　青皮各五钱　木通一两　甘草些

分五帖，煎服三之一，去渣，入姜汁半杯，露一夜，次早温服之。

王孺人旧患疟疾，因劳心力又发，今骨节疼痛，恶心食少，与此方。

人参五钱　白术一两半　苍术一两　陈皮一两　川芎　当归　木通各七钱　甘草一钱

分六帖，姜三片。

冯官人发疟，脉弦有汗。

人参五钱　黄芪　黄连　白术各三钱　芍药半两　茯苓三钱　黄芩三分

作五帖，水煎服。

卢兄疟后辛苦再发，脉大洪而浮，此血伤也，宜补之。

人参半钱　白术一钱　黄芩四钱　甘草四钱　白芍一钱　黄连三钱　生地黄　茯苓　归尾各五分

作一帖热饮，仍灸大椎穴五壮。

一妇人五十余岁，形实，喜作劳，性急味厚，喜火食。夏却患恶寒发热，更作无休时，衣被虽厚，常凛然，两脉皆涩。予作杂合邪治之，遂以四物汤加陈皮，以人参、白术为君，生甘草、黄柏为佐，多入姜汁，吞通神丸三十丸，回金、抑青各二十丸，阿魏十丸。煎三帖而得睡，第五帖而身和，第七帖通身微汗，诸症皆去。

〔《局方》〕**人参养胃汤**

草果　茯苓　人参去芦。各半两　甘草炙，七钱　橘红七钱半　厚朴去皮，姜制　苍术汤洗，炒　半夏汤洗。各一两　藿香叶洗去土

上㕮咀，每服四钱，水一盏半，姜七片，乌梅二个，煎至七分，去渣热服。脉弱无力或寒多者，加干姜、附子，如脉洪有力热多者，加黄芩、黄连、柴胡。

上朴、苍、藿香发散也，半、果、茯、橘劫痰也。人参用之，惟虚人最宜。

〔丹〕**绝疟青蒿丸**

青蒿　冬瓜皮　官桂　马鞭草各二两

上药焙干为末，糊为丸，如胡椒大。每一两分四服，于戌时前一时服尽。

治疟方。百草霜、黄丹等份，细研，每服二钱匕，于发日虚心水调服，不止，连两服，愈。

治疟用蒜，不拘多少，研极烂，以黄丹少许聚为度，丸如鸡头大，候干。每服一丸，新汲水下，面东服至妙。

〔垣〕治疟疾。

大蒜一颗，分开片

上一片，内入巴豆肉一粒，轻纸裹煨熟，去巴豆，研入黄丹为丸，如鸡头大。每服一丸。先发寒，用桃枝七寸东向者，煎汤，发日五更面北服。如发热，用冷水送下。未全好，次发又可进一服，除根。

上黄丹劫痰例轻剂也。

〔《易简》〕**七宝汤**

常山　陈皮　青皮　槟榔　草果　甘草炙　厚朴等份

上㕮咀，每服半两，水酒各一盏，煎六分，当发日侵晨服之。此服有常山，必须吐而愈。或当日大作，俗谓斗药是也。虚怯人及脾胃寒者不宜服。

上此劫痰例重剂也，虚人慎之，或补后用之。

〔《局方》〕**克效饮子**

龙脑　麝香　定粉各研，半两　荷叶焙　绿豆末　甘草炙。各五两　朱砂二两，研丸　信醋炙，二钱半　金箔二十五片，为衣

上为末，炼蜜搜和。每两作二十丸，无名异为衣。每服一二丸，温水磨。连日发者，未发前服之。间日者，不发夜服之。隔数日发者，前一日夜服之。

〔河〕**辟邪丹**　治岚瘴鬼疟。并日频日。

绿豆　雄黑豆各四十九粒　信半钱，另研　黄丹一钱　朱砂二钱

上为末，同入乳钵内，滴水为丸。分作三十粒。每服一粒，用东南桃心取七枚，研汁，井花水早晨日欲出不出时，向日吞之。

上信砒劫痰，为至峻之剂，虚人切忌之。

运气　疟疾有二：

一曰火热。经云：岁火太过，炎暑流行，金肺受邪，民病疟少气。又云：火太过曰赫羲，其病笑疟狂妄。又云：火郁之发，民病温疟。又云：少阳司天，火淫所胜，民病发热恶寒而疟。又云：少阳之复，发而为疟。又云：少阳司天之政。民病寒热疟。治以寒剂是也。

二曰寒湿。经云：阳明司天，为四之气，病疟，寒之候是也。

〔河〕**断疟如圣散**

砒一钱　蜘蛛大者，三个　雄黑豆四十九粒

上为末，滴水为丸，如鸡头大。如来日发，于今晚夜北斗下先献过，次早以纸裹，于耳内札一丸，立愈如神。一粒可救二人。

〔《素》〕帝曰：夫经言有余者泻之，不足者补之，今热为有余，寒为不足。夫疟者之寒，汤火不能温也，及其热，冰水不能寒也，此皆有余不足之类，当此之时，良工不能止，必须其自衰乃刺之，其故何也？愿闻其说。岐伯曰：经言无刺熇熇之热，无刺浑浑之脉，王注曰：浑浑谓脉无端绪。无刺漉漉之汗，故为其病逆，未可治也。夫疟之始发也，阳气并于阴，当是之时，阳虚而阴盛，外无气，故先寒栗也。阴气逆极，则复出之阳，阳与阴复并于外，则阴虚而阳实，故先热而渴。夫疟气者，并于阳则阳胜，并于阴则阴胜，阴胜则寒，阳胜则热。疟者，风寒之气不常也，病极则复至，病之发也，如火之热，如风雨不可当也。故经言曰：方其盛时必毁，因其衰也，事必大昌，此之谓也。夫疟之未发也，阴未并阳，阳未并阴，因而调之，真气得安，邪气乃亡，故工不能治其已发，为其气逆也。帝曰：善，攻之奈何？早晏何如？岐伯曰：疟之且发也，阴阳之且移也，必从四末始也。阳已伤，阴从之，故先其时坚束其处，令邪气不得入，阴气不得出，审候见之，在孙络盛坚而血者，皆取之，此其往而未得并者也。《疟论》凡治疟先发，如食顷乃可治，过之则失时也。疟发身方热，刺跗上动脉，开其空，出其血，立寒。疟方欲寒，刺手阳明太阴，足阳明太阴。亦谓出血当随井俞而刺之。疟脉满大，急刺背俞，用中针傍五胠俞各一，适肥瘦出其血也。王注云：背俞谓大杼。五胠俞，譩譆也。疟脉小实，急灸胫少阴，刺指井。胫少阴，复溜穴，指井至阴穴也。疟脉缓大虚，便宜用药，不宜用针。诸疟而脉不见，刺十指

间出血，血去必已，先视身之赤如小豆者，尽取之。刺疟者，必先问其病之所先发者，先刺之。先头痛及重者，先刺头上及两额、两眉间出血。王注云：头上谓上星、百会，两额谓悬颅，两眉间谓攒竹等穴。先项背痛者，先刺之。先腰脊痛者，先刺郄中出血。先手臂痛者，先刺手少阴阳明十指间。先足胫酸痛者，先刺足阳明十指间出血。风疟，疟发则汗出恶风，刺三阳经背俞之血者。胻酸痛甚，按之不可，名曰胕髓病，以镵针针绝骨，出血立已。身体小痛，刺至阴，诸阴之井，无出血，间日一刺。疟不渴，间日而作，刺足太阳。渴而间日作，刺足少阳。《灵枢》经云：疟不渴，间日而作，刺足阳明。渴日作，刺手阳明。温疟汗不出，为五十九刺。足太阳之疟，令人腰痛头重，寒从背起，先寒后热，熇熇暍暍然，热止汗出难已，刺郄中出血。金门穴。《黄帝中诰图经》云：委中主之。海藏：羌活加生地黄、小柴胡加挂汤。足少阳之疟，令人身体解㑊，寒不甚，热不甚，恶见人，见人心惕惕然，热多汗出甚，刺足少阳。侠溪穴。〔海〕小柴胡汤。足阳明之疟，令人先寒，洒淅洒淅，寒甚久乃热，热去汗出，喜见日月光火气乃快然，刺足阳明跗上。冲阳穴。足太阴之疟，令人不乐，好太息，不嗜食，多寒热汗出，病至则善呕，呕已乃衰，即取之。待病衰即取之井俞及公孙。〔海〕小建中汤、异功散。足少阴之疟，令人呕吐，甚多寒热，热多寒少，欲闭户牖而处，其病难已。〔海〕小柴胡加半夏汤。阳明病见少阴中是贼邪，故难已。足厥阴之疟，令人腰痛，少腹满，小便不利如癃状，非癃也，数便意恐惧，气不足，腹中悒悒，刺足厥阴。太冲穴。〔海〕四物加柴胡、苦楝、附子汤。肺疟令人心寒，寒甚热，热间善惊，如有所见者，刺手太阴阳明。列缺、合谷。心疟者，令人烦心，甚欲得清水，反寒多不甚热，刺手少阴。神门。肝疟者，令人色苍苍然，太息，其状若死者，刺足厥阴见血。中封。脾疟者，令人寒，腹中痛，热则肠中鸣，鸣已汗出，刺足太阴。商丘。肾疟者，令人洒洒然，腰脊痛宛转，大便难，目眴眴然，手足寒，刺太阳少阴。大钟主之。胃疟者，令人且病善饥而不能食，食而肢满腹大，刺足阳明太阴横脉出血。厉兑、解溪、三里主之。疟寒热甚，寒热厥，取手阳明。疟寒少热多，取足少阳。疟而赤目䀮䀮，心痛，取手阳明少阳。疟腰背痛，不渴，取足太阳。俱刺疟篇【批】疟未发宜坚束　针灸。

〔《甲》〕痞疟，神庭及百会主之。疟振寒，热盛狂言，天枢主之。疟盛热，列缺主之。疟寒厥及热厥，烦心善哕，心满而汗出，刺少商出血，立已。热疟口干，商阳主之。疟寒甚欲呕沫，阳溪主之。风疟汗不出，偏历主之。疟多寒少热，大钟主之。疟咳逆心闷不得卧，呕甚，热多寒少，欲闭户而处，寒厥足热，太溪主之。疟瘛疭惊，股膝重，胻转筋，头眩痛，解溪主之。疟日西发，临泣主之。疟多汗，腰痛不能俯仰，目如脱，项如拔，昆仑主之。疟不渴，间日作，昆仑主之。

久　疟

久疟者，痎疟也，以其隔二三日一发，缠绵不去。

〔丹〕老疟系风暑之邪入在阴分，在脏，宜用血药，引出阳分而散，川芎、抚芎、红花、当归、苍白术、白芷、黄柏、甘草，露一宿，早服。古方多用峻剂，恐非禀受怯弱与居养所移者所宜。始悟常山、砒丹、乌梅劫剂，或误投之，轻病变重，重必危矣。三日一作者，邪入于三阴经也。作于子午卯酉日者，少阴经疟也。作于寅申巳亥日者，厥阴经疟也。作于辰戌丑未日者，太阴经疟也。疟得于暑，当以汗解。或因取凉太过，汗郁成痎，其初感也，弱者即病，胃气强者，伏而未发，至于再感，复因内伤，其病乃作，宜其难瘥。夫感暑与风，皆外邪也，故非汗多不解。今之遘此疾者，已经再三劫试，胃气重伤，何由得愈。欲治此症，必先与参、术等补剂为君，加柴、葛等发散药，渐而收汗，得汗而虚，又行补养，下体属阴，最难得汗，补药力到，汗出至足，方是佳兆。

〔丹〕治一妇病疟，三日一发，食少，经不行已三月，脉无，时冬寒，议作虚寒治，疑误。再诊见其梳洗言动如常，知果误也。经不行，非无血，为痰所碍。脉无，非血气虚，及积痰生热，结伏其脉而不见耳。当作实热治，与三花丸，旬日后食进脉出，带微弦，谓胃气既全，虽不药，疟当自愈而经行也，令淡滋味，果应。三花神佑丸，方见水胀。

一妇身材小，味厚，痎疟月余，间日发于申酉，头与身痛，寒多喜极热辣汤，脉伏面惨晦，作实热治之，以十枣汤为末，粥丸，黍米大，服十粒，津咽，日三次，令淡饭，半月大汗愈。

久疟欲吐不吐，宜吐之，用藜芦散，或雄黄散。

疟病能食而痰伏者，小胃丹。方见内伤饮食。

一人性急，好酒色，味厚，适多忧怒，患久疟，忽大热，下臭积，大孔痛陷下，此大虚。脉弦大而浮。以瓦磨如钱圆，烧红，童便粹，急取以纸裹于痛处，恐外寒乘虚而入也。以参、归、陈皮煎服，淡味半月而安。

一妇人久痢，因哭子变疟，一日五六作，汗如雨不止，脉微数，疲甚，无邪可治，阴虚阳散，死在旦夕，且服四兽等热剂。遂用参、术各二两，白芍药一两，黄芪半两，炙甘草二钱，作大剂，四五服而愈。

一人因劳役发嗽，得痎疟，又服发散药，变为发热，舌短，语言不正，痰吼有声，脉洪实似滑。先用独参汤，加竹沥二蛤壳，一服后吐胶痰，舌本正，后用黄芪人参汤，服半月而愈。

藜芦散

大藜芦末五分　温虀水调下，以吐为度。

雄黄散

雄黄　瓜蒂　赤小豆各一钱

上为细末，每服半钱，温水调下。以吐为度。

鳖甲煎丸　治疟母。

鳖甲十二分．炙　乌扇三分，烧　黄芩　鼠妇熬　大黄　桂枝　石韦去毛　厚朴　紫葳　阿胶各三分　干姜　人参　桃仁各二分　柴胡　蜣螂熬。各六分　芍药　牡丹皮　䗪虫炒。各五分　蜂窠炙。四分　瞿麦二分　葶苈炒　半夏各一分赤硝十二分

上二十三味为末，取锻灶下灰一斗，清酒一斛五斗，浸灰，候酒尽一半，着鳖甲于中，煮令泛烂如胶漆，绞取汁，内诸药煎为丸，如桐子大。空心服七丸，日三服。

疟母丸

青皮　桃仁　红花　神曲　麦芽　鳖甲醋煮，为君　三棱　蓬术　海粉　香附俱用醋煮

上为末，神曲糊为丸，如桐子大。每服五七十丸，白汤下。

小儿疟疾痞块，用生地、芍药各一钱半，陈皮、川芎、黄芩、半夏各一钱，甘草二分，姜水煎调鳖甲末服。

十枣汤

芫花醋浸煮　大戟　甘遂制。各等份

上为末，每服半钱，水一盏，枣十枚，同煎半盏服。

疟　胀

秋深久疟，胸中无物，又无痰癖，腹高而食少，俗谓疟气入腹，宜苍术汤主之。

苍术四两　草乌头一钱　杏仁三十个上为粗末，起作一服，水三升，煎至一半，均作三服，一日服尽。

产后疟

产后疟疾，多由污血挟寒热而作，大法宜柴胡四物汤调之。热多者，宜服草果饮子。

半夏汤泡七次　赤茯苓　草果煨，去皮　甘草炙　陈皮　川芎　白芷各一钱二分　紫苏　良姜　青皮各六分　干姜二钱四分

上㕮咀，分二帖，水二盏，姜五片，枣二枚，煎至八分，当发日早连进三服，无不效者。

寒多者，宜服生熟饮子。

肉豆蔻　草果仁　厚朴　半夏　陈皮　甘草　大枣去皮　生姜各二钱半

上㕮咀，分二分，一半生，一半以湿纸裹煨香熟和匀，分作二帖，水二盏，煎八分，空心一服，食后一服，二相并煎，午前一服。

卷之七　阴阳脏腑部

刺灸通论刺虚实、刺寒热入治寒热法

〔《灵》〕小针之要，易陈而难入。《针解》云：易陈者，易言也。难入者，难著于人也。粗守形，上守神。粗守形者，守刺法也。上守神者。守人之血气，有余不足可补泻也。神乎神，客在门。神客者，正邪共会也。神者，正气也。客者，邪气也。在门者，邪循正气之所出入也。未睹其疾，恶知其原。未睹其疾者，先知邪正何经之疾也。恶知其原者，先知何经之病所取之处也。刺之微，在速迟。速迟者，疾徐之意也。粗守关，上守机。粗守关者，守四肢而不知血气正邪之往来也。上守机者，知守气也。机之动，不离其空。知气之虚实，用针之疾徐也。空中之机，清净以微。针以得气密，意守气勿失也。其来不可逢，气盛不可补也。其往不可追，气虚不可泻也。知机之道者，不可挂以发。言气易失也。不知机道，叩之不发。言不知补泻之意，血气已尽，而气不下也。知其往来，要与之期。知其往来者，知气之逆顺盛虚也。要与之期者，知气之可取之时也。粗之暗乎，冥冥不知气之微密也。妙哉，上独有之者。尽知针意也。往者为逆，言气之虚而小。小者，逆也。来者为顺，言气之平。平者，顺也。明知逆顺，正行无问。言知所取之处也。迎而夺之，恶得无虚，追而济之，恶得无实，迎之随之，以意和之，针道毕矣。迎面夺之者泻也，追而济之者补也。《难经》云：所谓迎随者。知荣卫之流行，经脉之往来，随其逆顺而取之，故曰迎随。又云：迎而夺之者。泻其子也。追而济之者，补其母也。假令心病，泻手心主俞，是谓迎而夺之也。补手心主井者，是谓随而济之也。凡用针者，虚则实之。气口虚而当补之也。《素》云：针下热也，气实乃热也。谨按：针下，犹言针后也。满则泄之，气口盛而当泻之也。《素》云：针下寒也，气虚乃寒也。宛陈则除之，去血脉也。《素》云：出恶血也。邪盛则虚之，诸经有盛者，皆泻其邪也。《素》云：出针勿按。《大要》曰：徐而疾则实，徐内而疾出也。《素》云：徐出针而疾按之。疾而徐则虚，疾内而徐出也。《素》云：疾出针而徐按之。言实与虚，若有若无。言实者有气，虚者无气也。《素》云：言实与虚者，寒温气多少也。有若无者，疾不可知也。察后与先，若亡若存。言气之虚实，补泻之先后也。察其气之以下与常存也。为虚与实，若得若失。言补者必然若有得也，泻则恍然若有失也。《难经》云；气未实牢者为得，濡虚者为失，故曰若得若失。《素》云：为虚与实者，工勿失其法。若得若失者，离其法也。虚实之要，九针最妙。《素》云：为其各有一宜也。补泻之时，以针为之。《素》云：补泻之时者，与气开闭相合也。【批】大法。

泻曰迎之，必持而内之，放而出之，排阳得针，邪气得泄。按而引针，是谓内温，血不得散，气不得出也。补曰随之，意若忘之，若行若按，如蚊虻止，如留如还，去如弦绝，令左属右，其气故止，外门已闭，中气乃实，必无留血，急取诛之。持针之道，坚者为实。正指直刺，无针左右。神在秋毫，属意病者。审视血脉者，刺之无殆。方刺之时，必在悬阳，及与两卫，神属勿去，知病存亡。血脉者在腧横居，视之独澄，切之独坚。刺之而气之不至，无问其数。刺之而气至，乃去之，勿复针。针各有所宜，各不同形，各任其所为刺之要，气至而有效，效之信，若风之吹云，明乎若见苍天，刺之道毕矣。邪气来也紧而疾，谷气来也徐而和。并见九针十二原并小针解。

凡刺之属，三刺至谷气，邪僻妄合，阴阳易居，逆顺相反，浮沉异处，四时不得，稽留淫泆，须针而去。故一刺则阳邪出，再刺则阴邪出，三刺则谷气至，谷气至而止。所谓谷气至者，已补而实，已泻而虚，故以知谷气至也。所谓三刺则谷气出者，先浅刺绝皮，以出阳邪；再刺则阴邪出者，少益深绝皮。致肌肉，未入分肉间也，已入分肉之间，则谷气出。故刺法曰：始浅刺之，以逐邪气，而来血气。后刺深之，以致阴气之邪。最后刺极深之，以下谷气，此之谓也。故用针者，不知年之所加，气之盛衰，虚实之所起，不可以为工也。并见终始、官针二篇

上候气有二：一曰邪气，二曰谷气。凡刺气至则候邪气尽，尽则谷气至，至则止针矣。所谓邪气者，曰紧而疾，曰补而未实，泻而未虚也。所谓谷气者，曰徐而和，曰补而已实，泻而已虚也。

睹其色，察其目，知其散，复一其形，听其动静。上工知相五色于目，有知调尺寸小大缓急滑涩以言所病也。知其邪正者，知论虚邪与正邪之风也。右主推之，左持而御之者。言持针而出入也。气至而去之。言补泻气调而去之也。

以上见针解。凡将用针必先诊视脉气之剧易，乃可以治也。

〔《素》〕五脏已定，九候已备，后乃存针。王注云：先定五脏之脉，次循九候之诊，然后乃存意于用针之法。黄帝问曰：经言气之盛衰，左右倾移，以上调下，以左调右，有余不足，补泻于荥俞，余知之矣。此皆荣卫之倾移，虚实之所生，非邪气从外入于经也。余愿闻邪气之在经也，其病人何如？取之奈何？岐伯对曰：夫圣人之起度，必应于天地。故天有宿度，地有经水，人有经脉。天地温和，则经水安静。天寒地冻，则经水凝泣。天暑地热，则经水沸溢。卒风暴起，则经水波涌而陇起。夫邪之入于脉也，寒则血凝泣，暑则气淖泽，虚邪因而入客，亦如经水之得风也。经之动脉，其至也亦时陇起，其行于脉中循循然，其至寸口中手也时大时小，大则邪至，小则平。其行无常处，在阴与阳，不可为度。从而察之，三部九候，卒然逢之，早遏其路。帝曰：候气奈何？岐伯曰：夫邪去络入于经也，舍于血脉之中，其寒温未相得，如涌波之起也，时来时去，故不常在。故曰：方其来也，必按而止之，止而取之，无逢其冲而泻之。真气者，经气也，经气太虚，故曰其来不可逢，此之谓也。《灵枢》云：其来不可逢者，气盛不可补也。故曰：候邪不审，大气已过，泻之则真气脱，脱则不复。邪气复至，而病益畜。故曰其往不可追，此之谓也。《灵枢》云：其往不可迫者，气虚不可泻也。不可挂以发者，待邪之至时而发针泻矣。不可挂以发者，言气易失也。若先若后者，血气已尽，其病不可下。故曰：知其可取如发机，不知其取如叩锥。故曰知机道者，不可挂以发；不知机者，扣之不发，此之谓也。帝曰：补泻奈何？岐伯曰：此攻邪也，疾出以去盛血，而复其真气，此邪新客，溶溶未有定处也。推之则前，引之则止，逆而刺之，温血也。刺出其血，其病立已。邪之新客来也，未有定处，推之则前，引之则止，逢而泻之，其病立已。俱离合真邪论

上候邪气新客经脉而取之之法也。言邪之初客经脉，其寒温未相搏，如涌波之起也，时来时去，故不常在。欲取之者，必于三部九候之间，诊察以待之。偿于一部一候，见其如涌波之来，则按而止之，然后取之，不可逢其冲来便泻之，故曰：其来不可逢。其或候气不审，至于涌波之大气已过去而泻之，则真气脱，邪气复至，而病益蓄，故曰：其往不可追也。凡

诊三部九候而待邪至之机以发刺者，必专心致意，故曰：知机道者，不可挂以发也。所谓涌波者，脉浮大也。三部九候，非寸关尺，乃面有三部，手有三部，足有三部，合三部为九部也。

帝曰：善。然真邪已合，波陇不起，候之奈何？岐伯曰：审扪循三部九候之盛虚而调之，察其左右上下相失及相减者，审其病藏以期之。不知三部者，阴阳不别，天地不分。地以候地，天以候天，人以候人，调之中府，以定三部。故曰：刺不知三部九候病脉之处，虽有大过且至，工不能禁也。诛罚无过，命曰大惑。反乱大经，真不可复。用实为虚，以邪为真。用针无义，反为气贼。夺人正气，以从为逆。荣卫散乱，真气已失。邪独内著，绝人长命，予人夭殃。不知三部九候，故不能长久，因不知合之四时五行，因加相胜，释邪攻正，绝人长命。离合真邪论。

上候邪客已久，真邪已合，而取之之法也。言取邪之新客者，但候波陇之脉来处取之。今真邪已合，波陇不起，而不知邪客之处也，故又必当扪循三部九候之盛虚，视其盛处泻之，虚处补之。左右相失，而左大右细者，泻左补右。上下相失，而上大下小者，泻上部补下部。上小下大者，补上部泻下部。左右上下皆相减而细者，审其何脏之减，以其减脏日时之衰者补其所减经，减脏日时之盛者泻其所胜经，候邪去真复而止。故曰：刺不知三部九候病脉之处，则诛罚无过，反乱大经，用实为虚，以邪为真，真气已失，邪独内著，绝人长命也。

上工救其萌芽，必先见三部九候之气，尽调不败而救之，故曰上工。下工救其已成，救其已败。救其已成者，言不知三部九候之相失，因病而败之也。知其所在者，知诊三部九候之病脉处而治之，故曰守其门户，莫知其情，而见邪形也。八正神明论。

〔《难》〕言上工治未病，中工治已病者，何谓也？然，所谓治未病者，见肝之病，则知肝当传之于脾，故先实其脾气，无令得受肝之邪也。故曰治未病焉。中工见肝之病，不晓相传，但一心治肝，故曰已病也。七十七难

自篇首至此，乃察病用针切要之旨。学者当潜心体认之。医而不知此，非工也。噫，今世稍知穴法，便自骄满，由不知粗守形上守神之论也，可慨哉。

〔《灵》〕夫气之在脉也，邪气在上。针解云：言邪气之中人也高，故邪气在上也。浊气在中。言水谷皆入于胃其精气上注于肺，浊溜于肠胃。若寒暑不适，饮食不节而病生于肠胃，故命曰浊气在中也。清气在下。言清湿地气之中人也，必从足始，故曰清气在下。针陷脉则邪气出。取之上。针中脉则邪气出。取之阳明合也。针大深则邪气反沉。言浮浅之病不欲深刺也，深则邪气从之入，故曰反沉。皮肉筋脉各有所处，言经络各有所主也。病各有所宜，《甲乙经》："宜"字作"合"。各不同形，各以任其所宜。见小针解及九针十二原。

〔《素》〕病有浮沉，刺有深浅，备至其理，无过其道。过之则内伤，不及则生外壅，壅则邪从之，浅深不得，反为大贼，内动五脏，后生大病。故曰：病有在毫毛腠理者，有在皮肤者，有在肌肉者，有在脉者，有在筋者，有在骨者，有在髓者云云。刺要论　病在脉调之血，病在血调之络，病在气调之卫，病在肉调之分肉，病在筋调之筋，病在骨调之骨。燔针劫刺其下及与急者，王注云：调筋法也。病在骨，焠针药熨，调骨法也。病不知所痛，两跻为上，身形有痛，九候莫病，则缪刺之。刺络脉也。痛在于左而右脉病者，巨刺之。刺经脉也。见调经论篇。

〔《灵》〕手屈而不伸者，其病在筋。伸而不屈者，其病在骨。在骨守骨，在筋守筋。终始篇。

〔《难》〕言刺荣无伤卫，刺卫无伤荣，何

谓也？然，针阳者卧针而刺之，刺阴者先以左手摄按所针荣俞之处，气散乃纳针，是谓刺荣无伤卫，刺卫无伤荣也。见七十一难。

〔《素》〕刺骨者无伤筋，刺筋者无伤肉，刺肉者无伤脉，刺脉者无伤皮，刺皮者无伤肉，刺肉者无伤筋，刺筋者无伤骨。刺骨无伤筋者，针至筋而去，不及骨也。刺筋无伤肉者，至肉而去，不及筋也。刺肉无伤脉者，至脉而去，不及肉也。刺脉无伤皮者，至皮而去，不及脉也。林注云：此谓浅深不至所当刺之处也。所谓刺皮无伤肉者，病在皮中，针入皮中，无伤肉也。刺肉无伤筋者，过肉中筋也。刺筋无伤骨者，过筋中骨也。此之谓反也。戒其太深也。刺齐论。

〔《灵》〕凡针之要，官针最妙。九针之宜，各有所为，长短大小，各有所施也。不得其用，病弗能移。疾浅针深，内伤良肉，皮肤为痈。病深针浅，病气不泻，反为大脓。病小针大，气泻太甚，疾必为害。病大针小，气不泄泻，亦复为败。失针之宜，大者泻，小者不移，已言其过，请言其所施。官针篇【批】九针。

〔《灵》〕一曰镵针，长一寸六分。头大末锐，去泻阳气。九针十二原　镵钮街切。洁古云：平半寸，长一寸六分，其头大末锐，主热在头分宜此。

〔《甲》〕一者天，天者阳也，五脏之应天者肺也，肺者五脏六腑之盖也，皮者肺之合也，人之阳也，故为治镵针。镵针者，取法于巾针，去末半寸卒锐之，长一寸六分，大其头，锐其末，令无得深入而阳气出，主热在头身者。故曰：病在皮肤无常处者，取之镵针于病所。肤白勿取。

〔《灵》〕二曰员针，长一寸六分。针如卵形，揩摩分间，不得伤肌肉以泻分气。九针十二原　洁古云：其身长针，针如卵形，肉分气病宜此。

〔《甲》〕二者地，地者土也，人之所以应土者肉也，故为之治员针。员针者，取法于絮针，必筩其身而员其末，其锋如卵，长一寸六分，以泻肉分之气，令不伤肌，则阳气得泻，故曰：病在分肉间，取以员针。

〔《灵》〕三曰鍉针，长三寸半。锋如黍粟之锐，主按脉勿陷以致其气。九针十二原　洁古云：脉气虚少者宜此。

〔《甲》〕三者人也，人之所以成生者血脉也，故为之治鍉针。鍉针者，取法于黍粟，大其身而员其末，如黍粟之锐，长三寸五分，令可以按脉勿陷以致其气，使邪气独出。故曰：病在脉，气少，当补者取以鍉针，针于井荥分输。

〔《灵》〕四曰锋针，长一寸六分。刃三隅以发痼疾。九针十二原　洁古云：泻热出血，发泄痼疾。

〔《甲》〕四者时也，时者四时八风之客于经络之中、为痼❶病者也，故为之治锋针。锋针者，取法于絮针，筩其身而锋其末，刃三隅，长一寸六分，令可以泻热出血，发泄痼疾。故曰：病在五脏固居者，取以锋针，泻于井荥分输，取以四时也。

〔《灵》〕五曰铍针，长四寸，广二分半。末如剑锋，以取大脓。九针十二原　铍音皮。洁古云：一名破针，用以破痈肿血脓。

〔《甲》〕五者音也，音者冬夏之分，分于子午，阴与阳别，寒与热争，两气相搏，合为痈脓者也，故为之治铍针。铍针者，取法于剑，令其末如剑锋，广二分半，长四寸，可以取大脓出血。故曰：病大脓血，取以铍针。

〔《灵》〕六曰员利针，长一寸六分。大如牦，且员且锐，中身微大，以取暴气。九针十二原　洁古云：尖如毫，且员且利，身中微大，调阴阳，除暴气。

〔《甲》〕六者律也，律者调阴阳四时而合十二经脉，虚邪客于经络而为暴痹者也，故为之治员利针。员利针者，取法于氂针，且员且

---

❶ 痼：原作“瘤”，据《甲乙经·卷五》改。

锐，身中为微大，长一寸六分，以取痈肿暴痹，令尖如氂，微大其末，反小其身，令可深内也。故曰：病痹气暴发者，取以员利针。

〔《灵》〕七曰毫针，长三寸六分。尖如蚊虻喙，静以徐往，微以久留之，而养以取痛痹。九针十二原　洁古云：尖如蚊虻喙，调经络，去痛痹。

〔《甲》〕七者星也，星者人之七窍，邪之所客于经，舍于络而为痛痹者也，故为之治毫针。毫针者，取法于毫毛，长一寸六分，令尖如蚊虻喙，静以徐往，微以久留，正气因之，真邪俱往，出针而养，主以治痛痹在络也。故曰：痹病气通而不去者，取之毫针。

〔《灵》〕八曰长针，长七寸。锋利身薄，可以取远痹。九针十二原　洁古云：锋利痹深居骨解腰脊节腠之间者。

〔《甲》〕八者风也，风者人之股肱八节也，八正之虚风伤人，内舍于骨解腰脊节腠之间，为深痹也，故为之治长针。长针者，綦针也，长七寸，长其身而锋其末，令可以取深邪远痹。故曰：病在中者，取以长针。綦，巨其切。

九曰大针，长四寸。尖如挺，其锋微员，以泻机关之水也。九针十二原　洁古云：一名针，针风虚合子骨解皮肤之间者。

〔《甲》〕九者野也，野者人之节解皮肤之间也，淫邪流溢于身，如风水之状而溜不能过于机关大节者也，故为之治大针。大针者，取法于锋针，其针微员，长四寸，以泻机关内外，取大气之不能过于关节者也，故曰：病水肿不能过关节者，取以大针。

黄帝问曰：刺有五邪，何谓五邪？伯高曰：病有持痈者，有容大者，有狭小者，有热者，有寒者，是谓五邪。刺五邪法未详。凡刺痈，刺用铍针，无迎陇，易俗移性，不得脓，脆道更行，去其乡，不安处所乃散亡，诸阴阳过痈者，取之其输泻之。凡刺大邪，用锋针，日以小泄，夺其有余乃益虚，剽其通，针其邪，肌肉亲视之，无有反其真，刺诸阳分肉之间。凡刺小邪用员针，日以大，补益其不足，乃无害。视其所在迎之界，远近尽至，其不得外侵而行之，乃自费，刺分肉之间。凡刺热邪，用镵针，越而苍，出游不归乃无病，为开通辟门户，使邪得出，病乃已。凡刺寒邪用毫针，日以温，徐往徐来，致其神，门户已闭，气不分，虚实得调，其气存也。刺节真邪论

〔《灵》〕凡刺有九，以应九变。一曰输刺，输刺者，刺诸经荥输脏腧也。二曰远道刺，远道刺者，病在上，取之下，刺府输也。三曰经刺，经刺者，刺大经之结络经分也。四曰络刺，络刺者，刺小络之血脉也。五曰分刺，分刺者，刺分肉之间也。六曰大写刺，大写刺者，刺大脓以铍针也。七曰毛刺，毛刺者，刺浮痹皮肤也。八曰巨刺，巨刺者，左取右，右取左。九曰焠刺，焠刺者，刺燔针则取痹也。凡刺有十二节，以应十二经。一曰偶刺，偶刺者，以手直心若背，直痛所，一刺前，一刺后，以治心痹。刺此者，傍针之也。二曰报刺，报刺者，刺痛无常处也，上下行者，直内无拔针，以左手随病所按之乃出针，复刺之也。三曰恢刺，恢刺者，直刺傍之举之，前后恢筋急，以治筋痹也。傍之举之者，谓直刺入郄，转针头从傍挑举其筋也。四曰齐刺，齐刺者，直入一，傍入二，以治寒气小深者，或曰三刺，三刺者，治痹气小深者也。五曰扬刺，扬刺者，正内一，傍内四而浮之，以治寒气之博大者也。六曰直针刺，直针刺者，引皮乃刺之，以治寒气之浅者也。七曰输刺，输刺者，直入直出，稀发针而深之，以治气盛而热者也。八曰短刺，短刺者，刺骨痹，稍摇而深之，致针骨所，以上下摩骨也。九曰浮刺，浮刺者，傍入而浮之，以治肌急而寒者也。十曰阴刺，阴刺者，左右率刺之，以治寒厥。中寒厥，足踝后少阴也。十一曰傍针刺，傍针刺者，直刺傍刺各一，以治留痹久居者也。十二曰赞刺，赞刺者，直入直出，数发针而浅之出血，是谓治痈肿也。凡刺有五，以应五脏。一曰半刺，半刺者，浅内而

发针，无针伤肉，如拔毛状，以取皮气，此肺之应也。二白豹文刺，豹文刺者，左右前后针之，中脉为故，以取经络之血者，此心之应也。三曰关刺，关刺者，直刺左右，尽筋上以取筋痹，慎无出血。此肝之应也。或曰渊刺，一曰岂刺。四曰合谷刺，合谷刺者，左右鸡足，针于分肉之间，以取肌痹，此脾之应也。五曰输刺，输刺者，直入直出，深内之至骨，以取骨痹，此肾之应也。见官针篇。【批】凡刺。

〔标幽赋〕拯救之法，妙用者针。察岁时于天道，定形气于予心。春夏瘦而浅刺，秋冬肥而刺深。不穷经络阴阳，多逢刺禁，既论脏腑虚实，须向经寻。原夫起自中焦，水初下漏，太阴为始，至厥阴而方终，穴出云门，抵期门而最后。正经十二，别络走三百余支，正侧偃伏，气血有六百余候。手足三阳，手走头而头走足，手足三阴，足走腹而胸走手。要识迎随，须明逆顺。况夫阴阳血气，多少为最；厥阴太阳，少气多血；太阴少阴，少血多气。又有气多血少者，少阳之分；气盛血多者，阳明之位。先详多少之宜，次察应至之气。轻滑慢而未来，沉涩紧而已至。既至也，量寒热而留疾；未至也，据虚实而痛气。气之至也，若鱼吞钓饵之浮沉；气未至也，似闭处幽堂之深邃。气速至而效速，气迟至而不治。观夫九针之法，毫针最微，七星可应，众穴主持。本形金也，有蠲邪扶正之道；短长水也，有决凝开滞之机。定刺象木，或斜或正；口藏比火，进阳补羸。循机扪而可塞，以象土实，应五行而可知，然而一寸六分。包含妙理，虽细拟于毫发，同贯多歧。可平五脏之寒热，能调六府之实虚。拘挛闭塞，遣八邪而去矣；寒热痛痹，开四关而已之。凡刺者，使本神朝而后入；既刺也，使本神定而气随。神不朝而勿刺，神已定而可施。定脚处，取气血为主意；下手处，认水土是根基。天地人三才也，涌泉同璇玑、百会；上中下三部也，大包与天枢、地机。阳跻阳维并督脉，主肩背腰脚在表之疾；阴跻阴维任带冲，主心腹胁肋在里之危。二陵、二跻、二交，似续而交五大；两间、两商、两井，相依而列两支。足见取穴之法，必有分寸，先审自意，次观肉分，或屈伸而得之，或平直而安定。在阳部筋骨之侧，陷下为真；在阴分郄腘之间，动脉相应。接五穴定一穴而必端，取三经用一经而可正。头部与肩部详分，督脉与任脉异定。明标探本，论刺深刺浅之经；住痛移疼，取相交相贯之迳。岂不闻脏腑病而求门海俞募之微；经络滞而求原别交会之道。更穷四根三结，依标本而刺无不痊；但用八法五门，分主客而针无不效。八脉始终连八会，本是纪纲；十二经络十二原，是为枢要。若一日刺六十六穴之法，方见幽微；一时取十二经之原，始知要妙。详夫补泻之法，非呼吸而在手指；速效之功，要交正而识本经。交经缪刺，左有病而右畔取；泻络远针，头有病而脚上针。巨刺与缪刺各异，微针与妙刺相通。观部分而知经络之虚实，视浮沉而辨脏腑之寒温。且夫先令针耀而虑针损，次藏口内而欲针温。目无外视，手如握虎，心无外慕，如待贵人。左手重而切按，欲令气散；右手轻而徐人，不痛之因。空心恐怯，直立侧而多晕；背目沉掏，坐卧平而勿昏。至推于十干十变，定孔穴之开闲；论其五行五脏，察时日之旺衰。伏如横努，应若发机。阳交阴别而定血晕；阴跻阴维而下胎衣。痹厥偏枯，迎随裨经络接续；漏崩带下，温补使气血依归。静以久留，停针候之。必准者，取照海，治喉中之闭塞；端的处，用大钟，治心性之呆痴。大抵疼痛实泻，痒麻虚补。体重节痛而俞居，心下痞满而井主。心胀咽痛，针太冲而立除；脾痛胃疼，泻公孙而立愈。胸满腹痛刺内关，胁疼肋痛针飞虎。筋挛骨痛而补魂门，体热劳嗽而泻魄户。头风头痛，刺申脉与金门；眼痒眼疼，泻光明与地五。泻阴郄，止盗汗并小儿骨蒸；刺偏历，利小便兼大人水蛊。中风环跳而宜刺，虚损天枢而可取。由是午前卯后，太阴生而疾温；离左酉南，月死朔而速冷。循扪弹努，留吸母以坚长；爪下伸提，疾呼子而嘘短。动退空歇，迎夺右而泻凉；推内进搓，随济左而补暖。慎之，大凡危疾，色脉不顺而莫针；寒热风阴，饥饱醉劳而切忌。望不补而晦不泻，弦不夺而朔不济。精其心而求其法，无灸艾而坏其肌。正其理而求其源，免投针而失其位。避灸处而和四肢，四十有九；禁刺处而除六俞，三十又二。抑又闻高皇抱疾而未瘥，李氏刺巨阙而得苏。太子暴死为尸厥，越人针维会而复醒。肩井、曲池，甄权刺臂痛而复射；悬钟、环跳，华佗刺蹇足而立行。秋夫刺腰俞而鬼免沉痼，王纂针交俞而妖精立出。刺肝俞与命门，使瞽士视秋毫之末；刺少阳与交别，俾聋夫听夏蚋之声。嗟夫，去圣逾远，斯道渐坠。或不得意而散其学，或眩其能而犯禁忌。庸愚智浅，难契于玄言；至道渊深，得之者有几。偶述斯言，不敢示诸明达者焉，庶几乎童蒙之心启。

〔通玄赋〕必欲治病，莫如用针。巧运神机之妙，工开圣理之深。外取砭金，能蠲邪而扶正；中含水火，善回阳而倒阴。原夫络别支殊，经交错综。或沟渠溪谷以歧异，或山海丘陵而隙共。斯流派以难揆，在条纲而有统。理繁而昧，纵补泻以何功；法捷而明，自迎随而得用。且如行步难移，太冲最奇。人中除脊膂之强痛，神门去心性之呆痴。风伤项急，始求于风府；头眩目晕，要觅于风池。耳闭须听会而治也，眼痛则合谷以推之。胸结身黄，取涌泉而即可；脑昏目赤，泻攒竹以偏宜。但见若两肋之拘挛，仗曲池而平扫；治半身之不遂，作环跳以长驱。牙齿痛，吕细堪治；头项强，承浆可保。太白宣导于气冲，阴陵开通于水道。腹膨而胀，夺内庭以休迟；筋转而疼，泻承山之在早。大抵脚腕痛，昆仑解愈；股膝疼，阴市能医。痫发颠狂兮，凭后溪而疗理；疟生寒热兮，仗间使以扶持。期门罢胸满血崩而可用，劳宫退胃翻心痛以何疑。考夫大敦去七疝之偏疼，王公谓此；三里却五劳之羸瘦，华老言斯。固知腕骨祛黄，然谷泻肾。行间治膝肿腰疼，尺泽去肘疼筋紧。目昏无见，二间宜取；鼻塞不闻，迎香可引。肩井除两臂之难任，攒竹疗头疼之不忍。咳嗽寒痰，列缺堪治；眵䁾冷泪，临泣尤准。完骨将腿痛以祛残，肾俞把腰疼而泻尽；以见越人治尸厥于维会，随手而苏；文伯泻死胎于三阴交，应针而陨。圣人于是察麻与痛，分实与虚。实则自外而入也，虚则自内而出之。是故济母以裨其不足，夺子而平其有余。观二十七之经络，一一明辨；据四百四之疾症，件件皆除。做得夭枉都无，跻斯民于寿域；几微已判，彰往古之玄书。抑又闻心胸病求掌后之大陵，肩背患责肘前之三里。冷痹肾俞，取足阳明之土；连脐腹痛，泻足少阴之水。脊间心后者，针中渚而立痊；胁下肋边者，刺阳陵而即止。头项痛，拟后溪以安然；腰脚疼，在委中而已矣。夫用针之士于此理苟明者焉，收祛邪之功，而在乎捻指。

〔海〕两胁痛，少阳丘墟。心痛，少阴太溪、涌泉，足厥阴原穴。腰痛，昆仑及委中出血。喘满痰实，口中如胶，足少阴太溪。呕哕无痰，手厥阴大陵。热无度不可止，陷谷出血。骨节疼痛，实无所知，三棱刺绝骨出血。小肠疝气，足厥阴太冲。血衄不止，大小便血，妇人血不足，刺足太阴井。喉闭，手足少阳井并少商，手足太阴井。大烦热不止，昼夜无度，刺十指间出血，谓八关大刺。阴头中痛不可忍，卒疝痛，妇人阴中痛，俱刺足厥阴井。眼大眦痛，刺手太阳井。小眦痛，刺少阴井。骨热不可治者，板齿干燥，灸骨会大维。

接经手足经同 经曰：留瘦不移，节而刺之，使十二经无过绝。假令十二经中是何经络不通行，当刺不通凝滞，俱令气过节，无问其数，以平为期。如诸经俱虚，补十二经。如诸经俱实，泻十二经。补当随而济之，泻当迎而夺之。又补母亦各随而济之，泻子亦名迎而夺之，又随呼吸出纳，亦名迎随也。

上大接经，从阳引阴，从阴引阳，皆取十二经井穴。并见中风门针灸条。

脉之所居，深不见者，刺之微，内针而久留之，以致其脉气也。脉浅者勿刺，接绝其脉乃刺之，无令精出，独出其邪气耳。

病痛者阴也，痛而以手按之不得者阴也，深刺之。痒者阳也，浅刺之。病在上者阳也，在下者阴也。病先起于阴者，先治其阴而后治其阳。病先起于阳者，先治其阳而后治其阴。春气在毛，夏气在皮，秋气在分肉，冬气在筋骨，此病各以其时为齐，故刺肥人者秋冬之齐，瘦人者春夏之齐。

〔《难》〕言春夏刺浅，秋冬刺深者，何谓也？然，春夏者，阳气在上，人气亦在上，故当浅取之。秋冬者，阳气在下，人气亦在下，故当深取之。春夏各致一阴，秋冬各致一阳者，何谓也？然，春夏温必致一阴者，初下针，沉之至肾肝之部，得气引持之阴也。秋冬寒必致一阳者，初内针，浅而浮之，至心肺之部，得气推内之阳也。是谓春夏必致一阴，秋冬必致一阳。七十难

〔垣〕夫阴病在阳者，是天外风寒之邪，乘中而外入，在人之背上腑俞脏俞，是人之受天外寒邪，亦有二说。中于阳则流于经，此病始于外寒，终归外热，故以治风寒之邪，治其各脏之俞，非止风寒而已。六淫湿暑燥火，皆五脏所受，乃筋骨血脉受邪，各有背上五脏俞以除之。伤寒说从仲景，中八风者有风论，中暑者治在背上小肠腧，中湿者治在胃腧，中燥者治在大肠腧，此皆六淫客邪有余之病，皆泻其背之腑腧。若病久传变，有虚有实，各随病之传变，补泻不足，只治在背府腧。阳病在阴者，病从阴引阳，是水谷之寒热，感则害人六府。又曰：饮食失节及劳役所伤，阴火乘于坤土之中，致谷气荣气清气胃气元气不得上升，滋于六府之阳气。是五阳之气先绝于外，外者天也，下流伏于坤土阴火之中，皆先由喜怒悲忧恐为五贼所伤，而后胃气不行，劳役饮食不节继之，则元气乃伤，当从胃腧合三里穴中推而扬之，以伸元气。故曰：从阴引阳。若元气愈不足，治在腹上诸府之募穴。若传在五脏，为九窍不通，随各窍之病，治其各藏之募穴于腹。故曰：五脏不平，乃六府元气闭塞之所生也。又曰：五脏不和，九窍不通，皆阳气不足，阴气有余。故曰：阳不胜其阴。凡治腹之募，皆为元气不足，从阴引阳，勿误也。若错补四末之俞，错泻四末之俞，皆非也。错泻者，差尤甚矣。按岐伯所说，只取穴于天上。天上者，人之背上，五脏六腑之俞，不当泻而泻，岂有生者乎。兴言及此，寒心彻骨。若六淫客邪及上热下寒，筋骨皮肉血脉之病，苟错取穴于胃之合，及诸腹之募者必危，亦岐伯之谓下工，可不慎哉。

刺虚实

〔《素》〕曰：刺法言有余泻之，不足补之，何谓有余？何谓不足？岐伯对曰：神有有余有不足，气有有余有不足，血有有余有不足，形有有余有不足，志有有余有不足。夫心藏神，肺藏气，肝藏血，脾藏肉，肾藏志，而此成形。志意通，内连骨髓，而成身形五脏。五脏之道，皆出于经隧，以行血气，血气不和，百病乃变化而生，是故守经隧焉。神有余则笑不休，神不足则悲。血气未并，五脏安定，邪客于形，洒淅起于毫毛，未入于经络也，故命曰神之微。神有余，则泻其小络之血出血，勿之深斥。斥，推也。小络，孙络也。《针经》曰：经脉为里，支而横者为络，络之别者为孙络也。无中其大经，神气乃平。神不足者，视其虚络，按而致之，刺而利之，无出其血，无泄其气，以通其经，神气乃平。帝曰：刺微奈何？曰：按摩勿释，著针勿斥，移气于不足，神气乃得复。气有余则喘咳上气，不足则息利少气。血气未并，五脏安定，皮肤微病，命曰白气微泄。气有余则泻其经隧，无伤其经，无出其血，无泄其气。不足则补其经隧，无出其气。问曰：刺微奈何？对曰：按摩勿释，出针视之曰：我将深之，适人必革，精气自伏，邪气散乱，无所休息，气

泄腠理，真气乃相得。血有余则怒，不足则恐，血气未并，五脏安定，孙络水溢，则经有留血，血有余则泻其盛经，出其血。不足则视其虚经，内针其脉中，久留而视，脉大，疾出其针，无令血泄。问曰：刺留血奈何？对曰：视其血络，刺出其血，毋令恶血得入于经，以成其疾。形有余则腹胀，泾溲不利，不足则四肢不用。血气未并，五脏安定，肌肉蠕动，命曰微风。形有余则泻其阳经，不足则补其阳络。问曰：刺微奈何？对曰：取分肉间，无中其经，无伤其络，卫气得复，邪气乃索。志有余则腹胀飧泄，不足则厥。血气未并，五脏安定，骨节有动。志有余则泻然筋血者，不足则补其复溜。然筋即然谷穴。问曰：刺未并奈何？对曰：即取之，无中其经，邪所乃能立虚。问曰：虚实之形，不知其何以生？对曰：血气已并，阴阳相倾，气乱于卫，血逆于经，血气离居，一实一虚。夫五脏之虚实，皆生于血气之离并耳。有余者，血气并入其募，盛而实也。不足者，血气离去其脏，衰而虚也。经气未并，五脏安定者，五脏之血气未并为实，未离为虚者，安定其所，而阴阳均平。久留者，一邪初客之时，故当即治。若其初不治，则渐并渐离，而虚脏所离之血气有并归于实脏，所以阴阳相倾而不均平，卫乱荣逆而三候不一，实脏自实，虚脏自虚。而一实一虚也。然所谓一盛一虚者。不独五脏也，凡阴阳表里上下经络皆然也。故病有阳盛阴虚，阴盛阳虚者，有表盛里虚，里盛表虚者，有上盛下虚，下盛上虚者，有经满络虚，络满经虚者，所谓无实实虚虚损不足益有余者。海藏所谓上热未除中寒复生之类，皆治一实一虚之戒。学者宜究心焉。血并于阴，气并于阳，故为惊狂。血并于阳，气并于阴，乃为炅中。炅即热也。血并于上，气并于下，心烦惋善怒。血并于下，气并于上，乱而善忘。问曰：血并于阴，气并于阳，如是血气离居，何者为实？何者为虚？对曰：血气者，喜温而恶寒，寒则泣不能流，温则消而去之。是故气之所并为血虚，血之所并为气虚。问曰：人之所有者，血与气耳。今夫子乃言血并为虚，气并为虚，是无实乎？对曰：有者为实，无者为虚。故气并则无血，血并则无气，今血与气相失，故为虚焉。络之与孙脉，俱输于经，血与气并，则为实焉。血之与气，并走于上，则为大厥，厥则暴死。气复反则生，不反则死。问曰：实者何道从来？虚者何道从去？虚实之要，愿闻其故？对曰：夫阴与阳，皆有俞会，阳注于阴，阴满之外，阴阳均平，以充其形，九候若一，命曰平人。夫邪之生也，或生于阴，或生于阳。其生于阳者，得之风雨寒暑。其生于阴者，得之饮食居处，阴阳喜怒。问曰：风雨之伤人也奈何？对曰：风雨之伤人也，先客于皮肤，传入于孙脉，孙脉满则传入于络脉，络脉满则输于大经脉，血气与邪并客于分腠之间，其脉坚大，故曰实。实者外坚充满，不可按之。按之则痛。问曰：寒湿之伤人也奈何？对曰：寒湿之中人也，皮肤不收，肌肉坚紧，荣血泣，卫气去，故曰虚，虚者聂辟。聂谓聂皱，辟谓辟叠也。气不足，按之则气足以温之，故快然而不痛。问曰：阴之生实奈何？对曰：喜怒不节，则阴气上逆，上逆则下虚，下虚则阳气走之，故日实矣。问曰：阴之生虚奈何？对曰：喜则气下，悲则气消，消则脉虚空，因寒饮食，寒气充满，则血泣气去，故日虚矣。问曰：阳虚则外寒，阴虚则内热，阳盛则外热，阴盛则内寒，予已闻之矣，不知其所由然也。对曰：阳受气于上焦，以温皮肤分肉之间，今寒气在外，则上焦不通，上焦不通，则寒气独留于外，故寒栗。问曰：阴虚生内热奈何？对曰：有所劳倦，形气衰少，谷气不盛，上焦不行，下脘不通，胃气热，热气熏胸中，故内热。问曰：阳盛生外热奈何？对曰：上焦不通利，则皮肤致密，腠理闭塞，玄府不通，卫气不得泄越，故外热。问曰：阴盛生内寒奈何？对曰：厥气上逆，寒气积于胸中而不泻，不泻则温气去，寒独留，则血凝泣，凝则脉不通，其脉盛大心大涩，故中寒。问曰：阴与阳并，血气以并，病形成，刺之奈何？对曰：刺之者，取之经隧，取血于营，取气于卫，用形哉，因四时多少高下。问曰：血气以并，病形以成，阴阳相倾，补泻奈何？对曰：泻实者，气盛乃内针，针与气俱内，以开其门，如利其户，针与气俱出，精气不伤，邪气乃下，外门不闭，以出其疾，摇大其道，如利其路，是谓大泻。必切而出，大气乃屈。问曰：补虚奈何？对曰：持针勿置，以定其意，候呼内针，气出针入，针空四塞，精无从去，方实而疾出针，气入针出，热不得还，闭塞其门，邪气布散，精气乃得存，动气候时，近气不失，远气乃来，是谓追之。调经论。【批】虚实法。

〔《素》〕帝曰：不足者补之奈何？岐伯曰：必先扪而循之，切而散之，推而按之，弹而怒之，抓而下之，通而取之，外引其门，以闭其神，呼尽内针，静以久留，以气至为故，如待所贵，不知日暮，其气以至，适而自护，候吸引针，气不得出，各在其处，推阖其门，令神气存，大气留止，故命曰补。吸则内针无令气忤，静以久留，无令邪布，吸则转针，以得气故，候呼引针，针尽乃去，大气皆出，故命曰泻。离合真邪论。【批】补泻法。

补法，左手掐穴，右手置针于穴上，令病人咳嗽一声，捻针入透于腠理，后令病人呼气一口，随呼针至分寸，待针沉紧时转针头向病所，以手循扪经络，觉气至却因针头向下，觉针沉紧，令病人吸气一口，急出其针，急闭其穴，虚羸气弱痒麻者补之。

泻法，先以左手掐穴，右手置针于穴上，令病人咳嗽一声，捻针入于腠理，复令病人吸气一口，随吸气入针至分寸，觉针沉紧，转针头向病所，若觉气退便转针头向下，以手循取经络，觉针沉闷，令病人吹气一口，徐出其针，不闭其穴，命之曰泻，丰肥坚硬疼痛者泻之。

上以病人气之呼吸，医人针之出纳，分补泻。令病人吸气而入针，气与针同入为补。令呼气出针，针与气同出为泻。呼气气出而入针为泻，吸气气入而出针为补也。

〔《难》〕何谓补泻？当补之时，何所取气？当泻之时，何所置气？然，当补之时，从卫取气。当泻之时，从荣置气。其阳气不足，阴气有余，当先补其阳而后泻其阴。阴气不足，阳气有余，当先补其阴而后泻其阳。荣卫通行，此其要也。七十六难。

针有补泻，何谓也？然，补泻之法，非必呼吸出内针也。然知其为针者信其左，不知为针者，信其右，当刺之时，必先以左手压按其所，针荣腧之处，弹而努之，抓而下之，其气之来，如动脉之状，顺针而刺之。得气，因推而内之，是谓补。动而伸之，是谓泻。不得气，乃与男外女内，不得气，是谓十死不治也。七十八难。

上以针之推内动伸分补泻也。从卫取气者，谓浅内针，待卫气至，渐渐推内进至深也。从荣置气者，谓深内针，待荣气至，却渐动伸退至浅也。盖补者针入腠理，得气后渐渐作三次推内，进至分寸，经所谓徐内疾出，世所谓一退三飞，热气荣荣者是也。泻者直针入分寸，得气后渐渐作三次动伸，退出腠理，经所谓疾内徐出，世所谓一飞三退，冷气沉沉者是也。

经言能知迎随之气，可令调之，调气之方，必在阴阳，何谓也？然，所谓迎随者，知荣卫之流行，经脉之往来也，随其逆顺而取之，故曰迎随。调气必在阴阳者，知其内外表里，随其阴阳而调之。故曰：调气之方，必在阴阳。七十二难。

上以迎随分补泻也。然迎随之法有三，此法以针头迎随经脉之往来，一也。又泻子为迎而夺之，补母为随而济之，二也。又随前法呼吸出纳针，亦名迎随，三也。又针头之随者，谓荣卫之流行，经脉之往来，随而济之，二也。又随前法呼吸出纳针，亦名迎随，三也。又针头之随者，谓荣卫之流行，经脉之往来，手之三阴从胸走手，手之三阳从手走头，足之三阳从头走足，足之三阴从足走腹也。迎者以针头斜迎三阴三阳之来处针去也，随者以针头斜随三阴三阳之往处针去也。

夫行针者，当刺之时，口温针暖，先以左手揣按其所针荥俞之气，弹而努之，抓而下之，扪而循之，通而取之，随病人咳嗽一声，右手持针而刺之，春夏二十四息，秋冬三十六息，徐出徐入，气来如动脉之状。补者随经脉推而内之，左手闭针孔，徐出针而疾按之。泻者迎经脉动而伸之，左手闭针孔，疾出针而徐按之。随而济之，是谓补。迎而夺之，是谓泻。

上合迎随推内动静二法言补泻也。

〔《灵》〕补须一方实，深取之，稀按其痏，以极出其邪气。一方虚，浅刺之，以养其脉，疾按其痏，毋使邪气得入。脉实者深刺之，以泄其气。脉虚者浅刺之，使精气无得出，以养其脉，独出其邪气。终始篇

上以浅深分补泻，浅为补，深为泻也。

〔窦〕凡补泻非必呼吸出内，而在乎手指，何谓也？故动摇进退搓盘弹捻指循扪摄按抓切者是也。动者，如气不行，将针伸提而已。退者，为补泻欲出针时，各先退一头许，然后却留针，方可出之，此谓之退也。搓者，凡令病人觉热外向卧，针似搓线之状，勿转太紧，治寒向里卧，依前转法，以为搓也。进者，凡不得气，男外女内者，及春夏秋冬各有进退之理，此谓之进也。盘者，为如针腹部，于穴内轻盘摇而已，此谓之盘也。摇者，凡泻时欲出针，必须动摇而出者是也。弹者，凡补时用大指甲轻弹针，使气疾行，如泻不可用也。捻者，以手捻针也，条要记左右，左为外，右为内也。循者，凡下针于所部分经络之处，用手上下循之，使气血往来。经云：推之则行，引之则止。扪者，凡补者出针时，用手扪闭其穴是也。摄者，下针时如气涩滞，随经络上用大指甲上下切，其气血自得通行也。按者，以手按针，无得进退，如按切之状也。抓者，凡下针用手指作力，置针有准也。切者，凡欲下针，必先用大指甲左右于穴切之，令气血宣散，然后下针，是不伤荣卫故也。

问：穴各有两，如补泻，只刺病所耶？两穴俱刺耶？曰：不然，随病左右而补泻之，左则左补，右则右补。问：《针经》云：灸几壮，针讫而后灸，何也？曰：针则针，灸则灸，若针而弗灸，若灸而弗针。

〔《难》〕言有见如入，有见如出者，何谓也？曰：谓左手见气来至乃内针，针入见气尽乃出针，是谓有见如入，有见如出也。王注谓此法取有其经者未然。见八十难。

〔《灵》〕所谓气至而有效者，泻则益虚，虚者，脉大如其故而不坚也，坚如其故者，适虽言故，病未去也。补则益实，实者，脉大如其故而益坚也，大如其故而不坚者，适虽言快，病未去也。故补则实，泻则虚，痛虽不随针，病必衰去。终始篇。

〔《素》〕刺虚者须其实，刺实者须其虚。针解云：刺实须其虚者，为针阴气隆至针下寒，乃去针也。刺虚须其实者，为针阳气隆至针下热，乃去针也。王注云：要以气至而有效也。

〔《灵》〕三脉动于足大指之间，必审其实虚。虚而泻之，是谓重虚，重虚者病益甚。凡刺此者，以指按之，脉动而实且疾者，疾泻之，虚而徐者，则补之，反此者病益甚。其动也，阳明在上。冲阳脉也。厥阴在中。太冲脉也。少阴在下。太溪脉也。

〔《难》〕言东方实，西方虚，泻南方，补北方，何谓也？然，金木水火土，当更相平。东方木也，西方金也，木欲实金当平之，火欲实水当平之，土欲实木当平之，金欲实火当平之，水欲实土当平之。东方者肝也，则知肝实。西方者肺也，则知肺虚。泻南方火，补北方水。南方火，火者木之子也。北方水，水者木之母也。水胜火，子能令母实，母能令子虚，故泻火补水，欲令金不得平木也。经曰：不能治其虚，何问其余，此之谓也。七十五难。“金不得平木”，“不”字衍文。

〔《素》〕上实下虚，切而从之，索其经络脉，刺出其血以见通。

〔《灵》〕一经上实下虚而不通者，此必有横络盛加于大经，令之不通，视而泻之，此所谓解结也。邪之所在，皆为不足，故上气不足，胸为之不满，耳为之苦鸣，头为之苦烦，目为之瞑。中气不足，溲便为之变，肠为之苦鸣下气不足，则乃为痿厥心悗，补足外踝下留之。上气不足，推而扬之。下气不足，积而从之。阴阳皆虚，火自当之。

〔《甲》〕内伤不足，三阳络主之。

〔《灵》〕阴阳不相移，虚实不相倾，取之其经。终始篇

〔《难》〕言虚者补之，实者泻之，不实不虚，以经取之，何谓也？曰虚者补其母，实者泻其子。当先补之，然后泻之。不实不虚，以经取之者，是正经自生病，不中他邪也，当自取其经，故言以经取之也。六十九难。

上自篇首分阴阳脏腑虚实而施补泻法者，皆谓阴阳相移，虚实相倾，而血气所离之经为虚，所并之经为实，故一实一虚，而用针补虚泻实矣。若阴阳不相移，虚实不相倾，则血气未离，并无虚经，无实经，但取本经自病，不于他经补泻也。

〔《灵》〕帝曰：经脉十二者，别为五行，分为四时，何失而乱，何得而治？岐伯曰：五行有序，四时有分，相顺则治，相逆则乱。帝曰：何谓相顺？对曰：经脉十二者，以应十二月。十二月者，分为四时。四时者，秋冬春夏。其气各异，荣卫相随，阴阳已和，清浊不相干，如是则顺之而治。帝曰：何谓逆而乱？对曰：清气在阴，浊气在阳，荣气顺脉，卫气逆行，清浊相干，乱于胸中，是为大悗。故气乱于心，则烦心密嘿，俯首静伏。乱于肺，则俯仰喘喝，接手以呼。乱于肠胃，则为霍乱。乱于臂胫，则为四厥。乱于头，则为厥逆，头重眩仆。帝曰：五乱者，刺之有道乎？岐伯曰：气在于心者，取之手少阴心主之输。气在于肺者，取之手太阴荥，足少阴输。气在于肠胃者，取之足太阴阳明，不下者，取之三里。气在于头者，取之天柱、大杼。不知，取足太阳荥输。气在于臂足，取之先去血脉，后取其阳明、少阳之荥输。帝间曰：补泻奈何？对曰：徐入徐出，谓之导气，补泻无形，谓之同精，是非有余不足也。乱气之相逆也。五乱篇。【批】刺五乱。

〔《灵》〕邪在肝，则两胁中痛，寒中，恶血在内，行善掣节，时脚肿，取之行间以引胁下，补三里以温胃中，取血脉以散恶血，取耳间青脉以去其掣。【批】刺五脏邪。

〔《素》〕肝病者，两胁下痛引少腹，令人善怒。虚则目䀮䀮无见，耳无所闻，善恐，如人将捕之，取其经，厥阴与少阳。气逆则头痛，耳聋不聪，颊肿，取血者。胁者肝之野，怒者肝之用。肝实则气并其经，故胁痛。

〔《灵》〕邪在心，则病心痛，喜悲，时眩仆，视有余不足，而调之其输也。

〔《素》〕心病者，胸中痛，胁支痛；胁下痛，膺背肩甲间痛，两臂内痛。虚则胸腹大，胁下与腰相引而痛，取其经，少阴太阳，舌下血者。其变病，刺郄中血者。胸胁者沁之野。背肩胸者，心之府。小肠经所过，心实故气并其经也。

〔《灵》〕邪在脾胃，则病肌肉痛。阳气有余，阴气不足，则热中，善饥。阳气不足，阴气有余，则寒中，肠鸣腹痛。阴阳俱有余，若俱不足，则有热有寒，皆调于三里。

〔《素》〕脾病者，身重善饥肉痿，足不收行，善瘛脚下痛。虚则腹满肠鸣，飧泄，食不化，取其经，太阴阳明少阴血者。

〔《灵》〕邪在肺，则病皮肤痛，寒热，上气喘，汗出，咳动肩背，取之膺中外俞，背三节五脏之傍，以手疾按之，快然乃刺之，取之缺盆中以越之。

〔《素》〕肺病者，喘咳逆气，肩背痛，汗出，尻阴股膝髀腨胻足皆痛。虚则少气，不能报息，耳聋，嗌干，取其经太阴，足太阳之外，

厥阴内血者。

〔《灵》〕邪在肾，则病骨痛，阴痹。阴痹者，按之而不得，腹胀腰痛，大便难，肩背胫项痛，时眩。取之涌泉、昆仑，视有血者尽取之。

〔《素》〕肾病者，腹大胫肿，喘咳身重，寝汗出憎风。虚则胸中痛，大腹小腹痛，清厥，意不乐。取其经，少阴太阳血者。以上《灵》出五邪篇，《素》出脏气法时篇。

〔《灵》〕大肠病者，肠中切痛而鸣濯濯，冬日重感于寒即泄，当脐而痛，不能久立，与胃同候，取巨虚上廉。邪气脏腑病形篇腹中肠鸣，气上冲胸，喘不能久立，邪在大肠，刺肓之原，巨虚上廉三里。四时气篇。【批】刺六腑邪。

胃病者，腹䐜胀胃脘当心而痛，上支两胁膈噎不通，饮食不下，取之三里。同上邪气篇饮食不下，膈塞不通，邪在胃脘，在上脘则刺抑而下，在下脘则散而去之。同上四日十篇

小肠病者，小腹痛，腰脊控睾而痛，时窘之后，当耳前热，若寒甚，若独肩上热甚，及手小指次指之间热，若脉陷者，此其候也。手太阳病也，取之巨虚下廉。同上邪气篇小腹控睾引腰脊，上冲心，邪在小肠者，连睾系，属于脊，贯肝肺，络心系。气盛则厥逆，上冲肠胃，熏肝，散于肓，结于脐，故取之肓原以散之，刺太阴以予之，取厥阴以下之，取巨虚下廉以去之，按其所过之经而调之。同上四时篇。

膀胱病者，小腹偏肿而痛，以手按之，即欲小便而不得，肩上热，若脉陷及足小指外廉及胫踝后皆热，若脉陷，取委中央。同上邪气篇

三焦病者，腹气满，小腹尤坚，不得小便，窘急溢则水留，即为胀候，在足太阳之外大络，大络在太阳少阳之间，亦见于脉，取委阳。小腹痛肿，不得小便，邪在三焦，约取之太阳大络，视其脉络与厥阴小络结而血者，肿上及胃脘，取三里。同上四时篇

胆病者，善太息，口苦，呕宿汁，心下澹澹，恐人将捕之，嗌中吩吩然数唾，在足少阳之本末，亦视其脉之陷下者灸之。其寒热者，取阳陵泉。同上邪气篇善呕，呕有苦，长太息，心中澹澹，恐人将捕之。邪在胆，逆在胃，胆液泄则口苦，胃气逆则呕苦，故日呕胆。取三里以下。胃气逆则刺少阳血络，以闭胆逆，却调其虚实，以去其邪。同上四时篇

〔《灵》〕寸口主中，人迎主外，两者相应，俱往俱来，若引绳大小齐等，春夏人迎微大，秋冬寸口微大，如是者名曰平人。人迎大一倍于寸口，病在足少阳；一倍而躁，病在手少阳。人迎二倍，病在足太阳；二倍而躁，病在手太阳。人迎三倍，病在足阳明；三倍而躁，病在手阳明。盛则为热，虚则为寒，紧则为痛痹，代则乍甚乍间。盛则泻之，虚则补之，紧痛则取之分肉，代则取血络，且饮药，陷下则灸之，不盛不虚，以经取之，名曰经刺。人迎四倍，且大且数者，名曰溢阳。溢阳为外格，死不治。必审按其本末，察其寒热，以验其脏腑之病。禁服篇。人迎一盛，泻足少阳而补足厥阴，二泻一补，日一取之，必切而验之，疏取之，上气和乃止，人迎二盛，泻足太阳而补足少阴，二泻一补，二日一取之，必切而验之，疏取之，上气和乃止。人迎三盛，泻足阳明而补足太阴，二泻一补，日二取之，必切而验之，疏取之，上气和乃止。终始篇。【批】十二经病。

〔《灵》〕寸口大于人迎一倍，病在足厥阴；一倍而躁，在手心主。寸口二倍，病在足少阴；二倍而躁，在手少阴。寸口三倍，病在足太阴；三倍而躁，在手太阴。盛则胀满，寒中，食不化。虚则热中，出糜，少气，溺色变。紧则痛痹。代则乍痛乍止。盛则泻之，虚则补之，紧则先刺而后灸之，代则取血络而后调之，陷下则徒灸之。陷下者，脉血结于中，中有著血，血寒故宜灸之。不盛不虚，以经取之。寸口四倍者，名曰内关，内关者，且大且数，死不治。必审察其本末之寒温，以验其脏腑之病，通其

荥输，乃可传于大数。大数曰：盛则徒泻之，虚则徒补之，紧则灸刺，且饮药，陷下则徒灸之，不盛不虚，以经取之。所谓经治者，饮药，亦曰刺灸，脉急则引，脉大以弱，则欲安静，用力无劳也。禁服篇脉口一盛，泻足厥阴而补足少阳，二补一泻，日一取之，必切而验之，疏而取之；上气和而止。脉口二盛，泻足少阴而补足太阳，二补一泻，二日一取之，必切而验之，疏而取之，上气和乃止。脉口三盛，泻足太阴而补足阳明，二补一泻，日二取之，必切而验之，疏而取之，上气和乃止。所以日二取之者，太阳主胃，大富于谷气，故可日二取之也。终始篇。人迎与脉口俱盛三倍以上，命日阴阳俱溢。如是者，不开则血脉闭塞，气无所行，流淫于中，五脏内伤。如此者，因而灸之，则变易为他病矣。同上。

肺手太阴之脉是动，则病肺胀满，膨膨而喘咳，缺盆中痛，甚则交两手而瞀，此为臂厥。是主肺所生病者，咳嗽上气，喘渴烦心，胸满，臑臂内前廉痛厥，掌中热。气盛有余，则肩背痛，风寒汗出中风，小便数而欠。气虚则肩背痛寒，少气不足以息。为此诸病，盛则泻之，虚则补之，热则疾之，寒则留之，陷下则灸之，不盛不虚，以经取之。盛者，寸口大三倍于人迎。虚者，则寸口反小于人迎也。

脾足太阴之脉是动，则病舌本强，食则呕，胃脘痛，腹胀，善噫，得后与气，则快然如衰，身体皆重。是主脾所生病者，舌本痛，体不能动摇，食不下，烦心，心下急痛，寒疟，溏瘕泄，水闭，黄疸，不能卧，强立股膝内肿，厥，足大指不用。为此诸病，盛则泻之，虚则补之，热则疾之，寒则留之，陷下则灸之，不盛不虚，以经取之。盛者，寸口大三倍于人迎。虚者，寸口反小于人迎也。

大肠手阳明之脉是动，则病痛䪼肿。是主津液所生病者，目黄口干，鼽衄喉痹，肩前臑痛，大指次指不用。气有余，则当脉所过者热肿，虚则寒栗不复。为此诸病，盛则泻之，虚则补之，热则疾之，寒则留之，陷下则灸之，不盛不虚，以经取之。盛者，人迎大三倍于寸口，虚者，人迎反小于寸口也。

胃足阳明之脉是动，则病洒洒振寒，善呻数欠，颜黑，病至则恶人与火，闻木音则惕然而惊，心动，欲独闭户塞牖而处，甚则欲上高而歌，弃衣而走，贲响腹胀，是为骨干厥。是主血所生病者，狂疟温淫，汗出，鼽衄，口呐唇胗，颈肿喉痹，大腹水肿，膝膑肿痛，循膺乳气街股伏兔骨干外廉足跗上皆痛，中指不用。气盛则身以前皆热，其有余于胃，则消谷善饥，溺色黄。气不足则身以前皆寒栗，胃中寒，则胀满。为此诸病，盛则泻之，虚则补之，热则疾之，寒则留之，陷下则灸之，不盛不虚，以经取之。盛者，人迎大三倍于寸口。虚者，人迎反小于寸口也。

心手少阴之脉是动，则病嗌干心痛，渴而欲饮，是为臂厥。是主心所生病者，目黄，胁痛，臑臂内后廉痛，厥，掌中热痛。为此诸病。盛则泻之，虚则补之，热则疾之，寒则留之，陷下则灸之，不盛不虚，以经取之。盛者，寸口大再倍于人迎。虚者，寸口反小于人迎也。

肾足少阴之脉是动，则病饥不欲食，面如漆柴，咳唾则有血，喝喝而喘，坐而欲起，目䀮䀮如无所见，心如悬若饥状，气不足则善恐，心惕惕如人将捕之，是为骨厥。是主肾所生病者，口热舌干，咽肿上气，嗌干及痛，烦心，心痛，黄疸，肠澼，脊酸，股内后廉痛，痿厥，嗜卧，足下热而痛。为此诸病，盛则泻之，虚则补之，热则疾之，寒则留之，陷下则灸之，不盛不虚，以经取之。灸则强食生肉，缓带被发，大杖重履而步。盛者，寸口大再倍于人迎。虚者，寸口反小于人迎也。

小肠手太阳之脉是动，则病嗌痛，颔肿，不可以顾，肩似拔，臑似折。是主液所生病者，耳聋，目黄，颊肿，颈颔肩臑肘臂外后廉痛。为此诸病，盛则泻之，虚则补之，热则疾之，寒则留之，陷下则灸之，不盛不虚，以经取之。

盛者，人迎大再倍于寸口。虚者，人迎反小于寸口也。

膀胱足太阳之脉是动，则病冲头痛，目似脱，项如拔，脊痛，腰似折，髀不可以曲，腘如结，踹如裂，是为踝厥。是主筋所生病者，痔，疟，狂颠疾，头囟项痛，目黄泪出，鼽衄，项背腰尻腘喘脚皆痛，小指不用。为此诸病，盛则泻之，虚则补之，热则疾之，寒则留之，陷下则灸之，不盛不虚以经取之。盛者，人迎大再倍于寸口。虚者，人迎反小于寸口也。

心主手厥阴心包络之脉是动，则病手心热，臂肘挛急，腋肿，甚则胸胁支满，心中憺憺大动，面赤目黄，喜笑不休。是主脉所生病者，烦心心痛，掌中热。为此诸病，盛则泻之，虚则补之，热则疾之，寒则留之，陷下则灸之，不盛不虚，以经取之。盛者，寸口大一倍于人迎。虚者，寸口反小于人迎也。

肝足厥阴之脉是动，则病腰痛不可以俯仰，丈夫㿉疝，妇人少腹肿，甚则嗌干，面尘脱色。是主肝所生病者，胸满，呕逆，飧泄，狐疝，遗溺，闭癃。为此诸病，盛则泻之，虚则补之，热则疾之，寒则留之，陷下则灸之，不盛不虚，以经取之。盛者，寸口大一倍于人迎。虚者，寸口反小于人迎也。

三焦手少阳之脉是动，则病耳聋，浑浑焞焞嗌肿喉痹。是主气所生病者，汗出，目锐眦痛，颊痛，耳后肩臑肘臂外皆痛，小指次指不为用。为此诸病，盛则泻之，虚则补之，热则疾之，寒则留之，陷下则灸之，不盛不虚。以经取之。盛者，人迎大一倍于寸口。虚者，人迎反小于寸口也。

胆足少阳之脉是动，则病口苦，善太息，心胁痛，不能转侧，甚则面微有尘，体无膏泽，足外反热，是为阳厥。是主骨所生病者，头痛颔痛，目锐眦痛，缺盆中肿痛，腋下肿，马刀挟瘿，汗出振寒，疟，胸胁肋髀膝外至胫绝骨外踝前及诸节皆痛，小指次指不用。为此诸病，盛则泻之，虚则补之，热则疾之，寒则留之，陷下则灸之，不盛不虚，以经取之。盛者，人迎大一倍于寸口。虚者，人迎反小于寸口也。俱见经脉篇

〔《难》〕言脉有是动，有所生病，一脉辄变为二病者，何也？然，经言是动者，气也。所生病者，血也。邪在气，气为是动。邪在血，血为所生病。气主呴之，血主濡之。气留而不行者，为气先病也。血滞而不濡者，为血后病也。故先为是动，后所生也。二十二难

上十二经为病，通表里而言。若其病或见于表，或为疼痛，或为痈疖者，但当于其所痛之分野，求其经脉属何经而针灸之也。另立经脉分野图于下。

头部

巅足太阳厥阴督脉　头角直耳上中是少阳　中行前直鼻上勒后直鬓中上巅督脉　第二行足太阳一寸五分各开两傍为头第三行　第三行足少阳

面部

额足少阳阳明　鼻手阳明太阳足阳明督脉　人中督脉手足阳明　唇足阳明　唇内足厥阴　承浆足阳明任脉　上齿足阳明　下齿手阳明　舌足太阴少阴　目内眦手足阳明手足太阳　目锐眦手太阳手足少阳　眉至额直鼻而上督脉直目内眦而上足太阳直目瞳子而上足少阳直锐眦而上手足少阳　颊直目内呲而下足阳明直目瞳子而下足阳明　颊车足少阳阳明　耳手足少阻手太阳　目系手少阴足太阳

颈项部

项中间　拔项大筋中足太阳　当完骨下手少阳项大筋之前耳之后也　当耳下足少阳　当曲颊下手太阳　曲颊前一寸手阳明

挟喉两旁动脉足太阳阳明　缺盆中任脉　咽手太阴少阴足太阴　喉咙足少阴阳明　喉咙后足厥阴

肩

前廉手阳明　后廉手太阳　上廉手足少阳

背部

中行督脉　第二行足太阳　第三行足太阳

膺输部

中行任脉　第二行足少阴　第三行足阳明　第四行足太阴

腹部

中间行任脉　第二行足少阴　第三行足阳明　第四行足太阴

腋下

中间手厥阴　前手太阳　后手太阴

胁部

腋直下髀枢足少阳

臑部：自肩至肘曰臑

前廉手阳明　后廉手太阴　外廉手太阳　内廉手少阴　内前廉手太阴　内后廉手少阴

臂部

上廉手阳明　下廉手太阴　外廉手少阳　内廉手厥阴　内上廉手太阴　内下廉手少阴

股胫部

前廉足阳明　后廉足太阳　外廉足少阳　内廉足厥阴　内前廉足太阴

〔《灵》〕手太阴之别，名曰列缺。起于腕上分间，并太阴之经，直入掌中，散入于鱼际。其病实则手锐掌热，虚则欠㰦，小便遗数。取之去腕半寸，别走阳明也。足太阴之别，名曰公孙。去本节之后一寸，别走阳明。其别者，入络肠胃，厥气上逆则霍乱。实则肠中切痛，虚则鼓胀。取之所别也。手少阴之别，名曰通里。去腕一寸半，别而上行，循经入于心中，系舌本，属目系。其实则支膈，虚则不能言。取之掌后一寸，别走太阳也。足少阴之别，名曰大钟。当踝后绕跟，别走太阳。其别者，并经上走于心包下，外贯腰脊。其病气逆则烦闷，实则闭癃，虚则腰痛。取之所别也。手心主之别，名曰内关。去腕二寸，出于两筋之间，循经以上，系于心包络。心系实则心痛，虚则为头项强。取之两筋间也。足厥阴之别，名曰蠡沟。去内踝五寸，别走少阳。其别者，径胫上睾，结于茎。其病气逆，则睾肿卒疝，实则挺长，虚则暴痒。取之所别也。手太阳之别，名曰支正。上腕五寸，内注少阴。其别者，上走肘，络肩髃。实则节弛肘废，虚则生肬，小者如指痂疥。取之所别也。足太阳之别，名曰飞阳。去踝七寸，别走少阴。实则鼽窒头背痛，虚则鼽衄。取之所别也。手阳明之别，名曰偏历。去腕三寸，别入太阴。其别者，上循臂，乘肩髃，上曲颊偏齿。其别者，入耳，合于宗脉。实则龋聋，虚则齿寒痹隔。取之所别也。足阳明之别，名曰丰隆。去踝八寸，别走太阴。其别者，循胫骨外廉，上络头项，合诸经之气，下络喉嗌。其病气逆，则喉痹瘁喑。实则狂颠，虚则足不收，胫枯。取之所别也。手少阳之别，名曰外关。去腕二寸，外绕臂，注胸中，合心主。病实则肘挛，虚则不收。取之所别也。足少阳之别，名曰光明。去踝五寸，别走厥阴，下络足跗。实则厥，虚则痿躄，坐不能起。取之所别也。任脉之别，名曰尾翳，下鸠尾，散于腹。实则腹皮痛，虚则痒搔。取之所别也。督脉之别，名曰长强。挟膂上项，散头上，下当肩胛左右，别走太阳，入贯膂。实则项强，虚则头重。取之所别也。脾之大络，名曰大包。出渊腋下三寸，布胸胁。实则身尽痛，虚则百节尽皆纵。此脉若罗络之血者，皆取之脾之大络脉也。凡此十五络者，实则必见，虚则必下，视之不见，求之上下，人经不同，络脉异所别也。俱出经脉篇。

〔《素》〕黄帝曰：余闻缪刺，未得其意，敢问何也？岐伯对曰：夫邪之客于形也，必先舍于皮毛，留而不去，入舍于孙脉，留而不去，入舍于络脉，留而不去，入舍于经脉，内连五脏，散于肠胃，阴阳俱感，五脏乃伤，此邪之从皮毛而入，极于五脏之次也，如此则治其经焉。今邪客于皮毛，入舍于孙络，留而不去，闭塞不通，不得入于经，流溢大络而生奇病也。夫邪客大络者，左注右，右注左，上下左右，与经相干，而布于四末，其气无常处，不入于经俞，命曰缪刺。帝曰：愿闻缪刺，以左取右，以右取左，奈何？其与巨刺何以别之？岐伯曰：

邪客于经，左盛则右病，右盛则左病，亦有移易者，左痛未已，而右脉先病，如此者，必巨刺之，必中其经，非络脉也。故络病者，其痛与经脉缪处，故命曰缪刺。【批】缪刺法。

《调经篇》云：身形有痛，九候莫病，则缪刺之，痛在于左而右脉病者，巨刺之。盖身形有痛，邪在络脉，故缪刺络脉于井穴也。病在于左而右脉病，则知邪偏入半边经脉，而半边经脉偏盛，并引其无病者半边亦痛，故宜刺经脉于左边偏盛者之荥俞也。

帝曰：愿闻缪刺奈何？取之何如？岐伯曰：邪客于足少阴之络，令人卒心痛暴胀，胸胁支满。无积者，刺然骨之前出血，如食顷而已。不已，左取右，右取左。病新发者，取五日已。邪客于手少阳之络，令人喉痹舌卷，口干心烦，臂外廉痛，手不及头。刺手中指次指爪甲上去端如韭叶，各一痏，壮者立已，老者有顷已。左取右，右取左，此新病，数日已。邪客于足厥阴之络，令人卒疝暴痛。刺足大指爪甲上与肉交者，各一痛。男子立已，女子有顷已。左取右，右取左。邪客于足太阳之络，令人头项肩痛。刺足大指爪甲上与肉交者，一痏，立已。不已，刺外踝下三痛。左取右，右取左，如食顷已。邪客手手阳明之络，令人气满胸中，喘息而支胠，胸中热。刺手大指次指爪甲上去端如韭叶，各一痛，左取右，右取左，如食顷已。邪客于掌臂之间，不可得屈。刺其踝后，先以指按之痛，乃刺之，以月死生为数，月生一日一痛，二日二痏，十五日十五瘠，十六日十四痛。邪客于足阳跻之脉，令人目痛从内眦始。刺外踝之下半寸所，各二痏。左取右，右取左。如行十里顷而已。人有所堕坠，恶血留内，腹中满胀，不得前后。先饮利药。此上伤厥阴之脉，下伤少阴之络。刺足内踝之下然骨之前血脉出血，刺足跗上动脉。不已，刺三毛上各一痛，见血立已。左刺右，右刺左。邪客于手阳明之络，令人耳聋，时不闻音。刺手大指次指爪甲上去端如韭叶，各一痛，立闻。不已，刺中指爪甲上与肉交者，立闻。其不时闻者，不可刺也。耳中生风者，亦刺之如此数。左刺右，右刺左。凡痹往来行无常处者，在分肉间痛而刺之，以月死生为数。用针者，随气盛衰以为痛数，针过其日数则脱气，不及日数则气不泻。左刺右，右刺左，病已，止。不已，复刺之如法。月生一日一痛，二日二痛，渐多之，十五日十五痛，十六日十四瘠，渐少之。邪客于足阳明之络，令人鼽衄，上齿寒，刺足中指次指爪甲上与肉交者，各一痏。左刺右，右刺左。邪客于足少阳之络，令人胁痛不得息，咳而汗出。刺足小指次指爪甲上与肉交者，各一前痏。不得息立已，汗出立止，咳者温衣饮食，一日已。左刺右，右刺左，病立已。不已，复刺如法。邪客于足少阴之络，令人嗌痛，不可内食，无故善怒，气上走贲上。刺足下中央之脉，各三痛。凡六刺，立已。左刺右，右刺左。嗌中肿，不能内唾，时不能出唾者，刺然骨之前出血，立已。左刺右，右刺左。邪客于足太阴之络，令人腰痛，引少腹控胗，不可以仰息。刺腰尻之解，两胂之上，是腰俞，以月死生为痛数，发针立已。左刺右，右刺左。邪客于足太阳之络，令人拘挛背急，引胁而痛，刺之从项始，数脊椎，挟脊疾按之，应手如痛。刺之傍三痏，立已。邪客于足少阳之络，令人留于枢中痛，髀不可举。刺枢中以毫针，寒则久留针，以月死生为数，立已。治诸经刺之，所过者不病，则缪刺之。耳聋，刺手阳明。不已，刺其通脉出耳前者。齿龋，刺手阳明。不已，刺其脉入齿中者，立已。邪客于五脏之间，其病也，脉引而痛，时来时止。视其病，缪刺之于手足爪甲上。视其脉，出其血。间日一刺。一刺不已，五刺已。缪传引上齿，齿唇寒痛，视其手背脉血者出之，足阳明中指爪甲上一痏，手大指次指爪甲上各一痛，立已。左取右，右取左。邪客于手足少阴太阴足阳明之络，此五络皆会于耳中，上络左角，五络俱竭，令人身脉皆动，而形无知也。其状若尸，或曰尸厥。刺其足大指内侧爪甲上去端如韭叶，后刺足心，后刺足中指爪甲上，各一痏，后刺手大指内侧去端如韭叶，后刺手心主少阴锐骨之端各一痛，立已。不已，以竹管吹其两耳，鬄其左角之发方一寸燔治，饮以美酒。不能饮者，灌之立已。凡刺之数，先视其经脉，切而从之，审其虚实而调之，不调者经刺之，有痛而经不病者缪刺之，因视其皮部有血络者尽取之。此缪刺之数也。俱出缪刺论。

〔《灵》〕黄帝曰：愿闻奇邪而不在经者？岐伯曰：血络是也。帝曰：刺血络而仆者，何也？血出而射者，何也？血少黑而浊者，何也？血出清而半为汁者，何也？发针而肿者，何也？血出若多若少而面色苍苍者，何也？发针而面色不变而烦悗者，何也？多出血而不动摇者，何也？愿闻其故。岐伯曰：脉气盛而血虚者，刺之则脱气，脱气则仆。血气俱盛而阴气多者，其血滑，刺之则射。阳气畜积久留而不泻者，其血黑以浊，故不能射。新饮而液渗于络，而未和于血也，故血出而汁别焉。其不新饮者，身中有水，久则为肿。阴气积于阳，其气因于络，故刺之血未出而气先行，故肿。阴阳之气，其新相得而未和合，因而泻之，则阴阳俱脱，表里相离，故脱色而苍苍然。刺之血出多色不变而烦悗者，刺络而虚经，经虚之属于阴者，阴脱，故烦闷。阴阳相得而合为痹者，此为内溢于经，外注于络，如是者，阴阳俱有余，虽多出血而弗能虚也。帝曰：相之奈何？岐伯曰：血脉者，盛坚横以赤，上下无常处，小者如针，大者如筋，则其泻之万全也，故无失数矣，失数而反，各如其度。黄帝曰：针入而肉著者，何也？岐伯曰：热气因于针，则针热，热则肉著于针，故坚焉。血络论　经脉篇云：诸刺络脉者，必取其结上甚血者，虽无结，急取之以泻其邪，留之发为痹也。又云：其小而短者，少气，甚者泻之则闷。闷甚则仆不得言，闷则急坐之也。

上刺脏腑经络四病各不同。十五络病至浅在表也，十二经病次之，六腑病又次之，五脏病至深在里也，故治法有难易焉。至于络又各不同，十五络之络，乃阴经别走阳经，阳经别走阴经，而横贯两经之间。所谓横者，为络与经相随上下者也。缪刺之络，乃病邪流溢大络，不得入贯经俞，而其痛与经脉缪也，乃络病经不病者也。血络之络，及皮肤所见或赤或青或黑之络，而小者如针，大者如筋也。以浅深言之，血络至浅，缪刺者次之，十五络近里而贯经俞也。

胃者，水谷之海，其输上在气冲，下在三里。水谷之海，有余则腹满，不足则饥不受谷食。【批】四海。

冲脉者，为十二经之海，其输上在于大杼，下出于巨虚之上下廉。血海有余，则常想其身大，怫然不知其所病。血海不足，亦常想其身小，狭然不知其所病。

膻中者，气之海，其输上在于柱骨之上下，前在于人迎。气海有余者，气满胸中，悗息面赤。气海不足，则气少不足以言。

脑为髓之海，其输上在于其盖，下在风府。髓海有余，则轻劲多力，自过其度。髓海不足，则脑转耳鸣，胫酸眩冒，目无所见，懈怠安卧。审守其输，而调虚实。

卷之八　阴阳脏腑部

穴法上

〔《灵》〕肺出于少商。少商者，手大指端内侧也，为井木。【批】五脏俞各五　肺。

《铜人》云：少商二穴木也，在大指端内侧去爪甲角韭叶许，手太阴脉之所出也，为井。以三棱针刺之出血，以泻诸藏之热，不宜灸。《甲乙经》云：针入二分，留一呼，灸一壮。

溜于鱼际。鱼际者，手鱼也，为荥。

《铜人》云：鱼际二穴，火也。在大指本节后内侧散脉中，手太阴脉之所行也，为荥。针入二分，留三呼，可灸二壮。

注于太渊。太渊，鱼后一寸陷者中也，为腧。

《铜人》云：太渊二穴，土也。在手掌后陷中，手太阴脉之所注也，为腧。针入二分，可灸三壮。

行于经渠。经渠，寸口中也，动而不居为经。

《铜人》云：经渠二穴，金也。在寸口陷中，手太阴脉之所行也。为经。针入二分。留三呼，禁灸，灸即伤人神。

入于尺泽。尺泽，肘中之动脉也，为合，手太阴经也。

《铜人》云：尺泽二穴，水也。在肘中约纹上动脉中，手太阴脉之所入，为合。针入二分，可灸五壮。

心出于中冲。中冲，手中指之端也，为井木。【批】心。

《铜人》云：中冲二穴，木也。在手中指端去爪甲如韭叶陷中，手厥阴心主脉之所出也，为井。针入一分，留三呼。可灸一壮。

溜于劳宫。劳宫，掌中中指本节之内间也，为荥。

《铜人》云：劳官二穴，火也。在掌中央动脉中心原虚处，屈中指无名指取之，手厥阴脉之所溜也，为荥。针入三分，留六呼，可灸。

注于大陵。大陵，掌后两骨之间方下者也，为腧。

《铜人》云：大陵二穴，土也。在掌后两筋间陷中，手厥阴脉之所注也，为腧。针入六分，可灸三壮。

行于间使。间使之道，两筋之间三寸之中也。有过则至，无过则止，为经。

《铜人》云：间使二穴，金也。在掌后三寸两筋间陷中，手厥阴心包络脉之所行也，为经。针入三分，可灸五壮。其穴有大络为限，故入络过腧，掌后正劳官后三寸，寸止处是穴。故经日有过则至，无过则止也。

入于曲泽。曲泽，肘内廉下陷者之中也，屈而得之，为合。手少阴也。

《铜人》云：曲泽二穴，水也。在肘内廉下陷中，屈肘得之，心包络脉之所入也，为合。针入三分，留七呼，可灸三壮。手少阴“少”字当作“厥”。

肝出于大敦。大敦者，足大指之端及三毛之中也，为井木。【批】肝。

《铜人》云：大敦二穴。木也。在足大指端去爪甲如韭叶及三毛中，足厥阴脉之所出也，为井。针入三分，留六呼，可灸二壮。

溜于行间。行间，足大指间也，为荥。

《铜人》云：行间二穴，火也。在足大指间动脉应手陷中，足厥阴脉之所溜也，为荥。针入六分，留十呼，灸三壮。

注于太冲。太冲，行间上二寸陷者之中也，为腧。

《铜人》云：太冲二穴，土也。在足大指本节后二寸，或云一寸五分陷中，足厥阴脉之所经也，为腧。针入三分，留十呼，可灸三壮。

行于中封。中封，内踝之前一寸半陷者之中，使逆则宛，使和则通，摇足而得之，为经。

《铜人》云：中封二穴，金也。在足内踝前一寸，仰足而取之陷中，伸足乃得之，足厥阴脉之所行也，为经。刺入四分，留七呼，可灸三壮。其穴使足逆仰则穴有宛陷可定，针使手足和，其穴有巷道可通，故曰使逆则宛，和则通也。

入于曲泉。曲泉，辅骨之下，大筋之上也，屈膝而得之，为合。足厥阴也。

《铜人》云：曲泉二穴，水也。在膝内辅骨下大筋上小筋下陷中，屈膝得之，足厥阴脉之所入也，为合，刺入六分，留十呼，可灸三壮。

脾出于隐白。隐白者，足大指之端内侧也，为井木。【批】脾。

《铜人》云：隐白二穴，木也。在足大指端内，去爪甲如韭叶，足太阴脉之所出也，为井。针人一分，留三呼，可灸三壮。

溜于大都。大都，本节之后下陷者之中也，为荥。

《铜人》云：大都二穴，火也。在足大指本节后陷中，足太阴脉之所溜也，为荥。刺入二分。留七呼。可灸三壮，按本节后“后”字当作“前”更详。

注于太白，太白，腕骨之下也，为腧。

《铜人》云：太自二穴，土也。在足大指内侧核骨下陷中，足太阴脉之所注也。为腧。刺入三分，留七呼，可灸三壮。

行于商丘。商丘，内踝之下陷者之中也，为经。

《铜人》云：商丘二穴，金也。在足内踝骨下微前陷中，足太阴脉之所行也，为经。刺入三分，留七呼，可灸三壮。

入于阴之陵泉。阴之陵泉，辅骨之下陷者之中也，伸而得之，为合。足太阴也。

《铜人》云：阴陵泉二穴，水也。在膝下内侧辅骨下陷中，伸足乃得之，足太阴脉之所入也，为合。刺入五分，留七呼，可灸三壮。

肾出于涌泉。涌泉者，足心也，为井木。【批】肾。

《铜人》云：涌泉二穴。一名地冲，在足心陷中，屈足捲指宛宛中，跪取之。少阴脉之所出也，为井。刺入三分，留七呼，可灸三壮。

溜于然谷。然谷者，然骨之下者也，为荥。

《铜人》云：然谷二穴，火也。一名龙渊。足内踝前起大骨下陷中，足少阴脉之所溜也，为荥。刺入三分，留三呼。灸三壮，刺之多见血。使人立饥欲食。

注于太溪。太溪，内踝之后，跟骨之上陷中者也，为腧。

《铜人》云：太溪二穴，土也。在趺上踝后跟骨上动脉陷中，足少阴肾脉之所注也，为腧。刺入三分，留七呼。灸三壮。凡人病有此脉则生，无则死。

行于复溜。复溜，上内踝二寸，动而不休，为经。

《铜人》云：复溜二穴，金也。一名伏白，一名昌阳。在足内踝上二寸筋骨陷中，足少阴脉之所行也，为经。刺入三分，留三呼，可灸五壮。

入于阴谷。阴谷，辅骨之后，大筋之下，小筋之上也，按之应手，屈膝而得之，为合。足少阴经也。

《铜人》云：阴谷二穴，水也。在膝下内辅骨之后，大筋下小筋上，足少阴脉之所入也，为合。刺入三分，可灸三壮。

膀胱出于至阴。至阴者，足小指之端也，为井金。【批】六府俞各六　膀胱。

《铜人》云：至阴二穴，金也。在足小指外侧去爪甲如韭叶，足太阴脉之所出也，为井。刺入一分，留五呼，可灸三壮。

溜于通谷。通谷，本节之前外侧也。为荥。

《铜人》云：通谷二穴，水也。在足小指外侧本节前陷中，足太阳脉之所溜也，为荥。刺入二分，留五呼，可灸三壮。

注于束骨。束骨，本节之后陷者中也。为腧。

《铜人》云：束骨二穴，木也。在足小指外侧本节后陷中，足太阳脉之所注也，为腧。刺入三分。留五呼，可灸三壮。

过于京谷。京骨，足外侧大骨之下，为原。

《铜人》云：京骨二穴，在足外侧大骨下赤白肉际陷中，按而得之，足太阳脉之所过也，为原。刺入三分，留七呼，可灸七壮。

行于昆仑。昆仑，在外踝之后，跟骨之上，为经。

《铜人》云：昆仑二穴，火也。在足外踝后跟骨上陷中，足太阳脉之所行也，为经。刺入五分，留十呼，可灸五壮。

入于委中。委中，在腘中央，为合，委而取之。足太阳也。

《铜人》云：委中二穴，土也。在腘中央约文中动脉陷中，足太阳脉之所入也，为合。刺入五分。留七呼，可灸三壮。

胆出于窍阴。窍阴者，足小指次指之中也，为井金。【批】胆。

《铜人》云：窍阴二穴，金也。在足小指次指之端去爪甲角如韭叶，足少阳脉之所出也，为井。刺入一分。留三呼，可灸三壮。

溜于侠溪。侠溪，足小指次指之间也，为荥。

《铜人》云：侠溪二穴，水也。在足小指次指二歧骨间本节前陷中，足少阳脉之所溜也，为荥。刺入二分，留三呼，可灸三壮。

注于临泣。临泣，上行一寸半陷者中也，为腧。

《铜人》云：临泣二穴，木也。在足小指次指本节后间陷中，去侠溪一寸五分，足少阳脉之所注也，为腧。刺入二分，留三呼，可灸三壮。

过于丘墟。丘墟，外踝之前，下陷者中也，为原。

《铜人》云：丘墟二穴，在足外踝下如前陷中，去临泣三寸，足少阳脉之所过也，为原。刺入五分，留七呼。可灸三壮。

行于阳辅。阳辅，外踝之上，辅骨之前，及绝骨之端也，为经。

《铜人》云：阳辅二穴，火也。在足之外踝上四寸。辅骨前、绝骨端三分，去丘墟七寸，足少阳脉之所行也，为经。刺入五分，留七呼，可灸三壮。

入于阳之陵泉。阳之陵泉，在膝外陷者中也，为合，伸而得之。足少阳❶也。

《铜人》云：阳陵泉二穴，土也。在膝下一寸骱外廉陷中，足少阳脉之所入也，为合。刺入六分，留十呼，可灸七壮至四十九壮。

胃出于厉兑，厉兑者，足大指次指之端也，为井金。【批】胃。

《铜人》云：厉兑二穴，金也。在足大指次指之端去爪甲角如韭叶。足阳明胃脉之所出也，为井。刺入一分，留一呼，可灸一壮。

溜于内庭。内庭，次指外间也，为荥。

《铜人》云：内庭二穴，水也。在足大指次指外间陷中，足阳明胃脉之所溜也，为荥。刺入三分，留十呼，可灸二壮。

注于陷谷，陷谷者，上中指内间上行二寸陷者中也，为腧。

《铜人》云：陷谷二穴。木也。在足大指次指本节后陷中，去内庭二寸，足阳明胃脉之所注也，为腧。刺入五分，留七呼，可灸三壮。

过于冲阳。冲阳，足跗上五寸陷者中也，为原。摇足而得之。

《铜人》云：冲阳二穴，一名会原，在足跗上五寸，去陷谷各三寸骨间动脉，足阳明脉之所过也，为原。刺入三分，留十呼，可灸三壮。

---

❶ 阳：原作“阴”，据《灵枢·本输》改。

行于解溪。解溪，上冲阳一寸半陷者中也，为经。

《铜人》云：解溪二穴，土也。在膝下冲阳后一寸五分腕上陷中，足阳明脉之所行也，为经。刺入五分，留五呼。可灸三壮。

入于下陵。下陵，膝下三寸，骨行骨外廉三里也，为合。复下三里三寸为巨虚上廉，复下上廉三寸为巨虚下廉也。大肠属上，小肠属下，足阳明胃脉也。

《铜人》云：三里二穴，土也。在膝下三寸骨行外廉，足阳明脉之所入也，为合。刺入一分，留七呼，可灸三壮。《素问》在膝下三寸陷中，外廉两间肉分间。《甲乙》云：巨虚上廉，足阳明与大肠合在三里下三寸，刺入三分。灸三壮。巨虚下廉，足阳明与小肠合。在上廉下三寸，刺入三分，可灸三壮。按足阳明胃也，大肠、小肠皆属于胃，是足阳明也。

三焦者，上合手少阳，出于关冲。关冲者，小指次指之端也，为井金。【批】三焦。

《铜人》云：关冲二穴，金也。在手小指次指之端去爪甲角如韭叶。手少阳脉之所出也，为井。刺入一分，留三呼，可灸三壮。

溜于液门。液门，小指次指之间也，为荥。

《铜人》云：液门二穴，水也。在手小指次指陷中，握拳取之，手少阳脉之所溜也。为荥。刺入三分，留三呼。可灸三壮。

注于中渚。中渚，本节之后陷者中也，为腧。

《铜人》云：中渚二穴，木也。在手小指次指本节后间陷中，液门下一寸，手少阳脉之所注也。为腧。刺入二分，留三呼，可灸三壮。

过于阳池。阳池，在腕上陷者之中也，为原。

《铜人》云：阳池二穴，一名别阳。在手表腕上陷中，手少阳脉之所过也。为原。刺入二分，留三呼，可灸三壮。

行于支沟。支沟，上腕三寸，两骨之间陷者中也，为经。

《铜人》云：支沟二穴，火也。在腕后三寸，两骨之间陷中，手少阳脉之所行也，为经。刺入二分，留七呼，可灸二七壮。

入于天井。天井，在肘外大骨之陷者中也，为合。屈肘乃得之。

《铜人》云：天井二穴，土也。在肘外大骨后肘上一寸，两筋间陷中，屈肘取之。手少阳脉之所入也，为合。刺入一寸，留七呼，可灸三壮。

三焦下腧，在于足大指之前，少阳之后，出于腘中外廉，名曰委阳。足太阳络也，手少阳经也。

《铜人》云：委阳，在足太阳之前，少阳之后，出于腘中外廉两筋间，承扶下六寸，此足太阳之别络。刺入七分，留五呼，灸三壮，屈身而得之。详《铜人》云：委阳在承扶下六寸，以今经文考之，当云一尺六寸。谨按经文论委阳，在足太阳之前，少阳之后，出于腘中外廉。又按经文取合穴法，取委阳者屈伸而索之，取阳陵泉者正竖膝与之齐，下至委阳之前取之，是知委者曲也。委中即两腘之中央，委阳即曲脷之阳分，约文之尽处，两筋间是。推其分野，正当太阳少阳之间，内外廉之界。故曰太阳之前。少阳之后，腘中外廉也。其穴正在约文尽处，两筋之间，屈伸而得之，故取法曰屈伸索之也。只正膝与之齐。阳陵泉正对其穴，故曰取阳陵泉者，下至委阳之前取之也。又考诸尺寸则承扶下至其穴，正得一尺六寸，故愚断然谓《甲乙》脱去“一尺”二字，无疑也。

三焦者，足少阳太阳之所将，太阳之别也。上踝五寸，别入贯腨肠，出于委阳，并太阳之正，入络膀胱，约下焦。实则闭癃，虚则遗溺。遗溺则补之，闭癃则泻之。

手太阳小肠，上合于手太阳，出于少泽。少泽，小指之端也，为井金。【批】小肠。

《铜人》云：少泽二穴，金也。在手小指之端外侧去爪甲一分陷中，手太阳脉之所出也，为井。刺入一分。留二呼。可灸一壮。

溜于前谷。前谷，在手外廉本节前陷者中也，为荥。

《铜人》云：前谷二穴，水也。在手小指外侧本节前陷中，手太阳脉之所溜也。为荥。刺入一分，留三呼。可灸一壮。

注于后溪。后溪者，在手外侧本节之后也，为腧。

《铜人》云：后溪二穴，木也。在手小指外侧本节后陷中。手太阳脉之所注也，为腧。刺入二分，留三呼。可灸三壮。

过于腕骨。腕骨在手外侧腕骨之前，为原。

《铜人》云：腕骨二穴。在手外侧腕前起骨下陷中，手太阳脉之所过也，为原。刺入一分。留三呼。可灸三壮。

行于阳谷。阳谷，在锐骨之下陷者中也，为经。

《铜人》云：阳谷二穴，火也。在手外侧腕中锐骨下陷中。手太阳脉之所行也。为经。刺入二分。留二呼。可灸二壮。

入于小海。小海，在肘内大骨之外，去端半寸陷者中也，伸臂而得之，为合。手太阳经也。

《铜人》云：小海二穴，土也。在肘内大骨外肘端五分陷中。屈手向头取之，手太阳脉之所入也，为合。刺入二分。留七呼，可灸三壮。

大肠上合手阳明，出于商阳。商阳，大指次指之端也，为井金。【批】大肠。

《铜人》云：商阳二穴，金也。一名绝阳。在手大指次指内侧去爪甲如韭叶，手阳明脉之所出也，为井。刺入一分，留一呼，可灸三壮。

溜于本节之前二间，为荥。

《铜人》云：二间二穴，水也。在手大指次指本节前内侧陷中，手阳明脉之所溜也，为荥。针入三分，留九呼，可灸三壮。

注于本节之后三间，为腧。

《铜人》云：三间二穴，火也。在手大指次指本节后内侧陷中，手阳明脉之所注也，为腧。针入三分，留三呼，可灸三壮。

过于合谷。合谷，在大指歧骨之间，为原。

《铜人》云：合谷二穴，在手大指次指岐骨间，手阳明脉之所过也，为原。刺入三分，留六呼，可灸三壮。

行于阳溪。阳溪，在两筋间陷者中也，为经。

《铜人》云：阳溪二穴，火也，一名中魁。在腕中上侧两筋问陷中，手阳明脉之所行也，为经。刺入三分。留七呼，可灸三壮。

入于曲池，在肘外辅骨陷者中也，屈臂而得之，为合。手阳明也。

《铜人》云：曲池二穴，土也。在肘外辅骨屈肘曲骨之中，手阳明脉之所入也，为合。刺入五分，留七呼，可灸三壮。

是谓五脏六腑之腧，五五二十五腧，六六三十六腧也。六腑皆出足之三阳，上合于手者也。以上并出本输篇

上五脏腧二十五穴，六腑腧三十六穴，并巨虚上下廉共六十四腧，实切要之穴也。凡五脏六腑有病，皆此六十四穴主之。其太渊、大陵、太冲、太白、太溪，为五脏之原。其三里、巨虚上下廉、委中、委阳、阳陵泉，为六腑之合，又切要中之切要，而医所最当先者也。六腑之合，谓胃合于三里，大肠合于巨虚上廉，小肠合于巨虚下廉，此三腑皆出足之阳明也。三焦合于委阳，膀胱合于委中，此二腑皆出足之太阳也。胆合于阳陵泉，此一腑出足之少阳也。六腑有疾，皆取此六腧，故后于其尾结之曰：六腑皆出足之三阳而表章之也。今效窦汉卿傍通十二经孔穴图，而复折衷之于经，开如下方。【批】十二经孔穴图。

	肺	心	肝	脾	肾	
井木	少商	中冲	大敦	隐白	涌泉	
荥火	鱼际	劳宫	行间	大都	然谷	
俞土	太渊	大陵	太冲	太白	太溪	
经金	经渠	间使	中封	商丘	复溜	
合水	尺泽	曲泽	曲泉	阴陵泉	阴谷	
	大肠	小肠	胆	胃	膀胱	三焦
井金	商阳	少泽	窍阴	厉兑	至阴	关冲
荥水	二间	前谷	侠溪	内庭	通谷	液门
腧木	三间	后溪	临泣	陷谷	束骨	中渚
原	合谷	腕骨	丘墟	冲阳	京骨	阳池
经火	阳溪	阳谷	阳辅	解溪	昆仑	支沟
合土	曲池、巨虚上廉	小海，巨虚下廉	阳陵泉	三里	委中	天井、委阳

〔《素》〕黄帝曰：原闻五脏六腑所出之处。岐伯曰：五脏五腧，五五二十五腧，六腑六腧，六六三十六腧。经脉十二，络脉十五。凡二十七，气以上下，所出为井，所溜为荥，所注为腧，所行为经，所入为合。二十七气所行，皆在五腧也。节之交，三百六十五会。知其要者，一言而终，不知其要，流散无穷。所言节者，神气之所游行出入也，非筋肉皮骨也。九针十二原

〔《难》〕十变又言阴井木，阳井金，阴荥火，阳荥水，阴腧土，阳腧木，阴经金，阳经火，阴合水，阳合土。阴阳皆不同，其意何也？然，是刚柔之事也。阴井乙木，阳井庚金。阳井庚，庚者乙之刚也。阴井乙，乙者庚之柔也。乙为木，故言阴井木也。庚为金，故言阳井金也。经言所出为井，所入为合，其法奈何？然，所出为井。井者，东方春也，万物始生，故言所出为井也。所入为合，合者北方冬也，阳气入脏，故言所入为合也。十变言五脏六腑荥合，皆以井为始者，何也？盖井者东方春也，万物始生，诸跂行喘息蜎飞蠕动当生之物，莫不以春而生，故岁数始于春，月数始于甲，故以井为始也。诸井者肌肉浅薄，气少不足使也，刺之奈何？然，诸井者木也，荥者火也，火者木之子。当刺井者，以荥泻之，故经言补者不可以为泻，泻者不可以为补，此之谓也。

〔《难》〕经言春刺井，夏刺荥，季夏刺腧，秋刺经，冬刺合者，何也？盖春刺井者，邪在肝。夏刺荥者，邪在心。季夏刺腧者，邪在脾。秋刺经者，邪在肺。冬刺合者，邪在肾。其肝心脾肺肾而系于春夏秋冬者，何也？然，五脏一病，辄有五也。假令肝病色青者，肝也。臊臭者，肝也。喜酸者，肝也。喜呼者，肝也。喜泣者，肝也。其病众多，不可尽言，四时有数而并系于春秋冬夏者也。针之要妙，在于秋毫者是也。

海藏天元图七十四难曰：从其首，系其数。

肝　青大敦，木井。　臊曲泉，水合。　酸中封，金经。　呼太冲，土腧。　泣行间，火荥。

心　赤少府，火荥。　焦少冲，木井。　苦少海，水合。　言灵道，金经。　汗神门，土俞。

脾　黄太白，土俞。　香大都，火荥。　甘隐白，木井。　歌阴陵泉，水合。　涎商丘，金经。

肺　白经渠，金经。　腥大渊，土俞。辛鱼际，火荥。　哭少商，木井。　涕尺泽，水合。

肾　黑阴谷，水合。　腐复溜，金经。　咸太溪，土俞。　呻然谷，火荥。　液涌泉，木井。

夫天元法者，谓之五化叠元。当纵其首系其数。首者寅方春也，在人为肝，是纵东方顺天轮数，至所主之处，计从几数，却于所受病一方倒叠回去，数至依前数尽处。便于受病一方穴内，泻所主之方来路穴也，不得于所主之方内经中泻之，勿误。假如病者闻香臭二者，心主五臭也，入脾为香臭。从东数至所主之处，所主五臭者心也，东一南二，计得二数。却当于受病之方倒叠回去，脾一心二，元数二也，是数至心。心者荥火也，当于受病之方内泻荥火，是从脾经泻大都是也。或曰何以倒叠数？对曰：此从地出为天轮所载，右边于天，不当于所显之处治之，此舟行岸移之意也。

上天元图，乃海藏发明扁鹊七十四难之义，但心腧五穴，不合经旨。按《内经》言心脏坚固，邪弗能容，故手少阴独无腧，其外经病而脏不病者，独取其经于掌后锐骨之端，其余脉出入屈折，其行之徐疾，皆如手少阴心主之脉行也。故诸邪之在心者，皆在心之包络也。今图中列心五邪，曰赤焦苦言汗者，皆当在心包络所受，而不列心包络中冲、劳宫、大陵、间使、曲泽五穴，反列手少阴少府、少冲、少海、神门、灵道五穴，为未得也。

〔《难》〕五脏六腑，各有井荥俞经合，皆何所主？然，经言所出为井，所溜为荥，所注为腧，所行为经，所入为合。井主心下满，荥主身热，腧主体重节痛，经主喘咳寒热，合主气逆而泄，此五脏六腑其井荥俞经合所主病也。

地元图六十八难曰：元证脉合，复生五象。

井心下满　胆元证　身热　体重　节痛　喘咳寒热　逆气泄

荥身热　心下满小肠　元证　体重　寒热　逆气

俞体重节痛　心下满胃　身热　元证　寒热　逆气

经喘咳寒热　心下满大肠　身热　体重　元证　逆气

合逆气而泄　心下满膀胱　身热　体重　寒热　元证

假令胆病，善洁面青善怒，元证。得弦脉，脉合。又病心下满。当刺胆井。如见善洁面青善怒，脉又弦，又病身热，当刺胆荥。又病体重节痛。当刺胆俞。如见善洁面青善怒，脉又弦，又病喘咳寒热，当刺胆合。又病逆气而泄。宜刺胆俞合。余经例仿此。假令肝经溲淋便难转筋，春刺井，夏刺荥，季夏刺腧，秋刺经，冬刺合，此是断五邪之原

阴阳例即人元图

阴阳者，子午也，谓荥合水火之称，名曰阴阳也，十二经皆有之，或感得父气，或感得母气而病焉。子午者乾坤，乾坤包六子，六子附乾坤也。故七十难云：春夏各致一阴，秋冬各致一阳。春夏刺井荥，秋冬刺经合，是各致一阴一阳之义。亦谓井经近乎子午，然，当微泻其井，大泻其荥，微补其经，大补其合，或补或泻反作，是寒则留之，热则疾之，故微大补泻以应之。春食凉，夏食寒，秋食温，冬食热，假令胆病善洁面青善怒，脉得浮之实大，沉之损小，是感得父气，为阳中之阴，当于本经中泻火补水。却得浮之损小，沉之实大，是感得母气，为阴中之阳，当于本经中泻水补火。

配合例

〔《难》〕曰：上工治未病者，见肝之病，则知肝当传于脾，故先实其脾气，无令受肝之邪气也。假令见肝病欲入其脾者，先于足太阴经中补土字一针，又补火字一针，后于足厥阴肝经内泻木字一针，又泻火字一针。

子母例

假令见肝病满闭淋溲便难转筋，又见心病烦心心痛，掌中热而哕，当于足厥阴肝经内木火二字各泻一针。

兄妹例

假令见足厥阴肝经太过，又兼见胆之证太

过，是为兄妹。当泻肝经内木火二字各一针，又泻胆经内水火二字各一针。此五法，乃人元法也。以上子母兄妹名曰四针象，俱属人元图。

〔《灵》〕五脏有六腑，六腑有十二原，十二原出于四关，主治五脏，五脏有疾，当取之十二原。十二原者，五脏之所以禀三百六十五节气味也。五脏有疾，应出十二原，而原各有所出，明知其原，观其应，而知五脏之害矣。

阳中之少阴，肺也，其原出于太渊，太渊二。

阳中之太阳，心也，其原出于大陵，大陵二。

阴中之少阳，肝也，其原出于太冲，太冲二。

阴中之至阴，脾也，其原出于太白，太白二。

阴中之太阴，肾也，其原出于太溪，太溪二。

膏之原出于鸠尾，鸠尾一。

肓之原出于气海，气海一。凡此十二原者，主治五脏六腑之有疾者也。《九针十二原》

〔《难》〕言肺之原出于太渊，心之原出于大陵，肝之原出于太冲，脾之原出于太白，肾之原出于太溪，少阴之原出于厉兑，胆之原出于丘墟，胃之原出于冲阳，三焦之原出于阳池，膀胱之原出于京骨，大肠之原出于合谷，小肠之原出于腕骨。十二经皆以俞为原者，何也？然，五脏俞者，三焦之所行，气之所留止也。三焦所行之原为俞者，何也？然，脐下肾间动气者，人之生命也，十二经之根本也，故名曰原。三焦者，原气之别使也，主通行三气，经历于五脏六腑。原者三焦之尊号也，故所止辄为原，五脏六腑之有病者，皆取其原也。

海藏拔原例

假令针肝经病了，又于本经原穴亦下一针。如补肝经，亦于肝经原穴上补一针。如泻肝经来，亦于肝经原穴上泻一针。如余经有补泻，针毕仿此例，亦补泻各经原穴。

〔《灵》〕黄帝曰：余闻五脏六腑之气，荥输所入为合，令何道从入，入安连过，愿闻其故？岐伯答曰：此阳脉之别入于内属于腑者也。黄帝曰：荥输与合各有名乎？岐伯曰：荥输治外经，合治内府。黄帝曰：治内府奈何？岐伯曰：取之于合。黄帝曰：合各有名乎？岐伯答曰：胃合于三里，大肠合入于巨虚上廉，小肠合入于巨虚下廉，三焦合入于委阳，膀胱台入于委中央，胆合入于阳陵泉。黄帝曰：取之奈何？岐伯答曰：取之三里者低跗取之，巨虚者举足取之，委阳者屈伸索索之，委中者屈而取之，阳陵泉者正竖膝予之齐、下至委阳之阳取之。取诸外经者，揄申而从之。黄帝曰：愿闻六腑之病？岐伯答曰：面热者足阳明病，云云。即前所谓内腑之病，而用合穴治之也。内腑病见针灸六腑条。

穴法下

〔《铜人》〕神庭一穴，在鼻直上，入发际五分，足太阳督脉之会。禁不可针，针即发狂，宜灸七壮至三七壮。【批】头部。

上星一穴，在额颅上鼻直中，入发际一寸陷中容豆是穴，督脉气所发。刺入二分，留十呼，灸三壮至五壮止，不宜多灸。

囟会一穴，在上星上一寸陷者中，是穴督脉气所发。刺入三分，灸二七壮，七七壮止，针入二分，留三呼得气即泻。

前顶一穴，在囟会上一寸五分骨陷中，是穴督脉气所发，刺入一分，可灸三壮至七七壮，针入三分，留七呼，泻五吸。

百会一穴，一名三阳五会，在前顶后一寸五分所中央旋毛中，可容豆，是手足三阳督脉之会。刺入二分，灸七壮。

后顶一穴，在百会后一寸五分枕骨上，督脉气所发。可灸五壮，针入四分。

强间一穴，在后顶后一寸五分，督脉气所发。可灸五壮，针入三分。

脑户一穴，在枕骨上强间后一寸五分，足太阳督脉之会。禁不可针，灸七壮。

风府一穴，在项后发际上一寸大筋内宛宛中，人疾言其肉立起，言休立下，足太阳督脉阳维之会。禁不可灸，灸之令人喑，针入三分。

喑门一穴，在项后入发际五分宛宛中，督脉阳维之会，入系舌本，仰头取之。不可灸，针入八分

上正头部中行前发际至后发际十穴，通长一尺一寸，取头部同身寸法，见后杂法条。

曲差二穴，在神庭旁一寸五分，入发际，足太阳脉气所发。针入二分，灸三壮。

五处二穴，在上星旁一寸五分，足太阳脉气所发。针入三分。留七呼，灸三壮。

承光二穴，在五处后二寸，足太阳脉气所发。针入三分，不可灸。

通天二穴，在承光后一寸五分，足太阳脉也。针入三分，留七呼，灸三壮。

络却二穴，在通天后一寸五分，足太阳脉气所发。针入三分，灸三壮。

玉枕二穴，在络却后七分半，夹脑户旁一寸三分，起肉枕骨上入发际三寸，足太阳脉气所发。可灸三壮，针入三分。

天柱二穴，在挟项后发际大筋外廉陷中，足太阳脉气所发。针入二分，得气即泻。

上正头部第二行一十四穴。

临泣二穴，在目上眦入发际五分陷中，足太阳少阳阳维之会。针入三分，留七呼。

目窗二穴，在临泣后一寸，足少阳阳维之会。针入三分，灸五壮。

正营二穴，在目窗后一寸，足少阳阳维之会。针入三分，灸五壮。

承灵二穴，在正营后一寸五分，足少阳阳维之会。可灸三壮。

脑空二穴，在承灵后一寸五分，夹玉枕旁枕骨下陷中，足少阳阳维之会。针入五分，灸三壮。

风池二穴，在脑空后发际陷中，足少阳阳维之会。针入七分，留七呼，可灸七壮。

上正头部第三行十二穴。

颔厌二穴，在曲周下脑空上廉，手足少阳阳明之交会。针入七分，留七呼，可灸三壮。

悬颅二穴，在曲周上脑空中，足少阳脉气所发。针入三分，留七呼，可灸三壮。

悬厘二穴，在曲周上脑空下廉，手足少阳阳明之交会。针入三分，可灸三壮。

曲鬓二穴，在耳上发际曲隅陷中，鼓颔有空处，足太阳少阳之会。针入三分，灸七壮。

上侧头部在耳前者八穴。颔厌在脑空上廉，悬颅在脑空中廉，悬厘在脑空下廉，皆直头角上至耳前，定其三穴。曲鬓又在悬厘之后。

率谷二穴，在耳上入发际一寸五分，足太阳少阳之会。可灸三壮，针入三分。

天冲二穴，在耳上如前三分。气府注云，足太阳少阳之会：可灸七壮，针入三分。

角孙二穴，在耳郭中间上，开口有空。可灸三壮，针入三分。

上侧头部，在耳上者六穴。率谷最上，天冲次之，角孙最下。

窍阴二穴，在完骨上，枕骨下，摇动有空，足太阳少阳之会。针入三分，可灸七壮。

乳白二穴，在耳后，入发际一寸，足太阳少阳之会。针入五分，可灸三壮。

完骨二穴，在耳后入发际四分，足太阳少阳之会。针入五分，可灸七壮。

颅息二穴，在耳后青络脉中，足少阳脉气所发。不宜针，可灸七壮。

瘛脉二穴，在耳本后鸡足青络脉中，刺出血如豆汁。可灸三壮，针入一分。

翳风二穴，在耳后尖角陷中，按之引耳中痛，手足少阳之会。针入七分，灸七壮。

上侧头部在耳后者十二穴。翳风帖耳，瘛脉次之，颅息又次之，完骨又次之，浮白最后，窍阴又居浮白之上也。

素髎一穴，在鼻柱上端准头，督脉气所发，宜禁针灸。【批】面部。

水沟一穴，在鼻柱下人中，近鼻孔陷中，手足阳明之会。针入四分，留五呼，灸三壮至七壮。

兑端一穴，在唇上端，手阳明脉气所发。针入三分，留六呼，灸三壮。

龈交一穴，在唇内齿上龈缝中，任督足阳明之会。针入三分，灸三壮。

上面部中行，从鼻端下至唇内四穴。督脉也。

承浆一穴，在颐前下唇下宛宛陷中，太阳脉胃脉督脉任脉之会。针入三分，灸七壮至七七壮。

廉泉一穴，在颔下结喉下四寸中央，乃阴维肾脉之会。可灸三壮，针三分。

上面部中行，从唇至结喉上二穴。任脉也。

攒竹二穴，在两眉头少陷中，足太阳脉气所发。不宜灸，针入一分，宜以细三棱针刺之，宣泄热气。

睛明二穴，在目内眦头外一分，手足太阳少阳阳明阳跻阴跻五脉之会。针入一分，留三呼，不可灸。

上面部第二行，直目内眦上至眉尖四穴。足太阳也。

迎香二穴，在禾髎上一寸，鼻下孔旁五分，手足阳明之会。针入三分，不宜灸。

禾髎二穴，在鼻下侠溪水沟旁五分，手阳明脉气所发。针入三分，灸三壮。

上面部第二行，直目内眦侠鼻而下四穴。手阳明。

阳白二穴，在眉上一寸，直目瞳子，手足阳明少阳阳维五脉之会，可灸三壮，针入三分。

上面部第三行，直目瞳子上至眉上二穴。足少阳。

承泣二穴，在目下七分直目瞳子陷中，跻脉任脉足阳明之会。可灸二壮，不可针。

四白二穴，在目下二寸，足阳明脉气所发。可灸七壮，针入三分。

巨髎二穴，在侠鼻孔旁八分，直目瞳子，跻脉足阳明之会。针入三分，可灸七壮。

地仓二穴，在侠口吻旁四分，如近下有脉微动者是，跻乔脉手足阳明之会。针入三分，可灸二七壮。

大迎二穴，在曲颔前一寸三分，骨陷中动脉是，足阳明脉气所发。针入三分，留七呼，可灸三壮。

上面第三行，直目瞳子下至大迎骨空十穴。足阳明。

本神二穴，在曲差旁一寸五分，直耳上入发际，足少阳阳维之会。针入五分，可灸三壮。

丝竹空二穴，在眉后陷中，足少阳脉气所发。不可灸，针入三分，留三呼。

上面第四行，直目锐眦上发际四穴。手足少阳。

瞳子髎二穴，在目外去眦五分，手太阳手足少阳之会。可灸三壮，针入三分，或云禁灸。

颧髎二穴，面鸠骨下廉锐骨端陷中，手少阳太阳之会。针入三分。

上面第四行，直目锐眦后下颧骨下廉四穴。手足少阳手太阳。

头维二穴，在额角，入发际，本神旁一寸五分，足少阳阳明脉之会。针入二分，禁灸。

禾髎二穴，在耳锐发下横动脉，手少阳脉气所发。针入七分，可灸三壮。

客主人二穴，在耳前起骨上廉，开口有空动脉宛宛中，足阳明少阳之会。可灸七壮。若针必则卧，张口取之。禁针深。上关若刺深，令人欠而不得故；下关若久留针，即故而不得欠，牙关急。

耳门二穴，在耳前起肉当耳缺者。针入三分，留三呼，可灸三壮。

听会二穴，在耳前陷中，上关下一寸动脉宛宛中，张口得之，手少阳脉气所发。针入七分，留三呼，可灸五壮至二七壮止。

下关二穴，在客主人下耳前动脉下廉，合口有空，开口即闭，闭口有穴，足阳明少阳之会。针入四分，不可灸。

上侧面部在耳前十二穴，头维居上，禾髎、客主人次之，耳门又次之，听会又次之，下关居下。

脾腧二穴，在第十一椎下两旁，相去脊中各一寸五分。针入三分，留七呼，灸三壮。

胃腧二穴，在第十二椎下两旁，相去脊中各一寸五分。针入三分，留七呼，灸随年壮。

三焦腧二穴，在第十三椎下两旁，相去脊中各一寸五分。针入五分，留七呼，灸三壮。

肾腧二穴，在第十四椎下两旁，相去脊中各一寸五分，与脐平。针入三分，留七呼，灸随年壮。

大肠腧二穴，在第十六椎下两旁，相去脊中各一寸五分。针入三分，留六呼，灸三壮。

小肠腧二穴，在十八椎下两旁，相去脊中各一寸五分。针入三分，留六呼，灸三壮。

膀胱腧二穴，在十九椎下两旁，相去各一寸五分，足太阳脉气所发。针入三分，留六呼，灸三壮。

中膂内腧二穴，在二十椎下两旁，相去各一寸五分，侠脊起肉间。针入三分，留十呼，灸三壮。

白环腧二穴，在二十一椎下两旁，相去各一寸五分，足太阳脉气所发。针如腰腧法同，挺杖伏地端身，两手指重支额，纵息，令皮肤俱缓，乃取其穴。针入五分，得气即先泻，如泻多补之，不宜灸。

上背第二行，去中行各一寸五分，侠脊直下三十四穴。

上髎二穴，在第一空腰髁下夹脊陷中，足太阳少阳之络。针入三分，可灸七壮。

次髎二穴，在第二空夹脊陷中。针入三分，可灸七壮。《甲乙》云：针入三分，留七呼，灸五壮。

中髎二穴，在第三空夹脊陷中，足厥阴少阳所结之会。针入二分，留十呼，可灸三壮。《甲乙》云：针入二寸，留十呼。

下髎二穴，在第四空夹脊陷中，足太阴厥阴少阳所结之会。针入二分，留十呼，灸三壮。

会阳二穴，在阴尾尻骨间两旁，督脉所发。针入八分，可灸五壮。

上背第二行，自臑髁骨夹脊斜下四骨空八穴，《内经》谓之八髎穴是也。阴尾骨两旁二穴。

附分二穴，在第二椎下附项内廉两旁，相去各三寸，手足太阳也，令正坐取之。针入三分，可灸五壮。

魄户二穴，在第三椎下两旁，相去各三寸，正坐取之，足太阳脉气所发。针入五分，宜久留针，可灸七壮至百壮。

膏肓腧二穴，在第四椎下两旁，相去各三寸。又法，令人正坐竖脊，伸两手，以臂着膝前，令正直，手大指与膝头齐，以物支肘，勿令臂得动摇，从胛骨上角摸索至骨下头，其间当在四肋之间，灸中间。从胛骨之里，去胛骨容侧指许，举胆去来筋间空处，按之自觉牵引于肩中。灸两胛中一处至百壮，多至三百壮。当觉下咙咙然，如水流之状，亦当有所下。若得痰疾，则无所不下也。如病人已困，不能正坐，当令侧卧，俯上臂令前，取穴灸之。又以右手从肩上住指头所不及者，是穴也，左取亦然，乃以前法灸之。若不能正坐，当伸两臂，令人俯两胛骨使相离。不尔，即胛骨覆其穴，灸之无验。此穴无病不治。

神堂二穴，在第五椎下两旁，相去各三寸，正坐取之，足太阳脉气所发。针入三分，可灸五壮。

譩譆二穴，在肩髆内廉第六椎下两旁，相去各三寸，正坐取之，足太阳脉气所发，以手重按之，病者言譩譆是穴。针入六分，留三呼，可灸一十一壮。

膈关二穴，在第七椎下两旁，相去各三寸陷中，正坐取之，足太阳脉气所发。针入二分，可灸五壮。

魂门二穴，在第九椎下两旁，相去各三寸陷中，正坐取之，足太阳脉气所发。针入五分，可灸五壮。

阳纲二穴，在第十椎下两旁，相去各三寸陷中，正坐取之，足太阳脉气所发。针入五分，可灸五壮。

意舍二穴，在第十一椎下两旁，相去各三寸陷中，正坐取之，足太阳脉气所发。针入五分，灸五十壮至百壮。

胃仓二穴，在第十二椎下两旁，相去各三寸，足太阳脉气所发。针入五分，可灸五七壮。

肓门二穴，在第十三椎下两旁，相去各三寸叉肋间，经云与鸠尾相直，足太阳脉气所发。针入五分，可灸三十壮。

志室二穴，在第十四椎下两旁，相去各三寸陷中，足太阳脉气所发。针入五分，可灸三壮。

胞肓二穴，在第十九椎下两旁，相去各二寸陷中，伏而取之，足太阳脉气所发。针入五分，可灸五七壮。

秩边二穴，在第二十椎下两旁，相去各五寸陷中，伏而取之，足太阳脉气所发。针入五分，可灸三壮。

上背第三行二十八穴。

天突一穴，在结喉下一寸宛宛中，阴维任脉之会。针入五分，留三呼。针宜横下，不得低。可灸五壮。【批】膺输部。

璇玑一穴，在天突下一寸陷中，仰头取之，任脉气所发。针入三分，灸五壮。

华盖一穴，在璇玑下一寸陷中，仰头取之，任脉气所发。针入三分，灸五壮。

紫宫一穴，在华盖下一寸六分陷中，仰头取之，任脉气所发。针入三分半。

玉堂一穴，在紫宫下一寸六分陷中，任脉气所发。针入三分，灸三壮。

膻中一穴，在玉堂下一寸六分陷中，横直两乳间陷中，仰卧取之，任脉气所发。禁穴不可针。

上膺输部中行，自缺盆中间下至两乳中间六穴。

中庭一穴，在膻中下一寸六分陷中，任脉气所发。针入三分，可灸五壮。

上膺输部中行，自两乳中间下至鸠尾歧骨间一穴。

腧腑二穴，在巨骨下，去璇玑旁各二寸陷中，仰而取之，足少阴脉气所发。针入三分，灸五壮。

或中二穴，在腧腑下一寸六分陷中，仰而取之，足少阴脉气所发。针入四分，灸五壮。

神藏二穴，在或中下一寸六分陷中，仰而取之，足少阴脉气所发。针入三分，灸五壮。

灵墟二穴，在神藏下一寸六分陷中，仰而取之，足少阴脉气所发。针入三分，灸五壮。

神封二穴，在灵墟下一寸六分陷中，仰而取之，足少阴脉气所发。针入三分，灸五壮。

步廊二穴，在神封下一寸六分陷中，仰而取之，足少阴脉气所发。针入三分，灸五壮。

上膺输第二行十二穴。

气户二穴，在巨骨下腧府两旁各二寸陷中，仰而取之，足阳_明脉气所发。针入三分，可灸五壮。

库房二穴，在气户下一寸六分陷中，仰而取之，足阳明脉气所发。针入三分，灸五壮。

屋翳二穴，在库房下一寸陷中，仰而取之，足阳明脉气所发。针入三分，灸五壮。

膺窗二穴，在屋翳下一寸六分，足阳明脉气所发。针入三分，灸五壮。

乳中二穴，当乳足阳明脉气所发。禁不可灸，灸则生蚀疮。疮中有汁脓血可治，疮中有息肉，若蚀疮者死。宜浅刺二分。

乳根二穴，当乳下一寸六分陷中，仰而取之，足阳明脉气所发。针入三分，灸五壮。

上膺输第三行十二穴。

云门二穴，在巨骨下侠气户旁各二寸陷中，动脉应手，手太阴脉气所发。针入二分，若刺深，令人气逆，可灸五壮。

中府二穴，乃肺之募，在云门下一寸，乳上三肋间，动脉应手，足太阴之会。针入三分，留五呼，可灸五壮。

上膺输第四行，贴巨骨下一寸四穴。中府二穴，手足太阴会也；云门二穴，手太阴也。

周荣二穴，在中府下一寸六分陷中，仰而取之，足太阴脉气所发。针入四分，灸五壮。

胸乡二穴，在周荣下一寸六分陷中，仰而取之，足太阴脉气所发。针入四分。

天溪二穴，在胸乡下一寸六分陷中，仰而取之，足太阴脉气所发。针入四分，灸五壮。

食窦二穴，在天溪下一寸六分，举臂取之，足太阴脉气所发。针入四分，灸五壮。

上膺输第四行，自巨骨下一寸下至腹八穴，皆足太阴也。

鸠尾一穴，在前臆蔽骨下五分。此穴大难针，须大好手方可下针，针入三分，留三呼，泻五吸，禁灸。【批】腹部。

巨阙一穴，心之募也，在鸠尾下一寸，任脉气所发。针入六分，留七呼，得气即泻，灸七壮至七七壮。

上脘一穴，在巨阙下一寸五分，去鸠骨下三寸，任脉足阳明手太阳之会。针入八分，日灸二七壮。

中脘一穴，胃之募也，在上脘下一寸五分，手太阳少阳足阳明所主任脉之会。上纪者，中脘也。针入八分，留七呼，泻五吸，灸二七壮。

建里一穴，在中脘下一寸。针入五分，留十呼，可灸五壮。

下脘一穴，在建里下一寸，足太阴任脉之会。针入八分，灸七壮至百壮。

水分一穴，在下脘下一寸，脐上一寸，任脉气所发。针入八分，可灸七壮。水病禁针，针即成水蛊病死。

神阙一穴，当脐中。是穴灸百壮，禁针。

上腹部中行，自鸠尾蔽骨端下至脐中八穴。

阴交一穴，在脐下一寸，任脉气所发。针入八分，灸百壮。

气海一穴，在脐下一寸五分，任脉气所发。针入八分，灸百壮。

石门一穴，在脐下二寸，三焦之募也。任脉气所发，灸二十壮。

关元一穴，在脐下三寸，小肠之募也。足太阴少阴厥阴三阴任脉之会。下纪者，关元也。针入八分，留三呼，灸三壮至三百壮。

中极一穴，在关元下一寸，膀胱之募也，足三阴任脉之会。针入八分，留十呼，灸五壮。

曲骨一穴，在横骨上毛际陷中，动脉应手，任脉足厥阴之会。针入二寸，灸七壮至七七壮。

上腹部中行，自脐以下至横骨六穴。

会阴一穴，一名屏翳，在两阴间，任脉别络，肾脉冲脉之会。可灸三壮。

上腹部中行，在两横骨下至两阴之间一穴。

幽门一穴，挟巨阙两旁各五分，冲脉足少阴之会。针入五分，可灸五壮。

通谷一穴，在幽门下一寸，冲脉足少阴之会。针入五分，灸五壮。

阴都二穴，在通谷下一寸，冲脉足少阴之会。针入五分，灸五壮。

石关二穴，在阴都下一寸，冲脉足少阴之会。针入一寸，灸三壮。

商曲二穴，在石关下一寸，冲脉足少阴之会。针入一寸，灸五壮。

肓腧二穴，在商曲下一寸，直脐旁五分，冲脉足少阴之会。针入三分，灸五壮。

中注二穴，在肓腧下一寸，冲脉足少阴之会。针入一寸，灸五壮。

四满二穴，在中注下一寸，冲脉足少阴之会。针入五分，灸三壮。

气穴二穴，一名胞门，一名子户，在四满下一寸，冲脉足少阴之会。针入三分，灸五壮。

大赫二穴，一名阴维，一名阴关，在气穴下一寸，冲脉足少阴之会。针入三分，灸五壮。

横骨二穴，一名下极，在大赫下一寸，冲脉足少阴之会。针入一寸，可灸三壮。

上腹第二行二十二穴，详幽门下，通谷上欠二穴。

不容二穴，在幽门两旁各一寸五分，去任

脉二寸，直四肋端，足阳明脉气所发。针入五分，灸五壮。

承满二穴，在不容下一寸，足阳明脉气所发。针入二分，灸五壮。

梁门二穴，在承满下一寸，足阳明脉气所发。针入三分，灸五壮。

关门二穴，在梁门下一寸，足阳明脉气所发。针入三分，灸五壮。

太乙二穴，在关门下一寸，足阳明脉气所发。针入八分，灸五壮。

滑肉门二穴，在太乙下一寸，足阳明脉气所发。针入八分，灸五壮。

天枢二穴，大肠之募也，在挟脐两旁各二寸，足阳明脉气所发。针入八分，留七呼，灸百壮。

外陵二穴，在天枢下一寸，足阳明脉气所发。针入八分，灸五壮。

大巨二穴，在外陵下一寸，足阳明脉气所发。针入五分，灸五壮。

水道二穴，在大巨下三寸，足阳明脉气所发。针入二寸五分，灸七壮。

归来二穴，在水道下二寸，足阳明脉气所发。针入八分，灸五壮。

气冲二穴，在归来下鼠鼷上一寸，动脉应手宛宛中，足阳明脉气所发。可灸七壮，艾炷如大麦大，禁针。

上腹第三行二十四穴。

期门二穴，肝之募也，在不容旁一寸五分，直两乳第二肋端，足太阴厥阴阴维之会。针入四分，可灸五壮。

日月二穴，胆之募也，在期门下五分陷中，足太阴少阳阳维之会。针入七分，可灸五壮。

腹哀二穴，在日月下一寸半，足太阴阴维之会。针入五分，灸五壮。

大横二穴，在腹哀下二寸五分，直脐旁，足太阴阴维之会。针入七分，灸五壮。

腹结二穴，在大横下一寸三分，一名腹屈。针入七分，灸五壮。

府舍二穴，在腹结下三寸，足太阴阴维厥阴之会。此三脉上下入腹，络肝脾，结心肺，从肋上至肩，此太阴郄，三阴阳明之别。针入七分，灸五壮。

冲门二穴，上去大横五寸，在府舍下横骨两端约文中动脉，足太阴厥阴之会。刺入七分，灸五壮。

上腹第四行十四穴。

章门二穴，脾之募也，在大横外直脐季肋端，侧卧屈上足伸下足举臂取之，足厥阴太阳之会。针入六分，灸百壮。

带脉二穴，在季肋下一寸八分。针入六分，灸五壮。

五枢二穴，在带脉下三寸，一云在水道旁一寸五分。针入一寸，灸五壮。

维道二穴，在章门下五寸三分，足少阳带脉之会。针入八分，灸五壮。

居髎二穴，在章门下八寸三分，监骨上陷中，阳跻足少阳之会。针入八分，灸三壮。

上腹第五行十穴。

京门二穴，肾之募也，一名气府，在监骨下，腰中挟脊，季肋下一寸八分。针入八分，留七呼，可灸三壮。

上腹第六行二穴。

少商二穴　鱼际二穴　太渊二穴俱见前脏俞。【批】掌臂部。

上大指内侧至寸口动脉六穴。

孔最二穴，去腕上七寸，手太阴之郄。针入三分，灸五壮。

经渠二穴　尺泽二穴俱见前脏俞。

上寸口动脉循臂内上骨下廉至肘中六穴。

中冲二穴　劳宫二穴俱见前脏俞。

上中指内廉至掌心四穴。

内关二穴，在掌后两筋间，去腕二寸，手心主络，别走少阳。针入三分，可灸三壮。

郄门二穴，在掌后去腕五寸，手厥阴郄。针入三分，可灸五壮。

大陵二穴　间使二穴　曲泽二穴俱见前

脏俞。

上掌后循臂内两筋间至肘内廉十穴。

黄帝曰：手少阴之脉独无腧，何也？岐伯曰：少阴，心脉也。心者五脏六腑之大主也，精神之所舍也，其脏坚固，邪弗能容也。容之则心伤，心伤则神去，神去则死矣。故诸邪之在于心者，皆在于心之包络。包络者，心主之脉也，故独无腧焉。黄帝曰：少阴独无腧者，不病乎？岐伯曰：其外经病而脏不病，故独取其经于掌后锐骨之端。其余脉出入屈折，其行之徐疾，皆如手少阴心主之脉行也。邪客篇

少冲二穴，木也，一名经始，在小指内廉端去爪甲角如韭叶，手少阴脉之所出也，为井。针入一分，可灸三壮。

少府二穴，火也，在小指本节后陷中，直劳宫，手少阴脉之所流也。为荥。针入二分，灸七壮。

上小指内廉至掌后廉四穴。

神门二穴，土也，皆掌后锐骨之端陷中，手少阴脉之所经也，为俞。针入三分，留七呼，灸七壮。

阴郄二穴，在掌后脉中去腕五分，手少阴郄。针入三分，灸七壮。

通里二穴，在腕后一寸。针入三分，灸三壮。

灵道二穴，金也，在掌后一寸五分，手少阴脉之所行也，为经。针入三分，可灸三壮。

少海二穴，水也，在肘内大骨外，去肘端五分，手少阴脉之所行也，为合。针入三分，灸七壮。

上掌后锐骨端直臂廉至肘内廉十穴。

关冲二穴　液门二穴　中渚二穴　阳池二穴俱见前府俞。

上第四指外间至手表腕八穴。

外关二穴，手少阴络在腕后二寸陷中。针入三分，留七呼，灸三壮。

会宗二穴，在腕后三寸空中。针入三分，灸三壮。

三阳络二穴，在臂上大交脉支沟上一寸。灸七壮，禁针。

四渎二穴，在肘前五寸外廉陷中。针入六分，留七呼，灸三壮。

支沟二穴　天井二穴俱见前府俞。

上臂外两骨之间至肘十二穴。

商阳二穴　二间二穴　三间二穴　合谷二穴俱见前府俞。

上大指次指上廉至合谷两岐骨间八穴。

列缺二穴，去腕侧上一寸五分，以手交叉中指末筋骨罅中，手太阴络别走阳明。针入二分，留三呼，灸七壮。

偏历二穴，手阳明络，别走太阴，在腕中后三寸。针入三分，留七呼，灸三壮。

温溜二穴，在腕后小士五寸，大士六寸，手阳明郄。针入五分，可灸三壮。大士小士即大人小儿也。

下廉二穴，在辅骨下去上廉一寸。斜针入五分，留五呼，灸三壮。

上廉二穴，在三里下一寸，其分独抵阳明之会。斜针入五分，灸五壮。

三里二穴，在曲池下二寸，按之肉起锐肉之端。针入二分，可灸三壮。

肘髎二穴，在肘大骨外廉陷中。针入三分，灸三壮。

阳溪二穴　曲池二穴俱见前府俞。

上腕上侧两筋间循臂上廉至肘后曲缝尖十八穴。

少泽二穴　前谷二穴　后溪二穴　腕骨二穴　阳谷二穴俱见前府俞。

上小指外侧至腕中十穴。

养老二穴，在手踝骨上一空腕后一寸陷中，手太阳之郄。针入三分，灸五壮。

支正二穴，在腕后五寸，手太阳络，别走少阴。针入三分，灸三壮。

少海二穴见前府俞。

上臂骨下廉至肘内侧肉骨之间六穴。

侠白二穴，在天府下，去肘五寸动脉中。

针入三分，可灸五壮。

天府二穴，在腋下三寸，臑臂内廉动脉中。针入四分，留三呼，不可灸。

上肘内约文中动脉直上腋中之前动脉四穴。

天泉二穴，一名天温，在曲腋下，去臂二寸，举臂取之。针入六分，灸三壮。

上肘内曲泽穴直上腋中二穴。

青灵二穴，在肘上三寸，举臂取之。灸七壮。

极泉二穴，在臂内腋下筋间，动脉入胸。针入三分，灸七壮。

上肘内廉少海穴直臑内后廉四穴。

清冷渊二穴，在肘上三寸，伸肘举臂取之。针入三寸，灸三壮。

消泺二穴，在肩下臂外间腋斜肘分下行。针入六分，灸三壮。

上肘骨上两筋间天井穴至肩端四穴。

五里二穴，在肘上三寸，行向里大脉中央。灸十壮，禁针。

臂臑二穴，在肘上七寸䐃内端，手阳明络。针入三分，灸三壮。

上曲池穴直上肩骨前廉四穴。肘内侧两骨间直上肩端后肘太阳脉无穴。

公孙二穴，在足大指本节后一寸，别走阳明，足太阴络。针入四分，灸三壮。【批】足部。

隐白二穴　大都二穴　太白二穴　商丘二穴俱见前脏俞。

上大指内侧至内踝前廉十穴。

大敦二穴　行间二穴　太冲二穴　中封二穴俱见前脏俞。

上大指外间至内踝前一寸八穴。

厉兑二穴　内庭二穴　陷谷二穴　冲阳二穴　解溪二穴俱见前腑俞。

上第二指外间至腕上十穴。

地五会二穴，在足小指次指本节后陷中，去侠溪一寸。针入二分，不可灸，灸之令人瘦，不出三年死。

窍阴二穴　侠溪二穴　临泣二穴　丘墟二穴俱见前府俞。

上第四指外间至外踝之前十穴。

申脉二穴，阳跻所生，在外踝下陷中，容爪甲白肉际。针入五分，留六呼，灸三壮。

金门二穴，在足外踝，下足太阳之郄，阳维所别属也。针入一分，灸三壮。

仆参二穴，在跟骨下陷中，拱足得之，足太阳阳跻上二脉之会。针入三分，灸七壮。

至阴二穴　通谷二穴　束骨二穴　京骨二穴　昆仑二穴俱见前府俞。

上小指外侧至外踝之后一十六穴。

照海二穴，阴跻所生，在足内踝下，令患人稳坐，足底相对，赤白肉际陷中。针入三分，灸三壮。

水泉二穴，足少阴郄，去太溪一寸，在足内踝下。针入四分，灸五壮。

太冲二穴，在足跟后冲中，别走太阳足少阴络。针入二分，留七呼，灸三壮。

涌泉二穴　然谷二穴　太溪二穴俱见前藏俞

上足心斜至内踝之后一十二穴。

蠡沟二穴，在足内踝上五寸，别走少阳足厥阴络。针入二分，留三呼，灸三壮。

中都二穴，一名中郄。在内踝上七寸䯒骨中，与少阴相直。针入三分，灸三壮。

上内踝前一寸　上踝至八寸足厥阴脉四穴。

地机二穴，一名脾舍，足太阴之郄，在膝下五寸。针入三分，可灸五壮。

血海二穴，在膝膑上内廉白肉际二寸半。针入五分，灸三壮。

箕门二穴，在鱼腹上越筋间阴股内，动脉应手。经云：股上起筋间。针入三分，留六呼，灸三壮。

阴陵泉二穴见前脏俞。

上内踝上八寸　循胫骨后上膝股内前廉足太阴脉八穴。

三阴交二穴，在足内踝上三寸骨下陷中，足太阴厥阴少阴之会。针入三分，灸三壮。

漏谷二穴，一名大阴络，在足内踝上六寸

骨下陷中。针入五分，灸三壮。

上内踝前廉上踝至八寸足太阴脉四穴。

膝关二穴，在犊鼻下二寸旁陷中。针入四分，灸五壮。

阴包二穴，在膝上四寸股内廉两筋间。针入六分，灸三壮。

五里二穴，在阴廉下去气冲下三寸阴股中，动脉应手。针入六分，灸五壮。

阴廉二穴，在羊矢下，去气冲下二寸动脉中。针入八分，灸三壮。

曲泉二穴见前脏俞。

上内踝上八寸上腘内廉循踝至腹足厥阴脉十穴。

交信二穴，在足内踝上二寸，少阴前，太阴后，筋骨间，阴跻之郄。针入四分，留五呼，灸三壮。

筑宾二穴，在内踝上腨分中，阴维之郄。针入三分，灸五壮。

阴谷二穴　复溜二穴俱见前脏俞。

上内踝之后直腨至骨内廉上股内后廉八穴。

悬钟二穴，在足外踝上三寸动脉中，足三阳之大络，按之阳明脉绝乃取之。针入六分，留七呼，灸五壮。即绝骨穴。

光明二穴，在足外踝上五寸，别走厥阴，足少阳络。针入六分，留七呼，灸五壮。

外丘二穴，在足外踝上七寸，足少阳郄，少阳所至。针入三分，灸三壮。

阳交二穴，在足外踝上七寸，斜属三阳分肉间。针入六分，留七呼，灸三壮。

阳陵泉二穴　阳辅二穴俱见前腑俞。

上外踝之前至绝骨端上外辅骨前十二穴。

阳关二穴，在阳陵泉上三寸，犊鼻外陷中。针入五分，禁灸。

中渎二穴，在髀骨外膝上五寸分肉间陷中。针入五分，留七呼，灸五壮。

环跳二穴，在髀枢中，侧卧伸下足屈上足取之。针入一寸，留十呼，灸五十壮。

上外辅骨前上膝髀外廉六穴。

丰隆二穴，在外踝上八寸下骨行外廉陷中，别走太阴，足阳明络。针入三分，灸三壮。

条口二穴，在上廉上一寸，举足取之。针入五分，灸三壮。

犊鼻二穴，在膝膑下䯒行骨上骨解大筋中。针入六分，灸三壮。

巨虚下廉二穴　三里二穴俱见前腑俞。

上髀骨外廉至膝膑一十二穴。

梁丘二穴，在膝上二寸两筋间，足阳明之郄。针入三分，灸三壮。

阴市二穴，在膝上三寸伏兔下陷中，拜而取之。针入三分，留七呼，禁灸。

伏兔二穴，在膝上六寸，起肉正跪正坐而取之。一云：膝盖上七寸。针入五分，禁灸。

髀关二穴，在膝上伏兔后交文中。针入六分，灸三壮。

上膝膑中直伏兔上至气冲八穴。

跗阳二穴，在足外踝上三寸阳跻之郄，太阳前，少阳后，筋骨间。针入五分。

飞阳二穴，在外踝上七寸。针入三分，灸三壮。

承山二穴，在腨肠下分肉间陷中，针入七分，灸七壮。

承筋二穴，在腨肠中央陷中。灸三壮，不可针。

合阳二穴，在膝约文中央下二寸。针入六分，灸五壮。

委中二穴见前腑俞。

上外踝之后直腨至腘中一十二穴。

浮郄二穴，在委阳上一寸，展膝得之。针入五分，灸三壮。

委阳二穴见前腑俞。

上腘外廉四穴。

殷门二穴，在肉郄下六寸。针入五分，留七呼，灸三壮。

承扶二穴，在尻臀下股阴上约文中。针入二分，灸三壮。

上腘中直髀后廉至尻四穴。

〔窦〕问同人寸法？答曰：以中指大指相屈如环，取内侧交两角为寸。【批】同身寸法。

上窦汉卿取中指内侧为同身寸者，大法也。若取头部膺腧部腹部同身寸，又各有活法，不可执一也。其头部法，前发际至后发际，通长一尺二寸。取法以软篾直鼻，从前发际贴肉量至后发际截之，却将此篾折为十二分度，则其十二分度之一分，乃头部同身寸之一寸也。其膺腧部法，自天突穴至膻中穴，通长六寸八分。取法亦以软篾从缺盆中间天突穴宛宛中贴肉量至直两乳中间膻中穴截之，折为六分八厘度，则其六分八厘度之一分，乃膺腧部同身寸之一寸也。其腹部法，自鸠尾至脐下，通长八寸。取法亦以软篾从鸠尾蔽骨端贴肉量至脐中央截之，折为八分度，则其八分度之一分，乃腹部同身寸之一寸也。量腹部同身时，宜正卧。针灸亦然。

卷之九　阴阳脏腑部

调摄宜禁

〔《素》〕医不能严，不能动神，外为柔弱，乱至失常，病不能移，则医事不行。疏五过论。【批】大法。

凡阴阳之要，阳密乃固。两者不和，若春无秋，若冬无夏，因而和之，是谓圣度。故阳强不能密，阴气乃绝，阴平阳秘，精神乃治；阴阳离决，精气乃绝。全文见五脏生气通天论。

〔《素》〕春夏养阳，秋冬养阴，以从其根。故与万物沉浮于生长之门，逆其根则伐其本，坏其真矣。四气调神论。

〔丹〕阳有余阴不足论　人受天地之气以生，天之阳气为气，地之阴气为血，故气分常有余，血分常不足。何以言之？天地为万物父母。天，大也，为阳，而运于地之外。地，居天之中，为阴，天之大气举之。日，实也，亦属阳，而运于月之外。月，缺也，属阴，禀日之光以为明者也。人身之阴气，其消长视月之盈缺。故人之生也，男子十六岁而精通，女子十四岁而经行。是有形之后，犹有待于乳哺水谷以养，阴气始成。而后可兴阳气为配，方能成人而为人之父母。古人必近至三十二十而后嫁娶，可见阴气之难于成，而古人之善于摄养也。《礼记》注曰：惟五十而后养阴者有以加。《内经》曰：年四十，阴气自半，起居衰矣。又曰：男子六十四岁而精绝，女子四十九岁而经断。夫以阴气之成，止供给得三十年之视听言动，已先亏矣。夫人之情欲无涯，以此难成易亏之阴气，若之何而可以纵恣也。经曰：阳者天气也主外，阴者地气也主内，故阳道实而阴道虚。又曰：至阴虚，天气绝。至阳盛，地气不足。虚与盛之所在，非吾之过论也。盖主闭藏者肾也，司疏泄者肝也，二脏皆有相火，而其系上属于心。心，君火也，为物所感则易动，心动则相火亦动，动则精自走，相火翕然而起，虽不交会，亦暗流而疏泄矣。所以圣贤只是教人收心养心，其旨深矣。天地以五行更迭衰旺而成四时，人之五脏六腑亦应之而衰旺。四月属巳，五月属午，为火大旺。火为肺金之夫，火旺则金衰。六月属未，为土大旺，土为水之夫，土旺则水衰。况肾水常藉肺金为母，以补助其不足，故《内经》淳淳于资其化源也。古人夏月必独宿而淡味，兢兢业业，爱识保养金水二脏，正嫌火土之旺尔。《内经》又曰：冬不藏精者，春必病温。十月属亥，十一月属子，正火气潜伏闭藏，以养其本然之真，而为来春发生升动之本。若于此时恣嗜欲以自戕贼，至春升之际，下无根本，阳气轻浮，必有温热之病。夫夏月火土之旺，冬月火气之伏，此论一年之虚耳。若上弦前，下弦后，月廓月空，亦为一月之虚。大风大雾，虹霓飞电，暴寒暴热，日月薄蚀，忧愁忿怒，惊恐悲哀，醉饱劳倦，谋虑勤动，又皆为一日之虚。若病患初退，疮痍正作，尤不止于一日之虚而已。今人多有春末夏初，患头疼脚软，食少体热，仲景谓春夏剧，秋冬瘥，而脉弦大者，正世俗所谓注夏病也。若犯此四者之虚，似难免此。夫当壮年，便有老态，仰事俯育，一切隳坏，兴言至此，深可惊惧。古人谓不见所欲，使心不乱。夫以温柔之感于身，声音之感于耳，颜色馨香之感于目鼻，谁是铁汉，心不为之动也。唯善摄生者，于此五个月，出居于外。苟值一月之虚，亦宜暂远帷幕，各宜珍重，保全太和，期无久敬身之教，幸甚。【批】阴常不足。

茹淡论　或问《内经》精不足者，补之以味。又曰：地食人以五味。古者人年五十而食肉，子今年迈七十矣，尽却盐醯，岂中道乎，何子之神茂而色泽也。曰：味有出于天赋者，有成于人为者。天之所赋者，若谷菽果菜，自然冲和之味。有养神补阴之功，此《内经》所谓味也。人之所为者，皆烹饪调和偏厚之味，有致病伐命之毒，此吾子所疑之味也。今盐醯之却，非真茹淡者。夫麦与栗之咸，粳米、山药之甘，葱、薤之辛之类皆味也，子以为淡乎？安于冲和之味者，心之收，火之降也。以偏厚之味为安者，欲之纵，火之胜也，何疑之有！《内经》又曰：阴之所生，本在五味。非天赋之味乎？阴之五宫，伤在五味。非人为之味乎？圣人防民之具，于是为备。凡人饥则必食，彼粳米之甘而淡者，土之德也，物之为阴而最补者也。惟可与菜同进，经以菜为充者，恐于饥时顿食或虑过多，因致胃损，故以菜助其充足，取其疏通而易化，此天地生万物之仁也。《论语》曰：肉虽多不使胜食气。又曰：疏食菜羹。又曰：饭疏食饮水。《传》曰：宾主终日百拜而酒三行，以避酒祸。此圣人施教之意也。盖谷与肥鲜同进，厚味得谷为助，其积之也久，宁不助阴火而致毒乎？故服食家在却谷者则可，不却谷而服食，未有不被其毒者。《内经》谓久而增气，物化之常，气增而久，夭之由也。彼安于厚味者，未之思尔！或又问精不足者补之以味，何不言气补？曰：味阴也，气阳也，补精以阴，求其本也，故补之以味。若甘草、白术、地黄、泽泻、天门冬、五味子之类，皆味之厚者也。经曰：虚者补之，正此意也。上文谓形不足者，温之以气。夫为劳倦所伤，则气虚，故不足。温者养也，温存以养之，使气自充，气充则形完矣，故言温不言补。经曰：劳者温之，正此意也。彼为《局方》者，不知出此，凡诸虚损证，悉以温热佐辅补药，名之曰温补，不能求经旨故也。【批】味淡养阴。

或曰：《千金方》有房中补益法，可用否？予应之曰：《传》曰，吉凶悔吝，皆生于动。故人之疾病，亦生于动。其动之极也，病而死矣。人之有生，心为火，居上，肾为水，居下，水能升而火能降，一升一降，无有穷已，故生意存焉。水之体静，火之体动，动易而静难，圣人于此未尝忘言也。儒者立教曰：正心收心养心，皆所以防此火之动于妄也。医者立教曰：恬淡虚无，补精养神，亦所以遏此火之动于妄也。盖相火藏于肝肾阴分，君火不妄动，相火惟有禀命守位而已，焉有燔灼之疟焰，飞走之狂势也哉。《易》兑取象于少女，兑，说也，遇少男艮为咸，咸无心之感也。艮，止也，房中之法，有艮止之义也。若艮而不止，徒自戕贼，何补益之有。窃详《千金》之意，彼壮年贪纵者，此水之体，非向日之静也。故著房中之法，为补益之助，此可用于质壮心静，遇敌不动之人也。苟无圣贤之心，神仙之骨，未易为也。女法水，男法火，水能制火，一乐于与，一乐于取，此自然之理也。若以房中为补，杀人多矣。况中古以下，风俗日蝓，资禀日薄，说梦向痴，难矣哉。房中补益论。【批】房术杀人。

醇酒冷饮论　醇酒之性大热，有大毒，清香美味，即适于口，行气和血，亦宜于体，由是饮者不自觉其过于多也。不思肺属金，惟畏火，又畏寒，其体脆，其位高，为气之主，为肾之母，木之夫。酒下咽，膈肺先受之，若是醇酒，理宜冷饮，过于肺，入于胃，然后渐温，肺先得温中之寒，可以补气，一益也。次得寒中之温，可以养胃，二益也。冷酒行迟，传化以渐，不可恣饮，三益也。古人终日百拜，不过三爵，既无酒病，亦无酒祸。今予稽之于《礼经》，则曰饮齐视冬时。饮齐，酒也。视，犹比也。冬时，寒也。参之《内经》则曰：热因寒用，厥旨深矣。今则不然，不顾受伤，只图取快，盖热饮有三乐存焉。膈滞通快，喉舌辛美，杯行可多，不知酒性喜升，气必随之，痰郁于上，溺涩于下，肺受贼邪，金体必燥，恣饮寒凉，其热内郁，肺气得热，必大伤耗，其始也病浅，或呕吐，或自汗，或疮痍，或鼻皶，或自泄，或心脾痛，尚可发散而去之。若其久也，为病深矣，为消渴，为内疸，为肺痿，为内痔，为鼓胀，为失明，为哮喘，为劳嗽，为癫痫，又为难名之疾，倘非具眼，未易处治，可不谨乎。人言一盏冷酒，须两盏血乃得行，酒之不可冷饮也明矣。此齐东之语也。今参之于经，证之以理，发之为规戒，子尚以为迂耶。

贱体在病年余，而今秋又得痢者一月，自揆不久，终获苟安。盖久病之后，气血销损，脂膏消散，当此之时，初感之证已退减，惟诸虚百损在耳。大凡药虽参芪，亦是毒物。《内经》于“药”字之下加“毒”字，又加“攻”字，天地间养人性命者惟谷耳。备土之德，得气中和，故其味淡甘而性和平，大补而渗泄，乃可久食而无厌，是大有功于人者，在药则不然矣。不肖得安全者，自去秋得病饵药，至冬节日便不吃药，惟一味白粥，不吃下饭，虽盐酱与醯醢，涓滴皆不入口，此等淡味，初亦甚难，自想此证必无他虑，但思己过，收放心，自讼自责，安心待死，既自待死，尚可吃粥，犹有可生之理。由是自解，以死不愈于淡乎。如此乃可打捱得过，此时非淡不可以和此气血。气血不和，不足以复此生意。不以死在前操此心，以摧抑其怒与妄想，血气虽欲复生，不可得也。详玩来书，此时无病可言矣。曰烦躁，曰喘急，曰气响，曰腹痛，曰咳嗽，曰大腑溏，曰小腑涩，皆吾兄之所自求者。平时为学，不肯先求己过而克治之，但欲妄得以遂其受用之私心，至于染病之后，又不能归罪于已，思所以安其亲之心，而尽其子职之当然者。方且操欲速之念，以极其怨尤之痴，所以怒火炽矣。而况禀受急躁，火中又火，加之口味不节，又起阴经之火，至于奄延岁月，阴且受火克，所存者鲜矣。惟有借谷气以扶持，所以未死。其所以烦躁者，气随火升也。喘急者，气因火郁而为痰在肺胃也。气响与痛或嗽痰者，由食成积而愈盛也。大腑溏者，肺因火烁，不行收令，其大肠之门户不得敛也。小腑涩者，血因火烁，下焦无血，气不得降，而渗泄之令不行也。据高怀欲速之心，便欲倚重于药而扫除之，殊不知此法不可行矣，而此病有必安之理。昔者孟子教滕君，于齐人筑薛，以为滕之深计，令其强为善而已矣者心也，盖他无良策，有以御齐之侵夺，彼齐君者，只亦欺我无君人之德尔。以常人听孟子之言，非迂阔乎。孟子之学，出于孔子者也，岂欺滕君哉。兄之症有似乎此，今之议药为尤难，欲攻则无病邪之实，欲补又无的在之虚，惟有灭欲心，断绝口味，使内静外安，阴气自然以渐而复。某自去冬至节直到今月，不曾用刀圭之药，今已十月安好矣。久病之后，若欲以药方摧趱速效，此是揠苗助长者也，无可求之理。《内经》淳淳言之，而后人特未之思尔。复戴仲积书。

大病不守禁忌论　病而服药，须守禁忌，孙真人《千金方》言之详矣。但不详言所以守禁忌之由，敢陈其约以为规戒。夫胃气者，清纯冲和之气，人之所赖以为生者也。若谋虑神劳，动作形苦，嗜欲无节，思想不遂，饮食失宜，药饵违法，皆能致伤，既伤之后，须用调补。若恬不知怪，而乃恣意犯禁，旧染之证，尚未消退，方生之证，与日俱积，吾见医药将日不暇给，而伤败之胃气，无复完全之望，去死近矣。方书云：二人同患痢，一人愈后自恃能食，纵口大嚼而死。一人恶食，能禁口淡味得生。其详具见后泄下门。【批】大病宜守禁忌。

世俗以肉为补性之物，肉无补性，惟补阳。而今之虚损者，不在于阳而在于阴，以肉补阴，犹缘木而求鱼。何者？肉性热，入胃便热发，热发便生痰，痰多气便不降，而诸证作矣。久病后可用作养胃气，盖胃气非阴气不足以自全，所以淡味为自养之良方，尤当今之急着也。食淡又须安心，使内火不起可也。【批】阴虚忌肉。

养老论　人生至六十七十以后，精血俱耗，平居无事，已有热症，何者？头昏目眵，肌痒溺数，鼻涕牙落，涎多寐少，足弱耳聩，健忘眩晕，肠燥面垢，发脱眼花，坐久兀睡，未风先寒，食则易饥，笑则有泪，但是老境，无不有此。或曰《局方》乌附丹剂，多与老人为宜，岂非以老年气弱下虚，理宜温补。今吾子皆以为热，乌附丹不可施之老人，何耶？予晓之曰：奚止乌附丹剂不可妄用，至于好酒腻肉，湿面肉汁，烧炙煨炒之类，辛辣甜滑，皆在所忌者。或又曰：甘旨养老，经训具在，为子与妇，甘旨不及，孝道便亏，而吾子之言若是，其将有说以通之乎？愿闻其略。予愀然应之曰：正所谓道并行而不相悖者。请详言之。古者井田之法行，乡闾之教具，人知礼让，比屋可封，肉食不及幼壮，五十方才食肉，当时之人，血气冲和，筋骨坚凝，肠胃清厚，甘旨养老，何由致病。今则不然，幼小食肉，强壮恣饕，比及五十，疾已蜂起，气耗血竭，筋柔骨痿，肠胃壅阏，涎沫充溢。而况人身之阴，难成易亏，六七十后，阴不足以配阳，孤阳几欲飞越，因天生胃气，尚尔留连，又藉水谷之阴羁縻而不走耳。所陈前证，皆是血少。《内经》曰：肾恶燥。乌附丹剂非燥而何？夫血少之人，若防风、半夏、苍术，但是燥剂，且不敢多，况乌附丹剂乎！或者又曰：一部《局方》，悉是温热养阳，吾子之言，无乃缪妄乎？予曰：《局方》用燥剂，为劫湿病也，湿得燥则豁然而收。《局方》用暖剂，为劫虚病也，补脾不补肾，脾得暖则易化而食进，下虽暂虚，亦可少回。《内经》治法，亦许用劫，正是此意。盖为质厚而病浅者说，此亦儒者用权之意。若以为经常之法，岂不大误。彼老年之人，质虽厚，此时亦近乎薄，病虽浅，其本亦易以拨，而可用劫药以取速效乎？若夫形肥者血多，形瘦者血实，间或有可用劫药者，设或失手，何以收救。吾宁稍迟，计出万全，岂不美乎！乌附丹剂，其不可轻饵也明矣。至于饮食尤当谨节。夫老人内虚脾弱，阴亏性急，内虚胃热，则易饥而思食。脾弱难化，则食已而再饱。阴亏难降，则气郁而成痰。至于视听言动，皆成废懒，百不如意，怒火易炽。虽有孝子顺孙，亦是动辄扼腕，况未必孝顺乎。所以物性之热者，炭火制作者，气之香辣者，味之甘腻者，皆不可食也明矣。虽然，肠胃坚厚，福气深壮者，世俗观之，何妨奉养。纵口固快一时，积久必为灾害。由是观之，多不如少，少不如绝，爽口作疾，厚味腊毒，古人格言，犹在人耳，可不慎欤。或曰：如子之言，殆将绝而不与，于汝安乎？予曰：君子爱人以德，小人爱人以姑息，况施于所尊者哉。惟饮与食，将以养生，不以致疾。若以所养转为所害，恐非君子之所谓孝与敬也。然则如之何则可？曰：好生恶死，好安恶病，人之常情。为子与孙，必先开之以义理，晓之以物性，旁譬曲喻，陈说利害，意诚辞确，一切以敬顺行之，又须以身先之，必将有所感悟，而自无扞格之逆矣。若子所谓绝而不与，施于有病之时，尤是孝道。若无病之时，量酌可否，以时而进，某物不食，以某物代之，何伤于孝敬乎。若夫平居闲话，素无开道诱掖之言，及至饥肠已鸣，馋涎已动，饮食在前，馨香扑鼻，其可禁乎。经曰：以饮食忠养之。忠之一字，恐与此意合，请勿轻易看过。予事老母，固有愧于古者，然母年逾七旬，素多痰饮，至此不作。节养有道，自谓有术，只因大便燥结，时以新牛乳猪脂和糜粥中进之，虽得暂时滑利，终是腻物积多，次年夏时，随为粘痰，发为胁疮，连月苦楚，为人子者，置身无地，因此苦思而得节养之说，时以小菜和肉煮进之，且不敢多，又间与参、术补胃生血之药加减，遂得大腑不燥，面色莹洁，虽瘦弱终是无病，老境得健，职此之由也。因成一方，用参、术为君，牛膝、芍药为臣，陈皮、茯苓为佐，春加川芎，夏加五味、黄芩、麦冬，冬加当归身，倍生姜。一日或一帖，或二帖，候其小水才觉短少，便进此药，小水之长如旧，即是却病捷法，直到八十有七，一旦无病而死，颜貌如生。后到东阳，因闻老何安人，性聪敏，七十以后，稍觉不快，便却粥数日，单服人参汤数帖而止，后九十余无疾而卒，以其偶同，故笔之，以求是正。

〔东垣〕安养心神调治脾胃论《灵兰秘典论》曰：心者君主之官，神明出焉。凡喜怒忿悲忧思恐惧，皆损元气。夫阴火之炽盛，由心生凝滞，七情不安故也。心者神之舍，心君不守，化而为火。夫火者七神之贼也，故曰阴火太盛。经营之气，不能颐养于神，乃脉病也。神无所养，津液不行，不能生血脉也。人心之神，真气之别名也，得血则生，血生则脉旺。脉者神之舍，若心生凝滞，七神离形，而脉中惟有火矣。善治斯病者，惟在调和脾胃，使心无凝滞，或生欢欣，或逢喜事，或天气暄和，居温和处，或食滋味，或见可欲事，则慧然如无病矣，盖胃中元气得舒伸故也。

脾胃将理法　或方怒不可食，不可大饱大饥。饮食欲相接而温和，宜谷食多而肉食少，不宜食肉汁，忌寒湿物，令肌肉不生，阳气潜伏，四肢怠惰之症，疼痛沉重，时当湿雨则泄利，大便后有白脓血痢，或肠游下血痛，此乃诸阳气不行阳道之故也。劳则阳气衰，宜乘车马游玩，遇风寒则止。行住坐卧，各得其宜，不可至疲倦。日晴暖可以温汤澡浴。勿以热汤，令汗大出。勿困中饮食，虽饥渴当先卧，至不困乃食，食后少动作。忌博弈劳心，遇夜汗出，宜避贼风。夜半收心静坐少时，此生发周身血气之大要也。夜寝语言，大损元气，须默默少时，候周身阳气行，方可言语。忌浴当风，汗当风，须以手摩汗孔合，方许见风，必无中风中寒之疾。遇卒风暴寒，衣服不能御者，则宜挣努周身之气以当之，气弱不能御而受之者死。远行卒遇疫疠之气，饮酒者不病，腹中有食者病，空腹者死。白粥、粳米、绿豆、小豆、盐、豉皆渗利小便，且小便数不可更利，况大泻阳气，反行阴道。切禁湿面，如食之觉快，勿禁。药中不可服泽泻、猪苓、灯心、琥珀、通草、木通、滑石之类，皆泻阳道行阴道也。如渴，小便不利，或闭塞不通，则服得利，勿再服。忌大成，助火邪而泻肾水真阴。及大辛味，蒜韭、五辣、醋、大料物、官桂、干姜之类，皆伤元气。如衣薄而气短，则添衣，于无风处居处。如气尚短，则用沸汤一碗，熏其口鼻，即不短也。如衣厚而气短，则宜减衣，摩汗孔令合，于漫风处居止。如久居高屋，或天寒阴湿所遏，令气短者，亦如前法熏之。如居周密小室，或大热而处寒凉，气短者，则出就风日。凡气短皆宜食滋味汤饮，令胃调和。或大热能食而渴，喜寒饮，当从权以饮之，然不可耽嗜。如冬喜热饮，亦依时暂饮。夜不安寝，衾厚热壅故也，当急去之，仍拭汗孔。或薄而寒，即加之，睡自稳也。饥而睡不安，则宜少食。食饱而睡不安，则宜少行坐。遇天气变更，风寒阴晦，宜预避之。大抵宜温暖，避风寒，省言语，少劳役为上。若服升浮之药，先一日将理，次日腹空方服，服毕更宜将理十日，先三日尤甚，不然则反害也。

风从南方来，名曰大弱风，其伤人也，内舍于心，外在于脉，其气主为热。全文见诊岁病经。诸所谓风者，发屋折木，扬沙起石，开发腠理者也。其从太乙所居之方来者为实风。主生长万物。其从卫后来者为虚风，主杀害伤人。故圣人谨候虚风而避之，邪弗能害。今言风从南方来者，夏至为实风，害。太乙所居之方故也。冬至为虚风者。以其冲太乙者故也。余方虚风、实风同义。【批】八风宜避。

风从西南方来，名日谋风，其伤人也，内舍于脾，外在于肌，其气主为弱。立秋为实风，立春为虚风。

风从西方来，名曰风，其伤人也，内舍于肺，外在于皮肤，其气主为燥。秋分为实风。春分为虚风。

风从西北方来，名曰折风，其伤人也，内舍于小肠，外在于手太阳脉，脉绝则溢，脉闭则结不通，善暴死。立冬为实风，立夏为虚风。

风从北方来，名曰大刚风，其伤人也，内舍于肾，外在于骨与肩背之膂筋，其气主为寒。冬至为实风，夏至为虚风。

风从东北方来，名曰凶风，其伤人也，内舍于大肠，外在于两胁腋骨下及肢节。立春为实风，立秋为虚风。

风从东方来，名曰婴儿风，其伤人也，内舍于肝，外在于筋纽，其气主为身湿。春分为实风，秋分为虚风。

风从东南方来，名曰弱风，其伤人也，内舍于胃，外藏于肌肉，其气主体重。夏至为实风，冬至为虚风。

此八风皆从其虚之乡来，乃能病人。故圣人避风如避矢石焉。

病在肝，禁当风。病在心，禁温食热衣。病在脾，禁温食饱食，湿地濡衣。病在肺，禁寒饮食与衣。病在肾，禁犯焠烪热，温食炙衣。全文见诊病愈剧。宣明五气篇云：心恶热，肺恶寒，脾恶湿，肾恶燥。今皆就其所恶而禁之也。焠，音对反。烪，乌来反，烦热也。【批】病禁。

〔《灵》〕肝病禁辛，心病禁咸，脾病禁酸，肾病禁甘，肺病禁苦。五味篇。

〔《素》〕五味所禁：辛走气，气病无多食辛；咸走血，血病无多食咸；苦走骨，骨病无多食苦；甘走肉，肉病无多食甘；酸走筋，筋病无多食酸；是谓五禁，勿令多食。宣明五气论肝色青，宜食甘，粳米、牛肉、枣、葵皆甘。心色赤，宜食酸，小豆、犬肉、李、韭皆酸。肺色白，宜食苦，麦、羊肉、杏、薤皆苦。脾色黄，宜食咸，大豆、豕肉、栗、藿皆咸。肾色黑，宜食辛，黄黍、鸡肉、桃、葱皆辛。辛散，酸收，甘缓，苦坚，咸耎，毒药攻邪，五谷为养，五果为助，五畜为益，五菜为充，气味合而服之，以补精益气。此五者，有辛酸甘苦咸，各有所利，或散或收，或缓或急，或坚或耎，四时五脏病，随五味所宜也。《脏气法时论》五味之偏者，则为毒药以攻病邪。五味之中和者，则为谷果菜以助益充其精气也。

〔仲〕五脏病各有得者愈，五脏病各有所恶，各随其所不喜者为病。病者素不应食而反暴食之，必发热也。

用药宜禁

〔丹〕病虽实胃气伤者勿便攻击论　凡言治者，多借医为喻，仁哉斯言也。真气，民也。病邪，盗贼也。药石，兵也。或有盗起，势须剪除而后已。良将良相，必先审度兵食之虚实，与时势之可否，然后动，动涉轻妄，则吾民先困于盗，次困于兵，民困则国弱矣。行险侥幸，小人所为，万象森罗，果报昭显。其可不究心乎？治吕氏寒战，用芪葛愈。一法，治叶先生滞下，用参术而后下之愈。一法治妇人积块，用消石丸大峻后，用补剂间服愈。详各见本门。大凡攻击之药，有病则受之，病邪轻，药力重，则胃气受伤。夫胃气者，清纯冲和之气也，惟与谷肉菜果相宜。盖药石皆是偏胜之气，虽参芪辈为性亦偏，况攻击之药乎。忌，春夏不宜桂枝，秋冬不宜麻黄。药忌，已汗者不可再发，已利者不可再利。病忌，虚人不宜用凉，实人不宜用热。【批】药禁。

〔东垣〕凡治病服药，必知时禁、经禁、病禁、药禁。夫时禁者，必本四时升降之理，汗下吐利之宜。大法，春宜吐，象万物之发生，耕耨斫斫，使阳气之郁者易达也。夏宜汗，象万物之浮而有余也。秋宜下，象万物之收成，推陈致新，而使阳气易收也。冬宜周密，象万物之闭藏，使阳气不动也。夫四时阴阳者，与万物沉浮于生长之门，逆其根，伐其本，坏其真矣。用温远温，用热远热，用凉远凉，用寒远寒，无翼其胜也。故冬不用白虎，夏不用青龙，春夏不用桂枝，秋冬不服麻黄，不失气宜。如春夏而下，秋冬而汗，是失天信，伐天和也。有过则从权，过则更之。经禁者，足太阳膀胱诸阳之首，行于背，表之表，风寒所伤，则宜汗。传入本，则宜利小便。若下太早，则变证百出，此一禁也。足阳明胃经行身之前，病主腹满胀，大便难，宜下之。盖阳明化燥火，津液不能停禁，若发汗利小便，为重损津液，此二禁也。足少阳胆经行身之侧，在太阳阳明之间，病则往来寒热，口苦胸胁痛，只宜和解。且胆者无出无入。又主发生之气，下则犯太阳，汗则犯阳明，利小便则使发生之气反陷入阴中，此三禁也。三阴非胃实不当下，为三阴无传本，须胃实得下也。分经用药，有所据焉。病禁者，如阳气不足阴气有余之病，则凡饮食及药，忌助阴泻阳。诸淡食及淡味药物，泻阳升发以助收敛；诸苦药皆沉，泻阳气之散浮；诸姜、附、官桂辛热之药及湿面酒大料物之类，助火而泻元气；主冷硬物，能损阳气；皆所当禁也。如阴火欲衰而退，以三焦元气未盛，必口淡。如咸物，亦所当禁也。药禁者，如胃气不行，内亡津液而干涸，求汤饮以自救，非渴也，乃口干也。非湿胜也，乃血病也。当以辛酸益之，而淡渗五苓之类则所当禁也。汗多禁利小便，小便多禁发汗，咽痛禁发汗利小便。若大便快利，不得更利。大便秘涩，以当归、桃仁、麻子仁、郁李仁、皂角仁，和血润肠，如燥药则所当禁者也。吐多不得复吐，如吐而大便虚软者，此上之气壅滞，以姜、橘之属宣之。吐而大便不通，则利大便药所当禁也。诸病恶疮，小儿癍后，大便实者，亦当下之，而姜、橘之类，则所当禁也。人知脉弦而服平胃散，脉缓而服黄芪建中汤，乃实实虚虚，皆所当禁也。人禀天地之湿化而生胃也，胃之与湿，其名虽二，其实一也。湿能滋养于胃，胃湿有余，亦当泻其太过也。胃之不足，惟湿物能滋养。仲景云：胃胜思汤饼。而胃虚食汤饼者，往往增剧。湿能助火，火旺郁而不通，则生大热。初病火旺，不可食湿以助火也。察其时，辨其经，审其病，而后用药，四者不失其宜，则善矣。【批】时禁病禁　药禁。

〔丹〕大病虚脱，本是阴虚，用艾灸丹田者，所以补阳，阳生阴长故也。不可用附子，可多服人参。

〔垣〕春宣论　春，蠢也，阳气升浮，草木萌芽，蠢然而动。人气在头，有病宜吐。又曰：伤寒大法，春宜吐。宣之为言扬也，谓吐之法自上而出也。今世俗往往有疮痍者，膈满者，虫积者，以为不于春时宣泻毒气，不可愈也。医者遂用牵牛、巴豆、大黄、枳壳、防风辈为丸药，名之曰春宣丸，于二月三月服之，谓俾下利而止。初泻之时，脏腑得通时暂轻快，殊不知气升在上，则在下之阴甚弱，而用利药戕贼真阴，其害何可胜言。况仲景承气汤等下剂，必有大满大坚实，有燥屎转矢气下逼迫而无表证者，方行此法。可下之证悉具，犹须迟以待之。泄利之药，其可轻试之乎。予伯考形肥骨瘦，味厚性沉，五十岁轻于听信，忽于三月半购春宣丸服之，下二三行甚快，每年习以为常，至五十三岁时，七月初热甚，无病暴死。此岂非妄用春宣为春泻而至祸耶！自上召下曰宣，宣之一字为吐也明矣。子和已详论之，昔贤岂妄言哉。后之死者，又有数人，愚故表而出之，以为后人之戒。【批】春忌下。

夏日伏阴在内论　天地以一元之气，化生万物。根于中者，曰神机。根于外者，曰气血。万物天地，同此一气。人灵于物，形与天地参而为三者，以其得气之正而通也。故气升亦升，气浮亦浮，气降亦降，气沉亦沉，人与天地同一橐籥也。子月一阳生，阳初动也。寅月三阳生，阳初出于地，此气之升也。巳月六阳生，阳尽出于上，此气之浮也，人之腹属地，气于此时浮于肌表，散于皮毛，腹中之阳虚矣。经曰：夏者经满气溢，孙络受血，皮肤充实。长夏气在肌肉，所以表实。表实者，里必虚也。世言夏月伏阴在内，此阴字有虚之义，若作阴冷看，其误甚矣。或曰：以手扪腹，明知其冷，非冷而何？前人治暑病，有玉龙丹、大顺散、桂苓丸，单煮良姜与缩脾饮，用草果等，皆温热之剂，何吾子不思之甚也。予曰：经云：春夏养阳，王太仆谓春食凉，夏食寒，所以养阳也，其意可见矣。若夫凉台水阁，大扇风车，阴木寒泉，水果冰雪，寒凉之伤，自内及外，不用温热，病何由安。详玩其意，实非为内伏阴而用之也。前哲又谓升降浮沉则顺之，寒热温凉则逆之。若于夏月火令之时，妄投温热，宁免实实虚虚之患乎。或曰：四月纯阳，于理或通，五月一阴，六月二阴，非阴冷而何？予曰：此阴之初动于地下也，四阳浮于地上，焰灼焚燎，流金砾石，何阴冷之有。孙真人制生脉散，令人夏月服之，非虚而何？东垣经云：一阴一阳之谓道，偏阴偏阳之谓疾。《圣济经》曰：阳剂刚胜，积若燎原，为消渴痈疽之属，则天癸竭而荣涸。阴剂柔胜，积若凝冰，为洞泄寒中之属，则真火微而卫散。故大寒大热之药，当宜权用之，气平而止。如寒热有所偏胜，令人脏气不平。呜呼，生死之机，捷若影响，殆不可忽。【批】夏忌温。

〔丹〕《局方》地榆散　治痢每用粟谷、地榆，而治疟每用砒丹、常山。然此四五件，亦痢疟之一药，但以粟谷辈投之一二服，投之不止反闭胃口而有呕逆之证，渐成禁口。常山辈投之一二服，投之不去，反耗损真气，而寒热缠绵之咎，渐成劳瘵。今《局方》水煮木香丸，以青皮为君，地榆散以枳壳为君，稍可担负，亦须证明而后可。但枳壳为君，以枳实为臣，非独止痢，且有安胃气止溏泄之功。若止用枳壳，虽亦言其安胃气，却无止痢止溏泄之功。《局方》中地榆散当去皮用。

〔罗〕仲景云：疮家虽身疼痛，不可发汗，其理何也？予曰：此荣气不从，逆于肉理，而为疮肿，作身疼痛，非身感寒邪而作疼痛，故戒之以不可发汗，如汗之则成痓。又问：仲景言鼻衄者不可发汗，复言脉浮紧者当服麻黄汤发之，衄血自止，所说不同，愿闻其故？答曰：此与疮家概同。且夫人身血之与汗，异名而同类，夺血者无汗，夺汗者无血。今衄血妄行，为热所逼，若更发其汗，则反助热邪，重竭津液，必变凶证，故不可汗。若脉浮则为在表，紧则为寒，寒邪郁遏，阳不得伸，热伏营中，迫血妄行，上出于鼻，则当麻黄汤散其寒邪，使阳气得伸，其衄自止，又何疑焉。或者叹曰：知其要者，一言而终。不知其要者，流散无穷。洁古之学，可谓知其要者矣。伤寒衄忌汗者脉微。【批】疮家身疼忌汗，伤寒衄血脉微忌汗。

〔海〕当汗而不汗则生黄，当利小便而不利亦然。脾主肌肉，四肢寒湿，与内热相合故也。不当汗而汗，亡其津液，令毒气扰阳之极，极则侵阴矣，故燥血而蓄之胸中。或利小便过多亦然。若犯发汗多蓄血，上焦为衄。若利小便多蓄血，为发狂。或问曰：伤寒杂症一体，若误下，变有轻重，何也？答曰：伤寒误下，变无定体。杂症误下，变有定体。何以然？曰：伤寒自外而入，阳也，阳主动。杂证自内而出，阴也，阴主静。动者犯之，其变无穷。静者犯之，其变止痞与腹、胁痛而已。故变无穷者为重病，痞与胁痛者为轻也。

〔罗〕**无病服药辨谚**　云：无病服药，如壁里安柱。此无稽之说，为害甚大。夫天之生物，五味备焉，食之以调五脏，过则生疾。故经云：阴之所生，本在五味。阴之五宫，伤在五味。又曰：五味入胃，各随其所喜。故酸先入肝，辛先入肺，苦先入心，甘先入脾，咸先入肾，久而增气，气增而久，夭之由也。又云：酸走筋，辛走气，苦走骨，咸走血，甘走肉。五味者，口嗜而欲食之，必自裁制，勿使过焉。至于五谷为养，五果为助，五畜为益，五菜为充，气味合而食之，补精益气。倘用之不时，食之不节，犹或生疾，况药乃攻邪之物，无病而可服乎。《圣济经》云：彼修真者，蔽于补养，轻饵药石，阳剂刚胜，积若燎原，为消渴痈疽之属，则天癸绝而阴涸；阴剂柔胜，积若凝冰，为洞泄寒中之属，则真火微而卫散。一味偏胜，一脏偏伤，一脏受伤，四脏安得不病。唐孙思邈言药势有所偏胜，令人脏气不平。裴潾谏唐宪宗曰：夫药以攻病，非朝夕常用之物，况金石性酷烈有毒，又加炼以火气，非人五脏所能禁。至于张皋谏穆宗曰：神虑淡则气血和，嗜欲多而疾疢作，夫药以攻疾，无病不可饵。故昌黎伯铭李子之墓曰：余不知服食说自何世起，杀人不可计，而世慕尚之益至，此其惑也。今直取目见亲与之游而以药败者六七公，以为世诫：工部尚书归登，殿中御史李虚中，刑部尚书李逊第，刑部侍郎常建，襄阳节度使工部尚书孟简，东川节度使御史大夫卢植，金吾将军李道古。今又复取目见者言之：僧阎仲章服火炼丹砂二粒，项出小疮，肿痛不任，牙痒不能嚼物，服凉膈散半斤，始缓。后饮酒辄发，药以寒凉之剂则缓，终身不愈。镇人李润之身体肥盛，恐生风疾，至春服搜风丸，月余便下无度，饮食减少，舌不知味，口干气短，脐腹痛，足胫冷，眩晕欲倒，面色青黄不泽，日加困笃，乃告亲知曰：妄服药祸，悔将何及。后添烦躁喘满，至秋而卒。张秀才者，亦听方士之说，服四生丸推陈致新，服月余，大便或溏或泻，饮食妨阻，怠惰嗜卧，目见黑花，耳闻蝉声，神虚头旋，飘飘然身不能支，至是方知药之误也。遂调饮食，慎起居，谨于保养，二三年间，其证犹存。逾十年后，方平复。刘氏子闻人言，腊月晨饮凉水一杯，至春无目疾，遂饮之。旬余，腹中寒痛不任，咳嗽呕吐，全不思食，恶水而不欲见，足胫寒而逆，医以除寒燥热之剂急救之，终不能效。此皆无故求益生之祥，反生病焉，或至于丧身殒命。壁里安柱，果安在哉？且夫高堂大厦，梁栋安，基址固，坏涂毁塈，安柱壁中，甚不近人情。洁古老人云：无病服药，无事生事。此诚不易之论。人之养身，幸五脏之安泰，六腑之和平，谨于摄生，春夏奉以生长之道，秋冬奉以收藏之理，饮食之有节，起居而有常，少思寡欲，恬淡虚无，精神内守，此无病之时，不药之药也。噫，彼数人者，既往不咎矣，后人当以此为龟鉴哉。

阴盛阳虚不宜下辨　阴盛阳虚，汗之则愈，下之则死，此言邪气在表之时也。夫寒邪属阴，身之外皆属阳，各脏腑之经络亦属阳也。盖阳气为卫，卫气者所以温肌肉，充皮毛，肥腠理，司开阖，此皆卫外而为固也。或烦劳过度，阳气内损，不能为固，阳为之虚。阳虚者阴必凑之，故阴得以胜，邪气胜则实，阴盛阳虚者此也。阴邪既胜，腠理致密，阳气伏郁，不得通畅，所以发热恶寒，头项痛，腰脊强，应解散。而药用麻黄者，本草云：轻可去实，葛根、麻黄之属是也。盖麻黄能退寒邪，使阳气伸越作汗而解。故曰：阴盛阳虚，汗之则愈，里气和平而反下之，中气既虚，表邪乘虚而入，由是变症百出，故曰下之则死。《外台秘要》云：表病里和，汗之则愈，下之则死。正此意也。

阳盛阴虚不宜汗辨　阳盛阴虚，下之则愈，汗之则死，此言邪气在里之时也。夫寒邪始伤于表，不解而渐传入于里，变而为热。人之身在里者为阴，华佗云：一日在皮，二日在肤，三日在肌，四日在胸，五日在腹，六日入胃。入胃谓之入腑也，腑之为言聚也，若府库而聚物焉，又为水谷之海，荣卫之源。邪气入于胃而不复传流水谷，水谷不消去，郁而为实也。此阳盛阴虚者此也。故潮热引饮，腹满而喘，手足漐漐汗出，大便难而谵语，宜大承气汤下之则愈。潮热者实也，此外已解，可攻其里，而反汗之，表无阴邪，汗又助阳，阳实而又补表，表里俱热，不死何待。《外台秘要》云：表和里病，下之则愈，汗之则死。正此意也。

汗多亡阳　齐大兄冬月因感寒邪，头项强，身体痛，自用酒服灵砂丹四五粒，遂大汗出，汗后身轻。至夜，前病复来，以前药复汗，其病不愈。复以通圣散发汗，病添，身体沉重，足胫冷而恶寒。是日方命医，医者不究前治，又以五积散汗之，翌日身重如石，不能反侧，足胻行如冰，冷及腰背，头汗如贯珠，出而不流，心胸躁热，烦乱不安，喜饮西瓜、梨、柿、冰水之物，常置左右。病至于此，命予治之，诊得六脉如蛛丝，微微欲绝，予以死决之。主家曰：得汗多矣，焉能为害。予曰：夫寒邪中人者，阳气不足之所致也，而感之有轻重，治之者岂可失其宜哉。仲景云：阴盛阳虚，汗之则愈。汗者助阳退阴之意也。且寒邪不能自汗，必待阳气泄，乃能出也。今以时月论之，大法夏月宜汗，然亦以太过为戒，况冬三月闭藏之时，无扰乎阳，无泄皮肤，使气亟夺，为养藏之道也，逆之则少阴不藏，此冬气之应也。凡有触冒，宜微汗之，以平为期，邪退乃已。急当衣暖衣，居密室，服实表补卫气之剂，虽有寒邪，弗能为害，此从权之治也。今非时而大发其汗，乃谓之逆。故仲景有云：一逆尚引日，再逆促命期。今本伤而并汗，汗而复伤，伤而复汗，汗出数四，使气亟夺，卫气无守，阳泄于外，阴乘于内，故经云：独阳不生，独阴不长，不死何待，虽卢扁亦不能治也。是日至夜将半，项强身体不仁，手足搐急，爪甲青而死矣。《金匮要略》云：不当汗而妄汗之，夺其津液，枯槁而死。今当汗之，一过中亦绝其命，况不当汗而强汗之者乎。

下多亡阴　真定赵客，乙丑岁六月间，客于他方，因乘困伤湿面，心下痞满，躁热时作，卧不得安，遂宿于寺中，僧妄以大毒食药数丸，下十余行，心痞稍减。越日困睡，为盗劫其财货，心有所动，遂躁热而渴，饮冷水一大瓯，是夜脐腹胀痛。僧再以前药，复下十余行，病加困笃，四肢无力，躁热身不停衣，喜饮冷水，米谷不化，痢下如烂鱼肠脑，赤水相杂，全不思食，强食则呕，痞甚于前，噫气不绝，足骺冷，少腹不任其痛。请予治之，诊其脉浮数八九至，按之空虚。予泝流而寻源，盖暑天之热，已伤正气，又以有毒大热之剂下之，一下之后，其所伤之物已去而无遗矣。遗巴豆之气，流毒于肠胃之间，使呕逆而不能食，胃气转伤而然；及下脓血无度，大肉陷下，皮毛枯槁，脾气弱而衰也。舌上赤涩，咽干津液不足，下多亡阴之所致也。阴既亡，心火独旺，故心胸躁热，烦乱不安。经曰：独阳不生，独阴不长，夭之由也。遂辞而退。后易他医，医至不审其脉，不究其源，惟见痞满，以枳壳丸下之，病添喘满，利下不禁而死。《金匮要略》云：不当下而强下之，令人开肠洞泄，便溺不禁而死。此之谓也。夫圣人治病，用药有法，不可少越。《内经》曰：大毒治病，十去其六；小毒治病，十去其七；常毒治病，十去其八；无毒治病，十去其九。复以谷肉果菜，食养尽之，无使过之，过则伤其正矣。《记》有之云：医不三世，不服其药。盖慎之至也。彼僧非医流，妄以大毒之剂下之太过，数日之间，使人殒身丧命，用药之失，其祸若此。病之择医，可不谨乎，戒之戒之。

方成勿约之失　丁巳冬十一月，予从军回至汴梁，有伶人李人爱谓予曰：大儿自今岁七月间，因劳役渴饮凉茶，及食冷饭，觉心下痞。请医治之，医投药一服，下利两行，其症遂减。不数日，又伤冷物，心腹复痞满，呕吐恶心，饮食无味，且不饮食，四肢困倦，懒于言语，复请前医诊视，曰：此病易为，更利几行即快矣。遂以无忧散对加牵牛末，白汤服，至夕腹中雷鸣而作阵痛，少焉既吐又泻，烦渴不止，饮食无度，不复能禁，时发昏愦。再命前医视之，诊其脉不能措手而退。顷之冷汗如洗，口鼻气渐冷而卒矣。小人悔恨无及，敢以为问？予曰：未尝亲见，不知所以然，既去。或曰：予亲见之，果药之罪欤而非欤。予曰：此非药之罪，乃失其约量之过也。夫药之无据，反为气贼。《内经》云：约方犹约囊也，囊满弗约，则输泄方成，弗约则神与气弗俱。故仲景以桂枝治外伤风邪，则曰：若一服汗出病瘥，停后服，不必尽剂。大承气汤下大实大满，则曰得更衣止后服，不必尽剂。其慎如此！此为大戒，盖得圣人约囊之旨也。治病必求其本。盖李人以杂剧为戏，劳神损气，而其中痛，因时暑热渴饮凉茶，脾胃气弱，不能运化而作痞满，以药下之，是重困也。加以不慎，又损其阳，虚而复伤，伤而复下，阴争于内，阳扰于外，魄汗未藏，四逆内起，仲景所谓一逆尚引日，再逆促命期，如是则非失约量之过而何？故《内经》戒云：上工平气，中工乱脉，下工绝气。不可不慎也。

脱营忌泻 疏五过论云：常贵后贱，虽不中邪，病从内生，名曰脱营。镇阳一士人，躯干魁梧，而意气豪雄，喜交游而有四方之志，年逾三旬，已入仕至五品，出入从骑塞途，姬侍满前，饮食起居，无不如意。不三年，以事罢去。心思郁结，忧虑不已，以致饮食无味，精神日减，肌肤渐至瘦弱。无如之何，遂耽嗜于酒，久而中满。始求医，医不审得病之情，辄以丸药五粒，温水送，下二十余行。时值初秋，暑热犹盛，因而烦渴，饮冷过多，遂成肠鸣腹痛而为痢疾，有如鱼脑，以至困笃。命予治之，诊其脉乍大乍小，其症反覆闷乱，兀兀欲吐，叹息不绝。予料曰：此病难治。启玄子云：神屈故也。以其贵之尊荣，贱之屈辱，心怀慕恋，志结忧惶，虽不中邪，病从内生，血脉虚减，名曰脱营。或曰：愿闻其理，《黄帝针经》有曰：宗气之道，内谷为主，谷入于胃，乃传入于脉，流溢于中，布散于外，精专者行于经隧，周而复始，常营无已，是为天地之纪。故气始从手太阴起，注于阳明，传流而终于足厥阴，循腹里，入缺盆，下注肺中，于是复注手太阴，此营气之所行也。故昼夜气行五十营，漏水下百刻，凡一万三千五百息。所谓交通者，并行一数也，故五十营备得尽天地之寿矣。今病者始乐后苦，皆伤精气，精气竭绝，形体毁阻，暴喜伤阳，暴怒伤阴，喜怒不能自节。盖心为君主，神明出焉，肺为辅相，主行营卫，制节由之。主贪人欲，天理不明，则十二官相使各失所司，使道闭塞而不通，由是则经营之气脱去，不能灌溉周身，百脉失其天度，形乃大伤，以此养生则殃，何疑之有。

泻火伤胃 经厉晋才卿膏粱而饮，至春病衄。医曰：诸见血为热，以清凉饮子投之即止。越数日，其疾复作。医又曰：药不胜病故也。遂投黄连解毒汤。既而或止，止而复作。易医数四，皆用苦寒之剂，俱欲胜其热，然终不愈。而饮食起居，浸不及初，肌寒而时躁，言语无声，口气臭秽，如冷风然，其衄之余波则未绝也。或曰：诸见血者热，衄热也，热而寒之理也。今不惟不愈，而反害之，何哉？予言：《内经》曰：五脏以平为期。又云：下工绝气，不可不慎也。彼惟知见血为热，而以苦寒攻之，抑不知苦寒能泻脾胃。夫脾胃土也，乃人身之所以为本者也，今火为病而泻其土，火固未尝除，而土已病矣。土病则胃虚，胃虚则荣气不能滋荣百脉，元气不循天度，气随阴化而变无声与肌寒也。噫，粗工嘻嘻，以为可治，言热未已，寒病复起，此之谓也。

下工绝气危生 丁巳予从军至开州，夏月有千户高国用谓予曰：父亲年七十有三，于去岁七月间，因内伤饮食，又值霖雨，泻痢暴下数行，医以药止之。不数日，又伤又泻，止而复伤，伤而复泻。至十月间，肢体瘦弱，四肢倦怠，饮食减少，腹痛肠鸣。又以李医治之，处以养脏汤，治之数日，泄止，后添呕吐。又易以王医，用丁香、人参、藿香、橘红、甘草同为细末，生姜煎，数服而呕吐止。延至今正月间，饮食不进，扶而后起。又数日不见大便。予问医曰：父亲不见大便，何以治之？医曰：老官人年过七旬，血气俱衰弱，又况泻痢半载，脾胃久虚，津液耗少，以麻仁丸润之可也。众亲商议，一亲曰：冯村牛山人见证不疑，有果决，遂请治之。诊其脉，问其病，曰：此是风结也，以搜风丸百余丸服之，利数行而死。予悔恨不已，敢以为问？予曰：人以水谷为本，今高年老人久泻，胃中津液耗少，又重泻之，神将何依？《灵枢经》曰：形气不足，病气不足，此阴阳俱不足也，不可泻之，泻之则重不足，重不足则阴阳俱竭，血气皆尽，五脏空虚，筋骨髓枯，老者绝灭，少者不复矣。又曰：上工平气，中工乱脉，下工绝气危生。绝气危生，其牛山人之谓欤。

用药无据反为气贼 北京按察书吏李仲宽，年五旬，至元己巳春，患风症，半身不遂，麻痹，言语謇涩，精神昏愦。一友处一法，用大黄半斤，黑豆三升，水一斗，同煮豆熟，去大黄，新汲水淘净，每日服二三合。则风热自去。服之过半，又一友云，用通圣散、四物汤、黄连解毒汤相合服之，其效尤速。服月余，精神愈困。遂还真定，归家养病，亲旧献方无数，不能悉录，又增喑哑不能言，气冷手足寒。命予诊视，细询前由，尽得其说。予诊之，六脉如蛛丝细。予谓之曰：夫病有表里虚实寒热不等，药有君臣佐使大小奇偶之制，君所服药无考虑，故病愈甚。今已无救，君自取耳。未几而死。有吏曹通甫妻萧氏，年六旬有余，孤寒无依，春月忽患风疾，半身不遂，言语謇涩，精神昏愦，口眼㖞斜，与李仲宽症同。予刺十二经井穴接其经络，不通。又灸肩井、曲池，详病时月处药，服之减半。予曰：不须服药，病将自愈。明年春，在张子敬郎中家，见其行步如旧。予叹曰：夫人病痊，得不乱服药之故。由此论之，李仲宽乱服药，终身不救。萧氏贫困，恬淡自如，《内经》曰：用药无据，反为气贼，圣人戒之。一日，姚雪斋举许先生之言曰：富贵有二事，反不如贫贱，有过恶不能匡救，有病不能医疗。噫，李氏之谓欤。

戒妄下 真定钞库官李提举，年逾四旬，体干魁梧，肌肉丰盛，有僚友师君告之曰：肥人多风证，今君如此，恐后致中风，搜风丸其药推陈致新化痰，宜服之。李从其言：遂合一料，每日服之，至夜下五行，如是半月，觉气短而促。至月余，添怠惰嗜卧，便白脓，小便不禁，足至膝冷，腰背沉痛，饮食无味，仍不欲食，心胸痞满，时有躁热，健忘恍惚不安。凡三易医，皆无效，因陈其由，请予治之。予曰，孙真人云：药势有所偏助，令人脏气不平。药本攻疾，无疾不可饵。平人谷入于胃，脉道乃行，水入于经，其血乃成，水去则荣散，谷消则卫亡，荣散卫亡，神无所依。君本身体康强，五脏安泰。妄以小毒之剂日下数行，初服一日，且推陈矣。陈积已去，又何推焉？今饮食不为肌肤，水谷不能运化精微，灌溉五脏六腑，周身百脉，神将何依？故气短而促者，真气损也。怠惰嗜卧者，脾气衰也。小便不禁者，膀胱不藏也。便下脓血者，胃气下脱也。足胫寒而逆者，阳气微也。时有躁热，心下虚痞者，胃气不能上营也。恍惚健忘者，神明乱也。《金匮》云：不当下而强下之，令人开肠洞泄，便溺不禁而死。前证所生，非天也，君自取之。治虽粗安，促命期矣。李闻之惊恐，汗浃于背，起谓予曰：妄下之过，悔将何及！虽然，君当尽心救其失。予以为病势过半，病将难痊，固辞而退。至秋，疾甚，医以夺命散下之，燥热喘满而死。《内经》曰：诛罚无过，是谓大惑。如李君者，《内经》所谓大惑之人也。卫生君子，可不戒哉。

刺　禁

〔《灵》〕五脏之气，已绝于内，而用针者反实其外，是谓重竭，重竭必死，其死也静。治之者，辄反其气，取腋与膺。针经云：五脏气已绝于内者，脉气口内绝。不知者反取其外之病处与阳经之合，有留针以致阳气，阳气至则内重竭，重竭则死矣。其死也无气以动。故静。五脏之气已绝于外，而用针者又实其内，是谓逆厥，逆厥则必死，其死也躁。治之者，反取四末。针解云：五脏之气已绝于外者，脉气口外绝，不知者，反取其四末之输，有留针以致其阴气，阴气至则阳气反入，入则逆，逆则死矣。阴气有余故躁。《难经》云：五脏脉绝于内者，肾肝气已绝于内也，而医反补其心肺，五脏脉绝于外者，心肺脉已绝于外也，而医反补其肾肝。阳绝补阴，阴绝补阳，是谓实实虚虚，损不足益有余，如此死者，医杀之耳。刺之害中而不去则精泄，害中而去则致气。精泄则病益甚而恇，致气则生为痈疡。无实实虚虚，损不足而益有余，是谓甚病，病益甚。《难经》云；假令肺实而肝虚，肝者木也，肺者金也，金木当更相平，当知金平木也，假令肺实，故知肝虚微少气，用针不补其肝而反重实其肺。故曰实实虚虚，损不足而益有余，病中工所害也。取五脉者死。针解云：言病在中气不足，但用针尽大泻其诸阴之脉也。取三阳之脉者恇。《针解》云：言尽泻三阳之气，令病人惟然不复也。夺阴者死，《针解》云：言取尺之五里五往者也。夺阳者狂，针害毕矣。针解云；夺阳者狂，正言也。

〔《甲》〕问曰：针能杀生人，岂不能起死人乎？对曰：能杀生人，不能起死人者也。是人之所生，受气于谷，谷之所注者胃也，胃者水谷之府，气血之海也。海之所行云雨者，天下也，胃之所出气血者。经隧也。经隧者，五脏六腑之大络也，迎而夺之而已矣。迎之五里，中道而止，五至而已。五往而藏之，气尽矣，故五五二十五而竭其输矣。此所谓夺其天气者也。故曰：关门而刺之者死于家中，入门而刺之者死于堂上。黄帝曰：请传之后世，以为刺禁。经隧，《灵枢》作“经坠”。

凡刺之补泻，无过其度，与脉逆者无刺。

〔《灵》〕凡刺之禁：新内勿刺，新刺勿内，已刺勿醉，已醉勿刺，新怒勿刺，已怒勿刺，新劳勿刺，已刺勿劳，已饱勿刺，已刺勿饱，已饥勿刺，已刺勿饥，已渴勿刺，已刺勿渴，大惊大恐，必定其气，乃刺之。乘车来者卧而休之，如食顷，乃刺之。步行来者坐而休之，如行十里顷，乃刺之。

凡此十二禁者，其脉乱气散，逆其荣卫，经气不次，因而刺之，则阳病入于阴，阴病出于阳，邪气复生。粗工不察，是谓伐身。形肉已夺，是一夺也。大夺血之后，是二夺也。大夺汗之后，是三夺也。大泄之后，是四夺也。新产又大下血，是五夺也。此皆不可泻也。

〔《素》〕天温日明，则人血淖液而卫气浮，故血易泻气易行。天寒日阴，则人血凝泣而卫气沉。月始生则血气始精，卫气始行。月廓满则血气实，肌肉坚。月廓空则肌肉减，经络虚，卫气去，形独居。是以因天时而调血气也。是以天寒无刺，天温无疑，月生无泻，月满无补，月廓空无治，是谓得时而调之。因天之序，盛虚之时，移光定位，正立而待之。故曰月生而泻，是谓藏虚。月满而补，血气扬溢，络有留血，命曰重实。月廓空治，是谓乱经，阴阳相错，真邪不别，沉以流止，外虚内乱，淫邪乃起。八正神明论。

刺阳明，出血气。刺太阳，出气恶气。刺少阳，出气恶血。刺太阴，出气恶血。刺少阴，出血恶血。刺厥阴，出血恶气也。血气形志篇【批】脏腑禁。

〔《甲》〕神庭禁不可刺。上关刺不可深。令人耳无闻。颅囟刺不可多出血。左角刺不可久留。人迎刺过深杀人。云门刺不可深。使人逆息不能食。缺盆刺不可过深。使人逆气。五里禁不可刺。手阳明经穴。脐中禁不可刺。伏兔禁不可刺。刺五分。三阳络禁不可刺。复溜刺无多见血。承筋禁不可刺。然谷刺无多见血。乳中禁不可刺。鸠尾禁不可刺。【批】穴禁。

〔《灵》〕刺上关者，呿不能欠。刺下关者，欠不能呿。刺犊鼻者，屈不能伸。刺两关者，伸不能屈。本输篇。

〔《素》〕春气在经脉，夏气在孙络，长夏气在肌肉，秋气在皮肤，冬气在骨髓中。帝曰：愿闻其故。岐伯曰：春者，天气始开，地气始泄，冻解冰释，水行经通，故人气在脉。夏者，经满气溢，入孙络受血，皮肤充实。长夏者，经络皆盛，内溢肌中。秋者，天气始收，腠理闭塞，皮肤引急。冬者，盖藏，血气在中，内着骨髓，通于五脏。是故邪气者，常随四时之气血而入客也。至其变化，不可为度。然必从其经气，辟除其邪，则乱气不生。帝曰：逆四时而生乱气，奈何？岐伯曰：春刺络脉，血气外溢，令人少气。春刺肌肉，血气环逆，令人上气。春刺筋骨，血气内着，令人腹胀。夏刺经脉，血气乃竭，令人解㑊。夏刺肌肉，血气内却，令人善恐。夏刺筋骨，血气上逆，令人善怒。秋刺经脉，血气上逆，令人善忘。秋刺络脉，气不外行，令人卧不欲动。秋刺筋骨，血气内散，令人寒栗。冬刺经脉，血气皆脱，令人目不明。冬刺络脉，内气外泄，留为大痹。冬刺肌肉，阳气竭绝，令人善忘。凡此四时刺者，大逆之病不可不从也。反之则生乱气，相淫病焉。故刺不知四时之经，病之所生，以从为逆，正气内乱，与精相薄，必审九候，正气不乱，精气不转。四时刺逆从论。【批】时禁。

春甲乙日自乘，无刺头，无发朦于耳内。夏丙丁日自乘，无振埃于肩喉廉泉。长夏戊己日自乘四季，无刺腹去爪泻水。秋庚辛日自乘，无刺关节于股膝。冬壬癸日自乘，无刺足胫。是谓五❶禁。【批】日辰禁。

〔《素》〕黄帝问曰：愿闻刺要。岐伯对曰：病有浮沉，刺有浅深，各至其理，无过其道。过之则内伤，不及则生外壅，壅则邪从之。浅深不得，反为大贼，内动五脏，后生大病。故曰：病有在毫毛腠理者，有在皮肤者，有在肌肉者，有在脉者，有在筋者，有在骨者，有在髓者。是故刺毫毛腠理无伤皮，皮伤则内动肺，肺动则秋病温疟，泝泝然寒栗。刺皮无伤肉，肉伤则内动脾，脾动则七十二日四季之月，病腹胀，烦不嗜食。刺肉无伤脉，脉伤则内动心，心动则夏病心痛。刺肉无伤筋，筋伤则内动肝，肝动则春病热而筋弛。刺筋无伤骨，骨伤则内动肾，肾动则冬病胀、腰痛。刺骨无伤髓，髓伤则销铄胻酸，体解㑊。然不去矣。刺要论。【批】刺法浅深。

凡刺之道，必中气穴，无中肉节。中气穴则针游于巷，中肉节则皮肤痛。补泻反则病益笃。中筋则筋缓，邪气不出，与真相搏，乱而不去，反还内着。用针不审，以顺为逆。刺中心，一日死，其动为噫。刺中肺，三日死，其动为咳。刺中肝，五日死，其动为欠。《素问》作“语”。刺中脾，十五日死，《素问》作“十日”。其动为吞。刺中肾，三日死，《素问》作“六日”。又云“七日”。其动为嚏。刺中胆，一日半死，其动为呕。刺中膈，为伤中，其病虽愈。过一岁必死。刺跗上，中大脉，血出不止死。刺阴股，中大脉，血出不止死。刺面，中溜脉，不幸为盲。刺客主人，内陷中脉，为内漏，为聋。刺头，中脑户，入脑立死。刺膝髌，出液为跛。刺舌下中脉太过，血出不止，为喑。刺臂太阴脉，出血多立死。刺足下布络中脉，血不出为肿。刺足少阴脉，重虚出血，为舌难以言。刺郄中大脉，令人仆，脱色。刺膺中，陷中肺，《素》曰：刺膺中陷中脉。为喘逆仰息。刺气冲中脉，血不出为肿鼠鼷。刺肘中内陷，气归之，为不屈伸。刺脊间中髓，为伛。刺阴股下三寸内陷，令人遗溺，刺乳上，中乳房，为肿根蚀。刺腋下胁间内陷，令人咳。刺缺盆中内陷，气泄，令人喘咳逆。刺少腹中膀胱，溺出，令人少腹满。刺手鱼腹内陷，为肿。刺腨肠内陷，为肿。刺匡上陷骨中脉，为漏为盲。刺关节中液出，不得屈伸。俱出刺禁篇。【批】杂禁。

灸　禁❷

〔垣〕针经云：陷下则灸之。天地间无他，惟阴与阳二气而已。阳在外在上，阴在内在下。今言陷下者，阳气下陷入阴血之中，是阴反居其上而覆其阳，脉证俱见。寒在外者，则灸之。《异法方宜论》云：北方之人，宜灸焫也，为冬寒大旺。伏阳在内，皆宜灸之。以至理论之，则肾主藏，藏阳气在内，冬三月主闭藏是也。太过则病，固宜灸焫，此阳火陷入阴水之中是也。《难经》云：热病在内，取会之气穴；为阳陷入阴中，取阳气通天之窍穴，以火引火而道之，此宜灸焫也。若将有余之病，一概灸之，

❶ 五：原作“三”，据《灵枢·五禁篇》改。
❷ 灸禁：原缺，今据目录补。

岂不误哉。仲景云：微数之脉，慎不可灸。因火为邪，则为烦逆。追虚逐实，血散脉中，火气虽微，内攻有力，焦骨伤筋，血难复也。又云：脉浮，宜以汗解，用火灸之，邪无从出，因火而盛，病从腰以下，必重而痹，名火逆也。脉浮热甚，而反灸之，此为实。实而虚治，因火而动，必咽燥唾血。又云：身之穴三百六十有五，其三十六穴灸之有害，七十九穴刺之为灾，并中髓也。仲景伤寒例第三十。【批】宜灸。

按《明堂》《针经》各条下所说禁忌明矣。《内经》云：脉之所见，邪之所在。脉沉者邪气在内，脉浮者邪气在表。世医只知脉之说，不知病症之禁忌。若表见寒证，身汗出，身常清，数栗而寒，不渴，欲覆厚衣，常恶寒，手足厥，皮肤燥枯，其脉必沉细而迟。但有一二症，皆宜灸之，阳气下陷故也。若身热恶热，时见躁作，或面赤面黄，咽干，嗌干，口干，舌上黄赤，时渴，咽嗌痛，皆热在外也。但有一二症，皆不宜灸。其脉必浮数，或但数而不浮，亦不可灸，灸之则灾害立生。若有鼻不闻香臭，鼻流清涕，眼睑时痒，或欠或嚏，恶寒，其脉必沉，是脉证相应也。或轻手得弦紧者，是阴伏其阳也，虽面赤，宜灸之，不可拘于面赤色而禁之也。更有脑痛恶寒者，虽面赤，亦宜灸风府一穴。若带偏脑痛，更恶风者，邪在少阳，宜灸风池，无灸风府。然艾炷不宜大，但如小麦粒一七壮足矣。若多灸、艾炷大，防损目。《四十五难》曰：八会者何也？然，府会太仓，藏会季胁，筋会阳陵泉，髓会绝骨，血会膈俞，骨会大杼，脉会太渊，气会三焦外一筋直两乳内也。热病在内者，取其会之气穴，东垣辨之矣。《内经》中说热病在内，取会之气穴皆陷下者，灸之，从阴引阳于背腧。府会太仓，太仓者中脘也，是六府六阳之总称也。藏会季胁者，脾之募也，在腰背腹募之间，与脐平，是两仪之间也。五脏六腑阳陷者，皆取脾胃，是万物有余，皆出于土也。脾者五脏之总称也，带脉者脾之附经也，又其别称也。血会鬲俞，鬲俞者背之上也。骨会大杼，大杼者背也。髓会绝骨，绝骨者是骨名也，在足外踝上也，乃足少阳之分。筋会阳陵泉，阳陵泉者，足少阳经中膝下外侧也。脉会太渊，太渊者两寸脉也。气会膻中，膻中者两乳是也。热病在内，取会之气穴者，谓热陷于内，故取百会之穴以灸伸之。此为陷下者灸之，非太过不及。本经所生自病中它邪者，乃以经取之也。恐后学所疑，复明其理以证之。陷者皮毛不任风寒，知阳气下陷也。其脉中得必细弦而紧小，或沉涩覆其上，知其热火陷下也。虽脉八九至甚数，而阴脉覆其上者，皆可灸。阴脉者，细弦紧小沉涩如上说是也。头维禁不可灸。承光禁不可灸。脑户禁不可灸。风府禁不可灸。灸之不幸使人喑。喑门禁不可灸。灸之使人喑。耳门耳中有脓不可灸。下关耳中有干擿不可灸。人迎禁不可灸。丝竹空禁不可灸。灸之不幸使人目小及盲。承泣禁不可灸。脊中禁不可灸。白环俞禁不可灸。乳中禁不可灸。石门女子禁不可灸。气冲灸之不得息。渊液禁不可灸。鸠尾禁不可灸。阴市禁不可灸。阳关禁不可灸。天府禁不可灸。使人逆气。伏兔禁不可灸。地会五禁不可灸。使人瘦。瘈脉禁不可灸。经渠禁不可灸。伤入神。

卷之十　肝胆部

诸　风

〔《素》〕帝问曰：风之伤人也，或为寒热，或为热中，或为寒中，或为疠风，或为偏枯，或为风也，其病各异，其名不同，或内至五脏六腑，不知其解，愿闻其由？岐伯对曰：风气藏于皮肤之间，内不得通，外不得泄。风者善行而数变，腠理开则洒然寒，闭则热而闷，其寒也则衰食饮，其热也则消肌肉，故使人怢栗而不能食，名曰寒热。风论　治见寒热门　佚，陀骨切。忽忘也。栗，惧也。风气与阳明入胃，循脉而上至目内眦，其人肥则风气不得外泄，则为热中而目黄；人瘦则外泄而寒，则为寒中而泣出。治热中见黄疸门。治寒中见目泪门。风气与太阳俱入，行诸脉俞，散于分肉之间，与卫气相干，其道不利，故使肌肉愤䐜而有疡。卫气有所凝而不行，故其肉有不仁也。治见痹门。风寒客于脉而不去，名曰疠风，或名曰寒热。疠者，其荣卫热胕肿，其气不清，故使鼻柱坏而色败，皮肤疡溃。以春甲乙伤于风者，为肝风。以夏丙丁伤于风者，为心风。以季夏戊已伤于邪者，为脾风。以秋庚辛中于邪者，为肺风。以冬壬癸中于邪者，为肾风。风中五脏六腑之俞，亦为脏腑之风。各入其门户所中，则为偏风。治见中风门。风气循风府而上，则为脑风。治见头痛。风入系头，则为目风眼寒。治见头痛。饮酒中风，则为漏风。治见肝门。入房汗出中风，则为内风。王注：以劳风为内风。治见痓门。新沐中风，则为首风。治见头痛。久风入中，则为肠风飧泄。治见下痢。外在腠理，则为泄风。故风者，百病之长也。至其变化乃为他病也。无常方然，致《甲乙经》作“故”字有风气也。帝曰：五脏风之形状不同者何？愿闻其诊及其病能。岐伯曰：肺风之状，多汗，恶风，色皏然白，时咳短气，昼日则瘥，暮则甚，诊在眉上，其色白。皏字，普边切，白貌也。　仲景云：肺中风者口燥而喘，身晕而重，冒而肿胀。心风之状，多汗恶风；焦绝，善怒吓，赤色，病甚则言不可快，诊在口，其色赤。“吓”字衍文也。仲景云：心中风者，翕翕发热不能起，心中饥，食则呕吐。肝风之状，多汗恶风，善悲色微苍，嗌干，善怒，时憎女子，诊在目下，其色青。仲景云：肝中风者，头目瞤及胁痛常呕，令人嗜甘。脾风之状，多汗恶风，身体怠惰，四肢不欲动，色薄微黄，不嗜食，诊在鼻上，其色黄。仲景云：脾中风者，翕翕发热，形如醉人，腹中烦重，皮目瞤瞤而短气。肾风之状，多汗恶风，面痝然浮肿，脊痛不能正立，其色炲，隐曲不利，诊在肌上，其色黑。奇病论云：有痝然如有水状，切其脉大紧，身无痛处，形不瘦，不能食，食少，名为何病？岐伯对曰：病生在肾，名为肾风，肾风不能食善惊而心气痿者死。张子和治桑惠民病风，面黑畏风，不敢出，爬搔不已，眉毛脱落作癞，医三年不痊，求治于戴人。戴人曰：非癞也，乃出《素问·风论》云：肾风之状，多汗恶风，脊痛不能正立，其色炲，面痝然浮肿。今公之病乃肾风也。宜先刺其面大出血，其血当如墨色，三刺血变色矣。于是下针自额上下排针直至颐颔皆出血，果如墨色，遍肿处皆针之，惟不针目眦外两傍，盖此少阳经少血多气，隔日又针之血色乃紫，二日外又刺其血色变赤。初针时痒，再刺则额角痛。三刺其痛不可任。盖邪退而然也。后二十日余又轻刺一遍方已。每刺必以冰水洗其面血，十日黑色退，一月面稍赤，三月乃红白，但不服除下热之药，病又作。戴人在东方，无能治者。胃风之状，颈多汗，恶风，饮食不下，膈塞不通，腹善满，失衣，则䐜胀，食寒则泄，诊形瘦而腹大。首风之状，头面多汗恶风，当先风一日，则病甚，头痛不可以出内，至其风日则病少愈。漏风之状，或多汗，常不可单衣，食则汗出，甚则身汗，喘息恶风，衣常濡，口干善渴，不能劳事。泄风之状，多汗，汗出泄衣上，口中干，上渍其风，不能劳事，身体尽痛则寒。【批】大法　寒热　不仁　疠风　脏府风　俞穴风　脏府风形　俞穴风形。

上五脏风症，多汗恶风，其治法用仲景桂枝汤之类，孙真人皆灸本脏背腧，兼用续命汤治之。

〔《灵》〕黄帝曰：人之善病风厥漉汗者，何以候之？少俞答曰：肉不坚，腠理疏，则善病风。帝曰：何以候肉之不坚也？少俞答曰：䐃肉不坚而无分理，理者粗理，粗理而皮不致者，腠理疏，此言其浑然者。五变论

〔《素》〕暴厥而聋，偏闭塞不通，内气暴薄也，不从内外中风之病，故瘦留着也。通评虚实论　此条非风病。汗出而身热者风也。全文见虚烦。尺肤滑而淖泽者风也。尺肤滑而泽脂者风也。全文见诊法。

〔《脉》〕脉浮而大者日风。　病风以日夕死。全文见诊生死。

中　风

中风，世俗之称也。其症卒然仆倒，口眼㖞斜，半身不遂，或舌强不言，唇吻不收是也。然名各有不同，其卒然仆倒者，经称为击仆，世又称为卒中，乃初中风时如此也。其口眼㖞斜；半身不遂者，经称为偏枯，世又称为左瘫右痪，及服腿风，乃中倒后之证，邪之浅者如此也。其舌强不言，唇吻不收者，经称为痱病，世又称为风懿风气，亦中倒后之症，邪之深者如此也。东垣以邪浅为中脉、中腑而易治，邪深为中脏而难治者，得之矣。凡病偏枯，必先仆倒，故《内经》连名称为击仆偏枯也。后世迷失经易，以偏枯痱病之旨，一以中风名之，遂指偏枯为枯细之枯，而非左瘫右痪之症，习俗之弊，至于如此也。殊不知仲景云：骨伤则痿，名曰枯。盖痿缓不收，则筋骨肌肉无气以生，脉道不利，手足不禀水谷之气，故曰枯，非细之谓也。或积日累月，渐成细者间有之，非可便指枯为细也。【批】考异。

〔《素》〕凡治消瘅❶仆击，偏枯痿厥，气满发逆，肥贵人则膏粱之疾也。通评虚实论。三阴三阳发病，为偏枯痿易，四肢不举。全文见诊病传变。《灵枢》云：真气去，邪气独留。发为偏枯。【批】《内经》兼内伤外感。

〔《灵》〕其有三虚，而偏中于邪风，则为击仆偏枯矣。九宫八风篇

风中五脏六腑之俞，亦为脏腑之风，各入其门户所中，则为偏风。全文见诸风。

上经四节论偏枯，前二节属内伤，后二节属外感，盖此症内伤外感相兼而成也。至于河间、东垣、丹溪则专主内伤，仲景、陈无择、孙思邈则专主外感。今详偏枯邪浅者，宜泻外感为主，补内伤佐之；痱病邪深者，宜补内伤为主，泻外感佐之也。

〔《垣》〕中风为百病之长，乃气血闭而不行，此最重疾。凡治风之药，皆辛温上通天气，以发生为体，是元气始出地之根蒂也。

〔《河》〕风病多因热盛，俗云风者，言末而忘其本也。所以中风而有瘫痪诸症者，非谓肝木之风实甚而卒中之也，亦非外中于风。良由将息失宜，而心火暴甚，肾水虚衰，不能制之，则阴虚阳实，而热气怫郁，心神昏冒，筋

❶ 瘅：原作“痹”，今据《素问·通评虚实论篇》改。

骨不为用，而卒倒无所知也。多因喜怒思悲恐之五志，有所过极而卒中者，由五志过极，皆为热甚故也。所谓肥人多中风者，肥则腠理致密，而多郁滞，气血难以通利，若阳热又甚而郁结甚，故多卒中也。其瘦者腠理疏通而多汗泄，血液衰少而为燥热，故多有劳嗽之疾也。然肥人反劳者，由暴然亡液，损血过极故也。瘦人反中风者，由暴然阳热太甚而郁结不通故也。经云：人之气，以天地之疾风名之。故中风者，非外来风邪，乃本气病也。凡人年逾五旬，气衰者多有此疾，壮岁之际无有也。若肥盛则间有之，亦形盛气衰如此。治法宜和脏腑，通经络，便是治风。东垣论中风从内出，其治法则如外入之证，亦以发表攻里行中道三法也。【批】河间东垣主内伤。

〔仲〕夫风之为病，当半身不遂，或但臂不遂者，此为痹。脉微而数，中风使然。无择诸方论中，所谓左瘫右痪者，盖邪气中人，邪气反缓，正气即急，正气引邪，㖞僻不遂也。风懿者，以心闷闭不能言，俱噫噫作声。盖肺气入心则能言，邪中心肺，涎潮塞故使然也。四肢缓纵为风痱者，以风涎散注于关节，气不能行，故使四肢不遂也。舌强不能言者，以风入心脾经，心之别脉系于舌本，脾之脉侠咽连舌本散舌下，今风涎入其经络，故舌不转而不能言也。四肢拘挛者，以中风冷，邪气入肝脏，使诸经挛急，屈而不伸也。风柔者，以风热入于肝脏，使诸经张缓而不收也。故经曰：寒则挛急，热则弛张。风颤者，以风入于肝脏经络，上气不守正位，故使头招面摇，手足颤掉也。风暗者，以风冷之气客于中，滞而不能发，故使口噤不能言也。与前所谓涎塞心肺同候，此以口噤为差耳。腲腿风者，半身不遂，失音不语，临事不前，亦偏中于心肺经所致也。以上皆言风从外入。【批】仲景无择思邈主外感。

卒中之初

初中倒时随即醒者，宜治。若不醒者，宜掐人中至醒。若痰涎壅盛者，宜吐之。口噤者，亦宜吐之。若口开手撒遗尿者，为阳暴绝，速宜大料参芪补接之。若眼戴上者，宜灸之。【批】初中治法。

〔《本》〕治中风忽然昏倒若醉，形体昏闷，四肢不收，风涎潮于上，膈气闭不通，宜救急稀涎散。

猪牙皂角四梃，肥实不蛀者，去黑皮　晋矾光明者，一两

上为细末，研匀，轻者五分，重者三字匕，温水调灌下。不大呕吐，但微微令涎出一二升，便得醒。醒后缓缓调治，不可便大投药饵，恐过伤人。

治中风同前症胜金丸。

生薄荷半两　猪牙皂角二两，槌碎，水一升，二味一处，浸取汁研成膏　瓜蒂末，一两　藜芦二两　朱砂半两，研

上将朱砂末二分，与二味末研匀，用膏子搜和丸，如龙眼大，以朱砂为衣。温酒化下一丸，甚者二丸，以吐为度。得吐即醒，不醒者不可治。《必用方》论中风无吐法，引金虎碧霞为戒，且如卒暴涎生，声如引锯，牙关紧急，气闭不行，汤药不能入，命在须臾者，执以无吐法，可乎？但不当用银粉药，恐损脾坏人四肢尔。予用此二方，每每有验。罗谦甫方，有粉霜铅粉，无藜芦，治法同。

治急中风，口闭涎上，欲垂死者，一服即瘥。

江子二粒，去皮膜　白矾如拇指大，一块，为末

上将二味，在于新瓦上煅，令江子焦赤为度，为末，炼蜜丸，如鸡豆大，每服一丸，用绵裹放患人口中近喉处，良久吐痰立愈。

中倒后口噤，牙关紧急，治法另见后口噤门。亦用吐法。

〔《玄》〕风病口开手撒，眼合遗尿，鼻声如鼾者，五脏气绝也。盖口开者心绝，手撒者脾绝，眼合者肝绝，遗尿者肾绝，声如鼾者肺

绝也。若见一，犹可用工。若面赤时黑，主阳上散，肾水反克心火，兼遗尿、口开、气喘者，断不救也。

五脏气绝，速宜大料参、芪煎浓汤灌之，及脐下大艾灸之，亦可转死回生也。

〔罗〕治中风，眼上戴不能视者，灸第二椎骨，第五椎上，各七壮，一齐下火，炷如半枣核大，立愈。

中分浅深

〔《灵》〕虚邪偏客于身半，其入深，内居荣卫。荣卫稍衰，则真气去，邪气独留，发为偏枯。故其邪气浅者，脉偏痛。刺节真邪篇。【批】表里。

偏枯，身偏不用而痛，言不变，志不乱，病在分腠之间，巨针取之，益其不足，损其有余，乃可复也。痱之为病也，身无痛者，四肢不收，志乱不甚，其言微知，可治；甚则不能言，不可治也。痱。废也，痱即偏枯之邪气深者，痱与偏枯是二疾，以其半身无气荣运。故名偏枯。以其手足废而不收或名痱，或偏废或全废皆日痱也。“巨针取之”《千金》作“温卧取汗”。

上《内经》论中风之浅深也。其偏枯身偏痛，而言不变，志不乱者，邪在分腠之间，即仲景、东垣所谓邪中腑是也。痱病无痛，手足不收而言喑志乱者，邪入于里，即仲景、东垣所谓邪中脏是也。

〔仲〕寸口脉浮而紧，紧则为寒，浮则为虚，寒虚相搏，邪在皮肤。浮者血气虚，络脉空虚，贼邪不泻，或左或右，邪气反缓，正气即急，正气引邪，㖞僻不遂。邪在于络，肌肤不仁。邪在于经，即重不胜。邪入于腑，即不识人，邪入于脏，舌即难言，口遂吐涎。【批】诊。

〔洁〕风者，百病之始，善行而数变。行者，动也，风本为热，热胜则风动，宜以静胜其躁，养血是也，治须少汗，亦宜少下。多汗则虚其卫，多下则损其荣，汗下各得其宜，然后可治。其在经，虽有汗下之戒，而有中脏中腑之分。中腑者宜汗之，中脏者宜下之，此虽合汗下，亦不可过也。仲景云：汗多则亡阳，下多则亡阴。亡阳则损气，亡阴则损形，故经言血气者人之神，不可不谨养也。所谓表里不和，须汗下之，表里已和，是宜治之在经也。其中腑者，面颜显五色，有表证而脉浮，恶风恶寒，拘急不仁，或中身之后，或中身之前，或中身之侧，皆日中腑也，其病多易治。其中脏者，唇吻不收，舌不转而失音，鼻不闻香臭，耳聋而眼瞀，大小便秘结，皆日中脏也。其病多难治。若风中腑者，先以加减续命汤随证发其表。如兼中脏，则大便多秘涩，宜以三化汤通其滞。表里证已定，别无变端，后以大药和而治之。大抵中腑者，多着四肢；中脏者，多滞九窍。虽中腑者，多兼中脏之证。至于舌强失音，久服大药，能自愈也。【批】在脏在腑在经之治法。

〔垣〕中血脉则口眼㖞斜，中腑则肢节废，中脏则性命危急，此三者治各不同。如中血脉，外有六经之形证，则从小续命汤加减，及疏风汤治之。如中腑，内有便溺之阻隔，宜三化汤或《局方》中麻仁丸通利之，外无六经之形证，内无便溺之阻隔，宜养血通气，大秦艽汤、羌活愈风汤治之。中脏，痰涎昏冒，宜至宝丹之类镇坠。若中血脉中腑之病，初不宜用龙、麝、牛黄。为麝香入脾治肉，牛黄入肝治筋，龙脑入肾治骨，恐引风深入骨髓，如油入面，莫之能出。又不可一概用大戟、芫花、甘遂泻大便，损其阴血，则真气愈虚。洁古言中脏者大小秘涩。东垣言中腑者有便溺阻隔，二说当以东垣为主，盖大小秘结不中脏者亦有之，中脏者亦有大小便不秘结者也。

中浅半身偏痛舌能言

《难经》所谓偏枯，身偏不用而痛，言不

变，志不乱，病在分腠是也。【批】表。

〔仲〕**三黄汤** 治中风手足拘急，百节疼痛，烦热、心乱、恶寒，终日不欲饮食。陈无择兼半身不遂，失音不言。【批】解表杂方。

黄芪二钱 独活四钱 细辛二钱 麻黄五钱 黄芩三钱

上五味，以水六升，煮取二升，分温作三服。一服小汗，二服大汗。心热加大黄二钱，腹满加枳实一枚，气逆加人参三钱，悸加牡蛎三钱，渴加栝楼根三钱，先有寒加附子一枚。

〔洁〕疏风汤 治半身不遂，或肢体麻痹，筋骨疼痛。

麻黄去节，三两 益智仁 杏仁去皮尖。各一两，炒 甘草炙 升麻各五钱

上㕮咀，每服一两，水一小碗，煎至六分，去渣热服，脚蹬热水葫芦，候大汗出，去葫芦。冬月不可服。

〔海〕**拯济换骨丹**自汗者不宜服。

槐皮芎术芷，仙人防首蔓。十味各停匀，苦味香减半。龙麝加少许，朱砂作衣缠。麻黄膏煎丸，大小如指弹。

上治半身不遂，口眼㖞斜，手足不仁，言语謇涩，或痛入骨髓，或痹在皮肤，或中急风涎潮不言，精神昏塞，行步艰难，筋脉拘急，左瘫右痪，一切风疾，并皆治之。

槐荚子生 人参 桑白皮 苍术 川芎 何首乌 蔓荆子 威灵仙 防风各二两 五味子 木香 苦参各一两 香白芷二两 麝香二钱，另研 龙脑二钱 辰砂五钱。另研

上十四味为细末，入麝香令匀，又用麻黄十斤，去根节，用大河水三石三斗，熬至六斗，去滓再熬，至二斗半，入银石器内熬成膏，入前药末和匀，杵三五千下，每一两作十丸，朱砂为衣。每服一丸，先捣碎，酒一盏浸，自晨至晚，食后临卧搅匀服之。神清无睡，是药之验，更隔五日服之。如无汗宜服，若体自汗，服之是重亡津液也。若风盛人，于密室温卧取汗。

〔罗〕**续命丹** 治男子妇人卒中诸风，口眼㖞斜，言语謇涩，牙关紧急，半身不遂，手足搐搦，顽痹疼痛，涎潮闷乱，妇人血风，喘嗽吐逆，坐卧不宁。

川芎 羌活 南星姜制 川乌 白鲜皮 海桐皮 肉桂 当归 防风 熟地 干葛各一两 地榆 虎骨 朱砂 铅白霜 乌蛇生 牛黄 雄黄各三钱 轻粉二钱 麻黄去节，四两。以好酒三升煮一升。不用麻黄用酒。

上为末，以麻黄酒汁入蜜半斤熬成膏，和药为丸，弹子大。每服一丸，豆淋酒下，或葱汤化下，不拘时候。

中书左丞张仲谦，患半身不遂麻木，太医刘子益与服之，汗大出，一服而愈。

〔《本》〕服桑枝法 桑枝一小升，细切炒香，以水三大升煎取二升，一日服尽无时。《图经》云：桑枝温平，不凉不热，可以常服，疗体中风痒干燥，脚气风气，四肢拘挛，上气眼晕，肺气咳嗽，消食，利小便，久服身轻，聪明耳目，令人光泽，兼疗口干。《仙经》云：一切仙药不得桑煎不服。出《抱朴子》。政和间何子常病两臂痛，服诸药不效，依此作数剂，臂痛即愈。【批】行中道杂方。

〔《外》〕疗偏风，半身不遂，冷癖疰。附子一两生用，㕮咀，纳于无灰酒中，经－七日，隔日饮之，服一小合瘥。【批】寒。

中深半身不收舌难言

经所谓痱之为病，身无痛，四肢不收，志乱不甚，其言微知，可治，甚则不能言者是也。

〔丹〕今世所谓风病，多与痿证滚同论治，良由《局方》多以治风之药通治诸痿也。古圣论风痿各有篇目，源流不同，治法亦异，不得不辨。按风论，风者百病之长，至其变化，乃为它病。又曰善行数变，曰因于露风，曰先受邪，曰在腠理，曰客，曰入，曰伤，曰中，历陈五脏与胃之伤，皆多汗而恶风，其发明风邪，

系外感之病，有脏腑内外寒热虚实之不同，若是之明且尽也。别无瘫缓痿弱，卒中不省，僵仆㖞斜，挛缩眩晕，语涩不言之文也。或曰：吾子谓《内经·风论》主于外感，《局方》用麻黄桂附辈，将以解风寒也；用脑、麝、威灵仙、黑牵牛辈，将以行凝滞也，子之言过矣。曰：风病外感，善行数变，其病多实少虚，发表行滞，有何不可。治风之外，何为又历述神魂恍惚，起便须人，手足不随，神志昏愦，瘫缓亸曳，手足筋挛，眩晕倒仆，半身不遂，膝脚缓弱，四肢无力，颤掉拘挛，不语，语涩等诸痿症兼治之：考诸痿论：肺热叶焦，五脏因而受之，发为痿躄。心气热生脉痿，故胫纵不任地。肝气热生筋痿，故宗筋弛纵。脾气热生肉痿，故痹而不仁。肾气热生骨痿，故足不任身。又曰：诸痿皆生于上。谓之上者，指病之本在肺也。又曰昏惑，曰瘛疭，曰瞀昧，曰暴病，曰郁冒，曰蒙昧暴喑，曰瞀瘛，皆属于火。又曰四肢不举，曰舌本强，曰足痿不收，曰痰涎有声，皆属于上。又《礼记》注曰：鱼肉天产也，以养阳作阳德。以为倦怠悉是湿热内伤之病，当作诸痿治之。何《局方》治风之方，兼治痿者十居八九？不思诸痿皆起于肺热，传入五脏，散为诸症，大抵只宜补养。若以外感风寒治之，宁免实实虚虚之祸乎！风病外感之邪，有寒热虚实，而挟寒者多。痿病内热之伤，皆是虚证，无寒可散，无实可泻。《局方》本为外感立方，而以内伤热证，滚同一治，其为害也，似非细故。【批】风症辨异。

上丹溪诸论，盖因《局方》治中风，孟浪用发表行湿之药，戕贼血气，诛伐根本，不知补养之法，故引痿病以救《局方》之失，而其言如此。然《局方》所述中风，手足不随，起便须人，神魂恍惚，不语、语涩等证，即《内经》热病相同。至于异处，不得不察。《针经·刺节真邪》云：真气去，邪独留，发为偏枯。《痿论》云：阳明虚则宗筋纵，带脉不引，而足痿不用。由是知手足不随者在偏枯，手足为邪气阻塞脉道而然。在痿病，则阳明虚，宗筋纵，带脉不引而然也。痱病有言变志乱之症，痿病则无之也。痱病又名风痱，而内伤外感兼备，痿病独得于内伤也。痱病发于击仆之暴，痿病发于怠惰之渐也。凡此皆明痱与痿，明是两疾也。【批】丹溪补中带攻。

大率治风，主血虚有痰，治痰为先，或作属虚挟火与湿，半身不遂者，大率多痰。在左属死血，在右属痰。左以四物汤等加桃仁、红花、竹沥、姜汁。右以二陈、四君子汤等加竹沥、姜汁。气虚有痰者，浓煎独参汤加竹沥、姜汁。声如鼾者属气虚，以人参一两煎汤一盏，入竹沥、姜汁。遗尿者亦属气虚，以参、芪、竹沥、姜汁与之。少食者亦为气虚，宜参、芪、竹沥。血虚有痰，宜四物汤，俱用姜汁炒，恐泥痰再加竹沥入内服。治痰若气虚少食者用竹沥，气实能食者加荆沥，此二味开经络，行气血，入四物汤中必少用姜汁。肥人多湿，用附子、乌头行经。肥人中风口㖞，手足麻木，左右俱作痰治。用贝母、瓜蒌、南星、半夏、陈皮、黄芩、白术、黄连、羌活、黄柏、防风、荆芥、威灵仙、薄荷、桂心、甘草、天花粉。多食湿面，加附子、竹沥、姜汁，酒一匙行经。瘦人脉虚火实，四物汤加牛膝、竹沥一匙，行经，黄芩、黄柏，有痰加痰药。痰壅盛者，口眼㖞斜者，不能言者，皆当用吐法。轻者用瓜蒂、虾汁、皂角，急者用藜芦五分或三分，加麝香灌入鼻内吐痰出。如口不噤者，灌入口内吐痰出，一吐不已，再吐之。亦有虚而不可吐者。有痰者先吐，后用药。【批】风病治痰为先左右气血之分，瘦人多火。

〔罗〕风中腑兼中脏治验　顺德府张安抚耘夫，年六十一岁，于己未闰十一月初患风证，半身不遂，语言謇涩，心神昏愦，烦躁自汗，表虚恶风，如洒冰雪，口不知味，鼻不闻香臭，耳闻木音则惊怖，小便频多，大便结燥。欲用大黄之类下之，则平日饮食减少，不敢用。不然则又满闷，昼夜不得瞑目而寐，最苦于此，约有三月余。凡三易医，病全不减。至庚申三月七日，又因风邪，加之痰嗽，咽干燥疼痛不利，唾多，中脘气痞似噎。予思《内经》云：风寒伤形，忧恐忿怒伤气，气伤脏乃病，脏病形乃应。又云：人之气，以天地之疾风名之。此风气下陷入阴中，不能生发上行，则为疾矣。又云：形乐志苦，病生于脉，神先病也。邪风加之，邪入于经，动无常处，前证互相出见，治病必求其本，邪气乃服。论时月则宜升阳，补脾胃，泻风木。论病则宜实表里，养卫气，泻肝木，润燥，益元气，慎怒，是治其本也。宜以加减冲和汤主之。【批】气虚治验。

柴胡　黄芪各五钱　升麻　当归　甘草炙。各三钱　半夏　黄柏酒洗　黄芩　陈皮　人参　芍药各二分

上㕮咀，作一服，水二盏，煎至一盏，去渣温服。自汗加黄芪五分、五味子二十粒。昼夜不得睡，乃因心事烦扰，心火内动，上乘阳分，卫气不得交入阴分，故使然也。以朱砂安神丸服之，由是昼亦得睡，十日后，安抚曰：不得睡三月有余，今困睡不已，莫非它病生否？予曰：不然，卫气者昼则行阳二十五度，夜则行阴二十五度，此卫气交入阴分，循其天度，故安抚得睡也，何病之有焉。止有眼白睛红，隐涩难开，宜以当归连翘汤洗之。黄连　黄柏各五分　连翘四分当归　甘草各三分

上作一服，水二盏，煎至一盏，去渣时时热洗。十三日后，至日晡微有闷乱不安，于前冲和汤中又加柴胡三分，以升少阳之气，饮三服。至十五日，全得安卧，减自汗恶寒躁热胸膈痞。元小便多服药后小便减少，大便一二日一行，鼻闻香臭，口知味，饮食如常，脉微弦而柔和，按之微有力，止有咽喉中妨闷，会厌后肿，舌赤，早晨语言快利，午后微涩，宜以玄参升麻汤治之。

升麻　黄连各五分　黄芩炒，四分　连翘　桔梗各三分　鼠粘子　玄参　甘草　僵蚕各三分　防风一分

上㕮咀，总作一服，水二盏，煎至七分去渣，稍热噙漱，时时咽之，前症良愈。止有牙齿无力，不能嚼物，宜以牢牙散。

牢牙散　治牙齿无力，不能嚼物。

羊胫骨灰　升麻各二钱　生地　黄连　石膏各一钱　白茯苓　人参各五分　梧桐泪三分

上为细末，入麝香研匀，临卧擦牙，后以温水漱之。

安抚初病时，右肩臂膊痛无主持，不能举动，多汗出，肌肉瘦，不能正卧，卧则痛甚。经云：汗出偏沮，使人偏枯。余思《针经》云：虚与实邻，决而通之。又云：留瘦不移，节而刺之，使经络通和，血气乃复。又云：陷下者灸之，为阴气下陷入阴中。肩膊时痛不能运动，以火导之，火引而上，补之温之，以上症皆宜灸刺，为此先刺十二经之井穴，于四月十二日，右肩臂上肩井穴内，先针后灸二七壮，及至灸疮发，于枯瘦处渐添肌肉，汗出少，肩臂微有力。至五月初八日再灸左肩井，次于尺泽穴各灸二十八壮。引气下行，与正气相接。次日臂膊又添气力，自能摇动矣。时值仲夏，暑热渐盛，以清肺饮子补肺气，养脾胃，定心气。

白芍药五分　人参　升麻　柴胡各四分　天门冬　麦门冬各三分　陈皮二分半　甘草生　甘草炙　黄芩　黄柏各三分

上㕮咀，作一服，水三盏，煎至一盏，去渣温服。食后汗多，加黄芪五分、后以润肠丸。

润肠丸　治胸膈痞满，大便涩滞。

麻子仁另研　大黄酒煨，各一两半　归尾　枳实　白芍药　桃仁泥　升麻半两　人参　甘草生　陈皮各三钱　木香　槟榔各二钱

上除桃仁麻仁外，为末。却入二仁泥，蜜和丸，如桐子大。每服七八十丸，温水食前服。初六日得处暑节，暑犹未退，宜微收，实皮毛，益胃气。秋以胃气为本，以益气调荣汤主之，药中加时药，使邪气不能伤也。

人参三分，为臣。益气和中　陈皮二分，为佐，顺气和中　熟地二分，为佐，养血润燥

泻阴火　白芍药四分，为佐，补脾微收肝木之邪　白术三分，为佐。养胃和中厚肠胃　升麻二分为使，使阳明气上升，滋荣百脉　当归二分，为佐，和血润燥　黄芪五分，为君，实皮毛，止自汗，益元气　半夏三分，疗风痰，强胃进食　甘草二分炙，为佐，调和胃气，温中益气。柴胡二分，为使，引少阳之气使出于胃中，乃风行于天上　麦门冬三分，为佐，犹有暑气未遇，故加之安肺气，至秋分节不用

上㕮咀，作一服，水二盏，煎至一盏，去渣温服。忌食辛热之物，反助暑邪。秋气不能收，正气得复而安矣。

〔《素》〕太阴所谓入中为喑者，阳盛已衰，故为喑也。内夺而厥。则为喑痱，此肾虚也，少阴不至者厥也。脉解篇，王注云：痱，废也，肾气内夺，则舌喑足废【批】厥逆者温补之。

〔河〕**地黄饮子**　治舌喑不能言，足废不能用，肾虚弱，其气厥不至舌下。

熟地　巴戟　山茱萸　肉苁蓉酒浸，焙　石斛　附子炮　五味子　白茯苓　菖蒲　远志去心　官桂　麦冬去心。各等份

上为末，水一盏半，每服三钱，生姜五片，枣一枚，薄荷同煎，至八分，不拘时服。

〔《肘》〕治中风四肢逆冷，吐清水，婉转啼呼者。取桂二两，㕮咀，以水三升，煮取二升，去渣，适寒温尽服。

〔《千》〕**地黄煎**　治热风心烦闷，及脾胃热不下食，冷补方。【批】热烦者冷补之。

生地汁二升　枸杞根汁二升　生姜汁　酥各三升　荆沥　竹沥各五升　天门冬　人参各八两　茯苓六两　大黄　栀子各四两

上十一味捣，后五味为细末。先煎地黄等汁成煎，次纳药末搅匀。每服一匕。日再，渐加至三匕，觉利减之。

荆沥汤　治患风人多热，宜服。

荆沥　竹沥　生姜汁各五合

上三味相和，温暖为一服。每日旦服煮散，午后进此，平复乃止。煮散见后解表杂方条。

〔《衍》〕唐王太后中风不能言，脉沉而口噤。医人许胤宗曰：既不能下药宜汤气熏之，药入腠理，周时可瘥。乃煎黄芪防风汤数斛，置床下，气如烟雾熏之，其夕便得语，药力熏蒸，其效如此。【批】口噤药不下者熏之。

丹溪云：人之口通乎地，鼻通乎天。口以养阴，鼻以养阳。天主清，故鼻不受有形而受无形。地主浊，故口受有形而兼乎无形。王太后病风不言而脉沉，其急非大补不可也，若以有形之药汤，缓不及事。今以黄芪防风煎汤，气如烟雾满室，则口鼻俱受，非智者通神之法，不可为也。

〔《食》〕主风中心气风热，手足不遂，及风痹不任，筋脉五缓，恍惚烦躁。熊肉二斤，切，如常法，调和作腌腊，空肚服之。【批】杂方。

〔《肘》〕中缓风，四肢不收者。豉三升，水九升，煮三升，分为三服，日二服亦可。酒渍饮之。治卒风中不得语。煮豆煎汁如饴含之。亦可浓煮饮之佳。

〔《圣》〕治卒风中不语，舌根强硬。陈酱五合，三年者妙，人乳汁五合，二件相和研，以生布绞取汁，不计时候，少少与服，久当愈。

〔《肘》〕治中风卒不得语。以苦酒煮白芥子，附颈一周，以绵裹之，一日夕而瘥。

凡治中风，莫如续命之类，然此可扶持初病。若要收全功，火艾为良。中风皆因脉道不利，血气闭塞也。灸则唤醒脉道而血气得通，故收全功。

〔《本》〕凡中风，续命、排风、风引、竹沥诸汤，及神精丹、茵芋酒之类，更加以灸，无不愈者。然此疾积聚之久，非一日所能攻。皆大剂久而取效。《唐书》载王太后风喑不语，医者蒸黄芪防风汤数斛以熏之，得瘥，盖此类也。今人服三五盏求效，则责医也亦速矣。孟子曰：七年之病，必求三年之艾，久而后知尔。

〔仲〕**续命汤**　治中风痱，身体不能自收，口不能言，冒昧不知痛处，或拘挛不能转侧。

【批】仲景攻中带补。

麻黄六两　桂枝二两　当归　人参各一两　石膏四两　干姜　甘草　川芎各一两　杏仁三十枚

上九味，以水一斗，煮取四升，温服一升当小汗。薄覆脊，凭几坐，汗出则愈。不汗，更服。无所禁，勿当风。并治肺风，但服不得卧，咳逆上气，面目浮肿。

〔洁〕治中风，外有六经之形症，先以加减续命汤随证治之。【批】解表。

麻黄去节　人参　黄芩　芍药　甘草炙　川芎　杏仁麸炒，去皮尖　防己　官桂　防风各一两　附子炮，去皮脐，半两

上除附子、杏仁外，捣为粗末。后入二味令匀，每服五钱，水二盏半，生姜五片，煎至一盏，去渣，稍热服，食前。如无汗恶寒者，加麻黄、防风、杏仁。上依本方加一倍，宜针太阳经至阴出血。如有汗恶风者，加桂枝、芍药、杏仁。上依本方加一倍，宜针风府。以上二证，太阳中风也。如身热无汗不恶寒者，加知母、石膏、甘草。如身热有汗不恶寒者，加葛根、桂枝、黄芩。上依本方加一倍，宜针陷谷，刺厉兑，针陷谷者，去阳明之贼也。刺厉兑者，泻阳明之实也。以上二证，阳明中风也。如无汗身凉者，加附子、干姜、甘草。宜针隐白，去太阴之贼也。此一证，太阴中风也。如有汗无热，加桂枝、附子、甘草。若依本方加一倍，宜针太溪。此一证，少阴中风也。

如无此四证，六经混淆，系于少阳厥阴，或肢节挛痛，或麻木不仁，宜羌活连翘续命汤。

小续命汤八两　羌活四两　连翘六两

上古之续命，混淆无经，今立分经治疗，又各分经针刺，无不愈也。治法，宜刺厥阴之井大敦以通其经，灸少阳之经绝骨以引其热，是针灸同象，治法之大体也。

附云岐子加减法：如精神恍惚，加茯苓、远志。如心烦多惊者，加犀角半两。如骨节间烦痛有热者，去附子，倍芍药。骨间冷痛者，倍用桂枝、附子。如躁闷小便涩者，去附子，倍芍药，入竹沥一合，煎服。如脏寒下痢者，去防己、黄芩，倍附子，白术一两。热痢不可用附子。如脚弱，加牛膝、石斛各一两。如身疼痛，加秦艽一两。如腰痛，加桃仁、杜仲各半两。如失音，加杏仁一两。如或歌笑语无所不及者，用麻黄三两，人参、桂枝、白术各二两，无附子、防风、生姜，有当归一两。自汗者，去麻黄、杏仁，加白术。春加麻黄一两。夏加黄芩七钱。秋加当归四两。冬加附子半两。

内有便溺之阻隔，复以三化汤导之。【批】攻里。

厚朴姜制　大黄　枳实　羌活各等份

上锉如麻豆大，每服三两，水三升，煎至一升半，服之以微利则已。如内邪已除，外邪已尽，当从愈风汤以行中道。久服大风悉去，纵有微邪，只从愈风汤加减治之。然治病之法，不可失于通塞，或一气之微汗，或一旬之通利，此为常治之法也，久则清浊自分，荣卫自和矣。

羌活愈风汤　疗肝肾虚，筋骨弱，语言难，精神昏愦，及治风湿内弱者，是风热体重也。或瘦而一枝偏枯，或肥而半身不遂，或恐而健忘，喜而多思，思忘之道，皆精不足也。故心乱则百病生，静则万病息，是以此药能安心养神，调阴阳，无偏胜。《保命集》云：内邪已除，外邪已尽，当服此药以行中道诸经。久服大风悉去，纵有微邪，只从此药加减服之。如觉风动，服此不致倒仆。【批】行中道。

羌活　甘草炙　防风去芦　黄芪去芦　蔓荆子　川芎　细辛去苗　枳壳炒　人参去芦　地骨皮　麻黄去根　知母去皮　甘菊　薄荷　枸杞　当归去芦　独活　白芷　杜仲炒，去丝　秦艽去芦　芍药去皮　黄芩　白茯苓各三两　石膏三两　生地　苍术各四两　肉桂一两

上锉，每服一两，水二盏，煎至一盏，去渣温服。如遇天阴，加生姜三片煎，空心一服，临卧再煎渣服，俱要食远服。空心咽下二丹丸，谓之重剂；临卧咽下四白丹，谓之轻剂，是动

以安神，静以清肺。假令一气之微汗，用愈风汤三两，加麻黄一两，匀作四服，每服加生姜五七片，空心服，以粥投之，得微汗则住。如一旬之通利，用愈风汤三两，大黄一两，亦匀作四服，如前煎，临卧服之，碍利为妙。常服之药，不可失四时之辅，如望春大寒后，加半夏、柴胡、人参各二两，木通四两，此迎而夺少阳之气也。望夏，加石膏、黄芩、知母各二两，此迎而夺阳明之气也。季夏之月，加防己、白术、茯苓各二两，此胜脾土之湿也。秋初大暑后，加厚朴、藿香各二两，桂一两，此迎而夺太阴之气也。望冬霜降后，加附子、官桂各一两，当归二两，此胜少阴之气也。如得春，减冬所加药，四时类此。此药治七情六欲四气。无使五脏偏胜，及不动于荣卫。如风秘服之，永不燥结。如久泻服之，能自调适。初觉风气，便服此药。与《局方》天麻丸一料，相为表里，乃治未病之圣药也。不问男子妇人小儿风痫急慢风等病，服之神效。

四白丹 能清肺气养魄，为中风者多昏冒，气不清利也。

白术 白茯苓 人参 砂仁 香附 甘草 防风 川芎各半两 白芷一两 白檀一钱半 知母二钱 羌活 薄荷 独活各二钱半 细辛二钱 麝香一钱 另研 牛黄一钱 龙脑半钱，俱另研 藿香一钱半 甜竹叶二两

上为细末，炼蜜丸，如桐子大。每两作十丸，临卧嚼一丸，用愈风汤送下。能上清肺气，下强骨髓。

二丹丸 治健忘养神，定志和血，内以安神，外华腠理。

熟地 天冬 丹参各一两半 茯神 甘草各一两 菖蒲半两 远志半两，去心 人参半两 麦冬一两，去心 朱砂二钱，为衣

上为细末，炼蜜丸，如桐子大。空心用愈风汤送下至六十丸。

中风外无六经之形证，内无便溺之阻格，知为血弱不能养筋，故手足不能运动，舌强不能言语。宜养血而筋自荣也，当以秦艽汤主之。

秦艽 石膏 甘草 川芎 当归 羌活 独活 防风 黄芩 白芍药 白芷 白术 生地 熟地 白茯苓各一两 细辛半两

上锉，每服一两，水二盅，煎至一盅，去滓，温服无时。如遇天阴，加生姜七八片。如心下痞，每服一两，加枳实二钱同煎。

天麻丸 行荣卫，壮筋骨。

天麻六两，酒浸三日，晒干 玄参六两 牛膝六两，酒浸三日，焙干 萆薢六两，另为末 杜仲七两，锉炒去丝 当归十两，全用 羌活十两 生地六两 附子一两，炮 独活五两，一方无

上为细末，炼蜜丸，如桐子大。每服五七十丸。病大至百丸，空心食前，温酒或白汤服。忌壅塞，失于通利，故服药半月，稍觉壅塞，微以七宣丸轻疏之，使药可为用也。

如素有痰，久病中风，津液涌溢在胸中，气不得利者，用独圣散吐之，吐后用利气泻火之剂。【批】痰用吐法。

独圣散 治诸风隔痰，诸痫，痰涎，津液涌溢。

用瓜蒂一两，炒黄色为末，每服量虚实久新。或二钱药末，茶一钱，酸齑汁一盅调下。若用吐法，须天气晴明，阴晦无用。如病卒暴者，不拘此法。吐时宜辰卯二时，故《内经》云：平旦至日中，天之阳，阳中之阳也。若论四时之气，仲景大法，春宜吐，是天气在上，人气亦在上，一日之气辰卯，是其候也，故宜早不宜夜。先令病人隔夜不食，如服药不吐，用热齑水投之。如吐风痫者，加全蝎五分微炒。如有虫者，加狗油五七点，雄黄末一钱，甚者加芫花五分，立吐虫出。如湿肿满者，加赤小豆末_钱，此药不可常用，大要辨其虚实。实则瓜蒂散，虚则栀子豉汤，满加厚朴，不可一概用之。吐罢，可服降火利气安神定志之剂。

〔洁〕泻清丸 治中风自汗，昏冒发热，不恶风寒，不能安卧，此是风热烦躁。方见治虚

实法【批】清热。

〔丹〕一妇人年六十，左瘫手足，不语涎痰。【批】解表杂方。

防风　荆芥　羌活　南星　没药　乳香　木通　茯苓　厚朴　桔梗　甘草　麻黄　全蝎　红花

上作末，酒汤下，不拘时。春脉渐伏，以淡盐汤、虀汁每早一碗，吐五日，仍以白术、甘草、陈皮、厚朴、菖蒲一日二帖，后以川芎、山栀、豆豉、瓜蒂、绿豆粉、虀汤吐了，用苍术、南星、生姜、牛膝、茯苓，酒糊丸，服十日后，夜间微汗，手足动而能言。

〔《千》〕**竹沥汤**　治风痱四肢不收，心神恍惚，不知人，不能言，方患热风者，必先用此以制热毒。

竹沥二升　生葛汁一升　生姜汁五合

上三味相和温服，分三服，平旦、日晡、夜各一服。服讫，觉四肢有力，次进后汤方。

竹沥一升　生葛汁五合　川芎　防己　附子　人参各一两　羚羊角三两　芍药　黄芩　甘草　桂心各一两　生姜四两　石膏六两　杏仁四十枚　麻黄　防风各一两半

上十六味，㕮咀，以水七升，煎减半，纳沥再煮，取二升五合，分三服，取汗。间五日更服一剂，频服三剂，渐觉少损，仍进后方。

竹沥三升　防风　升麻　羚羊角　防己　桂心　川芎各二两　麻黄三两

上八味，㕮咀，以水四升，合竹沥煮取二升半，分三服，两日服一剂。常用加独活三两，此方神良。频进三剂，若手足冷者，加生姜五两，白术二两。若未除，更进后服。

竹沥一升　甘草二两　人参　川芎　独活　升麻各二两　防风　麻黄　芍药各一两半　羚羊角　生姜　石膏　附子一作杏仁　防己　桂心　黄芩　白术各二两

上十七味，㕮咀，以水八升，煮减半，纳沥煮取二升半，分三服，相去如行人十里久，更服。若有气者，加陈皮、牛膝、五加皮各一两。

凡风痱，服前汤行瘥讫，可常服**煮散**　除余风方。

防己　防风　独活　秦艽　黄芪　川芎　芍药　人参　白术　茯神　羚羊角　远志　升麻　石斛　牛膝　五加皮　丹参　甘草　厚朴　天门冬　陈皮　地骨皮　黄芩　桂心各一两　干地黄　杜仲　生姜　麻黄　槟榔　藁本　乌犀角各二两　薏苡仁一升　石膏六两

上三十三味，捣筛为粗散，和搅匀。每服以水三升，药三两，煮取一升，绵滤去渣，顿服之，取汗，日服。若觉心中热烦，以竹沥代水煮之。

〔世〕治卒中风不语，桂枝薄辣者去皮一两，怀中藏三个时辰，分三服，水煎，并进，神效。

上解表诸方，治中风全不能语，经所谓甚则不能言者是也。

〔罗〕**犀角防风汤**　治一切诸风，口眼㖞斜，手足亸拽，言语謇涩，四肢麻木，皆治之。

犀角　防风　甘草炙　天麻　羌活各一两　滑石三两　石膏一两半　麻黄七钱半，不去节　独活　山栀各七钱　荆芥　连翘　当归　黄芩　全蝎　薄荷　大黄各半两　桔梗　白术　细辛各四钱

上㕮咀，每服五钱，水二盏，生姜十片，煎至一盏，去渣，稍热服。未汗再一服。如病人脏气虚，则全减大黄。

轻骨丹　治风瘫痪，四肢不随。

苦参　桑白皮　白芷　苍术　甘松　川芎各四两　麻黄去节，五升。河水五升煮去渣，再熬成膏至半碗

上为末，入前麻黄膏和丸，如弹子大。每服一丸，温酒研化服之，卧取汗。五七日间，再服，手足当即轻快。卒中涎潮，分利后用之。一方有浮萍四两。

风药圣饼子　治半身不遂，手足顽麻，口眼㖞斜，痰涎壅盛，及一切风，他药不效者。

小儿惊风，大人头风，妇人血风，并治之。

川乌生　草乌　麻黄去节，各二两　苍术　何首乌　白附子　白僵蚕　川芎各五钱　防风　干姜各二钱半　雄黄四钱六分　藿香　荆芥各二钱半

上为末，醋糊丸，如桐子大。捏作饼子，嚼碎，茶汤送下，食后。

〔世〕采浮萍草法并方

不在山兮不在岸，采我之时七月半，一任瘫风与痪风，些少微风都不算，豆淋酒内下三钱，铁幞头上也出汗。

〔《本》〕治风半身不遂，此方甚妙。

川山甲左瘫用左脚，右瘫用右脚　川乌头　红海蛤各二两

上为末，每用半两，生葱自然汁调成膏，作饼子，约一寸半。左患贴左脚，右患贴右脚，贴在足掌心内，用旧绢片紧扎定，于密房中无风处椅子上坐，用汤一盆，将有药脚浸于汤中，用小心人扶病人，恐汗出不能支持，候汗出，急去药。如汗欲出时，身必麻木，以汗周遍为妙。如未效，半月后再用一次，神妙。

〔世〕治卒中手足不遂。用麦麸五升，入乌头尖一升，连翘半升，同甑炊令大热，铺在席下，以手足不遂处卧之，令热气熏蒸，候出汗为度。日用三次，元药再蒸用之。候两日外，别用新药。如无乌头尖，只用草乌头半升，不去皮尖，研作粗末亦可。

〔《千》〕治半身不遂。用蚕沙两石，分作三袋，每袋可七斗，蒸热一袋，着患处。如冷再痪一袋，依前法数数换易，百不禁，瘥止。须羊肚酿、粳米、葱白、姜、椒、豉等，煮烂熟吃，日食一具，十日止，此方千金不传。

上解表方，治中风语言謇涩，经所谓志乱不甚，其言微知者是也。

〔罗〕中脏治验　真定府临济寺赵僧判，于至元八月间，患中风半身不遂，精神昏愦，面红颊赤，耳聋鼻塞，语言不出。诊其两手，六脉弦数。常记洁古有云：中脏者多滞九窍，中腑者多着四肢。今语言不出，耳聋鼻塞，精神昏愦，是中脏也。半身不遂，是中腑也。此脏腑俱受病，先以三化汤一两，内疏二三行散其壅滞，使清气上升，充实四肢，次与至宝丹加龙骨、南星，安心定志养神，使各脏之气上升，通利九窍，五日音声出，语言稍利。后随四时脉证加减用药，不旬日，稍能行步。先以绳络其病脚，如履阈或高处，得人扶之，方可窬也。又刺十二经之井穴，以接经络，翌日不用绳络能行几步，百日大势皆去，戒之，慎言语及节饮食，一年方愈。【批】通里杂方。

〔子和〕一衲子，因阴雨卧湿地一年，手足皆不遂，若遇阴雨，其病转加，诸医皆作中风偏枯治之，用当归、芍药、乳香、没药、自然铜之类，久服反加大便涩，风燥生，经岁不已。戴人以舟车丸下三十余行，去青黄沫水五升。次以淡剂渗泄之，数日手足能举。戴人曰：受风湿寒三气合而为痹，水湿得寒而浮，蓄于皮腠之间，久而不去，内舍六腑，宜用去水之药可也。水湿者人身中之寒物也，寒去则血行，血行则气和，气和则愈矣。

〔世〕治中风大便秘者，用不蛀皂角烧灰为细末，每服一钱，米饮调下。

〔《本》〕**豨莶丸**

豨莶俗呼火锹草，茎叶颇类苍耳，春生苗叶，秋初开花，秋末结实，法于五月五日、六月六日、九月九日采其叶，去根茎花实，或云秋花成实后，和枝取用，洗净曝干，入甑中用酒蜜蒸之九遍，焙干捣筛为细末，炼蜜丸如桐子大。空心用温酒或米饮下四五十丸，张乖崖进表云：谁知至贱之中，乃有殊常之效，臣服至百服，眼目清明。至千服，须鬓变黑，筋骨强健。又云：甚益元气，疗诸疾患，修合施人，服无不效。【批】行中道杂方。

〔罗〕**正舌散**　治中风舌强语涩。

雄黄研　荆芥各等份

上为末，每服二钱，用豆淋酒调下。

茯神散　治证同前。

茯神心炒，一两　薄荷焙，二两　蝎梢去毒，二钱半

上为末，每服一二钱，温酒调下。

〔《本》〕治风在肝脾，语涩謇，脚弱，大便多秘，地黄酒。

熟地四两　附子　茵芋　羌活　防风　川芎各一两　石斛二两　丹参二两半　牛蒡根二两半　牛膝　杜仲　桂枝各一两半　大麻子一升

上锉，入绢袋盛，宽贮之。用无灰酒一斗九升，封渍七日。逐日空心食前后饮一盏，常醺，勿令吐。

治中风内虚，脚弱语謇防风汤。

石斛一两半　地黄　杜仲　丹参　防风　川芎　麦门冬　桂心　独活各一两

上为粗末，每服五钱，水一大盏半，枣二枚同煎，去渣温服。

治中风入肝脾经，四肢不遂，舌强语謇，竹沥汤。

威灵仙　附子　桔梗　防风　蔓荆子　枳壳　川芎　当归各等份

上为粗末，每服四钱，水一盏，竹沥半盏，生姜四片，同煎至八分，去渣温服，日三四。忌口。

治久风邪入肝脾二经，言语不转，防己汤。

汉防己　防风　桂心　附子各半两　威灵仙三钱　麻黄半两

上为粗末，每服四钱，水一盏，引子半盏，煎七分，去渣温服，日三四。引子用竹沥、荆沥、地黄汁各一盏，生姜汁拌匀用之。以上四方，庞先生传，审而用之良验。

〔《千》〕**独活煮散**　治风痱。

独活八两　川芎　芍药　茯苓　防风　防己　葛根各六两　羚羊角　当归　人参　麦门冬　桂心　石膏各四两　磁石十两　甘草三两　白术五两

上十六味，各切锉分为二十四服，每服生姜、生地切作一升，杏仁二七枚，以水二升，煮取七合，或日晚，或夜中，或日一服，或间日服。

〔罗〕《局方》。至宝丹　治风中脏。方见《局方》。【批】安神杂方。

〔《圣》〕**保命金丹**　治中风口眼㖞斜，手足亸拽，言语謇涩，四肢不举，晨昏痰多。

贯仲一两　生地七钱　大黄半两　青黛　板蓝根各三钱　朱砂研　蒲黄　薄荷各二钱半　珠子研　龙脑研。各一钱半　麝香研，一钱　牛黄二钱半，研

上为末，研和药匀，蜜丸如鸡豆大，每服一丸，细嚼，茶清送下，新汲水亦得。如病人嚼不得，薄荷汤化下，无时。此药坠痰涎，大有神效，用金箔为衣。

活命金丹　治中风不语，半身不遂，肢节痹疼，痰涎潮上，咽嗌不利，胸膈痞满，上实下虚，气闭面赤，汗后余热不退，劳病诸药不治，无问男女老幼，皆可服。

板蓝根　贯仲　甘草　干葛根各一钱　桂心　芒硝一两　大黄一两半　珠子粉　牛黄研　青黛　生犀屑　薄荷各五钱　辰砂四钱，研一钱，为衣　麝香研　龙脑二钱

上为末，和匀，蜜水浸蒸饼为剂，每两作十丸，就湿用朱砂，再用金箔四十片为衣，腊月修合，瓷器收贮，多年不坏。如疗风毒，茶清化下。解毒药，新汲水化下。汗后余热劳病，及小儿惊风热病，用薄荷汤化下。

〔海〕**解语丸**　治中风语言不正【批】治痰杂方。

白附子　石菖蒲　远志　全蝎　羌活　天麻　南星　白僵蚕

上为细末，蜜丸，如绿豆大，服之。

〔《经》〕治中风及壅滞。旋覆花净洗捣末，炼蜜丸，如桐子大。夜卧茶汤下五丸七丸至十丸。

治中风不语，喉中如拽锯声，口中涎沫。取藜盖一分，天南星一枚，去浮皮，欲于脐上剜一坑子，内入藜盖陈醋和面包裹，四面用火

逼令黄色，同捣再研极细，生面为丸，如小豆大。每服三丸，温酒下。

〔《运》〕语涩皆属风。经云：厥阴司天，风淫所胜，民病舌本强，是风气胜也。又云：厥阴司天主胜，则舌难以言，是风气虚也。【批】运气。

〔《灵》〕帝曰：刺节言解惑，夫子乃言尽知调阴阳，补泻有余不足，相倾移也，惑何以解之？岐伯曰：大风在身，血脉偏虚，偏虚者不足，实者有余，轻重不得，倾侧宛伏，不知东西，不知南北，乍上乍下，乍反乍覆，颠倒无常，甚于迷惑。黄帝曰：善，取之奈何？岐伯曰：泻其有余，补其不足，阴阳平复。用针若此，疾于解惑。黄帝曰：善。刺节真邪论尽知调阴阳补泻有余不足相倾移者，谓诊手部三候，面部三候，足部三候，视其所候之症，其脉实者泻之，虚者补之。如阳经之脉实，阴经之脉虚，泻其阳经补其阴经。阴经之脉实，阳经之脉虚，泻其阴经补其阳经。又如左实右虚。泻左补右，右实左虚，泻右补左之类是也。【批】针灸。

〔罗〕灸风中脉，口眼㖞斜。

听会二穴　颊车二穴　地仓二穴

凡㖞向右者，为左边脉中风而缓也，宜灸左㖞陷中二七壮。凡㖞向左者，为右边脉中风而缓也，宜灸右㖞陷中二七壮，艾炷如大麦大。

灸风中腑，手足不遂等疾。

百会一穴　肩髃二穴，曲池二穴　足三里二穴　绝骨二穴　风市二穴

凡觉手足痹，或麻或痛，良久乃已，此将中腑之候，宜灸此诸穴，病在左灸右，在右灸左。

灸风中脏，气塞涎上，不语极危者，下火立效。

百会一穴　风池二穴　大椎一穴　肩井二穴　曲池二穴　间使二穴　足三里二穴

凡觉心中愦乱，神气不怡，或手足麻木，此中脏之候也。不问是风与气，可速灸此七穴五七壮，日后再别灸之，随年壮止。凡遇春秋二季，可时时灸此七穴，以泄风气。

凡人风发，怕痛不肯灸，忽然卒死，是谓何病？曰：风入脏故也，病者不可不知。予自五月间，口眼㖞斜，灸百会等三穴即正，右手足麻木无力，灸百会、发际等七穴得愈。七月气塞，涎上不能语，魂魄飞扬，如堕江湖中，顷刻欲绝，灸百会、风池等，左右颊车二穴，气遂通，吐涎半碗，又下十余行，伏枕半月，遂平复。自后，凡觉神气少异于常，即灸百会风池等穴，无不立效。

〔《本》〕范子默记崇宁中，凡两中风，始则口眼㖞斜，次则涎潮闭塞，左右共灸十二穴，得气通。十二穴者，谓听会、颊车、地仓、百会、肩髃、曲池、风市、足三里、绝骨、发际、大椎、风池也。依而用之，无不效。

〔罗〕中风针法。出窦太师《气元归类》。

手太阴　列缺偏风，半身不遂。　天府卒中恶鬼疰，不得安卧。手阳明　肩髃　曲池偏风，半身不遂。　足阳明　大巨偏枯，四肢不举。　冲阳偏风，口眼㖞斜，足缓不收。手太阳　腕骨偏枯狂惕　足太阳　辅阳风痹不仁，四肢不举　足太阴　照海大风偏枯，半身不遂，善悲不乐。　足少阳　阳陵泉半身不遂。　环跳风眩偏风，半身不遂。

〔《甲》〕痱痿臂腕不用，唇吻不收，合谷主之。偏枯四肢不举，善惊，大巨主之。偏枯不能行，大风默默，不知所痛，视如见星，溺黄，小腹热，咽干，照海主之。偏枯，臂腕发痛，肘屈不得伸手，又风头痛，泣出，肩臂颈痛，项急，烦满惊，五指掣不得屈伸，战惕，腕骨主之。

〔罗〕大接经从阳引阴，治中风偏枯。出云岐子《医学新说》。

足太阳膀胱之脉，出于至阴小指外侧，去爪甲如韭叶，为井金。十呼。足少阴肾之脉涌泉，起于小指之下，斜趋足心。三呼。手厥阴心包之脉，其直者，循中指中冲出爪甲，如韭

叶陷中，为井。其支者别掌中小指次指出其端。手少阳三焦之脉，起小指次指之端，去爪甲如韭叶，为井。三呼。足少阳胆之脉，起足窍阴，小指次指之端，去爪甲如韭叶，为井。其支者，上入大指岐骨，内出其端，还贯爪甲，出三毛中。三呼，十三呼。足厥阴肝之脉，起大敦，大指入丛毛之际，去爪甲如韭叶，及三毛为井。十呼，六呼。手太阴肺之脉起大指之端。出于少商。大指内侧。去爪甲如韭叶，为井。其支者，出次指内廉出其端。手阳明大肠之脉，起大指次指之端，入次指内侧，去爪甲如韭叶，为井。一呼。中指内交。三呼。足阳明胃之脉，起足大指次指之端，去爪甲如韭叶，为井。其支者，入大指出其端。一呼。足太阴脾之脉，起足大指端，循指内侧，去爪甲角如韭叶，为井，隐白是也。十呼。手少阴心之脉，起手小指内出其端。循指内廉，去爪甲角如韭叶，为井。手太阳小肠之脉，起手小指之端，去爪甲下一分陷中，为井。

大接经从阴引阳，治中风偏枯。

手太阴肺之脉，起手大指端，出于少商，大指内侧，去爪甲角如韭叶，为井。一呼，三呼。手阳明大肠之脉，起手大指次指之端，去爪甲如韭叶，为井。其支者，入大指问出其端。足阳明胃之脉，起足大指次指之端。去爪甲如韭叶，为井。其支者，入大指间出其端。足太阴脾之脉，起足大指端，循指内侧，去爪甲如韭叶，为井，隐白也，手少阴心之脉，起手小指内出其端，循指内廉，去爪甲如韭叶，为井。手太阳小肠之脉，起手小指之端，去爪甲下一分陷中，为井。足太阳膀胱之脉，起足小指外侧至阴，去爪甲如韭叶，为井金。足少阴肾之脉，起足小指之下，斜趋足心，为井，涌泉穴也。手厥阴心包之脉，其直者，循手中指出其端，去爪甲如韭叶，为井，中冲穴也。其支者，循掌中循小指次指出其端。手少阳三焦之脉，起手小指次指之端，去爪甲如韭叶，为井。足少阳胆之脉，起于窍阴，小指次指之端，去爪甲如韭叶，为井。其支者，上入大指歧骨，内出其端，还贯爪甲出三毛中。足厥阴肝之脉，起足大指之端，入丛毛之际，去爪甲如韭叶，为井。大敦也。六呼。

大接经皆十二经井穴也。此罗谦甫治赵僧判中脏，刺十二井穴愈。治张安抚中脏，灸十二井穴愈。《内经》所谓留瘦不移节而刺之是也。

〔《难》〕阴跻为病，阳缓而阴急。阳跻为病，阴缓而阳急。

〔罗〕云：治失音不语。出窦大师《气元归类》

手阳明　天鼎暴喑并喉痹。合谷喑不能言。手少阴　阴郄喑不能言。灵道暴喑不语。足阳明　颊车　地仓不语，饮食不收，水浆漏落，病右治左，病左治右。手少阳　支沟暴喑不语。三阳络暴喑不能言。手太阳　天窗暴喑不能语。足少阴　通谷暴喑不语。手厥阴　间使喑不能语。

〔《玉》〕中风不语，不省人事：顶门灸七壮。百会针入豆许，先补后泻，泻多补少。

又撮要法：中冲一分，补之。大敦灸一分。百会一分，泻。

〔《怪穴》〕又法：十指尖出血此更详之。

〔《玉》〕中风失音：喑门二分，留三呼，泻之不可深。人中三分，留三吸泻之。天突涌泉各五分。神门　支沟各三分。如舌急不语：喑门二分。如舌缓不语：风府三分。

〔东阳〕卒中失音，不能言语，缓纵不随，天窗刺之一分，灸五十壮。息火，仍移灸百会五十壮毕。复灸天窗五十壮，始发。若先灸百会，则风气不得泄，内攻五脏，喜闭伏，仍失音，所以先灸天窗。

〔《千》〕治风痱不语手足不遂方。度病者，男左手，女右手，小指内歧间至指端为度，以置脐上，直望心下，以朱涂度上端毕。又作两度，续所涂上，合其下，开其上，取其本度横置开上，令三合，其状如▽形，复以朱涂两端毕，三处同时起火灸之，各一百壮愈。

〔河〕凡觉中风，必先审六经之候，慎勿用大热药乌、附之类，故阳剂刚胜，积若燎原，为消狂疮肿之属，则天癸绝而荣涸矣。【批】禁忌。

〔罗〕云：中风人初觉，不宜服脑、麝，恐引风入骨髓，如油入面，不能得出，如潮痰盛，不省人事烦热者，宜用下痰，神效。

〔洁〕云：中风如小便不利，不可以药利之。既已自汗，则津液外亡，小便自少。若利之，使荣卫枯竭，无以制火，烦热愈盛，当候热退汗至，小便自行也。

〔丹〕治中风方，续命、排风、越婢等，悉能除去，而《千金》多用麻黄，令人不得虑虚。以风邪不得汗，则不能泄也。然此治中风不汗者为宜，若自汗者，更用麻黄则津液转脱，反为大害。中风自汗，仲景虽处以桂枝汤，至于不住发搐口眼瞤动，遍身汗出者，岂胜封治。此时独活汤、续命煮散，能复荣卫，却风邪，不可缺也。独活、续命散，方见瘈疭条。

〔《千》〕治中风，无密室者，不可疗。强人居室不密，尚中风邪，况服药之人乎。服汗剂，必依此法。

〔丹〕寒则筋急，热则筋缓。缓因于弛长，缩因于短促。若受湿则弛，弛因于宽而长。然寒与湿，未尝不挟热，三者皆因于湿。然外湿，非内湿无以启之，不能成疾。致湿之由，酒面为多，鱼与肉继以成之。若甘滑烧炙香辛硬物，皆致湿之因，戒之慎之。药中肯綮矣，若将理失宜，虽圣医，不治也。天产作阳，气浮发热，先哲格言。但是患痿之人，若不能淡薄食味，吾知其必不能安全也。丹溪断痱病为痿。凡人初觉食指次指麻木不仁，或不用者，三年内必中风之候也。宜先服愈风汤、天麻丸各一两料，此治之先也。是以圣人治未病，不治已病。中风人能食，盖甲已化土，脾盛故能多食。此脾愈盛，下克肾水，肾水亏则病增，宜广服药，不欲多食，病能自愈。中风多食，风木盛也。盛则克脾，脾受敌，求助于食。经曰：实则梦与，虚则梦取。当泻肝木，治风安脾，脾安则食少，是其养矣。

肺脉微缓，为痿瘘偏风，头以下汗出不可止。全文见治虚实法。脾脉微缓，为风痿，四肢不用，心慧然若无病。同上，经云：脉缓者多热，盖风痿即风痱之类。【批】诊。

〔《素》〕胃脉沉鼓涩，胃外鼓大，心脉小坚急，皆鬲偏枯，男子发左，女子发右，不喑舌转可治，三十日起。其从者喑，三岁起。年不满二十者，三岁死。大奇论，王注云：从谓男发左女发右也。

〔《玄》〕中风不语者，为病在心脏。脉反沉者，治难见效。凡病脉不应病者危。

〔丹〕《脉诀》内言不治证见，则不可治。筋枯，不治。动则筋痛者，是谓筋枯，以其无血滋润筋骨也。

产后中风

〔丹〕产后中风，口眼㖞斜，必用大补气血，然后治痰。当以左右手脉，分其气血多少以治，切不可作中风治，用小续命汤及发表治风之药。【批】虚。

〔云〕治产后中风，半身手足不遂，言语謇涩，恍惚多忘，精神不定。

独活　当归　芍药　防风　川芎　玄参　天麻各五钱　桂心三钱

上㕮咀，以水八升，煮取二升半，分为三服。觉效，更作一剂。又作丸，每服二十丸。如有热加葛根五钱，有冷加白术五钱。若有气疟，加生姜一两半。若手足不遂，加牛膝一钱半，萆薢三钱，黄芪四钱。若腹痛，加当归、芍药七钱半。若不食，加人参五钱，玄参一两。若寒中三阴，所患必冷，小续命汤加姜煎。若暑中三阳，所患必热，小续命汤去附子，减桂心一半，加薄荷煎。

〔《保》〕**血风❶汤** 治产后诸风，痿挛无力。

秦艽 羌活 防风 白芷 川芎 芍药 当归 白术 茯苓 熟地各等份

上为末，一半蜜丸，一半散，酒调下五七十丸妙。

〔《食》〕治产后风虚，五缓六急，手足顽痹，气血不调，大豆一升，炒令熟，热投三升酒中，密封饮之。

〔《小品》〕治产后中风，语涩，四肢拘急，羌活三两为末，每服五钱，水酒各半盏煎，去渣温服。

上产后中风，用续命汤及羌活发散之药，必详气血，以四物、四君子相与各半，停对分两服之可也。

口噤中倒之初有口噤者，故附之

〔丹〕口噤搐鼻，用郁金、藜芦为末，水调搐之。【批】实。

治口噤卒不得语，附子杵末，内管中，吹喉中立安。《千金翼》云：吹喉中，恐是吹鼻中【批】开关法。

〔《经》〕治急中风，目瞑牙噤，无门下药者，用此末子，以中指蘸末，揩大牙左右，二三十遍，其口自开，始得下药，名开关散。

天南星捣为末，白龙脑二件，各等份研，五月五日午时修治者，只一字至半钱效，涎盛者吐之。

〔《简》〕治中风口噤，涎潮壅塞，吐涎方。用皂角一挺，去皮，涂猪脂，炙黄为末，每服一钱匕，非时温酒服。如气实脉盛，调二钱匕。如牙不开，用白梅揩齿，口开即灌药，吐出风涎瘥。【批】吐痰法。

〔《本》〕治中风不省人事，牙关紧急。用藜芦一两，去芦，浓煎防风汤洗过，焙干切，炒微黄褐色，捣末，每半钱温水下，以吐涎为效。如人行三里许，未吐再服。

〔罗〕**分涎散** 治中风涎潮作声，口噤，手足搐搦。

藿香 全蝎炒 白附子 南星炮。各一两 丹砂 腻粉 粉霜各二两

上为细末，每服一钱匕至二钱，薄荷汤或茶汤调下。未吐利，再服。

〔《衍》〕黄芪防风汤熏法。方见中深半身不遂门。【批】虚。

〔世〕治中风口噤，不知人事，产后中风。用白术四两，水三升，煎一升，顿服。

〔《大》〕**白术酒** 治妊娠中风，口噤，语言不得。

白术 独活一两 黑豆炒，一合

上锉，以酒三升，煮取一升半，去渣，温分四服，口噤者斡开灌之，得汗即愈。

〔《千》〕治中风通身冷，口噤不知人事，用独活四两，好酒一升，煎半升，分温再服。

破伤风口噤。见破伤风门。

〔《摘》〕中风口噤不开。人中四分 颊车四分，得气即泻。【批】针灸。

〔《集》〕又法：人中 颊车一分，沿皮透地仓。百会一分，灸。承浆三分，灸。 合谷一分，灸

〔《东》〕口噤不开，唇吻不收，喑不能言：合谷 人中

〔《甲》〕口噤不能言，翳风主之。

口眼㖞斜

凡半身不遂者，必口眼㖞斜。亦有无半身不遂之症而㖞斜者，故另立附之。

运气 口眼㖞斜者，多属胃土。风木不及，金乘之，土寡于畏也。经云：木不及曰委和，委和之纪，其动软戾拘缓。又云：厥阴所至为软。盖软，缩短也。木不及，则金化缩短乘之，以胜木之条达也。戾者，口目㖞斜也。拘者，

❶ 风：原作“气”：据《保命集·卷下》改。

筋脉拘强也。木为金之缩短，牵引而㖞斜拘强也。缓者，筋脉纵也。木为金乘，则土寡于畏，故土兼化缓纵于其空隙，而拘缓者自缓也。故目㖞斜者，多属胃土有痰。治法宜辛温泻金之短缩，平土之湿痰也。【批】运气，风木。

〔垣〕清阳汤　治筋脉缩短，牵引口目㖞斜。方见后。

〔孟〕中贼风，口偏不能语者，取吴茱萸一升，清酒一升，和煮四五沸，合服之半升，日三服，得少汗瘥。

〔《千》〕治口㖞，大豆三升，炒令焦，好酒三升，淋取汁顿服，一日一服。治中风面目相引，口偏着耳，牙车急，舌不得转方。

独活三两。竹沥　生地汁各一升。

上三味合煎，取二升顿服即愈。

治卒中风，口㖞不正，取空青末如豆大一枚，含之即愈。口目㖞斜之症，大率在胃而有筋脉之分。经云：足之阳明，手之太阳，筋急则口目为僻，眦急不能卒视，此胃土之筋为㖞邪也。经云：胃足阳明之脉，挟口环唇，所生病者，口㖞唇邪。此胃土之脉为㖞邪也。【批】胃土。

〔垣〕**清阳汤**　治口㖞斜，颊腮急紧，胃中火盛，汗不止而小便数。

升麻二钱　葛根一钱半　当归身二钱　黄芪二钱　甘草炙，一钱　红花一钱　苏木五分　桂枝一钱　甘草生，五分　黄柏酒，一钱

上㕮咀，作一服，酒三盏，煎至一盏三分，去渣，稍热食前服讫，以火熨摩紧急处，即愈。夫口卑筋急者，是筋脉血络中大寒，此药少代燔针劫刺，破恶血以去凝结，内泄冲脉之火炽。

〔罗〕风中血脉治验　太尉中武史公，年六十八岁，于至元十月初，侍国师于圣安寺丈室中，煤炭火一炉在左边，遂觉面热，左颊微有汗，师及左右诸人皆出，因左颊疏缓，被风寒客之，右颊急，口㖞于右，脉得浮紧，按之洪缓。予举医学提举忽君吉甫，专科针灸，先以左颊上灸地仓穴一七壮，次灸颊车二七壮，后于右颊上热手熨之，议以升麻汤加防风、秦艽、白芷、桂枝，发散风寒，数服而愈。或曰：世医多以续命等药治之，今君用升麻汤加四味，其理安在？对曰：足阳明经，起于鼻交頞中，循鼻外，入上齿中。手阳明之经，亦贯于下齿中。况两颊皆属阳明，升麻汤乃阳明经药，香白芷又行手阳明之经，秦艽治口噤，防风散风邪，桂枝实表而固荣卫，使邪不能再伤，此其理也。夫病有标本经络之别，药有气味厚薄之殊，察病之源，用药之宜，其效如桴鼓之应。不明经络所过，不言药性所主，徒执一方，不惟无益，而又害之者多矣，学者宜细思之。

秦艽升麻汤　治中风手足阳明经口眼㖞斜，四肢拘急，恶风寒。

升麻　干根　甘草炙　芍药　人参各半两　秦艽　白芷　防风　桂枝各三钱

上㕮咀，每服一两，水二盏，连须葱根白三茎，煎至一盏，去渣，稍热服，食后服。药毕，避风寒，卧得微汗出则止。

〔丹〕娄舍人，口眼㖞斜，先自右边牙疼。

防风五分　南星一钱　桂枝三分　半夏五分　苍术五分　甘草炙，二分　白术一钱半　茯苓三分

上煎，后入姜汁一合服。

〔《本》〕治风客阳经，邪伤腠理，背脊强直，口眼㖞斜，体热恶寒，痰厥头痛，肉瞤筋惕，辛頞鼻渊，及饮酒过多，呕吐涎沫，头痛眩晕，如坐车船。常服解风邪伤寒，避雾露瘴气，爽慧神志，诸风不生。定风饼子。

天麻　川乌　南星　半夏　川姜　川芎　白茯苓　甘草生。各等份

上为细末，姜汁为丸，如龙眼大，作饼子，朱砂为衣，每服一饼，细嚼，热姜汤下，不拘候。熙丰间，王丞相常服，预防风疾神验。

〔《千》〕**枳茹酒**　主口僻眼急大验，诸药不瘥方。

枳实上青刮取末，欲至心止，得茹五升，微火炒去湿气，以酒一斗渍，微火暖，令得药

味，随性饮之。

〔子和〕东杞一夫，患口目㖞斜，其两手急数如弦之张，有力而实。其人壮气充，风火交胜。与调胃承气汤六两，以水四升，煎作三升，分作四服，令稍热啜之，前后约泻四五十行。去一两，次以苦剂投之，解毒数服，以升降水火，不旬而愈。《脉诀》云：热则生风。

《内经》治口眼㖞斜，多属足阳明筋病，盖足阳明筋结颊上，得寒则急，得热则弛，左寒右热，则左颊筋急牵引右之弛者，而右随急牵引，㖞向左也。右寒左热，则右颊筋急牵引左之弛者，而左随急牵引，㖞向右也。故其治法，以火灸，且为之膏油熨其急者，以白酒调和桂末涂其弛者，又以桑为钩，钩其舌吻之㖞僻处，使正平，而高下相等。复以水调生桑灰，于钩柄之坎缝处，连颊涂之，以收其弛。兼饮姜酒，啖美肉，使筋脉气和，以助外之涂熨。不饮酒者，自强其筋骨，以手拊拍其急处，使症自去也。详见筋门。【批】筋病涂法。

〔《千》〕又方

牡蛎　附子　矾石　灶下黄土

上四味，各等份为末，取三年雄鸡冠血和药傅其上，持镜看候欲复，故便急洗去之。不速去，便过不复还也。《千金翼》云：偏左涂右，偏右涂左。

又方　酒煮桂取汁一升，以故布浸搨病上则正，左㖞斜搨右，右㖞斜搨左。此秘方不传，余常用大效。此方即《内经》用酒桂涂法也。

又方　大皂荚一两，去皮子，捣筛，以三年石灰末水和，左㖞涂右，右㖞涂左，干又涂之。

〔《衍》〕取硬石灰一合，以醋炒和如泥，于患偏风牵口㖞斜人口唇上，不患处一边涂之，立便牵正。

〔孙〕卒患偏风，口㖞语涩。取衣中白鱼摩耳下，㖞向左摩右，向右摩左，即正。即蠹，书鱼也。

〔《圣》〕治中风口㖞，用巴豆七枚，去皮烂研，㖞左涂右手心，㖞右涂左手心，仍以暖水一盏，安向手心，须臾即便正。洗去药，并频抽掣中指。

〔子和〕一长吏，病口目㖞斜，予疗之。目之斜，灸以承泣；口之㖞，灸以地仓，俱效。苟不效者，当灸人迎。夫气虚风入而为偏，上不得出，下不得泄，真气为气邪所陷，故宜灸，所以立愈。按此乃脉兼㖞斜，故灸之愈。若筋急㖞斜，非灸可愈，必用服药及用燔针劫刺其急处，或用马膏涂法，可愈。故承泣、地仓、人迎皆足阳明，阳明胃脉之所发也。【批】针灸。

〔《玉》〕口眼㖞斜：地仓针入二分，沿皮斜向颊车，一寸半，留十吸泻之　颊车二分，斜向地仓。以上三穴、㖞右补泻左，㖞左补泻右。

〔《甲乙》〕口僻，颧髎及龈交、下关主之。面目恶风寒䪼肿痈痛，招摇视瞻，瘛疭口僻，巨髎主之。口不能水浆，㖞僻，水沟主之。厥口僻失欠，下牙痛，颊肿恶寒，口不能收，舌不能言，不能嚼，大迎主之。口僻，偏历主之。口僻刺太渊，引而下之。口僻噤，外关主之。僻不正失欠，口不开，翳风主之。

〔《千》〕又方，以苇筒长五寸，以一头刺耳孔中，四畔以面塞密，勿令泄风；一头纳大豆一颗并艾，烧令燃，灸七壮，即瘥。患右灸左，患左灸右，千金不传，耳病亦可灸之。

痒

凡中风多有痒甚不收者，故编此附之于后，与前中风方相兼用之可也。

〔丹〕经曰：诸痒为虚。血不荣肌腠，所以痒也。当以滋补药以养阴血，血和肌润，痒自不作矣。治身上虚痒，四物加黄芩煎汤，调浮萍末服之。治诸痒如虫行，此虚也，先与大料四物汤服之。盐一斗，水一石，煎减半，温浴三次，能治一切风痒。《秘要》诸痒，凌霄花末，酒下一二钱。此花补阴血甚速。《本草》

云：凌霄治热风、身痒、游风、风疹、瘀血，苍耳叶同用也。【批】血虚。

陶安人，身体肥壮，久患瘙痒，自投风药，渐成虚症，身上麻木无力，口苦干，小便数。【批】气虚。

白术二钱　陈皮　芍药　黄芩一两　茯苓七钱　归身　黄芪　人参　川芎　青皮　苍术　木通五钱　黄柏酒炒　五味子　甘草炙，二钱

每服下黄精丸三十丸。

〔《灵》〕虚邪搏于皮肤之间，其气外发，腠理开，毫毛摇，气往来行，则为痒。刺节真邪篇【批】表邪。

〔丹〕**何首乌散**　治浑身风寒湿痒。

何首乌盐炒　天麻　枸杞　生地　熟地各一两　防风　川芎　薄荷　诃子　甘草各半两

上为末，每服二三钱，温酒空心服，温茶亦得。

〔《集》〕治风气客皮肤，瘙痒不已。蝉蜕、薄荷末等份为末，酒调一钱匕，日三服。

又方　治风气客于皮肤，瘙痒不已，蜂房炙过，蝉蜕等份为末，酒调一钱匕，日二三服。

〔《局》〕**消风散**　治皮肤顽麻瘾疹瘙痒。

茯苓　川芎　羌活　人参　荆芥穗　防风　藿香　蝉蜕　白僵蚕炒，去丝　甘草炒。各二两　厚朴　陈皮各半两

上为末，每服二钱，茶酒调下。

〔经〕治风疹痒不止。枳壳三两，麸炒微黄，去瓤，为末。每服二钱，非时，水一盏，煎至六分，去渣服。

〔圣〕治妇人瘙疹，身痒不止，用苍耳花叶子等份，捣罗为末，头淋酒调服一钱匕。

〔丹〕治一切痒，食羊蹄根，不宜多。【批】热。

〔河〕痒，得爬而解者，爬为火化，微则亦能痒，甚则痒去者，谓令皮肤辛辣而属金化，辛能散火，故金化见，则火化解矣。

〔《圣》〕治风瘙瘾疹，遍身痒成疮者，用蚕沙一升，水一斗，煮取一斗二升，去渣热洗。宜避风。【批】杂方。

〔罗〕**澡洗药**　治一切诸风，及遍身瘙痒，光泽皮肤。

干荷叶三十三两　威灵仙十五两　藁本一斤　零陵香一斤　茅香一两　甘松　白芷各半斤

上为粗末，每用二两，生绢袋盛，水二桶，约四斗，煎五沸，放热于无风处，淋澡洗之，避风少时。如水少时，便添热汤，斟酌得所，勿添冷水，不添药末。浴痒无如盐，浓煎汤最妙。

〔仲〕寸口脉迟而缓，迟则为寒，缓则为虚，荣缓则为亡血，卫缓则为中风，邪气中经，则身痒而瘾疹。心气不足，邪气入中，则胸满而短气。脉缓而大，浮为风虚，大为气强，风气相搏，大成瘾疹，身为痒。痒者名泄风，久久为痂癞。【批】诊。

卷之十一　肝胆部

眩

〔成无已〕云：眩者，非眩而见其眩，谓眼黑眩也。运者，运为运转之运，世谓之头旋是也。【批】大法。

《内经》论眩，皆属肝木，屑上虚。丹溪论眩，主于补虚，治痰降火。仲景治眩，亦以痰饮为先也。

诸风掉眩皆属于肝。全方见诊治。【批】肝木作眩。

〔河〕掉，摇也；眩，昏乱旋运也，风主动故也。所谓风气动而头目眩晕者，由风木旺，必是金衰不能制木，而木复生火，风火皆属阳，多为兼化。阳主乎动，两动相搏，则头目为之眩晕而旋转。故火本动也，焰得风则自旋转，人或乘舟车，及作环舞而眩晕者，其动不止，而左右纡曲。故经曰：曲直动摇，风之用也。眩晕而呕吐者，风热甚故也。

徇蒙招尤，目瞑耳聋，下实上虚，过在足少阳、厥阴，甚则人肝。全文见治虚实法。

〔《本》〕治肝厥头晕，清头目，钩藤散。

钩藤　陈皮　半夏　麦门冬　茯苓各半两　石膏　人参　甘菊　防风各半两　甘草一分

上为粗末，每服四钱，水一盅半，生姜七片，煎至八分，温服。

治肝厥状如痫疾不醒，呕吐。醒后，头虚运发热方。

麻黄　钩藤取皮　石膏　干葛　半夏曲　柴胡　甘草　枳壳　甘菊

上为粗末，每服四钱，水一盅半，生姜三片，枣一枚，同煎至八分，去渣温服。

妇人患头风者，十居其半，每发必掉眩，如在车上。盖因血虚，肝有风邪热故耳。《素问》云：徇蒙招摇，目眩耳聋，下实上虚，过在足少阳、厥阴，甚则归肝。盖谓此也。余常取此方以授人，比他药捷而效速。川芎散。

川芎一两　当归三分　羌活　旋覆花　蔓荆子　细辛　石膏　藁本　荆芥穗　半夏曲炙　防风　熟地　甘草各半两

上为末，每服二钱，水一大盅，生姜三片，同煎至七分，去渣温服，不拘时服。

上甘寒泻风木。

〔罗〕风痰治验参政杨公，七旬有二，有风痰。于至元戊辰春，忽病头旋眼黑，目不见物，心神烦乱，兀兀欲吐复不吐，心中如懊侬之状，头偏痛微肿，面赤色，腮颊亦赤色，足胻冷。命予治之。余料之，此少壮之时喜饮酒，久积湿热于内，风痰内作，上热下寒，是阴阳不得交通，否之象也。经云：治热以寒。虽良工不敢废其绳墨，而更其道也。然而病有远近，治有轻重，参政今年高气弱，上热虽盛，岂敢用寒凉之剂，损其脾胃。经云：热则砭之。又云：高巅之上，射而取之。余以三棱针约二十处刺之，其血紫黑，如露珠之状。少顷，头目便觉清利，诸症悉减。遂处方云：眼黑头旋，虚风内作，非天麻不能除。天麻苗谓之定风草，此草独不为风所摇，故以为君。偏头痛者，乃少阳也，非柴胡、黄芩酒制不能治。黄连苦寒，酒炒以治上热，又为因用，故以为臣。橘皮苦辛温，炙甘草甘温，补中益气为佐。生姜、半夏辛温，能治风痰，茯苓、甘草利小便，导湿热引而下行，故以为使。服之数剂，邪气平，生气复而安矣。

天麻半夏汤 治风痰内作，胸膈不利，头旋眼黑，兀兀欲吐，上热下寒，不得安卧。

天麻 半夏各一钱 橘皮去白 柴胡七分 黄芩酒浸，炒 甘草炙 白茯苓去皮 前胡各五分 黄连三分

上㕮咀，作一服，水二盅，姜三片，煎至一钟，温服，食后忌酒面生冷物。

〔垣〕**羌活汤** 治风热壅盛，上攻头目昏眩。

羌活 防风 黄芩各一两，酒洗 柴胡七钱 黄连酒煮，一两 黄柏酒炒，半两 瓜蒌酒洗，半两 甘草炙，七分 白茯苓五钱 泽泻六钱

上为粗末，每服五钱，水煎取清，食后或先卧，通口热服之，日二服。

上苦寒泻风木。

〔《灵》〕筋骨血气之精，而与脉并为目系，上属于脑，后出于项中，故邪中于项，因逢其身之虚，其入深则随眼系以入于脑，入于脑则脑转，脑转则引目系急，目系急则目眩以转矣。大惑篇。【批】外感风邪眩。

〔《本》〕治一切头旋，本因体虚，风邪乘于阳明经，上注头面，遂入于脑。亦因痰水在于胸膈上犯大寒，使阳气不行，痰水结聚，上冲于头目，令头转旋。羚羊角散。

羚羊角 茯神各一两 川芎 防风 白芷 半夏汤洗七次，各半两 枳壳 附子各一分 甘草三钱

上为粗末，每服四钱，水一盅半，生姜五分，慢火煎至七分，去渣，不拘时候温服。

〔《百一》〕**都梁丸** 治风吹项背，头目昏黑眩痛。

香白芷大块者，用沸汤泡洗四五次，焙干

上为末，炼蜜为丸，如弹子大，每服一丸，细嚼，用荆芥汤点茶下。

〔无〕大豆紫汤 治中风头眩恶风，自吐冷水有汗。方见痉门。

〔《圣》〕治风头旋，用蝉壳二两，微炒为末，非时下，温酒一盅匕。《针经·胃风篇》云：上虚则眩。又五脏生成篇云：徇蒙招尤，目瞑耳聋，下实上虚。盖蒙，昏冒也。招摇，掉也。瞑，黑眩也。皆谓昏冒摇掉，眼黑眩，属下实上虚也。【批】上虚眩。

〔丹〕陈客妇人，近五十，头痛麻木眩晕，脉甚虚。宜补气益血，去风行湿。

天麻酒，一钱 人参半钱 白术一钱 黄芩半钱 归身尾酒，半钱 川芎半钱 陈皮半钱 甘草炙，三分黄芪三分 半夏五分 生姜三片

上作一剂，水煎服。

贾舅因劳役，眼眩倦怠，头不爽，肚带溏滑。

黄芪半钱 人参半钱 当归一钱 黄柏炒，三分 白术一钱 酒浸 陈皮半钱 蔓荆子五粒 甘草炙

水煎，稍热饮之。丑卯时各一次，去枕眠少时，巳申时又各一次，瘥。

男子因作劳成病，发热脚酸，口苦头运。

白术 茯苓 黄连 川芎半两 白芍药 人参 生地 陈皮 当归各一两 甘草一钱 杜仲炒，六两

分十八帖，食前热下抑青丸二十二粒。

丈夫患热，头眩，脉大而散，此是辛苦中来。

陈皮三钱 柴胡三钱 人参二钱 白术二钱 黄芪三钱 木通一钱 甘草些 分三帖服。

〔《本》〕治风眩头运。川芎散

山茱萸一两 山药 甘菊花 人参 川芎 茯神各半两

为末，每服二钱，酒调下，不拘时候，日三服，不可误用野菊花。

〔《三因》〕芎归汤 治产后去血过多，眩晕不省，及伤胎去血多，崩中去血多，金疮去血多，拔牙齿去血多不止，悬虚心烦，眩晕头重目暗，举头欲倒。方见妇人大法条。【批】血虚眩。

〔丹〕头眩属气虚挟痰。无痰作眩，不得治痰为主。挟补气药，并降火药。湿痰多者，用二陈汤。痰多因火动者，二陈汤加酒芩。眩晕，火动其痰，二陈汤加黄芩、苍术、羌活，散风行湿。水煮金花丸治头眩。方见痰饮。【批】补虚降火治痰。

〔丹〕眩晕不可当者，大黄，三次酒炒干，为末，茶调下，每服一钱至二钱。

一男子，年七十九岁，头目昏眩而重，手足无力，吐痰口口相续，左手脉散大而缓，右手缓而脉大不及于左，重按皆无力，饮食略减而微渴，大便三四日一行。众人皆与风药，至春深必死。予曰：此皆大虚证，当以补药作大剂服之。众怒而去。余教用人参、黄芪、当归身、芍药、白术、陈皮，浓煎作汤，使下连柏丸三十粒，如此者服一年半，而精力如少壮时。连柏丸，冬加干姜少许，余三时皆依本法，连柏皆姜汁炒为细末，又以姜汁煮糊为丸。

〔《本》〕治虚风头旋，吐痰涎不已，养正丹。

黑铅　水银　硫黄　朱砂各一两

上用铁盏一只，火上溶铅成汁，次下水银，用柳枝子打匀，取下放少时，下二味末，令冷，研为粉，用米饮丸，或用枣肉丸，如梧子大。每服三十丸，盐汤下。

此药升降阴阳，补接真气，非止头旋而已。

〔垣〕范天騋之内，素有脾胃之病，时显烦躁，胸中不利，大便不通。初冬出外而晚归，为寒气怫郁，闷乱大作，火不得伸故也。医疑有热，治以疏风丸，大便行而病不减。又疑药力少，复加七八十丸，下两行。前症仍不减，复添吐逆，食不能停，痰唾稠黏，涌出不止，眼黑头旋，恶心烦闷，气短促，上喘无力，不欲言，心神颠倒，兀兀不止，目不敢开，如在风云中，头苦痛如裂，身重如山，四肢厥冷，不得安卧，予谓前症乃胃气已损，复下两次，则重损其胃，而痰厥头痛作矣。制半夏白术天麻汤治之而愈。【批】虚者宜补中。

天麻五分　半夏汤洗，一钱半　人参五分　白术一钱　苍术五分　橘皮　黄芪　泽泻　白茯苓各五分　神曲一钱，炒　大麦蘖一钱半　干姜三分　黄柏二分

上件㕮咀，每服半两，水二盏，煎至一盏，去渣，带热服，食前。此头痛苦甚，谓之足太阴痰厥头疼，非半夏不能疗。眼黑头旋，风虚内作，非天麻不能除，其苗为定风草，亦治内风之神药也。内风者，虚风是也。黄芪甘温，泻火补元气。人参甘温，泻火补中益气。二术俱甘苦温，除湿补中益气。泽泻、茯苓，利小便导湿。橘皮苦温，益气调中升阳。神曲消食，荡胃中滞气。大麦蘖宽中助胃气。干姜辛热以涤中寒。黄柏苦大寒，酒洗以主冬天少火在泉发躁也。

上气虚挟痰眩晕。余尝治一人，卧则稍轻，但举足则头旋眼黑，以天麻、半夏、茯苓、陈皮、白附、僵蚕、参芪、草、归、生姜、黄芩煎汤服之，五六日愈。盖仿此方加减之也。

〔《济》〕**芎术汤**　治胃中湿痰，眩晕呕逆，头重不食。

川芎　半夏酒洗　白术各一两　甘草炙，斗两

上㕮咀，每服四钱，水一盏，生姜七片，煎服不拘时。一方有附子、桂心，无半夏。

〔严〕**旋覆花汤**　治中脘伏痰，呕逆眩晕。

旋覆花　半夏　橘红　干姜各一两　槟榔　人参　甘草　白术各半两

上锉碎，每服一两，姜水煎服。

〔仲〕卒呕吐，心下痞，膈间有水，眩悸者，半夏加茯苓汤主之。方见呕吐。假令瘦人脐下有悸，吐涎沫而头眩，此水也，五苓散主之。方见伤寒。【批】悸者兼行水。

〔子和〕青黛散　搐鼻取涎，治眩神效。方见头痛。【批】痰闭不出者吐之。

头风眩晕，可用独圣散吐之。吐讫，可用清上辛凉之药，防风通圣散加半夏等味。仲景云：此痰结胸中而致也。通圣散见痈。

独圣散

瓜蒂不以多少　郁金各等份

上为细末，每服一钱，或二钱，虀汁调下服之，用鸡翎探吐。

〔河间〕**搜风丸**　治邪气上逆，风热上攻，头目眩晕，大小便结滞。【批】大小便滞者微利之。

人参　茯苓各半两　滑石二两　藿香二钱半　干姜　白矾生，各一两　蛤粉二两　南星　大黄　黄芩各二两　牵牛四两　薄荷半两　半夏一两　寒水石一两

上为末，滴水丸，小豆大。每十丸，生姜汤下，加至二十丸，日三服。

〔仲〕**白术附子汤**　治风虚头重眩苦极，不知食味，暖肌补中益精气。【批】体虚有寒者温之。

白术二两　附子一两半，炮去皮　甘草一两，炙

上三味锉，每五钱，姜五片，枣一枚，水盅半，煎至七分，去渣温服。

〔《本》〕治体虚有风，外受虚湿，身如在空中。二生散

生附子去皮脐　生南星各等份

上二味，㕮咀，每服四大钱，水一盅，生姜十片，慢火煎至八分，去渣服。戊午年，予在新安有此疾，名医传授此方，三服愈。

〔仲〕心下有支饮，其人苦冒眩，泽泻白术主之。短气倚息，形如肿，为支饮。用泽泻五两，白术二两，以水二升，煮一升，分温再服。【批】倚息形肿者利湿。

运气眩有二：【批】运气。

一曰风助肝盛眩。经云：厥阴司天之政，风行太虚，云物摇动，目转耳鸣。三之气，风乃时举，民病掉眩。又云：厥阴司天，客胜则耳鸣掉眩。又云：厥阴之胜，耳鸣头眩。又云：厥阴之复，筋骨掉眩，治以诸凉是也。

二曰湿邪伤肾眩。经云：太阴司天，湿淫所胜，头项腰背痛而眩，治以苦热是也。

〔河〕神妙散　搐鼻，治头目昏眩，偏正头痛。方见头痛门。【批】杂方。

脑为髓之海，其输上在于其盖，下在风府，髓海不足，则脑转耳鸣，胫酸眩冒，目无所见。全文见针灸。盖者，百会穴也。补百会、风府二穴，则眩愈。上气不足，头为之苦倾，目为之眩，补足外踝下留之。全文见针灸。邪在肾，肩背头项痛，时眩，取涌泉、昆仑，视有血者尽取之。全文见针灸。【批】针灸。

〔《怪穴》〕头目眩晕：至阴

〔《标》〕金门　申脉

〔桑〕风池　神庭内风池《通玄》同　金门泻　三里补

〔《心》〕头晕怕寒，些少风寒，则目暗僵仆，不分冬夏，常用绵帽包，日夜不难，一去帽即发：百会　惺惺一分，恐上星　风池二寸半，主头大热　丰隆二寸半

〔桑〕头热：上囟　风门　攒竹　百会

〔《甲》〕风眩善呕，烦满，神庭主之。如颜色青者，上星主之。取上星者，先取譩譆，后取天牖、风池。如头痛颜青者，囟会主之。风眩引颔痛，上星主之。先取譩譆，后取天牖、风池。风眩目眩，恶风寒，面赤肿，前顶主之。风眩目眩，颅上痛，后顶主之，风眩惊，手腕痛，泄风，汗出至腰，阳谷主之。脑风目眩头痛，风眩目痛，脑空主之。风逆暴，四肢肿，湿则唏然寒，饥则烦心，饱则眩，大都主之。头眩目痛，至阴主之。

〔丹〕左手脉数热多，脉涩有死血。右手脉实痰积，脉大必有久病。【批】诊。

癫痫

癫痫，即头眩也。痰在膈间，则眩微不仆。痰溢膈上，则眩甚仆倒于地，而不知人，名之曰癫痫。徐嗣伯云：大人曰癫，小儿曰痫，其实一疾也。然与中风、中寒、中暑、尸厥等仆倒不同。凡癫痫仆时，口中作声，将省时，吐

涎沫，省后又复发，时作时止，而不休息。中风、中寒、中暑、尸厥之类，则仆时无声，省时无涎沫者，后不复再发，间有发者，亦如癫痫之常法也。

〔丹〕痫属惊与痰，宜吐。大率行痰为主，黄芩、黄连、瓜蒌、半夏、南星。寻火寻痰，分多少治之，无有不愈。分痰与热，有热以凉药清其心。有痰必用吐药，吐后用东垣安神丸。此证必用吐，吐后用平肝之药，青黛、柴胡、川芎之类。【批】大法。

〔海〕治长、洪、伏三脉，风痫，惊痫、发狂、恶人与火者，灸第三椎、第九椎，服局方妙香丸，以针穿一眼子透，冷水内浸少时，服之如本方。若治弦、细、缓三脉，诸痫似狂者，李河南五生丸。妙香丸方见虚烦条。

气乱于头，则为厥逆，头重眩仆。全文见针灸。邪搏阳，则为癫疾。见诊法，下同。《针经》九针云：邪人于阳，转为癫疾。厥成为癫疾。厥，气上逆也。【批】上实。

〔《素》〕帝曰：人生而有病癫疾者，病名曰何？安所得之？岐伯曰：病名为胎病，此得之在母腹中时，其母有所大惊，气上而不下，精气并居，故令子发为癫疾。奇病论

凡癫痫，及中风、中寒、中暑、中湿、气厥、尸厥而昏眩倒仆，不省人事者，皆由邪气逆上阳分，而乱于头中也。癫痫者，痰邪逆上也。中风寒暑湿及气厥尸厥者，亦风寒暑湿等邪气逆上也。邪气逆上，则头中气乱，头中气乱，则脉道闭塞，孔窍不通，故耳不闻声，目不识人，而昏眩无知，仆倒于地也。以其病在头巅，故曰癫疾。治之者，或吐痰而就高越之，或镇坠痰而从高抑之，或内消痰邪使气不逆，或随风寒暑湿之法用轻剂发散上焦，或针灸头中脉络而导其气，皆可使头巅脉道流通，孔窍开发，而不致昏眩也。是知癫痫之癫，与厥成癫疾，眩冒癫疾之巅，一疾也。王太仆误分癫为二疾，独孙真人始能一之，今特冠此气乱头巅等经文于癫痫篇首，使人知疾有所归，而治有所据也。

〔《局》〕碧霞丹　治五痫疾。方见虚实门。【批】高者因而越之。

〔世〕治暗风，天麻、南星、半夏、僵蚕、白附子、防风各半两，白矾二两，用木瓜一个，切去顶取瓤，纳前药末，用原顶覆住，面包煨熟，就捣如泥为丸。又用皂角二寸敲细，酒半盏，浸一宿。如发时，取前药一十九粒，纳口中，用酒灌下，取出痰即愈。自省后，日服三十粒，姜汤下。

治风痫及心风病，用皂角三挺捶破滤汁，熬如稀糊，摊纸上晒干，取两叶如小钱大，用温浆水浸洗，去纸，注于两鼻孔，各一蚬壳许，须臾涎下，咬箸沥尽涎，后服祛痰丸。

代赭石一两，生　白矾二两，生【批】上者抑之行之。

上为细末，稀糊为丸，如梧子大。每服三十丸，冷水送下，不拘时。

〔仲〕风引汤　治痫疾瘛疭。方见后。

〔无〕**矾丹丸**　治五癫百痫，无问阴阳冷热。

虢丹　晋矾各一两

上用砖凿用一窠，可容二两许，先安丹在下，次安矾在上，以炭五斤。炽令炭尽，取出细研，以不经水猪心血为丸，如绿豆大，每服十丸至二十丸，橘皮汤下。

〔世〕治暗风，远年日久不愈，皆可服。用地黄，广南道地者，不计多少，火煅醋焠七次，为细末，每服二钱，温酒调下，年深者亦治。【批】心血少者益之。

〔罗〕**参朱丸**　治风痫，大有神效。

人参　蛤粉　朱砂各等份

上为细末，獖猪心血为丸，如梧子大。每服三十丸，金银花汤下，食远服。

神应丹　治诸痫。

用好辰砂，不拘多少，为细末，用猪心血和之得所，以蒸饼裹蒸取出，就热丸如梧子大。每服一丸，食远卧时，煎人参汤下，大有神效。

琥珀寿星丸

天南星一斤，撅坑二尺深，用木炭五斤煅热，取出炭，用好酒一升泼之，将南星趁热下坑，用盆盖讫合，过一宿取出，再焙干为末　琥珀四两，取末　朱砂二两，一半为衣，一半入药

猪心三个取血，另打生姜面糊搅令稠黏，将猪心血和入药末，丸如梧子大，每服五十丸，煎人参汤空心送下，日进三服。

〔世〕**密陀僧散**　治暗风。【批】痰迷心窍者开之。

取密陀僧成块者，以铁线缠，又用铁线悬挂，火煅红，用酒醋一升焠尽，出火毒，研极细，每服一钱，麝香酒调下。

治痫疾。凌霄花一味，为细末，每三钱，空心酒调服，每服药时，以木梳不住手梳其发，又用冷水一碗，逐口含之，水温则换，水尽住梳，如此四十九日，永绝其根。

〔《杨氏家藏》〕**五痫丸**　治癫痫发作，不问新久，并宜服之。

天南星炮，一两　乌蛇肉酒浸一宿，去皮骨，焙，一两　朱砂二钱半，另研　全蝎二钱，去毒，炒　半夏二两，酒洗，焙　雄黄一钱半，另研　蜈蚣半条，去头足，炙　白附子半两，炮　白僵蚕一两半，炒去丝　麝香三钱，另研　白矾一两　皂角四两，捶碎，水半升揉汁与白矾同熬干。研

上为末，姜汁煮面糊丸，如梧子大。每服三十丸，姜汤下。

〔丹〕治痫疾。

川芎二两　防风　猪牙皂角　郁金　明矾各一两　蜈蚣一条

上细末，蒸饼丸，如梧子大。空心清茶下十五丸，一日除根。

〔罗〕治痫病、心风病。用天南星，九蒸九曝，为末，生姜汁打糊为丸，如梧子大。每服二十丸，煎人参，麦门冬，菖蒲汤下，亦可。

〔《素》〕春脉者肝也，春脉太过，为病在外，善怒，忽忽眩冒而癫疾。全文见治法。脉来弦实而强为太过。岁木太过，甚则忽忽善怒，眩冒而癫疾。全文见运气类注。【批】风木。

〔丹〕治巡检夫人痫，通圣散二钱半，姜三片煎，下犀角丸三十粒。

〔《保》〕**防风通圣散**

防风　川芎　当归　芍药　大黄　芒硝连翘　薄荷　麻黄不去节，各五钱　桔梗　黄芩石膏各一两　白术　山栀　荆芥穗各二钱半　滑石三两　甘草一两

上为粗末，每服一两，生姜煎，温服，日再服。若劳汗当风，寒薄为皶，郁乃痤。此劳汗出于玄府，脂液所凝，去芒硝，倍加芍药，当归，发散玄府之风，当调其荣卫。俗云风刺，或生瘾疹，或赤或白，倍加麻黄、盐豉、葱白出其汗。麻黄去节。亦去芒硝，以咸走血而内凝，故不用之。发汗罢，依前方中加四物汤、黄连解毒，三药合而饮之，日二服。故《内经》曰：以苦发之。为热在肌表，连内也。小便淋闭，去麻黄，加滑石、连翘，煎药中调木香末一钱匕。麻黄主于表，而不主于里，故去之。腰胁走注疼痛者，加硝石、当归、甘草，一服各二钱，调车前子末、海金砂末各一钱。故经曰：腰者肾之府。破伤风者，如在表则辛以散之，在里则苦以下之，兼散之。汗下后，通利荣血，祛逐风邪，每一两加荆芥穗、大黄各二钱，调全蝎末一钱，羌活末一钱。诸风痫搐，小儿急慢惊风，大便秘结，邪热暴甚，肠胃干燥，寝汗咬牙，上窜睡语，筋转惊悸，肌肉蠕动，每一两加大黄二钱，栀子二钱，茯苓末二钱匕。如肌肉蠕动者，调羌活末一钱。经曰：肌肉蠕动，命日微风。风伤于肺，咳嗽喘急者，每一两加半夏、桔梗、紫菀各二钱，如打扑伤损，肢节疼痛，腹中恶血不下，每一两加当归、大黄各三钱半，调没药、乳香末各二钱。解利四时伤寒，内外所伤，每一两加益元散一两，葱白十茎，盐豉一合，生姜半两，水一碗，同煎至五七沸，或煎一小碗，温冷服一半，以箸

投之，即吐。吐罢后，服一半，稍热服，汗出立解。如饮酒中风，身热头痛如破者，加黄连须二钱，葱白十茎，依法立愈。慎勿用桂枝、麻黄汤解之。头旋脑热鼻塞，浊涕时下，每一两加黄连、薄荷各二钱半。《内经》曰：胆移热于脑，则辛颤鼻渊。鼻渊者，浊涕下不已。王注曰：胆液不澄，则为浊涕，不已如水泉者，故曰鼻渊也。此为足太阳脉与阳明脉俱盛也。如气逆者，调木香末一钱。

〔《素》〕心脉满大，痫瘛筋挛。【批】脉满大为热。

〔仲〕**风引汤** 除热瘫痫，又治大人风引，少小惊痫瘛疭，日数十发，医所不疗。又治脚风。

大黄 龙骨 干姜各四两 桂枝三两 甘草 牡蛎各二两 寒水石 滑石 赤石脂 白石脂 紫石英 石膏各六两

上十二味，杵粗末，节，以韦囊盛之。取三指撮，井花水三升，煮三沸，温服一升。治风热瘛疭，食后量多少呷之，不用渣，无不效。

〔河〕**犀角丸** 治风癫痫，发作有时，扬手掷足，口吐痰涎，不省人事，暗倒屈伸。

犀角末半两 赤石脂三两 朴硝二两 白僵蚕一两 薄荷叶一两

上为末，面糊丸。如梧子大。每服二十丸至三十丸，温水下，日三服，不拘时候。如觉痰多，即减数。忌油腻炙煿。

龙脑安神丸 治男妇五种癫痫，无问远年近日，发作无时。

茯苓去皮取末，三两 人参去芦 地骨皮 甘草 麦门冬去心，各二两 龙脑三钱，另研 牛黄半两，研 朱砂二钱，飞 桑白皮一两 马牙硝二钱，另研 麝香三钱，另研 乌犀角末一两 金箔三十五片

上十三味，炼蜜为丸，如弹子大，金箔为衣。冬月温水化下，夏月凉水。又治虚劳发热咳嗽，语涩舌强，日进三服。

〔《灵》〕肝脉小急，痫瘛筋挛。王注云：肝养筋藏血，肝气受寒。故痫瘛筋挛。二阴急，为痫厥。同上。肺脉急甚，为癫疾。肾脉急甚，为骨癫疾。见治虚实法。【批】脉小急为寒。

〔罗〕沉香天麻汤 治痫瘛疭筋挛。方见小儿门。

珠子辰砂丹 治风痫久不愈者。

薯蓣 人参 远志 防风 紫石英 茯神 虎骨 虎睛 龙脑 五味子 石菖蒲 丹参 细辛各二钱半 珠子末四钱

上件为细末，面糊为丸，如梧子大。用朱砂二钱，研细为衣。每服三十五丸，煎金银花汤送下，日进三服。忌鱼肉湿面动风之物。

乌头丸 治五风痫病。

川乌 草乌 天仙子 五灵脂各二两 黑豆一升

上为细末，滴水和丸，如梧子大。每服五七丸，温水下。如中风，加附子半两。

〔子和〕昔项开完颜氏病搐。先右臂并右足约搐六七十数，良久左臂并左足亦搐六七十数，不瘥。两目直视，昏聩不识人，岁月余。求治于余，先涌其寒痰三四升，次用导水禹功散泄二十余行，次服通圣散辛凉之剂，不数日而瘥。【批】实。

〔罗〕**法煮蓖麻子** 治诸痫病，不问年深日远。

蓖麻子去皮取仁，二两 黄连去须，锉如豆大，一两

上件，用银器，水一大碗，慢火熬，水尽即添水，熬三日两夜为度。取出，去黄连，只用草麻子仁，风干，不得见日。用竹刀将草麻子每粒切作四块，每次服五粒，计二十块作一服，用荆芥汤食后温服。服草麻仁者，终身忌食豆。犯之则腹胀而死。

〔丹〕治一妇人。四十五岁，生子多，触胎时有腹痛，每夜喜饮酒三盏即睡，其夫性暴而谐谑，所以借酒解怒。忽九月望后，痫病大作，目上视，扬手掷足，甚强健，举体大筋皆动，喉响如锯，涎沫流口两角。如此一时辰许，诸

症皆静，状如熟寝，全不知人。半时，小腹渐痛，上至心，痛大作，汗如雨，自头至乳而止。如此半时，痛渐减，汗亦收，痛作时，却自言其痛。其余言语皆谬误，问亦不答，亦不知人。痛定又熟寝如前。痫与痛间作，昼夜不息。经两宿，方召予脉之。痛作时脉四至半，似弦非弦，左弱于右。予未敢与药，候痫作时，再看形脉。后作时，六脉皆隐，但有大筋转于指下，眼白青而面不青，手之动三倍于足。予问之，痛作时必欲重按，比痫作时。汗必不出。其夫言果然。予曰：此非死证，若尚能咽药，则易治。试以调香附子末灌之。适痫势稍定，却咽得半盏，令急烧竹沥未就，时痛大作，余以肝有怒邪，因血少而气独行，所以脾受病。肺胃之间，旧有酒痰，为肝气所抑郁而为痛。然酒喜动，可以出入升降，入内则痛，出外则痫。当乘其入内之时，急为点大敦、行间、中脘三处穴，令分头同时下火灸之。足上艾火少，灸先了，腹上痛渐下至腰而止。熟寝少时，痫作如前，证减半。又以竹沥人少姜汁灌下大半盅。灌时适值痫定，但熟寐如前，自是不省人事，一昼二夜，皆已弃之。余晓之曰：身不发热，因痛则汗出，大便不通者五六日。自予来，亦未见其小水。非死症，当是血少无神而昏耳。尔为痛掐人中，俄而呻吟，急以人参汤同竹沥灌之，又昏睡如前，余教以作人参白术膏，入竹沥调下。如此二昼夜，凡用人参一斤，白术二斤，眼忽能开，手能举，自言胸膈满而举身皆痛，耳目仍未有闻见，忽自溺床甚多。余闻之甚喜，且得痫与痛皆不作。但教令用陈皮芍药甘草川芎汤调参术膏，又加竹沥饮之。余欲往他处，且与脉之，闻其作声；余自知谬拙，不教以粥与药间服，急令作稀粥与之，止咽得三四匙，牙禁不受。余遂以木楔斡开，以稀粥入药汤，又与竹沥同灌一大盅，盖是粥多而药居三之一。予遂出门，教令粥药相间与之。予在二十里外，未申间，天大风作。予料此妇痫必作，特往视之，痫不作而痛作，脉去来急无次，急为灸然谷、太冲、巨阙。灸罢痛定，问其要粥否？答曰：我正饥。其夫饮之以粥，咽两盅。予乃往他处，仍教以药汤调参术膏、竹沥，与粥间与之如前。第二夜半时，召予甚急。往视之，痫病大作，夺手不能诊脉，令人扶定两肘，予捉其中指，强而脉之，四至半，粗大有力，左右同。而右少缓。口妄言而无次，又怒骂人，眼上视，不瞬而呕。又欲起走，其状若有所凭。然予捉定两手，为灸两大指背半甲半肉际，各三壮。怒壮稍杀，求免。索烛视之，耳目仍未有闻见。昏寐至夜半，狂怒大作，且言鬼怪之事。而师巫至，大骂巫者。予静思之。气因血虚，亦从而虚邪因入，理或有之，且与补药，血气若充，邪当自退。仍与前药，又恐痰顽，佐以荆沥，又以秦承祖灸鬼法灸之，哀告我自去。昏睡一昼夜，忽自起坐索粥。其夫与之，方问夫，你面垢如许，怪床上有香气。继又无所知识，惟开眼不睡，手足虽能运动，却作寻摸态。如此又二昼夜，粥食稍加，又溺床多如前。予益喜，仍守前药。予又往他处，次日晚，忽来召予，急往视之，病人自言浑身皆痛，脉之皆五至，左右均而和，曰参术膏俱尽，遂教令就与前药中加参术煎，去荆沥，加香附末。与一服，觉甚快。余且令守此药，至次夜半，又来告急曰：前痛大作。往视之，坐桶上。叫声甚高。予思之，此虚病亦多汗，肠燥而粪难耳。痛当在小腹与腰，急烘琥珀膏大者贴小腹，仍教以热手摩腰肾间，连得下气而痛减，就睡少时，又起。如是者五六次。一医者劝令用通利药，予曰：痛与死，孰为轻重，且坚忍至夜半，后当自通。又往他处，至四更，来告急，往视之，痛大作，予令坐以温汤中，当自下。换汤痛定，觉甚快。第二桶汤，下结粪二块，就睡。天明予又往他处，至晚又告急。予视痛大作，连及两肋，手不可近。予思之，此痛无因，若结粪未尽，痛当在下；今痛在上，必因食多，问之果然。医者欲用感应丸，予教勿与粥药。病者力索药，遂以香附末，令舐之。

至夜半痛渐减，天明觉略饥索粥。予曰：非饥也。乃嘈耳。勿与，而自安。其家又自与粥，至辰巳间，予往他处，至晚痛又作，而病者索香附末不已，遂以汤调半碗与之，探令吐，犹有宿食，痛遂止。予又往他处，至夜半，又告痛复作，询之，以醋拌梦卜苗吃粥。又以香附末探吐之，痛定，教令一昼夜勿与食。至次日，少与淡粥，觉饥时以陈皮汤下白术丸，如此调理自安。【批】虚。

痰癫痫治法，并见上虚条。

〔洁〕治风痫病久不能愈者，从厚朴丸。春秋加添外，又于每一料中加人参、菖蒲、茯苓各一两五钱，和剂服之。厚朴丸方见翻胃。【批】久痫为痰积。

〔垣〕升阳汤　治阳跻痫，足太阳下行，宜升阳气。【批】阴阳。

麻黄八钱，不去节　羌活一两半　防风根八钱　炙甘草五钱

上吹咀，每服三钱，水五大盏，煎至一盏，去渣，稍热服，宿食消尽，腹中空服之。后避风寒一二时辰，乃效。

〔洁〕昼发，治阳跻、申脉二穴，在足外踝下陷中，容爪甲白肉际是也。夜发，治阴跻、照海二穴，在足内踝下陷中是也。先灸两足跻各二七壮，然后服前药。

〔《千》〕治百病风癫。用麻仁四升，水六升，猛火煮令芽生，去渣，煎取七合，旦空心服。或发，或不发，或多狂语，勿怪之。但令人摩手足，须臾即定。凡进三剂，无不愈。

〔罗〕**神应丹**　治诸风心痫病。

狐肝一具　乌鸦一只　鸱枭一个　白矾一两　野狸一个，去肚肠，不用皮毛，用新瓦罐盛肉，以炭火煮烂　生犀角末一两

上为末，用酒打面糊为丸，如皂子大，朱砂为衣。每服一丸，酒送下，不拘时候。

〔杨氏〕蝎虎治痫法，见小儿惊痫门，妙。

〔《灵》〕暴挛痫眩，足不任身，取天柱。【批】针灸。

气乱于头，则为厥逆，头重眩仆，取之天柱。天柱不知，取太阳荥输，于此义同。

癫疾始生，先不乐，头重痛，视举目赤，甚作极，已而烦心，候之于颜。取手太阳、阳明、太阴，血变而止。癫疾始作，而引口啼呼喘悸者，候之手阳明、太阳。左强者攻其右，右强者攻其左，血变而止。癫疾始作，先反僵，因而脊痛，候之足太阳、阳明、太阴，手太阴，血变而止。俱出癫狂篇。

〔《玉》〕痫凡灸痫，必先下之，乃可灸。不然则气不通，能杀人。针不拘。鸠尾必高手乃可下针，但宜灸亦不可多壮，多则令人健忘。

〔《通》〕后溪

〔《集》〕鸠尾　涌泉　心腧

〔桑〕阳交　三里　后溪　太冲　间使

〔《摘》〕风痫热病，心风惊痫：上脘　三里

〔桑〕天吊：巨阙三寸。百会　囟门

〔东〕痫：平旦发者，足少阳。晨朝发者，足厥阴。日中发者，足太阳。黄昏发者，足太阴。人定发者，足阳明。半夜发者，足少阴。心痫面赤，心下热，短气喘息：巨缺灸三壮。肝痫面青反视，手足摇动：丘墟三壮。中封三壮。脾痫面黄，腹大善利：胃脘并脘傍一寸各三壮　冲阳　隐白　肺痫面白，口吐沫：肺腧　少商　少阳各三壮。肾痫面黑，正直视，身不摇，如尸厥：金户　少海　至阴　涌泉各三壮，刺一分。膈痫，四肢不举：风府一七壮。刺一分。百会　人中　承浆各随年灸。肠痫，都无动静，如尸厥状：承山　涌泉　劳宫　翳风各随年壮，刺入一分。马痫，目张摇头，马鸣欲反折：风府三壮，刺一分。神关　牛痫，目直视腹满：鸠尾尖三壮。大椎三壮　羊痫，扬目吐舌：大椎三壮，刺一分。猪痫，吐浊沫，口动摇：浮白三壮，刺一分。犬痫，手屈拳挛：劳宫一壮，刺一分。丝竹空肋户各一壮。鸡痫，摇头反折，善惊目摇：至阴　窍阴　厉兑各灸三壮，刺一分。

〔《甲》〕癫疾多言，耳鸣，目僻，颊肿，实则聋龋，喉痹不能言，齿痛，鼻鼽衄，虚则痹，膈俞、偏历主之。癫疾吐舌鼓颔，狂言见鬼，温溜主之。腕后五寸。癫疾吐舌，曲池主之。癫疾互引僵仆，申脉主之，先取阴跻，后取京骨。癫疾狂，妄行，振寒，京骨主之。癫疾身痛，狂，善行，束骨主之。癫疾僵仆，转筋，仆参主之。癫疾目眈眈鼽衄，昆仑主之。狂癫疾体痛，飞扬主之。癫疾反折，委中主之。癫疾憎风而振寒，不得言，得寒益甚，身热狂走，欲自杀，目反妄见，瘛疭泣出，死不知人，肺腧主之。癫狂，膈腧及肝腧主之。癫疾僵仆，目妄见，恍惚不乐，狂走，瘈疯，络却主之。癫疾互引反折，戴眼及眩，狂走不得卧，心中烦，攒竹主之。癫疾发寒热，大烦满，悲泣出，解溪主之。癫疾互引，口喎喘悸者，大迎主之，取手阳明、太阴，变血而止。癫疾狂，多食，喜笑不发于外，烦心渴，商丘主之。癫疾呕沫，神庭及兑端、承浆主之。其不呕沫，本神及百会、后顶，玉枕、天冲、大杼、曲骨、尺泽、阳溪、外丘当上脘傍五分通谷、金门、承筋、合阳主之。委中下二寸为合阳。癫疾互引，水沟及龈交主之。癫疾，上星主之，先取谚譆，后取天牖、风池。癫疾呕沫，暂起僵仆，恶见风寒，面赤肿，囟会主之。癫疾瘛疭，狂走，颈项痛，后顶主之。后顶在百会后一寸五分。癫疾狂走，瘛疭，摇头，口喎戾颈强，强间主之。癫疾骨酸，眩，狂，瘛疭，口噤，羊鸣，刺脑户。狂易言不休，及狂走欲自杀，目反妄见，刺风府。癫疾怒欲杀人，身柱主之。狂走癫疾，脊急强，目转上插，筋输主之。癫疾发，如狂走者，面皮厚敦敦不治，虚则头重，洞泄淋癃，大小便难，腰尻重，难起居，长强主之。寒厥癫疾，噤呵，瘛疭惊狂，阳交主之。癫疾大瘦，脑空主之。癫疾僵仆，狂虚，腕骨及风池主之。癫疾狂，瘛疭眩仆，喑不能言，羊鸣沫出，听宫主之。癫狂烦满，刺丝竹空。癫疾吐舌沫出，羊鸣戾颈，天井主之。天井在肘后。癫疾气短，呕血，胸背痛，行间主之。痿厥癫疾洞泄，然谷主之。癫狂互引，天柱主之。

上针灸癫法，《内经》但取手足太阳、阳明、太阴六经而已。今《甲乙经》等书，又多取督经、手足太阳、足少阴、厥阴，盖随症取之，然学者当以《内经》为主也。

〔《灵》〕骨癫疾者，颇齿诸腧分肉皆满而骨居汗出，烦悗，呕多沃沫，气下泄不治。颇，苦感切。骨居汗出，《千金》作骨倨强直汗出。筋癫疾者，身倦挛急大，刺项大经之大杼。呕多沃沫，气下泄不治。脉癫疾者，暴仆，四肢之脉皆胀而纵，脉满尽刺之出血。不满，灸之挟项太阳，灸带脉于腰相去三寸，诸分肉本输。呕多沃沫，气下泄，不治，癫疾者，疾发如狂者，死不治。治癫疾者，尝与之居，察其所当取之处。病至视之有过者泻之，置其血于瓠壶之中，至其发时，血独动矣。不动，灸穷骨二十壮。穷骨者，骶骨也。俱出癫疾篇。【批】诊。

来疾去徐，上实下虚，为厥癫疾。全文见治虚实法。

〔《素》〕癫疾，脉搏大滑，久自已：脉小坚急，死不治。通评虚实论。癫疾脉虚，则可治，实则死。同上。

〔《脉》〕癫疾脉实坚者生，脉沉细小者死。此见与《内经》相反。更详之，当以《内经》为正。

子痫

〔云〕**葛根汤** 治妊娠卧月，因发风痉，忽闷愦不识人，吐逆眩倒，名曰子痫。【批】风热。

葛根 贝母去心 牡丹皮 防风 当归 川芎 白茯苓 桂心 泽泻 甘草各二两 独活 石膏 人参各三两

上㕮咀，以水九升，煮取三升，分温二服。贝母令人易产，未卧月，升麻代之。

〔丹〕治一妇人怀妊六月，发痫，手足扬

直，面紫黑色，合眼涎出，昏瞶不省人事，半时而醒。医与震灵丹五十余帖，其疾时作时止，无减症。直至卧产，方自愈。产一女，蓐中子母皆安。次年其夫疑丹毒必作，求治之。诊其脉浮取弦，重取涩，按至骨则沉实带数。时正二月，因未见其痫发症状，未敢与药。意其旧年痫发时乃五月，欲待其时，度此疾必作，当审谛施治。至五月半，其疾果作，皆是午巳两时。遂教以自制防风通圣散，用生甘草，加桃仁多，红花少，或服或吐，至四五剂，疾渐疏而轻，发为疥而愈。

〔《大》〕治子痫，用缩砂末，酒调下二钱。详见安胎。

痓

痓病者，口噤，角弓反张者是也。【批】大法补虚。

〔丹〕痓，大率与痫病相似，比痫为虚，宜带补。多是气虚有火兼痰，宜服人参、竹沥之类，不用兼风药。

〔无〕此症多由亡血，筋无所营，故邪得以袭之。所以伤寒汗下过多，与夫病疮人及产后致斯病者，概可见矣。

〔丹〕一男子，二十余岁，患痘疮靥谢后，忽患口噤不开，四肢强直不能屈，时或绕脐腹痛一阵，则冷汗如雨，痛定则汗止，时作时止。其脉极弦紧而急，如真弦状。向知此子极勤苦，意其因劳倦伤血，山居多风寒，乘虚而感，又因痘疮，其血愈虚，当用辛温养血，辛凉散风。遂以当归身、芍药为君，川芎、青皮、钩藤为臣，白术、陈皮、甘草为佐，桂枝、木香、黄连为使，更加红花少许，煎十二帖而安。

〔海〕神术加羌活麻黄汤　治刚痓，解利无汗。神术方见伤寒太阴。

白术加桂心黄芪白术汤　治柔痓，解利有汗。白术方见伤寒太阳。

太阳阳明加川芎、荆芥穗。正阳阳明加羌活、酒大黄。少阳阳明加防风、柴胡根。

热而在表者，加黄芩。寒而在表者，加桂枝、黄芪、附子。热而在里者，加大黄。寒而在里者，加干姜、良姜、附子。

以上数经，寒热当以脉别之。

防风当归散【批】表症属太阳。

防风　当归　川芎　地黄各一两

上锉，每服一两，水三盏，煎至二盏，温服。

〔仲〕《活人》治痓法，并见后表里阴阳条。太阳病发热无汗而反恶寒者，名曰刚痉。太阳病发热汗出而不恶寒者，名曰柔痉。

〔仲〕葛根汤　治太阳无汗，而小便反少，气上冲胸，口噤不得语，欲作刚痉，葛根汤主之。方见伤寒。

若发热无汗，反恶寒者，名曰刚痓，宜麻黄加独活防风汤。

麻黄去节　桂枝各一两　芍药三两　甘草半两　独活　防风各一两

上锉细，每服一两，水二盅，煎至一盅半，温服。

〔仲〕**瓜蒌桂枝汤**　太阳病其症备，身体强几几，然脉反沉迟，此为柔痉。海藏治有汗而为柔痓。

栝楼根二两　桂枝三两　甘草二两　生姜三两　大枣十二枚　芍药二两

上六味，以水九升，煮取三升，分温三服，取微汗，汗不出，食顷啜粥发之。

〔海〕若发热自汗而不恶寒者，名曰柔症，宜桂枝加川芎防风汤。

桂枝　芍药　生姜各一两半　甘草　防风　川芎各一两　大枣六枚

上锉细，每服一两，水三盏，煎至一盏半，去渣温服。

凡刚柔二痉，并可与小续命汤。方见中风门。但去渣入生姜汁。小续命汤加减法：若柔痓自汗者，去麻黄。夏间及病有热者，减桂枝一半，冬及初春去黄芩。

〔《千》〕**续命汤** 治卒中半身不遂，手足拘急，不得屈伸，身体冷，或智或痴，或身强直不语，或生或死，狂言不可名状，角弓反张，或欲得食，或不用食，大小便不利，皆疗之。

人参 桂心 当归 独活 黄芩 干姜炮 甘草炙，各七钱半 石膏一两半 杏仁四十枚

上九味㕮咀，以水九升，煮取三升，分温三服，日二服，取汗。无汗者，加麻黄。

〔仲〕刚痉为病，胸满口噤，卧不着席，脚挛急，必齘齿，可与大承气。方见伤寒。【批】里证属阳明。

〔子和〕吕君玉之妻，年三十余，病风搐目眩，角弓反张，数日不食，诸医皆作惊风、暗风、风痫治之，以天南星、雄黄、天麻、乌附用之，殊无少效。戴人曰：诸风掉眩，皆属肝木。曲直摇动，风之用也。阳主动，阴主静。由火盛制金，金衰不能平木，肝木茂而自病。因涌风涎二三升，次以寒剂下十余行。又以排针刺百会穴。出血一杯立愈。

〔海〕若汗后不解，乍静乍躁，目直视，口噤，往来寒热，脉弦者，少阳风痉，宜柴胡加防风汤。【批】半表半里属少阳。

柴胡一两 人参五钱 半夏制，六钱 生姜 甘草各六钱半 防风一两 枣三个

上锉，每服一两，水三盏，煮至一盏半，去渣温服。

若发汗过多，发热头面摇，卒口噤，背反张者，太阳兼阳明也，宜去风养血，防风当归散主之。方见本门大法条。【批】太阳阳明合病。

阳痉，并见表里条。仲景难日痓皆身热足寒，然属阳，不厥逆。【批】痉分阴阳。

〔《百一》〕治中风身直不得屈伸反覆者。取槐皮黄白者切之，以酒或水六升，煮取二升，去渣服。【批】阴痉无汗。

〔《千》〕**仓公当归汤** 治贼风口噤，角弓反张痉方。

当归 防风各七钱半 独活一两半 附子一枚 细辛半两 麻黄一两二钱半

上㕮咀，以酒五升，水三升，煮取三升，服一升。口不开者，格口纳汤。一服当苏，二服小汗，三服大汗。

〔《活》〕**八物白术散** 治阴痉，一二日面肿，手足厥冷，筋脉拘急，汗不出，恐阴气内伤。

白术 茯苓 五味子各半两 桂心三分 麻黄半两 良姜一分 羌活半两 附子三分

上为末，每服四钱，水一大盏，生姜五片，同煎至五分，去渣，温服无时。

〔海〕若发热，脉沉而细者，附太阴也，必腹痛，宜桂枝加芍药防风防己汤。又宜小续命汤

桂枝一两半 防风 防己各一两 芍药二两 生姜一两半 大枣六枚

上锉，每服一两，水三盏，煎至一盏半，去渣温服。

〔《活》〕**附子散** 阴痉，手足厥逆，筋脉拘急，汗出不止，头项强直，头摇口噤。【批】阴痉有汗。

桂心三钱 附子一两，炮 白术一两 川芎三钱 独活半两

上为末，每服三钱，水一钟，枣一枚，煎至五分，温服。

桂心白术汤 治阴痉，手足厥冷，筋脉拘急，汗出不止。

白术 防风 甘草 桂心 川芎 附子

上为末，每服五钱，水二盅，生姜五片，枣二枚，同煎至七分，去渣温服。

附子防风散 治阴痉，闭目合面。手足厥逆，筋脉拘急，汗出不止。

白芷一两 防风 甘草各三分 桂心半两 附子三分 干姜三分 柴胡一两半 茯苓三分 五味子一两

上为末，每服三钱，水二盏，生姜四片，同煎，去渣，温服。

〔海〕发汗太多，因致痉。身热足寒，项强恶寒，头热面肿，目赤头摇，口噤，背反张者，太阳痉也。若头低视下，手足牵引，肘膝相构，

阳明痉也。若一目或左右邪视，并一手一足搐搦者，少阳痉也。汗之止之，和之下之，各随其经，可使必已。【批】脏腑。

上太阳痉，属表，无汗宜汗之，有汗宜止之。阳明痉，属里，宜下之。少阳痉，属半表半里，宜和之。所谓各随其经也。

〔丹〕卢妇人，因怒，手足强直，十指如束，左脉弦虚，右脉弦大而强，稍坚。此风木攻脾土，宜速泻肝气，助肺金，补脾土之阴。

黄连二钱　天南星　白术　人参　黄芩　天麻　川芎　木通　陈皮　青皮各半钱　甘草一分

作一帖，煎取一盏，入姜汁令辣，再沸，热服。

肺移热于肾，传为柔痉。全文见诊病传变。

运气痉有三：一曰风。经云：厥阴在泉，客胜则大关节不利，内为痉强拘急，外为不便。又云：诸暴强直，皆属于风是也。二曰湿。经云：诸痉项强，皆属于湿。王注：谓阳内郁，而阴❶行于外是也。三曰寒包热。经云：火太过曰赫曦，赫曦之纪，上羽与正徵同，其病痉。盖司天之寒，束火于中，亦阳内郁，阴行于外之意也。【批】运气。

〔世〕治角弓反张。胞衣瓶内水，鹅毛挑入患人口唇，即愈。【批】杂方。

〔《肘》〕治中风身体强直，不得屈伸反覆。括枳树皮，细切一升，以酒二升，浸一宿，每日温酒服半升，酒尽再作。枳实即枸橘树，去风除湿。

〔《千》〕治口噤手足不随，而身体强直。伏龙肝五升，以水七升，和搅取汁饮之。

〔仲〕病者身热足寒，颈项强急，恶寒，时头热，面赤目赤，独头动摇，卒口噤，背反张者，痉病也。《活人书》云：外症发热恶寒，与伤寒相似，但其脉沉迟弦细，而项背反张为异耳。太阳病，发汗太多，因致痉。夫风病下之则痉，复发汗必拘急。夫痉脉，按之紧如弦，直上下行。【批】诊。

〔《脉》〕痉家其脉伏坚，直上下行。

〔无〕凡痉脉，皆伏沉弦紧。

〔仲〕太阳病发热，脉沉而细者，名曰痉，为难治。痉病有灸疮，难治。即破伤风之类。痉病若发其汗者，寒湿相搏，其表益虚，即恶寒。痉病，发其汗已，其脉浛浛如蛇。暴腹胀大者，为欲解。脉如故，反伏弦者痉。

〔《灵》〕风痉身反折，先取足太阳及腘中及血络出血。中有寒，取三里。热病篇。【批】针灸。

〔《素》〕太阳所谓强上引背者，阳气大上而争，故强上也。脉解篇　督脉为病，脊强反折。骨空论

〔《灵》〕足少阴之筋，循脊内，挟膂上至项。其病主痫瘛及痉，在外者不能俯，在内者不能仰。故阳病者腰反折不能俯，阴病者不能仰，治在燔针。

〔《甲》〕风痉身反折，先取太阳及腘中及血络出血。痉，中有寒，取三里。痉，取之阴跻及三毛上及血络出血。痉，取囟会及百会，又膈俞、上关、光明主之。痉，目不眴，刺脑户。痉，脊强反折，瘛疭癫疾，头重，五枢主之。痉，互引善惊，天冲主之。痉，反折心痛，形气短，尻脽涩，小便黄闭，长强主之。痉，筋痛急互引，肝俞主之。热痉，脾俞及肾俞主之。痉口噤，互相引，口干，小便赤黄，或时不禁，承浆主之。痉惊互引，脚如结，腨如裂，束骨主之。痉，反折互引，腹胀掖挛，背中怏怏，引胁痛，内引心中膂内，肺俞主之。又刺阳明，从项而数背椎，侠脊膂而痛，按之应手者，刺之尺泽，三痛立已。

劳　风即痉之属

〔丹〕云：痉比痫为虚。盖因劳汗遇风，内挟太阳寒湿之邪。治亦与痉同法，但当视其所

❶ 阴：原作阳，据《素问·至真要大论》改。

劳，则知虚在何藏。如房劳则肾虚汗出，腠理开，风入皮腠，得寒则闭，风不能出，与水俱行。其人当目下肿如卧蚕之状。戴人云：肾主水，其经至于目下故也，不禁房室则死，明其虚在肾也。所以关于太阳，何也？太阳主寒，其经最在外，腠理得寒则闭，故太阳先受邪也，治宜八物白术散、仓公当归汤。见前痉门。【批】虚邪。

〔河间〕芎枳丸。方未考。皂角化痰丸。方见咳嗽条。

胎前痉

此病多由风寒湿，乘虚而感，皆从太阳经治之。【批】表。

〔《活》〕**独活防风汤**　治痉太阳有汗。

桂枝一两　芍药三两　甘草半两　独活　防风各一两

上锉细，每服一两，水二盅，煎至一盅温服。

防风葛根汤　治痉太阳无汗。

葛根四两　麻黄三两　芍药　防风各二两　桂枝一两

上锉细，每用一两，先煮麻黄去上沫，入后药，同煎数沸温服。

产后痉

〔《千》〕**竹沥汤**　治产中风，口噤面青，手足急强。

用竹沥一升，分为五服，微温频服，大效。

此症因虚遇风，挟痰而作，宜服人参、竹沥之类。

〔《产》〕问曰：产后汗出多而变痉者何？答曰：产后血虚，腠理不密，因遇风邪搏之，故变症也。宜速斡口，灌小续命汤，稍缓即汗出如雨，手拭不及，不可救也。小续命方见前痉条。【批】虚痰解表。

举卿古拜散　治新产血虚痉者。

荆芥穗不以多少，瓦上微炒为末。大豆黄卷，热酒沃之，去黄卷取汁，调四五钱，和渣饮之，其效如神。

〔《千》〕**大豆紫汤**　治产后中风，形如角弓反张，口噤涎潮。

黑豆半升，炒令焦黑烟起，以无灰酒二升沃之，入瓷器中，每用一盏，入独活五钱同煎至六七分，去滓温服。

按续命以下三方，太阳、厥阴药也，邪实脉浮弦有力者固宜，但产后血气大虚之人，不宜轻发其表，但用防风当归散治之为妙。

〔海〕防风当归散方见前痉条。【批】血虚。

破伤风

破伤风者，因疮热甚郁结而荣卫不得宣通，怫热因之遍体，故多白痂。是时疮口闭塞，气难宣通，故热甚而生风也。先辨疮口平无汁者，中风也；边自出黄水者，中水也，并欲作痉，急治之。又痛不在疮处者，伤经络，亦死症也。初觉疮肿起白痂，身寒热，急用玉真散贴之。伤在头面，急嚼杏仁和雄黄、白面敷疮上，肿渐消为度。若腰脊反张，四肢强直，牙关口噤，通身冷不知人，急用蜈蚣研细末擦牙，吐出涎沫立苏，亦宜按摩导引。【批】大法。

〔河〕破伤风，风热躁甚，怫郁在表，而里气尚平者，善伸数欠，筋脉拘急，或时恶寒，或筋惕而搐，脉浮数而弦也。宜以辛热治风之药，开冲结滞而愈。犹伤寒表热怫郁，而以麻黄汤辛热发散也。凡用辛热开冲风热结滞，宜以寒药佐之则良，免致药中病而风热转甚也。如治伤寒发热，用麻黄、桂枝加黄芩、石膏、知母之类是也。若止以甘草、滑石、葱、豉，寒药发散甚妙。若表不已，渐传入里，里又未太甚，而脉弦小者，宜以退风热开结滞之寒药调之，或微加治风辛热亦得。犹伤寒在半表半里，而以小柴胡和解之也。若里势已甚，而舌强口噤，项背反张，惊惕搐搦，涎吐稠黏，胸腹满塞，便溺秘结，或时汗出，脉沉洪数而弦也。然汗出者，由风热郁甚于里而表热稍罢，则腠理疏泄，而心火热甚，故汗出也。法宜除风散结，寒药下之，后以退风热开结滞之寒药调之，则热退结散，而风自愈矣。

背后搐者，羌活、独活、防风、甘草；向前搐者，升麻、白芷、独活、防风、甘草；两傍搐者，柴胡、防风、甘草；右搐加滑石。

〔河〕**玉真散**【批】解表。

南星　防风各等份

上为末，生姜汁、酒调服，伤处以此贴之。

羌活防风汤　治破伤风，初邪传在表。

羌活　防风　川芎　藁本　当归　芍药　甘草　地榆　细辛各一两

上㕮咀，每服五钱，水二盏，煎八分，热服。热则加黄芩一两，大便秘加大黄一两。

防风汤见前风条。

蜈蚣散

蜈蚣一对　鱼鳔五钱，炒　左蟠龙半两，炒烟尽

上为细末，用防风汤调服。

白术防风汤　若服前药已过，脏腑和，有自汗者，宜服此药。【批】实表。

白术　防风　黄芪各一两

上㕮咀，每服七钱，水二盏，煎至一盏，去滓温服。

大芎黄汤　脏腑秘，小便赤，自汗不止者，宜速下之。【批】攻里。

川芎一两　黄芩六钱　甘草半两　大黄一两

上㕮咀，每服五钱，水一盏半，煎至一盏，去滓温服，以利为度。

江鳔丸　治破伤风，惊而发搐，脏腑秘涩，知病在里。

江鳔半两，炒　野鸽粪半两，炒　雄黄一钱　蜈蚣一对　天麻一两　白僵蚕半两

上为细末，分作三分，先用二分，烧饭为丸，如桐子大，朱砂为衣。又用一分，入巴豆霜一钱，同和，亦以烧饭为丸，不用朱砂为衣。每服朱砂为衣丸药二十丸，入巴豆霜丸药一丸，次服二丸，渐加至利为度。再服朱砂为衣丸药，病愈止。

羌活汤　利后宜服，搐痘不已亦宜服。【批】和解。

羌活　独活　地榆各一两

每服五钱，水一盏半，煎至一盏，去滓温服。如有热加黄芩，有痰加半夏。

地榆防风散　治半表半里，头微汗，身无汗。

地榆　防风　地丁香　马齿苋各一两

上为细末，每服三钱，温米饮调下。

养血当归地黄散　日久气血渐虚，邪气入胃，宜养血。四物汤加防风、藁本、白芷、细辛各等份，为细末，每用五钱，水一盏半，煎至一盏，温服。【批】虚。

瘛疭

病筋脉相引而急，名曰瘛疭，俗谓之搐是也。

〔河〕诸热瞀瘛，皆属于火。热胜风搏，并于经络，风主动而不宁，风火相乘，是以热瞀瘛生矣幔治法，祛风涤热之剂，折其火热，瞀瘛可立愈。若妄加灼艾，或饮以发表之剂，则死不旋踵矣。【批】风火。

〔《素问》〕云：心脉急甚者，为瘛疭。此心火虚寒也，治宜补心牛黄散主之。《灵枢》云：心脉满大，痫瘛筋挛。此心火实热也，治宜泻心火凉惊丸主之。肝脉小急，亦痫瘛筋挛。此肝虚也，续断丸主之。若肝脉盛者，先救脾，宜加减建中汤。《素问》云：脾脉急甚者，亦为瘛疭。此脾虚肝乘之而瘛也，故宜实土泻肝木之剂。【批】诊治。

汗多不止为虚，无汗能食为实。【批】虚实。

〔垣〕**人参益气汤**　治热伤元气，四肢困

倦，手指麻木，时时瘛疭。【批】脾胃。

黄芪二钱　甘草炙　升麻各五分　五味子三十粒　柴胡六分　生甘草五分　人参一钱二分　炙甘草五分　白芍药七分

上㕮咀，作一服，水二盏，煎至一盏，去渣，热服。

独活汤　治风虚昏聩，不自觉知，手足瘛疭，或为寒热，血虚不能服发汗药，及中风自汗，尤宜服之。

独活　羌活　人参　防风　当归　细辛　茯神　远志　半夏　桂心　白薇　菖蒲　川芎各五钱　甘草二钱半

每服一两，水二盏，生姜五片，煎八分，食后温服。

胃风汤　治虚风症，能食麻木，牙关紧急，手足瘛疭，目肉蠕瞤，胃中有风，面肿。

白芷一钱二分　升麻二钱　葛根一钱　苍术一钱　甘草五分，炙　柴胡　藁本　羌活　黄柏　草豆蔻各五分　麻黄半钱，不去节　蔓荆子一钱　当归身一钱

上㕮咀，水二盅，姜三片，枣二枚，煎至一盅，温服。

〔《千》〕**薯蓣丸**　治虚劳不足，风气百疾，头目眩冒，惊悸狂癫。【批】肾。

薯蓣二十八分　当归十分　桂心七分　神曲炒　熟地各十分　甘草二十分　人参十分　川芎五分　芍药　白术　麦门冬　杏仁各六分　柴胡　桔梗　茯苓各五分　鹿角胶七分　干姜三分　白蔹三分　防风六分　大枣一百枚，为膏　黄芩六分　大豆黄卷七分

上二十二味，末之，和枣膏炼蜜丸，如弹子大，空腹酒服一丸，日三服。

续断丸　治肝劳虚寒，胁痛胀满，眼昏不食，挛缩瘛疭。【批】肝。

续断酒浸　川芎　当归酒浸　半夏汤泡，姜制　橘红　干姜炮，各一两　桂心　甘草炙，各半两

上为细末，蜜丸，如桐子大。每服百丸，白滚汤下。

牛黄散　治心虚风，筋脉挛搐，神昏语涩。【批】心。

牛黄　龙脑　朱砂　麝香各一钱　蝉蜕　乌蛇肉一两，酒浸　全蝎炒　僵蚕炒　桑螵蛸　羚羊角　阿胶炒　天麻　防风　甘菊花　蔓荆子　桂心　细辛　侧子炮，去皮　独活去芦，各半两　犀角半两　麻黄七钱半

上为细末，和匀，再研，每服一钱，豆淋酒下。

续命煮散　治风气留滞，心中昏愦，四肢无力，口眼瞤动，或时搐搦，或渴或自汗。

防风　独活　当归　人参　细辛　葛根　芍药　川芎　甘草　熟地　远志　荆芥　半夏各五钱　官桂七钱半

每服一两，水二盏，生姜三片，煎至八分，去渣，通口服。汗多者，加牡蛎粉一钱半。

独活散　消风化痰。【批】风热。

细辛　石膏研　甘草炙。各半两　防风　藁本　旋覆花　川芎　蔓荆子　独活各一两

上为细末，每服三钱，姜三片，水一大盏，煎七分，食后服。

运气　瘛疭有二：【批】运气。

其一曰火。经曰：火郁之发，民病呕逆着眼瘛疭。又曰：少阳所至，为暴注瞤瘛。又曰：少阳司天，客胜则为瘛疭是也。

其二曰水。经曰：阳明司天，燥气下临，木气上从，民病胁痛目赤，掉振鼓栗。又曰：岁土太过，雨湿流行，民病足痿不收，行善瘈。又曰：太阴之复，头顶痛重而掉，瘛尤甚是也。

〔《甲》〕卒心中痛，瘛疭，互相引，肘内廉痛，心熬熬然，间使主之。热病先手臂，身热瘛疭，唇口聚，鼻张，目下汗出如转珠，两乳下二寸坚，胁满，悸，列缺主之。振寒瘛疭，手不伸，咳嗽唾浊，气膈善呕，尺泽主之。大风嘿嘿，不知所痛，嗜卧善惊，瘛疭，天井主之，头重鼻衄及瘛疭，至阴主之。身热狂走，谵语见鬼，瘛疭，身柱主之。【批】针灸。

〔《千》〕腹满瘛疭，心痛，气满不得息，巨阙主之。呕血时瘛，善摇头，颜青，汗出不过肩，伤寒，温病，曲泽主之。

颤　振

颤，摇也。振，动也。风火相乘，动摇之象，比之瘛疭，其势为缓。《内经》云：诸风掉眩，皆属于肝。掉即颤振之谓也。又曰：诸禁鼓栗，如丧神守，皆属于热。鼓栗亦动摇之意也。此症多由风热相合，亦有风寒所中者，亦有风挟湿痰者，治各不同也。常见此症多于伤寒，热病痢疾中兼见者，多是热甚而然，虚亦有之。背战摇振动轻利而不痿弱，比之中风亸曳牵动重迟者，微有不同。

星附散　治中风虽能言，口不㖞斜，手足亸曳者。

天南星　半夏以上俱用姜制　人参　黑附子去皮脐　白附子　茯苓　川乌去皮脐　僵蚕　没药各等份

上㕮咀，每服五钱，水酒各一盏，煎八分，热服并进，得汗为度。

独活散见前瘛疭条。【批】风热寒。

〔《千》〕**金牙酒**　疗积年八风五疰，举身亸曳，行步跛躄，不能收持。

金牙碎如米粒，用小绢袋盛　地肤子无子，用茎叶。一方用蛇床子　熟地　蒴藋根　附子　防风细辛　莽草各四两　川椒四合　羌活一斤　一方用独活。

上十味，㕮咀，盛以绢袋，用酒四斗，于瓷器中渍，封固勿令泄气，春夏三四宿，秋冬六七宿，酒成，去滓，日服一合，常令酒气相接，不尽一剂，病无不愈。

产后瘛疭

产后因虚，伤风瘛疭，同伤表症。未传入里，宜服防风汤。见前风门。【批】表。

愈风汤　治产后中风，口噤瘛疭。亦治血晕，四肢强直。

用荆芥略炒为末，每服三钱，豆淋酒下。

增损柴胡汤　治产后感异症，手足牵搐，涎潮昏闷。【批】热。

柴胡　黄芩一钱二分　人参一钱半　甘草炙，一钱半　石膏二钱　知母一钱　黄芪二钱半　半夏一钱半

上㕮咀，分二服，水二盏，姜三片，枣二枚，煎八分，不拘时服。

秦艽汤　前症已去，次服此药，去其风邪。

秦艽　芍药　柴胡各一钱七分　甘草炙，一钱三分　黄芩　防风各一钱二分　人参　半夏各一钱一分

上㕮咀，分二帖，每帖水二盏，姜三片，煎八分，食远服。

疠　风

经曰：脉风成为疠，俗呼癞风是也。

〔丹〕云：大风病，是受得天地间杀物之风，古人谓之疠风，以其酷烈暴悍可畏尔。人得之者，须分在上在下，夫在上者，以醉仙散取臭恶血于齿缝中出。在下者，以通天再造散取恶物蛔虫于谷道中出。所出虽有上下道路之异，然皆不外于阳明一经而已。看其疙瘩，上先见，在上体多者，病在上也。下先见，在下体多者，病在下也。上下同得者，病在上复在下也。阳明主胃与大肠，无物不受，此风之入人也，气受之在上多，血受之在下多，血气俱受者上下皆多，自非医者有神，病者有铁心，罕有免者。余曾治四五人，中间惟一妇人得免，以其贫甚，无物可吃也。孙真人曰：吾尝治四五百人，终无一人免者。非真人之不能治也，第无一人能守禁忌耳。大法，重者取积取汗。【批】大法。

醉仙散　治大风疾，遍身瘾疹，瘙痒麻木。【批】下剂。

胡麻子　牛蒡子　枸杞子　蔓荆子各一两。

同炒　白蒺藜　苦参　栝楼根　防风各半两

上为细末，每十五钱末，入轻粉一钱，拌匀，每服一钱，茶调下，晨午夕各一服。后五七日，先于牙缝内出臭黄涎，浑身疼痛，昏闷如醉，次后利下脓血恶臭气，病根乃去矣。

四圣保命丹

大黄半两　黄柏八两　荆芥各四两

上为末，炼蜜和匀，分作一百二十丸。每服一丸，温酒送下，食远，日三服。忌肉酱。一方用蛤蟆一个烧灰。

祛风散

大蚕沙五升，先筛净，水淘三遍，控干　东行蝎虎一条，焙干，用白面四斤拌蚕沙为络索，晒干。

上每服一二合，熬柏叶汤调服，食前，日三服。

通天再造散　治大风恶疾。

郁金半钱　大黄一两，泡　白牵牛六钱，半生半炒　皂角刺黑大者，一两

上为末，每服五钱，日未出时，面东以无灰酒调下。

愈风丹　治癞。【批】汗剂。

皂角一斤去皮弦，锉作四指许，以无灰酒浸一宿，漉出，同新汲水一大碗揉作浓汁，滤去渣，以砂锅慢火熬膏　苦参四两，为末　土蝮蛇头尾全用，阴干为末。

上二味末，以皂角膏丸桐子大。每服七十丸，空心用防风通圣散煎成送下。日二服。服三二日后，入浴出汗。病重者，不过一料。病微者，止用乌梢蛇，不用土蝮蛇。

换肌散　治大风年深不愈，至眉毛堕落，鼻梁坍坏，额颅肿破，服此速效。

白花蛇三两　乌蛇三两，酒浸一宿　地龙去土，三两　当归酒制　细辛　白芷各一两　天麻　蔓荆子　威灵仙　荆芥穗　甘菊花　苦参　紫参　沙参　木贼　不灰木　川芎　沙苑蒺藜　甘草炙　天门冬　赤芍药　菖蒲九节者　何首乌　胡麻炒　草乌头各三两　苍术三两，米泔浸　木鳖子去壳，三两　定风草三两

上同为细末，每服五钱匕，食后酒调服，酒多为妙。

轻者疏风和血，以二圣散治之。二圣散方。【批】缓剂。

大黄半两　皂角刺三钱，烧灰

上将皂角刺一二个，烧灰研细，用大黄半两煎汤，调下二钱。早服桦皮散。中以升麻汤，下泻青丸。晚服二圣散。此为缓治。

柏叶汤

用东南枝上柏叶一秤，水一桶，水三沸，去渣，甕盛起，旋熬蚕沙调服。初服苦涩，三五日后甜。十日，四肢沉重，便赤白痢。一月后，发出疮。疙瘩破，用乌龙散搽之。

乌龙尾即倒悬灰，二钱　乌鸡子皮煅

二味为末，用柏油调，搽于破疮上。

桦皮散　治肺拥风毒，遍身瘾疹瘙痒。

荆芥穗二两　枳壳　桦皮各四两　甘草炙，半两　杏仁二两，去皮尖，用水一碗煎令减半，取出令干，另研

上为末，每服二钱，食后，温酒调下

凌霄散　治疠风神效。

蝉壳　地龙炒　僵蚕　全蝎各七个，炒　凌霄花半两

上为末，每服二钱，热酒调下，无时。于浴室中常蹲汤中一时许，服药神效。

祛风丸　治疥癞，经曰：脉风成为疠也。

黄芪　枳壳　防风　芍药　甘草　熟地　地骨皮　枸杞子　生地

上九味，木杵臼为细末，炼蜜丸，如桐子大，白汤下，五十丸。

如圣散【批】洗药。

蔓荆子　苦参　玄参　厚朴　荆芥　紫参　陈皮　沙参　麻黄去节，一两　防风　白芷　威灵仙各二两

上为细末，每服五钱，桃柳枝各一把，水五升煎，临卧热洗。忌五辛。

〔垣〕段库使病疠风，满面连须极痒，眉毛

已脱落。须用热水沃之稍缓，每昼夜须数次，或砭刺亦缓。先师曰：风论中云，夫疠者荣卫热胕，其气不清，故使其鼻柱坏而色败，皮肤疡溃，风寒客于脉而不去，名曰疠风。治之者，当刺其肿上，以锐针刺其处，拔出其恶气，肿尽乃止。当食如常食，勿食他食。如用药当破血，去热升阳，去痒泻荣，以辛冷散之，甘温升之，行阳明经，泻心火，补肺气，乃治之正也。【批】东垣治验。

补气泻荣汤

升麻　连翘各六分　苏木　当归　全蝎　黄连　地龙　黄芪各三分　黄芩生，四分　甘草一钱半　人参二分　生地四分　桃仁三个　桔梗五分　麝香少许　胡桐泪一分　水蛭炒令烟尽，个　虻虫去翅足，微炒，二个

上锉如麻豆大，除连翘另锉，胡桐泪研，白豆蔻二分为细末，二味另放，麝香、虻虫、水蛭三味为末加放外，都作一服。水二大盏，酒一匙，入连翘煎至一盏六分，再入白豆蔻二味，并麝香等三味，再上火煎一二沸，去渣稍热，早饭后午饭前服。忌酒湿面生冷硬物。

〔经〕大风，刺其肌肉，故汗出百日，刺骨髓，汗出百日。凡二百日，鬓眉生，而止针。

承浆一穴，在颐前唇下宛宛中，足阳明、任脉之会，疗偏风口喎面肿，口齿疳蚀虫疮。灸亦佳，日灸七壮至七七壮，灸则血脉通宣，其风应时立愈。【批】针灸。

卷之十二　肝胆部

诸　痹

〔《素》〕黄帝曰：痹之安生？岐伯对曰：风寒湿三气杂至，合而为痹也。其风胜者为行痹，行痹者，行而不定也，称为走注疼痛及历节之类是也。寒气胜者为痛痹，痛痹者，疼痛苦楚，世称为痛风及白虎飞尸之类是也。湿气胜者为着痹。着痹者，着而不移，世称为麻木不仁之类是也。凡麻木不仁必着而不移。河间所谓气之道路着而麻者得矣。或痛着一处，始终不移者是也。帝曰：其有五者何也？岐伯曰：以冬遇此者为骨痹，以春遇此者为筋痹，以夏遇此者为脉痹，以至阴遇此者为肌痹，以秋遇此者为皮痹。凡风寒湿所为行痹、痛痹、着痹之病，冬遇此者为骨痹，春遇此者为筋痹，夏遇此者为脉痹，长夏遇此者为肌痹，秋遇此者为皮痹。皆以所遇之时，所客之处命名。非此行痹、痛痹、着痹之外。又别有骨痹、筋痹、脉痹、肌痹、皮痹也。帝曰：内舍五脏六腑，何气使然？岐伯曰：五脏皆有合，病久而不去者，内舍于其合也。故骨痹不已，复感于邪，内舍于肾。筋痹不已，复感于邪，内舍于肝。脉痹不已，复感于邪，内舍于心。肌痹不已，复感于邪，内舍于脾。皮痹不已，复感于邪，内舍于肺。所谓痹者，各以其时，重感于风寒湿之气也。凡痹之客五脏者，肺痹者，烦满，喘而呕。心痹者，脉不通，烦则心下鼓，暴上气而喘，嗌干善噫，厥气上则恐。肝痹者，夜卧则惊，多饮，数小便，上为引如怀。肾痹者，善胀，尻以代踵，脊以代头。脾痹者，四肢解堕，发欬呕汁，上为大塞。肠痹者，数饮而出不得，中气喘争，时发飧泄。治见飧泄门。胞痹者，少腹膀胱，按之内痛，若沃以汤，涩于小便，上为清涕。治见淋门。淫气喘息，痹聚在肺。淫气忧思，痹聚在心。淫气遗溺，痹聚在肾。淫气乏竭，痹聚在肝。淫气肌绝，痹聚在脾。王注云：淫气谓气之妄行者，各随脏之所主而入为痹也。诸痹不已，亦益内也，其风气胜者，其人易已也。帝曰：痹，其时有死者，或疼久者，或易已者，其故何也？岐伯曰：其入脏者死，其留连筋骨间者疼久，其留皮肤间者易已。帝曰：其客于六腑者何也？岐伯曰：此亦其食饮居处，为其病本也。六腑亦各有俞，风寒湿气中其俞，而食饮应之，循俞而入，各舍其腑也。帝曰：以针治之奈何？岐伯曰：五脏有俞，六腑有合，循脉之分，各有所发，各随其过，则病瘳也。见痹论篇。【批】风寒湿三气为痹。

冬感风寒湿者，为骨痹。久不已，则内入于肾，病肾胀，足挛，尻以代踵，身踡，脊以代头。取太溪、委中。【批】刺痹大法。

春感风寒湿者，为筋痹。久而不已，则内入于肝，病卧则惊，多饮，数小便。取太冲、阳陵泉。

夏感风寒湿者，为脉痹。久而不已，则内入于心，病心下满，暴喘嗌干，善意恐惧。取大陵、小海。

长夏感风寒湿者，为肉痹。久而不已，则内入于脾，病四肢解堕，发欬呕汁。取太白、三里。

秋感风寒湿者，为皮痹。久而不已，则内入于肺，病烦满喘呕。取太渊、合谷。

帝曰：荣卫之气，亦令人痹乎？岐伯曰：

荣者水谷之精气也，和调于五脏，洒陈于六腑，乃能入于脉也，故循脉上下，贯五脏，络六腑也。卫者水谷之悍气也，其气慓疾滑利，不能入于脉也，故循皮肤之中，分肉之间，熏于肓膜，散于胸腹，逆其气则疾，从其气则愈，不与风寒湿气合，故不为痹。帝曰：善。痹或痛，或不痛，或不仁，或寒，或热，或燥，或湿，其故何也？岐伯曰：痛者寒气多也，有寒故痛也。治见痛痹。其不痛不仁者，病久入深，荣卫之行涩，经络时疏，故不通，皮肤不营，散为不仁。治见着痹。其寒者，阳气少，阴气多，与病相益，故寒也。治见痛风条酒渍巾熨。其热者，阳气多，阴气少，病气胜，阳乘阴，故为痹热。其多汗而濡者，此为逢湿甚也，阳气少，阴气盛，两气相感，故汗出而濡也。帝曰：夫痹之为病，不痛何也？岐伯曰：痹在骨则重，在于脉则血凝而不流，在于筋则屈而不伸，在于肉则不仁，在皮则寒，故具此五者，则不痛也。凡痹之类，逢寒则急，逢热则纵。帝曰：善。俱痹论。【批】荣卫为痹。

〔河〕**升麻汤** 治热痹，肌肉热极，体上如鼠走，唇口反纵，皮色变，诸风皆治。【批】杂方。

升麻三两 茯神去皮 人参 防风 犀角镑 羚羊角镑 羌活各一两 官桂半两

上为末，每服四钱，水二盏，生姜二块碎，竹沥少许，同煎至一盏，温服，不计时候。

〔《素》〕少阴有余，病皮痹瘾疹，不足，病肺痹。太阴有余，病肉痹寒中；不足，病脾痹。阳明有余，病脉痹，身时热；不足，病心痹。太阳有余，病骨痹身重；不足，病肾痹。少阳有余，病筋痹胁满；不足，病肝痹。四时刺逆从论肺脉微大为肺痹，引胸背，起恶日光。心脉微为心痹，引背，善泪出。全文见诊。

〔《灵》〕黄帝曰：何以候人之善病痹者？少俞答曰：粗理而肉不坚者，善病痹。黄帝曰：痹之高下有处乎？少俞答曰：欲知高下者，各视其部。五变论。

阙中，薄泽为风，冲浊为痹。五色篇 浮络多青则痛，黑则痹。全文见皮。络脉暴黑者，留久痹也。全文见阴阳。

〔《素》〕脉涩曰痹。平人气象论。

行 痹即走注疼痛

〔仲〕诸肢节疼痛，身体尪羸，脚肿如脱，头眩短气，兀兀欲吐，桂枝芍药知母汤主之。【批】表寒。

桂枝四两 芍药三两 甘草二两 麻黄二两 生姜五两 白术五两 知母四两 防风四两 附子二两，炮

上以水七升，煮取二升，温服七合，日三服。

病历节不可屈伸，疼痛，乌头汤主之。

麻黄 芍药 黄芪各三两 甘草炙 川乌五枚，㕮咀，以蜜二升，煎取一升，即去乌头

上五味㕮咀，以水三升，煮取一升，去渣，纳蜜再煎，服七合，不时尽服之。

〔河〕**防风汤** 治行痹走注无定。

防风 甘草 当归 赤茯苓去皮 杏仁去皮，炒熟 桂以上各一两 黄芩 秦艽 葛根各三钱 升麻去节，半两

上为末，服五钱，水酒各二盏，枣三枚，姜五片，煎至一盏，去渣，温服。

〔《本》〕治湿伤肾，肾不养肝，肝自生风，遂成风湿，流注四肢筋骨。或入左肩髃，肌肉疼痛，渐入左指中。

薏苡仁散。

薏苡仁一两 当归 小川芎 干姜 茵芋 甘草 官桂 川乌 防风 人参 羌活 白术 麻黄 独活各半两

上为细末，每服二钱，空心临卧酒调下，日三服。

治白虎历节诸风疼痛，游走无定，状如虫啮，昼静夜剧，及一切手足疼痛，麝香丸。

川乌大八角者，三个，用生 全蝎二十一

个，生用　黑豆二十一个，生用　地龙半两

上为细末，入麝香半字同研匀，糯米糊为丸，如绿豆大。每服七丸，甚者十丸，夜卧令膈空，温酒下，微出冷汗一身，便瘥。予得此方，凡是历节及不测疼痛，一二服便瘥。在歙州日，有一贵家妇人，遍身走注疼痛，至夜则发，如虫啮其肌，多作鬼邪治，予曰：此正历节病也，三服愈。歙，尸叶切。

〔丹〕**龙虎丹**　治走注疼痛，或麻木不遂，或半身疼痛。

草乌　苍术　白芷各一两

上研为末，水拌发热过，再入乳香二钱，当归、牛膝各半两，酒糊丸，如弹子大。酒化下。

〔无〕**附子八物汤**　治历节风，四肢疼痛，如锤锻，不可忍。

附子炮，去皮脐　干姜炮　芍药　茯苓　半夏　桂心各三两　白术四两　人参三两

上锉散，每服四钱，水二盏，煎至七分，去渣，食前服。

〔丹〕痛风走注疼痛。【批】表热。

黄柏酒炒　苍术酒炒。各二钱

上作一服，煎就，调酒威灵仙末、羚羊角灰，臣苍术，佐芥子，使用姜一片，入药末一钱，擂碎，以前药再温服。

〔东〕**和血散痛汤**　治两手十指，一指疼了一指疼，疼后又肿，骨头里痛，膝痛，左膝痛了右膝痛，发时多则五日，少则三日，昼轻夜重，痛时觉热，行则痛轻，肿却重。解云，先血后气，乃先痛后肿，形伤气也。

羌活身　升麻　麻黄去节。各钱半　桃仁十个　柴胡二钱　红花一分　归身一分　防风一钱　甘草炙，二分　独活五分　猪苓五分　黄柏一钱　防己六分　知母酒，一钱　黄连酒

上吹咀，分作四服，每服水一大盏，煎至一半，去渣，空心热服。

〔罗〕真定府张大，素好嗜酒，五月间病手指节肿痛，屈伸不利，膝髌亦然，心下痞满，身体沉重，不欲饮食，食即欲吐。面色痿黄，精神减少。至六月间，求予治之。诊其脉沉而缓，缓者脾也。《难经》云：俞主体重节痛。俞者，脾之所主，四肢属脾，盖其人素饮酒，加之时助，湿气大胜，流于四肢，故为肿痛。《内经》云：诸湿肿满，皆属脾土。仲景云：湿流关节，肢体烦痛，此之谓也。宜以大羌活汤主之。《内经》云：湿淫于内，治以苦温，以苦发之，以淡渗之。又云：风胜湿。羌活、独活苦温，透关节而胜湿，故以为君。升麻苦平，威灵仙、苍术、防风苦辛温发之者也，故以为臣。血壅而不流则痛，当归辛温以散之。甘草甘温益气，泽泻咸平，茯苓甘平，导湿而利小便，以淡渗之。使气味相合，上下分散其湿也。

羌活　升麻各一钱　独活七分　苍术　防风　甘草　威灵仙　茯苓　当归　泽泻各半两

上锉作一服，水二盏，煎至一盏，温服，食前一服，食后一服，忌酒、面、生冷硬物。

〔《本》〕**麻黄汤**　治历节。

麻黄一两　羌活一两　黄芩三分　细辛　黄芪各五钱

上为粗末，每服五钱，水二盏，煎至八分，去渣，温服，接续三四日。有汗慎风。

治风热成历节，攻手指，作赤肿麻木，甚则攻肩背两膝，遇暑热或大便秘即作，牛蒡子散。

牛蒡子　新豆豉炒　羌活各三两　生地二两半　黄芪一两半

上为细末，汤调二钱服，空心食前，日三服。此病胸膈生痰，久则赤肿，附著肢节，久久不退，遂成疠风。此孙真人预戒也，宜早治之。

〔河〕**大豆蘗散**　治周痹注五脏留滞，胃中结聚，益气出毒，润泽皮毛，补肾。

用大豆蘗一升，炒香熟，为末，每服半钱，温酒调下，空心加至二钱，日三服。本草云：大豆消瘀血，破妇人恶血。治热痹筋挛膝痛。古人多用酒沃豆蘗取汗，盖表药也。

〔无〕**控涎丹** 凡人忽胸背手脚颈项腰胯隐痛不可忍，连筋骨牵引钓痛，坐卧不宁，时时走易不定。俗医不晓，谓之走注，便用风药及针灸，皆无益，又疑是风毒结聚，欲为痈疽，乱投药帖，亦非也。此乃是痰涎伏在心膈上下，变为疾。或令人头痛不可举，或神思昏倦多睡，或饮食无味，痰唾稠黏，夜间喉中如锯声，口流唾涎，手脚重，腿冷，痹气不通，误认为瘫痪，亦非也。凡有此疾，但用是药，不过数服，其疾如失。【批】痰涎流注。

甘遂去心 紫大戟去皮 白芥子真者，各等份

上为末，煮糊丸，如桐子大。晒干，临卧，淡姜汤或熟水下五七丸至十丸。痰猛气实，加丸数不妨，其效如神。

〔《千》〕**犀角汤** 治热毒流入四肢，历节肿痛。【批】表里兼施。

犀角二两 羚羊角一两 前胡 黄芩 栀子仁 射干 大黄 升麻各四两 豉一升

上九味，㕮咀，每服五钱，水二盏，煎服。

〔《本》〕**茵芋丸** 治历节肿满疼痛。

茵芋 朱砂 薏苡仁各一两 牵牛一两半 郁李仁半两

上细末，炼蜜杵丸，如桐子大。轻粉滚为衣，每服十丸至十五丸，或二十丸，五更温水下，到晚未利，可二三服，快利为度，白粥将息。

〔子和〕治一税官，风寒湿痹，腰脚沉重浮肿，夜则痛甚，两足恶寒，经五六月间，犹绵胫，靴足膝，皮肤少有跣露，则冷风袭之，流入经络，其病转剧，走注上下，往来无定，其痛极处，便挛急而肿起，肉色不变，腠理如虫行。每遇风冷，病必转增，饮食减，肌体瘦乏，须人扶，稍能行立。所服者，乌、附、姜、桂种种燥热。燔针着灸，莫知其数，前后三年不愈。一日予脉之，其两手皆沉滑有力，先以导水丸、通经散各一服，是夜泻三十余行，痛减半，渐服赤茯苓汤、川芎汤、防风汤，此三方在《宣明论》中治痹方是也，日三服，煎七八钱，漐漐然汗出。余又作玲珑灶法熏蒸，血热必增剧，诸汗法古方多有之，惟以吐发汗者，世罕知之。故予尝曰：吐法兼汗，良以此夫。

〔《千》〕治游风，行走无定，或如盘大，或如瓯，或着腹背，或着臂，或着脚，悉主之。

海藻 茯苓 防风 独活 附子 白术各三两 大黄五两 鬼箭羽 当归各二两

上九味，㕮咀，以水二斗，渍五日，初服二合，渐加，以知为度。

〔丹〕**控涎散** 治身及胁走痛，痰挟死血。加桃仁泥丸，治走注疼痛。【批】痰挟死血。

威灵仙一钱 川芎七钱 栀子炒，一钱 当归一钱 肉桂一分 苍术一钱 桃仁七个 甘草五分

上用生姜五片，水二盏，煎半干，入童便半盏，竹沥半盏，沸热服。忌肉面鸡。

定痛方 治一切风湿痹痛。

乳香 没药 地龙去土 木鳖去皮 金星石 五灵脂

上等份蜜丸，如弹子大。每服一丸，临卧酒下。

〔《外》〕治历节诸风，百节酸疼不可忍。用松脂三十斤，炼四五十遍，以炼酥三升，温和松脂三升，熟搅令极调匀，每旦空腹以酒服方寸匕，日二服，数日。食面粥为佳，慎勿食血腥生冷鲜物果子。百日瘥。

松节酒 治历节风，四肢疼痛。

松节二十斤，酒五斗，渍三七日，服一合，日五六服。丹溪云：松属金，能渗血中之湿。

〔《千》〕**松叶酒** 治历节。

松叶三十斤，酒二石五斗，渍三七日，服一合，日服五六度。

寒走注疼痛治法及热走注疼痛治法，并见表寒表热条。

〔垣〕身体沉重，走注疼痛，湿热相搏，而风热郁不得伸，附着于有形也，宜苍术、黄柏之类。【批】湿热。

〔李绛〕《兵部手集》方。治臂胫痛，不计深浅皆效。用虎胫骨二大两，粗舂熬黄，羚羊角一大两，屑，新芍药二大两，细切。三物以无灰酒浸之，春夏七日，秋冬倍日，每旦空腹饮一杯。冬月速要服，即以银器物盛，火炉中暖养之，三两日即可服也。【批】杂方。

〔《经》〕治风毒，骨髓疼痛。芍药二分，虎骨一具，涂酥炙黄，捶碎，绢袋盛，用清酒三升，渍五日，每服二合，日三服。

〔《圣》〕治历节风，百节疼痛，不可忍。用虎头骨一具，涂酥炙黄，捶碎，绢袋盛，用清酒二斗，浸五宿，随性多少，缓饮之妙。

〔《灵》〕黄帝问于岐伯曰：周痹之在身也，上下移徙随脉，其上下左右相应，间不容空，愿闻此痛，在血脉之中邪，将在分肉之间乎？何以致是？其痛之移也，间不及下针，其搐痛之时，不及定治，而痛已止矣，何道使然，愿闻其故？岐伯答曰：此众痹也，非周痹也。黄帝曰：愿闻众痹。岐伯曰：此各在其处，更发更止，更居更起，以右应左，以左应右，非能周也，更发更休也。帝曰：善。此痛安生？何因而有名？岐伯曰：风寒湿气客于外分肉之间，迫切而为沫，沫得寒则聚，聚则排分肉而分裂也。分裂则痛，痛则神归之，神归之则热，热则痛解，痛解则厥，厥则它痹发，发则如是。此内则不在脏，而外未发于皮，独居分肉之间，真气不能周，故命曰周痹。周痹当作众痹，夫周痹邪在分肉血脉，今云邪独居分肉之间而命曰周痹者，是众痹之误为周痹也明矣。神归之则热，热则痛解者，所谓更止更居也。痛解则厥。厥则它痹发者，所谓更发更起也。自黄帝曰善，此痛安生，至此一百十四字，原误在后刺其下以脱之上，今移于此。黄帝曰：善。刺之奈何？岐伯曰：刺此者，痛虽已止，必刺其处，勿令复起。帝曰：善。愿闻周痹如何？岐伯曰：周痹者，在于血脉之中，随脉以上，随脉以下，不能左右，各当其所。黄帝曰：刺之奈何？岐伯曰：痛从上下者，先刺其下以过之，后刺其上以脱之。痛从下上者，先刺其上以过之，后刺其下以脱之。故刺痹者，必先切循其下之六经，视其虚实，及大络之血结而不通，及虚而脉陷空者而调之，熨而通之，其瘈坚，转引而行之。帝曰：善。余已得其意矣。周痹篇　大络血结不通为实，脉陷空为虚。“过”字一作“遏”，下同。【批】针灸。

按：缪刺论云：凡痹往来行无常处者，在分肉之间，痛而刺之，以月死生为数。用针者，随气盛衰，以为痏数。针过其日数则脱气，不及日数则气不泻，左刺右，右刺左，病已止，不已复刺之如法。月生一五日一痏二日二痏，渐多之，十五日十五痏，十六日十四痏，渐少之。

详此亦刺众痹于所痛之法，当与前众痹法相参用之。

刺五脏六腑痹法，见诸痹条。

〔《千》〕治历节，但于痛处，灸三七壮，佳。

〔《怪》〕白虎历节风痛：两踝尖在内外两踝尖灸之。浑身疼痛，往来上下无常：阳辅。如足跟不得履地：风池。如膝盖肿起：曲池一寸半。阳陵泉一寸半。

〔《心》〕妇人四旬，因小产成病，百节痛，无常处，卧床不起：八字五分　环跳四寸半。五枢三寸半。　曲池　液门各寸半。　绝骨二寸半。如脊背痛者：人中　大椎节下各五分。委中七分见血立效。

〔无〕附骨疽。与白虎飞尸历节皆相类。历节痛则走注不定，白虎飞尸痛浅按之则便止，附骨疽痛深按之亦无益。又一说，白虎飞尸亦能作脓，着骨而生，及其腐溃，碎骨出尽，方愈。如是则附骨与白虎飞尸同是一病，但浅深不同耳。【批】诊。

〔仲〕寸口脉沉而弱，沉即主骨，弱即主筋，沉即为肾，弱即为肝，汗出入水中，如水伤心，历节黄汗出，故曰历节。少阴脉浮而弱，弱则血不足，浮则为风，风血相搏，则疼痛如掣。盛人脉涩小，短气自汗出，历节疼不可伸，此皆饮酒汗出当风所致。

痛　痹即痛风

〔丹〕痛风论　气行脉外，血行脉内，昼行阳二十五度，夜行阴二十五度，此平人之造化也。得寒则行迟而不及，得热则行速而太过。内伤于七情，外伤于六气，则气血之运或迟或速，而疾作矣。彼痛风者，大率因血受热，已自沸腾，其后涉于冷水，或立湿地，或扇风取凉，当坐卧当风，寒凉外搏，热血得寒，污浊凝涩，所以作痛，夜则痛甚，行于阴也。治法以辛热之剂，流散寒湿，发腠理。其血得行，与气相和，其病自安。然亦有数种，治法各异，谨书一二，以证予言。一治东阳傅丈腿痛，一治朱宅阃内痛挛，一治邻鲍子痢后风，皆数十帖半年安。详见后丹溪先治内热条。或问：比见邻人，用草药研酒饮之，不过数帖，亦有安者，如子之言，类皆经久取效，无乃太缓乎？予曰：此劫病草药，石上采丝为之君，过山龙等佐之，皆性热而燥者，不能养阴，却能燥湿。病之浅者，湿疾得燥则开，热血得热则行，亦可取效。彼病深而血少者，愈劫愈虚，愈劫愈深，若朱之病是也。子以我为迂缓乎！朱之病，即朱阃挛痛医十月不应，而丹溪起之也。【批】丹溪治先受之血热。

潜行散　治痛风。黄柏一味，酒浸焙干，为末，生姜汁和酒调服，必兼四物等汤相间服之妙。

二妙散　治筋骨疼痛因湿热者。如有气加气药，如血虚加补血药，如痛甚以姜汁热辣服之。

黄柏炒　苍术炒制。去皮

上为粗末，生姜研入，汤煎沸，调服。此二物皆有雄壮之气，如表实气实者，少酒佐之。一法，二妙为君，加甘草、羌活各二钱，陈皮、芍药各一钱，酒炒威灵仙半钱，为末服之佳。

一男子，家贫多劳，秋凉忽浑身发热，两臂膊及腕，两足及胯，皆疼痛如锻，昼轻夜剧。医与风药则愈痛，与血药则不效，惟待毙而已。予脉之，两手俱涩而数，右甚于左。问其饮食，则如平时。形瘦则如削尽，盖大痛而瘦，非病也。用苍术一钱半，酒黄柏一钱半，生附一片，生甘草三分，麻黄五分，研桃仁九个，作一帖煎，入姜汁些少令辣，热服。至四帖后，去附子加牛膝一钱。至八帖后，来告急云：气上喘促不得睡，痛似微减。此时昏黑不能前去诊视，予意其血虚，因服麻黄过剂，阳虚被发动而上奔，当与补血镇坠带味酸之药以收之。遂以四物汤加川芎、芍药、人参二钱，五味子十二粒，作一帖。与二帖服之，喘促随定，是夜遂安，三日脉之，数减大半，涩脉如旧。问其痛，则曰不减，然呻吟之声却无。察其起居，则疲弱无力，病人却自谓不弱。遂以四物汤加牛膝、白术、人参、桃仁、陈皮、甘草、槟榔，生姜三片煎服。如此药与五十帖而安。一月后，因负重担，痛复作，饮食亦少，再与此药，每帖加黄芪三分，又二十帖方全愈。东阳傅丈，年逾六十，性急作劳，患两腿痛，动作则痛甚。予视之曰：此兼虚证，当补血虚，病自安。遂与四物汤加桃仁、陈皮、牛膝、生甘草，煎入生姜，研潜行散，热饮，三四十帖而安。【批】血虚血污者补而行之。

何县长，年四十余，形瘦性急，因作劳背疼，臂痛，骨节疼，足心发热，可与四物汤。带热，下大补丸，保和丸共六十粒，食前服。

妇人脚疼，脚怕冷，夜剧日轻。

生地　白芍　归尾各五钱　黄柏炒　白术　陈皮各三钱　牛膝二钱　苍术三钱　甘草梢一钱

上分六帖，煎服，食前热饮之。

邻人鲍子，年二十余，因患血痢，用涩药取效。后患痛风，号叫撼邻里。予视之曰：此恶血入经络证，血受湿热，久为凝浊，所下未尽，留滞隧道，所以作痛，经久不治，恐成枯细。遂与四物汤、桃仁、红花、牛膝、黄芩、陈皮、甘草，煎生姜汁，研潜行散，入少酒饮之，数十帖。又与刺委中，出黑血近三合而安。

痢后风，系血入脏腑，下未尽，复还经络，不得行故也。松明节一两，以乳香一钱，炒焦存性，苍术一两，紫葳一两半，甘草半两，黄柏一两，桃仁去皮不去尖一两，俱为末，每服三钱，生姜同杵细，水荡起二三沸服。

朱宅阃内，年三十，食味甚厚，性亦躁急，患痛风挛缩数月，医不应。予视之曰：此挟痰与气症，当和血疏痰导气，病自安。遂以潜行散，入生甘草、牛膝、枳壳、通草、陈皮、桃仁、姜汁煎饮半年而安。【批】挟痰者疏导之。

陆郎左腿舣骨旧痛，小便赤少，此积忧痰涎所为。

白术　枳壳　赤芍一钱　条芩　连翘　通草　甘草梢三分

六安人脚股骨痛。

苍术　白术　陈皮　芍药三分　木通二钱　甘草五分

分四帖煎下大补丸四十粒。

右丹溪治痛风法，主于血热、血虚、血污，或挟痰，皆不离四物、潜行、黄柏、牛膝、生甘草、桃仁、陈皮、苍术、生姜汁，而随症加减，发前人之所未发，医世俗之所不医，其有功于世也大矣。

〔《本》〕王检正患鼻额间痛，或麻痹不仁，如是数年。忽一日，连口唇颊车发际皆痛，不开口，虽言语饮食，亦妨，在额与颊上常如糊，手触之则痛。予作足阳明经络受风毒，传入经络，血凝滞而不行，故有此症。或者以排风、小续命、透髓丹之类与之，皆不效。制此犀角升麻汤赠之，数日而愈。【批】痛在胃络者解食毒。

犀角一两一钱　升麻　防风　羌活各三两　川芎　白附　白芷　黄芩各半两　甘草一分

上粗末，每服四大钱，水一盏半，煎至八分，去渣，通口食后服，临卧一服，日三四服。足阳明，胃也。经云：肠胃为市。又云：阳明多血多气。

胃之中，腥膻五味，无所不纳，如市廛无所不有也。六经之中，血气俱多，腐熟饮食，故饮食之毒，聚于胃。此方以犀角为主，解饮食之毒也。阳明经络环唇挟舌，起于鼻合頞中，循颊车上耳前，过客主之，循发际至额颅。王公所患，皆一经络也，故以升麻佐之。余药皆涤除风热，升麻、黄芩，专入胃经，稍通者自能晓。

〔海〕**四物苍术各半汤**　治肢肿，不能举动。四物汤、苍术各半两，同煎服效。与活血丹相表里。【批】无寒热者但治污血。

活血丹　与四物苍术各半汤相表里，治遍身骨节疼痛如神。

熟地黄三两　当归　白术　白芍　续断　人参各一两

上细末，酒糊丸，如桐子大。

〔东垣〕**苍术复煎散**　治寒湿相合，脑户痛，恶寒，项筋脊强，肩背胛卵痛，膝膑痛，无力行步，能食，身沉重，其脉沉缓洪上急。【批】先贤治后感之外寒微者以苍术发之。

苍术四两，水二碗煎至二大盏，去渣，入下药　羌活一钱　升麻　柴胡　藁本　泽泻　白术各五分　黄柏三分　红花少许

上为粗末，用苍术汤二盏，煎至一大盏去渣温服，空心，微汗为效。忌酒面。

缓筋汤　治目如火肿痛，两足及伏兔骨筋痛，膝少力，身重腰痛，夜恶寒痰嗽，项颈筋骨皆急痛，目多眵泪，食不下。

羌活二钱　独活二钱　藁本三分　麻黄三分　苏木一分　升麻三分　甘草炙，二分　草蔻三分　生地　黄芩　黄柏各三分　苍术五分　归身三分　柴胡三分　熟地二分　生甘草根二分

上为粗末，都作一服，水二盏，煎至一盏，去渣热服，食远。

〔仲〕桂枝芍药知母汤　河间防风汤。以上

二方治痛风神妙，并见行痹表条。【批】甚者桂附发之。

〔世〕治痛风。草乌四两去尖，木鳖子三两去壳，自然铜一两煅，香白芷三两，没药二两，另研，南星二两，威灵仙二两，地龙三两，糊为丸，每服十五粒。

〔罗〕**活血应痛丸** 治风湿客于肾经，血脉凝滞，腰背肿疼，不能转侧，皮肤不仁，遍身麻木，上攻头目虚肿，耳内常鸣，下注脚膝重痛少力，行履艰难，项背拘急，不得舒畅。常服和血脉，壮筋骨，使气脉宣通。

狗脊去毛，六两 苍术泔浸一宿，十两 香附炒，十二两 陈皮九两 没药一两二钱 草乌二两半，炮 威灵仙三两

上为细末，酒煮面糊为丸，如桐子大。每服十五丸，温酒或热汤送下，不拘时候。久服。忌桃李雀鸽诸血物。

〔丹〕**八珍汤** 治一切痛风，脚气头风。

乳香 没药 代赭石 穿山甲生用，三钱 川乌不去皮尖，生用，一两 草乌不去皮尖，生用，五钱 羌活半两 全蝎二十一个，用头尾全者

上醋糊丸，如桐子大。每服十一丸。

〔罗〕**乌灵丸** 治久患风寒，麻木痛，行步艰难。

五灵脂二两 川乌一两，炮，去皮脐

上为细末，酒煮面糊为丸，如桐子大。每服十丸，加至五十丸，空心温酒下。忌一切冷物。【批】又甚者以酒行桂附。

史丞相遇仙方 治诸般痛风，手足艰难，筋骨疼痛，口眼㖞斜，言语謇涩。

附子炮，去皮脐 川乌炮，去皮脐 当归酒浸，焙 川芎 羌活 肉苁蓉酒浸，炮 杜仲去皮，炒去丝，姜汁制 黄芪 白蒺藜炒，去刺 白术 人参 川牛膝酒浸，焙，去芦 防风 天麻去苗 白茯苓 萆薢 狗脊炒，去毛 续断 独活 肉桂去粗皮 赤芍各一两 虎胫骨二两半，酥炙

上二十二味，切细，以生绢袋盛之，用无灰酒浸，密封瓶口，春三日，夏二日，秋七日，冬十日，取出晒，焙干为末，酒糊丸，如桐子大。用浸药酒一盏，送下五十丸，空心服。忌生冷油腻豆腐面食发风之物。

〔世〕**五加皮酒** 治风湿遍身疼痛，俗名痛风，或肿或瘫，或脚气不能步履者。【批】药发不动者熏之熨之。

用五加皮，不拘多少，入白曲内，同酿白酒饮之，或入在曲内，造好酒尤妙。

〔丹〕治环跳痛不已，防生附骨痈方。以苍术佐黄柏之辛，行以青皮，冬加桂枝，夏加黄芩。体虚者，加杜仲、牛膝，以甘草为使，大料煎入酒。深者恐术、柏、桂枝十数贴发不动，以少麻黄一二帖又不动者，恐痈将成。撅地成坑，以火煅红，沃以小便，赤体坐其上，以被席围抱下体，使热蒸腠理间，血气畅而愈。

时行热毒，攻手足大痛欲死，作地坑，深三尺，可容则止，却烧令热，以酒沃之，乘热着履，坐其上，包裹勿泄气，立安。若手痛者，暖酒浸之。伤寒类要。

〔《衍》〕用三升醇酒，拌蚕屎五升，甑蒸热，于暖室中铺于油单上，令患风冷气闭及近感瘫风人，就所患边卧着温热处，厚盖覆，汗出为度。若虚人，须在左右防大热昏冒，仍令头面壅覆。未全愈，间再作。

〔《外》〕治风痛肿，白虎病。以三年酽醋五升，热煎三四沸，切葱白二三升，煮一沸滤出。布帛热裹，当病上熨之，瘥为度。

〔《灵》〕寒痹之为病也，留而不去，时痛而皮不仁。黄帝曰：刺寒痹内热奈何？伯高答曰：刺布衣者，以火焠之。刺大人者，以药熨之。黄帝曰：药熨奈何？伯高答曰：用醇酒二十斤，蜀椒一升，干姜一斤，桂心一斤，凡四种，皆㕮咀渍酒中，用绵絮一斤，细白布四丈，并纳酒中，置酒马矢煴中，盖封涂，勿使泄。五日五夜，出布绵絮曝干之，干复渍，以尽其汁。每渍必晬其日，乃出干之，并用滓与绵絮

复布为复巾，长六七尺，为六七巾，则用之，生桑炭炙巾，以熨寒痹所刺之处，令热人至于病所，寒，复炙巾以熨之，三十遍而止。汗出，以巾拭其身，亦三十遍而止。起步内中，无见风，每刺必熨，如此病已矣。此所谓内热也。寿夭刚柔篇。

〔罗〕**拈痛散**　治肢节疼痛，熨烙药。

羌活　独活　细辛　肉桂　防风　白术　良姜　麻黄不去节　天麻去苗　川乌生，去皮　吴茱萸　乳香研　小椒去目　全蝎生　当归各一两　川姜五钱　葛根一两

上为粗末，入乳香研匀，每抄药一十钱，甚者十五钱，同细盐一升，炒令极热，绢袋盛熨烙痛处，不拘早晚频用，药冷再炒一次，用毕甚妙。

〔仲〕妇人六十二种风，及腹中血气刺痛，红蓝花酒主之。【批】污血。

用红蓝花一味，以酒一大升，煎减半，顿服一半，顷之，再服。

〔《济》〕**虎骨丸**　治经络凝滞，骨节疼痛，筋脉挛急，遇阴寒愈痛。

乳香　没药各另研　赤芍　熟地　虎胫骨酥炙黄　当归各一两　血竭五钱

上为末，用木瓜一枚，切破去子，入乳香末在内，以麻丝缠定，勿令透气，好酒六升煮，酒尽取木瓜，去皮研和泥，更入熟蜜少许，杵和为丸，如桐子大。每服五十丸，病在上食后，在下食前温酒下。

〔罗〕**木瓜虎骨丸**　治风寒湿合而成痹，脚重不仁，疼痛少力，足下瘾痛，不能踏地，脚膝筋拳，不能屈伸，及项背拘急，手足无力，耳内蝉鸣，头眩目运诸证。脚气行步艰难，并皆治之。

木瓜　麒麟竭研　虎胫骨酒炙　木香　自然铜醋焠七次　枫香脂　龟板醋炙　骨碎补去毛　甜瓜子　桂皮　当归　没药各一两　乳香研，半两　地龙去土　安息香重汤酒煮入药，各二两

上件十五味，除没药外，为细末，拌匀，酒面糊为丸，如桐子大。每服三十丸，温酒送下，煎木瓜汤送下亦得。渐加至五十丸，空心食前服。

〔《济》〕**麒麟竭散**　治寒湿传于经络，疼痛不可忍。

血竭　南乳香　没药　白芍　当归各六钱　水蛭杵碎，炒令烟尽　麝香各三钱　虎胫骨酥炙黄，五钱

上八味，为细末，和匀，每服三钱，食前温酒下。

〔丹〕**趁痛散**

乳香　没药　桃仁　红花　当归　地龙　五灵脂　牛膝酒浸　羌活酒浸　香附便浸　生甘草

如痰热，加酒芩、酒柏。

痛风大法，苍术、南星、川芎、白芷、当归、酒芩。在上者，加羌活、威灵仙、桂枝。在下者，加牛膝、防己、木通、黄柏。薄桂，治痛风。无味而薄者，独此能横行手臂，领南星、苍术等至痛处。【批】上下。

上中下**痛风方**。

南星二两　台芎一两　白芷五钱　桃仁五钱　桂枝三钱，横行手臂　汉防己半两，下行　龙胆草半两，下行　苍术米泔浸一宿，二两　黄柏二两，酒炒　红花一钱半，酒洗　神曲一两，炒　羌活三钱，通身走骨节　威灵仙二钱，去芦，上下行

上为末，面糊丸，食前服一百丸。

〔世〕茯苓丸治臂痛如神。方见补遗。控涎丹治肩背臂痛如神。方见行痹。

控涎丹加去油木鳖子一两，桂五钱，治臂痛，每服二十丸，加至三十丸，妙。

〔丹〕治臂痛。

半夏一钱　陈皮半钱　茯苓五分　苍术二钱　威灵仙三分　酒芩一钱　白术一钱　南星一钱　香附一钱　甘草少许

〔世〕治臂痛。

红花炒　神曲炒黄　俱为末，调服之。

姜黄散　治臂痛，非风非痰。

姜黄四两　甘草　羌活各一两　白术二两

腰以下痛者，加海桐皮、当归、芍药。

〔垣〕臂痛有六道经络，究其痛在何经络之间，以行本经药行其气血，血气通则愈矣。若表上诸疼痛，便下之则不可，当详细辨之。

上东垣云，臂痛有六道经络，以行本经药行其气血者，盖以两手伸直，其臂贴身垂下，大指居前，小指居后而定之。则其臂臑之前廉痛者，属阳明经，以升麻、白芷、干葛行之。后廉痛者，属太阳经，以藁本、羌活行之。外廉痛者，属少阳，以柴胡行之。内廉痛者，属厥阴，以柴胡、青皮行之。内前廉痛者，属太阴，以升麻、白芷、葱白行之。内后廉痛者，属少阴，以细辛、独活行之。并用针灸法，视其何经而取之也。

足痛，新病以痛风法治之，久病非脚气，以鹤膝风治之，各自有门。痛风多属血虚，然后寒热得以侵之。治法并见血热血虚条。【批】虚实。

〔丹〕张子元气血虚有痰，小便白浊，阴火间起，痛风时作。

人参一两　白术二两　熟地二两　川黄柏炒，各二两　山药　海石好者一两，炒　琐阳　干姜煨，半两　南星一两　败龟板二两，炙

上粥为丸，如梧子大。淡盐汤下。

痛风，有痰带热，先以舟车丸或导水丸、神芎丸下之，后以趁痛散调血。如痰热，趁痛散加酒芩、酒柏。

治痛风方

糯米一盏　黄踯躅根一把　黑豆半盏

上件用酒水各一碗，煎半干，徐徐服之。大吐大泻，一服住，便能行动。

〔子和〕一男子六十余，病腰尻脊胯皆痛，数岁不愈，昼静夜躁，大痛往来，屡求自尽，天旦则定，夕则痛作，必令人手捶击，至五更鸡鸣则渐减，向曙则痛止。戴人诊其脉，两手皆沉滑坚劲有力，如张弓弦，谓之曰：病虽瘦，难任。然腰尻脊胯皆痛者，必大便坚燥，其左右曰：有五七日，或八九日，见燥屎一两块，如弹丸，结硬不可言，浑身燥痒，皮肤皱揭枯涩如麸片。戴人既得病之虚实，阴用大承气，以姜枣煎之，加牵牛头末二钱，不敢言是泻剂。盖病者闻暖则悦，闻寒则惧，说补则从，说泻则逆，此弊非一日也，而况一齐众楚。于是药煎成，使稍热咽之，从少至多，累至三日，天且晚，脏腑下泄四五行，约半盆，以灯视之，皆燥屎硬块，及瘀血杂脏腑，秽不可近，须臾痛减九分，昏睡，鼻息调如常人。睡至明日，始觉饥而索粥，温凉与之，又困睡一二日，其痛尽去。次令饮食调养，日服导饮丸、甘露散滑利便溺之药，四十余日乃复。常仲明之妻，每遇冬寒两手热痛。戴人曰：四肢诸阳之本也，当时散越而不痛，及乎秋冬收敛则痛。以三花神佑丸大下之，热遂去。

运气　痹有二：【批】运气。

一曰湿。经云：太阴司天，湿淫所胜，病胕肿骨痛阴痹。阴痹者，按之不得，治以苦热是也。

二曰燥。经云：阳明所至，为尻阴股膝髀腨胻足痛。又云：岁金太过，燥气流行，甚则尻阴股膝髀腨胻足皆痛是也。

〔《内经》〕刺灸诸痛法，先明经脉，次别浅深。盖经脉者，为手足十二经脉也。【批】针灸。

手前廉痛，属阳明，经云：手阳明脉所生，病者肩前臑痛，大指次指痛不用。后廉痛属太阳。经云：手太阳脉是动，则病肩似拔，臑似折。所生病者，肩臑肘臂外后廉痛。外廉痛，取少阳。经曰：手少阳脉所生病者，耳后肩臑肘臂外皆痛，小指次指不用。又云：邪客手少阳之络，令人臂外痛，手不及头，刺手中指次指爪甲上去端如韭叶各一痏，左取右，右取左。内廉痛，取厥阴。经云：手厥阴脉是动，则病手心热，肘臂挛急腋肿。内前廉痛，属太阴。

经云：手太阴脉所生病者，臑臂内前廉厥，掌中热。内后廉痛，属少阴。经云：手少阴所生病者，臑臂内后廉痛厥，掌中热痛。足前廉痛，属阳明。经云：足阳明脉所生病者，膝膑肿痛，循膺乳气街股伏兔骨干外廉足跗上皆痛，中指不用。后廉痛，属太阳。经云：足太阳脉是动，则病头痛，目似脱，项似拔，脊痛，腰似折，髀不可以曲，腘如结，臑如裂，是谓踝厥。所生病者，项背腰尻腨臑脚背痛，小指不用。外廉痛，属少阳。经云：足少阳所生病者，胸胁肋髀膝，外至胫绝骨，外踝前及诸节皆痛，小指次指不用。又云：足髀不可举，侧而取之，在枢合中以员利针，大针不可刺。又云：邪客于足少阳之络，令人留于枢中，痛髀不可举，刺枢中以毫针，寒则久留针，以月死生为数，立已。内廉痛，属太阴。经云：足太阴脉所生病者，股膝内肿厥，足大指不用。内后廉痛。属少阴。经云：足少阴脉所生病者，脊股内后廉痛，足下热而痛，内前廉痛，属厥阴。经云：足厥阴脉是动，则病腰痛，不可以俯仰。

此十二经手足脉痛，皆视虚实寒热陷下，而施补泻疾留灸之法也。以上全文，并见针灸门十二经条。盛则泻之，虚则补之，热则疾之，寒则留之，陷下则灸之也。

浅深者，谓皮脉内筋骨之浅深也。病在皮，调之皮，盖取血络也。病在脉，调之脉，即取前手足十二经之血脉也。病在肉，调之分肉。《内经》云：病在肌肤，肌肤尽痛，名曰肌痹。伤于寒湿，刺大分小分，多发针而深之，以为热故，无伤筋骨，伤筋骨痈发，若变诸分，尽热病已止。病在筋，调之筋。经云：病在筋，筋挛节痛，不可以行，名曰筋痹。刺筋上为故，刺分肉间，不可中骨也。病在骨，调之骨。经云：病在骨，骨重不可举，骨髓酸痛，寒气至骨，名曰骨痹。深者刺无伤脉肉为故，其道大分小分，骨热病已止。又云：邪在肾，则病骨痛阴痹。阴痹者，按之不得，取之涌泉、昆仑。有血者，尽取之。又云：骨痹举节不用而痛，汗注烦心，取三阳之经补之。一作三阴。

此皮脉肉筋骨之浅深，随其处取之也。

又久痹不去身者，视其血络，尽出其血。

痛痹久，而入脏腑为病，刺法见诸痹条。

〔《玉》〕浑身疼痛，但于痛处针，不拘经穴，须避筋骨，穴名天应穴。

〔《撮》〕臂膊疼痛：肩髃　手三里　外关

〔《摘》〕臂膊疼痛，并麻痹：肩髃　肩井　曲池

〔《集》〕臂膊麻痹疼痛：肩髃　曲池　手上廉　合谷　不应再取：肩井　列缺

〔《玉》〕臂痛连腕：液门沿皮向后透阳池泻。中渚沿皮透腕骨泻。

〔《撮》〕臂内廉痛：经渠一分，忌灸。灵道一分，卧针，向前三分。少海五分

〔东〕臂酸挛：肘髎　窍阴　尺泽前谷　后溪

〔《甲》〕手臂不得上头，尺泽主之。臂不可举，头项痛，咽肿不可咽，前谷主之。肘臂腕中痛，颈肿不可以顾，头项急痛眩，淫泺肩胛，小指痛，前谷主之。肘痛不能自带衣起，头眩颔痛，面黑，恶风，肩痛不可顾，关冲主之。肘痛引肩，不可屈伸，寒热，颈项肩背痛，痿痹不仁，天井主之。《千金》云：肩肉麻木。肘中濯濯，臂内廉痛，不可及头，外关主之。肘痛，尺泽主之。

〔《撮》〕腕痛：阳溪　曲池

〔《玉》〕腕无力并痛：腕骨横针入三分，痛则泻，无力则补。曲池补泻同上。

〔《撮》〕五指拘挛：三间一分，先泻后补灸之。前谷一分，泻之，灸。五指皆痛：阳池　外关　合谷　跨痛腿支风：环跳在髀枢中，侧卧，伸下足，屈上足，方可针。可入三寸半，补少泻多，留八吸。居髎一寸二分，留八吸，泻之。委中出血

〔《标幽》〕胯痛蹶足：环跳　悬钟《摘英》作丘墟，针五分，留三呼，灸三壮。

〔《集》〕胯痛腿支风，不能转侧，举动艰

难：环跳三寸半，灸七七壮。风市灸二七壮。居髎三寸半，灸五七壮。委中　昆仑　三里　阳陵泉　不已取下穴：五枢　阳辅　腰脚痛：委中　昆仑　人中

〔桑〕侧脚风：绝骨　太冲

〔东〕髀枢痛，足胫寒热，足外廉皮骨痛：临泣一分。足三阴寸半。阳辅

〔《甲》〕髀枢中痛，不可举，以毫针寒留之，以月死生为痏数，一作息数。立已，长针亦可。腰胁相引痛急，痹筋瘛痛，不可屈伸，痹不仁，环跳主之。

〔东〕髀筋急胫痛，纵缓痿痹，腨疼膝冷，外廉不可屈伸，湿痹流肿：风市、中渎、阳关、悬钟；腿痛：阳陵泉、三里、伏兔、阴市；腿膝拘挛，痛引胁，或青或焦，或黧，或枯如腐木状：风市灸。阳陵泉、曲泉、昆仑；腿膝外廉痛，股肿胻酸，转痿痹，或膝胫热，不能行动：侠溪五分、髀关、光明各一寸；髀痹引膝股外廉急痛，胫酸，摇动有声，诸节酸不能行：阳陵泉、绝骨、中封。

〔《甲》〕膝外廉痛，热病汗不出，目外眦赤痛，头眩两额痛，逆寒泣出，耳鸣，多汗，目痒，胸中痛不可反侧，痛无常处，侠溪主之。膝外廉，痛不可屈伸，胫痹不仁，阳关主之。髀痹引膝股外廉痛不仁，筋急，阳陵泉主之。膝内廉痛引髌，不可屈伸，连腹，引咽喉痛，膝关主之。

〔东〕腿膝内廉痛引髌，不可屈伸，连腹，引咽喉痛：太冲五分。中封　膝关　胫酸寒，足下热，不能久立，湿痹不仁：中都　冲阳承山　承筋　胫寒四肢重，少气难言，不得卧：至阳　三阴交

〔《甲》〕痹胫重，足胕不收，跟痛，巨虚下廉主之。胫痛，足缓失履，湿痹，足下热，不能久立，条口主之。胫苕苕苦痹，膝不能屈伸，不可以行，梁丘主之。

〔《玉》〕草鞋风：昆仑泻，留六呼。太溪泻，留六呼。申脉五分，补少泻多，留二吸，忌灸。

〔《撮》〕草鞋风，足腕痛：昆仑透太溪。丘墟　商丘各寸半，泻，灸。

〔《集》〕又法：昆仑　丘墟　商丘　照海　不已，取后穴。太冲　解溪　足腕不用痿躄，坐不起，髀脚痛：光明沿皮五分。丘墟直五分。腕缓不收，覆足不任胫酸：然谷　浮白　昆仑

〔《撮》〕外踝红肿痛：申脉半寸泻

〔《摘》〕绕踝风：曲池如绕外踝痛，兼刺孙络足少阳小指间三分。如绕内踝痛，兼刺大都三分。如腕前廉痛，刺行间六分。

〔《玉》〕脚背红肿：太冲　丘墟　冲阳弹针出血。临泣

〔《集》〕又法：太冲　临泣　行间　内庭　不已。取下穴：昆仑　丘墟

〔《撮》〕大拇指本节前骨疼：太冲弹针出血。足五指尽痛，不得践地：涌泉二分。然谷一分。

〔《甲》〕风寒从足小指起，脉痹上下，带胸胁，痛无常处，至阴主之。足下热痛，不能久坐，湿痹不能行，三阴交主之。骨痹烦满，商丘主之。肤痛痿痹，外丘主之。寒气在分肉间痛，上下痹不仁，中渎主之。

着　痹即麻木不仁

〔《灵》〕卫气不行，则为麻木。刺真节邪篇。【批】气虚不行。

〔垣〕神效黄芪汤　治浑身麻木不仁，或左或右，半身麻木，或面，或头，或手臂，或脚腿，麻木不仁，并皆治之。方见目门倒拳睫毛。

芍药补气汤　治皮肤间有麻木，此肺气不行也。洁古老人立效神方。

黄芪一两　白芍药两半　橘皮一两　泽泻半两　甘草一两，炙

上㕮咀，每服一两，水二大盏，煎至一盏，去渣温服。如肌肉麻，必待泻营气而愈。如湿热相合，四肢沉痛。当泻湿热。

〔垣〕杜彦达患左手右腿麻木，右手大指次指亦常麻木至腕，已三四年矣。诸医不效，求治明之，明之曰：麻者，气之虚也，真气弱，不能流通，填塞经络，四肢俱虚，故生麻木不仁。与一药，决三日效。遂制人参益气汤。服二日，便觉手心热，手指中间如气满胀。至三日后，又觉两手指中间皮肉如不敢触者，似痒痛满胀之意，指上瑟瑟，不敢用手擦傍触之。明之云：真气遍至矣。遂于两手指甲傍各以三棱针一刺之，微见血如黍粘许，则痹自息矣。又为处第二、第三服之。

人参益气汤 治五六月间，两手麻木，四肢困倦，怠堕嗜卧。乃湿热伤元气也，以此药治之。【批】气虚挟湿。

黄芪八钱 人参 甘草各五钱，生 甘草炙，二钱 五味子一百二十粒 升麻二钱 柴胡二钱半 芍药三钱

上吹咀，每服称半两，水五盏，煎一盏，去渣，空心温服，服后令少卧。于麻痹处，按摩屈伸少时，午饭前，又一服，日二服。

第二次药，煎服如前。

黄芪八钱 红花五分 陈皮一钱 泽泻

第三次服药

黄芪六钱 黄柏一钱二分 橘皮三钱 泽泻 升麻各二钱 白芍五钱 生甘草四钱 五味一百粒 生芩八钱 炙甘草一分

上吹咀，分作四服，煎服如前法，稍热服。秋凉去五味，冬月去黄芩，服之大效。

除湿补气汤 治左腿麻木沉重。

黄芪八钱 甘草梢六钱 五味一百二十粒 升麻梢 当归 柴胡梢 泽泻各二钱 红花二钱半 陈皮一钱 青皮四钱

上吹咀，分作四服，水三大盏，煎至一盏，去渣，稍热，食前服。

〔仲〕血痹病，从何得之？师曰：夫尊荣人骨弱肌肤盛，重困疲劳，汗出卧，不时动摇，加被微风遂得之。形如风状，但以脉自微涩，在寸口关上小紧，宜针引阳气，令脉和，紧去则愈。血痹，阴阳俱微，寸口关上微，尺中小紧，外证身体不仁，如风痹状，黄芪桂枝五物汤主之。【批】气虚挟风寒。

黄芪 芍药 桂枝各三两 生姜六两 大枣十二枚

上五味，以水六升，煮取二升，温眼七合，日三服。一方有人参。

〔罗〕中书左丞张仲谦，至元戊辰春正月，在大都患风证，半身麻木。一医欲下之，未决可否，命予决之。予曰：治风当通因通用，汗之可也。然此地此时，虽交春令，寒气犹存，汗之则虚，其表必有恶风、恶寒之证。仲谦欲速瘥，遂汗之，身体轻快。后数日，再来邀予视之。曰：果如君言，官事繁剧，不敢出行，当如之何？予曰：仲景云：大法夏宜汗，阳气在外故也。今时阳气尚弱，初出于地，汗之则使卫气亟夺，卫气失守，不能肥实腠理，表上无阳，见风必大恶矣。《内经》曰：阳气者，卫外而为固也。又云：阳气者，若天与日，失其所，则折寿而不彰。当此之时，犹有过汗之戒，况不当汗而汗之者乎。遂与黄芪建中汤加白术服之，滋养脾胃，生发荣卫之气，又以温粉扑其皮肤，待春气盛，表气渐实，即愈矣。《内经》曰：化不可伐，时不可违，此之谓也。黄芪建中汤方见治虚实条。

〔垣〕戊申春，节使赵君，年七旬，病体热麻，股膝无力，饮食有汗，妄喜笑，善饥，痰涎不利，舌强难言，声嗄不鸣，身重如山。求治于先师，诊得左手脉洪大而有力，是邪热客于经络中也。两臂外有数瘢，遂问其故。对以燃香所致。先师曰：君之病，皆此也，夫人之十二经，灌溉周身终而复始。盖手之三阳，从手表上行于头，加之以火邪，阳并于阳，势甚炽焉。故邪热毒行流散于周身而热麻。《针经》云：胃中有热则虫动，虫动则胃缓，胃缓则廉泉开，故涎下。热伤元气，而沉重无力。饮食入胃，慓悍之气，不循常度，故多汗。心火盛，则妄喜笑。脾胃热，则消谷善饥。肺金衰，则

声嗄不鸣。仲景云：微数之脉，慎不可灸，焦枯伤筋，血难复也。君奉养以膏粱之味，无故加以火毒热伤于经络，而为此病明矣。《内经》曰：热淫所胜，治以苦寒，佐以苦甘，以甘泻之。以酸收之。当以黄柏、知母之苦寒为君。以泻火邪，壮筋骨。又肾欲坚，急食苦以坚之。黄芪、生甘草之甘寒，泻热补表。五味子酸止汗，补肺气之不足，以为臣。炙甘草、当归之甘辛，和血润燥，柴胡、升麻之苦平，行少阳阳明二经，自地升天，以苦发之者也，以为佐。㕮咀，同煎取清汁服之。更缪刺四肢，以泻诸阳之本，便十二经络相接，而泄火邪。不旬日而良愈，遂名其方曰清阳补气汤。【批】气虚挟火毒。

苍术四钱　藁本二钱　升麻六钱　柴胡三钱　五味一钱半　黄柏酒制，三钱　知母酒，二钱　陈皮二钱半　甘草生，二钱　当归二钱　黄芪三钱

上㕮咀，每服五钱，水一盏半，煎至一盏，去渣，空心服之。待少时，复以美膳压之。

补气升阳和中汤　李正臣夫人病，诊得六脉中俱弦洪缓相合，按之无力，弦在其上，是风热下陷入阴中，阳道不行。其症闭目则浑身麻木，昼减而夜甚。觉而目开，则麻木渐退，久则绝止。常开其目，此症不作。惧其麻木，不敢合眼，故不得眠，身体皆重，时有痰嗽，觉胸中常是有痰而不利，时烦躁，气短促而喘，肌肤充盛，饮食大小便如常，惟畏麻木，不敢合眼，为最苦。观其色脉形病相应而不逆，《内经》曰：阳盛瞑目而动轻，阴病闭目而静重。又云：诸脉皆属于目。《灵枢》曰：开目则阳道行，阳气遍布周身，闭目则阳道闭而不行，如昼夜之分，知其阳衰而阴旺也。且麻木为风，虽三尺之童，皆以为然。细校之则非，如久坐而起，亦有麻木，假为绳系缚之人释之，觉麻木作而不敢动，久则自已。以此验之，非有风邪，乃气不行也。不须治风，当补其肺中之气，则麻木自去矣。知其经脉，阴火乘其阳分，火动于中，为麻木也，当兼去阴火则愈矣。时痰嗽者，秋凉在外，湿在上作也，当实其皮毛，以温剂。身重脉缓者，湿气伏匿而作也。时见燥作，当升阳助气益血，微泻阴火去湿，通行经脉，调其阴阳则已。非五脏六腑之本有邪也，补气升阳和中汤主之。【批】风热下陷。

黄芪五钱　人参三钱　甘草炙，四钱　陈皮二钱　当归身，二钱。　生草根一钱，去肾热。　佛耳草四钱。　白芍三钱。　草豆蔻钱半，益阳退寒　黄柏一钱，酒洗，除湿泻火　白术二钱　苍术钱半，除热调中　白茯苓一钱，除湿导火　泽泻一钱，用同上　升麻一钱，行阳明经　柴胡一钱

上㕮咀，每服三钱，水二大盏，煎至一盏，去渣，稍热服，早饭后午饭前服之，至八服而愈。

温经除湿汤　李夫人，十月二十日，得立冬严霜作时病，四肢无力，乃痿厥，湿热在下焦也。醋心者，是浊气不降欲满也。合眼麻木者，阳道不行也。开目不麻木者，目开助阳道，故阴寒之气少退也。头旋眩晕者，风气下陷于血分，不伸越而作也。

羌活七分　独活三分　柴胡二分　黄芪二分　人参一钱　甘草炙，一钱　白芍三钱　陈皮二钱　白术一钱　苍术二钱　泽泻一钱　猪苓一钱　黄柏三分　黄连　木香各二分　草豆蔻二分　神曲二分　麻黄去节，三分　升麻五分　当归三分

上锉如麻豆大，作二服，水二大盏，煎一盏，去渣，稍热服，食远。治肢节沉重疼痛无力之圣药也。

湿气风症不退，眩晕麻木不已，除风湿，羌活汤主之。

羌活一两　防风一两　柴胡五分　藁本三分　独活五分　苍术米泔制，一钱　茯苓二钱　泽泻二分　猪苓去皮，二分　甘草炙，五分　黄芪一钱　陈皮三分　黄柏三分　黄连去须，一分　升麻七分　川芎三分，去头痛

上㕮咀，每服三钱或五钱，水二盏，煎至一盏，去渣，稍热服，量虚实施用。如不尽证候，依加减法用之。

〔丹〕手足木者，是湿痰死血。十指麻，是胃中有湿痰死血。【批】湿痰死血。

〔子和〕郾城梁贾人，年六十余，忽晓梳发，觉左手指麻，斯须半臂麻，又一臂麻，斯须头一半麻，比及梳毕。从胁至足皆麻，大便二三日不通。往问他医，皆云风，或药，或针，皆不解，求治于戴人。戴人曰：左手三部脉皆伏，比右手小三倍，此枯涩痹也，不可纯归之风，亦有火燥相兼。乃命一涌一泄一汗，其麻立已。后以辛凉之剂调之，润燥之剂濡之，惟小指次指尚麻。戴人云：病根已去，此余烈也，可针溪谷。溪谷者，骨空也，一日晴和往针之，用《灵枢》中鸡足法，向上卧针，三进三引讫。复卓针起向下卧针，送入十指间皆然，手热如火，其麻全愈。【批】火燥。

〔《济》〕**茯苓汤** 治停蓄支饮，手足麻痹，多睡眩冒。【批】停饮。

半夏汤泡 赤茯苓去皮 陈皮各一两 枳实去瓤，麸炒 桔梗去芦 甘草炙，半两

上㕮咀，每服四钱，水一盏，姜七片，煎服，不拘时。

形数惊恐，经络不通，病生于不仁，治之以按摩、醪药。全文见治法。

〔《衍》〕一法。五灵脂二两，没药一两，乳香半两，川乌头一两半，炮去皮，同为末，滴水丸如弹大。每服一丸，生姜温酒下，治风冷，气血闭，手足身体疼痛冷麻。【批】杂方。

风论云：风气行诸脉俞，散于分肉之间，与卫气相干，其道不利，故使肌肉愤䐜而有疡，卫气有所凝而不行，故其肉有不仁也。全文见诸风。【批】风寒干卫不行为不仁。

又气穴论云：肉分之间，溪谷之会，积寒留舍，荣卫不居，内为骨痹，外为不仁，命曰大寒留于溪谷。此亦风寒相干卫气，致卫气不行而不仁也。全文见气穴论。

〔仲〕黄芪五物汤。方见本门卫气条

世传恶风而麻木者，乌、附最验。

〔《本》〕治风寒湿痹，麻木不仁，粥法。

川乌生，为末。

上用白米作粥半碗。药末四钱，同米用慢火熬熟，稀薄不要稠，下姜汁一茶匙许，蜜三大匙，搅匀空心啜之，温为佳。如是湿，更入薏苡仁二钱，增米作一盅服。此粥治四肢不随，痛重不能举者，有此证，预宜防之。左氏曰：风淫末疾，谓四肢为四末也。脾主四肢，风邪客于肝则淫脾，脾为肝克，故疾在末。谷气引风湿之药，径入脾经，故四肢得安。此汤剂极有力。予常用此方以授人，服者良验。

治风湿，四肢浮肿，肌肉麻痹，甚则手足无力，筋脉缓急，宜续断丸。

川续断 萆薢 当归微炒 附子 防风 天麻各一两 乳香 没药各半两 川芎三分

上为细末，炼蜜丸如桐子大。每服三四十丸，酒或饮下，空心食前服。

〔丹溪〕刘河间作《原病式》，尝以麻为涩，同归于燥门中，真能识病机者也。

〔河〕**前胡散** 治荣虚卫实，肌肉不仁，致令瘰重，名曰肉苛。

前胡 白芷 细辛 官桂 白术 川芎各三两 附子炮 吴茱萸汤炮，炒 当归各二两 川椒去目并闭目者，生用，二两

上锉，以茶酒三升，拌匀，同窨一宿，以炼成猪脂膏五斤，入药煎，候白芷黄紫色，漉去渣成膏，病在处摩之。凡大癥瘕疮痍皆治，并去诸风疮痒，痛伤折坠损。

《内经》针灸着痹分新久，新者，汤熨灸之。经云：风寒客入皮肤，或痹不仁肿痛，可汤熨，用火灸刺而去之是也。全文治法见师传条。久者，焠针刺之。经云：着痹不去，久寒不已，焠取三里是也。四时气篇。【批】针灸。

〔垣〕陕帅郭巨济，偏枯，二指着痹，足不能伸。迎先师治之。以长针刺委中，至深骨而不知痛，出血一二升，其色如墨，又且缪刺之。

如是者六七次，服药三月，病良愈。

〔《甲》〕膝寒痹不仁，不屈伸，髀关主之。

着痹不移，䐃肉破，身热，脉偏绝，是逆也。全文见诊生死。着痹久而入脏腑者为逆。刺法见诸痹。【批】诊。

〔《素》〕荣气虚则不仁，卫气虚则不用，荣卫俱虚则不仁且不用，肉如故也。人身与志不相有，曰死。

〔《脉》〕诊人被风不仁痿躄，其脉虚者生，紧急疾者死。

鹤膝风即历节之类

〔罗〕**蜉蝣丸** 治鹤膝风，腰膝风缩之疾。【批】污血。

蜉蝣头尾全者，一条。桃仁生 白附 阿魏桂心 安息桃仁同研 白芷各一两 乳香没药各三分。以上九味用童便酒二升炒熟另处 北漏芦 当归 白芍 牛膝 羌活 地骨皮 葳灵仙各一两，为末

上蜜为丸，弹子大。空心温酒化下一丸。胡楚望博士，病风痉，手足指节皆如桃李，痛不可忍，服之悉愈。

〔丹〕一丈人，年七十岁，患脚膝疼稍肿。【批】血虚挟湿热。

生地 归头 白芍 苍术 炒柏三钱 川芎 桂二钱 木通一钱半

分四帖，煎取小盏，食前热服。

一男子年近三十，滋味素厚，性多焦怒，秋间髀枢左右一点发痛，延及膝，昼静夜剧，痛剧恶寒，口或渴或不渴，或痞或不痞。医多用风药，兼用补血。至次年春，其膝渐肿，痛愈甚，食渐减，形瘦羸。至春末，膝肿如桃，不可屈伸。诊其脉，左弦大颇实，寸涩甚，大率皆数，知其小便必数而短。遂作饮食痰积在太阳、阳明治之。炒柏一两，生甘草梢、犀角屑，苍术盐炒各三钱，川芎二钱，陈皮、牛膝、木通、芍药各五钱，遇暄热，加条芩三钱为细末，每三钱重，与生姜自然汁同研细，多少以水盪起煎令沸，带热食前饮之，一昼夜四次与。至半月后，数脉渐减，痛渐轻。去犀角，加牛膝、败龟板半两，当归半两，如前服。又与半月，肿渐减，食渐进，不恶寒。唯脚膝酸软，未能久立久行，去苍术、黄芩，时当夏热，加炒黄柏至一两半。予依本方内加牛膝，春夏用茎叶，冬用根，杵取汁用之，效尤速，须断酒肉湿曲胡椒，当仲夏加生地黄半两，冬加茱萸、桂枝。【批】饮食痰积。

〔世〕**换骨丹** 通治风，兼治鹤膝风。【批】杂方。

防风 牛膝 当归 虎骨酥炙，各一两 枸杞二两半 羌活 独活 败龟板 秦艽 萆麻 松节 蚕沙各一两 茄根二两洗 苍术四两

酒浸，或酒糊丸，皆可。

〔《食》〕脚筋急痛，煮木瓜令烂，研作粥浆样，用裹痛处，冷即易，一宿三五度热裹便瘥。煮木瓜时，入一半酒煮之。

〔子和〕岭北李文卿，病两膝膑屈伸有声剥剥然。或以为骨鸣，戴人曰：非也。骨不戛，焉能鸣，此筋湿也。湿则筋急，缓者不鸣，急者鸣也。若用予之药，一涌一泄，上下去其水，则自无声矣。李文卿从其言，既而果然。

〔《素》〕蹇膝伸不屈，治其楗。骨空论下同。经云：辅骨上横骨下为楗。王注云：髀辅骨上，横骨下，股外之中，侧立摇动取乏，筋动应手。滑寿云：楗。骨之下为髀枢，盖楗即两骨相接处为楗也。坐而膝痛，治其机。经云：挟髋为机。王注云：髋骨两傍相接处。滑寿云：髋骨挟腰两傍，髋骨为机，机后为臀。立而暑解，治其骸关。经云：膝解为骸关。王注云：暑，热也。若膝痛起立而膝骨解中热者，治其骸关。经云：起而引膝骨，解之中也。滑寿云：挟膝解中为膑。膝痛，痛及拇指，治其腘。经云：辅上为腘。王注云：腘为膝解之后。曲脚之中。委中穴。坐而膝痛，如物隐者，治

其关。经云：帽上为关。王注云：关在胭上，当犍之后，背立按之动摇筋应手。膝痛不可屈伸，治其背内。王注云：大杼穴也。连胻若折，治阳明中俞髎。王注云：若膝痛不可屈伸，连胻痛如折者，则针阳明脉中俞髎，三里穴也。膝痛若别，治巨阳少阴荥。王注云：若痛而膝如别离者，则治足太阳荥通谷穴，足少阴荥然谷穴也。淫泺胫酸，不能立久，治少阳之维，在外上五寸。外上当作外踝上。王注：淫泺谓似酸痛而无力也。外踝上五寸，光明穴也。

上楗机骸关诸穴，更参订之。

〔《灵》〕膝中痛，取犊鼻以员利针之，发而间之，针大如牦，刺膝无疑。杂病篇

〔《玉》〕鹤膝风肿及腿痛：髋骨在膝盖骨上一寸，梁丘穴两傍各五分，针入五分，留一吸，泻之。膝关在膝盖骨下，犊鼻内傍，横针透膝眼，在犊鼻外傍，禁灸，留八呼，泻之。

〔《集》〕又法：膝关　委中三寸半，但紫脉上出血为妙。三里　不已，取下穴：阳陵泉　中脘　丰隆

〔通〕膝肿：行间

〔《撮要》〕阳陵泉横透阴陵泉，补生，泻成。阴陵泉横透阳陵泉。补生，泻成。膝关法见前玉龙下。

〔世〕脚拗痛：委中出血。

〔桑〕脚膝痛筋急：风池　三间　三阴交　三里

挛

热挛者，经所谓肝气热则筋膜干，筋膜干则筋急而挛。全文见痿门。又云：因于湿，首如裹，湿热不攘，大筋软短，小筋弛长，软短为拘，弛长为痿之类是也。全文见阴阳　丹溪云：大筋软短者，热伤血不能养，故主拘挛。小筋弛长者，湿伤筋不能束骨。故为痿弱。【批】热挛。

〔丹〕王秀，湿热大作，脚痛后，手筋拘挛，足乏力。

生地　当归　川芎　白术各二钱　苍术一钱半　甘草炙，三分　木通

煎汤，下大补丸三十丸。大补丸须炒暖。

〔《心》〕**薏苡仁散**　治筋脉拘挛，久风湿痹。

薏苡仁一升。捣散，以水二升，取末效匙作粥，空腹食之。《衍义》云：筋急拘有两等，《素问》大筋受热，热则缩而短，故挛急不伸，则可用薏苡仁。若《素问》言因寒筋急。不可用也。

寒挛者，经所谓寒多则筋挛骨痛者是也。【批】寒挛。

〔《本》〕同官歙丞张德操，常言其内子昔患筋挛，脚不得屈伸，逾年，动则令人拘持，求医于泗水杨吉老。云：此筋病，宜服下三方。一年而愈。

治筋极，养血地黄丸，春夏服之。

熟地一分　蔓荆一分　山茱萸五分　黑狗脊炙　地肤子　白术　干漆　蛴螬炒　天雄　车前子各三分　萆薢　山芋即山药　泽泻　牛膝各一两

上细末，炼蜜和杵丸如桐子大。每服五十丸，温酒下，空心食卧服。

治筋痹肢节束痛，羚羊汤，秋服之。

羚羊角　肉桂　附子　独活各一两三钱半　白芍　防风　川芎各一两

上为粗末，每服五大钱，水一盏半，生姜三片，同煎至八分，取清汁服，日可二三服。

治寒冷湿痹留于筋脉，缩不能转侧，乌头汤，冬服之。

大乌头　细辛　川椒　甘草　秦艽　附子　官桂　白芍各七分　干姜　白茯　防风炙　当归各一两　独活一两三钱半

上为粗末，每服三钱，水一盏半，枣二枚，同煎至八分，去渣，空心食前服。

〔《千》〕**薏苡仁汤**　治筋挛不可屈伸。

白蔹　薏苡仁　芍药　桂心　酸枣仁　干姜　牛膝　甘草各一两　附子三枚

上九味㕮咀，以醇酒三斗，渍一宿，微火煎三沸，每服一升，日三。扶杖起行，不耐酒，服五合。

〔垣〕**活血通经汤** 灵寿县董监军，癸卯年十二月间，大雪初霁，时因事到真定，忽觉有风气暴仆，诊候，得六脉俱弦甚，按之洪实有力。其症手挛急，大便闭涩，面赤热，此风寒始至加于身也。四肢者脾也，以风寒之邪伤之，则搐急而挛痹，乃风淫末疾，而寒在外也。《内经》云：寒则筋挛，正此谓也。本人素多饮酒，内有实热，乘于肠胃之间，故大便闭涩而面赤热。内则手足阳明受邪，外则足太阴脾经受风寒之邪，用桂枝、甘草以却其寒邪，而缓其急搐。用黄柏之苦寒，滑以泻实而润燥，急救肾水。用升麻、葛根以升阳气，行手足阳明之经，不令遏绝。更以桂枝辛热，入手阳明之经，为引用润燥。复以芍药、甘草专补脾气，使不受风寒之邪，而退木邪专益肺金也。加人参以补元气为之辅佐，加当归身去里急而和血润燥，名之曰活血通经汤。

升麻一钱　葛根一钱　桂枝二钱　当归一钱　人参一钱　芍药五分　甘草炙，一钱　酒柏二钱

上锉，如麻豆大，都作一服，水二盏，煎至一盏，去渣热服。令暖房中近火，摩搓其手乃愈。

虚挛者，经所谓虚邪搏于筋，则为筋挛。又云：脉弗荣则筋急。全文见诊生死门。又仲景云：血虚则筋急。此皆血脉弗荣于筋，而筋成挛，故丹溪治挛用四物加减，《本事》治筋急极，用养血地黄丸，盖本乎此也。【批】虚挛。

〔《灵》〕黄帝曰：人有八虚，各何以候？岐伯曰：以候五脏。黄帝曰：候之奈何？岐伯曰：心肺有邪，其气留于两髀。肾有邪，其气留于两腘。凡此八虚者，皆机关之室，真气之所遇，血脉之所游。气血固，邪不住留。住留则伤经络，骨节机关不得屈伸，散病挛也。

〔丹〕一村夫，背伛偻而足挛，已成废人。予诊其脉，两手皆沉弦而涩。遂以戴人煨肾散与之，上吐下泻。过月余久，吐泻交作，如此凡三帖，然后平复。煨肾散用甘遂末三钱，豮猪腰子细批破，少盐椒淹透，渗药末在内，荷叶包裹烧热，温酒嚼服之。【批】湿痰。

挛皆属肝。经云：肝主身之筋故也。又云：阳明之复，甚则入肝，惊骇筋挛。又云：脾移寒于肝，痈肿筋挛。【批】挛皆属肝。

〔《心》〕除一切风湿痹，四肢拘挛。苍耳子三两捣末，水一升半，煎取七合，去渣呷。【批】杂方。

〔《食》〕酒煮木瓜粥，裹筋急痛处，佳。方见鹤膝风门。

《内经》针灸法　取挛，有筋挛、脉挛之异。取筋挛者，经云：病在筋，筋挛节痛不可以行，名曰筋痹，刺筋上为故，刺分肉间，不可中骨也，病起筋，筋灵病已止者是也。全文见痛痹门。取筋脉者，经云：手厥阴脉是动，则病手心热，肘腕挛急，腋肿，辨虚实寒热，陷下取之，是取筋脉之挛也。全文见针灸门十二经条。又曰：少阳之别，名曰外关，去腕二寸，则肘挛取之所别也。全文见针灸门十五络条。又曰：邪客于足太阳之络，令人拘挛背急，引胁而痛，刺之从项始数脊椎侠脊，疾按之应手如痛，刺之傍三痏。全文见针灸门缪刺络条。是取络脉之挛也。【批】针灸。

〔《千》〕灸筋急不能行，内踝筋急，灸内踝四十壮，外踝筋急，灸外踝三十壮，立愈。

〔《玉》〕两肘俱挛：曲池九分，先泻后补，补四呼，泻九吸。尺泽手如弓，方可针。五分，先补后泻。

〔标〕筋挛骨痛：魂门补。

〔张仲文〕禅山灸法，治脚筋挛急。见腰痛门。两脚内外曲交尖。

〔《撮》〕膝曲筋急不能舒：曲泉一寸半。

〔《怪》〕膝筋拘挛不开：两膝外曲交尖，灸二十七壮，即委阳穴。

〔《甲》〕两手挛不收伸及掖偏枯不仁，手

瘛偏小筋急，大陵主之。掖拘挛，暴脉急引胁而痛，内引心肺，譩譆主之。

一身尽痛

一身尽痛，其病暴似伤寒，属湿痹，并见伤寒太阳症门。其留连难已者，于此求之。寒而一身痛者，甘草附子汤。热者，拈痛汤。甘草附子汤，方见伤寒身疼门。【批】寒热。

〔垣〕**拈痛汤** 治湿热相搏，肩背沉重疼痛，上热胸膈不利，及遍身疼痛。

羌活半两 人参二钱 甘草五钱 防风三钱，去头 苦参三钱，酒炒 升麻二钱 葛根二钱 知母二钱，酒炒 黄芩二钱，酒炒 泽泻三钱 猪苓三钱 茵陈五钱，酒 白术钱半 当归三钱，酒 苍术二钱

上为细末，每服一两，水二盏，煎至一盏，食远或空心，日一服。

〔丹〕妇人患身痛食少，脉涩、略沉，重取弦实，此气滞也。【批】气滞。

白术二钱 青皮 黄芩 芍药 木通陈皮半两 神曲炒，一两 桂二钱 甘草五分 苏梗二分 上分十帖煎。

〔垣〕**麻黄桂枝升麻汤** 李夫人患浑身麻木，睡觉则少减，开目久则全已，闭目则麻复至。此症用药已全去，又因家事不和，心中烦恼，遍身骨节疼，身体沉重，饮食减少，腹中气不转运。【批】虚。

麻黄不去节，五分 桂枝三分 升麻 人参五分 白术三分 甘草炙，三分 黄芪五分 半夏二分 生姜一分 陈皮二分 厚朴二分 木香一分 茯苓三分 泽泻三分 黄柏二分 附子二分 草豆蔻二分

上㕮咀，水二大盏，煎至一盏，去渣，稍热，食远服。

〔《本》〕治遍身皆痛如劳证者，若伤寒身体痛者，不可服。但少年虚损冷惫，老人诸疾，并皆治之。

黄芪 人参 甘草 附子炮 羌活 木香 知母 芍药 川芎 前胡 枳壳 桔梗 白术 当归 茯苓 半夏制，以上各五钱 柴胡 鳖甲醋炙。各一两 桂心 酸枣仁三分 杏仁半两，炒

上为末，每服二钱，水一盏，姜三片，枣二个，乌梅三枚，葱白三寸，同煎至七分，空心温服。

脾之大络，名曰大包，出渊腋下三寸，实则身尽痛。此脉若罗络之血，皆取之脾之大络脉也。全文见针灸。【批】针灸。

〔洁〕百节痛实无所知：绝骨三棱针出血。

产后身痛

〔云〕**趁痛散** 治产后气弱血滞，遍身疼痛，及身热头疼。【批】虚。

牛膝 当归 桂心 白术 黄芪 独活 生姜各半 两甘草 薤白各三钱半

上㕮咀，每服半两，水三盏，煎至一盏半，去渣，食前服。

五积散加酒煎，治感寒头痛身疼，方见伤寒门。恐与四物各半服之稳当。加桃仁煎，治腰痛，逐败血，去风湿。【批】风寒污血。

〔《大》〕治产后遍身青肿疼痛，及众疾。

牛膝 大麦蘖等份

上为细末，以新瓦罐子中填一重麦蘖，一重牛膝，如此填满。用盐泥固济，火煅过赤，放冷，研为散。但是产后诸疾，热酒调二钱下。

风痹杂合病

风痹，风与痹杂合病也。盖风痹痿厥四者多杂合。如风痹、风痿、痿厥、痹厥、风厥之类是也。风痿、风痱病，今集中风门。痿厥、痹厥，即脚气病，今集入厥门。风厥、痿厥、痿痹，散见各门。风痹，今入痹门焉。

《灵枢》：病在阳者，命曰风。寿夭刚柔篇。

东垣云：此病在阳，因十二经各受风邪，以高言之气分也。故身半以上，风之中也，用针当引而去之也。又曰：散而去之，用药以辛温发散，通因通用，又热因热用是也。【批】阴阳。

《灵枢》：病在阴者，命曰痹。东垣云：身半以下，湿之中也，命曰痹。饮食自倍，肠胃乃伤，得之劳倦，脾胃气虚而下陷，运气荣气，不得升浮经营心肺也。

阴阳俱病，命曰风痹。言阴阳气血俱病也。尺肤涩者，风痹也。全文见诊法。【批】诊。

《灵枢》云：风痹淫泺，病不可已，足如履冰，时如入汤中，股胫淫泺，烦心头痛，伤肾脾。时呕时悗，眩已汗出。伤心。久则目眩，伤肝。悲以善恐，短气不乐。伤肺。不出三年，死也。一云：三日死。

卷之十三　肝胆部

惊悸怔忡

惊者，心卒动而不宁也。悸者，心跳动而怕惊也。怔忡，亦心动而不宁也。【批】大概属血虚有痰。

〔丹〕怔忡，大概属血虚与痰。有虑便动者属虚，时作时止者，痰因火动。瘦人多是血虚，肥人多是痰饮，真觉心跳者是血少，宜四物、安神之类。

治劳役心跳大虚症。

朱砂一钱　归身　白芍　侧柏　川芎各五钱　陈皮　甘草　黄连各三钱

上用猪心血为丸。

〔垣〕六脉俱大，按之空虚，必面赤善惊上热，乃手少阴心之脉也。此气盛多而亡血，以甘寒镇坠之剂泻火与气，以坠气浮，以甘辛温微苦峻补其血，熟地黄、生地黄、柴胡、升麻、白芍药、牡丹皮、川芎、黄芪之类以补之，以防血溢上竭。甘寒镇坠之剂，谓丹砂之类。

〔杜〕林学士本南人，历内地为官，有一子甚端严而聪敏，父母爱之，居常喜食海蛤，饮食之顷，未尝不设，至十八年，忽面色顿青，形体瘦削，夜多惊悸。皆谓劳瘵之疾，百疗不瘳。遂召杜脉之，杜曰：非病。何以知之？盖虽瘦削面青，精神不减。问学院子，秀才好食甚物？曰：多食南海中味。杜曰：但多服生津液药病当自愈。如是经两月，面色渐有红润意，夜亦无惊悸。林学士延杜而问曰：医师之验，久闻世名，愿闻此病所以？杜曰：王冰《素问》曰，盐发渴，乃胜血之证。海味皆咸物，既多食海味，使心血渐衰，则夜惊悸，今既去咸，用生津液之药，人且少壮，血液易生，面色渐有红润，此疾去乃安矣。众医以为劳瘵，非其治也。

〔仲〕食少饮多，水停心下，甚者则悸，微者短气。饮水多必心下悸。【批】水停心下必悸。

〔无〕五饮停蓄，闭于中脘，最使人惊悸，属饮家。

温胆汤　治心胆虚怯，触事易惊，或梦寐不祥，遂致心惊胆慑，气郁生涎，涎与气搏，变生诸症。或短气悸乏，或复自汗。胆虚不能致脾，则脾之水饮作矣。【批】时作时止者痰因火动。

半夏汤洗　竹茹　枳实炒。各二两　橘皮二两，去白　甘草炙，一两　白茯苓一两五钱

上为锉散，每服四大钱，水一盏半，姜五片，枣一枚，煎七分去渣，食前服。

〔仲〕心下悸者，半夏麻黄丸主之。

半夏　麻黄等份

上二味为末，炼蜜和丸，如小豆大。饮服三丸，日三服。

茯苓甘草汤方见伤寒悸。

〔《素》〕东方青色，入通于肝，其病发惊骇。金匮真言论。【批】惊属肝心脾。

脾移热于肝，则为惊衄。全文见诊病传变。

一阳一阴发病，主惊骇背痛，善噫善欠者，名曰风厥。全文见诊。

三阳一阴，太阳脉胜，一阴不得止，内乱五脏，外为惊骇。阴阳类论。

〔《本》〕珍真丸独活丸　并治卧惊悸多魇。二方并见不得卧。经云：卧则血归于肝。今血不静，卧不归肝，故惊悸于卧也。【批】卧而惊者肝。

〔东〕羌活胜湿汤　治卧而多惊悸多魇溲者，邪在少阳厥阴也，加柴胡五分。如淋，加泽泻五分。此下焦风寒，二经合病也。经曰：肾肝之病同一治，为俱在下焦，非风药行经不可也。羌活胜湿汤方见腰痛。

诸病疼酸惊骇，皆属于火。全文见诊。

〔丹〕病自惊而得者，则神出其舍。舍空得液，则成痰也。血气入舍，则痰拒，其神不得归焉。控涎丹加辰砂、远志。

〔无〕惊悸，因事由所大惊而成者，名曰心惊胆寒，病在心胆经，其脉大动动脉如豆，厥厥动摇无头尾者也。东垣朱砂安神丸方见烦躁门。东垣云：外物惊宣镇。平以黄连安神丸是也。【批】因惊成悸者病在心胆。

〔无〕**镇心丹**　治惊悸。

辰砂用黄松节酒浸　龙齿用远志苗醋煮

上只取辰砂、龙齿各等份为末。猪心血为丸，如芡实大。每服一丸，以麦门冬叶、绿豆、灯心、白蜜，水煎，豆熟为度，临卧咽下。小儿磨化半丸，量岁数与之。

〔世〕**密陀僧散**　治惊气入心络不能语者。昔有为狼及大蛇所惊，皆以此而安。

用密陀僧研极细末，茶调一钱匕，一服即愈。

〔无〕**寒水石散**　治因惊心气不行，郁而生涎，结为饮，遂为大疾，忪悸陨慑，不自胜持。少遇惊则发，尤宜服之。

寒水石煅　滑石水飞。各一钱　生甘草一钱

上为末，每服二钱，热则新汲水下，怯寒则姜枣汤下，加龙胆少许尤佳。

〔子和〕卫德新之妻，旅宿楼上，夜值盗劫人烧舍，惊坠床下。自后每闻有响，则惊倒不知人，家人辈蹑足而行，莫敢冒触有声。诸医作心病治之，人参、珍珠及定志丸，皆无效。戴人见而断之曰：惊者为阳，从外入也；恐者为阴，从内出也，惊者为自不知也，恐者为自知也。足少阳胆经，属肝木，胆者敢也，惊怕则胆伤矣。乃命侍女执其两手，按于高椅上坐，当面前下置一小儿。戴人曰：娘子当视此。一木猛击之，其妇人大惊。戴曰：我以木击几，何必惊乎？伺少停，击之惊少缓。又斯须，连击三五次，又以杖击门，又暗遣人击背后之窗。徐徐惊定，而欢曰：是何治法？戴人曰：《内经》云，惊者平之，平者常也，常见必无惊。是夜使人击其门窗，自昏暮达曙，熟卧不闻，夫惊者，神上越也，从下击几，使之下视，所以收神也。一二日虽闻雷，亦不惊。德新素不喜戴人，至是终身敬服。

〔仲〕炙甘草汤　治脉结代而悸。方见伤寒。

〔丹〕惊悸，定志丸加琥珀、郁金。

〔无〕**定志丸**　治心气不足，惊悸恐怯。

菖蒲炒　远志去心　茯苓各二两　人参一两　辰砂为衣

上为末，蜜丸如桐子大。每服五十丸，米汤下。一方去茯神，名开心散，服二钱匕，不时。

〔《本》〕安神镇心，治惊悸，消风痰，辰砂远志丸。

石菖蒲　远志　人参　茯神　川芎　山药　铁粉　麦门冬　天麻　半夏　南星　白茯苓生。各一两　细辛　辰砂各半两

上为细末，生姜五两，取汁入水煮糊丸，如绿豆大，另以朱砂为衣。每服二十五丸，夜卧服生姜汤下，小儿减服。

茯苓丸

石菖蒲　辰砂　人参　远志　茯苓　真铁粉　茯神　南星牛胆制　半夏曲等份

上为细末，生姜四两，取汁和水煮，糊丸，如桐子大，别用细末为衣，干之。每服十粒，加至二十粒，夜卧生姜汤下。

上二方疗惊良验。

胃足阳明之脉是动则病。闻木音则惕然而惊，欲动。【批】闻木音则惊属胃。

〔《素》〕阳明所谓甚则恶人与火，闻木音

则惕然而惊者，阳气与阴气相搏，水火相恶，故惕然而惊也。脉解篇黄帝问曰：足阳明之脉病，恶人与火，闻木音则惕然而惊，钟鼓不为动，闻音而惊❶何也？岐伯曰：阳明者，胃脉也，胃者土也，故闻木音而惊者，土恶木也。阳明脉解篇。

痰饮惊悸属脾土。见前痰饮条。【批】痰饮惊悸属脾。

运气　惊悸有三：【批】运气。

一曰肝木不及，金来乘之。经曰：木不及曰委和，委和之纪，其发惊骇。又云：阳明之复，则入肝，惊骇筋挛是也。

二曰火邪助心。经云：少阳所至为惊惑。又云：少阳所至为惊躁。又云：少阳之胜善惊是也。

三曰寒邪伤心。经云：岁水太过，寒气流行，病烦心躁悸是也。

按经云：阳气者，开阖不得，寒气从之，乃生大瘘，陷脉为瘘，留连肉腠，俞气化薄，传为善畏，及为惊骇者，是瘘疮所为之惊骇也。盖俞则瘘疮之俞穷，其痛，气留连肉腠之间，恐人触着而痛，故化惕惕然之心内薄而传为善畏惊骇之疾也。

〔《撮》〕心烁烁跳动，少冲泻之，灸立效。【批】针灸。

〔《甲》〕惊，善悲不乐如堕坠，汗不出，面尘黑，病饥不欲食，照海主之。

胆寒怯寒厥，手臂痛，善惊妄言，面赤泣出，液门主之。善惊悲不乐，厥胫足下热，面尽热，嗌干渴，行间主之。

〔《素》〕肝脉惊暴，有所惊骇。大奇论王注云；骛谓驰骛，言迅急也。二阳急为惊。同上白脉之至也，喘而浮，上虚下实，惊有积气在胸中，名日肺痹寒热。全文见积块，下同阳明涩则病积而善惊。【批】诊。

〔仲〕寸口脉动而弱，动即为惊，弱即为悸。

〔《脉》〕惊主病者，其脉止而复来，其人目睛不转，不能呼气。

〔仲〕病有奔豚，有吐脓，有惊怖，有火邪，此四病皆从惊发得之。【批】因惊生病有四。

产惊悸

〔《大》〕**七宝散**　产后服之，安神压惊。

辰砂研　桂心　当归　川芎　人参　白茯苓　羚羊角烧存性。各二钱　干姜一钱，炮

上为末，每服一钱，用羌活豆淋酒调下。如不饮酒，渍米水饮调下。如心烦热闷，以麦门冬去心煎汤调下，减姜、桂。如心下烦闷而痛，用童便酒调下。如腹痛加当归。如心闷加羚羊角。如心虚气怯加桂心。不下食或恶心，加人参。虚颤加茯苓。

〔海〕**大效牡丹皮散**　治血藏虚风，及头目不利，不思饮食，手足烦热，肢节拘急疼痛，胸膈不利，大肠不调，阴阳相干，心惊怯悸，或眩晕。

牡丹皮　川芎　枳壳麸炒。各一两　陈皮　延胡索　甘草羌活　半夏汤洗。各半两　木香三分　诃子肉三分　芍药三分　三棱炒，半两　干姜五钱，炮　当归一两半　白术炒，三钱　桂心五钱

上为细末，每服二钱，水一盏半，煎五七沸，食前温服。益血海，退血风劳攻注，消寒痰，实脾胃，理血气攻刺，及气虚恶寒潮热证至妙。

〔《大》〕治产后中风，心忪悸，志气不定恍惚，语言错乱。

人参六分　羚羊角屑　麦门冬　茯神各八分　茯苓　白鲜皮　甘草各四两　石膏二分　淡竹沥两大合

上㕮咀，用水二升，煎至七合，下竹沥，分三服。

---

❶ 惊：原作“动”，据《素问·阳明脉解》改。

心憺憺动

憺憺，因痰动也。心憺憺动者，谓不怕惊而心自动也。惊恐亦日心中儋儋恐，谓怕惊而心亦动也。【批】厥阴病心憺憺大动　少阳病心掣。

其憺憺自动之病，属二经。一属心主手厥阴病。经云：心主手厥阴之脉是动，则病心中憺憺大动，面赤目黄，喜笑不休，视盛虚热寒，陷下取之，是刺灸之法也。又曰：太阳司天，寒淫所胜，病心憺憺大动，胸胁胃脘不安，治以甘热。是运气之寒伤心主也。其二属少阳病。经云：一阳发病，少气善咳善噫，其传为心掣是也。掣，尺制反，曳也。

怒

怒在阴阳，为阴闭遏其阳，而阳不得伸也。经云：阴出之阳则怒。又云：血并于上，气并于下，火烦冤善怒。东垣云：多怒者，风热陷下于地是也。怒在脏腑所属经，在脏为肝，在志为怒。又云：肝藏血，血有余则怒。又云：胆为怒是也。

〔丹〕**治怒方**

香附末六两　甘草末一两

上和匀，白汤调服五钱。

运气　怒皆属木太过。经云：木太过曰发生。发生之纪，其病怒。又云：岁木太过，风气流行，甚则善怒。又云：岁土不及，风反大行，民病善怒是也。怒在禁忌，多生厥逆。经云：阳气者，大怒则形气绝，而血菀于上，使人薄厥。又云：暴怒伤阳。又云：怒则气逆，甚则呕血及飧泄是也。【批】怒皆属木太过。

善太息

运气　善太息皆属燥邪伤胆。经云：阳明在泉，燥淫所胜，病善太息。又云：阳明之胜，太息呕苦。又云：少阴司天，地乃燥，凄怆数至，胁痛善太息是也。【批】太息皆属燥邪伤胆针灸。

《内经》灸刺善太息，皆取心胆二经。经云：黄帝曰：人之太息者，何气使然？岐伯曰：思忧则心系急，心系急则气道约，约则不利，故太息以出之，补手少阴心主、足少阳留之也。又曰：胆病者，善太息，口苦呕宿汁，视足少阳脉之陷下者灸之。又云：胆足少阳之脉是动，则病口苦善太息，视盛虚实寒热，陷下取之是也。

〔《甲》〕色苍苍然，太息如将死状，振寒，溲白便难，中封主之。脾虚，令人病寒不乐，好太息，商丘主之。凡好太息，不嗜食，多寒热汗出，病至则善呕，呕已乃衰，即取公孙及井腧。实则肠中切痛厥，头面肿起，烦心，狂饮多不嗜卧；虚则腹胀，肠中气大满，热痛，不嗜食，霍乱，公孙主之。

目疾门

经云：瞳子黑眼法于阴，白眼赤脉法于阳，故阴阳合传而精明，此则眼具阴阳也。全文见视歧乱见。又曰：五脏六腑之精气，皆上注于目，而为之精，精之窠为眼，骨之精为瞳子，筋之精为黑眼，血之精为络，其窠气之精为白眼，肌肉之精为约束，裹跌筋骨气血之精，而与脉并为系，上属于脑，后出于项中，此则眼具五脏六腑也。全文见视歧乱见。后世以内外眦属心，上下两睑属脾，白眼属肺，黑眼属肝，瞳子属肾，谓之五轮，盖本诸此也。又有八廓之说，无义无据，今不得删入焉。【批】目具阴阳五脏。

脏腑主目有二：一曰肝。经云：东方青色，入通于肝，开窍于目，藏精于肝。又云：人卧血归于肝，肝受血而能视。又云：肝气通于目，肝和则目能辨五色也。二曰心。经云：心合脉，诸脉者，皆属于目是也。至东垣又推之而及于脾，如下文所云。【批】肝主目。

〔东垣〕五脏生成篇云：诸脉者，皆属于目，目得血而能视。《针经·九卷》大惑论云：心事烦冗，饮食失节，劳役过度，故脾胃虚弱，心火太盛，则百脉沸腾，血脉逆行，邪害孔窍，天明则日月不明也。夫五脏六腑之精气，皆禀受于脾土，而上贯于目。脾者诸阴之首也，目者血气之宗也。故脾虚则五脏之精气皆失所司，不能归明于目矣。心者君火也，主人之神，宜静而安，相火代行其令，相火者胞络也，主百脉皆荣于目。既劳役运动，势乃妄行。及因邪气所并，而损其血脉，故诸病生焉，凡医者不理脾胃，及养血安神，治标不治本，不明正理也。【批】心合咏诸脉皆属于目，目疾始于脾胃。

阳主散，阳虚则眼楞急，而为倒睫拳毛。阴主敛，阴虚不敛，则瞳子散大，而为目昏眼花。【批】诊。

〔《灵》〕眦外决于面者为锐眦，在内近鼻者为内眦，上为外眦，下为内眦。癫狂篇。诊目痛，赤脉从上下者太阳病，从下上者阳明病，从外走内者少阳病。太阳病宜温之散之，阳明病宜下之寒之，少阳病宜和之也。论疾诊尺篇。

〔《保》〕论云：眼之为病，在腑则为表，当除风散热。在脏则为里，当养血安神。暴发者，为表而易疗。久病者，为里而难治，除风散热者，泻青丸主之。养血安神者，定志丸主之。妇人，熟地黄丸主之。或有肥体气盛，风热上行，目昏涩，槐子散主之。此由胸中浊气上行也，重则为痰厥，亦能损目，常使胸中气清，自无此病也。又有因目疾服凉药多则损气者，久之眼渐昏弱，乍明乍暗，不能视物，此则失血之验也。熟干地黄丸、消气定志丸，相须而养之。或有视物不明，见黑花者，此之谓肾气弱也，宜补肾水，驻景丸是也。或有暴失明者，谓眼居诸阳交之会也，而阴反闭之，此风邪内满，当有不测之病也。

目赤肿痛

目疼有二：一谓目眦白眼痛，一谓目珠黑眼疼。盖目眦白眼疼属阳，故书则疼甚，点苦寒药则效，经所谓白眼赤脉法于阳故也。目珠黑眼疼属阴，故夜则疼甚，点苦寒则反剧，经所谓瞳子黑眼法于阴故也。【批】目痛分阴阳。

〔《简》〕**补肝散**　治肝虚目睛疼，冷泪不止，筋脉痛，及羞明怕日。【批】阴症治法。

夏枯草五钱，香附子一两，共为末，每一钱，腊茶调下，无时候服。

上夏枯草，治目珠疼，至夜则疼甚者，神效。或用苦寒眼药点上，反疼甚者，亦神效。盖目珠者，连目本，目本又名目系，属厥阴之经也。夜甚，及用苦寒点之反甚者，夜与寒亦阴故也。丹溪云：夏枯草有补养厥阴血脉之功，其草三四月开花，遇夏至阴生则枯，盖禀纯阳之气也，故治厥阴目疼如神者，以阳治阴也。予周师目珠疼，及连眉棱骨痛，并头半边肿痛，遇夜则作，用黄连膏子点上，则反大疼，诸药不效，灸厥阴、少阳则疼随止，半月又发。又灸又止者月余，遂以夏枯草二两，香附二两，甘草四钱，同为细末，每服一钱五分，用茶清调服下咽，则疼减大半，至四五日良愈。又一男子，年六十岁，亦目珠连眉棱骨痛，夜甚，用苦寒剂点亦甚，与前证皆同，但有白翳二点，在黑目及外眦为翳，药皆不效，亦以此药间东垣选奇汤，又加四物黄连煎服，并灸厥阴、少阳而安。

〔《本》〕治睛疼难忍者。

当归　防风　细辛　薄荷各等份

上为末，每服二钱，麦门冬熟水调下，食后、日午、夜卧。各一服。

〔《保》〕**止痛散**　治两额角痛，目睛痛，时见黑花，及目赤肿痛，脉弦，作内障也，得之于饥饱劳役。

柴胡一两半　甘草炙，七钱半　栝楼根二

两　当归　黄芩四两，一半酒，一半炒　生地黄一两

上为粗末，每三钱，水一盏半，姜三片，枣一枚，临卧热服。小便不利，加茯苓、泽泻各五钱。

治太阳经　卫虚血实，目肿赤，睑重，头中湿淫，肤翳睛痛。肝风盛，眼黑肾虚。

桔梗丸

桔梗一斤　牵牛头末，二两

上细末，每服四五十丸，至一百丸，食前温水下，日二次。

〔《衍》〕暴赤眼无疮者，以古铜钱刮净姜上，取汁于钱唇，点目，热泪出，随点随愈。但小儿甚惧。不须疑，已试良验。有疮者不可用，又以此治痒，验。【批】阴病似阳点法。

〔张仲文〕治眼暴赤肿痛不得开，又泪出。削附子赤皮末如蚕屎，着眦中，以瘥为度。

〔《本》〕治丈夫、女人、室女、小儿诸般赤眼，针头丸。

川乌尖七枚，怀干　白僵蚕七枚，去嘴，怀干　硼砂十文

上为末，用猪胆取汁调药，不令稀，用成软块摊在碗内，荆芥、艾各一两，皂角小者一茎，烧，将药碗覆熏之，常将药膏搅匀转，又摊又熏，以皂角、荆芥、艾尽为度，再搜成块，用油纸裹，入地中出火毒，冬两日夜，夏一夜，春秋一日夜，取出，丸如针头大，每一丸，点眼中，妙

〔丹〕目中百病，乳汁煎黄连点之。【批】阳症治法。

〔《衍》〕人乳汁，治目中功多，何也？人心主血，肝藏血，肝受血则能视，盖水入于经，其血乃成。又曰：上则为乳汁，下则为月水，故知乳汁即血也，用以点目，岂不相宜者哉。

治眼痛。小黄柏皮，一名小柏子，以粗布揩去粗皮，刮取柔细黄屑，以手急捏成团，如鸡子大，以苎丝缚之，次以萝卜叶包之，又用苎丝缚之，置灰火内煨，去外二三层有灰者，急用纱绞出黄汁，收之。点眼甚妙。

一方用乳汁拌小黄柏皮，同煨点之，又胜。

〔世〕《传信方》眼风泪痒，或生翳，或赤眦，一切皆主之。宣州黄连捣为细末，蕤核仁去皮碾为膏，缘此性稍湿，末不得故耳。与黄连等份相合，取不蛀干枣三枚，割头少许，留之，去核，以二物填于中，却取割下枣头，依前合定，以少绵裹之，惟薄绵为佳，以水半碗，于银器中，文武火煎，取一鸡子壳，以绵滤，待冷点眼，万万不失，前后试验数十人，皆应。

〔《保》〕**点眼药**　除昏退翳，截赤定痛。

当归二钱　黄连二钱　防风一钱五分　细辛五分　甘草一钱

上锉如麻豆大，水一大碗，文武火煎，滴水中不散为度，入熟蜜少许，点眼。

〔丹〕暴赤眼痛。枸杞汁点妙。《手集》目卒痛。荆芥烧汁，点之《肘后》。

〔《保》〕**救苦丸**　治眼暴赤，发嗔痛甚者。

黄连一两　当归二钱　甘草一钱

上锉细，水半碗，浸一宿，以火熬约至一半，绵绞去渣，令净，再熬作稠膏，摊在碗上，倒合，以物盖之，用熟艾一大块如弹子大，底下燃之。熏膏子，令艾尽为度，下下项药。

朱砂一钱，飞　脑子五分　乳香　没药研。各等份

上研入膏，和丸，如米大。每用二丸，点眼两角，仰面卧，药化方起。

〔世〕**点药方**。

黄连五钱，去须槌碎，用水三碗浸，夏月三日，冬五日。以古文钱百廿个同煎，取汁半碗。又将渣再煎，凡三次，取绵滤过，以瓷器熬成膏子，如砂糖样。欲将芦甘石、黄连、芽茶小便煅过者人麝香少许，同研细，入前膏子再熬。可丸为度，如桐子大，化点。一方不用芦甘石，只将膏子入麝少许点，尤妙。一方阴阳寒热通用，以生姜、自然汁重绵滤过证，姜泥洒干。欲用黄连膏入蜜少许，以姜泥为丸饼，如钱厚，或水化，或干点，神效。

姜汁点法，见前黑睛痛条，治目痛恶寒脉浮者效。治目眦白眼痛诸法，并见后表里寒热虚实等条。【批】恶寒脉浮者为有表证。

〔东垣〕选奇汤　防风饮子　治眉骨痛不可忍。方见盾痛门。

芎辛汤　治两目昼夜隐涩难开，羞明畏日，目赤，视物昏暗。

川芎　蔓荆子各五分　细辛二钱　防风一钱五分　甘草　白芷各一钱

上作一服，水一大盏八分，煎至一盏，去渣，稍热卧服之，极佳。

明目细辛汤　治两目发赤微痛，羞明畏日，怯风寒，怕火，眼睫成细眵糊多，隐涩难开，眉攒痛闷，鼻涕唾极多如稠脓，大便微硬，喜食冷物。

麻黄　羌活各三钱　藁本一钱　川芎五分　细辛少许　白茯苓一钱　蔓荆子六分　荆芥穗一钱二分　当归梢一钱　川椒八粒　生地黄六分　桃仁二十枚　红花少许　防风二钱

上并锉，如麻豆大。分作四服，每服水二大盏，煎至一盏，去渣，稍热服，食后。忌酒湿面及风寒处行走。

〔《本》〕治肝肾风毒气上冲眼痛，菊花散。

甘菊花　牛蒡子炒，各八两。防风三两　白蒺藜去刺，一两　甘草一两五钱

上为细末，每服二钱，热水调下，食后临卧。

凡自赤痛，或大腑秘，或脉实有力者，为有里证，宜微利之，实热条泻青丸、洗肝散之类是也。【批】脉实有力者为有里。

〔海〕目赤暴作云翳，疼痛不可忍，宜四物龙胆汤。

四物各五钱　羌活　防风各三钱　草龙胆　防己各二钱

上水煎服。

〔丹〕丈夫患眼赤肿痛。

连翘　黄芩　归须　陈皮　苍术各二钱　木通一钱半　甘草炙，一钱，分三帖，薄荷叶五片，水二盏，煎一半，入些好酒，热饮之。

〔《保》〕**槐子散**　治体肥气盛，风热上行，目昏涩。

槐子　黄芩　木贼　苍术各等份

上细末，食后茶送下。

川芎散　治风热目眩热肿，及胸中不利。

川芎　槐子各一两

上为末。气滞下利，姜汤调。目疾，茶清调。热上攻，㕮咀一两，煎服。

〔洁〕治眼赤，暴发肿，散热饮子。

防风　羌活　黄芩　黄连各一两

上切，每半两，水二盏煎，食后温服。如大腑秘，加大黄一两。如痛甚，加当归、地黄。烦躁不得卧，加栀子一两。

治目暴发赤肿，除风散热，泻青丸。方见治法门。

〔《局》〕**洗肝散**　风毒上攻，暴作赤目，肿痛难开，隐涩眵泪。

薄荷去梗　当归　羌活　防风各去芦　栀子仁　甘草炙　大黄　川芎各二两

上为末，每服二钱，食后热水调下。

〔《本事》〕治目暴赤，涩肿疼痛。

大贼半两　去节　细辛半两，净洗　草乌一分，去尖　龙胆草半两，去根

上为锉散，每服三大钱，水一大盏，黑豆半合，煎至一二沸，入砂糖一块，如大弹子大，煎至八分，去渣，食后温服。一应诸眼患并用。忌煎煿油面酢酱热物，及不得嗔怒房色等事，则便易获痊矣。

治肾经虚冷，水候不升，不能上滋肝木，致令眼目昏暗，或痛或痒，须用此药方调治之。【批】虚热宜升降水火。

川芎　荆芥　天麻　萆薢　川乌炮　乌药　羌活　黑牵牛炮　当归　金钗石斛各等份

上为末，炼蜜丸，如豆大，朱砂为衣。每服一丸，薄荷汤嚼下。

目赤肿足寒者，必用时时温洗其足，并详赤脉处属何经，灸三里、临泣、昆仑等穴，立愈。

〔海藏〕四物龙胆汤方见热条。

〔《保》〕**地黄汤** 治眼小昏涩，因发而久不能瘥。

防风 当归 黄芩 黄连 人参 茯神 羌活 地黄各等份

上粗末，每服五七钱，水一盏半，煎至一盏，温服。

〔丹〕赤眼痒痛。煎枸杞汁服。救急方。

〔垣〕**助阳和血补气汤** 治眼发上热壅，白睛红，眵多泪无，疼痛而隐涩难开，此服寒药太过，而真气不能通九窍也，故眼昏花不明，宜助阳和血补气。

防风七分 黄芪一钱 甘草炙，五分 蔓荆子 归身洗，五分 白芷二分 升麻七分 柴胡

上㕮咀，作一服，水一盏半，煎至一盏，去渣，热服。临卧避风，及忌食冷物。

碧天丸 治目疾累服寒凉不愈，两目蒸热有如火熏，赤而不痛，红系血脉，满目贯睛，瞀闷昏暗，羞明畏日，或上下睑赤烂，或不伏风土而内外锐眦皆洗破之。

瓦粉炒，一两 铜绿七分，为末 枯白矾二分，是一钱中五分之一

上研铜绿、白矾令细，旋旋入瓦粉铜绿匀，热水和之，共为丸。每用一丸，热汤半盏，浸一二个时辰，洗至觉微涩为度，少合眼半时辰许，临卧更洗了，瞑目就睡尤神妙。一丸可洗十日，如再用，重汤内炖令热。

此药治其标，为里热治已去矣。里实者，不宜用此，当泻其实热。诸方见前大腑秘坚条。

〔子和〕清州王正之子，年十五岁，目赤多泪，众工无效，戴人见之曰：此儿病在目环，当得之母腹中被惊。其父曰：妊娠时在临清被围。戴人令服瓜蒂散加郁金，上涌下泄，各去涎沫数升。人皆笑之。其母曰：儿腹中无病，何以吐泻如此？至明日其目辉然爽明。一小儿名得孙，眼发赤，其母买铜绿欲洗儿目，煎成，家人误与儿饮之，须臾大吐，吐讫，立开。安庆赵君玉，目暴赤肿，点洗不退。偶思戴人法曰：凡病在上者皆宜吐，乃以茶调散涌之，一涌赤肿消散。君玉欢曰：法之妙其迅如此，乃知法不远人，人自远耳。【批】实热宜泻。

〔孙〕仁庙朝中卫才人忽患眼疼，众医皆不能疗，或投寒药，或投补药加之，脏腑不安。上乃问孙，孙曰：臣非眼科，乞不全责于臣。降旨有功无过，孙乃诊之。肝脉弦滑，非热壅也，乃才人年壮血盛，肝血并不通。遂问及宫人，月经已二月不通。众医曰有孕。孙曰：此正为疾耳。遂下通血药。其经既通，不日眼疾亦愈。上赐钱三十万，才人赠金一囊。宫人谣曰：神医不来，双目难开。【批】血壅者决之。

〔丹〕治风赤眼。干蚯蚓十个，炙为末，冷清茶下二钱，临卧与服。圣惠方。

点药诸方分阴阳，并见前眼痛分黑白条。【批】点播杂方。

〔世〕治眼暴赤肿。大田螺以清水漾去泥，擘去掩，入黄连末一钱，麝些少在内。将一盏子安少湿泥，仰安田螺在泥上粘定，露一宿。次日早尽化为水，以鸡翎刷眼痛处则瘥。

〔《外》〕治赤眼及睛上疮。秦皮一两，清水一升，于白碗中浸，春夏一食时以上。看碧色出，即以箸头缠绵，仰卧，点所患眼。乃先从大眦中满眼点，微痛不畏。良久，三五饭顷，即侧卧沥却热汁，每日十度以上，不过二日瘥。

治赤目痒痛。地骨皮三升，水三斗，煮取三升，去渣，纳盐二两煎取二升，傅目。或加干姜二两。

〔《博济》〕治风毒上攻，眼肿痒涩，痛不可忍者，或上下睑眦赤烂，浮翳瘀肉侵睛，神效。驱风散。

五倍子一两 蔓荆子一两五钱

上同杵为末，每用二钱，水二盏，铜瓦器内煎及一盏，澄渣，热淋洗，留滓。二服，又依前煎淋洗。大能明眼目，去涩痒。

〔洁〕眼梢赤烂。

黄连三钱 白矾三钱，飞 铜绿 密陀僧

各一钱　轻粉少

上为极细末，少少点之。

〔东〕**碧云散**　搐药。

青黛一钱半　蔓荆子一钱半　川芎一钱二分　薄荷二钱　郁金一钱　石膏一钱　细辛一钱　红豆一粒　芒硝一钱

上为细末，口噙水，鼻孔内搐之。

治赤眼头风等症，此方名为神圣散。

乳香　没药　川芎　石膏　雄黄各二钱　盆硝半两

上为细末，治赤眼冷泪，头风耳聋耳痒，鼻塞声重，一搐牙根便住。

〔《保》〕眼发赤肿，毒气侵睛胀痛，宜拔毒散。

盆硝　乳香　雄黄　没药各等份

上为细末，研以少许，搐鼻中。

治眼风毒发肿，鼻中欲嚏，嚏多鼻损而生疮，宣风散。

川芎　甘菊各二钱　乳香　没药各一钱

上为末，少许搐鼻中。

〔《本》〕治赤肿眼，以白姜末水调贴脚心。又，以土朱蜜调，纸贴眼上。【批】贴洗杂方。

〔《山》〕赤眼，用九节黄连、秦皮粗末。加滑石一块，煎汤洗。又方用热汤豁洗，或浓煎冬青叶汤，入盐热洗。

〔丹〕治火眼，艾烧细烟，以碗盖之，候烟上成煤取下，以温水调洗之。入黄连尤妙。《斗门》

〔垣〕**广大重明汤**　治两目睑赤烂，热肿疼痛，并稍赤及眼睑痒，及痒极抓至破烂赤肿，眼楞生疮痂，目多眵，痛，隐涩难开。

草龙胆梢　防风　甘草根　细辛各等份

上锉，如麻豆大，内甘草不锉，只作一梃，先以水一大碗半，煎草龙胆一味，干一半，再入余三味，煎至一小半碗，去渣，用清汁带热洗，以重汤坐令极热，日用五七次，洗毕，少合眼，须臾即去，努肉纵长，及痒亦减矣。

运气　目赤有三：【批】运气。

一曰风助火郁于上。经云：少阴司天之政，二之气，阳气布，风乃行，寒气时至，民病目瞎目赤，气郁于上而热。又云：少阳司天之政，初之气，风胜乃淫，候乃大温，其病气怫于上，目赤是也。【批】风助火热在上。

二曰火盛。经曰：火太过曰赫曦，赫曦之纪，其病目赤。又云：火郁之发，民病目赤心热。又曰：少阳司天之政，三之气，炎暑至，目赤。又云：少阳之胜，目赤是也。【批】肝实宜清之　肝虚宜温之。

三曰燥邪伤肝。经云：岁金太过，燥气流行，民病目赤。又云阳明司天，燥气下临，肝气上从，胁痛目赤是也。

《内经》灸刺白眼痛，有四法：　【批】针灸。

其一取足太阳。经云：目痛赤脉从上下者，太阳病，故知取之也。

其二取足阳明。经云：目痛赤脉从下上者，阳明病，故知取之也。

其三取足少阳。经云：目痛赤脉从外走内者，少阳病，又手足少阳之脉，所生病者，皆目锐眦病，故知取之也。

其四取跻脉。经云：邪客足阳跻之脉，令人目痛从内眦始，刺外踝之下半寸所，左刺右，右刺左。又云：目中赤痛从内眦始，取之阴跻也。

灸刺黑珠痛，有三法：

其一取足太阳，经云：足太阳有过项入于脑者，正属目本，名曰眼系，头目若痛，取之在项中两筋间是也。

其二取足厥阴。经云：肝足厥阴之脉，上入颃颡，连目系，故取之也。

其三取少阴。经云：手少阴之别，名曰通里，属目系，取之掌后一寸也。又足少阳之正阳明之正，皆系目系，经无取法也。

〔子和〕余尝病目赤，或肿或翳，作止无时。偶至新息帅府，百余日羞明隐涩，肿痛不已。忽眼科姜仲安云：宜刺上星至百会，速以铫针刺四五十刺。攒竹穴、丝竹空穴上兼眉际二十刺，及鼻两孔内，以草茎弹子出血如前，约二升许，来日愈大半，三日平复如初。

〔洁〕眼痛睛欲出者，须八关大刺十指间。出血，须十指缝。

〔《心》〕眼暴赤肿：神庭　内庭　囟门　前顶　百会各出血立愈。

〔世〕眼眶肿：二间　行间

〔《摘》〕眼疼不可忍：风池　合谷立愈。

〔《玉》〕眼红肿，羞明怕日，并昏：睛明斜飞向鼻，不可直针，忌灸。童子峁针入一分，沿皮内透鱼腰。太阳眦脉上。三棱针出血。

〔窦〕眼痒痛：光明　第五各泻之。行间

〔《集》〕羞明怕日：攒竹　合谷灸　小骨空灸如前　二间

〔张〕风眼卒生翳膜疼痛：中指本节尖上。灸三壮小麦大，左灸右，右灸左。

〔《集》〕诸障：睛明　四白在珠下一分。太阳　百会　商阳　厉兑　光明各出血。合谷　三里　命门　肝腧　光明各灸之。

〔《撮要》〕眼赤肿疼痛：阳谷一分泻之，灸。至阴

〔《甲》〕内眦赤肿，目𥊙𥊙无所见，眦痒痛，淫肤白翳，睛明主之。目𥊙𥊙赤痛，天柱主之。目痛泣出，甚者如脱，前谷主之。眼痛，下廉主之。白膜覆珠子无所见，解溪主之。青盲无所见，远视𥊙𥊙，目中淫肤，白膜覆瞳子，目窗主之。目痛口僻，戾目不明，四自主之。目痛引眦，少腹偏痛，“眦”，一作“脊”。呕，瘈瘲，视昏嗜卧，照海主之。泻左阴跻，取足左少阴前，先刺阴跻，后刺少阴，气在横骨上。目中白翳，然谷取之。目视不明，振寒，目翳，瞳子不见。腰两胁痛，脚酸转筋，丘墟主之。目赤目黄，颧窌主之。目眩无所见，偏头痛引目外眦张急，颔厌主之。目中痛不能视，上星主之。先取譩譆，后取天牖、风池。目痛不明，龈交主之。

〔桑〕眼痛久不愈：鱼际灸七壮。

外　障在睛外遮暗

经云：诊目痛，赤脉从上下者，太阳病；从下上者，阳明病；从外走内者，少阳病。按此论表里之翳明矣，用以治症，如鼓应桴也。【批】表里上。

凡赤脉翳，初从上而下者，属太阳，以太阳主表，其病必连眉棱骨痛，或脑项痛，或半边头肿痛是也，治法宜温之散之。温则腊茶、盐川附等份，煎服立愈。戴立齐尝以此证用川附一钱，作一服随愈。散则《简要》夏枯散、东垣选奇汤之类是也。一方，附子半两，芽茶一大撮，白芷一钱，细辛、川芎、防风、羌活、荆芥各半钱，煎服神效。【批】翳从上下者太阳宜温宜散。

〔《简》〕夏枯草治眉棱痛，目翳从上下者，累效，必与退云丸相兼服。夏枯草方，见目珠痛条。〔垣〕选奇汤　治眉棱骨痛，目翳从上下者炒。方见眉痛条。

羌活除翳汤　治太阳寒水，翳膜遮睛，不能视物。

麻黄根一分　羌活一两半　防风一两　藁本七钱　细辛少许　薄荷叶二钱　荆芥穗七钱，煎成药加之　川芎三钱　小椒五分　当归根三钱生地酒一钱　黄柏四钱　知母五钱，酒制

上㕮咀，每服三钱，水三大盏，煎至一盏半，入荆芥穗再煎至一盏，去渣，稍热服。后忌酒湿面。

〔《本》〕又方

防风一两　白蒺藜一两　羌活一两半　甘菊二两

上为细末，每服二钱，入盐少许，百沸汤点服，食后。【批】医从上下者太阳宜温宜散。

赤脉翳，初从下而上者，或从内眦出外者，眦属阳明，以阳明主里，其症多热或便实是也。治法宜下之寒之。下则《局方》流气饮、钱氏泻青丸、《局方》温白丸，加黄连、黄柏之类，累用累验。寒则一味黄连羊肝丸之类也。【批】翳从下上者阳明宜下宜寒。

〔《局》〕**流气饮**　治目生翳障。

大黄炮　牛蒡子炒　川芎　菊花去枝　白蒺藜炒，去梗　细辛去苗　玄参去苗　山栀去皮黄芩去芦　甘草炙　蔓荆子　荆芥去梗　木贼去根节各一两　草决明一两半　苍术二两

上为末，每服二钱，临卧用冷酒调下。

〔罗〕**拨云散**　治因眼发，湿热不退，而作翳膜遮睛，昏暗羞明，隐涩难开。

川芎　草龙胆　楮实　薄荷　羌活　荆芥穗　石决明　草决明　苍术　大黄　甘草木贼　密蒙花　连翘　川椒　甘菊　桔梗　石膏　地骨皮　白芷　白蒺藜　槟榔各一两　石燕一对

上件，捣罗为细末，每服三钱，温茶清一盏调下。食后。一日三服。忌杂鱼鸟诸肉。

〔海藏〕东垣先生治斑后风热毒，翳膜气晕遮睛，以泻青丸子泻之大效，初觉易治。《保命集》云：斑后翳膜，亦能治之。泻青丸减大黄一半用之。

妻侄女，形肥，笄年时，得目疾，每一月或二月一发，发时红肿，涩痛难开，如此者三年，服除风散热等剂，及寻常眼药，则左目反有顽翳，从锐眦来遮瞳人，右目亦有翳从下而上。经云：从内外走者，少阳病；从下上者，阳明病。予谓此少阳、阳明二经有积滞也。脉短滑而实，晨则似短。洁古云：短为有积滞，遏抑脏腑，宜下之。遂用温白丸，减川芎、附子三之二，多加龙胆、黄连，如东垣五积法，从二丸每日加一丸，加至大利，然后减丸。又从二丸加起，忽一日于利中下黑块血若干，如墨大而硬坚，从此渐觉痊而翳尽去矣。

〔世〕**黄连羊肝丸**　治目翳从下上者，人内眦出外者，神效。方宽内障。

赤脉翳，初从外眦入内者，为少阳，以少阳主半表半里，治法宜和解之，神仙退云丸之类是也。【批】翳从外入内者少阳宜和解。

〔垣〕**神仙退云丸**　治一切翳晕内外障昏无睛者，累效，妙方也。

川芎　当归各一两半　犀角酒洗　枳实　川楝　蝉壳　甘菊　薄荷叶不见火。以上各半两　瓜蒌仁生者六钱　蛇蜕　密蒙花　荆芥穗各二钱，此三味与甘草同焙干，去甘草不用　地骨皮洗　白蒺藜微炒，去刺　羌活　生地酒洗，焙干各一钱　川木贼一两半，去节，童便浸一宿，焙干

上为细末，炼蜜为丸，每一两分作十丸，米泔汤调服，日进二三丸。食后，妇人当归汤下，有气者木香汤下，使之在人消息。

〔《本》〕治诸眼患，因热病后，毒气攻眼，生翳膜遮障，服此药逐旋消退，不犯刀针。

青葙子　防风　枳壳各一两　茺蔚子细辛各半两　枸杞子　泽泻　生地黄　石决明各一两半　黄连半两　车前子　川当归　麦门冬去心。各二两

上各如法修事，焙干为末，炼蜜丸，如桐子大。每服三十丸，饭饮吞下。忌一切热毒物。

〔垣〕**羌活退翳汤**

羌活二钱　防风一钱半　黄芩半两，酒炒　柴胡三钱　黄连二钱　五味子二钱　黄柏五钱，酒炒　芍药五钱　草龙胆五钱，酒洗　黄芪三钱　甘草　升麻二钱　归身二钱　石膏二钱半

上件，锉如麻豆大，水二盏，分作二服，煎至一盏，入酒少许，去渣，临卧热服。忌言语。

消翳散　一名龙胆饮子

青蛤粉半两　羌活　龙胆草　黄芩炒，各三钱　蝉蜕五分，一云蛇蜕　麻黄一钱半　谷精草半两　川郁金半两　甘草根炙，五分　升麻二钱

上为细末，每服二钱，食后温茶调下。以上四方，热多者宜之。

又方

川芎　羌活　旋覆花　防风各二两　甘草　苍术泔浸一夕，去皮，日干不见火　楮实　楮叶并八月采，阴干，以上各一两　甘菊　枳实　蝉蜕　木贼各一两

上木臼中治为末，茶清调下二钱，早食后、临卧各一服。治暴赤眼，忌湿面及酒。楮实须

真，无实者取叶，不尔，诸药无效。合时不得焙，及犯铁器。予观此方，取楮叶必无实者，盖阴阳二合相匹配耳。有实者阳也，无实取叶者阴也，所以不得真楮实者，悉无效。

〔罗〕**五秀重明丸** 治眼翳膜遮睛，隐涩昏花，常服清利头目。

甘菊花开头，五百个 荆芥五百穗 木贼去节，五百节 川椒开口者，五百粒 楮实五百枚

上为细末，炼蜜为丸，如弹子大。每服一丸，细嚼，时时咽下，食后噙化无时，临卧大忌酒面热物。以上二方，先热者宜之。

翳膜者，风热重则有之，或瘀入眼，此肝气盛而发在表也。翳膜已生，在表明矣，宜发散而去之。若反疏利，则邪气内搐，为翳益深。邪气未定，谓之热翳而浮。邪气已定，谓之冰翳而沉。邪气牢而深者，谓之陷翳，当以掀发之物使其邪气再动，翳膜乃浮，佐之以退翳之药，而能自去也。病久者，不能速效，宜以岁月除之。【批】表里下。

新翳所生，表散方，东垣羌活除翳汤。有热血虚者，退云丸之类是也。【批】翳分新久。

〔《保》〕治冰翳久不去者，羚羊角散。

羚羊角 升麻 细辛各等份 甘草半钱

上为末，一半炼蜜为丸，每服五七十丸，用一半为散，以泔水煎吞丸子，食后。

焮发陷翳，亦羚羊角散之类，用之在人消息。若阴虚有热者，兼服神仙退云丸。

〔垣〕**补阳汤** 治阳不胜其阴，乃阴盛阳虚，则九窍不通，令青白翳见于大眦，乃足太阳、少阴经中郁遏，足厥阴肝经气不得上通于目，故青自翳内阻也。当于太阳、少阴经中，九原之下，以益肝中阳气，卫天上行。此当先补其阳，后于足太阳、少阴标中，泻足厥阴肝经阴火，乃次治也。《内经》曰：阴盛阳虚，则当先补其阳，后泻其阴。此治法是也。每日清晨，以腹中无宿食，服补阳汤。临卧，服泻阴丸。若天色变，大寒大风，并大劳役，预日饮食不调，精神不足，或气弱，俱不得服。候体气和平，天气如常，服之先补其阳，使阳气上升，通于肝经之末，利空窍于眼目矣。【批】阴盛阳虚当先补其阳后泻其阴。

羌活 独活 当归身去芦头用，梢截，酒洗，焙干 甘草梢 熟地黄 人参去芦 黄芪 白术以上各一两 泽泻 陈皮去白。各一两 生地黄炒，二钱 白茯苓去皮 知母炒黄色。各五钱 柴胡去苗，二两 防风去芦，半两 白芍药半两 肉桂去皮，一钱

上同为粗末，每服半两，水二大盏，煎至一盏，去渣温服，空心，使药力行尽，方许食。

连柏益阴丸

羌活 独活 甘草根炒 当归身依前制 防风 五味子各半两 黄连酒洗或拌，锉炒火色，一两 石决明烧存性，五钱 草决明 黄芩 黄柏 知母各一两

上为细末，炼蜜丸，如绿豆大。每服五十丸，渐加百丸止，临卧清茶送下。常以助阳汤多服，少服此药，以此药一则妨饮食，二则力大如升阳汤，不可多服。

升阳泄阴丸

羌活 独活 甘草根 归身 熟地各一两 人参 黄芪 白术各半两 泽泻三钱 陈皮三钱 白芍药一两 白茯苓 防风各三钱 肉桂半钱 生地酒洗，炒五钱 知母酒洗，三钱，如大暑加一钱 楮实酒拌，半两 柴胡去苗，一钱半

上㕮咀，每服五钱，水煎热服。另合一料，炼蜜丸，如桐子大。食远茶清送下五十丸，每日与前药各一服，不可饱服。如天气热甚，加五味子三钱或半两，天门冬去心半两，枳实亦加半两。

上三方，合治一病，空心补阳汤，临卧连柏丸，食远升阳泄阴丸。

滋阴地黄丸 治内障兼右目小眦青白翳，瞳子散大。方见内障。

〔丹〕丈夫因劳力后，两眼上星，右边独

昏，此热伤血。

白术　归身尾　生地　木通　黄连酒浸　黄芩炒　黄柏炒。各二两　甘草炙，一钱

分三帖煎服。大热加白芍药。

翳从下而上诸方，泻青之类。并见表里上条。翳除尽，至期年月日期复发者，或间一月或二月一发，皆为积。治如脉滑者，宜温自丸加黄连、草龙胆，如东垣五积法服之。【批】翳除至期复发者有积。

百点膏　张济民眼翳，以至遮瞳人，视物不明，如觉云气遮障，以此方治之。【批】杂方。

黄连二钱，以水一碗煎至半碗，再入后药　当归六分　甘草根六分　防风根八分　蕤仁去皮尖，三分

上锉，如麻豆大，蕤仁另研如泥，同熬，滴入水中不散，去渣沫，入好蜜少许，再煎少时为度。极要病人心净点之，点至目微痛为度。一日点五七次，临卧点尤妙，名日百点膏，但欲多点，使药力相续。

羌活退翳膏　治足太阳寒水，膜遮左睛，白翳上，视物不明。

椒树东南根、西北根各二两　麻黄去节根，三分　羌活七分　黄连三分　归身六分　防风三分　柴胡三分　生甘草四分　升麻三分　生地黄三分　汉防已二分　蕤仁六个　藁本二分

上净水一碗，先煎汉防已、黄连、生甘草、当归身、生地黄，煎至一盏，入余药再煎至一盏，去渣，入银瓷器内，熬稀膏点之，有力为度。

退翳膏子　治黑白翳。

荆芥穗一钱　黄连三钱　生地黄一钱半　甘草五分　归身六分　连翘四分　柴胡梢五分　升麻三分　防风四分　蕤仁三分　青皮四分　细辛一分。

上先用水半盏，浸荆芥一处，次将黄连、生地、甘草三味，用水一大碗，煎至半碗，再下余八味，同煎至一盏，去渣，更上火熬至半盏，入荆芥水二匙，入蜜少许，再煎令匀，点之神效。

圆明膏　治内障生翳，及瞳子散大，皆劳心过度，饮食失节。

柴胡去苗，五钱　麻黄去芦，五钱　归身三钱　生地半两　黄连去须，五钱　甘草二钱　诃子皮湿纸裹，煨二钱

上七味，先以水二碗，熬麻黄至一碗，去沫，外六味各㕮咀如豆大，筛去沫子秤，入内同煎，滴水中不散，去渣沫，入蜜少许，再熬点之。

上点方四，皆东垣先生所制，乃随证立法，非如泛常通用之方。如瞳子散大，用诃子收之之类也。

〔《保》〕**金丝膏**　点眼。

生姜取汁，四两　白蜜炼去沫，一斤　猳猪胆汁三钱　黄连四两，截碎，用水一斗煎至五升

上先煎黄连水，后入姜汁，次入蜜，同煎，去沫净，入下项。

脑子　硇砂　熊胆各四钱　麝香　青盐各三钱　轻粉少许　硼砂二钱

上研细，搅匀同煎，合稀膏用之。

〔罗〕**金露膏**

蕤仁捶碎　黄丹各一两　黄连半两　蜜六两

上件，先将黄丹入锅中，炒黄至紫，入蜜搅匀，下长流水四升，以嫩柳枝头七茎，把定搅之，次下蕤仁，候滚十数沸，又下黄连，用柳枝不住手搅，熬至二升，罩篱内倾药在纸上，慢慢滴之，无令尘污。如有瘀血，加硇砂一钱，上火煨开，入前膏子内用。

夜光丸　治赤眼翳目昏花。

宣黄连　诃子去核。各二两　当归一两　铜绿一钱

上㕮咀，用河水三升，同浸两昼夜，入银瓷器熬取汁，再入文武火熬，槐柳枝搅，滴水成珠为度。

豭猪胰子二个，先去脂，以水洗，换水无度，令净，入黄连膏内煮黑色，取出用之　芦甘石一两，童便一碗，烧红，粹尽为度　黄连四两，河水浸，去渣，焙干，研细用　青盐六两，细研　蜜一斤，澄去渣蜡　梨十枚，去皮核，绞取汁

上将梨汁、甘石入膏子内，熬五七沸，次入青盐，用槐柳枝搅褐色，倾入瓷瓮冷水内，拔去火毒，腊月合为妙，正月十一月次之，余月皆不可。

〔《济》〕**蟾光膏**　治远年目病，不通道路，去翳膜，须用腊月成开日合。

白沙蜜四两，色白者，炒　隔年葱一枝，去须皮，短切，与蜜一同熬去白膜，观葱软熟为度，以绵滤滓，放定，用纸收取腊面　黄丹三钱，水飞。生用　密陀僧三钱，水飞，生用　炉甘石煅过，五钱，净水飞。以上三味，研极细，倾入前蜜中，用桃柳各一枝搅匀放下　当归　赤芍药　杏仁汤泡，去皮尖。以上三味，各三钱　黄连去芦头，净，二两　川芎半两　秦皮　诃子皮　防风　石膏　玄精石　井泉石　无名异　玄参　代赭石　石决明以上二十❶味，各三钱，㕮咀，或雪水或长流河水五升，银瓷器内熬至三升，滤去渣净，再熬至一升，将十五味药水倾入前放下药蜜。一同慢火熬药紫金色时，再添入后药。勿令火急　乳香　没药　琥珀　朱砂另研　蕤仁纸捶，去油用仁

以上五味，各三钱，前四味先研烂，后入蕤仁，水飞，一同研细澄，有渣再水飞。碇清，再水飞。方倾入前紫金药内，一同复熬一二沸，以药滴于水中不散为度，大抵勿令过与不及。取下土中埋七日，取出置银器中，如法收贮，再添入后细药，倾入药时，亦用桃柳枝搅匀。

南硼砂　珍珠　龙脑　珊瑚枝四味各一钱　麝香五分

上件五味，研极细，亦以桃柳枝搅匀，倾入前药中，复搅匀，然后以纸封器盒口，旋取用。如有取不尽药，用净水斟酌洗碗，却将碗药水熬三五沸，另行收拾，或洗眼，或膏子药稠了时，倾入些少调解。

上用桑柴烧，共计二十九味。

〔《肘》〕疗目热，生肤赤白膜。取雀屎细直者，人乳和付目上，消烂尽。乌贼骨，主目中一切浮翳，细研和蜜点之。又骨末治目中热有效。

〔丹〕治眼翳。樗白皮索为绳，日干，烧为灰，研细点之，自渐退妙。又方。猪胆皮去汁，捻为绳，烧灰点之亦妙。

〔东〕**碧云散**　治外障搐药。

麻黄根一两　归身一钱　乳香少　麝香如少加乳香。

上将当归、麻黄为粗末，炒黑色，入乳、麝，研极细，噙化搐入鼻中。

搐鼻散

薄荷三钱　石膏一钱　芒硝　川芎各五分　细辛二钱　蔓荆子三钱　青黛一钱

上为末，鼻内搐之。

〔丹〕杨生娘患赤眼，生膜似白星。

秦皮　滑石　黄连　荆芥　归头　赤芍药各三钱

上分四帖煎洗，仍教其莫洗浴，止可洗脚。

〔《千》〕治法，以鹅翎截之，近黑睛及当白睛嗍之，膜自聚上，以针钩挽之，割去即见物，以绵当眼，着血衃，三日瘥。

〔东垣〕医魏邦彦夫人，目翳暴生，从下而起，其色绿，肿痛不可忍。先师曰：翳从下而上，病从阳明是也。绿非五方之正色，殆肺肾合为病邪，乃就画家以墨腻粉合成色谛视之，与翳同色，肺肾为病无疑矣。乃泻肺肾之邪，而入阳明之药为之使，即效，而他日病复作者三。其所从来之经，与翳色各异，乃以意消息之。曰：诸脉皆属于目，脉病则从之，此必经络不调，则目病未已也。问之果然。因视所不调者治之，病遂不作。

---

❶ 以上二十味：原作为“十五味”，据文义改。

针灸外障，并见目赤门。

内　障

在睛里昏暗，与不患之眼相似，唯瞳人里有隐隐青白者。无隐隐青白者亦有之。

〔丹〕一老人病目，暴不见物，它无所苦，起坐饮食如故。予曰：大虚。急煎人参膏二斤，服二日，目方见。一医与青礞石药。予曰：今夜死矣。不悟，此病得之气大虚，今不救其虚，而反用礞石，不出此夜必死。果至夜半，死。【批】气虚则目暴无光。

一男子四十余岁，形实，平生好饮热酒，忽目盲脉涩，此因热酒所伤，胃气污浊之血死在其中而然也。遂以苏木作汤，调人参膏饮之。服二日，鼻内两手掌皆紫黑。予曰：此病退矣，滞血行矣。以四物加苏木、桃仁、红花、陈皮，煎调人参末服，数日而愈。

一男子五十五岁，九月间早起，忽开眼无光，视物不见，急就睡片时，却能见人物，竟不能辨其何人何物，饮食减平时之半，神思极倦，脉之缓大四至之上，重按则散而无力。予作受湿治。询之，果因卧湿地半个月得此症，遂以白术为君，黄芪、茯苓、陈皮为臣，附子为佐，十余帖而安。

上三方，治目不明，皆为气脱，而用参、术追回者也。经云：上焦开发，宣五谷味，熏肤充身泽毛，若雾露之溉，是谓气。脱者，目不明，即其证也。

人参补胃汤　治劳役饮食不节，内障眼病，此方神效。

黄芪根一两　人参一两　甘草炙，八钱　蔓荆子二钱　白芍药三钱　黄柏三钱，酒焠四次，炒四次

上㕮咀，每服三四钱，水一大盏，煎至一盏，去渣，稍热服，临卧三五服。两目广大，视物如常，惟觉两脚踏地，不知高下，盖火伏升发故也。病减住服，七日再服。此药宜春间服之。

益气聪明汤　治饮食不节，劳伤形体，脾胃不足，内障耳鸣，或多年视物昏暗，令目广大。久服，无内障耳鸣耳聋之患。又令精神倍常，饮食增倍，身轻体健，耳目聪明。

黄芪半两　甘草根炙，六钱　人参半两　升麻根三钱　葛根三钱　蔓荆子一钱半　白芍药一钱　黄柏一钱，酒洗四次，炒黄色

上㕮咀，秤二钱，水二盅，煎至一盅，去渣，热服，临卧服，五更再煎服之，得睡更妙。如烦乱或有热，春月渐加黄柏，夏月倍之。如脾胃弱去之，热减亦少用。但有热，或麻木，或上壅头目，三两服后，其热皆除。又治老人腰以下沉重疼痛。此药久服，治人上重，反有精神。两足轻浮，不知高下，空心服之，或少加黄柏，轻浮自减。小儿减服，多则壅滞。若治倒睫，去黄柏、芍药。忌烟火酸物。

圆明内障升麻汤　治内障，得之脾胃，元气衰弱，心火与三焦俱盛，为此疾。刘舜卿因南征，饮食失节，形体劳役，心不得休息，眼疾复作。今拟此方，服之效。

柴胡根七钱　羌活根一两半　防风根半两　白术　甘草炙　归根酒洗　升麻根各一两　白芍六钱　干姜一钱　五味子二钱　人参　葛根　黄芪各一两　白茯苓三钱

上㕮咀，每服五六钱，水三大盏，煎至二盏，入黄芩黄连汤二钱，同煎数沸，去渣，煎至一盏，食后，热服。

黄芩黄连汤一方有升麻五钱，柴胡一两。

黄芩酒洗，炒，一两　黄连去须，酒洗，炒，七钱　草龙胆一两，酒洗，炒四次　生地一两，酒洗

上㕮咀，每服二钱，入水二盏，煎数沸去渣，再煎至一盏，热服，午后晚间俱不可服，唯午饭时服之方效。

复明散　治内障。

黄芪一钱半　川芎五分　柴胡　连翘　甘草炙。各一钱　归身二钱　苍术五分　生地一钱　陈皮五分　黄柏三分

上锉，如麻豆大。每作一服，水二大盏。煎至一盏，去渣，稍热服，食后。忌酒湿面辛热大料之物。

上四方，治目不明，皆气虚而未脱，故可与参、芪中微加连、柏。若气即脱，则黄柏等凉剂不可施。经云：阳气者，烦劳则张。精绝，目盲不可以视，耳闭不可以听之类，是其证也。

内障瞳子散大论并方。肾主骨之精为瞳子，散大者因肾水虚骨枯而心包络之火得以乘之也。凡心包络之脉，出于心中，代心君行事也，与少阳为表里。瞳子散大者，少阴心之脉挟目系，厥阴肝之脉连目系，心主火，肝主木，此木火之势盛也。其味则宜苦宜酸宜凉，大忌辛辣热物，是泻木火之邪也，饮食中常知此理可也。以诸辛主散，热则助火，故不可食。诸酸主收心气，泻木火也。诸苦泻火热，则益水也。尤忌食冷水大寒之物，此物能损胃气，胃气不行，则元气不生，元气不生，缘胃气下陷，胸中三焦之火及心火乘于肺上，入胸灼髓。火主散溢，瞳子之散大者，以此大热之物，直助火邪，尤为不可食也。药中去茺蔚子，以味辛及主益肝，是助火也，故去之。加黄芩半两，黄连三钱，黄连泻中焦之火，黄芩泻上焦肺火，以酒洗之，乃寒因热用也。亦不可用青葙子，为助阳火也。更加五味子三钱，以收瞳人之散大也。且火之与气，势不两立。故经曰：壮火食气，气食少火，少火生气，壮火散气。诸酸物能助元气，孙真人云：五月常服五味子，助五脏气，以补西方肺金。又经云：以酸补之，以辛泻之。则辛泻气明矣。或曰：药中有当归，其味亦辛甘而不去，何也？此一味辛甘者，以其和血之圣药也。况有甘味，又欲以为乡导，为诸药之使，故不去也。【批】血虚则睛散大视物昏花。

熟地黄丸 治血弱气虚，不能养心，致火旺于阴分，瞳子散大。少阴为火，君主无为，不行其令，相火代之，与心包络之脉出心系，分为三道。少阳相火之体无形，其用在其中矣。火盛则能令母实，乙木肝旺是也。其心之脉挟目系，肝之脉连目系，况手足少阳之脉同出耳中，至耳上角，斜起终于目外小眦。风热之盛，亦从此道来，上攻头目，致偏头肿闷，瞳子散大，视物昏花，血虚阴弱故也。法当养血凉血益血，收火散火，而除风热，则愈矣。

熟地一两　归身酒洗，五钱　柴胡去苗，八钱　天门冬去心，焙，三钱　人参去芦，二钱　甘草炙，二钱　地骨皮三钱　黄芩半两　枳谷炒，二钱　五味子三钱　生地黄七钱半，酒浸焙　黄连三钱

上为细末，炼蜜丸，如绿豆大。每服一百丸，茶汤送下，食后，日二服，制之缓也。大忌辛辣物而助火邪，及食寒冷物损其胃气，药不上行也。又一论云：瞳子黑眼法于阴，由食辛热之物，助火乘于胸中，其睛故散，散则视物亦大也。

益阴肾气丸 此壮水之主，以镇阳光也。

山茱萸取皮，一两　茯神去皮心，二钱半　五味五钱　熟地二两　干山药五钱　泽泻二钱半　牡丹皮五钱　生地酒洗，焙干，一两　归梢酒洗，五钱

上为细末，炼蜜丸，如桐子大，朱砂为衣。每服五七十丸，淡盐汤送下。

滋阴地黄丸 治内障，右眼小眦青白翳，大眦亦微显白翳，脑痛，瞳子散大，上热恶热，大便涩后痞难，小便如常，遇热暖处头疼暗胀，能食，日没后天阴暗则昏。此症可服熟地黄丸。翳在大眦，加葛根、升麻。翳在小眦，加柴胡、羌活。

熟地八钱　生地酒洗，半两　归身酒洗，半两　知母酒洗，炒，三钱　丹参半两　黄柏酒浸焙，半两　芍药一两三钱　防已酒洗，焙，二钱　茺蔚子半两　牡丹皮三钱　寒水石一钱，生用　柴胡半两　黑附一钱　川芎二钱

上为细末，炼蜜丸，如小豆大。空心五十丸，白汤下。如宿食未消，候饥时服之。饵后，忌言语，随后食压之。

〔《保》〕**当归汤** 治翳补益，瞳子散大。

归身　黄芩各一钱　黄连　地黄各三钱　柴胡一钱　芍药二钱　甘草炙，三钱

上水煎临卧服。

〔罗〕**甘菊花丸**　治男子肾脏虚弱，眼目昏暗，或见黑花。常服明目，暖水脏，活血驻颜，壮筋骨。

甘菊花去土，二两　枸杞四两　熟地三两　干山药半两

上为细末，炼蜜丸，如桐子大。每服三四十丸，空心食后各一服，温水下。

〔《瑞竹》〕**四神丸**　治肾经虚损，眼目昏花，补虚益损，及两眼云翳遮睛。

甘州枸杞一斤，拣去白醭青烧者。一味分作四分，一两四钱用川椒一两炒，一两四钱用乳香、茴香各一两炒，一两四钱用芝麻一合炒，炒时先用好酒一盏，将枸杞淘过。

上件炒过，将川椒等四味筛去不用，止用枸杞子加熟地、白术、茯苓各一两，同为细末，炼蜜为丸，如桐子大。每服五七十丸，空心温酒送下。加甘菊一两尤妙。

上地黄、枸杞补肾例。按瞳子散大。不当用茺蔚、川芎、附子，今东垣滋阴地黄丸兼用者，盖有外障大小眦之翳故也。

〔《保》〕**柴胡散**　明目益肾水。

柴胡　羌活　防风　生地　芍药　甘草各等份

上为粗末，水煎临卧服。

东垣云：肝木旺，则火之胜，无所畏惧而妄行也，故脾胃先受之。或病目而生内障者，脾裹血，胃主血，心主脉，脉者血之腑也。或曰：心主血。又云：脉主血，肝之窍开于目也。治法亦前熟地黄丸之类是也。【批】脾受邪者血病。

〔河〕目昧不明，热也。然玄腑者，无物不有，人之脏腑皮毛肌肉筋膜骨髓牙爪，至于世之万物，尽皆有之，乃气出入升降之道路门户也。人之眼耳鼻舌身意神识，能为用者，皆升降出入之通利也。有所闭塞者，不能为用也。若目无所见，耳无所闻，鼻不闻臭，舌不知味，筋痿骨痹，爪退齿腐，毛发堕落，皮肤不仁，肠胃不能渗泄者，悉由热气怫郁，玄腑闭密，而致气液血脉，荣卫精神，不能升降出入故也。各随郁结微甚，而为病之轻重。故知热郁于目，则无所见也。故目微昏者，至近则转难辨物，由目之玄腑闭小，如隔帘视物之象也。或视如蝇翼者，玄腑有所闭合者也。或目昏而见黑花者，由热气甚而发之于目。亢则害，承乃制，而反出其泣，气液眯之，以其至近，故虽微而亦见如黑花也。【批】气血郁者目昧。

诚哉！河间斯言也。目盲，耳聋，鼻不闻臭，舌不知味，手足不能运用者，皆由其玄腑闭塞，而神气出入升降之道路不通利。故先贤治目昏花，如羊肝丸，用羊肝引黄连等药入肝，解肝中诸郁。盖肝主目，肝中郁解，则目之玄腑通利而明矣。故黄连之类，解郁热也。椒目之类，解湿热也。茺蔚之类，解气郁也。芎、归之类，解血郁也。木贼之类，解积郁也。羌活之类，解经郁也。磁石之类，解头目郁坠，邪气使下降也。蔓菁下气通中，理亦同也。凡此诸剂，皆治气血郁结目昏之法。而河间之言，信不诬矣。至于东垣、丹溪治目昏，用参芪补血气，亦能明者，又必有说通之。盖目主气血盛，则玄腑得利，出入升降而明。虚则玄腑无以出入升降而昏，此则必用参、芪、四物等剂，助气血运行而明也。

羊肝丸三方，又散一方，并见肝条，治肝中诸郁目昏如神。

〔《本》〕治久年眼生黑花不明者。

椒目炒，一两　苍术炒，二两

上件为末，醋糊丸，如桐子大。每服二十丸，醋茶送下，不过十日取效。丹溪云。椒目行渗道不行也。

〔《外》〕**补肝散**　治三十年失明。

蒺藜子七月七日收，阴干，捣散，饮食后，水服方寸匕。

〔崔〕但瞳子不坏者疗，十得九愈。蔓菁子

六升，蒸之，看气遍，用甑下釜中热汤淋，暴干，还淋，如是三遍，即取杵筛为末，食上，清酒调二钱送下，日再服。本草云：蔓菁子下气利五脏，又利大便，通中益气。

经治虚劳目暗昧，三月蔓菁花，阴干为末，以井花水空心调下二钱匕，久服长生。

〔世〕**五福还瞳丹** 治目白翳。

赤石脂、川椒二味同炒，辰砂、茯神、乳香，枣肉为丸，如桐子大。空心温酒下百丸，十服见效。

按内障先患一目，次第相引，两目俱损者，皆有翳在黑睛内遮瞳子而然。今详通黑睛之脉者，目系也。目系属足厥阴、足太阳、手少阴三经，盖此三经，脏腑中虚，则邪乘虚入经中郁结，从目系入黑睛内为翳。《龙木论》所谓脑脂流下作翳者，即足太阳之邪也。所谓肝气冲上成翳者，即足厥阴之邪也。故治法以针言之，则当取三经之腧穴，如天柱、风府、太冲、通里等穴是也。其有手巧心审谛者，能用针于黑眼里拨其翳，为效尤捷也。以药言之，则当补中，疏通此三经之郁结，使邪不入目系而愈。今集《龙木论》并方于后。【批】内障取足厥阴太阳手少阴。

《龙木论》**羚羊角饮子** 治圆翳内障，不痛不痒。

羚羊角三两 细辛 知母 车前子 人参 黄芩各二两 防风二两半

上为末，每一钱，以水一盏，煎至五分，食后，去渣，温服之。

补肝散 治肝风内障，不痛不养，眼见花，发黄白黑赤，或一物二形。

羚羊角 防风各三两 羌活 车前子各一两 人参 茯苓各二两 细辛 玄参 黄芩炒，各一两

上为末，食后调服一钱，米饮汤下。

羚羊角散 治绿风内障，头旋目痛，眼内痛涩者。

羚羊角 防风 知母 人参 茯苓各一两 玄参 黄芩 桔梗各一两 细辛三两 车前子一两

上为末，以水一盏，散一钱，煎五分，食后，去渣，温服。

羚羊角汤 治青风内障，劳倦加昏重，头旋脑痛，眼内痛涩者。

羚羊角 人参 玄参 地骨皮 羌活各一两 车前子一两半

上为末，以水一盏，散一钱，煎至五分，食后，去渣，温服。

上四方，皆羚羊角、玄参、细辛、羌活、防风、车前子为君，盖羚羊角厥阴经药也。丹溪云：羚羊角入厥阴经甚捷是也。玄参、细辛，行少阴经药也。海藏云：玄参治空中氤氲之气，无根之火，为圣药也。羌活、防风、车前子，行太阳经药也。如筋脉枯涩者，诸方中更加夏枯草，能散结气，有补养厥阴血脉之功，尝试之有验。然此诸方，又当悟邪之所在。若气脱者，必与参膏相半服之。气虚者，必与东垣补胃人参汤、益气聪明汤之类相半服之。血虚者，必与熟地黄丸之类相兼服之，更能内观静守，不干尘累，使阴气平伏，方许作效。

芦荟丸 黑水凝翳内障，不痛不养，微有头旋脉涩者。【批】肝中热郁。

芦荟 甘草各一分 人参 牛胆各半两 柏子仁 细辛各一两 羚羊角二两，蜜炙

上为末，炼蜜为丸，如桐子大。空心茶下十丸。

坠翳丸 治偃月翳、束花翳等病，微有头旋额痛者。

青羊胆 青鱼胆 鲤鱼胆各七个 熊胆一分 牛胆半两 麝香少许 石决明

上为末，面糊丸，如桐子大。空心茶下十丸。

除风汤 治五风变成内障，头旋偏肿痛，瞳仁结白者。

羚羊角 车前子 芍药 人参 茯苓 大黄 黄芩 芒硝各一两

上为末，水一盏，散一钱，煎至五分，食后，去渣，温服。

磁石丸 治雷风内障，头眩恶心呕吐。

磁石烧赤，醋淬二次 五味子 牡丹皮 干姜 玄参各一两 附子炮，半两

上为末，炼蜜丸，如桐子大。食前茶下十丸。

治目之方用黄连多矣，而羊肝丸尤奇异，用黄连末一两，白羊肝一具，去膜，同于磁盆内，研令极细，众手捻为丸，如桐子大，每服以温水下三十丸，连作五剂，但是诸眼目疾，及障翳青盲皆治。忌猪肉冷水。唐崔承元为官，治一死囚，出活之后数年，以病目致死。一旦崔为内障所苦，丧明，逾年后，半夜独坐自饮，忽闻阶除窸窣之声，崔问是谁？徐曰：昔年蒙恩活囚也，今来报恩，遂将此方告讫而没。依此合服，不数月眼复得明。

又方 治内障。

白羯羊肝只用子肝一片，薄切，新瓦上焙 熟地一两半 菟丝子 蕤仁 车前子 麦门冬 地肤子去壳 泽泻 防风 黄芩 白茯苓 五味子 桂心 杏仁炒 细辛 枸杞子 茺蔚子 苦葶苈 青葙子各一两

上为细末，炼蜜丸，如桐子大。每服三四十丸，温水下，日三服，不拘时候。张台卿常苦目暗，京师医者，令灸肝俞；遂转不见物，因得此方，眼目遂明。一男子，内障，医治无效，因以余剂遗之，一夕灯下，语其家日：适偶有所见，如隔门缝见火者，及旦视之，眼中翳膜俱裂如线，张云：此药灵勿妄与人，忽之则无验。予益信之，且欲广其传也。

经云：肝虚则目䀮䀮院无所见，耳汩汩无所闻，善恐如人将捕之状。海藏云：目瞑，肝气不治也。

又镇肝明目羊肝丸【批】肝气虚。

羯羊肝一具，新瓦盆中爆了更焙之，肝大止用一半 甘菊 羌活 柏子仁 细辛 官桂 白术 五味子各半两 黄连三分

上为细末，炼蜜丸，如桐子大。空心食前，温水下三四十丸。

〔《千》〕**补肝散** 治目失明方。

青羊肝一具去膜薄切之，以新瓦瓶子未用者入肝于中，炭火炙之，为极细末 蓼子一合，炒令香

上为末，食后服方寸匕，日二，加至三匕，不过一二剂。能一岁服，可夜读细书。

治目䀮䀮无所见，方用青羊肝一具，细切，以水一斗，铜器中煮，以面饼覆上，上钻两孔，如人眼大，以目向就熏，不过再熏，即瘥。

〔《济》〕**养肝丸** 治肝血不足，眼目昏花，或生眵泪。【批】肝血不足。

当归酒洗 车前子酒蒸，焙 防风去芦 白芍药 蕤仁另研 熟地酒蒸，焙 川芎 枳实各等份

上为末，炼蜜丸，如桐子大。每服七十丸，熟水送下，不拘时。

〔《本》〕《素问》云：久视伤血。血主肝，故勤书则伤，肝主目昏。肝伤则自生风，热气上腾，致目昏。亦不可专服补药，但服益血镇肝明日药自愈。

熟地黄丸

熟地一两半 黄连 决明子各一两 没药半两 甘菊花二两 防风 羌活各一面 桂心五钱 朱砂五钱

上为细末，炼蜜丸，如桐子大。每服三十丸，熟水下，食后，日三服。

〔《千》〕明目，发不白落方。【批】胆热。

用牛胆浸槐子，阴干百日，食后，每日吞一枚，十日身轻，三十日白发再黑，百日通神。

胆移热于脑，则辛頞鼻渊，传为衄蠛瞑目。全文见诊病传发。

经云：肾足少阴之脉，是动则病坐而欲起，目䀮䀮如无所见。又云：少阴所谓起则目䀮䀮无所见者，阴内夺，故目䀮䀮无所见也。此盖房劳目昏也。【批】肾虚。

治瞳子散大诸方，并见前阴虚睛散大视物

花条。【批】左肾阴虚。

〔东〕**益本滋肾丸**必与前阴虚晴散大条相兼服。

黄柏去皮，挫碎，酒洗，炒　知母去毛，挫碎，酒洗，炒。各等份

上为极细末，滴水丸，如桐子大。每服百五十丸，热汤送下，空心服，服后以干物压之。

〔《济》〕**补肾丸**　治肾气不足，眼目昏暗，瞳人不明，渐生内障。【批】右肾阳虚。

磁石煅，醋焠七次，水飞过　菟丝子酒蒸二次。各二两　五味子　熟地酒蒸，焙　枸杞子　楮实子　覆盆子酒浸　肉苁蓉酒浸，焙　车前子酒蒸　石斛去根。各一两　沉香　青盐二味另研。各半两

上为末，炼蜜丸，如桐子大。每服七十丸，空心盐汤下。

〔《千》〕**神曲丸**　主明目，百岁可读细书。

神曲四两　磁石煅，醋焠七次，一两　光明砂水飞，一两

上为末，炼蜜丸，如桐子大。每服五丸，米饮下，食前，日三服。常服益眼力，此方神验，不可具述。

〔《外》〕治积年目失明，不识人。决明子二升杵散，食后以粥饮服方寸匕。本草云：决明子微寒。助肝气，益精水。

〔《千》〕白瓜子七升，绢袋盛，搅沸汤中三遍，暴干，以酢五升，浸一宿。暴干，为末，酒调方寸匕服，日三，服之至百日，可夜读书。本草云：白瓜子平寒。《外台》名补肝散，主五劳七伤。酢，酸入肝。

运气　目昏有四：【批】运气。

一曰风热。经云：少阴司天之政，风热参布，云物沸腾，太阴横流，寒乃时至，往复之作，民病聋瞑。此风热参布目昏也。

二曰热。经云：少阴在泉，热淫所胜，病目瞑，治以咸寒。此热胜目昏也。

三曰风。又云：岁水不及，湿乃大行，复则大风暴发，目视䀮䀮，此风胜目昏也。

四曰燥。经云：阳明司天，燥淫所胜，目昧眦疮，治以苦热是也。

〔《本》〕读书之苦，伤肝损目，诚然。晋范宁常苦目痛，就张湛求方，湛戏曰：古方宋阳子少得其术，以授鲁东门伯，次授左丘明，遂世世相传，以及汉杜子夏，晋左太冲，凡此诸贤，并有眼目疾，此方用损读书一，减思虑二，专内视三，简外观四，宜起晚五，宜早眠六。凡六物，熬神火，下以气簇蕴于胸中，七日然后纳诸方寸，修之一年，近能数其目睫，远视尺箠之余，长服不已，洞见墙壁之外，非但明目，乃亦延年。番如是而行，非可谓嘲戏，亦奇方也。

〔罗〕省郎中张子敬，年六十七岁，病眼目昏暗，微黑色，皮肤不泽，六脉弦细而无力。一日出示治目二方，问予可服否？予曰：此药以黄连大苦之药为君，诸风药为使，且人年五十，胆汁减而目不明。《内经》云：土位之主，其泻以苦。泻风药亦能泻土，年六十，脾胃虚而皮肉枯，重泻其土，使脾胃虚，而不能营运荣卫之气，滋养元气，胃气不能上行，膈气吐食，诸病生矣。又况年高衰弱，此药不可服，只宜慎言语，节饮食，惩忿窒欲，此不治之治也。子敬以为然，明年春，除关西路按察司，三年致仕还，精神清胜，脉遂平和，此不服寒凉之剂也。《内经》云：诛伐无过，是谓大惑，解之可也。

〔《灵》〕黄帝曰：人之哀而涕泣者，何气使然？岐伯曰：心者，五脏六腑之主也。目者，宗脉之所聚也，上液之道也。口鼻者，气之门户也。故悲哀愁忧则心动，心动则五脏六腑皆摇，摇则宗脉感，宗脉感则液道开，液道开故涕泣出焉。液者，所以灌精濡空窍者也。故上液之道开则泣，泣不止则液竭，液竭则精不灌，精不灌则目无所见矣，故命曰夺精。补天柱经侠颈。侠颈，谓头中分也。

针灸内障有四法，此篇是其一也。

其二取肝。经曰：肝虚则目䀮䀮无所见，

善恐，取其经厥阴与少阴，取血者是也。

其三取肾。经云：肾足少阴之脉，是动则病目䀮䀮无所见，视寒热虚实取之也。

其四取阳跻。经云：邪之所在，皆为不足，上气不足，目为之瞑，补足外踝下留之是也。

〔《玉》〕眼久病昏花：肝俞一分，沿皮向外一寸半，补三呼。三里一寸，泻十吸。瞳子窌。

〔子和〕戴人女僮至西华，具急暴盲不见物。戴人曰：此相火也。太阳阳明，气血俱盛，乃刺其鼻中攒竹穴，与项前五穴，大出血，目立明。

〔《甲》〕青盲，远视不明，承光主之。瞳子痒，远视昏䀮䀮，夜无见，目䀮动，与项口相参引，䀮僻口不能言，刺承泣。目瞑，身汗出，承浆主之。

〔《撮要》〕眼无光：商阳一分，沿皮向后三分，泻之，灸。

〔《甲》〕青盲，商阳主之。瞶目，目䀮䀮，偏历主之。瞶目，目䀮䀮，少气，灸手五里，左取右，右取左。目瞑，远视䀮䀮，目窗主之。青盲瞶目，恶风寒，上关主之。

〔《龙木论》〕**内障根源歌：**【批】金针开内障法。

不疼不痛渐昏蒙，薄雾轻烟渐渐浓，
或见蝇飞花乱出，或如丝絮在虚空。
此般状样因何得，肝脏停留热与风，
大叫大啼惊与恐，脑脂流入黑睛中。
初时一眼行昏暗，次第相牵与一同，
苦口何须陈逆耳，只缘肝气不相通。
此时服药宜镇定，将息多乖即没功，
日久既应全黑暗，时名内障障双瞳。
名字随形分十六，龙师圣者会推穷，
灵药这回难得效，金针一拨日当空。
强修将息依前说，莫遣依前病复踪。

针内障眼法歌：

内障由来十六般，学医人子审须看，
分明一一知形状，下针方可得安然。
若将针法同圆翳，误损神光取瘥难，
冷热先明虚与实，调和四体待令安。
不然气闷违将息，呕逆劳神翳却翻，
咳嗽震头皆未得，多惊先服镇心丸，
若求凉药银膏等，用意临时体候看。
老翳细针初复嫩，针形不可一般般，
病虚新产怀娠月，下手才知将息难。
不雨不风兼皓月，清斋三日在针前，
安心定意行医道，念佛亲姻莫杂喧。
患者向明盘膝坐，提撕腰带得心安，
针者但行贤哲路，恻隐之情实善缘。
有血莫惊须住手，裹封如旧再开看，
忽然惊振医重卜，服药三旬见朗然。
七日解封难见物，花生水动莫它言，
还睛丸散坚心服，百日分明复旧根。

针内障后法歌：

内障金针针了时，医师言语要深知，
绵包黑豆如球子，眼上安排日系之。
卧眠头枕须安稳，仰卧三朝莫厉迟，
封后忽然微有痛，脑风牵动莫它疑。
或针或烙依经法，痛极仍将火熨之，
拟吐白梅含咽汁，吐来仰卧却从伊。
起则恐因遭努损，虽然希有也须知，
七朝豉粥温温食，震着牙关事不宜。
大小便时须缓缓，无令自起与扶持，
高声叫唤言多后，惊动睛轮见雪飞，
如此志心三十日，渐行出入认亲知。
狂心莫忆阴阳事，夫妇分床百日期，
一月不须临洗面，针痕湿着痛微微，
五腥酒面周年断，服药平除病本基。

上《龙木论》金针开内障大法，谨按其法，初患眼内障之时，其眼不痛不涩不养，头不旋不痛，而翳状已结成者，宜金针拨去其翳，如拨云见日而光明也。今具其略于后。

开内障图

圆翳初患时见蝇飞、花发、垂蚁，薄烟轻雾，先患一眼，次第相牵，俱圆翳如油点浮水中，阳看则小，阴看则大，金针一拨即去。滑翳翳如水银珠，宜金针拨之。涩翳翳如凝脂色，宜针拨之。浮翳藏形睛之深处，细看方见，宜针深拨之。横翳横如剑脊，两边薄中央厚，宜针于中央厚处拨之。以上五翳，皆先息一目，向后俱损。初患之时，其眼痛涩，头旋额痛，难有翳状，亦难针拨。独偃月翳、枣花翳、黑水凝翳，微有头旋额痛者，宜针轻拨之。冰翳初患时头旋额痛者，眼睑骨鼻颊骨痛，目内赤涩，先患一眼，向后翳如冰冻坚白，宜于所过经脉针其俞穴，忌出血，宜针拨动，不宜强拨。偃月翳初患时微微头旋额痛。先患一目，次第相牵俱损，翳一半厚一半薄，宜针先从厚处拨之。枣花翳初患时，微有头旋眼涩，眼中时时痒痛，先患一眼，向后俱翳，周回如锯齿，轻轻拨去，莫留短脚，兼于所过之经，针灸其俞。散翳翳如酥点，乍青乍白，宜针拨之。黑水凝翳初患时头旋，眼涩见花，黄黑不定。翳凝结青色，宜针拨之。惊振翳头脑被打，筑恶血流入眼内，至二三年成翳，翳白色。先患之眼，不宜针，牵损后患之眼，宜针之。

虽不痛不痒，其翳黄色黑色者，不宜针拨。翳状破散者，不宜针拨。中心浓重者，不宜针拨。拨之不动者，曰死翳，忌拨。独自翳黄心，宜先服药，后针之。若无翳者，名曰风赤，不宜针。

白翳黄心翳四边白中心黄者，先服逐翳散，次针足经所过诸穴，后用金针轻拨。若先患一眼，向后俱损。乌风无翳，但瞳人小，三五年内结成翳青白色，不宜针，视物有花为虚，宜药补，不宜药泻。肝风无翳，眼前多见虚花，或白或黑或赤或黄，或见一物二形，二眼同患，急宜补治，切忌房劳。五风变初患时，头旋额痛，或一目先患，或因呕吐，双目俱暗，瞳子白如霜。绿风初患时，头旋，额角偏痛连眼睑眉及鼻颊骨痛，眼内痛涩，先息一眼，向后俱损，无翳，目见花或红或黑。黑风初患时，头旋，额偏痛连眼睑，鼻颊骨痛，眼内痛涩，先患一眼，向后俱损，无翳，眼见黑花。青风初患时，微有痛涩，头旋脑痛，先患一眼，向后俱损，无翳，劳倦加昏重。雷头风变初患时，头旋，恶心呕吐，先患一目，次第相牵俱损，瞳人或大或小，凝脂结白。

能远视不能近视
能近视不能远视

〔东〕能远视不能近视者，阳气有余，阴气不足也，乃血虚气盛。血虚气盛者，皆火有余，元气不足。火者，元气、谷气、真气之贼也，元气之来也徐而和，细细如线。邪气之来也，紧而强，如巨川之水，不可遏也。【批】阴虚不能近视。

〔海〕目能远视，责其有火。不能近视，责其无水。法当补肾。

〔东〕**地芝丸** 治目不能近视能远视，及大厉风成癞，悉皆治之。

生地焙，四两　天门冬去心，四两　枳壳炒，二两　甘菊花去皮，二两

上同为细末，炼蜜丸，如桐子大。每服一百丸，茶清送下，温酒亦下，食后。六味地黄丸，亦治此症。

能近视不能远视者，阳气不足，阴气有余，乃气虚而血盛也。血盛者，阴火有余也。气虚者，元气衰弱也。此老人桑榆之象也。【批】阳虚不能远视。

〔海〕目能近视，责其有水。不能远视，责其无火。法宜补心。

〔东〕**定志丸**出《局方》　治眼不能远视，能近视者。

远志去苗心，二两　参一两　白茯苓去皮，一两　菖蒲二两

上为末，炼蜜丸，朱砂为衣。每服十丸，加至二十丸。

雀　目日落即不见物

〔无〕**蛤粉丸**　治雀目，日落不见物。

【批】湿痰。

蛤粉细研　黄蜡等份

上溶蜡搜粉为丸，如枣大。每用猪肝一片，二两许，批开，裹药一丸，麻线缠入瓮内，水一碗，煮熟，取出乘热熏目，至温吃肝，以愈为度，神效。

〔《千》〕**雀目方**

地肤子五钱　决明子一升

上二味为末，以米饮汁和丸。食后服二十丸至三十丸，日日服至瘥止。

〔世〕治雀目。用苍术四两，米泔水浸一宿，切作片，焙干为末，每服三钱，猪肝二两，批开糁药在内，用麻线系定，粟米一合，水一碗，砂锅内煮熟，熏眼，候温，临卧服之，大效。

〔《圣》〕治雀目眼，不计时月。用苍术一两，捣罗为末，每服一钱，不计候。

〔《心》〕雀目不能夜视：神庭、上星、前顶、百会各出血，以盐涂之，立愈。又法：照海、肝俞。【批】针灸。

目泪不止

〔《素》〕厥则目无所见，夫人厥则阳气并于上，阴气并于下。阳并于上，则火独光也。阴并于下，则足寒，足寒则胀也。夫一水不胜五火，故目眦盲，是以气冲风泣下而不止。夫风之中目也，阳气内守于精，是火气燔目，故见风则泣下也。有以比之，夫火疾风生乃能雨，此之类也。解精微论。【批】火气燔目泪出。

〔子和〕凡风冲泪出，俗言作冷泪者，非也。风冲于内，火发于外，风热相搏，由是泪出。内外皆治，可愈。治外以贝母一枚白腻者，加胡椒七粒，不犯铜铁，研细，临卧点之。治内以当归饮子服之。

当归　大黄　柴胡　人参　黄芩　甘草　芍药各一两　滑石半两

上切碎，每服三钱至五钱，水一盏，生姜三片，同煎七分，去渣，温服。

肝为泪。全文见五脏。

〔垣〕水附木势，上为眼涩，为眵，为冷泪，此皆由肺金之虚，而肝木寡于畏也。【批】寒温积滞泪出。

〔孙〕英宗朝国婆婆患眼冷泪，眼科医官，治二三年，不能疗，上召孙。孙至曰：臣非眼科，但有药耳，容进方。用石决明一两，赤小豆一两半，半夏五钱，生斑蝥二十一粒，炒去头足，木贼五钱，为末，姜汁丸，如桐子大，每服二十丸，姜汤下。方进，圣旨下眼科详定，眼科医官奏曰：此方于眼科甚不相涉，斑蝥有毒，恐伤脏腑，不敢用。合再取圣旨，国婆婆闻之，曰：眼科医官不惟不能，亦不愿使我治也，但合此药，纵伤无怨。上闻之，孙自进药服，以十余日愈八分，二十日全愈。时眼科并降两官，孙赏钱三十万。

《银海》**止泪方**

苍术米泔浸，一两半　木贼去节，二两　香附子炒，去毛

上为末，炼糊丸，如桐子大。食后，盐汤下三丸。

经云：风气与阳明入胃，循脉而上至目内眦，则寒中而泣出，此中风寒泪出也。【批】汗多泪出者风寒入胃。

〔河〕**当归汤**　治风邪所伤，寒中目，泪自出，肌瘦，汗不止。

当归　人参各三两　官桂一两　干姜炮　白术　白茯苓　甘草　川芎　细辛　白芍药各半两　陈皮一两

上为末，每服二钱，水一盏，生姜三片，枣二枚，同煎至八分，去渣，热服，不计时，并三服。

〔《本》〕治头风冷泪，庞安常二方。【批】杂方。

甘菊　决明子各二钱　白术　羌活　川芎　细辛　白芷　荆芥穗各半两

上为细末，每服一钱，温汤调下，食后，日三服。

又方

川芎　甘菊　细辛　白术　白芷以上各等份

上为末，蜡丸，如黍米大。夜卧服一丸，日中一时辰，换一丸。

〔《本》〕治风盛膈壅，鼻塞清涕，热气攻眼，下泪多眵，齿间紧急，作头痛，川芎丸。

川芎　柴胡各一两　半夏曲　甘草炙　甘菊　人参　前胡　防风各半两

上每服四钱，水一盏，生姜四片，薄荷五叶，同煎七分，去渣，温服。

〔《灵》〕五脏六腑，心为之主，耳为之听，目为之视，肺为之相，肝为之荣，脾为之卫，肾为之主外。故五脏六腑之津液，尽上渗于目。心悲气并，则心系急，心系急则肺举，肺举则液上溢。夫心系与肺，不能常举，乍上乍下，故咳而泣出矣。

〔丹〕妇人患眼眵，不思食。

四物汤加白术、陈皮、黄芩、连翘，分六帖煎，食前热服。又灸合谷。

〔《肘》〕治眼泪出不止，用黄连浓渍，绵干拭目。

〔《山》〕风泪眼。九节黄连和槐树皮灰粗末，熬汤澄清频洗。

〔垣〕神效明日汤连翘饮子　治泪不止。二方并见倒睫拳毛。

运气　泪出皆从风热。经曰：厥阴司天之政，三之气，天政布，风乃时举，民病泣出是也。【批】运气。

〔《集》〕迎风冷泪，眵矇黑花：大骨空小骨空如上法灸之，吹火灭。二间一分，沿皮向后刺五分，灸之。合谷针灸。【批】针灸。

风沿烂眼

〔丹〕风沿眼系，上膈有积热，自饮食中挟怒气而成。顽痰痞塞，浊气不降，清气不上升，由是火益炽而水益降。积而久也，眼沿因脓渍而肿，于中生细小虫丝，遂年久不愈，而多痒者是也。用紫金膏，以银钗脚揩去油腻点之。试问若果痒者，又当去虫，以绝根本。盖紫金膏止是去湿，与去风凉血而已，若前所谓饮食挟怒成痰，又须更与防风通圣散去硝黄为细末，以酒拌匀晒干，依法服之。禁诸厚味及大料物，方尽诸法之要。紫金方未详，即《兰室秘藏》眼目门还睛紫金丹是也。【批】风热。

防风通圣散方见痫。

〔世〕**炉甘石散**　治烂风眼。

以炉甘石不拘多少，先用童便煅七次，次用黄连浓煎汁煅七次，次用谷雨前茶清浓煎煅七次，又并三汁余者一次，再煅三次，然后安放地上一宿，出火气，细细研，入冰片、麝香，点上神妙。炉甘石煅时，须用好紫霄炭极大者凿一穴，以安炉甘石。

〔丹〕治风沿烂眼，二蚕沙用香油浸月余，重绵滤过，点之，愈久愈妙。

〔世〕**紫金膏**

用水飞过虢丹，蜜多少水，文武火熬，以器贮，点之。

〔《保》〕治眼赤瞎，以青泥蛆淘净，晒干末之，仰卧合目，用药一钱，放眼上，须臾药行，待少时去药，赤瞎自无。

〔东垣〕目眶赤烂岁久，俗呼赤瞎是也，常以三棱针刺目外！以泄湿热立愈。【批】针灸。

〔《撮要》〕风弦烂眼：大骨空在手大指第二节尖，灸九壮，以口吹火灭。小骨空在手小指二节尖，灸七壮，亦吹火灭。

倒睫拳毛

眼睫毛倒入眼中央是也。【批】阳虚。

〔垣〕**神效明目汤**　治眼楞紧急，致倒睫拳毛损目，及上睑皆赤烂，睛亦疼痛昏暗，日则冷泪长流，夜则眼眵满眼。

葛根一钱半　甘草根炙，二钱　防风根一钱　蔓荆子五分　细辛根三分

又一方，加黄芪根一钱

上㕮咀，作一服，水一盏八分，煎至一盏，去渣，稍热临卧服效。

防风饮子 治倒睫拳毛。

黄连炒 甘草炙 人参各一钱 葛根 防风各五分 归身一钱半 细辛叶 蔓荆子各三分

上锉如麻豆大，都作一服，水二大盏，煎至一盏，去渣，温服食后。避风寒湿热处眠之。

神效黄芪汤 治浑身麻木不仁，及两目紧急缩小，羞明畏日，或隐涩难开，或视物无力，睛痛昏花，手不得近，或目少睛光，或目中热如火，服五六次神效。

黄芪二两 人参去芦，一两 甘草炙，一两 蔓荆子锉，二钱 白芍药一两 陈皮去白，半两

上㕮咀，每服四五钱，水一盏八分，煎至一盏，去渣，临卧稍热服。如小便淋涩，加泽泻五分。如有大热证，加黄柏三钱，酒浸四次炒。如麻木不仁，虽有热不用黄柏，再加黄芪一两。如眼缩小，去芍药，忌酒醋湿面大料物葱韭蒜及淡渗生冷硬物。如麻木重甚者，加芍药一两，木通一两。

拨云汤 戊申六月，徐总管患眼疾，于上眼皮下出黑白翳二个，隐涩难开，两目紧急而无疼痛，两手寸脉细紧，按之洪大无力，知足太阳膀胱为命门相火煎熬，逆行作寒水翳及寒膜遮睛，与下项一服神效。外证呵欠，善悲健忘，嚏喷时自泪下，面赤而白，能食不大便，小便数而欠，气上而喘。

黄芪七分 细辛叶五分 柴胡七分 生姜 荆芥各一钱 防风一钱半 羌活一钱半 藁本一钱 甘草梢一钱 升麻一钱 葛根五分 川芎五分 知母一钱 黄柏一钱半 归身一钱

上锉如麻豆大，作一服，水二大盏，煎至一盏，稍热服。

连翘饮子 治目中溜火，恶日与火，隐涩，小角偏紧，久视昏花，迎风有泪。

蔓荆子 甘草 连翘各三分 柴胡二分 酒黄芩五分 生地三分 防风五分 人参三分 黄芪五分 红葵花三分 升麻一钱 归身二分 羌活五分

上㕮咀，每服五钱，水二盏，煎至一盏，去渣，稍热，食后服。

前一方治倒睫拳毛。后三方，治眼楞紧急缩小。艰楞紧缩小者，倒睫拳毛之渐也，故以其方附于后。盖阳虚则眼楞紧急，阴虚则瞳子散大，故东垣治眼楞紧急，用参、芪补气为君，佐以辛味疏散之，而忌芍药、五味子之类酸收是也。治瞳子散大，用地黄补血为君，佐以酸味收敛之，而忌茺蔚子、青葙子之类是也。

治倒睫眼方，以无名异末，掺卷在纸中作捻子，点着，至药末处吹杀，以烟熏之，自起。

〔《本》〕治倒睫烂弦。

蚕沙一两 虢丹五钱

上二味，慢火熬成膏，入轻粉五分，熬黑色，逐时汤泡洗。

〔《瑞》〕青黛散治眼倒睫极效。

蝟刺 枣棘针 白芷 青黛

上各等份，为细末。左眼倒睫，口噙水，左鼻内搐之。右眼倒睫，右鼻内搐之。

〔《山》〕眼毛倒睫，摘去拳毛，用虱子血点入眼内，数次即愈。

〔垣〕眼生倒睫拳毛，由目紧急皮缩之致也。盖内伏热，攻阴气外行，当去其内热并火邪，使眼皮缓，则眼毛立出，翳膜亦退。用手法攀出内睑向外，刺以三棱针，针出热血，以左爪甲迎住针缝，立愈。

胬肉攀睛

〔罗〕**还睛散** 治眼翳膜，昏涩泪出，瘀血胬肉攀睛。【批】热。

川芎 草龙胆 草决明 石决明 荆芥 枳实 野菊花 野麻子 白茯苓去皮 甘草炙 木贼 白蒺藜 川椒炒，去子 仙灵脾 茵陈以上各半两

上为细末。每服二钱，食后，茶清调下，一日三服。忌食鱼、肉及热面、荞麦等物。一方有楮实子，无仙灵脾、茵陈、枳实三味。

〔《图》〕治卒患赤目，胬肉生，内痛者。取好梨一个，捣绞汁，黄连三枚，碎之，以绵裹渍，令色变，仰卧注目中。

〔《外》〕主目翳及胬肉。用矾石最白者，纳一黍米于翳上及胬肉上，即冷泪出，绵拭之，令恶汁尽，其疾日减，翳自消薄便瘥。矾石须真白者方效。

〔《千》〕治目中生息肉，翳满目闭，瞳子及生珠管方。

贝齿**七枚，烧为末**　真珠等份

上为细末如粉，以注翳肉上，不过五度即瘥。

〔《集》〕胬肉攀睛：睛明　风池　太阳出血　期门【批】针灸。

飞丝尘垢入目

〔世〕治飞丝入目者。用头垢点入眼中即出，神效。飞丝入眼。用柘树浆点了，绵裹箸头蘸水于眼上，缴试涎毒。治飞丝入目。以火麻子一合，杵碎，井花水一碗浸搅，欲将舌浸水中，涎沫自出，神效。一方用茄子叶碎杵如麻子法，尤妙。

〔丹〕飞丝落眼，眼肿如眯，痛涩不开，鼻流清涕。用京墨浓磨，以新笔涂入目中，闭目少时，以手张开，其丝自成一块，看在眼白上，却用绵轻轻惹下，则愈。如未尽，再涂，此方累效。治眯目。盐与豉置水中浸之，视水，其渣立出。孙真人方。

〔《千》〕治稻、麦芒入眼。取蛴螬以新布覆目上，待蛴螬从布上摩之。其芒出着布上。

〔《山》〕物落眼中，用新笔蘸缴出。又方，浓研好墨，点眼立出。

视歧乱见

〔《灵》〕帝曰：余尝上清冷之台，中阶而顾，匐匍而前则惑。余私异之，窃内怪之，独瞑独视，安心定气，久而不解。独搏独眩，被发长跪，俯而视之，后久之不已也。卒然自上，何气使然？岐伯曰：五脏六腑之精气，皆注于目，而为之精。精之窠为眼，骨之精为瞳子，筋之精为黑眼，血之精为络。其窠气之精为白眼，肌肉之精为约束，裹跌筋骨血气之精而与脉并为系。上属于脑，后出于项中。故邪中于项，因逢其身之虚，其入深，则随眼系以入于脑，入于脑则脑转，脑转则目系急，目系急则目眩以转矣。邪中其精，其精所中，不相比也，则精散，精散则视歧，故见两物。大惑论。【批】精不相比则视歧。

〔《本》〕荀牧仲顷年尝谓予曰：有人视一物为两，医作肝气盛，故见一为二，服泻肝药皆不验，此何疾也？予曰：孙真人曰：《灵枢》有云，目之系上属于脑，后出于项中云云，则视歧故见两物也。令服驱风入脑药得愈。

〔《灵》〕目者，五脏六腑之精也，荣卫魂魄之所常营也，神气之所生也。故神劳则魂魄散，志意乱，是故瞳子黑眼法于阴，白眼赤脉法于阳也。故阴阳合转而睛明也。目者，心之使也。心者，神之舍也。故神精乱而不转，卒然见非常处，精神魂魄散不相得，故曰惑也。帝曰：余疑其然。余每之东苑，未曾不惑，去之则复，余惟独为东苑劳神乎？何其异也？岐伯曰：不然也。心有所喜，神有所恶，卒然相感，则精气乱，视误故惑，神移乃复，是故间者为迷，甚者为惑。大惑篇。【批】神劳则精气乱视歧。

〔《素》〕夫精明者，所以视万物，别白黑，审长短。以长为短，以白为黑，如是则精衰矣。

上目乱见，治法东垣益气聪明之类是也。

目闭不开

足太阳之筋，为目上纲。足阳明之筋，为目下纲。热则筋纵，目不开。全文见筋眴条。

㖒目直视目者目睛斜倒不正小儿谓之通晴

〔《甲》〕明目者，水沟主之。【批】针灸。

〔《集》〕直视者，视物而目睛不转动者是也。若目睛动者，非直视也。伤寒直视者，邪气壅盛，冒其正气，使神气不慧，脏腑之气不上荣于目，则目为之直视。伤寒至于直视，为邪气已极，证候已逆，多难治。经曰：衄家不可发汗，发汗则额上陷脉紧急，直视不能眴，不能眠。以肝受血而能视，亡血家，肝气已虚，目气已弱，又发汗亡阳，则阴阳俱虚所致也。此虽错逆，其未甚也。逮狂言反目直视，又为肾绝，直视摇头，又为心绝，皆脏腑气脱绝也。直视谵语，喘满者死，下利者亦死。又剧者发狂则不识人，循衣摸床，惕而不安，微喘直视，脉弦涩者死。皆邪气盛而正气脱也。【批】诊。

少阳终者，其百节纵，目睘绝系。全文见诊生死条。目系绝：故目不动而直视。王注云：睘谓直视如惊貌。瞏音玫。

目上视

瞳子高者，太阳不足，戴眼者，太阳已绝。全文见诊生死。戴眼者，目直视不能转动也。

太阳之脉，其终也戴眼反折瘛疭。

针灸目上视，见中风上。【批】诊。

卷之十四　肝胆部

胁　痛

〔丹〕肝木气实，肝火盛而胁痛者，当归龙荟丸，为泻肝火要药。胁痛甚者，用生姜自然汁，吞下龙荟丸，以肝火盛也。龙荟丸方见治法门肝实条。【批】肝实则胁痛善怒中热。

经云：肝气实则怒。又云：肝痛者，两胁下痛引少腹，善怒。龙荟丸治肝实胁痛，其人气收者，善怒是也。甚则用姜汁吞下。经云：风木淫胜，治以辛凉是也。

寿四郎右胁痛，小便赤少，脉少弦不数，此内有陈久积痰饮，因外感风寒所遏，不能宣散，所以作痛。与龙荟丸三十五粒，保和丸三十粒，细嚼姜片，以热汤下，服后胁痛已安，小便尚赤少，再与：

白术三钱　陈皮　芍药各二钱　木通一钱半　条芩一钱　甘草五分

上姜三片，煎热饮之。

一妇人脾疼，带胁痛，口微干，问已多年。时尚秋，用二陈汤加川芎、干葛、青皮、木通，下芦荟丸二十粒。

章宅张郎气痛，自右肋时作时止，脉沉而弦，小便时有赤色，吞酸，喜呕，出食，此湿痰在脾肺间，所以肝善乘之。小柴胡汤去黄芩，加川芎、白术、木通、芍药、滑石、生姜煎汤，下保和丸三十五粒。

一妇人气晕，两胁胸背皆痛，口干。

青皮　半夏五钱　白术　黄芩　川芎三钱　木通二钱半　陈皮二钱　桔梗二钱　甘草炙，五分

上分六帖，煎热服。又：胁下有食积一条扛起，加吴茱萸、炒黄连。【批】胁痛挟食积。

〔《本》〕治因惊伤肝，胁骨里疼痛不已，桂枝散。【批】肝虚胁痛中清。

枳壳一两，小者　桂枝半两

上为细末，每服二钱，姜枣汤调下。

〔洁〕匀气散　专治胁痛。

山栀　熟地　茯苓　细辛　桂心　川芎各等份

上研为末，加羊脂煎服。

〔《本》〕治胁下疼痛不可忍，兼治肺弱，芎葛汤。

川芎　干葛　桂枝　细辛　枳壳　人参　芍药　麻黄　防风各半两　甘草二钱

上为粗末，每服五钱，水二盏，生姜三片，同煎至七分，去渣，温服。日三服。有汗避风。

治胁下风气作块寒疝，发则连小腹痛凑心。其积属肝，在右胁下，故病发，则右胁手足头面昏痛，不思饮食。

干葛一两　麻黄二分　附子一个　川芎　防风　当归　枳实　芍药　桂枝　羌活　甘草各四钱

上为粗末，每服四钱，水一盏半，生姜三片，同煎至七分，去渣服，日三。有汗避风。

治胁痛如前，兼去手足枯悴，薏苡仁丸

薏苡仁一两　石斛用细者，二钱　附子半两　牛膝　生地黄各三钱　细辛　人参　枳壳　柏子仁　川芎　当归各半两　甘草　桃仁各一两

上为细末，炼蜜丸如桐子大。每服三四十丸，酒吞下，食前，日三服。丸子食前，煮散食后，相兼服为佳。治悲哀烦恼伤肝气，至两胁骨疼，筋脉紧，腰脚重滞，两股筋急，两胁

牵痛，四肢不能举，渐至脊膂挛急。此药大治胁痛，枳壳煮散。

枳壳四两，先煎　细辛　桔梗　防风　川芎各二两　葛根一两半　甘草

上为粗末，每服四钱，水一盏半，姜枣同煎至七分，去渣，空心食前温服。

上肝虚胁痛，经所谓木不及，病中清，胠胁痛是也。中清，谓中有寒也。热实胁痛，当归龙荟丸是也。

〔仲〕胁下偏痛，发热，其脉弦紧，此寒也，以温药下之，宜大黄附子汤。【批】寒实热实。

大黄三钱　附子二枚，炮　细辛二两

上三味，以水五升，煮取二升，分温三服。若强人煮取二升半，分温三服。服后如人行四五里，更进一服。

〔垣〕**神保丸**　治心膈痛，腹痛血痛，肾气胁下痛，大便不通，气噎，宿食不消。

木香二钱半　胡椒二钱半　巴豆十枚，去皮心膜，研　干蝎七枚

上四味共为末，汤浸蒸饼为丸如麻子大，亦用朱砂为衣。每服五丸。心膈痛，柿蒂灯心汤下。腹痛，柿蒂煨姜汤下。血痛，炒姜醋汤下。肾气胁下痛，茴香酒下。大便不通，蜜汤调槟榔末一钱下。气噎，木香汤下。宿食不消，茶酒任下。

许学士云：沈存中《良方》载：顷在建阳，医者王琪言，诸气唯膀胱胁下痛，最难治，谓神保丸能治之。熙宁中病项筋骨痛，诸医皆作风治之，数月不瘥，乃流入于背膂，又臂挛痛甚苦，意琪语有证，乃合服之，一服而瘥，再发又一服，立效。

〔洁〕煮黄丸　治胁下痃癖痛，如神。方见内伤饮食。【批】痰气。

〔丹〕控涎丹　治一身气痛及胁走痛。痰挟死血，加桃仁泥。凡胁痛有痰流注，二陈加南星、川芎、苍术。实者，控涎丹下之。

〔《本》〕治男子两胁疼痛，枳实散。

枳实一两　白芍药炒　雀脑芎　人参各半两

上细末，姜枣汤调二钱，酒亦得，食前，日三服。

〔东〕**调中顺气丸**　治三焦痞滞，水饮停积，胁下虚满，或时刺痛。

木香　白豆蔻去壳　青皮炮　京三棱炮。各一两　陈皮　大附子各二两　半夏汤炮七次，一两　缩砂去壳　槟榔　沉香各半两

上为末，煮面糊为丸，如桐子大。每服三十丸，渐加六十丸，食后，陈皮汤送下。

沉香导气散　治一切气不升降，胁肋痞塞。

沉香二钱半　人参五钱　槟榔二钱半　白术　乌药　麦蘖炒　神曲炒　紫苏叶　大腹皮炒　厚朴制。各一两　诃子皮炮，半两　香附炮，一两半　姜黄　橘红　甘草各四两　京三棱二两　广茂炮，四两　益智二两　红花四两

上为细末，每服二钱，食前沸汤点服。

丹溪云：胁痛有死血者，桃仁、红花、川芎之类是也。若跌扑胁痛者，亦为污血流归胁下而痛，东垣复元活血汤之类是也。治法见攧扑伤损门。【批】污血。

运气胁痛者，乡境皆病胁痛也，其证有二：【批】运气。

其一，风木助肝气实而痛。经云：厥阴所至为胁痛。又云：厥阴在泉，风淫所胜，民病两胁，里急支满。又云：少阳司天之政，初之气，风胜乃摇，候乃大温，其病胁痛，治以凉剂得痊也。

其二，燥金攻肝虚而痛。经云：少阳所至为胁痛。又云：阳明司天，燥气下临，肝气上从胁痛。又云：少阴司天，地乃燥，凄沧数至胁痛，善太息。又云：岁木不及，燥乃大行，民病中清，胠胁痛，治以温剂得痊也。

〔丹〕咳嗽胁痛方。二陈汤加南星，多香附、青皮、青黛、姜汁。

《内经》灸刺胁痛有三法：【批】针灸。

其一取肝。经云：肝病者，两胁下痛引小

腹，善怒，取其经，厥阴与少阳。又云：邪在肝，则两胁中痛，寒中，恶血在内，行善掣节，时脚肿，取之行间以引胁下，补三里以温胃中，取血脉以散恶血，取耳间青脉以去其掣是也。

其二取胆络。经云：邪客足少阳之络，令人胁痛，不得息，咳而汗，刺足小指次指爪甲上与肉交者各一痏，不得息立已，汗出立止。咳者，温衣饮食一日已。左刺右，右刺左。其病不已，复刺如法是也。

其三取心。经云：心手少阴脉所生病者，目黄胁痛，视虚实热寒陷下，施补泻疾留灸之法也。

〔《集》〕胁痛：悬钟　窍阴此二穴，左取右，右取左，窍阴出血妙。外关　三里此一穴正取。

又法：支沟　章门　中封　阳陵泉治闪挫。行间泻肝怒气。期门治伤寒后胁痛。

治胁并胸痛不可忍：期门四分。章门六分，灸七壮至七七壮。行间　丘墟　涌泉

〔东〕胸胁痛：期门沿皮三寸。支沟　胆俞沿皮半寸。胸胁胀满痛：公孙　三里　太冲三阴交　腰胁痛　环跳　至阴　太白　阳辅

〔《撮》〕胁肋痛：支沟透间使，泻之，灸。外关透内关，如取支沟，不必再取外关。

〔《通》〕胁痛：阳陵泉

〔《甲》〕胁下支满，呕吐逆，阳陵泉主之。腹中气胀，嗑嗑不嗜食，胁下痛，阴陵泉主之。

〔仲〕寸口脉弦者，即胁下拘急而痛，其人啬啬恶寒也。【批】诊。

〔《灵》〕合腋张胁者肺下，肺下则居贲迫肺，善胁下痛。青色粗理者肝大，肝大则逼胃迫咽，则苦膈中，且胁下痛。

凡胁骨偏举者肝偏倾，肝偏倾则胁下痛。揭唇者脾高，脾高则眇引季胁而痛。俱见本藏篇。脾满气逆。见喘条。

附：腋肿　腋臭

《内经》针灸刺腋肿，有二法：

其一取胆。经云：胆足少阳之脉所生病者，缺盆中肿痛、腋下肿是也。

其二取心。经云：心主手厥阴是动，则病手心热腋肿，皆视虚实寒热陷下，施补泻疾留灸也。【批】针灸腋肿。

〔丹〕**腋气神效方**【批】腋气。

密陀僧一两　白矾七钱　硇砂少许　麝香少许

上为细末，先用皂角煎汤洗，后傅上。

又方

铜青　密陀僧　辰砂　白矾　硇砂　白附子

亦如前法搽之。

〔《本》〕治腋气。用夜明砂，不拘多少为末，用豆豉汁调涂，立效。

又方　以铜青好者，不以多少，米醋调成膏，先洗净腋下，用轻粉掺过，却使上件涂之，立效。

〔《经》〕治狐臭。用生姜涂腋下，绝根本。

〔《三因》〕治狐臭。大蜘蛛一个，以黄泥入少赤石脂，捣罗极细，入盐少许，杵为一窠，包藏蜘蛛在内，以火烧令通红，放冷剖开，将蜘蛛研细，临卧入轻粉一字，用酽醋调成膏，傅腋下。明日登厕，必泻下墨汁，臭秽不可闻，于远僻处倾埋之，免致染人。

〔世〕治腋气。先用刀削去腋毛净，用白定粉，水调搽傅患处，至过六七日夜后，次日早看腋下有一黑点，如针孔大，用笔点定，即用艾炷灸七枚，灸过攻心中痛，当用后药下之。

青木香　槟榔　丁香　檀香　麝香　大黄

上煎服，以下为度。【批】腋气。

诸　疝附少腹痛同一治法

疝痛，属足厥阴肝经也。小腹，亦属肝经也。故疝痛与小腹痛同一治法。所谓疝者，睾丸连小腹痛也。其痛有独在睾丸者，有独在小腹偏于一边者，有睾丸如升斗者，㿗疝是也，

又立卧出入往来者，狐疝是也。

〔丹〕疝痛之甚者也，睾丸连小腹急痛也。有痛在睾丸者，有痛在五枢穴边者，皆足厥阴之经也。或有形，或无形，或有声，或无声，或有形如瓜，有声如蛙者。《素问》以下历代名医，皆以为寒，盖寒主收引。经络得寒收引不行，所以作痛，理固然也。有得寒而无疝者，又必有说，通之可也。予尝因门户上履霜雪，踢水徒涉，不曾病此。以予素无热在内也。因而思之，此症始于湿热在经，郁而至久，又感寒气外束，湿热之邪，不得疏散，所以作痛。若只作寒论，恐为未备。或曰：此症多客厥阴一经，其道远，其位卑，郁积湿热，何由而致？予曰；大劳则火起于筋，醉饱则火起于胃，房劳则火起于肾，大怒则火起于肝，本经火积之久，母能生子，湿气便盛，厥阴属木，系于肝，为将军之官，其性急速，火性又暴，为寒所束，宜痛之亦大暴也。愚见有用乌头、栀子等份作汤用之，其效亦敏。后因此方随症与形加减用之，无有不应。然湿热又须分多少而施治，但湿者肿多，癞疝是也。又有挟虚而发者，当以参、术为君，而以疏导药佐之，诊其脉不甚沉急，而大豁无力者是也。然其痛亦轻，惟觉重坠牵引耳。【批】大法。

〔罗〕**丁香楝实丸** 治男子七疝，痛不可忍者，妇人瘕聚带下，皆任脉所主，阴经也。乃肝肾受病，治法同归于一。【批】历代独治外束之寒。

当归去芦 附子炮，去皮脐 川楝子 茴香各一两

上锉碎，以好酒三升，煮酒尽为度，焙干作细末，每药末一两，入下项药：

丁香五分 全蝎十三个 延胡索五钱 木香五分

上四味，同为细末，入前项当归等末，内拌匀，酒糊为丸，如桐子大。每服三十丸至百丸，温酒空心送下。一方无当归、木香，名苦楝丸，立效。

凡疝气带下，皆属于风。全蝎，治风之圣药也。川楝、茴香，皆入小腹经。当归、延胡索，和血止痛。疝气带下，皆积寒邪于小肠之间，故以附子佐之，丁香、木香为引导也。

漆匠韩提控，疝气每发，痛不可忍，则于榻两末各置一枕，往来伏之以受，如是三年不已，服此药三剂良愈。

丁香疝气丸 治脐下撮急疼痛，并脐下周身一遭皆急痛，小便频数清；其五脉，急洪缓涩沉，按之皆虚，独肾脉按之不急，皆虚无力，名曰肾疝。

当归 茴香各半两 甘草梢五钱 丁香五分 全蝎十三个 延胡索半两 肉桂一钱 防己三钱 川乌半两 羌活梢三分 麻黄根节一钱

上件为细末，酒糊丸如鸡豆大。每服五十丸，淡盐汤送下。须空心宿食消尽服之。

〔罗〕**当归四逆汤** 治男子妇女疝气，脐下冷痛，相引腰胯而疼。

当归梢七分 附子炒 官桂 茴香炒。各五分 芍药四分 延胡索 川楝子 茯苓各三分 泽泻二分 柴胡五分

上研为粗末，都作一服，水煎，空心。

延胡索苦楝汤 治脐下冷撮痛，阴冷大寒。

肉桂三分 附子三分 熟地黄一钱 甘草梢炙，半钱 苦楝子二分 黄柏一钱，引用延胡索二分

上件都作一服，水四盏，煎至一盏，依法食前服。

上四方，桂、附治寒，玄胡、当归、川楝、茴香、丁香、木香和血调气，盖寒症挟污血滞气者宜之。

胡芦巴丸 治大人小儿小肠气，蟠肠奔豚疝气，偏坠阴肿，小腹有形如卵，上下来去，痛不可忍，或绞结绕脐攻刺，呕吐闷乱，并皆治之。

胡芦巴炒，二两 茴香盐炒，一两半 吴茱萸汤洗，炒，一两二钱 川楝子去核，炒，

一两二钱　巴戟去心，炒，七钱半　川乌炮，去皮尖，七钱半　黑丑炒，取头末，一两

上研为细末，酒糊为丸如桐子大。每服十五丸至二十丸止，空心温酒送下。小儿五丸，茴香汤下，食前。一本无黑丑。

〔《衍》〕胡芦巴，《本经》云：得茴香、桃仁，治膀胱气甚效。尝合用桃仁麸炒各等份，拌酒湖丸，半为散，每服五七十丸，空心食前盐酒下，散以热米饮调下，与丸子相间，空心各一二服效。

〔丹〕**肾气散**

茴香　破故纸　吴茱萸盐炒。各半两　木香三钱半　胡芦巴七钱半

上为细末，萝卜捣汁丸，盐汤下。

上三方，胡芦巴、破故纸、巴戟为君，盖疝而元阳素虚少者，宜之。

〔《本》〕治小肠气，不可忍者。

乌药捣碎，酒浸二宿　高良姜锉　茴香各一两　青皮二两，去白

上研为末，每服二钱。遇发热，酒调下。

治远年小肠气，众医不瘥者。

硫黄　茴香炒令黄，不可犯铜铁器。各等份

上研为末，每服五钱，用热酒调，空心服，除根本。

川楝散

木香一两　茴香一两，盐一匙，一处炒黄色，不用盐　川楝子一两，锉细，用巴豆十粒打破，一处炒黄色，不用巴豆

上研为细末，每服二钱，空心食前调下。

〔垣〕**天台乌药散**

乌药　木香　茴香炒　良姜各五钱　槟榔三钱　川楝子十个　巴豆十四粒　青皮半两

上八味，先以巴豆打碎，一同楝实用麸炒，候黑色，去巴豆麸俱不用外，为细末，每服一钱，温酒调下。痛甚，炒生姜热酒下亦得。

〔《简》〕**木香楝子散**　治小肠疝气，膀胱偏坠，久药不效者，服此其效如神。

川楝子三十个，巴豆二十粒同炒黄赤色，去巴豆不用，将川楝子研为末　草解半两　石菖蒲一两，炒　青木香一两，炒　荔枝核二十枚，炒

上研为细末，每服二钱，入麝香少许，空心，炒茴香、盐、酒调下。

上以巴豆炒药例。许学士云：大抵此疾因虚而得之，不可以虚骤补。邪之所凑，其气必虚，留而不去，其病则实矣。故必先涤去所蓄之邪热，然后补之，是以诸药多借巴豆气者，盖为此也。

〔仲〕寒疝腹中痛，逆冷，手足不仁，若身疼痛，灸刺诸药不能治，抵当乌头桂枝汤主之。

上用乌头一味，以蜜二升，煎减半，去渣，以桂枝汤五合解之，令得一升后，初服二合不知，再服三合又不知，复加至五合。其知者，如醉状。得吐者，为中病。桂枝汤方见伤寒门。海藏以附子建中汤加蜜煎治疝，即此法也。

腹痛，脉弦而紧，弦则卫气不行，即恶寒，紧则不欲食，邪正相搏，即为寒疝。寒疝绕脐痛，若发则自汗出，手足厥冷，其脉沉弦者，大乌头煎主之。《脉经》云："邪正"作"弦紧"。

大乌头炒，去皮，不㕮咀，以水三升，煮取一升，去渣，纳蜜二升，煎令水气尽。作汤服，食后一服，过后再不作矣。

治诸疝方【批】丹溪治内郁之湿热。

枳实九粒，炒　桃仁十四个，炒　山栀九个，炒，去皮　吴茱萸七粒，炒　山楂四粒，炒　生姜如指大

上味同入擂盆擂细，取顺流水一盅，入瓶内煎至微沸，带渣服。如湿胜㿉疝者，加荔枝核。如痛甚者，加盐炒大茴香二钱。如痛处可按者，加薄桂少许。

又方　治疝痛。

山栀二两，炒　山楂四两，炒　枳实炒　茴香各二两，炒　柴胡　牡丹皮　八角茴香炒，各一两　桃仁　茱萸炒，半两

上研为末，酒湖丸，空心盐汤下五六十丸。

治阳明受湿热，传入太阳，发热恶寒，小腹连毛际间，闷痛不可忍。

栀子仁炒　桃仁炒　枳实炒　山楂各等份

上味，同研细，人生姜汁半合，同水一小盅荡起，煎令沸，热服之。一方加茱萸。

杨淳三哥，因旧有肾气，上引乳边及右胁痛，多痰，有时膈上痞塞，大腑秘结，平时少汗，脉弦甚。与保和温中各二十丸，研桃仁、郁李仁吞之。

〔《本》〕治膀胱气痛，茴香散。

茴香　金铃子肉　蓬莪术　京三棱各一两　甘草半两，炙

上为细末，每服二钱，热酒调下。每发痛甚连日，只三二服，立定。

治膀胱气，金楝散。

巴豆一百粒，去壳　川楝子二十四个，汤浸去薄皮，切作片子

上二味，用麸二升，同炒令黄赤，去麸与巴豆不用，只将川楝肉一味为末，每服三钱，温酒空心送下。余阅古今一切名方，无如此奇特有效。一方川楝子不用巴豆炒亦妙。

〔《灵》〕胃中热，肠中寒，则疾饥，小腹痛胀。师传篇　疾饥胃热，痛胀，肠寒也。

〔丹〕诸疝痛处，用手按之不痛者，属虚，必用桂枝、炒山栀、细切川乌头等份，为细末，生姜自然汁打糊为丸，如桐子大，每服三四十丸，空腹白汤下。【批】按之不痛属虚。

疝可按者，并于历代独治外寒条下求之。

丹溪云：疝有挟虚而发者，其脉不甚沉紧，而大豁无力者是也。然其痛亦轻，惟觉重坠牵引耳。当以参、术为君，疏道药佐之。盖疏导药即桃仁、山楂、枳实、栀仁、茱萸、川楝、延胡索、丁香、木香之类，以佐参、术之类是也。

〔海〕姬提领因疾，服凉剂数日，遂病脐腹下大痛，几至于死。与姜附等剂，虽稍苏，痛不已，随本方内倍芍药，服之愈。

〔罗〕疝气治验　癸丑岁，治火儿赤怜歹病疝气，复因七月间饥饱劳役，过饮湩乳，所发甚于初，面色青黄不泽，脐腹阵痛，搐撮不可忍，腰不能伸，热物熨之稍缓，脉得沉小而急。予思《难经》有云：任之为病，男子内结七疝，皆积寒于小肠所致也。非大热之剂，即不能愈。遂制一方，名之曰沉香桂附丸。每服一百丸，空心温酒下，间服天台乌药散，旬日良愈，明年秋如故。

沉香桂附丸　治中气虚弱，脾胃虚寒，饮食不美，气不调和，退阴助阳，除脏腑积冷，心腹疼痛，胁肋膨胀，腹中雷鸣，面色不泽，手足厥逆，便利无度。又治下焦阳虚，及疗七疝，痛引小腹不可忍，腰痛不能伸，喜热熨稍缓。

沉香　附子炮，去皮脐　川乌炮，去皮脐　干姜炮　良姜炒　官桂去皮　茱萸汤洗　茴香炒。各一两

上研为细末，醋煮面糊为丸，如桐子大。每服五十丸至七八十丸止，空心食前热米饮汤下，日三服。忌冷物。

〔丹〕**治疝劫痛方**

川乌头细切　栀子仁去壳

上各等份，煎汤服之神效。湿多癞肿者，乌头为君。盖川乌头治外束之寒，栀仁治内郁之热也。

〔罗〕阴疝，足厥阴之脉，环阴器抵小腹，或痛因肾虚，寒水涸竭，泻邪补肝，宜以蒺藜汤主之。

蒺藜汤　治阴疝牵引小腹痛，诸厥疝，即阴疝也，房欲劳痛不可忍者。

蒺藜炒，去尖　附子炮，去皮脐　山栀仁各半两

上研为末，每服三钱，水一盏半，煎至七分，去渣，食前温服。

〔丹〕又方

橘核　桃仁　栀子　茱萸　川乌各等份

上研煎服。

治疝作急痛。

苍术盐炒　香附盐炒　茴香炒，为佐　黄柏酒炒，为君　青皮　延胡索　益智　桃仁为臣　附子盐水炒　甘草为使

上研为末，作汤服后，一痛过，更不再作矣。

〔仲〕寒疝腹中痛，及胁痛里急者，当归生姜羊肉汤主之。

当归三两　生姜五两　羊肉一斤

上三味，以水八升，煮取三升，温服七合，一日三服。若寒多者，加生姜十片。痛多而呕者，加陈皮二两，白术一两。如加生姜者，亦加水五升，煮取三升二合服之。

《衍义》云：张仲景治寒疝，用生姜羊肉汤，服之无不应验。有一妇人产当寒月，寒气入产门，腹脐以下胀满，手不敢犯，此寒疝也，师将治之，以抵当汤谓有瘀血，非其治也，可服张仲景羊肉汤，二服遂愈。【批】按之不痛属虚。

〔丹〕诸疝痛处，用手按之大痛者，为实也。【批】按之而痛者为实。

〔罗〕疝气痛，及脚膝无力，控睾证。《至真要大论》云：小腹控睾引腰脊，上冲心，唾出清水及为哕噫，甚则入心，善忘善悲。《甲乙经》曰：邪在小肠也。小肠病者，小腹痛引腰脊，贯肝肺。其经虚不足，则风冷乘间而入。邪气既入，则厥证上冲肝肺，客冷散于胸，结于脐，控引睾丸，上而不下，痛而入腹，甚则冲于心胸，盖其经络所系也。启玄子云：控，引也。睾，阴丸也。

控引睾丸　治小肠痛结，上而不下，痛引心臆。即东垣茴香楝实丸。按之痛为实，此方有茱萸等刚剂。本不可入此条，缘芫花有利性故入之。【批】大便不利者利大便。

川楝子　茴香炒　吴茱萸汤洗　青皮　陈皮各一两　芫花醋炒五钱　马蔺花醋炒一两

上为细末，醋糊为丸，如桐子大。每服三十丸，温酒送下，食前服。量虚实加减，以利为度。

〔《本》〕治小肠气痛撞腹，面青唇黑欲死者。

木香　茵陈　芫花　甘遂各等份

上四件，为末，每服二钱，水一盏，煎至七分，去渣温服。服过此药后，应犯甘草药，皆不得吃，恐与甘遂相犯故也。其药甚妙，亦甚有理，屡有验效。

硇砂丸

木香　沉香　巴豆肉各一两　青皮二两，不去皮　铜青半两，研　硇砂一钱，研

上二香、青皮三味，细研同巴豆慢火炒令紫色为度，去巴豆为细末，入硇砂二味，同研匀，蒸饼和丸，如梧桐子大，每服七丸至十丸，盐汤吞下，日二三服，空心食前服。

〔子和〕律科王敏之，病寒疝，脐下结聚如黄瓜，每发绕脐急痛不能忍。戴师先以舟车丸及猪肾散下四五行，觉药绕病三五次而下，其泻皆水也。猪肾甘遂皆苦寒，经言以寒治寒，万举万全。但下后忌饮冷水及寒物，宜食干物，以寒疝本是水故也。即日病减八分，食进一倍。又数日，以舟车丸百余粒，通经散四五钱，服之利下。候三四日，又服舟车丸七八十粒，猪肾散三钱，乃健步如常矣。

近颍尾一夫，病卒疝赤肿，大痛数日不止。余以导水丸一百五十丸，令三次咽之，次以通经散三钱，空腹淡酒调下，五更下二三十行，肿痛皆去。不三日，平复如故。

上治实疝，利大便，形气实，脉有力者宜之。【批】大便不利者利小便。

〔杜〕三十七太尉，忽患小肠气痛，医官及京城医家，用药皆不效。每一发几死，上召杜至，进药数服不验。

太尉曰：我命不久，致良医不能治。上召杜问所以。杜对：臣用古方书，皆不获愈，今日撰一方，容进上。杜曰：撰方已成，未敢进，先合药以进。太尉一服，十愈八九，再服全愈。然后进方，名曰救命通心散。

川乌头一两，用青盐一钱，酒一盏，浸一宿，去皮尖，焙干。川楝子一两，用巴豆二十一粒，同炒候黑色，去巴豆。茴香半两，石燕一对，土狗五枚，芥子一钱六分，为末。每服三钱，入羊石子，内湿纸煨香熟，夜半时，用好酒半升，入盐细嚼石子，以酒咽下，不得作声，小便大利，其病遂去。曹五家今秘此方。

〔《本》〕顷在徽城日，歙尉宋荀甫，膀胱气作疼不可忍。医者以刚剂与之，痛愈甚，小便不通三日矣，脐下虚胀，心闷。予因候之，见其面赤黑，脉洪大。予曰：投热药太过，阴阳痞塞，气不得通，为之奈何？宋尚手持四神丹数粒，云：医谓不止，更服此。予曰：若服此，定毙，后无悔。渠求治，予适有五苓散一两许，令三服。用连须葱一茎，茴香一撮，盐一钱，水一盏半，煎至七分，令接续三服。中夜下小便如墨汁者一二升，脐下宽，得睡。翌日诊之，脉已平安矣。续用硇砂丸与之，数日瘥。

上利小便治疝。常治谢人妻小腹疼痛，小便不通，先艾灸三阴交，以茴香、丁香、青皮、槟榔、桂、莱萸、延胡索、山楂、枳实，又倍用黄柏，煎服之愈。【批】小便不利者利小便。

〔丹〕赤岸朱同道，年四十岁，八月望雨后得凉，半夜后腹痛甚，汗如雨，两脚踏破壁，痛在小腹，手不可近，六脉弦而细实，重取如循刀刃责责然。问之云：六月大热时，于深潭浴水，病或起于此。与大承气汤，大便微利，痛遂顿止。至次日酉时，其痛复作，痛在小腹，坚硬手不可近，又与大承气加桂两服，研桃仁同煎，大便下紫黑血升余，而痛顿止。至次日酉时，痛复作如初，脉虽稍减，而责责然犹在，与大承气汤加附子两帖，研桃仁同煎，下大便五行，得黑紫血如破絮者二升许，痛遂顿止。一夜得睡，次日酉时，痛复如初，询知小腹和软，痛在脐腹间下，脉亦和，似若无病，但呻吟如旧，询知乃食萝卜菜苗羹两顿，与小建中汤一帖而愈。【批】小腹有死血。

〔世〕一妇人少腹痛，百药不效，一医用杉木节童便煎服，下血而愈。

〔丹〕治膀胱气急，用芜荑和食盐等份，绵裹如枣大，纳下部，或下水恶汁，并下气佳。

〔《斗》〕治小肠气，用血师一两，米醋一升，以火烧血师通赤，焠入醋中，以焠竭为度，捣罗如面，用汤调下一大盏即瘥，如神。血师，代赭石也。

〔《圣》〕治寒疝，小腹及阴中相引而痛，自汗出欲死。丹参一两，杵为散，每服热酒调下二钱匕。

〔丹〕治诸疝发时，用海石、香附二味为末，生姜汁汤调。亦能治心疼。

〔《衍》〕木贼细锉微炒，捣为末，沸汤点二钱服，食前，治小肠膀胱气，缓缓必效。

〔《本》〕治疝气。

青矾一两　白矾一两。各为粗末

上用小瓦罐子一只，入二药在内，用麻皮缚紧，捣盐泥封固，以炭五斤，煅令通红，尽炭为度，取出埋地穴中，伏一宿，出火毒，醋糊为丸，如绿豆大。每服十丸，空心盐汤送下，或白汤亦可。

运气　小腹痛有三：【批】运气。

一曰肝病，小腹引胁痛是也。经云：厥阴之复，少腹坚满，里急暴痛，是风气助肝盛而然，治法当泻肝也。又云：岁金太过，民病两胁下痛，小腹痛。又云：岁木不及，燥乃大行，民病中清，胠胁痛，少腹痛。又云：岁土不及，风乃大行，民病腹痛，复则胸胁暴痛，下引小腹者，是燥邪攻肝虚而然，治法当补肝泻金也。又寒气客于厥阴之脉，则血泣脉急，故胁肋与小腹相引痛者，治法亦同也。全文见诸痛门。【批】肝受邪小腹引胁痛。

二曰小肠，其病小腹引睾丸腰脊痛是也。经云：少阴之脉，心下热，善饥，脐下痛。又云：少阴之复，燠热内作，小腹绞痛者，是热助小畅盛而然，治法当泻小肠也。又太阳在泉，寒淫所胜，与太阳之复，皆病小腹，控睾引腰脊，上冲心痛。及太阴司天，大寒且至，病小腹痛者，是寒邪攻小肠虚而然，治法当补小肠，泻寒邪也。【批】小肠受邪小腹引睾丸痛。

三曰膀胱，其病小腹痛肿，不得小便是也。经云：太阴在泉，病小腹痛肿，不得小便者，是湿邪攻膀胱虚而然，治法当补膀胱，泻湿土邪也。以上经文见运气类注。【批】膀胱受邪小腹肿痛不得小便。

《内经》刺灸小腹痛共四法：【批】针灸。

一曰肝。经曰：肝病者，两胁下痛引小腹，取其经，厥阴小肠。全文见灸刺门五脏条。又曰：邪客厥阴之络，令人卒疝暴痛，刺足大指爪甲上与肉交者各一痏，男子立已，女子有顷已，左取右，右取左者是也。全文见灸刺门六府条。爪甲上，大敦穴也。

二曰小肠。经云：小肠病者小腹痛，腰脊控睾而痛，时窘之后，取巨虚下廉。又云：小肠控睾引腰脊，上冲心，邪在小肠，取之肓原以散之，刺太阴以予之，取厥阴以下之，巨虚下廉以去之，按其所过之经以调之是也。全文并见针灸门六腑条。肓原，气海穴也。又云：疝暴痛，取足太阴、厥阴，尽刺去其血络。《灵枢》热病为心风疝，而小肠病。经云：心为牡藏，小肠为之使，故小腹当有形也。

三曰膀胱。经云：膀胱病者，小腹偏肿而痛，以手按之，即欲小便而不得，取委中央。又云：小腹痛肿，不得小便，邪在三焦，约取之足太阳大络者是也。全文见针灸门六腑条。太阳大络，委阳穴也。

四曰督任冲脉。经文见如下。

〔《素》〕病在少腹，腹痛不得大小便，病名曰疝得之寒，刺少腹两股间，刺腰髁骨间，刺而多之，尽炅病已。长刺节篇小腹两股间者，气冲穴也，冲脉起于气冲故也。腰髁间者，王注谓腰尻挟脊平立陷者中，按之有骨处是也。疝为寒生，故多刺之，少腹尽热乃止针。

〔《灵》〕肾脉生病，从少腹上冲心而痛，不得前后，为冲疝，任脉为病，男子内结七疝，妇子带下瘕聚。俱见骨空论。

〔《摘》〕元藏发动，脐下痛不可忍：气海　三阴交立愈。左取右，右取左。下同。

〔《玉》〕疝气少腹偏痛：大敦二分滞皮向后三分，泻之；灸，左取右，右取左，下同。三阴交一寸，泻十吸。

〔《撮》〕又法：大敦　水道　小海

〔桑〕又法：中极　印肾

〔《摘》〕卒疝少腹痛不可忍：大敦三分，陷六呼，灸七壮。阴市三分，灸五壮。照海三分，灸七壮。以上皆左取右，右取左。痃癖，小肠膀胱，肾余疝气：气海　五枢各用燔针刺入五分，灸百壮。三里　三阴交刺之。

〔《摘》〕疝：行间　三里

〔《集》〕大法：关门　关元　水道　三阴交　不已，再取下穴：海底　归来

〔《摘》〕少腹痛：关元　三里

〔《甲》〕阴跳遗溺，小便难痛，阴上下入腹中，寒疝阴挺出，偏大肿，腹脐痛，腹中悒悒不乐，大敦主之。腹痛上抢心，心下满，癃，茎中痛，怒嗔不欲视，泣出，长太息，行间主之。环脐痛，阴骞两丸缩，腹坚痛不得卧，太冲主之。疝癃，脐、少腹引痛，腰中痛，中封主之。阴跳腰腹痛，实则挺长，寒热，挛，阴暴痛，遗溺便，大虚则暴痒气逆，肿睾卒疝，小便不利如癃状，数噫，恐悸，气不足，腹中悒悒，少腹痛，嗌中有热，有息肉状，如着欲出，背挛不可俯仰，蠡沟主之。

上取脏经厥阴。

男子阴疝，两丸上下少腹痛，五枢主之。大疝腹坚，丘墟主之。

上取腑经少阳。

少腹痛，飧泄出糜，次指热，若脉陷，寒热身痛，唇干不渴，汗出，毛发焦，脱肉少气，内有热，不欲动摇，泄脓血，腰引少腹痛，暴惊，狂言非常，巨虚下廉主之。少腹痛，控睾引腰脊，疝痛，上冲心，腰脊强，溺黄赤，口干，小肠腧主之。疝瘕髀中急痛，循胁上下抢

心，腹痛积聚，府舍主之。腹痛，疝积聚，上冲心，云门主之。

上巨虚下廉、小肠腧者，取本腑也。府舍、云门者，刺太阴以予之也。

四肢淫泺，身闷癃疝，至阴主之。脐疝绕脐痛，冲胸，不得息，灸脐中。阴疝引睾，阴交主之。少腹疝，卧善惊，气海主之。脐疝绕脐痛，石门主之。暴疝痛，少腹大热，关元主之。少腹痛，溺难，阴下纵，横骨主之。男子阴端寒，上冲心中佷佷，会阴主之。癃疝，然谷主之。卒疝，少腹痛，照海主之，病在左取右，右取左，立已。阴暴起疝瘕，胞中有血，四满主之。脐疝绕脐痛，时上冲心，天枢主之。气疝，哕呕面肿，奔豚，天枢主之。阴疝气疝，天枢主之。阴疝痿，茎中痛，两丸骞，卧不可仰卧，刺气冲。阴疝，冲门主之。一作衝门寒疝，下至腹腠膝腰痛，如清水，大腹诸疝，按之至膝上，伏兔主之。寒疝痛，腹胀满，痿厥少气，阴谷主之。

〔《素》〕厥阴脉滑则病狐疝风。少阴滑则病肺风疝，太阴脉滑则病脾风疝，阳明脉滑则病心风疝，太阳脉滑则病肾风疝，少阳脉滑则病肝风疝。四时刺逆从论。【批】诊。

〔《诊》〕肝脉滑甚为㿗疝。心脉微滑为心疝，引脐下小腹鸣。肾肝滑甚为癃㿗。全文见治法。

〔东〕夫滑脉，关以上见者为大热，盖阳与阳并也。故大热。滑脉，尺部见为大寒，生㿗疝。滑脉者，命门包络之名也，为丙。丙丁热火并于下，盖丙丁不胜壬癸，从寒水之化也，故生㿗疝。

〔《素》〕帝曰：诊得心脉而急，此为何病？岐伯曰：病名心疝，少腹当有形也。帝曰：何以言之？岐伯曰：心为牡藏，小肠为之使，故曰少腹当有形也。脉要精微论。心脉搏滑急，为心疝。肺脉沉搏，为肺疝。肾脉肝脉大急沉，皆为疝。俱大奇论。

〔《脉》〕脉来中央坚实，径至关者，冲脉也。动苦少腹痛，上抢心，有瘕疝。绝孕遗矢溺，胁支满烦也。

〔丹〕脐下忽大痛，人中如墨色者，多死。

〔子和〕七疝图　寒疝。其状囊冷。结硬如石，阴茎不举，或控睾丸而痛。得于坐卧湿地，或寒月涉水，或冒雨雪，或坐卧砖石，或风冷处使内过劳。宜以温剂下之。久而无子。

水疝，其状肾囊肿痛，阴汗时出，或囊肿而状如水晶，或囊痒而搔出黄水，或少腹中按之作水声。得于饮水醉酒，使内过劳，汗出而遇风寒湿之气，聚于囊中，故水多，令人为卒疝。宜以逐水之剂下之。有漏针去水者，人多不得其法。

筋疝，其状阴茎肿胀，或溃或痛而里急筋缩，或茎中痛，痛极则痒，或挺纵不收，或白物如精，随溲而下，久而得于房室劳伤，及邪术所使。宜以降心火之剂下之。

血疝，其状如黄瓜，在小腹两旁，横骨两端约中，俗云便痈。得于重感春夏大燠，劳于使内，气血流溢，渗入脬囊，留而不去，结成痈肿，脓少血多。宜以和血之剂下之。和血四物汤、调胃承气汤各半服之是也。

气疝，其状上连肾区，下及阴囊，或因号哭忿怒，则气郁之而胀，罢则气散者是也。有一治法，以针出气而愈者。然针有得失，宜以散气之药下之。或小儿亦有此疾，俗云偏气。得于父已年老，或年少多病，阴痿精怯，强力入房，因而有子，胎中病也。此疝不治，惟筑宾一穴主之。

狐疝，其状如瓦，卧则入小腹，行立则出小腹入囊中，狐则昼出穴而溺，夜则入穴而不溺。此疝出入上下往来，正与狐相类也。亦与气疝大同小异，今人带钩钳是也。宜以逐气流经之药下之。

㿗疝，其状阴囊肿缒，如升如斗，不痒不痛者是也。得之地气卑湿所生，故江淮之间，湫溏之处，多有此疾。宜以去湿之药下之。女子阴户突出，虽亦此类，乃热则不禁固也。不可便谓虚寒，而涩之燥之补之。本名曰瘕，宜以苦下之，以苦坚之。王注云：阳气下坠，阴气上争，则寒多，下坠则筋缓，故睾垂纵缓因作㿗疝也。

以上七疝，下去其病之后，可调则调，可补则补，各量病势，勿拘俗法。经所谓阴盛则腹胀不通者，癃㿗疝也，不可不下。

上疝图虽七，然寒疝即疝之总名，水疝即㿗疝之属，气疝即狐疝之属，血疝即痈疖之属，惟筋疝罕见之，盖下疳疮之属也。【批】诊。

㿗疝

睾囊肿大如升如斗是也。

〔丹〕下部㿗气不痛之方。细思非痛断房事与厚味不可，用药惟促其寿。若苍术、神曲、白芷、山楂、川芎、枳实、半夏皆要药，人视其药，皆鄙贱之物，以启慢心，又不能断欲，以爱护其根本，非徒无益，而反被其害者多矣。且其药宜随时月寒湿，更按君臣佐使加减，大抵㿗疝属湿多。【批】㿗疝不痛难治。

苍术　神曲　白芷散水　山楂　川芎　枳实　半夏　南星

上神曲糊为丸。有热加山栀一两，坚硬加朴硝半两，秋冬加吴茱萸二钱半。

㿗疝。

南星　山楂　苍术各二两　白芷　半夏　枳实　神曲各一两　海藻　昆布各半两　玄明粉　吴茱萸各二钱

上为末，酒糊丸。

又方　治木肾不痛。

南星　半夏　黄柏酒洗　苍术盐炒　枳实　山楂　白芷　神曲炒　滑石炒　茱萸　昆布

上为末，酒糊丸。空心盐汤下。一方加枸杞子。

〔无〕**香附散**　治㿗胀。

用香附子不拘多少为末，每用酒一盏，海藻一钱，煎至半盏，先捞海藻嚼细，用所煎酒调末二钱服。

〔东〕又方　治偏坠初生，用川山甲、茴香二味，为细末，酒送下，以干物压之。

〔丹〕木肾，以楮木叶雄者，晒干为末，酒糊为丸，空心盐酒下。《本事方》云：无实者雄也。

〔洁〕海蛤丸　㿗疝。【批】从小便利恶物。

海蛤醋焠三次　当归　海金沙　腻粉　硇砂各一钱　海藻　粉霜各五分　水蛭二十一条，炒　青黛　滑石　乳香各一钱　朱砂二钱，为末　地龙二十一条，去头足

上细末，盐煮面糊为丸，如小豆大，朱砂为衣。每服十丸，煎灯心汤空心服之，小便下冷脓恶物乃效。却以黄连、紫河车、板蓝根各二钱，煎汤漱口，以固牙齿，去板蓝根加贯仲。

〔世〕治偏坠大者。用干姜、桂各一两，为末，以绵一两，水大三碗，同煮二十余沸，起晒干，又煮水尽为度。用干绵包阴丸，汗出数次，渐愈。【批】绵包取汗。

〔海〕**地黄膏子丸**　治男子妇人，脐下奔豚气块，小腹疼痛，卵痛，即控睾相似，渐成肿，阴阴痛上冲心腹，不可忍者，宜服此药。【批】㿗气痛者易治。

血竭　沉香　木香　广茂炮　延胡索蛤蚧　人参　当归　川芎　川楝麸炒　续断　白术　全蝎　茴香炒　柴胡　吴茱萸　没药以上分两不定，随症加减用之　气多者加青皮。血多加肉桂。

上同为细末，地黄膏子丸，桐子大。空心温酒下二十丸，日加一丸，至三十丸。

〔《简》〕**安息香丸**　治阴气下坠痛胀，卵核肿大，坚硬如石，痛不能忍者。

延胡索炒　海藻洗　昆布洗　青皮去白　茴香炒　川楝子去核　马蔺花以上各一两半　木香半两，不见火　大戟酒浸三宿，切片焙干，三钱半

上为细末，另将硇砂、真阿魏、真安息香

三味，各二钱半，用酒一盏，醋一盏，将硇砂、阿魏、安息香淘去砂石，用酒醋合一盏，熬成膏子。再入麝香一钱，没药二钱半，俱各另研细，入前药一同和丸如绿豆大。每服十丸至十五丸，空心用绵子灰调酒下。

〔《本》〕治膀胱疝气，外肾肿痛不可忍，念珠丸。

乳香　硇砂各三钱，飞　黄蜡一两

上乳香，硇砂同研匀，溶蜡和为丸，分作一百单八丸，以线穿之，露一宿，次日用蛤粉为衣，旋取用乳香汤下。顷年有人货疝疾，日货数千，有一国医多金得之，用之良验。

〔丹〕郑子敬，因吃酒后，饮水与水果，偏肾大，时作蛙声，或作痛。炒枳实一两，茴香盐炒、炒栀子各三钱，研，煎，下保和丸。

昌世官，膀胱气下坠如蛙声，臭橘子核炒十枚，桃仁二十枚，萝卜自然汁，研下保和丸七十。

湜兄年三十，左肾核肿痛，此饮食中湿，坠下成热，以橘核即臭橘。五枚，桃仁七枚，细研，顺流水一盏，煎沸热，下保和丸。

〔《本》〕治膀胱肿硬，牵引疼痛，及治小肠气阴囊肿，毛间出水，宜服金铃丸。【批】寒束者温散之。

金铃子肉五两　茴香炒　马蔺花炒　菟丝子　海蛤　破故纸　海带各二两　木香　丁香各一两

上细末，糊丸，如桐子大。每服二三十丸，温酒盐汤，空心食前服。

〔无〕**大戟丸**　治阴㿗肿胀，或小肠气痛。

大戟去皮锉，炒黄，半两　胡芦巴炒，四两　木香一两　附子炮，去皮脐　茴香　诃子煨，去核　槟榔各半两　川楝五两　麝香半两，另研

上为末，独取川楝，以好酒二升，葱白头七枚，长三四寸，煮川楝软，去皮核取肉，和上件药杵丸如桐子大，空心温酒下十丸，潮发疼痛，炒姜，热酒下十五丸。

抵圣丸　主治阴㿗肿满，赤肿，大便秘，欲饮水，按之脐腹痛。【批】按之脐腹痛者下之。

续随子　薏苡仁　郁李仁　茴芋　白牵牛各一钱，略炒

上为末，滴水丸如桐子大。每服五丸，用《博济方》香姜散咽下，黄昏服，五更利下恶物效。

〔子和〕汝南司候李审言，因劳役王事，饮冷水，坐湿地，乃湿气下行，流入脬囊，大肿，痛不可忍，以金铃、川楝等药不效，求治于戴人。曰：可服泄水丸。审言惑之。又数日，痛不可堪，竟纵戴人，先以舟车丸、浚川散，下青绿水十余行，痛止。后用茴香丸、五苓散以调之，三日而肿消，至老更不作。

〔世〕绵包取汗。方见㿗疝不痛条。【批】杂方。

〔丹〕木肾，以枇杷叶、野紫苏叶、苍耳叶、水晶蒲萄叶，浓煎汤熏洗。

〔无〕**雄黄散**　治阴肿大如斗，核痛，人所不能治。

雄黄一两，研　矾二两　甘草生，半两

上锉散，以水五升，煎洗。

〔洁〕**失笑散**　治肾肿。

荆芥穗一两　朴硝二两

上为粗末，萝卜葱同煎汤，淋洗。

〔梅〕治卒外肾肿痛，大黄末，醋和涂之，干即易之。

〔焦〕治男子阴肿大如升，核痛，人所不能治者，捣马鞭草，涂之。男子阴肿大如斗，核痛，人所不能治者，蔓菁根捣，傅之。

运气　㿗疝有一。经云：阳明司天，燥淫所胜，丈夫㿗疝，妇人小腹痛，又云：阳明之胜，外发㿗疝者，是燥邪攻肝，气虚而然。治法当补肝泻燥金也。全文见运气类注。【批】燥邪攻用。

〔《素》〕厥阴所谓㿗疝妇人少腹肿者，厥阴者辰也，三月阳中之阴，邪在中，故曰㿗疝少腹肿也。所谓㿗癃疝肤胀者，曰阴亦盛，而脉胀不通，故曰㿗癃疝也。俱脉解篇。

【批】肝。

三阳为病，发寒热，下为痈肿，及为痿厥腨痟，其传为㿗疝。全文见诊病传变。王注云：腨痛，酸痛也。【批】小肠膀胱。

〔《灵》〕黄帝曰：刺节言去爪，夫子乃言刺关节肢络，愿卒闻之。岐伯曰：腰脊者，身之大关节也。肢胫者，人之管以趋翔也。茎垂者，身中之机，阴精之候，津液之道也。故饮食不节，喜怒不时，津液内溢，乃下留于睾，血道不通，日大不休，俯仰不便，趋翔不能，此病荥然有水，不上不下，铍石所取，形不可匿，常不得蔽，故命曰去爪。帝曰：善。刺节真邪篇【批】针灸。

《内经》刺灸㿗疝共四法：

其一即此篇文，所谓铍石，取睾囊中水液者是也，其法今世人亦多能之。睾丸囊大如斗者，中藏秽液，必有数升，信知此出古法也。铍针如刀状。

其二取肝。经云：足厥阴之脉，是动则病丈夫㿗疝，妇人小腹肿是也，是于足厥阴肝经，视盛虚热寒陷下，而施补泻留疾与灸也。全文见针灸门十二经条。

其三取肝之络，经云：足厥阴之别，名曰蠡沟，去内踝五寸，别走少阳，其别者，径胫上睾，结于茎。其病气逆则睾肿卒疝，取之所别是也。是于内踝上五寸贴胫骨后近肉处，蠡沟取之也。全文见针灸门十五经条。

其四取足阳明筋。经云：足阳明之筋，聚于阴器上腹。其病转筋，髀前肿㿉疝腹筋急，治在燔针劫刺，以知为数，以痛为输是也，是于转筋痛处，用火针刺之也。

〔桑〕治偏坠。当外肾缝，沿皮针透即消。

〔《集》〕木肾，红肿如升大，不痛：大敦 三阴交 海底 归来在水道下二寸，针入二寸半，灸七壮。木肾，红肿阴汗偏坠：阑门毛际玉茎旁开二寸，针入二寸半。三阴交

〔《甲》〕㿗疝，大巨及地机、中郄主之。㿗疝，阴暴痛，中封主之。《千金》云：㿗疝癃暴痛痿厥，身体不仁。气癃㿗疝，阴急，股枢腨内廉痛，交信主之。丈夫㿗疝，阴跳痛，引篡中不得溺，腹支胁下槽满闭癃，阴痿后时泄，四支不收❶实则身疼痛，汗不出，目䀮䀮然无所见，怒欲杀人，暴痛引髌下节，时有热气，筋挛膝痛，不可屈伸，狂如新发衄，不食喘呼，小腹痛引噫，足厥痛，涌泉主之。

〔《撮》〕木肾，红肿疼痛：然谷半寸，泻之。

〔世〕灸关元者，可愈。盖灸之早方效。

〔垣〕前阴分大寒大热囊垂缩 阴阳别论云：三阳为病，发寒热，下为壅肿，及为痿厥腨痟，其传为索泽，又传为㿗疝。夫热在外，寒在内，则累垂，此九夏之气也。寒在外，热在内，则卵缩，此三冬之气也。足太阳膀胱之脉逆上迎，手太阳小肠之脉下行，至足厥阴肝之脉不得伸，其任脉并厥阴之脉，逆则如巨川之水，致阳气下坠，是风寒湿热下出囊中，致两睾肿大，谓之曰疝，太甚则为㿗。足厥阴之脉，与大肠膀胱寒水之脉，同至前阴之末。伤寒家说足厥阴肝经为病，烦满囊缩，急下之，宜大承气汤以泻大热。《灵枢经》云：足厥阴肝经筋中为寒，则筋挛卵缩为大寒。前说囊缩为大热，此说为大寒。此说囊缩垂睾下引㿗疝脚气为大寒，风湿盛下垂为寒，与上二说不同，何也？曰：以平康不病人论之，夏暑大热，囊卵累垂。冬天大寒，急缩收上，于前三说又不同，何也？是相乖耶？不相乖耶？答曰：伤寒家囊卵缩，大热在内，宜承气汤急下之。与经筋说囊卵缩，大寒在外，亦是热在内，与伤寒家同。故再引平康人以证之，冬天阳气在内，阴气在外，人亦应之，故寒在外则皮急，皮急则囊缩。夏月阴气在内，阳气在外，人亦应之，故热在外则皮缓，皮缓则囊垂，此㿗疝之象也。三说虽殊，皆一理也。用药者宜详而审之。以上三论，各有所主，兼此考订，则脉证阴阳寒

---

❶ 收：原作“疼”，据《甲乙经·卷九》改。

热虚实之辨，判然矣。【批】寒热辨。

狐疝

卧则入腹，立则出腹，偏入囊中者是也。【批】狐疝属厥阴。

〔海藏〕仲景疗阴狐疝气，有大小时时上下者，蜘蛛散主之。狐夜伏而昼见，以见疝处厥阴之分，即人之阴纂隐奥之所，昼下而夜上，故以狐疝名焉。

蜘蛛十四枚，焦炒　桂半钱，要入厥阴，取其肉厚者

上为散，每服一钱，蜜丸亦可。雷公云：凡使勿用五色者，兼大身上有刺毛生者，并薄小者，以上皆不堪用。须用屋西南有纲，身小尻大，腹内有苍黄脓者，真也。凡用去头足了，研如膏，投药中用，此余之方法，若仲景炒焦用，全无功矣。

一方治水癞偏大，上下不定，疼痛不止。牡蛎不拘多少，盐泥固济，炭三斤，煅令火尽，冷取二两。干姜一两，焙为细末。二味和匀，冷水调得所，涂病处，小便大利即愈。

《内经》刺灸狐疝，但取足厥阴一经。经云：肝足厥阴之脉，所生病者狐疝是也。随其经盛虚寒热陷下取之也。【批】针灸。

〔《甲》〕狐疝，太冲主之。阴股内痛，气痈，狐疝，走上下引少腹痛，不可俯仰上下，商丘主之。狐疝，惊悸少气，巨缺主之。

〔《心》〕妇人疝瘕，结核疼痛，发作无时，日出穴，夜入穴，或负重即下，稍轻即止，此狐疝也。天井五分。肘尖五分，小壮汗出则愈。气海三寸。又互换东西，上下向病所各进三寸，泻之。中极三寸，立愈。

耳后陷者肾下，肾下则腰尻痛，不可俯仰，为狐疝。全文见诊。【批】诊。

产后少腹痛并见产后腹痛门

闭癃遗溺

遗尿者，溺出不自知觉也。闭癃者，溺闭不通而淋涩滴点也。惟肝与督脉、三焦、膀胱主之。

肝脉督脉主之者，经云：肝足厥阴之脉，过阴器。所生病者，遗溺闭癃。又云：督脉者，女子入系廷孔，其孔溺孔之端也。其男子循茎下至篡，与女子等。其生病癃痔遗溺。故遗溺闭癃，皆取厥阴俞穴及督脉俞穴也。【批】肝脉督脉循阴器。

三焦主之者，经云：三焦下脉，在于足太阳之前，少阳之后，出于腘中外廉，名曰委阳，足太阳络也。三焦者，足太阳少阳之所将，太阳之别也，上踝五寸，别人贯腨肠，出于委阳，并太阳之正，入络膀胱，约下焦，实则闭癃，虚则遗溺。遗溺则补之，闭癃则泻之是也。【批】三焦约下焦。

膀胱主之者，经云：膀胱不利为癃，不约为遗溺是也。然遗溺闭癃，不取膀胱腧穴者，盖膀胱但藏溺，其出溺皆从三焦及肝督脉也。【批】膀胱藏溺。

闭癃分二病

闭癃，合而言之，一病也。分而言之，有暴久之殊。盖闭者暴病，为溺闭，点滴不出，俗名小便不通是也。癃者久病，为溺癃，淋涩点滴而出，一日数十次或百次，名淋病是也。今分其病立为二门。【批】久暴。

小便不通

〔垣〕小便不利，在气在血之异。夫小便者，足太阳膀胱所主，长生于申，申者西方金也。金能生水，金者肺也，肺中伏热，水不能生，是绝小便之源也。人法象天地，膀胱之源，

自头项下至于足，故曰阳中之阴。如渴而小便不通者，肺不能降是也。治法皆用清燥金之正化，气味薄之药，茯苓、猪苓、泽泻、琥珀、灯心、通草、车前子、瞿麦、萹蓄之类，皆为淡渗之药，能泻肺火而清肺金，滋水之化源也。若不渴，热在下焦，是绝其流而溺不泄也，须用气味俱厚、阴中之阴药治之。二者之病，一居上焦，在气分而必渴。一居下焦，在血分而不渴。血中有湿，故不渴也。二者之殊，至易分别耳。【批】气血之分。

清肺散 治渴而小便闭，或黄或涩，邪热在气分也。【批】热在气分。

茯苓二钱 猪苓三钱 泽泻三钱 琥珀五分 灯心二分 木通七分 通草二分 车前子一钱，炒 瞿麦五分 萹蓄七分 桂五分

上为末，每服五钱，水煎热服。五苓散、八正散，亦宜用之。

〔仲〕猪苓汤 治脉浮发热，渴而小便不利。方见伤寒。

五苓散治烦渴饮水过多，或多水入即吐，心中淡淡，小便不利。方见伤寒。

茯苓戎盐汤方

茯苓半斤 白术二两 戎盐弹丸大，一枚

上三味，为末，白汤调下。

〔《百》〕小便不通。车前子草一斤，水三升，煎取一升半，分作三服。

〔垣〕**滋肾丸** 治下焦阴虚，脚膝软无力，阴汗阴痿，足热不能履地，不渴而小便闭者，邪热在血分也。【批】热在血分。

黄柏二两。酒洗，焙 知母二两，酒洗，焙 肉桂二钱

《内经》云：热者寒之。又云：肾恶燥，急食辛以润之。以黄柏之苦寒泻热，补水润燥，故以为君。以知母苦寒泻肾火，故以为佐。肉桂辛热，寒因热用也。

上为细末。熟水为丸，如鸡豆大。每服百丸，加至二百丸，煎百沸汤下，空心服。

昔长安有大贾王善夫，病小便不通，渐成中满，腹大坚硬如石，壅塞之极，腿脚肿胀，破裂出黄水，双睛凸出，昼夜不得眠，饮食不下，苦痛不可名状。求予治之。因问受病之始，知病不渴，近苦呕哕。众医皆用治中满利小便渗淡之药，急难措手，乃辞归。从夜至旦，耿耿不寝，穷究其理，忽记《素问》有云，无阳则阴无以生，无阴则阳无以化。又云，膀胱州都之官，津液藏焉，气化则能出矣。此病小便癃闭，是无阴而阳气不化者也。凡利小便之药，皆淡味渗泄为阳，止是气药阳中之阴，非北方寒水，阴中之阴所化者，此乃奉养太过，膏粱积热，损北方之阴，肾水不足，故膀胱肾之室，久而干涸，小便不化，火又逆上而为呕哕，非膈上所生也，独为关，非格病也。洁古老人曰：热在下焦，填塞不便，是治关格之法。今病者内关外格之病悉具，死在旦夕，但治下焦可愈。随处以禀北方寒水所化，大苦寒气味俱阴者，黄柏、知母，桂为引用，丸如桐子大，沸汤下二百丸。服药少时，须臾前阴如刀刺火烧之痛，溺出如瀑泉涌出，卧具皆湿，床下成流，顾盼之间，肿胀消散。予惊喜曰：大哉圣人之言，岂可不遍览而执一者也。其证小便闭塞而不渴，时见躁者是也。凡诸病居下焦皆不渴也。二者之病，在气在血，最易分别。

〔洁〕黄连丸 治因服热药过，小便不利，诸药莫能效者。或脐下痛，不可忍者。

黄连炒 黄柏炒 甘草各等份

上㕮咀，水煎温服，食前。如更不通，加知母，此药助气，使气得化则通矣。

〔罗〕**白花散** 治小便不通，膀胱有热。用朴硝不以多少为细末，每服二钱，煎茴香汤调下，食前。《简要》先用茴香酒调。

〔垣〕**导气除燥汤** 治小便不通，乃血涩致气不通而窍涩之症。

知母三分，酒洗 黄柏四钱 滑石二钱，炒黄 泽泻三分 茯苓二钱，去皮

上和匀，每服半两，水煎稍热空心服，如急闭小便，不拘时候。

〔《斗》〕小便不通。用蚯蚓杵，以冷水摅

过，浓服半碗，立通。大解热疾，不知人事欲死者，服之效。

〔仲〕小便不利者，有水气，其人苦渴，瓜蒌瞿麦丸主之。【批】渴而腹冷为水气。

栝楼根二两　茯苓　薯蓣各三两　附子一枚，炮　瞿麦一两

上五味末，炼蜜丸如桐子大。服三丸，日三服。不知，增至七八丸，以小便利，腹中温谓之知。

小便不通腹下痛，状如覆碗，痛闷难忍者，乃肠胃干涸，膻中气不下。故经所谓膀胱者，州都之官，津液藏焉，气化则能出矣。故膻中者，臣使之官。三焦相火，肾为气海也。王注曰：膀胱津液之府，胞内居之。少腹处间毛内藏胞器，若得气海之气施化，则溲便注下，气海之气不及，则隐秘不通，故不得便利也。先用木香、沉香各三钱，酒调下，或八正散。甚则宜上涌之，令气通达，便自能利，经所谓病在下，上取之。王注曰：热攻于上，不利于下，气盛于上，则温辛散之，苦以利之。一方煎陈皮、茯苓汤，调木香、沉香末服之，空心下。【批】气郁于下微者香以散之。

〔丹〕小便不通，属气虚，血虚，有实热，痰气闭塞，皆宜吐之，以提其气，气升则水自降，盖气承载其水者也。气虚用参、术、升麻等，先服后吐，或就参、芪药中调理吐之。血虚用四物汤，先服后吐，或就芎归汤探吐之。痰多二陈汤，先服后探吐之。痰气闭塞，二陈汤加香附、木通探吐之。实热当利之，或用八正散，盖大便动则小便自通矣。【批】甚者吐以提之。

〔丹〕治一男子，小便不通，用吐法，一吐便如注。论见治虚实法，病在下取之上条。

〔仲〕小便不利，蒲灰散、滑石白鱼散、茯苓戎盐汤主之。蒲灰、发灰，本草消污血，滑石，丹溪云逐污血。【批】血郁于下微者轻剂行之。

蒲灰散方

蒲灰七分，恐即蒲黄粉　滑石三分

上二味杵为散，饮服五分方寸匕，日三服。

滑石白鱼散方

滑石二分　乱发二分，烧　白鱼二分，衣鱼也

上三味杵为散，饮服五分匕，日三服。

〔无〕**发灰散**　治脐下急满，小便不通。用发灰研细，每用二钱，米醋二合调服。一法与葵子等份为末，饮服二钱讫，即炒黑豆叶盖其上，即通。丹溪云：发髲，补阴之功甚捷。

〔《本》〕**桃仁煎**　治妇人积血，顷在昆陵，有一贵宦妻妾，小便不通，脐腹胀痛不可忍。众医皆作淋治，如八正散之类数种，皆治不通，病愈甚。予诊之曰：此血瘕也，非瞑眩药不可去。予用此药，初服至日午，大痛不可忍，卧少顷，下血块如拳者数枚，小便如黑豆汁一二升，痛止得愈。此药猛烈大峻，气虚血弱者，宜斟酌之。【批】甚者峻剂破之。

桃仁　大黄　朴硝各一两　虻虫半两，炒黑

上四味为末，以醇醋二升半，银石器内，慢火煎取一升五合，下大黄、桃仁、虻虫等，不住手搅，良久出之，丸如梧子大。前一日，不晚食，五更初，温酒吞下五丸，日午取下如赤豆汁，或如鸡肝虾蟆衣状。未下再作，如见鲜血即止。续以调血气药补之。此方出《千金》。此方不可妄用。

上四方，治污血小便不利。前三方轻剂可用，后一方峻剂，须认得分晓用之。

〔丹〕吕仲年六十六岁，病伤寒得汗，热退后，脉尚洪，此洪脉作虚脉论，与人参、黄芪、白术、炙甘草、当归、芍药、陈皮，数日其脉仍大，未收敛，又小便不通，小腹下妨闷，颇为所苦，但仰卧则点滴而出。予曰：补药服之未至，前药倍加黄芪、人参，大剂与服，两日小便方利。【批】虚实。

小腹痛胀如覆碗为实。其法有二：气壅塞于下者，用吐法以提之；血污于下者，用桃仁

之类以破之。二方并见血气条。

〔世〕治小便閟❶。用大田螺生去壳，捣细，封脐上即通。治伤寒后，小便不通，用生姜八九块，杵碎，水十余碗，麻布五六尺同煎数沸，用桶盛，至候通手，以布频熨小腹良久，恰用红豆末一匕，江茶二匕，井花水调服，神效，小便如注。

〔《本》〕治小便难，小腹胀满。不急治，杀人。用葱白一斤，细锉，炒令热，以帕子裹，分作两处，更替熨脐下，即通。

〔《玄》〕阴阳关格，前后不通，利大便，小水自行。中有转胞之证，诸药不效，无救，则胀满闷乱而死。予曾以甘遂末，水调傅脐下，内以甘草节汤饮之，药汁至脐，二药相反，而胞自转矣，小水来如涌泉，此救急之良法也。

〔《圣》〕治小便难，腹满闷，不急疗之，杀人。用秦艽一两去苗，以水一大盏，煎取七分，去渣，每于食前，作两服瘥。

〔世〕治小便不通，用大杏仁二十一枚，研，水调分作二服效。杏仁、紫菀利小水解肺郁，郁解则气自降而小便去矣。

〔《干》〕治妇人卒不得小便。用紫菀末，以井花水，服三撮便通。小便血，五撮立止。

〔《外》〕若小便不通，数病而微肿，方取陈笔头一枚，烧为灰，和水服之。此方未详。

经云：肾合膀胱，膀胱者，津液之府也。小肠属肾，肾上连肺，故将两藏。三焦者，中渎之府也，水液出焉，是属膀胱，乃肾之府也。又云：膀胱者，州都之官，津液藏焉，气化则能出矣。由是言之，膀胱藏水，三焦出水。治小便不利，故刺灸法，但取三焦穴，不取膀胱也。小肠属肾肺，故东垣用清肺饮子、滋肾丸，利小便是也。

运气　小便不利有三：【批】运气。

其一属湿邪攻三焦。经云：太阴在泉，湿淫所胜，病小腹痛肿，不得小便。又云：水不及曰涸流，涸流之纪，上宫与正宫同，其病癃闭是也。

其二属风邪攻脾。经云：厥阴司天，风淫所胜，病溏瘕泄水闭是也。

其三属燥热。经云：阳明司天之政，天气急，地气明，民病癃闭。初之气，其病小便黄赤，甚则淋。又云：少阴司天之政，地气肃，天气明，二之气，其病淋是也。

《内经》刺灸小便不利法有五：【批】针灸。

其一取肝。经云：肝足厥阴之脉所生者病，癃闭。又云：小腹满，身寒热，小便不利，取足厥阴。又云：癃取阴跻及三毛，上及血络出血是也。

其二取三焦。经云：三焦病者，腹气满，小腹丸坚，不得小便，窘急，溢则水流即为胀候，在足太阳之外大络，大络在足太阳少阳之间，亦见于脉，取委阳。又云：小腹痛肿，不得小便，邪在三焦，约取之太阳大络，大络，委阳。视其络脉，与厥阴小络结而血者当有取之二字。是也。

其三取肾络。经云：足少阴之别，名曰大钟，当踝后绕跟，别走太阳。其病实则癃闭，取之所别也。

其四取脾。经云：足太阴之脉所生，病者溏瘕泄水闭，视虚实寒热陷下，而施补泻疾留灸也。

其五杂取。经云：内闭不得溲，刺足少阴太阳与骶骨上，以长针，气逆则取其太阴、阳明、厥阴，甚则取少阴、阳明，动者之经也。

〔经〕治小便淋涩，或有血。以赤根楼葱，近根截一寸许，安脐中，上以艾灸七壮。

〔罗〕治小便淋涩不通。用盐不以多少，炒热填满病人脐中，却用艾如箸头大，灸七壮，其小便自出。

〔《摘》〕内阴谷出《密语》　关元八分，令病人觉淋沥三五次为度，便揉小腹，却取下穴。三阴交三分即透。阴谷

〔《撮》〕小便闭数不通：阴谷一寸五分，

❶ 閟（bì）：同“闭”。

灸。阴陵泉泻之。

〔《标》〕又法　偏历

〔《集》〕小便闭不通：阴陵泉　阴谷　三阴交　气海　关元灸三十壮，刺二寸五分。不已，取下穴：太溪　阴交

〔东〕热淋，小便黄，腹满：阴陵泉　关元各二寸。气冲二七壮。

石淋不得小便，关元三七壮。气门　大敦各二七壮。

血淋：气海　丹田各刺灸三七壮。

小便热痛，目赤尿如血：列缺沿皮一寸。大陵　承浆各五分。又法：曲骨灸二七壮。阴阳二陵泉各二寸五分。

〔《甲》〕少腹中满，热闭不得溺，足五里取之。溺难，痛，白浊，卒疝，少腹肿，咳逆呕吐，卒阴跳腰痛不可以俯仰，面黑，热，腹中膜满，身热厥痛，行间主之。

癃遗溺，鼠鼷痛，小便难而白，期门主之。阴胞有寒，小便不利，承扶主之。

筋急身热，少腹坚肿，少腹时满，小便难，尻股寒，髀枢痛，外引季胁，内控八髎，委中主之。癃，中髎主之。胸满膨膨然，实则癃闭，腋下肿，虚则遗溺，脚急，兢兢然，筋急痛，不得大小便，腰痛引腹，不得俯仰，委阳主之。小腹胀急，小便不利，厥气上头巅，满谷主之。劳瘅小便赤难，前谷主之。气癃溺黄，关元及阴陵泉主之。《千金》云：寒热不节，肾病不可俯仰。气癃，小便黄，气虚则遗溺，石门主之。小便难，窍中热，实则腹皮痛，虚则痒瘙，会阴主之。

淋

〔丹〕朱郎小便淋痛，脉左大右涩，此为劳伤经血，勿作淋治，可补血行肝经滞血，自愈。【批】血受伤者补血。

生地　当归　赤芍各一钱　川芎三分　条芩三分　甘梢三分　陈皮五分　木通五分　黄柏二分，炒　红花豆大　杜牛膝一钱

上桃仁泥研滑石同煎，待淋病去，退滑石、桃仁、杜牛膝、木通，入川牛膝代木通，分两倍之。

金华申明叔，年逾七十，因壮年踏冷患肾气疝痛，常食苍术、乌、附等药。二十余年，疝气少止，却患小便淋痛。又十三年，其间又服朴、硝、大黄治诸淋之药，百方俱试，并无一效。至是年春，颈项带右边发一疽，延及缺盆，可尺许，不能食，淋痛愈加，必须叫号，其疮淫溃，脓血淋漓，精神困惫。时正六月，诊其脉，两手涩短，左微是弦状，轻重皆近五至。予谓此疮，皆前乌、附等药积毒所发，此淋亦因燥烈之药，凝积滞血满膀胱，况涩脉为败血，短脉为血耗。遂令于溺后视之，有物出如败脓者否？视之果然。因思之，忍痛则伤血，叫则伤气。遂先治淋，令取杜牛膝根茎叶同煎取浓汁，却煎四物汤，作大料与服，三日后，痛渐减。前所谓败脓者，至是渐少，五七日，淋病全安。此时疮亦定，盖四物能生血也。但饮食减少，疮未收敛耳。遂用参、芪、当归、白术四药大剂，于瓦器熬为膏，以陈皮、半夏、缩砂、木香，煎取清汁，调膏药饮，遂能食。又一月而疮安。

一方名**血余散**　治血淋内崩，吐血，舌上出血，便血。

用乱发以皂角水洗净，晒干烧灰，为末，每服二钱，以茅根、车前叶煎汤调下。

〔《斗》〕治五种淋。用苎麻根两茎打碎，水一碗半，煎半碗，顿服即通，大妙。丹溪云：根补阴行滞血。

〔《博》〕治五淋。赤芍药一两，槟榔一个，面裹煨为末。每一钱匕，水一盏，煎至七分，空心服。

气虚淋。八物汤加杜牛膝、黄芩汁，煎服。老人气虚亦能淋，参、术中加木通、山栀。【批】气虚者兼补气。

仁八侄淋病，脉沉而大，此主劳苦伤血，

下焦蕴结。

人参　归尾　白芍　香附五钱　条芩　木通三钱　山栀炒，三钱半　黄芪五分　生甘草梢五分

分六帖，杜牛膝汤两盏煎取一盏，食前，热饮之。

胡云六朝奉，七十余，因撷后误与荆芥、大黄等药伤正气，以致恶血结聚。今则小便如淋，中满食少，以此治之。

生芪三钱　人参二钱　归头　白术　陈皮一钱

作一帖煎服。

又，生气药。

缩砂三钱　海金砂　红曲二钱　檀香二钱　木香　白豆蔻　丁香一钱

分六帖，研桃仁十四枚，入生气散。

死血作淋，牛膝膏妙。但虚人能损胃，不宜食。【批】气虚者兼补气。

〔《本》〕治妇人诸般淋。苦杖根，俗呼杜牛膝，多取洗净碎之，以一合用水五盏，煎至一盏，去渣，入麝香、乳香少许，研调下。【批】杂方。

鄞县武尉耿梦得，其内人患砂石淋者十三年矣，每漩痛楚不可忍，溺器中小便下砂石，剥剥有声，百方不效，偶有此方啜之，一夕而愈，目所见也。

〔《千》〕用牛膝以酒煮服，治小便淋痛。《肘后方》用牛膝根茎药，亦以酒煮服，治小便不利，茎中痛欲死，及治妇人血结坚痛如神。盖牛膝治淋之圣药也。但虚人当用补剂，监治之耳。

〔世〕**茄树散**　治放尿有血带血线。童子小便煎茄树根汁，服之效。

〔罗〕**琥珀散**　治五淋沥涩疼痛，小便有脓血出。

琥珀研　海金砂研　没药研　蒲黄各一两，研

上研为细末，每服三钱，食前煎萱草根汤调下，日三服。

黄明之，小便涩，茎中痛不可忍，相引胁下痛制，以茯苓琥珀汤主之。

川楝子去核，锉炒　甘草生。各一钱　人参五分　延胡索七分　茯苓四分　琥珀　滓泻　归梢　柴胡各三分

上㕮咀，都作一服，长流水三盏，煎至一盏，去渣，温服，空心食前，数服大效。

〔《瑞》〕治诸般砂石淋。琥珀二钱，研细，空心用葱白头浓煎汤调下，无问诸般淋证，一二服立效。丹溪云：琥珀古今方用以利小便，若血少不利者，反受其渗急之苦耳。本草：琥珀消污血极验。

〔无〕**鹿角霜丸**　治膏淋。

鹿角霜　白茯苓　秋石各等份

上为末，糊丸，如桐子大。每服五十丸，米饮下。

〔《图》〕治石淋导水。用蝼蛄一枚，盐二两，同于新瓦上，铺盖焙干，研末，温酒调下一钱匕，服之即愈。【批】实热。

〔《灵苑》〕治五种淋疾，气淋，热淋，劳淋，石淋，及小便不通至甚者。透膈散，用硝石一两，不夹泥土，雪白者，研为末，每服二钱。诸淋各依汤使。如劳倦虚损，小便不出，小腹急痛，葵子煎汤下，通后更须服补虚丸散。血淋，小便不出，时下血疼痛，并用冷水调下。气淋，小腹满急，尿后常有余沥，木通煎汤下。石淋，茎内痛，尿不能出，内引小腹，膨胀急痛，尿下砂石，令人闷绝，将药末先入铫子内，隔纸炒至纸焦为度，再研令细，用温水调下。小便不通，小麦汤下。卒患诸淋，并以冷水调下，并空心，先调，使药消散如水，即服之，更以汤使送下。服药未效者，服此立愈。

〔子和〕百亭刘十三之子，年六岁，病砂石淋。戴人以苦剂三涌之，以益肾散三下之，立愈。

鹿邑一阀阅之家，有子二十三岁，病膏淋三年矣，乡中医不能治，往京师遍访，多作虚

损，补以温燥，灼以针艾，无少减。闻戴人侨居瀏东，见戴人，曰：惑蛊之疾也，亦曰白淫，实由少腹热，非虚也，可以涌以泄。其人以时暑，惮其法峻，不决者三日。浮屠一僧曰：予亦有暑病，近觉头痛。戴人曰：亦可涌，原与君同之，毋畏之。于是涌痰三升，色如黑矾汁，内有死血，并黄绿水，又泻积秽数行，寻觉病去。方其来时，面无人色，及治毕，次日面如醉。戴人虑其暑月路远，又处数方使归，以自备云。

屈村张氏小儿，年十四岁，病约一年半矣，得之夏秋，发则小便大痛，至握其峻跳跃旋转，号呼不已。小便数日不得下，下则成砂石，大便秘涩，肛门脱出一二寸。诸医不能治，求治于戴人。戴人曰：今日治，今日效，时日在辰巳间矣。以调胃承气仅一两，加牵牛头末二钱，汲河水煎之，令作三五度咽之。又服苦末丸如芥子许，六十丸。日加晡，上涌下泄，一时齐出，有脓有血，涌泄即觉定，令饮新汲水一大盏，小溲已利一二次矣。是夜凡饮新水二三十遍，病去九分，止哭一次。明日困卧如醉，自晨至暮，猛然起走，索食于母，歌笑自得，顿释所苦。继以太白散、八正散等调理，一日大瘥。恐暑天失所养，留五日而归。戴人曰：此下焦约也，不吐不下，则下焦何以开？不令饮水，则小便何以利？大抵源清则流清也。苦末丸未详考。

〔丹〕诸淋皆属于热，余每用黄柏滋肾丸。每百丸，用四物汤加甘草梢、杜牛膝、木通、桃仁、滑石、木香煎汤，空心吞服。兼炙三阴交，如鼓应桴，累试累效者。

〔《保》〕淋闭者，凉膈散加滑石四两，茯苓一两。凉膈散方见治发热。

〔罗〕**石韦散** 治肾气不足，膀胱有热，水道不通，淋涩不宣，出少起数，脐腹急痛，或尿如豆汁，或便出砂石，并皆治之。

木通 石韦 滑石各二两 炙甘草 王不留行 当归各一两 白术 瞿麦 芍药葵子各二两

上为细末，每服二钱，小麦粥汤调下，空心服。一方加沉香、陈皮，无滑石、瞿麦、白术、木通。

〔《本》〕治心经热，小便涩，及治五淋，火府丹。

生地 木通 黄芩 甘草

上为细末，炼蜜杵丸如桐子大。每服二十粒，木通煎汤下。此药治淋涩，脐下满痛。

上二方，解热利小便兼补之剂。

〔无〕**石燕丸** 治石淋，多因忧郁气注下焦，结所食咸气而成，令人小便碜痛不可忍，出砂石而后小便通。

石燕烧令通赤，水中埠三次，捣研，水飞，焙干 滑石 石韦去毛 瞿麦穗各一两

上为末，糊丸桐子大。煎瞿麦、灯心汤下十丸，食前服，日二三。

〔罗〕**海金砂散** 治小便淋涩，及下焦湿热，气不施化，或五种淋疾，癃闭不通。

海金砂研 木通 瞿麦穗 滑石 通草各半两 杏仁汤洗，去皮尖，麸炒，一两

上为细末，入灯心同煎，空心服。

八正散 治小便赤涩，或淋闭不通及热淋，并宜服之。

大黄面裹煨 木通 瞿麦 滑石 萹蓄 车前子 山栀仁 甘草各等份

上为末，入灯心同煎，小儿少少与之。

〔洁〕**葵花散** 治小便淋涩经验。葵花根一味，洗净锉，水煎至七沸，服之立效。味甘寒

〔世〕**葛粉丸** 治男女淋病疼痛，效速，勿轻忽之。

沙糖《本草》云：治心肺大肠热 葛粉

和丸如桐子大。井花水化开一二丸。

治血石淋。杨树蛀屑，乌梅一，大枣三，水一盏，煎服。

〔《灵苑》〕治卒患诸淋，遗涩不止，小肠赤涩疼痛。三药酸浆草，人家圆林亭槛中，着地开黄花，味酸者是。取嫩者净洗，研绞自然

汁一合，用酒一合搅匀，空心服之，立通。三药酸浆草即布壳饭，详见白带门。

〔无〕葎草汁，治膏淋及尿血。葎草捣汁二升，醋二合和，空腹服一盏。又浓煮汁饮，亦治淋沥尿血。葎草俗名辣母藤，又名葛勒蔓，处处蓠墙上有之。

胞移热于膀胱，则癃溺血。全文见诊病传变。胞谓女子胞也。

〔《素》〕《痹论》云：胞痹者，小腹膀胱按之内痛，若沃以汤，涩于小便，上为清涕。夫膀胱为州都之官，津液藏焉，气化则能出矣。今风寒湿邪气客于胞中，则气不能化出，故胞满而水道不通，其小腹膀胱按之内痛，若沃以汤，涩于小便。以足太阳经其直行者，上交巅入络脑，下灌鼻窍，则为清涕也，治胞痹，小便不通。【批】胞痹似淋属寒。

肾着汤《千金》河间方同。

赤茯苓去皮　白术各四两　甘草炙，二两　干姜炮，一两

上为末，每服五钱，水二盏，煎至一盏，去渣温服，日三。

茯苓丸　治胞痹，小便内痛。

赤茯苓　防风　细辛　白术　泽泻　官桂各半两　栝楼根　紫菀　附子　黄芪　芍药　甘草炙。各三分　生地　牛膝酒浸　山芋　独活　半夏汤浸　山茱萸各一分

上十八味，为细末，炼蜜丸如桐子大。每服十丸，温酒送下，食前。

巴戟丸　治胞痹脐腹痛，小便不利。

巴戟去心，一两半　桑螵蛸麸炒　远志去心　生地　山芋　附子炮　续断各一两　肉苁蓉酒浸，一两　杜仲炙　石斛　鹿茸酥炙　龙骨　菟丝子　五味子　山茱萸　官桂各三钱

上十六味，为细末，炼蜜丸如桐子大。温酒下三十丸，空心，食前。

肾沥汤　治胞痹小腹急，小便不利。

桑白皮炒　犀角屑　杜仲炙，去丝　五加皮　麦门冬　木通　桔梗各一两　赤芍药五钱

上八味，为粗末，每服五钱，水一盏半，羊肾一个切，竹沥少许同煎，去渣温服。

诸淋皆属于热，古方有冷淋，盖十百之一也。今因胞痹属风寒湿，故主寒条。

〔无〕**瞑眩膏**　治诸淋疼痛不可忍受，及砂石淋。大萝卜切一指厚，四五片，好白蜜淹少时，安净铁铲上，慢火炙干，又醮又炙，尽蜜二两，翻覆炙令香软，不可焦，候蜜尽细嚼，以盐汤一盏送下，立效。【批】杂方。

〔《圣》〕治冷淋，小肠不利，茎中急痛。用槲叶捣末，每服二钱，水一盏，葱白七寸，煎六分去渣，食前温服。

〔崔〕疗石淋，便中有石子者。胡桃肉一升，细米煮浆粥一升，相和顿服即瘥。胡桃性熟。

运气，小便淋气，及针灸淋阅法。并见小便淋闭门。

〔仲〕淋家不可发汗，发汗则便血。淋之为病，小便如粟状，小腹弦急，痛引脐中。【批】病禁。

肾脉滑实为癃㿉。脾脉滑甚为㿉癃。全文见治虚实法。【批】诊。

〔《脉》〕少阴脉数，妇人则阴中生疮，男子则气淋。

〔《素》〕病有癃者，一日数十溲，此不足也。身热如炭，颈膺如格，人迎躁盛，喘息气逆，此有余也。太阴脉细微如发者，此不足也。其病安在？名为何病？岐伯曰：病在太阴，其盛在胃，颇在肺，病名曰厥，死不治。奇病论癃病脉细不治。

胎前淋闭

〔丹〕转胞病，胎妇禀受弱者，忧闷多者，性急躁者，食味厚者，大率有之。古方皆用滑利疏导药，鲜有应效。因思胞为胎所压，展在一边，胞系了戾不通耳。胎若举起，悬在中央，胞系得疏，水道自行。然胎之坠下，必有其由。

一日吴宅宠人患此，脉之两手似涩，重取则弦，左手稍和，予曰：此得之忧患，涩为血少气多，弦为有饮，血少则胞弱而不能自举，气多有饮，中焦不清而溢，则胞知所避而就下，故喜坠。遂以四物汤加参、术、半夏、陈皮、生甘草、生姜，空心饮，随以指探喉中，吐出药汁，候少顷气定，又与一帖，次日亦然，如是八帖而安。此法果为的确，恐偶中耳。后有数人，历历有效，未知果何如耶？仲景云：妇人本肌盛头举身满，今反羸瘦，头举中空减，胞系了戾，亦致胞转。其义未详，必有能知之者。【批】虚。

一妇人四十一岁，妊孕九个月，转胞，小便不出，三日矣。下急脚肿，不堪存活，来告急。予往视之，见其形悴，脉之右涩而左稍和。此饱食而气伤，胎系弱不能自举，而下坠压着，膀胱偏在一边，气急为其所闭，所以水窍不能出也。转胞之病，大率如此。予遂制一方，补血养气，血气既正，胎系自举，则不下坠，方有安之理。遂作人参、当归身尾、白芍药、白术、带白陈皮、炙甘草、半夏、生姜煎汤，浓与四帖，任其叫喊，至次早天明，又与四帖，药渣作一帖，煎令顿饮之，探喉令吐，出此药汤，小便立通，皆黑水。后就此方，加大腹皮、枳壳、青葱叶、缩砂仁，二十帖与之，以防产前后之虚，果得就蓐平安，产后亦健。

一妇人，妊娠七八个月，患小便不通，百医不能利，转加急胀。诊其脉细弱，予意其血气虚弱，不然，水载其胎，故胎重坠下，压住膀胱下口，因此溺不得出。若服补药升扶，胎起则自下，药力未至，愈加急满。遂令一老妇，用香油涂手自产门人，托起其胎，溺出如注，胀急顿解。一面却以人参、黄芪、升麻，大剂煮服，或少有急满，仍用手托放取溺，如此三日后，胎渐起，小便如故。

〔仲〕问曰：妇人病饮食如故，烦热不得卧，而反倚息者，何也？师曰：此名转胞，不得溺也。以胞系了戾，故致此病，但利小便则愈，宜肾气丸主之。即八味丸，方见治法，酒下十五丸至二十丸，日再服。

〔《产》〕疗小便不通及胞转。桑螵蛸捣末，米饮服方寸匕，日三。【批】虚。

〔《仲》〕妊娠有水气，重身，小便不利，洒淅恶寒，起即头眩，葵子茯苓散主之。【批】热。

葵子、茯苓各三两

右二味，杵为散，饮服方寸匕，日三服。小便利则愈。

妊娠小便难，饮食如故，归母苦参丸主之。

当归　贝母　苦参各四两

上三昧末，炼蜜丸如小豆大。饮服三丸，加至十丸。男子加滑石半两。

〔《外》〕治妊娠患子淋。猪苓五两，一味为末，以白汤三合，服方寸匕，渐至二匕，日二夜一。

〔《大》〕治妊娠卒不得小便。杏仁一味，去皮尖捣丸，如大绿豆。灯心汤吞七粒，立利。【批】肺气郁。

〔丹〕朱宅妇人三十余岁，四个月胎，大小便闭，因与通利，冬葵子等药已通，但气未顺。此由性急血耗气乱，须和其气，滋其血乃安。

陈皮　青皮　芍药一钱　人参　归身尾川芎　地黄　白术半两　茯苓　木通　甘草二分

〔《甲》〕小便❶难，水胀满，溺出少，胞转，不得溺，曲骨主之。胞转不得小便，小腹满，关元主之。【批】针灸。

产后淋闭

〔无〕治产前后淋，其法不同，产前当安胎，产后当去血。瞿麦、蒲黄，最为产后要药。【批】污血。

茅根汤　治产后诸淋主之。

白茅根八两　瞿麦　葵子二两　白茯苓各四两　人参二两　蒲黄　桃胶　滑石　甘草各

---

❶ 便：原作“肠”，据《甲乙经·卷九》改。

一两　紫贝十个，烧　石首鱼　枕石煅

上锉为散，每服四钱，水一盏半，姜三片，灯心二十茎，煎至七分，去渣温服；亦可为末，木通煎汤调下。

〔《大》〕疗产后小便不通。用陈皮去白为末，空心服，酒调二钱，一服便通。【批】滞气。

治产后小便不通，腹胀如鼓，闷乱不醒。用盐填脐中，却以葱白剥去粗皮，十余根作一缚，切作一指厚。安盐上，用大艾炷，满葱饼上以火灸之。觉热气入腹内，即时便通神验。

小便数

〔罗〕中书右丞合剌合孙，病小便数而短，昼夜约二十余行，脐肠填满，腰脚沉痓，不得安卧。季春下旬，一日奉敕治之，遂往诊视。脉得沉缓，时时带数，常记小便不利有三，不可概论。若津液偏渗于肠胃，大便泄泻，而小便涩少者一也，宜利而已。若热搏下焦津液，则湿热不能行者二也，必渗泻则愈。若脾胃气涩，不能通调水道，下输膀胱而化者三也，可顺气，令施化而出。今右丞平素膏粱湿热内蓄，不得施行，膀胱窍涩，是以起频而见少也，非渗泄分利，则不能快利。遂处一方，名曰茯苓琥珀汤。《内经》曰：甘缓而淡渗，热搏津液，内蓄脐腹胀满，当须缓之。泄之必以甘淡为主，遂以茯苓为君，甘寒滑以利窍涩。猪苓、琥珀之淡，以渗泄利水道，故以二味为臣。脾恶湿，湿气内蓄，则脾气不舒。益脾胜湿，必以甘为助，故以甘草、白术为佐。咸入肾，咸味涌泄为阴，故用泽泻之咸，以泄伏水。肾恶燥，急食辛以润之，津液不行，以辛散之，桂枝味辛，散湿润燥，故以为使。煎长流甘澜水，使不助其肾气，大作汤剂，令直达于下而急速也。两服减半，旬日良愈。【批】数而小为实。

茯苓琥珀汤

茯苓　白术　琥珀各半两　甘草炙　桂去皮。各三钱　泽泻一两　滑石七钱　猪苓半两

上为细末，每服五钱，煎长流甘澜水一盏调下，空心食前，待少时以美膳压之。

〔《食》〕主下焦虚冷，小便数损无力。生薯蓣半斤，刮去皮，以刀切碎，于铛中煮酒沸，下薯蓣不得搅，待熟加盐葱白更添酒，空腹下二三盏，妙。【批】数而多为虚。

〔罗〕**水芝丸**　治上焦真气虚弱，小便频数，日夜无度。

莲肉去皮，不以多少，用好酒浸一两宿。猪肚一个，将酒浸莲肉入肚中多半为度，水煮熟取出莲肉，切，焙干

上为细末，酒煮面为丸，如芡实大。每服五十丸，米饮汤下，食前。

〔世〕治夜多❶小便，用益智三十四个为末，盐五分，水一盏，煎八分，临卧温服。【批】虚寒。

〔《本》〕**冲真汤**　治丈夫妇人元气衰惫，荣卫怯弱，真阳不固，三焦不和，上盛下虚，夜梦鬼交，觉来盗汗，面无精光，唇口舌燥，耳内蝉鸣，腰痛背倦，心气虚乏，精神不宁，惊悸健忘，饮食无味，日渐瘦悴，外肾湿痒，夜多小便，肿重冷痛，牵引小腹，足膝缓弱，行步艰难，妇人血海久冷，经候不调，或过期不至，或一月两来，赤白带下，漏分五色，子宫感寒，久不成孕，并皆治之。此药大能生气血，遇夜半子时肾水旺极之际，补肾实脏，男子摄血化精，诸病未萌之前，皆能制治，使不复为梗。

当归一两，酒浸一宿　人参一两半　金钗石斛五两　白茯苓　木香　肉豆蔻　山药以上各三两　生地二两　熟地温水洗，三两　丁香一两　青皮一两，去白　川牛膝二两，童便、酒各半盏浸一宿

上为细末，每三大盏酒调下，盐亦得，空心食前一服。妇人诸病，童便同酒调，空心下。

---

❶ 多：原作“少”，据文义改。

又方　治男子妇人一切虚冷之疾，活血驻颜，减小便，除盗汗。治妇人久不生产，似带疾而非，时有遗沥，并皆治之。功验不可具述。

苍术切焙　川楝子　茴香　吴茱萸汤洗　破故纸　胡芦巴以上各一两，并炒　川姜　川乌　草乌以上各半两，炮　山药二两

上各炮治如法，同为细末，醋糊为丸，如桐子大。每服十五丸，空心温酒盐汤任下，妇人艾醋汤下，日二服。耳目永不昏聋，毛发不白。

〔《衍》〕邻家有一男子，小便日数十次，如稠米泔色，心神恍惚，瘦瘁食减，令服桑螵蛸散，未终一剂而安。

此药能安神魂，定心志，治健忘，小便数，补心气。用桑螵蛸、远志、菖蒲、龙骨、人参、茯苓、当归、龟甲醋炙，以上各一两为末，以人参汤调下二钱。

〔海〕姜附石脂神砂丹　治小便数而不禁，怔忡多忘。方见滞下。

〔丹〕因看《卢氏医镜》见此一药味数分两同，惟丹砂用伏火者，及治病有差。所治者，小便数而不禁，怔忡多忘，魇梦不已不同耳。见其不同，审而详之，乃得此治法不差，且泛论之。经言：肾主大便，肝主小便淋溲。《难经》云：小肠为赤肠，是面赤色，及便溺色赤，皆出心与小肠，南方赤色，显于外也。经言：下焦如渎者，正谓大小便也。大便为阴，为有形气化，乃下焦之下者也。谓肾主大便，不言大肠者，明子行父道，为肾脏病。小便为阳，为无形气化，乃下焦之高者也。谓肝主小便淋溲，亦是子行父道，为腑病。凡诸无形气化者，皆腑病所主，诸有形气化者，皆脏病所主，此二证，俱在下焦则同，但有形无形，及在腑在脏有殊，俱是丹田衰败。不言心火者，以其相火代行君之政令故也。细分之，则膀胱壬水胜丙火。小肠者，不传入阴，故为泄血。泄血利不禁，为有形质病。且不传阴，则阴不病。何为有形病？此为阴之体也，为腑之用也。天地阴阳，互为体用，以斯可见。是明五脏者，为六腑所用，六腑者，为五脏所用明矣，是有形皆为传阴也。大小便不禁，是膀胱不禁为遗溺，此不传阴也，是丹田胞络受寒，为壬所克。大抵诸腑皆乘有形，有形病者皆在腑。责其所乘，皆在脏也。用伏火丹砂者，去其寒性耳。治法同者，以其俱在下焦，补诸无形，同在胞络耳。以其胞与肾相对，有渠相通故也。肾主大便，肝主小便，所治安得不殊。经曰：肾肝同归一治。又曰：少阳主骨，所生病，便溲难。膀胱主筋，所生病，亦可知也。小便不禁，茯苓汤下。大便不禁，米饮下。此论《局方》姜附神砂丹而发。

运气，小便数皆属火。经云：少阳之复，便数憎风是也。小便数，惟二脏有之。【批】运气。

一属肺。经云：肺手太阴之脉，气盛有余，则肩背痛，风寒汗出中风，小便数而欠是也。以刺言之，泻手太阴则愈。【批】数而久属肺。

一属肝。经云：足厥阴之疟，令人如癃状，而小便不利。又云：肝痹者，夜卧则惊，多饮，数小便是也。视虚实补泻之则愈。【批】夜卧多惊属肝。

〔东〕小便数腹痛：尿胞在玉泉下一寸屈骨端。【批】针灸。

〔《玉》〕小便多：命门随年壮灸　肾俞一分，沿皮向外六分，补六呼，泻一吸

〔《集》〕小便滑数：中极灸　肾腧　阴陵泉不已，取下穴　气海　阴谷　三阴交

溺　赤

诸病水液浑浊，皆属于热。全文见诊。小便黄者，少腹中有热也。全文见水肿。小便黄，无如黄柏、知母效。【批】便赤为热。

脉尺涩，足胫逆冷，小便赤，宜服附子四逆汤，足太冲补之。【批】脉涩胫冷为寒。

脏腑小便黄有四：一属肝热。经云：肝热

病者，小便先黄是也。二属胃实。经云：胃足阳明之脉气盛，则身以前皆热，其有余于胃，则消谷善饥，溺色黄是也。三属肺虚。经云：肺手太阴之脉气虚，则肩背痛寒，少气不足以息，溺色变故耳。四属肾虚。经云：冬脉者，肾脉也。冬脉不及，则令人眇清，脊痛，小便变是也。【批】脏腑。

运气　小便黄有二：【批】运气。

一属风。经云：厥阴之胜，胠胁气并，化而为热，小便黄赤是也。

二属热。经云：少阴司天，热淫所胜，病溺色变。又云：少阳之胜，溺赤善惊。又云：阳明司天，燥气下临，暴热至，乃暑阳气郁发，小便变是也。盖暴热谓地气少阴之热也。

邪之所在，皆为不足，中气不足，溲便为之变，补足外踝下留之。全文见刺虚实法。【批】针灸。

〔《甲》〕小肠有热，溺赤黄，中脘主之。溺黄，下廉主之。小便黄赤，完骨主之。小便黄，肠鸣相追逐，上廉主之。

遗　溺

〔垣〕小便遗失者，肺金虚也，宜安卧养气，禁劳役。以黄芪、人参之类补之。不愈，当责有热，加黄柏、生地。《甲乙》云：肺脉则少气不足以息，卒遗失无度。

下虚，谓膀胱下焦虚。经云：水泉不止者，是膀胱不藏也。仲景云：下焦竭，则遗溺失便，其气不能自禁制，不须治，久则愈。又云：下焦不归，则遗溲。世用桑螵蛸鸡胜胵之类是也。【批】下虚涩脱。

〔丹〕治遗溺。桑螵蛸酒炒为末，姜汤送下二钱妙。

〔无〕**鸡内金散**　治溺床失禁。

鸡胜胵一具，并肠洗净烧为灰，男用雌，女用雄，即是鸡肫内黄皮研为末，每服二钱，酒饮调服妙。

又方　用羊肚系盛水满，线缚两头煮熟，取中水顿服之瘥。

〔《山》〕大人遗溺不知。蔷薇根细研酒下。

〔丹〕**鹿茸丸**　治久虚冷，小便白浊，滑数不禁。【批】虚寒。

鹿茸　椒红　桂　附子　牡蛎　石斛　补骨脂　肉苁蓉　鸡胜胵　沉香各一两　桑螵蛸三分

上为末，酒糊丸桐子大。食前酒下三十丸。此方因沉香解诸涩，故丹溪取之。

又云：鹿角屑炒黄为末，温酒下二钱妙。本草云：鹿角逐阴中邪气恶血。鹿茸丸方见虚条。【批】污血。

〔河〕热甚客于肾部，手足厥阴之经，廷孔郁结极甚，而气血不能宣通。则痿痹，神无所用，故津液渗入膀胱，而旋溺遗失，不能收禁也。经曰：目得血而能视，耳得血而能听，手指得血而能摄，掌得血而能握，足得血而能走，脏得血而能液，腑得血而能气。然血所通流，则气亦然也。气血先行，则其中神自清和，而应机能为用矣。故经曰：血气者，人之神，不可不谨养也。故诸所运动，时习之，则气血通利，而能为用。闭塞之，则气血行微，而其道不得通利，故劣弱也。若病热极，甚则郁结，而气血不能宣通，神无所用，而不遂其机，随其郁结之微甚，而有不用之大小焉。是故目郁则不能视色，耳郁则不能听声，鼻郁则不能闻香臭，舌郁则不能知味。至如筋痿骨痹，诸所出不能为用，皆郁结之所致也。【批】寒热郁结。

〔丹〕《千金翼》**白薇散**　治尿出不知时。

白薇本草云：气大寒　白芍药各等份。

上为末，温酒调下方寸匕，日三服，食前。

尝治一男子，遗溺不觉，脉洪大盛，以黄柏、知母、杜牛膝为君，青皮、甘草为臣，木香为佐，桂些少反佐，服数帖，大效。此法与前白薇散皆河间所谓热甚廷孔郁结，神无所用，不能收禁之意也。

〔世〕神芎导水丸　治遗尿有实热者。每百

丸，空心白汤下，若一服利，止后服。前法河间所谓廷孔郁结不能收禁，此所谓淫气遗溺，痹聚在肾，痹谓气血不通宣也。

〔无〕**茯苓丸**　治心肾俱虚，神志不守，小便淋沥不禁，及遗泄白浊。

赤茯苓　白茯苓

上为末，以新汲水挼洗，澄去新沫，控干，别取地黄汁，同好酒，银石器内熬成膏，搜和为丸，如桐子大。空心热酒嚼下。

〔世〕用薏苡仁，盐炒煎服效。方见小儿。【批】杂方。

〔《本》〕燕蓐草，主眠中遗溺不觉，烧令黑研，水进方寸匕，亦主哕气，即燕窠中草也。

膀胱咳者，咳而遗溺。全文见咳。

针灸　遗溺法有四：其一取肝，其二取督脉，其三取三焦，并见遗溺闭癃门，其四取肺。经云：手太阴之别，名曰列缺，其病虚则欠款，小便遗数，取之去腕一寸，别走阳明者是也。【批】针灸。

〔东〕遗尿失禁：阴陵泉　阳陵泉二寸半。大敦七壮。又方：曲骨　阴阳二陵泉各二寸半。

〔《甲》〕遗溺，关门及神门、委中主之。气癃小便黄，气满，虚则遗溺，石门主之。

肝脉微滑为遗溺。全文见治法。【批】诊。

妊娠遗尿

〔《大》〕白薇散　治妊娠不知尿出时。方见前热条。【批】热。

产后，一味桑螵蛸散，治妊娠小便数不禁。方见前下虚条。又方：用鸡尾毛烧灰末，酒调方寸匕。【批】虚。

产后遗尿

〔无〕妇人产蓐，产理不顺，致伤膀胱，遗尿无时。

〔丹〕尝见尿胞，因收生者不谨，以致破损，而得淋漓，病遂为废疾。一日有徐妇，年壮难产得此，因思肌肉破伤在外者，宜可补完，胞难在腹，恐亦可治。遂诊其脉，虚甚。予曰：难产之由，多是气虚，产后血气尤虚，试与峻补。因以参术❶为君，芎归为臣，桃仁、陈皮、黄芪、茯苓为佐，煎以猪羊胞中汤，极饥时饮之，但剂小，率用一两，至一月而安。盖令气血骤长，其胞自完，恐稍缓，亦难成功矣。【批】虚。

〔乔町〕妇人产后尿不禁，面微浮，略发热于午后，此膀胱为坐婆所伤。

黄芪　归身尾　芍药各一钱半　白术一钱　人参　陈皮五分　甘草炙些

上煎热饮之。

〔云〕**桑螵蛸散**　治产后小便数及遗尿。【批】涩脱。

桑螵蛸三十个，炒　鹿茸酥炒　黄芪各三两　牡蛎煅　人参　赤石脂　厚朴各三两

上为细末，空心米饮调下三钱匕。

又方

桑螵蛸半两，炒　龙骨一两

上为细末，米饮调下二钱，空心。

前阴诸疾

前阴诸疾，前阴所过之脉有二：一曰肝脉，二曰督脉。经云：肝足厥阴之脉，入毛中过阴器，抵少腹，是肝脉所过也。又云：督脉者，起于少腹，以下骨中央，女子入系廷孔，循阴器，男子循茎下至篡，与女子等，是督脉所过也。

阴缩阴纵

阴缩，谓前阴受寒，入腹内也。阴纵，谓

---

❶ 术：原作“芪”，据《格致余论·难产胞损淋沥论》改。

前阴受热，挺长不收也。经曰：足厥阴之筋，伤于寒，则阴缩入；伤于热，则纵挺不收。治在行水清阴气是也。【批】寒热。

〔丹〕鲍兄二十余岁，玉茎挺长，肿而痿，皮塌常润，磨股不能行，两胁气上，手足倦弱。先以小柴胡加黄连大剂，行其湿热，略加黄柏，降其逆上之气，其挺肿渐收，渐减及半。但茎中有坚块未消，遂以青皮一味为君，佐以散风之剂，末服。外以丝瓜汁，调五倍子末傅而愈。

平江王氏子，年三十岁，忽阴挺长肿而痛，脉数而实，用朴硝荆芥汤浸洗，又用三一承气汤大下之，愈。

《内经》刺灸前阴挺长之法有一：经云，足厥阴之别，名曰蠡沟，去内踝五寸别走少阳，其病实，则挺长，取之所别是也。【批】针灸。

〔《明堂》〕阴卵入腹。脐下六寸，两旁各一寸六分。灸二七壮。

〔《内经》〕诊阴缩而死者，皆属肝伤。经云：肝悲哀动中则伤魂，魂伤则狂妄不精，不精则不正，当阴缩而挛筋，两胁骨不举，毛悴色夭死于秋。又云：厥阴终者喜溺，舌卷，卵上缩是也。【批】诊。

阴痿阴汗阴冷阴痒

阴痿，皆耗散过度，伤于肝筋所致。经云：足厥阴之经，其病伤于内则不起是也。【批】阴痿伤肝。

〔垣〕阴痿阴汗臊臭论　一富者前阴间尝闻臊臭，又因连日饮酒，腹中不和，求予治之。予应之曰：夫前阴者，足厥阴之脉，络阴器，出其挺末。臭者心之所走散，入于五方为臭，入肝为臊臭，此其一也。当于肝经中泻行间，是治其本。后于心经中泻少冲，以治其标，如恶针当用药除之。治法当求其本。连日饮酒，夫酒者，气味俱阳❶能生湿热，是风湿热合于下焦为邪。故经云：下焦如渎。又云：在下者，引而竭之。酒者是湿热之水，亦宜决前阴以去之，是合下焦二法治之。【批】阴汗臊臭属酒湿热。

龙胆泻肝汤　治阴部时复湿痒，有臊臭。【批】土湿制肾治法。

柴胡梢　泽泻各一钱　车前子　木通各五分　当归梢　龙胆草　生地各三分

上锉，如麻豆大。作一服，水三大盏，煎至一盏去渣，稍热服，空心宿食消尽服，便以美膳压之。柴胡入肝为引。用泽泻、车前子、木通，其淡渗之味，利小便，亦除臊臭，是名在下者，引而竭之。生地黄、草龙胆之苦寒，泻酒湿热，更兼车前子之类，以彻肝中邪气。肝主血，用当归以滋肝中血不足也。

固真汤　治两丸冷，前阴痿弱，阴汗如水，小便后有余滴臊气，尻臀并前阴冷，恶寒而喜热，膝亦冷，正月内定此方。

升麻　柴胡　羌活各一钱　甘草炙　泽泻各一钱半　草龙胆炒　知母炒　黄柏各二钱

上锉，如麻豆大。水三盏，煎至一盏去渣，稍热空腹服，以美膳压之。

温肾汤　治面色痿黄身黄，脚软弱无力，阴汗，阴茎有天色，二月定此方。

麻黄六分　防风根一钱五分　白术一钱　苍术一钱半　泽泻二钱　猪苓　升麻　白茯苓　黄柏酒。各一钱　柴胡梢六分

上件分作二服，每服水二大盏，煎至一盏去渣，稍热服，食前，天睛明服之。候一时辰许，方食。

补肝汤　治前阴如冰冷，并冷汗，两脚痿弱无力。

黄芪七分　人参　葛根各三分　甘草炙，五分　升麻四分　知母　柴胡　羌活　陈皮　归身　黄柏炒　防风　白茯苓　泽泻各二分　苍术五分　曲末二分　猪苓四分　连翘二分

上吹咀，水二大盏，煎至一盏去渣，稍热服，食前。忌酒湿面。

---

❶ 阳：原无，据《兰室秘藏·卷下》补。

清震汤　治溺黄臊臭淋沥，两丸如冰，阴汗浸两股，阴头亦冷。正值十二月，天寒凛冽，霜雪交集，寒之极矣。

升麻五分　柴胡二分　羌活一钱　黄柏一钱，酒　苍术五分　防风三分　甘草炙，二分　藁本三分　红花一分　归身二分　猪苓三分　泽泻　黄芩五分　麻黄根三分

上锉，如麻豆大。都作一服，水二大盏，煎至一盏去渣，临卧服。忌酒湿面。

柴胡胜湿汤　治两外肾冷，两髀枢阴汗，前阴痿弱，阴囊湿痒臊气。

泽泻一钱半　羌活一钱半　升麻一钱半　生甘草　柴胡各三钱　草龙胆一钱　黄柏酒，二钱　红花少许　当归梢　麻黄　汉防已　茯苓各一钱　五味子二十个

上㕮咀，水三大盏，煎至一盏去渣，稍热服，食前。忌酒湿面房事。

〔垣〕**仲景八味丸**　治阳事多痿不振。今依全方，夏减桂附一半，春秋三停减一。疾去精足全减桂附，只依六味地黄丸。八味方见治法。

肾脉大甚，为阴痿。全文见诊。

运气　阴痿皆属湿土制肾。经云：太阴司天，湿气下临，肾气上从，阴痿气衰而不举是也。【批】运气。

椒粉散　治前阴两丸湿痒，秋冬尤甚，冬月减。【批】杂方。

麻黄一钱　黑狗脊五分　斑蝥二个　猪苓三分　肉桂二分　归梢三分　轻粉少许　红花少许　蛇床子五分　川椒三分

上为极细末渗上，避风寒湿冷处坐卧。

〔丹〕肾囊湿痒，先以吴茱萸煎汤洗之。后用吴茱萸半两，寒水石三钱，黄柏二钱半，樟脑、蛇床子各半两，轻粉一钱，白矾三钱，硫黄二钱，槟榔三钱，白芷三钱，为末掺之。

〔《千》〕有人阴冷，渐渐冷气入阴囊肿满，恐死，日夜痛闷不得眠。取生椒择之洗净，以布帛裹着丸囊，令厚半寸，须臾热气大通，日再易之，取出瘥。

〔《本》〕曾有人阴冷，渐次冷气入阴囊肿满，昼夜疼闷不得眠，煮大蓟汁服，立瘥。

《内经》针灸阴暴痒痛，足厥阴之别，名曰蠡沟，上内踝五寸是也。全文见针灸门。【批】针灸。

〔《撮》〕阴痿：关元补　阴湿　阴谷寸半，泻，灸

〔《怪穴》〕阴中湿痒，外肾生疮：海底在脬囊底十字文缝中，灸泻二十七壮　独阴在足第二指节下横文，灸泻二十七壮

阴臭阴肿阴痛阴吹

〔溪〕妇人阴肿，肾痛。枳实半斤切碎，炒热布裹包熨之，冷即易。《秘录》交接劳复，阴卵痛。是劳复阴阳易。

〔仲〕胃气下泄，阴吹而正喧，此谷气之实也，膏发煎导之。方见黄疸。

〔洁〕男子阴头痛，女子阴中痛：大敦

〔《集》〕阴茎虚痛：中极　太溪　三阴交　复溜　不已，取血郄　阴陵泉　关元　海底

〔《甲》〕妇人阴中痛，少腹坚急痛，阴陵泉主之。女子阴中寒，归来主之。

筋

〔《灵》〕足太阳之筋，起于足小指，上结于踝，邪上结于膝。其下循足外侧，结于踵，上循跟，结于腘。其别者，结于踹外，上腘中内廉与腘中，并上结于臀，上挟脊上项。其支者，别入结于舌本。其直者，结于枕骨，上头下颜，结于鼻。其支者，为目上纲，下结于烦。其支者，从腋后外廉，结于肩髃。其支者，入腋下，上出缺盆，上结于完骨。其支者，出缺盆，邪上出于頄，其病小指支跟肿痛，腘挛，脊反折，项筋急，肩不举，腋支缺盆中纽痛，不可左右摇，治在燔针劫刺，以知为数，以痛为输，名曰仲春痹也。以知为数，以痛为输者，

言经筋病用燔针之法，但以知觉所针之病应效为度数，非如取经脉法有几呼几吸几度之定数也。但随筋之痛处为输穴，亦非如取经脉法有荥俞经合之定穴也。【批】经筋诊法。

足少阳之筋，起于小指次指，上结外踝，上循胫外廉，结于膝外廉。其支者，别起外辅骨，上走髀，前者结于伏兔之上，后者结于尻。其直者，上乘胁季胁，上走腋前廉，系于膺乳，结于缺盆。直者上出腋，贯缺盆，出太阳之前，循耳后，上额角，交巅上，下走颔，上结于頄。支者，结于目眦为外维，其病小指次指支转筋，引膝外转筋，膝不可屈伸，腘筋急，前引髀，后引尻，即上乘胁季胁痛，上引缺盆膺乳颈维筋急，从左之右，右目不开，上过右角，并跻脉而行，左络于右，故伤左角，右足不用，命日维筋相交。治在燔针劫刺，以知为数，以痛为输，名曰孟春痹也。

足阳明之筋，起于中三指，结于跗上，邪外上加于辅骨，上结于膝外廉，直上结于髀枢，上循胁，属脊。其直者，上循骨干，结于膝。其支者，结于外辅骨，合少阳。其直者，上循伏兔，上结于髀，聚于阴器，上腹而布，至缺盆而结，上颈，上挟口，合于頄，下结于鼻，上合于太阳。太阳为目上纲，阳明为目下纲。其支者，从颊结于耳前，其病足中指支胫转筋，脚跳坚，伏兔转筋，髀前肿，㿗疝腹筋急，引缺盆及颊，卒口僻，急者目不合，热则筋纵，目不开，颊筋有寒则急引颊移口，有热则筋弛纵缓不胜收，故僻。治之以马膏，膏其急者，以白酒和桂，以涂其缓者，以桑钩钩之，即以生桑灰置之坎中，高下以坐等。以膏熨急颊，且饮美酒，啖美炙肉。不饮酒者，自强也。为之三拊而已。治在燔针劫刺，以知为数，以痛为输，名曰季春痹也。治在燔针之上当有“其病转筋者”五字，如足厥阴筋行水清阴气之下所言也。盖燔针但宜施于筋寒转筋之病，其筋热缓纵者则不宜也。搏，击也，指也。盖治口㖞僻之法，以火烘马之脂膏熨其半边急者，以白酒调和桂末涂其半边缓者，又以桑钩钩其口吻之僻偏复于故处，使高下相等，复以水调生桑灰于钩柄之坎缝处，连频涂之，以收其缓，其桑钩柄别用线系缚于肩后，使勿走作也。复饮酒啖肉使筋脉柔和以助外之涂熨。不饮酒者，则自强其筋骨，使正以手相拍其熨处也。张子和云：左寒右热则左急而右缓，右寒左热则右急而左缓，故偏于左者，左寒右热。偏于右者，右寒左热。夫寒不可轻用辛热之剂，盖左中寒则逼热于右。右中寒则逼热于左，阳气不得宣行故也。

足太阴之筋，起于大指之端内侧，上结于内踝。其直者，络于膝内辅骨，上循阴股，结于髀，聚于阴器，上腹结于脐，循腹里，结于肋，散于胸中。其内者，着于脊，其病足大指支内踝痛，转筋痛，膝内辅骨痛，阴股引髀而痛，阴器纽痛，下引脐两胁痛，引膺中脊内痛。治在燔针劫刺，以知为数，以痛为输，名曰孟秋痹也。

足少阴之筋，起于小指之下，并足太阴之筋，邪走内踝之下，结于踵，与太阳之筋合而上结于内辅之下。并太阳之筋，而上循阴股，结于阴器，循脊内挟膂，上至项，结于枕骨，与足太阳之筋合。其病足下转筋，及所过而结者皆痛及转筋。病在此者，主痫瘛及痉，在外者不能俯，在内者不能仰。故阳病者腰反折不能俯，阴病者不能仰。治在燔针劫刺，以知为数，以痛为输。在内者熨引饮药，此筋折纽，纽发数甚者，死不治，名日仲秋痹也。

足厥阴之筋，起于大指之上，上结于内踝之前，上循胫，上结内辅之下，上循阴股，结于阴器，络诸筋。其病足大指支内踝之前痛，内辅痛，阴股痛转筋，阴器不用。伤于内则不起，伤于寒则阴缩入，伤于热则纵挺不收，治在行水清阴气。其病转筋者，治在燔针劫刺，以知为数，以痛为输，名曰季秋痹也。

手太阳之筋，起于小指之上，结于腕，上循臂内廉，结于肘内锐骨之后，弹之应小指之上，入结于腋下。其支者，后走腋后廉，上绕肩胛，循颈，出走太阳之前，结于耳后完骨。其支者，入耳中。直者出耳上下，结于颔上，属目外眦。其病小指支肘内锐骨后廉痛，循臂阴，入腋下，腋下痛，腋后廉痛，绕肩胛引颈而痛，应耳中鸣痛引颔，目瞑良久乃得视，颈筋急则为筋瘘颈肿。寒热在颈者，治在燔针劫刺，以知为数，以痛为输。其为肿者，复而锐之。本支者，上曲牙，循耳前，属目外眦，上颔，结于角。其病当所过者支转筋。治在燔针劫刺，以知为数，以痛为输，名曰仲夏痹也。

手少阳之筋，起于小指次指之端，结于腕，上循臂，结于肘，上绕臑外廉，上肩，走颈，合手太阳。其支者，当曲颊入系舌本。其支者，上曲牙，循耳前，属目外眦，上乘颔，结于角。其病当所过者即支转筋舌卷。治在燔针劫刺，以知为数，以痛为输，名曰季夏痹也。

手阳明之筋，起于大指次指之端，结于腕，上循臂，上结于肘外，上臑结于髃。其支者，绕肩胛，挟脊。直者，从肩髃上颈。其支者，上颊，结于頄。直者，上出手太阳之前，上左角，络头，下右颔。其病当所过者支痛及转筋，肩不举，颈不可左右视。治在燔针劫刺，以知为数，以痛为输，名曰孟夏痹也。

手太阴之筋，起于大指之上，循指上行，结于鱼后，行寸口外侧，上循臂，结肘中，上臑内廉，入腋下，出缺盆，结肩前髃，上结缺盆，下结胸里，散贯贲，合贲下抵季胁。其病当所过者支转筋痛，甚成息贲，胁急吐血。治在燔针劫刺，以知为数，以痛为输，名曰仲冬痹也。

手心主之筋，起于中指，与太阴之筋并行，结于肘内廉，上臂阴，结腋下，散前后挟胁。其支者，入腋，散胸中，结于臂。其病当所过者支转筋前及胸痛息贲。治在燔针劫刺，以知为数，以痛为输，名曰孟冬痹也。

手少阴之筋，起于小指之内侧，结于锐骨，上结肘内廉，上入腋，交太阴，挟乳里，结于胸中，循臂，下系于脐。臂当作胸。其病内急，心承伏梁，下为肘网。其病当所过者支转筋，筋痛。治在燔针劫刺，以知为数，以痛为输；其成伏梁唾血脓者，死不治，名曰季冬痹也。“名曰事冬痹也”六字元误在后“无用燔针”之下，今移在此。

经筋之病，寒则反折筋急，热则筋弛纵不收，阴痿不用。阳急则反折，阴急则俯不伸。焠刺者，刺寒急也。热则筋纵不收，无用燔针。艾灸亦然，今世不分寒急热纵，皆用艾灸者，未知此理也。

足之阳明，手之太阳，筋急则口目为噼，眦急不能卒视，治皆如右方也。俱见《灵枢·经筋》篇。

形乐志苦，病生于筋，治之以熨引。

诸筋病皆属于节。经云：诸筋者，皆属于节。又云：手屈而不伸者，病在筋是也。肝主诸筋。经云：肝主筋。又云：在脏为肝，在体为筋。又云：酸生肝，肝生筋，筋生心是也。筋病忌风，忌食酸辛，忌久行。经云：风伤筋，燥胜风，酸伤筋，辛胜酸。又云：酸走筋，筋病无多食酸。又云：多食辛则筋急而爪枯。又云：久行伤筋是也。

转筋

〔丹〕转筋皆属血热，四物加黄芩、红花、苍术、南星。有筋转于足大指，转上至大腿近腰结了，乃因奉养厚，饮酒感寒而作，加酒芩、红花、苍术、南星，姜煎服。【批】血热。

〔《圣》〕治肝虚转筋。用赤蓼豆叶，切作三合，水一盏，酒三合，煎至四合去渣，温分二服。【批】杂方。

孙尚药治脚转筋，疼痛挛急。松节二两，细锉如米粒，乳香一钱，上件药用银石器内，慢火炒令焦，只留一分性，出火毒，研细，每服一钱至二钱，热木瓜酒调下。同是筋病，皆治之。

〔《外》〕治转筋。取故绵以酽醋浸甑中蒸及热，用绵裹病人脚，令更易勿停，瘥止。

〔仲〕转筋之为病，其臂脚直，脉上下行，微弦，转筋入腹者，鸡屎白散主之。用鸡屎白一味为散，取方寸匕，以水六合和，温服。

〔丹〕转筋遍身，入肚不忍者，作极咸盐汤，于槽中暖浸之。

〔《灵》〕转筋于阳，治其阳；转筋于阴，治其阴，皆焠刺之。四时气篇此则经所谓以痛为输之法，盖用火烧燔针劫刺。转筋之时，当察转筋之痛在何处，在阳刺阳，在阴刺阴，随其所痛之处刺之。故曰以痛为输也。若以一针未知，则再刺之，以知觉应效为度，故曰以知为数是也。【批】针灸。

〔窦〕转筋而疼，灸承山而可治。

足太阳之下，血气皆少，则善转筋踵下痛。全文见治法。【批】诊。

霍乱转筋

〔海〕吐泻转筋，身热脉长，阳明本病也，宜和中。四君子汤、平胃散、建中汤方见治虚实气虚条。每服一两，水三盏，姜五片，煎至一盏，去渣温服。如吐泻转筋，自汗脉浮者，四君子加桂五钱主之。如吐泻转筋，胁下痛，脉弦者，宜建中加木瓜柴胡汤。平胃散加木瓜五钱，亦可也。【批】皆作虚治。

桂枝二两半　芍药三两　甘草一两　胶饴半升　生姜一两半　大枣六牧　木瓜五钱　柴胡五钱

上锉，如麻豆大。每服一两，水三盏，煮至一盏半去渣，下胶饴两匙，煎化服。如吐泻后，小便不通，胃中实痛者，四君子汤加大黄一两主之。如吐泻转筋，腹中痛，体重脉沉而细者，宜四君子汤加芍药高良姜汤。四君子汤，四味各一两，芍药、良姜各五钱，同前煎法。如吐泻霍乱，四肢拘急，脉沉而迟者，宜四君子汤加姜附厚朴汤。四君子四味各一两，生姜、附子、厚朴炮制。各三钱。同前煎服。

如吐泻转筋，四肢厥冷，脉微缓者，宜建中汤加附子当归汤。

桂枝一两　当归二钱　芍药二两　甘草半两　胶饴半升　生姜一两　附子三钱，炮　大枣六枚

上同前煎服。

〔《活》〕**香薷散**　治非时霍乱，大渴烦躁，汗出转筋，疼痛不可忍。方见伤寒吐利门。

〔丹〕怡六官，霍乱泄多吐少，口渴，脚转筋。

滑石三钱　白术二钱　苍术　厚朴　干葛　陈皮各钱半　甘草些，炙　木通一钱　姜五片

下保和丸四十粒。

〔《本》〕霍乱转筋。香薷煮汁饮之，无不瘥者。

〔《肘》〕治霍乱，心腹痛烦短气，未得吐下。若转筋，烧栀子二十枚，研末，熟水调下。

〔《保》〕霍乱转筋，吐泻不止。宜半夏汤。【批】不渴为寒。

半夏曲　茯苓　白术各半两　甘草炙

上为末，渴者凉水下，不渴温水下，无时。如吐泻不止，身无汗者，可与泻痢门浆水散兼桂枝汤，又可与白术汤。

〔《直指》〕**木瓜汤**　治霍乱吐泻转筋扰闷。

木瓜二两　茴香二钱五分，微炒　甘草炙，二钱　吴茱萸洗焙七次，二两

上㕮咀，每服四钱，水一盏半，生姜五片，乌梅少许，煎温服。

〔《活》〕霍乱转筋者，用理中汤去术，加附子一枚。生用。理中汤方见伤寒。【批】诸药不效者寒热兼施。

〔《本》〕治霍乱吐泻不止，及转筋诸药不效者，一粒青金丹。

硫黄一两，研　水银八钱

上二昧，铫子内炒，柳木篦子不住手搅匀，更以柳枝蘸冷醋频频洒，候如铁色，结如青金块方成。刮下再研如粉，留小半为散，余以粽

子尖三个，醋约半盏研稀调得所，成膏和丸，如鸡豆大，朱砂为衣。每服一丸。煎丁香汤磨化下，热服。如服散，丁香汤调下一钱。伤寒阴阳乘伏，用龙脑冷水磨下，日二三服。【批】诸药不效者寒热兼施。

〔梅〕治霍乱转筋。皂角末一小豆许，入鼻中，取嚏便瘥。【批】杂方。

〔《古今录》〕治霍乱转筋。取蓼花一把，去两头，以水二升半，煮一升半，顿服之。

〔《食》〕治吐后转筋，煮木瓜汁饮之甚良。

〔《外》〕治霍乱注痢不止，转筋入腹欲死。生姜三两捣碎，以酒一升，煮三四沸，顿服。

〔世〕霍乱之症，轻则上吐下泻，两脚转筋，甚则遍体转筋，腹肚疼痛，手足厥冷，若欲绝者，食卒之际，宜于脐中灼艾，及用蓼一把，煎汤炮洗，次投以姜附、理中汤之类，其脉洪大者易治，脉微肾缩舌卷者，不治。【批】诊。

〔世〕霍乱转筋，灸承山。灸二十七壮，神效。又法中风，亦灸承山。【批】针灸。

〔东〕霍乱转筋，在两臂及胸膛中者，筋拘不及动摇：膻中　中府　巨阙　胃脘　尺泽　太阴灸七壮。

〔《甲》〕霍乱转筋：金门　仆参　承山　承筋主之。

爪

肝之合筋也，其荣爪也。全文见五脏。肝热者，色苍而爪枯。全文见痿。多食辛，则筋急而爪枯。全文见五脏。

卷之十五　肝胆部

头风痛

〔丹〕头痛多主于痰，痛甚者火多，有可吐者，亦有可下者。【批】头痛多主于痰火。

〔垣〕金匮真言论云：东风生于春，病在肝，俞在颈项，故春气者病在头。又诸阳会于头面，如足太阳膀胱之脉，起于目内眦，上额交巅，直入络脑，还出别下项，病冲头痛；又足少阳胆之脉，起于目锐眦，上抵头角，病则头角额痛。夫风从上受之，风寒伤上，邪从外入，客经络，令人振寒头痛，身重恶寒，治在风池、风府。调其阴阳，不足则补，有余则泻，汗之则愈，此伤寒头痛也。治法见伤寒条。头痛耳鸣，九窍不利者，肠胃之所生，乃气虚头痛也。治法见气虚条。如气上不下，头痛巅疾者，下虚上实也，过在足少阴巨阳，甚则入肾，寒湿头痛也。治法见寒湿条。有厥逆头痛者，所犯大寒，内至骨髓，髓以脑为主，脑逆故令头痛，齿亦痛。治见寒条。有心烦头痛者，病在膈中，过在手巨阳少阴，乃湿热头痛也。治见实条。【批】东垣大法。

头痛，分三阴三阳。见阴阳条。

诸血虚头痛，当归、川芎主之。诸气虚头痛，人参、黄芪主之。主者，主治也。兼见何证，以佐使药治之，此立方之大法也。血气俱虚头痛者，于调中益气汤，加川芎、蔓荆子、细辛，其效如神。诸湿厥头痛，清空膏主之。即风湿热头痛也，方见湿气条。诸痰厥头痛，半夏白术天麻汤主之。方见脾土条。诸厥逆头痛，羌活附子汤主之。方见寒条。如湿热在头者，以苦吐之，不可执方而治。方见实条。

〔海〕三阳头痛。【批】三阳散而寒之。

羌活　防风　荆芥　升麻　葛根　白芷　柴胡　川芎　芍药　细辛　葱白连须分两旋加

阴证头痛，只用温中药，如理中、姜附之类也。

〔垣〕凡头痛，皆以风药治之者，总其大体而言之也。高巅之上，惟风可到，故味之薄者，阴中之阳，自地升天者也，然亦有三阴三阳之异。太阳经头痛，恶风寒，脉浮紧，川芎、独活之类为主。少阳经头痛，脉弦细，往来寒热，柴胡、黄芩主之。阳明经头痛，自汗发热，不恶寒，脉浮缓长实者，升麻、葛根、石膏、白芷主之。太阴经头痛，必有痰体重，或腹痛为痰癖，脉沉缓者，苍术、半夏、南星主之。少阴经头痛，三阴三阳经不流行，而足寒气逆为寒厥，其脉沉细，麻黄附子细辛汤主之。厥阴经头疼，项痛，或吐痰沫冷厥，其脉浮缓，吴茱萸汤主之。方见伤寒。【批】三阴燥而温之。

清空膏　治偏正头痛，年深不愈者，及疗风湿热头痛上壅损目，及脑痛年深不止。

羌活　防风各一两　柴胡七钱　川芎五钱　甘草炙，一两半　黄连炒，一两　黄芩三两，一半酒制，一半炒

上为细末，每服二钱，热盏内入茶少许，汤调如膏，抹在口内，少用白汤送下。临卧如苦头痛，每服中加细辛二钱。如太阴脉缓有痰，名曰痰厥头痛，加羌活、防风、川芎、甘草，又加半夏一两半。如偏正头痛，服之不愈，减羌活、防风、川芎一半，加柴胡一倍。如发热、恶热而渴，正阳明头痛，只与白虎汤加白芷。

东垣云：诸湿热头痛，清空膏主之。丹溪云：东垣清空膏，诸般头痛皆治，惟血虚头痛

从鱼尾相连痛者不治。又云：治少阳头痛，如痛在太阳厥阴者勿用，盖谓头巅痛也。【批】湿热宜清之。

〔丹〕**小清空膏** 治诸般头痛，惟血虚头痛不治。用片芩细切，酒拌匀，晒干，为末，茶清调下，酒亦可。

〔垣〕**清上泻火汤** 昔有人年少时气弱，于气海、三里节次，约灸五七百壮，至年老添热厥头痛，虽冬天大寒，犹喜风寒，其头痛便愈，微来暖处，或见烟火，其痛复作，五七年不愈，皆灸之过也。

羌活三钱 防风七分 升麻七分 柴胡五分 藁本半钱 细辛少许 川芎二分 荆芥二分 苍术三分 蔓荆子二分 黄芩酒制，一钱半 黄连酒制，半钱 黄柏酒制，一钱 甘草五分 知母酒制，一钱半 当归三分 生地半钱 黄芪一钱 红花少许

上锉如麻豆大。分作二服，每服水二盏，煎至一盏去渣，稍热服，食远。

补气汤 服前药之后，服此药。

黄芪八分 甘草炙 归身各二钱 柴胡 升麻各二分 细辛少许 麻黄炒 苦丁香各半钱

水煎服。

安神散 治头旋眼黑头痛。

羌活一两 防风二钱半 柴胡五钱 升麻五分 酒黄柏一两 酒知母五钱 酒生地半两 黄芪一两 甘草炙，三钱 生甘草三钱

上㕮咀，每服半两，水二大盏，煎至一盏半，加蔓荆子半钱，川芎三分，再煎至一盏，临卧去渣热服。

上东垣丹溪治虚热头痛，大率皆以酒芩、酒连、酒柏加风剂也。

〔罗〕**川芎散** 治头风，偏正头痛，昏眩。

川芎 细辛 羌活 槐花 甘草炙 香附子 石膏炙，半两 荆芥 薄荷 菊花 防风 茵陈各一两

上为细末，每服二钱，食后茶清调下，日三服

石膏散 治头疼不可忍。

麻黄去根节 石膏各一两 何首乌半两 葛根七钱半

上为细末，每服三钱，生姜三片，水煎稍热服。

石膏散 治头疼。

川芎 石膏乱纹好者 白芷

上各等份为细末，每服四钱，热茶清调下。

〔《本》〕**荆芥散** 治头风。王太医方。

荆芥 石膏煅存性，等份

上为细末，每服二钱，姜三片，葱白三寸，和须，使水一盏，煎至七分，食后服。

治丈夫妇人，风虚头疼，气虚头疼，妇人胎前产后伤风头疼，一切头疼，并皆治之。

茵陈拣净，五两 麻黄 石膏煅存性。各二两

上为末，每服一钱，腊茶调下，食后服，服毕仰卧霎时。

玉真丸 治肾气不足，气逆上行，头疼不可忍，谓之肾厥，其脉举之则弦，按之则坚。【批】寒湿。

硫黄二两 石膏煅通赤，研 半夏汤洗 硝石研。各一两

上为细末，研匀，生姜汁糊为丸，如桐子大，阴干。每服二十丸，姜汤或米饮下，更灸关元百壮。良方中黄丸子亦佳。虚寒甚者，去石膏，用钟乳粉一两。

〔《素问》〕云：头疼巅疾，下虚上实，过在足少阴巨阳，甚则入肾。徇蒙招尤。目眩耳聋，下实上虚，过在足少阳厥阴，甚则入肝。下虚者肾虚也，故肾虚则头痛。上虚者肝虚也，故肝虚则头晕。徇蒙者，如以物蒙其首，招摇不定，目眩耳聋，皆晕之状也。故肝厥头晕，肾厥巅痛，不同如此。治肝厥。钩藤散见眩门。【批】肾虚则头痛肝虚则头晕。

神妙丸 治头疼及脑风。

食盐 硫黄各等份

上为末，水调生面为丸，如桐子大。每服十五丸，用薄荷茶，食前，下荆芥酒亦得。

〔丹〕孙兆口诀。治头疼，附子炮，石膏煅，等份为末，入脑麝少许，酒茶下半钱，妙。

上硫、附中加石膏之剂。

治头风如神。附子一枚，生去皮脐，用绿豆一合同煮，豆熟为度，去附子，只吃豆，立瘥。每附子一枚，可煮五次后，末服之。《修真秘要》。

〔《本》〕治气虚头疼，用大附子一枚，剜去心，入全蝎二个在内，取前附子末，同钟乳一分，面少许，水和裹炮熟，却研为末，以焦黄为度，葱茶调下，一钱或半钱。

又方　用大附子一枚，和皮脐生为末　大川芎一个，锉作四片

以水和附子末，如面剂，裹川芎，作四处，如附子末少，入少面裹毕，以针穿数孔子，用真脑麝熏其穴内，觉附香再捻合穴子。如未觉内有香，即再熏一炷。细罗成灰，用铫子内熟灰，炮熟末之，每服半钱，葱茶调下，不拘时候。上泗医杨吉老二方，神效。

上附子纯热例。

〔《素》〕帝曰：人有病头痛数岁不已，此安得之？名为何病？岐伯曰：当有所犯大寒，内至骨髓，髓以脑为主，脑逆故令头痛，齿亦痛，病名曰厥逆。奇病论。【批】大寒犯脑头痛齿亦痛。

〔垣〕**羌活附子汤**　治冬月大寒犯脑，令人脑痛齿亦痛，名曰脑风，出奇病论中。

防风二分　黄芪一钱　麻黄一钱　苍术半钱　升麻二分　甘草二分　黑附子一分　羌活半钱　白芷　白僵蚕　黄柏各三分

上㕮咀，水煎去渣，温服，食后。若有寒嗽，加佛耳草三分。

〔罗〕**川芎神功散**　治风热上攻，偏正头痛，无问微甚久新，并皆治之。

川芎一两　甘草二钱半　川乌生，去皮脐　白芷　天南星　麻黄去根。各半两

上为末，每服三钱，水二盏，生姜三片，煎至七分，投清酒半盏，和渣温服，密室避风，如人行五七里，再服，汗出为度，其病立愈。

救苦神白散　治男子妇人，偏正头痛，眉骨两太阳穴痛，及热上攻头目，目赤不已，项筋拘急，耳作蝉鸣。

川芎　甘草炙。各八钱　甘松去土　赤芍药　白芷　两头尖　川乌头去皮脐。各六钱

上为细末，每服二钱，温茶调下，服药后，饮熟水半盏。

〔《本》〕治一切头疼，黑龙丸。

天南星洗　川乌各半斤。黑豆拌，蒸三次　石膏半两　麻黄　薄荷各四两　藁本　白芷各二两　京墨两半

上为细末，炼蜜杵丸弹子大，每服一丸，薄荷茶汤调下。

治伤寒头疼，太阳头疼，及一切头疼。

川乌炮　草乌各半两　麻黄　川芎　防风　羌活各一两半　地龙去土　全蝎一个　雄黄三钱

上为细末，每服半钱，食后茶清调下。

〔垣〕**麻黄吴茱萸汤**　治头痛胸中痛，食减少，咽嗌不利，寒冷，脉左寸弦急。

麻黄半钱　吴茱萸三分　黄芩二分　川乌一分　羌活五分　细辛少许　蔓荆子一分　藁本柴胡　黄芪各二分　苍术一钱　黄连二分　半夏一分　黄柏　升麻各二分　红花少许　当归二分

上㕮咀，作一服，水二大盏，煎至一盏去渣，稍热服，食后。

〔丹〕东阳陈兄，露筋骨，体稍长，患体虚而劳，头痛甚，至有诀别之言。予察其脉，弦大而带数。以人参为君，川芎、陈皮为佐，至五六日未减，众皆讶之，以药之不对也。予曰：药力有次第，更少俟一二宿，当自安。忽其季来问曰：何不少加黄芪。予不答。又经一宿，忽自言病顿愈。予脉之，觉指下稍盛。又半日，病者言，胸上满，不觉饥，视其腹纹已隐矣。

予曰：药中莫加黄芪否？曰：然。止与三帖。遂连与二陈汤，加厚朴、枳壳、黄连以泻其卫，三帖而安。【批】虚。

血虚头痛，自鱼尾上攻头痛，必用川芎当归汤。眉尖后近发际日鱼尾。【批】血虚。

〔《大》〕一奇散　治血虚头痛神妙。即芎归汤也，方见产头痛。

又方　用川芎半两为末，每服二钱，腊茶调下甚效。曾有产后头痛者，一服即愈。

〔《外》〕治头痛欲裂，当归一两，酒一升，煮取六合，饮至醉，效。

〔《素》〕头痛耳鸣，九窍不利，肠胃之所生也。通评虚实论。东垣云：此气虚头痛也，用人参、黄芪主之。

〔罗〕气虚头痛治验　参谋柏仲实，年六十一岁，二月间患头痛不可忍，昼夜不得眠，邀往视之。其人云：近在燕京，患头昏闷微痛，医作伤寒解之，汗出后痛转加，复汗解，病转加而头愈痛，遂归，每召医用药雷同，到今痛甚，不得安卧，恶风寒而不喜饮食。诊其脉弦细而微，气短而促，懒言语。《内经》曰：春气者，病在头，今年高气弱，清气不能上升，头面故昏闷，此病本无表邪，因发汗数四清阳之气愈亏损，不能上荣，亦不能外固，所以头苦痛而恶风寒，不喜饮食，气短弱。宜升阳补气，头痛自愈。名之曰顺气和中汤。【批】气虚。

黄芪钱半　人参一钱　白术五分　陈皮三分　当归五分　芍药五分　甘草炙，三分　升麻三分　蔓荆子二分　柴胡三分　川芎二分　细辛二分

《内经》曰：阳气者，卫外而为固也。今年高气弱，又加发汗，卫外之气愈损。故黄芪甘温，补卫实表为君。人参甘温，当归辛温，补气补血，芍药味酸，收卫气为臣。白术、陈皮、炙甘草苦甘，温养卫气，生发阳气，上实皮毛腠理为佐。柴胡、升麻苦辛，引少阳阳明之气上升，通百脉，灌溉周身者也。川芎、蔓荆子、细辛辛温，体轻浮，清利空窍为使。

上件㕮咀，作一服，水二盏，煎至一盏，去渣温服，食后。服之减半，再服而愈。

〔垣〕调中益气汤　加川芎、蔓荆子、细辛，治气血俱虚头痛。方见治法门。【批】气血俱虚实。

〔子和〕**青黛散**　治头风。

猪牙皂角　延胡索一分　青黛少许

上为细末，水调豆许，鼻内灌之，其涎自出。先仰卧灌鼻，俟喉中酸味，即起身涎出，口咬铜钱一文，任流下。

〔丹〕头痛搐鼻取涎。

荜拨　川芎　薄荷　白芷　细辛各等份

为末，入猪胆内，与汁拌匀，阴干，再为末。用无根水为丸，如绿豆大，青黛为衣。每一丸，茶清化灌鼻中，口噙铜钱三文，其涎来如泉。一方有延胡索、藁本、青黛，无薄荷、细辛。

〔《本》〕治偏正头风，夹脑风，并一切头风，不问年深日近，克日取效，名透顶散。

细辛表白者，三茎　瓜蒂七个　丁香三粒　糯米七粒　脑子　麝香各一，黑豆大。

上将脑麝，乳钵内研极细，却将前四味研匀，另自治为末，然后入乳钵内，荡起脑麝令匀，用瓦罐子盛之，谨闭罐口，患人随左右搐之，一大豆许，良久出涎一升许。则安。

东垣云；湿热在头而头痛者，必以苦吐之。若用上项搐鼻药而涎少者，必兼下项吐法治之。【批】湿热在头必吐之。

〔《圣》〕治痰厥头痛。以乌梅十个取肉，盐二钱，酒半盏，合水煎至七分去渣，非时温服，吐即住。

〔丹〕头痛难忍支，风痰所致。栀子末蜜和浓，涂舌上，吐即止。《兵部集》

头痛非冷非风，此膈有痰也。浓煎茶啜一二升，探吐之，吐而又吐，候苦汁出乃止，不损人，待渴自止妙。《外台秘要》

〔子和〕**茶调散**

瓜蒂、好茶二味，等份为末，每服二钱，

姜汁调下，空心用之。

丹霞僧，病头痛，常居暗室，不敢见明，其头热痛，以布围其巅，上置冰于其中，日易数次，热不能已。诸医莫识其证，求见戴人。戴人曰：此三阳蓄热故也。乃置炭火于暖室中，出汗涌吐，三法并行，七日方愈。

常仲明之子，自四岁得风痰疾，至十五岁转甚，每月发一二次，发必头痛，痛则击数百拳，出黄绿涎一二盏方愈。此年发益频，目见黑花，昏不知人，三四日方省，诸医皆用南星、半夏化痰之药，终无一效。戴人以双解散发汗，以苦剂吐痰，病去八九，续以分剂平调，自春至秋，如此数次，方获全瘥。

邪在胃而头痛者，必下之，其证必兼隔痞，或动作则痛甚，或右手脉滑盛者是也。治法并见脾胃条。【批】邪在胃必下之。

东风生于春，病在头，俞在颈项。全文五脏。春气者，病在头。恶风为胃风。

〔河〕新沐中风为首风，头面多汗恶风，当先风一日则病甚，至其风日则少愈，大川芎丸主之。【批】头面多汗为首风。

大川芎丸 治首风旋晕弦急，外合阳气，风寒相搏，胃膈痰饮，偏正头疼，身体拘蜷。

川芎一斤　天麻四两，用郓州者

上为末，炼蜜丸。每两作十丸，每服一丸，细嚼茶酒下，食后服。

风气循风府而上，则为脑风，项背怯寒，脑户极冷，神圣散主之。【批】脑户极冷为脑风。

神圣散 治脑风，邪气留饮不散，项背怯寒，头痛不可忍者。

麻黄去节　细辛去苗　干葛生一半，炒一半　藿香叶各等份

上为末，每服二钱，煮荆芥、薄荷，酒调下，茶亦得。并治血风证。

又方　治脑风邪气留饮，头疼不可忍者。用远志末，不以多少，于鼻中搐，于痛处揉之，相兼前药可用也。

〔丹〕头疼连眼痛，此风痰上攻，须用白芷开之。【批】眼痛目晕为风痰。

雨前茶　川芎　白芷　防风　台乌　细辛　当归

为末，汤调服。

〔世〕偏正头风，川芎、细辛、防风、白芷、乌头尖、全蝎梢、南星姜制、麝香少许，为末，每一字，温酒调服。

〔丹〕**头风方**

羌活三钱　细辛一钱　川芎二钱　干葛二钱　甘草一钱半　防风二钱　半夏一钱

上除川芎、细辛二味外，研为末，用酒和炒，晒干，入川、细二味末和匀，每服一钱，茶清调下。

又方

荆芥　草乌尖七片　防风　甘草　台芎　蔓荆子　桔梗　麻黄

上为末，茶调服。

〔《本》〕治头疼，面赤，烦闷咽干，上膈风痰，头目晕昏，百节疼痛，背项拘急，芎辛丸。

川芎　防风　僵蚕　独活各一两　桔梗三两　麻黄　细辛　白附子　羌活　甘草各四两　薄荷　荆芥各一两半

上为细末，炼蜜丸如弹子大。每服一粒，茶酒吞下，食后。【批】风虚则壅塞而痛宜辛散之。

〔垣〕**彻清膏**

川芎三钱　蔓剂子一钱　细辛一分　藁本一钱　薄荷三分　生甘草半钱　炙甘草梢半钱

上为细末，食后，茶清调下一钱，或半钱。

〔《本》〕治头目风。荆芥穗、细辛、川芎等份为末，饭后汤点二钱。

凡治头痛，皆用芎、芷、羌、防、辛等温气药升散者，由风木虚，不能升散，而土寡于畏，得以壅塞而痛，故用此助肝木，散其壅塞也。若风盛，疏散太过而捕，服辛散药反甚者，则宜用酸涩收而降之，乃愈。后乳香盏落散

是也。

〔罗〕**乳香盏落散** 治男子妇人偏正头疼不可忍，大有神效。【批】风盛则疏散而痛宜酸收之。

御米壳去蒂，四两 陈皮 甘草炙 桔梗去芦 柴胡去苗。各一两

上为细末，每服二钱，水一钟，入灯心十茎，长四指，同煎七分，去渣，食后温服。

〔垣〕半夏白术天麻汤 治太阴痰厥头痛，眼黑头旋，恶心烦乱。方见眩门。【批】风湿痰。

东垣先生，壮岁病头痛，每发时两颊青黄，眩晕目不欲末，懒于言语，身沉体重，兀兀欲吐，数日方过。洁古老人曰：此厥阴太阴合而为病，名曰风痰，宜以局方玉壶丸治之。少风湿药二味，可加雄黄、白术，以治风湿。更有水煮金花丸，更灸侠溪二穴，各二七壮，不旬日愈。是知方者体也，法者用也，徒知体而不知用者弊。体用不失，可谓上工，信矣哉。金花丸方见咳嗽。

〔丹〕徐舍人因作劳，头与目眶痛，足冷身热，脉大而不甚数，作劳痰治之。

半夏二钱 川芎 黄芩 白术 陈皮各一钱半 木通一钱 甘草少许

分二帖煎，姜一片，下保和丸三十丸。

〔罗〕**茯苓半夏汤** 治风热痰逆呕吐，或眩晕头痛。

半夏三个，稍大者制 赤茯苓一钱 陈皮一钱，汤洗 黄芩一钱 甘草一钱

上用水二盅，生姜三片，煎一盏，分三服作一日，温服无时。

〔丹〕又治湿痰头痛。

黄芩酒炒，三钱 苍术酒炒，一两 川芎 细辛各二钱 甘草一钱

为末，擂生姜一片，和匀，茶清调服。

贾孺人，脉沉，有痰头痛。

川芎一钱 泽泻一钱，酒炒 白术一钱半，酒

煎下茯苓丸三十粒。茯苓丸方见痰饮门。

〔《圣》〕治偏正头疼，并夹脑风，连两太阳头痛。以白僵蚕细研为末，用葱茶调服方寸匕。

上湿痰头痛，用半夏、南星及酒术、酒芩，燥其痰也，风痰头痛，用风药，余者并见风头痛条。

〔《素》〕阳明所谓客孙脉，则头痛鼻鼽腹肿者，阳明并于上，上者则其孙络太阴也，故头痛鼻鼽腹肿也。脉解篇。【批】鼻鼽腹肿邪在胃。

〔孙〕馆职学士张居易，嗜酒散诞，不为名利拘束，忽发热头疼，俾翰林医官治之，十日愈甚。诸学士共议召孙，孙至脉之。曰：余人皆曰伤寒，故作此疾也。张学士好酒多，痰食所伤也，今疾非伤寒，而右手脉甚数，左手脉平和，此必伤酒食而作头痛，宜吃食药五七丸，俟之半日，进退决矣。孙遂用食药，经食久，膈渐宽，头痛遂减，再进利膈药，遂获安。大凡阳邪头疼，经十日，岂得不变发热而狂乱，故知非伤寒，乃食病之过也。

〔丹〕胡孺人因吃冷粉与肉，头痛自汗，膈痞，小便赤。

白术二钱半 陈皮一钱半 木通 川芎 黄芩各半钱

姜水煎熟，吞下草豆蔻丸，阿魏丸、保和丸各五十粒。

脉动作头重痛，热气潮者，属胃。谓胃有酒食及痰疾之类也。

〔丹〕头痛如破，酒炒大黄半两，茶煎服。

上以酒炒大黄下头痛，盖病在胃而头痛者，必下之方愈也。如孙兆以利膈药，下张学士伤食头痛，详见本条。郭茂恂以黑龙丹，下其嫂金华君产后污血头痛，详见产后头痛，皆下咽即安是也。

心烦头痛，病在膈中，过在手巨阳少阴，东垣清空膏之类治之。全文见治虚实后法。【批】心火。

头痛巅病，下虚上实，过在足少阴巨阳，甚则入肾头痛。全文见治虚实法。【批】肾水。

许学士谓之肾厥头疼也，用玉真丸治之。东垣云：此寒湿头痛，气上而不下也。玉真丸方见寒热条。

运气　头痛有四：【批】运气。

一曰火郁于上而痛。经云：少阳司天之政，初之气，风胜乃摇，候乃大湿，其病气怫于上头痛；二之气，火反郁，白埃四起，其病热郁于上头痛。又云：少阳司天，火淫所胜，民病头痛，发热恶寒而疟，治以寒剂为君也。

二曰寒气逐热气上行而痛。经云：岁金不及，炎火乃行，复则阴厥且格，阳反上行，头脑户痛，延及脑顶发热。又云：太阳之胜，热反上行，头项顶巅脑户中痛，目如脱。又云：太阳之复，心痛痞满头痛，治以热剂为君也。

三曰湿邪伤肾膀胱而痛。经云：太阴司天，湿淫所胜，腰脊头项痛，时眩。又云：太阴在泉，湿淫所胜，病冲头痛，目似脱，项似拔。又云：太阴之复，头顶痛重而掉瘛尤甚，亦治以热剂为君也。

四曰阳明复气，兼非位之心病而痛。经曰：阳明之复，咳哕烦心，病在膈中，头痛，治以温剂也。

〔垣〕**白芷散**　治风头痛，搐鼻。【批】杂方。

石膏二钱　薄荷三钱　芒硝二钱　郁金一钱　香白芷二钱

上细末，口噙水搐鼻，若症在太阳加羌活二钱，防风一钱，红豆二粒，为末搐之。

川芎散　搐鼻。

青黛二钱半　蔓荆子　川芎各一钱二分　郁金　芒硝各一钱　石膏一钱三分　细辛根一钱　薄荷叶二钱　红豆一粒

上为末，搐鼻。

〔丹〕瘦人搐鼻药。

软石膏　朴硝各半钱　脑子　檀香皮　荆芥　薄荷叶各一钱　白芷　细辛各三钱

〔罗〕**如圣散**　治眼目偏痛头风。

麻黄烧灰，半两　盆硝二钱半　麝香　脑子各少许

上件为细末，搐之神效。

又方

杨梅青　硝石　伏龙肝等份

上为末，搐鼻立效。

〔河〕**瓜蒂神妙散**　治偏正头目昏眩，及偏正头痛。

焰硝　雄黄　川芎　薄荷叶　道人头即苍耳子　藜芦各一分　天竺黄一钱半

上为细末，含水，鼻中搐一字，神验。

上六方，搐鼻，治头痛属热者也。

〔《本》〕治八般头风。

草乌尖　细辛等份　黄丹少许

上为细末，苇管搐入鼻中，立效。

〔丹〕治卒头上痛。皂荚末吹鼻。嚏则止。《斗门方》。

〔世〕**火筒散**　治头风应验方。

蚯蚓粪四钱　乳香二钱　麝香少许

上为末，用纸筒自下烧上，吸烟搐鼻内，神效。

〔仲〕**头痛摩散方**

大附子一枚，炮　食盐等份

上二味，为末，以方寸匕，摩疹上，令药力行。

〔《圣》〕治风头痛，每天欲阴风雨先发者。用桂心一两为末，以酒调如膏，用傅顶上并额角。

治头风饼子

五倍子　全蝎　土狗七个

上为末，醋糊作如钱大饼子，发时再用醋润透，贴太阳穴上，炙热贴之验甚，仍用帕子缚之，啜浓茶，睡觉即愈。

〔《圣》〕治时气头痛不止。用朴硝二两为末，生油调涂于顶上。

〔《经》〕患头风，山豆根，捣末，油调涂之。

〔《食》〕治热风头痛，烧杏仁令烟尽，去皮尖，以乱发裹之，咬于所患处齿下，其痛便止。

〔世〕偏正头痛风，醉头风，以蓖麻子九粒，先用米调成膏，涂茶碗底，却用火烧草麻仁烟出，以茶碗覆熏烟上，候烟尽，用少汤冲开服之，觉额上痒是效。

〔丹〕头内如虫蛀响，名天白蚁。用茶子细末吹鼻中。《周氏方》。

〔《灵》〕厥头痛，面若肿起而烦心，取之足阳明、太阴。厥病篇。下同。厥头痛，头脉痛，心悲善泣，视头动脉反盛者，刺尽去血，后调足厥阴。头痛项胛盛者，取血与厥阴。厥头痛，贞贞都耕切。头重而痛，泻头上五行，行五，先取手少阴，后取足少阴。厥阴头痛，意善忘。按之不得，取头面左右动脉，后取足太阴。厥头痛，项先痛，腰脊为应，先取天柱，后取足太阴。经云：头目苦痛取之项中两筋间，盖风府穴也。又云：足太阳脉是动则冲头痛，目如脱，项似拔。所生病者头囟项痛，故应头痛，取足太阳也。厥头痛，头痛甚，耳前后脉涌有热，泻出其血，后取足少阳。经云：足少阳脉从耳后入耳中，出走耳前，所生病者头痛，故耳前后脉涌热者，取足太阳也。真头痛，头痛甚，脑尽痛，手足寒至节，死不治。头痛不可取于腧者，有所击堕，恶血在于内，若肉伤痛未已，可侧刺，不可远取也。头痛不可刺者，大痹为恶，日作者，可令少愈，不可已。阳迎头痛脑满，不得息，取之人迎。阳迎，即阳逆也。又云：肝气逆头则痛耳聋颊肿。取血者，是瘀血肿满处取之也。【批】针灸。

〔《摘》〕偏正头风：丝竹空沿皮向外透率谷。风池横针入寸半，透风府。合谷半寸以上穴　未愈，再取。解溪　三里　中脘中脘一穴，灸五十壮。

〔《集》〕正头风：百会一分，灸七壮。上星二分，灸七壮，三棱针出血亦得。合谷不愈，再取。神庭灸七壮。太阳在两额角眉后紫脉上，三棱针出血亦得。

醉头风：内攒竹一穴。《通玄》同。印堂一分，灸五壮　攒竹一分，沿皮横透鱼腰　三里　膻中灸　风门沿皮向外一寸

〔《摘》〕头风面肿项强不得回顾：天牖五分，留七呼，不宜补，亦不宜灸，若灸之则面肿胀，合当取下穴。譩譆六分，留三呼，泻五吸，后取天牖、风池即瘥，此古流注之法。

〔洁〕头风：后溪　京骨

右手足太阳。

〔《玉》〕头痛呕吐：神庭一分。印堂在两眉中，沿皮透左攒竹，补三吸，转归元穴，退针沿皮透右攒竹，补三吸。

〔《摘》〕风痰头痛：丰隆五分，灸亦得。肾厥头痛：涌泉三分，弹针出血。

尝治一老妇人头痛，久岁不已，因视其手足有血络，皆紫黑，遂用三棱针尽刺出其血，如墨汁者数盏，后视其受病之经灸刺之，而得全愈。即经所谓大痹为恶，及头痛，久痹不去身，视其血络，尽出其血是也。

〔《甲》〕脑风头痛，恶见风寒，鼽衄鼻窒，喘息不通，承灵主之。头痛身热，引两颔急一作痛，脑空主之。头痛，目窗、天冲、风池主之。以上诸穴在头部第三行也。善嚏头痛，身热，颔厌主之。热病头痛，引目外眦而急，烦满汗不出，引颔齿面赤皮疼，悬厘主之。热病，偏头痛，引目外眦，悬厘主之。醉酒风热，发两角眩一云两目痛，不能饮食，烦满呕吐，率谷主之。《千金》云：此条在风篇。颈额槽满，引牙齿口噤不开，急痛不能言，曲鬓主之。以上诸穴皆在耳前也。头痛引颈，窍阴主之。头风耳后痛，烦心及足不收，失履，口喁僻，颈顶摇瘛，牙车急，完骨主之。以上诸穴皆在耳后也。头目瞳子痛，不可以视，侠项强急，不可以顾，阳白主之。头痛目眩，颈项强急，胸胁相引，不得倾侧，本神主之。以上诸穴皆在面部也。头痛振寒，清冷渊主之。头痛项背急，消泺主之。头风痛，鼻鼽衄，眉头痛，善嚏，

目如欲脱，汗出寒热，面赤颊中痛，项强不可左右顾，目系急，瘛疭，攒竹主之。头眩痛重，目如脱，项似拔，狂见鬼，目上反，项直不可顾，暴挛足不任身，痛欲拆，天柱主之。风眩头痛，鼻不利，时嚏，清涕自出，风门主之。暴病头痛，身热痛，肌肉动，耳聋恶风，目眦烂赤，项不可以顾，髀枢痛，泄肠澼，束骨主之。风眩头痛，少海主之。厥头痛，面浮肿，烦心，狂见鬼，喜笑不休，发于外，有所大喜，喉痹不能言，丰隆主之。阳厥凄凄而寒，少腹坚，头痛，胫股腹痛，消中，小便不利，善呕，三里主之。厥头痛，面肿起，商丘主之。厥头痛，孔最主之。头重顶痛目不明，风到脑中寒，重衣不热，汗出，头中，恶风，刺脑户主之。头重目瞑，厥，寒热，项强难以顾，汗不出，陶道主之。头痛如破，身热如火，汗不出，瘛疭，里急，腰股相引痛，命门主之。

〔《素》〕寸口之脉，中手短者，曰头痛。平人气象论　推而下之，下而不上，头项痛。【批】诊。

〔《脉》〕诊头痛目痛，久视无所见者死。久视不见。见诸脉病杂法。下而不上，《甲乙经》作卒视上面不下者是。病若头痛目痛，脉急短涩死。未详其义。

产后头痛

〔《大》〕**一奇散**　治产后头疼，用当归、川芎为细末，每服二钱，水一盏，煎七分，温服。【批】血虚。

〔丹〕产妇年三十余，身热头痛肚痛。【批】寒热。

陈皮　白术　白芍各二钱　黄芩二钱半　川芎一钱　干姜　牡丹皮　甘草各一钱半　荆芥半钱

分四帖煎服。

〔《保》〕治产后头痛，血虚、痰癖、寒厥，皆令头痛，加减四物汤。

苍术一两六钱　羌活　川芎　防风　香附炒　白芷各一两　石膏二两半　细辛一两半　当归　甘草各五钱

上粗末，每一两水煎，服无时。如有汗者，知气弱头痛也。方中加芍药三两，桂一两半，生姜煎。如痰癖头痛，加半夏三两，茯苓一两，生姜煎。如热痰头痛，加白芷三两，石膏三两，知母一两。如寒厥头痛，加天麻三两，附子一两半，生姜三片，煎服。

〔《大》〕**芎附散**　治产后败血作梗，头痛，诸药不效。【批】败血。

上大附子一枚，酽醋一碗，用火四畔炙透，蘸醋令尽，去皮脐，加川芎一两，并为细末，每服一钱，茶清下。

郭茂恂嫂金华君，产七日不食，始言头痛，头痛已，又心痛作，既而目睛痛，如割如刺，更作更止，相去无瞬息间。每头痛甚，欲取大石压，良久渐定，心痛作，则以十指抓壁，血流满掌，痛定目复痛，又以两手自剜取之。如是十日不已，众医无计。进黑龙丹半粒，疾少间，中夜再服下，瞑目寝如平昔，至平旦下一行，约三升许，如蝗虫子，三疾减半，巳刻又行如前，则顿愈矣。黑龙丹方见产后血不下条。

偏头风

头半边痛者是也，当与前头痛相参用之。

〔丹〕偏头风。有痰者多。【批】大法。

左属风：荆芥　薄荷。左属血虚：川芎　当归。

右属痰：苍术　半夏。右属热：黄芩。

〔罗〕**川芎散**　治偏头痛，神效。【批】热。

甘菊　石膏　川芎　白僵蚕生。各六钱

上为极细末，每服三钱，茶清调下。

〔洁〕治头痛连睛痛。

石膏　鼠粘子炒

上为末，茶清食前调下。

〔垣〕**细辛散** 治偏头风。

细辛二分 川芎七分 柴胡二钱 黄芩酒炒，一钱 生黄芩五分 瓦粉二分 甘草炙，一钱半 黄连酒炒，七分 芍药半钱

上㕮咀，每服三钱，水煎，食后温服之。

〔《经》〕治偏头痛绝妙。荜拨为末一两，于食前用清粥饮调半钱服。【批】寒湿。

〔《本》〕治风寒客于头中，无时疼痛，牵引两目，遂至失明，宜**白附散**。

白附子一两 麻黄不去节 川乌 南星各半两 全蝎五个 干姜 朱砂 麝香各一分

上为细末，酒调一字服，略睡少时效。

一族人患头痛不可忍，一服瘥。

治偏头风。

猪牙皂角去皮筋 香白芷 白附子各等份

上为末，每服一钱，腊茶调下。右疼右边卧，左疼左边卧，皆疼仰卧，食后服。

〔丹〕偏头风，荜茇、猪胆搐鼻中。

〔《本》〕治偏头风，用好萝卜自然汁一蚬壳许，令患人仰卧，左疼注左，右疼注右，或两边皆疼皆注之，虽十年患者亦效。王荆公患十二年，用之立效。后医数人皆愈，此禁中秘方。

〔《灵》〕头半寒痛，先取手少阳阳明，后取足少阳阳明。厥病篇。【批】针灸。

雷头风

头痛而起核块者，是也。

〔子和〕凡雷头懒于俗呼之，谬名也。可用茶调散吐之，次用神芎丸下之，然后服乌荆丸及愈风饼子之类。衰者，可用凉膈散消风散热。【批】实者下之。

茶调散方见上下部，即二仙散是也。

神芎丸❶

大黄 黄芩各二两 牵牛 滑石各四两

上为细末，滴水为丸，如小豆大，温水下十五丸，每服加十丸，以利为度，日三服。

愈风饼子【批】表散。

川乌炮，半两 川芎 甘菊 白芷 防风 细辛 天麻 羌活 荆芥 薄荷 甘草炙。以上各一两

上为细末，水浸蒸饼为剂，捏作饼子。每服三五饼，细嚼茶酒送下，不计时候。

凉膈散方见前寒热条。

〔《保》〕夫治雷头风者，诸药不效，为与证不相对也。盖雷头风者，震卦主之。震仰盂，故予制药内加荷叶者，象震之形，其色又青，乃述类象形，当煎《局方》中升麻汤主之。

升麻汤 治头面疙瘩，憎寒拘急，发热，状如伤寒。

升麻 苍术 荷叶

上为细末，每服五钱，水一盏，煎七分，温服，食前后。或烧全荷叶一个，研细调药，服之妙。

〔子和〕雷头风者，是头上有赤肿结核，或如酸枣状，或用徘针出血则愈矣。【批】针灸。

〔《素》〕雷头风：上囟 百会 风池。

大头痛

头痛如肿，大如斗是也，大率多是天行时疫病。

〔垣〕泰和年，东垣以盐纳济源税，时长夏多疫疠，初觉憎寒体重，次传面目肿盛，目不能开，上喘，咽喉不利，舌干口燥，俗云大头天行。亲戚不相访问，如染之多不救。张县丞亦得此证，至五六日，医以承气汤加蓝根下之，稍缓，翌日其病如故，下之又缓，终莫能愈，渐至危笃。或曰李明之存心于医，可以请治，遂命诊视，具说其由曰：夫身半以上，天之气也；身半以下，地之气也。此虽邪热各于心肺之间，上攻头而为肿盛，以承气下之，泻胃中之实热，是诛罚无过，殊不知适其病所为故。

❶ 神芎丸：此方名原书脱，据物组成补。

遂处方用黄连、黄芩，味苦寒，泻心肺间热以为君。橘红、玄参苦寒，生甘草甘寒，泻火补气以为臣。连翘、鼠粘子、薄荷叶苦辛平，板蓝根味甘寒，马屁勃、白僵蚕味苦平，散肿消毒定喘以为佐。新升麻、柴胡苦平，行少阳阳明二经不得伸，桔梗味辛温，为舟楫不令下行。共为细末，用汤调，时时服之，拌蜜为丸，噙化之，服尽良愈。因叹曰：往者不可追，来者尤可及。凡他所有是病者，皆书方以贴之。全治甚众。【批】上热。

普济消毒饮子

黄芩　黄连各半两　人参三钱　橘红　玄参　甘草生。各二钱　连翘　鼠粘子　板蓝根　马屁勃各一钱　白僵蚕炒，七分　升麻七分　柴胡　桔梗各二钱

上为细末，服如前法，或加防风、薄荷、川芎、当归身，㕮咀如麻豆大。每服五钱，水煎去渣，热服之，食后时时服之。如大便硬，加酒煨大黄一钱，或二钱，以利之。肿热甚者，宜砭刺之。

〔海〕大头病者，虽在身半以上，热伏于经，以感天地四时非节瘟疫之气所着，以成此疾。至于溃裂脓出，而又染他人，所以谓之疫疠也。大抵足阳明邪热太甚，实资少阳相火为之炽，多在少阳，或在阳明，甚则逆传。视其肿势在何部分，随其经而取之。湿热为肿，木盛为痛，此邪发于首，多在两耳前后，所先见出者，为主为根，治之宜早，药不宜速，恐过其病。所谓上热未除，中寒已作，有伤人命矣。此疾是自外而之内者，是为血病，况头部分受邪，见于无形之处，至高之分，当先缓而后急。先缓者，谓邪气在上，着无形之部分，既着无形，所传无定，若用重剂大泻之，则其邪不去，反过其病矣。虽用缓药，若又急服之，或食前，或顿服，咸失缓体，则药不能除病矣。当徐徐渍无形之邪，或药性味形体据象服饵，皆须不离缓体及寒药，或酒炒浸之类皆是也。后急者，谓前缓剂已经高分，泻邪气入于中，是到阴部，染于有形质之所，若不速去，反损阴也。此却为客邪，当急去之，是治客以急也。且治主当缓者，谓阳邪在上，阴邪在下，各为本家病也。若急治之，不惟不能解其纷，而反致其乱矣，此所以治主当缓也。治客当急者，谓阳分受阳邪，阴分受阴邪，主也。阴分受阳邪，阳分受阴邪，客也。凡所谓客者当急去之，此治急以客也。假令少阳阳明之为病，少阳为邪者，出于耳前后也。阳明者，首面大肿也。先以黄芩、黄连、甘草，通炒过，锉煎少少不住服呷之，或服毕，再用大黄或酒浸或煨，又以鼠粘子新瓦上炒香，㕮咀煎去渣，内芒硝各等份，亦细细呷之。当食后用，徐得微利。及邪气已，只服前药。如不已，再服后药，依前次第用之，取大便利，邪已即止。如阳明渴者，加石膏。少阳渴者，加栝楼根汤。阳明行经，加升麻、葛根、芍药之类。太阳行经，加羌活、防风、荆芥之类。选而加之，并与上药均合，不可独用散也。

〔洁〕**黑白散**　治大头病如神。

乌黑蛇酒浸　白花蛇去头尾，酒浸　雄黄二钱　大黄煨，半两

上为极细末，每服一二钱，白汤调无时。

〔海〕疫毒头肿者，甘桔汤加鼠粘子、大黄、芒硝。

〔丹〕大头天行病。

羌活　酒芩　酒蒸大黄

〔《素》〕巨阳之厥，则肿首头重。全文见厥。【批】厥。

〔《山》〕大头风，用井底泥调大黄、芒硝涂之。此方若在表者忌之，在里者宜之。

运气　大头病皆属火，盖经所谓上肿者，即其属也。经云：少阳司天之政，风热参布，太阴横流，寒乃时至，民病上，怫肿色变。又云：少阴司天之政，热病生于上，清病生于下，民病嗌干肿上，终之气燥令行，余火内格，肿于上咳喘。其治方，东垣普济消毒饮子得之矣。【批】运气。

眉痛

〔丹〕眉痛，属风热与痰，作风痰治。类头风，用白芷、酒黄芩末，酒调下。【批】风热痰。

又方

川乌　草乌二味为君，童便浸炒　细辛　羌活　黄芩　甘草各等份，为佐

〔垣〕**选奇汤**　眉骨痛不可忍。

防风　羌活各三钱　酒黄芩一钱，冬不用，如能食热痛者加之　甘草三钱，夏生冬炙用

上㕮咀，每服三钱水煎，稍热服，食后时时。

〔《撮要》〕、〔《摘英》〕眉攒内痛：解溪【批】针灸。

〔《玉》〕眉间痛：攒竹泻出血，沿皮透鱼腹。头维一分，沿皮斜向下透悬颅，选而用之，不必尽取。眉棱骨痛：攒竹　合谷　神庭

头重

〔垣〕**红豆散**　治头重如山，此湿气在头也。【批】湿气。

麻黄根炒，半钱　苦丁香半钱　红豆十粒　羌活烧　连翘各三钱

上五味为细末，鼻内搐之。

又方

羌活根烧　连翘各三钱　红豆半钱

上为末，搐鼻。

督脉之别，名曰长强。挟膂上项，散头上下，当肩胛左右，别走太阳，虚则头重，高摇之，挟脊之有过者，取之所别也。全文见针灸。长强穴在脊骶，尾骨端也。【批】针灸。

〔《撮》〕头重如石：印堂一分，沿皮透攒竹，先左后右，弹针出血。

头风屑

〔罗〕肝经风盛，木自摇动。《尚书》云：满招损。老子云：物壮则老。故木凌脾土，金来克之，是子来为母复仇也。使梳头有屑皮，见肺之证也，谓肺主皮毛。大便实，泻青丸主之；虚则消风散主之。泻青丸方见治虚实法。【批】表里虚实。

消风散　治诸风上攻，头目昏痛，项背拘急，肢体烦痛，肌肉蠕动，目眩旋运，耳箫蝉鸣，眼涩好睡，鼻塞多嚏，皮肤顽麻，燥痒瘾疹。又治妇人血风，头皮肿痒，眉骨疼，旋欲倒，痰逆恶心。

川芎　羌活　人参　茯苓去皮　白僵蚕　藿香去土　荆芥　甘草炒　蝉壳去土。各二两　厚朴去皮，姜制　陈皮去白。各半两　防风

上为细末，每服二钱，茶清调下。如久病偏头风，每日三服，便觉轻减。如脱着沐浴，暴感风寒，头痛身重，寒热倦疼，用荆芥茶清调下半盏，不拘服之。小儿虚风，目涩昏倦，及急慢惊风，用乳香荆芥汤调下亦得。

〔丹〕头痒风屑发黄，用酒炒大黄茶调服。【批】杂方。

〔海〕万病紫菀丸　治头多白屑，每服三丸至五七丸，姜汤下。方见积块条。

〔《本》〕治风屑极燥痒无时，此乃气虚，风邪侵于皮表而生。用藜芦不拘多少为末，先洗头，须避风，候未至十分干时，用末糁之。须用入发至皮方得，紧缚之两日夜，次日即不燥痒。如尚有些少，可再用一次立效。

禹锡按陈藏器云：盐麸子，主头风白屑，效。俗名麸盐桃，其末结五倍子。

〔《经》〕患头上白屑极多，山豆根油浸涂，以孩儿乳汁调涂效。

〔《本》〕又方

白芷　零陵香各等份

上为末，如前法用之，候三五日篦去，傅

三二次，终始不生。

多卧　不得卧

〔《灵》〕黄帝曰：病而不得眠者，何气使然？岐伯曰：卫气不得入于阴，常留于阳，留于阳则阳气满，阳气满则阳跻盛，不得入于阴，则阴气虚，故目不瞑矣。又曰：病目不得视者，何气使然？岐伯曰：卫气留于阴，不得行于阳，留于阴则阴气盛，阴气盛则阴跻满，不得入于阳则阳气虚，故目闭也。大惑论　足太阳有通项入于脑者，正属目本，名曰眼系，头目苦痛，取之在项中两筋间，人脑，乃别阴跻阳跻，阴阳相交，阳入阴，阴出阳，交于目锐眦。以跻脉考之，当作“目内眦”。阳气盛则嗔目，阴气盛则瞑目寒热论　帝问曰：夫邪气之客人也，或令人目不瞑不卧出者，何气使然？伯高曰：卫气者，昼日行于阳，夜行于阴，常从足少阴之分间，行于五脏六腑。今厥气客于五脏六腑，则卫气独卫其外，行于阳不得入于阴。行于阳则阳气盛，阳气盛则阳跻陷，“陷”当作“满”。不得入于阴，阴气虚，故目不瞑。黄帝曰：治之奈何？伯高曰：补其不足，泻其有余，调其虚实，以通其道，而去其邪。饮以半夏汤一剂，阴阳已通，其卧立至。黄帝曰：善。此所谓决渎壅塞，经络大通，阴阳和得者也。愿闻其方？伯高曰：其汤方，以流水千里以外者八升，扬之万遍，取其清五升煮之，炊以苇薪火沸，置秫米一升，治半夏五合，徐炊令竭为一升半，去其渣，饮汁一小杯，日三，稍益，以知为度。故其病新发者，覆杯则卧，汗出则已矣。久者，三饮而已也。邪客篇按：本草秫米即所谓糯米是也。黄帝曰：人之多卧者，何气使然？岐伯曰：此人肠胃大而皮肤湿，而分肉不解焉。肠胃大则卫气留久，皮肤湿则分肉不解，其行迟。夫卫气者，昼常行于阳，夜行于阴，故阳气尽则寐，阴气尽则寤。故肠胃大则卫气行留久，皮肤湿分肉不解，则行迟，留于阴也久，其气不清则目瞑，故多卧矣。其肠胃小，皮肤滑以缓，分肉解则卫气之留于阳也久，故少瞑焉。黄帝曰：其非常经也，卒然多卧者，何气使然？岐伯曰：邪气留于上焦，上焦闭而不通，已食。若饮汤，卫气留久于阴而不行，故卒然多卧焉。大惑篇。【批】阴阳荣卫。

〔海〕胆虚不眠，寒也，酸枣仁炒，竹叶汤调服。《圣惠方》胆实多睡，热也，酸枣仁生用末，茶姜汁调服。《济众方》一法酸枣仁一两生用，腊茶二两，以生姜汁涂炙微焦，捣罗为末，每服二钱，水七分盏，煎六分，温服，无时。【批】胆寒热。

不得卧

〔仲〕虚劳虚烦不得眠，酸枣汤主之。【批】虚劳。

酸枣仁二升　甘草一两　知母　茯苓　川芎各二两。一方加生姜二两

上以水八升，煮酸枣仁得六升，内诸药煮取三升，分温三服。

〔《本》〕治胆虚不得眠，四肢无力，鳖甲丸。

鳖甲　酸枣仁　羌活　牛膝　黄芪　人参　五味子各等份

上为细末，炼蜜杵为丸，如桐子大。每服三四十丸，温酒送下。

〔《圣》〕治骨蒸劳，烦心不得眠。用酸枣仁一两，水一大盏半，研绞取汁，下米二合，煮粥候熟，下地黄汁一合，更煮过，不计时服之。

〔《素》〕帝曰：人有卧而有所不安者，何也？岐伯曰：脏有所伤，及精有所寄之则安，故人不能悬其病也。精有所寄之则安，《太素》作“精有所倚则卧不安”是也。

〔海〕胡洽治振悸不得眠。人参、白术、茯苓、甘草、生姜、酸枣仁，六物煮服。

〔《本》〕**真珠母丸** 治肝经因虚，内受风邪，卧则宽散而不收，状若惊悸。【批】肝虚。

珠母三分，研细用碾 当归 熟地各一两半 人参 酸枣仁 柏子仁 犀角 茯苓各一两 沉香 龙齿各半钱

上为细末，炼蜜为丸，如桐子大。辰砂为衣，每服四五十丸，金银薄荷汤下，日午后卧服。

独活汤

独活 羌活 人参 前胡 细辛 半夏 五味子 沙参 白茯苓 酸枣仁 甘草各一两

上为粗末，每服四大钱，水一盏半，姜三片，乌梅半个，同煎至七分，去渣，不拘时候。

绍兴癸丑，予待次四明，有董生者，患神气不宁，每卧则魂飞扬，觉身在床，而神魂离体，惊悸多魇，通夕无寐，更医不效。予为诊视，询之曰：医作何病治？董曰：众皆以为心病。予曰：以脉言之，肝经受邪，非心病也。肝气因虚，邪气袭之，肝藏魂者也。游魂为变。平人肝不受邪，卧则魂归于肝，神静而得寐。今肝有邪，魂不得归，是以卧则魂飞扬若离体也。肝主怒，故小怒则剧。董欣然曰：前此未之闻，虽未服药，已觉沉疴去体矣，愿求治之。予曰：公且持此说，与众医义所治之方而徐质之。阅旬曰，复至云：医偏义古今方，无与病相对者。故予处此二方以赠，服一月而病悉除。此方用真珠母为君，龙齿佐之，真珠母入肝经为第一，龙齿与肝同类也。龙齿虎睛，今人例以为镇心药，殊不知龙齿安魂，虎睛定魄，各言其类也。盖东方苍龙木也，属肝而藏魂，西方白虎金也，属肺而藏魄。龙能变化，故魂游而不定。虎能专静，故魄止而有守。予谓治魄不宁者，宜以虎睛，治魂飞扬者，宜以龙齿，万物有成理而不失，在夫人达之而已。

〔垣〕羌活胜湿汤加柴胡，治卧而多惊，邪在少阳厥阴也。方见腰痛。诸水病者，故不得卧，卧则惊，惊则咳甚也。全文见水肿。【批】肝虚则脾之水饮作。

《内经》半夏汤治不得卧，乃去饮之剂也。方见前阴阳条。

〔无〕温胆汤 治大病后，虚烦不得眠，兼治惊悸。方见惊悸。【批】肝虚则脾之思虑胜。

〔丹〕烦不得眠，六乙散加牛黄服之。即益元散。

〔子和〕一富家妇人，伤思虑过甚，二年不得寐，无药可疗，其夫求戴人治之。戴人曰：两手脉俱缓，此脾受邪也，脾主思故也。乃与其夫议以怒激之，多取其财，饮酒数日，不处一法而去。其妇大怒汗出，是夜困眠，如此者八九日不寐，自是食进，其脉得平。此因胆虚不能制脾之思虑而不寐，今激之怒。胆复制脾故得寐也。

〔《素》〕阳明者，胃脉也，胃者六腑之海，其气亦下行，阳明逆，不得从其道，故不得卧也。《下经》曰：胃不和则卧不安，此之谓也。逆调论【批】诊。

喘不得卧，以喘法治之。

厥不得卧，以脚气法求之。

〔《素》〕帝曰：人之不能偃卧者，何也？岐伯曰：肺者藏之盖也，肺气盛则肺大，肺大则不得偃卧。

〔《撮》〕胆寒不得卧：窍阴一分，补之灸。【批】针灸。

〔《甲》〕惊不得眠，善齿介，水气上下，五脏游气也，阴交主之。不得卧，浮郄主之。

多卧

〔子和〕陈州长史一小儿病，寐而不寤三日。诸医作睡惊治之，或欲以艾火灸之，或以大惊丸及水银饼子治之。其父曰：此子平日无疾，何骤有惊乎？以子之病同戴人，戴人诊其两手脉，皆平和。戴人曰：若惊风之脉，当洪大而强，今财平和，非惊风也。戴人窃问其乳母，尔三日前曾饮酒醉否？遽然笑曰：夫人以煮酒见饷，酒味甚美，三饮一罂而睡。夫陈酒

味甘而恋膈，酒气满乳，儿亦醉也。乃锉甘草、干葛、葛花、缩砂仁、贯众煎汁，啜之立醒。【批】湿气。

运气　多睡皆属内热。经云：阳明司天之政，初之气，阴始凝，气始肃，病中热，善眠是也。【批】运气。

〔《怪穴》〕困睡多：无名指第二节尖。灸一壮，屈手指取之。【批】针灸。

咽　喉

经云：一阴一阳结，谓之喉痹。又云：肝者，中之将也，取决于胆，咽为之使，故以喉咽入肝胆部。【批】咽喉大法。

〔《素》〕喉主天气，咽主地气。太阳阳明论　地气通于嗌。全文见五脏。咽喉下接连胸中肺叶之间。嗌即咽之低处也，咽即嗌之高处也。

咽喉者，水谷之道也。喉咙者，气之所以上下者也。会厌者，音声之户也。悬壅者，音声之关也。全文见喑。

〔子和〕咽与喉，会厌与舌，此四者同在一门，而其用各异。喉以纳气，故喉气通于天。咽以纳食，故咽气通于地。会厌管乎其上，以司开辟，掩其喉，则其食下。不掩之，其喉错。必舌抵上腭，则会厌能闭其喉矣。四者交相为用，阙一则饮食废而死矣。

喉　痹

凡经云喉痹者，谓喉中呼吸不通，言语不出，而天气闭塞也。云咽痛云嗌痛者，谓咽喉不能纳唾与食，而地气闭塞也。云喉痹咽嗌痛者，谓咽喉俱病，天地之气并闭塞也。盖病喉痹者，必兼咽嗌痛，病咽嗌痛者，不能兼喉痹也。今以喉咽俱病诸方，并入喉痹门中。【批】喉痹大法。

喉痹恶寒，及寸脉小弱于关尺者，皆为表证。宜甘桔汤、半夏桂枝甘草汤，详寒热发散之。若水浆不得入口者，用解毒雄黄丸四五粒，以极酸醋磨化灌入口内，吐出浓痰，却服之。间以生姜自然汁一蚬壳噙下之，神效。【批】恶寒寸脉小者皆为表证。

按喉痹恶寒者，皆是寒折热，寒闭于外，热郁于内，姜汁散其外寒，则内热得伸而愈矣。切忌胆矾酸寒等剂点喉，反使其阳郁结不伸；又忌硝黄等寒剂下之，反使其阳下陷入里，则祸不旋踵矣。韩祗和云：寸脉弱小于关者，宜消阴助阳。垣云：两寸脉不足，乃阳气不足，故用表药提其气，升以助阳也，或三部俱小弱，亦可用其法也。

喉痹，乡村病皆相似者，属天行运气之邪，治必先表散之，亦大忌酸药点之，寒药下之。郁其邪于内，不得出也，其病有二。【批】运气。

其一属火。经云：少阳所至为喉痹。又云：少阳司天之政，三之气，炎暑至，民病喉痹。治宜仲景桔梗汤，或面赤斑者，属阳毒，宜阳毒诸方汗之。【批】热邪以寒表之。

其二属湿。经云：太阴之胜，火气内郁喉痹。又云：太阴在泉，湿淫所胜，病嗌肿喉痹。治宜活人半夏桂枝甘草汤，或面青黑者，属阴毒，宜阴毒诸方汗之。【批】寒邪以热表之。

〔仲〕桔梗汤　治伤寒客热咽痛。方见伤寒咽痛。海藏治咽痛甘桔汤加鼠粘子、竹茹妙。

〔无〕**荆芥汤**　治咽喉肿痛，语声不出，咽之痛甚。

荆芥半两　桔梗二两　甘草一两

上锉散，每服四钱，水一盏，姜三片，煎六分，去渣温服。

〔《活》〕半夏桂枝甘草汤　治暴寒中人咽痛。方见伤寒咽痛。

〔无〕治卒喉痹不得语。小续命汤加杏仁七个煎，甚妙。续命汤方见中风门。

〔和〕**五香散**　治喉咽肿痛，毒气结塞不通。

木香　沉香　鸡舌香　熏陆香各一两　麝香另研，三钱

上为末，入麝香研匀，每二钱，水一盏，煎服不拘时。

〔《本》〕治中风急喉痹欲死者。白僵蚕捣筛为末，生姜自然汁调下，喉立愈。丹溪云：僵蚕属火而有土与木，老得金气而僵。治喉痹者，取其火中清化之气，以从治相火，散浊逆结滞之疾。

〔陈〕附子去皮，炮令坼，以蜜涂上炙之，令蜜入内，含之勿咽其汁，主喉痹。

〔和〕**如圣胜金锭**　治咽喉急闭，腮颔肿痛。并单蛾，结喉，重舌，木舌。

硫黄细研，一两半　川芎一两　腊茶　薄荷去根梗。各半两　贯众二两　硝石研，四两　荆芥二两

上为末，生葱汁搜和为锭，每服先用新汲水灌漱，次嚼生薄荷五七叶，却用药一锭，同嚼极烂，井水咽下。甚者连进三服，并以一锭安患处，其病随药便消。

〔罗〕征南帅不邻吉歹，病咽痛下利。方见表热里寒门。

洪武戊辰春，乡村病喉痹者甚众，盖前年终之气，及当年初之气，二火之邪也。予累用甘桔汤，加黄连、半夏、僵蚕、鼠粘子根等剂发之。挟虚者，加参、芪、归辈。水浆不入者，先用解毒雄黄丸，醋磨化之灌喉，痰出，更用生姜汁灌之，却用上项药无不神验。若用胆矾等酸寒点过者，皆不治，盖邪郁不出故也。

〔罗〕**解毒雄黄丸**　治缠喉风，及急喉闭，卒然倒仆，牙关紧急。【批】喉闭者先取痰。

雄黄　郁金各一分　巴豆去皮油，十四个

上为细末，醋糊为丸绿豆大。茶清下七丸，吐出顽痰，立苏。未吐再服。如至死者，心头犹热，灌药不下，斡口开灌之下咽，无有不治。如小儿惊热，痰涎壅塞，或二丸三丸，量小大加减。一法用雄黄丸三粒，醋磨化灌之尤妙，其痰立出即瘥。

〔《大》〕治缠喉风。雄黄一块，新汲水磨，急灌吐，瘥。

〔丹〕缠喉风属热痰，宜用鹅翎蘸桐油探吐之。又法，用射干逆流水吐之。

〔世〕远志去心为末，每半钱，水小半盏调服，口含竹管，吐痰涎极捷，治喉痹如神。

乌犀角膏　治咽喉肿痛，及一切结喉、烂喉、遁尸、缠喉、痹喉、急喉、飞丝入喉、重舌、木舌等证。

皂荚两条，子捶碎，用水三升浸一时久，挼汁去渣，入瓦器内熬成膏　好酒一合　焰硝　百草霜研，一钱，同皂角膏搅匀令稠　人参一钱，为末　硼砂　白霜梅各少许。并研入膏中

上拌和前药，用鹅毛点少许于喉中，以出尽顽涎为度。却嚼甘草二寸，咽汁吞津。若木舌，先以粗布蘸水，揩舌冷，次用生姜片擦之，然后用药。

〔《山》〕缠喉风。皂角揉水灌下，得吐愈。

〔《斗》〕治缠喉风喉痹，饮食不通欲死者。用反魂草根一茎，净洗，内入喉中，取寒痰出即瘥，神验。更以马牙硝津咽之，即绝根。反魂草，一名紫菀。

〔世〕治咽痛。用土乌药，即矮樟根，以醋两盏煎一盏，先噙后咽，吐出痰涎为愈。

〔杜〕治缠喉风，束气不通。用蛇蜕炙黄、当归等份为末，温酒调下一钱匕，得吐愈。

〔罗〕**备急如圣散**　治时气缠喉风，渐入咽塞，水谷不下，牙关紧急，不省人事。【批】牙关闭者搐鼻取痰。

雄黄细研　藜芦生用　白矾飞　猪牙皂角去皮，炙黄

上等份，为细末，每用一豆大，鼻内搐之，立效。

〔世〕**一字散**　治喉闭，气塞不通，饮食不下。

雄黄另研，一分　蝎梢七枚　白矾生研　藜芦各一钱　猪牙皂角七锭

上为末，每用一字，吹入鼻中，即时吐出

顽涎为愈。

治喉咽痛，牙关紧急，用巴豆去壳，以纸压出巴豆油在纸上，以此纸作捻子，点火吹灭，以烟熏入鼻中，即时口鼻涎流，牙关开矣。

喉痹不恶寒者，及寸脉大滑实于关尺者，皆属下证，宜硝石、青黛等寒药降之，或白矾等酸剂收之也。韩祗和云：寸脉大于关尺者，宜消阳助阴。东垣云：两寸脉实，为阴盛阳虚，下之则愈。故予每用此法，治急喉痹，如鼓应桴，或三部俱实，亦可用其法也。【批】不恶寒寸脉大者皆属下证。

〔无〕**玉钥匙** 治风热喉痹，及缠喉风。

焰硝一两半 硼砂半两 脑子一字 白僵蚕一分

上为末，以竹管吹半钱入喉中，立愈。

〔世〕治喉痹咽痛，用蒲黄、甘草、青黛、芒硝，等份为末，时时咽豆许，神效。

〔《外》〕疗喉痹神验。朴硝一两，细细含咽汁，立愈。

〔无〕**玉屑无忧散** 治缠喉风，咽喉疼痛，语声不出。咽物有碍。或风涎壅滞，口舌生疮，大人酒癥，小儿奶癖，或误吞骨屑，哽塞不下。

玄参 贯众 滑石 砂仁 黄连 甘草 茯苓 山豆根 荆芥各半两 寒水石煅 硼砂各三钱

上为末，每服一钱，先抄入口，以清水咽下。此药除三尸去八邪，辟瘟疗渴。

〔丹〕治喉痹，呼吸不通，须臾欲绝。络石草二两，水升半，煎取二盏去渣，细细呷之，立通。《外台秘要》本草云：络石味苦温微寒无毒，主风热。

治喉痹。白瑞香花根寸许，研细调灌之妙。白瑞香药性未详。

〔葛〕卒喉痹。取黄柏片含之。又黄柏一斤，㕮咀，酒一斗，煮二沸去渣，恣饮便愈。

〔世〕喉痹，水谷不下。萝卜汁咽之甚佳。萝卜下气甚速。

〔丹〕又方 李实根一片，噙口内佳。

治风热痰喉痹，先以千缗汤，次以四物汤加黄柏、知母，养阴则火降矣。

〔《灵苑》〕治急喉闭，逡巡不救者，蠡鱼胆，腊月收，阴干为末，每用少许点患处，药至即瘥。病深则水调灌之。

〔丹〕用李实根研，水傅顶上一遭。

治喉痹卒不语。羊蹄独根者，勿见风日及妇人鸡犬，以三年醋研和如泥，生布拭喉令赤，傅之。《千金方》

又方

焰硝 枯矾各五分 硼砂一钱 杜牛膝调傅

上降之之剂。

〔罗〕**开关散** 治喉风气息不通。

白僵蚕炒，一两 枯白矾各等份

上为细末，每服三钱，生姜蜜水调下，细细服之。

〔《本》〕治缠喉风。用白矾末半钱，乌鸡子清一个，二味调匀，灌入喉中，立效如神。此方活人不计数，幸毋忽。

〔《山》〕喉闭。用枯矾末吹纳喉中，急用灯盏底油脚灌下。

〔世〕治喉痹。马屁勃、白矾等份为细末，以鹅翎吹入喉中，吐痰二升愈。马屁勃味辛平。治喉闭。一握金一握，烧灰，拌白矾末炒青色为度，用箸三四根，压下舌，看喉中端的，吹入患处妙。此药一名八角荷，一名山荷叶，如川芎样生深山。诗云：一叶一枝花，深山是我家，硫黄怕我死，水银化成砂。

〔无〕**神效散** 荆芥、蓖麻肉等份为末，蜜丸皂子大，绵裹含化，治喉痹语声不出者佳。

〔丹〕又方 猪牙皂角，和霜梅为末噙之。

〔世〕治喉痹咽肿，手足不和恶寒者，用鸭嘴胆矾末，以箸蘸药点患处，药至即瘥，神效。

上收之剂。

〔海〕治喉痹。取蛴螬虫汁，点在喉中，下咽即开。【批】污血。

〔崔〕治喉痹壅塞不通。取红蓝花，捣绞取

汁一小升服之，以瘥为度。如冬月无湿花，可浸干者，浓绞取汁，如前服之极验。咽喉塞，服之皆瘥。

〔丹〕又方　用茜草一两煎服，降血中之火。

〔世〕治咽肿。杜牛膝捣自然汁，和醋服之。本草云：杜牛膝主血结及血块。

〔无〕**马鞭草散**　治患喉痹咽肿连颊，吐气数者。

马鞭草本草云：马鞭草味辛凉，破血主癥癖血痕，通月经。

上捣自然汁，每服咽一合许。又一法，用马衔铁，煮汁服，亦妙。

〔丹〕治喉痹。射干切一片，含咽汁。《外台秘要》本草云：射干破血消癥。治疗老血在心脾间，味辛凉微温有毒。

〔孙〕押班都知潘元从喉闭。急召孙至，于夹袋中取药末半匕，吹入喉中，少顷潘吐出脓血立愈。翌日，潘诣孙谢曰：火急之难，非明公不能救，救人之急，非药不能疗，赠金一百两，愿求方以济非常之急。孙以其方授之，用猪牙皂角、白矾、黄连等份细锉，新瓦上焙干为末，每用半钱吹入喉中。因曰：神方无价，安用以利易哉。遂不受所赠。

急喉痹，其声如鼾，有如痰在喉响者，此为肺绝之候，速宜参膏救之。用姜汁、竹沥放开服，如未得参膏，或先煎独参汤救之。服早者，十全七八，次则十全四五，迟则十不全一也。【批】肺绝。

〔《素》〕一阴一阳结，谓之喉痹。阴阳别论

〔海〕治喉闭逡巡不救方。【批】杂方。

皂荚去皮弦子，生，半两，为细末，以箸头点少许在肿痛处，更以醋糊药调药末厚涂项上，须臾便破血出，立瘥。丹溪以鸡毛蘸傅肿处尤妙。

又　用远志去心，水调傅项上一遭。

〔丹〕治喉痹。青艾和茎叶一握，用醋同杵傅痹处，冬月用干者。李亚方。

一法用青艾汁灌下。

〔《山》〕喉闭。用蛇床子烧烟，熏入喉中愈。

〔《本》〕喉中卒被毒气攻痛者，切商陆根炙热，隔布熨之，冷辄易，立愈。

〔丹〕有人患缠喉风，食不能下，大麦面作稀糊咽之。滑腻容易下咽，以助胃气。《衍义》云：以此代粥食也。若能食者，不必用此。

〔《山》〕挫喉气不通者，以冷水徐灌之。

《内经》刺灸喉痹法有四。今以经脉所过，咽喉取之验者，及他病相干，而致喉痹取之者，通六经也。【批】针灸。

其一，取手足阳明。经云：喉痹不能言，取足阳明。能言，取手阳明。又云：胃足阳明脉，从大迎前下人迎，附循喉咙。视盛虚热寒陷下取之。又云：足阳明之别名曰丰隆，去踝八寸，别走太阴。其病气逆则喉痹卒喑，取之所别也。又曰：大肠手阳明脉，所生病者喉痹，视盛虚热寒陷下取之也。

其二：取手少阳。经云：三焦手少阳之脉，出缺盆，上项系耳后，是动则病嗌肿喉痹，视盛虚热寒陷下取之。又曰：邪客手少阳之络，令人喉痹，刺手中指次指爪甲上，去端如韭叶各一痏，壮者立已，老者顷已，左取右，右取左是也。

其三，以经络所过喉咽者有二。经云：肝足厥阴之脉，循喉咙之后，故喉之后疼者，取之累验也。又云：肾足少阴之脉，上贯肝鬲，循喉咙，窦汉卿所谓必准者，照海治喉中之闭塞是也。

其四，他病相干致喉痹者有一。经云：心咳之状，喉中介介如梗状，甚则咽肿喉痹，取心之俞，盖大陵穴是也。

〔孙〕文潞公一日喉肿，翰林咽喉科治之，经三日愈甚，上召孙治之，孙曰：病得相公书判笔一管，去笔头，水沾笔管点药入喉便愈。孙随手便刺，相公昏仆，不省人事，左右皆惊

愕流汗。孙乃笑曰：非我不能救相公，须臾呕出脓血升余，旬日乃平复如故。见上，上喜曰：孙召良医，甚有手段。予尝治一男子喉痹，于太溪穴刺出黑血半盏而愈。由是言之，喉痹以恶血不散故也。凡治此疾，暴者必先发散，发散不愈，次取痰，取痰不愈，次去污血也。

〔《摘》〕治喉痹：丰隆　涌泉　关冲甚者，以小三棱针藏笔锋中，诈言点药于喉痹上，乃刺出紫血，顿下立愈。

〔《撮》〕喉痹乳蛾：少商针入一分，卧针向后三分。照海　太冲

〔洁〕喉闭不通：少商　隐白　少冲涌泉

〔《摘》〕喉痹颔肿如升，水粒不下：少商出血。手大指背头节三棱折刺三针，出血。阳谷三分。

〔《甲》〕喉痹，完骨及天容、气舍、天鼎、尺泽、合谷、商阳、阳溪、中渚、前谷、商丘、然谷、阳交悉主之。喉痹胸中暴逆，先取冲脉，后取三里、云门皆泻之。

〔《脉》〕喉痹刺少阴，少阴在手腕，当小指掌后动脉是也，针入三分补之。

〔《甲》〕喉痹咽如梗，三间主之。喉痹不能言，温溜、曲池主之。喉痹气逆，口喎，咽喉如扼状，行间主之。喉痹咽肿，水浆不下，璇玑主之。喉痹食不下，鸠尾主之。

白色粗理者肺大，肺大则多饮，善病喉痹。全文见诊。心脉大甚为喉吤。全文见治虚实法。【批】诊。

咽嗌痛咽嗌不能纳唾无食是也

形苦志苦，病生于咽嗌，治之以百药。全文见治法。【批】大法。

〔丹〕咽痛必用荆芥。阴虚火炎上者，必用玄参。

气虚人参加竹沥。血虚四物加竹沥。

咽痛，有阴气大虚，阳气飞越，痰结在上，遂成咽痛。脉必浮大，重取必涩，去死为近。宜补阴阳，人参一味浓煎汤，细细饮之。此证皆是劳嗽日久者有之，如用实喉痹条下诸方，非徒无益而反害之。

咽疮多虚火，游行无制，客于咽喉，宜用人参、蜜炙黄柏、荆芥治之。【批】久病养阴解郁。

润喉散　治气郁夜热，咽干梗塞用。

桔梗二钱半　粉草　紫河车　香附各三钱　百药煎一钱半

上为细末，傅口内。

咽喉生疮损了，不用生姜，用之辛辣痛，又能散不收。

咽痛实热者。【批】新病退热祛邪。

黄连　荆芥　薄荷

蜜姜汁调噙。

咽中疮肿，蓖麻子一粒去皮，朴硝一钱同研，新汲水作一服，连进二三服效。丹溪云：萆麻子属金，性善收，能遣毒肿。又似属水，当是外科要药。

〔罗〕**龙麝聚圣丹**　治心脾客热，毒气攻冲，咽喉赤肿头痛，或成喉痹，或结硬不消，愈而复发，经久不瘥。或舌本肿胀，满口生疮，饮食难咽，并宜服之。

川芎一两　生地　犀角屑　羚羊角　琥珀研，各五钱　马牙硝研，三钱　硼砂研，一两　人参　赤茯苓各三钱　玄参　桔梗　升麻　铅白霜研　连翘各五钱　朱砂水飞，二钱　牛黄研，二钱　麝香研，三钱　脑子研，三钱　金箔为衣

上为细末，炼蜜为丸。每两作十丸，用金箔为衣，每服一丸，薄荷水化下，或细嚼，或噙化。如无薄荷，新水亦可，临卧用之。

祛毒牛黄膏　治大人小儿咽喉肿痛，舌本强硬，满口生疮，涎潮喘急，饮食难进，咽膈不利。

牛黄研，三钱半　人参　琥珀　犀角取细末　桔梗　生地　硼砂各半两　雄黄一两　玄参　升麻各三钱　蛤粉水飞，四两　寒水石煅，

二两　朱砂飞研，七钱　铅白霜　脑子各一钱　金箔为衣。

上为细末，炼蜜丸如小弹子大，金箔为衣。用磁石器内收贮，每服一丸，浓煎薄荷汤化下，或新汲水服亦得。日进二三服。噙化亦得。

咽喉备急丹　青黛　芒硝　白僵蚕各一两　甘草四两【批】实热降收之。

上为细末，用腊月内牛胆有黄者，盛药其中，荫四十九日，多时为妙。

〔《经》〕患喉痛。含山豆根一片，细咽津极妙。

〔丹〕咽痛。硼砂或和胆矾、白僵蚕、白霜梅和噙。又方，百药煎去黑皮、硼砂、甘草、生白矾等份为细末，每服一钱，食后米饮调，细细咽下。

〔《肘》〕咽喉卒肿，食饮不通。黄柏捣傅肿上，冷复易之。用苦酒和末佳。

〔丹〕妇人患咽疼。用桔梗一两，生甘草半两，分三帖，水二碗煎取一小盏，稍热饮之。先与蚤休末，细咽之。蚤休末即金线重楼是也。【批】浮热表散之。

〔罗〕**增损如圣汤**　治风热攻冲会厌，语声不出，咽喉妨闷肿痛，并治之。

桔梗二两　甘草炙，一两半　枳壳汤浸，去瓤　防风各半两

上件为细末，每服三钱，水一大盏，煎至七分去渣，入酥如枣许搅匀，食后温服。

〔《本》〕治虚烦上壅，脾肺有热，咽喉生疮，利膈汤。

鸡苏叶　荆芥　防风　桔梗　人参　牛蒡子隔纸炒　甘草各一两

上为细末，每服一钱，沸汤点服。如咽痛口疮甚者，加僵蚕一两。

〔垣〕**桔梗汤**　治咽肿微觉痛，声破，季冬合之。

麻黄不去节，半钱　桔梗一钱　黄芩三钱　甘草一钱　白僵蚕三钱　马屁勃一两　桂枝少许　归身三分

上㕮咀，水二盏，煎去渣，稍热服，食后，可徐徐呷之。

〔罗〕**发声散**　治咽痛妨闷，咽物则微痛，不宜寒凉药过泄之。此妨闷虚热也。

瓜蒌一个　白僵蚕微炒，半两　桔梗七钱半　甘草炒，二钱

上为细末，每用少许，干糁咽喉中。若肿痛，左右有红，或只一壁红紫长大，水米难下，用此散一钱，朴硝一钱和匀，糁喉中咽津。如喉中生赤肿，或有小白头疮，用前散一钱匕，白矾细研半钱，干糁。

〔丹〕姜汁调僵蚕末，治咽痛神效。详见喉痹。

〔无〕蜜附子　治感寒，咽门闭，不能咽。大附子一枚，生去皮脐，切作大片，蜜涂炙令黄，含咽津，甘味尽，更以附子片涂蜜炙用之。【批】寒邪温之。

〔丹〕治咽痛，用诸药不效者，此非咽痛，乃是鼻中生一条红线如发，悬一黑泡，大如樱珠垂挂，到咽门而止，口中饮食不入。须用深取牛膝根，直而独条者，洗净，入好醋三五滴，同研细，就鼻孔滴二三点，入去则丝断珠破，其病立安。【批】污血破之。

〔《素》〕肝者中之将也，取决于胆，咽为之使。奇病论。

〔世〕咽痛，用倒摘刺根，净洗，入好酒醋同研，滴在喉中，耳若痒，即安。【批】杂方。

〔《范汪方》〕治喉中肿痛，不得饮食。烧笔头灰，浆水饮下方寸匕。

〔《广》〕主咽喉塞，鼻中疮出，及干呕头痛，食不下。生鸡子一个，开头取白去黄，著米酢煨拌，塘火顿沸起，擎下沸定，须顿三度，就热饮酢尽，不过一二次瘥。

运气　咽喉嗌痛，皆属寒。经云：太阳在泉，寒淫所胜，民病嗌痛颔肿是也。【批】运气。

《内经》灸刺咽喉有二：【批】针灸。

其一，取足少阴。经云：肾足少阴之脉，

所生病者，咽肿上气，嗌干痛。又云：嗌中肿，不能内，唾时不能出唾者，刺然骨之前出血，立已，左刺右，右刺左。又云：邪客足少阴之络，令人嗌痛，不可纳食，无故善怒，气上走贲上。林亿云：贲，膈也。谓气上走膈上也。刺足下中央之脉各三痏，凡六刺立已，左刺右，右刺左是也。

其二，取手太阳。经云：小肠手太阳之脉，是动则病嗌痛颔肿，视虚实寒热陷下取之也。

〔《甲》〕咽中痛，不可纳食，涌泉主之。咽肿难言，天柱主之。喉痛，喑不能言，天突主之。

乳　蛾

〔《竹》〕**咽喉乳蛾方**。【批】同喉痹法浮热者收之。

雄黄　郁金各五钱　白矾生用，二钱半　胆矾五分

上为细末，以竹管吹入喉中，立能言语。

粉香散　吹乳蛾即开。【批】实热者降之。

白矾三钱　巴豆三粒，去皮油　轻粉　麝香各少许

上于铁器上飞白矾沸，入巴豆在矾上枯去，不用巴豆，为细末。三味和合吹喉中。

〔孙〕治悬痈垂长，咽中妨闷。白矾一两烧灰，盐花一两，二味细研，以箸头点药在上。

〔《竹》〕**罗青散**　治单双乳蛾。

蒲黄五钱　罗青　盆硝研，各三钱　甘草二钱

上为细末，每服一钱，冷蜜水调，细细咽之，吞不下，鸡翎蘸药喉内扫之。立效。

〔《本》〕**玄参散**　治悬痈，痛不下食。

玄参一两　升麻　射干　大黄各半两　甘草

上为细末，用水煎至七分放温，时时含咽良验。

〔无〕**干姜散**　治悬痈，热卒暴肿大。【批】有表者散之。

干姜　半夏汤洗去滑，等份

上为细末，以少许著舌上咽津。

〔世〕乳蛾。用杜牛膝根红者研调，男用女乳汁，女用男乳汁，纳鼻吸之。【批】污血破之。

〔丹〕治喉中卒生肉。绵裹箸头蘸盐揩，一日六七次易之。孙真人方。

咽中介介如梗状

〔仲〕妇人咽中如有炙脔，半夏厚朴汤主之。【批】杂方。

半夏一升　厚朴三两　茯苓　生姜各四两　苏叶二两

上五味，以水七升，煮取四升，分温四服，日三夜一。

〔丹〕痰结核在咽，此湿痰，必用痰药中咸能软坚之味。

瓜蒌实　青黛　杏仁　海蛤粉　桔梗　连翘　风化硝

上为末，姜蜜丸，噙化。

《内经》灸刺咽嗌吩吩如梗状，有二：【批】针灸。

其一，取阳陵泉。经云：胆病者，善太息，口苦呕宿汁，嗌中介介然数唾，取阳陵泉是也。

其二，取大陵。经云：心咳之状，喉吩吩然，如梗状，取心之俞是也。

诸物梗喉

〔无〕治诸梗。煮薤白令半熟，以线缚定，手执线头，少嚼薤白咽之。度薤白至哽处，便牵引哽即出矣。又法，用绵一小块，以蜜煮，用如食薤法。【批】出之之法。

〔世〕治骨梗入喉。

缩砂　甘草各等份

上为末，以绵裹少许噙之，旋旋咽津，久

之即出。

骨哽，以乳香烧烟，吸入喉即吐出。

〔《本》〕治诸鱼骨哽久不出方。以皂角少许，吹入鼻中，得嚏哽出。多秘此方。

〔陈〕獭主鱼骨哽不可出者。取獭足于项下爬之，亦可煮汁食之。

〔《外》〕治哽，蝼蛄胆一枚吞下。亦治刺不出，傅之刺即出。

〔《古金录》〕疗鱼骨横喉中，六七日不出，取鲤鱼鳞皮合烧作屑，水服之即出，未出再服。

上治骨哽。

〔子和〕一小儿误吞一钱在喉中不下，诸医皆不能出，亦不能下，乃命戴人。戴人熟思之，忽得一策，以净白表纸，令卷实如箸，以刀纵横乱割其端，作鬅鬙之状，又别取一箸，缚针钩于其端，令不可脱，先下咽中，轻提轻抑探之，觉钩入于钱窍，然后以纸卷纳之咽中，与钩尖相抵，觉钩尖入纸卷之端，不碍肌肉，提之而出。

〔葛〕误吞钗。取薤白曝令萎黄，煮使熟勿切，食一大束，钗即随出。

〔丹〕治误吞钱钗及镮。用饴糖一片，渐渐食之，自出。《外台秘要》

上治钱哽。

〔世〕治骨哽。槿树叶油、马屁勃、砂糖三味，熬膏为丸，噙化累效。【批】下之之法。

治骨哽喉痛。用水牛屎上生出蕈，晒干为末，用砂糖为丸，徐徐咽吞下，仍用砂糖为衣，不然损牙。

〔《外》〕治鱼骨哽在喉中，以少硇砂口咀嚼，咽之立下。

〔世〕治鱼骨哽，用玉簪花根，研细取汁，竹管灌喉中，不可著齿，著则齿酥。骨哽。用萱草根汁服之传者云，可立视骨下。邵云：萱草即鹿葱也，又名宜男。又方，鱼骨哽，细嚼萝卜，徐徐咽之愈。

〔丹〕治鱼骨哽，百法不能疗者。饧糖丸如鸡子黄大，吞之立出。《肘后方》

治诸哽。生艾数升，水酒各五升，煮取四升，稍热服之。《外台》

〔世〕鱼骨哽。楮子捣自然汁，滤去渣服，或收晒干为末，水和汁服亦可。楮子即谷树子也。一方用楮树皮。

〔《衍》〕橄榄味涩，食久则甘，嚼汁咽，治鱼哽。

〔《外》〕治哽。以瞿麦为末，水调方寸匕服。

〔《本》〕治骨哽。白茯苓一味，临时细切为末，以所哽骨煎汤调下。

〔世〕治鸡骨哽，用水帘草捣汁，饮之骨自消。治骨哽，以野苎根洗净，捣烂如泥，每用龙眼大。如被鸡骨所伤，以鸡羹化下。如鱼骨所伤，鱼汤化下。治一切骨哽，用金凤花子，嚼烂噙下，无子用根亦好。

〔《山》〕误吞稻芒麦芒咽间者，急取鹅口中涎灌之，或取荐头草嚼亦妙。

〔丹〕鱼骨在肚中刺痛。煎茱萸汁一盏饮之，骨软而出。《食疗》。

〔丹〕治吞钱。艾一把，水五升，煎至一升，顿服便下。钱氏《箧中方》。

治吞钱及铁物在喉者，不得下。南烛根，烧细末，汤调一钱下之。

〔《山》〕误吞钱。百部根四两，酒一升，渍一宿，温服一升，日再服之。《外台秘要》。

又方，误吞铜钱。用家茨菰取汁，呷饮自消。见《山居方》。

〔《外》〕误吞钱并金银等物。以糊粉一两，捣调之，分再服。如吞金银物在腹中，以水银服之，令硝烊。

〔无〕凡治哽之法，皆以类推。如鸬鹚治鱼哽，磁石治针哽，发灰治发哽，狸虎治骨哽，亦各从其类也。

项颈强痛

〔《灵》〕缺盆之中任脉也，名曰天突。当

缺盆中央动脉是也。一次任脉侧之动脉，足阳明也，名曰人迎。挟喉二旁之动脉是也。二次脉手阳明也，名曰扶突。挟喉动脉之后，曲颊之前一寸后是。三次脉手太阳也，名曰天窗。手阳明之后，当曲颊之下是也。四次脉足少阳也，名曰天容。曲颊之后，当耳之下是也。五次脉手少阳也，名曰天牖。耳后当完骨上是也。六次脉足太阳也，名曰天柱。挟项大筋中是也。七次脉颈中央之脉，督脉也，名曰风府。【批】诊。

足阳明，挟喉之动脉也，其腧在膺中。手阳明，次在其腧外，不至曲颊一寸。太阳当曲颊。足少阳在耳下，曲颊之后。手少阳出耳后，上加完骨之上。足太阳挟项，大筋之中。俱本输篇。

〔《内经》〕刺灸项颈痛有二。【批】针灸。

其一，取足手太阳，治项后痛。经云：足太阳之脉，是动则病项如拔，视虚盛寒热陷下取之。又云：项痛不可俯仰，刺足太阳，不可以顾，刺手太阳。又云：大风项颈痛，刺风府，风府在上椎。又云：邪客于足太阳之络，令人头项肩痛，刺足小指爪甲上与肉交者各一痏，立已。不已则刺外踝下三痏，左取右，右取左，如食顷是也。

其二，取足手阳明，治颈前痛。经云：足阳明之脉，所生病者颈肿。又云：手阳明之脉，是动则病颈肿，皆视盛虚寒热陷下取之也。

〔《玄》〕颈项痛：后溪。

〔《玉》〕项强：承浆　风府。

〔《甲》〕头项痛重，暂起僵仆，鼻窒鼽衄，喘息不得通，通天主之。顶上痛风头重，目如脱，不可左右顾，百会主之。颈痛项不得顾，目泣出，多眦，鼻鼽衄，目内眦赤痛，气厥，耳目不用，咽喉偻引项筋挛不收，风池主之。项肿，不可俯仰，颊肿引耳，完骨主之。项强刺喑门。颈项痛不可以俯仰，头痛，振寒，瘛疭，气实则胁满，侠脊有并气，热汗不出，腰背痛，大杼主之。

东风生于春，病在肝腧，在颈项。全文见五脏。

〔《本》〕治筋急，项不得转侧，木瓜煎。【批】肝筋急。

木瓜两个，取盖去瓤　没药研，二两　乳香研，二分

上二味，内木瓜中用盖子合了，竹签签定，饭上蒸三四次，研烂成膏子。每服三五匙，地黄酒化下，生地黄汁半盏，无灰酒二盏和之，用八分一盏，热暖化服。

有人患此证，自午后发至黄昏时定。子曰：此患先必从足起，经言足十二经络各有筋，惟足太阳之筋，自足至项，大抵筋者肝之合也，日中至黄昏天之阳，阳中之阴也。又曰，阳中之阴肺也，自离至兑，阴旺阳弱之时。故《灵宝毕法》云：离至干，肾气绝而肝气弱，肝肾二脏受阴气，故发于是时。予授此方三服而愈。

〔丹〕男子项强不能回顾，动则微痛，诊其脉弦而数实，右手为甚。予作痰热客太阳经治之。用二陈汤加酒洗黄芩、羌活、红花，服后二日愈。【批】热痰。

〔垣〕**养神汤**　治精神短少，不得睡，项筋肿急难伸，禁甘温，宜苦寒。【批】虚热。

黄芪一钱　人参三分　甘草七分　苍术五分　白术三分　柴胡四钱　升麻四钱　归身五分　麦芽五分　木香一分　川芎三分　半夏七分　橘皮一钱　黄连五分　黄芩酒二分　黄柏一分

上㕮咀，每服五钱，水二盏，煎去渣，稍热服，不拘时。

〔《本》〕治肾气上攻项背，不能转移，椒附散。【批】虚。

大附子一枚，六钱上者。炮去皮脐，末之

上末，每二大钱，好川椒二十粒，用白面填满，水一盏半，生姜七片，通煎至七分，去椒入盐，空心服。

予一亲戚，患项筋痛连背髀，不可转移，服诸风药皆不效，予尝忆《千金》髓有肾气攻

背强一证，予处此方与之，一服顿瘥。自尔与人，皆有验。盖肾气自腰夹脊上至曹溪穴，然后入泥丸宫。曹溪一穴，非精于搬运者不能透，今逆行至此不得通，用椒以引归经则安矣。气上达，椒下达，故服之愈。

〔《千》〕治风项强，不得顾视。穿地作坑，烧令通赤，以水洒之令冷，纳生桃叶铺其席下卧之，令项在药上，以衣着项边，令气上蒸，病人汗出，良久即瘥。【批】表寒。

又方　治头项强，不得顾视。蒸大豆一升令变色，纳囊中枕之。

诸痉项强，皆属于湿。全文见诊法，治法见伤寒项强条。

卷之十六　心小肠部

心　痛

〔丹〕心痛即胃脘痛。凡心痛，必用温药。此是郁结不行，阻气不运，故痛在下者多属食，宜温利之。大凡心膈痛，须分新久，若明知身受寒气，口吃寒物而得者，于初得之日，当与温散或温利之。【批】寒热，身受寒气宜温散。

温散，谓治身受寒气于外者，如陈无择麻黄桂枝汤，治外因心痛之类是也。方见表条。

温利，谓治口食寒物于里者，如仲景九痛丸、洁古煮黄丸，治大实心痛之类是也。方见实条。

若曰：病得之稍久则成郁，久郁则蒸热，热久必生火，《原病式》中备言之矣。若欲行温散温利，宁无助火添病耶？由是方中多以山栀为热药之向导，则邪易伏，病易退，正气复而病安矣。然病安之后，若恣纵口味，不改前非，病复作时，乃委咎于医，误也。大概胃口有热而作痛，非山栀不可，须姜汁佐之，多用台芎开之。用山栀炒去皮，每十五枚，煎浓汤一呷，入姜汁令辣，再煎少沸，吞九枚，加川芎一钱尤妙。又方，用山栀去壳炒黄为末，以姜汁调粥丸。有寒者，加草豆蔻末丸服之。【批】口食寒物宜温利，久病为郁热宜寒之。

又方　治气实心痛。

山栀去壳，炒焦，六钱　香附一钱　茱萸一钱

上为末，炊饼丸如花椒大。以生地黄用酒洗净，同生姜煎汤下廿丸，外用胡椒、荜拨各半两为末，以醋调捏成丸子吞之。

心痛方

黄连炒　山栀炒　茱萸各五钱　荔枝核烧存性为末，三钱　滑石

上为末，姜汁化炊饼为丸。

又方　治心痛。

白术　白芍药　砂仁　半夏　当归各三钱　桃仁　甘草　黄连　神曲炒　陈皮　吴茱萸各一钱半　僵蚕　人参各一钱

又方　二陈汤加川芎、苍术，倍加炒栀。痛甚者加炒干姜。此从治反治之法。

〔《保》〕寒厥心痛者，手足逆，而通身冷汗出，便利溺清，或大便利而不渴，气微力弱，急宜以术附汤温之。寒厥暴痛，非久病也，朝发暮死，宜急救之，是知久病非寒，暴病非热也。【批】暴病为寒宜温之。

术附汤　治寒厥暴心痛，脉微气弱。即仲景术附汤也。

附子炮去皮脐，一两　白术四两　甘草炙，一两

上粗末，附子令匀，每三钱，水一盏半，姜五片，枣一枚，煎至一盏去渣，温服食前。

〔罗〕胃脘当心而痛治验　漕运使崔君长男云卿，年二十五，体本丰肥，奉养膏粱，时时有热证，友人劝食寒凉物，因服寒药，至元庚辰秋疟发，医以砒霜等药治之，新汲水下，禁食热物，疟病未除，反添吐泻，脾胃复伤，中气愈虚，腹痛肠鸣，时复胃脘当心而痛，不任其苦，屡医未效，至冬不瘥。延至四月间，劳役烦恼过度，前证大作，请予治之。诊视脉得弦细而微，手足稍冷，面色清黄不泽，情思不乐，恶人烦冗，饮食减少，微饱则心下痞闷，呕吐酸水，每发作冷汗时出，气促闷乱不安，须人额相抵而坐，少时易之。予思《内经》云：中气不足，溲便为之变，肠为之苦鸣。下气不足，则为痿厥心悗。又曰：寒气客于肠胃之间，则卒然而痛，得热则已。非甘辛大热之剂，则

不能愈，遂制一方名曰扶阳助胃汤。

附子炮，去皮脐，二钱　干姜炮，一钱半　草豆蔻　益智仁　拣参　甘草炙　官桂　白芍药各一钱　吴茱萸　陈皮　白术各五分

《内经》曰：寒淫于内，治以辛热，佐以苦温。附子、干姜大辛热，温中散寒，故以为君。草豆蔻、益智仁辛甘大热，治客寒犯胃为佐。脾不足者，以甘补之，炙甘草甘温，白术、陈皮苦温，补脾养气。水挟木气亦来侮土，故作急痛。桂辛热以退寒水，芍药味酸以泻木来克土。吴茱萸苦热，泄厥气上逆于胸中为使。上锉如麻豆大，都作一服，水二盏，姜三片，枣二枚，同煎至一盏去渣，温服食前。三服大势去，痛减半。至秋先灸中脘三七壮，以助胃气。次灸气海百余壮，生发元气，滋荣百脉，以还少丹服之，喜饮食，添肌肉，皮肤润泽。明年春，灸三里二七壮，乃胃之合穴，亦助胃气，引气下行，又以芳香助脾，服育气汤加白檀香平治之。戒以惩忿窒欲，慎言语，节饮食，一年而平复。

〔《保》〕热厥心痛者，身热足冷，痛甚则烦躁而吐，额上自汗，知为热也。其脉洪大，宜灸太溪、昆仑，表里俱泻之，是为热病引热下行，汗通身出者安也。灸后与金铃子散，痛止服枳实白术丸，去其余邪也。【批】身热足冷烦躁脉洪者为热。

金铃子散　治热厥心痛，或作或止，久不愈者。

金铃子　延胡索各一两

上为末，每服三钱，酒调下。痛止与枳术丸。

〔《外》〕疗峭心痛。熊胆如大豆许，和水服大效。本草：熊胆味苦寒。

〔仲〕心中寒者，其人病心中如啖蒜状，剧者心痛彻背，背痛彻心，譬如蛊注，其脉浮者，自吐乃愈。【批】寒饮。

经云：寒气客于背俞之脉，则血脉涩，血脉涩则血虚，血虚则痛。其俞注于心，故相引而痛。按之则热气至，热气至则痛止矣。此亦寒气客心背而痛也。

心痛彻背，背痛彻心，乌头赤石脂丸主之。

蜀椒一两　乌头炮，一分　附子炮，半两　干姜炮，一两　赤石脂一两

上五味，为末蜜丸如桐子大。先食服一丸，日服三，不效稍加服。

胸痹不得卧，心痛彻背者，栝蒌薤白半夏汤主之。

瓜蒌实一枚　薤白三两　白酒一斗　半夏半升

上四味，同煮至四升，服一升，日三服。

心胸中大寒痛，呕不能饮食，腹中寒上冲皮起，出见有头足，上下痛而不可触近，大建中汤主之。

蜀椒二合，去汗　干姜四两　人参二两

上三味，以水四升，煮取二升去渣，内胶饴一升，微火煎取一升半，分温再服。如一炊顷，可饮粥二升，后更服，当一日食糜，温覆之。

心中痞，厥逆心悬痛，桂枝生姜枳实汤主之。

桂枝　生姜各一两　枳实五个

上三味，以水六升，煮取三升，分温三服。

〔《圣》〕治寒疝心痛，四肢逆冷，全不饮食。用桂心二两去皮，捣罗为散，不计时候，热酒调下一钱匕。

〔世〕**果附汤**　治寒气心痛。

附子　草果　良姜等份

以酒煎服，立效。

〔罗〕**二姜丸**　养脾温胃，去冷消痰。大治心脾疼，宽胸下气进饮食，及一切冷物所伤，并皆治之。

干姜炮　良姜

上等份，为细末，面糊丸如桐子大。每服十五丸至二十丸，食后陈皮汤。妊娠妇人不宜服。

上方，辛甘热以散寒结。

〔世〕治心痛累效。冰梅一个去核，生硫黄为末，相和捣匀，以可丸为度，作一丸，白汤下立愈，病不再作。

上方，酸热以收散寒，凡服辛剂反甚者，改服酸剂立愈也。

〔丹〕客寒犯胃，草豆蔻丸主之。热亦宜用，止可一二服。

草豆蔻一钱四分，面裹煨熟，去皮脐　吴茱萸汤泡洗，焙干　益智仁　僵蚕炒　归身　青皮各六分　神曲　姜黄各四分　生甘草三分　桃仁去皮，七个　半夏汤泡七次，一钱　泽泻一钱，小便利减半　麦糵炒黄，一钱半　炙甘草六分　柴胡四分，详胁下痛多少与之　人参　黄芪　陈皮

上一十八味，除桃仁另研如泥外，为极细末同研匀，汤浸炊饼为丸，如桐子大。每服三十丸，热白汤送下，食远，旋斟酌多少用之。

监县之阃，年五十余，春末心脾疼，自言腹胀满，手足寒过肘膝，须绵裹火烘，胸襟畏热，却喜掀露，得风凉则快，脉皆沉细而涩，稍重则绝，轻取似弦而短，口渴干而喜热饮，谷肉全不食。遂以草豆蔻丸三倍，加黄连、滑石、炒神曲为丸，白术为君，茯苓为佐，陈皮为使，作汤送下一百丸，服至二斤，诸证皆愈。

以物柱按而痛者挟虚，以二陈汤加炒干姜和之。【批】虚寒。

按之痛止者为虚，治法并见寒心痛条。丹溪云：草豆蔻丸治气馁弱人心痛。方见寒热通用条。

〔仲〕**九痛丸**　治九种心痛。

附子三两，炮　生狼牙一两，炙香　巴豆一两，去皮心，炒，研如脂　人参　干姜　吴茱萸各一两

上六味为末，炼蜜丸如桐子大。酒下。强人初服三丸，日三服。弱者二丸。兼治卒中恶，腹胀痛，口不能言，又治连年积冷流注心胸痛，并冷肿上气，落马坠车血疾等证皆主之。忌口如常法。

〔洁〕煮黄丸　治大实心痛。方见饮食内伤。【批】寒实。

藁本汤　治大实心痛，大便已利，宜以此彻其痛也。

藁本半两　苍术一两

上锉，每服一两，水二盏煎至半盏，温服。

上寒实。

〔仲〕按之心下满痛者，此为实也，当下之，宜大柴胡汤。方见伤寒。【批】热实。

〔子和〕一将军病心痛不可忍。戴人曰：此非心痛，乃胃脘当心痛也。《内经》曰：岁木太过，民病胃脘当心而痛。乃与神佑丸一百余粒，病不减。或曰：此胃脘有寒，宜温补，不宜与凉剂。将军素知戴人明了，复求药于戴人，戴人复与神佑丸二百粒作一服，大下六七行立愈。神佑丸方见水肿门。

上热实。

〔丹〕蒋氏子年十六，久疟方愈十日，而心脾大痛，两手脉皆伏，痛稍杀时，气口紧盛，余脉皆弦实而细。予曰：此宿食也。询之，因食冷油煎堆子。遂以小胃丹，津咽十余粒，仍断饮食，经三日，凡与小胃丹十二次，痛不作，至晚下忽大痛，连及两胁。予曰：此必与谷太早。问之果然。遂断其饮食，亦不与药，盖宿积已因小胃而稍解其痛，又因新谷与余积相并而复作，若又攻击，必大伤胃气，所以不与药。又断食三日，其家大恐，以为不救，时有怨言。予曰：六日不能思食，强禁不与，方成恶候，待其索食与之，又须较量方可，至夜更余，心嘈索食，予先用白术、黄连、陈皮作丸子，遂以热汤下七八十丸，以除其嘈杂。若以为饥而与粥，其痛必如前矣。其家苦欲与。予询病者膈间莫尚闷否？答曰：或才饥作，必继之薄闷。今虽未甚快然，亦未尝思食。过两时许，又索食，予以前丸与之。如是者，又一昼夜，饥不再作，人亦昏困思睡。予教以用稀粥减平日之半，两日禁其杂食，调理半月而安。小胃丹方见饮食内伤。【批】食积痛。

〔《保》〕心痛用小胃丹，津下十五丸。

上渐除热宿食积法。

〔世〕**木香丸** 治食积心痛。

木香 丁香 三棱 蓬术 青皮 陈皮各二钱半 槟榔二钱 白豆蔻一钱 巴豆肉十五粒，用醋煮令无白心

上末，醋糊丸，麻子大。

〔《本》〕治一切积聚有饮，心痛，硇砂丸。

硇砂 三棱另末 干姜 香白芷 巴豆去油各半两 大黄另末 干漆各半两 木香 青皮 胡椒各一分 槟榔 肉豆蔻各一个

上为细末，酽醋二升，煎五七沸，后下三棱、大黄末，同煎五七沸，入硇砂同煎成膏，稀稠得所，入诸药和匀，杵丸如绿豆大，年深成块，生姜汤下四五丸。食积，熟水下。白痢，干姜汤下。赤痢，甘草汤。白痢，当归汤，葱酒亦得。

〔洁〕厚朴丸、紫菀丸 治积聚心痛。厚朴丸方见翻胃，紫菀丸方见积块。

〔仲〕心伤者，其人劳役，即头面赤而下重，心中痛而自烦，发热脐跳，其脉弦，此为心脏所伤也。【批】心伤痛。

〔丹〕心痛轻者散之，麻黄、桂枝，重者加石碱，用川芎、苍术、炒山栀作丸服。【批】外因痛。

桂枝 麻黄 石碱

上为末，姜汁浸，炊饼为丸，桐子大。热姜汤下十五丸。如服丸数多，又治痰饮。

〔无〕**麻黄桂枝汤** 治外因心痛，恶寒发热，内攻五脏，拘急不得转侧。

麻黄去节，汤浸焙 桂心 芍药 细辛去苗 干姜 甘草炙，各七钱半 半夏 香附各五钱

上锉，每五钱，水盏半，生姜五片，煎七分去渣，食前服，大便秘入大黄，量虚实加减。

〔世〕治心疼甚效。

槟榔 桂心 葛根 甘草 细辛 半夏 桔梗 枳壳 川芎 防风

上等份，惟甘草半之，水煎服。有人心疼，诸药不效，服此愈。

〔丹〕青严刘山长子，年三十六岁，得心疼十八年矣。因酒饮牛乳，病发时，饮食无碍。得病八年后，盛暑及沐浴饮食时，皆无汗，中间更医不一，悉以丁附诸丹等热药治之。至是黄瘦食减，若不胜衣，痛作时须以一物拄之。诊其脉，皆三至弦弱而涩。未风先寒，大便或闭或泄，最苦是胸膈吞酸。七月内，遂以二陈汤加白术、黄连、黄芩、桃仁、郁李仁、泽泻，每旦用此药饮而出之，所吐皆苦黑水，杂以如浸木耳片者。此日却再与两帖，饮而不出，如此两月，近二百余帖，涩脉渐退，至数渐添。忽一日诊其脉纯弦，渐有充满之状，时正立冬后，颇暄暖，意其必欲作汗，又意其血气未充，汗难以发。以人参、黄芪、芍药、当归、陈皮、半夏、甘草，调理二日，此时痛难缓，每昼夜一二作。至第三日，与麻黄、苍术、当归、川芎、甘草等药，才下咽，目上视口噤，面无神色。予呼之不应，见其四肢不收，急以左手抱其头，就坐于床，以右手拇指捻其人中，须臾而愈，通体汗如雨。自此痛不复作，但人倦，食未增耳。续又大为咽酸所苦，每一昼夜六七作，其作时有一酸块，自胸膈间直冲上咽喉，情状极恶。遂悉罢诸药，以黄连浓煎取冷，俟酸块欲上时，以冷黄连汁数滴与之即回。如此六七次，半日许，其块亦除，于是罢药，淡粥调养。又近三个月，时以立春节旬余，中脘处微有胀急，面带青色，气息喘促。时天气尚寒，意谓脾土因久病衰弱，木气行令，此肝凌脾，急以索矩三和汤与之，至四日而安。【批】内因痛。

一妇人年四十余岁，因二十年忧患后心痛，或可按或不可按，食甚减，口渴而不能饮水，形瘦骨立，心痛止则头痛作，其痛无常处。头痛止则心痛作，夜间全不寐，大便七八日一行，坚小而黑，而出亦难。累与四物加陈皮、生甘草，前后约百余帖，病虽不增，却无退减。予

曰：此肺久为火所郁，气不得行，由是血亦蓄塞，遂成污浊，气壅则头痛，血浊不行则心痛，通一病也，治肺当自愈。遂仿东垣方清空膏例，片芩细切酒炒透，令赤色，为细末，以热白术汤调下，头上稍汗，如此十余帖，渐渐汗至通身，及膝而止，诸病皆愈。因其膝下无汗，形瘦病久，小便数，大便涩，两手皆见涩脉，当议补血，以防后患。问其又思水而不饮，遂与四物加陈皮、生甘草、桃仁、酒芩以补之，遂安。

里实心痛，并见按之满痛为实条。丹溪云：心痛脉坚实，不大便者下之。

〔罗〕**化虫丸【批】**虫痛。

鹤虱　槟榔　胡粉炒　苦楝根去厚皮　各五十两　白矾飞，十二两

上为末，面糊为丸桐子大。小儿疾病，多有诸虫，或因脏腑虚弱而动，或因食甘肥而动，动即腹中疼痛，往来上下攻心痛则哭不休，合眼仰身扑手，心神闷乱，呕哕涎沫，或吐清水，四肢羸困，面青色黄，饮食难进，不生肌肉。或寒或热，沉沉默默，不的知病处。一岁儿服五丸，温浆下，入香油一两点，打匀下之，米饮亦得，其虫自下。

〔《保》〕妙香丸　治男子妇人心痛，强中搐热如痫状。方见燥门。

风痛者，羌活汤引下妙香丸。羌活汤方见诸风条。血痛者，当归汤引下妙香丸。当归汤方见诸血条

〔丹〕虫痛者，面上白斑，唇红能食，治用楝根锡灰之类，脉坚实不大便者下之。

〔罗〕**补金散**　治诸般虫。

鹤虱生　雷丸　定粉　锡灰以上各等份

上为末，每服三钱，空心少油调下。又用猪肉一两，烧熟掺药在上，细嚼亦得，用翎毛扫甘遂末一钱，与前药一处服之，其虫自下。

〔《本》〕治寸白虫方。黑铅灰炒，四钱一眼，先吃猪肉脯少许，一时来，却用砂糖浓水半盏调灰，五更服，虫尽下，白粥将息，一日良。

又疗寸白虫。用锡灰芜荑槟榔者，极佳。

予宣和中，每觉心中多嘈杂，意欲作饮，又疑虫，漫依此方所说，翌日下长虫二条，一长二尺五寸，头褊阔，尾尖锐，每寸作一节，斑如锦纹，一条皆寸断矣。《千金》谓劳则生热，热则生虫，心虫曰蛔，脾虫曰寸白，肾虫如方哉丝缕，肝虫如烂杏，肺虫如蚕，皆能杀人，惟啼虫为急。肺虫居肺叶内，蚀人肺系，故成瘵疾，咯血声嘶，药所不到，治之为难。道藏中载诸虫头皆向下行，唯自初一至初五以前头上行，故服药多取月旦出以前，盖为此也。

取寸白虫方。

画粉　密陀僧各等份

上为末，每服二钱，用麻油调服，空心下，顷刻成涎取下。

取寸白虫。

锡灰一两　木鳖　芦荟二十文　黄丹十文　轻粉十文

上为末，猪膏油丸如桐子大。先斋一日，晚莫吃饭，次早五更温水调下，分作二服。

制虫制劳，悦肌肤，去劳热。

槟榔一两半　龙胆草一两　干漆半两

上为细末，炼蜜丸如桐子大。每服十丸至十五丸，熟水吞下。

张仲文治寸白虫，熬胡粉令燥，平旦作肉臛，以药方寸匕，入腥中服之效。

〔丹〕治诸虫。楝皮细末，米饮调下二钱匕。《斗门方》。

〔《千》〕主脾胃有虫，食即痛，面黄无色，疼痛无时，以石州芜荑仁二两，和面炒令黄色为末，非时米饮，调二钱匕瘥。

〔《经》〕治蛔虫吐水心痛。鹤虱三两为末，蜜丸，平旦浆水服二十丸愈。《千金方》为末，空心温醋汤下，虫当出。

〔《经》〕胸宿食冷，多寸白虫，每朝空心热酒调山豆根末三钱，服之其虫自出。

〔《简》〕治诸虫，在脏腑久不瘥。槟榔半

两，炮，捣为末，每服一钱至二钱，葱蜜煎汤，空心调下。

〔《外》〕疗蛔虫心痛，恶心吐水。干漆熬，捣蜜丸，服十五丸，日再服。

〔《范汪》〕治寸白虫方，狼牙五两捣末，蜜丸麻子大，隔宿不夜食，明旦以浆水下一合，服尽愈。

〔《大》〕治寸白虫，以酸石榴东引根一握，净洗细锉，用水三升，煎取半碗以下去渣，五更初温服尽，至明日取下虫一大团，永绝根本。一日吃粥补之。

〔《本》〕金樱东行根，治寸白虫，锉二两，入大米三十粒，水二升，煎五合，空心服，须臾泻下。

〔《千》〕治寸白虫。茱萸根洗去土，四两切，以水酒各一升，渍一宿，平旦分再服。凡茱萸皆用细根，东北阴者良，若稍大，如指以上者，皆不任用。

〔《食》〕治蛔虫，心痛面青，口中沫出。取临水蔚蓄叶一斤细切，以水三斗煮如饧，去渣，空心服一升，虫即下。至重者再服。仍通宿不食，来日平明服之效。

〔《本》〕取寸白虫。苦丝瓜不以多少，研为末，每服二钱，好酒二盏，空心调服。

〔《竹》〕**木香三棱散**　治腹中有虫，面色痿黄，一切积滞。

黑牵牛半生半炒　大腹子多　槟榔　雷丸　锡灰醋炒　三棱煨　蓬术煨　木香　大黄以上各一两

上为细末，每服三钱，空心用蜜水调下，或砂糖水亦可。须先将烧肉一片，口中半嚼之，休咽下，吐出口中肉汁，后服药。

上方，有攻性而下虫者。

〔《本》〕崔元亮海上方，治一切心痛，无问新久，以生地黄一味，随人所食多少，捣取汁，搜面作馎饦，或冷淘食，良久当利出虫，长一尺许，头似笔管，后不复患。至元十年，通事舍人崔抗女，患心痛垂气绝，遂作地黄冷淘食之，便吐一物，可方一寸，如蝦蟆状，无目足等，微似有口，盖为此物所苦，自此顿愈，面中忌用盐。

〔丹〕治蛔虫吐清水，气口刺痛。取生艾汁，隔宿勿食，以肥香脯方寸片先吃，令虫闻香，次即饮一升，必下蛔虫，胸喉中觉有虫上下，偏喜闻葱豉油食之香者，两三日不食，开口而卧，将油煎葱豉令香放口边，虫当自出，引而去之，但随所喜物用之亦可。

〔世〕治心痛。豨莶草捣汁，醋和服之效。有人服此，吐虫二条，终身不发。

〔子和〕酒官杨仲仁，病心气痛。此人常好饮酒，初饮二三杯，必奔走三五十次，其酒稍散，方能复席，饮至前量，醉后至明旦，呕清黄水数口，夜变鱼腥臭，六七日始安。戴人曰：宜吐。乃吐虫一条，青黄色，长六七寸，口目鼻俱全，二目膜瞒，状如蛇类。杨腌干示人。

〔仲〕蛔虫为病，令人吐涎心痛，发作有时，毒药不止，甘草粉蜜汤主之。

甘草二两　粉一两　蜜四两

上三味，以水三升，先煮甘草取二升去渣，内粉蜜搅令和，煎如薄粥，温服一升，瘥即止。

〔孙〕向大王宫中有一宫人，七太尉所宠也，忽患一疾，凡恶心则吐虫数条，后乃频作，七太尉甚愍之，累治不瘥。每用杀虫药，则吐虫愈多，召孙诊之。孙曰：六脉皆细，非虫脉也，今虽吐虫，乃脏寒而虫不安，失居上膈，因而吐出。复用杀虫药，虫为药所苦，不能自安，所以吐虫愈多也。孙遂用药，不三五服，皆一色丸子，虫遂不吐。明日再召孙至，六脉渐大，进前药其病不作。后求方。乃硫黄、附子各一两，并末。粳米糊为丸，每三十丸，米饮下。

〔仲〕乌梅丸　治蛔。方见伤寒厥阴病。

〔河〕正气天香散治心痛，但忍气则发者。方见虚实法。【批】气痛。

〔丹〕心痛脉涩者，有死血。又云：作时饮汤水下作吃者，有死血，桃仁承气汤下之。方见伤寒。凡治证，必要先问起居何如。假如心痛，有因平日喜食热物，以致死血留于胃口作痛，用桃仁承气汤下之。切记，轻者用韭汁、桔梗，能开提其气，血药中兼用之。【批】血痛。

〔《经》〕**失笑散** 治妇人心痛，气刺不可忍。

五灵脂净好者、蒲黄等份为末，每二钱，用黄醋一杓，熬成膏，再入水一盏，煎至七分，热服效。

〔世〕**手拈散** 治心脾疼极验。诗云：草果延胡索，灵脂并没药，酒调三二钱，一似手拈却。

又治心痛。刘寄奴末六钱，延胡索末四钱，姜汁热酒调服妙。

〔《简》〕治九种心痛，腹胁积聚滞气。筒子干漆二两，捣碎，炒出烟，细研醋煮，面糊和丸如桐子大，每服五丸至七丸，热酒下，醋汤亦得，服无时。

〔《外》〕治心痛。当归为末，酒调服方寸匕。

〔丹〕治心痛，亦能治哮喘。半夏研碎香油炒，姜汁炊饼为丸，姜汤下二十丸。【批】痰痛。

五味醎软坚条海蛤丸，寒条栝蒌半夏薤白汤，表条桂麻石碱丸，皆治痰饮心痛之妙剂也。

〔世〕治心痛累效。陈年白蛳螺壳，洗净为末，热酒调下一钱半，即愈。

〔丹〕一味牡蛎粉，酒调下二钱，气实者可用。

治痰饮心痛，海蛤丸。

海蛤烧为灰，研极细，过数日火毒散用之 瓜蒌仁蒂瓤同研

上以海蛤入瓜蒌内，干湿得所为丸，每服五十丸。

又方 治脾疼。海蛤粉佐香附末，用川芎、山栀、生姜汁煎，辣汤调服为佳。

〔《斗》〕治血气攻心，痛不可忍，以蓼根锉，酒浸服之瘥。【批】杂方。

〔世〕心痛。枯矾、辰砂少许，每半钱，人参汤调下。一方，用白矾、辰砂糊丸，好醋吞下神效。又方，辰砂一味研，好醋调服效。又方，用白矾为细末，每服一钱，茶调下。

〔《外》〕黄连汤《肘后》龙胆汤。并见卒心痛热条。

〔仲〕粉蜜丸 脾受肝制而急，故虫不安，用粉蜜之甘缓以安之。方见虫条。

〔《素》〕少阳所谓心胁痛者，言少阳盛也，盛者心之所表也，九月阳气尽而阴气盛，故心胁痛也。所谓不可反侧者，阴气藏物也，物藏则不动，故不可反侧也。脉解篇。

〔《瑞》〕**蚕沙散** 治男子妇人心气痛不可忍者。晚蚕沙不拘多少，为细末，用滚汤泡过滤净，取清水服之，立止。

又方 黄荆子炒焦为末，米饮调下，亦治白带。治心痛，用洗净玉簪花根，捣浓汁，杂和好酒一半热服。

〔《千》〕治心腹俱痛，以布裹椒，薄注腹上火熨，令椒汗出良。

运气 心痛凡热风湿寒燥五气之初，皆能干心而痛，盖心为五脏之主故也。【批】运气。

一曰热邪干心。经云：少阴司天，热淫所胜，病心痛肺膜。又云：少阴之复，暴喑心痛。又少阳之胜，热客于胃，烦心心痛。又云：阳明司天，燥气下临，暴热至甚则心痛。此在泉之热为痛，治皆以寒剂是也。

二曰寒邪干心。经云：太阳司天，寒气下临，甚则心痛。又云：阳明司天之政，四之气，寒雨降，病心痛。又云：岁水太过，民病上下中寒，烦心，躁悸，心痛。又云：岁金不及，炎火乃行，复则寒雨暴至心痛。又云：水郁之发，民病寒客心痛。又云：太阳司天，寒淫所胜，病厥心痛。又云：太阳之复，心胃生寒，心痛痞满。又云：少阳在泉，主胜则热反上行，而客于心，心痛。盖终之气，寒胜其客也。又云：岁火不及，寒乃大行，病郁冒蒙昧，心痛。

又云：太阳之胜，寒厥入胃，则内生心痛。皆治以热剂是也。

三曰风邪干心伤胃。经云：少阳司天之政，终之气风乃至，心痛。又云：少阳司天，风行于地，心痛，胃脘痛，鬲不通。又云：岁水不及，湿乃大行，复则暴风大发，鬲中痛于心腹。又云：木郁之发，民病胃脘当心而痛，鬲咽不通。又云：厥阴在泉，风淫所胜，心痛支满。又云：厥阴司天，风淫所胜，胃脘当心而痛。又云：厥阴之复厥心痛。又厥阴之胜，胃脘当心而痛，治皆以凉剂是也。

四曰湿邪干心。经云：土郁之发，心痛胁䐜。又云：太阴在泉，湿淫所胜，病饮积心痛。又云：太阴之胜，火气内郁，心痛热格，治皆以热剂是也。

五曰燥邪干心。经云：阳明之复，善太息，心痛痞满。治以温剂是也。

六曰寒热中于心。经云：少阴司天之政，寒热凌犯而争于中，寒厥入胃心痛。三之气，大火行，寒气时至，民病气厥心痛。治分寒热多少调之是也。

厥心痛者，他脏病干之而痛，皆有治也。真心痛者，心脏自病而痛，故夕发旦死，旦发夕死，无治也。然心脏之经络，有病在标者，其心亦痛，而有治。经云：心手少阴之脉，是动则病嗌干心痛，渴而欲饮。又心主手少阴之脉所生病者，心痛掌中热，皆视盛虚热寒陷下取之。又经云：手心主之别，名曰内关，去腕二寸，出于两筋之间，实则心痛，取之两筋间也。又云：邪在心，则病心痛，喜悲时眩仆，视有余不及，调其俞是也。【批】针灸。

〔《灵》〕厥心痛，与背相控，善瘛，如从后触其心，伛偻者，肾心痛也，先取京骨、昆仑，发针不已，取然谷。厥病篇。下同。

心痛引背，灸刺法有四：

其一，取足太阳经。刺节云：取京骨、昆仑者，是其穴也。盖足太阳之正，循膂当心入散络，故心痛引背取之也。

其二，取足少阴经。刺节云：取京骨、昆仑不已，取然谷者，是其穴也。又经云：肾足少阴经之脉，所生病者，烦心心痛，视盛虚热寒陷下取之也。又经云：心痛引腰脊欲呕，取足少阴者是也。盖足少阴脉，贯脊络心，故亦治心痛引背也。

其三，取足少阳。经云：心痛引背不得息，刺足少阴不已，取少阳者是也。盖手少阳之脉，散络心脉。又三焦下俞曰委阳，是足太阳络，足太阳循膂当心入散络，故亦治心痛引背也。

其四，取督任脉。经云：背为心相控而痛，所治天突与十椎及上纪。上纪者，胃脘也。下纪者，关元也。又云：心痛，当九节刺之，按已次按之，立已。不已，上下求之。得之，立已者是也。盖十椎与九节者，督脉也；胃脘与天突者，任脉也。

厥心痛，腹胀胸满，心尤痛甚者，胃心痛也。取之大都、太白。

心痛兼胀灸刺法有二：

其一，取足太阴。经云：取大都、太白者，是其穴也。又经云：脾足太阴之脉，是动则病胃脘痛，腹胀。所生病者烦心，心下急痛者，视盛虚热寒陷下取之。又云：心痛腹胀，啬啬然，大便不利，取足太阴者是也。盖足太阴脉从胃上膈，注心中，故心痛腹胀者，取之也。

其二，取足阳明。经云：胃病者腹胀，胃脘当心而痛，饮食不下，取之三里者是也。盖胃脘当心痛者，似心痛，实非心痛也。

厥心痛，如以锥针刺其心，心痛甚者，脾心痛也，取之然谷、太溪。

脾心痛，而取然谷太溪者，故孙真人、张洁古谓之妄经也。

厥心痛，色苍苍如死状，终日不得太息，肝心痛也。取之行间、太冲。

心痛色苍如死状者取肝，其兼小肠满便溲难者亦取肝。经云：心痛引少腹满，上下无常处，便溲难，刺足厥阴是也。

厥心痛，卧若徒居心痛间，动作痛益甚，

色不变，肺心痛也，取之鱼际、太渊。

徒居，谓闲居。间，谓痛缓。心痛，卧与闲居则痛缓，动作则益甚者，取肺。其兼短气者，亦取肺。经云：心痛但短气不足以息，刺手太阴者是也。

心痛不可刺者，中有盛聚，不可取于腧。肠中有虫瘕及蛟蛔，皆不可取以小针。心肠痛侬作痛，肿聚，往来上下行，痛有休止，腹热喜渴涎出者，是蛟蛔也。以手聚按而坚持之，无令得移，以大针刺之，久持之虫不动，乃出针也。

〔《集》〕九种心痛：间使　灵道　公孙　太冲　三里　阴陵泉

〔桑〕心气痛：巨缺　鸠尾各取一寸，兴隆泻之

〔《撮》〕脾脊后心疼痛：中渚泻之，忌补　灸心痛背上穴：心俞　膈俞

〔洁〕心痛脉弦，肝原穴。脉沉，肾原穴。脉涩，肺原穴。脉浮，心原穴。脉缓，脾原穴。

〔《摘》〕冷心痛：巨缺燔针刺之。如五脏气相干，而胁痛疝痛痃癖，皆能痛至心，宜审之。

〔《玉》〕心脾疼：上脘二寸半，泻　中脘二寸半，补多泻少

〔《甲》〕心痛不可按，烦心，巨缺主之。心痛有虫，多涎，不得反侧，上管主之。心痛上抢心，不欲食，支痛引膈，建里主之。

〔《撮》〕心胸痛，并气攻：劳宫　大陵各三分，泻之　内关

〔《甲》〕心痛善悲，厥逆悬心，如饥之状，心恒而惊，大陵及间使主之。心寒痛，难以俯仰，心疝气冲胃，死不知人，中脘主之。心痛，衄哕呕血，惊恐畏人，神气不足，郄门主之。

〔《难》〕阴维为病，苦心痛。内关穴，通阴维。

〔《甲》〕脾逆气寒，厥急烦心，善唾哕噫，胸满噭呼，胃气上逆，心痛，太渊主之。针云：肺胀胃逆。心膨痛，尺泽主之。《千金》云：心烦闷乱，少气不足以息。心痛，卒咳逆，尺泽主之，出血立已。胸痹心痛，肩内麻木，天井主之。胸胁背相引而痛，呕吐不食，幽门主之。胸痹心痛，不得息，痛无常处，临泣主之。《千金》云：不得反侧。

〔丹〕心痛虽日数多，不吃饭不死，若痛止便吃物还痛，必须三五服药，方可吃物。心痛，左手脉数热多，脉涩有死血。右手脉实是痰积，脉大必是久病。两手脉坚实不大便者下之。痛甚者脉必伏，多用温药附子之类，不可用参术。【批】诊。

心脉微急，为心痛引背，食不下。全文见治虚实法。

〔仲〕问曰：病腹痛有虫，其脉何以别之？师曰：腹中痛，其脉当沉，若弦反洪大，故有蛔虫。

脾脉微滑，为虫毒蛕蝎腹热。全文见治虚实法【批】热则生虫故脉洪大者主虫。

〔《脉》〕关上脉紧而滑者，蛔毒。脉沉而滑者，寸白。肘后粗，以下三四寸热者，肠中有虫。全文见诊。真心痛，手足青至节，心痛甚，旦发夕死，夕发旦死。

卒心痛

〔《竹》〕治急心疼方。【批】寒。

斑猫七个，头翅全者　胡椒四十九粒

上将二味同炒，令斑猫焦碎，吹去斑猫不用，却将净胡椒研为细末，只作一服，热酒调下，不拘时候。治暴心痛，不可忍者。

荔枝核丹溪云：荔枝核属金性燥热。

上为末，每服一钱，水醋各半盏，煎七分，稍热服。

〔《外》〕治卒心痛。黄连八两一味，㕮咀，水七升煮五升，绞去渣，温饮五合，日进三服。【批】热。

〔《肘》〕卒心痛。龙胆草四两，酒三升，煮一升半，顿服。

〔仲〕走马汤　治中恶心痛，腹胀，大便不通。【批】实。

巴豆二枚，去皮心，炒　杏仁二枚

上二味，以绵缠，槌令碎，热汤二合，捻取白汁，饮之，当下。老少量服。通治飞尸鬼击等病。

〔《竹》〕《海上方》急救男子妇人心疼，牙关紧，欲死者。用隔年陈葱白三五根，去皮须叶，擂为膏，将病人口斡开，用匙将膏送入咽喉，用香油四两灌送下，油不以多少，但得葱下喉，其人必苏。少时将腹中所停虫病等物，化为黄水，微得利为佳，除根永不再发，累效。一方，用真香油顿服一盏亦妙。【批】有虫。

〔《肘》〕治卒心痛。白艾成熟者一升，水二升，煮取一升去渣，顿服。若为客气中者，当吐虫。丹溪云：艾属火而有水，服多者有毒发。【批】杂方。

治卒心痛。东引桃枝一握，切碎，以酒一升，煎去半升，顿服大效。

经云：邪客于足少阴之络，令人卒心痛，暴胀胸胁支满。无积者，刺然骨之前出血，如食顷而已。不已，左取右，右取左。病新发者，五日已。【批】针灸。

〔《摘》〕卒心痛，不可忍：上脘八分，先补后泻，觉针下气行如滚鸡子入腹为度，次取后穴　气海　涌泉无积者，刺之如食顷而已。有积者，先饮药利之，刺之立已。如不已，再刺后穴　间使　支沟　三里

〔丹〕针灸经治卒心痛不可忍，吐冷酸水，及原脏气少，灸足大指次指内约文中，各一壮，如小麦大，下火立瘥。

〔《甲》〕卒心痛，瘛疭，互相引肘内廉痛，心敖敖然，间使主之。卒心痛汗出，大敦主之，出血立已。心腹中卒痛而汗出，石门主之。

胎前心痛

〔《大》〕治妊娠卒心痛，气欲绝。【批】血虚。

川芎　当归　茯苓　厚朴各等份

上水六升，煎二升，分二服。

白术散　治妊娠卒心痛欲死，不可忍者。【批】虚热。

白术　赤芍药各二两　黄芩一两半

上水六升，煮取二升半，分三服，半日令尽，微下水，令易产。忌桃李雀肉。

产后心痛

〔罗〕**火龙散**　治产后心痛。【批】滞气。

艾叶盐炒一半　茴香炒　川楝子炒。各一两

上为末，水煎服。

〔《大》〕治妇人血崩心痛，甚者名曰杀血心痛。小产下血过多而心痛者亦然。用乌贼鱼墨炒为末，醋汤调下。此鱼腹多有墨汁，见人过必吐其墨以蔽身。【批】污血。

失笑散　治心腹痛，百药不效，服之即愈。方见心痛污血条。

〔《救》〕治产后血不尽，心腹痛。荷叶熬令香为末，水煎下方寸匕。

〔《大》〕**大岳蜜汤**　治产后血寒心痛。【批】寒。

熟地　当归　独活　吴茱萸　芍药　干姜　甘草　桂心　小草各一两　细辛半两

上为散，每服半两，水三盏煎至一盏，去渣稍热服。

〔《圣》〕治产后恶血冲心痛，气闷欲绝。用桂心三两，捣罗为散，狗胆汁和丸如樱桃大，不拘时候，热酒磨下二丸。

诸般气痛

〔丹〕气痛，一身腔子里气痛。少用木香于药内行得开。【批】大法。

〔河〕正气天香散　治妇人一切诸气，或上凑心胸，或攻筑胁肋，腹中结块，发渴，刺痛，月水不调，或眩晕呕吐，往来寒热，减食。方见治虚实气血条。

〔丹〕**调气方**【批】气滞。

香附四两　人参一两　乌药三两　砂仁一两　甘草炙，二两

上为细末，熟汤调服。

〔《本》〕治脾积气，妇人诸般气痛。

香附五两，炒　蓬术醋煮　甘草各二两

上各净研为细末，每服二钱，入盐少许，百沸汤空心热服。

治一切气疾，丈夫妇人撞心冷气，并皆治之。

香附一斤炒，去毛　陈皮四两，去白　甘草一两，生

上为细末，每服二钱，空心盐汤点服。

〔丹〕**宽中丸**

枳壳为末，酒糊丸。

妇人患气痛，喜食热物。二陈汤加木通，姜五片煎，下保和丸。

女子患气痛要揉者，曾服乌沉汤有效，又再发。【批】湿痰。

陈皮六钱半　半夏　青皮半两　芍药二钱　木通　川芎　茱萸一钱　甘草五分

上分五帖，姜三片煎服。

明五院君出外怒归，膈痞痛，不思食，脉沉弦稍数，此气抑不通也。

半夏三钱　青皮　枳壳各二钱　黄芩　芍药各钱半　木通　甘草各一钱

上姜三片煎，取半盏，下保和丸三十粒。

三七嫂，怒后气痛，脉沉，不思食。

青皮一钱　柴胡半钱　甘草炙，二分　半夏一钱　黄芩五分　木通三钱　陈皮五分

上姜三片，煎服。

感村妇人五十七岁，气痛不可按，渐渐痛至足。【批】热。

青皮　芍药各三钱　川芎　陈皮各三钱　黄柏炒　木通各一钱　甘草些，炙

上分三帖，煎热饮。

〔《本》〕治妇人室女血气刺痛不可忍，日夜叫唤可怜者，一服效。【批】寒。

芸苔子　肉桂板桂也　良姜　没药各等份

上焙干为末，每服三钱，乳香汤调下，热服，不拘时候。

〔孟诜〕心腹中结伏气。杏仁、陈皮、桂心、诃黎勒皮为丸，空心服三十丸。

〔《本》〕**和气散**　治男妇一切气疾，他药不瘳者。【批】实积。

甘草炙，半两　白及一两　地骨皮　山蜈蚣　藿香半两　白芷一两　木香　红内消　山慈菇各半两

上焙干为末，每服二大钱，空心盐汤点服。余乡村有一老医，数世习医，凡妇人气疾，惟凭此药，百发百中。

胸痛胸满

经云：南风生于夏，病在心，俞在胸胁。又云：仲夏善病胸胁，此则胸胁痛属心，故入心部。【批】心病。

肝虚则胸痛引背胁，肝实则胸痛不转侧，喜太息，肝著则常欲蹈压其胸。经云：春脉如弦，其气不实而微，此谓不及，令人胸痛引背，下则两胁胀满。此肝虚而其脉症见于春如此也。【批】肝病。

〔仲〕肝中寒者，两臂不举，舌本燥，喜太息，胸中痛，不得转侧，食则吐而出汗也。肝著，其人常欲踏其胸上，先未苦时但欲饮热，旋覆花汤主之。方未考。《金匮》妇人门有旋覆花汤方或云是此。

〔《素》〕阳明所谓胸痛短气者，水气在脏腑也，水者，阴气也，阴气在中，故胸痛少气也。

〔《仲》〕胸痹之病，喘息咳唾，胸背痛，短气，寸口脉沉而迟，关上小紧数者，宜以瓜

蒌薤白白酒汤主之。【批】脉沉迟者寒痰虚痰。

瓜蒌实一个，捣　薤白半升　白酒七升

上三味同煮，取二升，分温再服。

瓜蒌薤白半夏汤　治胸痹不得卧，心痛彻背。方见心痛门。

胸痹，心中痞，留气结在胸，胸满胁下逆抢心，枳实薤白桂枝汤主之，人参汤亦主之。

枳实薤白桂枝汤

枳实四枚　厚朴四两　薤白半升　桂枝一两　瓜蒌实一个，捣

上五味，以水五升，先煮厚朴、枳实取二升，去渣，纳诸药煮数沸，分温作三服。

人参汤

白术　人参　甘草　干姜各二两

上四味，以水八升，煮取三升，温服一升，日三服。

孙主薄季述之母患胸中痞急，不得喘息，按之则痛，脉数且涩，日胸痹也。因与仲景三物小陷胸汤，一剂知，二剂愈。方见伤寒。【批】按之满痛者热痰实痰。

〔仲〕支饮胸满者，枳朴大黄汤主之。

厚朴一两　大黄六两　枳实四枚

上三味，水五升，煮取二升，分温再服。

〔《脉》〕寸口脉沉，胸中引胁痛，胸中有水气，宜泽漆汤，及刺巨阙泻之。泽漆汤肿景方也，见咳门。【批】痰杂方。

〔杜壬〕治胸胁痛彻背，心腹痞满，气不得通，及治痰咳。大瓜蒌去瓤取子，熟炒连皮研，和面糊为丸，如桐子大，米饮下五十丸。

〔《斗》〕治胸腹壅滞，去痰开胃。用半夏洗净焙干，捣罗为末，生姜自然汁，和为饼子，用湿纸裹，于慢火中煨令香熟，水一盏，用饼子一块如弹丸大，入盐半钱，煎取一盏温服，能去胸膈壅逆，大压痰毒，及治酒食所伤，其功效大矣。

〔丹〕郑仲游年二十有三，膈有一点相引痛，吸气皮觉急。【批】污血。

滑石一两　桃仁半两　枳壳一两，炒　黄连半两，炒　甘草炙，二钱

上为细末，每钱半，以萝卜根自然汁研，煎熟饮之。一日五六次。

仲本年二十七，因吃热补药，又妄自学吐纳，以致气乱血热，嗽血消瘦，遂与行倒仓法。今嗽血消瘦已除，因吃炒豆米，膈间有一点气梗痛，似有一条丝垂映在腰，与小腹亦痛，大率偏在左边，此肝部有恶血行未尽也。

滑石一两　黄丹三钱，炒　枳壳一两，炒　黄连五钱　生甘草二钱　红花一钱　柴胡五钱　桃仁二两

上为细末，每服一钱半，以萝卜自然汁，煎沸服之。

〔垣〕**上清散**　清利头目，宽快胸中，不利者悉利于表。【批】表。

黄芪三钱　甘草二钱　人参三钱　葛根一钱半　防风根一钱　蔓荆子半钱

上㕮咀，分作二服，每服水一盏半，煎至一盏去渣，临卧温服，以夹衣盖覆面首不语，须臾汗出为效。未服药，预一日不语，如服药毕，亦一日不语。

运气　胸痛有二：

其一，火邪助心。经云：岁火太过，甚则胸中痛，胁支满，胁痛，膺背肩胛两臂内痛是也。【批】运气。

其二，金邪伤肝。经云：岁金太过，民病胸痛引背，两胁满，且痛引少腹。又云：岁土不及，风乃大行，民病体重腹痛，金复则胸胁暴痛，引少腹者是也。

《内经》灸刺胸痛有四：

其一，取心。经云：心痛者胸中痛，胁支满，胁下痛，膺臂肩胛间痛，两肩臂内痛，实则胸腹大，胁下腰子相引而痛，取其经少阴太阳舌下血者。其变病，刺郄中血者是也。【批】针灸。

其二，取肾。经云：肾虚则胸中痛，大腹小腹痛，取其经少阴太阳血者，按刺法不分补泻，但言取血。王注谓先去血脉？后调虚实也。

其三，取胆。经云：胆足少阳脉，所生病者，胸胁肋髀膝外皆痛，视盛虚热寒陷下取之也。

其四，取筋。经云：手心主之筋，其病当取过者。又转筋前及胸痛息贲，治在燔针劫刺以知为数，以痛为输。又足太阳之筋，足少阳之筋，痛皆引胸痛。治在燔针劫刺，以知为数，以痛为输也。

灸刺胸满有三法：

其一，取气海。经云：膻中者，气之海，其输上在手柱骨之上下，前在于人迎。气海有余者，气满，胸中悗息，面赤，审守其输，而调其虚实，无犯其害是也。手柱骨，滑伯仁谓肩胛上际会处是穴也。

其二，取肝。经云：肝足厥阴脉，所生病者，胸满，呕逆，飧泄，狐疝，遗溺，闭癃，视盛虚热寒陷下取之也。

其三，取胃。经云：厥逆腹满，面肿唇漯漯然，暴言难，甚则不能言，取足阳明是也。

〔《集》〕胸胁痛不堪：期门四分　章门六分，灸七壮至七七壮　行间　丘墟　涌泉

〔东〕又法：期门沿皮二寸　支沟　胆俞沿皮一寸五分

〔《甲》〕胸满痛，璇玑主之。胸胁揞满，痛引胸中，华盖主之。胸胁揞满，痹痛骨疼，饮食不下，呕逆上气烦心，紫宫主之。胸中满，不得息，胁痛骨疼，喘逆上气，呕吐烦心，玉堂主之。胸胁背相引痛，心下胸中，呕吐，多睡，饮食不下，幽门主之。胸胁揞满，痛引膺，不得息，闷乱烦满，不得饮食，灵墟主之。胸胁揞满，劫引背痛，卧不得转侧，胸乡主之。大气不得息，息即胸胁中痛，实则其身尽寒，虚则百节尽纵，大包主之。胸满善太息，胸中膨膨然，丘墟主之。《千金》云：胸背急。胸中痛，天容主之。胸胁揞满，劳宫主之。胸痹引背，时寒，间使主之。胸满不得息，颈颔肿，阳谷主之。《千金》云阳溪。胸胁揞满，膈塞，饮食不下，呕吐食后还出，中庭主之。胸胁揞满，瘛疭，引脐腹痛，短气烦满，巨阙主之。胸胁揞满，不得息，咳逆，乳痈，洒淅恶寒，神封主之。胸胁揞满，膈逆不通，呼吸少气，喘息不得举臂，步廊主之。胸胁揞满，恶闻人声与木音，巨虚上廉主之。胸下满痛，膺肿，乳根主之。胸胁揞满，喘逆上气，呼吸喘息，不知食味，气户主之。胸胁胀，肠鸣切痛，太白主之。

〔《撮》〕胸满血膨：期门一分，沿皮向外一寸五分，泻。

〔《甲》〕伤食，胁下满，不能展转反侧，目青而呕，期门主之。暴胀胸胁揞满，足寒大便难，面唇白，时时呕血，太冲主之。胸中暴满，不得眠，辄筋主之。胸胁揞满，寒如风吹状，侠溪主之。胸胁揞满，头痛，项内寒热，外丘主之。多卧善唾，胸满肠鸣，三间主之。

〔仲〕脉当取太过不及，阳微阴弦，即胸痹而痛。所以然者，极虚也。今阳虚知在上焦，所以胸痹心痛者，以其阴弦故也。

白色粗理者肺大，肺大则多饮，善病胸痹。全文见诊，下同。

胁偏疏者肺偏倾，肺偏倾则胸偏痛。

胸痹短气缓急

〔仲〕胸痹，胸中气塞，短气，茯苓杏仁甘草汤主之，橘枳姜汤主之。【批】气。

茯苓杏仁甘草汤

茯苓二两　杏仁五十个　甘草一两

上三味，以水一斗，煮取五升，温服一升，日三服。

橘枳姜汤

陈皮一斤　枳实三两　生姜半斤

上三味，以水五升，煮取二升，分温再服。

〔《千》〕治胸痹气满壅，心膈不利，枳实二两，麸炒微黄为末，非时以清粥饮调下二钱。《圣惠方》同。

〔仲〕胸痹缓急者，薏苡仁附子散主之。

【批】寒。

薏苡仁十五两　大附子十个，炮

上二味，杵为散，服方寸匕，日三服。

烦　躁

〔垣〕烦躁发热论《黄帝针经》五乱篇云；气乱于心，则烦心密默，俯首静伏云云。气在于心者，取少阴心主之俞。又云：咳喘烦冤者，是肾气之逆也。又云：烦冤者，取足少阴。又云：烦冤者，取足太阴。仲景分之为二：烦也，躁也。盖火入于肺则烦，入于肾则躁。俱在于肾者，以道路通于肺母也。大抵烦躁者，皆心火为病。心者，君火也，火旺则金烁水亏，惟火独存，故肺肾合而为烦躁。又脾经络于心中，心经起于脾中，二经相搏，湿热生烦。夫烦者，扰扰心乱，兀兀欲吐，怔忡不安；躁者，无时而热，冷汗自出，少时则止。经云：阴躁者是也。仲景以栀子色赤而味苦，入心而治烦；盐豉色黑而味成，入肾而治躁；名栀子豉汤，乃神药也。若有宿食而烦者，栀子大黄汤主之。【批】大法。

运气　烦躁有二：【批】运气。

一曰，热助心火烦躁。经云：少阴之复，燠热内作，烦躁鼽嚏。又云：少阳之复，心热烦躁，便数憎风是也。

二曰，寒攻心虚烦躁。经云：岁水太过，寒气流行，邪害心火，病身热烦心，躁悸阴厥是也。

〔成〕烦为扰而烦，躁为愤躁之躁。合而言之，烦躁为热也。析而言之，烦阳也，躁阴也，烦为热之轻者，躁为热之甚者。【批】诊。

〔无〕内热曰烦，外热曰躁。

谨按：先贤治烦躁俱作，有属热者，有属寒者。治独烦不躁者多属热，惟悸而烦者为虚寒。治独躁不烦者多属寒，惟火邪者为热，盖烦者心中烦，胸中烦，为内热也。躁者身体手足躁扰，或裸体不欲近衣，或欲在井中，为外热也。内热者，有本之热，故多属热。外热者，多是无根之火。故属寒也。

内外俱虚，身体冷而汗出，微呕而烦扰，手足厥逆，体不得安静者死。热病七八日，其脉微细，小便不利，加暴口躁，脉代，舌焦干黑者死。

虚　烦

《活人》云：虚烦似伤寒，非伤寒也。成无已云：伤寒有虚烦，有心中烦，有胸中烦。二说不同，孜之于书，成无已之言，实出仲景，《活人》无据。然往往有非因伤寒而虚烦者，今故两存之。立虚烦一门于此心部，立伤寒烦一门于伤寒部。

〔无〕虚烦身不觉热，头目昏疼，口干咽燥不渴，清清不寐，皆虚烦也。【批】诊治。

〔《保》〕起卧不安睡不稳，谓之烦。宜栀豉汤、竹叶石膏汤。二方并见伤寒。

〔《活》〕但独热者，虚烦也，诸虚烦热，与伤寒相似，但不恶寒，身不疼痛，故知非伤寒也，不可发汗。头不痛，脉不紧数，故知非里实也，不可下。病此者，内外皆不可攻，攻之必遂烦渴，当与竹叶汤。若呕者，与陈皮汤一剂，不愈，再与之。孙真人云：此法数用有效。【批】但烦热者清肺去痰。

陈皮汤

陈皮一两半　甘草炙，五钱　人参一分　竹茹五钱

上锉如麻豆大，每服五钱，水一盏半，姜三片，枣一枚，煎至七分去渣，食前服。

〔无〕**淡竹茹汤**　治心虚闷，头疼短气，内热不解，心中闷乱，及妇人产后心虚，惊悸烦闷欲绝。

麦门冬去心　小麦各二两半　甘草炙，一两　人参　白茯苓各一两半　半夏汤洗，二两

上锉散，每服四钱，水二盏，姜七片，枣三枚，淡竹茹一块如指大，煎至七分去渣，食前服。

〔垣〕**朱砂安神丸**　治心乱烦热怔忡，心神颠倒，兀兀欲吐，胸中气乱而热，有似懊憹之状，皆膈上血中伏热，蒸蒸不安。宜用权法，以镇阴火之浮行，以养上焦之元气，用甘草之甘温补之，当归、生地又为长生阴血之圣药，黄连去心烦，除湿热，朱砂纳浮游之火，而安神明。【批】烦热冲心乱者安神。

朱砂一钱，研，水飞　黄连净，酒炒，一钱半　甘草炙，五分　生地　当归头各一钱

上为极细末，蒸饼为丸，如黄米大。每服十丸，津下。

〔仲〕下痢后更烦，按之心下濡者，为虚烦也，栀子豉汤主之。方见伤寒部烦门。【批】下痢后烦者吐之。

〔《素》〕帝曰：有病身热汗出烦满，烦满不为汗解，此为何病？岐伯曰：汗出而身热者，风也，汗出而烦满不解者，厥也，病名曰风厥。帝曰：愿卒闻之？岐伯曰：巨阳主气，故先受邪，少阴与其为表里，得热则上从之，从之则厥也。帝曰：治之奈何？岐伯曰：表里刺之，饮之服汤。刺热篇刺，谓针足太阳少阴也。饮之服汤，谓仲景止逆下气麦门冬汤之类也。【批】烦而汗出不解者刺之饮汤。

〔丹〕一女子年二十余岁，在室素强健，六月间发烦闷，困惫不食，发时欲入井，六脉皆沉细而弱数，两日后微渴。众以为病暑，治不效，四五日加呕而人瘦，手心极热，喜在阴处，渐成伏脉，时妄语。予急制《局方》妙香丸，如桐子大，以井水下一丸，半日许大便，药已出，病无退减。遂以麝香水洗药，以针穿三窍，次日以凉水送下。半日许大便，下稠痰数升，是夜得睡，困顿伏枕，旬日而愈。因记《金匮》云：昔肥而今瘦者，痰也，遂作此药治之。【批】烦欲入井脉伏口渴手心热者下之。

妙香丸　丹溪云：疏决肠胃，制伏木火药也。

辰砂飞研，五两　牛黄　龙脑　腻粉　麝香研。各一两　金箔九十片　巴豆三百十五粒，去尖膜，炒熟，研

上令研匀，炼黄腊六两，入好蜜三分，同炼令匀为丸。每两作三十丸。如要此药速行，针刺一眼子，冷水浸少时服，效更速。小儿百病，丸如绿豆大。

〔无〕温胆汤　治大病后，虚烦不得眠。方见不得眠门。【批】烦不得眠者补脾。

〔仲〕酸枣汤　治虚劳虚烦不得眠。方见不得眠门

上九法，治热烦。前五法，烦热怔忡，知热在心肺也，故用竹叶、石膏、辰砂镇坠其热，使下行也。第六法，烦而下利，知热在上也，故用栀豉汤吐之。第七法，烦而汗出不解，知表里有邪也，故用表里饮汤。第八法，脉沉口渴手心热，知热不在表也，故用妙香丸下之。第九法，温胆、酸枣，治不得眠也。

凡心虚则烦心，肝肾脾虚亦烦心。经云：夏脉者心也，其不及者，令人烦心。又云：肝虚、肾虚、脾虚，皆令人体重烦冤者，是知烦多生于虚也。【批】烦皆生于虚。

运气　烦有五：【批】运气。

一曰，热助心实而烦。经云：少阴司天，热淫所胜，病胸中烦热嗌干。又云：少阳司天，火淫所胜，病烦心胸中热。又云：少阳之胜，烦心心痛，治以咸寒是也。

二曰，心从制而烦。经云：太阳司天，寒气下临，心气上从，寒清时举，火气高明，心热烦是也。

三曰，金攻肝虚而烦。经云：岁金太过。燥气流行，肝木受邪，民病体重烦冤是也。

四曰，土攻肾虚而烦。经云：岁土太过，雨湿流行，肾水受邪，民病体重烦冤。又云：岁水不及，湿乃大行，民病烦冤足痿是也。

五曰，木攻脾虚而烦。经云：岁木太过，风气流行，脾土受邪，民病体重烦冤。盖肝虚肾虚，皆令人体重烦冤，故金太过则肝虚，土太过则肾虚，木太过则脾虚，凡此三太过之岁，则肝肾脾受邪而虚，皆病体重烦冤也。

灸刺　烦心有四：【批】针灸。

其一，取心俞。经云：心主手厥阴心包络之脉，所生病者，烦心心痛，掌中热，视盛虚热寒陷下取之。又云：气乱于心则烦心，密默，俯首静伏取之手少阴心主之腧是也。

其二，取肾膀胱俞。经云：肾足少阴之脉，所生病者，烦心心痛，痿厥，足下热痛，视盛虚热寒陷下取之。又云：舌纵涎下，烦悗，取足少阴。又云：足少阴之别，名曰大钟，当踝后绕跟，别走太阳，其病气逆则烦闷，取之所别也。又汗出烦满，不解表里，取之巨阳少阴也。

其三，取肺俞。经云：手太阴之脉，所生病者，烦心胸满，视盛虚热寒陷下取之。又云：振寒洒洒鼓颔，不得汗出，腹胀烦冤，取手太阴是也。

其四，取脾俞。经云：脾足太阴之脉，所生病者，烦心，心下急痛，溏瘕泄，水闭，视盛虚热寒陷下取之是也。

胎前虚烦

〔《大》〕**竹叶汤**　治妊娠苦烦闷，名曰子烦。【批】热。

防风　黄芩　麦冬去心。各二两　白茯苓四两

上锉散，每服四钱，水二盏，竹叶十数片，煎七分去渣，温服之。

益母丸　治子烦似虚不得卧者。即知母丸。但用枣肉为丸，以人参汤嚼下。方见日月数未足欲产门。

治子烦口干不得卧，用黄连去须，为细末，每服一钱，粥饮调下。

产后虚烦

〔《大》〕治产后余血不尽，奔心烦闷，生藕汁饮二升甚效。竹沥亦得。【批】血攻心。

治产后余血攻心，或下血不止，心闷面青，冷气欲绝。羊血一盏顿服。如不定，更服立效。

产后血虚气烦。生地黄汁、清酒各一盏相和，煎一沸，分二服服之。

治产后虚烦。用蒲黄，以东流水和服方寸匕，极良。

治产后短气欲绝，心中烦闷，竹叶汤。【批】烦短气欲绝者补之。

竹叶切细　麦门冬　小麦各一升　甘草一两　生姜二两　大枣十四个

上件，以水一斗，煮竹叶、小麦至八升去渣，纳余药煮取三升，去渣温服。虚悸加人参二两，少气力加糯米五合。

〔云〕产后虚烦不得眠，芍药栀豉汤。【批】烦不得眠者吐之。

芍药　当归　栀子各五钱　香豉半合

上如栀子豉汤修服。产后伤寒，便同下后变证。此方虽云岐法，不若仲景酸枣汤稳当。

〔《大》〕**竹叶汤**。方见虚条。【批】热。

〔《经》〕治产后烦躁。禹余粮一枚，状如酸馅者，入地埋一半，四面紧筑。用炭一秤，发顶火一斤煅，去火三分耗二为度，用湿沙土罨一宿，方取出，打去外面一重，只使里内细研，水淘澄五七度，将纸衬干，再研数千遍，用甘草煎汤调二钱匕，只一服立效。【批】重可去怯。

〔仲〕**三物黄芩汤**　妇人在草蓐，自发露得风，四肢苦烦热头痛者，与小柴胡汤，头不痛，但烦者，此汤主之。小柴胡汤方见伤寒。【批】四肢烦热者为表。

黄芩一两　苦参二两　干地黄四两

上三味，以水八升，煮取二升，温服一升，多吐下虫。

妇人产中虚，烦乱，呕逆，安中益气，竹皮大丸主之。【批】杂方。

生竹茹二分　石膏二分　桂枝一分　甘草七分　白薇一分

上五味末之，枣肉和丸弹子大。以饮服一

丸。日三夜二服。有热者，倍白薇。烦喘者，加柏实一分。

躁

诸躁狂越，皆属于火。全文见诊。丹溪治一女子，烦欲入井中，口渴心热脉伏者，妙香丸下之愈，此乃火之躁也。【批】口渴手心热脉伏为火。

阴盛发躁，名曰阴躁，欲坐井中，宜以热药治之。成无己云：虽躁欲坐井中，但欲水不得入口是也。

〔垣〕阴躁之极，欲坐井中，阳已先亡，医犹不悟，复指为热重，以寒药投之，其死也何疑焉。况寒凉之剂入腹，周身之火得水则升走矣。【批】不渴手不热脉虚为寒。

〔《活》〕霹雳散方见烦躁。诊躁法见烦躁。

懊侬

懊侬虚烦之剧者，治法并见虚烦门。成无己云：懊者懊恼之懊，侬者郁闷之貌。即心中懊懊，恼恼烦烦，侬侬郁郁然不舒畅，愦然无奈，比之烦闷而甚者，懊侬也。【批】诊。

瞀闷

瞀闷亦虚烦之甚者，治法并与伤寒虚烦同。盖瞀者，昏也；闷者，烦也。凡瞀而不闷者，名曰昏迷。闷而不瞀者，名曰虚烦。今曰瞀闷者，谓昏迷虚烦并病。许学士所谓懊侬终夕不得卧，心中无晓会处者是也。【批】诊。

运气　瞀闷者属内热。经云：火郁之发，民病瞀闷懊侬。又云：太阳司天之政，三之气，寒气行。民病心热瞀闷，不治者死是也。【批】运气。

谵妄附中恶尸疰等症

〔丹〕虚病痰病，有似鬼祟论。血气者，身之神也。神既衰乏，邪因而入，理或有之，若夫血气两亏，痰客中焦，妨碍升降，不得运用，以致十二官各失其职，视听言动皆有虚妄。以邪治之，其人必死。吁哉冤乎，谁执其咎！宪幙之子傅兄，年十七八，时暑月因大劳而渴欲饮梅浆，又连得大惊三四次，妄言妄见，病似鬼邪，诊其脉，两手皆虚弦而带沉数。予曰：数为有热，虚弦是大惊。又梅浆之酸，郁于中脘，补虚清热，导去痰滞，病乃可安。遂与人参、白术、陈皮、茯苓、芩、连等药，浓煎汤，入竹沥、姜汁，与旬日未效，众皆尤药之不对。予脉之，知其虚之未完，与痰之未导也，仍与前方入荆沥，又旬日而安。【批】虚中有痰。

外弟戚，一日醉饱后，乱言妄见。询之，系伊亡兄附体，言出前事甚的，乃叔在边叱之曰：非邪，乃食鱼生与酒太过，痰所为耳。灌盐汤一大碗，吐痰一二升，汗因大作，历一宵而安。

金氏妇，壮年暑月赴筵归，乃姑询其坐次失序，遂赧然自愧，因此成疾，言语失伦，其中多间一句，曰奴奴不是，脉大率皆数而弦。予曰：此非邪，乃病也，但与补脾清热导痰，数日当自安。其家不信，邀数巫者，喷水而咒之，旬余而死。或曰病非邪，而以邪治之，何遽至于死？予曰：暑月赴宴，外境蒸热，辛辣适口，内境郁热，而况旧有积痰，加之愧闷，其痰与热，何可胜言。今乃惊以法尺，是惊其神，而血不宁也，喷以法水，是沈其体，密其肤，使汗不得泄，汗不出，则蒸热内燔，血不宁，则阴消而阳不能独立也。不死何为。或曰：《外台秘要》有禁咒一科，庸可废乎？予曰：移精变气，乃小术耳，可治小病。若内有虚邪，当用正大之法，自有成式，昭然可考。然符水惟膈上热痰，一呷冷凉，胃热得之，岂不暂快，亦可取安。若内伤而虚，与冬令严寒，符水下咽，必冰胃而致害。彼郁热在上，热邪在里，须以汗解，卒得清冷，肤腠固密，热何由解，必致内攻，阴阳离散，血气乖争。去死为近，又何讶焉。

〔仲〕邪哭使魂魄不安者，血气少也。血气少者，属于心，心气虚者，其人多畏，合目欲眠，梦远行而精神离散，魂魄妄行，阴气衰者为颠，阳气衰者为狂。

〔《本》〕治因惊言语颠错，不能服温药，宜远志丸。

朱砂半两，入麝少许，同研　金箔五片　远志　南星　人参　白附子　白茯苓　酸枣仁各半两

上为细末，炼蜜丸如桐子大，朱砂为衣。每服三十丸，薄荷汤下，食后临卧服。

茯神散

茯神　干地黄　白芍药　川芎　当归　桔梗　白茯苓　远志以上各等份

上为细末，每服二钱，水二盏，灯心、枣肉同煎，至七分，不拘时候。贯明远教授母，七十四岁，因戎为惊，疾如上证，服此二方得效。

运气　谵妄即伤寒家谵妄也，其病有二：【批】运气。

一曰火邪助心。经云：岁火太过，上临少阴少阳，病反谵妄狂越。又云：火太过，曰赫曦，其动炎灼妄扰。又云：少阴所至，为谵妄。又云：少阴之复，振栗谵妄。又云：少阳之胜，心痛烦心，善惊谵妄，治以成寒是也。

二曰寒邪伤心。经云：岁水太过，寒气流行，邪害心火，病身热烦心，躁悸阴厥，上下中寒谵妄，上临太阴，渴而妄冒。又云：阳明司天之政，四之气，寒雨降，振栗谵妄，治以甘热是也。

〔无〕**加减续命汤**　治中风或歌哭，或笑语，无所不至。【批】中风谵语。

麻黄三两　人参　桂枝　白术各二两　当归　防己　黄芩　甘草　白芍药　川芎　杏仁各一两

上锉散，每服四大钱，水一盏半，枣二枚，煎七分去渣，不以时服。

病者卒心腹胀满，吐利不行，如干霍乱状，世所谓中恶是也。由人精神不全，心志多恐，遂为邪鬼所击。或附着，沉沉默默，妄言谵语，诽谤骂詈，讦露人事，不避讥嫌，口中好言未然祸福，及至其时，毫发未失，人有起心，已知其故，登高陟险，如履平地，或悲泣呻吟，不欲见人，如醉如狂，其状万端，但随方俗考验治之。【批】中恶谵语。

〔罗〕**八毒赤散**　治男子妇人染着神鬼，谓之鬼疰病。

雄黄　矾石　朱砂　牡丹皮　附子炮　藜芦　巴豆各一两　蜈蚣一条

上八味，为细末，炼蜜为丸，如小豆大。每服十丸，冷水送下无时。

〔《本》〕飞尸者，发无由渐，昏然而至，其状心腹刺痛，气息喘急胀满。遁尸者，停遁在人肌肉血脉之间，触即发动，亦令人心腹胀满刺痛，喘急，攻胁冲心，瘥后复发。沉尸者，发时亦心腹绞痛，胀满喘急，虽歇之后，犹沉痼在人腑脏，令人无处不恶。风尸者，在人四肢，循环经络，其状冷跃去来，沉沉默默，不知痛处，冲风则发。伏尸者，其病隐伏五脏，积年不除，未发身体都如无患，发则心腹刺痛，胀满喘急。又有诸尸注候者，则是五尸内之尸注，而挟外鬼邪之气，流注身体，令人寒热淋漓，或腹痛胀满喘急，或瘰块踊起，或挛引腰脊，或举身沉重，精神杂错，恒觉昏谬，每节气改变，辄致大恶，积年累月，渐至顿滞，以至于死。死后复易傍人，乃至灭门，故为尸疰。皆用忍冬藤叶锉数斛，煮令浓取汁煎服，日三瘥。【批】尸疰等证。

太乙神精丹、苏合香丸，治此疾第一。

因丧惊忧，悲哀烦恼，感尸气成诸证，变动不已，似冷似热，风气触则发，用雄朱散。

雄黄　朱砂　桔梗　羌活　芍药　当归炒　升麻　川乌　龙脑　川芎　南星炮　山栀　陈皮　木香　莽草　白术　枳壳　槟榔　黄芩各等份　麻黄五分　白僵蚕炒　虎胫骨醋炙　紫苏子　鬼箭羽炒，等份　蜈蚣二条，酒炙

上为细末，每服二钱，酒调下，日三服。

顷在徽城日，常修合神精丹一料。庚申，予家一妇人，梦中见二苍头一前一后，手中持一物，前者云：到也未？后应云：到也。击下爆然有声，遂魇，觉后心一点痛不可忍，昏闷一时许。予忽忆神精丹有此一证，取三粒令服之，少顷已无病矣。云：服药觉痛止神醒，今如常矣。日后相识，稍有邪气与一二服，无不应验。方在《千金》中，治中风之要药，但近世少得曾青磁石为难合尔。

〔无〕还魂汤　治卒中恶，奄忽气绝，口噤不开。方见卒中暴厥门，与仲景方同，但加桂耳。

〔《干》〕**五邪汤**　治邪气啼哭，或歌或笑。

禹余粮　防风　桂心　芍药　独活　甘草　白术　人参　石膏　牡蛎　秦艽　各二两　防己　菖蒲　茯神　雄黄　蛇蜕皮各一两

上㕮咀，每服五钱，水三盏，煎七分服之。

〔仲〕大枣汤　治妇人悲伤欲哭，象如神灵。方见肺部悲门。

产后谵妄

〔云〕**夺命散**　治产后血晕入心经，语言颠倒，健忘失志。【批】败血。

没药　血竭等份

上研细为末，产后用童便与细酒各半盏，煎一二沸，调下二钱，良久再服，其恶血自下行。一妇人产后谵妄，如有神灵，诸药不效，用此服而愈。

又方　治产后败血冲心，发热狂言奔走，脉虚大者。【批】挟热。

干荷叶　生地黄　牡丹皮等份

上三味，浓煎汤，调蒲黄二钱匕，一服即定。

郭氏论产后乍见鬼神者何？答曰：心主身之血脉，因产耗伤血脉，心气虚则败血得积，上千于心，心不受触，遂致心中烦躁，卧起不安，乍见鬼神，言语颠倒。医人不识，呼为风邪，如此但服调经散每服加龙胆一捻，得睡即安。【批】挟寒。

没药　琥珀并细研　桂心各一钱　芍药　当归各一分　麝香　细辛各三分

上为末，每服半钱，生姜汁温酒各少许调服。

〔《大》〕治方产一日见鬼，言语颠倒。用苏合香丸一钱，以童便调服即醒。

〔云〕治产后发热，狂言奔走，脉虚大者。四物汤加柴胡。如不愈，加甘草、柴胡、生地黄等份，煎服亦可。【批】热。

〔《广》〕治产后血晕，心闷不识，神言鬼语，气急欲绝。

芍药　甘草　丹参各一两　生地汁　生姜汁各一升　白蜜一合

上水二升，先煮三味，取八合，下地黄、生姜汁蜜调，分为二次服。

〔《大》〕治产后败血，及邪气入心，如见祟物，颠狂。用大辰砂一二钱，研极细，用乳汁三四茶匙许调，仍握紫项活地龙一条入药，候地龙滚三滚，取出地龙不用，不令带药出，但欲得地龙身上涎耳。入无灰酒与前乳汁和合七八分盏，重汤温，遇疾作，分三二服。【批】镇坠。

柏子仁散　治产后狂言乱语，皆由内虚，败血挟邪攻心。【批】虚。

柏子仁　远志去心　人参　桑寄生　防风　琥珀另研　当归炒　生地焙　甘草等份

上为粗末，先用白羊心一个切片，以水一大盏半，先煮至九分，去羊心，入药末五钱，煎至六分去渣，无时服。

循衣撮空

〔海〕治妇人血风症，因大脱血崩漏，或前后失血，因而枯燥，其热不除，循衣撮空摸床，闭目不省，掷手扬视，摇动不宁，错语失神，脉弦浮而虚，内燥热之极也。气粗鼻干不润，上下通燥，此为难治，宜生地黄黄连汤主之。【批】热。

川芎　生地黄　当归各七钱　赤芍药　栀子　黄芩　黄连各三钱　防风一两

上为粗末，每服三钱，水二盏，煎至七分去渣取清，饮无时，徐徐与之。若脉实者，加大黄下之。大承气汤，气药也，自外而之内者用之。生地黄黄连汤，血药也，自内而之外者用之。气血合病，循衣撮空，证同自气而之血，血而复之气，大承气汤下之。自血而之气，气而复之血，地黄黄连汤主之。二者俱不大便。

〔华〕病人循衣缝谵语者，不可治。病人阴阳俱绝，掣衣撮空，妄言者死。【批】诊。

喜笑不休

喜笑皆属心火。经云：心藏神，神有余则笑不休。又云：在藏为心，在声为笑，在志为喜。又云：精气并于心则喜。又云：火太过为赫曦，赫曦之纪，其病笑狂妄。又云：少阴所至，为喜笑者是也。【批】心火热化。

〔河〕笑，蕃茂鲜淑，舒荣彰显，火之化也，故喜为心火之志也。喜极而笑者，犹燔烁太甚，而鸣笑之象也，故病笑者，心火之盛也。

〔子和〕路经古宅，逢一妇病喜笑不止，已半年矣。众人皆无术，求治于戴人，戴人曰：此易治也。以沧盐成块者二两余，用火烧令通赤，放冷研细，以河水一大碗，同煎至三五沸放温，分三次啜之，以钗探于喉中，吐出热痰五升。次服降火剂，火主苦，解毒是也，不数日，而笑定矣。《内经》曰：神有余者，笑不休也。所谓神者，心火是也。火得风而焰，故笑之象也。五行之中，惟火有笑。常治一老男子，笑不休，口流涎，黄连解毒汤加半夏、竹叶、竹沥、姜汁，而笑止矣。

刺灸喜笑，独取心主一经。经云：心主手厥阴之脉，是动则病面赤目黄，喜笑不休，详盛虚热寒陷下取之。【批】针灸。

健　忘

〔丹〕健忘精神短少者多，亦有痰者。

〔《灵》〕黄帝曰：人之善忘者，何气使然？岐伯曰：上气不足，下气有余，肠胃实而心气虚，虚则荣卫留于下，久之不以时上，故善忘也。大惑论。【批】上虚下实。

〔《千》〕**孔子大圣枕中方**【批】心虚。

龟甲即龟板自败者　龙骨　远志　菖蒲

上四味，等份为末，酒服方寸匕，日三服。常令人大聪明。《衍义》云：龟甲以其灵于物象，用补心甚验。治多忘方。

菖蒲一分　茯苓　茯神　人参各五分　远志七分

上五味为末，酒服方寸匕，日三夜一，五日效。

〔《局》〕定志丸　治善忘，安神定志。方见惊门。

〔《圣》〕《千金翼》、《圣惠》同，补心虚治健忘，令人耳目聪明。用戊子日服，开心不忘方。

菖蒲　远志各一分

上捣为细末，服方寸匕，食后令人耳目聪明，从外见里，及千里外事。令人长生，去三百病，毒不能为害。

〔《肘》〕治人心孔惽塞，多忘喜误，丁酉日密自至市，买远志著巾角中为末，服之，勿令人知。

肾盛怒而不止则伤志，志伤则喜忘其前言。全文见诊死生。【批】肾伤。

血并于下，气并于上，乱而喜忘。全文见刺虚实。

运气　喜忘皆属心火虚。经云：火不及曰伏明，伏明之纪，其病昏或悲忘。又云：太阳司天，寒气下临，心气上从善忘。又云：太阳之复，甚则入心，善忘善悲是也。【批】运气。

《本草》商陆花，主人心恬塞，多忘喜误，取花阴干百日，捣末，日暮水服方寸匕，卧思念所欲事，即于眼中自觉。【批】杂方。

〔《集》〕健忘：列缺　心俞　神门　中脘　三里　少海灸。【批】针灸。

〔《无》〕髑骺者心高，心高则满于肺，中悗而善忘，难开以言。全文见诊。【批】诊。

诸痛门

诸部分痛，各入本门，如痛风入痹门，目痛入目门，此特痛之大法耳。

〔《素》〕黄帝问曰：予闻善言天者，必有验于人；善言古者，必有合于今；善言人者，必有厌于己，如此则道不惑而要数极，所谓明也。今予问于夫子，令言而可知，视而可见，扪而可得，令验于己，而发蒙解惑，可得而闻乎？岐伯再拜稽首对曰：何道之问也？帝曰：愿闻人之五脏卒痛，何气使然？岐伯对曰：经脉流行不止，环周不休，寒气入经而稽迟，泣而不行，客于脉外则血少，客于脉中则气不通，故卒然而痛。帝曰：其痛卒然而止者，或痛甚不休者，或痛甚不可按者，或按之而痛者，或按之无益者，或喘动应手者，或心与背相引而痛者，或胁肋与小腹相引而痛者，或腹痛引阴股者，或痛宿昔而成积者，或卒然痛死不知人，少间复生者，或痛而呕者，或腹痛而后泄者，或痛而闭不通者，凡此诸痛，各不同形，别之奈何？岐伯曰：寒气客于脉外则脉寒，脉寒则缩绻，缩绻则脉绌急，绌急则外引小络，故卒然而痛，得炅则痛立止，因重中于寒，则痛久矣。炅，古迥切，热也。寒气客于经脉之中，与炅气相薄则脉满，满则痛而不可按也。寒气稽留，炅气从上，则脉充大而血气乱，故痛甚不可按也。寒气客于肠胃之间，膜原之下，血不得散，小络急引，故痛。按之则血气散，故按之痛止。寒气客于侠脊之脉，则深按之不能及，故按之无益也。寒气客于冲脉，冲脉起于关元，随腹直上，寒气客则脉不通，脉不通则气因之，故喘动应手矣。寒气客于背俞之脉，则血脉泣，脉泣则血虚，血虚则痛，其俞注于心，故相引而痛，按之则热气至，热气至则痛止矣。治见心痛。寒气客于厥阴之脉，厥阴之脉者，络阴器，系于肝，寒气客于脉中，则血涩脉急，故胁肋与小腹相引痛矣。治则办胁痛。厥气[1]客于阴股，寒气上及小腹，血泣在下相引，故腹痛引阴股。治见腹痛。寒气客于小肠膜原之间络血之中，血泣不得注于大经，血气稽留不得行，故宿昔而成积矣。治见积。寒气客于五脏，厥逆上泄，阴气竭，阳气未入，故卒然痛死不知人，气复反则生矣。寒气客于肠胃，厥逆上出，故痛而呕也。治见吐法。寒气客于小肠，小肠不得成聚，故后泄腹痛矣。治见滞下。热气留于小肠，小肠中痛，瘅热焦渴，则坚干不得出，故痛而闭不通矣。治见秘结。帝曰：所谓言而可知者也，视而可见奈何？岐伯曰：五脏六腑，固尽有部，视其五色，黄赤为热，白为寒，青黑为痛，此所谓视而可见者也。帝曰：扪而可得奈何？岐伯曰：视其主病之脉坚而血及陷下者，皆可扪而得也。俱举痛论篇。【批】寒热。

〔《素》〕气伤痛，形伤肿。故先痛而后肿者，气伤形也；先肿而后痛者，形伤气也。阴阳应象论。【批】形气阴阳。

〔《灵》〕有形而不痛者，阳之类也；无形而痛者，阴之类也。无形而痛者，其阳完而阴伤之也，急治其阴，无攻其阳。有形而痛者，其阴完而阳伤之也，急治其阳，无攻其阴。阴

---

[1] 气：原作“阴”，据《素问·举痛论》改。

阳俱动，乍有形，乍无形，加以烦心，命日阴胜其阳，此谓不表不里，其形不久。

〔《垣》〕通则不痛，痛则不通。又云：痛随利减，亦有当随其经络而通之，则疼痛去矣。如轻可去实，麻黄、葛根之属是也。谓如头痛，当用川芎、细辛之类通之，则无凝滞，痛随利减也。【批】痛随利减。

〔海〕诸痛为实，痛随利减，世多以下之为利也。假令痛在表者实也，痛在里者实也，痛在血气者亦实也，故在表者汗之则愈，在里者下之则愈，在血气者散之行之则愈，岂可以利为下乎！作通字训，则可得矣。故经曰：通则不痛，痛则不通，此之谓也。

运气　诸痛皆属火。经云：诸疼痛，皆属于火是也。一属火实。经云：火郁之发，民病骨痛，节乃有动是也。一属火虚。经云：火不及曰伏明，伏明之纪，其发痛是也。【批】运气。

〔丹〕诸痛皆属火，寒凉药不可峻用，必用温散之药。诸痛不可用人参，盖补气气旺，则不通而痛愈甚矣。【批】禁忌。

诸逆冲上

逆气象阳。全文见五脏。凡气逆，必见象阳症，面赤脉洪，当以法降其逆乃愈，若以气象阳盛，而用寒药攻之，则不救矣。气上冲心，咽不得息，治法见伤寒厥阴病条。

〔垣〕如秋冬之月，胃脉四道为冲脉所逆，并胁下少阳脉二道而反上行，病名曰厥逆。经曰：逆气上行，满脉去形，七神昏绝，离去其形而死矣。其证气上冲咽不得息，喘息有声不得卧，于调中益气加吴茱萸半钱或一钱，观厥气多少用之。如夏月有此症，为大热也，盖此症随四时为寒热温凉，宜以酒黄连、酒黄柏、酒知母各等份为细末，熟汤为丸，如桐子大，每服二百丸，白汤空心下，仍多饮热汤，服毕，少时便以美饮食厌之，使不得胃中停留，直至下焦，以泻冲脉之邪也。【批】秋冬为寒春夏为热。

寒气厥逆，赤丸主之。

茯苓　桂心各四两　细辛一两　乌头　附子各二两　射罔如大枣，一两

上六味为末，内真珠为色，蜜丸如麻子大。先食，酒饮下三丸，日三夜一，服不知稍增之，以知为度。方用半夏四两，不用桂。

逆气五脏皆有：

一曰心小肠。经云：诸逆冲上，皆属于火。又云：少腹控睾，引腰脊，上冲心，邪在小肠，取之肓原以散之，刺太阴以予之，取厥阴以下之，取巨虚下廉以去之，按其所过之经以调之是也。【批】腹引睾丸逆在心小肠。

二曰胃。经云：胃为气逆是也，胃逆有呕有吐有哕，故刺呕吐，取中脘三里也。刺哕，取乳下黑根尽处，及脐下三寸，皆大验也。治各有本门。【批】呕吐逆在胃。

三曰肺大肠。经云：肺苦气上逆。急食苦以泄之。又云：腹中常鸣，气上冲胸，喘不能久立，邪在大肠，刺肓之原，巨虚下廉是也。其肺逆曰咳喘，取天突、人迎泄之也。治亦各有门。【批】喘咳逆在肺大肠。

四曰肝。经云：肝气逆则耳聋不聪，颊肿，取血者是也。【批】耳聋颊肿逆在肝❶。

五曰肾。即奔豚气逆，脚气冲心之类是也。治亦各有门。【批】奔豚脚气不得前后逆在肾。

六曰肾。经云：督脉别络生病，从少腹上冲心而痛，不得前后，为冲疝是也。治见疝门。

〔《玉》〕肾气冲心：关元二寸半，补。带脉一分，沿皮向外二寸半，泻。【批】针灸。

〔《摘》〕腹有逆气，上冲心腹，胀满不得息：气冲上脐下七寸，两旁相去远二寸，动脉应手，灸七壮，忌针。三里立愈。

运气　厥逆有三：【批】运气。

一曰风火。经云：少阳司天，火气下临，

---

❶ 肝：原作“肺”，据文义改。

风行于地，厥逆，膈不通是也。

二曰寒。经云：水郁之发，善厥逆是也。

三曰日湿。经云：太阴司天，湿气下临，厥逆是也

噫饱气也，俗作嗳气

〔仲〕上焦竭，善噫，何谓也？师曰：上焦受中焦气未和，不能消，是故能噫耳。经云：卫出于上焦。上焦不归者，噫而酢酸。经云：不归不至也。上焦之气不至其部，则物不能传化，故噫而酢吞。噫属心脾，及二阳一阴。经云：心为噫。又云：太阴所谓上走心为噫者。阴盛而上走于阳明，阳明络属心为噫，故曰上走心为噫也。又云：二阳一阴发病，主惊骇背痛，善噫欠也。【批】上下脏腑。

〔仲〕旋覆代赭汤　治痞而噫。方见伤寒痞门。【批】寒热。

〔《本》〕心下蓄积痞闷，或作痛，多噫败卵气，枳壳散主之。

枳壳　白术各半两　香附一两　槟榔二钱

上为细末，每服二钱，米饮调下，日三服，不拘时候。庞老方。

〔丹〕宣州人，与前方证皆除，气上筑心膈，噫气稍宽，脉之右关弱短，左关左尺长洪大而数，此肝有热，宜泻肝补脾。

青皮一钱　白术二钱半　木通　甘草二分

煎下保和丸十五粒，抑青丸二十粒。

噫气，胃中有火有痰。

南星制　半夏　软石膏　香附

各等份水煎服。

运气　噫有三：【批】运气。

一曰，热助心实而噫。经云：少阴之复，噫哕是也。

二曰，寒攻心虚而噫。经云：太阳司天，寒淫所胜，善噫。又云：太阳之复，唾出清水。及为哕噫是也。

三曰，风攻脾虚而噫。又云：厥阴在泉，风淫所胜，腹胀善噫是也。

针灸噫独取脾。经云：脾足太阴之脉，是动则病腹胀，善噫，视盛虚热寒陷下取之也。【批】针灸。

〔仲〕寸口脉弱而缓，弱者阳气不足，缓者胃气有余，噫而吞酸，食卒不下，气填于膈上。【批】诊。

〔《脉》〕寸脉紧，寒之实也。寒在上焦，胸中必满而噫。趺阳脉微而涩，微无胃气，涩即伤脾，寒在膈而反下之，寒积不消，胃微脾伤，谷气不行，食已自噫，寒在胸膈，上虚下实，谷气不通，为闭塞之病。趺阳脉微涩，及寸脉紧而噫者，皆属寒。全文见诊条。太阴中者，腹胀闭，噫气呕逆。

下气

下气属心虚。经云：夏脉者心也，心脉不及，下为气泄者是也。【批】心虚。

〔河〕肠胃郁结，谷气内发，而不能宣通于肠胃之外，故善噫而或下气也。【批】肠胃郁结。

〔《诊》〕癫痫痨瘵，若气下泄不止者必死。此真气竭绝，肠胃腠理闭塞，谷气不能宣通于肠胃之外，故从肠胃中泄出也。【批】诊。

卷之十七　心小肠部

诸见血门

〔垣〕衄血出于肺，以犀角、升麻、栀子、黄芩、芍药、生地、紫参、丹参、阿胶之类主之。咯唾血者出于肾，以天门、麦门、贝母、知母、桔梗、百部、黄柏、远志、熟地黄之类主之。如有寒者，干姜、肉桂之类主之。痰涎血者出于脾，葛根、黄芪、黄连、芍药、甘草、当归、沉香之类主之。呕血出于胃，实者犀角地黄汤主之，虚者小建中汤加黄连主之。【批】大法。

荣之生病也，寒热少气，血上下行。方见寒热。

〔《素》〕帝曰：有病胸胁支满者，妨于食，病至则先闻腥臊臭，出清液，先唾血，四肢清，目眩，时时前后血，病名为何？何以得之？岐伯曰：病名血枯。此得之年少时有所大脱血，若醉入房中，气竭肝伤，故月事衰少不来也。帝曰：治之奈何？复以何术？岐伯曰：以四乌贼骨，一藘茹，二物并合之，丸以雀卵，大如小豆，以五丸为后饭，饮以鲍鱼汁，利肠亡中及伤肝也。腹中论。

〔洁〕诸见血无寒，衄血、吐血、溺血，皆属于热。但血家症，宜服生地黄散主之。【批】热。

生地　熟地　枸杞子　地骨皮　甘草　天门冬　黄芪　芍药　黄芩

上锉，每一两，水盏半，煎一盏，去滓，温服。脉微、身凉、恶风，每一两加桂半钱。吐血者多有此证。

〔海〕**龙脑鸡苏丸**　治上焦热，除烦解劳；去肺热，咳衄；血热，惊悸；脾胃热，口甘吐血；肝胆热，泣出口苦；肾热，神志不定；上而酒毒，膈热消渴；下而血滞，五淋血崩等疾。

薄荷一斤　麦冬去心，二两　甘草一两半　生地六两　黄芪　新蒲黄炒　阿胶炒，二两　黄连一两　人参二两。以上俱末　木通二两　银柴胡二两，锉，同木通沸汤浸一日夜绞汁

上为细末，好蜜二斤，先煎一二沸，然后下生地黄末，不住手搅，时加木通、柴胡汁浸熬成膏，勿令火紧焦了。然后加前药末和丸，如豌豆大：每服二十丸，白汤下。虚劳虚烦，栀子汤下。肺热，黄芩汤下。心热，悸动恍惚，人参汤下。唾、咳、吐、衄四血，去心麦门冬汤下。肝热，防风汤下。肾热，黄柏汤下。以上并食后临卧服。治五淋及妇人漏下，车前子汤下。痰嗽者，生姜汤下。茎中痛者，蒲黄、滑石水一盅调下。气逆者，橘皮汤下。室女虚劳，寒热潮作，柴胡人参汤下。

〔梅〕治吐血下血，并妇人漏下。鸡苏茎叶，煎取汁饮之。

〔海〕胸中聚集之残火，腹里积久之太阴，上下隔绝，咏络部分，阴阳不通。用苦热以定于中，使辛热以行于外，升以甘温，降以辛润，化严肃为春温，变凛冽为和气，汗而愈也，然余毒土苴犹有存者，周身阳和，尚未泰然，胸中微躁而思凉饮，因食冷物，服凉剂，阳气复消，余阴再作，脉退而小，弦细而迟，激而为衄血、唾血者有之，心肺受邪也；下而为便血、溺血者有之，肾肝受邪也。三焦出血，色紫不鲜，此重沓寒湿，化毒凝泣水谷道路，浸渍而成。若见血证，不详本源，便用凉折，变乃生矣。阳证溢出鲜血，阴证下如豚肝。

上而血者，黄芪桂枝汤、白芍当归汤。中而血者，当归建中汤、增损胃风汤。下而血者，芎归术附汤、桂附六合汤。若三血证在行阳二十五度见，黄芪四君子汤主之。若三血证在行阴二十五度见，当归四逆加吴茱萸主之。

〔《玄》〕血证。吐血、衄血、便血，其人阴虚阳走，其脉沉而散，其外证虚寒无热候，宜乌金丸散止之。法宜上用散，下用丸，次以木香理中汤加大七气汤，入川芎煎，调苏合香丸温之。【批】寒。

运气　上下出血有四：【批】运气。

一曰热助心火甚而血涌沸也。经云：岁火太过，炎暑流行，肺金受邪，民病血溢血泄。又云：少阳之复，火气内发，血溢血泄。王注谓：血上七窍为血溢，泄利便血为血泄者是也。

二曰寒攻心火虚而血逃亡也。经云：太阳司天，寒淫所胜，血变于中，民病呕血血泄，鼽衄善悲。又云：太阳在泉，寒淫所胜，民病血见是也。

三曰湿胜血亡。经云：太阴在泉，湿淫所胜。民病血见是也。

四曰寒热凌犯血亡经云：少阴司天之政，水火寒热持于气交。热病生于上，冷病生于下，寒热凌犯而争于中，民病血溢血泄是也。

〔丹〕**血余散**　治血淋，兼治内崩吐血，舌上出血，小便出血。用乱发，皂角水净洗，晒干烧灰为末，每二钱，以茅草根、车前草煎汤调下。《本草》谓发灰消瘀血，通关格，利水道，破癥瘕血衄。【批】杂方治诸窍血。

有人生血瘤，大如栗。常被衣擦破，则血出不止，用此血余灰敷之愈。

一人刀伤血流不止，用胎发灰敷之亦愈。

〔海〕孙真人九窍出血方。荆叶捣取汁，酒和服之。

〔丹〕九窍出血，以刺蓟一握绞汁，以酒半盏和服之。如无生者，捣干者为末，冷水调三钱。

舌上无故出血如线，用槐花炒研末，用手掺之。【批】舌上血。

〔《肘》〕舌上忽出血如簪孔者，香薷汁服一升，日三服。

〔无〕用发灰二钱，米醋二合调服，或敷舌上血出孔处。

文蛤散　治热壅舌上出血如泉。

五倍子洗　白胶香　牡蛎粉各等份

上为末，每用少许，掺患处，或烧热铁烙孔上。

〔丹〕治阴虚牙出鲜血，气郁以四物加牛膝、香附、生甘草、侧柏。【批】牙龈血。

〔罗〕牙疼肿痒动摇，牙龈溃烂，宣露出血，口气等疾。

当归　藁本　地骨皮　防风　白芷　槐花　川芎　甘草炙　升麻　细辛各等份

上为细末，每用少许擦牙。痛甚者取三钱，水一盏半，黑豆半合，生姜三斤，煎至一盏，去祖热漱，冷吐之。

〔孙〕治满口齿有血。枸杞根为末，煎汤，漱后吃。又治膈上吐血妙。

〔《衍》〕齿缝中多出血，当以盐汤漱，又能益齿，走血之验也。

〔《丹》〕齿痛龈出血。夜以盐厚敷齿斤上，有涎沥尽乃卧。涎出时叩齿勿住，十夜瘥。忌鱼肉热物。

〔《肘》〕齿间出血不止，苦竹茹以醋浸一宿含之。

〔《千》〕浓煎竹叶汤，入盐少许，含之止，浓煎茶含漱，亦妙。

治牙血。用附米、白芷、大黄三物烧灰，以青盐和擦之。

〔《本》〕治一切牙疼风热，龈常出鲜血以至崩落，口臭不可近人者，宜服之。

大黄米泔浸令软　生地黄大者薄切

上二味旋切。各用一片，二片合定，贴所患牙上，一夜即愈。未全可，则再如前法用，忌说话，恐引风毒津液渍痛处。

〔世〕无故牙动，牙宣血出。香附米用姜汁

浸一宿，晒干为末，漱口揩齿，令白且坚而不动，无血矣。又方，以杨梅树皮浓煎汤漱口勿咽，神妙。

〔《千》〕治齿龈间津液出血不止，以矾石一两，烧，水三升，煮取一升，先拭齿，乃含之。

〔《衍》〕有人病齿缝中血出，以纸捻蘸蟾酥少许，于血出处按之，立止。

〔《灵苑》〕治虚气攻牙，齿痛血出，牙龈痒痛。骨碎补二两，细锉，炒令黑色，杵末，依常盥漱后，揩齿龈下，良久吐之。临卧后咽之无妨。

〔无〕治耳中出血。以龙骨末吹入，即止。【批】耳中血。

病者汗出污衣，名曰汗血，皆由大喜伤心，喜则气散，血随气行。妇人产蓐有此证。治以葎草汁。葎草不拘多少，俗名葛勒蔓也。蔓生，叶似荜麻而小薄，有细刺，花黄白，子如麻子。【批】汗血。

上捣汁二升，醋二合和，空腹饮一盏，或煮浓饮。亦治淋沥尿血。

上九窍血，舌血、牙血、汗血不愈，又当于衄血、吐血条相参用之。

〔洁〕衄血、吐血、下血、妇人下血不止：隐白五分灸。【批】针灸。

〔东〕又法：隐白　大陵　神门各五分　太溪七分

〔《心》〕妇人经脉妄行钻心胁疼，妄行于上则衄血，中则吐血，下则下血：哑门一分，治衄血　巨阙一分，治吐血　气海五分，治崩血　中极三分补　三阴交五分

〔海〕血证与黄证，俱头汗出。【批】诊。

〔垣〕血溢上行，或唾、或呕、或吐，皆凶也。若变而行下，为恶利者，顺也。血上行为逆，其治难。下行为顺，其治易。故仲景云：蓄血症，下血者，当自愈。意同。若无病之人，忽然下利者，其病进也。今病血症，上行而复下行恶利者，其邪欲去，是知吉也。

脉沉为在里，荣卫内结，胸满必吐血。

〔仲〕尺脉浮，目睛晕黄，衄未止，晕黄去，目睛慧了，知衄今止。病人面无血色，无寒热，脉沉弦者，衄也。浮弱，手按之绝者，下血，烦咳者，必吐血。心脉微涩，为血溢。全文见诊。下同。肺脉滑甚，为唾血。肺脉微滑，为上下出血。

〔仲〕脉弦而大，弦则为减，大则为芤，减则为寒，芤则为虚，虚寒相搏，此名曰革，妇人则半产漏下，男子则亡血失精。

〔《素》〕脱血而脉实者，难治。玉机真脏论。

衄而不止，脉大而逆也。全文见诊生死。

〔《难》〕病若吐血，复鼽衄，脉当沉细，反浮大而牢者死。吐血衄血，脉滑弱小者生，实大者死。汗出若衄，其脉滑小者生，大躁者死。

呕血胸满引背，脉小而疾者逆也。全文见诊生死。

〔《素》〕脉至而搏，血衄身热者死。大奇论

〔仲〕吐血咳逆上气，其脉数而有热，不得卧者，死。

〔垣〕诸见血身热，脉大者，难治。难治者，邪胜也。身凉脉静者，易治，易治者，正气复也。衄血者，若但头汗出，身无汗，及汗出不至足者死。

〔《素》〕咸走血，血病无多食咸。宣明五气篇。【批】禁忌。

衄　血

〔无〕**止衄散**【批】虚。

黄芪六钱　赤茯苓　白芍药各三钱　当归　生地　阿胶炒。各三钱

上为细末，煎黄芪汤调下三钱，未止再服。

〔垣〕治血衄不愈。以三棱针于气冲上出血，立愈。更服此药尤妙。

五味子十粒　麦门冬去心，五分　当归五分　黄芪一钱　生地三分　人参五分

上㕮咀，作一服。水二盏，煎一盏，空心热服。

〔丹〕鼻血不止，诸方不效，糯米炒微黄，为末，新水下二钱。此方甚妙。

〔梅〕治鼻衄出血，眩冒欲死。烧乱发细研，水服方寸匕。须臾吹鼻中瘥。

〔《保》〕衄血，先服朱砂、蛤粉，次服木香、黄连。大便结者下之，用大黄、芒硝、甘草、生地；溏软者，栀子、黄芩、黄连可选用之。【批】实。

〔丹〕衄血，以凉血行血为主。犀角地黄汤，入郁金同用。丹溪云：犀角性走散，血虚者用之祸至。【批】热。

〔虞世〕治咯血、衄血。白芍药一两，犀角一分，为末，新水服一钱匕，衄止为限。

〔《竹》〕**画粉散**　治鼻衄血不止，一二服除根。白土，即画匠所用画粉，研极细，每服五钱，新井水调服立止。

〔世〕人中白为末，白汤调服，治衄累效。

〔罗〕**生地黄汤**　治鼻衄，昏迷不省。

生地三五斤，不暇取汁，使患人生吃。呷汁三斤许。又以其渣塞鼻，须臾血止。取汁尤佳

〔《保》〕衄血不止，**麦门冬饮子**。

麦门冬去心　生地黄

上切，水煎服。

〔孙〕凡治鼻衄及膈上热盛，干地黄、龙脑、薄荷等份为末，冷水下。

〔丹〕鼻衄，脉数有热。

人参三分　黄柏炒二分　黄连五分　地黄一钱　归尾五分　甘草二分　黄芩五分　芍药一钱

〔《玄》〕鼻衄血者，初出多不能止，用黄丹吹入鼻中，乃肺金受相火所制然也，宜生料鸡苏散治之。

鸡苏叶　黄芪去芦　生地　阿胶　白茅根各一两　麦门冬去心　桔梗　蒲黄炒　贝母去心　甘草炙各五钱

上㕮咀，每服四钱，姜三片，水煎服。

〔《衍》〕治大热衄血，用萱草根洗净，研汁一大盏，生姜汁半盏相和，时时细呷。丹溪云：萱草属水性，下行阴分。

〔丹〕鼻血，贯众根细末，水调一钱匕，立止。

〔罗〕**寸金散**　治鼻衄不止。

黄药子五钱　土马鬃半两，有足者　生甘草炙一钱

上为细末，每服二钱，新水调下，未止再服，立瘥。本草云：土马鬃即苔与垣衣之类。垣衣生墙垣之侧，土马鬃生垣墙之上，背阴古墙上多有之。

〔《简》〕治鼻衄不止。黄药子为末，每服二钱匕，煎薄荷汤下。良久以新汲水调面末二匙，顿服之。

〔《山》〕衄。飞面二钱，盐一钱，新汲水调下。

〔世〕衄血，用蛀竹末，米饮调服。验。

胆移热于脑，则辛頞鼻渊，传为衄衊。全文见诊病传变。【批】胆热。

〔河〕**定命散**　治胆受热，热血妄行，鼻中衄衊，并血汗不止。

朱砂　寒水石　麝香。

上为末，每服半钱，新汲水调下，不计时候，看老幼虚实加减。

〔《脉》〕寸口脉微，苦寒为衄，宜服五味子汤，磨茱萸膏，令汗出。方未考。【批】寸脉微为寒。

予男衄，寸口脉微小，用寒凉药不止，后用小建中汤加栀仁、黄芩、黄柏，一服立愈。

〔丹〕七叔婆，鼻塞，时有血些少出。【批】鼻塞为表。

羌活　独活　防风　升麻　干葛　苍术　陈皮一钱　甘草炙　白芷　麻黄　黄芪

分二帖，入开口红椒七粒，枣二枚去核，

葱白三根，水二盏，煎取浅盏，稍热饮之。

春，善病鼽衄。全文见五脏。【批】脏腑。

〔仲〕从春至夏衄者太阳，从秋至冬衄者阳明。

〔丹〕衄血不止，以养胃汤一帖，煎服效。【批】结者散之。

一方　治衄血妄行，用百药煎半烧半生，和水酒调服。

〔《本》〕茜梅丸　治衄血无时。【批】散者收之。

茜草根　艾叶各一两　乌梅肉焙干，半两

上为细末，炼蜜丸如桐子大，乌梅汤下三十丸。

运气　衄有三：【批】运气。

一曰热助心火，而血溢为衄。经云：少阴所至为衄衊。又云：少阴司天，热气下临，肺气上从，鼽衄鼻窒。又云：少阴司天，热淫所胜，民病鼽衄。又云：少阳司天，三之气，炎暑至，其病血溢鼽衄。又云：少阳司天，火气下临，肺气上从，鼽衄鼻窒，又云：少阳司天，火淫所胜，病甚则鼽衄。又云：少阳之复，大热将至，咳衄必也。

二曰寒攻心火，而血逃为衄。经云：太阴司天，寒淫所胜，呕血血泄，鼽衄善悲，时眩仆也。

三曰寒热相逼而衄。经云：阳明司天之政，初之气，阴始凝，气始肃，民病中热鼽衄。此外寒郁内热而衄也。又云：少阴司天之政，一四之气，寒热互至，民病鼽。此下寒迫上热而衄也。

〔世〕衄血，白及末新汲水调下，神妙。【批】杂方。

御院麝香散　治鼻衄不止。

白矾枯，过，另研　白龙骨粘舌者，另研。各半两　麝香另研，半字

上三味，杵和匀，每用一字，先将冷水洗净鼻内血涕，然后吹药于鼻中，或以湿纸蘸药塞鼻，尤妙。

〔《广》〕治鼻中衄血，及咯吐血不止。五色龙骨作末，吹一豆许于鼻中，立止。

〔《图》〕榴花百叶者，主心热吐血及衄血等，干之作末，吹鼻中立瘥。以上皆涩剂。乱发微温，主咳嗽，五淋，大小便不通，小儿惊痫，止血。鼻衄烧之吹鼻内，立已。发灰，破活血，补阴。

〔《本》〕山栀不拘多少，烧存性为末，搐入鼻中，立愈。蔡子渥传云：同官赵无疵，其兄衄血甚，已死，入殓，血尚未止。偶一道人过，闻其家哭，询问其由。道人云：曾服丹或烧炼药，予有药用之。即出此药半钱匕，吹入鼻中，良久得活。并传此方。

〔世〕治鼻衄，人中白系尿缸结者，烧灰少许，吹入鼻中。以上寒剂。

〔《本》〕鼻衄过多，昏冒欲死，用香墨浓研，点入鼻中。

〔丹〕鼻血，龙脑叶研塞立止，入豉尤妙。

〔胜金〕治衄血，以葱白一握捣汁，投酒少许，抄三四滴入鼻中，瘥。

〔无〕**白及散**　治鼻衄立效。白及不拘多少为末，冷水调，用纸花贴鼻洼中。一方，用黄胶汤，浸令软，贴鼻洼中。鼻洼，山根也。

〔垣〕治鼻衄久不止，或素有热而暴作者，诸药不效神法。以大白纸一张，作十数折。于冷水内浸湿，置顶中，以热熨斗熨之，至一重或二重纸干，立止。

〔《简》〕治鼻血不止，服药不应，宜用蒜一枚，去皮细研如泥，摊一饼子如钱大，厚一豆许，左鼻血出，贴左脚心，右鼻血出，贴右脚心，如两边俱出，贴两脚心，即瘥。血止即以温水洗去之。一法，用纸圆儿，右衄塞左耳，左衄塞右耳。又冷水调白面饮之。

治衄不止，百药不效，因心忧虑得者，急缚两手中指上，立止。

针灸　衄取四经：【批】针灸。

其一取足手太阳。经云：衄而不止血流，取足太阳。大衄衃血，取手太阳。不已取腕骨

下，不已刺腘中出血。又云：膀胱足太阳之脉，所生病者，鼽衄项背腰尻腘端痛，视盛虚热寒，陷下取之。又云：足太阳之别，名曰飞阳，去踝七寸，别走少阴，虚则鼽衄，取之所别也。

其二取足手阳明。经云：胃足阳明之脉，所生病者鼽衄。又云：大肠手阳明之脉，所生病者，目黄口干，鼽衄。皆视盛虚热寒，陷下取之。又云：邪客于足阳明之络，令人鼽衄，上齿寒，刺足中指、次指爪甲上与肉交者各一痏，左刺右，右刺左。

〔《摘》〕衄血：喑门三分　合谷　内庭

〔《密》〕又法：喑门　三里泻　照海五分

〔世〕又法：三里　外关泻　重者风府。

〔《集》〕又法：风府　上星　百劳　合谷　不已，取后穴：迎香　人中　印堂。

口鼻出血不止：上星灸，三报之。

〔《甲》〕头脑中寒，鼻衄目泣出，神庭主之。衄血不止，承浆及委中主之。鼽衄，腰脊脚腨酸重，战栗不久立，腨如裂，脚跟急❶痛，足挛，引少腹痛，咽喉痛，大便难，䐜胀，承山主之。头重鼻鼽反瘛疭，汗不出，烦心，足下热，不欲近衣，项痛，目翳，及小便皆不利，至阴主之。

诊衄法，见诸见血门。【批】诊。

久衄

〔世〕久衄。炒糯米为末，水调服神妙。详见衄。【批】虚。

〔垣〕**黄芪芍药汤**　治鼻衄血，面多黄，眼涩多眩，手麻木。张彦明男衄血多岁，不效，用此方。

黄芪一两　甘草炙，二两　升麻一两　葛根　羌活各半两　白芍药二钱

上为粗末，每服半两，水二盏，煎至一盏，去滓，温服，二十五帖而愈。

六脉细弦而涩，按之空虚，其色必白而夭不泽者，脱血也。此大寒证，以辛温补之，以养血。以甘温润之剂佐之，即愈。此脱血伤精气之证也。六脉俱大，按之空虚，心动面赤，善惊上热，乃手少阴心之脉也。此因气盛多而亡血，以甘寒镇坠之剂，泻火与气，以坠浮气。以辛温微苦，峻补其血，再用三黄补血汤。

三黄补血汤

熟地二钱　生地三钱　当归　柴胡各钱半　白芍药五钱　川芎二钱　牡丹皮　升麻　黄芪各一钱。补之，治血溢者上竭。

上为粗末，每服半两，水二盏，煎五沸，去渣温服，食前。两手脉芤，两头则有，中间全无而虚曰芤。血至胸中，或衄血吐血，以犀角地黄汤主之。

〔罗〕**地黄散**　治衄血往来久不愈。

生地　熟地　枸杞子　地骨皮各等份

上为细末，每服二钱，蜜汤调下，日三服。

〔世〕治鼻血常发者，于发时，用生姜杵碎，合额上一日，如痒就搔之，永不再发。【批】杂方。

〔《肘》〕治人少小鼻衄，小劳辄出。桑耳无多少，炒令焦捣末，每衄发以杏仁大塞鼻中，数度可。

大病瘥后，小劳便鼻衄。牡蛎一分，石膏五分，捣末酒服方寸匕，日三四服。亦可蜜丸，如桐子大服之。

产后衄

〔《大》〕产后口鼻黑气起，及鼻衄者，名曰胃绝肺败，此证不可治。遇有此疾，急取绯线一条，并产妇顶心发两条，紧系中指节，即止。【批】诊治。

治产后鼻衄中风。以荆芥为末，童便调下，神验。此方气虚人勿用。

---

❶ 跟急：原作“急跟”，据《甲乙经·卷七》乙。

吐 血

〔丹〕治吐血。以人参一味为末，鸡子清投新汲水，调下一钱服之。《千金方》。【批】气虚不能摄血。

〔垣〕**人参救肺汤** 治吐血亦用。

人参 升麻 柴胡 归梢 苍术各一钱 熟地 白芍药 黄芪各二钱 陈皮 苏木 甘草各五分

上为粗末，作一服，水二盏，煎一盏，去滓，稍热食前服。

〔《局》〕**必胜散** 治血妄流溢，或吐或衄。

小蓟并根用 人参去芦 蒲黄炒 当归 熟地 川芎 乌梅去核。各等份

上㕮咀，每服四钱，水一盏，煎七分，温服，不拘时。

〔《保》〕**鸡苏散** 治虚损气逆，吐血不止。【批】有热者补中降火。

鸡苏叶 黄芩 刺蓟 生地 阿胶 黄芪各一两 当归 赤芍药各半两 伏龙肝二两

上为粗末，每服四钱，姜三片，竹茹弹子大，水同煎。

〔丹〕朱富六因辛苦吐血或衄，夜间发热口干，身疼食少，当作虚劳治。

白术六钱半 人参 青皮炒 生地 芍药 陈皮 归尾 甘草炙，半两 川芎三钱 红花五分

分十帖，水二盏，煎至三之一，食前稍热饮，下保和丸十四粒，与点丸十粒。

一妇人年五十余，尝吐血，今又作面黄，身蠕动，食少。

青皮半两 人参三钱半 白术 陈皮各三钱 白芍药 木通各二钱 黄连炒 干姜 黄芩炒 川芎各钱半 黄柏炒一钱 生甘草 生地各钱半 归头二钱

分七帖，水二盏，煎至三分之一，去滓，入藕汁半盏，再煎沸，通口饮之。

夫口鼻出血，皆系阳盛阴虚，有升无降，血随气上，越出上窍。法当补阴抑阳，气降则血归经也。【批】血虚随火上行。

大补血丸 治阴虚吐血。

当归一钱 生地一钱半

上以杜牛膝汁浸三日，取起，酒洗净，入臼内杵千杵，为丸桐子大，白汤下。

〔梅〕治吐血神效方。生地黄汁一升二合，白胶香二两，以瓷器盛入甑，蒸令胶消服，妙。一方，独用生地黄汁半升，饮之立止，神妙。

〔云〕**五神汤** 治妇人热毒上攻，吐血不止。

生藕汁 刺蓟汁 生地汁各二盏 生姜汁半盏 白蜜一盏

上和，煎三两沸，无时以一小盏调炒面一钱，食前服。《圣惠》治心热吐血口干，独用刺蓟，捣绞取汁一小盏服。

〔《大》〕**四生丸** 治吐血衄血，阳乘于阴，血热妄行。

生荷叶 生艾叶 生柏叶 生地黄各等份

上研烂，丸如鸡子大。每服一丸，水三盏，煎一盏，滤过温服。《经验》治吐血咯血，一味荷叶焙干为末，米汤下二钱匕，亦佳。又《山居》治吐血，一味侧柏叶研细，酒调服妙。

〔丹〕经血逆行，或血腥，或吐血，用韭菜汁服，立效。

〔《简》〕治吐血咯血。蒲黄一两，捣为散，每服三钱，温酒或冷水调服，妙。治吐血。茜草一两，生捣罗为散，每服三钱，水一盏，煎七分，放冷，食后服。

〔世〕治内损吐血。飞罗面不以多少微炒，浓磨细墨一匙，茶调下二钱，立效。又方，治吐血用松烟墨磨汁服，立效。

〔《衍》〕治大吐血。好墨细末二钱，以白汤化阿胶清，稠稀得所，顿服。热多者尤相宜。

〔丹〕先见红，后见痰多，是阴虚火逆，痰不下降，四物汤加痰火药。【批】挟痰者清痰降火。

治火血上错经妄行，四物汤加炒山栀、童便、姜汁。此后诸方用童便、姜汁，虽无痰，亦吐血要药也。

治吐血衄血，用郁金为末，以童便、姜汁、好酒调服。一方不用酒。治吐血，红山茶花阴干为末，每服一钱，用童便半盅，生姜汁少许，调服。

〔《本》〕治吐血鼻红。生姜二分绞汁，并壮健丈夫小便一升，乘热顿饮瘥。

〔丹〕又方 以童便一分，酒半分，擂柏叶温饮之。【批】痰积者下之。

吐血挟痰积方可下，若一碗两碗吐者，只补阴降火，用四物大剂之类。挟痰若用血药则泥而不行，只治火，其血自止。山栀最清胃脘血。

〔《玄》〕吐血者，由忧思诸气郁极，方散而生热，则心血妄行，宜玄明粉加黄丹服之。次用四物解毒加藕节治之。如前症之热，并宜清之。

〔仲〕心气不足，吐血衄血，泻心汤主之。亦治霍乱。

大黄二两 黄连 黄芩各一两

上三味，以水三升，煮取一升，顿服之。

〔海〕**云岐子犀角地黄汤** 治寸芤，血在上焦。

生地二两 黄芩一两半 黄连一两 大黄半两

上㕮咀，秤一两，水二盏煎，去滓，食后服之。

〔《简》〕治吐血。川大黄一两，捣为散，每一钱，生地黄汁一合，水半盏，煎三五沸，无时服。【批】血紫气寒胸中者下之。

〔丹〕吐血，觉胸中气塞，上吐紫血，桃仁承气汤下之。【批】滞气。

冯舅，气上奔，吐血心膈疼。

枳壳三钱 青皮二钱 生地 木通 牡丹皮一钱半 桃仁二十八个 川芎 黄芩 黄连一钱 甘草少 生干姜 桔梗

分四帖，煎服。

或暴吐紫血一碗者，无事，吐出好。此热伤血死肝中，宜服四物解毒之类。【批】污血。

〔《千》〕治坠马积血心胃，唾血无数。干荷花根为末，酒服方寸匕，日三服。【批】伤损吐血。

〔无〕**加味芎归汤** 治打扑伤损，败血流入胃脘，呕吐黑血或如豆羹汁。

川芎 当归 白芍药 百合水浸半日 荆芥穗各等份

上锉散，每四钱，水一盏，酒半盏，煎七分，去滓，不拘时候。

〔仲〕夫酒客咳者，必致吐血，此因极饮过度所致也。此即肺疽之属。【批】内伤饮食吐血。

〔《千》〕吐血有三种：有内衄，有肺疽，有伤胃。内衄者，出血如鼻衄，但不从鼻孔出，是近从心肺间津液出，还流入胃中，或如豆羹汁，或如切衉血凝停胃中，因即满闷便吐，或去数斗至一石者是也。得之于劳倦，饮食过常也。肺疽者，或饮酒之后，毒满闷吐之时，血从吐后出，或一合半升一升是也。伤胃者，因饮食太饱之后，胃中冷，不能消化，便烦闷，强呕吐，使所食之物与气共上冲蹙，因伤裂胃口吐血，色鲜正赤，腹亦绞痛，自汗出，其脉紧而数者，为难治也。衉，韵书音戡，凝血也。

〔无〕理中汤 能止伤胃吐血，以其方最理中脘，分利阴阳，安定血脉。海藏亦云：饮冷伤脾吐血，以理中汤理治中脘，分利阴阳。此亦理治内衄之法也，方见伤寒。

二合灰散 治因啖辛热，呕吐出血一合或半升许，名曰肺疽。

红枣和核烧存性 百药煎煅。各等份

上为细末，每服二钱，米饮调下。

除湿汤 治冒雨着湿郁于经络，血溢作衄，及血溢流入胃，胃满吐血。【批】外感雨湿吐血。

茯苓 干姜各四钱 甘草炙 白术各二钱

上锉，每服四钱，水一大盏，煎八分，去滓服。头疼，加川芎二钱，最止浴室中发衄。此方治冒雨吐血，理中汤治伤胃吐血，皆用干姜为君。丹溪治大吐血不止亦用干姜一味炮为末，童便调服从治之者，可见干姜亦为吐血要药也。

〔丹〕男子年十七，家贫而多劳，十一月得寒病，时吐三两口血，六脉紧涩，一日食减中痞，医投温胆汤、枳桔汤，三日后发微热，口干不渴，口中有痰，此感寒也。询知云：因十日前霜中曾渡三四次溪水，心下有悲泣事，腹亦饥，遂以小建中汤去芍药，加桔梗、陈皮、半夏，四帖而安。又方　治吐血。以交趾桂五钱为末，冷水调服。亦小建汤治感寒吐血之义。经云：太阳司天，寒淫所胜，血变于中，呕血泄血衄衄，平以辛热者，即理中、建中用干姜、桂枝，治吐血之类皆同也。吐血挟热者。治法并见血虚随火上行条。

〔《经》〕治呕血。黄柏好者，以蜜涂炙干，杵末，用麦门冬热水调下二钱匕，立瘥。【批】挟热者内虚。

〔《广》〕治心热吐血不止。生葛根捣汁半大升，顿服，立瘥。

吐血挟寒者，多是口食寒物，身受寒气之病，治法并见内伤饮食，外感风寒条。

〔仲〕吐血不止，柏叶汤主之。【批】挟寒者外入。

柏叶　干姜各二两　艾三把

上三味，以水五升，取马通汁一升，合煮，取一升，分温再服。马通即马屎淋汁。

〔《广》〕治吐血鼻衄不止。伏龙肝半升，以新汲水一大升，淘取汁，和蜜顿服。

运气　血溢有五：【批】运气。

一曰，热助心血，沸而溢。经云：少阳司天之政，初之气，候乃大温，其病气沸于上，血溢。又云：少阴司天，客胜甚则血溢。又云：少阳司天，客胜则血溢。又云：火郁之发，民病血溢，治以咸寒是也。

二曰，寒攻心血，逃而溢。经云：太阳司天之政，寒湿之气，持于气交，民病血溢，治宜苦以燥之温之也。

三曰，内火格拒，外寒壅遏而血溢。经云：少阴司天之政，终之气，燥令行，余火内格，甚则血溢是也。

四曰，风湿相薄血溢，及下寒相薄，蒸热于上而血溢。经云：太阴司天之政，初之气，风湿相薄，民病血溢，此风湿相薄血溢也。四之气，畏火临，溽蒸化，地气腾，天气否隔，寒风晓暮，蒸热相薄，民病腠理热血暴溢，此地气之寒相薄，天气蒸热于上而血溢也。

五曰，燥邪攻肝血溢。经云：岁金太过，燥气流行，病反侧，咳逆甚而血溢是也。

〔《素》〕夫伤肺者，脾气不守，胃气不清，经气不为使，真藏坏决，经脉傍绝，五脏漏泄，不衄则呕。示从容论　伤肺即伤气，当于气虚不能摄血条参治之。【批】伤肺。

〔罗〕门冬饮子　治脾胃虚弱，气促气弱，精神短少，衄血吐血。

五味子五个　甘草　芍药　黄芪各一钱　紫菀一钱半　人参　归身　麦门冬

上为粗末，作二服，水煎食后服。

〔《本》〕**天门冬丸**　治吐血咯血，能润肺止嗽。

天门冬　甘草　杏仁炒　贝母　白茯苓　阿胶各半两

上为细末，炼蜜丸如弹子大。每服一丸，咽津含化，日夜十丸。

〔丹〕酒色过度饥饱，吐血痰血，神妙。

枇杷叶　款花　北紫菀　杏仁去双仁、皮尖　鹿茸炙如法　桑白皮　木通各一两　大黄半两

上炼蜜丸，临卧含化。

经云：怒则气逆，甚则呕血，故气上矣。又云：阳气者，大怒则形气绝，而血菀于上，使人薄厥。此皆怒则伤肝气而呕血，以黄连、香附、青黛、柴胡、甘草平其肝，自愈矣。宜

服赤茯苓泻心汤。【批】伤肝。

〔世〕治呕血、咯血、衄血、肝损。白及为末，米饮调服，神妙。

〔《简》〕治吐血。槲叶捣末，每服二钱，水一盏，煎七分，和滓服。

中蛊毒吐血。见下血门。

刺灸吐血有二：【批】针灸。

其一取肺。经云：暴痹内逆，肝相搏，血溢鼻口，取天府是也。

其二取筋，经云：手太阴筋病，当所过者，支转筋痛，甚成息奔胁急吐血。治在燔针劫刺，以知为数，以痛为腧是也。

〔《密》〕吐血：风府　大椎　鬲俞　肝俞各五分。泻之立愈。

〔东〕又法：胃脘膻中　肝俞各沿皮二寸坐

〔《集》〕又法：膻中　中脘　气海　三里　乳根　支沟　不已，取下穴：肺俞　肾俞　心俞　膏肓　关元

〔东〕呕血，胁痛口干不可咳，引肾痛：不容傍刺向外。上脘三寸半。大陵　郄门　神门

〔《甲》〕呕血，大陵及郄门主之。呕血上气，神门主之。心下有膈，呕血，上脘主之。呕血，肩急，胁下痛，口干，心痛。与背相引，不可咳，咳则肩痛，不容主之。

肝脉太甚，为内痈，善呕衄。全文见治虚实法。【批】诊。

诊吐血法。见前诸见血门。

咳唾血

〔丹〕咳血，痰盛，身热，多是血虚。【批】大法。

〔丹〕**七伤散**　治劳嗽吐血痰。【批】血郁血污血热。

黄药子　白药子各一两半　赤芍药七钱半　知母　延胡索各半两　郁金二钱半　当归半两　山药　乳香　没药　血竭各二钱

上为末，每服二钱，茶汤下。本草云：黄药子、白药子治肺热有功。一法，红花当归煎汤下。

〔罗〕**恩袍散**　治咯血吐血，及治烦躁。

真生蒲黄　薄荷各一两

上研匀细，每服三钱，浓煎桑白皮汤调下。

地黄散　治一切吐血咯血，能解一切毒，及诸热烦躁。

茜草根四钱　大豆子　黄药子　甘草各二两

上为细末，每服二钱，新汲水调下。加人参二两，治痰嗽有血。

〔丹〕痰带血丝出，童便、竹沥主之。又方，用韭汁、童便二物合和，加郁金细研入内，服之其血自消。经血逆行，或血腥，吐血，唾血。韭汁服立效。咯血用姜汁、童便、青黛，入血药中。加四物汤、牛膝膏、地黄膏之类。

〔《千》〕治一切肺病，咳嗽脓血，及唾脓血不止方。好酥三十斤，炼取凝当中醍醐，服一合，日三升，即止。一切药皆不及此方。【批】气逆气滞。

〔海〕甘桔加阿胶紫菀汤　治肺痿唾脓血。方见伤寒咽痛门。

〔梅〕肺疾脓血。取薏苡仁十两，杵碎，以水三升，煎取一升，入酒少许服之。本草云：薏苡仁下气，利肠胃，消水肿。

〔罗〕**大阿胶丸**　治嗽血唾血。　【批】血虚。

阿胶微炒　卷柏　生地　熟地　大蓟独根者，晒干　鸡苏叶　五味子各一两　柏子仁另研　茯苓　百部　远志　人参　麦门冬　防风各半两　干山药一两

上为细末，炼蜜丸，如弹子大。煎小麦、麦门冬汤，嚼下一丸，食后。

上方，保养精血，纯补剂也，血虚者宜之。

〔丹〕治上气喘息，咳嗽、吐血、咯血。人参细末，鸡子清调三钱，五更初服，便去枕睡仰卧，只一服愈。年深再服。忌酸咸酢酱面等物，及过醉饱。须好将息。【批】气虚。

一男子三十岁，因连夜劳倦不得睡，成一痰嗽，出白黄脓，嗽声不出。时初春大寒，医与青龙汤四帖，遂觉咽喉有血丝，腥气逆上。两日后，血腥气多，遂有血线一条，自口中右边出直上，如此每昼夜十余次。诊其脉，弦大而散弱，左大为甚，人倦而苦于嗽。予作劳倦感寒，强以甘辛燥热之剂，以动其血，不宜急治，恐成肺痿。遂与人参、黄芪、当归身、白术、芍药、陈皮、炙甘草、生甘草、不去节麻黄，煎熟入藕汁与之，两日而病减嗽止。却于前药去麻黄，又与四日，而血症除。脉之散大者，未收敛，人亦倦甚，遂于前药中除藕汁，加黄芩、缩砂、半夏，至半月而安。

〔《大》〕**劫劳散**　治肺痿痰嗽，痰中有红线，盗汗发热，热过即冷，饮食减少。

白芍药六两　黄芪　甘草　人参　当归　半夏　白茯苓　熟地　五味子　阿胶炒，各二两

上㕮咀，每服三钱，水盏半，生姜二片，枣三枚，煎九分，无时温服，日三。陈日华云：有女及笄，病甚危，一岁之间，百药无效，偶得此方，只一料除根。

〔罗〕**五味子黄芪散**　治嗽，咯血成劳，眼睛疼，四肢困倦，脚膝无力。

麦门冬　熟地　黄芪　桔梗各半两　甘草一分　白芍药　五味子二分　人参二钱

上为粗末，每服四钱，水煎，日三服。

云岐子芩散　凉心肺，解劳热。

黄芪一两　白芍药　黄芩　人参　白茯苓　麦门冬　桔梗　生地各半两

上为粗末，先用竹叶一握，小麦七十粒，水三盏，姜三片，煎一盏半。入药末三钱，煎七分，去滓温服。席延赏治虚中有热，咳嗽脓血，口苦咽干，又不可服凉药。好黄芪四两，甘草一两，为末，每服三钱。如茶点羹粥中，亦可服。

上参芪例，纯补剂也。丹溪云：脉大发热为气虚，此气血俱虚者宜之，若血虚而气不虚者不宜，当用前阿胶丸之类及污血条求之。

〔丹〕妇人五十六岁，盛夏吐红痰，有一二声嗽。

人参一钱　防风五分　白术钱半　陈皮　茯苓各二钱　干姜三分　生甘草一分　桔梗半钱

上煎二之一，入藕汁二大蛤再煎，带热下三黄丸。

王廿四丈发热胁痛，咳嗽红痰，口渴，大便秘，倦怠，脉稍数而虚。询之，发热曾饮水一碗，病因饮食不节，成积痰，发又饮冷水，伤胃成虚，伤肺成痰。

白术一钱半　人参　陈皮　川芎各一钱　芍药　茯苓　桔梗　甘草各五分，炙

上作二帖，煎取八分，入竹沥二分，再煎沸，热饮，下龙荟丸廿丸。如嗽，三十丸。

上丹溪参、术、藕汁、竹沥法也。

脉大发热，喉中痛者，是气虚。用参、芪、蜜炙黄柏、荆芥、地黄、当归、韭汁、童便、姜汁，磨郁金饮之，其血自消。【批】补中有通。

上参、芪加郁金、韭汁、童便，补中解郁也。

〔罗〕**黄芪鳖甲散**　治虚劳客热，肌肉消瘦，四肢倦怠，五心烦热，口燥咽干，颊赤心忡，日晚潮热，夜有盗汗，胸胁不利，食减多渴，咳嗽稠黏，时有脓血。

黄芪一两　桑白皮　半夏　黄芩　甘草炙　知母　赤芍药　紫菀各五钱　秦艽　白茯苓焙　生地　柴胡　地骨皮各六钱六分　肉桂　人参　桔梗各三钱二分　鳖甲去裙，酥炙　天门冬去心，焙。各一两。

上为粗末，每服二大钱，水一大盏，食后煎服。

人参黄芪散　治虚劳客热，肌肉消瘦，四肢倦怠，五心烦热，咽干颊赤，心忡潮热，盗汗减食，咳嗽脓血。

人参一两　秦艽　茯苓各二两　知母二钱

半　桑白皮一两半　桔梗一两　紫菀　柴胡二两半　黄芪三两半　半夏汤洗，一两半　鳖甲去裙，酥炙，二两

上为粗末，每服三钱，去渣服。

上参、芪、鳖甲例，补中有通也。

〔罗〕**人参蛤蚧散**　治三二年间，肺气上喘咳嗽，咯唾脓血，满面生疮，遍身黄肿。

蛤蚧一对。全者河水浸五宿，逐日换水，洗去腥气，酥炙黄色　杏仁去皮尖，炒，五两　甘草炙三两　人参　茯苓　贝母　知母　桑白皮各二两

上为细末，瓷器内盛，每日如茶点服，神效。

〔海〕蛤蚧补肺劳虚嗽有功，治久嗽不愈，肺间积虚热，久则成疮，故嗽出脓血，晓夕不止，喉中气塞，胸膈噎痛。用蛤蚧、阿胶、生犀角、鹿角胶、羚羊角各一两，除胶外，皆为屑，次入胶，分四服。每服用河水三升，于银石器内慢火煮至半升，滤去渣，临卧，微温细细呷之。其渣候服尽再捶，都作一服，以水三升，煎至半升，如前服。病人久虚，不喜水，当减水。

上蛤蚧例，亦补中有通，久嗽不愈者宜之。

麦门冬汤　治伤寒后伤肺，咳唾脓血，胸胁胀满，上气羸瘦。

麦门冬去心　桑白皮　生地各一两　半夏汤洗七次　紫菀　桔梗炒　淡竹茹　麻黄去根节。各七钱五分　五味子　甘草炙。各半两

上为粗末，每服五钱，水二盏，生姜二钱半，枣三枚，擘破同煎，去渣，食后温服。

〔罗〕**续断散**　治骨蒸劳热，传尸瘦病，潮热烦躁，喘嗽气急，身疼盗汗，兼治咳嗽唾脓血。

续断　紫菀　桔梗　青竹茹　五味子各三钱　生地　桑白皮各五两　甘草炙，二两　赤小豆半升

上为粗末，每服三钱，入小麦五十粒，水煎去渣，日三服。

〔海〕**紫菀散**　治咳嗽唾血虚劳症，肺痿变痈。

紫菀　人参　知母　贝母　桔梗　甘草　五味子　茯苓　阿胶

上为粗末，生姜水煎服。

上门冬、五味例，亦补中有通也。

〔《外》〕疗伤唾血方。用茅根一味，服方寸匕，日三服，亦可绞汁饮之，主热渴。

〔丹〕治劳瘵传尸，寒热交攻，久嗽咯血，日渐羸瘦，先服三拗汤与莲心散，万不失一。

三拗汤

麻黄不去节　甘草生　杏仁不去皮尖

上锉碎，姜枣煎服。

莲心散

当归　黄芩　甘草炙　枳壳炒　鳖甲醋炙　前胡　柴胡　防己　阿胶　莲肉去心　南星各一钱　川芎一两　芫花醋炒十分干黑

上十三味，㕮咀，合和，独芫花另包。每服二钱半，水一小盏半，生姜三片，枣一枚，入芫花一撮，煎八分，服无时。须吐有异物后，芫花渐减，盖芫花反甘草，多之所以杀虫，少之所以去寒热，妙处在此。方与《纂要》不同，宜考之。

〔《本》〕治劳瘵吐血损肺，及血妄行，神传膏。【批】攻中有补。

用剪草一斤，婺、台州皆有，惟婺州者可用，状如茜草，又如细辛，每用一斤，净洗为末，加入生蜜一斤，和为膏，以器盛之，不得犯铁，九蒸九曝，日一蒸曝。病人五更起，面东坐，不得语，用匙挑药，如粥服，每服四两。良久，用稀粟米饭压之。药冷服，粥饮亦不可太热，或吐或下，皆不妨，如久病肺损咯血，只一服愈。寻常咳嗽，血妄行，每服一两可也。

有一贵人其国封病瘵，其尊人常以此方畀之，九日而药成。前一夕，病者梦人戒令，翌日勿乱服药，次日将服之，为屋上土坠器中，不可服。再合既成，又将服之。为猫覆器，又不得服。又再合未就，而是人卒矣。此药之异

如是，若小小血妄行，一啜而愈，或云是陆农师夫人乡人艾孚先，尝亲说此事，渠后作《大观本草》，亦收入集中，但人未识，不肯信尔。

〔《外》〕疗咳逆，唾脓血，鸡子汤。

鸡子一个　甘草炙，二分　甘遂一分　大黄二分　黄芩二分

上用水六升，煮取二升，去渣，内鸡子搅令调，尽饮之良。忌海藻、菘菜。

〔子和〕滁阳刘氏一男子，年二十余岁，病劳嗽咯血，吐唾黏臭，近不可闻，秋冬少缓，春夏则甚，寒热往来，日晡发作，状如痎疟，寝汗如水。累服麻黄根、败蒲扇止汗，汗自若也。又服宁神散、宁肺散止嗽，嗽自若也。戴人先以独圣散涌其痰，痰状如鸡黄，汗随涌出，昏愦三日不省，时时饮以凉水，精神稍开，饮食加进。又与人参半夏丸、桂苓甘露散服之，不数日愈。

〔丹〕台州林德方，年二十余岁，得嗽而咯血发热，肌体渐瘦，众医以补药调治数年，其症愈甚。予诊其六脉皆涩。予曰：此好色而多怒，精血耗少，又因补塞药太多，荣卫不行，污血内积，肺气壅遏，不能下降。治肺壅，非吐不可；精血耗少，非补不可。惟倒仓二者俱备，但使之吐多于泻耳，兼灸肺俞五次而愈。

〔云〕**鸡苏丸**　治虚热，昏愦倦怠，下虚上壅，嗽血衄血。【批】脉浮大作虚治。

鸡苏叶半斤　黄芪一两　甘草　川芎各半两　防风一两　桔梗半两　荆芥二两　甘菊三钱　生地半两　脑子半钱

上为细末，炼蜜丸如弹子大。每服一丸，麦门冬去心煎汤嚼下。若肺损吐血，日渐乏力瘦弱，行步不得，喘嗽痰涎，或发寒热，小便赤涩，加车前子二钱。用桑枝锉炒香，煎汤嚼下。

脉浮大者作虚治，宜虚条下参芪诸方主之。若浮大而上壅甚者。宜此鸡苏丸方。脉沉滑有力者作实治，宜实条诸方主之。【批】脉沉滑作实治。

〔丹〕先痰嗽，后见红，多是痰积热，降痰火为急。痰涎带血出，此胃口热血蒸而出，重则山栀，轻则蓝实。荆芥能散喉管痰血。【批】热。

咳血方

青黛　瓜蒌实　诃子　海石　山栀

上为末，姜汁蜜调噙服。嗽甚，加杏仁。后以八物汤加减调理。

〔垣〕郑仲本年二十三岁，因心痛，服丹附等药，得上气病膈，两胁急迫，胀触不快，便时嗽咯出血，病形渐瘦，大便燥而难，脉弦数，夜间略热，食稍减，因与灯笼草和节麻黄细末，以白术、桔梗、木通、甘草汤调下，十余服，病减半。又与通圣散去石膏为丸，以桃仁汤下之。

〔《经》〕治咯血。黄药子、汉防己各一两，为末，每服一钱匕，水一盏，小麦二十粒同煎，食后温服。

〔罗〕**珠砂膏**　镇心安神解热，及肺损嗽血等疾。

苍术二钱半　朱砂另研　生犀　人参　玳瑁　甘草炙　珍珠末。各一两　牛黄　麝香　龙脑　南硼砂　琥珀另研　羚羊角　安息香醋煮，另研　赤茯苓去皮　远志去心。各半两　铁粉　苏合香油和药亦得。各一两

上为末，炼蜜，破苏合香油剂诸药为小锭子，更以金箔裹之。瓷器收贮。每服一皂子大，食后噙化。卫尉叶丞得效，并阿胶丸相杂服。此药治血安神，更胜至宝丹。每两作五锭子。

肺热咳唾血，惟七伤散用黄药子、白药子最有效。方见血郁血污条。又脉浮数，忌灸，若误灸之，必唾血。仲景云：脉浮热甚，反灸之，必咽燥唾血是也。

孙兆因博士王珣患咽喉噎塞，胸膈不利，时发寒热，夜多盗汗，忽心胸塞闷，咳血三数日即止，晚后脉数，口干，涎唾稠黏，咳嗽一二声不透，肩背微痛，尝于关元、气海、中脘、三里等穴着艾，不详病得之肺虚，其状中客热

症，皆因误灸服暖药所致。遂与《外台》第一广济紫菀汤，为丸合服之，立效。方未考。

〔《千》〕**百部丸**　主诸咳不得气息唾血方。【批】寒。

百部根二两　升麻半两　桂心　五味子　甘草炙　紫菀　干姜各一两

上七味，蜜丸，桐子大。每服三十丸，日三次，知为度。忌生葱、海藻、菘菜。

〔《外》〕疗肺偏损胸中虚，肺偏痛、唾血气咳，款冬散。

款冬花　当归各六分　桂心　川芎　五味子　附子炮。各七分　细辛　贝母各四分　干姜　生地各八分　白术　甘草炙　杏仁去皮尖。各五分　紫菀三分

上共为末，清酒服方寸匕，日二服。忌生葱、生菜、桃、李、雀肉、海藻、菘菜、猪肉、芜荑。

按：唾血咳血，属寒者少。今此二方，用姜附热剂，盖为肾足少阴脉是动病咳唾血者设也。用者审之。

〔《脉》〕肺伤者，其人劳倦则咳唾血，其脉细紧浮数，皆吐血，此为躁扰嗔怒得之，脉伤气壅所致。

经云：肺脉不及，则令人喘，呼吸少气而咳，上气见血下者，此病皆肺虚，咳唾血之症，治法并见气虚条。

治虚劳久嗽咯血。用五倍子焙为细末，每服一钱，用温茶一大口许调匀，食后米饮半盏调服。【批】肺伤咳血肺虚宜酸收之。

〔《玄》〕肺经呕咳诸血，及痰中有血，初用生萝卜汁半盏，入盐少许，服之立效，如无生萝卜，用萝卜子一钱，苏叶一钱，同煎服。次用鸡苏散加阿胶治之。本草云：萝卜大下气，气下则血亦下也。【批】肺盛宜辛散之。

〔《经》〕治咳嗽甚者，或有吐血。鲜桑白皮一斤，米泔浸三宿，净刮上黄皮锉细，入糯米四两焙干，一处捣为末，每服一二钱，米饮调下。此方神效。

〔《本》〕治久嗽咯血，成肺痿，及吐白涎，胸膈满闷不食，扁豆散。

扁豆　生姜各半两　枇杷叶去毛　半夏　人参　白术各一分　白茅根三分

上锉，水三升，煎一升，去渣，下槟榔末一钱，和匀，分四服，不拘时候。

〔《千》〕治上气咳嗽喘息，喉中有物，唾血方。

生姜汁　杏仁各二升　糖　蜜各一升　猪膏二合

上五味，先以猪膏煎杏仁色黄出之，以纸拭令净。捣如膏。又和姜汁、蜜糖等合煎，令可丸。每服如杏仁一枚，日夜六七服，渐次增加。

上后二方生姜多，肺虚及汗多亡阳与血下便者，忌用。

〔《素》〕少阴所谓咳唾则有血者，阳脉伤也。脉解篇。【批】肾伤唾血。

运气　咳唾血有二：【批】运气。

一曰热伤肺。经云：少阴司天，热淫所胜，民病唾血。又云：少阳司天，火淫所胜，病咳唾血。治以咸寒是也。

二曰湿伤肾。经云：太阴司天，湿淫所胜，咳唾则有血，治以苦热是也。

〔丹〕治咯血。用白及一两，藕节半两，为细末，每一钱，汤调服，神效。或云芨下咽至血窍，则窍为芨末填而血止也。【批】杂方。

〔《山》〕咯血。新棉灰半钱，酒调下。

针灸唾嗽血毒，取足少阴一经。经云：肾足少阴之脉是动，则病咳唾有血。视盛虚热寒隐下取之也。【批】针灸。

〔东〕吐血内损：地五会三分，灸五壮　鱼际五分泻　尺泽一寸补

〔《甲》〕唾血时寒热，泻鱼际，补尺泽。唾血振寒，嗌干，太渊主之。内伤唾血不足，外无膏泽，地五会灸。胸胁胀满，咳逆上气呼吸及唾浊沫脓血，库房主之。

〔《外》〕治上气唾脓血，灸两乳下黑肉际，

各一十壮。

〔仲〕寸口脉数，其人咳，口中反有浊唾涎沫者何？师曰：此为肺痿之病。若口中辟辟燥，咳即胸中隐隐痛，脉反滑数，此为肺痈。咳唾脓血，脉数虚为肺痿，数实，为肺痈。【批】诊。

上肺痿唾脓血治法，散见本门诸方。若肺痿，但唾涎沫无脓血者，见咳嗽门。

肺脉微急，为肺寒热，怠惰咳唾血，引腰背胸，若鼻息肉不通。经云：急者多寒。全文见治虚实法。

〔《素》〕肺脉搏坚而长，当病吐血。王注云：肺虚极则络逆故唾血。脉要精微篇

〔《脉》〕唾血，脉紧强者死，滑者生。

手少阴筋病内急，心承伏梁，下为肘网。其成伏梁唾脓血者，死不治。全文见筋　伏梁心之积，在脐上。

心脉微缓，为伏梁在心，唾血。全文见虚实法。

〔罗〕肺痿辨　华严寺何上座，年未四十。四月间，因澡浴大汗出，还寺剃头伤风寒，头疼，四肢困倦，就市中撮取通圣散服之，又发汗。头疼少减，再日复作，又以前药发之，汗数次，四肢添劳重，喘促自汗恶风，咳而有血，懒于言语，饮食减少。求医治之，与药又多以生姜为引。至六月间，精神愈困，饮食减少，形体羸瘦，或咳或唾，经血极多，请予治之，具说前由。诊其脉浮数七八至，按之无力。予曰：不救矣。或曰：何为不救？予曰：血之与汗，异名同类。夺汗者无血，夺血者无汗。《金匮要略》云：肺痿之病，从何得之？师曰：或从汗出，或被快药下利，重亡津液，故得之。今肺气已虚，又以辛药泻之，重虚其肺，不死何待。《脏气法时论》云：肺欲收，急食酸以收之，以酸补之，以辛泻之，盖不知《内经》之旨。仲景云：医术浅狭，懵然不知病源，为治乃误，发汗吐下之相反，其祸至速。世人但务彼翕习之荣，而莫见此倾危之习，惟明者居然能护其本，近取诸身，夫何远之有焉。其僧不数日果亡。【批】禁忌。

妊孕咳唾血

〔《心》〕妊孕寒热往来，咳嗽血痰，或呕吐不食无力，或喘满乳脊相应痛，或口中唾如霜雪，出语无声，或耳鸣，或痰涎日夜数碗，误用热药之故也。风门　魂户各五分　支沟间使各相透如寒热未解，百节瘛疭昏愦，再取绝骨五分　太溪三分　如脉气未平，泻太渊太白各二分　中府。【批】针灸。

以上穴，实泻虚补，治产前病立效，此病安后半年，必有一变，四肢消瘦，单腹肿胀，即取阴交一穴，去其恶物也。

溲血

〔无〕**玉屑膏**　治尿血，并五淋砂石，疼痛不可忍受者。【批】气虚。

黄芪　人参各等份

上为末，用萝卜大者，切一指厚，三指大四五片，蜜淹少时，蘸蜜炙干，复蘸复炙，尽蜜二两为度，勿令焦。至熟，蘸黄芪、人参末吃，不以时，仍以盐汤送下。

〔《外》〕疗虚尿血方。干胶三两，炙捣末，酒二升，和温服。

〔无〕**发灰散**　治小便尿血。【批】血虚。

发灰《本草》云：发灰能消瘀血，通关格，利水道，破痈疽血衄。丹溪云：发，补阴甚捷。

上一味，每用二钱，以米醋二合，汤少许服，井花水调亦得。一法茅草根、车前子煎汤调下尤妙。兼治肺疽心衄，内崩吐血一两口，或舌上出血如针孔。若鼻衄，吹内立已。

〔葛〕治小便出血。当归四两，细锉，酒三升，煮取一升顿服。

〔丹〕有血虚，四物汤加牛膝膏。

悲哀太甚则胞络绝，胞络绝则阳气内动，

发则心下崩，数溲血也。全文见痿。【批】胞络绝则溲血。

〔姚氏〕治小便出血。龙骨末方寸匕，水调温服，日三服瘥。【批】涩可去脱。

〔《肘》〕治淋下血。麻根十枚，水五升，煮取二升一服，取血神效。

〔《经》〕治尿血不止。以郁金一两捣为末，葱白一握相和，水一盏，煎三合去渣温服，日三服。

〔《济》〕**鹿角胶丸** 治房室劳伤，小便尿血。【批】污血。

鹿角胶半两 没药另研 油头发灰各三钱

上为末，用茅根汁打面糊丸，如桐子大。每服五十丸，盐汤下。

胞移热于膀胱，则癃溺血。全文见诊病传变。【批】热。

〔仲〕热在下焦者，则尿血，亦令淋闳不通。

〔丹〕溺血属热，山栀炒水煎，或用小蓟、琥珀。

〔《玄》〕小便出血，是心伏热在于小肠，宜镜面草自然汁，加生蜜一匙服之，以八正散加麦门冬，葱煎服。如小便涩痛，以海金砂细末调治之。八正散见淋条。

〔《外》〕治尿血。车前草捣取汁五合，空心服之。

〔《济》〕**小蓟饮子** 治下焦结热，尿血成淋。

生地四两 小蓟根 滑石 通草 蒲黄炒 藕节 淡竹叶 当归去芦，酒浸 山栀仁 甘草炙。各半两

上㕮咀，每服四钱，水一盏，煎八分，空心温服。

〔无〕葎草汁法。方见淋。

〔丹〕尿血实者，可用当归承气汤下之，后以四物加山栀。当归承气汤即调胃承气加当归。【批】实热。

〔《脉》〕尺脉滑，气血实，妇人经脉不利，男子尿血，宜服朴硝煎大黄汤下去经血，针关元泻之。

〔丹〕**冬荣散** 治小便出血，及肠风下血。【批】杂方。

用夏枯草烧灰存性为末，米饮下。一方，用凉水调下。

少阴涩，则病积溲血。又见积块。【批】诊。

咳而且溲血脱形，其脉小劲，是逆也。全文见诊生死。

咳溲血，形肉脱，脉搏，是逆也。同上。凡脉曰劳曰强曰劲曰搏者皆谓有力而实也。

妊娠尿血

〔《圣》〕治妊娠尿血。用阿胶炒黄为散，每食前以粥饮调下二钱匕。

〔《大》〕治妊娠尿血。

阿胶 熟地各等份

上为末，空心粥饮调二钱。

下 血

〔丹〕下血不可用纯寒凉药，必于寒凉药中，加辛味为佐。久不愈者，后用温剂，必兼升举药中加酒浸炒凉药，如酒煮黄连丸之类。凡用血药，不可单行单止。肠风独在胃与大肠出，治用黄芩、秦艽、槐角、升麻、青黛。定肠风痛，用苍术、滑石、当归、生地黄、黄芩、甘草。下血属虚者，当温散之，四物加干姜、升麻。便血过多者，四物加猬皮。有热者，四物加山栀、升麻、秦艽、阿胶。有兼风者，苍术、秦艽、芍药、香附。胃清血，非蓝实不除。【批】大法。

〔《本》〕如下清血色鲜者，肠风也。血浊而色黯者，脏毒也。肛门射如血线者，虫痔也。亦是一种下部虚，阳气不升，血随气而降者。【批】辨肠风脏毒虫痔。

仲景云：脉弦而大者，弦为紧，大为芤，紧则为寒，芤则为虚，寒虚相搏，此名为革，妇人则半产漏下，男子则亡血失精，此下部虚而下者也。若得革脉，须宜服温补药。虫痔宜熏，《千金》用蝟皮艾者佳，予尝用有效。方见痔。【批】革脉为虚宜补虫痔宜熏。

〔垣〕**升麻补胃汤** 治宿有肠血症，因五月大热吃杏，肠澼下血远三四尺，散漫如筛，腰沉沉然，腹中不痛，血色紫黑，病名湿毒肠澼。是阳明少阳经血症，升阳汤主之。【批】虚者宜升阳补胃。

升麻一钱半 羌活一钱 独活五分 柴胡 防风各钱半 葛根三分 肉桂少许 白芍药五分 牡丹皮半钱 黄芪一钱 熟地 生地各五分 归身三分 甘草炙，五分

上锉如麻子大，作二服，水二盏，煎一盏，去渣，稍热食前服。

和中益胃汤 治太阴阳明腹痛，大便常溏泄，若不泄，即秘而难见，在后传作湿热毒，下鲜红血，腹中微痛，胁下急缩，脉缓而洪弦，中指下得之，按之空虚。【批】挟湿热。

熟地三钱 归身酒洗，三分 升麻五分 柴胡五分 苏木一分 藁本二分 甘草炙，三分 益智三分

上作一服，水三大盏，煎至一盏去渣，午食前温服，一帖愈。

升阳除湿和血汤 治肠澼下血。另作一弧，其血唧出有力，而远射四散如筛下，春二月中旬，日下二行，腹中大作痛，乃阳明气冲热毒所作也，当升阳去湿热，和血脉，不两服而愈。

生地 牡丹皮 甘草各五分 白芍药一钱半 熟地 黄芪一钱 升麻七分 归身 苍术 秦艽 肉桂各三分 陈皮二分 甘草炙，五分

上㕮咀，作一服，水四大盏，煎一盏稍热，空心服立效。

益智和中汤 治肠澼下血，红或深紫黑色，腹中痛，腹皮恶寒，上三部脉中指下得之俱弦，按之无力，关脉甚紧，肌表阳明分凉，腹皮热而喜热物熨之，内寒明矣。【批】挟寒。

升麻一钱 葛根五分 白芍药钱半 甘草炙，一钱 桂枝四分 益智五分 半夏五分 肉桂一分 归身一钱 黄芪一钱 干姜少许 牡丹皮 柴胡各五分

上为粗末，作一服，水三盏，煎一盏，食后温服。

〔丹〕妇人年六十，性多沉怒，大便下血，十余年不止，食减形困，心摇动，或如烟熏，情性极恶，早起面微浮急。此时便血尤未尽绝，中间若得一二日不来，则意思稍清，但遇稍不如意事，则血复作，百法不治。左三部脉浮大，稍重手则无，久取之又似滞涩，而至数不匀，右三部沉涩细弱，寸脉沉绝。予谓气郁生涎，涎郁胸中，清气不升，经脉壅遏不降，心血绝少，不能自养，所以有如熏之状。非开涎不足以行气，非气行则血不能归隧道，以壮脾为君，诸药佐之。遂以二陈汤加酒红花、升麻、当归身、酒黄连、青皮、贝母、泽泻、黄芪、人参、白术、酒芍药，每帖生附子一小片煎服，四帖后血止。遂去附子，加干葛、牡丹皮、山栀子，而如熏之状亦除去。又于前方加缩砂、炒神曲、熟地、木香，倍参、术，服半月而全愈。【批】挟不如意事。

治下血。苍术、地黄，同擂细末为丸，不用铁器。

〔《玄》〕大便下血曰肠风，切勿止涩，究其本末症状，先清其表，后攻其里，其血自止。如脉洪大，宜后方四物合解毒汤调治。解毒汤方见发热。【批】实者清表攻里。

〔《本》〕治肠风泻血。

牵牛五两 牙皂三两，不蛀者，捶碎

上二味水浸三日后，除皂角不用，将酒一升煮，令干焙为末，炼蜜丸如桐子大。每服七丸，温酒送下，空心日午夜卧各一服。或转下黄物，不妨。病可后，每日常服五丸，饭饮送下。

〔洁〕**黄连汤** 治大便后下血，腹中不痛

者，谓之湿毒下血。【批】腹中不痛者为湿毒。

黄连　当归各五钱　甘草炙，二钱半

上㕮咀，每服五钱，水煎。

芍药黄连汤　治大便下血，腹中痛者，谓热毒下血。【批】腹中痛者为热毒。

芍药　黄连　当归各半两　大黄一钱　淡桂五分　甘草炙，二钱

上㕮咀，每服五钱，水煎。如痛甚者，调木香、槟榔末一钱服之。

〔垣〕夫肠澼者，为水谷与血，另作一派，如㳌桶涌出也。夏湿热太甚，正当客气盛，而主气弱，故肠澼之病甚也，以凉血地黄汤主之。【批】长夏病甚者为湿热。

黄柏去皮　知母炒。各一钱　青皮炒　槐子炒　当归　熟地各五分

上㕮咀，俱作一服，水一盏，煎七分温服。如小便涩，脐下闷，或大便前后重，调木香、槟榔细末各半钱，稍热于食前空心服。如里急后重，又不去者，当下之。如腹中动摇有水声，而小便不调者，停饮也，诊是何脏，以去水饮药泻之。假令脉洪大，用泻火利小便之类是也。如胃虚不能食，而大渴不止，不可用淡渗之药止之，乃胃中元气少故也，与七味白术散补之。方见消渴。如发热恶热烦躁，大渴不止，肌热不欲近衣，其脉洪大，按之无力，或无目痛鼻干者，非白虎汤症也，此血虚发躁，当以黄芪一两，当归二钱，㕮咀。水煎服。如大便秘塞，或里急后重，数至圊而不能便，或少有白脓，或少有血，慎勿利之，利之则必致病重，反郁结不通，以升阳除湿防风汤升其阳，则阴气自降矣。

升阳除湿防风汤

苍术酒浸，炒，去皮，净，四钱　白术一钱　白茯苓　白芍药各一钱　防风二钱

上㕮咀，除苍术另作片，水一碗半，煮至二大盏，内诸药同煎至一大盏，去渣，稍热空心食前服。如飧泄不禁，以此药导其湿。如飧泄及泄不止，以风药升阳，苍术益胃去湿。脉实，腹胀闭塞不通，宜从权，以苦多甘少药泄之。如得通，复以升阳汤助其阳。或不便，以升阳汤中加泄药通之。

当归和血散　治肠澼下血，或湿毒下血。

槐花　青皮　荆芥　熟地　白术各六分　当归　升麻各一钱　川芎四分

上为末，每服二三钱，清水饮汤调，食前下。

〔《本》〕治肠风脏毒，槐花散。

槐花炒　柏叶捣烂，焙　荆芥　枳壳

上等份为末，每服二钱，米饮调，空心食前服。《经验》治下血，槐花、荆芥等份为末，酒调下一钱。

〔《玄》〕大便下血者，肺与大肠受热，宜四物同解毒药，入艾煎，下三黄丸调治之。

〔丹〕治便血久久伤血，并麻风症，癣疮见面者用。

龟板二两　升麻　香附各半两　白芍药一两半　侧柏叶一两　椿皮七钱半

上为末粥丸，先用四物加白术、黄连、甘草、陈皮等药，作汤送下。

积热便血。苍术　陈皮各二钱半　黄柏　黄芩各七钱半　连翘半钱　生地膏六两

上为末，以地黄膏搜为丸。

脉缓大，口渴便血，月经紫色，劳挟湿热。

白术五钱　地黄　黄柏炒　白芍药各三钱　地榆二钱　黄芩一钱　香附二钱

上为末，炊饼为丸。

孙用和治肠风泻血。黄芪、黄连等份为末，酒糊丸如绿豆大。每服三十丸，米饮下。

〔罗〕**结阴丹**　治肠风下血，脏毒下血，诸大便血疾。【批】寒湿下血者为结阴。

枳壳麸炒　威灵仙　黄芪　陈皮去白　椿根白皮　何首乌　荆芥穗各半两

上为末，酒糊丸如桐子大。每服五七十丸，陈米饮入醋少许煎过，放温送下。

〔《本》〕**椿皮丸**

臭椿皮刮去粗皮焙，十四两　苍术　枳壳

各二两

上为末，醋糊丸如桐子大。空心食前，米饮下三四十丸。

治肠风泻血，久不止，玉屑丸。

槐根白皮去粗皮　苦楝根去皮，各三两　椿根白皮四两。三味于九月后二月前取，软者晒干　天南星　半夏各半两，并生用　威灵仙一两　寒食面三两

上为末，滴水丸如桐子大。每服三十丸，以水一盏，煎沸下丸子，煮令浮，以匙抄起，温温送下不嚼，空心食前服。

顷年有人下血，几盈盆，顿尔疲萎，诸药不效。予曰：此正肠风，令服玉屑丸，三服而愈。

〔《经》〕治脏毒下血。以苦楝子炒黄为末，蜜丸，米饮下，十丸至二十丸甚妙。

〔《斗》〕治肠风痔泻血。羊蹄根叶，蒸烂一碗，食之立瘥。

〔《外》〕治卒下血不止。龙胆草一虎口，以水五升，煮取二升半，分为五服瘥。

〔《本》〕蕨菜花不以多少，文武火焙干为末，每服三钱，饭饮调下。

〔子和〕一男子脏毒下血，当六月热不可堪，自甘于死，忽思蜜水，猛舍性命饮一大盏，痛止血住。

〔《素》〕结阴者，便血一升，再结二升，三结三升。骆龙吉云：结阴之病，阴气内结不得外行，血无所禀，渗入肠间，故便血也，其脉虚涩者是也。因血结不行故下。阴阳别论血泄者脉急，血无所行也。从容篇。

〔罗〕真定总管史侯男，年四十二岁，形体本瘦，因勉强饮酸酒得腹痛，次传泄泻，十余日。便后见血，或红或紫，肠鸣腹痛。医以诸见血皆热，治以芍药柏皮汤之类，前证如故，仍不欲食，食则呕酸，形体愈瘦。面色青黄不泽，心下痞，恶冷物，口干，时有烦躁，不得安卧。请予治之，诊得脉弦细而微迟，手足稍冷。《内经》曰：结阴者，便血一升，再结二升，三结三升。又曰：邪至五脏，则阴脉不和，阴脉不和，则血留之。结阴之病，阴气内结，不得外行，血无所禀，渗入肠间，故便血也，以平胃地榆汤主之。

苍术一钱　白术　陈皮　茯苓　厚朴各五分　甘草炙　干姜　当归　炒曲　白芍药　益智仁　人参各三分　地榆七分　升麻一钱　葛根五分　黑附子炮。一钱

上作一服，水二盏，生姜三片，枣二枚，煎至一盏去渣，食前温服。此药温中散寒，除湿和胃，数服病减大半。又灸中脘二七壮，引胃气上升，次灸气海百壮，生发元气，灸则强食生肉，以还少丹服之，至春再灸三里二七壮，温脾壮胃，生发元气，次服芳香之剂，慎言语、节饮食而愈。

〔海〕杨师大醉，醒发大渴，饮水三大盏，又饮冰茶三碗，后病便鲜血四次，约一盆。先与吴茱萸丸，翌日又与平胃五苓各半散，三大服，血止后自利。又与神应丸，四服自利乃止。或问曰：何不用黄连之类以解毒？予曰：若用寒药，其疾大变，难治。寒饮内伤，复用寒药，非其治也。况血为寒所凝，入大肠间，而便下血，温之乃行，所以得热则自止。杨氏饮冷酒，泻血，服对金散止。亦理中脘，分利阴阳，安定血脉之意也。【批】口食寒物。

唐生病，因饮酪水，及食生物，下利紫黑血十余行，脾胃受寒湿毒，与六神平胃散半两，加白术三钱，以利腰脐间血，一服愈。

〔《易》〕**胃风汤**　治大人小儿风冷乘虚入客肠胃，水谷不化，泄泻注下，及肠胃湿毒，下如豆汁，或下瘀血，日夜无度。【批】身感寒气。

人参　茯苓　川芎　官桂　当归　芍药　白术各等份

上㕮咀，每服二钱，水一大盏，粟米百余粒同煎七分，去渣，稍热空心服，小儿量力增减。若加熟地、黄芪、甘草等份为十味，名十补汤。若虚劳嗽，加五味子。若有痰，加半夏。

若发热，加柴胡。若有汗，加牡蛎。若虚寒，加附子。若寒甚，加干姜，皆依本方等份。若骨蒸发热，饮食自若者，用十补汤加柴胡一两。若气弱，加人参。若小便不利，加茯苓。若脉弦涩，加川芎。若恶风，加官桂。若脉涩，加当归。若腹痛，加白芍药。若胃热湿盛，加白术。

〔洁〕治血下，防风为上使，黄连为中使，地榆为下使。若血瘀色紫者，陈血也，加熟地黄。若血鲜色红者，新血也，加生地黄。若寒热者，加柴胡。若肌热者，加地骨皮。若脉洪实痛甚者，加酒浸大黄。

治肠风，乌荆丸。

川乌头一两，炮，去皮尖　荆芥穗二两

上为末，醋丸桐子大。每服二十丸，温酒送下，熟水亦得。有病发时，食前日三服。无病时，日一服。

〔仲〕下血，先便后血者，此远血也，黄土汤主之。【批】远血。

甘草　熟地　白术　附子炮　阿胶　黄芩各三两　灶中黄土半升

上七味，以水八升，煮取三升，分温二服。

下血，先血后便者，此近血也，赤小豆当归散主之。【批】近血。

赤小豆五两，浸令芽出，曝干　当归一两

右杵为末，浆水服方寸匕，日三服。梅师云：治热毒下血，或因食热物发动，以赤豆杵末，水调吞下方寸匕。又方，治肠风，赤小豆炒黑为末，每服二钱，米饮调下。

食饮不节，起居不时者，阴受之，阴受之则入五脏，入五脏则腹满闭塞，下为飧泄，久为肠澼。全文见五脏。【批】内伤饮食。

〔《素》〕因而饱食，筋脉横解，肠澼为痔。生气通天论。

上饮食不节，肠澼，如罗谦甫治真定总管史侯男，饮酸酒下血法，及海藏治杨师饮冰茶下血法，治唐生饮酪水下血法是也。并见寒湿条。

〔世〕治酒积下血不止，粪后见，诸药不效。

神曲一两半　白酒药二丸

上同为末，用清水调，捏作饼子，慢火上炙黄为细末，每服二钱。白汤调下。亦治泄泻神效。

〔《灵》〕春伤于风，夏生飧泄肠澼。论疾诊尺篇。【批】外感风寒。

〔易〕胃风汤　治风冷乘虚，入客肠胃下血。方论寒湿条。

〔丹〕治肠风下血及血崩。用五灵脂炒，去火毒，每服二钱。【批】污血。

〔世〕肠风下血。马鞭草叶，研碎扭汁服。

〔丹〕脏毒下血。车前草连根一握，生姜一小块，新水研碎去渣，候血欲下时，腰间必觉重，便服此药一盏。少坐渐觉冷下腹中，即登厕，已不见血矣，甚者不过再服。

〔《本》〕治肠风脏毒，酒痢下血。【批】辛以散结。

黄连　生姜

上二味煎汤，下二气丸，次服五槐丸，方列于后。

又方

金星草三两，草味苦寒，大解丹石毒　陈干姜

上为末，每服一钱，新汲水调，空心服。

孙真人治粪后有血，浓煎艾叶汤，和生姜汁三合服之。

〔《本》〕治脏毒，蒜连丸。鹰爪黄连末，用独头蒜一颗，煨香熟，研和丸如桐子大。每服三四十丸，陈米饮下。

〔《衍》〕患暴下血。以葫五七枚，去梗皮，量多少入豆豉捣为膏，可即丸如桐子大。以米饮下五六十丸，无不愈者。葫即蒜也，本草称其能清血。

〔垣〕**乌梅丸**　治肠风下血，服之立效。【批】酸以收脱。

真僵蚕一两　乌梅肉焙干，一两

上为末，薄糊丸如鸡头肉大。每服百丸，

食前白汤送下，日三服。

〔《本》〕**五槐丸** 治脏毒。

五倍子 槐花陈者 百药煎好者。各等份

上焙干为末，酒糊丸如桐子大。每服二十丸，空心米汤下，一日三服。

〔丹〕治下血。用白芷、五倍子为末，丸服。

〔《本》〕治肠风。

五倍子 白矾各五钱。

上为末，顺流水丸如桐子大。每服七丸，米饮下，忌酒。

上酸寒之剂。

〔《千》〕粪前有血，令人面黄。石榴皮取末，茄子枝汤下。

〔丹〕治肠风下血，百药不效。有一良医，独用山里枣，俗名鼻涕团，又名酸枣，最治下血之疾。试取干者为末，服之应手而安。药苟对症，其效若此，乌可以贱而忽之哉。《衍义》云：酸枣微热。

上酸热之剂。

〔《本》〕丈夫伤血，妇人血崩渍，入大肠出血。

草豆蔻 槟榔各炒紫色 罂粟壳烧灰

上等份为末，每服二钱，空心米饮调下。

〔世〕冬荣散 治肠风下血。方见溲血。

〔《博》〕治远年日久肠风下血不止。枳壳烧灰存性，羊胫炭为末，和匀，用浓米饮一中盏调下，空心五更初一服，如人行五里，再服立效。每服枳壳灰五钱，炭末七钱。【批】血见黑止。

〔《本》〕治肠风，炒赤小豆散。方见上下血条赤豆当归散下注。

又方 瓜蒌三个，烧灰存性，每服三钱，空心米饮调下。

〔《灵苑》〕治肠风下血久不止。茄蒂烧存性为末，每服三钱匕，食前米饮调下。丹溪云：茄蒂烧灰存性，山栀炒。等份为末，丸之，米饮下百丸。

〔《本》〕治肠风。丝瓜烧灰存性，空心温酒调服二钱。

〔《食疗》〕治下鲜血。栀子烧灰，水和一钱匕，服之，量其大小多少服之。

〔《广》〕治泻血不止。桑耳一两，熬令黑，水一大升三合，煎取六大合，去渣，空心分温三服。

〔《本》〕治肠风下血。

核桃壳 茧退 皮鞋底 赤鸡冠花等份

上烧灰为末，每服一钱，空心温酒下。

又方 治脏毒。

当归 枳壳 侧柏叶 陈槐花子 百草霜 芍药各一两

上锉碎，一处炒令烟微起为末，每服二钱，空心温酒调下，日午米汤下，各食前服甚妙。

〔丹〕一方 治肠澼，用陈年棕榈烧灰，百药煎为丸服。

〔《本》〕又方 皂角树上蕈，新瓦上焙干为末，每服一钱，温酒下。

〔《山》〕脏毒便血。生藕节切片，清早蘸平胃散嚼下。【批】杂方。

〔丹〕治肠痔大便常血，取葱白三五斤煮作汤，盆中坐立瘥。

灸刺肠澼下血有二法：【批】针灸。

其一取肝。经云，病注下血，取曲泉是也。

其二取肾。经云：肾足少阴之脉所生病者，黄疸肠澼，视盛虚热寒陷下，而施补泻疾留灸也。

〔《脉》〕关脉芤，大便出血数斗者，以膈俞伤故也，宜灸膈俞。若下重去血者，宜针关元。

〔垣〕治肠风下血，灸二十椎下，随年壮三报穴立愈。

〔《甲》〕肠中有寒热注下，肠澼便血，会阳主之。肠鸣澼泄，下窌主之。肠游泄切痛，四满主之。肠澼，中郄主之。一名中都。

〔《怪穴》〕治肠风下血，肘内曲泽下一寸。

〔《集》〕又法：三间、商阳、大陵、内关、命门、扶承。

〔海〕血症与黄证，俱头汗出，恶风，口饮酒，便褐色或黑色者，亦同血症治之。【批】诊。

〔《素》〕肾脉小搏沉为肠澼下血，血温身热者死。大奇论。

淫而夺精，身热色天然，及酒后下血，血笃重是逆也。全文见诊生死。

〔《素》〕心肝澼亦下血，二脏同病者可治。其脉小沉涩，为肠澼，其身热者死，热见七日死。大奇论。帝曰：肠澼便血何如？岐伯曰：身热则死，身寒则生。帝曰：肠澼下脓血何如？岐伯曰：脉悬绝则死，滑大则生。帝曰：肠澼之属，身不热，脉不悬绝何如？岐伯曰：滑大者曰生，悬涩者曰死，以脏期之。俱通评虚实论。脾脉外鼓沉为肠澼，久自已。肝脉小缓为肠澼，易治。俱大奇论。

腹胀便血，脉大时绝，是逆也。如此者，不及一时而死矣。全文见诊生死。绝谓断绝而不相续也。

〔《脉》〕肠澼下脓血，脉沉小留连者生，数疾且大，有热者死。肠澼筋挛，其脉小细安静者生，浮大紧者死。

〔《素》〕阴阳虚，肠澼死。阴阳别论。胃移热于脾，传为虚，肠澼，死不可治。全文见诊病传变。

中蛊下血 *唾水沉者，心腹绞痛下血如烂肉者，俱为蛊*

〔《千》〕治中蛊下血如鸡肝出，其余四脏俱坏，惟心未毁，或鼻破待死。取马蔺根末，水服方寸匕，随吐则出，极神。此苗似葛蔓绿紫，生子似橘子。【批】杂方。

〔梅〕治卒中蛊毒，下血如鸡肝，昼夜不绝，脏腑败坏待死。用白蘘荷叶，密安病人席下，勿令病人知觉，自呼蛊主姓名。

〔《百一》〕治中蛊毒，或吐下血者若烂肝。取蚯蚓十四枚，以苦酒三升渍之，蚓死但服其汁，已死者皆可治。

〔《千金翼》〕治蛊毒下血。蝟毛烧末，水服方寸匕，当吐蛊毒。

〔《肘》〕疗中蛊毒，吐血下血，皆如烂肝者。苦瓠一枚，水二升煮取一升，服之吐即愈。

又方，用苦酒一升，煮瓠令消，服之神效。

诸　痿

痿者，手足痿软而无力，百节缓纵而不收也。

〔丹〕痿属湿热，有湿痰者，有气虚者，有血虚者，有食积妨碍不降者，有死血者。【批】大法。

〔《素》〕黄帝问曰：五脏使人痿，何也？岐伯曰：肺主身之皮毛，心主身之血脉，肝主身之筋膜，脾主身之肌肉，肾主身之骨髓。故肺热叶焦，则皮毛虚弱急薄，著则生痿躄也。心气热，则下脉厥而上，上则下脉虚，虚则生脉痿，枢折挈，胫纵而不任地也。肝气热，则胆泄口苦，筋膜干，筋膜干则筋急而挛，发为筋痿。脾气热，则胃干而渴，肌肉不仁，发为肉痿。肾气热，则腰脊不举，骨枯而髓减，发为骨痿。帝曰：何以得之？岐伯曰：肺者脏之长也，为心之盖也，有所失亡，所求不得，则发肺鸣，鸣则肺热叶焦。故曰：五脏因肺热叶焦，发为痿躄，此之谓也。悲哀太甚，则胞络绝，胞络绝则阳气内动，发则心下崩，数溲血也。故《本病》曰：大经空虚，发为肌痹，传为脉痿，思想无穷，所愿不得，意淫于外，入房太甚，宗筋弛纵，发为筋痿，及为白淫。故《下经》曰：筋痿者，生于肝，使内也。有渐于湿，以水为事，若有所留，居处相湿，肌肉濡渍，痹而不仁，发为肉痿。故《下经》曰：肉痿者，得之湿地也，有所远行劳倦，逢大热而渴，渴则阳气内伐，内伐则热舍于肾，肾者水脏也，今水不胜火，则骨枯而髓虚，故足不任身，发为骨痿。故《下经》曰：骨痿者，生于大热也。帝曰：何以别之？岐伯曰：肺热者色白而毛败。心热者色赤而络脉溢。肝热者色苍而爪枯。脾热者色黄而肉蠕动。肾热者色黑而齿槁。帝曰：论言治痿者独取阳明何也？岐伯曰：阳明者，五脏六腑之海，主润宗筋，宗筋主束骨而利机关也。冲脉者，经脉之海也，主渗灌溪谷，与阳明合于宗筋，阴阳总宗筋之会，会于气街，而阳明为之长，皆属于带脉，而络于督脉，故阳明虚，则宗筋纵，带脉不引，故足痿不用也。帝曰：治之奈何？岐伯曰：各补其荣而通其俞，调其虚实，和其逆顺，筋脉骨肉，各以其时受月，则病已矣。帝曰：善。痿病论。【批】诸痿皆生于肺。热脉痿得于悲哀太甚，筋痿得于入房太甚，肉痿得于居处湿地骨痿得于劳倦逢大热，治痿独取阳明解。

或问曰：治痿之法，取阳明之一经，此引而未发之言，愿明以告我。予曰：诸痿生于肺热。只此一句，便见治法大意。经曰：东方实则西方虚，泻南方，补北方。此固就生克言补泻，而大经大法，不外于此。东方木肝也，西方金肺也，南方火心也，北方水肾也。五方之中，惟火有二。肾虽有两，水居其一，阳常有余，阴常不足，故经曰一水不胜二火，理之必然。金体燥而居上，主气，畏火者也。土性温而居中，主四肢，畏火者也。火性炎上，若嗜欲无节，则水失所养，火寡于畏而侮所胜，肺得火邪则热矣。木性刚急，肺受热则失所养，木寡于畏而侮所胜，脾得木邪而伤矣。肺热则不能管摄一身，脾伤则四肢不能为用，而诸痿之病作。泻南方，则肺金清而东方不实，何脾伤之有。补北方，则心火降而西方不虚，何肺热之有。故阳明实则宗筋润，能束骨而利机关矣。治痿之法，无出于此。骆龙吉亦曰：风火既炽，当滋肾水。东垣先生取柏皮为君，黄芪等补药辅佐，以治诸痿，而无一定之方。有兼痰积者，有湿多者，有热多者，有湿热相半者，有挟气者，临病制方，其善于治痿者乎。虽然，药中肯綮矣，若将理失宜，医不治也。天产作阳，气厚发热，先哲格言。但是患痿之人，若不淡薄食味，吾知其必不能安也。

〔垣〕清暑益气汤　黄芪人参汤　清燥汤三方并见注夏。【批】东垣以黄柏佐参术芪草等补气。

〔丹〕**补益丸**　治痿。【批】丹溪以干姜佐归柏琐虎等补血。

龟板酒炙，一两　琐阳酒浸，一两　生地酒浸，两半　归身酒浸，一两　陈皮一两　杜牛膝酒浸，一两　白术二两　干姜七钱半　黄柏炒，半两　虎胫骨酒炙，半两　五味子二钱　茯苓半两　白芍药酒浸，一两　甘草炙，一钱　菟丝子酒蒸熟，研如糊，入余药末，晒干

诸药为末，紫河车为丸。如无紫河车，猪脑骨髓亦得。

龙虎丹　治痿。

败龟板酒炙　虎骨酒炙　黄柏酒炙　干姜二钱半　琐阳七钱半　金箔十片　神曲　如懒言语，加山药末七钱。

上为末，糯粉糊为丸，空心白汤服。

虎潜丸

龟板四两　知母二两　黄柏四两　熟地二两　牛膝三两半　琐阳一两　虎骨炙，一两　当归一两　芍药两半　陈皮七钱半　干姜半两

上为末，酒糊丸。加附子，治痿厥如神。

湿热痿，东垣健步丸加芩、柏、苍术。东垣补益肾肝丸，治脚膝无力。二方并见痿厥。萧炳神龟滋阴丸。方见涎下。丹溪气虚病痿，四君子加苍术、芩、柏。血虚病痿，四物汤加苍术、黄柏，下补阴丸。《保命集》治脾虚四肢不用，以十全散者，盖治气血俱虚者也。

〔无〕**加减四斤丸**　治肾肝虚，热淫于内，致筋骨痿弱，不自胜持，起居须人，足不任地，惊恐战掉，潮热时作，饮食无味，不生气力，诸虚不足。【批】无择治痿独补虚。

肉苁蓉酒浸　牛膝酒浸　木瓜　菟丝子酒浸，另研　鹿茸燎去毛，切，酥炙　熟地　天

麻　五味子酒浸，等份

上为末，蜜丸如桐子大。每服五十丸，温酒米汤食前下。

王启玄传《玄珠》耘苗丹三方。序曰：张长沙戒人妄服燥烈之药，谓药势偏有所助，胜克流变，则真病生焉，犹悯苗不长而揠之者也。若禀气血不强，合服此而不服，是不耘苗者也，故名耘苗丹。此丹养五脏，补不足，秘固真元，均调二气，和畅荣卫，保神守中。

五味子半斤　巴戟去心　远志去心　枸杞子　山药　白茯苓　肉苁蓉酒浸　百部酒浸一宿，焙　杜仲炒，断丝　蛇床子　防风去芦　柏子仁另研　菟丝子酒浸，另研。各二两

上为末，蜜丸桐子大。食前温酒盐汤任下三十丸。春干枣汤下，夏加五味子四两，四季月加苁蓉六两，秋加枸杞子六两。

卫生汤　补虚劳，强五脏，除烦热，养真元，退邪热，顺血脉。

当归　白芍药各四两　甘草炙，一两　黄芪八两

年老加酒半盏，同水煎。

〔萧炳〕治脚软丹参酒。方见痿厥。【批】杂方。

〔经〕治骨软风腰膝疼，行履不得，遍身搔痒。何首乌大而有花纹者，同牛膝锉各一斤，以好酒一升浸七宿焙干，于木臼捣末蜜丸，每日空心食前酒下三五十丸。

〔《保》〕四肢不举，俗曰瘫缓，故经所谓脾太过，则令人四肢不举。又曰土太过则敦阜。阜，高也，敦，厚也。既厚而又高，则令除去，此真所谓膏粱之疾，其治则泻，令气弱阳衰，土平而愈，或三化汤、调胃承气汤，选而用之。若脾虚则不用也，经所谓土不及则卑陷。卑，下也，陷，坑也。故脾病四肢不举。四肢皆禀气于胃，而不能至经，必因于脾，方得禀受。今脾病不能与胃行其津液，四肢不得禀水谷气，气日以衰，脉道不利，筋骨肌肉皆无气以生，故不用焉。其治可十全散加减四物，去邪留正。

【批】脾湿痿。

脾实病痿者。经云：脾病者肉痿，足不收。又云：脾脉太过，则令人四肢不举。又云：其犯雨湿之地，则为痿者是也。【批】脾实则四肢不举微者燥之甚者下之。

〔丹〕湿痰病痿。二陈汤加苍术、白术、黄芩、黄柏之类，入竹沥。

〔《斗》〕商陆饭　治脚软。方见痿厥。

〔子和〕陈下一武卒宋子玉，因驻军息城，六月间暴得痿病，腰膝两足皆不任用，躄而不行，求治于予。予察其两手脉俱滑大而有力。予思《内经》火淫于内，治以咸寒。以盐水越其膈间寒热宿痰，新者为热，旧者为寒。或宿食宿饮。在上脘者，可以涌之。宿痰既尽，因而下之。节次间行，觉神志日清，饮食日美，两足渐举，脚膝渐伸，心降肾升。又继以黄连解毒汤加当归等药，及泻心汤、凉膈散、柴胡饮子，大作剂煎，时时呷之。

〔《保》〕心热盛则火独亢，火炎上，肾之脉常下行。今火盛而上炎用事，故肾脉亦随火炎烁而逆上行，阴气厥逆，火复内焰，阴上隔阳，下不守位，心气通脉，故生脉痿，膝腕枢如折去而不相提挈，经筋纵缓而不任地故也，可下数百行而愈。

〔丹〕痿病食积妨碍不得降者，亦有死血者，俱宜下之。

〔《素》〕帝曰：脾病而四肢不用，何也？岐伯曰：四肢皆禀气于胃，而不得至经，必因于脾乃得禀也。今脾病不能为胃行其津液，四肢不得禀水谷气，气日以衰，脉道不利，筋骨肌肉皆无气以生，故不用焉。帝曰：脾与胃以膜相连耳，而能为之行其津液，何也？岐伯曰：足太阴者，三阴也，其脉贯胃属脾络嗌，故太阴为之行气于三阴，手足三阴之经也。阳明者，表也，五脏六腑之海也，亦为之行气于三阳。手足三阳之经也脏腑各因其经而受气于阳明，故为胃行其津液。四肢不得禀水谷气，日以益衰，阴道不利，筋骨肌肉无气以生，故不用焉。

《太阴阳明》篇、《调经》篇云：脾藏肉不足则四肢不用。《示从容论》云：四肢懈惰，此脾精之不行也。【批】脾虚则四肢不用。

脾虚四肢不用，治法并见前肺热条。

诸痿喘呕，皆属于上。全文见诊。

此即诸痿皆生于肺热之义。王注云：上谓上焦，心肺气也。

运气　痿有三：一曰热痿。经云：少阴之复，少气骨痿。又云：少阳之复，少气脉痿是也。【批】运气。

二曰湿痿。经云：岁土太过，甚则病肌肉痿，足痿不收。又云：土太过曰敦阜，敦阜之纪，其病四肢不举。又云：太阳司天之政，寒湿之气持于气交，民病寒湿发肌肉痿，足痿不收。四之气，风湿交争，风化为雨，民病大热，少气，肌肉痿，足痿。又曰：阳明司天之政，四之气，寒雨降，民病骨痿是也。

三曰风制脾痿。经云：厥阴司天，风气下临，脾气上从而土且隆，体重，肌肉痿是也。

〔《灵》〕阳明根于厉兑，结于颡大。颡大者，钳耳是也。颡大谓额角入发际，头维二穴也，以其钳束于耳上，故名钳耳也。阳明为阖，阖折则气无所止息，而痿疾起矣。故痿疾者，取之阳明，视有余不足，无所止息者，真气稽留，邪气居之也。足阳明根于厉兑，溜于冲阳，注于下陵，入于人迎、丰隆也。下陵，三里穴也。手阳明根于商阳，溜于合谷，注于阳溪，入于扶突、偏历也。盛络皆当取之。根结篇。【批】针灸。

刺痿经文，见前热条，今概举其略。

肺热叶焦，则肺喘鸣，生痿躄，色白而毛败者，补其荥鱼际，通其俞太渊，至秋病已。

心热生脉痿，数溲血，枢折不相提挈，胫纵不能任用于地，色赤而络脉溢者，补其荥劳宫，通其俞大陵，至夏病已。

肝热生筋痿，下白淫，口苦筋急挛，色苍而爪枯者，补其荥行间，通其俞太冲，至春病已。

脾热生肉痿，干渴，肌肉不仁，色黄而蠕动者，补其荥大都，通其俞太白，至长夏病已。

肾热生骨痿，足不任身，腰脊不举，骨枯髓减，色黑而齿槁者，补其荥然谷，通其俞太溪，至冬病已。

又痿躄足不收，取之少阳阳明之别。经云：足少阳之别，名曰光明，去踝五寸，别走厥阴，虚则痿蹷，坐不能起，取之所别也。又云：淫泺胫痿，不能久立，治少阳之维，在外踝上五寸。又云：足阳明之别，名曰丰隆，去踝八寸，别走太阴。其病虚，则足不收胫枯，取之所别者是也。

骨酸懈惰，取足少阴髓海。经云：少气身漯漯也，言吸吸也，骨酸懈惰不能动，补足少阴。又云：脑为髓之海，其俞上在于其盖，下在风府。髓海不足，则脑转耳鸣，胫酸，懈怠安卧，审守其俞，而调其虚实者是也。百节弛纵，取脾手太之络。经云：脾之大络，名曰大包，出渊腋下腋三寸，布胸胁，虚则百节尽皆纵，此脉若罗络之血者，取之脾之大络也。又云：手太阴之别，名曰支正，上腕五寸，实则节弛肘废，取之所别者是也。

〔《甲》〕痿不相知，太白主之。一云身重骨痿不相知。足下缓失履，冲阳主之。足缓不收，痿不能行，不能言语，手足痿躄不能行，地仓主之。

肾脉微滑为骨痿，坐不能起，起则目无所见。全文见治虚实法。【批】诊。

〔丹〕断不可作风治，而用风药。

注　夏

〔子和〕痿之作也，皆五月六月七月之时。午者，少阴君火之位。未者，湿土庚金伏火之地。申者，少阳相火之分。故痿发此三月之内，为热也。故病痿之人，其脉浮大。【批】湿热。

〔丹〕注夏属阴虚，元气不足。补中益气中去柴、升，加黄柏炒。挟痰者，用南星。

【批】虚。

〔垣〕刺志论云：气虚身热，得之伤暑，热伤气故也。痿论曰：有所远行劳倦，逢大热而渴，渴则阳气内伐，内伐则热舍于肾。肾者水脏也，今水不能胜火，则骨枯而髓虚，足不任身，发为骨痿。故《下经》曰：骨痿者生于大热也。此湿热成痿，令人骨乏无力，故治痿独取于阳明。时当长夏，湿热大胜，蒸蒸而炽，人感之多四肢困倦，精神短少，懒于动作，胸满气促，肢节沉疼，或气高而喘，身热而烦，心下膨痞，小便黄而数，大便溏而频，或痢出黄如糜，或如泔色，或渴或不渴，不思饮食，自汗体重，或汗少者，血先病而气不病也。其脉中得洪缓。若湿气相搏，必加之以迟，迟，病虽互换少差，其天暑湿令则一也，宜以清燥之剂治之。《内经》曰：阳气者，卫外而为固也，热则气泄。今暑邪干卫，故身热自汗，以黄芪甘温，补之为君，人参、陈皮、当归、甘草甘微温，补中益气为臣，苍术、白术、泽泻渗利而除湿，升麻、葛根苦甘平，善解肌热，又以风胜湿也，湿胜则食不消，而作痞满，故炒曲甘辛，青皮辛温，消食快气，肾恶燥，急食辛以润之，故以黄柏苦寒，借甘味泻热补水，虚者滋其化源，以人参、五味子、麦门冬酸甘微寒，救天暑之伤于庚金为佐，名曰清暑益气汤。

黄芪一钱，汗少，减五分　人参去芦，五分　升麻一钱　泽泻五分　甘草炙，三分　苍术泔浸去芦，一钱　葛根二分　五味子九粒　白术五分　神曲炒黄，五分　黄柏酒浸去皮，三分　麦门冬去心，三分　归身三分　陈皮五分　青皮去皮，二分半

上件同㕮咀，作一服，水二大盏，煎至一盏去渣，大温服，食远，剂之多少，临时斟酌。此病皆由饮食劳倦，伤其脾胃，乘天暑而病作也。但药中犯泽泻、猪苓、茯苓、灯心、通草、木通，淡味渗利小便之类，皆从时令之旺气，以泄脾胃之客邪，而补金水之不及也。此正方已是从权而立之，若于其时病湿热脾旺之症，或小便已数，肾肝不受邪者，误用之必大泻真阴，竭绝肾水，先损其两目也。复立变证加减法于后。如心火乘脾，乃血受火邪，而不能升发阳气，伏于地中，地者人之脾也，必用当归和血，少用黄柏以益真阴。如脾胃不足之证，须少用升麻，乃足阳明太阴引经之药也，使行阳道，自脾胃中右迁，少阳行春令，生万物之根蒂也。更少加柴胡，使诸经右迁，生发阴阳之气，以滋春之和气也。如脾虚，缘心火亢盛而乘其土也，其次肺气受邪，为热所伤，必须用黄芪最多，甘草次之，人参又次之，三者皆温甘之阳药也。脾始虚，肺气先绝，故用黄芪之甘温，以益皮毛之气而闭腠理，不令自汗而损元气也。上喘气短，懒语，须用人参以补之。心火乘脾，须用炙甘草以泻火热而补脾胃中元气。甘草最少，恐资满也。若脾胃之急痛，并脾胃大虚，腹中急缩，腹皮急缩者，却宜多用。经曰：急者缓之，若从权，必加升麻以引之，恐左迁之邪坚盛，卒不肯退，反致项上及臀尻肉消而反行阴道，故使引之以行阳道，使清气出地，右迁而上行，以和阴阳之气也。若中满者，去甘草。咳甚者，去人参。如口干嗌干者，加干葛。如脾胃既虚，不能升浮，为阴火伤其生发之气，荣血大亏，荣气伏于地中，阴火炽盛，日渐煎熬，血气亏少，且心包与心主血，血减则心无所养，致使心乱而烦，病名曰悗。悗者，心惑而烦闷不安也。是由清气不升，浊气不降，清浊相干，乱于胸中，使周身血气逆行而乱。经云：从下上者，引而去之。故当加辛温甘温之剂生阳，阳生而阴长也。已有甘温三味之论，或曰甘温何能生血，又非血药也。曰：仲景之法，血虚以人参补之，阳旺则能生阴血也。更加当归和血，又宜少加黄柏以救肾水，盖甘寒泻热火，火减则心气得平而安也。如烦乱犹不能止，少加黄连以去之，盖将补肾水，使肾水旺而心火自降，扶持地中阳气也。如气浮心乱，则以朱砂安神丸镇固之，得烦减

勿再服，以防泻阳气之反陷也。如心下痞，亦少加黄连。气乱于胸，为清浊相干，故以陈皮理之，能助阳气之升而散滞气，又助诸甘辛为用。故长夏湿土客邪火旺，可从权加苍术、白术、泽泻，上下分消其湿热之气。湿气大胜，主食不消化，故食减不知谷味，加炒曲以消之。复加五味子、麦门冬、人参泻火，益肺气，助秋损也。此三伏中长夏正旺之时药也。

脾胃虚弱随时为病随制方　夫脾胃虚弱，必上焦之气不足，遇夏天气热甚，损伤元气，怠惰嗜卧，四肢不收，精神不足，两脚痿软，遇早晚寒厥，日高之后，阳气将旺，复热如火，乃阴阳气血俱不足，故或热厥而阴虚，或寒厥而气虚，口不知味，目中溜火，而视物䀮䀮无所见，小便频数，大便难而秘结，胃脘当心而痛。两胁痛或急缩，脐下周围如绳束之急，甚则如刀刺，腹难舒伸，胸中闭塞，时显呕哕，或有痰嗽，口沃白沫，舌强腰背腹皆痛，头痛时作，食不下，或食入即饱，全不思食，自汗尤甚，若阴气覆在皮毛之上，皆天气之热，助本病也。乃庚大肠辛肺金为热所乘而作，当先助元气，治庚辛之不足，黄芪人参汤主之。

黄芪一钱，如自汗过多，加一钱　人参去芦，五分　甘草炙，二分　白术五分　苍术半钱，无汗，一钱　橘皮二分，不去白　黄柏酒洗，二分，以救肾水之源　神曲炒，三分　五味子九粒　麦门冬去心，二分　归身酒洗，二分　升麻六分

上㕮咀，俱作一服，水二盏，煎至一盏去渣，稍热，食远或空心服之。忌酒湿面大料物之类，及过食冷物。如心下痞闷，加黄连二三分。如胃脘当心痛，减大寒药，加草豆蔻仁五分。如胁下痛或缩急，加柴胡二三分。如头痛目中溜火，加黄连二三分、川芎三分。如头目不清利，上壅上热，加蔓荆子三分、藁本二分、细辛一分、川芎三分、生地黄二分。如气短，精神少，如梦寐间困乏无力，加五味子九粒。如大便涩滞，隔一二日不见者，致食少，食不下，血少，血中伏火，而不得润也，加当归身、生地黄各五分、桃仁三个去皮尖，另研、麻子仁研泥五分。如大便通行，所加之药，勿再服。如大便又不快利，勿用别药，少加大黄煨，半钱。如不利者，非血结血秘而不通也，是热则生风，其病人必显风症，单血药不可复加，止常服黄芪人参汤，药只用羌活半两、防风半两二味㕮咀，以水四盏，煎至一盏去滓，空心服之，大便必大走也，一服便止。如胸中气滞，加青皮，并去白陈皮倍之，去其邪气，此病本元气不足，惟当补元气，不当泻之。如气滞太甚，或补药太过，或人心下有忧滞郁结之事，更加木香二分或三分、砂仁二分或三分、白豆蔻仁二分与正药同煎服。如腹痛不恶寒者，加白芍药半钱、黄芩二分，却减五味子。

夫脾胃虚弱，至六七月间，河涨霖雨，诸物皆润，人汗沾衣，身重短气，甚则四肢痿软，行步不正，脚欹眼黑欲倒者，此肾水与膀胱俱竭之状也。当急救之，滋肺气以补水之上源，又使庚大肠不受邪热，不令汗大泄也。汗泄甚则亡津液，亡津液则七神无所依。经云：津液相成，神乃自生。津者，庚大肠所主，三伏之义，为庚金受囚也。若亡津液，汗大泄，湿令亢甚，则清肃之气亡，燥金受囚，风木无可以制，故风湿相搏，骨节烦疼，一身尽痛，亢则害，承乃制是也。孙思邈曰：五月常服五味子，是泻内火，补庚金大肠，益五脏之元气。壬膀胱之寒已绝于巳，癸肾水已绝于午，今更逢湿旺助热为邪，西方北方之寒清绝矣。圣人立法，夏月宜补者，补天元之真气，非补热火也，令人夏食寒是也。为热伤元气，以人参、麦门冬、五味子生脉。脉者，元气也。人参之甘，补元气，泻热火也。麦门冬之苦寒，补水之源，而清肃燥金也。五味子之酸以泻火，补庚大肠与肺金也。当此之时，无病之人，亦或有二症，况虚损脾胃有宿疾之人，遇此天暑，将理失所，违时伐化，必困乏无力，懒语气短，气弱气促，似喘非喘，骨乏无力，其形如梦寐，朦朦如烟

雾中，不知身所有也，必大汗泄。若风犯汗眼皮肤，必搐项筋，皮枯毛焦，身体皆重，肢节时有烦疼，或一身尽疼，或渴或不渴，或小便黄涩，此风湿相搏也。头痛或头重，上热壅盛，口鼻气短气促，身心烦乱，有不乐生之意，情思惨凄，此阴胜阳之极也。病甚则传肾肝，为痿厥。厥者，四肢如在火中者为热厥。四肢寒冷者为寒厥。寒厥则腹中有寒，热厥则腹中有热，为脾主四肢故也。若肌肉濡渍，痹而不仁，传为肉痿证。证中皆有肺疾，用药之人，当以此调之。气上冲胸，皆厥证也。痿者，四肢痿软而无力也，其心烦冤不止。心神撩乱者是也。厥者，气逆也，甚则大逆。故曰厥逆。其厥痿多相须也，于前已立黄芪人参五味子麦门冬汤中，每加白茯苓二分、泽泻四分、猪苓、白术各一分。如小便快利不黄涩者，只加泽泻二分，与二术上下分消其湿。如行步不正，脚膝痿弱，两足欹侧，已中痿邪者，加酒洗黄柏、知母三分或五分，令二足涌出气力。如汗大泄者，津脱也，急止之，加五味子六粒、炒黄柏五分、炒知母三分，不令妨其食，当以意斟酌。若妨食则止，候食进再服。取三里、气街，以三棱针出血。若汗不减不止者，于三里穴下三寸上廉穴出血，禁酒湿面。夫痿者，湿热乘于肾肝也，当急去之。不然，则下焦元气竭尽而成软瘫，必腰下不能动，心烦冤而不止也。若身重减，气不短，小便如常，及湿热之令退时，或所增之病气退者，不用五味子、泽泻、猪苓、茯苓、黄柏、知母、苍术、白术之药，只依本病中证候加减常服药，亦须用酒黄柏二分或三分。六七月之间湿令大行，子能令母实而热旺，湿热相合而刑庚大肠，故用寒凉以救之。燥金受湿热之邪，绝寒水生化之源，源绝则肾亏痿厥之病大作，腰以下痿软瘫痪，不能动矣，步行不正，两足欹侧，以清燥汤主之。

黄芪钱半　黄连一钱，去须　苍术一钱　白术一钱　陈皮五分　五味子九粒　人参　白茯苓　升麻各三分　当归一钱二分　泽泻五分　柴胡　麦门冬　生地　神曲炒　猪苓　黄柏酒制　甘草炙。各二分

上锉如麻豆大，每服半两，水二盏，煎至一盏去渣，稍热空心服。

〔丹〕宋某，劳伤发热，当作注夏治之。

黄柏炒　升麻各三分　黄芪　人参　木通　白芍药各五分　白术钱半　陈皮　甘草炙。各二分

妇人患注夏，手足酸软而热，

白术一钱　黄柏炒　白芍药　陈皮　当归一钱　苍术五分　甘草生　姜二片

解㑊即痿类

解㑊之证，懈倦困弱似痿，故附痿后。【批】肾病。

冬脉大过，为病在外，则令人解㑊。春脉痛而少气，不欲言。全文见治虚实法。王注云：寒不寒，热不热，弱不弱，壮不壮，儜不可名，谓之解㑊也。【批】诊。

〔《素》〕尺脉缓涩，谓之解㑊。平人气象论　王注云：尺为阴部，腹肾主之。缓为热中，涩为无血，故解名谓之解㑊也。

尺内弱者解㑊，安卧脱肉者寒热，不治。全文见诊生死。

刺骨无伤髓，髓伤则消烁胻酸，体解㑊然不去矣。全文见禁刺。【批】针灸。

足少阳之疟，令人身体解㑊，寒不甚，热不甚，恶见人，见人心惕惕然，热多汗出甚，刺足少阳。全文见疟。

舌

舌属心脾二脏。经云：心主热。又云：在脏为心，在窍为舌。又云：心气通于舌，心和则舌能知五味。是舌属心也。又曰：中央黄色，入通于脾，开窍于口，藏精于脾，故病在舌，本属脾也。【批】心脾。

舌肿痛

〔无〕**金沸草汤** 治风寒伤于心脾，令人憎寒热，齿浮，舌肿痛。【批】表。

荆芥穗四两 旋覆花 前胡 麻黄去节，各三两 赤芍药 半夏各一两

上锉散，每五钱，水一盏半，姜七片，枣二枚，煎七分去渣，漱口，吐一半，吃一半。世医用此发散伤寒伤风，及加杏仁、五味子治咳嗽皆效，独未知用之舌肿牙疼。辛未年，有人患舌肿满塞，粥药不入，其势危甚，大煎此一剂，乘热以纸笼气熏之，遂愈。

〔世〕乌犀膏 治重舌木舌。方见咽喉痛。【批】湿痰。

〔《本》〕治心脾壅热，木舌肿胀。【批】热。

玄参 升麻 大黄 犀角各三分 甘草半两

上为细末，每服三钱，水一盏，煎至五分，温服，不拘时。

〔世〕舌肿胀出口。硼砂细末，切生姜蘸药，揩舌肿处即退。又云，蓖麻取油蘸纸捻烧烟熏之愈，又治牛舌出亦好。

〔丹〕重舌，用好胆矾研细敷之。【批】反治。

〔无〕**黑散子** 治舌忽然肿破。用釜底煤研细，以醋调敷舌上下，脱去更敷，能先决出血竟敷之，尤佳。一法用盐等份调敷。

〔《山》〕舌肿，乱发烧灰水调下。

〔丹〕飞丝入口，喉舌间生泡。紫苏嚼，白汤下，立效。【批】杂方。

针灸舌痛独取脾脉，经云：脾足太阴之脉，所生病者舌本痛。视盛虚热寒陷下取之也。【批】针灸。

〔《摘》〕治舌下肿，难言，口疮，舌纵，涎出，及舌根急缩：廉泉三分，得气即泻，灸三壮。

〔《集》〕治舌肿：廉泉三分，灸。金津玉液各用三棱针出血。天突 少商

〔东〕又法：廉泉 然谷 风府 天突 关元

〔垣〕廉泉一穴，一名舌本，在颔下结喉上。治舌下肿，难言，舌纵，涎出，口噤，舌根急缩，下食难。刺疟论云：舌下两脉者，廉泉也。刺禁论云：刺舌下中脉太过，血不止，为喑。刺节真邪论云：取廉泉穴，血变而止。以明宜出血，禁用针。或问取廉泉穴，二说不同，一说取颔下结喉上，一说取舌下两脉，何者为当？答曰：舌本者，乃舌根蒂也，若取舌下两脉，是取舌梢也，舌标也，此法误也。当取颔下者为当，此舌根也。况足阳明之脉，根于厉兑，结于廉泉，颔下乃足阳明之所行也。若取舌下两脉，非足阳明经也。戊与癸合，廉泉足少阴也，治涎下。解云：胃中热上溢，廉泉开故涎下，当出血泻胃中热，又知非舌下两脉也。颔下结喉上者为准矣。胀论曰：廉泉玉英者，津液之道路也。按《针经》云：少阳结于廉泉，今曰阳明者误也。

〔子和〕南邻朱老翁，年六十余岁，身热数日不已，舌根肿起，和舌尖亦肿，肿至满口，比元舌大三倍。一外科以燔针刺其舌两旁下廉泉穴，病势转凶，将至颠顶。戴人曰：血实者宜决之，以徘针磨令锋极尖，轻砭之，日砭八九次，出血约一二盏。如此者三次，渐觉血少，痛减肿消。夫舌者，心之外候也。心主血，故血出则愈。又诸痛痒疮疡皆属心火，燔针艾火，皆失此义也。

〔无〕凡舌肿，下必有噤虫，状如蝼蛄卧蚕。有头尾小白，可烧铁烙，烙头上即消。

舌强舌卷

〔无〕**矾石散** 治风湿寒，舌强不能语。

枯矾 桂心各等份

上为末，每服一钱，安舌下。

针灸舌卷，独取手少阳络与筋。经云：邪客手少阳之络，令人喉痹舌卷，口干心烦，臂外廉痛，手不及头，刺手中指、次指爪甲上去端如韭叶各一痛。又云：手阳明之筋，其病支痛，转筋舌卷。治在燔针劫刺，以知为数，以痛为输是也。【批】针灸。

〔《诊》〕舌卷，若唇青卵缩者，必死。经云：厥阴络者，甚则舌卷，卵上缩。经又云：肝者筋之合也，肝脉弗荣则筋急。筋急则引舌与卵，故唇青舌卷卵缩，则筋先死，庚笃辛死也。【批】诊。

舌纵涎下多唾

〔萧〕治口角流涎不止，口目喎邪，手足痿软，方如左。流涎者，自然流出也。【批】寒热。

神龟滋阴丸 治足痿。

龟板炙，四两 知母酒炒，二两 琐阳酒洗，一两 黄柏炒赤，二两 枸杞子 五味子各一两 干姜炮，半两

上为末，清水丸。如桐子大。每服七十丸，空心盐汤下。

通天愈风汤

人参一钱 威灵仙去芦，半钱 南星汤泡 贝母去心。各一钱 连翘 防风去芦。各五分 瓜蒌仁十五粒 白术一钱半 桔梗三钱 甘草 荆芥穗各五分 生姜三片

上水一盅半，煎七分去渣，入荆沥一呷，姜汁些少，半饥时服。吞下清心导痰丸五十粒，日一服。

清心导痰丸

白附一两 南星姜汁，二两 半夏姜汁，二两 黄连炒，七钱半 天花粉一两 白僵蚕炒，去丝嘴，半两 川乌盐制，二钱 郁金七钱半 天麻 羌活各半两

上为末，姜汁糊为丸，如桐子大。每服五十丸，用通天愈风汤吞下。

清心牛黄丸

胆星一两 牛黄二钱 黄连一两 归身 甘草 辰砂各半两

上为末，汤浸蒸饼为丸，绿豆大。每服五十丸，临卧时唾津咽下。

尝治宣文炳，口流涎不止，喜笑舌喑，脉洪大。用连、芩、柏、栀、白术、苍术、半夏、竹沥、姜汁，服之五日，涎止笑息。【批】涎多自然流出者为热。

〔仲〕云：大病瘥后喜唾，久不了了者，胃上有寒，当以丸药温之，宜理中丸。东垣云：多唾或唾白沫者，胃口上停寒也，药中加益智仁。此多唾者，用力吐方出也。【批】唾多用力吐出者为寒。

〔《灵》〕舌纵涎下，烦悗，取足少阴。寒热病篇 黄帝曰：人之涎下者，何气使然？岐伯曰：饮食者，皆入于胃，胃中有热则虫动，虫动则胃缓，胃缓则廉泉开，廉泉开故涎下，补足少阴。口问篇。【批】针灸。

〔《甲》〕舌纵涎下，烦闷，阴谷主之。

自啮舌

〔《灵》〕黄帝曰：人之自啮舌者，何气使然？岐伯曰：此厥逆走上，脉气辈至也。少阴气至则啮舌，少阳气至则啮颊，阳明气至则啮唇矣。视主病者则补之。【批】针灸。

舌胎 舌黑[1]二条见伤寒

汗

〔《素》〕阳气有余，为身热无汗。阴气有余，为多汗身寒。阴阳有余，则无汗而寒。脉要精微论。饮食饱甚，汗出于胃。惊而夺精，

[1] 舌胎舌黑：原无，据目录补。

汗出于心。持重远行，汗出于肾。疾走恐惧，汗出于肝。摇体劳苦，汗出于脾。经脉别论。【批】阴阳脏腑。

自汗

〔《素》〕阳之汗，以天地之雨名之。全文见五脏。阳加于阴谓之汗。阴阳别论 阳气入内，加于阴气也。凡伤寒始病脉浮，至汗出则沉入内，加于阴也。【批】不任外寒为阳虚。

〔垣〕表虚自汗，秋冬用桂枝，春夏用黄芪，能治虚劳自汗。脉证有寒者亦用桂枝，无寒者用黄芪。

〔无〕**牡蛎散** 治诸虚不足，及新病暴虚，津液不固，体常自汗。许学士方亦治盗汗不止。

黄芪 麻黄根 牡蛎煅研

上锉散，每服三钱，水一盏半，小麦一百粒，煎至八分，不拘时服。

〔垣〕**周卫汤** 治湿胜自汗，补卫气虚弱，表虚不任外寒。

黄芪 麻黄根各一钱 生甘草五分 猪苓 羌活各七分 麦门冬三分 归梢五分 生地三分 生黄芩五分 五味子七粒 苏木 红花各一分 半夏汤洗七次，五分

上㕮咀，如麻豆大。作一服，水二盏，煎至一盏去渣，稍热服。中风症必自汗，汗多不得重发汗，故禁麻黄而用根节也。

张芸夫，己酉四月，天寒阴雨，寒湿相杂，因官事饮食失节，劳役所伤。病解之后，汗出不止，沾濡数日，恶寒，重添厚衣，心胸闷躁，时躁热，头目昏愦，壅塞，食少减。此乃胃外阴火炽甚，与夫雨之湿气挟热，两气相合，令湿热大作，汗出不休，兼见风邪，以助东方甲乙。以风药去其湿，以甘药泻其热，羌活胜湿汤主之。【批】心胸躁热者泻阴火。

甘草炙，三钱 黄芪七分 生甘草五分 生黄芩三分 防风三分 酒黄芩三分 人参三钱，以助气益胃。以上药泻胸中热 藁本三分 独活二分 升麻五分 川芎三分 柴胡五分。以上风药胜其湿 细辛 蔓荆子各三分 薄荷一分。以上清利头目

上作一服，水二盏，煎一盏半，后入细辛等四味，再熬至一盏，去渣热服。一服而止，诸症悉去。

〔丹〕人参、黄芪少佐桂枝汤，甚者附子亦可用。【批】阳虚甚者用芪附。

〔严〕**芪附汤** 治气虚阳弱，虚汗不止，肢体倦怠。

黄芪去芦，蜜炙 附子炮去皮脐。各等份。

上㕮咀，每服四钱，水一盏，姜十片，煎八分，食前温服。

〔《本》〕补精气，止肝邪，平补五脏虚羸，六腑怯弱，充肌肤，进饮食。人参丸。【批】通治虚。

人参 山药 白术 白茯苓 石斛 黄芪取头末 五味子各一两

上为细末，蜜丸如桐子大。每服三十丸，空心食前饮下，久服不热，尤宜少年。

平人气象论云：尺涩脉滑，谓之多汗。王注谓尺肤涩，而尺脉滑也。肤涩者，荣血内涸。又《针经》云：腠理发泄，汗出涔涔，是谓津脱。津脱者，腠理开，汗大泄。按此二经论自汗多而血涸津脱者，其治法乃东垣正阳汤，用炒黄柏、知母及当归六黄汤之类是也。汗，以脏腑言之，皆属心。经云：心为汗。《难》云：肾邪入心，为汗出不可止者是也。【批】尺脉涩滑为阴虚。

〔垣〕或问湿之与汗，阴乎阳乎？予应之曰：西南坤土也，在人则为脾胃。阳之汗，以天地之雨名之。湿主淋淫，骤注者，湿胜也，阴滋其湿，为露为雨，此阴寒隔热火也。隔者，解也。阴湿寒下行，地之气也。仲景云：汗多则亡阳，阳去则阴胜也。重虚则表阳虚极矣，甚为寒中湿胜，则音声如从瓮中出，若中水也。相家有言，土音如居深瓮里，言其壅也，远也，不出也，其为湿也审矣。又知此二者，亦为阴

寒。《内经》云：气虚则外寒，虽见热中，蒸蒸为汗，终传大寒。知始为热中者，表虚无阳，不任外寒，终传为寒中者，多成痹寒矣。夫色以候天，脉以候地。形者，乃候地之阴阳也。故以脉气候之，皆有形之可见者也。【批】湿胜自汗。

上湿胜自汗，治法并见阴虚条。

〔丹〕痰症亦有汗。火气上蒸，胃中之湿，亦能作汗，可用凉膈散。【批】痰火自汗。

〔《素》〕帝曰：有病身热懈惰，汗出如浴，恶风少气，此为何病？岐伯曰：病名酒风。帝曰：治之奈何？岐伯曰：以泽泻、术各十分，麋衔五分，合以三指撮，为后饭。病能篇。麋衔一名薇衔，俗名吴风草。【批】汗出恶风为中风。

〔河〕**白术散** 治饮酒中风，汗多不可单衣，食则汗出如洗，久不治，必为消渴症。

牡蛎煅，三钱 白术一两二钱 防风二两半

上为末，每服一钱，温水调下，不计时。如恶风，倍防风、白术。如多汗面肿，倍牡蛎。

酒风，一名漏风。经云：饮酒中风，则为漏风。漏风之状，或多汗常不可单衣，食则汗出，甚则身喘息恶风，衣裳濡，口干善渴，不能劳事。此即酒风同治也。凡五脏风，皆自汗恶风。经文见风门。

〔丹〕周师脉弦，左大于右不数，身易得汗，小便赤，口燥，此为虚。【批】杂方。

白术 陈皮 归尾 青皮各半两 白芍药 人参各七钱 黄芩 川芎各三钱 木通二钱 甘草炙，五钱

分九帖，煎三之一，稍热饮之，煎药下保和丸二十粒。

动而汗出，有虚者，有热者。

〔垣〕**安胃汤** 治因饮食汗出，日久心中虚风，虚邪令人半身不遂，见偏风痿痹之病，先除其汗，僄悍之气，按而收之。

黄连去须 五味子 乌梅去核 生甘草各五分 熟甘草三分 升麻梢二分

上㕮咀，分作二服，每服水二盏，煎一盏去渣，温服食远。忌湿面酒五辛大料物之类。

刺灸 汗出有二：【批】针灸。

其一取肺。经云：邪在肺，则病皮肤痛，寒热上气，喘汗出，咳动肩背，取之膺中外输，背三节五椎之傍，以手疾按之，快然乃刺之，取之缺盆中以越之者是也。

其二取手足少阳。经云：三焦手少阳之脉，所生病者，汗出，目锐眦痛，颊痛，耳后痛。胆足少阳之脉，所生病者，汗出振寒，疟，皆视盛虚热寒陷下而施补泻疾留灸也。

〔《素》〕肺脉软而散者，当病灌汗，至今不复发散也。脉要精微论。灌汗谓汗多如灌洗之状，病能论云：汗出而浴，亦此义也。肺脉缓甚，多为汗。全文见治虚实法。【批】诊。

头 汗

〔海〕头汗出，剂颈而远，血证也。额上偏多何谓也？曰：首者，六阳之所会也，故热熏蒸而汗出也。额上偏多，以部分，左颊属肝，右颊属肺，鼻属中州，颐属肾，额属心。三焦之火涸其肾水，沟渠之余迫而上，入于心之分，故发为头汗，而额上偏多者，属心之部，而为血证也。饮酒饮食头汗出者，亦血证也。至于杂证，相火迫肾水上行入于心，为盗汗，或自汗，传而为头汗出者，或心下痞者，俱同血证例治之。无问伤寒杂病酒积，下之而心下痞者，血证也。何以然？曰：下之亡阴，亡阴者，则损脾胃而亡血，气在胸中以亡其血，陷之于心之分也，故心下痞。世人以为血病，用气药导之，则痞病愈甚。而又下之，故变而为中满膨胀，非其治也。如此然当作何治？独益中州脾土，以血药治之，其法无以加矣。【批】血病。

手足汗

一男子手足汗，医用芩、连、柏并补剂皆

不效，又足汗常多，后以八物半苓为君，白附、川乌佐使，其汗即无。【批】热甚反佐。

〔《本》〕治脚汗。【批】杂方。

白矾　干葛各等份

上二味为末，每半两，水三碗，煎十数沸洗，逐日一次，缠三五日自然无汗。

无　汗

〔《灵》〕夺血者无汗，夺汗者无血。荣卫生会篇

〔垣〕真气已亏，胃中火盛，汗出不休，胃中真气已竭。若阴火已衰，无汗反燥，乃阴中之阳，阳中之阳俱衰，四时无汗，其形不久，湿衰燥旺，理之常也。其形不久者，秋气主杀，生气乃竭。生气者，胃之谷气也，乃春少阳生化之气也。【批】虚实。

〔丹〕盛夏浴食无汗者，为表实。见心痛表里条。

杨顺二官子，患脉涩而短，重取而弱，此久受湿伤血，多年无汗，遇劳身热倦怠，如沙病状。

苍术　白术　芍药各半两　陈皮六两　归身二两　甘草　红花各半两

分六帖，姜三片，煎服。

谢老形实，夏月无汗，成久嗽病。

半夏　苏叶

二味为末，入莎末、枕流末、仁陷末，以瓜蒌瓤、桃仁泥半两为丸，先服三拗汤三帖，却服此丸子。详枕流末，蚬壳灰、蛤粉之类。仁陷末，神曲也。

〔《甲》〕汗不出，曲差主之。【批】针灸。

盗　汗

〔垣〕**当归六黄汤**　治盗汗之圣药也。【批】发热为热。

当归　生地　熟地　黄柏　黄芩　黄芪　黄连各等份

上为粗末，每服二三钱，水一盏半，煎七分去渣，温服。小儿用半钱。

正气汤　治盗汗。

黄柏炒，一钱　知母炒，一钱半　甘草炙，五分

上粗末，作一眼，水二大盏，煎一盏去渣，临卧服。

〔丹〕当归龙荟丸　治盗汗。见治法门。

〔《本》〕治盗汗，外肾湿。

人参　苦参　龙胆草　麻黄根各三钱

上件为末，炼蜜丸如桐子大。每服三十丸，烧麸汤下。

严氏黄芪汤　治喜怒惊恐，房室虚劳，致阴阳偏虚发厥，自汗或盗汗不止，并宜服之。【批】发厥为寒。

黄芪去芦，蜜炙，两半　白茯苓去皮　熟地酒蒸　桂枝不见火　天门冬去心　麻黄根　龙骨各一两　五味子　小麦炒　防风去芦　当归酒蒸　甘草炙。各两半

上㕮咀，每服四钱，水一盏，姜五片，煎七分温服，不拘时。发厥自汗，加熟附子。发热自汗，加石斛。

〔《山》〕盗汗，临夜吃淡煮麦圆子，空心服妙香散。【批】虚。

〔《本》〕戢阳气，止盗汗，进饮食，退经络热，柏子仁丸。

柏子仁　半夏曲各二两　牡蛎坩锅子内火煅。用醋焠七次，焙干　人参　麻黄根慢火炙，拭去汗　白术　五味子各一两　净麸炒，半两

上八味为末，枣肉丸桐子大。空心米饮下三五十丸，日二服。得效减一服，将愈即住。作散调服亦可。

〔丹〕**白术汤**　治盗汗。

用白术四两，分作四处：

一两用黄芪同炒　一两石斛同炒　一两牡蛎同炒　一两麸皮同炒

各味炒黄色，余药不用，只用白术研末，每服三钱，用粟米煎汤送下，尽四两为效。

〔世〕治盗汗出，山药一味为末，临卧酒调

下三钱效。

〔《本》〕牡蛎散　治盗汗。方见前自汗门。

〔世〕**黄芪散**　治盗汗。

黄芪　木通　葛根

上为粗末，水煎服。

〔《衍》〕治盗汗尤切。将椒目微炒，捣细末，用半钱匕。以生猪上唇煎汤一合调，临睡服，无不效。盖椒目能行水，又治水蛊。【批】通积滞。

〔世〕**五仙丸**　治盗汗。

天仙子　五灵脂

上为末，水糊丸桐子大。三十丸，白汤临卧服。本草云：天仙子一名莨菪子，性甘寒，有毒，服者审之。

〔《本》〕治盗汗。

威灵仙　甘草各半钱　水煎服。

脏腑盗汗皆属肾。经云：肾病者，盗汗出，憎风是也。【批】肾。

运气　盗汗皆属寒水。经云：岁水太过，寒气流行，甚则劳汗出，憎风。又云：太阳所至，为寝汗痉是也。【批】运气。

〔世〕治盗汗。桑叶为末，茶服之，诸药不应者，累验。出《医说》。【批】杂方。

〔孟〕豆豉能治久盗汗患者，以一升微炒令香，清酒二升渍两三日，取汁，任人服之。不瘥，更作三两剂即止。

〔《衍》〕牡蛎煅过，麻黄根等份，同研极细粉，治盗汗及阴汗。

〔世〕盗汗：阴都、五里、间使。【批】针灸。

〔扁〕盗汗：中极、气海。虚损盗汗劳热：百劳三分，泻三吸、肺俞四分，补三呼。

〔成〕盗汗者，谓睡而汗出者也，不睡则不能汗出，方其睡也，溱溱然出，觉则止而不复矣。【批】诊。

卒中暴厥

卒中者，卒然不省人事，全如死尸，但气不绝，脉动如故，或脉无伦序，或乍大乍小，或微细不绝，而心胸暖者是也。【批】脉动形静为尸厥。

〔仲〕尸蹶，脉动而无气，气闭不通，故静而死也。菖蒲屑内鼻孔中吹之，令人以桂屑著舌下。又方。剔取左角发方寸烧末，酒和灌之立起。此即《内经》法也。详见后。

〔《素》〕邪客于手足少阴太阴足阳明之络，此五络皆会于耳中，上络左角，五络俱竭，令人身脉皆动，而形无知也，其状若尸，或曰尸厥，刺其足大指内侧爪甲上去端如韭叶，后刺足心，后刺足中指爪甲上各一痏，后刺手大指内侧去端如韭叶，后刺手心主、少阴锐骨之端各一痏，立已。不已，以竹管吹其两耳，鬄其左角之发方一寸燔，饮以美酒一杯，不能饮者灌之，立已。全文见缪刺论　鬄，音易。【批】针灸。

〔《玉》〕气昏晕：夺命在曲泽上针入三分，先补，候气回后泻，不可离手，忌灸，如不苏取脐中。脐中灸七壮，忌针。此二穴能起死回生。

〔《摘》〕尸蹶：玉泉八分，补十呼，得气即泻。　隐白三分，先补后泻，补生泻成。更于两胁频频熨之。　鬼击　支沟二分，先补后泻，补生泻成。三里补十呼，泻五呼。此二穴刺之气不至。无问其数。刺之气至，去之勿复刺。中恶：人中　中脘　气海

〔仲〕少阴脉不止，肾气微。少精血，奔气促迫，上入胸膈，宗气反聚，血结心下，阳气退下，热归阴股，与阴相动，令人不仁，此为尸蹶。当刺期门、巨阙。恍惚尸蹶烦痛，中极及仆参主之。

〔《甲》〔尸蹶，死不知人，脉动如故，隐白及大敦主之。尸蹶暴死，金门主之。

〔孙〕仁宗最宠贵妃，一日食次，忽仆倒，遍身卒冷。急奏帝，上乃急召孙、杜。即至，奏曰：不妨，此乃气厥尔，少顷，吐即复苏也，御坐良久，果吐而苏。上问因何而得？二人并

奏曰：此贵妃方食，因忧怨气上，遂与食相并，故如此者，吐即气透，故复苏也。上问妃，有何事如此。妃对曰：陛下无嗣，臣妾不能为陛下生皇嗣，所以自怨，气忽上逆，而至惊动圣驾。上欢曰：朕亦自责，乃劳汝致病耶。因嘉奖孙、杜之能，良久曰：医道如此，岂非良医也耶。【批】气厥不治自愈。

上暴厥不知人，不治自愈。经云：帝曰，厥或令人腹满，或令人暴不知人，或至半日，远至一日，乃知人者，何也？岐伯曰：阴气盛于上则下虚，下虚则腹胀满。阳气盛于上，则下气重上而邪气逆，逆则阳气乱，阳气乱则不知人也。又云：血之与气，并走于上则为大厥。厥则暴死，气复反则生，不反则死者是也。

〔丹〕尝治一人，阴先亏而阳暴绝者。浦江郑兄，年近六十，豢养受用之人也。仲夏久患滞下，而又犯房劳，忽一晚登厕间，两手疏散，两眼开而无光，尿自出，汗如雨，喉如锯，呼吸甚微，其脉大而无伦次，无部位，可畏之甚。予适在彼，急令煎人参膏，且先与灸气海穴壮如小指大，至八十壮，右手能动。又三壮，唇微动。参膏亦成，遂与一盏，至半夜后，尽三盏，眼能动。尽二斤，方能言而索粥。五斤而痢止。至数十斤而安。【批】口张目开手撒遗溺为虚。

〔仲〕救卒死而四肢不收失便者方。

马屎一升，水三斗，煮取二斗以洗之，又取牛洞稀粪也一升，温酒灌口中，灸心下一寸，脐上三寸，脐下四寸，各一壮瘥。

救卒死而张口反折者方。

灸手足两爪后十四壮，饮以五毒诸膏散。方未考。救小儿卒死而吐利，不知是何病方。

狗屎一丸，绞取汁以灌之。无湿者，水煮干者取汁。

救卒死，客忤死，还魂汤主之。【批】口闭口噤手拳为表实宜发表。

麻黄去节，三两　杏仁去皮尖，七十个　炙甘草一钱　《千金》有桂二两

上三味，以水八升，煮取三升去渣，分令咽之，通治诸感忤。《千金方》云：主卒忤鬼击飞尸。诸奄忽气绝无复觉，或已无脉，口噤拗不开，去齿下汤。汤下口不下者，分病人发左右提擒肩引之，药下复增服一升，须臾立苏。

〔《局》〕**苏合香丸**　治卒中恶忤疰。

苏合香油入安息香膏内　熏陆香另研　龙脑研，各一两　青木香　白术　白檀香　丁香　朱砂研，水飞　沉香　香附炒，去毛　犀角锯屑　荜茇　安息香另为末，调无灰酒一升，熬膏　麝香研　诃梨勒煨取皮。各二两

上为细末，入研药匀，用安息香膏，并炼白蜜和剂，每丸桐子大。清晨新汲水温冷，任意化服四丸。老人小儿一丸，温酒化服亦得。用蜡纸裹一丸，如弹子大，缝袋带之。陈无择云：病自内作，不晓其名者，服之皆效。最治气厥气不和，吐利关格，甚有神效。

〔《肘》〕扁鹊：中恶与卒死鬼击，亦相类为治，皆宜相参用之。已死。捣菖蒲生根，绞汁灌之立瘥。

〔仲〕救卒死而目闭者，捣韭汁灌耳中，吹皂荚末鼻中效。

〔无〕治魇卒死，诸暴绝症，用半夏不拘多少，汤泡七次为末，每用少许，吹入鼻中，心头温者可治。仓卒无方，急于人中穴及雨脚大拇指离甲一韭叶许，各灸三五壮即活。

〔和〕一夫病痰厥不知人，牙并紧急，诸药不能下，候死而已。戴人见之，问侍病者，口中曾有涎否？曰：有。戴人先以防风、藜芦煎汤，调瓜蒂末灌之，口中不能下，乃取长蛤甲磨去刃，以纸裹其尖，灌于右鼻窍中，咽然下咽有声，复灌其左窍亦然。戴人曰：可治矣。良久涎不出，遂以砒石一钱，又投之鼻中，忽偃然仰面，似觉有痛，斯须吐稃及胶涎数开顿苏。砒亦寻常勿用，以其病大，非此莫能动。然无瓜蒂亦不可使用，宜消息之。

凡卒中、尸厥、郁冒、中风、中暑之类，皆当发表也。仲景云：郁冒欲解，必是大汗出。

还魂汤用麻黄、桂枝，清魂汤用荆芥，及诸卒中用皂角、半夏搐鼻取嚏，用藜芦、砒霜折齿取痰，皆所以开发上焦，使表邪流通也。中暑忌冷水闭表，亦此意。

〔《本》〕解毒雄黄丸　治卒中仆地，不知人事。方见喉痹。

〔仲〕**兰物备急丸**【批】气急口噤腹胀满痛为实宜吐下。

大黄　干姜　巴豆各一两，去皮尖心外，熬研如脂

上药各须精新，先捣大黄、干姜为末，研巴豆内中，合捣千杵，蜜和丸，器中贮之。主心腹诸卒暴百病。若中恶客忤，心腹胀满，卒痛如锥刺，气急口噤，停尸卒死者，以热苦酒服大豆许三四丸。或不下，捧头起灌令下咽，须臾当瘥。如未瘥，更与三丸，当腹中鸣，即吐下便瘥。若口噤，亦须折齿灌之。

〔无〕中暑闷倒，急扶在阴凉处，切不可与冷水，当以布巾衣物等蘸热汤，熨脐中及气海，续以汤淋布上，令彻脐腹暖，即渐醒。如仓卒无汤处，掬道上热土于脐，以多为佳，冷即易之。古法，道涂无汤，即掬热土于脐上，仍拨开作窝子，令人更溺于中以代汤。续与白虎、竹叶石膏汤。凡觉中暑，急嚼生姜一大块，冷水送下。如已迷乱闷，嚼大蒜一大瓣，冷水送下。如不能嚼，即用水研灌之醒。路中仓卒无水，渴甚，急嚼生葱二寸许，津同咽，可抵饮水二升。中暑之病即《内经》热至则瞀郁是也。【批】中暑。

大黄龙丸　治中暑眩晕，昏不知人，或身热恶寒，头痛，状如伤寒，或往来寒热，渴甚，呕吐泄泻。常服去暑毒，分阴阳。

硫黄　硝石各一两　雄黄透明者　白矾　滑石各半两　寒食面四两

上为末，滴水丸如桐子大。每服五丸至七丸，加至二十丸，新汲水下。昏塞不知人，则以井水开口灌之。中暑忌冷。此药以冷水下之，乃热因寒用。

〔《本》〕又方　解一切暑毒，欲死者，便服之，立苏。

半夏四两，醋一升半，煮尽焙干　甘草一两　肉桂　赤茯苓各半两　白茯苓一两

上为末，用生姜汁，面糊丸如桐子大。每服五十丸，热水下。予夏日登途，常蓄此药于篋笥中，防诸缓急，及仆价门，每日一服，无伏暑之疾，奇验不一。

〔《山》〕中暑发昏。以新汲水滴两乳，以扇搧之，重者以地浆灌之则醒，若与水饮则死。

〔仲〕诸乘寒者，则为厥，郁冒不仁，以胃无谷气，脾不通，口急不能言，战而栗也。【批】中寒。

〔无〕**附子理中汤**　治五脏中寒口噤，四肢强直，失音不语。昔有武士守边，大雪出帐外，忽然晕倒，时灌以此药两剂遂醒。

大附子炮，去皮脐　人参　干姜炮　甘草炙　白术各等份

上锉为散，每服四大钱，水一盏半，煎七分去滓，空心服。口噤则斡开灌之。

干姜附子汤　治中寒卒然晕倒，或吐逆涎沫如暗风，手胸J挛搐，口噤，四肢厥冷，或复躁热。方见伤寒。

〔世〕治冻死法。四肢直，口噤，只有微气者。

用大釜炒灰令暖，以囊盛熨心上，冷即易之，目开气出，然后以粥清稍稍进之。若不先温其心，便将火炙，则冷气与火争，必死矣。

〔垣〕疮疡郁冒，俗呼昏迷，慎不可下，汗之则愈。此因出脓血至多而郁冒之也。【批】血厥。

〔仲〕郁冒欲解，必大汗出。【批】郁冒。

〔《本》〕人平居无疾，忽如死人，身不动摇，默默不知人，目闭不能开，口哑不能言，或微知人，恶闻人声，但如眩冒，移时方寤。此由汗过多，血少气并于血，阳独上而不下，气壅塞而不行，故身如死。气过血还，阴阳复通，故移时方寤。名曰郁冒，亦名血厥，妇人

多有之。宜白薇汤、仓公散。

白薇汤

白薇　当归各一两　人参半两　甘草一分

上粗末，每服五钱，水二盏煎一盏，去渣温服。

仓公散

藜芦　瓜蒂　雄黄　矾石煅

上等份，为细末，少许吹入鼻中。

〔《脉》〕问曰：妇人病经水适下，而发其汗，则郁冒不知人，何也？师曰：经水下，故为里虚。而发其汗，则表亦虚。此为表里俱虚，故令郁冒也。

〔垣〕妇人半产误用寒凉药有损论治法　妇人分娩，及半产漏下，昏冒不省，瞑目无所知觉，盖因血暴亡。此有形血去之后，则心神无所养。心与包络者，君火相火也，得血则安，亡血则危。火上炽，故令人昏冒。火乘肺，瞑目不省人事，是阴血暴亡，不能镇抚也。故血已亏损，往往用滑石、甘草、石膏之类，乃辛甘大寒之药，能泻气中之热，是血亏泻气，乃阴亏泻阳，使二者俱伤，反为不足。虚劳之病，昏迷不省者，上焦心肺之热也。此无形之热，用寒凉之药驱令下行。岂不知上焦之病，悉属于表，及阴证也，汗之则愈。今反下之，幸免不死，暴亏气血，生命岂能久活？又不知《内经》有云：病气不足，宜补不宜泻。瞑目合眼之病，悉属于阴，宜汗不宜下。又不知伤寒郁冒，得汗则愈，是禁用寒凉药也。分娩半产，本气不病，是暴去有形之血，亡血补血，又何疑焉。补血则神昌，常时血下降亡，今当补而升举之，心得血则能养神不昏矣。血暴降下，是秋冬之令大旺，今举而升之以助其阳，则目张神不昏迷矣。今立一方，补血养血，生血益阳。以补手足厥阴之不足，以全生活血汤主之。

全生活血汤　诸阳既陷，何以知之，血下脱故也。

红花　蔓荆子　细辛各五分　生地夏月倍加　熟地各一钱　藁本　川芎各一钱五分　防风　羌活　独活　甘草炙　柴胡　葛根　归身各二钱　白芍药　升麻各三钱

上㕮咀，每服五钱，水煎去渣，食前稍热服。

当归附子汤　治脐下冷痛，赤白带下。

当归二分　炒盐三分　蝎梢　升麻各五钱　甘草　柴胡各七分　黄柏少许　附子　干姜　良姜各一钱

上㕮咀，每服半两，水煎去渣，稍热服。或为细末，酒面糊丸亦可。

〔《斗》〕治妇人血风攻脑，痛旋闷绝，忽死倒地，不知人事者。用喝起草取其嫩心，不限多少，阴干为末，以常酒服一大钱，不拘时候，其功大效。服之多达脑，盖善通顶门，今苍耳是也。

〔《大》〕治妊娠因外感风，如中风状，不知人。用熟艾为末，醋炒令极热，乘热以绢帛裹熨脐下，良久开省。

奔豚气上冲咽喉，发作亦似死状，往来寒热是也。治见积聚。【批】肾肝。

卒中仆地，半身不遂者，为中风。治见中风。

卒中仆地，口吐涎沫者，为癫痫。治见癫痫。

运气　郁冒有二：【批】运气。

其一属热。经云：少阴之复，郁冒不知人，恶寒振栗。又云：少阳所至为瞀昧。又云：诸热瞀瘈，皆属于火。治以咸寒是也。

其二属寒。经云：岁火不及，寒乃大行，民病郁冒，蒙昧心痛。又太阳司天，与太阳之复，皆病善悲眩仆。又阳明司天之政，四之气，寒雨降，病眩仆。治以甘热是也。

〔《山》〕中恶客忤卒死者，灸脐中百壮，以皂角末搐鼻，或研韭汁灌耳中。

〔仲〕救卒死。【批】杂方。

韭根　乌梅二七个　吴茱萸半升妙

上三味，以水一斗煮之，以病栉内中三沸，栉浮者生，沉者死，煮取三升去滓，分饮之。

救卒死方

雄鸡冠割取血，以管吹内鼻中。猪脂如鸡子大，苦酒一升，煮沸灌喉中。鸡肝及血涂面上，以灰围四旁立起。大豆二七粒，以鸡子白并酒和，尽吞之。

救卒死而壮热者，方用矾石半斤，以水一斗半煮消，以浸脚令没踝。

〔世〕惊怖死者，以温酒灌之。

〔丹〕痰中后，心下迷闷汪洋，食少倦怠。

白术二钱半　川芎半钱苍术　半夏　茯苓各一钱　姜三片　水煎服。

四六嫂，因食生菜青梅，痰发昏冒不知人，口渴脉滑，今已能言，但说心下痞痛乏力。

陈皮　白术各一钱　苍术半钱　滑石一钱半　木香三分　甘草炙，些少　半夏七分半　水煎服。

妇人三十余岁，因产后能食，半月后，忽头晕仆不知人，醒后至今食少。

白术二钱　川芎　黄芩　茯苓各一钱　姜三片

上煎取三之一，下保和丸三十粒。

〔《本》〕世言气中者，虽不见于方书，然暴喜伤阳，暴怒伤阴，忧愁拂意，气多厥逆，往往多得此疾，便觉涎潮昏塞，牙关紧急。若概作中风候用药，非止不相当，多致杀人。元祐庚午，母氏亲遭此祸，至今饮恨。母氏平时食素，气血羸弱，因先子捐馆忧恼，忽一日气厥，牙禁涎潮，一里医便作中风，以大通丸三粒下之，大下数行，一夕卒，予尝痛恨。每见此症，急化苏合香丸灌之便醒，然后随其寒热虚实而调理之，无不愈者。【批】诸厥无腹痛者忌下。

经云：无故而暗，脉来乍大乍小、乍短乍长者为祟，滑者鬼疰，紧而急者遁尸。【批】诊。

〔《素》〕脉至如喘，名曰暴厥。暴厥者，不知与人言。大奇论　脉浮而散者为眴仆。王注云：浮为虚，散为不足。脉要精微论。

急虚身中卒至，五脏绝闭，脉道不通，气不往来，譬于堕溺，不可为期，其脉绝不来。若人一息五六至，其形肉不脱，真藏虽不见，犹死也。玉机真脏论。

〔无〕中暑脉阳弱阴虚，微迟似芤。

〔《脉》〕问曰：妇人病如癫疾郁冒，一日二十余发，师脉之，反言带下，皆如师言，其脉何类？何以别之？师曰；寸口脉濡而紧，濡则阳气微，紧则荣中寒，阳微卫气虚，血竭凝寒，阴阳不和，邪气舍于荣卫。疾起年少时经水来以合房室，移时过度，精感命门开，经下血虚，百脉皆张，中极感阳动，微风激成寒，因虚舍荣卫，令积于丹田，发动上冲，奔在胸膈，津液掩口入，涎唾涌溢出，眩冒状如厥，气冲髀里热，粗医名为癫，灸之因大剧。问妇人病苦，气上冲胸，眩冒，吐涎沫，髀里气冲热，师脉之，不名带下，其脉何类？何以别之？师曰：寸口脉沉而微，沉则胃气伏，微则荣气绝，阳伏则为疹，阴绝则为亡血，病当小便不利，津液闭塞。今反小便通，微汗出，沉变为寒，咳逆呕沫，其肺成痿，津液竭少，亡血损经络，因寒为血厥，手足苦痹，气从丹田起，上至胸胁，沉寒怫郁于上，胸中窒塞，气历阳部，面翕翕如醉，形体似肥。此乃浮虚，医反下之长针，复重虚荣卫，久发眩冒。故知为血厥也。

〔仲〕问曰：寸口脉沉大而滑，沉则为实，滑则为气，实气相搏，血气入脏即死，入腑即愈，此为卒厥，何谓也？师曰：唇青身冷，为入脏即死，如身温和汗自出，为入腑即愈。

〔《脉》〕人病尸厥，呼之不应，脉伏者死，脉大反小者死。卒中恶，腹大四肢满，脉大而缓者生，紧大而浮者死，紧细而微者亦生。

五　绝

〔丹〕治五绝，一自缢，二摧压，三溺水，四魔魅，五产乳。用半夏一两末，为丸豆大，

内鼻中愈，心温者，一日可治。出《子母秘录》

〔仲〕救白缢死，自旦至暮虽已冷，必可治。暮至旦则难。恐此当言阴气盛故也，然夏时夜短于昼，又热，犹应可治。又云：心下若微温者，一日以上，犹可治之，当徐徐抱解，不得截绳，上下安被卧之，一人以脚踏其两肩，手挽其发，常令弦急，勿使纵缓。一人以手按据胸上，数摩动之。一人摩捋臂胫屈伸之。若已僵直，但渐渐强屈之，并按其腹，如此一炊顷，虽得气从口出，呼吸眼开，仍引按莫置，亦勿劳之。须臾，可少与桂汤及粥清含与之，令喉润，渐渐能咽乃止。更令两人以管吹其两耳，此法最善，无不活者。【批】救自缢死法。

〔《山》〕自缢者，切不可割断绳子，以膝盖或用手厚裹衣物紧顶谷道，抱起解绳放下，揉其项痕，搐鼻及吹其两耳，待其气回，方可放手，若便泄气，则不可救矣。

〔《肘》〕自缢死，安定心神，徐缓解之，慎勿割绳断，抱取，心下犹温者，刺鸡冠血滴口中即活，男雌女雄。又方，鸡屎白如枣大，酒半盏和灌及鼻中，尤妙。《千金方》以蓝汁灌之，余法同上。

〔《山》〕卒堕跌压倒打死，心头温者皆可救。将本人如僧打坐，令一人将其头发控放低，用半夏末吹入鼻内。如活，却以生姜汁、香油打匀灌之。【批】救跌压死法。

〔仲〕救溺死方。取灶中灰两石埋之，从头至足，水出七孔，即活。【批】救溺死法。

〔《山》〕溺水者，放大凳上睡着，将脚后凳脚站起二砖，却蘸盐擦脐中，待其水自流出，切不可倒提出水，此数等，但心头微热者，皆可救治。

又方，溺水死一宿者尚活。捣皂角绵裹内下部，须臾出水，即活。

〔《世》〕治鬼魇不寤中恶者，皂角为末，如绿豆大许，吹入鼻中。得嚏即气通。【批】救魇死法。

〔《山》〕魇死不得近前唤，但痛咬其脚跟及唾其面。不省者，移动些少卧处，徐徐唤之。元有灯则存，无灯切不可点灯，及用皂角搐两鼻。

〔《肘》〕卧忽不寤，勿以火照之，杀人。但痛啮大拇指甲际而唾其面则活，取韭捣汁吹鼻孔。冬月用韭根取汁灌口中。

〔《集》〕治卒魇。雄黄捣末细筛，以管吹入鼻孔中。

暴死暴病

暴死，乃真死也。皆死于片晌半日，或一日二日。如非卒中，或再醒也。

〔《灵》〕黄帝曰：其有卒然暴死暴病者，何也？少师答曰：三虚者，其死暴疾也。得三实者，邪不能伤人也。黄帝曰：愿闻三虚？少师曰：乘年之衰，逢月之空，失时之和，因为贼风所伤，是为三虚。故论不知三虚，工反为粗。帝曰：愿闻三实？少师曰：逢年之盛，遇月之满，得时之和，虽有贼风邪气，不能危之。岁露篇。【批】虚。

三虚相搏，则为暴病卒死。全文见诊岁为病。

运气　暴死暴病有四：【批】运气。

一曰虚。经云：六位之气盈何如？岐伯曰：大少异也。大者之至徐而常，少者之至暴而亡是也。盖暴虽谓所至之气，然病气皆在其中也。

二曰火。经曰：火郁之发，甚则闷，懊侬，善暴死。又云：少阴所至为暴死。又云：少阳司天之政，三之气，炎暑至，民病暴死。又云：阳明司天之政，二之气，荣厉大至，民善暴死。又云：少阳所至，为暴病是也。

三曰风火。经云：少阳司天，火气下临，风行于地，其主暴速。又云：厥阴司天，风气下临，其发机速，主所谓变化卒急，其为疾病，速在发机是也。

四曰金。经云：金太过曰坚成，坚成之纪，其动暴折疡疰是也。此金兼火化之气，金主折，火主暴也。

〔《灵》〕雷公曰：人不病而卒死，何以知之？黄帝曰：火气入于脏腑者，不病而卒死矣。雷公曰：病小愈而卒死者，何以知之？黄帝曰：赤色出两颧，大如拇指者，病虽小愈，必卒死。黑色出于庭，大如拇指，必不病而卒死。赤色出两颧，即脉诀所谓暴病如妆不久居者是也。五色篇【批】诊。

太阳根于至阴，结于命门。命门者，目也。太阳为开。开折则肉节渎而暴病起矣。故暴病者，取之太阳，视有于不足。渎者，皮肉宛膲而弱也。根结篇【批】针灸。

卷之十八　心小肠部

痈　疽

肿疡者，痈疽未见脓而肿者也。溃疡者，痈疽之脓已溃出者也。丹溪云：肿疡内外皆壅，宜以托里表散为主。设欲行大黄者，宜审其虚实之原。疡溃内外皆虚，宜以补接为主。设欲行香散者，宜防其虚虚之失。由是言之，则痈疽之肿时与溃时不同，今分肿疡溃疡为二门。【批】虚实。

肿　疡

痈疽方肿，未见脓者也。

〔洁〕疮疡者，火之属，须分内外。若其脉沉实，当先疏其内，以绝其原也。其脉浮大，当先托里，恐邪气入内也。有内外之中者，邪气至甚，遏绝经络，故发痈肿。经曰：荣气不从，逆于肉理，乃生痈肿。此因失托里，及失疏通，又失和荣卫也。治疮之大要，须明托里、疏通、行荣卫三法。托里者，治其外之内。疏通，治其内之外。行荣卫者，治其中也。内之外者，其脉沉实，发热烦躁，外无掀赤痛甚，邪气深于内也，故先疏通脏腑，以绝其原。外之内者，其脉浮数，焮肿在外，形证外显，恐邪气极而内行，故先托里，以防其内也。

内外之中者，外无掀恶之气，内亦脏腑宣通，知其在经，当和荣卫也。用此三法之后，虽未瘥，必无变证，亦可使邪气峻减而易痊也。【批】托里疏通行荣卫三法。

〔垣〕疮疽之发，其受之有内外之别，治之有寒温之异。受之外者，法当托里以温剂，反用寒药，则是皮毛始受之邪，引入骨髓。受之内者，法当疏利以寒剂，反用温剂托里，则是骨髓之病上彻皮毛，表里通溃，共为一疮，助邪为毒，苦楚百倍，轻则危殆，重则死矣。予闻洁古云：疮疡之生也，表里不同，或攻或发，少有差舛，变证随能杀人，甚于伤寒也。针灸施治，各随其宜。所用之药，又当明入五脏君臣，是其法也。【批】表里寒温之异。

〔洁〕**内疏黄连汤**　治呕哕心逆，发热而烦，脉沉而实，肿硬木闷，而皮肉不变色，根系深大，病远在内，脏腑秘涩，当急疏利之。

黄连　芍药　当归　槟榔　木香　黄芩　栀子　薄荷　桔梗　甘草各一两　连翘二两上除槟榔、木香为末外，并锉，每服一两，水一盏半，煎一盏，先吃一二服，次每服加大黄一钱，再加二钱，以利为度。如有热证，止服黄连汤。大便秘涩，加大黄。如无热证，止用复煎散时时呷之。如此内外皆通，荣卫和调，则经络自不遏绝矣。【批】脉沉实痛深者宜寒剂疏通。

内托复煎散　治肿掀于外，根盘不深，形证在表，其脉浮，痛在皮内，恐邪气盛，则必侵于内，急须内托，以救其里。

地骨皮　黄芪　防风各二两　芍药　黄芩　白术　茯苓　人参　甘草　当归　防己各一两　桂五钱

上㕮咀，先将苍术一斤，用水五升，煎至三升，去苍术滓，入前药十二味，再煎至三四盏，绞取清汁，作三四服，终日服之，又煎苍术滓为汤，去滓，再依前煎十二味药滓服之。此除湿散郁热，使胃气和平。如或未已，再作半料服之。若大便秘及烦热，少服黄连汤。如微利，烦热已退，却服复煎散半料。如此使荣卫俱行，邪气不能内侵也。【批】脉浮数痛浅者宜温。剂托里。

当归黄芪汤 治疮疡脏腑已行，而痛不可忍者。

当归 黄芪 地黄 川芎 地骨皮 芍药各半钱

上㕮咀，水煎服。如发热，加黄芩。如烦躁不能睡卧者，加栀子。如呕，则是湿气侵胃，倍加白术。【批】表里已行宜和荣卫。

〔海〕**夺命丹** 治恶疮痈疽发背。【批】表里杂方。

大黄为末，置砂器中，以水搅八十一遍，飞过，一两 牡蛎一两 生姜一两 没药 乳香各一钱

上为粗末，转作丸子。一钱，用好酒一升，木炭火熬一沸，分二碗盛之，夜露一宿，早晨去滓，空心服。治发背方苍耳炒黄，擦其刺，再炒深黄，不见风研细末，每服五钱匕，好热酒调，食前临卧服。

一则用大黄、牡蛎，一则用苍耳，知有内外之别也。前用夺命丹，二药表里不同，何以然？乃膏粱之变，脉沉而滑。地之湿气，感则害人皮肉筋脉，脉浮而滑，所以有泄之发之之异也。

〔丹〕痈疽，因积毒在脏腑非一朝夕，今发于外，宜以标本为治。当先助气壮胃，使根本坚固，而以行经活血为佐，参以经络、时令，使毒气外发，此正仲景解表用麻黄、桂枝之意。施治之早，可以内消，此乃内托之本意也。【批】疮以发表为先。

〔垣〕通父家翟梗，于尻臀上足太阳经生痈，坚硬肿痛大作，左右尺脉俱紧，按之无力。【批】太阳分野药。

羌活 黄柏酒洗。各二钱 防风 藁本 连翘各一钱 肉桂七分 甘草炙 苍术 陈皮各五分 当归一钱 黄芪一钱半

上作一服，酒二大盏，水一大盏，煎至一盏，去渣，热服空心。以夹被盖覆其痈，使药行罢去之，一服愈。

〔丹〕王姑丈，七十余，患项疽，脉实而稍大，此因忧闷而生，太阳经治之。

归头二钱 黄柏一钱半，酒 黄芪 羌活 地黄酒 黄芩酒炒 桔梗一钱 黄连酒炒 连翘 防风 甘草生 人参 陈皮 防己 泽泻五分 白水煎服。

〔垣〕**净腋汤** 治皮肤痒，腋下疮，背上疮，耳聋耳鸣。

麻黄一钱 桂枝二钱 草蔻一钱 当归梢七分 红花少许 羌活二钱 防风一钱 柴胡一钱 升麻半分 连翘 桔梗五分 甘草五分 生地五分 黄芩酒，一钱 苍术一钱

上锉，如麻豆大，都作一服，水二大盏，煎至一盏，去渣，稍热服。

尹老家素贫寒，形志皆苦，于手阳明经分出痈，第四日忽肿，幼有癫疝，其臂外皆肿痛，先肿在阳明，左右寸皆短，中得之俱弦，按之洪缓有力。此痈得自八风之变，以脉断之，邪气在表。然其症大小便如故，饮食如常，腹中和，口知味，知不在里也。不恶风寒，止热躁，脉不浮，知不在表也。表里既和，知邪止在经脉之中，凝滞为痈，出身半以上，风从生受之也。故与欲寒邪，和经脉中气血，使无凝滞也。白芷升麻汤。

白芷七分 升麻 桔梗各五分 甘草炙 黄芩生 归梢 生地各一钱 酒黄芩 黄芪 连翘各二钱 中桂少 红花少

上水酒各一盏，同煎至一盏，临卧热服，一服愈。

此症虽日经脉之中，然得之自八风之变，其药制度，皆发表之意。此方黄芩重用，未免过之，宜酌量。

妇人两乳间出黑头疮，疮顶陷下作黑眼子，其脉弦洪，按之细小。

升麻 连翘 葛根各一钱半 肉桂三分 黄芪 归身 甘草炙。各一钱 鼠粘子五分

黄柏二钱

上作一服，水一盏，酒半盏，煎至一盏，二服愈。【批】阳明分野药。

〔罗〕汗之则疮已。丁巳年，委予从军，回住曹州，有赵同知舅经历，病头面赤肿，耳前后尤甚，疼痛不可忍，发热恶寒，牙关紧急，涕唾稠黏，饮食难下，不得安卧。一疡医肿上砭刺四五百余针，肿赤不减，其痛益甚，不知所由然。予往诊，视其脉浮紧，按之洪缓，此寒覆皮毛，郁遏经络，热不得升，聚而赤肿。经云：天寒地冻则水冰。人气在中，皮肤致，腠理闭，汗不出，血气强，内坚涩。当是之时，善行水者，不能注冰；善穿地者，不能凿冻；善用针者，亦不能取四厥。必待天温冰释冻解，而水可行，地可穿，人脉亦犹是也。又曰：冬月闭藏，水冰地坼，故用药多而少针石也。宜以苦温之剂，温经散寒则已。所谓寒致腠理，以苦发之，以辛散之也，宜以托里温经汤。麻黄苦温发之者也，防风辛温散之者也。升麻苦平，葛根甘平，解肌出汗，专治阳明经中之邪，故以为臣。血流而不行者则痛，以香白芷、归身辛温，以破血散滞。湿热则肿，苍术苦甘温，体轻浮，力雄壮，能泄皮肤腠间湿热。人参、甘草甘温，白芍药酸微寒，调中益气，使托其里也，故以为佐。各锉如麻豆大，同秤，水煮饵之。以薄衣覆其手，以厚被覆其身，且卧于暖处，则经血温，腠理开，寒乃散，阳气伸，大汗出，肿减八九。再服，去麻黄、防风，加连翘、鼠粘子，痛肿悉去。经言汗出则疮已，信哉。【批】脉浮紧者宜解表。

托里温经汤 治寒覆皮毛，郁遏经络，不得伸越，热伏荣中，聚而赤肿，痛不可忍，恶寒发热，或相引肢体疼痛。

麻黄去根节 白芷 当归各二钱 防风去芦 葛根各三钱 升麻四钱 甘草炙 白芍药各一钱半 人参 苍术各一钱

上锉，如麻豆大，每服秤一两，水二盏，先煮麻黄，令沸熟，去沫，再下余药，同煎至一盏，去渣，大温服讫，卧于暖处，即以绵衣覆之，得汗而散。

〔垣〕蒲津王世祥，年七十，感寒湿地气，二月间，得附骨痈于左腿外侧，足少阳之分，少侵足阳明分，阔六七寸，长一小尺，坚硬漫肿，不辨肉色皮泽，深以指按至骨大痛，又行步作痛，与药下咽，疼痛立止，二日后，柔软而肿消矣。【批】少阳厥阴分野药。

柴胡 鼠粘子各钱半 连翘 肉桂各一钱 黄芪 当归梢各二钱 黄柏 甘草炙。各五分 升麻七分

作一帖，好酒一盏半，煎至一盏，大温，空心食消尽服之，少时，以早膳压之，使不令大热上攻，犯上中二焦也。

贾德茂，男十岁，四月天气大热，于左足大腿近膝股内，足厥阴肝之经，少侵足太阴脾之经分出附骨疽，不辨肉色漫肿，皮泽木硬，痛势甚大，其脉在三部细弦，按之洪缓，略有力。

黄芪二钱 柴胡梢一钱 羌活五分 连翘一钱二分 肉桂三分 土瓜根三分 生地一钱 黄柏酒洗，二分 当归尾七钱半

上作一服，酒一盏，水三盏，煎至一盏，空心热服，一服愈。

〔垣〕**内托荣卫汤** 治风湿热郁其手足少阳，致血脉凝逆，使荣卫周身元气消弱。其风热滞于下，其面色必赫赤而肿，微黯色。风木之性上冲，颜必忿色，其人多怒，其疮之色亦赫赤肿硬微带黯色，其疮之形势亦奋然高起，结硬而作痛，其脉洪缓而弦，宜发其汗而通其荣卫，则邪气去矣。

黄芪 桂枝各五钱 防风 羌活 黄芩 当归各一钱半 连翘 柴胡各二钱 甘草炙 人参各一钱 苍术 红花各三钱

上㕮咀，只作一服，水酒各一大盏，同煎至一盏，温服。

上九方，皆东垣及罗谦甫、丹溪随痈疽所发分野制之也。其方皆以发表为先，不过一二

服而愈。如痈疽发在太阳经分野，必用防风、羌活；阳明经分野，必用香白芷、升麻；少阳经分野，必用柴胡；太阴经分野，必用芍药、升麻；少阴经分野，必用独活；厥阴经分野，必用青皮、柴胡；皆以桂佐之。身半以下者，必用酒水多，熟煎之，空心服，使药下行。身半以上者，必用酒水少，带生煎之，临卧服，使药上行。脉细小无力，必于本经药中加辛热剂；脉洪大有力，必于本经药中加苦寒剂。随症加减，活泼泼地，其效如神，真良医也。

〔涓〕**缩毒金粉散**　治但疼痛，不急胀。【批】脉有力者春夏宜寒凉解表。

干葛　甘草　郁金　川芎　栝楼根　白芷

上等份，并生为末，每一钱，温酒入蜜调下，不拘时。此药大散五脏积毒凝滞，日三服。

〔垣〕**羌活当归汤**　治脑疽。

黄芩酒炒　黄连酒炒　归身酒浸　甘草炙。各一两　羌活　黄柏酒浸　连翘各五钱　泽泻　独活　藁本各三钱　防风　栀子仁各五分

上㕮咀，分作四服，水一小碗，先浸一时许，入酒一匙，煎至八分，去渣，大温服，食后，日二服。和渣计六服，三日服尽。去渣，清药调下后槟榔散。

槟榔散　用槟榔为细末，将羌活当归汤调下。

黄柏当归汤　治背疽。

黄柏炒，七钱　黄芩炒　当归身炒　甘草炙。各一两　黄连炒　防风各五钱　泽泻　山栀　知母　地骨皮各三钱　连翘五分

上㕮咀，分作四服。每服水一小碗，浸一时许，入酒一匙，煎至八分，去渣，调下槟榔散，大温服与前药同。

〔丹〕吕孺人，恶寒发热，腹上有小疽，此血少有热，与此药。

白术　川芎三钱　赤芍药　连翘二钱半　陈皮　防风　黄芩二钱　木通一钱半　甘草五分

分五帖，水煎服。

〔丹〕治好酒妇人，用酒煨大黄，取汗。法见膏粱条。

〔《精要》〕**十宣散**【批】脉无力者秋冬宜温热解表。

人参　当归　黄芪各二两　川芎　防风　厚朴　桔梗　官桂　甘草　白芷各一两

上为细末，每服二钱，加至六钱止，热酒调下，日数服，以多为妙。不饮酒者，用木香浓煎汤下，然不若酒力之胜也。许学士云：此方得于都下异人，济苦者不可计数。

陈无择谓此药在第四节服者非也，早服中病者，必消散。

〔罗〕千金托里散　治发背疔疮。方见疔疮。

〔涓〕**托毒散**　治痈疽初起高肿，发痛不定，喘息气粗。

附子一枚，炮，去皮尖　当归　麻黄　甘草　官桂　川芎　羌活　石苇　龙胆草

上九味等份，为末，每服二钱，水一大盏，姜三片，盐少许，同煎。

〔丹〕一男子年五十余，形实色黑，背生红肿，近胛骨下，痛甚，脉数而洪紧，食亦呕。正冬月与麻黄桂枝汤，加酒黄柏、生附子、瓜蒌子、甘草节、羌活、青皮、人参、黄芪、半夏、生姜，六帖而消，此非内托之意欤。

〔《精》〕**五香汤**

木香　沉香　麝香　乳香　丁香　粉草　人参　黄芪　犀角

上每服四钱，水二盏，煎至一盏，不拘时。

五香连翘汤

乳香　甘草　木香　沉香各三分　丁香半两　连翘　射干　升麻　黄芪　木通　桑寄生如无，升麻倍之　独活各三分　麝香一钱

上㕮咀，每服三钱，水一盏，煎至七分，温服。大便秘者，加大黄。

内托散一名护心散　一日至三日之内宜连进十数服。【批】有丹石毒者宜解毒。

真绿豆粉一两　明乳香半两，慢火于银石

器中炒，手指搅使干，急倾出，扇冷研极细

上研令匀，每服二钱至三钱，浓煎甘草汤调下，时时细呷，要药常在胸膈间。若毒冲心，有呕逆之证，大宜服此。如有寒而呕逆，不宜服此，当用辛热。

丹溪云：内托散绿豆解丹毒，又治石毒，味甘，入阳明胃，性寒能补为君。乳香去恶肿，入少阴，性温善窜为佐。甘草性缓，解五金八石及百药毒为使。此方专为服丹石而发疽者设。若不因丹石而发疽，恐非必用之剂。又云：内托散性凉，治呕有降火之理。

〔仲〕**排脓汤方**【批】杂方。

甘草二两 桔梗三两 生姜一两大枣十枚

上四味，以水三升，煮取一升，温服五合，日再服。

〔《本》〕托里排脓，生犀散。

皂角刺不拘多少，粗大黑紫者。

上置瓶中，盐泥固济，炭火烧过存性，放冷，出研为细末，每服一钱，薄酒微温调下，暑月陈米饮下，

〔洁〕**保安汤** 治疮托里，或已成者速溃。

瓜蒌新者一个，去皮。火焙 没药通明者一钱，研 金银花 甘草 生姜各半两

上为细末，用好无灰酒三升，于银石器内，煎至一升，分作三盏，三次饮尽，病微者，只一服。如服托里药不能发散，又作疮者用此。

〔《精》〕**柞木饮子**【批】毒小者轻剂内消。

干柞木叶四两半 干荷叶中心蒂 干萱草根 甘草节 地榆各一两

上细锉，每服半两，水二碗，煎一碗，分作二服，早晚各一服。未成者自消，溃者自干。其荷蒂去恶血；萱根下水解毒，利胸膈；柞木有芒刺能驱逐；地榆主下焦血病。轻小证候，或可倚仗。

〔《精》〕**车螯散**

车螯一两，煅通赤。本草云：车螯解酒毒 生甘草 轻粉五分

上一处为细末，每服四钱，浓煎瓜蒌酒调下，五更服，转下恶物为度。未知，再用。效在五香之上。本草云：车螯，大蛤也，一名蜃。

又方

车螯四个，黄泥固济，火煅赤，出火毒一宿 瓜蒌一个，去皮，瓦上炒香 灯心三十茎 甘草节五分

上为粗末，作一服，酒二盏，煎一盏，去渣，入蜜一大匙，和匀，每用酒八分盏，车螯末二钱，腻粉少许调匀，空心温服，取下恶物黄涎为效。

丹云：车螯散一以轻粉为佐，一以灯心为佐，其散肿消毒下积，安详稳重，轻小症侯，可以倚仗。

治背疮。荆芥穗、木鳖子仁、大黄、归头、甘草节。除荆芥穗为君外，余各等份，酒水各一碗，煎至七分，空心向东饮，即下积，与粥便止。若结成者，用川楝子七枚，烧灰酒下。次与十四枚，又次与廿一枚。三帖后，虽结亦小之。陶氏。【批】毒深者重剂攻里。

〔《干》〕**漏芦汤** 治痈疽丹疹恶肉，时行热毒赤肿。

漏芦 连翘 黄芩 白蔹 枳壳 升麻 粉草 麻黄 朴硝各一两 大黄一两半

上除硝外，每服二钱，水一盏，姜三片，薄荷三叶，同煎温服，取利为度。

〔《精》〕**漏芦汤**

生黄芪 连翘 沉香 漏芦各一两 粉草半两 大黄一两

上为细末，每服二钱，姜枣汤调下。

内消升麻汤 治血气壮实，若患痈疽，大小便不通。

升麻 大黄各二两 黄芩一两半 枳实麸炒 当归 芍药 甘草炙。各一两

上㕮咀，水煎食前。

〔罗〕**内消丸** 治疮肿初生，及瘰疬结核，热毒郁滞，服之内消。

薄荷叶 皂角不蛀者，水煮至软。各半斤，煎膏 牵牛半斤，取头末 青皮 陈皮各一两

沉香半两　广茂炮　京三棱炮。各三钱

上为末，入牵牛头末，用煎膏和丸，如绿豆大。每服三十丸，煎连翘汤送下，食后。

〔孙真人〕**单煮大黄汤**　脉实沉而数，膏粱食肉之辈，大腑秘者。详审用之。

锦纹大黄酒洗去皮

上一味，锉如麻豆大，水煮服。

〔《精》〕**神仙追毒丸**　能解一切毒，如被狐狸、毒鼠、恶菌、河豚毒、疫死牛马肉毒、蛇犬恶虫所伤。又治痈疽发背，及疔鱼脐疮，人多不识，唤作痈疽，致命杀人者，及治诸风瘑疥赤肿瘤等。

五倍子捶破洗，焙，三两　山慈菇去皮净，焙，一两　麝香二钱，研入　千金子即续随子去壳，研去油，取霜，一两　山豆根一两　红牙大戟去芦洗净，焙干，一两半　全蝎　朱砂　雄黄各一两

上除千金子、麝香外，七味为细末，却入研药另匀，用糯米饮为丸，分四十丸。每服一丸，生姜、薄荷汁、井花水研服。昔有一女子，久年病瘵，磨一丸服之，一时吐下小虫千余条，半月即无事。丹溪云：神仙追毒丸，其五倍子消毒杀虫解风为君，山慈茹、千金子、大戟皆驱逐走泄之剂，佐以麝香升散，若用之固里以发表，实非所宜，苟能灼见脏腑有积毒、异虫深痼而体不虚者，亦是快药。古人兵曰义兵，刑曰祥刑，戒勿轻于用也。

〔《灵》〕帝曰：痈疽何以别之？岐伯曰：荣卫稽留于经脉之中，则血泣而不行，不行则卫气从之而不通，壅遏而不得行，故热。大热不止，热胜则肉腐，肉腐则为脓，然不能陷骨髓，不为焦枯，五脏不为伤，故命曰痈。愈。【批】痈高而薄泽其痛在外。

刘涓子云：痈之痛，只在皮肤之上。又云：痈发如火焚茅。初如黍米大，三两日如掌面大，五七日如碗面大，即易治。如肿冷发渴发逆，治之难帝曰：何谓疽？岐伯曰：热气淳盛，下陷肌肤，筋髓枯，内连五脏，血气竭，当其痈下，筋骨良肉皆无余，故命曰疽。【批】疽平而大坚其痛彻心。

刘涓子云：疽发，或如小疖，触则彻心痛，四边微起如橘皮孔，色红赤不全变，脓水不甚出，至七八日，疼闷喘急不止。又云：始发肿高，五指忽平陷者，此内攻之候也。《精要》云：生疽处，不热不痛，低陷者，此为内发，难治必死。

疽者，上之皮夭以坚，上如牛领之皮。痈者，其皮上薄以泽，此其候也。痈疽篇《精要》云：小按乃痛者，病势浅。大按乃痛者，病势深。此辨痈疽之法也。

刘涓子云：痈疽有三等，毒气浮浅属腑。犹伤寒阳症。毒气沉深属脏。犹伤寒阴症。毒气猛烈，而行经络，或浅或深无定，五脏六腑，皆受五毒，难为调理，唯宜急切。犹伤寒两感于寒，难治。于痈发诸处，不问虚实高肿起盛光泽疼痛，只在皮肤之上，热急胀满，或有痒疼，别无恶候，初用温药平气，次用排脓发穴。【批】痈宜发表发穴。

治痈所谓平气者，乃犀角饮之类，其方用犀角、连翘、漏芦、甘草、当归、肉桂，皆发表之药也。所谓发穴者，乃棘针之类，用皂角刺为君。甘草、川芎、乳香为佐使，亦托里之药也。然不若洁古、东垣诸方，发表托里为稳当。

疽发诸处，不拘大小。《精要》谓广一尺二尺曰疽者，非。惟起在背，广一尺、二尺、三尺，皮厚而紫黑高肿不常，内疼如锥刺，攻击满闷，应四肢重疼，前心亦痛。余处发犹可，唯虚处及近筋骨处，若脓毒未溃，即伤烂筋骨肉损为疽者，属五脏毒气深沉，多气伏硬坚实，而不宜缓慢治之，须内实五脏，外透皮肤，令软匀和即脓透。宜用内托实脏气之药，排脓匀气乃可，不比痈之毒气浮浅也，毋作一类治之。【批】疽宜实内补虚。

凡一切疮肿，始觉患起高肿，五七日忽平陷者，此是内攻之候也，急以内托散及内补汤

药，补填脏腑令实，最怕透膜，膜穿十无一生矣。痈之邪浅，其稽留壅遏，独在经脉之中，而专攻于外。故初发时，自表便发热，患处便如柁如盆高肿而痛甚者，纵欲下陷，缘正气内固，不肯受，故或便秘，或发渴发逆以拒之，是以骨髓终不焦枯，五脏终不伤也。疽之邪深，其稽留壅遏，内连五脏，而不专攻于外，故身体或无热，患处或不肿痛，甚者声嘶气脱，眼黑眼小，十指肿黑，如黑多死也。治之之法，痈之初发，当以洁古法为主，表者散之，里者下之，火以灸之，药以敷之，脓未成者必消，脓已成者速溃也。疽之初发，当以涓子法为主，补填脏腑令实，勿令下陷之邪蔓延，外以火灸，引邪透出，使有穴归着而不乱，则可转死回生，变凶为吉。今世外科不分痈疽，一例宣热拔毒，外以五香耗其气，内以大黄竭其血，终不能自悟其药之非，惜哉。

治痈疽初觉，肿结未成，可以消，散毒饮子。【批】补虚法。

黄芪二两　甘草炙　天罗生　山药炒　鬼腰带叶半两，生竹篱阴湿石岸络石而生者好，络木者无用，其藤柔细，两叶相对，形生三角

上为粗末，每服三钱，水一盏，煎至七分，入酒三盏，同煎一二沸，去渣温服。

〔《精》〕**神效托里散**　治痈、疽、发背，肠痈、奶痈、无名肿毒，焮赤疼痛，憎寒发热，不问老幼虚弱，并治之。

黄芪去芦　忍冬藤叶各五两　当归一两八钱　粉草炙，八钱

上为细末，每服二钱，酒一盏半，煎至一盏，病在上，食后服；在下，食前服，少顷再进，留滓外敷。

〔《保》〕诸疮疡痛，色变黑紫者，回毒金银花汤。

金银花并梗，二两　黄芪四两　甘草一两

上用酒一升，重汤煮三两时，去渣温服。

〔《本》〕**黄芪散**

绵黄芪一两　甘草半两　皂角刺拣红紫者，锉，炒黄，一两

上细末，每服二大钱，酒一盏，乳香一块，煎至七分，去渣服。

〔海〕黄芪汤与四物相和，亦名托里汤，血气齐补也。

黄芪四物汤

人参　黄芪　白术　茯苓　芍药　甘草　生姜　当归　地黄　川芎　多加金银花煎服。

〔《本》〕**内固黄芪汤**

绵黄芪　人参各半两

上细末，入真生龙脑一钱，研细，生藕汁和丸，如绿豆大。每服三十丸，温热水下，加至四十丸，日三服。

〔丹〕五八婶年六十岁，背上疮，脉洪大数，午后恶寒发热，食少。

连翘　黄芪生，二钱　人参二钱　陈皮　茯苓五分　砂仁三钱　甘草炙　白术一钱

分十帖煎服。

上方皆以黄芪为君，甘草、归、参为佐，乃实内补虚之中兼托里也。

〔《精》〕**阿胶饮子**

明阿胶炒如珠　粉草各一两　橘红半两

上㕮咀，分作三服，再服以水一盏，煎七分，去渣温服。

又方**牛胶饮**　截痈疽恶疮发险处，服之使毒气不攻于内。

牛胶通明者，四两　用酒一碗，入胶内重汤煮溶透，搅匀倾出，更浸酒，随意饮，能饮者以醉为度，此法活人甚多。

又方**黄矾丸**　服过一两以上，无不取效，最止疼痛，不伤脏腑，活人不可胜数。

白矾一两　黄蜡半两

上和丸，如桐子大。每服十丸，渐加至五十丸，温酒送下。如未破已消，已破即合，一日服百粒，则有效。能防毒气内攻，尤能护膜始终，须服半斤，疮愈后服之尤佳。治蛇咬溶化白矾，乘热滴伤处，痛即止。一方用明矾飞过研细，以鸡子二个取清，调矾末稀稠如糊，

用无灰陈好酒，放开服之。脓未成者即消，已成脓者从大小便出，神效，累验，其功大胜黄矾丸。

国老膏　治一切痈疽，能消肿逐毒，使毒不内攻，其效不可具述。

甘草大者二斤，捶碎，河水浸一宿，揉令浆汁浓，去尽筋滓，再用绢滤，过银石器内慢火熬成膏，用器收之，每服一二匙，无灰酒或白汤亦可。曾服燥药丹剂者，亦解之。《本事方》每甘草一斤分作三服，温酒调下，今去一二匙恐力少也。

远志酒　治一切痈疽发背，疖毒恶候，浸有死血，阴毒在中则不痛，敷之即痛；有忧怒等气积而内攻，则痛不可忍，敷之即不痛；或蕴热在内，热逼人手不可近，敷之必清凉；或气虚血冷，溃而不敛，若七情内郁，治之必愈。

远志不以多少，泔浸，捶去心　为末，酒一盏，调末三钱，澄清饮之，以滓敷于患处。

忍冬酒　初发便当服此。或贫乏中，或居乡僻田夫野老，百发百中。

忍冬藤生取一把，以叶入砂盆研烂，入酒少许，调和得所，涂傅四围，中心留一口，又取五两，用木捶碎，不犯铁器　甘草一两，生，锉

上二味，入砂瓶内，用水二碗，文武火煎至一碗，入好酒一大碗，煎十数沸，去渣，分为三服，一日连夜进尽。病势重，一日夜可二剂。忍冬藤补血，如气虚及寒多人不宜用，是故田夫野老，百发百中也。

〔丹〕阿胶饮、牛胶饮，以牛皮属金属土，补肺气，实大肠，壮胃止泄。黄矾丸，以蜡味甘淡，入大肠有补难化。国老膏，以甘草化毒行经。远志酒、忍冬酒，皆有补性，归心归血，用之颇切。善用者，以之配入治肿疡之散结，溃疡之补虚，亦奏捷功。

上丹溪实内补虚法，皆以参、术、归、芪，又甚者独参膏，其法并见后分经条，及散见溃疡门虚实寒热条，真转死回生之捷法也。

痈疽当分经络论　六阴经，六阳经，分布周身，有多气少血者，有多血少气者，有多气多血者，不可一概论也。若夫要害处，近虚处，怯薄处，前哲已曾论及，惟分经之言，未闻也。何则？诸经惟少阳厥阴经之生痈疽，理宜预防，以其多气少血也。其血本少，肌肉难长，疮久未合，必成危证。又云：少阳经多气少血，与厥阴经同。少阳有相火，尤甚于厥阴经者，其有不思本经少血，遽用驱毒利药，以伐其阴分之血，祸不旋踵矣。请述一二成败之迹以告来者。予族叔父，平生多虑，质弱神劳，年近五十，忽右膊外侧廉上生结核，身微寒热而易怒，食味颇厚，脉之俱浮大弦数，而重似涩。予曰：此多虑而忧伤血，时在初秋，勿轻视之，宜急补以防变证，以人参一斤作膏，下以竹沥。病者吝费，招一外科，以十宣、五香散相间与服，旬日后，一日大风拔木，病者发热，神思不佳，急召予视之，核稍高大似有脓，于中起一红线，延过肩后，斜走绕背脊，过入右胁下，不痛，觉肩背重而急迫，食有呕意，脉同前，但弦多耳。急作人参膏，入芎、术、生姜汁饮之，用人参三斤，疮溃脓干。又与四物汤，加参、术、陈皮、甘草、半夏、生姜，百余帖而安。此等若在春令，虽神仙不治也，幸而在秋金之令，不幸因时下暴风激起木中相火而致此，自非参膏骤补，何由得免。此正涓子所谓补填脏腑之法也。又一人腿外廉生红肿，一人胁下生红肿，皆由庸医误下之而死，详见后条。或曰：太阴经非多血少气者乎？何臀疽之生，初无甚苦，往往间有不救者，吾子其能治之乎？予曰：臀居小腹之后，而又在其下，此阴中之阴也，其道远，其位僻，虽曰多血，气运不到。气既不到，血亦罕来，中年已后，不可生痈。才有痈肿，参之脉证，但见虚弱，便与滋补，血气无亏，可保终吉。若用寻常驱热拔毒舒气之药，虚虚之祸，如指诸掌，可不慎欤。【批】禁忌。

〔《素》〕帝曰：诸痈肿筋挛骨痛，此皆安生？岐伯曰：此寒气之肿，八风之变也。帝曰：

治之奈何？岐伯曰：此四时之病，以其胜治之愈也。脉要精微论。【批】邪风外入者多属寒。

〔《灵》〕血脉荣卫周流不休，上应星宿，下应经数。寒邪客之则血泣，血泣则不通，不通则卫气归之，不得复反，故痈肿。寒气化为热，热胜则腐肉，腐肉则为脓。脓不泻则烂筋，筋烂则伤骨，骨伤则髓消，不当骨空，不得泄泻，血枯空虚，则筋骨肌肉不相荣，经脉败漏，熏于五脏，脏伤故死矣。痈疽篇。

生气通天论云：劳汗当风，寒薄为皶，郁乃痤。又云：阳气者，开阖不得，寒气从之，乃生大偻。荣气不从，逆于肉理，乃生痈肿。是亦寒邪从劳汗之隙，及阳气开阖不得其理之隙，久客之为痈肿也。观此数论，则知痈疽之发，皆得之于寒邪所客也。独运气疮疡，一岁老幼相似之病，间有热者，不可不知。详见运气条。

上经数节，皆论痈疽，乃因寒邪客之而发也，治法则《精要》十宣散、五香汤、洁古苍术复煎散等，发表之剂是也。

〔丹〕朱郎年四十余，恶寒发热，右腿内廉厥阴分生一肿毒，此是冷折热在肺经血分，与此方。

瓜蒌子　黄药子　赤芍药　当归头　条芩三钱　青皮　皂角刺　桂枝二钱　甘草节生一钱

上分四帖，煎取一盏，入忍冬藤汁二蛤壳，食前煎饮。以忍冬藤渣敷肿上。

〔涓〕**安神散**　治诸色疮肿，调气顺荣卫。

人参　茯苓　甘草炙　枳壳去瓤，麸炒　附子炮，去皮尖　白姜　山药　陈皮

上等份为末，每服一钱，水一盏，生姜三片，大枣一个，煎至七分，通口服。

〔垣〕膏粱之变，亦是滋味过度，荣气不从，逆于肉理，乃生痈肿。荣气者胃气也，饮食入于胃中，先输于脾，而朝于肺。肺朝百脉，次及皮毛，先行阳道，下归五脏六腑，而气口成寸矣。今富贵之人，不知其节，法酒肥羊，杂以厚味，积久太过，其气味俱厚之物乃阳中之阳，不能走于空窍而先行阳道，今反行阴道，则湿气大胜，子令母实，火乃大旺。热湿既盛，必来克肾，若不慎房事，损其真水，则水乏而湿热之化上行，其疮必出背上及脑，此为大疔之最重者，若毒气出肺，或脾胃之部分，毒之次也。若出于他经，又其次也。湿热之毒，所止处无不溃烂，故经言膏粱之变，足生大疔，受如持虚者，如持虚器以受物，则无不受矣。治大疔之法，必当泻其荣气。以标本言之，先受病为本，非苦寒之剂为主为君，不能除其苦楚疼痛也。诸疮疡有痛，往往多以乳香、没药，杂以芳香之药止之，必无少减之理，此其误也。若使经络流通，脏腑中去其壅滞，必无痛矣。痛则以苦寒之剂除之，无不愈者。疮疡食肉，与自杀无异，法当泻气而反补之故也。【批】膏粱内发者多属热。

元好问饮酒太过，脉候沉数，九月间脑下项上出小疮，不痛不痒，如白头疮，凡四日后，脑项麻木，肿势外散，热毒掀发。又二日，痛大作，夜不得寐，医处以五香连翘汤，后再邀东垣诊视。云：膏粱之变，不当投五香连翘汤，已无及矣。且疽已八日，当先以火攻之，然后用药，以火艾炷如两核许者，攻之百壮，始觉痛。次为处方云：是足太阳膀胱之经，其病逆当反治。脉中得弦紧，按之洪大而数，又且有力，必当伏其所主，而先其所因，其始则同，其终则异，必先岁气，无伐天和。以时令言之，可收不可汗，经与病俱禁下法，当结者散之，咸以软之。然寒受邪而禁咸，遂制黄连消毒饮治之。

黄连五分　黄芩五分　黄柏五分，酒洗　人参五分　知母四分，酒炒，此以苦寒引用通经为君　羌活一钱　独活五分　防风五分　藁本五分　连翘一钱，此以大辛解本经之结为臣　黄芪一钱　甘草炙，五分，此以甘温配诸苦寒者三之一，多则滋荣气而补土　当归身一钱，酒洗　生地一钱，酒洗，此以辛温之剂和血补

血　陈皮五分，不去白，补胃气　甘草梢五分，生，此以甘寒泻肾火之邪，补下焦元气　泽泻七分，渗淡导酒湿，扶助秋令　防已五分，酒洗，除膀胱留热　归梢五分　苏木五分，去恶寒　桔梗一钱，使诸药不下沉，为舟楫之用所用之药，用酒洗并入酒煎者，用酒热为因为使。

上俱作一服，水三盏，煎至半干，去渣，入酒少许，再煎，食后温服。投剂之后，大鼾日出乃寤，疮肿减七分，精神旺，饮啖渐进，灸瘢渐脓出而痊。服药后，不得饮水，恐再作脓，效迟。初患三日者，服之立效。凡疮皆阴中之阳、阳中之阴二证而已，东垣治疽，阳药七分，阴药三分，名曰升阳益胃散，老人宜之，亦名复煎散。或加没药、乳香各一钱。

上东垣论膏粱肉食之变，治宜苦寒不宜芳香者，如解里条《撮要》内消升麻汤、孙真人单煮大黄汤，皆为富贵食肉之辈设也。

〔丹〕尝治一妇人，年将七十，形实性急而好酒，脑生疽十五日，脉弦紧急且涩。予急用大黄酒煨，细切酒拌炒，为末，又酒拌炒人参入姜煎调一钱重，又两时再与。得睡，而上半身汗，睡觉病已，此亦内托之意也。

〔仲〕**排脓散方**

枳实十六枚　芍药六分　桔梗二分

上三味，杵为散，取鸡子黄一枚，以药散与鸡子黄相等揉和，煎如薄粥，温服一升，即瘥。

〔丹〕朱绍八官右脚肿，生附骨痈。吃草药酒，多生隔痰，热壅无力。

人参　黄连　茯苓一钱　瓜蒌子四十八粒

分二帖，入竹沥热饮。

〔《保》〕诸疮肿已破未破，焮肿者，当归散主之。

川芎　黄芪　瓜蒌　木香　黄连各等份

上为粗末，水煎一两服。如痛而大便秘，加大黄三钱。

〔涓〕凡痈疽外冷内疼者，由阴气外逼皮肤，用热物熨之。大热亦不觉者，须用热物前后熨令透，随手便用紧急溃脓毒药，使脓外出尽，肿平，即用生肉暖疮和正气药，令进饮食不倦。【批】外冷内疼者宜热药敷贴。

治痈疽发背，初肿时方。

风化石灰二两　细辛一两

上为粗末，用热醋敷患处，干再敷。三上其肿即消。

四虎散　治发背初生，筋脉紧急不舒。

附子生，去皮。一两　天南星泡　半夏汤洗，七次　狼毒各半两

上四味，为末，热酒调成膏，摊上肿处，以熟绢靥定，觉患处如火烧不妨。

凡痈疽外热内疼者，是有客邪，内有积毒，欲作脓透之候。治背疮初发时小，后五七日赤肿高，即罨药令内毒散，减疼免牵引，乳香膏。【批】外热内疼者宜凉药敷贴。

乳香一两　青薄荷叶四两，洗干

上研匀，厚罨患处，以青绢盖之，如干以新汲水润之，常令湿，其热毒自然消散。如热毒攻结可用，气毒攻结不可用。

贴痈毒，令内消，**金黄散**。

白芷　白及　白蔹

上等份，为细末，用新汲水调敷。

〔丹〕治阳症肿毒，并金疮。

大粉草，锉细，用竹一段，刮去青，两头留节，开一小窍，入草在内，满后却用油灰塞窍。从冬至日放粪缸内，待立春日先一日取起，竖在有风无日阴处二十一日，验两窍好，却破竹取草为细末，用水调敷。

〔世〕围药。

南星　草乌　黄柏　白及各二两　五倍子一两，炒

上为末，调如糊，随血围匝如墙壁，可移险处于不险处，如神。

敷药：白蔹　白芷　南星　白及　贝母各等份

上为末，水调敷，外用围药束定，内用敷药提起，制之有理。

〔《药性论》〕甘蕉根，捣敷一切痈肿上，干即更敷，无不瘥者。

〔梅〕治痈疽发背，或发乳房，初起微赤，不急治之，即死，速消方。捣苎根敷之，数易效。

〔《济》〕诸疮肿痛不可忍者。以葵花根去黑皮，捣烂。若稠，点井花水少许，若不稠不须用水，以纸摊如膏药贴之，立效。《经验方》用蜀葵敷之，亦妙。

〔世〕又方　芙蓉叶捣烂敷之，立效。晒干为末，水调敷亦妙。发背，蜗牛百个活者，置净瓶内，新汲水一盏，浸瓶中封闭，自晚至晓，其水如涎，取水将真蛤粉不拘多少调之，刷疮上效。

〔丹〕治背痈与疖，久年烟壁土、黄柏等份，细末，生姜汁捏成膏，敷之。夏以茅香汤下一二钱，妙。《经验》

〔《本》〕治痈疽，止痛拔毒，七宝散。干荷叶心当中如钱片，不计多少，为粗末，每用三匙，水二盏，慢火煎至一碗半，放温淋洗，干以太白膏敷之。

太白膏

寒水石飞，用腊月猪脂调成膏，随疮大小，用薄纸摊贴之。

敛疮内消方【批】寒热通用敷贴。

黄明胶一两，水半升，熔消了，入黄丹一两，再煮三五沸，又放温冷，以鸡毛扫在疮口上。如未成，即涂肿处自消。【批】寒热通用敷贴。

〔《外》〕凡痈，不问已溃未溃者。以胶一片，水浸令软，随肿大小贴当头上开一孔。若已溃合脓者，当被胶，急发之，脓皆出尽。未有脓者，肿当自消矣。

〔海〕治发背秘法。李北海云：此方神授，极奇秘。以甘草三大两，生捣别筛末，大麦面九两，于一盘中相和，搅令匀。取上好酥少许，别捻入药令匀，百沸水搜和如饼剂，方圆大于疮一分，热敷肿上，以油纸隔令通风，冷则换之。已成者脓水自出，未成者肿便内消

〔丹〕隔皮取脓法，治诸般肿毒。

驴蹄细切，一两，炒　荞麦面一两　白盐半两　草乌四钱，去皮

上为末，水调作饼子，慢火炙黄，出火毒，研。米醋调成膏，用白纸摊贴患处，毒自毛窍而出，其肿自退。

〔《保》〕治疮疡焮肿木硬，针头散。

上以蟾酥、乳香各一钱，同研匀细，以儿乳汁和如泥，入磁石盒收之，干不妨。每用以唾调拨少许于肿处，上以膏药贴之，毒气自消，虽然有疮亦轻。

〔《济》〕万应针头丸　治一切脑背疽，恶毒大疮欲死者，一粒即愈。

麝香二钱　血竭三钱，如蜡者用，散者不用，非真　轻粉三钱　蟾酥三钱，舌试辣者　硇砂三钱　片脑一钱　蜈蚣一对，全用

上为极细末，炼蜜和丸，为剂。如疮有头者，用针头挑破，微有血出。将药一黍米大，放挑开疮内，上用纸花周围唾津湿，贴疮上，不过时刻，即愈。如两腋见无头疮，即是暗疔，即将两手虎口内白土纹，用针挑破，如前法用药封盖。忌鸡鹅酒湿面一切发热之物。

〔子和〕一省掾背项常有痤疖，愈而复生。戴人曰：太阳血有余也，先令涌泄之，次于委中排针出紫血，病更不复作也。予男衮，常喜热火烘灼其背及两足，又食自死肉，久而两足常生疖毒，愈而复生者半年余。予以清凉饮子下之，得紫黑血积于便中去者，月余其疖毒顿除，是知积热毒致痈肿者如此。【批】积热。

李世英患疽，数日后根脚开大，或腹疼泄泻，手足常冷，脉沉微细，或自汗出，急用姜附之药，甚者于脐下关元着艾三五百壮，待手足温，泄泻止，饮食知味，方可为喜。【批】沉寒。

〔《精》〕愤郁不遂志欲之人，多犯此疾。【批】郁气。

〔无〕痈疽瘰疬，不问虚实寒热，皆由气郁

而成。经云：气宿于经络，与血俱涩而不行，壅结为痈疽，不言热之所作，而后成痈者，此乃因喜怒忧思有所郁而成也。

远志酒　治七情内郁成痈疽。方见虚实条。

〔《精》〕**独胜散**　治痈疽皆缘血滞气凝而致者。

香附子去毛令净，以生姜汁淹一宿，焙干，研极细

上无时，以白汤调二钱服之。又云：疽疾多因怒气得之。若有此疾，必多怒，但服香附，进食宽气自有效。

〔丹〕独胜散治气郁血滞，而诸疮愈后，常服半年尤妙，此皆施于体实气郁之人。予见吴兄厚味气郁，而形实性重，年近六十，患背疽。医与他药皆不行，惟香附末饮之甚快，始终只此一味，肿溃恃此以安，然此等体实而又病实乃瘥，千百而一见者也。每思香附，经不言有补，惟不老汤一方，乃言于老人有益，用片子姜黄、香附子、甘草三味，而以不老为名，且引铁瓮先生与刘君为证，夫岂无其故哉，盖于行气中有补之之理耳。天之所以为天者，健而有常也，因其不息，所以生生无穷。正如茺蔚子活血行气，有补阴之妙，故名益母，胎前产后所恃者气血耳，胎前无滞，产后无虚，以其行中有补也。夏枯草治瘰疬，亦然。

〔《补遗》〕谓妇人男子，痈疽治法无异，惟月闭、血虚、气结三证有异耳。愚谓妇人血海满则行，月闭一证固异，然妇人性情执着，比之男子十倍，虽有虚证宜补，亦当以执着为虑。向见楼氏妇早寡，善饮啖，形肥伟，性沉毒，年六十六，七月间，生背疽，近正脊。医遂横直裂开取血，杂以五香、十宣散，与酒饮之。月余未尝议其寡居之郁，酒肉之毒，执着之滞，时令之热，卒至于平陷，淹延两三月而不救。

六脉不和，则留为痈。全文见五脏。此则膏粱所变之痈也。【批】脏腑。

诸痛痒疮疡，皆属于心。全文见诊。河间云：人近火气，微热则痒，热甚则痛。附近则灼而为疮，皆心火之用也。或痒痛如针轻刺者，犹飞进火星灼之然也。

上心火实，则为热痈，心火虚，则为寒痈。

〔《脉》〕肺乘肝，即为痈。肾移寒于肝，痈肿少气。全文见诊病传变，下同。肝藏血，肝病则血从之，而荣气逆于肉理，生痈肿是也。脾移寒于肝，痈肿筋挛。

〔《本》〕治发背方。草决明生用一升捣碎，生甘草一两亦碎，水三升，煮取一升，温分二服。大抵血滞则生疮，肝为血之脏，而决明和肝气，不损元气也。本草云：决明除肝热。

三阳为病，发寒热，下为痈肿。三阳，小肠膀胱也，下为痈肿独指膀胱为病。又脑疽、背痈、臀痈之类是也。

运气　痈疽有四：【批】运气。

一曰火热助心为疮疡。经云：少阳所至为疮疹。又云：少阴司天，热气下临，肺气上从，甚则疮疡。又云：少阴司天之政。初之气，寒乃始，阳气郁，炎暑将起，中外疮疡。又云：少阳所至，为疮疡。又云：少阳司天之政。风热参布，太阴横流，寒乃时至，民病寒中，外发疮疡。初之气，候乃大温，其病肤腠中疮。二之气，火反郁，其病热郁于上，疮发于中。三之气，炎暑至，民病脓疮。又云：太阳司天之政，初之气，气乃大温，肌腠疮疡，此皆常化病之浅也。又云：少阴司天，热淫所胜，甚则疮疡。又云：少阴司天，客胜甚则疮疡。又云：少阴之复，病疿疹疮疡，痈疽痤痔。又云：火太过曰赫义，其病疮疡血流。又云：火郁之发，民病疮疡痈肿。此是邪变病之甚也。

二曰寒邪伤心为疮疡。经云：太阳司天之政，三之气，寒气行，民病寒，反热中，痈疽注下。又云：太阳司天，寒淫所胜，血变于中，发为痈疡，病本于心。又云：阳明司天之政，四之气，寒雨降，民病痈肿疮疡是也。

三曰燥邪伤肝为疮疡。经云：木不及曰委和，上商与正商同，其病支发痈肿疮疡，邪伤

肝也。又云：阳明司天，燥淫所胜，民病疡疮痤痈，病本于肝是也。

四曰湿邪疮疡。经云：太阴司天，湿气变物，甚则身后痈。又云：太阴之胜，火气内郁，疮疡于中，流散于外是也。

〔丹〕《精要》第一论曰：凡有此病，未要辨问是痈是疽，是虚是实，是冷是热，首先便服内托散、五香连翘汤，宜泄毒气。又云：内托散、五香连翘汤、沉麝汤等诸方，不冷不热，不问老幼少壮，阴阳虚实，多服为妙。夫痈疽疮疖，脏腑阴阳，有浅深虚实冷热，用药有补泻温凉，老幼少壮，其禀受厚薄，形志苦药，随年岁而增损，奈何欲以不冷不热四五方而通治之，又多服为妙，此不能无疑者也。学者当审经络，察病机而处治，岂可仗此为通治之法。

〔丹〕东阳李兄，年逾三十，形瘦肤厚，连得忧患，又因作劳，且过于色，忽左腿外廉侧上发一红肿，其大如栗。一医闻其大腑坚实，与承气汤二帖下之，不效。又一医，教与大黄、朱砂、生粉草、麒麟竭，又二三帖，半月后召予视之。曰：事去矣。【批】少阳攻里之误。

又一李兄，四十余，面稍白，神甚劳，忽胁下生一红肿如桃，一人教用补剂，众笑且排，于是以流气饮、十宣散杂进之，旬余后，召予视之。予曰：非惟不与补剂，抑且多得解利，气血俱备难矣。已而果然。

此二者，皆由不预防本经少阳少血，遽猛浪用大黄攻里而死之者也。

一男子，年近六十，形素肥，初夏于左膊外廉侧生一核，方圆二寸余，不甚痛。召予治，诊其脉息，缓大而弱。予曰：此因忧闷而生，当气升散之时，须急与人参膏五六斤，又看作何应。病家召他外科，以十宣散五六帖而疮甚。予曰：此大虚也，勿以轻小视之。病家不信，一外科仍以十宣散进之，又五六帖，疮平陷，出清水而死。此可为因虚而生痈疽者之例。【批】少阳攻表之误。

胡经历女及笄，性急而形实，未许嫁，厚味积毒已深，髀骨中痛者年余，医以气药杂治之，愈而复发。至秋冬令，忽大痛发热，医者方悟髀枢穴上生附骨疽，在外廉侧少阳之分，其厚味性急自若，自首至尾，悉是五香汤、十宣散，服至疮溃，犹与五香汤者月余，忽一日恶寒发热膈满，医者不悟升散太多，阴血已绝，孤阳狂越于上，犹恨服五香饮欠多，致膈闻有滞，大服以进，一夕喘汗而死。

此二者，由不预防本经少阳血少，遽猛浪用十宣、五香表散而死之者也，可不戒哉。

〔《灵》〕帝曰：病之生时，有喜怒不测，饮食不节，阴气不足，阳气有余，荣气不行，乃发为痈疽。阴阳不通，两热相搏，乃化为脓，小针能取之乎？岐伯曰：圣人不能使化者为之，邪不可留也。故两军相当，旗帜相望，白刃防于中野者，此非一日之谋也。能使其民令行禁止，士卒无白刃之难者，非一日之教也，须臾之得也。夫至使身被痈疽之病，脓血之聚者，不亦离道远乎？夫痈疽之生，脓血之成也，不从天下，不从地出，积微之所生也。故圣人自治于未有形也，愚者遭其已成也。黄帝曰：其已形，不予遭，脓已成，不予见，为之奈何？岐伯曰：脓已成，十死一生。故圣人弗使已成，而明为良方，著之竹帛，使能者踵而传之后世，无有终时者，为其不予遭也。黄帝曰：其已有脓血而后遭乎？不导之以小针治乎？岐伯曰：以小治小者功小，以大治大者多害，故其已成脓血者，其惟砭石铍锋之所取也。黄帝曰：多害者其不可全乎？岐伯曰：其在逆顺焉尔。玉版篇　逆顺法见溃疡疹条。【批】针灸。

〔无〕治初生痈疽发背，神效灸法，累试有验。江陵府紫极观，因掘得石碑，载之。凡人初觉发背，欲结未结，赤热肿痛，先以湿纸复其上，立视候之，其纸先干处，则是结痈头也。取大蒜切成片，如当三钱厚，安头上，用大艾炷灸之，三壮即换一蒜片，痛者灸至不痛时住，不痛者灸至痛时方住，最要早觉早灸为上。如有头似麻豆大者不用湿纸覆法，只消头上灸之。

若有十数头作一处生者，即用大蒜研成膏，作薄饼铺头上，聚艾于饼上烧之。一二日十灸十活，三四日六七活，五六日三四活。

〔海〕灸而不痛，痛而后止其灸。灸而不痛者，先及其溃，所以不痛，而后及良肉，所以痛也。灸而痛，不痛而后止其灸。灸而痛者，先及其未溃，所以痛，而次及将溃，所以不痛也。

〔《精》〕痒者灸至不痒，痛者灸至不痛，大概以百壮为准。又云：譬如诸盗入主人之家，必开门逐之使出，万一门不开，无从而出，必伤主后已。

〔《本》〕王蘧发背方序云：元佑三年夏四月，官京师，疽发于背，召国医治之，逾月，势益甚。得徐州萧县人张生，以艾火加疮上，自旦及暮，凡一百五十壮，知痛乃已。明日镊去黑痂，脓尽溃，肉理皆红，亦不复痛，始别以膏药贴之，日一易焉，易时旋剪去黑烂。月许，疮乃平。是岁秋夏间，京师士大夫病疽者七人，余独生此。虽司命自然，固有料理，不知其方，遂至不幸者，以人意论之，可为慨然。于是撰次前后所得方，模板以施，庶几古人济众之意。此即当头隔蒜灸法，但不用蒜耳。

〔《精》〕史源母氏，背髀间微痒，视之有赤半寸许，方有白粒如粟黍，乃急着艾灸，其赤随消，二七壮而止。信宿复觉微痛，视之有赤下流长二寸，阔如韭叶，举家皆以前灸为悔。或云：等慈寺尼智全者，前病疮甚大，得灸而愈。奔问之，全云：剧时昏不知，但小师辈言范八奉议守定灸八百余壮方苏，约艾一筛尔。亟归白之，见从始以艾作炷，如银杏大，灸其上十数，殊不觉痛，乃截四旁赤引其炷减四之三，皆觉痛，七壮后，觉痒，每一壮烬，则赤随缩入，灸至二十余壮，赤晕收退。病者不惮，遂以艾作团大，灸其上，渐加至鸡黄大，约四十团，方觉痛。视火焦处已寸余，盖灸之迟，而初发处肉已坏，坏肉成隔，直至好肉方痛。四旁知痛，肉未坏也。病者六夜不寐，至是食粥安寝，至晚视之，疮如覆一瓯，突高三四寸，上有百数小窍，色正黑。突然高者，毒气出外而聚也。百数小窍者，毒未聚而浮攻肌肤也。色正黑者，皮与肉俱坏也。非灸火出其毒于坏肉之里，则五脏逼矣。

桑君当痈疽头针而泻之气，避筋骨。

〔垣〕地之湿气，自外而入者，疮疡，当先服药，而后用针，针时先用温衣覆盖，不令凝泣壅滞，使血脉得温小行，则血出立已。若不如此，血脉凝滞便针，邪毒不泻，反伤良肉，益其疮势也。婴儿疮亦然。

〔《精》〕骑竹马灸法。先令病人以肘凭几，竖臂腕要直。用篾一条，自臂腕中曲处横纹，男左女右，贴肉量起，直至中指尖尽处截断为则，不量指甲。却用竹扛一条，令病人脱衣骑定，令身正直，前后用两人扛起，令脚不着地，又令二人扶定，勿令僵仆，却将前所量臂腕篾，从竹扛坐处，尾骶骨尽处，直向上贴脊背量至篾尽处为则，用墨点定，此只是取中，非灸穴也。却用薄蔑作则子，量病人中指节，相去两横纹为则，男左女右，截为一则，就前所点处两边，各量一则，尽处即是灸穴。两穴各灸五壮，或七壮止，不可多灸。不问痈疽生何处，并用此法灸之，无不愈者。盖此二穴，心脉所通处，此痈疽皆心火留滞而生，灸则心火流通，即见安愈，可以起死救危，有非常之效，累试累验。

详臂腕中曲处横纹，即曲泽穴间横纹，非掌后腕之横纹也。

〔丹〕凡痈疽之发，或因内有积热，或因外寒郁内热，若于生发之际，艾灸以散其毒，治之于早，可以移深为浅，改重为轻。诸项灸法皆好，惟骑竹马灸法尤为切要，此消患于未形之策。

〔《保》〕凡疮可灸刺者，须分经络部位，血气多少❶，腧穴远近。若从背而出者，当从太阳五穴，随证选用，或刺或灸，泄其邪气。

---

❶ 血气多少：原文为“血分多少”。据《素问病机气宜保命集》改。

凡太阳多血少气：至阴　通谷　束骨　昆仑　委中

从鬓而出者，多从少阳五穴选用。少阳少血多气：窍阴　侠溪　临泣　阳辅　阳陵泉

从髭而出者，多从阳明五穴选用。阳明多血少气：厉兑　内庭　陷谷　冲阳　解溪

从脑而出，初觉脑痛难忍，欲生疮也。脑者髓之海，当灸刺绝骨以泄邪气。髓者舍也，故脉浮者从太阳经依前选用，脉长者从阳明经依前选用，脉弦者从少阳经依前选用。论曰：诸经各有井荥输经合，井主心下满及疮色青，荥主身热及疮色赤，俞主体重节痛及疮色黄，经主咳嗽寒热及疮色白，合主气逆而泄及疮色黑，各随经病而见此证者，或宜灸，或宜针，以泄邪气。经云：邪气内搐则瘗热，宜砭射之也。

上《保命集》分经灸刺，乃大纲耳。今更取《灵枢》经脉篇及《铜人》等书毫分缕析，出各经分野，在针门十二经条列为之图，目之曰经络分野图，使人视之，心目燎然，目无全牛矣。夫痈疽初发，必先当头灸之以开其户，次看所发分野属何经脉。经脉既定，却内用所属经脉之药引经以发其表，外用所属经脉之俞穴针灸以泄其邪，内外交治，邪无容也。针灸痈疽者，更于针灸门十二经脉分野图求之。

〔《甲》〕痈疽，窍阴主之。头项痈肿不能言，天容主之。

〔垣〕邪气不伤于肠胃，大便如常，慎不可下，切禁之。

〔丹〕《精要》云：大黄治痈疽之要药，以其宣热拔毒。又云：疮始作，皆须以大黄等汤，极转利之，且排日不废。继又自言患痈疽者，每有泄泻，皆是恶候，此是不能无疑者也。借日前用大黄，恐因病体实，而大腑秘结，有积热沉痼之积者发也，止可破结导滞，推令转动而已。岂可谓极转利之，而且排日不废乎？若下利之后，又与利药，恐非防微杜渐之意。疮之始作，即《周礼》肿疡之时也。肿在肌肉，若非大满大实坚之证，自当行仲景发表之法，借五香汤为例，散之于外，何必遽以峻下之药，以夺其里，自取其祸乎。【批】非秘结积热者忌大黄。

《精要》云：大凡痈疽，不可舍五香汤。此又不能无言者也。开卷便于第一论中详言之，吾不知良甫之时，有许多大腑坚秘，病气郁塞。若是之顽厚，可以骤散而大下者。若果有之，亦当开陈时之先后，证之可否，庶乎后人不敢孟浪杀人也。或曰：痈疽用大黄走泄以去毒，自孙真人行《千金方》已言之矣，良甫祖述其说，何吾子病之深也？曰：大黄除诸实热，而性峻急，孙以盛行奇术于公卿间，时在晚宋，民不知兵，交游于富贵之家，肉食之辈，固皆捷效。今良甫不分贫富苦乐劳逸，一概用之，宁无孟浪之患乎？况有房劳而虚者，忧怒而虚者，极意贪求而虚者，强力动劳而虚者，大醉过饱而虚者，皆因气弱而涩，血少而浊，生疽固是难治之病，若大腑秘而稍安谷食，肯守戒律，甘心淡味者，犹为可治，但费补工夫耳。苟因旬日半月，大便秘实，不知其气不降也，便以为实，而行大黄；些少寒热，不知其血气不和也，便以为有外感，而行表散，如此害人甚速。

〔垣〕疮疡及诸病面赤，虽伏火热，禁不得攻里，为阳气怫郁，邪气在经，宜发表以去之。故曰：火郁则发之。虽大便数日不见，宜多攻其表，以发散阳气，少加润燥药以润之。如见风脉风证，只用发表风药，便可以通利大便。若只干燥秘涩，尤宜润之，慎不可下也。九窍不利，皆不可下，疮疡郁冒，俗呼昏迷是也，慎不可下，汗之则愈。

〔丹〕排脓内补十宣散，若用之于些少痈疽与冬月，尽可助内托之功。若于冬月肿疡用之，亦可转重就轻，移深为浅。若溃疡与夏月用之，其桂、朴之温散，佐以防风、白芷，吾恐虽有参、芪，难为倚仗、比见世人用此方者，不分痈疽冬夏，无经络，无先后，如盲人骑瞎马，

半夜临深池，危哉。又云：内补十宣散，泻卫燥血药太多，止可用于轻小证候，虚之甚者，恐难倚仗。【批】十宣忌施于夏月与溃疡。

《精要》云：内托散，一日至三日之内，进十数服，治毒气攻冲脏腑，名护心散。此方专为服丹石而发疽者，若不因丹石而发，恐非必用之剂。若夫年老者，病深者，证惫者，体重者，绿豆虽补，将有不胜重任之患矣。【批】内托忌施于年老与体惫。

〔仲〕疮家虽身疼痛，不可发汗，汗之则痉。发汗为大汗出，非谓诸托里之药轻轻表散也。

李世英疽不热不痛，属阴。切不可用冷药敷贴，恐逼毒气入内。【批】忌夺汗。

〔丹〕夫外施敷贴，正与发表之意同。经曰：发表不远热。大凡气得热则散，冷则敛。向见郑经历，性嗜酒与煎焯，年五十余，忽春末夏初，在额丝竹空穴涌出一角，长短大小如鸡距稍坚，求予治。予曰：此非膏粱所致而何？宜断厚味，先解食毒，针灸以开泄壅滞，未易治也。此少阳经所过，气多血少者。郑以惮烦，召他医，以大黄、朴硝、脑子等冷药罨之，一夕豁开如酱蚶，径三寸，一二日后，血自蚶中溅出，高数尺而死。此冷药外逼，热郁不得发，宜其发之暴如此也。【批】热内郁忌冷药敷贴。

蜞针法　谓开门放毒，以为要捷，恐可施于轻小证候耳。愚谓蜞之所吮，止肤间恶血。若积毒于脏腑者，徒竭之于外，而不及于里，恐未为得。往见张兄之子，甫二岁，遍身赤疹如霞片。予向见其母久病痞，谓毒热在血所成者。张曰：谁不因母血所成，何谓毒热之血。予曰：其母虽痞，食肉如平时，肉性热与宿疾之热相搏，非毒欤。张不之信，自取五六大蜞吮其血，疹顿消，乳食起居如旧。予曰：非其治也，未可以为喜。张怒。越二三日，大发热而暴死。非竭之于外，血去而气不能独居乎。【批】忌夺血。

《精要》云：口干与口渴不同，不宜用丹药镇坠，用之其祸如反掌。用桑枝煎五味汤，以救阴水，甚妙方也。而不言食味起火，怒气生火，房劳激火，吾恐渴未易除也。【批】治口干法。

《精要》谓头上有发毒者，不得灸，恐因火气拔起，热毒炎上，动病邪而添病。愚谓此言过矣，火本以畅达，拔引郁毒，此从治之意也。头为诸阳所聚之处，艾炷宜小，壮数宜少，小者如椒粒，少者三五炷而已。若孟浪如腹背上引痛灸至不痛，不痛灸至痛为例，斯为误矣。【批】灸法。

按东垣灸元好问脑疽，以大艾炷如两核许者，至百壮，始觉痛而痊。由是推之，则头上发毒，灸之痛者，艾炷宜小，壮数宜少，如不痛者，艾炷大，壮数多，亦无妨也。又引陈日华之说，谓于始发时，用针灸十死八九。此未之思也。切详因灸而死者，必其血虚，孤阴将绝，无以承当火气，脉必浮数而大鼓，与精神必短而昏，岂可泛言始发不可灸以误人。

〔《保》〕疮疽已觉微漫肿硬，皮不变色，脉沉不痛者，当外灸之，引邪气出而方止。经曰：陷者灸之。如外微觉木硬而不痛者，当急灸之，是邪气深陷也。浅者不可灸，慎之。如有脓水，亦不可灸，当刺之。

按刺之脓出，不肿痛者，邪已去矣。不宜灸。若刺之月农出，而痛肿不止者，亦当于肿上灸之无妨。又毒虽浅，却有十数头肿痛者，亦灸之无妨。

〔涓〕一有痈疽疮疖，须顺时节，春夏为正，易为整理。缘天气温和，肌肉缓慢而暖，故易治。其有肉冷，是患人气虚所致，但以温药调顺气血，外即用温暖溃脓膏药贴之令穴，候穴抽脓尽，急用生肌长肉药满疮口，不宜缓慢，恐至秋冬成漏疮也。或在秋冬发者，乃春夏内先有发蒸热毒，遇一阴生后，再有伏毒，至秋冬间又因食毒物酒面房欲之事，忽发初觉微小，数日之间肿大疼不可忍。初得大便五七日不通，小便淋沥者，是其候也。先调脾脏气令实。次服发穴排脓消毒去积之药，内托温平，不得用太热涩之药。缘脾中脏要和暖，如用热药，恐气涩而不流畅，致荣卫不调也。贴即用温凉药，不得用冷药，恐逼入毒气，须引脓外透，方渐安矣。【批】春夏宜急生肌肉，秋冬宜调胃气。

〔仲〕诸浮数脉，应当发热，而反洒淅恶寒，若有痛处，当发其痈。

〔《精》〕阴滞于阳则发痈，阳滞于阴则发疽。而此二毒，发无定处，当以脉别之，浮洪滑数为阳，微沉缓涩为阴。阴则热治，阳则冷治。【批】诊。

右阳脉当以痈法治之，阴脉当以疽法治之，不必拘于热治冷治也。

〔垣〕身重脉缓湿胜者，除湿。身热脉大，心躁时肿，乍来乍去者，清热。诸痛眩晕动摇，脉弦者，去风。气涩气滞，干燥，亡津液，脉涩者，泻气补血。寒胜则脉浮，食不入，便溺多，恶寒脉紧者，宜泻寒水。肾脉涩甚，为大痈。全文见虚实法。

〔涓〕夫人生最可忧者，发背也，其种有五：【批】诊发背。

一曰阳毒。因风热而有，或患热毒消渴，或先患伤寒，余有阴毒触处蓄积，起于背脊膂之间，不问椎数，但从两夹脊起，止腰上，满背掀热，如炊之状，赤紫或红如焰，脓毒难成，成后不止，止后痛不除，蓦忽数日之间，复平如旧，将谓肿消，此是内攻肉陷，不可疗矣。

二曰阴毒发背。是气冷而作，初如黍米粒起，情绪不快，愔愔而痛，直应前心，心忪怔，头目昏重，寒热如疟。五七日后，始发引攻肿，开阔难收，内积有脓，深沉迟缓未透，宜急以补气汤药内托，外以抽脓药贴之。宜急见脓，无脓，即平愈未期。

三曰有人多服金石烧炼之药，毒恶流滞成发背者，初起如丹疹之状，絫絫渐开如汤火疮，面色如朱，心膈烦躁，多渴嗜冷，其疮难起，起即惊人，犹胜于阴阳二毒者，缘此有解金石药毒汤散治其内也，赖有根底分明，亦须急疗方安。

四曰人有患酒食毒发背者。此疾非近得之，乃脏腑久积，乘饥乘困，食之便睡，或多食酒肉，冷热粘滑，肥鲜炽腻，未下胸膈，房室不禁，恣意当风取快，脾脏气虚不能受，乘发毒攻背，两夹脊不问椎数。初起痈头如小弹子，后大如拳，坚如石，痛遍四肢，加之拘急，口苦舌干，腹急，大小便涩。十数日后，头面手足虚肿，及脏腑通泄如利，内急痛者，是其症也。喜方肿引，急用收肿发穴溃脓汤药，内实外泄，脓水不可放纵，迟缓则皮肉腐坏，伤骨烂筋，渐成脓多，因而感邪内败者，死矣。

五曰人有冒山岚瘴气发背。毒气先在脏腑，年月浸远，气血虚损衰弱。初起肿色青黑如靴，皮顽痹痛，深附筋骨彻髓，按之如木石，引手加深，方觉似有痛处。至五七日，毒气浮浅，肿高色变青白，有如拳打之状，寒战似疟，及有风候，头动口偏，手足厥逆，眼黑睛小，白多而慢。此内有邪气相搏，急破出清血三五升，方有黄脓白汁相和发泄，其皮不宽不慢亦急，胀痛亦不住，直至色退热疼方愈。亦宜急追赶脓与毒气外出无害。

初患肿，三日内灸者生。八日内脓成，针络导引者生。未瘥，慎劳力者生。慎忌食者生。慎喜怒者生。惧肿猛疗者生。急疗者生。不讳发背者生。【批】早治慎重者生迟疗纵恣者死。

待脓自出，不导引者死。未内攻，而针烙用药导引者生；内攻后，导引针烙者死。瘇焮热痛方盛以前疗者生，如过此后已内攻者死。脓成后，不出不导引，但敷药者死。如赤白痢气急者，是已内攻，医疗无益，必死。痈不救，十得五生；疽不疗，十全死。轻肿怕痛者必死。不遇良方者死。节候不依法者必死。愚执恣意用性逸情者死。

有发背痈，有发背疽，如毒气勇猛而发，如火焚茅，易于败坏。初发即可如黍米粒大，三两日渐赤引肿如手掌面大，五七日如碗面大，即易为攻，掀热赤引如火烧之状，浮面渐溃烂阔开，内发肿如炊之状，外烂皮肉如削，去紫瘀脓汁多而肿不退，疼亦不止，发渴发逆，饮食不下，呕吐气急，浮浅开阔者，尤宜发脓托毒汤药，用之必愈。阳证，实也。其间有只如盏面大者，此非不大，缘为毒气深沉，内虚，毒气近膜也。此必内攻，近入脏腑，却外入四肢。先攻头面虚浮，后攻手面，次攻两足面肿，名曰毒气散入四肢。其人声嘶气脱，眼睛黑小，十指肿黑干焦不治。阴证，虚也。【批】可治证不治证。

〔《精》〕凡痈疽初发肿硬高者，而毒气却浅，此乃六腑不和为痈，其证属阳，势虽急而易治。若初发如粟粒，甚则如豆许，与肉俱平，或作赤色，时觉痒痛，痒时慎勿抓破，此乃五脏不调为疽，其证属阴，盖毒气内畜已深，势虽缓而难治。【批】阴阳。

始发一粒如麻豆大，身体便发热，生疽处肿大热痛，此为发于外，虽大如盆，治之百可百活。阳证，实也。或身体不热，自觉倦息❶，生疽处亦不热，数日后渐大。不肿不痛，低陷而坏烂，此为发于内，虽神仙无如之何。阴症，虚也。【批】内外。

〔《保》〕**木香散** 治小儿斑后生痈如神。出小儿门。【批】杂方。

地骨皮一两 木香半两 川山甲炙黄，二钱五分 麝香一字

上末，米饮下三钱。

质 炀

痈疽已溃，脓出者也。

〔仲〕诸痈疽欲知有脓无脓，以手掩肿上，热者为有脓，不热为无脓。

〔《精》〕凡痈疽，按之牢鞹，未有脓也。按之半软半鞹，已有脓也，宜急破之。鞹，未详何切。半软，谓中央脓热处。半鞹谓四旁无脓肿肉也。【批】脓成宜急破之。

凡疮肿，以手指从疮旁按至四畔上赤黑者，按之色不变，脓已结成。又按之随手赤色，此亦有脓。按之白，良久方赤，游毒已息，可就赤白色尽处灸断，疮肉平实，久而方消。夫痈则皮薄肿高，疽则皮厚肿坚，初发并宜灼艾，惟痈脓成则宜针，疽脓成则宜烙。切宜熟视详审，候其溃熟脓透于外，其势盈盈欲出，只用替针丸自疮头咬开，不半日许，其脓自出，切不用针刀也。丹溪云：《精要》论戒用针刀，业外科者。当拳拳服膺。

替针丸 治痈疽已溃未破，或破后脓出不快者。【批】皮浅薄者用替针丸。

白丁香一字 硇砂一字以上 没药一字 乳香一字石灰饼药内种糯米十四粒，其法用石灰五升，炉灰三升，以水五升，淋取清汁，入大锅内熬浓汁，至三五升，用瓦器盛贮，临用时以小青盏盛取半盏浓汁，却用皮纸贴盏中浓汁面上安定，然后取糯米十四粒，种在皮纸面上，一宿即是。

上为细末，糯米饭丸，如麦粒大。每用一粒。未破用津贴疮头薄处即破，脓滞不快，则用一粒纳疮口内，使脓不滞，好肉易生。

〔无〕**替针丸**

雄雀粪廿粒 硇砂 陈仓米 没药各一字

上研匀，以米饭丸，如粟大。每用一粒贴疮口眼中，即溃脓出。

〔梅〕治诸痈不消，已成脓，惧针不得破，令速决。取雄雀粪涂头上，干即易之，雀粪中竖者为雄。

〔《本》〕治痈疽已有疮眼，未出脓，痛不可忍，用此药纴即脓出。巴豆一个，去皮膜，不去心油，盐豉十四个，口中含去皮令软，同研烂，真麝少许，如难丸，入少稀糊，捏作饼子，如鼠粪大。大小临时看疮口红之，只以纸捻子关入药，须臾必痛，忍之，良久脓遂出。

〔丹〕出一切疮口。出蛾茧壳，烧存性，无

❶ 息：原作“急”，形近致误。

灰酒调下，每服一枚。服下一个时辰，便有疮口一个。若服两枚，出疮口两枚。

〔《精》〕痈成脓，宜针，其铁用马衔铁为之，形如韭叶，两面皆利，可以横直裂开五六分许，取其毒血。如觉病轻，须先灸而后裂。【批】铍针以取脓。

按痈如椒眼数十粒，或如蜂窠莲房，而脓出痛不除，宜用针者，以针横直裂之，则毒血挟脓出而愈。如无椒眼之类，只消直入取脓，不必裂之也。又法当椒眼上，各各灸之亦佳，不必裂也。

铍针者，末如剑锋，以取大脓。全文见针灸门。

〔《素》〕夫痈气之息者，宜以针开除去之。病能篇　王注云：息，瘜也，死肉也。今世用刀割去死肉者是也。治腐肿者刺腐上，视痈小大深浅刺。刺大者多血，小者深之，必端内针为故正。长刺节论　“大者多血，小者深之”八字，衍文也。大小深浅刺七字，取脓之法，尽矣备矣。

〔《精》〕疽成脓宜烙。可用银篦大二分，长六寸，火上烧令赤，急手熨烙毒上，得脓为效。【批】皮厚毒深宜烙。

〔涓〕凡痈觉在虚处，及眼不见处，皆是恶症。如发高肿紫赤，皮薄光泽，觉里有脓毒，诸药贴熁不破者，宜用熟铜针于油火上燎透，先用墨笔点定，却当头以针浅刺入。随针出脓者，顺也。有不随针脓出，当用白纸作纴，纴入针孔，引出脓毒，当时肿退，可及三分。如肿不退，是一逆也。肿不退，疼不除，但脓出，二逆也。脓疼不退，患人不觉疮轻，三逆也。虽用针破出脓，亦无所济，须急用引脓托里汤药，以助其势力可也。更有痈生实处，不问深浅，如有脓即用针烙无害。稍迟缓，即恐伤筋骨内疼。凡近筋脉骨节处，不得乱行针烙，反致他病也。患疽初生赤硬，或在虚处毒气浅，或在实处毒气深，切须仔细辨认，仍问患人疼痛觉浅觉深。其患处疮头不拘多少，其间须有一个最大者，即是大脓窍。当用熟铁大针头如钗脚者，于麻油灯上烧令热透，以大头处按定，插入一寸或至二寸，脓当下，恐未有脓毒出，却用白纸作纴子，纴入，直候次日取出，其脓即随纴下矣。脓色黄白即好，若赤黑色，防复有鲜血出，即患人寒战不禁。其有虚处，不得乱行针烙。凡患发背，觉似有脓成，便用大熟铁烙，当正头上烙之。其烙并用麻油灯上烧令通红，烙入可二寸许。初入肉即须横插入，不得正入，恐烙透膜也。如已有破处，皮烂溃熟，更不得用针烙。如是横长，赤引开阔，当须两头下火针，令脓毒随针引出。肥人脓汁多，瘦人脓汁少。如肥人却少，瘦人却多，多是肉败坏成脓，少是肉不腐烂，变气实也，犹宜审详，不可造次，便行针烙。亦看患者气脉匀和，荣卫气不节滞，血脉不致凝涩，即行针烙无畏，切须仔细。患者气虚脉气大者，亦不可乱行针烙。针烙之法，不可容易，先看皮纹紧慢厚薄，紫赤色大光泽者，即可用针烙，如皮肉未变，不可用针，针亦无济。大抵用针，只欲引脓，如针刺无脓，是气伏也，不可用针烙。

〔丹〕或问烙法如何？曰：脓或汪洋欲出。奈何皮厚肉深难穴者，既前无内托之药先致力于内，后又不用烙以开窍脉，脓何由出？脓本肉腐所成，皆挟毒热之气。若久留肉腠间则毒气浸淫，好肉亦化为脓腐，此所以烙法有功于溃疡也。彼根浅而皮薄者，何必假此以卖弄假法，恐吓而胁取利也。

〔《灵》〕帝曰：愿闻身形应九野，奈何？岐伯曰：请言身形之应九野，左足应立春，其日戊寅己丑；左胁应春分，其日乙卯；左手应立夏，其日戊辰己巳；膺喉首头应夏至，其日丙午；右手应立秋，其日戊申己未；右胁应秋分，其日辛酉；右足应立冬，其日戊戌己亥；腰尻下窍应冬至，其日壬子。六腑膈下五脏应中州，其大禁太乙所在之日及诸戊己。凡此九者，善候八正，所在之处，所主左右上下，身体有痈肿者，欲治之，无以其所直之日溃治之，是谓天忌日也。【批】身形血忌忌开脓。

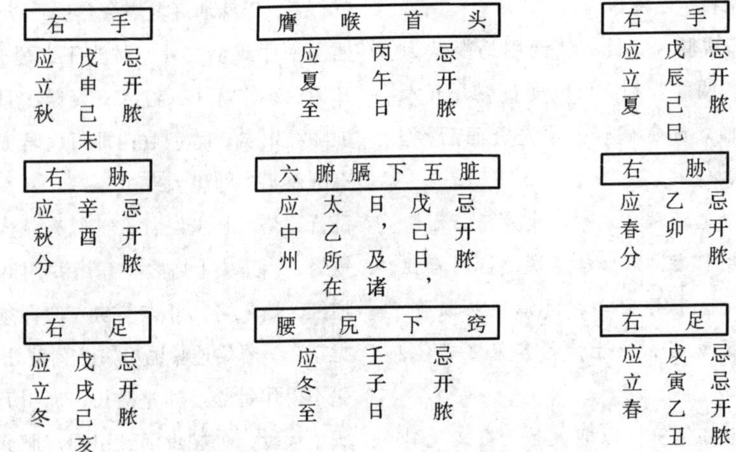

身形应九野图

〔涓〕十岁，二十二岁，三十三岁，七十三岁，以上四人，百神在上部，不可患痈疽发背，见血者死。申子辰年，血忌，余年不妨。男女同。【批】行年血忌忌患痈疽。

二十五岁，三十一岁，六十八岁，七十四岁，以上四人，百神在额，不可患疮肿，见血者死。

十八岁，二十四岁，三十五岁，四十五岁，五十六岁，六十七岁，七十二岁，八十九岁，以上八人，百神在雨肩隅，不宜患痈疽疮肿，见血者死。

十二岁，二十七岁，三十六岁，五十九岁，六十六岁，九十七岁，以上六人，百神在中部，不可患痈疽发背，见血者死。巳酉丑年，血忌，余年不妨。男女同。

三十二岁，四十二岁，五十五岁，六十一岁，以上四人，百神在肩背，不可患痈疽，见血者死

十九岁，二十六岁，四十九岁，五十六岁，五十七岁，六十二岁，八十岁，九十一岁，以上八人，百神在肝肺俞，不宜患痈肿，见血者死。

十一岁，二十三岁，二十四岁，五十八岁，九十六岁，以上五人，百神在胁肋，不可患痈疽，见血者死。

十四岁，二十九岁，三十九岁，四十六岁，五十二岁，六十岁，六十九岁，七十六岁，八十一岁，八十八岁，九十五岁，以上十一人，百神在下部，不可患疮漏疾，见血者死。下部尤忌见劳瘵人，不宜下部出脓，难瘥。

十一岁，十五岁，二十七岁，六十三岁，七十五岁，以上五人百神在尻尾间，不可患痈疽，见血者死。

十三岁，二十八岁，五十二岁，七十二岁，九十三岁，以上五人，百神在足下，不可患痈疽，见血者死。

二十一岁，三十八岁，四十一岁，五十岁，以上四人，百神在遍身，不可患疮肿，见血者不治。

凡发背及痈疽，皆在背上，不问大小，有疼无疼，或热或不热，或冷或不冷，但从小至大，肿起至一尺以上者，其赤肿掀热者，即用紧急收赤肿药围定，不令引开，中心即用抽脓聚毒散贴之，急令散毒外透，内服排脓缩毒内托汤药。候脓成，相次破穴，看疮大小深浅，内发其脓汁。脓水大泄，急须托里内补。虽破穴脓汁不多，再须排脓拔毒，透后慎不令再肿，须疼止肿消，患人自觉轻便，即是顺疾也。最

宜节慎饮食。其热毒方盛，或发大渴，多饮冷水及冷浆之类，此是毒气攻心，令口干烦渴，但以心气药内补脏腑即止矣。内补谓参、芪之属，排脓谓皂角刺之属。【批】虚实寒热宜忌。

〔丹〕《精要》云：凡疽疾，勿食羊、鸡、牛、鹅、鱼、面、煎博、炙炒、法酒等味，犯之必发热，只有栀子黄芩汤，用之取效。夫栀、芩、苦参、犀角辅佐人参，固可解食毒之热，若寒月与虚人，宁无加减乎？《内经》谓膏粱之变，足生大疔，此原痈疽之因也。禁戒厚味，盖以厚味能引起宿火之热，此诚富贵豢养口腹者所宜谨守，若素贫者，大不然矣。予治章兄，背疽径尺，家贫，待死而已。视疮穴黑深似有近内之意，急作参芪归术膏。饮三日，略以艾芎汤洗，气息奄奄，不可支持。幸其身不发热，而可进饮食，每日作馄饨大碗与之。尽药膏五斤，馄饨多肉者三十碗，疮口渐合，以其因肉与馄饨助气之有益也。

〔罗〕凡治病必察其下，予从军，戊午年冬于武城县，有贾仓使父，年逾六旬，冬至后数日，疽发于背，五七日肿势约七寸许，不任其痛，疡医曰：视之脓成可开矣。公惧不从。越三日，医曰：不开，恐变证生矣。遂以燔针开之，脓泄痛减，以开迟之故。迨二日，变证果生，觉重如负石，热如焫火，痛楚倍常，六脉沉数按之有力，此膏粱积热之变也。邪气酷热，故宜寒药治之，时月严凝，复有用寒远寒之惑。乃思《内经》曰：有假者反之，虽违其时，以从其证可也。与疡医议，急作清凉饮子加黄连一两五钱与之，利下两行，痛减七分。翌日，复用前药，其证悉除，月余平复。陈录判母，年七十余岁，忽冬至后脑出疽，形如瓯面大，命疡医诊视，俟疮熟以针出脓。因怒笞侍妾，疮即内陷凹一韭叶许，面色青黄不泽，四肢逆冷，汗出身清，时复呕吐，脉极沉细而迟。盖缘衰老之年，严寒之时，病中苦楚，饮食淡薄，已涤肥脓之气，独存憔悴之形，加之暴怒，精神愈损，故有此寒变也。病与时同，与疡医议，遂制五香汤一剂，加丁香、附子各五钱，剂尽，疮复大发，随证调治而愈。《内经》曰：凡治病，必察其下，谓察时下之宜也。诸痛痒疡疮，皆属心火，言其常也。如疮盛形羸，邪高痛下，始热终寒，此反常也，固当察时下之宜而权治。故曰：经者常也，法者用也，医者意也，随所宜而治之，可收十全之功矣。【批】舍时从证六脉沉数有力虽隆冬宜下。

至元壬午五月二十八日，王伯禄年五十有七，右臂膊肿盛，上至肩，下至手指，色变，皮肤凉，六脉沉细而微，脉证俱寒。予举疡医孙彦和视之。曰：此附骨痈，开发已迟。以燔针启之，脓清稀解，次日肘下再开之，加呃逆不绝。彦和以丁香柿蒂散，两服稍缓。次日，呃逆尤甚，自利，脐腹冷痛，腹满，饮食减少，时发昏愦。于左乳下黑尽处灸二七壮，又处托里温中汤，用干姜、附子、木香、沉香、茴香、羌活等份，㕮咀，一两半，欲与服。或者曰：诸痛痒疮疡，皆属心火，又当盛暑之时，干姜、附子可乎？予应之曰：理所当然，不得不然。《内经》曰：脉细皮寒，泻利前后，饮食不进，此谓五虚。况呃逆者，胃中虚寒极也。诸痛痒疮疡，皆属心火，是言其定理也。此证内外相反，须当舍时从证，非大方辛热之剂急治之，则不能愈矣。遂投之，诸症悉去，饮食倍进，疮势温，脓色正。彦和又与五香散数服，月余平复。噫！守常者，众人之见。知变者，智者之事。知常而不知变，因而取败者亦多矣，况医乎哉！守常知变，岂可同日而语。【批】脉微泄泻内陷者虽盛夏宜温。

托里温中汤 治疮疡为寒变而内陷者，脓出清解，皮肤凉，心下痞满，肠鸣切痛，大便微溏，食则呕逆，气短促，呃逆不绝，不得安卧，时发昏愦。

羌活　干姜炮。各三钱　黑附子四钱。炮，去皮脐　益智仁一钱　茴香　甘草炙　丁香　沉香各一钱　木香一钱半　陈皮一钱

按经曰：寒淫于内，治以辛热，佐以苦温。

附子、干姜，大辛热温中，外发阳气，自里之表，以为君；羌活味苦辛温透关节；炙甘草甘温补脾胃，行经络，通血脉。胃寒则呕吐呃逆，不下食，益智仁、沉香、丁香大辛热，以散寒邪为佐。疮气内攻，气聚而为满，木香、茴香、陈皮苦辛温，治痞散满为使也。

上㕮咀，都作一服，水三盏，生姜五片，煎至一盏，去渣，温服无时。忌一切冷物。

〔丹〕一老人年七十，患背疽径尺余，已杂与五香、十宣数十帖，脓血腥秽，呕逆不食者旬余。病人自去吃内托散，隔中不安，且素有淋病三十年，今所苦者淋之痛，与呕吐不得睡而已。急以参、芪、归、术煮膏，以牛膝汤入竹沥饮之，三日后尽药一斤半，淋止思食，七日后尽药四斤，脓自涌出而得睡，又兼旬而安。【批】脾虚呕逆不宜内托十宣。

一男子年六十余，性好酒肉，背疽见脓，呕逆发热，盖其得内托、十宣多矣。医以呕逆，于嘉禾散中加丁香以温胃行气，时七月大热，脉洪数有力，予因谓：此脉症在溃疡尤为忌。然形气实，只与人参膏和竹沥饮之，尽药十五斤，竹百余竿而安。予曰：此病幸安也，不薄味，必再作。仍厚味自若，夏月醉后，坐水池中，又年余左胁旁生一软块如饼。二年后，软块为疽。本人见脓血淋漓而脉洪数有力，又呕逆食少，遂自以人参膏入竹沥饮之，又百余竿而安。今八十岁，强健如旧。此病两以老年血气弱，专服人参、竹沥而愈，若与内托十宣散，恐未能若是之安全也。

脓溃之后，肿退肌宽，痛必渐减，而反痛者，此为虚也，宜补之。亦有秽气所触者，宜和解之。亦有风寒逼者，宜温散之。补者，归、芪之类。和解者，乳香、芍药之类。温散者，防风、桂枝之类。【批】溃后反痛宜补宜温宜和解之。

权小娘，疟后右腿股生疖，破后筋吊疼，脉虚而涩。询之，小便时疼处亦相应，宜与生血导热。

川芎　归头　条芩　生地　赤芍　牛膝　黄柏　甘草炙，二分　青皮炒　槟榔五分　通草三分　桂皮一钱

上煎，食前热饮之。

五香汤　即五香连翘汤，去射干、大黄、升麻、连翘，加参、犀角。若用于肿疡犹可，借其飞走以攻散其毒，使不延蔓，若用于溃疡，虽多有参、芪、甘草之缓补，而走泄太多，宁不犯仲景已有得汗复汗、得下复下，重虚之戒，可不省乎。【批】溃后忌五香飞散忌大黄下积。

《精要》云：血气闻香则行，闻臭则逆。又言饮食调令香美，益其脾土，养其真气。夫甘而淡者，可养脾土，若香美者，但能起火，经以热伤脾、热伤气为戒。今曰益脾养气，若施之于肿疡者，似有畅达之益，溃疡后用香美，恐有发湿热损真阴之患矣。

《精要》云：热盛脉数，与漏芦汤、单煮大黄等汤。不甚热，脉缓弱，只投五香连翘汤。夫热盛脉数，若肿疡时脏腑秘而体实者，犹可与大黄。若溃疡后，脓血出多者，热盛脉数，去死为近，其可下乎。缓弱之脉，古人皆以为邪毒已散，五香之飞走升散，其可用乎！

《精要》云：初成脓，宜用烙，得脓利为效。亦服神仙追毒丸，此又不能无疑者也。夫追毒丸下积取毒之药，决无取脓之效。今用烙而得脓，若在里之气血壮实，则脓自出如推矣。何不以和气活血之药，佐参芪补剂，使脓自托出乎。【批】脓出忌追毒丸。

《精要》云：疮作渴甚，急与神仙追毒丸。取下恶毒，与清膻汤、万金散、五香连翘汤、六味车螯散、千金漏芦汤皆可选用。下利已后，渴尚未止，宜用生津补气药，则津液生，气血完，渴自止矣。夫大渴而与利药，非明示脉证，何以知其当下？后又言下利后，渴又不止，却用补药，又不明言脉证，恐是但有大渴，必与峻下，下后尚渴，方与补药。夫医者治未病，如此用药可乎？况渴属上焦，当肿疡时，犹或可用。若溃疡时，渴恐因血气之虚，何以待下

利后，方议其虚哉？【批】渴忌追毒丸。

《精要》论疽疾咽喉口舌生疮，归罪于不得内托，以致热毒冲心，与琥珀犀角膏。夫于肿疡时用之犹或近理。若于溃疡后用之，彼犀角、脑子之升散，宁不助病邪致虚，以速其死也耶？后有犀角散，以大黄佐黄芪，用黄芪则知其虚，用大黄又似疑其有实热。夫疮溃体虚，纵有旧热，将自渐因脓血而消，何必以峻冷利动脏腑？若在秋冬，何异用刀剑耶？【批】溃后咽痛忌琥珀犀角膏。

《精要》论痈疽发寒热多汗，或先寒后热，或先热后寒，或连日作，或间日作，必先呕痰，然后寒热。寒热解，大汗出，不可专以为有热。亦有气虚而得者，亦有因怒而得者，又有先感寒邪，脾气不正，而有此证者。夫气虚者，当以补气药补之；因怒者，当以顺气药和之；脾气不正者，当以调脾药养之。今用不换金正气散，悉是温散泻卫之药，而欲以一两人参，收拾十四两之泻卫可乎？若用于肿疡时感寒邪者，犹或庶几。彼气虚者、因怒者、脾气不正者，此方能兼治乎？又未知用于肿疡耶，溃疡耶？【批】溃后寒热忌正气。

〔涓〕穴有孔，慎风，仍慎再合。如再合者，为风湿邪气攻搏，而再生脓，宜如前以通和汤药，依次第用，不可急性，恐伤气害人之命也。【批】穴未合慎风湿。

〔无〕疮疡未合，风入为破伤风，湿入为破伤湿，二者害人最急，仓卒不知其因，甚难认治。痈疽瘰疬溃后，尤宜谨之。

〔《精》〕**加味十全汤**　治痈疽愈后，补气血，进饮食。【批】溃后大补气血。

黄芪蒸　地黄蒸　当归　川芎　人参　茯苓　芍药炒　白术　陈皮各一两　粉草炙　桂心　五味各五钱　乌药七钱

上㕮咀，每服一两，用水一碗，生姜五片，枣二枚，同煎，分作二服，留渣晒干为末，服之。丹溪云：加味十全汤，须看年之老壮，资之强弱，证之缓急，时之寒热，加减用之。

〔丹〕加味十全汤治痈疽后，补气血，进饮食，实为切要。盖脓血出多，阴阳两虚，非此药何以回生起死。惜其不分经络，不载时令，又在识者触类而长之。今之外科，于疮疡肿平痛宽，遂以为安，漫不加省，往往于结痂后两三日或半年，虚证乃见。医者不察，病者不悟，无补接调养之功，因而转成他病者，惜哉。予治一士夫，因脚弱求诊，两手俱浮洪稍鼓，饮食如常，惟言问不答，肌上起白屑如麸片。时在冬月，予作极虚处治。询其弟，乃知半年前，曾于背臂腿三处，自夏至秋冬节次生疽，率用五香连翘汤、十宣散与之，今结痂久矣。予为作参芪白术当归膏，以二陈汤化饮之，三日后尽药一斤，白屑没者大半，病者自喜呼吸有力，补药应效以渐，而病家反怨药不速应，自作风病论治，炼青礞石二钱半，以青州白丸作料，煎饮子顿服之。予谏止不听，因致不救，书以为警云。

运气　痈自溃者，惟土不及岁有之。经曰：土不及曰卑监，卑监之纪，其动疡涌分溃痈肿，盖土不及则肉腐为痈肿，故木化启折乘之，而脓涌分溃其痈肿也。【批】运气。

〔东垣〕痈疽用药加减法　如发背疔肿，脓溃前后，虚而头痛者，于托里药内加五味子。恍惚不宁，加人参、茯神。虚而发热者，加地黄、栝楼根。潮热者，加柴胡、地骨皮。渴不止者，加知母、赤小豆。虚烦者，加枸杞、天门冬。自利者，加厚朴。脓多者，加当归、川芎。痛甚者，加芍药、乳香。肌肉迟生者，加白蔹、官桂。有风邪者，加独活、防风。心惊悸者，加丹砂。口目瞤动者，加羌活、细辛。呕逆者，加丁香、藿叶。痰多者，加半夏、陈皮。【批】杂方。

〔《精》〕**麦饭石膏**　在脓溃后围疮口。【批】围药。

麦饭石火煅，醋焠十次，研数日　鹿角煅烟尽　白蔹

上用麦饭石末二两，白蔹末二两，鹿角灰四两，要研极细，如不细反痛。用好米醋，入

银石器内煎，令鱼眼沸，却入三味药末，用竹篦子不住手搅，熬一二时稀稠得所，倾出候冷，以纸盖。每用时，先以猪蹄汤洗去脓血，挹干，以鹅翎拂药，涂四围，凡赤处尽涂之，但留一小口，如钱大，以出脓血。凡用疮药上，久则药干，勿令绷急，须常用醋拂湿其药。初便一日洗换药，十日后两日一换。肉冷恶寒者不宜用。

猪蹄汤 治一切肿破，消毒气，去恶肉。凡疮有口，便用此汤濯洗。【批】洗药。

白芷 生甘草 羌活 露蜂房 黄芩 赤芍药 川归等份

上为粗末，看疽大小用药。如疽大，豮猪蹄两只，只用白水三升煮软，将汁分为两次，澄去面上油并下面渣，却将药末投其中，再煎十数沸，去渣，以故帛蘸药汤温洗薄揩，恶血恶肉随洗而下。洗讫，仍避风，忌人口气吹之，又忌狐臭人、月经人。

痈疽有死肉不去者，用白丁香、霜梅，深则纴之，浅则干掺于膏药上，甚妙。

〔海〕又方 膏药内入雄黄巴豆少许，不伤好肉，止去恶肉。不惟恶疮，凡痈毒有恶肉者俱可去。【批】去死肉方。

又方 **雄黄散** 以雄黄一钱另研，巴豆不去皮，研如泥，入乳香、没药少许，再研细。少上，恶肉自去。

〔《保》〕治恶疮有死肉者及追脓。

白丁香 轻粉 粉霜 雄黄 麝香各一钱 巴豆霜三个

上细末，新饭和作锭子，用之。

〔丹〕治疮疽攻肿，息肉突出。乌头五枚，苦酒三升，渍三日，洗之，日夜三四次。《古今录验》

诸痈疽有肉凸出数寸者，更于凸出疮门求之。

〔《精》〕**神异膏** 治诸般恶毒疮疖，发背痈疽，其妙如神。【批】膏药方。

露蜂房要用蜂儿多者为妙，细剪净一两 全蛇蜕以盐水洗净，焙干，半两 玄参半两，去芦 绵黄芪三两 黄丹五两，研细后入 真麻油一斤 杏仁去皮尖，切小片，一两 男子乱发洗净，烙干，如鸡子大

上件药，先将麻油入银铫中，同乱发于风炉上慢慢文武火熬，候发焦熔尽，以杏仁投入。候杏仁色变黑，好绵滤去渣。再将所熬清油入银铫内，然后入黄芪、玄参二味，慢火熬一二时，取出铫子，安一冷风炉上。候半时久，火力稍息，旋入露蜂房、蛇蜕二味，将柳枝急搅，移铫于火上不住手搅，慢火熬至黄紫色，用绵滤过后，复入清油在铫内，乘冷投黄丹，急搅片时，又移铫于火上，文武火慢慢熬，不住手用柳枝搅千余转，候药油变黑色，滴于水中凝结成珠子，则是膏成就矣。若珠子稀，再熬少时，必候得所。然后用瓷器内封收待用，或恐偶然熬火太过，稍硬难用，却入少蜡熬添麻油在内，瓷器盛封，盖于甑上蒸，乘热搅匀，收而用之。膏药熬成了，须用所盛瓷器，置净水盆中出火毒一昼夜，歇三日方可用。熬此膏药极难，于火候须耐烦，看火紧慢，火猛即药中火发，千万谨戒。膏药方甚多，效无出于此。

〔垣〕**热疮寒膏药**

当归身水洗，焙干，一两 杏仁汤浸，去皮尖，一百个 黄丹研细，六两 肥嫩柳枝三两半，切如寸许，水洗干 肥嫩桃枝一两，切作如寸，洗净干 麻油一斤

上件，先熬麻油热，下桃、柳枝熬令半焦，以绵裹当归、杏仁同煎，至柳枝黑焦为度，去药渣，滤油澄净，抹去铫中渣滓令净，再上令沸，旋旋入黄丹，熬成滴水中不散为度。

寒疮热膏药

与寒膏药同，只将当归身改作当归梢，桃、柳枝分两倒过便是。

刘氏贴发背痈疽，脓尽四面皮粘，恐有脓毒攻起，宜用逼毒散方。【批】敛疮口药。

黄药子 白药子各一两 赤小豆二两 雄黄一钱

上为末，水调敷。

治发背痈疽，脓尽生肉平满，宜用紧疮口生肌青散子。

槿花叶盛时收，阴干，取四两为末　青赤小豆　白及各二两

为末，临时用槿花末三钱匕，白及、小豆末各一钱匕，相和新汲水调摊纸上贴四畔，中心疮口不用贴。

〔垣〕敛疮口方木香槟榔散　用之决无疼痛，以蜡油涂覆疮上，生肌敛肉，甚速，必无恶血，疮口疾合，易取平复，惟膏粱热疮所宜用也。贫人害地之寒湿外来寒疮者，禁不可用。

木香　槟榔　黄连各等份

上为极细末，依前调用，湿则干贴。

治寒疮敛疮口药。

当归身一钱，洗净，晒干　青皮二分，去白　木香一分　黄连五分上四味，为极细末，蜡油调涂，取效甚速。

〔《保》〕疮口大者，乳香散。

寒水石煅　滑石各一两　乳香　没药各半两　脑子少许

上各研细和匀，少许掺疮口上。

〔《撮》〕桃红散　敛疮口，定痛，辟风邪。

滑石四两　乳香　轻粉各二钱　小豆粉一两　寒水石三两，煅

上为细末，干掺口上。一方改小豆粉为定粉。

〔《精》〕有人患背疽已溃，如碗面大，视五脏仅膈膜耳，自谓必死。用大鲫鱼一枚，去肠脏，以羯羊粪入其中，烘焙焦黑极燥，为细末，干掺之，疮口遂收，至今无恙。此方累用有效，须候脓少，欲生肌肉时用之。

〔《保》〕又方　治疮口久不收。

小椒去目，炒黑，一钱　定粉　风化硝二钱　白矾二钱半　乳香　没药各一钱

上为末掺之。

〔《精》〕**生肌散**

寒水石铿　滑石　乌鱼骨　龙骨各一两　定粉　密陀僧　白矾灰　干胭脂各半两

上为细末，干掺用之。

平肌散　治诸疮久不敛。

密陀僧煅　花蕊石煅　白龙骨各一两　乳香另研　轻粉各一钱

上为细末，和匀干掺。

〔丹〕《精要》论痈疽久而疮口不合，其肉白而脓血少，此为疮口冷滞，乃病气血枯竭，不潮于疮，遂致如此。用北艾叶一把，入瓦器内浓煎汤，避风处乘热用艾汤浇洗疮口四围净肉，以绢帛兜艾叶乘热浇沃，一日一次。洗了，须避风，仍烧松香以烟熏疮口，良久，用神异膏贴之，不可与厌秽之人见。若不能禁忌，疮口难安，药亦无效。夫以血气枯燥，不知补接于内，惟务热洗于外，不揣其本，而齐其末，而乃归罪于冷滞。大抵溃疡宜洗，若非行补接之药，以实其内，窃恐淋洗有一时之快，少顷恐病体自觉疲惫，有不耐烦之意，非虚而何？可不先议补接乎。补接，即参、芪、归、术之类是也。

〔苏〕乱发、蜂房、蛇蜕皮，各烧灰存性，每味取一钱匕，酒调服，治疮久不合，神验。丹溪云：发补阴之功甚捷。

〔丹〕收敛疮口，止有柳皮、白蔹煎汤饮之。

〔《灵》〕眼白青，黑眼小，是一逆也。内药而呕者，是二逆也。腹痛渴甚，是三逆也。肩项中不便，是四逆也。音嘶色脱，是五逆也。除此五者，为顺矣。玉版篇。【批】诊。

〔《精》〕痈疽破溃之后，其形候有逆有顺。眼白青黑而紧小，一恶也。不能下食，纳药而呕，食不知味，二恶也。腹痛渴甚，三恶也。肩背不便，四肢沉重，四恶也。声嘶色脱，唇鼻青黑，面目四肢浮肿，五恶也。烦躁时嗽，腹痛渴甚，泄利无度，小便如淋，六恶也。脓血大泄，焮痛尤甚，脓色败臭，气不可近，七恶也。喘粗短气，恍惚嗜卧，八恶也。未溃先黑久陷，面青唇黯便污者，九恶也。更有气噫

痞塞，咳嗽身冷，自汗无时，瞪目耳聋，恍惚惊悸，语言颠错，皆是恶证。动息自宁，饮食知味，一善也。便利调匀，二善也。神彩精明，语声清朗，三善也。脓清肿消，色鲜不臭，四善也。体气和平，五善也。五善见三则吉，诸恶见四必危。

痈疽所兼诸证

〔涓〕热毒方盛，或发大渴，此是毒攻心脏，令舌干烦渴也。但以补心气药，内补即止。

〔罗〕**竹叶黄芪汤** 治发背发渴，通治诸疮大渴。【批】疮渴。

淡竹叶二两 生地八两 黄芪 麦门冬去心 当归 川芎 甘草 黄芩 芍药 人参 半夏汤洗 石膏各三两

上为粗末，每服五钱，水一盏半，竹叶五七片，同煎至一盏，去渣，温服无时。虚渴者忌用石膏、半夏、黄芩。

金银花散

金银花四两，去土 甘草一两，炒

上为细末，每服四钱，水酒各一盏，同煎至一盏，去渣热服。

〔丹〕《外科精要》云：疽向安后发渴，与加减八味丸。夫当此时血气两虚，当用参、芪补气，当归、地黄养血，渴当自止。何必泽泻、茯苓导水，佐以肉桂？若忍冬丸、黄芪六一汤等方，切当。忍冬养血，黄芪补气，渴何由作。

〔精〕**忍冬丸** 大能止渴，及疗渴疾，既愈之后，须预防外痈疽，大宜服此。

忍冬草不以多少，根茎花叶皆可用

上入瓶内，以无灰好酒浸，以糠火煨一宿，取出晒干，入甘草少许，研为细末，以所浸酒打面糊丸，如桐子大，每服五十丸至百丸，无时酒饮任下。

黄芪六一汤 大治渴疾，补虚乏，常服此药，终身可免痈疽之疾。

绵黄芪去芦，六两，一半生用，一半盐水润蒸，三次焙干 粉草一两，一半生，一半炙黄用

上为细末，每服二钱，早晨日午，以白汤点服。若饮初杯，用酒调尤妙。

桑枝汤 大治口干。

取桑枝一小升，细切炒香，以水三大升，煎取二升。一日服尽。

五味子汤 大治口燥舌干，此是肾水竭也。

五味 黄芪去芦，生用 人参去芦 麦门冬去心 粉草炙，半两

上㕮咀，每服半两，水一盏半，煎至八分，去渣温服，无时候，一日二夜五七服妙。

〔丹〕《外科精要》云：呕逆有二证，一证谓初发时，不曾服内托散，伏热在心。一证谓气虚脾气不正而呕，伏热在心，与内托散三两帖，气虚而呕，宜嘉禾散。有寒热，宜家传正气散，兼与山药丸以补肾。谨按病机，诸逆冲上呕越，皆属于火。其内托散性凉，固有降火之理，若嘉禾散群队以为补虚之剂，补力已少，徒有温暖助火耳。山药丸补肾以壮下焦之阴，粗为近理。然治呕，须分先后，肿疡时，当作毒气上攻治之。溃疡后，当作阴虚补之。若年老因疽溃发呕不食者，宜用参芪白术膏峻补取效。佐药随时随证加减，恐用山药丸，缓急未易得力。河间谓诸病疮疡如呕者，湿气侵于胃也，药中宜倍加白术。【批】疮呕逆。

丹溪治一老人，背疽呕逆，用补药效。方见溃疡门。予治一男子肿疡呕，诸药不止，用独参汤一服，呕即愈。

〔《精》〕**犀角膏** 治咽喉口舌生疮。

昔有一贵人，因疽而生此证，医者以为心脏绝尽，皆辞退。愚进此药，一日而安。

真琥珀研 生犀角各一钱 辰砂研 茯神去木。各二钱 真脑子研，一字 人参去芦 酸枣仁去皮研。各二钱

上人参、茯神、犀角为细末，入乳钵内，别研药味和匀，用炼蜜搜为膏子。以磁瓶收贮，俟其疾作，每服一弹子大，以麦门冬去心，浓

煎汤化服，一日连服五服，取效。此方溃疡不宜用。

〔涓〕治发背痈疽，脓溃后气虚，脾脏滑泄，并四肢逆冷，宜用和气散。【批】疮泄泻逆冷。

苍术四两，米泔浸三日，洗净，晒干，再以米醋炒令香黄色　甘草炙　青皮去瓤。各一两　良姜炒　肉桂　干姜炮。各半两　陈粟半升

上七味，为末，每服一钱，用炒茴香末半钱，相和温酒调下，不拘时。

〔垣〕**圣愈汤**　治诸恶疮血出不止，以寒水石细末掺之，立止。或疮时间作黑色，不可溃也，药力去尽却红和。如血出多而心烦不安，不得眠睡，此亡血也。此汤主之。【批】疮血出不止。

熟地　生地各三钱　归身一钱半　川芎二钱　黄芪五分　人参三分

上㕮咀，如麻豆大，都作一服，水盏半，煎至一盏，去渣，稍热服无时。

〔梅〕治背疮肉长疾，皮不及裹，见风即成僵。以寒水石烧研为细末，敷疮上，再用铜绿细末上之，肉即不作僵矣。【批】疮僵肉。

〔《图经》〕古方疗恶疮痈肿，或连阴髀间疼痛，急挛牵入小腹不可忍，一宿则杀人者。用茴香苗叶捣取汁一升，服之，日三四，用其滓以贴肿上，冬中根亦可用。此外国方，永嘉以来用之，起死神效。【批】疮挛急牵阴入小腹。

久漏疮

〔丹〕漏疮，须先服补药，以生气血，即参、芪、术、归、芎为主，大剂服之。外以附子末，唾和作饼，如钱厚，艾炷灸，炷随漏之大小，便灸令微热，不可令痛。干则易之，干者再研为末，再和再灸。如困则止，来日再灸，宜至肉平为效。亦有用附片灸，仍用前血气药作膏药贴之。【批】虚寒。

经云：肉之大会为谷。肉之小会为溪。肉分之间，溪谷之会，以行荣卫，以会大气。邪溢气壅，脉热肉败，荣卫不行，必将为脓，内销骨髓，外破大腘，留于节凑，必将为败，积寒留舍，荣卫不养，肉缩筋肋，肘不得伸，内为骨痹，外为不仁，命日大寒留于溪谷也。此用附子灸者，盖此义也。

梅师云：肾移寒于脾，发为痈疽，少气。脾移寒于肝，发为痈肿，拘挛。又云：诸痈肿此皆安生？岐伯曰：生于八风之所变也。又云：地之湿气感则害人皮肉筋脉。《圣济》云：衣服之表易着寒，所得之源，大抵如此。或发不变色，或坚硬如石，或捻之不痛，久则然后变色疼痛，渐软而成脓，如泔而稀，久不能瘥，疮口不合，变易为痔漏，败坏肌肉，销损骨髓，以致痿躄，宜以此骨碎补丸主之。【批】寒。

骨碎补　补骨脂　熟地　当归　续断　石楠　石斛　牛膝　杜仲　草薢　附子　芍药　川芎　菟丝子　沙参　羌活　防风　独活　天麻　黄芪

此方与大偻方相表里，各等份为末，炼蜜丸，空心盐汤服。

阳气者，精则养神，柔则养筋，开阖不得，寒气从之，乃生大偻。宜用

羌活　防风　细辛　附子　甘草　川芎　续断　白芍　白术　当归　桂心　麻黄　黄芪　熟地

此方与前骨碎补丸相表里。营气不从，逆于肉理，乃生痈肿。陷脉为瘘，留连肉腠，腧气化薄，传为善畏，及为惊骇全文见阴阳门。

〔《精》〕**桂附丸**　治气漏诸疮。

桂心　附子炮裂，米醋中浸，再炮三五次，去皮脐　厚朴姜制　粉草炙　白术各一两　木香一分　乳香研，二钱

上为细末，炼蜜丸，如桐子大，空心米饮下二三十丸。丹溪云：《精要》治冷漏诸疮，与桂附丸，此冷只因疮久不合，风冷乘之，血气

不潮而成也。厚朴虽温，其泻卫尤速，恐不若参、芪佐以陈皮，庶乎与病情相得。

此方治冷漏疮，若寒而虚者，只以加味_卜全汤，随时令经络加减用之为当。又虚甚者，宜参芪归术膏。

陷脉散 治漏疮，及二三十年瘿瘤，或大如杯盂，久久不瘥，致有漏溃。令人骨肉消尽，或坚或软或溃，令人惊惕，卧寐不安，体中掣痛，愈而复作。

干姜炮 琥珀研 大黄 附子炮去皮。各一两 丹参三分 石硫黄研 白石英研 钟乳糊研 乌贼骨研。各半两

上为末，贮以瓷合韦囊，勿令泄气，若疮湿即敷，无汁即煎猪脂和敷之，以干为度。或死肌不消，加芒硝二两益佳。一法，胡燕巢一枚。

〔子和〕小渠袁三，因强寇入家，伤其两胫，外廉作疮，数年不已，脓汁常涓涓然，但饮冷则疮间冷水浸淫而出，延为湿疮求治。戴人曰：尔中焦当有绿水二三升，涎数掬。袁曰：何也？戴人曰：当被盗时，感惊气入腹，惊则胆伤，足少阳经也，兼两外廉皆足少阳之部，此胆之甲木受邪，甲木色青，当有绿水。少阳在中焦如沤，既伏惊涎在中焦，饮冷水咽为惊涎所阻，水随经两旁入疮中，故饮水疮中水出。乃上涌寒痰，汗如流水，次下绿水，果二三升，一夕而痂干，真可怪也。【批】攻里。

尝治足膝下至踝漏疮，通足肿大于好足二倍，行步不全，用五龙丸大下之者六番，每番皆五七行。下后用黄柏、苍术、芪、芍、地、草、升、葛、星、半、牛膝、活石、桂调之，近三四个月而安。

〔丹〕治漏疮。【批】发表。

川芎半两 细辛二钱半 白芷梢二钱半 甘草细末

上每日作汤服，上疮食后，下疮食前，看疮孔大小，用隔年黄麻根刮去粗皮捶软，捻成绳子，捻入孔中，至不可入则止，日浅一日，疮用好膏药贴之。【批】发表。

〔《本草》〕治瘘有头出脓水不止。以啄木鸟一只烧灰，酒调服一钱匕，立瘥。【批】杂方。

〔世〕神应膏 治久漏疮，此宋褚防御治理宗久漏疮诸方不效，独此膏愈之。如肠毒、胃毒，为丸服之，神效。【批】收敛疮口方。

当归一两一钱 赤芍药 大黄各一两五钱 香白芷 官桂各一两 玄参一两三钱 川续断一两二钱 莪术一两 生地一两二钱

上九味，细锉用真香油二斤浸，春五日，夏三日，秋七日，冬十日，入锅内以文武火煎令黑色，滤去渣。如热天，用黄丹廿两，冷月十五两，旋旋下丹，不住手搅，试水中沉为度。不可令妇人鸡犬见。如漏有孔者，以膏送入孔内，外仍以膏摊贴之。

〔海〕**槟榔散** 治痈疽疮疖，脓溃之后，外触风寒，肿焮僵硬，脓水清稀，出而不绝，肉腠空虚，恶汁臭败，疮边干及好肌不生。及疗疳瘘恶疮，浸溃不敛。方见溃疡敛疮口药，即木香、槟榔、黄连等份为末敷贴也。

〔丹〕治漏外寒药。

炉甘石童便煅 牡蛎粉

上为极细末敷之。

〔济〕**乌金散** 贴恶疮疳瘘。橡科子二个，内一个实黄丹，一个实白矾末，相合定，用黑俏麻皮缠了，火内烧，研细，加麝香少许，洗净疮贴之。

〔垣〕**截疳散** 治年深疳瘘疮。

黄连半两 白蔹 白及 黄丹各一两 轻粉一钱 龙脑 麝香另研。各半两 密陀僧一两

上为细末，和匀干掺在纴上，以膏贴之。

〔丹〕取朽骨久疽，及痔漏中有者。【批】取朽骨方。

取黑骨鸡胫骨，上等砒霜实之，盐泥固济，火煅通红，取出地上，出火毒，去盐泥，用骨研细，饭丸如粟米大，以纸捻送入孔窍内，更

用膏药贴之。

〔《本》〕雄黄治疮疡尚矣。《周礼》疡医，凡疗疡以五毒攻之。郑康成注云：今医方有五毒之药，作之用黄蝥置石胆、丹砂、雄黄、矾石、磁石其中，烧三日三夜，其烟上着，以鸡羽取之以注创，恶肉破骨则尽出。杨大年尝记其事，族人杨偶年少时，有疡于颊连齿，辅车外肿若覆瓯，肉溃出脓血不辄，吐之痛楚难忍，疗之百方，弥久不瘥。人语郑法，依法制药成，注之疮中，少顷，取朽骨连两牙溃出，遂愈。信古方攻病甚速也。黄蝥，即瓦盒也。

〔东〕久漏疮：足内踝上一寸灸三壮、六壮如在上者：肩井　鸠尾【批】针灸。

肺脉微缓，为瘘瘘。缓者多热。全文见治虚实法。【批】诊。

〔垣〕疮医自幼至老，凡所经验，必须写之。尝记痔瘘恶疮，诸药不效者，取蛴螬剪去两头，安疮口上，以艾炷灸之七壮，一易不过七枚，无不效者。又法，用乞火婆虫儿灸之，同前法累验，神效，人皆秘之，往往父子不传。【批】杂方。

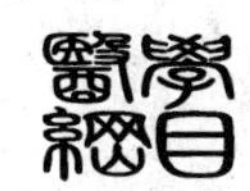

卷之十九　心小肠部

痈疽所发部分名状不同

〔《灵》〕五脏，身有五部，伏兔一；腓二，腓者，腨也；背三；五脏之腧四；项五。此五部有痈疽者死。寒热病篇　王海藏云：脑须鬓颐四处亦为痈疽必死之处。【批】通诊痈疽要害部分。

〔涓〕不可患痈疽者七处：眼后虚处，颐接骨处，阴根根上毛间胯与尻骨接处，耳门前后车骨接处，诸因小腹风水所成痈疽，颔骨下近耳后虚处，鼻骨中，并能害人。但以诸法疗之，或有得瘥，唯眼后虚处最险。正脑上一处起，为脑痈及脑疽、脑铄，并在大椎骨上。人发际生脑痈，皮起易得破穴，急破急出脓，不害。脑疽皮厚难得破穴，须急发内毒，使破穴方可。【批】脑痈疽宜急破。

脑铄一处，初起如横木掘，上起顶门，下止大椎。发肿如火烧，其色青黑如靴皮，大硬不见脓，即损外皮，如犬咬去肉之迹，难愈。铄，式约切。【批】脑铄难愈。

左右鬓两处痈疽疖，初起如虫咬，瘾疹痛肿，不赤红，难见脓汁，是为鬓发，此亦危笃之患，既损破多为漏疮。【批】鬓发防漏。

左右发际起如粟米，头白肉赤，热痛如锥刺，此疾妇人患多，丈夫患少，始因风湿上攻发际，亦宜出脓无伤。

左额右额发赤疽，不拘大小，状如桃李，急宜药贴破，见脓无害。右额角一处，发毒疽及恶疖，为近太阳穴，如肿满太阳，即成虚损，为近穴而难消，不可破。如破后，伤外风水，即能害人，亦宜用药溃脓，后速敛合疮口，如经冬月，即成冷疮，缘此处近太阳穴，上至额角，都为险处。【批】额及太阳发疽慎风水。

左右太阳穴或发疽疖及痈，五七日不溃，毒气流入眼眶攻眼，眼合不开，用药贴破。破后慎外风水，所入即损其睛，疰损眼睑而成大疾。

左右眉棱两处发为发眉，不拘在头尾，宜虑未穴以前攻击。在眉头，即攻入眼损睛。在眉后，即攻入太阳。并宜戒慎。【批】发眉虑攻眼与太阳。

鼻下一处，人中两处，为发髭。此多因摘髭外入风而结，攻作不常，寒热相并，此亦害人。【批】发髭。

下颐一处，发为发颐，肥人多有，此疾恐手搔伤而发肿。【批】发颐。

左右牙叉骨接处，发痈疽处肿胀，攻骨及牙关，张口不得，因诸风热上攻，或多食烧炙之物所为，或因患牙痈，即从牙缝中破出脓血，切忌外风水触犯。【批】牙叉发忌风水。

垂臂两处发接骨下，臂肘上，起如鸡鸭卵大，皆由荣卫不调所为也。喜患实处而不透内，亦宜急消，或发穴早疗。【批】臂肘发虑筋挛。

两臂肘起，在接骨下引手至小骨之上，发痈疖。此处虽实，奈连大小筋骨，举动不便，垂手多堕疼，如脓深沉彻骨，即伤筋脉，拳缩不舒，搐撮宜急，以缓慢筋脉药饵治之。

两手背发痈疽，初生如水刺无头脑，顽然满手背肿满，后聚毒成疮，深入至骨，而为发手背，此属五种，皆发毒之类也。【批】发手背。

两肋起疽，名为发肋。初肿盛，至十数日不穴攻，即肿大如杯碗，高如繖背，痛彻内肠绞刺，左边患应右边痛，右边患应左边痛。唯有此处多是内毒，却入攻而死者多。人有斯患，急以针刺出脓血，则免内攻伤内矣。【批】发肋虑内攻。

三里两处起痈疽，初发如牛眼睛青黑，便五七日破穴出黑血汁脓，肿攻膀肚连腿里，拘急冷疼，此因伤筋气劳力所成，宜用汤药注射，去其外毒，自平息矣。【批】三里发。

两脚接骨近上膀肚下一处，起丹疽如胡桃大，硬如物打磕之状，不苦疼，但肿急胀。虑其损筋，亦须早出脓毒，可保平安矣。【批】接脚骨上发虑损筋。

两脚心发彻骨者，不治。如脚心微皮破，不至深发，脓不多者，可治。痈发虽重，不至损人，但世人不晓医治，自至危殆耳。【批】脚心发毒。

上焦发痈为阳，是壅塞实候，宜解利温凉汤药，去其积热上攻，外即贴消毒逼肿药。如已结定，即用发穴药，候穴破出其脓毒，肿平方贴生肉等药，然后敛合疮口。亦虑外伤风水，勿食发风热酱面毒物等，忌房事。【批】浅可治深不可治，上焦宜用解利药虑伤风水。

中焦发痈，至腰上一节前后心不定所在，皆是涩滞候，亦乘虚而作。不拘大小，前起心鸠尾者，最要紧，近两腋是虚处，两胁肋下至脐上及脐下两傍一二寸发痈，填气伏硬难溃脓，为此等处偏难发穴，穴后难合疮口，并须先用暖内药服后用热药贴令软和，慢慢破穴，不得急破，急破即朝夕出脓不住，缓慢破穴即一顿出脓，易为将息。后心者，唯有十一椎脾俞下，十四椎上为肾俞，肾俞下为腰俞，两处起痈者，防毒气内攻，为此处皆是至虚处，凡有痈起，先须补内气令实，方可放破。内气实，则不内攻，且易得溃。唯腰俞两处，多成漏疾，预防节欲，则免矣。【批】中焦宜用内药防内攻。

下焦发为流注虚损候。前阴股两处起如鸡卵大，长横折内，初起肿核结块，后四畔浮肿，相并伏硬，色青黑。先用和平内药，服三五日，后用发穴散，及罨药令软即穴。穴后其疮口即随折子内作长疮，疮口破，宜急用抽毒膏出脓，脓尽，便贴合疮口药。为此处无肉可坏，更不须长肉也。【批】下焦宜用和平药。

腿胜两处起为便毒。胯下两臀尖下，大道前谷道小道后水道成悬痈，皆是虚极人患此。痈近谷道左右亦名痔痈。宜急补脾脏，及发处贴药，即用发穴散，破后用抽脓膏，脓尽用合疮口散合之，慎勿过冬，即成冷漏难治。【批】便毒防漏。

垂珠左右两处起痈，为骗马坠。初起大小不定，此处微实，皮肉薄，纹紧，口亦难合。疮初起宜以消散药，贴令内消。此处亦易成漏疮，唯宜消散之，硬即恐缓慢难为功矣。又云：交胻一处，近棱线上，亦为骗马坠，防漏。骗。匹扇切，俗名跨马痈是也。【批】两垂珠两曲脉两外踝防漏。

两曲脉膀肚下，内外两踝前有廉刅，两边为里外廉，上结痈肿。此处近骨，难瘥。宜用收毒散外贴四畔，中心即用活血肉药贴，无害。

下至两脚心发痈疖，沉深不治。如微似皮薄易破者，犹可也。凡有痈肿，皆属六腑有疾。

〔《灵》〕痈发于嗌中，名曰猛疽。猛疽不治，化为脓，脓不泻塞咽，半日死。其化为脓者，泻则合膏，冷食，三日而已。发于颈者，名曰夭疽。其痈大而赤黑，不急治，则热气下入渊腋，前伤任脉，内熏肝肺，熏肝肺十余日而死矣。俱出痈疽篇，下同。【批】诊疽法部分。

〔涓〕百脉疽，肿起环颈项疼痛，身体大热，不敢动止，悁悁不能食。此有大畏恐骇，上气咳嗽，其发引耳，不可以肿。十五日可刺导引，不刺导引见血八十日必死。土龙疽发背，起胃俞及肾俞，大发寒热十数日，大汗展颈，引身尽热如沸。不穴，二十日死。九日可刺，不刺其上下亦黑，若脓青黑者死，血脓者不死。

〔《灵》〕阳气大发，消脑留项，名曰脑烁。其色不乐，项痛而如刺以针。烦心者，死须不可治。

〔涓〕赤色疽，发头额以脑前并手掌中，十日不穴者死。七日可刺，出赤血。七日未有脓不可治。不穴者，不作穴而东攻西击也。杼疽发鬓及两耳，不穴十五日死。可刺。其脓色黑如豆豉，或见血者死。黑疽发大椎骨上，连两夹脊上。七日可刺导引，为痈疽出脓，不可止吐碎骨。身痒后痛者，此故伤寒气入脏腑，发为食疽也。九日可刺导引之。不刺不导引，十一日死。

〔《灵》〕发于肩及臑，名曰疵痈。其状赤黑，急治之，此令人汗出至足，不害五脏，痈发四五日，逆。焫之。痈疽篇，此当入痈。

〔涓〕丁疽发两肩，恶血留结内外，荣卫不通，发成疔疽。五日肿大，令人口噤寒战，十二日可刺，不治，二十日死。陈干疽，肿发起两肩及两大臂连胛骨，二七日痛不息，亦不可动，五十日身热不赤，六十日可刺，刺之无血者死。

〔《灵》〕发于腋下赤坚者，名曰米疽，治之以砭石，欲细而长，疏砭之，涂以豕膏。六日已，勿裹之。其痈坚而不溃者，为马刀挟瘿，急治之。

〔涓〕内疚疽发两腋下及臂，并两手掌中，振寒热而嗌干，饮多即呕，烦心悁悁，脉盛。六七八日诊如此，可汗，不汗死。

〔《灵》〕发于胸名曰井疽，其状如大豆，三四日起，不早治，下入腹，不治，七日死矣。发于膺，名曰甘疽，色青，其状如谷实瓜蒌，常苦寒热，急治之，去其寒热，不急治，十岁死，死后出脓。发于胁，名曰败疵，败疵者，女子之病也，灸之，其病大痈脓。治之，其中乃有生肉，大如赤小豆。锉蓤翘草根各一升，以水一斗六升煮之，竭为取三升，则强饮厚衣，坐于釜上，令汗出至足已。疵，时《甲乙经》于赤小豆下作治之锉菱草、赤松根各一升

〔涓〕使荧疽肿起，发肋及两肩肘头，二十日不穴死。九日可刺，发赤白相间，脓多可治，全无赤白者不治。蜂疽发髀背，起心俞及心包络俞。若肩髃二十日，不穴死。十日可刺，其色赤黑，脓清者不治。特疽发肺俞及肝俞，不穴，二十日死。八日可刺，其色红赤，内隐起如椒子者死。阴阳二气疽，广阔满背，或大或小不常，肿热胀大。十日，可刺导引出脓，不拘深浅多少，发渴体倦。十日外不见脓，不治。筋疽发夹脊两边大筋上，其色苍。八日，可刺。有痈在肥肠中，九十日死。冲疽发小腹疼痛而振寒热，四日悁悁，五日变色，可刺。不刺即导引出脓毒。不治，五十余日死。

〔《灵》〕发于尻，名曰锐疽。其状赤坚大，急治之。不治，三十日死矣。治见经虚条。

〔涓〕涌泉疽，肿起发太阴，如伏鼠。二十日不穴死。十日，可刺，发清脓，赤黑者死，白者可治。太阴，尻尾前是也。

〔《灵》〕发于股胫，名曰股胫疽。其状不甚变色，痈肿内薄于骨。不急治，三十日死矣。股胫，刘涓子作股阳。发于股阴，名曰赤施。不急治，六十日死。在两股之内不治，十日死。

〔涓〕阴疽，发腿髀及阴股。始发腰强，数饮不能多，七日发坚肿胀恶疼，心烦躁，死不治。

〔《灵》〕发于膝，名曰疵疽。其状大，痈色不变，寒热而坚。勿石，石之者死。须其柔，乃石之者生。坚如石者，用生樟陆根擦之则效。诸痈疽之发于节而相应者，不可治也。发于阳者，百日死。发于阴者，三十日死。阳谓诸节之背，阴谓诸节之腘郄间。刘涓子云：应者，内发透外也。发于胫，名曰兔啮。其状如赤豆，至骨，急治之，不急治，害人也。发于内踝，名曰走缓。其状痈色不变。数石其输而止其寒热，不死。发于足上下，名曰四淫。其状大痈，不急治之。百日死。发于足傍，名曰厉痈。其状不大，初从小指发，急治去之。其状黑者不可消，辄益。不治，百日死。发于足指，名曰脱痈。其状赤黑者，死不治。不赤黑者不死。治之不衰，急斩之，否则死矣。

〔涓〕瘇敦疽发两足指，五日不穴，死。四日可刺，其色发黑痈者不堪，未过节者可治。阳疽起足趺及足下，二十日不穴死。十日可刺，发赤白脓血不多，其疮上痒及赤黑者死。禽疽，始发者如疹数十处，如拳打之状，发寒齿噤。如此者，十四日死。十日可刺，导引脓出即愈。衡疽发如肿，或时复往来，可要其所刺之，导引脓出即愈。

〔丹〕**琥珀膏**

归须　川芎　黄芪梢　蜂房　细辛　皂角　升麻　甘草梢　蓖麻子　木鳖子　芍药　白蔹　独活　川椒　藁本　防风梢　枸杞子　菖蒲　降真香　官桂　瓜蒌　苏木　白芷　杏仁　黄连　槐枝以上各一两　琥珀　沉香　木香　丁香　藿香　零陵香　云母石　乳香　雄黄　朱砂　安息香　甘松以上各二钱半　轻粉　麝香各一钱　发灰五钱　白矾枯，一两，以上十六味为极细末　羊肾脂四两　蟾酥二两　香油四斤　黄丹

上先以前二[1]十六味锉，捶碎，用水五升，文武火熬至二升半，去渣。再用水五升，又熬至二升半，去渣，与前汁一处慢火煎，用槐枝不住手搅成膏，用瓷器盛，顿起。将后琥珀等十六味研为极细末，用纸包起，于前膏内，下净羊脂四两，真酥二两，同膏入香油内搅令匀，以文武火熬膏内水尽，用纸捻点油烧不爆为度。渐入黄丹，以二两五钱重为一次，仍用槐枝不住手搅，滴水中不散，软硬得所。如软添黄丹，如硬添油，再上火熬。却入前药细末五两，微煎数沸，用瓷器盛贮。如用，于纸上摊之，量疮口大小。专治五发恶疮、疔肿、瘰疬，远年冷疳、痔漏、一切无名恶疮、蛇伤、蝎啮、犬咬，并皆治之。

疔疮

疔疮皆生四肢，发黄疱，中或紫黑，必先痒后痛，先寒后热也。

〔罗〕丙午岁，予居藁城，人多患疔疮。县尹董公谓予曰：今岁患疔疮者极多，贫民无力医治，近于史侯处得数方，用之者无不效，官给药钱，君当舍手治之。遂诺其语。董公榜示通衢，命予施药，如此一年，全活甚众。其用保生锭子、千金托里散、神圣膏药、破棺丹，凡四方。【批】表里。

保生锭子　治疔疮，背疽，瘰疬，一切恶疮。

金脚信二钱　雄黄三钱　轻粉二钱　硇砂三钱　麝香一钱半　巴豆四十九粒，另研，文武火炮，生用尤妙　加蟾酥一钱

上为细末，用黄蜡五钱溶开，将药和成锭子，冷水浸少时，取出旋丸，捏作饼子，如钱眼大。将疮头拨开，每用一饼，次用神圣膏，后用托里散。若疮气入腹危者，服破棺丹。世传疔疮必有一条红线可针，红线所至之处出毒血，然后傅药。

神圣膏药　治一切恶疮。

当归　藁本各半两　没药　乳香各二钱　白及　琥珀各二钱半　黄丹二两　白胶香三两　黄蜡二两　粉霜一钱　木鳖子五十个，去皮　巴豆十五粒，去油　清油　槐柳枝各一百二十支　胆矾一钱

上件一处，先将槐柳枝下在油内，熬焦取出，复下余药熬，勿至焦，滤出，却将油澄清，下黄丹，再熬成膏，用绯帛摊之，立有神效。

〔《千》〕**托里散**　治一切发背疔疮。

黄芪一两半　厚朴　川芎　防风　桔梗各二两　白芷一两　连翘二两二钱　芍药　官桂　甘草节　人参各一两　木香　没药　乳香　当归各半两

上为细末，每服三钱，酒一大盏，煎二三沸，和渣温服。

破棺丹　治疮肿，一切风热。

大黄二两，半生半熟　甘草　芒硝各一两

---

[1] 二：原书脱，据文义补。

上为细末，炼蜜丸，如弹子。每服半丸，食后温酒化下。或童溺半盏研化之。忌冷水。

〔《济》〕**金砂散** 取疔疮。【批】敷贴杂方。

道人头微炒存性，一两，即苍耳子 硇砂三钱半 雄黄三钱 蟾酥以多为妙

上将疮四围刺破，以少油调药末，置于疮内，绯帛封之，数日疔自出。如疮入腹呕逆者，将苍耳捣汁饮之。一方但用硇砂、雄黄等份，研细，用蜜调，先破疮头去血，入药豆大，在疮口内，纸花贴之，亦效。

〔无〕**苍耳散** 治一切疔肿神效。

用苍耳草根茎苗子，但取一色便可用。烧灰存性研细，用好米醋、米泔澄淀和如泥，随疮大小涂上，厚二分，干即易之，不过十度，即拔根出。须针破涂之。更加雄黄尤妙。

〔世〕苍耳与白梅研烂，贴疔上拔去根。

〔《济》〕**蟾酥丹** 治疔疮。

取蟾酥，以白面、黄丹搜作剂，丸如麦粒状。针破患处，以一粒纳之。取蟾酥法，用癞把，破眉棱上，以手捻出酥于油纸或桑叶上，用竹蓖刮下，然后插在背阴处自干，用之。

〔《衍》〕苦苣捣汁，傅疔疮殊验。青苗阴干，以备冬月为末水调傅。本草云：取苦苣茎中白汁，傅疔肿，出根。又，取汁滴痈上立溃。

〔丹〕治疔用磁石为末，苦酒和傅封之，根出立瘥。《秘要》

疔疮用白蔹为末，水调傅之。《圣惠方》

〔世〕治疔疮。用麻内蛀虫一条，研傅疮上，却用膏药贴上，一饭时去膏药，其疔自出。

治疔疮最有功效。用蝉蜕、僵蚕为末，酸醋调涂四围，留疮口，俟根出稍长，然后拔去，再用药涂疮。海藏方，单用僵蚕为末，津调涂亦佳。

〔《保》〕治疔疮，夺命散。

乌头尖 附子底 蝎梢 雌黄 雄黄各一钱 蜈蚣一两 硇砂 粉霜 轻粉各五分 砒二钱半 脑子少许 麝香少许

上为细末，先破疮，出恶血，以草杖头用纸带药末插入于内，以深为度。

〔丹〕日本三藏傅疔疮方。江子肉十粒，半夏一大颗研末，附子半枚，蜣螂一枚，各为末，四味，臭麝香也相和，看疮大小，以纸绳子围疮口，以药泥上，又用绢帛贴傅，时换新药，以可为度，此方活人甚多。

〔《圣》〕治疔疮甚者，用附子末，醋和涂之，干即再涂。《千金方》同

〔丹〕琥珀膏方见痈疽下杂方条。

又方 用针刀镞破疔头，以蟾酥傅之，后用野菊花、莎草根、甜菜叶擂细，以无灰酒尽量调服之，酒醒，疔化水，即痛定。如热除，不必去疔，亦自愈也。

〔世〕治疔疮。【批】托里杂方。

独脚茅 防风 细辛 甘草节 白僵蚕 青皮 黄连 羌活 独活 蝉退 赤芍药各等份

上㕮咀，每服五钱，先将一服，加泽兰叶少许，姜一两同擂烂，热酒和服，然后酒水各半盏，姜三片煎服，此方神效。

〔无〕治十三种疔，皆以此法治之。

以绯帛一片，裹药取匝为限，先用乱发鸡子大，摊布帛上，牛黄如桐子大，又以棘刺针二十一枚，赤小豆七粒为末，并布发上，卷绯绵作团，外以发作绳，十字缚之，置熨斗中，急火烧灰研细，以枸杞或子或根皮枝叶随得为末，用枸杞末二匕，绯帛灰一匕，共成三匕，研匀分二服，空心温酒调下。

〔世〕**夺命丹** 治疔疮发恶心，及诸恶疮。【批】取汗。

蟾酥半钱 朱砂水飞，三分 轻粉 枯矾 寒水石水飞，各一钱 铜绿一字 麝香一字 海羊二十个，研，即蜗牛也

上件为细末，将海羊另研为泥，和药一处，丸如绿豆大，如丸不就，加好酒成之。病轻者一丸二丸，重者三丸，未效再服。服时嚼葱白一大口极烂，置手心，放药丸于葱内裹合，以

热酒送下，暖处卧，取汗出为效。忌冰水。

〔《瑞》〕**返魂丹** 治十三肿疔。

朱砂 胆矾各一两半 血竭 铜绿 蜗牛生用。各一两 雄黄 枯白矾各一两 轻粉 没药 蟾酥各半两 麝香少许

上将蜗牛蟾酥研烂，余药为细末，同研和丸，如鸡头大。每服一丸。令病人先嚼葱白三寸放在手心，将药丸裹在葱白内，用热酒一盏吞下。如重车行五里许，有汗出即瘥。如不能嚼，葱研烂裹下极效。

治疔疮毒气入腹，多呕吐欲死者，即服内托香粉散。滴乳半两，另研真绿豆粉一两，为细末，煎生甘草汤调三钱，时时饮之，常令灌润胸膈。一方，用雄黄、绿豆粉、乳香等份为末，水调服。【批】疮毒入腹。

〔世〕疔疮入腹呕者，煎道人头浓汁饮之。

治疔疮毒气入腹，昏闷不食。

紫花地丁 蝉退 贯仲各一两 丁香 乳香各二两

上为细末，每服二钱，空心温酒下。紫花地丁，麦熟时有之，开紫花，质甚脆，如蒲公英状，但蒲公英开黄花，地丁开紫花。

〔《瑞》〕治疔危笃者，二服即愈，轻者一服立效。

土蜂房一小窠全。本草云：土蜂房有毒，利大小便 蛇蜕一条，全

上作一处，器皿中盛，用黄泥封固，火煅存性，研为细末，每服一钱，空心好酒调服。少顷腹中大痛，痛止，其疮已化黄水矣。仍服五圣散。

大黄一两 生姜二两 瓜蒌一个 皂角针二两 甘草一两 金银花二两

上㕮咀，用好酒二升，同煎至八分，去渣，不拘时服。

〔罗〕**破棺丹**一方有当归、赤芍、连翘、牡蛎、金银花、紫花地丁，宜选用之。

山栀 牵牛末 大黄各一两 甘草 京三棱炮。各七钱

上炼蜜丸，如弹子大。酒化服之。

〔世〕治疔疮最验。用苍耳、臭牡丹各一大握，捣烂，新汲水或顺流水调服一碗，泻下黑水即愈。

〔丹〕**追毒丸**【批】有寒者热下之。

海浮石烧赤，醋淬七次，半两 乳香 没药各一钱 巴豆四十九粒 川乌一两

上为末，醋糊丸，如桐子大。若患二三日服十丸，五六日服十四丸，随病上下服之。先吃冷酒半盏或一盏，又用冷酒吞下。如呕，吞之不妨出药，依上服之。病人大便不动，再用三丸。如疔看得端的，爪破，用头垢留患处，后服药。

〔海〕《肘后》犯疔肿垂死。菊花叶一握，捣绞汁一升，入口即活，此神验。亦用其根。丹溪云：根茎叶花皆可，紫梗者佳。【批】危困通治方。

〔孟〕疔肿困重。生捣苍耳根叶，和小儿尿绞汁，冷服一升，日三服，甚验。

〔世〕疔疮于所属经络各泻之。疔疮者，必发于手足之间，生黄疱，其中或紫黑色，有一条如红线直上，仓卒之际，急宜以针于红线所至处刺出毒血，然后以蟾酥乳香膏等药于正疮上涂之。针时以病者知痛出血为好，否则红线入腹攻心，必致危困矣。【批】针灸。

〔《百一》〕治疔肿。以针刺四畔，用石榴皮末着疮上，调面围四畔，灸痛为度，调末傅上，急裹经宿，连根自出。

〔禹锡〕患疔肿，中风疼痛者，炒驴马粪熨疮满五十遍，极效。

〔无〕一曰麻子疔，其状肉上起，头大如黍米，色稍黑，四边微赤多痒。忌食麻子及衣布，并入麻田中行。二曰石疔，其状皮肉相连，色如黑豆甚硬，刺之不入肉内，阴阴微痛。忌瓦烁砖石之属。三曰雄疔，其状疱头黑黶，四畔仰，疱浆起有水出色黄，大如钱孔形。忌房事。四曰雌疔，其状疮头稍黄向里，黶亦似灸疮，四面疱浆起，心凹，色赤大如钱孔。忌房事。

五曰火疔，其状如汤火烧灼，疮头黑靥，四边有疱浆起如赤粟米。忌火灸烁。六曰烂疔，其状色稍黑，有白瘢，疮中溃，溃有浓水流出，疮形大小如匙面。忌沸热食烂帛物。七曰三十六疔，其状头黑，浮起形如黑豆，四畔起大赤色，今日生一，明日二，后日三，乃至十，若满三十六，药所不能治，俗名黑疱，忌嗔怒蓄积愁恨。八日蛇眼疔，其状疮头黑，皮上浮生，形如小豆状，似蛇眼大，体硬。忌恶眼看，并嫉妒人见之及毒药。九曰盐肤疔，其状大如匙面，四畔皆赤，有黑粟粒起。大忌食咸物。十曰水洗疔，其状大如钱形，或如钱孔，疮头白，里黑黡，汁出，中硬。忌饮浆水、水洗、渡河。十一曰刀镰疔，其状阔狭如薤叶大，长一寸，左侧肉黑如烧烁。忌刺及刀镰切割铁刃所伤，可以药治，不可乱攻。十二曰浮沤疔，其状疮体圆曲，少许不合，长而狭如薤叶大，内黄外黑，黑处刺不痛，黄处刺则痛。十三曰牛拘疔，其状肉疱起，掐不破。【批】诊忌。

此十三种，初发必先痒后痛，先寒后热，热定则寒，多四肢沉重，头痛心惊眼花，若大重者则呕逆，呕逆者难治。其麻子疔一种，始末唯痒，所最忌者，不得触犯，犯即难治。其浮沤疔、牛拘疔两种无忌，纵不治，亦不杀人。欲知犯触，但看脊强疮痛极甚不可忍者，是犯禁也。疱，步孝切。

石痈

〔丹〕治石痈如石，不治。肿者，生商陆根捣擦之，燥则易之，取软为度。张文仲。痈未溃，以苦苣白汁滴之，立溃。本草云：亦出疔根。【批】坚肿杂方。

〔《保》〕木香散　治疮难消，不能作脓，痛不止，酒调下三钱。方见痘痈。

诸肿

〔丹〕卒肿起大痛，芫青根大者杵之，和苦酒如泥煮三沸，帛上包之。葛氏　风毒肿三年，苦酒浓煎葱白，以布包熨肿上。《外台秘要》治一切热毒肿，商陆根和盐少许傅之，日再易。《孙真人食忌》治一切毒肿，疼痛不可忍者，捣萆麻仁，傅之立瘥。《肘后方》治肿。蒺藜子一升，炒黄杵细，以香油和如泥，再炒令焦，以旧布如肿之大小摊之贴肿上，勿开头揞上《外台秘要》。治恶刺及狐狸刺毒肿。取蒲公英草根白汁傅之，多涂立瘥。余七月十五日夜，左手中指背揩着庭木，痛不可忍，十日后疮日深，渐高大，痛欲死，用此而安。孙方

〔经〕患热肿，水研山豆根浓汁涂，干再涂。

〔《衍》〕腊月中，以新瓦罐满注热水，用朴硝二升投汤中，搅散，挂北檐下，俟硝渗出罐外，却收之，以人乳汁调半盏。扫一切风热毒气攻注目睑，及发头面四肢肿痛，应手神效。

〔《山》〕肿毒或疼痛处，以赤小豆为末，水调傅，频换。或用香白芷水调傅，尤妙。又方，白芙蓉叶晒干，同皂角为末，水调傅。

〔丹〕治诸处皮里面痛。何首乌末，姜汁调膏，以帛裹于痛处，用火炙皮鞋底熨之妙。《经验方》

瘰疬马刀

结核连续者，为瘰疬。形长如蛤者，为马刀。

〔罗〕曲阳县刘禅师，善治疮疡瘰疬，其效更捷，授予四方，太乙膏、玉烛散、克效散、翠玉膏，用之每每见效。【批】表里交攻。

太乙膏　治疬子疮神效。

没药四钱　清油一斤　黄丹五两　脑子研，一钱　麝香三钱　轻粉　乳香各二钱

上以清油黄丹熬成膏，用柳枝搅，又用憨葱七枝旋旋加下，葱尽为度，下火不住手搅，至滴水不散，却入没、乳、脑、麝、轻粉等味搅匀，瓷器内盛用。

克效散

斑猫四十九个，不去翅足，炒　官桂半钱　粳米四十九粒　赤小豆四十九粒　硇砂半钱

上五味，研为细末，初服一字，次服半钱，次服三字，又次服四字，煎樟柳根汤送下，空心服。以小便淋沥，并作涩为效。恶心呕吐黄水无妨，其瘰疬日日自消矣。

玉烛散　治瘰疬自消，和血通经。

当归　芍药　大黄　甘草　熟地　芒硝　黄芩　川芎各等份

上为粗末，每服三钱，水一盏，生姜三片，煎至七分，去渣温服，日进一服，七八日效。

翠玉膏方见臁疮。

〔《杨氏家藏》〕治瘰疬方。【批】内除脏腑之本。

荆芥　白僵蚕　黑牵牛各二钱　斑猫二十八个，去头翅足，用大米炒

上为末，临卧时先将滑石末一钱用米饮调服，半夜时又一服，五更初却用温酒调药一钱或二三钱，量强弱用。服讫，如小便无恶物行，次日早再进一服。又不行，第三日五更初，先进白糯米稀粥汤，再进前药一服，更以灯心汤下，调琥珀末一钱，重服。以小便内利去恶毒为愈。如小便痛，用青黛一钱，以甘草汤调送下即止。

〔严〕**三圣丸**　治瘰疬。

丁香五十粒　斑蝥十个　麝香另研，一钱

上为末，用盐豉五十粒，汤浸研烂如泥，和前药令匀，丸如绿豆大。每服五七丸，食前温酒送下，日进三服。五七日外觉小便淋沥，是药之效，或便下如青筋膜之状，是病之根也。忌湿面毒食。

〔《保》〕**连翘汤**

连翘一斤　瞿麦一斤　大黄三两　甘草二两

上锉，每服一两，水二碗，煎至一盏半，早食后巳时服。在项两边属足少阳经，服药十余日后，可于临泣穴灸二七壮，服药不可住，至五六十日方效。一方，加大黄、木通、贝母一作知母，各五两，雄黄七分，槟榔半两，减甘草不用，同前药为细末，熟水调下三五钱。

〔无〕**必胜丸**　治瘰疬不以年深月近，及脑后两边有小结块，连复数个，兼痨瘵腹内有块。

鲫鱼一个，去肠并子　雄黄一粒，鸡子大　硇砂一钱。以上二味并入在鲫鱼腹内仰安，鱼于炭火烧，烟尽取出　蜈蚣全者，一条　蓬术半两　栀子五个　皂角二挺。以上四味并烧存性　草麻子五个，去皮，灯上烧　黄明胶三文

上为末，另用皂角二挺，去皮捶碎，以水三碗，揉去滓，煮精羊肉四两烂软，入轻粉五匣。男子，乳汁半两，同研成膏，和药末丸，如绿豆大，朱砂为衣。温酒浸，晨下十丸，一服。至晚看肉疙瘩子，若项有五个，则以五服药取之，视其所生多少，以为服数，既可，更进数服。

白花蛇散　治久漏瘰疬，发于顶腋间，憎寒发热，或痛或不痛。

白花蛇酒浸，软去皮骨，焙干，二两　犀角镑，半两　黑牵牛半两，半生半炒　青皮半两

上为末，每服二钱，加腻粉半钱，研匀，五更糯米饮调下。巳时利下恶物，乃疮之根也。更候十余日，再进一服。忌发风壅热物。如已成疮，一月可效，神验。

〔世〕**小犀角丸**　常服除去根本，截其源流，应效如神，诸疬并宜服之。

犀角　青皮　陈皮各一两　黑牵牛一两，半生半炒　连翘半两

上为细末，用皂角二条，去皮弦子，炮捶以布绞取汁一碗许，又用新薄荷二斤，研取汁，同熬成膏，以前药末为丸，如桐子大。每服三十丸，连翘煎汤食后服，间以薄荷茶汤服。

〔子和〕一妇人病瘰疬，延及胸臆，皆成大疮，相连无好皮肉，求戴人疗之。戴人曰：火淫所胜，治以成寒。命以沧盐吐之，即一吐而着痂。次用凉膈散、解毒汤等剂，皮肉反复

如初。

〔世〕治瘰疬未破者如神，百药不应者累效。【批】外敷药方。

杏树叶阴干，为末，五分　万年霜火煅，为求，二分半。即人中白　蝙蝠火焙干，为末，二分半　白花蛇蜕烧为灰存性，为末，二分半　蜜蜂七个，焙为末

上将杏树叶末，用清水调，却入前四件药末，调匀傅患处。却将皮纸一片，用针刺孔，贴药上，如干，用清水就纸上刷之。每一昼夜换药一次。如面上发热，服清凉饮子数帖，其热自退。

败散瘰疬方　神效。

白胶香　海螵蛸　降真香用心，无土气者

上等份为末，掺患处，外以水纸掩之，一夕而退。

已破者。

蜜蜂二十一个　蛇蜕七分半　蜈蚣二条，端午前收者

上用香油四两，将前三药，入油内用文武火熬成，入光粉二两，用桑枝七条如箸大者，急搅候冷，出火气，七昼夜方可用，纸摊作膏贴患处。以上二方得之于义门郑氏，累验不须眼药，贴上五七日便消。

〔丹〕贴瘰疬方。

用大乌头五个火炮，五个生用，并去皮脐。大皂荚二条半，以好米醋二钟刷，炙醋干为度，一半焙干，并去黑皮，又用炒糯米一百六十粒，同研末，以好米醋于火上略顿微暖，傅贴患处。入蜜少许尤佳。不问有头无头，大蛴五枚，日干细研，酥调如面，日两度贴之。出《圣惠方》，蛴一作蜘蛛。或破或不破，项以下至胸前者，皆治之。用九真藤如鸡卵大洗，生嚼，常服之。取叶捣覆疮上，数服即止。出《斗门方》，九真藤即何首乌也。

〔无〕**蜗牛散**　治瘰疬溃与未溃，皆可治。

蜗牛不拘多少，以竹签穿，瓦上晒干，烧存性

上为末，入轻粉少许，猪骨髓调，用纸花量疮大小贴之。一法，以带壳蜗牛七个，生用取去肉，入丁香七枚于七壳内，烧存性，与肉同研成膏，用纸花贴之。

〔海〕项后侧少阳经中疙瘩，不辨肉色，不问大小，及月日深远，或有赤硬肿痛用。

生山药一块，去皮　蓖麻子一个

上研匀摊贴之如神。丹溪云：山药补阳气，生者能消肿硬。经曰虚之所在，邪必凑之，留而不去，其病为实，非肿硬之谓乎。故其气则留滞，自不容不行。

〔世〕**粉金散**

黄柏　草乌等份　为末，蜜调傅之。

清凉散饼

山慈姑生用　良姜等份

上俱捣为饼，去汁罨之，能散去寒热。或以山慈姑磨，调酒服，大妙。

此药大能散疬如神。

〔东〕**龙泉散**　涂疬。

瓦粉　龙泉粉炒，即磨刀石上粉也　昆布去土　广茂❶　京三棱各半两，酒浸炒干

上件同为极细末，煎热水调涂之，用此去疾尤速。

〔世〕治疬，用鲫鱼、芫花，烧灰存性，水调傅。治鼠疬。小嫩鼠未出毛者焙干，蝙蝠粪小麦炒，鬼箭根焙干，各为末，和匀油调傅，干再傅之。

〔《本》〕治鼠疬瘰疬。刺猬皮瓦上炒，上一味研为末，加水银粉干傅。

〔《广》〕治瘰疬经年不瘥者。生玄参捣碎傅上，日一易之。

〔《外》〕治瘰疬，烧狼屎灰傅上。

〔《本》〕治诸疬疾。

朱砂　砒霜　硇砂　马牙硝各等份

上乳钵内研细，面糊搜如香附子状。相疮口大小作之，尽送入疮口中。恐肿时用薄荷研细涂

---

❶ 广茂：据文义应为“广莪”。

之。待收口，却将大柏皮、白丁香并为末，尽入孔中。如边不干，却用江子去壳，不拘多少，用麻油煎令赤，去火气后，去江子入蜡合如膏，看疮口大小涂之。及将白及末水调涂上，立效。

治漏疬。用蛇菰子不拘多少，瓦上晒干为末，用纸捻蘸药入疮口，立效。蛇菰子未详，恐即慈菰子。

〔丹〕又方　用大田螺肉烧存性，为末。麝香少许，湿则干掺，干则油调傅。

〔《脉》〕人年五六十，其脉浮大者，痹侠背行，苦肠鸣，马刀挟瘿者，皆为劳得之。【批】虚实。

又治瘰疬。

人参　白术　当归　陈皮　芍药酒浸。各一钱　川芎　香附　茯苓　半夏各五分　甘草少

上作一服，姜二片，以金银藤煎汤一盅半，煎前药，食后就吞绛宫丸五十粒。

又方　**绛宫丸**

大黄酒蒸，二两　山楂　连翘　川芎　当归酒洗　麦芽　桃仁　芦荟　甘草　芸薹子一两　黄连酒浸　南星酒浸　海藻酒洗，一两半　升麻　羌活　桔梗　防风半两　白术二两　黄芩酒炒

上用神曲糊为丸。已破，加人参一两作膏，用甘草节、僵蚕同煎。

治颈上块动者。夏枯草末六钱　甘草末一钱

上和匀，每服一钱至二钱，茶清调下，食后。

〔《本》〕言夏枯草大治瘰疬，散结气，有补养厥阴血脉之功，而经不言。观其能退寒热，虚者尽可倚仗。若实者，以行散之药佐之，外施艾灸，亦渐取效。此草三四月开花，夏至边便枯，盖禀纯阳之气，得阴则枯耳。世人不知，故表而出之。内泻病本之法，并见前表里条。

〔东〕**连翘散坚汤**　治耳下至缺盆，或至肩上生疮，坚硬如石，动之无根者，名马刀，疮从手足少阳经中来也，或生两胁，或已流脓作疮，或未破，并皆治之。【批】方经处治。

当归酒洗，半两　黄芩生，半两　土瓜根酒炒，一两　芍药一钱　柴胡根一两二钱　连翘半两　苍术三钱　草龙胆酒洗，一两　黄芩酒炒，七钱　甘草炙，六钱　黄连酒炒，三钱　广茂酒炒，半两　京三棱细锉，半两，同广茂酒洗一次，微炒干

上以一半为细末，炼蜜为丸，如绿豆大。每服一百丸，或一百五十丸。一半㕮咀，每服半两。水一盏八分，先浸半日煎去渣，热服，临卧头低脚高，去枕而卧，每口作十次咽，留一口送下丸子，服毕如常安卧。

升阳调经汤　治绕项下或至颊车生瘰疬，此症出足阳明胃经中来也。若其疮深远隐曲，肉低，是足少阴肾中来也，是戊传癸水，夫传妻，俱作块子，坚硬大小不等，并皆治之，或作丸服亦得。

升麻八钱　连翘半两　葛根五钱　草龙胆酒炒，半两　桔梗半两　细黄芩酒炒，六钱　黄柏酒炒二次，去皮，七钱　知母酒洗，炒，一两　广茂酒洗，炒，一两　甘草炙，半两　京三棱酒洗，微同广茂炒，五钱　黄连去须，酒洗，五钱

上秤一半作丸，炼蜜为丸，如绿豆大。每服一百丸，或一百五十丸。一半㕮咀，每服半两。若能食，大便硬，可旋加至七八钱止，水二盏，先浸半日，煎至一盏，去渣热服。卧身脚在高处，去枕头，噙一口，作十次咽之，留一口在后送下丸子，服药毕，卧如常，此治法也。

散肿溃坚汤　治马刀疮，结硬如石，在耳下至缺盆，或至肩上，或至肋下，皆手足少阳经中；及瘰疬遍下颏，或至颊车，坚而不溃，在足阳明经中所出。或二疮已破，及流脓水，并皆治之。服药多少，临病斟酌。量病人饮食多少，大便硬软，以意消息之。

柴胡梢四钱　升麻六钱　桔梗半两　草龙

胆酒炒，半两　黄芩梢酒洗，炒，八钱，一半生　连翘三钱　甘草根炙，三钱　当归三钱　白芍药二钱　栝楼根酒洗，半两　黄柏去皮，酒炒，半两　知母炒，半两　葛根二钱　黄连二钱　京三棱酒炒，三钱　广茂酒洗，炒三钱　昆布去土，半两

上㕮咀，每服六钱或七钱，水二盏，先浸半日，煎至一盏，去渣稍热服。于卧处伸脚在高处，头微低，每噙一口，作十次咽，至服毕，依常安卧，取药在胸中停留故也。另攒半料，作细末，炼蜜为丸，如绿豆大，每服一百丸，此汤留一口送下，更加海藻半两炒，食后量虚实加减多少服，皆仿此例。

救苦胜灵丹汤　治马刀挟瘿者，从耳下或耳后下颈至肩上，或入缺盆中者，乃手足少阳经之分野。其瘰疬在于颏下，或至颊车者，乃足阳明经之分野，受心脾之邪而作也。今将二证合治之。【批】通治少阳阳明二经。

黄芪一钱，护皮毛，实腠理，及活血气，又实表，补元气，乃疮家之圣药也　人参三分，补肺气，如气短及不调而喘者加之　真漏芦半钱，勿以白头翁代之　升麻一钱　葛根半钱。此三味俱足阳明本经药　甘草半钱，能调中和诸药，泻火益胃　连翘一钱，此一味乃十二经疮中之药不可无者，能散血结气聚，此疮家之神药也　牡丹皮三分，去肠胃中留滞宿血　当归身三分　生地黄三分　熟地黄三分，此三味，诸经中和血生血凉血药也　白芍药三分，如夏月倍之，其味酸，其气寒，能补中益气治腹痛，如冬月寒症勿用　肉桂二分，大辛热，能散结聚，如阴症疮疡少用之，此寒因热用之意，又为阴寒覆盖其疮，用大辛热去之，烦躁者勿用　柴胡功同连翘，如疮不在少阳经勿用　鼠粘子三分，无肿不用　昆布二分，味成，若疮坚硬甚者用之，咸能软坚也　京三棱炮，二分　广茂三分。此二味疮坚硬甚者用之，不硬者勿用　羌活　独活　防风各一钱，以上三味，必关手足太阳症脊痛项强不可回顾腰似折项似拔，防风辛温，如疮在膈上虽无手足太阳经症，亦当用之，为能散结去上部风邪故也　益智仁二分，如唾多者胃不和也，或吐沫吐食胃中寒者，加之，无则勿用　麦芽一钱，消食健脾　神曲炒，二分，食不消化者用之　黄连炒，三分，治烦闷　厚朴姜制，一钱二分，如腹胀加之　黄柏炒，三分，如有热或腿脚无力加之，如烦躁欲去衣者，此肾中伏火也，更宜加用。

上共为细末，汤浸蒸饼，捏作饼子，晒干捣如米粒大。每服三钱，白汤下。如气不顺，加橘红，甚者加木香少许，量病人虚实消息之，毋令药多，妨其饮食，此治之大法也。如止在阳明分者，去柴胡、鼠粘子二味，余皆用之。如在少阳分，为马刀挟瘿，去独活、漏芦、升麻、葛根，加瞿麦三分。如本人气素弱，其病势来时气盛，而不短促者，不可考其平素，宜作气盛而从病变治之权也，加黄芩、黄连、黄柏、知母、防己，视邪气在上中下而用之。假令在上焦加黄芩，半酒洗，半生用。在中焦加黄连，半酒，半生。在下焦加酒制黄柏、知母、防己之类，选而用之。如大便不通而滋其邪盛者，加酒制大黄以利之。如血燥而大便干燥者，加桃仁泥、大黄。如风结燥不行者，加麻仁、大黄以润之。如风涩而大便不行，加煨皂角仁、大黄、秦艽以利之。如脉涩，觉身亦气涩，而大便不通者，加郁李仁、大黄，以除风燥。如阴寒症，为寒结秘，而大便不通者，以局方半硫丸，或加炮附子、干姜煎，候冰冷服之。大抵用药之法，不惟疮疡一家，凡诸疾病气素怯弱者，当去苦寒之剂，多加人参、黄芪、甘草之类，以泻火而补元气，余皆仿此。

〔《本》〕治鼠疬瘰疬。【批】瘟痰。

土附子一个　食盐三升　小便五升

上三味，同浸半月日取出，将附子去黑皮，阴干为末，用黑豆烂煮研为膏，丸附子末，如桐子大。每服十丸酒吞下，早晚二服。

〔丹〕初发头项硬未破者，其效如神。牡蛎四两，甘草二两，为末，每服一大钱，食后腊

茶同点，日二服，半月除根。初虞世方，丹溪治世义大官疬疮用此方。一切丈夫妇人，瘰疬经效。牡蛎用炭一称煅通赤，取出于湿地上，用纸衬出火毒一宿，取四两，玄参三两，并捣罗为末，以面糊丸，如桐子大。早晚食后临卧，各三十丸，酒下，药将尽，疬亦除根。出《经验枷。【批】杂方咸软。

〔《肘》〕取颔下瘰疬如梅李大，宜速消之。海藻一斤，酒一升，渍数日，稍稍饮之。

〔《衍》〕取蓼子微炒，研为细末，薄荷酒调二三钱服。治瘰疬，久则效。【批】辛散。

〔《世》〕治瘰疬。用夜合草，遇夜则其叶闭合，本草名合明，俗名连钱母，出禾田中，贴水面生，取其叶捣自然汁服之，渣盦患处效。【批】酸收。

〔《保》〕**文武膏** 治瘰疬。【批】甘缓。

用桑椹黑熟者二斗，以布袋绞取汁，石器中熬成膏子，白汤化下一匙，日三服，红者晒干为末。汤调服。

〔《圣》〕治瘰疬，肿硬疼痛，年深时久不瘥。用狸头蹄骨酥炙黄，捣罗为散，每日空心粥饮调下一钱匕。

〔《灵》〕黄帝曰：寒热瘰疬在于颈腋者，皆何气使生？岐伯曰：此皆鼠瘘寒热之毒气也，留于脉而不去者也。鼠瘘之本，皆在于藏，其末上出于颈腋之间，其浮于脉中，而未内著于肌肉，而外为脓血者易去也。黄帝曰：去之奈何？岐伯曰：请从其本引其末，可使衰去，而绝其寒热。审按其道以予之，徐往徐来以去之，其小如麦者，一刺知，三刺而已。寒热篇。【批】针灸。

上经一章，皆从经脉，取脏腑之本，以治瘰疬之末也。其末出于耳下或耳后下颈至肩上，或入缺盆中者，当于手足少阳经取之，或针或灸，如后穴。

〔扁〕瘰疬：天井 肩井。

〔《撮》〕瘰疬：天井半寸，灸七壮，泻之

〔东〕腋下肿，马刀挟瘿，善自啮舌颊，天牖中肿，寒热：临泣 丘墟各一分，灸五壮 太冲一分，灸三壮 腋下颈项肿：天池顺皮三分，灸七壮。如颔肿，加后溪二分，灸五壮。腋下肿马刀挟瘿喉痹：阳辅五分，灸二七壮 申脉一分，灸三壮立愈

〔《甲》〕胸中满，腋下肿，马刀瘘，善自啮舌颊，天牖中肿，淫泺胫酸，头眩，枕骨颔腮痛，目涩身痹，洒淅振寒，季胁支满，寒热，胁腰腹膝外廉痛，临泣主之。马刀肿瘘，渊液、章门、支沟主之。出于颏下，或至颊车者，当于手足阳明经取之，或针或灸，如后穴：三里足阳明，合谷手阳明。

〔丹〕捣生商陆根作饼子，置于瘰疬上，艾炷灸饼子上，干即易之，灸三四饼。出《外台秘要》

〔世〕当疬上贴肉灸十四壮，神效。

〔东〕瘰疬马刀，将先出一疮，用四楞铁环定住，不令出移，破作口子，以油纸捻纴之，勿令合了，以绝其疮之源，其效至速。如疮不破，或病人不肯破，更以药涂之，三日一易之。以龙泉散主之。方见表里条。

〔世〕瘰疬多生肩项，或赤或白，或沉或浮，初生如豆，久似核，年月浸久，其大如梅，或如鸡卵，排行成列，或生二三，或生六七，俗名蟠蛇疬是也。用性努力，思虑过久，则疾痛赤肿继之，早治为上。

流注疬，妇人多有之，其性急躁，其气怫郁，其心执着，初生在项，破后脓注四肢，遍体结毒，如梅李状，不疗自破，孔窍相穿，寒热疼痛，或流脓汁，是名流注疬也。又名干岁疮。宜服托里救苦神应丸。【批】诊治。

川乌附去皮脐，生用，一两 乌头五两 当归酒浸，一宿 没药 白芷 陈皮 甘草节各一两 蝉蜕水洗，半两 大皂角七锭、去皮弦子 姜黄一两半

上用皂角敲碎，水四大碗，煎至二大碗，滤去渣，用汁一同煮乌头、川乌，候乌头烂为

度，擂如泥。其余诸药，却另为末，和为头泥为丸，如桐子大。每服六十丸，饥饱皆用薄荷汤下。若疮既破，穿凿孔穴，其处必生肿肉如指大，或黑或白，乃风与气搏，宜驱风行经散气之剂，以化气调经汤主之。

化气调经汤 与神应丸间服，治流注疬。

香附末酒浸一宿，晒干，一两 橘皮二两 羌活一两 白芷一两 甘草半两 牡蛎煅，半两 天花粉 皂角刺各半两

上为细末，每服二钱，用清汤不拘时候调下，日三次。

如脉有力者，先用追毒神异汤下之，却服救苦神应丸。

辰砂 血竭各一钱 麝香一字。共为细末 大黄半两 大甘草节半两

上为㕮咀，作一帖，河水一盅，煎半盅，调前末子，临卧服之。

单窠疬者，生一个也，发于颈项，最难治。但宜如前药服之，日久自消。或发于囟骨，亦难治。用毒药疗之，勿令浸溃日久。

莲子疬，一胞裹十数枚，生于项之左右，以手触则能转动，尚可用药治疗，如坚硬挨不动者，乃不可生。憎寒发热，燥渴，凡遇此症，至难治，虽神圣亦无如之何也已。

重台疬，生于项颈，或左或右，初则单窠结在上，或在下，重叠见之，是名重台疬。此症药不可疗，不可针灸，若是毒行，甚肿痛，发渴生痰，万死一生，害人极速。初觉有之，急用小犀角丸，粉金散治之。

燕窠疬，形似燕窠，不可治。

肺脉微涩，为鼠瘘，在颈支腋之间，下不胜其上，其应善酸。全文见治虚实法。色白，脉主涩。

〔《灵》〕黄帝曰：决其生死奈何？岐伯曰：反其目视之，其中有赤脉，上下贯瞳子，见一脉，一岁死。见一脉半，一岁半死。见二脉，二岁死。见二脉半，二岁半死。见三脉，三岁而死。见赤脉不下贯瞳子，可治也。寒热篇。

〔丹〕夫瘰疬初发，必起于少阳经。不守禁戒，必延及阳明经。大抵食味之厚，郁气之积，曰毒，曰风，曰热，皆此三端，招引变换，须分虚实。彼实者固易治，自非痛断厚味与发气之物，虽易亦难，殊为可虑。以其属胆经，主决断，有相火，而且气多血少，妇人见此，若月经行，不作寒热，可生。稍久转为潮热，其症危矣。自非断欲绝虑食淡，虽神圣不可治也。【批】禁忌。

结 核

独形而小核者，为结核。

〔河〕结核，火气热甚则郁结坚硬，如果中核也，不须溃发，但热气散则自消。【批】热。

〔丹〕结核，或在项、在颈、在臂、在身，如肿毒者，多在皮里膜外，多是痰注作核不散，问其平日好食何物？吐下后，用药散核。【批】痰积。

结核在颈项方。

僵蚕炒 大黄酒浸 青黛 胆星各等份

上为末，蜜丸噙。

结核在下颏。二陈汤加酒炒大黄、连翘、桔梗、柴胡。结核在臂。二陈汤加连翘、防风、川芎、酒芩、苍术、皂角刺、僵蚕、麝香，行太阴、厥阴之积痰，使结核自消，甚捷。

〔《济》〕治颏下结核不消，《经效》用大肚蜘蛛，不拘几个，以好酒浸之，研烂，同浸酌酒，去渣，温热，临卧服之。

瘿 瘤

〔《灵》〕虚邪之入于身也深，寒与热相搏，久留而内着，寒胜其热则骨疼肉枯；热胜其寒则烂肉腐肌为脓；内伤骨，内伤骨为骨蚀，有所疾前筋，“疾前”二字，衍文也，筋当作“结”。筋屈不得伸，邪气居其间而不反，发为筋溜。有所结，气归之，卫气留之，不得反，

津液久留，合为肠溜。久者数岁乃成，以手按之柔，已有所结，气归之，津液留之，邪气中之，凝结日以易甚，连以聚居，为昔瘤。以手按之坚，有所结，深中骨，气因于骨，骨与气并，日以益大，则为骨疽。有所结，中于肉，宗气居之，邪留而不去，有热则化而为脓，无热则为肉疽。凡此数气者，其发无常处，而有常名也。刺节真邪篇　此皆虚邪中人为病弗去而久留着，故积岁累月而成疽瘤也。【批】虚实。

〔子和〕新寨一妇人，年四十余，有瘤三瓣，戴人令以咸吐之。三涌、三汗、三下，瘿已消半。次服化瘿之药，遂大消去。夫病在上者，皆宜吐，亦自有消息之法耳。

〔河〕瘤气赤瘤丹熛，热胜气也，火之色也。【批】火。

〔丹〕瘿气先须断厚味。【批】杂方。

海藻洗，一两　黄连二两

上为末，以少许置掌中，时时舐之，津咽下。如消三分之二，须止后服。一方，用黄柏二两，海藻一两，不用黄连亦佳。

治瘿气结核，累累肿硬。以昆布一两，洗去成，捣为末，每用一钱。绵裹于好醋中浸过，含之咽津，药味尽，再噙之。

〔《肘》〕治颈下卒结囊，欲成瘿。海藻一斤，洗去咸，酒浸饮之。

〔无〕**破结散**

海藻洗　草龙　胆海　蛤通　草昆布　矾石枯　松萝各三分　麦面四分　半夏　贝母各二分

为末，酒服方寸匕，日三。忌鲫鱼、猪肉、五辛、生菜、诸杂毒物。十日知，二十日愈。

〔《济》〕**玉壶散**　治三种瘿。

海藻洗　海带洗　昆布　雷丸各一两　青盐　广茂各半两

上等份为细末，陈米饮丸，如榛子大，噙化。以炼蜜丸，亦好。

〔子和〕**人参化瘿丹**

海带洗　海藻洗　海蛤　昆布以上四味皆焙　泽泻炒　连翘以上各等份　猪靥　羊靥各十枚，猪羊靥即猪羊外肾，乃囊中之卵也

上为末，蜜丸，如鸡头大。临卧噙化一二丸，忌油腻物。

〔罗〕**宝金散**　偏医瘿气无不瘥。

猪羊靥十对。暖水洗去脂膜后晒干，杵为细末　海藻洗　海带各二两。洗　丁香　木香　琥珀研　麝香研，各一分　真珠研，半两

上件，先将丁香、木香、海藻、海带杵为细末，入下项药味，合和再研细，重罗过，每服一钱，热酒一盏调服，夜卧服，垂头而睡。若在室男女，十服必效。如男子、妇人患者，一月见效，有胎不可服。

海带丸　治瘿气，久不消。

海藻洗　贝母　青皮　陈皮

上件，各等份为细末，炼蜜为丸，如弹子大。食后噙化一丸，大效。

〔罗〕枯瘤方名一井散

硇砂　粉霜　雄黄以上各二钱　轻粉　没药　乳香以上各一钱　土黄三钱，做土黄法：砒黄另末二两。木鳖子半两去壳，巴豆半两去油，硇砂另为末二钱，右以砒黄一处为末，甩木鳖子同石脑油成一块，油纸裹定，埋于地坑内四十九日，取出于瓷器盛，擘作小块研细，少许。砒黄即雌黄

上为细末，以津调涂瘤顶，外边歇一韭叶，先以花纸贴之，上用小黄膏贴之。

小黄膏

黄柏　黄芩　大黄各等份

上为细末，以水调为糊，比前药大一遭，三日一易，至八九日不取，直候可取。一方，单用黄柏末亦佳。

〔丹〕小儿丹瘤。蓖麻子五个，去皮，研入面一匙，水调涂之，甚妙。出小儿门。

〔罗〕**生肌青龙散**

诃子皮　高茶　龙骨

上件各等份为细末，干掺上。

又枯瘤方

砒　硇砂　黄丹　雄黄　轻粉以上各一钱　斑蝥生用，三十个　朱砂　乳香　没药各一钱

上研为末，糯米粥为丸，捏作棋子样，爆干。先灸破瘤顶三炷，以药饼盖上。用黄柏末以水调贴之，数日，自然枯干落下。

一方　以铜绿为末，草刺瘤破，掺上以膏药涂之。

〔世〕**点瘤瘿**　神验。

桑柴灰　枣树灰　黄荆灰　桐壳灰各二升半　荞麦灰少

上以沸汤淋汁五碗许，澄清，入斑猫四十个，川山甲五片，乳香、脑子不拘多少，约五碗煎作二碗，用瓷器盛之。乳香、脑子，候冷入之。后临用时，入新石灰调成膏，神妙。傅瘤上，干以清水润之，其效如神。

〔罗〕**枯瘤方**

桑柴灰三碗　石灰三碗　朽木三两　干桑耳三两　草乌半斤　川乌四两

上朽木等四味，一处烧灰，令存性，同前二灰研匀，用水一桶，淋汁，如法熬成膏用之。

〔东〕诸瘿恶气：肩髃男左灸十八壮，右十七壮。女右灸十八壮，左十七壮【批】针灸。

又法：天府七七壮　冲阳随年壮。

〔《甲》〕瘿，天窗一作天容，《千金》作天府及臑会主之。瘿瘤，气舍主之。

〔子和〕在西华，众人皆讪以为吐泻而已。一日，魏寿之与戴人入食肆中，见一夫病一瘤，正当目上网内眦，色如灰李，下垂覆目睛，不能视物。戴人谓寿之曰：吾不待食熟，立取此瘤。魏未之信也。戴人曰：吾与尔取此瘤何如？其人曰：人皆不敢割。戴人曰：吾非用刀割，别有一术。其人从之。乃引入一小室中，令俯卧一床，以绳束其胻，刺委中大出血，先令以手揉其目瘤上，亦刺出雀粪，立平出户。寿之大惊。戴人曰：人之有技，可尽窥乎。郜城，戴人之乡也。一女子未嫁，年十八，两手背皆有瘤，一类鸡距，一类羊角，腕不能钏，向明望之，如桃胶然。夫家欲弃之，戴人见之曰：在手背者，为胶瘤，在面者，为粉瘤，此胶瘤也。以铧针十字刺破，按出黄胶脓三二匙，立平。瘤核更不再作，婚事复成。非素明者，不敢用此法耳。

〔《本》〕治果报面生瘙瘤。方用艾丸灸十壮，即用醋磨硫黄，涂纸上，剪如螺蛳掩子大，贴所灸处。更用膏药重贴，二日一换，候痒挤出脓，如绿豆粉即愈。硫黄，罗谦甫作雄黄。

〔无〕瘿多莆于肩项，瘤则随气凝结，此等皆年数深远，浸大浸长。坚硬不可移者，名曰石瘿。皮色不变者，名曰肉瘿。筋脉露结者，名曰筋瘿。赤脉交结者，名曰血瘿。随忧愁消长者，名曰气瘿。五瘿皆不可妄决破，决破则脓血崩溃，多致夭枉。瘤则有五，骨瘤、脂瘤、肉瘤、脓瘤、血瘤，亦不可决溃，肉瘤尤不可治，治则杀人。唯脂瘤，破而去其脂粉则愈。【批】参禁。

〔丹〕服瘿瘤药，先须断厚味。

目眦疡即俗谓之偷针也。

运气　目眦方有二：【批】运气。

一曰热。经云：少阴司天之政，三之气，大火行，寒气时至，民病目赤眦疡，治以寒剂也。

二曰燥。经云：岁金太过，民病目赤肿眦疡。又云：阳明司天，燥淫所胜，民病目眯眦疡，治以温剂也。

〔世〕治偷针眼方。【批】杂方。

南星生为末，三钱　生地黄不拘多少

上一处，研成膏，贴太阳两边，肿自消。

又方　治偷针眼，生姜捣细禽之，泪出即愈。

天蛇头　代指

〔丹〕蒲公英草，清明时节如荠菜状，中开一朵花如菊花者取干，与苍耳草二味等为末，

以好醋浓煎，浸洗即愈。【批】杂疗。

蒲公英忍冬酒　治天蛇头，极效累验。方见乳痈门。

〔世〕治天蛇头。蒲公英捣细，水和调，去渣，服之。又捣渣盦患处，屡效。治天蛇头，用

野落苏即兼丝子　金银花藤　天荞麦

上切细，用好米醋浓煎，先熏后洗。

又方　用人粪杂黄泥捣之，裹在患处即愈。

〔丹〕治手指忽肿痛，名为代指。以乌梅入醋研，浸患处，立瘥。治手指肿，酸浆水，入少盐热浸之，冷即易。孙真人打

甲疽嵌甲嵌，丘衔反

〔《精》〕治甲疽，因剔甲作肌，或因甲长侵肉，遂成疮肿痛，复缘穿窄靴趼损四边，肿掀黄水出，浸淫相染，五指俱烂，渐渐引上脚趺，泡浆四边起，如火烧疮，日夜倍增，医方所不能疗者。用绿矾五两，形色似朴硝而绿色，置于铁板上，聚炭封之，吹令火炽，其矾即沸，流出色赤如溶金汁者是真也，候沸定汁尽，去火待冷，取出研为细末，色似黄丹，收之。先以盐汤洗疮，帛裹干，用此末傅之愈。【批】杂订。

〔《灵苑》〕治甲疽努肉裹甲，脓血疼痛不瘥。凡此疾，须剔去肉中甲，不治亦愈。或已成疮不瘥，用乳香末、胆矾烧研等份，傅之内消愈。

〔《精》〕**胜金方**　治甲疽，努肉脓血疼痛不瘥。

用牡蛎头厚处，生研为末，每服二钱，研靛花酒调下。如痈盛已溃者，以此末傅之，更服煎药，一日三服。

〔丹〕嵌甲、陷甲、割甲成疮，久年不瘥者。用乌头尖、黄柏等份末之，洗净贴之。

〔《精》〕华佗治嵌甲累效方。

硇砂　乳香并研，各一钱　腻粉半钱　橄榄核烧存性，用三个　黄丹一字

上为末，以生麻油凋，先以盐汤洗净挹干，傅之二次效。

乳痈乳岩

〔丹〕乳硬论　乳房阳明所经，乳头厥阴所属。乳子之母，不知调养，怒忿所逆，郁闷所遏，厚味所酿，以敛厥阴之气不行，故窍不通，而汁不得出；阳明之血沸腾，故热甚而化脓。亦有所乳之子，膈有滞痰，口气焮热，含乳而睡，热气所吹，遂生结核。于初起时，便须忍痛，揉令稍软，吮令汁透，自可消散。失此不治，必成痈疖。治法，疏厥阴之滞，以青皮；清阳明之热，细研石帝；行污浊之血，以生甘草节；消肿导毒，以瓜蒌子；或加没药、青橘叶、皂角刺、金银花、当归头，或汤或散，加减随意消息，然须以少酒佐之。若加以艾火两三壮于肿处，其效尤捷。彼村工喜于自炫，便妄用针刀，引惹拙病，良可哀悯。若夫不得于夫，不得于舅姑，忧怒郁遏，时日积累，脾气消沮，肝气横逆，遂成隐核，如鳖棋子，不痛不痒，十数年后，方为疮陷，名曰乳岩。以其疮形嵌凹似岩穴也，不可治矣。若于始生之际，便能消释病根，使心清神安，然后施之治法，亦有可安之理。予族侄妇年十八岁时，曾得此，察其形脉稍实，但性急躁，伉俪自谐，所难者后姑耳。遂以单方青皮汤，间以加减四物汤行经络之剂，两月而安。此病多因厚味湿热之痰，停蓄膈间，与滞乳相搏而成。又有滞乳，因儿口气吹嘘而成。又有拗怒气激滞而生者，煅石膏、烧桦皮、瓜蒌子、甘草节、青皮，皆神效药也。妇人此病，若早治之，便可立消。有月经时，悉是轻病，五六十后，无月经时，不可作轻易看也。【批】乳痈阳叫厥阴所属。

乳痈【批】滞气污血。

青皮　瓜蒌　橘叶　连翘　桃仁留尖　皂角刺　甘草节　破多，加参、芪。

〔《精》〕**神效瓜蒌散**　治乳痈乳岩，神效。丹溪亦云：妙捷。恐贫贱之家，未能办集者，

用后蒲公英草尤妙。

瓜蒌一个，去皮焙为末，子多者有力　甘草生　当归酒浸，焙。各半两　乳香另研　没药另研。各二钱半

上为末，用无灰酒三升，于银石器内慢火熬取一升，清汁分作三服，食后良久服。如有奶岩，便服此药，可杜绝病根。如毒气已成，能化脓为黄水。毒未成，即于大小便中通利。如疾甚，再合服，以退为度。

立效散　与前方间服神妙，但于瓜蒌散方，减去当归，加紫色皂角刺一两六钱是也。

〔《本》〕蒲公英草，味甘平无毒，主妇人乳痈肿，水煮汁，饮之及封之，立消。用酒煎更妙，渣傅患处。

〔丹〕蒲公英在处田间路侧有之，三四月开黄花似菊，味甘，解毒散滞，意其可入阳明太阴经，洗净细研，以忍冬藤浓煎汤，入少酒佐之，随手便欲睡，睡觉已失之矣。

〔云〕**张氏橘皮汤**　治乳痈未结即散，已结即溃，极痛不可忍者，神效。因小儿吹乳变成斯疾者，并皆治之。【批】滞乳食痰。

用陈皮一味，汤浸去白，晒干，面炒微黄，为细末，麝香研酒调二钱。初发觉赤肿疼痛，一服见效。

〔丹〕乳痈初发肿硬，一服瘥。真桦皮末，酒服方寸匕，睡省已失。出《灵苑》

〔罗〕**胜金丹**　治妇人吹乳，极有神效。

用百齿霜即木梳上发垢

上一味，不拘多少，用无根水为丸，如桐子大，每服三丸，倒流水送下，食后，令病左乳者左卧，右乳者右卧，于温处汗出愈。用新水倾于房上接之，乃倒流水也。

〔《图》〕治妇人奶疼，痛不可忍。用川山甲炙黄，木通各一两，自然铜半两生用，三味捣为细末，每服二钱，温酒调下，不拘时候。

〔《简》〕妇人吹乳，独胜散。

白丁香半两。捣罗为末。每服一钱匕，温酒调服无时。

〔云〕治妇人吹乳，皂角散。

歌曰：妇人吹乳意如何？皂角烧灰蛤粉和，热酒一杯调一字，顷问揉散笑呵呵。

又方

乳香研一钱　栝楼根末一两

上研令匀，温酒调服二钱。

〔丹〕杨孺人乳肿痛。【批】有热者清之。

青皮　石膏煅　连翘　皂角刺炒　黄药子　当归头　木通各一钱　甘草生，三分

作一帖，入好酒些少，同煎饮之。又有别药洗肿处。

义二孺人，平时乳内有结核，不为痛，忽乳边又有一肿核，颇却有些痛。

黄芩　川芎　木通　陈皮各四钱　人参二钱　芍药一钱　大腹皮三钱　炙甘草　生甘草各一钱　当归头一钱

分二帖煎服

〔丹〕二孺人，但经将行而乳肿，先两日发口干而不渴，食少减，脉左弦带数，右却平。治用四物汤加陈皮、白术、茯苓，带热下。与点丸三十粒。

产后乳膨，调麦芽饮，自消。【批】产后轻者内消实者下之。

〔云〕**连翘汤**　治产后妒乳并痈。

连翘　升麻　芒硝各一两　玄参　芍药　白蔹　防己　射干各八钱　大黄二钱　甘草六钱　杏仁四十个，去皮尖

上㕮咀，以水六升，煮二升，下大黄，次芒硝，分三服。

〔丹〕一妇人年六十，厚味郁气而形实多妒，夏无汗而性急，忽左乳结一小核大如棋子，不痛，自觉神思不佳，不知食，味绝半月。以人参汤调青皮、甘草末，入生姜汁，细细呷，一日夜五六次，至五七日消矣。此乃乳岩之始。不早治，隐至五年十年已后发，不痛不养，必于乳下溃一窍，如岩穴出脓，又或五七年十年，虽饮食如故，洞见五内，乃死。惟不得于夫者有之，妇人以夫为天，失于所天，乃能生此。

谓之岩者，以其如穴之嵌岈。空洞而外无所见，故名曰岩。患此者，必经久淹延。惟此妇治之早，正消患于未形，余者皆死，凡，卜余人。又治一初嫁之妇，只以青皮、甘草与之安。【批】乳岩在早治。

〔丹〕用蒲公英草捣烂，盦患处神妙。【批】杂方敷贴。

〔云〕用天南星末，以温酒调涂之。

〔《圣》〕治妇人乳痛成痈。以益母草为末，水调涂乳上，一宿自瘥。生捣烂用之亦得。

〔《山》〕妇人吹乳。用桑树蛀屑，饭捣成膏贴之。

〔丹〕乳头裂破。丁香末傅之。《梅师方》

〔《怪穴》〕乳痈：乳中穴在乳下中，针入一分，沿皮向后一寸半，灸，泻。【批】针灸。

〔《甲》〕乳痈，寒热短气，卧不安，膺窗主之。乳痈，凄素寒热，痛不可按，乳根主之。大惊乳痛，梁丘主之。乳痈有热，三里主之。乳痈诸药不能止痛者，三里针入五分，立止。女子乳痈惊，巨虚下廉主之。《千金》云：臂肿重，足蹈不收，跟痛。乳痈，太冲及复溜主之。妒乳，太渊主之。妇人乳余疾，肓门主之。

囊痈阴头痈

〔丹〕《外科精要》云：痈疽入囊者死。囊为厥阴，今以死言之，将以为属少阴肾经邪？予亲见入囊者七八人，悉以湿热入肝经施治，而用补阴药佐之，虽脓溃皮脱，睾丸悬挂可畏者，皆不死。但未知下虚年老者如何耳？【批】囊痈属厥阴。

〔《千》〕治丈夫阴头痈，师所不能医。用鳖甲一枚，烧末，以鸡子白和傅之良。

便　毒

〔《精》〕治谷道前后生痈，谓之悬痈。用横纹甘草一两，四寸截断，以长流水一碗，文武火慢慢蘸水炙，自早至午，炙令水尽，甘草中心见水润为透，细锉。却用无灰好酒二小杯，入甘草煎至一杯，温服之，二三服便可保无虞。此病初发，如松子大，渐如莲子。数十日后，始觉赤肿如桃子，即破。若破，难治。此药虽不能消，过二十日后，必尽消矣。投两服，亦无害。林判院尝患此痈已破，服此药两服，疮即合，甚妙。【批】虚。

〔丹〕骑马痈。用大粉草带节四两，长流水一碗，以焠浸水尽，为末，入皂角灰少许，作四服，汤调，顿服立效。

〔垣〕**青皮汤**　治便毒。

青皮　防风　当归身　甘草梢生。各等份

上㕮咀，分作四服，水一小碗，煎至八分，去渣，大温服。空心，日进三服。

〔丹〕毒肿或着阴卵，或偏着一边痛，牵引小腹，痛不可忍。方见痈疽杂病痛牵引小腹条。

〔子和〕玉烛散即四物汤、调胃承气汤各半服之也。【批】内疏。

〔世〕又方

刘寄奴　王不留行　大黄　金银花　木鳖子

上等份，酒水煎，露一宿，五更服。

〔丹〕便毒初起。

射干二寸　生姜如指大捣细

上取顺流水，煎微沸，服之，以泻为度。又用牛皮胶，醋煮涂患处。

已结成脓者。

大黄半两　枳实三分　厚朴三钱　甘草节一钱　连翘半钱　桃仁泥廿一枚　生姜三片

上作一贴，煎服之。

又，便毒。

青皮　白芷　柴胡　赤芍药　槟榔　朴硝　乌药　木瓜　大黄　连翘　瓜蒌　生地黄　甘草节　三棱　蓬术　黄芩　犀角　皂角刺

上㕮咀，水三碗，煎至一碗，大饥服，以泻为度。

〔《山》〕便毒。取大蜘蛛一个，研细，热

酒下。【批】杂方。

〔丹〕又方　用甘草节、白芷、黄连各等份。如破者，龙骨、白枯矾、赤石脂，并用铁围散。痈疽肿毒亦治，用之效。

乳香　没药各半两　大黄　黄连　黄柏　南星　半夏　防风　羌活　皂角刺　木鳖子　瓜蒌　甘草节　草乌尖　阿胶另研

上为细末，醋调成膏，以石器内，火熬黑色，鹅翎傅之。

贴骨痈

〔《保》〕诸疮大痛，不辨肉色，漫肿光色，名附骨痈，如神三生散。

露蜂房　蛇蜕　头发洗净，等份

上烧灰存性，研细，酒下三钱。

〔丹〕附骨痈，热在血分之极。初发时，以青皮、甘草治之，破后当养血。

内痈有三

〔《素》〕肝满、肾满、肺满，皆实，即为肿。王注云：满谓脉气满实，肿谓痈肿。肺之痈，喘而两胠满。仲景云：肺痈吐脓如米粥，咽燥振寒。肝痈，两胠满，卧则惊，不得小便。肾痈，脚下至少腹满。大奇论　林亿云：脚下当作胠下。《千金》云：肠痈之为病，小腹肿强，按则痛，便数似淋。仲景云：肠痈小腹痞坚，盖小腹痛而痞坚者，肾痈也。小便数而似淋者，肠痈也。即肺痈肝痈之属。【批】诊。

胃脘痈，人迎脉逆而盛。全文见后胃脘痈条。

肺痈肠痈胃脘痈

〔丹〕痈疽发于内者，肺痈、肝痈、肾痈、肠痈、囊内痈、附骨痈，惟肺痈须先解表，令表而出之。【批】肺痈治法。

〔《千》〕咳唾脓血，其脉数实者，为肺痈。若口中咳即胸中隐痛，脉反滑数，此肺痈也。

问曰：病者咳逆，何以知其肺痈？当有脓血，吐之则死，其脉何如？曰：寸脉微而数。微为风，数为热，微则汗出，数则恶寒，风中于卫，呼气不入，热逼于荣，吸气不出，风伤皮毛，热伤血脉。风舍于卫，其人则咳，口干喘满，咽燥不渴，多吐浊沫，时时振寒。热之所过，血为凝滞，蓄结痈脓，吐如米粥，始萌可救，脓成则死。问曰：振寒发热，寸脉滑数，其人饮食起居如故，此为痈肿。医反不知，以伤寒治之，不应，何以知有脓？脓之所在，何以别知其处？师曰：假令脓在胸中者，为肺痈，其咏数，咳吐有脓血。设脓未成，其脉紧❶数，紧去但数，为脓已成也。

〔《要》〕小青龙肠　方见伤寒条。【批】先解表次取脓终补里。

〔《要》〕**葶苈大枣泻肺汤**　治肺痈，喘不得卧。

葶苈炒黄，研细，丸如弹大　大枣十二枚

水三升，入枣，先煮取二升，去枣，人葶苈，又煮一升，顿服之。又曰：治肺痈胸满胀，一身并面目浮肿，鼻塞清涕出，不知香臭酸辛，咳逆上气，喘鸣迫塞，用前方三日一剂，可至三四剂，须先与小青龙汤一剂，乃与之。

〔《要》〕**桔梗汤**　治咳而胸满，振寒脉数，咽干不渴，时出浊唾腥臭，久久吐脓如粥者，肺痈也。

桔梗　甘草炙。各一两

水三升，煮取一升，去渣，分温再服，则吐脓血也。亦治喉痹。《三因》甘草倍之，每四钱，名四圣散。

〔《千金》〕亦名桔梗汤，用桔梗三两，甘草二两，服后，必吐脓血。

〔《要》〕**苇茎汤**　治肺痈。又云：一本治欬有微热，烦满，心胸甲错。

---

❶ 紧：原书脱，据文义补。

苇茎三升，切　薏苡仁半升　冬瓜仁半升　桃仁五十枚，去皮

水一斗，先煮苇茎得五升，去祖，入诸药，取二升，分温五服，当吐如粥。《千金》云：肺痈当吐脓血。苇茎即汀洲间芦荻之粗种也。

治吐脓血，如肺痈状，口臭，他方不应者，宜消风散。入男子发灰，研细入和之，清米饮下，可除根，只两服。亦治吐血。消风散方：荆芥、川芎、羌活、人参、茯苓、僵蚕、防风、蝉蜕、藿香各二钱，厚朴、陈皮各半两，为末是也。

〔韦宙〕独行方治心胸甲错，为肺痈，黄昏汤主之。

用夜合皮掌大一枚，水三升，煮取二升，分再服。夜合树，按本草即乌农树。

上肺痈证治，《要略》以小青龙汤先与一剂，乃行气取脓之药，将以解表之风寒邪气，此治肿疡之例也。后以韦宙方终之者，将以补里之阴气，此治溃疡之例也。以上六方皆丹溪所集。

〔梅〕**如圣丸**　治风热毒气上攻，咽喉痛痹，肿塞妨闷，及肺痈喘嗽，唾脓血，胸满振寒，咽干不渴，时出浊沫，气臭腥，久久咯脓，状如米粥。【批】取脓杂方。

樟脑另研　牛黄另研　桔梗　甘草生用。各一钱

上为细末，炼蜜丸，每两作二十丸。每用一丸，噙化。

〔丹〕**济生桔梗汤**　治肺痈，心胸气塞，欬嗽脓血，心神烦闷，咽干多渴，两足肿满，小便赤黄，大便多涩。

桔梗、贝母、川归、瓜蒌仁、枳壳、薏苡仁、桑白皮、防风，以上各一两，生甘草、杏仁、蒸百合各半两，黄芪一两半。

上修事㕮咀，每服四钱，水一碗半，生姜五片，煎至八分，去渣服。若大便秘，加大黄。小便秘，加木通。

〔仲〕**桔梗白散**　治咳而胸满，振寒脉数，咽干不渴，时出浊唾腥臭，久久吐脓如米粥者，为肺痈。

桔梗　贝母各三分　巴豆一分，去皮，炒研如脂

上三味，为散，强人饮服半钱匕，羸者减之。病在膈上者，吐脓血。膈下者，泻出。若下多不止，饮冷水一碗则定。此亦《要略》方，丹溪不删，采用之者，必有微意存焉。

〔丹〕肺痈。《医垒元戎》搜风汤吐之。搜风汤未考。

〔《本》〕治肺痈，吐脓血，作臭气，胸乳皆痛，升麻汤。

川升麻　桔梗　薏苡仁　地榆　牡丹皮　芍药各半两　甘草二分

上锉粗末，每一两，水一升半，姜五片，煎去渣，日三服。

〔丹〕**济生排脓汤**　治肺痈得吐脓后，以此排脓补肺。【批】补里杂方。

生绵芪二两，细末，每二钱，水一碗，煎一半服。

肺痈收敛疮口，止有合欢树皮，白蔹煎汤饮之。

肺痈已破，入风者不治。肠痈，《千金》谓妄治必杀人。肠痈为病，小腹重而强，按之则痛，便数似淋，时时汗出，复恶寒，身皮甲错，腹皮急，如肿状，其脉数者，小有脓也。巢云：洪数者，已有脓，脉若迟紧者，未有脓。甚者腹胀大，转侧有水声，或绕脐生疮，或脓自脐出，或大便出脓血。【批】诊。

〔《脉》〕问曰：羽林妇病，何以知肠有脓？师曰：脉滑而数，滑则为实，数则为热，滑则为荣，数则为卫，卫数下降，荣滑上升，荣卫相干，血为败浊，小腹痞坚，小便或涩，或自汗出，或复恶寒，脓为已成。设脉迟紧，则为瘀血，血下即安。

〔《要》〕**薏苡附子败酱散**　治身甲错，腹皮急如腹胀，本无积聚，身热脉数者。【批】肿疡泻例。

附子炮，二分　败酱五分　薏苡仁一钱

上为末，每服方寸匕，以水二合煎，顿服，小便当下。《三因》薏苡仁、附子同前，败酱用一两一分，每四钱，水一盏半，煎七分，去渣空心服。

〔《千》〕**大黄牡丹汤** 治肠痈，小腹痞坚，或偏在膀胱左右，其色白坚大如掌热，小便自调，时自汗出。脉迟坚者，未成脓，可下之，当有血。脉数脓成，不复可下。

大黄四两 牡丹皮三两 芒硝二两 冬瓜仁一升 桃仁五十个

上㕮咀，水五升煮一升，顿服，当下脓血。《删繁》用芒硝半合，瓜子五合。刘涓子用硝石三合，《肘后》同，名瓜子汤。《三因》用大黄、桃仁各二分，瓜子三分，牡丹皮一钱，硝二钱，锉散作一帖，水三盏，煎至八分，去渣，入硝再煎沸，顿服无时。

〔无〕**薏苡汤** 治肠痈，腹中痛，烦躁不安，或胀满不食，小便涩。妇人产后虚热，多有此病，纵非痈，但疑是者，便可与。或有差，亦无妨。

薏苡仁五两，牡丹皮、桃仁各三两，瓜子仁四两。

锉散，每四大钱，水盏半，煎七分服。姚氏去桃仁，用杏仁。崔氏加芒硝二两。《千金》方同。

医案曰：女子腹痛，百方不治，脉滑数，时作热，腹微急。孙诊曰：腹痛脉当沉细，今脉滑数，此肠痈也。以云母膏一两，作丸如桐子大。以牛皮胶烊，温酒调胶水，下丸子药。晌时服尽膏，下脓血一盆而安。【批】溃疡补例。

〔《千》〕灸法，屈两肘正肘头锐骨是穴，灸百壮，下脓血而安。

王氏《余话》有妇人肠中痛不可忍，大便自小便出。李生诊之曰：芤脉见于阳部，此肠痈也。乃出云母膏，作百十丸，煎黄芪汤吞下，利脓血数升而安。李曰：寸芤积血在胸，关芤为肠生痈也。李乃杨吉老之婿，弃举业习医，官取医博士。内疽者，皆因饮食之火，挟七情之火，相郁而发。饮食者阴受之，七情者脏腑受之，宜其发在腔子而向里，非干肠胃肓膜也。谓之内者，以其视之不见故名焉。

上肠痈五方，丹溪先生所集也。前三方内，其《要略》一方，元本虽云内有痈脓，然先生不言之，而又连《千金》、《三因》二方置于篇首者，盖亦肿疡泻利例也。后二方用胶烊黄芪煎汤。吞药者，盖亦溃疡补例也。

〔《素》〕帝曰：人病胃脘痈者，诊当何如？岐伯曰：诊此者，当候胃脉，其脉当沉细，沉细者气逆，《甲乙经》“沉细”作“沉涩”。逆者人迎甚盛，甚盛则热。人迎者胃脉也，逆而盛则热聚于胃中而不行，故胃脘为痈也。病能篇【批】诊。

〔河〕**射干汤** 治胃脘痈，人迎脉逆而盛，嗽脓血，荣卫不流，热聚胃口成痈。【批】杂方。

射干去毛 栀仁 赤茯苓去皮 升麻各一两 赤芍药一两半 白术半两

上为末，每服五钱，水二盏，煎至一盏，去渣，入地黄汁一合，蜜半合，再煎温服，不计时候。

〔《要》〕**复元通气散** 治诸气涩，耳聋，腹痈，便痈，疮疽无头，止痛消肿。

青皮 陈皮各四两 甘草三寸，生熟各半 川山甲炮 栝楼根各二两 金银花一两 连翘一两

上为细末，热酒调下。

〔丹〕肠痈，大肠有热积，死血流注，桃仁承气汤加连翘、秦艽。近肛门破，入风者，难治，用防风之类。大凡破伤风，在头面则以白芷为君，防风佐之，盖去头面皮肤之风故也。在身体及四肢则以防风为君，随身梢用，下部则以独活佐之。肺痈吐脓后，其脉短而涩者，自痊；浮大者，难治。其面色白而反赤者，此火之克金，皆不可治。【批】诊。

《金匮方论》曰：热在上焦者，因咳为肺痿。肺痿之病，何从得之？或从汗出，或从呕吐，或从消渴小便利数，或从便难又被快药下利，重亡津液。故寸口脉数，其人咳，口中反有浊唾涎沫者，为肺痿之病。若口中辟燥，咳即胸中隐隐痛，脉反滑数，此为肺痈。咳唾脓血，脉数虚者，为肺痿；数实者，为肺痈。

按此言肺痿属热，如咳久肺伤，声哑声嘶咯血，此属阴虚火热甚是也。本论治肺痿吐涎沫而不咳者，其人不渴，必遗尿，小便数，以上虚不能制下故也。此为肺中冷，必眩，多涎唾，用炙甘草、干姜，此属寒也。肺痿吐涎多，心中温液者，用炙甘草汤，此补虚劳也。亦与补阴虚火热不同，是皆宜分治之。故肺痿又有寒热之异也。

〔《精》〕劳伤血气，腠理虚而风邪乘之，内盛于肺也。则汗出恶风，咳嗽短气，鼻塞项强，胸胁胀满，久久不瘥，已成肺痿也。

〔《保》〕肺痈者，由食啖辛热炙博，或酣饮热酒，燥热伤肺所致，治之宜早。

卷之二十　心小肠部

丹熛痤疹

〔丹〕发斑属风热。风热挟痰而作，自里而发于外，通圣散中消息，当以微汗散之，下之非理。防风通圣散方见颠痫门。【批】大法微汗散之。

〔罗〕时毒疙瘩，漏芦散　治脏腑积热，发为肿毒，时疫疙瘩，头面洪肿，咽嗌堵塞，水药不下，一切危恶疫疠。【批】实热下之。

漏芦　升麻　大黄　黄芩各一两　蓝叶　玄参各二两

上为粗末，每服二钱，水煎。肿热甚，加芒硝二钱半。

消毒丸　治时毒疙瘩恶症。

大黄　牡蛎烧　白僵蚕炒。各一两

上为细末，炼蜜丸弹子大。新水化下一丸。无时，内加桔梗、鼠粘子汤尤妙。

〔丹〕治丹发疼痛。扁竹汁服一升二合，立瘥。若未瘥，再服效。《外台秘要》扁竹即萹蓄。内伤斑者，胃气极虚，一身之火游行于外所致，宜补以降之。尝治一中年男子，痈溃后发热干呕，背发丹熛，用诸般敷贴丹熛药，及用刀于个个丹头出血，丹皆不退，后以半、陈、生姜加补剂治呕，不效。遂纯用参半两，归、术各钱半，浓煎一帖，呕止。二三帖，丹渐缓，热渐减。约五十余帖，热始除，神气始复。【批】虚者补之降之。

运气　丹熛皆属火。经云：少阳司天，客胜则丹疹外发，及为丹熛是也。【批】运气。

〔无〕治诸肿丹毒。伏龙肝不拘多少为末，用鸡子白和傅之，日三次，甚妙。【批】杂方。

〔涓〕治一切丹毒，金花散。

郁金　黄芩　甘草　山栀　大黄　黄连　糯米

上七味等份，生为末，用蜜和水调服。

〔《本》〕治烟火丹。发从背起，或两胁及两足赤如火。景天草、真珠末一两，捣和如泥，涂之。又方治萤火丹从头起。慎火草捣，和苦酒涂之。

〔丹〕丹毒。蓝淀傅热即易。《子母秘录》

〔《肘》〕丹者，恶毒之疮，五色无常。苎根三斤，水三斗煮汁，每日涂之。

〔世〕治赤丹。用黄瓜种中瓤水，去子，以器贮之。用时以水涂患处。又方用腊雪贮器中，久化为水，以水涂赤游，妙。

〔丹〕诸丹毒肿。蚯蚓矢，水和傅之。《圣惠方》，《外台》同。

〔《千》〕疗丹瘾疹方。酪和盐煮，以摩之手，下消。

〔丹〕治赤游风肿。芥麦苦酒调傅。《兵部手集》

〔杨〕治热赤游丹毒。瓜蒌末二大两，酽醋调涂之。

〔《外》〕凡丹走皮中浸淫，名火丹。本方取蛴螬傅之。先刺破，傅之良。

〔《肘》〕丹者，恶毒之疮，五色无常。治之，煮栗皮有刺者，洗之佳。

〔《保》〕治金丝疮，一云红丝疮。其状如线，或如绳，巨细不一，《经》谓丹毒是也。但比烟毒不甚广阔，人患此，头上有之，下行至心则死；下有之，上行者亦然。可于疮头截经刺之出血，后嚼萍草根涂之，自安。

〔无〕丹毒自腹内生出四肢者，则易愈；自

四肢入腹者，则难治。

〔丹〕人有病面上忽见红点者，多死。

丹毒风丹痛者为丹毒，痒者为风丹

贾宅小娘风痒，黄精丸四十粒，与：【批】血虚热。

白术七分　枳实炒　黄芩四钱

上分八帖下之，食前。

遍身风痒瘾疹，凌霄花细末，酒下一钱，立止。

鲍允中，年五十岁，风丹痒甚，腹微疼，咽不利，而身徽肿，五六日不退，两寸脉滑大实，右浮大、左浮弦小。以炒芩、炒连、归、芎、芍、地、桔、草、鼠粘、紫葳各一钱，防风、黄芪各半钱。凡五六帖而安。

〔世〕河间神佑丸。治风丹愈而复发，或隔一门发，或隔半年一年发者，神佑丸下之，百发百中。方见水胀门。【批】愈而复发为积滞。

〔丹〕一人患风丹，遍身痒，因酒得者。【批】朵方。

浮萍半两　防风　黄芪　羌活三钱　当归二钱　干葛　麻黄一钱　生甘草半钱

〔世〕治冷丹风。

防风　甘草　白僵蚕　蝉退　川芎　白芷　茯苓　人参　陈皮　厚朴　苍耳子　荆芥

上为末，豆淋酒调二钱。

〔世〕丹痒者，用韭叶掺些盐与香油，以手摩热，于丹上揩之，立愈。出小儿见门。治风丹。川山甲洗去腥，于瓦上炒过，存性。每一两，入甘草三钱为末，米饮调服。治血风疙瘩疮、痂疮。浮萍取自然汁，豆淋酒下。四物浸酒下亦得。

〔丹〕用羊蹄菜根，于生铁上以好醋磨，旋旋刮取涂患处。未瘥，更入硫黄少许，磨涂之。《圣惠方》

痤

痤，小疖，世谓之热疖是也。王注云：大如酸枣，或如豆，色赤而内有脓血也。

〔海〕汗出见湿，乃生痤痱为疮疖也。【批】风湿。

劳汗当风，寒薄为皶，郁乃痤。痤色赤，䐜内有脓血。

旋覆花丸

旋覆花三两　防风　白芷　甘菊　南星　半夏　石膏　川芎　陈皮　白附子各半两　蝎梢　僵蚕炒。各三钱

上细末，姜糊丸桐子大。姜汤下三五十丸，食后。

疹

疹似伤寒，暴发暴消，世讹为痞子者是也。疥似疹而延岁月，或干湿痒痛不一，经所谓瘾疹是也。癣亦延岁月，干而不湿，痒而不痛是也。

〔丹〕疹属热，与痰在肺，清肺火降痰，或解散出汗，亦有可下者。疹在表者，消毒饮子、防风通圣散；在里者，大柴胡汤、四顺饮子；虚者，补中益气汤，皆同伤寒施治也。【批】痰热。

〔《圣》〕治风疹入腹，身体强，舌干燥。用蔓青子三两为末，每服温酒下一钱匕。

运气　疹者有二：

一曰热。经云：火郁之发，民病疡痱。又云：岁木不及，燥乃大行，复则炎暑，流火、疮疡、痈疹。又云：少阴之复，民病痈疹是也。【批】运气。

二曰风。经云：岁水不及，湿乃大行，复则大风暴发，肌肉疹发是也。

疥

〔河〕防风通圣散　治风热疮疥久不愈。方见痫门。【批】表。

〔丹〕朱院君，三十余，久患瘾疹，身痹而紫色，可与防风通圣敞加牛蒡子，为极细末。每二钱，水盏半，入姜汁令辣煎，食前热饮之。

麻黄饮　治上体生疮，或养或痛，黄水浸淫，结痂堆起，延蔓于三阳之分，根窠小，带红肿，此是湿热症。

麻黄半两，去根留节　防风半两　羌活　石膏六钱半，煅　黄芩四钱　滑石一两　陈皮　紫萍各七钱半　鼠粘子七钱半　缩砂二钱半　苍耳草三钱半　苍术半两　生甘草三钱半　薄荷叶一钱半　荆芥二钱半

上吹咀，每六钱重，水一钟半，猛火煎取六分，入好酒四五滴，去渣，热服。须得通身有汗，其疮自安。甚者，服至百服之后，看汗出到何处，若自上而下出过脚腨脓，其疮自愈。

〔《局》〕**消毒散**丹溪云：消毒散气，表药电。

防风一两　甘草二两　荆芥穗三两　鼠粘子四两

上为粗末。每服三钱，水一盏，煎至七分，去渣，食后温服。

〔初虞世〕治皮肤风热，遍身生瘾疹。牛蒡子、浮萍等份，以薄荷汤调下二钱，日二服。

〔丹〕何小官生疮，小便黄，用通圣散一钱半煎，下黄精丸。【批】挟血虚。

杨三哥女生疮，午后发热，日间恶寒，形削食少。

白术二钱　连翘一钱　煎下黄精丸三十粒。

〔垣〕每风疮、大风病相似。好桑叶洗蒸一宿，日干，末，汤下二钱匕。《经验方》【批】杂方。

〔《圣》〕治风，遍身瘾疹，疼痛成疮。用白僵蚕少许，焙黄细研为末，酒服立瘥。【批】杂方。

〔子和〕颖阜韩吉卿，自髀至足生湿䘌，大者如钱，小者如豆，痒则搔破，水到则浸淫，状类虫行裤袜。愈而复生，瘢痕成凹，十余年不瘥。戴人哂之曰：此湿䘌疮也。由水湿而得，故多在足下。以舟车、浚川大下十余行，一去如扫。【批】里。

〔《山》〕瘾疹入腹，亦能杀人。用蚕沙浓煎汤，洗之。

〔《衍》〕有人病遍身风热细疹，痒痛不可任，连脑胫脐腹及近隐处皆然，涎痰亦多，夜不得睡。以苦参末一两，皂角二两，水一升，揉滤取汁，银石器熬成膏，和苦参为丸如桐子大。食后温水服二十丸，次日便愈。

〔子和〕有樵夫来买苦参，欲治疥。不识药性缓急，但闻人言可治，浓煎一碗服之。须臾大吐涎一盆，三二日疥作痂矣。

〔丹〕**一上散**　治诸般疥疮，或痛或痒，或喜汤火烘洗者。

蛇床子一两，略炒　雄黄一两，另研　硫黄二钱半，另研　白矾半两　黄连半两　黑狗脊一两寒水石一两，另研　斑蝥十四个，去翅足　吴茱萸三钱　白胶香一两，铜铫溶过，倾干石头上放冷，研

上为细末，香油调傅。治疥疮，先用苍耳草或羊不食草藤煎浓汤洗去疮痂，然后用前药傅，可一次愈。【批】杂方。

小儿面疮，通面烂无全肤，脓水流漓，百药不效者，陈年腊猪油不入盐者，傅之神效。出小儿门。

又诸般疥癣加减法：肿多，加白芷开郁。痛多，加白芷、方解石。痒多，加枯矾。阴囊疮，加茱萸，湿多，香油调。干痒出血多，加大黄、黄连，猪脂调。虫多，加芜荑、锡灰、槟榔、藜芦、斑猫。红色，加黄丹。青色，加青黛。疮在上，多服通圣散。在下，多以藏用丸下。脚肿出血，加血分湿热药。

脓胞疮，治热为主。【批】湿热。

黄芩　黄连　大黄各三钱　蛇床子　寒水石二钱　黄丹五分　白矾一钱　轻粉　白芷　无名异各少许　木香少许，痛者加

上为细末，麻油调涂。

又　疮药　脓窠，治热燥湿为主。虫疮如癣状，退热杀虫为主。干疥疮，开郁为主，加吴茱萸。【批】杀虫。

芜荑　黑狗脊杀虫　樟脑一钱　松香头上多加之　白矾　雄黄　硫黄　水银杀虫　黄连　方解石一分　蛇床子定痒杀虫　松皮灰脓肿湿多加之

〔罗〕**䕡茹散**　治疥经年不瘥。

水银一钱　好茶二钱　䕡茹三钱　轻粉少许

上为细末，每用不拘多少，麻油调涂之。

〔世〕治疥癣。以腊月猪脂，不拘多少，同生白矾、杏仁，加轻粉，捣烂搽之。陈无择云：杏仁、轻粉，最杀虫，甚妙。

〔《本》〕治疥，不问新久方。

白芜荑一两　槟榔　吴茱萸各半两　硫黄二钱，另研

上为末，麻油调，抓破揩之。

〔丹〕砂疮。杀虫为主。

芜荑二钱　剪草一钱　蛇床子三钱　白矾一钱，飞　明矾一钱　吴茱萸一钱　苍术　厚朴雄黄各半钱　寒水石二钱　黄柏二钱　轻粉十盏

〔世〕治砂疮。山蚁窠、黄荆叶、雉鸡毛等份，烧存性，为末，香油调傅。

又方　用陈年船底灰，捣细筛过，桐油调傅立效。

又方　治砂疮，用水莴苣烧灰存性，香油调傅，立愈。水多者干傅。水莴苣如百合状，生水边，七八月结子，又如野苏状。

〔丹〕疥癞疮。春天发疮疥，开郁为主，不宜抓破。【批】开郁。

白矾　吴茱萸各二钱　樟脑五分　轻粉十盏　寒水石二钱半　蛇床子二钱　黄柏　大黄各二钱　硫黄一钱　槟榔一个

上为末，猪脂油调搽。

治瘑疥湿疮，浸淫日久，痒不可忍，搔之黄水出，瘥后复发。取羊蹄根去皮，细切熟熬，以大酢和。先洗净，傅上一时，再以冷水洗之，日一傅瘥。若为末傅，尤妙。《千金翼》。【批】治痒。

治疥。取羊蹄根，和猪脂涂上，或着盐少许即焦。《外台秘要》

治遍身风痒，生疮疥，茵陈煎汤，浓洗立安。《千金翼》

〔《衍》〕有人患遍身生热毒疮，痛而不痒，手足尤甚，至颈而止，粘着衣被，晓夕不得睡，痛不可忍。有下俚教以菖蒲三斗锉，日干之，舂罗为末，布席上，使病疮人恣卧其间，仍以衣被覆之。既不粘衣被，又复得睡，不五七日，其疮如失，应手神验。【批】治痛。

〔丹〕浸淫疮痛不可忍者，发寒热，刺蓟末水调傅疮上，干则易之。《简要济众》

治疥癣满身作疮不可治者，何首乌、等等份，以水煎令浓，于盆内洗之，甚能解痛生肌。《博济》

〔《外》〕元希声侍郎，治卒发疥秘验方。石灰随多少和醋，浆水调涂，随手即减。一法用石灰炒红，出火气，香油调傅。

〔丹〕又方淋石灰汁洗之。《孙真人》

〔罗〕**木香散**　治多时不敛一切恶疮，此药能生肌肉止痛。【批】久疥。

木香　槟榔　黄连各半两　白芷三钱

以上同为细末，先洗净，每日一遍，干贴。有水出勿怪，未效又贴。

又方　同上，加地骨皮为细末。先于疮口上，用温浆水洗湿，挹干后，上药治之，效不可述。暨治下疳疮，神效。

〔丹〕诸疮癣久年者，千年韭根炒存性，末之，猪油调傅三次。《经验》

〔《兵部手集》〕多年恶疮不瘥，或痛痒生衅烂，研马粪并齿灰傅上，不过三两遍效。武

良相在蜀，足胫有疮，痛不可忍，得此方，便瘥。

〔丹〕风疮久不瘥。烧菰蒋末以傅之。按本草即野茭白。

〔《山》〕痱子。茨菰叶阴干为末，傅之。【批】杂疮。

〔《经》〕患秃疮。以水研山豆根，傅疮上。患麸豆等疮，以水研山豆根，服少许。

〔丹〕连痂痒痛。捣扁竹封，痂落即瘥。《肘后方》　洗诸疮疥，取冬瓜藤皮煎汤妙。《日华子》。中风，犯毒雾，栎木皮煎汤洗妙。本草。

运气　浸淫皆属火。经云：岁火太过，甚则身热肤浸淫是也。【批】运气。

〔《玉》〕手疥：劳宫灸　大陵灸【批】针灸。

〔世〕疮疥顽癣：绝骨　三里各寸半，泻间使　解溪各五分　血郄三寸，泻

〔《集》〕浑身生疮疥：曲池　合谷　三里　绝骨　行间　委中

〔《甲》〕癣疥：阳溪主之。

少阴有余，病皮痹瘾疹。全文见诸症。

〔仲〕浸淫疮，从口流向四肢者，可治；四肢流来入口者，不可治。

癣

〔丹〕癣疮。用防风通圣散去硝黄，加浮萍、皂角刺。【批】风热。

又方　治癣用。

浮萍一两　苍耳　苍术二两　苦参一两半　黄芩半两　香附二两半

上为末，酒调服，或酒糊丸。

〔罗〕**苦参丸**　治肺毒邪热生疮、生癣疥，并宜服之。

以苦参一味，为细末，粟米饮丸，如桐子大。每服五十丸，空心温水饮汤送下。

〔《本》〕乌头丸　治风癣妙。方见紫白癜风。

〔罗〕**何首乌散**　治脾肺风毒攻肿，遍身癣变成瘾疹，搔之成疮，或肩背拘急，肌肉顽痹，手足皴❶裂，风气上攻，头面生疮，及治紫癜、白癜、顽麻等风毒。

荆芥穗　蔓荆子　威灵仙　何首乌　甘草炙　防风　蚵蚾草

上件各等份，捣罗为末。每服一钱，食后温酒调下。沸汤亦得。

〔丹〕癣在颈项间，后延上至耳成湿癣，他治不应。以芦荟一两研、甘草末半两和匀。先用温浆水洗癣，拭上傅之，神妙。刘禹锡方。【批】杂方。

癣疮方　槿树皮不犯铜铁每二两，又芦荟三钱，白及三钱，细研为末。【批】峻剂。

刮癣出血，用好醋调傅，虽痛却一傅可愈。

一方用：

芦荟　大黄　轻粉　雄黄　蛇床子　槿树皮　槟榔

上先刮破癣，用醋调药末涂之。

〔世〕顽癣。用槿树皮加巴豆、斑蝥为细末，又加生砒少许，水调傅。

〔世〕治牛皮癣。用清香油一两，入全蝎七枚，巴豆二十枚，斑蝥十枚同熬，候色焦者先去之，去了，入黄蜡一钱，候熔收起。朝擦暮愈，不损皮肉。

又方

绿篱根不拘多少　花椒一两　信些少　防风半两　江子十五粒　白及半两　百部半两　白蔹半两

上各为末，和绿篱根捣热成团，将药于癣上擦之，候痛过洗浴。

又方　一味绿篱根去粗皮，取细皮贴肉者捣烂，用醋调涂癣上，立愈。

〔丹〕干癣积年生痂，搔之黄水出，每逢阴雨即痒。用狼毒末涂之。《圣惠方》《外台》用

❶ 皴：原作“酸”，据文义改。

斑蝥半两，炒为末，蜜调傅上。

〔《本》〕治癣。用藜芦细捣为末，生油和傅之。

〔丹〕治癣疥久不瘥。羊蹄根捣绞取汁，用腻粉少许，调如膏，涂傅患处，三五遍即瘥。如干即用猪脂调和傅之。《简要济众》【批】轻剂。

〔罗〕**柏脂膏** 治干癣。

柏油一斤 黄蜡半斤 杏仁四十五粒，锉碎朴硝一抄

上件相和于铁器内，用老生姜、葱白三根，一顺搅五七次，煎沸滤过成膏，于疮上搽之。

〔《图》〕取楮皮枝中白汁，涂癣甚妙。

〔《圣》〕治癣湿痒。用楮叶半斤细切，捣傅癣上。

〔《经》〕治五种疮癣。以韭根炒存性，旋捣末，以猪脂调傅之，三五度瘥。

又方 患癣疮。捣山豆根末，腊月猪脂调涂之。

〔罗〕**祛湿散** 治多年湿癣，大有神效。【批】湿者燥之。

蚕沙四两 薄荷半两

上为细末，每用不拘多少，干掺于疮上，或用生油调搽。

〔子和〕一女子年十五，两股间湿癣长三四寸，下至膝，发痒时爬搔，汤火俱不解。痒定黄赤水流，又痛不可忍。灸焫，硫黄、茼茹、白僵蚕、羊蹄根之药，皆不效。其父母求疗于戴人。戴人曰：能从予言则瘥。父母诺之。以铍针磨尖快，当其痒时，于癣上各刺百余针，其血出尽，煎盐汤洗之。如此四次，大病方除。此方不尽以告后人，恐为癣药所误，湿淫于血，不可不砭者矣。

紫、白癜风 白秃

〔海〕**龙蛇散** 治风虚顽麻，遍身紫、白癜风瘾痒痛者。【批】风。

白花蛇去骨，焙 黑梢蛇去骨，焙 萆薢 天麻 黄芪 金毛狗脊 自然铜 骨碎补 枫香研 地龙 草乌头盐水浸，锉。各一两 乳香 没药各三钱 麝香二钱

上细末，酒糊丸，桐子大。每服十五丸，酒下食后。为末，酒调亦得。

〔罗〕**加减何首乌散** 治紫、白癜风，筋骨疼痛，四肢少力，眼断瞳人，鼻梁崩塌，皮肤疥癣，手足皱裂，睡卧不安，行履艰难。

何首乌 蔓荆子 石菖蒲 荆芥穗 苦参 威灵仙 甘菊花 枸杞子各一两

上为细末。每服三钱，蜜茶调下，不拘时。

〔《圣》〕治白癞。用马鞭草不限多少为末，每服食前，用荆芥薄荷汤调下一钱匕。

〔《本》〕治宿患风癣，遍身黑色，肌体如木，皮肤粗涩，及四肢麻痹，宜服乌头丸。【批】风湿。

草乌头一斤，入竹箩内以水浸，用瓦片于箩内就水中泷洗，如打菱角法。宜候泷洗去大皮及尖，控起令干。用麻油四两，盐四两，入铫子内，炒令深黄色，倾出油，只留盐并乌头，再炒令黑色，烟出为度。取一枚劈破，心内如米一点白恰好。如白多再炒，热取罗为末，用醋糊丸，如桐子大。每服三十丸，空心晚食前，温酒下。

真州资福庵文雅长老有此疾，服数年，黑黯顿除，脚力强健，视听不衰。有一宗人，遍身患紫癜风，身如墨，服逾年，体悦泽。予服之一年，诸风疥疮疡皆瘥。性差热，虽云去毒，要之五七日。作乌头粥啜之为佳。粥法用《豫章集》中者佳。

〔世〕紫、白癜风，贝母为末，以胡桃肉蘸，洗浴后擦之，神效。又方，以信石好者为上，研极细，用真香油调如薄粥，过一宿，取清油傅之愈。 又方，用金狮草，挪碎擦之，累效。【批】杂方。

〔丹〕又方

杜大黄 飞矾

上肥皂为丸，擦之。

白秃。

松香制　芜荑　黄丹　光粉　枯矾　胡坯

上末，香油入姜汁少许，调傅上，

又法　直两乳头，以篾量过，当两臑脉络上灸之，臑络脉俗呼为蛤蟆穴也。【批】针灸。

面疮

〔《大》〕治面部生疮，或鼻脸赤，风刺，粉刺，用尽药不效者，惟有此药可治，神妙不可言。每以少许，临卧时洗面令净，如面油用之。数日间疮肿处自平，赤亦自消。如风刺、粉刺，一夕见效，仍涂药，勿近眼处。【批】杂方。

生硫黄　香白芷　瓜蒌仁　腻粉各半钱　全蝎七枚　蝉蜕五枚洗　芫青七枚，去翅足

上为细末。麻油、黄蜡，约度如合面油法，火熬溶，取下离火，入诸药在内，每用少许涂面上。

〔《山》〕面疮。水调平胃散涂之。

〔《干》〕治脸上热疮，涎出，以蒲黄傅上瘥。

〔东〕**洗面药方**。治面有皯点，或生疮及粉刺之类，并去皮肤燥痒垢腻，润泽肌肤。

皂角三斤，去皮弦子，另捣　糯米一升二合　绿豆八合，拣净，另捣　楮实子五两　三柰子　缩砂连皮，半两　白及二两，肥者锉　甘松七钱　升麻半两　白丁香五钱，腊月收拣，净

上七味，同为细末讫，和绿豆、糯米粉及皂角末，一处搅匀，用之效。

面油摩风膏

麻黄二分　升麻根二钱，去皮　羌活去皮，一两　防风二钱　归身一钱　白及一钱　白檀五分

上以绵裹定前药，于银石器中用油五两同熬得所，澄清去渣，以黄蜡一两，再煎熬为度

莹肌如玉散

白丁香一两　香白芷七钱　升麻半两　白及一两　麻黄去节二钱　白牵牛一两　当归梢半两　白附子二钱半　白蒺藜一两　楮实子四钱　白茯苓三钱　连翘一钱半　白蔹一两　小椒一两

上为细末。每用半钱，多少洗之。

涂皯黯，不令生疮。

猪苓　麻黄　桂枝　白蒺藜　白附子　连翘　防风　香白芷　白蔹　当归身　升麻根　白及

上等份，为细末。洗面用之，临卧，唾调少许涂面上。

〔《肘》〕疗面多皯黯如雀卵色。以羖羊胆一枚，酒二升，煮三沸。涂拭之，三日瘥。治面上粉刺。捣菟丝子绞汁涂之。

〔《竹》〕**白附丹**。治男子妇人面上黑斑点。

白附子一两　白及　白蔹　白茯苓　密陀僧　白石脂　定粉各等份。研

上为细末。用洗面药洗净，临睡用人乳汁，如无用牛乳或鸡子清调和，丸如龙眼大，窨干。逐旋用温浆水磨开傅之。

癞头疮

〔丹〕防风通圣散为末，酒浸焙干，凡三次。食后白汤调服，日三服，至头有汗，效。【批】风热。

〔世〕浓煎盐汤洗，三五日一洗，用一上散傅之，久年不愈，神效。方见疥部。

〔丹〕用好紫霄炭烧通红，入水淬之，又烧又淬，以水热为度。取所淬之水，日日洗之，使热毒宣发而愈。外以胡荽子、伏龙肝、悬龙尾屋梁尘也。黄连、白矾为末，调傅。又服酒炒通圣散，效。

一方　单用黄连末傅之，累效。

口疮唇疮

〔丹〕王四叔公，口疮、舌强、多痰。

【批】热。

白术　甘草梢一钱　人参　赤芍药　木通　生地半钱　黄连炒，一钱　瓜蒌子十二枚

上作一帖煎。

〔罗〕**黄连升麻汤**　口舌生疮。

升麻一钱半　黄连三钱

上为细末，绵裹，含津咽。

〔丹〕治口疮。黄柏炙同细辛各二钱，研极细，傅之，噙少许，当满口有涎吐之。少刻，又傅又噙，如是五七次立愈。《千金方》此治郁气方也。【批】辛能散郁。

〔罗〕**绿袍散**　治大人小儿口疮，多不效者。

黄柏四两　甘草炙，二两　青黛一两

上先取二味为末，入青黛同研匀，干贴。

〔《衍》〕黄柏皮蜜炙，与青黛各一分同为末，入生龙脑一字，研匀。治心脾热，舌颊生疮。当掺疮上，有涎即吐之。

〔垣〕**蜜柏散**　治口疮久不愈者。用黄柏不计多少，以蜜炙灰色为细末，干掺上。临卧忌酒醋酱，犯之则疮难愈。

〔丹〕好酒煮黄连，呷下立愈。

〔《本》〕治膈上热极，口舌生疮。

腻粉一匕　杏仁七粒，不去皮尖

右二味，临卧时细嚼，令涎出则吐之，用温汤漱口，未痊可又用。

〔《肘》〕治口疮。以蔷薇根避风处打去土，煮浓汁温含，冷易之。【批】酸能收缓。

〔《衍》〕五倍子治口疮，以末搽之，便可饮食。

〔《本》〕治口疮，以胆矾一块，用百沸汤泡开，含漱一夕，可瘥八分。一方，用白矾汤漱口，亦妙。凡口疮，用西瓜浆水。疮甚者，以此徐徐饮之，冬月无留皮，烧灰噙之。

治口疮。以好墨研蝼蛄极细，傅之立效《胡氏方》。蝼蛄走小肠、膀胱，其效甚捷。因力峻气猛，阴虚气上致疮者，戒勿用。惟体实有热在上焦者，用之如神。【批】实热。

〔子和〕治一男子病口疮数年，上至口、中至咽嗌、下至胃脘皆痛，不敢食热物，一涌、一泄、一汗，十去其九。次服黄连解毒汤，不十余日皆释。

〔丹〕口疮服凉药不愈者，此中焦气不足，虚火泛上，先用理中汤，甚则加附子。【批】虚火。

〔《本》〕治满口生疮。此因虚壅上攻，口舌生疮。

草乌一个　南星一个　生姜一块

上焙干，为细末，每服二钱，临卧时用醋调作罨子，贴手足心，来日便愈

〔丹〕口疮。以远志醋研，鹅毛扫患处出涎。

〔《本》〕治口鼻生疮。用生姜一块，临睡时细嚼含睡，不得开口出气，眠着不妨，睡觉咽下。

〔《保》〕治少阴口疮，半夏散声绝不出者，是寒遏绝阳气不伸。【批】脏腑。

半夏制一两，桂、乌头各一字，同煎一盏，分作二服。

治太阴口疮，甘矾散。

以甘草二寸，白矾栗子大，含化咽津。

治赤口疮，乳香散。

以乳香、没药各一钱，白矾半钱，铜绿少许，研为末掺之。

治白口疮，没药散

以乳香、没药、雄黄各一钱，轻粉半钱，巴豆霜少许，为末掺之。

运气　口疮有二：

一曰热。经云：少阳司天，火气下临，肺气上从，口疡是也。【批】运气。

二曰寒。经云：岁金不及，炎火乃行，复则寒雨暴至，阴厥且格，阳反上行，病口疮是也。

〔丹〕治口疮，猪蹄壳烧为末，傅之立止。张氏方治口疮与走马疳，茄蒂中木，去皮烧存性，入少白梅灰，与少矾细末，傅之立安。《精要》同。【批】杂方。

〔罗〕**红芍药散**

心病口疮，紫桔红苍，三钱四两，五服安康。

上件，紫菀、桔梗、红芍药、苍术各等份为细末。羊肝四两，批开掺药末三钱，用麻扎定，火内烧令热，空心食之，大效，白汤送下。

〔《圣》〕主小儿口疮通白者，及风疳疮蚀透者，以白僵蚕炒令黄色，拭去蚕上黄肉毛为末，用蜜和傅之，立效。

〔陈〕主口内热疮，以古文钱二十文，烧令赤，投酒中服之，立瘥。

〔《圣》〕口舌生疮，胸膈疼痛。用炒豉细末，含一宿便瘥。

〔《圣》〕治口疮。用缩砂不拘多少，火煅为末，掺疮即愈。又法，用槟榔烧灰存性，为末，入轻粉傅之。

〔《千》〕治口疮。取桑树汁，先以发拭口，即以汁傅之。

〔垣〕化毒法。凡口疮无问新旧，遇夜卧将自己两丸，以手搦紧，左右交手揉三五十遍，但遇夜睡觉行之，如此三五度。因酒而生者一夜愈；久病诸口疮，三二夜愈。如鼻流清涕恶寒者，搦二丸向上揉之，数夜可愈。

〔世〕唇疮。以甑上滴下汗傅之，累效如神。【批】唇疮。

〔罗〕**多效散**　治唇紧疮及疹。

河子肉　五倍子各等份

上为细末，干贴上，效。

〔丹〕唇黄泡肿。乌头炒灰研，香油调傅之。《胡氏方》

唇上生疮，连年不瘥，以八月蓝叶一斤，捣取汁洗之，不过三日瘥。《千金方》

唇上生疮，用白荷花瓣贴之神效，如开裂出血者，即止。

〔《集》〕口疮：承浆、合谷、人中、长强、海泉三棱出血，不已，用后穴、金津、玉液各出血。【批】针灸。

〔《密》〕又法：委中泻、后溪补。此二穴，乃心火肾水二经之表。

〔垣〕又法：胆俞、小肠俞各灸七壮、太冲五分、劳宫。

牙疳疮

〔垣〕**神功丸**　治多食肉，人口臭不可近，牙齿疳蚀，断肉将脱，牙落血出不止。【批】热。

黄连去须，净，一两，酒洗　缩砂仁半两　甘草三钱　藿香叶一钱生地黄酒浸，三钱　木香一钱　升麻二钱　当归身一钱　兰香叶如无，藿香叶代之

上为细末，水浸，蒸饼为丸，绿豆大。每服一百丸，加至二百丸止，白汤下，食后服。兼治血痢及下血不止，血下褐色或紫黑色，及肠澼下血。空心米饮送下。其脉洪大而缓。及治麻木厥气上冲，逆气上行腰间者。

治小儿走马牙疳。见小儿疳门。

耳内疮

〔垣〕**鼠粘子汤**　治耳内痛生疮。

桔梗半两　柴胡三分　连翘二分　黄芩二分　鼠粘子二分　红花少许　归梢二分　生地黄二分　蒲黄一分　甘草一分，炙　黄连二分　草龙胆一分　昆布一分　黄芪三分　苏木一分　桃仁一钱　生甘草一分

上件锉如麻豆大，作一服。水二大盏，煎至一盏，去渣，稍热服，食后。忌寒药利大便。

〔罗〕治耳内生疮者，为足少阴，是肾之经也。其气通于耳，其经虚，风热乘之，随脉入于耳，与气相搏，故令耳门生疮也。曾青散主之。【批】少阴。

治耳内有恶疮，曾青散。

雄黄七钱　曾青半两　黄芩二钱半

上件捣为细末、研匀。每用少许纳耳中，有脓出，即以绵杖子拭干用之。

黄连散

黄连半两　白矾枯，七钱半上捣为细末，每用少许，绵裹纳耳中。

肾脏风阴疮

〔无〕**四生散**　治癞风上攻下注，耳鸣目痒，鼻赤齿浮，或作口疮，下注阴湿，四肢瘙痒，通体生疮，及妇人血风等症。【批】风湿挟虚。

白附子　蒺藜擦去刺　黄芪蜜炙　羌活等份

上为末，每服二钱，盐酒调下。有一人将猪肾破开，入盐掺药煨亦妙。癞属宗筋，胃阳明养之，故有是证。

〔世〕治肾脏风，凡指缝白者，只一二服效。【批】补中有泄。

黄芪一两木通　甘草　黑牵牛各半两

上四味，细锉。用斑蝥七枚去翅，同药炒焦黑，去斑蝥，余为末。蒸饼糊为丸，如桐子大。空心盐汤下三十丸。

〔《本》〕治肾脏风上攻下注，生疮并癣，乌头丸。

川乌一两　草乌一两，二味以黑豆半升煮透软，去皮脐，切，晒干天麻　地龙去土　白附子各半两

上为末，酒糊为丸，如桐子大。每服二三十丸，空心食前，盐酒盐汤任下。

〔《衍》〕有一妇人，患脐下腹上连二阴遍满生湿疮，状如马刀，他处并无。热痒而痛，大小便涩，出黄汁，食亦减，身面浮肿。医作恶疮治，用鳗鲡鱼、松脂、黄丹之类涂疮上。愈热痛甚，治不对故也。细问之，此人嗜酒贪啖，喜鱼蟹发风等物，急令用温水洗拭去膏药。寻马齿苋四两研碎，入青黛一两再研匀，涂疮上，即时热减，痛痒皆去。仍服八正散。日三服，发散客热。每涂药，_ 时久即干，又再涂新湿药。如此二日，减三分之一，五日减二，自此二十日愈。既愈，乃问曰：此疮何缘至此？曰：中下焦畜风热毒，热气若不出，当作畅痈、内痔，仍须禁酒及发风物。后不能禁酒，果患内痔。【批】风热。

〔丹〕阴囊疮。蜡面茶末之，先以甘草煎水洗，后傅上妙。《心镜》

阴上湿泡疮。硫黄末傅之，日三次。《悔师》【批】寒湿杂方。

〔《千》〕治丈夫阴下湿痒。蒲黄末傅之良。

〔丹〕阴疮。人屎烧灰傅之安。《秘要》

〔世〕肾脏风。甘草节汤洗，极效。

〔《秘》〕肾脏风痒不可当者。吴茱萸、蛇床子等份煎汤洗，神效。

治肾脏阴汗生疮，用苋菜根茎叶烧灰存性，研细，抓破傅之，立愈。又苍耳草、蛇床子煎汤洗之良。

〔洁〕治男子妇人阴部湿淹疮。

五倍子细研，五分　白矾一钱　铜绿少许　轻粉一字　乳香五分

上为极细末，洗净掺之。

〔世〕治阴疮，痒痛久不止。

铜钱百枚　乌梅七枚　盐二钱

上水一碗半，煎至一碗，洗之，无不效验。

〔世〕肾脏风疮：血郄即百虫窠，右膝内廉上膝三寸陷中者。【批】针灸。

〔《集》〕肾脏风疮：血郄即百虫窠，针入寸半，灸二七壮。　三阴交

下疳疮

〔丹〕有一邻人，三十余，性狡而躁。素患下疳疮，或作或止。夏初，患白痢，膈上微闷，医与理中汤四帖，昏闷若死，片时而苏。予脉之，两手皆涩，重取略弦似数。予曰：此下疳疮之深重者。与当归龙荟丸去麝，四帖而利减，与小柴胡去半夏，加黄连、芍药、川芎、生姜煎，五六帖而安。【批】热。

一男子近三十岁，有下疳疮，虽屡求治，

以其不能忌口却之。忽一日头痛、发热、自汗，众作伤寒阳证治之反剧。予诊其脉弦甚七至，重按则涩。予曰：此症在厥阴，药与症不相应。遂作小柴胡汤加草龙胆、黄连、胡黄连。带热服，四帖而病脱然。

治男子耻疮，或痛在茎之窍，或痛在茎之标。皆手足太阳不利，热毒下传，入于足厥阴，故变紫黑色，作蚀疮，毁其茎而死。宜以子和泄水丸散导其湿毒，无不愈者。若已成疮，先泄其根，次从标而治，外以葱白、黑豆汁渫洗，拭干。以黄连、木香、密陀僧、干胭脂之类，细末搽之。如内溃脓不出，以追脓散上之，又用子和泄水丸。如后窍脓少，可用黄连、木香、胭脂等贴之。

〔子和〕**泄水丸** 一名大智丸。

大戟 芫花 甘遂 海带洗 海藻洗 郁李仁 续随子以上各半两 樟柳根一两

上为细末，水煮枣肉为丸，如小豆大。每服五七十丸，熟水下。

治下疳疮。先用张子和泄水丸去根，后用此药干上。

黄连 滑石各半两 定粉三钱 轻粉少许 乳香一钱 密陀僧二钱

上细末，干上，或加干胭脂，或加木香、槟榔。

〔丹〕**下疳散**

蛤粉 腊茶 苦参 青黛 密陀僧上用腊脂调涂，河水洗净，并治臁疮。

〔世〕又方青黛 海蛤 密陀僧 黄连上为末，傅上。

〔丹〕一切热毒恶疮及下疳疮，用密陀僧、黄柏皮末各一、一分半，腻粉一钱，麝香少许。先洗疮，拭干傅之。甚者三四次。

治下疳疮，雄黄、黄连等份为末，湿者干掺；干者油调傅。先用荆芥、射干煎汤洗，却傅之妙。一方，用地骨皮末傅，神效。

〔海〕**追脓锭子** 脓内溃不出，以此药追之。【批】取脓。

雄黄二钱 巴豆一钱半 轻粉一字

尝治一男子下疳疮，每恣饮酒则发。医与小柴胡汤加黄连数帖不效；又与玉烛散下之反剧。予以甘草节、小建中各半煎汤服之，下咽痛止。后以四物汤、建中、甘草等份，与之渐安。【批】补虚。

〔丹〕阴头疮。蜜煎甘草傅之安。《外台秘要》又方，用头发以盐水洗净去油，再用米泔洗净，又用清汤洗，晒干烧灰，傅疮上便结靥。【批】敷贴。

〔世〕苍耳叶为末，掺之。

治下疳疮。黑彤兔为末，傅上神妙。一名乌吊土，一名孩儿沙。

〔海〕治下疳疮久不愈。橡斗子二个，各盛黄丹令满相合，以乱发缠定，烧烟尽为度，同研为末。先以葱白热浆水洗疮，脓尽，次上药。甚者不过三次如神。【批】久者敛之。

〔《肘》〕疗人阴生疮，脓出成坎。取高昌白矾、麻仁等份，研，炼猪脂相和成膏。槐白皮作汤洗疮，拭令干，即涂膏，然后以楸叶贴其上，不过三五度瘥。

〔《山》〕下疳疮。用五倍子末傅之。

妇人阴疮

〔仲〕少阴脉滑而数者，阴中即生疮，阴中蚀烂者。狼牙汤洗之。【批】杂方。

用狼牙二两，以水四升，煮取半升，以绵缠箸如茧，浸汤沥阴中，日三遍。

〔《大》〕**洗拓散** 治阴蚀疮。

甘草一两 干漆一两 黄芩 当归 地黄 芍药各二两 龟甲五两

上细切，以水七升，煮取一半，去渣。以绵帛内汤中，用拓疮处，良久即易，日二度。每拓汤，可作十里许即挹干，捻取甘湿散，薄傅疮上使遍。可经半日，又以汤拓，拓讫，如前傅药。

有一婢生此疾，蚀处作两疮，深半寸，用

此洗拓汤并后甘湿散。不经七日平复，甚效。

甘湿散

蚺蛇胆真者　青木香　石硫黄　铁精麝香各四分，临时入用。缘麝辟蛇毒，若先以相和，蛇胆即无力也。

上各等份为末，更研细。有患取如三棋子大，和井花水，日再服讫。先令便利，了即以后方桃枝熏下部讫。然后取药如棋子，安竹管里，内入下部中，日再度，老少量减。其熏法每日一度，不可再。

桃枝熏法

取东南桃枝五七枝，轻打头使散，以绵缠之。又捣石硫黄为末。将此绵缠桃枝捻转之，令末少厚。又截一竹筒，先内下部中，仍以所捻药桃枝烧热熏之。

〔丹〕女子阴疮。硫黄末傅之。《肘后》

〔仲〕**蛇床子散**　温阴中坐药。

用蛇床子仁一味，末之。以白粉少许，和令相得。如枣大，绵裹纳之，自然温散。

运气　阴疮皆属寒。经云：太阳之胜，阴中乃疡，隐曲不利，治以苦热是也。【批】运气。

臁疮

〔世〕治臁疮极妙。地骨皮一斤，黄柏皮二两，锉为粗末，用香油一斤半煎。滤过药油六七两，入净松香二十两，黄丹二两，同煎。候黄丹微黑色，却入轻粉七角，光粉二角，煎法皆如煎膏法，用长条纸拖过挂干用。若此疮紫黑，先用三棱针去恶血，以冷水洗净，随疮大小剪膏药掩上，用绢帛紧紧扎缚。俟一周时再换膏药，换时须用冷水洗疮。不过数换，不问新久即愈。须忌日气、火气、阳气。倘换膏药再看，如有黑肿未尽，可再出血，以紫黑血尽为度。【批】热。

治臁疮。用糯米泔漱口过，洗疮拭干，却以地骨皮为细末，蜜调傅疮上，又以油纸缚之。

〔丹〕治臁疮。

白胶香一两　黄柏一两　软石膏一两，另研　青黛半两　龙骨五分

上为细末，以香油调傅患处。

又方羯羊屎二分，石膏一分，赤石脂半分，为细末，香油和之，旧黑油伞纸作隔膏缚之，除根。

〔罗〕**翠玉膏**　治臁疮。

沥青四两　黄蜡　铜绿各五钱　没药三钱

上件，先将铜绿为细末，入香油调匀。又将黄蜡、沥青火上溶开，次下油铜绿，火上搅匀。将没药等三味，旋旋入搅匀。用河水一碗，将药倾在内，用手扯拔匀，油纸裹。看疮大小分大小块，口嚼，捻成饼子，贴于疮上，纸封三日易之。

〔丹〕臁疮。用砂糖水煮冬青叶三五沸，捞起，石压干，将叶贴在疮口上，一日换二遍。脚痛成疮，水蓼煎汤洗疮，候干自安。《经验方》

〔《山》〕臁疮。用韭汁洗净，挹干，锉虎骨傅上。

〔丹〕**二妙丸**　治下焦湿疮。但是下焦有疮皆可服。【批】湿。

潜行散末、苍术末各等份，炼蜜为丸，桐子大。

〔海〕治两臁脚膝生疮，服黄芪丸，立安。《局方》虚损门。【批】寒湿。

黄芪丸

川乌头炮，去皮脐　川楝子　地龙去土，炒　茴香炒　杜蒺藜炒，去刺赤小豆　防风去芦头　黄芪锉。各一两　乌药二两

上为细末，酒煮面糊为丸，如桐子大。每服十五丸，温酒下，盐汤亦得，妇人醋汤下，并空心服。

脚气疮足跟疮

〔世〕**捷应散**　治脚湿气成疮，痒不可当，

爬之流黄水。【批】杂方。

用羯羊粪晒干为末，安于瓦上，手把竹柴火烧作灰，又研细。先用葱椒汤洗之，次用香油调厚傅上，以山茶花叶罨之，帛缚四五日即可。

〔丹〕脚上烂疮久不瘥。先以酸浆豆腐水洗三二次。寻悬钩担叶、地暴扭叶捣细，入盐些少罨之。地暴扭叶，即覆盆子叶也。

〔海〕足跟疮久不愈，毒气攻注。用白术为细末，先以盐浆水温洗干贴。二日一换，可以负重涉险。

冻疮

〔子和〕经曰：寒疮流水，俗呼为冻疮。或经年不愈者，用野中净土晒干，以大蒜研如泥，捏作饼子如大观钱厚薄，量疮口大小贴之。以艾火加于饼上灸之，不计壮数，以泥干为度。去干饼子，再换湿饼子，灸不问多少，直至疮痂觉痛痒，是疮可治也。然后口含浆水洗渍，用鸡翎二十茎缚作刷子，于疮上刷洗净。以此洗刷，不致肌肉损伤也。以软帛拭干，用木香槟榔散傅之。如夏月医之更妙。【批】针灸。

〔世〕足跟红肿冻疮：足跟左足指面后跟赤白肉际骨下，刺入三分，弹针出血，可灸二七壮。

足跟冻疮溃破。用椒葱汤洗，刮去腐肉，用三棱针出血。将马屁勃入生牛骨髓调和傅之，效。

治冻疮。用茄根烧灰，洗了，用雀儿脑髓涂之。【批】杂方。

〔禹锡〕取腊月牡鼠死者一枚，油一大升煎之使烂，绞出渣，再煎成膏。涂冻疮及折破疮。

〔丹〕治冻疮。用煎熟桐油、密陀僧傅。

〔《山》〕用五倍子煎汤洗。

〔罗〕**如神散** 治冻疮皮烂不可忍。【批】止痛。

用川大黄不拘多少为细末，新水调扫冻破疮上，痛止立效。

〔世〕治冻疮痛者。橄榄核烧存性，为末，用香油调涂患处，其痛随愈。

〔子和〕戴人女僮，足有冻疮，戴人令服舟车丸、浚川散，大下之，遂愈。人或疑之。戴人云：心火降则寒消，何疑之有？

手足皴裂脚缝烂

〔罗〕**润肌膏** 治手足皴涩，皮肤裂开疼痛，不能见风。【批】杂方。

珠子沥青四两　白黄蜡八钱　乳香二钱

上三味，于铁器内用文武火熬。下沥青在铛内，随手便下黄蜡、乳香，次入清芝麻油一二匙。候沥青尽溶开，微微熬动。放大净水一盆于其傍，以搅药用匙取一二滴，滴于水中试之：如硬再入油；如软硬合宜，用新绵摅净，入水中折叠扯之，以白为度。油当旋旋入，勿令软了，以瓷器内盛之，或油纸裹亦得。每用不拘多少。先于火上炙裂子口，却捻合裂子，药亦火上炙软，涂于裂子上，用纸少许贴之，自然合矣。

〔东〕**老人路次方**

城北独树店之客舍有推小车者，皮肤皴裂甚痛，两手不能执辕，足不能履地而车上宿。制此药傅之即效，明日遂行。自后屡用屡效，故录于此。

〔世〕治手足皴裂，春夏不愈者。

生姜汁　红糟　自盐　猪膏腊月者佳

上研烂，炒热，擦入皴内，一时虽痛，少顷便皮软皴合，再用即安。

〔丹〕手足寒，皴裂。台椒三四合，煮浸半食顷。须臾，再浸。又傅以羊猪髓脑甚妙。《梅师方》

〔世〕治脚跟皴裂。用头发一大握，桐油一碗，于瓦器内熬，候油沸头发溶烂，出火摊冷，以瓦器收贮，不令灰入。每用百沸汤泡洗皴裂令软，傅其上即安。一方，加水粉。

〔《山》〕脚裂烂。蒸藕研成膏傅之。

〔世〕用五倍子为末，用牛骨髓填缝内即好。治脚指缝烂疮，挦鹅时，取鹅掌黄皮，焙干烧存性为末，湿则掺之。反花疮疮有胬肉凸出者是也

〔丹〕诸疮胬肉，如蛇头出数寸者，硫黄末傅之即缩。《圣惠方》【批】杂方。

疮有肉凸出，乌梅烧灰为末，傅之立尽《鬼遗方》又，以白梅肉杵细，入蜜捏成饼如钱大，贴之妙。《圣惠方》

〔梅〕又方　治反花疮。马齿苋一斤，烧灰细研，猪脂调傅。

〔世〕疮凸出寸许，根如小豆或大如梅者，用花脚蜘蛛丝缠其根，则渐干而自脱落。

恶　疮

〔罗〕**乳香消毒散**　专治恶疮。【批】虚实。　大黄煨　黄芪　牛蒡子炒　金银花各五两　甘草三两　牡蛎盐泥煨烧，五两　乳香　没药　悬蒌各半两

上为粗末，每服五钱，水煎。疮在上，食后；在下，食前。

〔海〕恶疮入腹心，呕逆，药食不下。

豆粉半两　干胭脂三钱　定粉二钱

上细末，新水调下神效。

碧霞挺子　治恶疮神效。疔不觉疼痛者。【批】杂方。

铜绿　硇砂各二钱　蟾酥一钱

上为细末，烧饭和作麦蘖挺子。每刺不觉痛者，须刺出血，方纴药在内，以膏药贴之。

蚀恶疮方　非奇异恶疮不可用。

铜绿二钱　硇砂一字　石胆矾半钱，并细研

上为细末，傅之。

治恶疮，或有小虫。

胆矾一钱　龙骨二钱半　轻粉一钱　虎骨　白矾各二钱半　麝香五分　乳香一钱　硇砂二钱　脑子一字　土蜂房二钱　露蜂房二钱半　雄黄二钱

上细末。刺破，盐水洗，看紧慢上药，神效。

杂　疮

〔世〕治葡萄疮。疮头如葡萄色，四围肿起。先追脓尽，次用冰梅当疮头罨之，神效。【批】杂方。

〔《本》〕江左有商人，左膊上有疮如人面，亦无他苦。商人戏滴酒口中，其面亦赤色。以物食之亦能食，食多则觉膊肉胀起，或不食之则臂痹。有善医者，教其历试诸药无苦，至贝母，其疮乃聚眉闭口。商人喜曰：此药可治也。因以小苇筒磨贝母水灌之，数日成痂，遂愈。不知何疾也？或曰：此人面疮。

〔丹〕天泡疮。通圣散及蚯蚓泥略炒，蜜调傅妙。从肚皮起者，里热发外，速服通圣散。

〔《外》〕天行斑疮，须臾遍身皆戴白浆，此恶毒气。永徽四年，此疮自西域东流于海内，但煮葵菜叶以蒜齑啖之，即止。

〔孙〕卒得恶疮不识者，烧苦竹叶和鸡子黄傅。

肬俗称鸡眼子是也

手太阳之别，名曰支正。上腕五寸，虚则生肬小者指痂疥，取之所别也。全文见针灸虚实。

〔丹〕手足生肬目，盐傅上，舌舐之，只三次瘥。《肘后》

〔世〕肬，用鸡胃中食揩肬上，揩余者，以石压之验。

痣

〔世〕取痣饼药。

糯米百粒　石灰拇指大　巴豆三粒，去壳研

上为末，入磁瓶同窨三日。每以竹签挑粟许点上，自然蚀落。

〔洁〕取靥。

风化石灰一两　花碱半两

上为细末，上三次。如天色冷湿用。

〔《衍》〕石灰，水调一盏如稠粥，拣好糯米全者，半置灰中，半置灰外。经宿，灰中米色变如水精。若人手面上有黑靥子及纹刺者，先微微以针头拨动，置少许于其上。经半日许，靥汁自出，剔去药不用，且不得着水，二三日愈。

又方　用水蛭一条，鸡子一枚，开鸡子小头，内水蛭，以皮儿盖合封之，直至水蛭食尽鸡清干尽自死，乃用之。

跌扑伤损

〔世〕凡跌伤皮破血出处疼不可忍，乃风寒所着。宜用葱杵碎，入盐少许，炒热罨上，其痛即住。冷则再温之。【批】葱罨损法。

〔《本》〕崔给事顷在泽潞，与李抱真作判官。李相方以球杖按球子，其将军以杖相格，乘势不能止，因伤李相拇指并爪甲劈裂。遽索金刀药裹之。强坐频索酒，饮至数杯，已过量，而面色愈青，忍痛不止。有军史言取葱新折者，入塘灰火煨热，剥皮擘开，其间有涕，取罨损伤处。仍多煨葱续续取热者，凡三易之，面色却赤，斯须云已不痛。凡十数度易用热葱，并涕裹缠，遂毕席笑语。

〔海〕治脑骨破及骨折。葱白烂研，和蜜，浮封损处，立瘥。筋断骨折者，以法接之。

〔世〕治跌扑筋断骨折。用粟米半升，木鳖肉二十个，半夏半两，妇人发一团，葱白须一小束，同炒烟尽，存性为末，热醋调傅，神效。治跌扑筋断骨折，用糯米一升，皂角切碎半升，铜钱百个同炒至半焦黑，去铜钱，为末。用好酒调膏，厚纸摊贴患处，神效。【批】接骨方。

〔《本》〕打扑伤损，及一切肿痛未破，令内消方

生地研如泥　木香细末

上以地黄膏随肿大小摊于纸上，掺木香末一层，又再摊地黄膏，贴肿上，不过三五度即愈。昔许元公入京师赴省试，过桥坠马，右臂臼脱。路人语其仆曰：急与接入臼中，若血渍臼，则难治矣。仆用其说，许以昏迷不觉痛，遂僦轿舁归邸，或曰：非录事巷田马骑不能了此疾。急召之，至已日暮，因秉烛视其面曰：尚可治。乃施药封此处，至中夜方苏，达旦痛止。去其封损处已白，其青瘀乃移在臼上，自是日日易之，肿直至肩背，以药下之，泻黑血三升，五日复常。遂得赴试，盖用此法云。

〔世〕**走马散**　治折伤接骨。

柏叶生用　荷叶生　皂角生用　骨碎补去毛，等份

上为末，先将折伤处揣定，令入元位，以姜汁调药如糊，摊纸上贴骨断处，用杉木片夹定，以绳缚之，莫令转动。三五日后开看，以温葱汤洗后，再贴药复夹七日。如痛，再加没药。

〔《本》〕治腕打伤筋损骨，疼痛不可忍。

生地一斤，切　藏瓜姜糟一斤　生姜四两，切

上都炒令匀热，以布裹罨伤折处，冷则易之。曾有人伤折，宜用生龟，寻捕一龟将杀。患人忽梦见龟告曰：勿相害，吾有奇方可疗。于梦中授此方神效。

〔《本》〕骨碎补罨闪折筋骨折伤。取根捣碎煮黄米粥和之，裹伤处良。

〔洁〕**接骨丹**　傅贴药。

天南星四两　木鳖子四两　没药半两　官桂一两　乳香半两

上为细末，姜一斤去皮，烂研取自然汁，入米醋少许，白面为糊，同调摊纸上贴伤处，以帛缚之，用篦夹定，麻索子缠。

〔《山》〕跌扑骨肉损，醋捣肥皂烂，厚罨之，以帛缚之。闪伤，醋糟，平胃散相和罨之。

〔丹〕治跌伤骨折及血黯方。用益元散七分，人参汤调之；次用姜汁、好醋二盏，用独子肥皂四个，敲碎投于姜汁醋中调和，以绵滤过，去渣，煎成膏药贴之，遍身亦可。

〔《本》〕又方柑橘叶、白酒糟杵细，缚痛处。或大段痛，用火烧地令红，用醋并米泔泼地上，急铺荐，令患人荐上卧，蒸出汗。内则服药，外则贴罨，易安。

〔《胜金》〕治破伤。多用灯心草烂嚼和唾贴之，用绵裹，血立愈。

〔丹〕**折伤接筋方** 旋覆花根杵汁滴伤处，又将渣封疮上十五日，使断筋自续矣。苏良仲方 即金沸草根是也。

接骨，用好无名异三两为末，丁、乳、檀、沉、木五香各半钱重为末，先烧铁铫红，以五香三之一弹入铫内，候烟起，则全下无名异。待滚退火定后，再上火炒热，又将五香弹三之一，弹入铫内，候滚又退火。如此者凡三次讫，出火毒。即用骨碎补去毛约一斤，与生姜等份捣烂，以碗覆之。候发热，先约取五之一，入小葱九茎，连须去蒂，同入沙盆擂细，取其汁，调前无名异末二钱，冲老酒服之；其渣罨患处即愈。如老年气衰者，再作一剂，多饮酒力助之为妙。

治擦落耳鼻。用发入罐子，盐泥固济，煅过为末，乘急以所擦落耳鼻蘸灰缀定，以软绢缚定，效。江怀禅师为驴所咬下鼻，一僧用此缀之效。【批】缀耳鼻法。

〔《山》〕负重担肩破者。剪猫儿头上毛，不语唾粘之。远行脚打泡。用调生面糊贴，过夜即干，不可擦破。又法，用饭粘贴过夜，以纸盖之，次日平复神效。【批】肩穿法脚破法。

〔海〕若登高下，重物撞打，箭镞刃伤，心腹胸中停积郁血不散，以上中下三焦分之，别其部分。上部，易老犀角地黄汤；中部，桃仁承气汤；下部，抵当汤之类下之，亦有以小便酒同煎治之。更有内加生地黄、当归煎者，有大黄者。又法，虚人不禁下者，以四物汤加穿山甲煎服妙。亦有花蕊石散，以童子小便煎，或酒服之者。此药与前寒药，正分阴阳，不可不辨也。若瘀血已去，用复元通气散加当归煎服亦可。【批】伤分三部用药。

〔世〕接骨神效无比累验。用当三钱一百零八个，钱厚，字连草者。以铁线穿定，用活桑木一根作柴烧钱红，米醋一大碗未煎者，不入盐，将所烧钱淬入醋中。如此淬之，以醋干为度。取醋中淬落铜钱末，就用醋洗去灰，晒干为极细末。再用黑雄鸡一只，清汤煮熟，去肉，用骨一付，以醋炙酥为末；入乳香、没药各一两；与铜钱末一处和匀。每服一字。临服时，用患人发在顶上者，洗去垢，烧灰入药中，无灰酒调服。不吐，只一服。如吐出，再服。如痛止，不可再服。必须先夹缚所折骨端正，用杨树皮刮去肉糊并外粗皮傅之，下咽便不痛。五七日便能运动。必终身忌荸荠，一名地栗。《义门家传方》。【批】无里症者虚者但行补接。

一方 用五铢钱醋淬一两二钱，黑鸡骨三两，研细匀。每服：病在下，四钱，疏服食前；病在上，二钱半，频服食后。一方，有乳香、没药。

〔洁〕方用醋淬半两钱，苏木、定粉、南硼砂各一钱为末，作一服。当归酒二三服，痛止勿服。

〔丹〕**接骨散**

没药 乳香各五钱 自然铜一两，醋淬 滑石二两 龙骨三钱 赤石脂二钱 麝香后入少许 白石脂二钱

上为细末，以好醋浸没，煮多为上，候干就炒，燥为度。临服入麝香少许，挑小茶匙在舌上，温酒下。病分上下，食前后服。若骨已接尚痛，去龙骨、石脂，而多服尽好。

〔世〕又方 接骨。

乳香 没药 苏木 降真节 川乌去皮尖 松明节各一两 自然铜米醋焠，一两 地龙去

土，麻油炒，半两　血竭三钱　龙骨半两，生用　水蛭油炒，半两　土狗十个，油浸炒

上为细末，每服五钱，酒调下。在上食后，在下食前。

〔垣〕**定痛乳香神应散**　治从高坠下，疼痛不可忍，腹中疼痛。

乳香　没药　雄黑豆　桑白皮　独科栗子各一两　破故纸炒，二两　当归一两　水蛭半两

上为末，每服五钱，醋一盏，沙石器内煎至六分，入麝香少许，温服。

定痛接骨紫金丹

麝香　没药　红娘子各一钱半　乌药二钱半　地龙去土，二钱半　川乌　草乌炮，各一两　五灵脂去皮，半两　木鳖子去壳，半两　茴香二钱半　黑牵牛生用，五分　骨碎补　威灵仙　金毛狗脊　防风去芦　自然铜醋淬七次，各五钱　禹余粮四钱，碎　陈皮　青皮各二钱半

上为细末，醋糊丸，如桐子大。每服十丸至二十丸，温酒送下。病上食后，病下食前服。

圣灵丹　治一切打扑损伤，及伤折疼痛不可忍者，并宜服之。

乳香五钱　乌梅去核，五个　白米一撮　莴苣子一大盏，炒取二两八钱

上为细末，炼蜜和丸如弹子大。每服一丸，细嚼，热酒吞下。食后一伏时，痛不止再服。

〔《经》〕治折伤。用水蛭新瓦上焙干为细末。热酒调下一钱。食顷痛，更一服。痛止，便将接骨药封，以物夹定，直候至好。

〔初虞世〕治从高至下坠，及打击内伤，神效。麝香、水蛭各一两，锉碎炒烟出，二件研为细末，酒调二钱。当下蓄血，未止再服，其效如神。

〔《衍》〕自然铜。有人饲折翅雁，后遂飞去。今人打扑损伤，研极细末飞过，用当归、没药各半钱，以酒调频服，仍以手摩痛处。

〔海〕治坠落车马，筋骨疼痛不止。用延胡索一两，捣罗为散，不计时服，以豆淋酒调下二钱。

〔《本》〕童便治卒血，及心被打内有瘀血者，煎服之，一服一升。

〔《山》〕跌扑伤损，松节煎酒吃。跌扑重伤，用生姜自然汁四两，香油四两，打匀，无灰酒热调下。

上乳香、没药，行污血，调气例。《衍义》云：没药通滞血，打伤扑损疼痛，皆以酒化服。血滞则气壅瘀，气壅瘀则经络满急，经络满急故痛且肿矣。导而行之，则痛肿消焉。

〔丹〕打损磕伤疼痛。夜合花末服之，酒下二钱匕，效。

治打扑损伤折骨，此药专能接骨。

夜合树即合欢花，去粗皮，炒黑色，四两　芥菜子炒，一两

上为细末，酒调二钱，澄清临卧服。以粗渣罨疮上，扎缚之。

又方　用葱白、砂糖二味相等份，烂研傅之，痛立止，且无瘢痕。

〔丹〕白蜡属金，金禀收敛坚凝之气，外科之要药，生肌止血定痛，接骨续筋补虚，与合欢皮同入长肉膏药用，极神效。但未曾试，可为药饵否？若合欢皮常试之，炙服之，大有妙理，且有速效，不可不知也。

〔《本》〕治打伤接骨方。

接骨木半两，本草名蒴藋　乳香半两　赤芍药　当归　川芎　自然铜各一两

上为细末，用黄蜡四两，溶入前药末，搅令匀，候温软，众手丸如龙眼大。如打伤筋骨，及闪肭着疼痛不可忍者，用此药一丸，无灰热酒一盏浸药，候药溃开，乘热呷了，痛便止。若大段伤损碎折，须先整骨。用川乌、草乌为末等份，生姜汁调贴罨之，又将帛缚定。然后服此药，表里两治，无不效者。此二方是一副，不可分开。

治打扑内损，筋骨疼痛。

没药　乳香　芍药　川椒去子及闭目者　川

芎　当归各半两　自然铜三钱，炭火烧

上为细末，用黄蜡四两溶开，入药末不住手搅匀，湿丸如弹子大。每服一丸，用好酒煎开，消尽，乘热一服吃尽。看那处痛，向痛处卧。霎时服三五丸立效。

〔《济》〕治破伤见血，酒一碗煎服。

半两当归、蜡二钱，合来捶碎酒同煎，直须软冷连渣吃，一切伤疮保万全。

上夜合黄白蜡例，接续筋骨补虚也。

〔垣〕**破血消痛汤**　治乘马损伤，跌破脊骨，恶血流下，胁下甚痛，苦楚不能转侧，妨于饮食。

羌活一钱　防风一钱　苏木一钱半　柴胡连翘二钱　当归梢二钱　官桂二钱　麝香少许，另研　水蛭三钱，炒，去烟尽，另研

上为粗末，只一服，酒二大盏，水一盏。水蛭、麝香另研如泥；余药煎至一大盏，去火稍热，调二味服之，两服立愈。

〔《灵》〕中风，有所堕坠，恶血留内，有所大怒，气上而不下，积于胁下则伤肝。又中风及有所击仆，若醉入房，汗出当风，则伤脾。又，头痛不可取于腧者，有所击堕，恶血在内。若肉伤痛未已，可侧刺，不可远取之也。邪气脏腑及厥病篇。

夫从高坠下，恶血流于内，不分十二经络，医人俱作中风肝经，留于胁下，以中风疗之。血者，皆肝之所主，恶血必归于肝。不问何经之伤，必留于胁下，盖肝主血故也。痛甚则必有自汗，但人人有汗出，皆属风证，诸风皆属于肝木，况败血凝泣，逆其所属，入于肝也。从高坠下，逆其上行之血气，非肝而何？非伤寒无汗，既日汗，必自风化之也，故以破血行经药治之。

复元羌活汤　治从高堕下，恶血流于胁下，及疼痛不可忍者。经云：有所堕坠，恶血留内；有所大怒，气上而不下，积于胁则伤肝。肝胆之经，俱行于胁下，经属厥阴、少阳。宜以柴胡为引用为君。以当归活血脉；又急者痛也，以甘草缓其急，亦能生新血，阳生阴长故也，为臣。穿山甲、栝楼根、桃仁、红花，破血润血为之佐。大黄酒制，以荡涤败血为之使。气味相合，各有所归，痛自去矣。【批】有里症里实者攻里。

柴胡五钱　当归三钱　甘草二钱　川山甲炮，三钱　大黄酒浸，一两　桃仁去皮尖，五十个　红花二钱　栝楼根三钱

上件，桃仁研烂；余药锉如麻豆大。每服一两，水二钟，酒半盏，煎至七分，去渣。大温服食前，以利为度。得利后，痛或不尽，服乳香神应散。乳香神应散见前无里证条。【批】胁下痛者血在肝。

〔洁〕**巴戟汤**　治从高坠下，及打扑内损，昏冒嗜卧，不能饮食，此谓 m 闭脏腑不通。【批】昏冒者血冲心。

巴戟去心，半两　当归　地黄　芍药　川芎各一两　大黄半两

上为末，水煎，以利为度。

〔垣〕**当归导滞**　散治打扑损伤、落马坠车瘀血，大便不通，红肿青黯，疼痛昏闷，畜血内壅欲死。

大黄一两　当归一钱　麝香少许

上三味，除麝香别研外，为极细末，入麝香令匀。每服三钱，热酒一盏调下。如前内瘀血去，或骨节伤折，疼痛不可忍，以定痛接骨紫金丹治之。

〔严〕**夺命散**　治刀刃所伤，及从高坠下，木石压损，瘀血凝积，心腹疼痛，大小便不通。【批】大小便不通利之。

水蛭用石灰拌，慢火炒令干黄色，半两　黑牵牛二两

上为末，每服二钱，用热酒调下。约行四五里，再用热酒调黑牵牛末二钱催之，须下恶血成块，以尽为度。

〔无〕**鸡鸣散**　治从高坠下，及木石所压，凡是伤损血瘀凝积，气绝欲死，烦躁头痛，叫呼不得，并以此药利去瘀血，治折伤神妙。

大黄一两，酒蒸　桃仁二七粒，去皮尖

上研细，酒一碗，煎至六分，去渣，鸡鸣时服。次日，取下瘀血即愈。若便觉气绝不能言，取药不及，急擘口开，用热小便灌之，即愈。

〔罗〕**花蕊石散**　治一切金刃箭镞伤，及打扑伤损、猫狗咬伤或至死。血瘀伤处，以药掺之，其血化为黄水。再掺药便活，更不疼痛。如内损血入脏腑，煎童子小便，入酒少许，调一大盏服之立效。若牛觗肠出不损者，急内肠入，用细系或桑白皮为线，缝合肚皮，缝上掺药，血止立活。如无桑白皮，用生麻缕亦得。并不得封裹疮口，恐作脓血。如疮干，以津液润之，然后掺药。妇人产后败血不尽，血迷血晕，恶血奔心，胎死腹中，胎衣不下至死者，但心头觉暖，急以童子小便调一盏，取下恶物如肝片，终身不患血风血气证。若膈上有血。化为黄水，即时吐出，或随大便出。

石硫黄四两　花蕊石二两

上二味，相拌合匀。先用纸筋和盐泥固济瓦罐子一个，内可容药。候泥干入药在内，再用泥封口候干，安在四方砖上，上书八卦五行字。用炭一秤，笼叠周匝，自巳午时从下着火，渐渐上彻，直至经宿。火冷炭尽。又放经宿，罐冷取出细研，以绢罗子罗极细，磁盒盛之，依法使用。

〔《本》〕治打扑坠损，恶血攻心，闷乱疼痛，水仙散。

未展荷叶阴干，一味为末，食前以童子热小便一小盏，调下三钱，以利下恶物为度。

〔《圣》〕治扑打坠损，恶血攻心，闷乱疼痛。以大干荷叶五片，烧令烟尽，细研，食前，以童子热小便一小盏，调三钱匕，日三服。

〔塞上方〕治坠伤损扑，瘀血在内烦闷者。用蒲黄末，空心热酒调下三钱，瘥。

〔《本》〕宣和中，有一国医，忽承快行宣押就一佛刹医内人。医诊视之，已昏死矣。问其从人，皆不知病之由，惶恐无地。良久有二三老内人至，下轿环而泣之，方得其实云：因蹴秋千，自空而下坠死。医者云：打扑伤损，自属外科，欲申明，又恐后时参差不测。再视之，微觉有气，忽忆药箧中有苏合香丸，急取半两，于火上焙去脑麝，用酒半升研化灌之。至三更方呻吟，五更下恶血数升，调理数日方瘥。

〔仲〕治马坠及一切筋骨损伤。【批】仲景不分表里先利之。

大黄一两，切，汤浸，或半两　绯帛　乱发如鸡子大，烧灰　败蒲席三寸　久用炊单布一尺，烧灰　桃仁四十九个，去皮尖　甘草如中指节，炙，

上七味，以童子小便量多少煎汤，或内酒一大盏，次下大黄，去渣，分温三服。先锉败蒲席半领，煎汤浴，以衣被盖覆。斯须通利数行，通后立瘥。利后浴水赤，勿怪，即瘀血也。

〔《圣》〕治搕扑损，肌肤青肿。用茄子种通黄极大者，切作片如一指厚，新瓦上焙干为末。欲卧，酒调二钱匕，一夜消尽无痕。【批】伤损愈后青肿。

〔《本》〕疗因伤损血瘀不散者。取牡丹皮八分，全虻虫二十一枚煅过，同捣筛。每用温酒和散方寸匕服，血当化为水下。

〔丹〕治被打，瘀血在骨节下出者。生铁一斤，酒五升，煎取一升，饮之。《肘后》

〔《本》〕治从高堕下坠损，恶血在骨节间疼痛，芸薹散。

荆芥　藕节各二两。阴干　芸薹子　川芒硝　马齿苋各一两。阴干

上为细末，用苏木半两，酒一大盏，煎至七分，调下二钱服之，不拘时服。

〔丹〕盛官人因上山，恶血瘀入内损伤，食少，脉弦，此须用活血和气。

川芎三钱　青皮二钱　芍药　滑石各一钱　牡丹皮五分　炙甘草一钱　桃仁七枚，研

上作一帖服之。

凡伤切不可饮冷水，血见寒则凝，但一系

血入心，即死。【批】禁忌。

〔《素》〕人有所坠堕，恶血留内，腹中满胀，不得前后，先饮利药。此上伤厥阴之脉，下伤少阳之络，刺足内踝之下、然骨之前血脉出血，刺足跗上脉动。不已，刺三毛上各一痏，见血立已。左刺右，右刺左。善悲惊不乐，刺如上方。缪刺论。【批】针灸。

〔《灵》〕身有所伤，血出多及中风寒，若有所坠堕，四肢懈惰不收，名日体惰，取小腹脐下三结交。三结交者，阳明太阴也，脐下三寸关元也。寒热病篇　三结交者，即关元穴是也。

〔《脉》〕从高扑损，内有血，腹胀满。其脉坚强者生；小弱者死。【批】诊。

金　疮

〔《本》〕治金疮。止血除疼痛，辟风，续筋骨，生肌肉，地黄散。【批】杂方。

地黄苗　地菘　青蒿　苍耳苗　生艾汁三合　赤芍药各五两，入水煎取汁

上五月五、七月七日午时修合。以前药汁拌石灰阴干，入黄丹三两，更杵为细末。凡有金疮伤折出血，用药包封，不可动，十日瘥，不肿不脓。

〔世〕治金疮。风化石灰、韭叶嫩者同捣，入鹅血调和成饼，乘风阴干为末，傅上。无鹅血鸭血亦得。

治金疮血不止，用半夏、石灰、郁金三物为末，掺上伤处，即住。

〔崔〕疗金枪刀斧伤破血。以石灰一升，石榴花半斤，捣取末，少许捺少时，血断便瘥。

〔洁〕**末药散**　刀箭药，止血住痛。

定粉　风化灰各一两　枯矾三钱，另研　乳香五分，另研　没药一字，另研

上件，各研为细末，同和匀，再研掺之。

〔丹〕刀斧伤。石灰包之，痛止血住。

〔《精》〕胜金方治刀斧伤，止血生肌，蚕蛾散。

晚蚕蛾为末，掺匀绢帛裹，随手疮合血止。一切金疮亦治。

一法　用生晚蚕蛾、石灰二味，同捣成饼，阴干为末傅之。

〔《本》〕治金疮止疼痛，刘寄奴散。

刘寄奴一味为末，散掺金疮口里。昔宋高祖刘裕，微时伐荻，见大蛇长数丈，射之伤。明日复至，闻有杵臼声，往觇之，见青衣童子数人，于臼中捣药。问其故，答日：我王为刘寄奴所射，合药傅之。帝日：神何不杀之？答日：寄奴王者，不死不可杀。帝叱之皆散，收药而去，每遇金疮傅之效。寄奴，高祖小字也。此药非止治金疮，治汤火疮大妙。《经验方》云：刘寄奴为末，先以糯米浆，鸡翎扫着伤处，后掺药末在上，并不痛，亦无痕。大凡汤火伤，急用盐水洗之，护肉不坏。

〔世〕治金疮，打扑损伤。用豨莶草研细，入少许，罨之愈。金疮血出不止，挼小蓟叶封之。金疮止血。杵覆盆花苗傅疮，立止。《梅师方》

〔《本》〕治金疮血不止兼痛。用血竭末傅，立止。

〔《精》〕治恶疮、金疮、刀斧伤见血方。以好降真香为末贴之，入水并无伤痕，绝妙。方见华佗《中藏》。

治刀箭伤出血不止，并骨折。

槟榔一个　木香　胡地黄各三钱

上为末。傅疮口，血立止，又可接骨。

〔仲〕金疮方，王不留行散主之。【批】疮大者服药。

王不留行十分，八月八日采　蒴藋细叶十分，七月七日采　桑根用白皮根行东南者，三月三日采　甘草各十分　黄芩二分　川椒三分，滁目及闭口者出汗　干姜　芍药　厚朴各二分

上九味，桑根皮以上三味，烧灰存性勿令过，各别研、杵、筛，合治为散，服方寸匕。小疮即粉之，大疮但服之，产后亦可服。如风

寒，桑东南根勿取之。前三物，皆阴干百日用。

〔《广》〕金疮血不止痛。白芍药一两，熬令黄，杵细为散，酒后米饮下二钱。并得初，三服渐知。

〔《鬼》〕治金疮出血肉瘘。蝙蝠二枚，烧烟尽，以水调服方寸匕。令一日服尽，当下如水血消。金疮肠出欲入之。磁石、滑石各三两，为细末，白米饮送下方寸匕。日再用。《鬼遗方》

仲景问曰：寸口脉微而涩，法当亡血，若汗出，设不汗者，云何？答曰：若身有疮，被刀斧所伤，亡血故也。【批】诊。

〔《脉》〕金疮血出太多，其脉虚细者生；数实者死。金疮在阴处，出血不绝。阴脉不能至阳者死；接阳而复出者生。金疮出血，脉沉小者生；浮大者死。斫疮出血一二石，脉来大者，二十日死。斫刺俱有病，多少血出不自止断者，其脉止。脉来大者，七日死；滑细者生。

杖疮

〔河〕**鬼代丹** 治打着不痛。【批】污血服药。

无名异研 没药研 乳香研 地龙去土 自然铜醋淬，研 木鳖子去壳，等份

上为末，炼蜜丸如弹子大。温酒下一丸，打不痛。

〔《精》〕**乳香散** 治杖疮神效。

自然铜半两，醋淬七次 乳香三钱 没药三钱 茴香四钱 当归半两

上为细末。每服五钱，温酒调下。

鸡鸣散 下杖痛腹中恶血甚好。方见攧扑伤损。

五黄散 治杖疼定痛。

黄丹 黄连 黄芩 黄柏 大黄 乳香以上各等份

上为细末，新水调成膏，用绯绢帛上摊贴。

〔洁〕**没药散** 治杖疮止痛，令疮不移。

密陀僧 没药 乳香各一两 干胭脂一两半 腻粉半两

上细末，次入龙脑少许，若多更妙。烧葱与羊骨髓生用，同研如泥，摊在绯帛上贴之。

〔丹〕杖疮痛，用黄柏、生地黄、紫荆皮傅。此皆要药也。只是血热作痛，用凉药去瘀血为先，须下鸡鸣散之类。鸡鸣散方。见攧扑伤损条。本草紫荆，破宿血。

又方，用生地黄、黄柏、童便调傅，或加韭汁。不破者，以韭菜、葱头杵贴，冷即易之。膏药用紫荆皮、乳香、没药、生地黄、大黄、黄柏之类。

又方，用木耳盛于木杓内，用沸汤浸烂，搅水令干，于砂盆内擂细傅疮上。

又方，用大黄、黄柏为末，生地黄汁调傅，如干再傅。

又方，用野苎根嫩者，不拘多少洗净，同盐并擂，傅在疮上神妙。伤重多用盐。

〔世〕**杖疮丹**

用刘寄奴末六钱，马鞭草末四铢，蜜调傅。如湿者干掺。马鞭草即铁笼帚。此方甚妙。

汤火疮

〔世〕凡汤火伤，急向火炙。虽极痛，强忍一时即不痛。慎勿以冷物塌之及井底泥傅之，使热气不出，烂入肌肉。【批】初反治。

〔丹〕火烧，以好酒洗之，又以盐傅其上。如皮塌者，以酒熬牛皮胶傅之。如汤伤，以淋过第二次灰渣傅，立安。热酒伤，糯米粉炒黑末，酒调傅之。治汤火灼未成疮者，用艾白根烧灰，鸡子黄和傅之。如成疮，用白蜜封之，以竹中膜贴上，日三。

〔世〕治汤火疮，麸皮炒黑灰为末，傅上神妙。此方有补性，始终皆可用。治汤火疮，取旧烹银炉中烧过焦黄土研细如粉，以生姜调于帛上，贴之痛止。一方，用溶银锅子细末，油调傅，佳。

〔《千》〕治火疮未起。栀子仁烧灰，麻油和封之，厚乃佳。已成疮，烧白糖灰粉傅之，燥即瘥。用白糖。《葛氏方》

〔垣〕**保生救苦散**治火烧热油所损，或至肌肉亦脱；一切犬啮损伤并刀斧所伤。【批】中正治。

用生寒水石，不计多少，为极细末调涂之，或干上，然不如油调，其痛立止。并不作脓，无分毫痛苦楚，日近完复，永无破伤风症。

〔《精》〕**冰霜散** 治火烧皮烂大痛。

寒水石生 牡蛎烧 朴硝 青黛 轻粉各等份

上为细末，新水或小油调涂，立止。

治汤火所伤，赤烂热痛。

赤石脂 寒水石 大黄各等份

上为末，以新汲水调涂伤处。

〔丹〕治火烧。

桐油 水银各等份

上二件，以柳条不住手搅成膏，再入大黄末、石膏末，和以牛皮胶，入少水溶开，外用猫儿肚底毛细剪掺上，贴之。

〔罗〕**绿白散** 治汤熨、火烧疼痛。

用苦参不拘多少为细末，每用以小油调搽。

〔《精》〕凡被汤、热油，痛不可忍，取厕下黑淤泥，量伤大小斟酌多少，次以老姜汁、麻油十分之一，共研令匀，搽伤处立愈。

〔世〕以青黛傅之妙。

〔丹〕治汤火疮烂者。以黄蜀葵花落者，净器收之，入水些少，待烂成水，傅上神妙。

热油浇外痛，以蜜傅之，立安。《梅师方》【批】末敷。

〔《本》〕治火疮败坏。用云母粉同生羊髓和涂之。

〔《经》〕治汤火疮，至妙。用刘寄奴为末，先以糯米浆，鸡翎扫伤处后，搽药末在上，并不痛，亦无痕。

大凡汤伤，先用盐末掺之，护肉不坏，然后傅药。又方，以榆白皮末，猪脂油涂疮愈。

〔世〕治火汤疮。先以酒洗，次以杨梅树皮为末，香油调傅。治汤火疮，用发一束香油煎，以发尽为度，放冷，搽患处验。

〔《精》〕治中热油及火烧，除外痛。以丹参八两细锉，以水微调，取羊脂二斤煎。三上三下，以傅疮上愈。《梅师方》同。

治汤火，至圣膏。

用鸡子黄十个，入银石器内熬自然油，调好粉傅之，愈。

竹木刺、针入肉

〔《精》〕凡诸竹木刺入肉中不出，以蛴螬研傅，立出。又方，用白茅根捣傅之，立出。又方，嚼牛膝根罨之，即出。【批】杂方敷贴。

〔《简》〕治竹木刺扎入，深不得出。用乌羊粪捣烂，水和，罨于伤处，厚傅之。曾有庄仆，脚心中刺不得出，苦痛欲死，以此药黄昏傅之，至四更其刺出，遂安。

〔《山》〕芦苇刺入肉者，细嚼栗子渣奁伤处。木竹刺已出痛者，蝼蛄罨之妙。

〔《简》〕治针入肉不出。用蝼蛄脑子同硫黄研细调傅，以纸花贴定。如觉痒时，其针自出。

〔罗〕**神圣膏** 取针误入皮肤。

用车脂不拘多少，成膏摊纸上如钱许。二日一换，三五次其针自出。

又取针误入皮肤，用乌鸦翎三五枚，火炙焦黄色，碾为细末，好醋调成膏子，涂在疮上。纸盖一二时针出，效。

〔《简》〕治针入肉不出。用双仁杏仁捣烂，以车脂调匀，贴在疮上，其针自出。

〔世〕治锈针刺足已出痛者。用黄泥罨之。

〔《简》〕主小儿误为诸骨及鱼骨刺入肉不出者。水煮白梅肉研烂，调象牙末，厚傅骨刺处，自软。

〔《图》〕生象牙，主诸物刺入肉，刮取屑细研，和水傅疮上，刺立出。如咽中刺，用水调饮之。旧象梳屑尤佳。

〔孟〕鱼骨在肉中不出者，嚼吴茱萸封之，骨当烂出。

〔丹〕破伤风、血凝心、针入肉游走，三症如神方。用乌鸦翎烧灰存性，研细调一钱服。【批】内服方。

箭头入肉

〔《精》〕治箭镞入骨，不可拔者。【批】杂方。

巴豆去壳，微熬　蜣螂

并研匀，涂所伤处。须臾痛定又微痒，忍之。待极痒有不可忍，便撼动箭镞，拔之立出。《经验方》同。

〔洁〕出箭头方。

蜣螂不拘多少，全用　麝香

上为极细末，拨动箭头，掺药疮口内。

〔罗〕**踊铁膏**　取箭头一切针刺入肉，尽皆治之。

鼷鼠头一个，或用入油汁内熬　蝼蛄四十九枚　芫青一两　土消虫十个　巴豆　马肉内蛆焙干　信　酱蛆焙干　夏枯草　硇砂　磁石　黄丹　地骨皮　苏木　蜣螂各一两　石脑油三两　蒿柴灰汁三升

上将石脑油、蒿柴灰汁文武火熬成膏，次下地骨皮等末令匀，瓷器内放。临时用，量疮势大小点药。良久，箭头自涌出。

万全神应丹　出箭头、鱼骨、针、麦芒等，远近皆治之。

莨菪科即天仙子苗也　于端午日前一日，持不语戒遍寻上项科。见即取酌中一科根、枝、叶、实全者，口道：先生，尔却在这里。道罢，用柴灰自东南为头围了，用木篦子撅起周回土。次日端午日日未出时，依前持不语，用木撅只二撅，取出水洗净，不令妇人、鸡犬见，净室中石臼内捣为泥，丸如弹子大，以黄丹为衣，以纸袋封，悬在高处阴干。若有着箭不能出者，以绯绢袋盛此药一丸，放脐中，用绵裹肚系定。先用象牙末贴疮上，后用此药。若箭疮口生合，用刀子微刮开，以象牙末贴之，随出。陕西行省出军，曾用有效。

〔《精》〕孙真人治箭镞在咽喉、胸膈及针刺不出方。以蝼蛄捣取汁，滴上三五度，箭头自出。

〔《本》〕疗镞不出。捣栝楼根傅疮，日三易，自出。

〔世〕李渤治箭镞不出及恶刺。以齿垽和鹤虱傅之。

〔姚〕毒箭有二种。交广夷俚用焦铜作箭，此一种才伤皮便闷脓沸烂而死。若中之，用饮屎汁，并以傅之亦可，惟此最妙。又有一种，用射茵以涂箭镞，人中之亦困。若着宽处不死，近腹亦宜急治。今葛氏方治射茵者是。葛氏方：用蓝汁、大豆、猪、羊血解之。

漆疮

〔《千》〕疗漆疮方。用汤浸芒硝，冷洗之。又矾石亦可。【批】杂方。

〔丹〕漆疮。通身面目肿者亦治。苦芙，五月五日采，曝干。《食疗》云：生食亦可。汉椒汤洗之妙。生姜真汁傅，亦可。芙本草有。

〔世〕治漆疮。用生紫苏摩擦之，累效。又方，用人乳汁傅之，妙。

〔《集》〕治漆疮。取荷叶干者一斤，水一斗，煮取二升，洗疮上。日再，即瘥。

〔《山》〕漆疮。无名异水调傅。

通治诸般恶虫咬

〔罗〕《圣惠》治蛇咬、蝎螫、蚕咬，妙。【批】表里。

雄黄三钱　信一钱　皂角子　巴豆各四十九粒　耳塞　麝香各少许

上，五月五日，不闻鸡、犬、妇人处，不语，捣为细末，在杏子核内封之。针挑出上痛处，大有神效。【批】初咬用药敷贴。

〔世〕治一切蛇虫伤，贝母末酒调服，效。详见蛇咬。

〔《圣》〕治恶虫咬，以酥和盐傅之，瘥。

〔《山》〕诸般恶虫咬，以油浸紫草涂之。

〔丹〕治蛇咬、蚕咬、恶虫咬。猪膏莓捣汁傅。陈藏器治狗咬。

〔海〕治蝎、蜘蛛、蛇毒。鸡卵轻敲一小孔，合咬处即瘥。

〔胜〕治毒蛇并射工、沙虱等伤，眼黑口噤，手脚强直，毒攻腹内成块，逡巡不救。用苍耳嫩叶一握研取汁，温酒和灌之；将渣厚罨所伤处。【批】毒入腹者服药。

〔《简》〕治毒蛇，射工、沙虱等物伤着人，眼黑口噤，手足强直，毒气入腹。

白矾　甘草等份

上为细末，每服二钱，冷水调下。

毒蛇咬

〔丹〕治毒蛇伤。急以小便洗出血，次取口中唾涂之，又以牙垽封伤处，傅而护之甚妙，且不痛肿。《山居》云：用犬粪傅患处亦佳。【批】初伤解毒法。

〔世〕路行卒被蛇咬，当急扯裹脚带扎缚伤处上下寸许，使毒气不能倏伤肌体。又急用白矾安刀头，火上溶汁沸，滴于伤处。待冷，以长篦子速挑去靥，则毒血随出，黯肿尚未退，更滴之，以退为度。村居山僻及途中夜行，卒被蛇伤咬，难求白矾处，速作艾炷灸五壮，以唾调盐涂之。如黯肿尚未消释，当更灸更搽，毒涎自然流出，且不透里伤人。蜈蚣咬亦宜灸。

〔世〕治一切毒蛇咬。用透明雄黄研细末，以醇酒浓调，厚搽伤处，水流出如涎，痛肿即消。一方以萵苣汁和雄黄末作饼子，候干为末，每用少许贴疮口，立效。

〔《衍》〕有人被毒蛇所伤已昏困，有老僧以酒调药二钱灌之，遂苏。及以药渣涂患处，良久复灌二钱，其苦皆去。问之，乃五灵脂一两，雄黄半两同为末，止此耳。后有中毒者用之，无不效验。【批】雄黄白芷为蛇伤要药。

〔世〕治毒蛇所伤。

细辛五钱　香白芷五钱　雄黄二钱

上为末，加麝香少许，每服二钱，温酒调服，效。

〔丹〕治一切蛇咬。用香白芷嚼碎傅患处，又用温酒调服，效。

〔世〕治一切蛇虫所伤。用贝母为末酒调，令病人尽量饮之。顷久，酒自伤处为水流出。候水尽，却以药渣傅疮上，即愈。治蛇咬肿毒闷欲死者，用重苔六分，续随子六颗去皮，同为细末，以酒服方寸匕；又以唾调少许傅患处，立安。崔氏《海上方》　又方，用白矾二钱服之，防毒气攻心。又方，金线重楼，以水磨少许傅咬处；又为细末，酒服之。又方，用柏树叶、鱼腥草、地松节、皱面草、草决明共一处研细，傅伤处极桂。【批】杂方。

〔海〕治蛇虺咬人。以独头蒜、酸浆草捣汁，傅咬处佳。

〔海〕治蛇咬。男子阴毛，口含二十茎，咽其津，毒不入腹。

〔世〕治诸般蛇咬，此傅之于擒蛇者，药味不全亦可。

大青　小青　青木香　乌柏叶　火炊草　山蕨萉　过山龙　地蜈蚣　天门冬　白芍药　香薷

上细末，用白木香研细，生白酒调服；渣罨咬处，累效。

〔《圣》〕治蛇咬毒。食茱萸一两为细末，冷水调，分为三服，立瘥。

〔丹〕治蛇毒。吃菰蒋草根灰，取以封之。其草即野茭白是也《广济方》。　蛇咬作疮，暖酒浸，日三次《广利方》。　蛇入人口并七孔中者，割猪母尾头，沥血着口中并孔口上，即出。

〔《圣》〕治因热取凉睡，有蛇入口中挽不出者。

用刀破蛇尾，内生椒二三粒裹着，即出。

〔世〕治卒为蛇绕不解，以热汤淋之。无汤，令人尿之。蛇咬，忌食酸物梅子，犯之大痛。【批】禁忌。

蜈蚣咬

〔世〕治蜈蚣咬。生鸡血傅上立愈，累效。一男子为蜈蚣入咽喉中咬之，垂死之际，一医令杀生鸡血乘热灌喉中，蜈蚣即出而愈，实良方也。又方，用鸡粪涂之。又方，治蜈蚣诸毒虫伤。麻油点灯，于疮口上对口熏之，登时愈。又法，大油纸燃烧灯，吹灭，以余烟粹之。治蜈蚣咬，竹叶青研汁傅之，立愈。又方，用南星磨汁傅之，累效。【批】杂方。

〔梅〕治蜈蚣咬，痛不止。独头蒜磨螫处，立愈。

〔《圣》〕治蜈蚣咬方。用蜗牛挎取汁，滴入咬处。

〔孙〕蜈蚣咬。取蜘蛛一枚安咬处，当自饮毒。如蜘蛛死而痛未止，更易生者。

〔丹〕蜈蚣咬。嚼盐傅其伤处，次以盐汤洗之。《梅师方》 蜈蚣咬。头垢塞之，不痛则痒。治蜈蚣咬及诸虫咬毒。先用鞋底上擦之，用大蒜、小蒜、桑叶罨伤处。如无，用油豉盦伤处，或蓝靛涂罨之亦效。治蜈蚣毒虫咬。用桑枝汁同盐擦痛处，或溶黄蜡滴患处，肉黑为度。又方，用皂角于咬处，上用艾灸热去之，效。

蠼螋咬

〔丹〕治蠼螋尿成疮，初如粟，渐大如豆，如火烧，泡大痛者，速以草茶细末，生油调傅疮上立止，甚妙。又方，猪膏莓捣汁傅之。草茶即茶茗也。治雨点蠼螋疮。用百合捣烂，入盐少许，傅之效。【批】杂方。

〔《千》〕治蠼螋尿人影着，便令人病疮，如粟粒累累，痛似刺虫所螫，恶寒壮热。用犀角磨汁，涂之则愈。

〔世〕蠼螋虫，又名八脚虫，隐壁间，以尿射人，遍身生疮，如汤火伤。用乌鸡翎毛烧灰，鸡子白涂之。治小儿蠼螋咬，绕腹匝即死。用梨叶研烂傅之。

〔《食》〕蠼螋尿疮。盐三升，水一斗，煮取六升，以绵浸汤淹疮上。

蝎咬蜂螫

〔罗〕**雄黄消毒膏** 治蝎螫不可忍。

雄黄 信各半两 巴豆三钱 白矾生，一两

上为细末。黄蜡半两溶开，入药搅匀为锭子，如枣子大。用时将锭子签于灯焰上炙开，滴于螫着处，其痛立止。

〔洁〕**一上散** 治蝎螫痛。

半夏一字，用生，为细末 雄黄一字，另研 巴豆一个，去皮，研如泥

上三味，同研，和匀上之。

治蝎毒，用溶化白矾，乘热滴伤处，痛止毒出。

〔《广》〕治蝎螫人。研蜘蛛汁，傅之瘥。

〔《山》〕蝎螫。苦荬汁涂之。

〔世〕治蝎螫。地磨生姜涂之。 又方，南星米醋调擦之。

〔《外》〕治蜂螫。薄荷贴之瘥。 又方，蜂蝎螫人，用人参嚼以封之。

〔《圣》〕治蜂螫人。以酥傅之愈。

斑蜘蛛咬

张荐，昔在剑南，为张延赏判官，忽被斑蜘蛛咬项上。一宿，咬处有二道赤色，细如箸绕项上，从胸前至心经。二宿，头面肿疼，如数升碗大，肚渐肿，几至不救。张相素重荐，因出家财五百千，并荐家财五百千，募能疗者。忽一人应召云可治。张相初不甚信，欲验其方，

遂令目前合药。其人云：不惜方，当疗人性命耳。遂取大蓝汁一磁碗，取蜘蛛投入蓝汁，长久方出，甚困不能动。又别捣蓝汁，复加麝香、雄黄和之，更取一蜘蛛投汁中，随化为水。张相及诸人甚异之，遂令点于咬处，两日内悉愈。但咬处作小疮，痂落如旧。【批】杂方。

〔海〕蜘蛛咬遍身成疮。用青葱叶一茎，小头作一孔，盛蚯蚓一条，捏两头不令透气，摇动化为水，点咬处瘥。

〔丹〕蜘蛛咬处，嚼韭白傅之。

〔《山》〕蜘蛛等诸般虫咬。用葛粉、生姜汁调傅。

〔《经》〕蜘蛛咬。唾和山豆根末涂之。狗咬、蚍蜉疮、蛇咬，并水研山豆根傅之。蚍蜉，火蚃也。蚃即蚁。又方，蜘蛛咬，一身生丝，羊乳一件饮之。

〔沈存中〕秦皮一味，治天蛇毒。此疮似癞而非癞也。天蛇，即草间黄花蜘蛛。人被其螫，仍为露所濡，乃成此疾。以秦皮煮汁一斗，饮之瘥。

刺毛虫蚯蚓蝼蛄蚕咬

〔世〕春夏月，树下墙堑间，有一等杂色毛虫极毒。凡人触着者，则放毛入人手足上，自皮至肉，自肉至骨。其初皮肉微痒，以渐至痛，经数日，痒在外而痛在内，用手抓搔，或痒或痛，必致骨肉皆烂，有性命之忧，此名中射工毒，诸药不效。用好豆豉约一碗，清油半盏，拌豉捣烂，厚傅痛痒处，经一时久，豉气透骨，则引出虫毛，纷纷可见。取下豆豉，埋在土中，煎香白芷汤，洗痛处。如肉已烂，用海螵蛸即乌贼鱼骨为末傅之，愈。一方，取蒲公英根茎白汁傅之，立瘥。【批】杂方。

又方　用锅底黄土为末，以酸醋捏成团，于痒痛处搓转，其毛皆出在土上，痛痒立止，神效无比。黄土即伏龙肝也。

治蛐蟮吹。用老茶叶细末调傅。

〔丹〕治蚯蚓咬，如大风状，眉鬓皆落，夜则蚯蚓鸣于身上。浓作盐汤，浸数次安。《传信方》

〔《衍》〕昔有病腹大，夜闻蚯蚓鸣于身，有人教用盐水浸之而愈。

〔《圣》〕治蝼蛄咬。用槲叶烧灰细研；以泔水浸槲叶，取洗疮拭之，纳少许灰于疮中。又方，治蝼蛄咬人，用石灰醋和涂之。

〔丹〕蚕咬人，用麝香研蜜调傅《广济方》。

〔《山居》〕蚕咬，用苎汁涂之。

马虎熊咬人

〔《山》〕马咬。细嚼栗子傅伤处。【批】杂方。

〔《圣》〕治马咬，毒人心。马齿苋汤食之瘥。

〔世〕治虎咬。用野生菜捣烂，塞所伤孔中满，不必换，自然新肉长出而愈。曾有人被咬已死，用此方治之。

〔丹〕熊虎伤毒痛。煮生铁令有味，以洗之。《肘后》虎伤人疮。取青布紧卷，烧一头，内竹筒中，射疮口，令烟熏入疮口中佳。《梅师方》

〔世〕虎伤人疮。用莓子叶杵细涂之。按《本草》莓子叶即猪膏莓，能治虎犬咬伤。

〔丹〕熊伤人。烧青布熏疮中，毒出；仍煮葛根浓汁以洗之，日十次；并捣葛根为散，煮葛根汁方寸匕，日五服，瘥。

〔世〕鼠咬。用猫儿毛烧灰傅之，立愈。

〔丹〕鼠咬。用麝香傅包之。《经验》

〔《山》〕人咬伤。用龟板或鳖甲烧为灰末，以香油调傅。

犬　咬

〔丹〕犬咬。人尿傅之。犬咬人。以头垢傅

伤处，又用热牛粪涂于外。《肘后》。【批】杂方。

〔《衍》〕犬伤人。用杏仁，量所伤大小嚼烂沃破处，以帛系定，立瘥。

〔世〕治犬咬。用杏仁去皮尖，用马蔺根研细，先以葱汤洗，后以此药涂伤处效。治犬咬伤。用草麻子五十粒，去壳，以井水研成膏。先以盐水洗咬处，次以此膏傅贴。一方，用虎骨屑傅之。治犬咬人。不要洗，用红炭火以物击细，待冷，取涂咬处，即愈。治犬咬。用黄荆叶捣罨疮上，即安。又方，炙生姜，乘热擦之，尤妙。

〔丹〕狗咬。用紫苏叶口嚼碎，涂之。犬咬，破伤风肿。以人参于桑柴火上烧成灰末，傅之安。

〔罗〕**蝉花散** 治夏月犬伤及诸般损伤，蛆虫极盛，臭恶不可近者。

蛇退皮一两，火烧存性 蝉壳半两 青黛半两 细辛二钱五分

上为细末。每服三钱，酒调下。如六畜损伤成疮，用酒灌下。如犬咬伤，用酵子和吃，蛆皆化为水，蝇子不敢再落；又以寒水石末干掺上。

癫犬咬

〔罗〕**定风散** 治疯犬咬。先口噙浆水洗净，用绵拭干贴药，更不再发，大有神效。【批】表里治法。

天南星生 防风各等份

上为细末。干上，更不再发，无脓，效不可具述。

〔丹〕治犬咬。栀子皮烧灰，石硫黄等份，研细，傅瘥。《梅师方》

〔世〕治疯狗咬。用桃核壳半个，将野人干粪填满，以榆皮盖定，罨于伤处；又用艾于桃核上灸十四壮，即愈，永不再发。或用野犬粪如前法灸之。

〔《山》〕疯狗咬。即用犬粪涂，仍拔去顶上红发。

〔世〕癫狗咬方。用斑蝥七枚，去头足翅，以糯米少许，于新瓦上同炒，以米黄香为度，去米不用，以斑蝥研碎，好酒调下。能饮人，再进酒一杯。伤在上，食后服；在下，空腹服。当日必有毒物从小便出，如小狗状。如未下，次日再进。亦不下，又进，以毒物出为度。若进至七服，虽不下毒，亦不妨矣。服药后，腹中必不安，小便茎中刺痛者，不必虑，此毒受攻将下耳。痛甚者，以芜菁一匙，煎甘草汤送下即止。如无芜菁，青黛亦可。疾愈后，急以香白芷多、雄黄少许为末，捣韭根自然汁，汤酒调下。去斑蝥毒，以水净漱口，嚼生葱白罨伤处，留小窍子出毒气，不可用他草药罨。忌犬、猪、羊及发风毒物。小儿量岁数加减斑蝥。食癫狗肉致病者，治同，即愈。或过二三年再发，治如前。

治癫狗所伤。用斑蝥二十一个，去头翅并足，用糯米一勺。先将七个入米内微火炒，不令米赤，去此斑蝥，别用七个，再于前米内炒令斑蝥色变，复去之；又别用七个，如前法炒，以米出青烟为度。去斑蝥不用，以米研为粉，用冷水入清油少许，空心调服。顷又再进一服，以小便利下恶物为度。如不利，再进一服。利后腹肚疼痛，急用冷水调青靛服之，以解其毒，否则有伤。或煎黄连水亦可。不宜便食热物，或以益元散水调服尤妙。

〔世〕疯狗咬。取小儿胎发炒香傅；野菊花研细，酒调服，尽醉止，效。

〔世〕治癫犬所伤，或经久复发，无药可疗者，用之极验。

雄黄色极明者，五钱 麝香五分

上研匀，用酒调二钱服。如不肯服者，则捻其鼻而灌之。服药后，必使得睡，切勿惊起，任其自醒。候利下恶物，再进前药，则见效矣。

〔丹〕痴犬咬人。捣地黄汁饮之，并涂疮口愈。又方，煮地榆汁饮之，兼细末傅疮上，服

方寸匕，日三，忌酒。若疮瘥者，捣生韭汁，饮一二升。《梅师》《肘后》同。疯犬咬后，毒发如狗叫声。于化人坛拾头顶骨，烧末傅之。疯狗咬，毒发如狗叫者，百方不治。以人骨烧末之，水下方寸匕，虽烦乱者亦治。《梅师》

驴涎马汗疮

〔丹〕驴涎马汗入疮，肿渐甚，可急治之，迟则毒深不治。以生乌头末傅疮口上，良久，黄水出立安。【批】杂方。

〔世〕治驴涎马汗入疮。用远志去心为末，酒调涂。又方，用冬瓜、青皮阴干为末，贴疮上。又方，马汗入肉，毒气引入如红线者。急用乌梅肉嚼烂，涂疮上。一方，用乌梅和核烂研，用好醋和成膏，先将疮口针破，出尽紫红血，拭干傅上，以帛缚定。王氏治驴涎马汗毒所伤，白矾飞过，黄丹炒令紫色，各等份相裹合，以贴患处。

〔孟〕马齿苋，又主马毒疮。以水煎，令服一升，一半涂疮上。湿癣白秃。以马齿膏和灰涂效。

附：猪马畜疮

〔丹〕治猪畜疮猪瘵方。【批】杂方。

蛇床子　剪草　白矾　苦参　巴豆末

加羯羊粪、桐油和傅之。《陶氏》

〔垣〕马老鼠疮二方。其疮未讯

黄芪一两半　甘草七钱　黄芩酒炒，半两　黄连生用，一两　黄柏酒，七钱　连翘七钱　苍术　当归梢　升麻各一两　麻黄根八钱　防风二钱　泽泻七钱　羌活　藁本各三钱

上为细末，水二大碗，煎至一碗，冷灌之，神效。

马老鼠，出足阳明太阴经分野，大渴，小便多草墁。

升麻二钱半　葛根一钱　连翘二钱　当归身一钱　甘草炙，一钱　苍术一钱半　黄柏二钱半　黄芩一钱　红花少许　黄连五分　杏仁五个　黄芪二钱　生地一钱　琥珀三分　麻黄冬月加五分　猪苓　柴胡一钱半　白茯苓一钱半　泽泻上为细末。每服半两，水二碗，煎至一碗，冷灌之。

卷之二十一 脾胃部

内伤饮食

〔垣〕饮食伤论 阴阳应象论云：水谷之寒热，感则害人六腑。痹论云：阴气者，静则神藏，躁则消亡。饮食自倍，肠胃乃伤。此乃混言之也。分之为二：饮也，食也。饮者，水也，无形之气也。因而大饮则气逆，形寒饮冷则伤肺，肺病则为喘咳、为肿、为水泻。轻则当发汗利小便，使上下分消其湿。解酲汤、五苓散、生姜、半夏、枳实、白术之类是也。如重而畜积为满者，芫花、大戟、甘遂、牵牛之属利下之，此其治法也。食者，物也，有形之血也。如生气通天论云：因而饱食，筋脉横解，肠澼为痔。又云：食伤太阴、厥阴，寸口大于人迎两倍、三倍者，或呕吐，或痞满，或下痢肠澼，当分寒热轻重治之。轻则内消，重则除下。如伤寒物者，半夏、神曲、干姜、三棱、广茂、巴豆之类主之。如伤热物者，枳实、白术、青皮、陈皮、麦蘖、黄连、大黄之类主之。亦有宜吐者，阴阳应象论云：在上者因而越之，瓜蒂散之属主之。然而不可过剂，过则反伤肠胃。盖先因饮食自伤，又加之以药过，故肠胃复伤而气不能化，食愈难消矣，渐至羸困。故五常政大论云：大毒治病，十去其六；小毒治病，十去其七；常毒治病，十去其八；无毒治病，十去其九。不可过之。此圣人之深戒也。【批】大法。

〔丹〕伤食恶食者，胸中有物。导痰补脾，二陈汤加白术、山楂、川芎、苍术。【批】轻者内消。

〔垣〕**五苓散** 治烦渴饮水过多，或水入即吐，心中淡淡，停湿在内，小便不利。【批】伤饮。

肉桂一两 猪苓 茯苓 白术各一两五钱 泽泻二两五钱

上为细末。每服二钱，热汤调下，不拘时候服讫，多饮热汤，取汗出愈。治伤冷饮者，煎五苓散送半夏枳术丸。治伤饮不恶寒，胸中微觉痞闷，身重，饮食不化者，或小便不利者，五苓散去桂，依前斟酌服之。

如瘀热在里，身发黄疸，食前浓煎茵陈汤，调服愈。

除湿散 治伤马、牛乳酪，及冰水一切冷物。

半夏汤泡，三钱 车前子炒：五钱 甘草炙，二钱 红花二钱 茯苓七钱 干姜三钱 泽泻半两

上为细末。每服三钱，食前白汤调下。

〔丹〕**导饮丸** 治水饮。

吴茱萸三钱 白茯苓一两 黄连五钱 苍术一两 独活七钱

上为细末，神曲糊丸服。

〔丹〕**茱萸丸** 治饮。

用六一散一料，加吴茱萸一两，水丸服。

〔垣〕酒者，大热有毒，气味俱阳，乃无形之物也。若伤之，止当发散，汗出则愈矣。其次莫如利小便，乃上下分消其湿。今之病酒者，往往服酒症丸大热之药下之，又有用牵牛、大黄下之者，是无形元气受病，反下有形阴血，乖误甚矣。酒性大热，已伤元气，而复重泻之，亦损肾水真阴，及有形血气俱为不足。如此则阴血愈虚，真水愈弱，阳毒之热大旺，反增其阴火，是以元气消烁，折人长命。不然，则虚

损之病成矣。酒疸下之，久则为黑疸，慎不可犯，宜以葛花解酲汤主之。【批】伤酒。

〔海〕治酒病宜发汗。若利小便，炎焰不肯下行。故曰：火郁则发之。以辛温散之，是从其体性也。是知利小便则湿去热不去。若动大便，尤为疏陋。盖大便者有形质之物，酒者无形之水，从汗而发之，是为近理。湿热俱去，故治以苦温，发其火也，佐以苦寒，除其湿也。

〔垣〕**葛花解酲汤** 治饮酒太过，呕吐痰逆，心神烦乱，胸膈痞塞，手足战摇，饮食减少，小便不利。

青皮三分 木香五分 橘红五分 人参 猪苓 白茯苓各一钱 神曲炒 泽泻 干姜 白术各二钱 白豆蔻 葛花 砂仁各五钱

上为细末。每服三钱，白汤调下。但得微汗，则酒病去矣。此盖不得已而用之，岂可恃此酗饮成病，自损元气，惟病酒者宜之。

〔《圣》〕治酒醉不醒。用菘菜子二合，研细，井水调服。

〔丹〕**乌梅丸** 治酒毒，化痰消食。

乌梅一斤 半夏 白矾各八两 生姜二两

上捣为细末，以新瓦两片夹定，火焙三昼夜为度。次入神曲、麦芽、陈皮、青皮、蓬术、枳壳、丁皮、大腹子各四两糊丸。每服四五十丸，姜汤下。

〔世〕乌梅丸 治酒积神效。方见积块门。

〔洁〕**百杯丸** 治酒停胸中，膈气痞满，面色黄黑，将成癖疾，饮食不进，日渐羸瘦，如欲饮者，先服不醉。

生姜一斤，去皮，切片，以盐二两淹一宿，焙干 橘红三两 广茂炮，三钱 干姜三两 益智仁二十粒 丁香五十枚 甘草炙，二钱 砂仁三十粒 三棱炮，二钱 木香 茴香炮。各一钱 白豆蔻三十粒

上为末，炼蜜丸，每一两作五丸，朱砂为衣。生姜汤下，细嚼，无时服。

〔丹〕解酒毒并热毒。柏若，本草名枳枸，北人名曰烂瓜，杭州货卖名蜜屈，立春生，秋熟，冬间经霜后取食。

〔垣〕**枳术丸** 治痞积，消食强胃。海藏云：本仲景枳术汤也，今易老改为丸。治老幼虚弱，饮食不化，或脏腑软弱者。【批】伤食。

枳实去瓤，麸炒，一两 白术二两

上为末，荷叶裹，烧饭为丸，如桐子大。每服五十丸，白术汤下。服白术者，本意不取其食速化，但久服令人胃气强实，不复伤也。

曲蘖枳术丸 治为人强食所致，心胸满闷不快。

神曲炒 麦蘖炒 枳实炒。各一两 白术二两

上为末，荷叶烧饭为丸。每服五十丸。

木香枳术丸 破滞气，消饮食，开胃进食。

木香 枳实各一两 白术二两

照前法为丸服。

又方 开胃进食。

木香三钱 人参 干姜各一钱半 枳实一两 白术二两

照前荷叶烧饭为丸。食前白汤服三五十丸，忌饱食。

槟榔丸 消食破滞气。

槟榔三钱 木香二钱 陈皮五钱 甘草一钱 人参二钱

上为末，蒸饼丸。每服二三十丸，食前白汤下。

〔罗〕**木香槟榔丸** 疏三焦，宽胸膈，破痰饮，快气润肠。

神曲 皂角去皮，酥炙 郁李仁去皮。各一两 杏仁去皮尖，炒 木香 槟榔 青皮去白 枳壳麸炒。各一两

上为末，再用皂角四两，水一碗，浸一日，揉膏入熟蜜少许为丸，桐子大。每服五十丸，淡姜汤下。

〔丹〕**保和丸** 治食积、酒积。

山楂肉一两 半夏姜制 萝卜子炒。各五钱 神曲三钱 麦芽炒，三钱 黄连炒，半两 陈皮半两

上为末，酒糊丸服，或用神曲糊为丸尤妙。

大安丸 脾经消导之剂。虚者宜斟酌用之。

山楂二两 神曲炒 半夏制 茯苓各一两 陈皮五钱 白术二两 连翘五钱 萝卜子炒，半两

上为末，神曲糊丸服。一方无白术。

三黄枳术丸 治伤肉、食、湿、面、辛辣、厚味之物，填塞闷乱，胸膈不快。

黄芩二两 黄连酒炒 大黄煨 神曲炒 白术 陈皮各一两

上为末，汤浸蒸饼为丸，如绿豆大。每服五十丸，白汤下。

〔垣〕**除湿益气丸** 治伤湿面，心腹满闷，肢体沉重。

枳实炒 白术 黄芩生 神曲炒。各一两 红花三分 萝卜子炒熟，半两

上为末，荷叶饭丸。每服五十丸，白汤下。

上二黄丸 治伤热食痞闷，兀兀欲吐，烦乱不安。

黄芩二两 黄连酒洗，一两 升麻 柴胡各三钱 甘草二钱 枳实炒，半两

上为末，汤浸蒸饼丸。每服六七十丸，白汤下。

枳术导滞丸 治伤湿热之物，不得旋化而作痞满，闷乱不安。

黄芩 茯苓 白术 黄连各三钱 泽泻二钱 枳实炒 神曲炒。各五钱 大黄二两

上为末，汤浸蒸饼为丸。白汤下五七十丸。

白术丸 治伤豆粉、湿面、油腻之物。

白术一两 半夏制，一两 橘红七钱 神曲炒 枳实炒。各一两 黄芩半两 枯白矾三分

上为末，汤浸蒸饼为丸。量所伤多少加减服之。如素食，多用干姜，故以黄芩泻之。

〔梅〕食狗肉不消，心下坚或腹胀，口干，发热妄语，煮芦根汁饮之。

〔《千》〕食鱼脍及生肉，在胸膈不化，必成癥瘕。捣马鞭草汁饮之，饮生姜水亦易消。

〔垣〕**半夏枳术丸** 治因冷食内伤。一方有泽泻一两，有小便淋故也。

半夏姜制，二两 枳实炒，一两 白术一两

上为末，荷叶饭为丸。如伤食寒热不调，每服加上二黄丸十丸，白汤下。

木香干姜枳术丸 破滞气，消寒饮食。

木香三钱 干姜炮，五钱 枳实炒，一两 白术一两半

上为末，荷叶饭为丸。食前白汤服四五十丸。

丁香烂饭丸 治食伤太阴。又治卒心胃痛。

丁香一钱 丁皮三钱 甘草炙，一钱 甘松净 砂仁 益智仁各三钱 三棱炮，一钱 广茂炮，一钱 香附五钱 木香一钱

上为末，汤浸蒸饼为丸❶。白汤服，或细嚼亦可。

〔丹〕**小胃丹**【批】重者除下伤饮。

芫花好醋拌匀，过一宿，于瓦器内不住手搅，炒令黑，不令焦 甘遂湿面裹，长流水浸半日，洗晒干。一云水浸，冬七日，春秋五日，或用水煮亦可大戟水煮一时，洗晒干。各半两 大黄湿纸裹煨，勿焦，切，焙干，再以酒润，炒熟焙干，一两半 黄柏炒，三两

上为末，以白术膏丸，如萝卜子大。临卧津液吞下，或白汤送下。取其膈上湿痰热积，以意消息之。欲利，空心服。一方加木香、槟榔各半两，蒸饼丸，每服七八十丸。

〔《本》〕治中酒不醒及伤食。

巴豆去油，三粒 乌梅二枚 丁香三粒 胡椒五粒

上为末，入饭同杵二三千下，为丸如桐子大。细嚼，丁香汤下五七丸，小儿一丸。

〔仲〕备急丸治尺寸俱盛，填塞闷乱。方见卒中门。【批】伤食。

〔垣〕**蠲饮枳实丸** 逐饮消痰，导气清膈。

---

❶ 丸：原作“末”，据文义改。

枳实麸炒　半夏制　橘红各二两　黑丑取头末，三两

上为末，水煮面糊为丸。每服五十丸，食后生姜汤下。如所伤饮食在胸膈间，兀兀欲吐，返覆闷乱，以物探吐之，甚者用瓜蒂散。

〔仲〕人病有宿食，何以别之？曰：寸口脉浮而大，按之反涩，尺中亦微而涩，故知有宿食，用大承气汤下之。方见伤寒。脉数而滑者，实也，此有宿食，下之愈，宜大承气汤。下痢不饮食者，宿食也，亦宜大承气汤下之。脉紧如转索无常者，有宿食也。《脉经》云：寸口脉紧，胸中有宿食不化。【批】伤热食。

〔藏〕**金露丸**　治内伤心痞，气不升降，水谷不消。

大黄一两　枳实炒，五钱　桔梗二两　牵牛二钱五分

上为末，荷叶饭为丸。白汤下三五十丸。食后常服，减半。一方姜糊丸。

〔垣〕木香见蚬丸　治伤生冷硬物，心腹满闷疼痛。【批】伤冷食。

巴豆霜五分　京三棱煨　神曲炒　石三棱去皮瓤。各一两　木香二钱　香附半两　升麻三钱　草蔻煨熟取心，五钱　柴胡三钱

上为末，汤浸炊饼为丸，如绿豆大。每服一二十丸，白汤送下。

三棱消积丸　治伤生冷硬物，不能消化，心腹满闷。

京三棱炮，七钱　广茂炮，七钱　青皮　陈皮各五钱　丁皮　益智各五钱　神曲炒，七钱　茴香炒，半两　巴豆和米，皮炒焦。去米

上为末，醋面糊为丸，如桐子大。每服十丸至二十丸，温姜汤下。食前服，量虚实加减。得更衣，止后服。

感应丸　治中虚积冷，气弱有伤，停积胃脘不能传化。或因气伤冷，或因饥饱伤食，饮酒过多。心下坚满，两胁胀痛，心腹大痛，霍乱吐泻，大便频数，后重迟涩，久痢赤白，脓血相杂，米谷不化，愈而复发。又治中酒呕吐，痰逆恶心，喜睡头旋，胸膈痞满，四肢倦怠，不思饮食。不拘新旧冷积，并皆治之。

木香　肉豆蔻　丁香各一两半　干姜炮。一两　巴豆七十个。去皮心膜，研出油　杏仁一百四十粒，汤泡去皮尖，研　百草霜二两

上前四味为末，外入百草霜研，与巴豆、杏仁七味同和匀。用好蜡六两溶化成汁，以重绢滤去渣；更以好酒一升，于银石器内煮蜡数沸，倾出。候酒冷，其蜡自浮于上。取蜡秤用丸。春夏修合，用清油一两，铫内熬令香熟，次下酒煮蜡，同化成汁，就铫内乘热拌和前项药末。秋冬修合，用清油一两半同煎，煮熟成汁，和、前药末成剂，分作小锭子，油纸裹放，旋丸服之。每三十丸，空心姜汤下。

神应丸　治一切冷物、冷水及乳酪伤。小腹痛，肠鸣，米谷不化。

巴豆　杏仁　干姜　百草霜各半两　丁香　木香各二钱　黄蜡二两

上先将黄蜡用好醋煮去渣秽，将巴豆、杏仁同炒黑烟尽，研如泥。春夏入香油半两，秋冬八钱，溶开，下杏仁、巴豆搅匀，次下木香、丁香等末研匀，搓作锭子，油纸裹旋丸，桐子大。每次饮下三五十丸，食前，日三服。大有效。

雄黄圣饼子　巴豆一百枚，去油膜　雄黄半两　白面十两，炒。又罗过

上三味，内除白面，余同为细末，共面和匀，用新水搅和，做饼如手大，以水再煮，浮于汤上，看硬软捏作饼子。每服五七饼，加至十饼、十五饼，嚼食。一饼，利一行；二饼，利二行。食前茶酒任下。

〔洁〕人之生也，由五谷之精，化五味之备，故能生形。经日：味归形。若伤于味，亦能损形。今饮食过节，以致肠胃不能胜，气不及化，故伤焉。经云：壮火食气，气食少火，壮火散气，少火生气。又云：饮食自倍，肠胃乃伤。以失四时之调节，故能成病，脉在气口。经曰：气口脉盛伤于食，心胃满而口无味。口

与气口同，口曰坤者，口乃脾之候，故胃伤而气口紧盛。夫伤有多少、有轻重，如气口一盛，得脉六至，则伤于厥阴，乃伤之轻也，枳术丸之类主之。气口二盛，脉得七至，则伤于少阴，乃伤之重也，雄黄圣饼子、木香槟榔丸、枳壳丸之类主之。气口三盛，脉得八至九至，则伤太阴，填塞闷乱，则心胃大痛，备急丸、神保丸、消积丸之类主之。兀兀欲吐不已，俗呼食迷风是也。经曰：上部有脉，下部无脉，其人当吐，不吐者死。瓜蒂散主之。如不能吐，是无治也。经曰；其高者，因而越之，此之谓也。备急下之亦可。【批】气口脉紧盛宜下。

槟榔丸 治饮食过多，心腹胀闷。

槟榔二钱半 陈皮 牵牛各一两 木香二钱半 枳实炒，一两

上为末，醋糊丸。生姜汤下三四十丸。

煮黄丸 治饮食过多，心腹胀满，胁肋走气，痃癖刺痛如神。

雄黄研，一两 巴豆五钱，去皮心，研如泥

上入白面二两，同研匀，滴水丸，如桐子大。滚浆水煮十二丸，滤入冷浆水内，令沉冷，每用时，用浸药冷浆下一丸，一日十二时尽十二丸，以微利为度，不必尽剂。

〔仲〕宿食在上脘，当吐之，宜瓜蒂散。又云：凡血虚者，不可吐。

〔垣〕**瓜蒂散** 治大满大实，气上冲逆，上部有脉，下部无脉，填塞闷乱者用之。如尺寸俱盛者，宜用备急丸。【批】尺脉绝者当吐。

瓜蒂炒 赤小豆煮，等份

上为细末。每服二钱，温浆水调下，取吐为度。仲景以香豉七合，煮取汁和散一匕服之。若不至两尺脉绝者，不宜便服此药，恐损元气，令人胃气不复。若止胸中窒塞，闷乱不通，以物探之，得吐则已。如探不去，方以此剂吐之。或曰：盛食填塞，胸中痞乱，两寸脉当用事，今反两尺脉不见，其理安在：曰：胸中有食，是木郁宜达，故探吐之。食者物也，物者坤土也，是足太阴之号也。胸中者肺也，为物所塞。肺者，手太阴金也。金主杀伐，与坤土俱在于上而旺于天。金能克木，故肝木发生之气伏于地下，非木郁而何？吐去上焦阴土之物，木得舒畅，则郁结去矣。食塞于上，脉绝于下，若不明天地之道，无由达此至理。水火者，阴阳之征兆，天地之别名也。故独阳不生，独阴不长。天之用在于地下，则万物生长；地之用在于天上，则万物收藏。此乃天地交而万物通也，此天地相根之道也。故阳火之根本于地下，阴水之源本于天上，故曰水出高源。故人五脏主有形之物。物者，阴也。阴者，水也。右三部脉主之，偏见于寸口。食塞于上，是绝五脏之源，源绝则水不下流，两尺脉之绝，此其理也。何疑之有？然必视所伤之物冷热，随症加减。如伤冷物一分，热物二分，则用寒药二停，热药一停，随时消息。经云：必先岁气，无伐天和，此之谓也。

〔海〕秦生好服三生茶及冷物，成积而痼寒，脉非浮非沉，上下内外按举极有力，坚而不柔，触指突出肤表，往来不可以至数名，纵横不可以巨细状，此阴症鼓击脉也。一身流行之火萃于胸中，寒气逼之，故搏大有力。与真武、四逆、理中等汤丸，佐以芍药、茴香，使不僭上。每日服百丸，夜八十丸，至夜出汗而愈。【批】阴症脉鼓击者宜温。

〔洁〕既有三阴可下之法，亦必有三阴可补之法。予故云：内伤三阴可用温剂。若饮冷内伤，虽云损胃，未知色脉各在何经：若面色青黑，脉浮沉不一，弦而弱者，伤在厥阴；若面色红赤，脉浮沉不一，细而微者，伤在少阴；若面色黄洁，脉浮沉不一，缓而迟者，伤在太阴也。如伤在厥阴肝之经，当归四逆汤加吴茱萸生姜汤之类主之。方见伤寒。伤在少阴肾之经，宜服通脉四逆汤。方见伤寒。伤在太阴脾之经，理中丸汤主之。大便软者宜汤，结者宜丸。方见伤寒。

〔海〕唐臣嗜冷食，遂成阴症。脉迟七八至

一止，后仅三至。予亟与温剂数服，四五日不解。遂续进三服，一日脉生，大汗而解。

〔罗〕阴气者，静则神藏，躁则消亡。饮食自倍，肠胃乃伤。谓食物无贪于多，贵在有节，所以保冲和而遂颐养也。若贪多务饱，饫塞难消，徒积暗伤，以召疾患。盖食物饱甚，耗气非一；或食不下而上涌，呕吐以泻真元；或饮不消而作痰，咯唾以耗神水，大便频数，而泄耗谷气之化生，溲便滑利，而浊耗源泉之浸润。至于精清冷而下漏，汗淋漓而外泄，莫不由食物过伤，滋味太厚。如能节满意之食，省爽口之味，当不至于饱甚，即顿顿必无伤，物物皆为益，津液内蓄，精华和凝，邪毒不能犯，疾疢无由作矣。【批】禁忌。

胎前伤食

〔《本》〕治妇人有孕伤食，宜服木香丸。【批】伤食。

木香二钱　三棱　白茯苓　人参各三钱

上为末，面糊丸。每服三十丸，熟汤下。

治妊娠气不和调，饮食少味，宜服白术散。

白术　紫苏各一两　白芷　人参　诃子皮　川芎　青皮各半两　甘草一钱

上为末。每服二钱，水一盏，姜三片，煎至七分，不拘时温服。妊娠伤食，又当于前条伤饮食之轻剂参酌用之。

经云：饮食自倍，肠胃乃伤。又云：阴之所生，本在五味。阴之五宫，伤在五味。若妊妇饮食不节，生冷毒物恣意食啖，致脾胃之疾。故妊娠伤食，难得药效，惟此二方稳便。

百病皆生于痰

〔仲〕有痰饮，有悬饮，有溢饮，有支饮。其人素盛今瘦，水走肠间，沥沥有声，谓之痰饮。病痰饮者，当以温药和之。又云：心下有痰饮者，苓桂甘术汤主之。饮后水流在胁下，咳唾引痛，谓之悬饮。病悬饮者，十枣汤主之。方见伤寒。留饮者，胁下痛引缺盆，咳嗽则转甚。胸中有留饮，其人短气而渴，四肢历节疼，脉沉者有留饮。饮水流行，归于四肢，当汗出而不汗出，身体疼重，谓之溢饮。病溢饮者，当发其汗，大青龙汤、小青龙汤主之。二方并见伤寒。咳逆倚息短气不得卧，其形如肿，谓之支饮。人咳数年，其脉弱者可治；实大数者死。其脉数者，必苦冒眩，其人本有支饮在胸中故也，治属饮家。支饮亦喘而不能卧，加短气，其脉平也。水在心，心下坚筑短气，恶水不欲饮。水在肺，吐涎沫，欲饮水。水在脾，少气身重。水在肝，胁下支满，嚏而痛。水在肾，心下悸。【批】伤饮。

呕吐是水饮在心胁。仲景云：呕吐，心下痞者，胸中有水，宜半夏茯苓汤主之。又云：呕家本渴，今反不渴，心下有支饮故也，小半夏汤主之。又云：先渴却呕者，水停心下，小半夏加茯苓汤主之。罗谦甫云：痰饮为患，或呕吐恶心，或头眩心悸，或半身不快，或为寒热，并二陈汤主之。方见丹溪痰门。眩悸是饮。仲景云：卒呕吐，心下痞，眩悸者，膈间有水，半夏加茯苓汤主之。方见呕吐。又云：瘦人脐下有悸，吐涎沫而癫眩者，此水也，五苓散主之。方见呕吐。又云：胸满目眩者，苓桂术甘汤主之。方见短气。又云：心下有支饮，其人苦冒眩，泽泻汤主之。方见眩门。

〔仲〕膈上病痰，满喘咳吐，发则寒热背痛腰疼，目泣自出，其人振振身瞤剧，必有伏饮。治见振条。脉大心下有留饮，其人背寒冷。病人臂不时疼痛，其脉沉细，非风也，必有饮在上焦。其脉虚者为微劳，营卫气不和故也，久久自瘥。脉虚，茯苓丸；不虚，控涎丹。胸满是饮。仲景云：支饮胸满者，厚朴大黄汤主之。方见胀满。又云：心下有痰饮，胸胁支满，目眩，苓桂术甘汤主之。方见短气。

渴燥，是水饮在肠胃所生。仲景云：渴而小便不利，宜五苓散主之。又云：先渴却呕者为水停心下，小半夏加茯苓汤主之。又云：腹满口舌干燥，此肠间有水气，防椒苈黄丸主之。但因水所在之处不同，而所兼之症不一也。

自利有饮，故丹溪治久痢皆吐之，去胶痰自愈。又仲景云：病者脉伏，其人欲自利，利反快，虽利心下续坚满，此为留饮欲去故也，甘遂半夏汤主之。方见泄泻。又云：小便不利，四肢沉重疼痛，自利者，此为水气，宜用真武汤去芍药加干姜主之。久病伤寒表不解，呕咳自利者，此为水气，宜服小青龙汤去麻黄加芫花主之。尺肤粗如枯鱼之鳞者，水饮候也。全文见诊色鲜明者有留饮。

〔《素》〕肝脉软而散，色泽者，当病溢饮。溢饮者，暴渴多饮，而易入肌皮肠胃之外也。脉要精微论　肝脉涩甚为溢饮。全文见治虚实法。【批】诊。

〔仲〕脉只弦者饮也。皆大下后善虚，脉偏弦者饮也。肺饮不弦，但苦喘短气。脉弦数，有寒饮；冬夏难治。脉沉而弦者，悬饮内痛。脉浮而细滑者伤饮。

〔孙〕彩帛铺刘员外，患伤寒六七日，昼夜不得眠，方眠即起，方起即倒，未尝少息，看待厌倦。召孙，孙曰：若言是气，必喘作。今无此症，非气也。时复身上冷汗出，尺寸脉皆沉，关中亦沉，重诊之鼓击于指下，此痰积寒聚于胸中也。遂用陈皮、半夏、干姜三物各一两为饮。姜半两捶碎，以水两碗煎七分，去渣分二服。服药经时遂睡，经一昼夜不苏。既觉，下痰一块如鸡子大，其疾遂愈。凡痰症皆有冷汗，其症明矣。

〔丹〕风痰多见奇症。凡风痰病，必用风痰药，白附子、天麻、雄黄、牛黄、僵蚕、皂角之类。湿痰，多见倦怠软弱。湿痰，宜用苍、白二术，又用油炒半夏。

痰清者属寒，用二陈汤之类。

半夏　陈皮　茯苓　甘草

每服四钱，加生姜七片，乌梅一个煎，不拘热服。呕吐甚者，加丁香。

导痰汤

半夏四两　南星　橘红　枳壳　赤茯苓各半两　甘草　姜水煎服。

燥湿痰方

南星制。　半夏制。各半两　蛤粉二两　青黛为衣

热痰多挟风，外症为多。用青黛、黄连、天花粉，大快膈上热痰。痰因火盛逆上者，治火为先，白术、黄芩、石膏之类。中气不足，加参、术、黄芩，假之以降其热也。食积痰，神曲、麦蘖、山楂。欲吐食积痰，用萝卜子油炒为末，浆水调下，探而吐之。食积痰必用攻，若气虚者，用补气药送。老痰，海石、半夏、瓜蒌、香附、五倍子，佐他药大治顽痰。郁痰，僵蚕、杏仁、瓜蒌、诃子、贝母、五倍子。痰而脾虚者，清中气，二陈汤加白术之类，兼用升提药。内伤挟痰，必用参、术、芪之类，多用姜汁传送，或加半夏之类，虚甚加竹沥。眩晕嘈杂，乃火动其痰，用二陈汤加栀子、芩、连之类。噫气吞酸，此系食郁有热，火气上动，以黄芩为君，南星、半夏、橘红为臣，热多加青黛。喉中如有物，咯不出、咽不下，此老痰也，重者吐之，用瓜蒂散，气实用荆沥。仲景用半朴茯姜治之神验。痰结核在咽喉中，燥不能出入，化痰药内加成药软坚之味，瓜蒌仁、杏仁、海石、桔梗、连翘，少佐以朴、硝、姜，蜜丸噙化。凡人身上中下有块是痰，问其平日好食何物，吐下后，方用药。痰之为物，随气升降，无处不到。痰在肠胃间，可下而愈。痰在经络中，非吐不可出，吐中就有发散意。痰在膈上，必用吐之，泻亦不出。痰胶固者，及脉浮者，俱用吐法。吐法见治法门上下条。痰在胁下，非白芥子不能达。痰在皮里膜外，以姜汁、竹沥导之。痰在四肢，非竹沥不能开。二陈汤善治人一身有痰，如在下加下引药，在上加上引药。润下丸降痰最妙。青礞石丸重在风化硝。小胃丹能损胃，食积痰用之，然不宜多服。苍术治痰饮成窠囊者极效。海粉能治热

痰，降湿痰，软结痰，消顽痰，最效；可入丸子，不可入煎药。枳实泻痰，能冲墙壁。竹沥能治膈间有痰，或癫狂，或健忘，或风痰最效，又能养血。荆沥治痰稍重。用此二味，效速且稳当。二沥治痰结在皮里膜外及经络者，必佐以姜汁。韭汁治血滞不行，中焦有饮，取自然汁冷饮三四盏，必觉胸中烦躁不宁，后自愈。气实热痰，吐难得出，或成块，或吐咯不出，及兼气郁者难治。中焦有痰，胃气亦赖所养，卒不便虚，若攻之尽则虚矣。凡治痰用利药过多，致脾气下虚，则痰反易生而多矣。【批】痰症治法。

〔丹〕痰之为病，方论少有细述之者。近惟《三因》略言，亦无加减法。夫痰之源不一，有因痰而生热者，有因热而生痰者，有因气而生者，有因风而生者，有因惊而生者，有积饮而生者，有多食而成者，有因暑而生者，有伤冷物而成者，有脾虚而成者，有饮酒而成者。其为病也，惊痰，则成心包痛、颠疾；热痰，则成烦躁头风，烂眼燥结，怔忡懊侬，惊眩；风痰，成瘫痪，大风眩晕，暗风闷乱；饮痰，成胁痛，四肢不举，每日呕吐；食痰，成疟痢，口出臭气；暑痰，中晕眩冒，黄疸头疼；冷痰，骨痹，四肢不举，气刺痛；酒痰，饮酒不消，但得酒，次日又吐；脾虚生痰，食不美，反胃呕吐；气痰，攻注走刺不定。妇人于惊痰最多，盖因产内交接，月事方行，其惊因虚而入，结成块者为惊痰。必有一块在腹，发则如身孕，转动跳跃，痛不可忍。凡人手臂或动不得，或骨节遍身痛，坐卧不宁，此痰入骨也。有人脚气久不治，骨节痛，与脚气药不效，此痰病也。凡伤寒病后呕吐，药不得入，亦因初病膈中有涎痰也。或因下之太早，而遂议其非痰，未为确论。伤寒发黄，亦是痰病，盖因热搏而成。凡大便秘者，亦是痰结。

上前件诸症，变生不一，甚不易辨，指下难求。得此妙诀，慎勿轻传。

凡有痰者，眼皮及眼下必有烟灰黑色，举目便知，不待切脉。眼黑而颊赤者，热痰也。面大黄色，亦热痰也。外症必烦满膈热，口干思冷，大便秘结，小便赤热。久必生风，或眩晕耳鸣眼花，多虚症，治之而用热药，服久必脉大实，发大热而中风，可急下之。眼黑而行步呻吟，举动艰难者，入骨痰也，其症遍体骨节疼痛。眼黑而面带土色，四肢痿痹屈伸不便者，风湿痰也。眼黑气短促者，惊风痰也。

左右关脉大者，膈中有痰也，可吐之。怕吐者，消息下之。凡人每日背上一条如线而寒起者，宜吐下之。

凡病百药不效，其关上脉伏而大者，痰也。用妙应丸加减法。方见走注疼痛。即控涎丹。脚气，加明松脂一钱，槟榔、木瓜各一两，卷柏半两。先以盐水煎半日，次日白水煮半日，同前药为丸。每服二十丸，加至四五十丸，再服，下恶物立效。惊痰，加朱砂二钱，又加全蝎。每用八九丸常与之，三五服去尽。酒痰，加雄黄、全蝎各二钱，每服十丸。走注腰痛，加核桃三个，烧灰，每服三十丸，加至五十丸，温酒下。脚气走注，于前方内加吴茱萸。惊气成块者，加川山甲、炒鳖甲烧各三钱，延胡索、蓬术各四钱。每服五十丸，加至七十丸，以利为度。肾痹痛，加木鳖子去壳研一两，桂半两。热痰，加盆硝等份，每服三两丸。寒痰，加胡椒、丁香、蝎、桂各等份，每服二十五丸。【批】妙应丸加减法。

〔洞虚〕痰之为病，成偏头风，成雷头风，成太阳头痛。眩晕如坐舟车，精神恍惚。或口眼瞤动。或眉棱耳轮俱痒。或颔腮四肢游风肿硬，似疼非疼。或浑身燥痒，搔之则隐疹随生，皮毛烘热，色如锦斑。或齿颊似痒似痛而疼无定所，满口牙浮，痛痒不一。或暖气吞酸，鼻闻焦臭。喉间豆腥气，心烦鼻塞，咽嗌不利，咯之不出，咽之不下。或因喷嚏而出，或因举动而唾，其痰如墨，又如破絮，或如桃胶，或如蚬肉。或心下如停冰铁，闭滞妨闷，嗳嚏连声，状如膈气。或寝梦刑戮，刀兵剑戟；或梦入人家四壁围绕，暂得一窦，百计得出，则不知何所；或梦在烧人地上，四面烟火，枯骨焦气扑鼻，无路可出；或不因触发，忿怒悲啼，雨泪而寤；或时郊行，忽见天边两月交辉；或见金光数道，回头无有。或足膝酸软，或骨节腰肾疼痛，呼吸难任。或四肢肌骨间痛如击戳，乍起乍止，并无常所。或不时手臂麻疼，状如风湿。或卧如芒刺不安；或如毛虫所螫。或四肢不举；或手足重滞。或眼如姜螫，胶粘痒涩，开阖甚难。或阴晴交变之时，胸痞气结，闭而不发，则齿痒咽痛，口糜舌烂，及其奋然而发，则喷嚏连声，初则涕唾稠黏，次则清水如注。或眼前黑暗，脑后风声，耳内蝉鸣，眼瞤肉惕。治之者，或曰腠理不密，风府受邪；或曰上盛下虚；或曰虚；或曰寒；或曰发邪。惟洞虚子备此疾苦，乃能治疗。病势之来，则胸腹间如有二气交纽，噎塞烦郁，有如烟火上冲，头面烘热，眼花耳鸣，痰涎涕泪，并从肺胃间涌起，凛然毛竖，喷嚏千百。然后遍身烦躁，则去衣冻体稍止片时。或春秋乍凉之时，多加衣衾亦得暂缓。或顿饮冰水而定；或痛饮一醉而宁，终不能逐去病根。乃得神秘沉香丸方，屡获大效，愈人数万，但不欲轻传匪人，故以隐语括之。诗曰：甑里翻身甲带金，于今头戴草堂深，相逢二八求斤正，硝煅青礞倍若沉，十七两中沉半两，水丸梧子意须斟，除驱怪病安心志，水泻只身却不任。【批】滚痰丸治症。

大黄蒸，八两　黄芩八两　青礞石一两，硝煅如金色　沉香半两

上为末，水丸，如梧子大。白汤食后空心服。一切新旧失心丧志，或癫或狂等症，每服一百丸。气盛能食狂甚者，加二十丸，临时加减消息之。一切中风瘫痪，痰涎壅塞，大便或通结者，每服八九十丸，或加至百丸，永无秘结之患。一切阳症风毒脚气，遍身游走疼痛，每服八九十丸，未效加至百丸。一切无病之人，遍身筋骨疼痛不能名者；或头疼牙痛；或摇或痒，风蛀等症；风寒鼻塞，身体或疼或不疼，非伤寒症者，服八九十丸。痰盛气实者，加之。一切吞酸、嗳逆、膈气，及胸中疼闷，腹中气块冲上，呕沫吐涎，状如翻胃，心下恍惚如畏人捕，怵惕不安，阴阳关格，发生乖症，食饥伤饱，忧思过虑，心下嘈杂，或痛或哕，或昼夜虚饱，或饥不喜食，急慢喉闭赤眼，每用加减服。一切新旧痰气喘嗽，或呕吐头晕目眩，加减服之。一切腮颔肿硬若瘰疬者，及口糜舌烂咽喉生疮者，每服六七十丸，加蜜少许，一处嚼碎噙化，睡时徐徐咽之。曾有口疮者，服二三十丸，依前法噙之，二三夜瘥。一切男妇大小虚实心疼连腹，身体羸瘦，发时必呕绿水黑汁冷涎，乃至气绝，心下温暖者，量虚实加减服之。若事属不虞之际，至于百丸，即便回生，未至颠危者，虚弱疑似之间，只服三十丸，或五十丸，立见生意，然后续续进之，以瘥为度。兼服生津化痰温中理气之药。一切荏苒疾病，凡男妇患非伤寒内外等症；或酒色过度；或吐血；或月事愆期，心烦志乱；或腹胀胁痛，劳倦痰眩；或暴行日中，因暑伏痰。口眼歪斜，目痛耳愦，鼻塞骨节酸疼，干呕恶心，诸般内外疼痛，百药无效，众医不识者，依前法加减服之效。大抵服药，须临卧在床，用热水一口许，咽下便卧。令药在喉膈间，徐徐而下。如日间病出不测，疼痛不可忍，必欲急除者，须是一依前卧法服。大半日不可食汤水，及不可起身行坐言语，直候药丸除逐上焦痰滞恶物过膈入腹，然后动作，方能中病。每夜须连进二次，次日痰物既下三五次者，仍服前数；下五七次，或只下二三次而病势顿已者，次夜减二十丸；头夜所服，并不下恶物者，次夜加十丸。人壮病实者，多加至百丸。惟候虚实消息之。或服过仰卧，咽喉稠黏壅塞不利者，痰气泛上，乃药病相攻之故也。少顷，药力既胜，自然宁帖。往往病久结实于肺胃之间，或只暴病全无泛滥者，服药下咽即仰卧，顿然百骸安静，五脏清宁。次早先去大便一次，其余遍数皆是痰涕恶物。看甚么粪，用水搅之，尽系痰片粘涎。

或稍稍腹痛腰肾拘急者，盖有一种顽痰恶物，闭气滑肠，里急后重者，状如痢疾，片晌即已。若有痰涎易下者，快利不可胜言，顿然满口生津，百骸爽快。间有片时倦怠者，盖因连日病苦不安，一时为药力所胜，气体暂和，如醉得醒，如浴方出，如睡方起。此药并不洞泄刮肠大泻，但取痰积恶物，自肠胃次第而下，腹中糟粕，并不相伤。其推下肠腹之粪，则药力所到之处，是故先去其粪。其余详悉，不能备述，服者当自知之。

黄连导痰汤　二陈汤加黄连枳实是也。

〔垣〕**黄芩利膈丸**利胸中热，治膈上痰。【批】热痰杂方。

黄芩生炒。一两　南星三钱　半夏五钱　黄连三钱　枳壳三钱　白术五钱　陈皮三钱　泽泻五钱　白矾五分

上为末，水浸蒸饼丸。每服三四十丸，白汤下，食远服。

〔丹〕**中和丸**

苍术　黄芩　半夏　香附

各等份为末，蒸饼糊丸。

〔垣〕**小黄丸**　化痰止涎，除湿，和胃气。治胸膈不利。

黄芩一两　干姜二钱　白术半两　半夏姜制，五钱　泽泻三钱　黄芪半两

上为末，蒸饼糊丸，白汤下。

〔罗〕**祛风丸**　有人喜食酸咸，酒色过节，渗注成痰。饮聚于胸膈，满则呕逆，恶心涎流，一臂麻木；升则头目昏眩；降则腰脚疼痛；深则左瘫右痪；浅则厥然倒地。此药宽中祛痰，搜风理气，和血驻颜，延年益寿。【批】风痰杂方。

半夏曲　荆芥各四两　槐角子炒　白矾生　橘红　朱砂各一两

上为末，姜汁糊丸。每服五六十丸，生姜、皂角子仁汤送下，日三服。

〔《玄》〕**导痰丸**

半夏六两，分作三处，一分矾水浸，一分肥皂角为末水浸，一分用巴豆百粒同水煎

上余药在下，半夏在上，浸至十日半月，时时动水，令二药相透。次相合一处，拣去巴豆、皂角，慢火煮干，取半夏切碎晒干入

甘遂制，二两　百药煎二两　僵蚕一两　全蝎二两

上为末。同前半夏末一处合和用，拣出皂角炼膏为丸。如硬，再入糊，令得所。每服十五丸，实者二十五丸。

〔《本》〕膈上有痰，川芎丸。

川芎二两，细锉，慢火熬熟　川大黄二两，蒸令干

上件焙干为末。用不蛀皂角五七挺，温水揉汁，绢滤出渣，瓦罐中熬成膏，和前二味为丸，如桐子大。每服十五丸，小儿三丸，生姜汤下。

〔《经》〕治风痰。用郁金一分，藜芦十分，各为末和匀。每服一字，用温浆水调下，以余浆水漱口，仰服，以食压之。

〔海〕**五饮汤**　治五饮最效。【批】寒痰杂方。

旋覆花　人参　陈皮去白　枳实　白术　茯苓　厚朴制　半夏制　泽泻　猪苓　前胡　桂心　白芍　甘草炙

上等份。每两分四服，姜十片，水二盏煎，去渣，温服无时。忌肉食、生冷等物。因酒成饮，加葛根、葛花、砂仁。

〔《局》〕**倍术丸**　治五饮。一曰留饮，停水在心下；二曰癖饮，水在两胁；三曰痰饮，水在胃中；四曰溢饮，水溢在膈；五曰流饮，水在胁间，沥沥有声。皆由饮水过多，或饮冷酒所致。

白术　桂心去皮　干姜炮。各一两

上为末，蜜丸，每服二十丸，温米饮下。加至三十丸，食前。

〔《本》〕治心腹中脘痰水冷气，心下汪洋嘈杂，肠鸣多唾，口中清水自出，胁肋急胀，痛不欲食。此因胃气虚冷所致，其脉沉弦细迟。

旋覆花汤。

细辛　陈皮　桂心　人参　甘草　桔梗　芍药　半夏　旋覆花以上各半两　赤茯苓

上为末。每服四钱，姜七片煎，去渣，温服。

〔罗〕**木香半夏丸**　治痰涎上壅，心胸不利，常服消痰宽膈。

木香七钱　半夏一两　陈皮　茯苓　姜屑　人参　草蔻　白附子各五钱

上为末，面糊丸。食后生姜汤下三五十丸。

降痰丸治三焦气涩，下痰饮，消食利膈，痞满咳唾稠黏，面热目赤，肢体倦怠，不思饮食。常服升降滞气，消化痰涎。【批】气痰杂方。

木香　槟榔　青皮　陈皮　京三棱　枳壳麸炒　半夏汤洗　大黄　黑牵牛各一两

上为末，面糊丸。食后姜汤下。

运气　痰饮，皆属湿土。经云：太阴在泉，湿淫所胜，民病饮积。又云：岁土太过，雨湿流行，甚则饮发中满。又云：土郁之发，饮发中满。又云：太阴之胜，腹背病满，饮发于中。治以诸热剂是也。【批】运气。

〔《撮》〕诸痰为病，头风喘嗽，一切痰饮：丰隆、中脘。【批】针灸。

〔《心》〕妇人年高，风痰作楚，脉沉实滑数。痰在下，则无力；在中，则胸膈闭闷；在上，则头风喘嗽昏晕。发则抽牵，手足皆动；风门沿皮二寸半、巨阙三寸二分、丰隆二寸半、肩井五分。

〔《甲》〕溢饮，胁下坚痛，中脘主之。

痞

痞者，心下痞满而不能食是也。仲景云：满而不痛为痞，满而痛为结。

〔垣〕夫痞者，心下满而不痛是也。太阴者，湿也。主壅塞，乃土来心下为痞满也。伤寒下太早亦为痞，乃因寒伤其荣。荣者，血也。心主血，邪入于本，故为心下痞闷。仲景立泻心汤数方，皆用黄连以泻心下之土邪，其效如响应桴。故《活人书》云：审知是痞，先用桔梗枳壳汤，非以此专治痞也。盖因先错下必成痞症，是邪气将陷而欲过胸中，故先用截散其邪气，使不致于痞。“先”之一字，早用之义也。若已成痞而用之，则失之晚矣。不惟不能消痞，而反损胸中之正气，则当以仲景痞药治之。经云：察其邪气所在而调治之，正谓此也。非止伤寒如此，至于酒积杂病，下之太过，亦作痞伤。盖下多亡阴，亡阴者谓脾胃水谷之阴亡也。故胸中之气因虚下陷于心之分野，故致心下痞。宜升胃气，以血药兼之。若全用气药导之，则其痞益甚，甚而复下之，气愈下降，必变为中满膨胀，皆非其治也。又有虚实之殊，如实痞大便闭者，厚朴枳实汤主之；虚痞大便利者，白芍陈皮汤主之；如饮食所伤痞闷者，当消导之，去其胸中窒塞；上逆兀兀欲吐者，则吐之，所谓在上者因而越之是也。【批】湿主痞，伤寒下早，杂病下之太早，虚实。

〔海〕治痞独益中州脾土，以血药治之，其法无以加矣。伤寒痞者，从血中来；杂病痞者亦从血中来。虽俱为血症，大抵伤寒之症，从外至内，从有形至无形，故无形气症，以苦泄之；有形血症，以辛甘散之。中满者，勿食甘，不满者，复当食也。中满者，腹胀也。如自觉满而外无腹胀之形，即非中满，乃不满也。不满者病也，当以甘治之可也。无形气症以苦泄之者，枳实、黄连之类是也；有形血症以辛甘散之者，仲景人参汤是也。

〔垣〕**黄芪补中汤**【批】攻补兼施。

黄芪五分　人参八分　甘草　白术　苍术各五分　陈皮五分　泽泻　猪苓　茯苓各三分

用水煎至七分，温服，送下大消痞丸。

〔丹〕治一妇人，因有大不如意事，遂致膈满不食。因循累月，积成癥痞，不能起坐。至午巳间必发热面赤，酉戌后热退，面赤亦退。至夜小便虽数，每出数滴而已。六脉沉涩而短小，左右一般，重取皆有。经水虽按月，亦数滴而已。予曰：此志不遂而气郁，胃有瘀血而血亦虚。郁气成痰在中宫，却不食。兼用补泻之治法。以白术二钱，人参、茯苓各一钱，红花一豆大，陈皮一钱，煎取浓汤一呷，食前热服之。少顷药行，后与半匙稀粥。又少顷，用减轻粉牵牛三花丸，如芝麻大，以津唾下十五丸。一日一夜煎药、丸药各服四遍。至次日方食知味，又次日食稍进，第三日则热退面亦不赤。如此七日，饮食起坐，平复如初。

三婶口渴食少，气痞脉弦。

白术　青皮　半夏各二钱　干葛一钱半　木通一钱　甘草炙，少许

分二帖。姜二片，煎下与点丸三十丸、保和丸二十丸。

葶苈丸　治心下痞，胸中不利。

苦葶苈酒浸炒　人参各三钱　甘草根炙　羌活　柴胡　独活各二钱　黄芩三钱，一半酒浸，一半炒　砂仁　茵陈酒炒。各一钱　白豆蔻一钱　青皮厚朴　半夏各五分　当归身七钱

上为末，蒸饼丸，筛内水发如米大。临卧白汤服一钱。

木香消痞汤　治因忧气郁结中脘，腹皮急微痛，心下痞满，不思饮食，食亦不散，常觉痞闷。

柴胡七分　陈皮八分　甘草炙，五分　半夏一钱　生姜一钱　归梢二钱　红花少许　枳实一钱　木香七分　草蔻一钱

作一服，水煎去渣，食前热服。忌酒面等物。

大消痞丸　治一切心下痞满，及积年久不愈者。【批】无形气症以苦泄之。

黄芩　黄连炒。各六钱　姜黄　白术各一钱　人参二钱　甘草炙　砂仁各一钱　枳实炒，五钱　半夏制，四钱　干姜一钱　陈皮二钱　神曲炒，一钱　泽泻三钱　厚朴二钱　猪苓一钱半

上为末，水浸蒸饼为丸。每服六七十丸至百丸，食远白汤下。

黄连消痞丸　治心下痞满，壅塞不散，烦热喘促不宁。

黄连一两　枳实炒，七钱　干姜二钱　半夏七钱　黄芩一两　茯苓　白术　甘草炙。各三钱　姜黄一钱　泽泻一两　猪苓

上为末，汤浸蒸饼为丸。每服五七十丸，白汤食前下。

失笑丸　治右关脉浮弦，心下湿痞，恶食懒倦。开胃进食。

枳实　黄连各五钱　干姜二钱　半夏曲三钱　厚朴炙，四钱　人参五钱　甘草炙，二钱　白术三钱　麦糵二钱

上为末，水浸蒸饼为丸。每服三十丸。白汤送下。不拘时量虚实加减服。

〔丹〕小娘心头痞闷，口干，面微黄，脉洪。

黄连　半夏　白术　青皮　木通各三钱

分三帖。姜煎，去渣热服，下保和丸十五丸。

回金丸　泻肝火，行湿与热。能开痞结，治肝邪，补脾土。

黄连六两　吴茱萸一两

上为末，水浸蒸饼为丸。一方用黄连六两，吴茱萸半两，一名佐金丸。

〔海〕少阴面赤下痢，心下痞，泻心汤加减例。易老单用黄连泻心汤，用钱氏法。后随症加减。烦者，加山栀。燥，加香豉。呕，加半夏。满，加枳实、厚朴。腹痛，加芍药。脉迟，加附子。下焦寒，加干姜。大便硬，加大黄。如用姜、附，先煎令熟，使热不僭，后加黄连同用。

〔罗〕枳实理中丸治中脘痞满，滞气不消，积寒停冷，饮食不化。方见伤寒。【批】有形血症辛甘攻之脾气郁结。

〔仲〕人参汤　治胸痹心痞。方见胸痹。半夏泻心汤　治痞满，关脉沉。方见伤寒。

〔丹〕一女子在家，因事不如意，郁结在

脾。半年不食，每日食枣数枚，适喜馒头，亦能少食，惟深恶粥饭。予诊其脾气，非枳实不能散。遂以温胆汤去竹茹与服。经三月，服二百帖而愈。又一女子，二十余，许婚后夫远出，二年不归。女子病重不食，困卧如痴，他无所苦，诸医不效。予往治之，见女向里床而睡，形体羸瘦。予思之，此气结病也，药不能治，得怒可解。予往激其怒，掌其面三，且责以不得有外思。女果大怒而哭，待其哭一二时许，令其父母解之。进药二帖，即欲食矣。予谓其父母曰：虽愈必得喜方可解，若再思则结气必复至矣。其父因伪作其夫有书回，约日成婚。一月余其夫果归，病得全愈。

饮食伤脾痞闷，轻者，大消痞丸、枳术丸、回金丸之类；甚者，微下之、吐之。下之者，槟榔丸、煮黄丸；吐之者，二陈汤及瓜蒂散探吐之是也。【批】饮食伤脾。

〔《经》〕治膈下冷气及酒食饱满。常服用青皮四两，分作四分。一分用汤浸一宿去瓤；余三分用盐二两拌匀，良久，铫内微炒焦为末。每服一钱半，茶末五分，水一盏，煎七分，放温常服。用沸汤点服，尤妙。

寒痞，辛甘散之，枳实理中丸之类是也。热痞，苦寒泄之，大消痞丸之类是也。【批】寒热。

〔丹〕治痞。软石膏研末，醋糊丸服。能泻胃火、食积、痰火。

运气　痞有三：【批】运气。

一曰湿痞。经云：土平气曰备化。备化之纪，其病痞。又云：太阴所至为蓄满，为积饮痞膈。又云：太阴司天之政，民病寒湿痞逆。又云：土郁之发，痞坚腹满。又云：土不及曰卑监。卑监之纪，其病留满痞塞是也。

二曰寒痞。经云：水郁之发，民病痞坚腹满。又云：太阳之复，心痛痞满是也。

三曰燥痞。经云：阳明之复，甚则痞满是也。

〔海〕问井主心下满。十二经皆有井，当治何井？假令善洁、面青、善怒，是少阳经受病，当治金井窍阴是也。假令满闭、淋溲、便难、转筋，足厥阴肝经受病，当治木井大敦是也。假令头项痛、腰脊强、发热、恶寒，足太阳膀胱受病，当治阳井至阴是也。假令手足自温、自利、不渴，足太阴脾受病，当治阴井隐白是也。【批】针灸。

〔罗〕药戒　客有病痞者，积于其中，伏而不得下，自外至者，捍而不得纳。从医而问之曰：非下之不可。归而饮其药，既饮而暴下，不终日而向之伏者散而无余，向之捍者柔而不支，焦膈通达，呼吸开利，快然若未始有疾者。不数日，痞复作，投以故药，其快然也亦如初，自是不逾月，而痞五作五下，每下辄愈。然客之气，一语而三引，体不劳而汗，股不步而栗，肌革无所耗于前，而其中柔然莫知其所来。嗟夫！心痞非下不可已，予从而下之，术未爽也。苶然独何如？闻楚之南有良医焉，往而问之。医笑曰：子无怪是苶然者也！凡子之来固为是尔然也：坐，吾语汝。天下之理，有甚快于吾心者，其末也必有伤。求无伤于其中，则无望快于吾心。夫阴伏而阳蓄，气与血不运而为痞，横乎子之胸者，其累大矣。击而去之，不须臾而除甚大之累，和平之物不能为也，必将搏击震挠而后可。夫人之和气冲然而甚微，泊乎其易危，击搏震挠之功成，而子之和亦已病矣。由是观之，则子之痞凡一快者，则子之和亦一伤矣。不逾月而快者五，子之和平之气不既索乎。故苶然如不终日也。且将去子之痞，而无害于和也。子归，燕居三月而后与之药可为也。客归三月，斋戒而复请之。医曰：子之气少复矣。取药而授之曰：服之三月而疾少平；又三月而少康；终年而可复常，且饮药不得亟进。客归而行其说，然其初使人懑然而迟之，盖三投药而三反之也。然日不见其所攻之效，久较则月异而时不同，终岁而疾平矣。客谒医再拜而谢之，坐而问其故。医曰：此医国之说，岂特施之于病哉。子独不见秦之治民乎！悍而不听令，堕而不勤事，放而不畏法。令之不听，治之不变，则秦之民常痞矣。商君见其痞也，厉以刑法，威以斩伐，悍厉猛鸷，不毫发少贷，痛划而力锄之，于是乎秦之政如建瓴，流通四达，无敢或拒，而秦之痞常一快矣。自孝公以至二世，凡几痞而几快矣，顽者已圮，强者已柔，而秦之民无欢心矣。故猛政一快者，欢心一亡，积快而不已，而秦之四肢枵然，徒具其物而已。民心日离，而君孤立于上，故匹夫大呼，不终日而百姓皆起，秦欲运其手足肩膂，而漠然不我应。故秦之亡也，是好为快者之过也。昔者先王之民，其初亦尝痞矣，先王岂不知砉然击去之以为速也？惟惧其有伤于中也，故不敢求快于吾心。优柔而抚育之，教以仁义，道以礼乐，阴解其乱而除去其痞。旁视而懑然有之矣，然月计之岁察之，前岁之俗非今岁之俗也。不击不搏，无所忤逆，是以日去其戾气而不婴其欢心，于是政成教达，安乐久而后患除矣。是故三代之治，皆更数圣人，历数百年而后俗成，则予之药终年而疾愈，盖无足怪也。故曰天下之理有甚快于吾心者，其末也必有伤，求无伤于其终，则无望快于予心。虽然，岂特治天下为然哉！客再拜，而纪其说。

不能食

心下不痞满，自不能食也。

〔经〕治大人小儿不进乳食，和气去痰。用人参四两，半夏一两，姜汁浸一宿，曝干为末，面糊丸。食后，生姜汤下。【批】虚实脾虚难任饭食。

〔垣〕**和中丸** 开胃进食

干姜一钱 木瓜一枚 甘草炙二钱 陈皮一钱 人参一钱 白术三钱

上为末，蒸饼糊丸。食前白汤下三五十丸。

〔《本》〕**七珍散** 开胃进食，补脾养气。

人参 白术 黄芪蜜炙 山药 白茯苓 粟米微炒 甘草等份

上为末，每服二钱，姜枣煎服。如故不思饮食，加扁豆一两，名八珍散。此方温平不热，常服饮食自倍。

〔海〕**六神汤** 治伤寒虚羸，不思饮食。

人参 白术 黄芪各一两 枳壳一方用枳实。炒 白茯苓各半两 甘草二钱

上为末。每服五钱，姜、枣同粳米合许煎，食前服。

〔罗〕**钱氏异功散** 治脾胃虚弱，难任饮食。异功散用人参、白茯苓、白术、甘草、橘红、木香各等份，姜、枣煎服。

罗谦甫云：脾胃弱而饮食难任者，不可一概用克伐之剂，宜钱氏异功散补之，自然能食。设或嗜食太过，伤脾而痞满呕逆，权用枳实丸一服，慎勿多服。予尝治翁氏久疟，食少汗多。先用补剂加黄连、枳实，月余食反不进，汗亦不止。因悟谦甫此言，遂减去枳、连，纯用补剂；又令粥多于药而食进；又于原方内加附子三分半，一服而愈。

〔垣〕**宽中进食丸** 滋形气，喜饮食。

草蔻仁五钱 砂仁一钱五分 半夏曲七钱 麦芽炒，一两 枳实炒，四钱 神曲炒，半两 甘草炙，一钱半 干姜一钱 陈皮三钱 木香五分 白术 白茯苓各二钱 猪苓 泽泻 人参 青皮各一钱

上为末，汤浸蒸饼为丸。每服三五十丸，白汤下。

和中丸 治病久虚弱，厌厌不能食，而脏腑或秘或溏。常服和中理气，消痰进食，去湿厚肠胃。【批】脾胃有积不进食。

厚朴姜制，一两白术一两半 半夏制，一两 橘红八钱 槟榔四钱 枳实麸炒，三钱木香二钱半 甘草炙，三钱半

上为末，生姜汁浸蒸饼丸。每服五六十丸，食远白汤下。

木香枳术丸、木香干姜枳术丸 能开胃进食。二方并见内伤饮食门。

交泰丸 升阳气，泻阴火，调荣气，进饮

食，助精神，宽腹胀。除怠惰嗜卧，四肢不收，沉困懒倦。

知母四钱，一半生，一半酒炒，春夏用，秋冬减去　柴胡一钱半　厚朴去皮，炒，三钱。秋冬加七钱　人参一钱　黄连六钱，秋冬减一钱半　苦楝酒煮，三钱　肉桂去皮，一钱　白茯苓三钱　皂角去皮弦。煨，六钱　紫菀去苗，六钱　小椒炒，去汗、并闭目者，一钱半　白术二钱　川乌头四钱半　干姜炮，三钱　巴豆霜半两　吴茱萸汤洗，半两　砂仁三钱

上除巴豆霜另研入，余俱为细末，蜜丸。每服三四十丸，温水下，量虚实加减。

〔河〕**人参半夏丸**　下痰进食。方见咳嗽门。【批】寒热。

〔丹〕治一男子，因服热药多，又性急，形瘦多倦，食少。此时四月，后与此方，分作十四帖，食后煎热，下大补丸十五粒。【批】虚热。

白术一两半　炒曲一两　陈皮七钱　黄芩六钱　人参　知母炒　麦门冬　木通各半两　生甘草　炙甘草各一钱

又　治劳苦不思饮食。

白术三钱　滑石　白茯苓各一钱

水煎服，下保和丸三十丸。

治脚气瘦倦，不思饮食。【批】湿热抑滞。

白术二两　苍术　陈皮　黄连　黄柏　半夏各半两　扁柏七钱半　香附一两　白芍药一两

上为末，姜汁糊丸。

忧抑伤脾，不思饮食。

黄连炒　芍药酒炒　香附　青六散末方见滞下。即六一散加红曲二两

上姜汁浸，炊饼为丸。

湿痰气滞，不思谷食，三补丸加苍术，倍香附。

〔《本》〕治脾气久虚，不进饮食，停饮胁痛，曲术丸。【批】寒饮。

神曲炒，十两　白术五两　干姜　官桂各二两　吴茱萸　川椒各三两

上为末，薄糊丸。每服三五十丸，食前姜汤下。有饮加白术二两。此方自试有效。

二神丸　治脾肾虚弱，全不进食。【批】脾肾虚寒。

破故纸炒，四两　肉豆蔻生，二两

上为末。用肥枣四十九个，生姜四两，切片同煮。枣烂去姜，取枣剥去皮核，用肉研为膏，入药末和杵，丸如桐子大。每服三四十丸，盐汤下。有人全不进食，服补脾药皆不效，予授此方服之，顿能进食。此病不可全作脾气治，盖肾气怯弱，真元衰削，是以不能消化饮食。譬之鼎釜之中，置诸米谷，下无火力，终日米不熟，其何能化。黄鲁直尝记：服菟丝子淘净，酒浸曝干，日挑数匙，以酒下之。十日外饮啖，如汤沃雪，亦知此理也。

〔《摘》〕胃弱不思饮食，肠鸣腹痛，食亦不化：三里、三阴交。【批】针灸。

〔东〕三焦停水，气攻不食，身黄微热，胃中有寒故也：维道、中封、胃俞、肾俞。

〔《撮》〕三焦邪热，不嗜饮食：关元一分，沿皮向后三分，灸。

〔东〕全不思食：然谷出血立饥。

脉浮滑而疾者，食不消，脾不磨。阳脉滑而紧，滑则胃气实，紧则脾气伤，得食不消者，此脾不和也。枳术丸之类治之。【批】诊。

〔仲〕寸口脉微而涩，微者卫气不行，涩者荣气不达。荣卫不能相将，三焦无所仰，身体痹不仁。荣气不足，则头疼口难言，卫气虚则恶寒数欠，三焦不归其部。上焦不归者，噫而吞酸；中焦不归者，不能消谷引食；下焦不归者，则为遗溲。异功散之类治之。

饥不能食

〔《灵》〕黄帝曰：人之善饥而不嗜食者，

何气使然？岐伯曰：精气并于脾，热气留于胃，胃热则消谷，谷消故善饥。胃气逆上，则胃脘寒，故不嗜食也。大惑论【批】饥不能食。

运气　饥不欲食，皆属湿邪伤肾。经云：太阴司天，湿淫所胜，民病心如悬，饥不欲食，治以苦热是也。【批】运气。

针灸　饥不欲食有二法：【批】针灸。

其一清胃。经云：胃者，水谷之海。其腧，上在气冲，下至三里。水谷之海不足，则饥不受谷。审守其腧，调其虚实是也。

其二取肾。经云：肾足少阴之脉，是动则病饥不欲食，心如悬，若饥状。视盛虚热寒陷下取之也。

〔东〕饥不能食，饮食不下，呕而雷鸣：大迎、中极、食窦。又法：期门、章门。

冬脉不及，为病在中，令人心悬如饥。全文见治虚实法。【批】诊。

〔仲〕寸口脉弱迟，弱者胃气微；迟者荣中寒。荣为血，血虚则发热；胃为气，气虚则发厥。

恶　食

〔《素》〕太阴所谓恶闻食臭者，胃无气，故恶食臭也。【批】属胃。

〔丹〕恶食者，胸中有物，导痰补脾，二陈加白苍楂芎汤。

白术　山楂　川芎　苍术　半夏　陈皮　茯苓　甘草

〔垣〕失笑丸　治虚痞恶食。方见痞门。

妊娠恶食

〔《大》〕治妊娠恶食。

人参四两　厚朴　生姜　枳壳　甘草各一两　水煎服。

凡妊娠恶食者，以所思食任意食之，必愈。

消瘅门

渴而多饮，为上消。消谷善饥，为中消。渴而便数有膏，为下消。【批】上下脏腑。

〔垣〕上消者，舌上赤裂，大渴引饮。逆调论云：心移热于肺，传为膈消是也。以白虎加人参汤主之。洁古曰：上消者，上焦受病，又谓之膈消。多饮水而少食。大便如常，小便清利，知其燥在上焦。治宜流湿，以润其燥。中消者，善食而瘦，自汗，大便硬，小便频数。叔和云：口干，饮水多，食亦饥，虚瘅成为消中者是也。以调胃承气汤及三黄丸主之。洁古云：中消者，胃也。渴而饮食多，小便赤黄，热能消谷，知其热在中焦也，宜下之。下消者，烦躁引饮，耳轮焦干，小便如膏。叔和云：焦烦水易亏，此肾消也，以六味地黄丸主之。洁古云：肾消者，病在下焦。初发为膏淋，谓淋下如膏油之状。至病成面色黧黑，形瘦而耳焦，小便浊而有脂液，治宜养血，以分其清浊而自愈矣。

上上消者，经谓之膈消。膈消者，渴而多饮是也。中消者，经谓之消中。消中者，渴而饮食俱多，或不渴而独饮是也。下消者，经谓之肾消。肾消者饮一溲二，其溲如膏油，即膈消、消中之传变。王注谓肺脏消燥，气无所持是也。盖肺藏气，肺无病则气能管摄津液，而津液之精微者，收养筋骨血脉，余者为溲。肺病则津液无气管摄，而精微者亦随溲下，故饮一溲二，而溲如膏油也。筋骨血脉无津液以养之，故其病成，渐形瘦焦干也。然肺病本于肾虚，肾虚则心寡于畏，妄行凌肺，而移寒与之，然后肺病消。故仲景治渴而小便反多，用肾气丸补肾救肺，后人因名之肾消及下消也。或曰：经既云肺消死不治，仲景复用肾气丸治之何也？曰：饮一溲二者，死不治。若饮一未至溲二者，病尚浅犹或可治。故仲景肾气丸治饮水一斗小便亦一斗之症，若小便过于所饮者，亦及矣。

病式服药【批】三消分水火图。

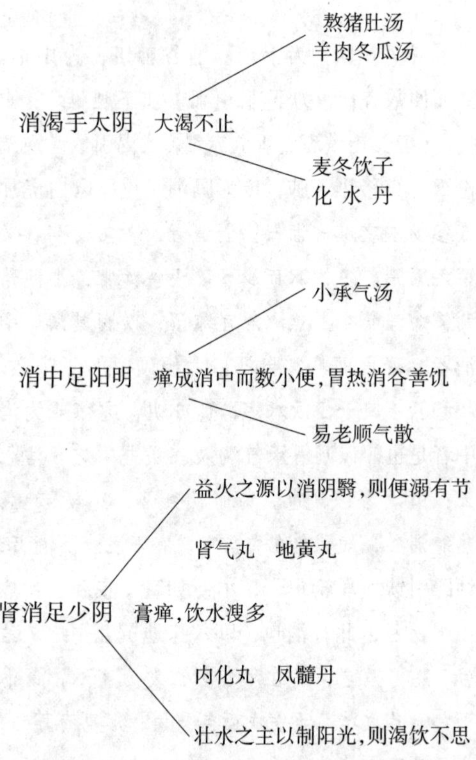

〔垣〕论消渴末传能食者，必发脑疽背疮；不能食者，必传中满鼓胀。《圣济总录》皆为必死不治之症。洁古分而治之：能食而渴者，白虎加人参汤主之；不能食而渴者，钱氏白术散倍加葛根主之，上中既平，不复传下消矣。前人用药，厥有旨哉。或曰：末传疮疽者，何也？此火邪胜也。其疮痛甚，而不溃，或赤水者是也。经曰：有形而不痛者，阳之类也。急攻其阳，无攻其阴，治在下焦。元气得强者生；失强者死。末传中满者，何也？以寒治热，虽方士不能废绳墨而更其道也。然脏腑有远近，心、肺位近，宜制小其服；肾、肝位远，宜制大其服。皆适其所至所为。故知过与不及，皆诛罚无过之地也。如膈消、中消，制之太急，速过病所，久而成中满之疾。正谓上热未除，中寒复生者，非药之罪，失其缓急之宜也。处方之际，宜加审焉。【批】消渴末传痈疽中满不治。

〔《本》〕《总录》论消渴有三种：一者，渴而饮水多，小便数有脂似麸片而甜者，消渴病也。二者，吃食多，不甚渴，小便有似油而数者，消中病也。三者，虽渴饮水不能多，腿脚瘦小痿弱，小便数，此肾消病也。特忌房劳。《千金》云：消渴病宜慎者有三：一饮酒；二房劳；三咸食及面。能慎此三者，虽不服药亦自可愈。消渴之人，愈与未愈，尝须虑患大痈，必于骨节间忽发痈疽而卒。【批】禁忌。

〔《素》〕帝曰：夫子数言热中、消中，不可服膏粱、芳草、石药，石药发瘨，芳草发狂。夫热中、消中，皆富贵人也。今禁膏粱，是不合其心，禁芳草石药，是病不愈，愿闻其详。岐伯曰：芳草之气美，石药之气悍，二者其气急疾坚劲，故非缓心和人不可以服此二者。帝曰：不可以服此二者，何以然？岐伯曰：热气慓悍，药气亦然，二者相遇，恐内伤脾。脾者土也，而恶木。服此药者，至甲乙日更论。腹中论　王注云：多饮、数溲，谓之热中；多食、数溲，谓之消中。芳草即白芷，石药即钟乳之类。

〔垣〕滑石治渴，本为窍不利而用之。以燥能亡津液也，天令湿气太过者当用之，若无湿用之是犯禁也。

〔《灵》〕黄帝曰：人之善病消瘅者，何以候之？少俞答曰：五脏皆柔弱者，善病消瘅。黄帝曰：何以知五脏之柔弱也？少俞曰：夫柔弱者必有刚强，刚强多怒，柔者易伤也。黄帝曰：何以候柔弱之与刚强？曰：此人薄皮肤，而目坚固以深者，长冲直扬，其心刚，刚则多怒，怒则气上逆，胸中蓄积，气血逆留，臗皮充肌，血脉不行，转而为热，热则消肌肤，故为消瘅。此言其人暴刚而肌肉弱者也。五变篇。髑骺弱小以薄者，心脆，心脆则善病消瘅热中。肩背薄者肺脆，肺脆则善病消瘅易伤。胁骨弱者肝脆，肝脆则善病消瘅易伤。唇大而不坚者脉脆，脉脆则善病消瘅易伤。耳薄不坚者肾脆，肾脆则善病消瘅易伤。全文见诊法。　心脉微小为消瘅，滑甚为善渴。肺脉微小为消瘅。肝脉微小为消瘅；小甚为多饮。脾脉微小为消瘅。肾脉微小为消瘅。诸脉小者，阴阳俱不足也。勿取以针，而调以甘药。全文见治虚实法。凡治消瘅，肥贵人则膏粱之疾。【批】诊。

〔《素》〕心脉软而散者，当消渴自已。脉要精微论。　帝曰：消瘅何如？岐伯曰：脉实大，病久可治；脉悬小坚，病久不可治。虚实论。

〔《难》〕病若开目而渴，心下牢者，脉当得紧实而数，反得沉涩而微者死也十七难。

〔《脉》〕消渴，脉数大者生；细小浮短者死。

渴而多饮为上消

〔丹〕治消渴，养气、降火、生血为主。栝楼根，治消渴之神药。心移热于肺，传为膈消。全文见诊病传变　王注云：心肋两间中有斜膈膜，膈膜下际内连于横膈膜，故心热入肺，久久传化，内为膈热，消渴而多饮也。【批】大法。

〔垣〕洁古云：能食而渴者，白虎倍加人参汤主之。不能食而渴者，钱氏白术散加葛根，大作汤剂广服之。【批】能食为实热。

〔《保》〕**人参石膏汤**　治膈消。上焦烦渴，不欲多食。

人参五钱　石膏一两　知母七钱　甘草四钱

每服五钱，水煎，食后温服。

〔钱〕**加减地骨皮散**　治上消。

知母　柴胡　甘草炙　半夏　地骨皮　赤茯苓　白芍药　黄芪　石膏　黄芩　桔梗

上为细末。每服三钱，姜五片，水煎，食远温服。

〔垣〕**白术散**　治虚热而渴。【批】不能食为虚热。

人参　白术　白茯苓　甘草各一两　干葛二两　藿香一两，去土　木香一两

上为末。每服三钱，煎温服。如饮水多，多与服之。海藏云：四君子加减法，治湿胜气脱，泄利太过。

〔海〕治脾胃虚弱，大渴不止而食少，小便不利，大便不调，精神短少，腹窄狭如绳束之。

白茯苓去皮　橘红各一两　生姜半两

上为末，炼蜜丸如弹子大。每服二丸，白汤化，空心服。忌生冷硬物、怒发、思虑过度。如脉弦或腹中急甚者，加甘草三钱。

〔易老〕**门冬饮子**　治老、弱、虚人大渴。

人参　枸杞子　白茯苓　甘草各三分　五味子半两　麦门冬去心，半两　姜水煎服。

〔罗〕**门冬饮子**　治膈消。胸满心烦，精神短少，多为消病。

知母　甘草炙　瓜蒌仁　五味子　人参　葛根　茯神　生地　麦门冬各一两

上为粗末。每服五钱，加竹叶十四片同煎。

〔垣〕小便不利而渴，知内有湿也。小便自利而渴，知内有燥也。湿宜泄之；燥宜润之。【批】渴分燥湿热。

〔仲〕脉浮，小便不利，微热消渴者，宜利小便、发汗，五苓散主之。方见伤寒。脉浮发热，渴欲饮水，小便不利者，猪苓汤主之。方见伤寒。

〔《本》〕火府丹治消渴。方见淋。

壬戌年，一卒病渴，日饮水三斗，不食者三月，心中烦闷。时已十月，予谓心中有伏热，与此药数服，每服五十丸，温水下。越二日来谢云：当日三服渴止，又次日三服，饮食如故。此方本治淋，用以治渴效，信乎药要变通用之。

〔藏器〕石燕，主消渴，同水牛鼻和煮饮之。

渴而小便自利诸方，并见下消燥热条。

〔垣〕神效生津甘露饮子。方见下消燥热条。

〔丹〕消渴泄泻。先用白芍、白术各炒为末调服，后随症用药。【批】渴分泻结。

〔垣〕**止渴润燥汤**　治消渴，大便干燥，喜

温饮，阴头短缩，舌上白燥，唇裂口干，眼涩难开，及于黑处，如见浮云。

升麻一钱半　柴胡七分　甘草梢五分　杏仁六个　桃仁研，一钱　麻仁研，一钱　归身一钱　红花少许　防风根一钱　荆芥穗一钱　熟地二钱　小椒一分　细辛一分　黄柏一钱　知母　石膏各一钱

水煎去渣，食后热服。

杂症有汗而渴者，以辛润之；无汗而渴者，以苦坚之。太阳无汗而渴，不宜服白虎汤。若得汗后，脉洪大而渴者，宜服之。阳明汗多而渴，不宜服五苓散。若小便不利，汗少，脉浮而渴者，宜服之。【批】渴分有汗无汗。

〔丹〕消渴病退后而燥渴不解，此有余热在肺经，可用参、苓、甘草少许，生姜汁冷服。虚者可用人参汤。【批】病后余热燥渴。

〔洁〕**化水丹**　治手、足少阴渴饮不止，或心痛者。《本事》治饮冷水多。【批】寒。

川乌脐大者四个，炮去皮　甘草炙，一两　牡蛎生，三两　蛤粉用厚者，炮，六两

上为细末，醋浸蒸饼为丸。每服十五丸，新水下。心痛者，醋汤下立愈。饮水一石者，一服愈。海藏云：此药能化停水。

〔垣〕太阳经渴，其脉浮，无汗者，五苓散、滑石之类主之。阳明经渴，其脉长，有汗者，白虎汤、凉膈散之类主之。少阳经渴，其脉弦而呕者，小柴胡汤加瓜蒌之类主之。太阴经渴，其脉细，不欲饮，纵饮思汤不思水者，四君子、理中汤之类主之。少阴经渴，其脉沉细，自利者，猪苓汤、三黄丸之类主之。厥阴经渴，其脉微，引饮者，宜少少与之。【批】六经渴。

〔《圣》〕治时气烦渴。用生藕汁一盏，入生蜜一合，令匀，分为三服。

蜜酒方【批】甘缓。

好蜜三斤　水一碗　细曲一升　好干酵二两

上先熬蜜水，去沫，冷下曲，酵。每日搅三次，热服。

〔仲〕渴欲饮水不止者，文蛤散主之。【批】成软。

文蛤五两，按本草云：文蛤，味成寒，治消渴。陈无择以文蛤为五味子

上一件捍为散，以沸汤和服方寸匕。

〔《经》〕治一切渴。用大牡蛎不拘多少，于腊月或端午日，黄泥裹煅通赤，放冷取出为末。用鲫鱼煎汤下一钱匕；小儿五分。只两服瘥。

〔《本》〕治渴疾，饮水不止。神效散。

白浮石　蛤粉　蝉壳等份

上为末。用鲫鱼胆七个，调三钱，不拘时服。

又　消渴方。

白浮石　舶上青苔等份　麝香少许

上为末。每服二钱，温汤下。

黄连丸　即栝楼根丸是也。【批】苦坚。

〔《保》〕上焦燥而渴，蜜煎生姜汤，用大器倾注，时时呷之。法曰：心肺之病，莫厌频而少饮。《内经》曰：补上治上宜以缓。又曰：辛以润之。开腠理致津液，通则肺气下流，故火气降而燥衰矣，其渴即止。有人消渴引饮无度，或令食韭苗，日用三五两，不得入盐，但吃得十斤即效。【批】辛润。

〔海〕**千里浆**　一名水葫芦。【批】酸收。

木瓜　紫苏叶　桂各一两　乌梅肉一两　赤茯苓一两　一方有神曲、豆粉。

上为末，炼蜜丸，如弹子大。噙化一丸，咽下。齿属肾水故也。

又方

百药煎　乌梅肉　紫苏叶　人参　甘草　麦门冬

上等份，为细末，炼蜜丸如弹子大。噙化。

芷梅汤

乌梅肉　甘草各三分　百药煎一两　白芷半两　白檀三钱

上为细末，汤点服。

运气　渴有二：【批】运气。

一曰热助心盛而渴。经云：少阳司天之政，三之气，炎暑至，民病渴。又云：少阴之复，渴而欲饮。又云：少阳之复，嗌络焦槁，渴引水浆，治以诸寒剂是也。

二曰寒攻心虚而渴。经云：太阳司天，寒气下临，心火上从，嗌于善渴。又云：太阳司天，寒淫所胜，民病嗌干，渴而欲饮。又云：寒水太过，上临太阳，民病渴而妄冒，治以诸热是也。

〔丹〕治消渴，用缫丝汤饮之，能引肾气上行朝于口。【批】杂方。

〔仲〕吐酸，欲得水而贪饮者，文蛤饮主之，兼治微风，脉紧，头痛。

文蛤五两　麻黄　甘草　生姜各三两　石膏五两　杏仁五十粒　大枣十二枚

上㕮咀，以水七升，煮取二升，温服一升，汗愈。

〔垣〕**甘草石膏汤**　治渴病全愈再剧，舌白滑微肿，咽喉咽唾觉痛，嗌肿，时渴饮冷，白沫如胶，饮冷乃止。

升麻一钱五分　柴胡七分　甘草根五分　黄柏一钱　石膏六分　杏仁六个　桃仁　防风根　荆芥穗　生地各一钱　熟地三分　黄连三分　知母一钱　细辛一分　红花少许　小椒三个　归身一钱

上水煎，去渣，食后热服。

针灸　口渴咽干有四法：【批】针灸。

其一取心。经云：心手少阴之脉，是动则病嗌干，心痛，渴而欲饮，随盛虚寒热陷下取之也。

其二取肺、大肠。经云：大肠手阳明之脉，所生病者，目黄口干，随盛虚寒热陷下以施补泻疾留之法也。又云：肺虚则少气，耳聋嗌干，取其经太阴太阳之外，厥阴内血者是也。

其三取肾。经云：肾足少阴之脉，所生病者，口热舌干，咽肿嗌干，随盛虚寒热陷下取之。又云：嗌干口中热如胶，取足少阴是也。

其四取肝。经云：肝足厥阴之脉，是动病甚则嗌干，面尘脱色，随盛虚寒热陷下取之。

〔《密》〕消渴，经百日以上者，不可刺灸，刺灸则疮口病水不止　玉液一分，泻见血讫，取下穴　三里泻讫如前，补玉液一分，再取下穴　关元泻讫再取廉泉。

〔《集》〕又法：金津　玉液　承浆不已再取　海泉　人中　廉泉　肾俞　气海

〔东〕小肠俞　阳池各灸之。　廉泉出恶血方已。　又法：胃腧　心腧　膻中各灸之。又法：承浆　然谷　劳宫　曲池　意舍　关元各灸之。

〔世〕口热咽干，唾如粘胶，口苦，嗌中介介然：太溪五分。　阳陵泉二寸半。

〔《甲》〕渴饮，身体燥，多噫，隐白主之。消渴嗜饮，承浆主之。消渴，腕骨主之。嗌干，腹瘛痛，坐卧目䀮䀮，善怒多言，伏溜主之。

消谷善饥为中消

瘅成为中消。全文见诊　经云：五脏皆柔弱而脆者为消瘅。王注云：瘅为消热病也。已食而饥者胃疸。平人气象论　一云：注夏即瘅劳病也。谷入多而气少，得之有所脱血，湿居下也。全文见诊生死。【批】虚热。

〔《灵》〕胃中热则消谷，令人心悬善饥，脐以上皮热。师传篇　下同　胃中热，肠中寒，则疾饥、小腹痛胀。中热则胃中消谷。五癃津液篇【批】胃热则消谷。

〔《素》〕三阳结谓之消。阴阳别论　王注云：胃及大肠俱热结也，热则善消水谷。

〔垣〕消渴中消，自古只治燥止渴，误矣。殊不知三阳结谓之消，三阳者，阳明也。手阳明大肠主津液，所生病，热则目黄口干，是津液不足也。足阳明主血，所生病，热则消谷善饥，血中伏火，是血不足也。结者，津液不足，结而不润，皆燥热为病也。此因数食甘美而多肥，故其气上溢，转为消渴。治之以兰，除陈气也。不可服膏粱、芳草、石药，其气悍烈，能助热燥也。越人云：邪在六腑，则阳脉不和，阳脉不和，则气留之，气留之则阳脉盛矣，阳脉太盛则阴气不得荣也，故肌肉皮肤消削是也。【批】大肠热则消水。

〔《素》〕帝曰：有病口甘者，病名为何？何以得之？岐伯曰：此五气之溢也，名曰脾瘅。夫五味入口，藏于胃，脾为之行其精气，津液在脾，故令人口甘也。此肥美之所发也，此人必数食甘美而多肥也。肥者令人多热，甘者令人中满，故其气上溢，转为消渴。治之以兰，除陈气也。奇病论【批】食甘美所致。

〔洁〕胃热则善消水谷，可饮甘辛降火之剂。用黄连末，生地、白藕各自然汁，牛乳各一升，熬成膏。和黄连末一斤，丸如桐子大。每服三五十丸，少呷白汤下，日进十服。【批】虚者润之。

〔河〕**猪肚丸**　治消渴。

猪肚一个　黄连一两　栝楼根四两　麦门冬去心，四两　知母一两

为细末，纳猪肚中，线缝，置甑中蒸极烂，乘热于石臼中杵，可丸为度。如硬，加少蜜为丸。每服三十丸，渐加至四五十丸，渴则服之。《三因方》多粱米、杜仲。本草云：猪肚能补中益气止渴。

〔垣〕调胃承气汤　治消中　渴而饮食多。方见伤寒，此初起时宜服之。三黄丸方见治发热条。【批】实者下之。

〔洁〕**顺利散**　治中热在胃而能食，小便赤黄微利。至不欲食为效，不可多利。

厚朴　枳实各一两　大黄煨四两

每服五钱，水煎，食远服。

大肠移热于胃，善食而瘦，又谓之食㑊。全文见诊病传变　食㑊者，谓食移易而过。不生肌肤，亦易饥也。东垣云：善食而瘦者，胃伏火邪于气分则能食，脾虚则肌肉削也。胃移热于胆，亦名食㑊。同上。【批】食㑊即消中。

〔河〕**参蒲丸**　治食㑊。胃中结热，消谷善食，不生肌肉。

人参　赤茯苓　菖蒲　远志　地骨皮　牛膝酒浸。各一两

上为末，炼蜜丸。每服二十丸，米饮下。

运气　消中皆属热。经云：少阴之胜，心下热，善饥。又云：少阳之胜，热客于胃，善饥，治以寒剂是也。【批】运气。

针灸　消中皆取于胃。经云：邪在脾胃，阳气有余，阴气不足，则热中善饥，取三里灸之。又云：胃足阳明之脉，气盛则身以前皆热，于胃则消谷善饥。热则清之，盛则泻之。【批】针灸。

〔《甲》〕阴气不足，热中，消谷善饥，腹热，身烦狂言，三里主之。腹中气胀引脊痛，饮食多而身羸瘦，名曰食㑊。每作，先取脾俞，后取季胁。

渴而便数有膏为下消

〔罗〕张安抚芸夫，年四十五岁，病消渴，舌上赤裂，饮水无度，小便数多，先师以此药治之，良愈。消渴多传疮疡，为不救之疾，既效亦不成疮疡，享年七十五而终，名之曰生津甘露饮子。治消渴上下齿麻，舌硬赤烂肿痛，食不下，腹时胀满疼痛，浑身色黄，目白睛黄。甚则四肢痿弱无力，面尘脱色，胁下急痛，善嚏善怒健忘，臀肉腰背疼寒，两丸冷甚。一方石膏用一两二钱。

石膏一钱二分　人参　甘草生　山栀　白豆蔻　白芷　连翘　甘草炙　荜澄茄　黄连　姜黄　藿香各一钱　白葵五分　麦门冬　杏仁各一钱　归身　兰香各五分　黄柏酒炒，钱半　升麻根二钱　木香一钱　桔梗三分　柴胡根五分　知母酒，二钱　全蝎二个，去毒

上为末，水浸，蒸饼和匀成剂，捏作饼子，晒干，杵碎如黄米大。每服二钱，挑于掌内，以舌舐之，津液送下，或白汤食后服之，神效。

凡消渴为病，燥热之气胜也。《内经》云：热淫所胜，佐以甘苦，以甘泻之。热则伤气，气伤则无润，折热补气，非甘寒之剂不能，故以石膏之甘寒为君；启玄子曰：滋水之源，以镇阳光，故以柏、连、栀子、知母之苦寒泻热补水为臣；以当归、杏仁、麦门冬、全蝎、连翘、白葵、兰香、甘草甘寒和血润燥为佐；升麻、柴胡苦平，行阳明、少阳二经，荜澄茄、白豆蔻、木香、藿香反佐以取之；又用桔梗为舟楫，使浮而不下也。

〔垣〕**和血养气汤** 治口渴舌干，小便数，舌上赤裂。此药生津除燥，生肌肉，一名地黄饮子。

黄连酒，七分 桃仁六个 生地七分 红花少许 黄柏酒，一钱 当归酒，四分 甘草炙，三分 升麻一钱 知母酒，五分 防己酒，三分 羌活五分 麻黄根二分 口干舌渴，加杏仁六个 甘草生，三分 小便数，加石膏六分

上㕮咀，作一服，水煎去渣，稍热服。忌酒、面、房事。

清凉饮子 治消中能食而瘦，口舌干，自汗，大便结，小便数。

羌活梢一钱 柴胡梢一钱 升麻梢四分 防风梢五分 当归六分 甘草梢一钱 石膏一钱半 知母酒制，一钱 红花少许 防己五分 龙胆草一钱半 黄柏一钱半 桃仁五个 杏仁五个 生地酒，五分 黄芪根一钱 黄芩酒，一钱 甘草炙，一钱

上，水二盏，酒一小盏，煎服。

甘露膏 治消渴，饮水极多，善食而瘦，自汗，大便结燥，小便频数。又名兰香饮子。

石膏二钱 知母一钱半 甘草生一钱，炙五分 人参五分 防风根一钱 半夏制，五分 兰香五分 白豆蔻 连翘 桔梗 升麻各五分

上为末，水浸蒸饼丸；或捏剂作薄饼子，晒干，碎如米大。每用淡姜汤下二钱。

〔丹〕徐兄，年四十岁。口干，小便数。春末得之，夏来求治。诊其两手，左涩，右略数而不弦。重取似大而稍有力，左稍沉略弱而不弦，然涩却多于右，喜两尺皆不甚起。此由饮食味厚生热，谓之痰热。禁其厚味，宜降火以清金，抑肝以补脾。用三消丸十粒；左金、阿魏丸各五粒，以姜汤吞下，一日六次。又以四物汤加参、术、陈皮、生甘草、五味子、麦门冬煎服，一日三次，与丸药间服。一二日自觉清快，小便减三之二，口亦不干。止渴未除，头晕眼花，久坐则腰疼，遂以摩腰膏治腰疼；仍以四物汤用参、芪，减川芎，加牛膝、五味子、炒柏、麦门冬煎饮，调六一散服。及觉便多，遂去六一散，仍服丸药而安。黄连末，治消渴要药，加天花粉末，人乳、生地黄汁、生藕汁二物为膏，入山药末搜和，以姜汁和，炼蜜为膏，徐徐挑于舌上，以白汤少许送下，亦得。能食，加软石膏。

治消渴，以天花粉为末，用人乳汁、生韭汁煎膏，丸如绿豆大。每服百丸，食后服。

〔《肘》〕治消渴小便多者，煮栝楼根汁饮之良。

〔世〕治消渴无方可治者，用天花粉、大乌头炒，等份为细末，蒸饼丸。每服百丸，黑豆汤下。

以上四方，栝楼根为君。《本草》云：栝楼根，主消渴，止小便，通月水、乳汁。夫既能止小便，又能通月水，知其流湿润燥，治消渴之要药也，

〔《本》〕**千金地黄丸** 治肾渴。

黄连四两，为末 生地半斤。研取汁，连渣拌黄连末，和匀，晒干用

上再为细末，炼蜜为丸。食后，麦门冬汤下五六十丸。

〔罗〕**黄连丸** 治消渴饮水无度，小便频数。

黄连净，半斤，用无灰好酒浸一宿，重汤蒸一伏时，取出晒干用

上为细末，滴水丸。白汤下五七十丸。

又方　治卒消渴，小便多。捣黄连细末，蜜丸。服三四十丸。

麦门冬汤　治消渴，日夜饮水无度，饮下即溲。

麦门冬去心　黄连　冬瓜各二两

上为粗末。每服五钱，水煎八分，去渣温服。若冬瓜无干者，用新冬瓜肉三斤，去瓤，分作十二片，为十二服。每服用瓜一片，劈破水煎，日三服。

冬瓜饮子　治消渴能食而饮水多，小便如脂麸片，日夜无度。

冬瓜一枚　黄连十两，为细末

上先以冬瓜破开去瓤，掺黄连末在内，却用顶盖定，于热灰中煨熟去皮，切细，烂研绞汁。每服一盏至二盏，日三、夜一服。

〔《本》〕**三消丸**　用好黄连治净为细末，不拘多少；切冬瓜肉研取自然汁，和成饼，阴干，再为细末。用汁浸和，加至七次，即用冬瓜末为丸。每服三四十丸，以冬瓜汁煎大麦仁汤送下。寻常渴止一服效。

以上五方，黄连、冬瓜为君。丹溪云：冬瓜性走而急，久病与阴虚者忌之，又有黄连为佐，用者审之。

〔《食》〕治消渴饮水不止，小便数。用田螺五升，水一斗，浸一宿，渴即饮之，每日一度易水换螺为妙。

又方　以水煮取汁饮之，螺亦任吃。

〔子和〕治饮水百杯，尚犹未足，小便如砂，或如杏色。服此方三五日，小便大出，毒注下，十日除根。此方子和自云：此重剂，试有验。【批】重剂。

水银四钱　锡二钱，同水银炒成砂子　牡蛎密陀僧　知母　紫菀　苦参　贝母各一两　黄丹半两　栝楼根半斤

上为细末。男子用不生儿猪肚，妇人用猪猪肚一个，纳药于内，以麻线缝之，用新瓦二片，绳系一二遭，别用米一升，栝楼根末半升，于新水内煮熟。取出放冷，不用米及瓜蒌，只研猪肚并肚中药末，烂和为丸。如硬，加蜜。食前米汤下三四十丸。《三因方》无贝母。

〔河〕**胡粉散**　治大渴百方不痊者，亦治肾消。

黄丹　胡粉各半两　栝楼根二两半　甘草一两　泽泻　石膏　赤石脂　白石脂各半两

上㕮咀，水煎服，日二服。如腹痛减之，为丸服尤妙。每服十丸，多则腹痛。

葛根丸　治消渴消肾，日饮硕水者。【批】反佐。

葛根三两　栝楼根二两　黄丹二两　附子炮，去皮脐，一两

上为末，炼蜜丸。每服十丸，日进三服。春夏去附子。

〔垣〕六味地黄丸　治肾消效。方见治虚实法。【批】肾虚。

〔《经》〕治消渴不止，下元虚者。用牛膝五两，细锉为末，生地黄汁五升，昼曝夜浸，以汁尽为度，蜜丸。空心温酒下三十丸。久服壮筋骨，驻颜色，黑须发，生津液。

〔仲〕治男子消渴，小便反多。如饮水一斗，小便亦一斗，肾气丸主之。方见治虚实法。

〔子和〕治肾消。以肾气丸本方内加山药一味外，桂附从四时加减：冬一两，春秋三钱，夏一钱。又法，肾气丸去附子，加五味子一两半。

〔《本》〕唐祠部李郎中，治消渴者肾虚所致，每发则小便甜。医者多不知其故，亦缺而不言。《洪范》曰：稼穑作甘。以物理推之，淋饧醋酒作脯法，须臾即甜，足明人之食后滋味皆甜，流在膀胱。若腰肾气盛，则上蒸炎气，化成精气，下入骨髓，其次为脂膏，又其次为血肉，其余则为小便。故小便色黄，血之余气也。五脏之气咸润者，则下味也。若腰肾既虚冷，则不能蒸化谷气，尽下为小便，故味甘不变，其色清冷，则肌肤枯槁也。犹如乳母谷气上泄，皆为乳汁。消渴病者，下泄为小便，皆精气不实于内，则小便数溲溺也。又肺为五脏

华盖，若下有暖气蒸则肺润，若下冷极，则阳不能升，故肺干而渴。《易》于否卦言之矣，乾上坤下，阳无阴不降，阴无阳不升，上下不交，故成否也。譬如釜中有水，以火暖之，又以板覆之，则暖气上腾，故板能润；若无火力，则水气不能上升，此板终不得润。火力者，腰肾强盛也。常须暖补肾气，饮食得火力则润上而易消，亦免干渴之患。故仲景云：宜服肾气八味丸。此疾与脚气虽同，皆为肾虚所致，其脚气始发于二三月，盛于五六月，衰于七八月；凡消渴始发于七八月，盛于十二月，衰于二三月。其故何也？夫脚气，壅疾也；消渴，宣疾也。春夏阳气上，故壅疾发则宣疾愈。秋冬阳气下，故宣疾发则壅疾愈。审此二者，疾可理也。犹如善为政者，宽以济猛，猛以济宽，随时变通耳。

〔和〕治诸虚不足，胸中烦悸，时常消渴，唇口干燥，或先渴而欲发疮，或病痈疽而后渴者，宜用黄芪汤多服之。方见痈疽门。凡消渴而小便反多有脂者，皆肾气不管摄津液也，宜多服黄芪。黄芪及补气之要药。

〔《保》〕**行气丸** 治消渴。

五灵脂《衍义》云：五灵脂人肝最远，能行经血，不能生血 乌头去皮脐

上等份为末。每服三钱，冬瓜汤下。无瓜时，苗叶亦可。日三服，渴止勿服。再服八味丸去附子、加五味子。

〔《外》〕治消肾，小便数。鹿角一具炙焦，捣筛为末。酒服方寸匕，渐渐加之。

〔《保》〕**茴香散** 治消病，下焦渴症，小便如膏。

茴香炒 苦楝炒 各等份，炒为末，食后酒调下一钱。

〔食〕治消渴，舌焦口干，小便数。野雉一只，以五味煮令极熟，去肉取汁，渴饮之，肉亦可食。【批】杂方。

肝瘅者，夜卧则惊，多饮，小便数。全文见瘅。【批】脏腑。

心移寒于肺消者，饮一溲二，不治。全文见诊病传变 王注云：肾脏消烁，气无所摄，故饮一溲二也。

〔仲〕寸口脉浮而迟，浮即为虚，迟即为劳。虚则卫气不足，劳则荣气竭。趺阳脉浮而数，浮则为气，数则消谷而大坚。气盛则溲数，溲数则坚，坚数相搏，即为消渴。趺阳脉数，胃中有热，即消谷引饮，大便必坚，小便即数。【批】诊。

胎前渴

〔云〕**葛根散** 治妇人妊娠，胸膈烦躁，唇口干裂，四肢壮热，食少。【批】虚热。

葛根 黄芩 人参 蕤仁 黄芪 甘草 麦门冬

上各等份。每服四钱，加竹茹弹子大，水煎服。

人参黄芪散 治妊娠身热烦躁，口干少食，四肢壮热。

人参 黄芪 葛根 秦艽 麦门冬各一两 知母七钱半 甘草五钱 赤茯苓一两

上㕮咀。每服四钱，姜三片，淡竹叶十四片，同水煎。

治妊娠壅热，心神烦躁，口干渴逆。

升麻 黄芩 人参 麦门冬 山栀 柴胡 茯神 栝楼根 犀角镑。各一两 知母 甘草各五钱

上㕮咀。每服四钱，水煎服。

知母散 治妊娠烦闷，口干，胞胎脏热。

知母 麦门冬 甘草各半两 黄芪 黄芩 赤茯苓各七钱半

上㕮咀，加竹茹同煎。

产后渴

〔云〕**竹叶汤** 治产后虚弱口渴。【批】虚热。

竹叶三升　甘草　人参　茯苓各一两　生姜　半夏各三两　麦门冬五两　大枣十五个

上㕮咀，以水九升，先用生姜、竹叶、大枣煎取七升，去渣，入叶煎取二升，每服五合，日三夜一。

延胡索散　治产后失血，渴不止。

郁金　干葛　桂心　青皮　枳壳　延胡索

上等份，以好醋浸一宿，焙干为末。每服二钱，陈皮汤调下，日三夜一。

〔《本》〕治产后出血太多，虚烦发渴，用真正蒲黄末二钱，白汤调下。如渴燥甚，井花水下。

〔《大》〕治产后中风烦渴。用红花子五合，微炒研碎，以水煎浓，徐徐呷之。

〔陈士良〕疗血渴及产后渴疾。用莲子心生取为细末，米饮调下二钱，效

〔《保》〕**桃花散**　治产后不烦而渴。【批】杂方。

新石灰一两　黄丹五钱

上为细末。渴时用井水调下一钱。

口燥咽干

〔垣〕饮食不节，劳倦所伤，以致脾胃虚弱，乃血所生病。主口中津液不行，故口干咽干。病人自以为渴，医以五苓散治之，反加渴燥，乃重竭津液，以致危亡。经云：虚则补其母。当于心与小肠中补之，乃脾胃之根蒂也。以甘温之药为之主，以苦寒为之使，以酸为之臣，佐以辛。心苦缓，急食酸以收之。心火旺，则肺金受邪，金虚则以酸补之，次以甘温及甘寒之剂，于脾胃中泻心火之亢盛，是治其本也。【批】燥热。

〔《本》〕**黄芪汤**　治心中烦躁，不生津液，不思饮食。

黄芪　熟地　白芍药　五味子　麦门冬各三两　甘草　人参　天门冬各五钱　白茯苓一两

上㕮咀。每服三钱，姜、枣、乌梅同煎，去渣，食后服。

五味子汤桑枝煎，治口干。方见痈疽。燥热咽干，忌南星、半夏。

运气　口燥舌干，皆为热燥二气，然分言之有四：【批】运气。

一曰热。经云：岁火太过，民病嗌燥。又云：少阴司天，热淫所胜，病胸中烦热嗌干，治以寒剂是也。

二曰燥。经云：金郁之发，嗌干面尘。又云：阳明在泉，燥淫所胜，甚则嗌干面尘，治以温剂是也。

三曰上热下燥。经云：少阴司天之政，水火寒热之气，持于气交，民病嗌干，四之气，民病寒热嗌干是也。

四曰上燥下热。经曰：阳明司天之政，四之气，民病嗌干引饮，皆治以寒温，多少其制是也。

〔《素》〕督脉主病嗌干。骨空论。【批】忌。

黄　疸

〔丹〕五疸不要分，同是湿热，如盦曲相似。轻者小温中丸。重者大温中丸。热多者，加芩、连。湿多者，茵陈五苓散加食积药。湿热因倒胃气，服下药大便下利者，参、芪加茵陈、山栀、甘草。【批】大法。

〔仲〕诸病黄家，但利其小便，假令脉浮，当以汗解之，宜桂枝加黄芪汤。谷疸之为病，寒热不食，食即头眩，心胸不安，久久发黄，为谷疸，茵陈蒿汤主之。黄疸病，茵陈五苓散主之。二方并见伤寒。

〔罗〕**茯苓除湿汤**　治黄疸气热，呕吐而渴欲饮冷，身体面目俱黄，小便不利，不得安卧，亦不思食。

白茯苓五分　泽泻三分　茵陈蒿六分　猪苓三分　黄芩生　黄连　山栀　防己　白术

苍术　陈皮　青皮各二分

上㕮咀，水煎，空心服。

完颜正卿，因官事劳役，饮食不节，心火乘脾，脾气虚弱，更以恚怒气逆伤肝，心下痞满，四肢困倦，身体麻木。次传身目俱黄，微见青色，颜黑，心神烦乱，怔忡不安，兀兀欲吐，口生恶沫，饮食不化，时下完谷，小便癃闭而赤黑，辰巳之间发热，日暮则止，至四月尤甚。予诊其脉浮而缓。《金匮》云：寸口脉浮为风，缓为痹，痹非中风，四肢苦烦，脾色必黄，瘀热已行。趺阳脉紧，食谷即眩为伤脾，风寒相搏，谷气不消，胃中苦浊，浊气不流，小便不通，阴被其寒，热流膀胱，身体尽黄，名曰谷疸。宜服茵陈栀子汤。

茵陈一钱　茯苓五分　山栀仁　苍术炒白术各三钱　黄芩生，六分　黄连　枳实炒　猪苓去皮　泽泻　陈皮　防己各二分　青皮一分

上㕮咀，作一服，长流水煎，食前温服。二服可愈。山栀、茵陈能泻湿热而退黄，故以为君。枳实苦寒，泄心下痞满；肺主气，今热伤其气，故身体麻木，以黄芩苦寒泻火补气为臣。二术苦甘温；青皮苦辛温，能除胃中湿热，泄其壅滞，养其正气。防己苦寒，能去十二经滞湿。泽泻咸平；茯苓、猪苓甘平，导膀胱中湿热，利小便而去癃闭。

〔丹〕治疸，脉虚便赤，此后五方主之，治虚者验。

白术一两　人参　猪苓　茵陈各半两　泽泻七钱　山栀炒　木通三钱　桂枝

一妇人，年二十八岁，发黄，脉涩，经水自来不行，身髓倦怠，未曾生子。

陈皮　白术　木通各一两　黄芩　归头丹皮各半两　甘草一钱

分作十二帖。水煎，食前热服。

〔《千》〕治疸，取小麦杵汁绞饮六七合，昼夜饮三四次愈。

〔《仲》〕诸疸，用猪膏半斤，乱发如鸡子大三枚，以发入膏中，煎至发尽，分再服，病自从小便中出。

〔垣〕**肾疸汤**　治肾疸目黄，浑身金色，小便赤涩。

升麻根半两　羌活根一钱　防风根半钱　独活根半钱　白术　柴胡根　苍术一钱　猪苓一分　泽泻三分　白茯苓　葛根半钱　甘草根三分　黄柏二分　人参　神曲各六分

分作二帖，水煎，食前稍热服。

〔仲〕**桂枝加黄芪汤**　治黄疸脉浮而腹中和者，宜汗之。若腹满欲呕吐，懊侬而不和者，宜吐之，不宜汗。

桂枝　白芍药　各三两　甘草二两　生姜三两　大枣十二枚　黄芪二两

白水煎热服，须臾饮热粥以助药力，取微汗为度。未汗，更服。

〔丹〕治一人，年二十岁，因劳又冒雨得疸。脚酸，心悸，口苦，力弱，尿黄，脉浮而数。病在表，宜解外。【批】汗法。

黄芪三钱　白术　苍术各一钱　陈皮　苏叶　木通五分　山栀炒，二个　甘草梢些

白水煎服，下保和十五丸、与点抑青各十丸、温中二十丸。

〔仲〕**麻黄醇酒汤**　治黄疸。

用麻黄三两，以好清酒五升，煮取二升五合，顿服尽。冬月用酒煮，春月用水煮。酒疸或无热，清言了了，腹满欲吐，鼻燥。其脉浮者，先吐之；沉弦者，先下之。酒疸，心中热，欲呕者，吐之愈。如阴症欲吐者，韩氏用陈皮汤、理中汤类。【批】吐法。

瓜蒂汤　治诸黄。

用瓜蒂二七枚，以水一升，煮取五合，去渣顿服。

〔《百一》〕治疸。取藜芦置灰内炮之，少变色，捣为末。水服半钱匕，小便不利，数服。

〔子和〕蔡氏一女病黄，遍身浮肿，面目如金色，困乏无力，不思饮食，惟喜食生物、灰栽之属。先以苦剂蒸饼为丸，吐痰一碗；又以舟车丸、通经散，下五七行如墨汁；更以导饮

丸磨食散气。不数日安好如初。

李七老病涌水症，面黄而喘，二足皆肿，按之陷而复起，行则濯濯有声，常欲饮水，不能睡卧。戴人令上涌去痰而汗之；次以舟车丸、浚川散下；以益肾散复下之；又以分阴阳、利水道之剂复下之，所苦皆瘥。

上脉浮而腹不和者，吐之。

〔仲〕治酒疸。心中懊憹，或热痛，栀子大黄汤主之。【批】下法。

山栀十四枚　大黄二两　枳实五枚　豆豉一升

上四味，以水三升，煎取二升，温作三服。

黄疸，腹满，小便不利而赤，自汗出。此为表和里实，当下之，宜大黄硝石汤主之。

大黄　黄柏　硝石各四两　栀子十五枚

水煎将熟，纳硝石顿服。

师曰：病黄疸，发热烦喘，胸满口燥者，以病发时，以火劫其汗，两热所得。然黄皆从湿得之，一身尽发热，面黄肚热，热在里，当下之。

〔罗〕**黄连散**　治黄疸，大小便秘涩壅热，累效。

黄连二两　大黄醋拌，炒，二两　黄芩　甘草炙，各一两

上为极细末。食后温水调下二钱，日三服。先用瓜蒂散搐鼻，取下黄水，却服此药。瓜蒂散见后杂方条。

〔孙〕治黄疸，皮黄，眼睛赤金色，小便赤。取秦艽五两，牛乳三升，煮取一升，去渣，入芒硝一两服之。萧炳云：秦艽治酒疸。

〔子和〕安喜赵君玉病疸，遍身发黄，往问医，众医皆云：乃阳明症。公等与麻知几皆受训于张戴人，是商议吃大黄者，难与论病。君玉不悦归，自揣无别病，乃取三花神佑丸八十粒服之，不动。君玉乃自悟曰：予之湿热甚矣，此药尚不动。以舟车丸、浚川散服之，大下结粪一斗，一夕而黄退。君玉因此益信戴人之技。

上脉沉而腹不和者下之。

〔仲〕诸黄，腹痛而呕者，宜小柴胡汤。方见伤寒。【批】和法。

〔孙〕治黄疸。用柴胡一两去苗，甘草一分细锉，作一剂。以水一碗，白茅根一握，同煎至七分，去渣，不拘服。

诸疸，小便不利为里实，宜利小便，或下之，无汗为表实，宜发汗，或吐之。治法并见表里疸条。男子黄，大便自利，当与虚劳小建中汤。方见伤寒。【批】虚实。

〔海〕内感伤寒，劳役形体，饮食失节，中州变寒，病生黄。非外感而得，只用建中、理中、大建中足矣，不必用茵陈。【批】寒热。

〔仲〕治一妇人，年六十岁，病振寒转栗，足太阳寒水也。呵欠喷嚏，足少阳胆也；口中津液，足阳明不足也；心下急痛而疸，手少阴受寒，足少阴血滞也。身热又欲近火，热在皮肤，寒在骨髓也。脐下恶寒，丹田有寒。浑身黄及睛黄，皆寒湿也。余症验之，知其为寒，溺黄赤而黑，又频数者，寒湿胜也。病来身重如山，便着床枕者，阴湿盛也。其脉右手关、尺命门弦细，按之洪而弦，弦急为寒，加之细者，北方寒水。杂以缓甚者，湿盛出黄色。脉洪大者，心火受制也。左手又按之至骨，举手来实者，壬癸肾旺也。六脉按之俱空虚者，下焦无阳也。用药法先宜以轻剂去其寒湿，兼退其洪大之脉，以理中加茯苓汤投之。按此症虽小便黄赤亦作寒治者，盖以余症及脉别之也。

人参　白术　甘草　干姜　茯苓

水煎熟，以冰冷与之，此热因寒用。以假寒对足太阳之假热，以干姜辛热泻膀胱之真气，故曰真对真，假对假。若不愈，当以术附汤与之。

〔罗〕阴黄治验　至元丙寅六月，时雨霖霪，人多病湿疫。真定韩君祥，因劳役过度，渴饮凉茶，又食冷物，遂病头痛，肢节亦疼，身体沉重，胸满不食。自以为外感。用通圣散二服，后添身体困甚，方命医治之。医以百解散发其汗。越四日，以小柴胡汤二服，后加烦

躁。又六日，以三乙承气汤下之，燥渴尤甚。又投白虎加人参汤、柴胡饮之类，病愈增。又易医用黄连解毒汤、朱砂膏、至宝丹。十七日后，病势转增，传变身目俱黄，肢体沉重，背恶寒，皮肤冷，心下痞硬，按之则痛，眼涩不欲开，目睛不了了，懒言语，自汗，小便利，大便了而不了。命予治之，诊其脉紧细，按之虚空，两寸脉短不及本位。此症得之因时热而多饮冷，加以寒凉药过度，助水乘心，反来侮土，先囚其母，后薄其子。经云：薄所不胜乘所胜也。时值霖雨，乃寒湿相合，此谓阴症发黄，予以茵陈附子干姜汤主之。经云：寒淫于内，治以甘热，佐以苦辛。湿淫所胜，平以苦热，以淡渗之，以苦燥之。附子、干姜辛甘大热，散其中寒，故以为君。半夏、草蔻辛热，白术、陈皮苦甘温，健脾燥湿，故以为臣。生姜辛温以散之，泽泻甘平以渗之，枳实苦微寒泻其痞满，茵陈微苦寒，其气轻浮，佐以姜、附，能去肤腠间寒湿而退其黄，故为佐使也。煎服一剂，前症减半，两服悉去。又服理中汤数服，气得平复。或难曰：发黄皆以为热，今暑热隆盛，又以热药治之，何也？予曰：理当然也。成无已云：阴症有二：一者，始外伤寒邪，阴经受之，或因食冷物伤太阴经也；二者，始得阳症，以寒治之，寒凉过度，变阳为阴也。今君祥因天令暑热，冷物伤脾，过服寒凉，阴气大胜，阳气欲绝，加以阴雨，寒湿相合，发而为黄也。仲景所谓当于寒湿中求之。李思顺云：解之而寒凉过剂，泻之而逐寇伤君，正谓此也。圣贤之制，岂敢越哉。【批】虚寒。

附子炮，去皮，三钱　干姜炮，二钱　茵陈一钱二分　白术四分　草蔻煨，一钱　白茯苓三分枳实麸炒　半夏制　泽泻各半钱　橘红三分

上生姜五片，水煎，去渣凉服。

〔无〕**养荣汤**　治五疸。脚弱心忪，口淡耳响，微寒发热，气急，小便白浊，当作虚劳治之。

黄芪　当归　桂心　甘草炙　陈皮　白术　人参各一两　白芍药三两　熟地　五味子　茯苓各三钱　远志去心，半两

上每服四钱，姜枣煎，空心服。

上法治虚寒黄疸。

〔丹〕治妇人久劳苦，得面黄，心悸，口苦，小便不黄自利，食少，右脉大于左，此虚中受湿也。【批】虚热。

白术　芍药　当归各五钱　黄芪　黄芩　茯苓　人参各三钱　陈皮一钱半　黄连一钱　甘草五分

分六帖。下保和、温中各二十丸。

〔垣〕**补中汤**　治面黄多汗，目眦赤，四肢沉重，减食，腹中时痛，咳嗽。两手左脉短，右脉弦细兼涩，右手关脉虚。

升麻　柴胡各二钱　归身二分　苍术五分　泽泻四分　甘草炙，八分　五味子二十一粒　黄芪二钱半　神曲三分　红花少许　大麦曲五分

上作二服，水煎，食前。

上二方，治虚热黄疸。

〔仲〕黄疸，小便色不变，欲自利，腹满而喘。不可除热，热除必哕。小半夏汤主之。方见呕吐。小便色不变，不可除热者，盖中无热，故清白而不黄，自无热可除也。诸疸，小便色白，不可除热者，无热也。若有虚寒症者，当作虚劳治之。【批】湿热。

诸疸，小便黄赤色者，为湿热。治法并见表里虚疸条。

〔严〕**谷疸丸**　专治谷疸。

苦参三两　龙胆草一两　牛胆一个

上为末，入牛胆汁加少蜜为丸。空心姜汤或甘草汤下。

葛根汤　治酒疸。

葛根一两　枳实炒　山栀　豆豉各一两　甘草炙，半两

白水煎，不拘时温服。

〔《外》〕治黄疸。以柳枝入水，浓煎汁服之。

〔《经》〕患五色急黄。以水调山豆根末二钱，空心服之。

运气　黄疸，皆属湿热。经云：少阴司天之政，四之气，溽暑至，民病黄疸。又云：厥阴司天之政，四之气，溽暑湿热相搏，民病黄疸，而为胕肿是也。【批】运气。

〔罗〕**嗃鼻瓜蒂散**治黄疸浑身如金色，累效。【批】杂方。

瓜蒂二钱　母丁香一钱　黍米四十九粒　赤小豆五分

上为细末。每夜临卧时先含水一口，却于两鼻孔㗜上半字便睡。至明日取下黄水，便服黄连散。病轻者五日效，重者半月效。黄连散方见前大小闭条。

〔《圣》〕治遍身如金色。用瓜蒂四十九个，须是六月六日收者，丁香四十九粒，入甘锅内烧烟尽为度，研细。小儿用半字吹鼻及揩牙，大人用一字吹鼻内立瘥。

〔《类要》〕治黄疸。用苦葫芦瓤如大枣许四枚，以童便浸三两，食顷，取两枣许，分纳两鼻中，黄水自出，效。令病人吸之。

又方　治黄疸身眼皆如金色。修合不可令妇人、鸡、犬见之。取东引桃枝一握，细切，用水二钟，煎至半，空心服。服后三五日，其黄离离如薄云渐散。唯眼最后瘥，百日方平复。身黄渐散后，可时饮清酒一盏，使眼中黄易散。忌食热面、猪、鱼等物。

针灸　黄疸有二法：【批】针灸。

其一取脾。经云：脾足太阴之脉，所生病者，黄疸。视盛虚热寒取之。

其二取肾。经云：肾足少阴之脉，所生病者，黄疸。视盛虚热寒取之。

〔《玉》〕黄疸：腕骨三分，灸七壮。　中脘补。

〔《集》〕黄疸发虚，伤寒，饮食过多：腕骨一分。　涌泉三分，灸。　百劳　三里　中脘　膏肓

〔《甲》〕黄瘅善欠，胁下满欲吐，脾俞主之。《千金》云：身重不可动。消渴身热，面赤黄，意舍主之。消渴黄瘅，足一寒一热，舌纵烦满，然谷主之。消瘅善喘，气走咽喉不能言，手足清，溺黄，大便难，嗌中肿痛，唾血，口中热，唾如胶，太溪主之。黄疸，热中善渴，太冲主之。身黄时有微热，不嗜食，膝内内踝前痛，少气身重，中封主之。　黄瘅身黄，劳宫主之。嗜卧，四肢不欲动摇，身黄，灸手五里，左取右，右取左。黄瘅，刺脊中。《千金》云：腹满不能食。

〔《素》〕目黄者日瘅。溺黄赤，安卧者，亦名黄疸。【批】诊。

〔《灵》〕身痛而色微黄，齿垢黄，爪甲上黄，黄疸也。论疾诊尺篇。

〔仲〕脉沉，渴欲饮水，小便不利者，皆发黄。腹胀满，面痿黄，躁不得睡，属黄家。趺阳脉紧而数，数则为热，热则消谷；紧则为寒，食即为满，尺脉浮为伤肾。趺阳脉紧为伤脾，寒热相搏，食谷即眩，谷气不消，胃中苦浊，浊气下流，小便不通，阴被其寒，热流膀胱，身体俱黄，名曰谷疸。阳明病脉迟者，食难用饱，饱则发烦头眩，小便又难，此欲作谷疸。虽下之，腹满如故。所以然者，脉迟故也。心中懊侬而热，不能食，时欲吐，名曰酒疸。病酒黄疸，必小便不利，其候心中热，足下热，是其症也。

〔《脉》〕酒疸黄色，心下结热而烦。

〔仲〕额上黑，微汗出，手足中热，薄暮则发，膀胱急，小便自利，名日女劳疸。腹如水状，不治。治见黑疸。　黄疸之病，当以十八日为期，治之十日以上宜瘥，反剧为难治。疸而渴者，难治，疸而不渴者，可治。发于阴部，其人必呕；发于阳部，其人振寒而发热。

〔《脉》〕凡黄家，候其寸口脉，近掌无脉，口鼻冷，并不可治。

产后发黄

〔丹〕治一妇人，四月内产发黄，四肢倦

怠，食少，经事不来，时发热，脉弦。【批】血虚。

白术一两　人参　秦艽　丹皮　生地　木通　柴胡　芍药各半两　川芎　黄芩　干葛各一钱　甘草

分十二帖。水煎，食前热服。

食劳疳黄

一名黄胖。夫黄疸者，暴病也，故仲景以十八日为期。食劳黄者，宿病也，至有久不愈者，故宜另立篇门。【批】泻肝补脾。

〔丹〕**大温中丸**　治黄胖。朱先生晚年定者。

香附一斤，童便浸，春夏一宿，秋冬三宿　甘草二两　针砂炒红，醋淬三次。一斤　苦参春夏二两，秋冬一两　厚朴姜制，炒黑，五两　芍药五两　陈皮三两　山楂五两，苍术五两，泔浸　白术　茯苓各三两　青皮六两

俱为细末，醋糊丸，如桐子。面黑，筋骨露，气实者，米饮下五六十丸。面肥白与气虚羸弱者，白术汤下三四十丸。忌一切生冷、油腻、鸡、鹅、羊、鸭、生、硬并糍粽难化之物。服过七日后，便觉手掌心凉，口唇内有红晕起，调理半月愈。

丈夫黄胖，胃有宿积，口淡，脚酸，气急。

针砂淘，炒净，醋煅，用细末，三两　苍术　香附　三棱各一两　陈皮　黄连　茱萸　人参各半两　茯苓七钱

上为末，神曲醋糊丸。每服五十丸。若饱，入保和十丸，白汤下。

又　**小温中丸**　治黄胖。宜草野贫贱人服，盖其饮食无积，但补阴燥湿而已。

针砂一斤，以醋炒为末；入糯米炒极黄为末，亦用一斤，醋糊丸，如桐子大。每米饮下四五十丸，忌口同上。轻者服五两，重者不过七两愈。

六十嫂，面黄口苦而渴，此食积生湿热。

白术一钱半　连翘一钱　羌活　通草

煎熟，吞下谷疸丸、保和丸各四十粒，阿魏丸五粒。

暖中丸　治黄胖，杀肝邪，舒脾气。虚者不宜用。

陈皮　苍术　厚朴制　三棱　白术　青皮各五钱　香附一斤　甘草二两　针砂十两，醋炒红

上为末，醋糊丸。空心盐姜汤下五十丸，晚食前酒下亦可。忌狗肉。

上五方，附、朴、楂、青、棱、蓬以磨积，针砂、酸醋以泻肝，白术、苍术以补脾，重可去怯之剂。唯温中丸无补性，虚者勿用。

〔世〕治黄胖。绿矾六两，用米醋于铁锅内煮七次，以干为度，置地上出火气为末。南星末一两，炒面一两，大皂角二斤，水煮熟，揉出浓胶，去皮渣，滤过再熬，入枣子六两，蒸熟去皮核，煎成浓膏，捣匀，和前药末为丸，如桐子大。每服五丸，早晚用姜汤各一服。忌油腻、煎焯。如身上发红斑时，急煎枣汤服之，斑自愈。

〔《本》〕治男妇患食劳、气劳，遍身黄肿，欲变成水，及久患痃癖，小肠膀胱面目忽黄，宜服紫金丹。

胆矾三钱　黄蜡二两　大枣五十枚

上以砂锅或银石器内用好醋三升，先下矾、枣慢火熬半日。取出枣，去皮核，次下蜡，再慢火熬一二时，如膏好，入腊茶二两，同和丸，如桐子大。每服二三十丸，茶酒任下。如久患肠风痔漏，陈米饮下。日三服，一日见效。宗室赵彦材，下血面如蜡，不进食，盖酒病也。授此方服之，终剂血止，面鲜润，食亦倍常。新安一士人亦如是，与三百粒作十❶服，立愈。

〔罗〕**枣矾丸**　治食劳黄，目黄身黄。

皂矾不拘多少，置砂锅内烧通赤，用米醋点之，烧用木炭

---

❶ 十：原作“一”据《本事方·卷三》改。

上为末，枣肉丸。每服二三十丸，食后姜汤下。一方，用白矾，不用皂。

〔世〕**枣矾丸** 治黄胖。

皂矾五两，煅 枣肉二两 蒸粉三两

上为末，生姜汁丸。每服二三十丸，一日二次，米饮下，食前。

上三方，矾、醋之酸以泻肝，枣肉之甘以补脾。若虚黄，于前疸门小便自利、自汗虚劳疸条下诸方选用之。

〔丹〕妇人年三十，面黄，脚酸弱，口苦喜茶，月经不匀，且多倦怠。

黄芪三分 白术一分 炒柏二分 秦艽二分 甘草三分 木通五分 陈皮五分 芍药 人参各一钱 当归一钱

一妇年六十，面黄倦甚，足酸口苦，脉散而大，此湿伤气也。

白术半两 陈皮四钱 苍术 木通 黄芩各三钱 砂仁 人参 川芎各二钱 黄柏炒，一钱 甘草炙，五分

分六帖。水煎，食前服。

王官人，痞后面黄，脚酸弱，倦怠，食饱气急，头旋。

黄芪二分 苍术一钱 白术一钱半 木通二分 甘草炙，二分 黄柏炒，三分 厚朴制，一钱 陈皮一钱

水煎服。

成庚五官，面黄，脚酸无力，食不化，脉虚而少弦，口苦肚胀，宜补之。

苍术半钱 木通三分 白术一钱半 当归五分 芍药 陈皮各五分 甘草炙，二分 川芎五分 人参三分

水煎下保和丸四十丸。

〔经〕治食气，遍身黄胖，气喘，食不进，心胸渴闷。用不蛀皂角去皮及子，涂好醋炙令焦，为末一钱，巴豆七粒去油膜。二件，以淡醋研好墨为丸，如麻子大。每服三丸，食后陈皮汤下。日三服，隔一日增一丸，以利为度，常服消酒食。

〔子和〕一男子作赘，偶病疸，善食而瘦，四肢不举，面黄无力。其妇翁欲弃之，其女不肯。妇翁乃农夫，招婿意欲作劳，见其病甚，每日诟辱之。人教之饵蜡矾丸、三棱丸，俱不效。戴人见之，不诊而疗，使服涌剂，去积痰宿水一斗。又以泄水丸、通经散，下四五十行不止。戴人命饮冰水一盏立止。次服平胃散，间服槟榔丸五十粒，七日黄退力生。盖黄疸之症，湿热与宿谷故也，俗谓之食劳黄。

〔世〕喜吃干茶。

石膏 白芍药 黄芩

水煎服。更于积块门茶癖条相参用之。

〔《山》〕酒面黄。用丝瓜连皮子烧灰。因面得病，面汤调下。因酒得病，酒调下。

黄　汗

黄汗，汗出染衣，黄如柏汁是也。

〔仲〕问曰：黄汗之为病，身体肿，发热，汗出而渴，状如风水，汗沾衣，色正黄如柏汁，脉沉，何从得之？师曰：以汗出时入水中浴，水从汗孔入得之，宜芪芍桂酒汤主之。【批】虚。

黄芪 白芍药各五两 桂枝三两

上三味，以苦酒一升，水七升相和，煮取三升，温服一升。初发当心烦，服至六七日乃解。若心烦不止者，以苦酒阻故也。一方用好酒代苦酒。

黄汗之病，两胫自冷，假令发热，此属历节。食已汗出，又身常暮盗汗出者，此劳气也。若汗出已反热者，久久其身必甲错。若发热不止者，必生恶疮。若身重，汗出已辄轻者，久久身必瞤。又胸前痛，腰上有汗，腰下无汗，腰髋弛痛，如有物在皮中状，剧者不能食，身疼重，烦躁，小便不利者，此为黄汗，桂枝加黄芪汤主之。方见本门表疸下。

脉浮而洪，浮则为风，洪则为气。风气相搏，风强则为隐疹，身体为痒，痒为泄风，久

为痂癞；气强则为水，难以俯仰。风气相击，身体洪肿，汗出乃愈。恶风则虚，此为风水；不恶风者，小便通利，上焦有寒，其口多涎，此为黄汗。【批】诊。

目黄

经云：目黄者，曰黄疸。然亦有目黄而身不黄者，故宜另立篇门。

风气自阳明入胃，循脉而上到目眦，其人肥，风气不得外泄，则为热中而目黄。全文见诸风条。【批】风。

〔河〕**青龙散** 治风气传化，腹内疼结而目黄，风气不得泄，为热中烦渴引饮。

地黄 威灵仙 防风 荆芥穗 何首乌去黑皮，米泔浸一宿，竹刀切。各二两

上为末。每日三服，食后沸汤调下一钱。

〔《类》〕治黄疸，目黄不除。用瓜丁为细末，如豆大，纳鼻中，令病人深吸，取鼻中黄水出，愈。

针灸 目黄有五法：【批】针灸。

其一取心。经云：心少阴之脉，所生病者，目黄胁痛云云。

其二取心主。经云：心主手厥阴之脉，是动则病面赤目黄云云。

其三取小肠。经云：小肠手太阳之脉，所生病者，耳聋面黄云云。

其四取大肠。经云：大肠手阳明之脉，所生病者，目黄口苦云云。

其五取膀胱。经云：膀胱足太阳之脉，所生病者，目黄泪出云云。

以上五法，并见盛虚寒热陷下取之。

黑疸

黄疸久久变为黑疸，身黄额黑，或身面俱黄是也。若身不黄，口面黑，于章门主之。《针灸经》云：神门亦治疸。

〔仲〕酒疸下之，久久变为黑疸，目青面黑，心中如啖蒜齑状，大便正黑，皮肤爪之不仁，其脉微弱，虽黑微黄，故知之。【批】酒疸。

黄家，日晡时发热，而反恶寒，此为女劳得之。膀胱急，少腹满，一身尽黄，额上黑，足下热，因作黑疸。其腹胀如水状，大便黑，或时溏，此女劳之病，非水也。腹满者，难治。硝石散主之。【批】女劳疸。

硝石 矾石烧。各等份

上为细末，匀和。以大麦面粥调服方寸匕，日三服。病随大小便下，小便去黄，大便去黑，是其候也。

〔《圣》〕治黑疸多死，宜急治。用土瓜根一斤，捣碎绞汁六合，顿服。当有黄水随小便出，更服之。

面痝然浮肿，脊痛不能正立，其色炲黑，多汗恶风者，属风。治见诸风门。【批】诊。

卷之二十二　脾胃部

腹　痛

〔丹〕腹痛有寒、积热、死血、食积、湿痰。【批】大法。

〔垣〕夫心胃痛及腹中诸痛，皆因劳力过甚，饮食失节，中气不足，寒邪乘虚而入客之，故卒然而作大痛。经言得炅则止。炅者，热也。以热治寒，治之正也。然腹痛有部分，脏腑有高下，治之者亦宜分之。如厥心痛者，乃寒邪客于心胞络也。前人以良姜、菖蒲大辛热之味末之，酒调服，其痛立止，此直折之耳。真心痛者，寒邪伤其君也，手足青至节，甚则旦发夕死，夕发旦死。中脘痛者，太阴也，理中、建中、草豆蔻丸之类主之。脐腹痛者，少阴也，四逆、姜附御寒汤之类主之。少腹痛者，厥阴也，正阳散、回阳丹、当归四逆汤之类主之。杂症而痛者，苦楝汤、酒煮当归丸、丁香楝实丸之类主之。是随高下治之也。更循各脏部分穴俞而灸刺之。如厥心痛者，痛如针刺其心，甚者脾之痛也，取之然谷、太溪，余脏皆然。如腹中不和而痛者，以甘草芍药汤主之。如伤寒误下，传太阴腹满而痛者，桂枝加芍药汤主之。痛甚者，桂枝加大黄汤主之。夏月肌热、恶热、脉洪疾而痛者，黄芩芍药汤主之。又有诸虫痛者，如心腹懊侬作痛聚，往来上下行，痛有休止，腹热善渴，涎出，面色乍青乍白乍赤，呕吐水者，蛔咬也。以手紧按而坚持之，无令得脱，以针刺之，久持之，虫不动，乃出针也。或《局方》化虫丸及诸虫之药，量虚实用之，不可一例治也。

〔海〕秋腹痛，肌寒、恶寒，脉沉微，足太阴、足少阴主之，桂枝芍药汤。中脘痛，太阴也，理中、建中、黄芪汤之类。脐腹痛，少阴也，四逆、真武、附子汤之类。小腹痛，厥阴也，重则正阳散、回阳丹之类，轻则当归四逆汤之类。太阴传少阴痛甚者，当变下利而止。【批】寒，中脘痛属太阴。

〔仲〕虚劳里急，腹中痛，小建中汤主之。方见伤寒。

〔罗〕肝胜乘脾　真定路总管刘仲美，年逾六旬，有脾胃虚热之证。至元辛巳闰八月初，天气阴寒，因官事劳役，渴而饮冷，夜半自利两行。平旦予诊视，其脉弦细而微，四肢冷，手心寒，唇舌皆青褐色，腹中微痛，气短而不思饮食。予思《内经》云：色青者肝也，肝属木。唇者脾也，脾属土。木克土，故色见于唇。《难经》亦云：见肝之病，则知肝当传之于脾，故先实其脾气，令脾不受肝之邪也。洁古先师云：假令五脏各行己胜，侮所不胜，当重实不胜，微泻其胜，以黄芪建中加芍药附子汤主之。且芍药味酸，泻其肝木，微泻其胜。黄芪、甘草甘温补实脾土，皆重实其胜。桂、附辛热，治其寒水，又助阳退阴。饴糖甘温，补脾之不足，肝苦急，急食甘以缓之。生姜、大枣辛甘大温，生发脾胃，升腾其气，行其荣卫，能缓其急。每服一两，依法煎服，再服而愈。黄芪建中汤倍芍药，量虚实加附子。本方见治虚实法。

〔仲〕理中汤方见伤寒少阴病。

〔垣〕**草豆蔻丸**　治脾胃虚而心火乘之，不能滋荣上焦元气，遇冬肾与膀胱之寒水旺时，子能令母实，致肺金大肠相辅而来克心乘脾胃，此大复其仇也。经曰：大胜必大复。故皮毛血脉分肉之间，元气已绝于外，又大寒大燥二气并乘之，则苦恶风寒，耳鸣及腰背相引胸中而痛，鼻息不通，不闻香臭，额寒脑痛，目时眩，目不欲开，腹中为寒水反乘，痰唾涎沫，食入反出，腹中常痛及心胃痛，胁下急缩，有时而痛，腹不能努，大便多泻而少秘，下气不绝或肠鸣，此脾胃虚之极也。胸中气乱，心烦不安，而为霍乱之渐。膈咽不通，噎塞，极则有声，喘喝闭塞，或日阳中或暖房内稍缓，口吸风寒则复作，四肢厥冷，身体沉重不能转侧，不可回顾，小便溲而时躁。此药主秋冬寒凉，大复气之药也。

草豆蔻仁一钱四分，面裹，煨，去皮　吴茱萸八分，汤洗，焙干　益智仁八分　陈皮八分　白僵蚕一钱　甘草炙，六分　桃仁去皮尖，七分　青皮六分　泽泻一分，小便数，减半　黄芪八分　半夏一钱，汤泡七次　人参八分　麦糵一钱半，炒　神曲四分　姜黄四分　当归身六分　柴胡四分

上件十七味，同为细末；桃仁另研如泥，再入一处研匀。汤浸蒸饼为丸，如桐子大。每服三五十丸，白汤送下，旋斟酌多少。

神圣复气汤　治复气乘冬足太阳寒气、足少阴肾水之旺，子能令母实，手太阴肺实反来侮土，火木受邪，腰、背、胸膈闭塞痛疼，善嚏，口中涎，目中泣，鼻中流浊涕不止，或有息肉不闻香臭，咳嗽痰沫，上热如火，下寒如水，头作阵痛，目中流火，视物䀮䀮，耳鸣耳聋，头并口鼻或恶风寒，喜日阳，夜卧不安，常觉痰塞，膈咽不通，口无滋味，两胁缩急而痛，牙齿动摇不能嚼物，腰、脐间及尻臀、膝、足寒冷，阴汗，前阴冷，行步攲侧，起居艰难，掌中寒，风痹麻木，小便数而昼多夜频而少，气短喘喝，少气不足以息，卒遗矢无度。妇人白带，阴户中大痛牵心而痛，黧黑失色；男子控睾牵心，阴阴而痛，面如赭色，食少，大小便不调，烦心霍乱，逆气里急，而腹皮色白，后出余气，腹不能努，或肠鸣，膝下筋急，肩胛大痛，此皆寒水来复火土之仇也。

干姜炮，三分　人参五分　半夏汤泡，七分　柴胡一钱　藁本八分　防风五分　羌活一钱甘草八分　升麻七分　白葵花五朵，去心　归身六分，酒洗，浸　黑附子三分，炮，去皮脐　桃仁汤浸，去皮，五分，研　郁李仁汤浸，去皮，五分

上作一服，水五盏，煎至二盏，入

黄芪一钱　草豆蔻一钱，面煨去皮称　陈皮五分

上件入在内，再煎至一盏，再入下项药

黄柏五分。酒浸　黄连三分，酒浸　枳壳三分　生地二分，酒洗

以上四味，预一日另用新水浸。又次入

细辛二分　川芎三分　蔓荆子三分

预一日用水半大盏，分作二处浸，此三味并黄柏等药，前正药作一大盏，不去渣，入此浸药，再上火煎至一大盏，去渣，稍热服，空心。又能治咬颊、咬唇、咬舌、舌根强硬等症如神。忌肉汤及食肉，使不助经络中火邪也。大抵肾并膀胱经中有寒，肺气元气不足者，皆宜服之，神验。于月生、月满时，隔三五日一服。

如病急，不拘时候。

益智和中丸　季秋合，治心腹中大痛，烦躁，冷汗自出。

草蔻仁四钱　益智仁一钱三分　砂仁七分　甘草炙，二钱半　黄芪　当归身　人参　干姜　麦门冬　曲末　陈皮各五分　桂枝　桂花各一钱半　大麦糵炒，三钱半　黄连一钱　生地一钱　姜黄三分　木香二分

上为细末，汤浸蒸饼为丸，如桐子大。每服二三十丸，温水送下。细嚼亦得。

温胃汤　治服寒药多，致脾胃虚弱，胃脘痛。

白豆蔻三分　益智　砂仁　甘草二分　姜黄各二分　陈皮七分　泽泻三分　黄芪七分　干姜二分　厚朴二分　人参三分

上为细末。每服三钱，水一盏，煎至半盏，食前温服。

〔丹〕里成人，年二十五岁，肚痛二个月，食少，面微寒。

白术　陈皮　青皮各半两　川芎　白芍　半夏各三钱　苍术　官桂　归身尾　甘草炙　木通各一钱

分七帖，姜二片煎，下保和丸二十粒。

一老人，腹痛作隔，不禁下者。

川芎　苍术　香附　白芷　茯苓　干姜　滑石

上八方，皆治中寒、虚寒腹痛也。

〔垣〕**术桂汤**　治寒湿所客，身体沉重，胃脘痛，面色痞黄。

麻黄一钱　桂枝五分　杏仁十个　草蔻仁　半夏　泽泻　炒曲各五分　苍术三钱　陈皮一钱　白茯苓一钱　猪苓五分　黄芪各五分　甘草二分，炙

上㕮咀，水二大盏，煎至一盏，去渣，稍热服，食前。

麻黄草豆蔻丸　季秋合，治客寒犯胃，心胃大痛不可忍者。

麻黄去节，二钱　草豆蔻　炒曲各一钱　益智八分　升麻　大麦曲　砂仁　黄芪　半夏汤泡　白术　陈皮各五分，去白　柴胡　甘草炙　吴茱萸　当归身　青皮　木香　厚朴各二钱　荜澄茄　红花　苏木各五分

上为末，汤浸蒸饼为丸，如桐子大。每服三五十丸，细嚼，温水送下。

厚朴汤　治脾胃虚寒，心腹满；及秋冬客寒犯胃，时作疼痛。

厚朴姜制　陈皮去白，二两　甘草炙　干姜各五钱　茯苓去皮，一两

戊火已衰，不能运化，又加客气，聚为满痛。散以辛热，佐以苦甘温，以淡泄之，扶持胃气，以期平也。

〔罗〕**高良姜汤**　治心腹绞痛如刺，两胁支满不可忍。

高良姜五钱　厚朴姜制　当归炒　桂心各二钱

上㕮咀，以水一升，煮取四合，分二服。若一服痛止便停，不须更服。若强人分二服，劣人分三服。增损之。

〔《本》〕治心脾痛神效。荔枝核为末，每服一钱，热醋汤调下。

〔仲〕四逆汤　真武汤　附子汤以上三方并见伤寒。【批】脐腹痛属少阴。

腹中寒气，雷鸣切痛，胸膈逆满，呕吐，附子粳米汤主之。

附子一个，炮　半夏五分　甘草半两　大枣十个　粳米半升

上五味，以水八升，煮米熟用汤，或去渣温服一升，日三服。

〔罗〕**益智散**　治伤寒阴盛，心腹痞满，呕逆泻利，手足厥逆，及一切冷气攻心，胁脐腹胀满绞痛。

川乌炮，去皮脐，四两　益智去皮　干姜炮　青皮去白。各一两

上为细末。每服三钱，水二盏，生姜三片，枣二枚劈破，同煎至八分，去渣温服，食前。

〔《本》〕又方　治胸满气噫，下部冷，脐腹疞痛。

半夏二两，制　生姜六两　陈皮四两，去白　桂一两　吴茱萸五十粒，汤洗泡

上㕮咀，用水十升，煮取四升，分五服，冷再服，空心食前服。予少年时，曾患脐疞腹痛，初不疑其虚，遍服诸家药无效，遂自诊之，觉是虚症，合此药一剂，服未至半剂，顿愈。

〔海〕正阳散　回阳丹　当归四逆汤以上三方见伤寒。【批】少腹痛属厥阴。

〔罗〕葱熨治验　《内经》云：寒气客于小肠膜原之间，络血之中，血泣而不得注于大经，血气稽留不得行，故宿昔而成积矣。又寒气客于肠胃，厥逆上出，故痛而呕也。诸寒作痛，得炅则痛立止。真定一秀士，年三十一，肌体本弱，左胁下有积气，不敢食冷物，觉寒则痛，或呕吐清水，眩晕欲倒，目不敢开，恶人烦冗。

静卧一二日及服辛热之药则病退。延至至元甲戌秋初，因劳役及食冷物，其病大作，腹痛不止，冷汗自出，四肢厥冷，口鼻气亦冷，面色青黄不泽，全不得卧，扶几而坐，咳嗽，咽膈不利。予与药服之，见药则吐，药不得入，无如之何，遂以熟艾约半斤，用白纸一张铺于腹上，纸上摊艾令匀，又以憨葱数枝批作两半片，铺于熟艾上，再用白纸一张覆之，以慢火熨斗熨之，冷则易之，觉腹中热，腹皮暖不禁，以帛三搭，多缝带系之，待冷方解。初熨时，得暖则痛减，大暖则痛止，至夜得睡。翌日，再与对证药服之，良愈。故立此熨法，以救将来之痛也。

〔海〕夏腹痛，肌热，恶热，脉洪疾，手太阴、足阳明主之。芍药黄芩汤治腹痛，脉洪数。方见下滞下。【批】热。

〔丹〕妇人肚坠痛，不泄，脉不数。

陈皮　地黄　芍药二钱　黄芩　木通　归尾一钱　甘草炙些　桃仁二十四个

〔经〕卒患腹痛。水研山豆根汁半盏服之。

五灵脂汤　治中暑，肚腹疼不已。

五灵脂　香附各等份

上为末，白汤调服。

腹痛，或大便利，或用手重按痛处，不痛者为虚，治法并于寒条选用之。或无寒者，如下方。【批】虚。

芍药甘草汤　芍药、甘草治腹痛，稼穑作甘，甘者己也，曲直作酸，酸者甲也，甲己化土，此仲景妙方也。

芍药二两　甘草一两

上㕮咀。每服五钱，水煎服。海藏云：白收而赤散也，酸以收之，甘以缓之。

〔海〕肚腹痛者，芍药甘草汤主之。

脉	弦	伤气	加	芍药	
	洪	伤金		黄芩	加枣
	缓	伤水		桂枝	生姜
	涩	伤血		当归	
	迟	伤火		干姜	

〔丹〕妇人痢后，血少腹痛。

白芍药二钱　归身尾一钱半　陈皮二钱　川芎五分

调服六一散

〔仲〕痛而秘者，厚朴三物汤主之。【批】实。

厚朴八两　大黄四两　枳实五个

上三味，以水一斗二升，先煮二味，取五升，内大黄，煮取二升，温服一升，以利为度。

〔丹〕一男子，年十八岁，自小面带微黄，五月间腹大痛，医者与小建中汤加丁香两帖，不效。加呕吐清汁，又与十八味丁沉透膈汤两帖，食全不进，痛无休止，卧不能起。如此五六日，又与阿魏丸百余粒，至夜发躁不得睡，口却不渴。予脉之，左三部沉弦而数，关部尤甚；右三部沉滑而数实，痛处不可按。遂与大柴胡汤四帖，加甘草下之，痛呕虽减，食犹未进；遂与小柴胡汤去黄芩、人参，加芍药、陈皮、黄连、生甘草二十帖愈。

白云许先生，始因饮食作痰成脾疼，后累因触冒风雪，腿骨作疼，众皆以脾疼、骨疼为寒，杂进黄牙秽丹等药杂治。十余年间，艾灸数万计，或似有效，及至病再作，反觉加重。至五十一岁时，又冒雪乘船而病愈加，至坐则不能起，扶起亦不能行，两胯骨不能开合。若脾疼作时，则两胯骨痛处似觉稍轻；若饮食甘美，脾疼不作，则胯骨重痛增。诸老袖手，计无所出。予谓此初因中脘有食积痰，杂以胃寒湿抑遏经络，血气津液不行，痰饮注入骨节，往来如潮，其涌而上则为脾疼，降而下则为胯痛，非涌泄之法不足以治之。时七月二十四日，遂以甘遂末一钱，入猪腰子内煨与食之，连泻七行，至次日两足便能行步。至八月初三日，呕吐大作，不能起床，颗粒不食，但时烦躁，气弱不能言语，诸老皆归罪于七月之泻，而又知累年热补之误，皆不敢用药。予尝记《金匮》云：病人无寒热，而短气不足以息者，此实也。其病多年郁结，一旦以刀圭之剂泄之，徒动猖狂之势，他未有制御之药，所以如此。仍以吐剂达其上焦，以次第治及中、下二焦。于初三日，用瓜蒂吐不透；初六日，用栀子又吐不透；初九日，用附子尖三枚和浆水与之，始得大吐，其呕哕终止。前后所吐，共得膏痰沫液一大水桶。初十日，遂以朴硝、滑石、黄芩、石膏、连翘等凉药，㕮咀一斤，蒸煎浓汁，放井水中极冷饮之。十一月十二日、十三日、十四日，每日食上件药一斤；十五日，腹微满，大小便皆秘闷。予欲用大承气下之，诸老皆以为不可。十六日，六脉皆歇至。予诊其脉，独歇至卯酉二时，其余时刻平匀如旧。予曰卯酉为手、足阴阳之应，此大肠与胃有积滞不行所致，当速泻之。争论不已。至十八日，遂作紫雪半斤。十九日早，紫雪成，每用一匙头，以新汲井水化下，至二十日天未明，已服紫雪五两，神思稍安，腹满亦减。遂收起紫雪不与。二十一日，大为小便闭作痛所苦，遂饮以萝卜子汁半茶盅，随手痛止，小便立通。廿二日，小腹满痛，不可扪摸，神思不佳，遂以大黄、牵牛作丸，服至三百丸。至二十三日巳时，下大便，并通如烂鱼肠三碗许，臭恶可畏。是日神思稍安，诊其脉不歇至矣。二十四日，腹大绞痛，殆不能胜者约一时许，腰胯沉重且坠，两时不出声，不能言，泻下秽物如柏油条者一尺余，肚中如烧，片时方定。至廿五日，神思渐安，夜间得睡，廿六日，渐能出声言语。自初二日至此，并颗粒不曾入口，语言并不出声。至廿七日，方啜半盏稀粥者四次，似有生意。至次月初四日方平安。其脉自呕吐至病安日，皆是平常弦大之脉，唯有中间数日歇至少异耳。至次年四月复行倒仓法，方步履如初。

肠痈亦腹痛，但小便数似淋，脉滑数为异耳。治法见肠痈本门。

〔《肘》〕治小腹俱胀痛，短气欲死，或已绝。用乌梅二七枚，水五升，煮一沸，内大钱二七枚，煮取二升半，强人可顿服；瘦人可分之再服。【批】腹胀短气收之污血散之。

〔海〕**当归丸** 治三阴受邪，于心、脐、少三腹疼痛，气风等症。

四物汤各半两 防风 独活 全蝎各五分 续断一两 苦楝 元胡各七钱 木香 丁香各二钱半 茴香一两，炒

上为细末，酒糊丸，桐子大。空心温酒下三五十丸，大效。

四物苦楝汤

四物汤四汤 延胡索 苦楝各一两

〔云〕治腹中搅痛不可忍。

延胡索 当归 白芍 川芎 干姜各等份

上为末，每服三钱，温酒调下。

又法 治证同前。

延胡索 桂心各半两 当归一两

上为细末，热酒调下。

失笑散 治心腹痛欲死，百药不效，服此顿愈。方见心痛。

〔《经》〕治脾寒气发歇痛不可忍者。茱萸一两，桃仁一两和炒，令茱萸焦黑后，去茱萸，取桃仁，去皮尖研细，葱白三茎煨熟，以酒浸，温分三服。

腹痛，脉滑者，痰；脉弦者，食。

清痰多作腹痛。【批】湿痰。

台芎 苍术 香附 白芷

上为末，生姜自然汁调入，热汤服之。

温中丸 治食积肚痛。【批】积。

白术 香附童便浸 针砂各四两，醋浸，炒红 山楂肉 神曲各八两 苦参一两 川芎半两，春用夏去 吴茱萸半两，汤浸。冬用春去之 苍术米泔浸一宿、二两五钱

上为末，醋调面糊为丸，如桐子大。一方，去山楂、神曲、川芎，加半夏、青皮、黄连。

〔世〕**苍术丸** 治失饥伤饱，肚痛不食。

苍术炒 橘红等份，为末

上生姜汁打、炒，神曲糊丸，如桐子大。每七十丸，米饮下。

〔丹〕酒积腹疼痛。用三棱、蓬莪术、香附、官桂、苍术、厚朴、陈皮、甘草、茯苓、木香、槟榔治之。

杨淳三哥，年六十，食积痰作痛在心头，或在腹胁，脉皆弦涩，食甚少，大便秘实，此

湿积也，宜生血、行气、进食、磨积、补虚。

白术　炒曲　半夏各一钱半　郁李仁　归身尾　芍药　陈皮各五钱　山楂五钱　川芎三钱　人参二钱　柴胡二钱　红花五分　桃仁三个

细末粥丸。一日三次，食前白汤下四五十丸。

〔罗〕**七气汤**　治虚冷上气，及寒气、怒气、思气、喜气、忧气、愁气，内结积聚，坚牢如杯，心腹绞痛，不能饮食，时发时止，发即欲死，此药主之。【批】气。

半夏汤洗，五两　人参去芦　甘草炙　肉桂各一两

上为细末，入半夏令匀。每服二钱，水一大盏，生姜三片，煎七分，去渣稍热服，食前。

腹痛有作止者，有块耕起往来者，吐清水者，皆是虫痛。治法见心痛。【批】虫。

井窈渠吴孺人，年近四十，得腹隐痛，常以火烧砖瓦熨之，面与胸襟间，恶火之热气。发时少烦，食亦减，六脉和，皆微弦，最苦夜间不得睡，但世上凶恶之事，并忧苦境像皆上念，时作恶泣，说离别，嘱付后事。如此者一年，众作心痛治之。自觉气自下冲上，虽久病，人却不瘦。予曰：此肝受病，遂与防风通圣散吐之。时尚春寒，于通圣中加桂，入姜汁调之，日三四次，至初夏稍热，与当归龙胆丸、枳术丸，一月而愈。

运气　腹痛有二：【批】运气。

一曰土盛攻肾而痛。经云：岁土太过，雨湿流行，肾水受邪，民病腹痛清厥，意不乐是也。

二曰火郁之发痛。经云：火郁之发，民病腹中暴痛是也。

〔世〕盐炒热，用布裹，熨痛处，神效。【批】杂方。

〔丹〕搅肠痧。用台芎为末，每一钱许，入生姜自然汁半盏，热汤内调服。又方，樟木煎汤大吐之，或用白矾末一钱，清汤调服探吐之，或盐汤探吐之亦可。

〔世〕治发痧，面青肚疼，昏倒不省人事。急以鼠屎一合，研为细末，滚汤调令通口澄清服之，一服而安，神效。宜预收下。

刺灸　腹痛有四法：【批】针灸。

其一取脾胃。经云：邪在脾胃，阳气不足，阴气有余，则寒中肠鸣腹痛，皆调于三里。又云：足太阴之别，名曰公孙，去本节之后一寸，实则腹中切痛取之所别也。又云：腹痛刺脐左右动脉，已刺按之立已；不已，刺气冲，已刺，按之立已是也。

其二取大肠。经云：大肠病者，肠中切痛而鸣濯濯，感于寒即泄，当脐而痛，取巨虚，上廉是也。

其三取督脉。经云：肾虚则胸中痛，大腹小腹痛，清厥，意不乐，取其经少阴、太阳血者是也。

其四取任脉。经曰：任脉之别，名日尾翳，下鸠尾，散于腹，实则腹皮痛，取之所别也。

〔世〕治绞肠痧症，手足厥冷，腹痛不可忍者，以手蘸温水，于病者膝弯内拍打，有紫黑处，经针刺去恶血即愈。

〔《玉》〕腹痛，并治气块：内关　支沟　照海

〔《撮》〕气痛，并治积痛，食不化：气海一寸半，灸五十壮。　中脘二寸半，灸十壮。隐白二分，泻之，灸七壮。

〔桑〕又法：巨阙　足三间

〔怪穴〕腹痛肠鸣：气冲在气海旁各一寸半，针入二寸半，灸五十壮。

〔世〕脐腹痛：阴陵泉　太冲　三里　支沟　不已，取下穴：中脘　关元　天枢　绕脐痛：公孙　三阴交　阴谷

〔东〕胃脘暴痛，脐中坚痛：石门　商丘　阴谷　大肠俞　膈俞

〔《甲》〕腹中尽疼，外陵主之。大肠寒中，《千金》作“寒疝”大便干，腹中切痛者，肓俞主之。绕脐痛，抢心，膝寒，注利，腹结

主之。

〔仲〕夫瘦人绕脐痛，必有风冷，谷气不行，而反下之，其气必冲。不冲者，心下则痞也。

〔《脉》〕若腹痛，脉反浮大而长者死。虫痛，脉浮大无妨。

心腹痛，痛不得息，脉细小迟者生；坚大疾者死。有积，脉坚大无妨。

胎前腹痛

〔仲〕妇人怀胎，腹中诸疾痛，当归芍药散主之。

当归三两　芍药一斤　茯苓四两　白术四两　泽泻半斤　川芎半斤，一作三两

上六味，杵为散。取方寸匕，酒和日三服

〔洁〕**地黄当归汤**　治妇人有孕胎痛。

当归一两　熟地二两

上为末，作一服，水三升，煎至一升半，去渣，顿服之。

〔仲〕妇人腹中痛，小建中汤主之。　方见虚劳。

〔云〕**芎归汤**　治妊娠先患冷气，忽心腹痛如刀刺。

川芎　人参　茯苓　桔梗　吴茱萸　当归各一两　厚朴制　芍药各二两

上㕮咀，以水九升，煎取三升，分三服，气下即安。

〔丹〕孙院君，因近丧冒恶气，伤胎肚痛，手不可近，发热，口中不思食。须安胎、散滞气。

青皮三钱　黄芩　芍药各二钱　归尾一钱半　川芎一钱　木香五分　甘草炙，少

分二贴。水三盏，先煎苎根二大片，至二盏，去苎根，入前药同煎至一盏，热服。

〔《大》〕治妊娠腹痛。用生地黄三斤，捣汁：酒一升，合煎减半，顿服，愈。

〔《脉》〕师曰：妇人有胎腹痛，其人不安，若胎病不动，欲知生死，令人摸之，如覆杯者则男，如肘颈参差起者女也。冷在何面，冷者为死，温者为生。

产后腹痛

〔《大》〕黑神散治产后恶露不尽，心胸痞满，脐腹撮痛，污血诸疾。方见妇人产后。

〔丹〕产后三日，血块痛，发热。

五灵脂略炒　牡丹皮　没药　滑石

上研细，分五帖。豆淋酒下之，食前。

冯宅产后发热，腹中痛有块，自汗恶寒，曾服黑神散。【批】挟虚。

白术　芍药三钱　滑石五钱　黄芩二钱半　牡丹皮二钱半　人参　川芎　归尾　陈皮　荆芥各一钱　干姜一钱　甘草些

〔《云》〕**卷荷散**　治产后血上冲心，血刺血晕，腹痛恶露不快。【批】污血清之。

初出卷荷　红花　当归各二钱　蒲黄纸炒　牡丹皮各半两

上为细末。每服三钱，空心温酒调下一碗；或用童便调下，妙。

〔《大》〕治血瘕，痛无定处。

童便三升　生地汁　生藕汁各一升　生姜汁二升

上先煎三味，约三分减二，次下姜汁，慢火煎如稀饧，每取一合，温酒调下。

治儿枕痛，乃血瘕也。用真蒲黄研细，调服二钱。如燥渴者，用新汲水调下。

〔《丹》〕治产后儿枕大痛，黑白散。【批】重剂。

乌金石醋煅七次，另研　寒水石煅存性，为末

上，各收之。服时各抄一钱半，米饮调下，痛止勿服，未止再服。

〔海〕四物加玄胡没药白芷汤，治产后败血作痛。方见妇人门。【批】轻剂。

四物苦楝汤方见腹痛　一方，治脐下痛不

可忍，四物汤加延胡索二钱半服之。

〔《大》〕**紫金丸** 治产后脐下痛，即失笑散醋为丸是也。五灵脂、浦黄等份，醋丸服。

立效散 治产枕痛不可忍，用五灵脂慢火炒令干，为末。二钱，温酒下，瘥。产枕，即血枕也。

〔丹〕产后恶露未尽，小腹作痛。

五灵脂 香附末

上合和醋为丸，甚者入留尖桃仁。一方加蛤粉。

〔《大》〕治产后血不尽，血痛闷方。取败荷叶烧作灰，暖水和服；煮汁服亦良。又方，取乱发如鸡子大，灰汁洗净烧为末，酒调服二钱。

治产后血瘕腹痛，及喉痹，热因寒用。铁秤锤煅令通赤，焠酒中，候温饮之。丹溪法用焠醋中，使鼻闻其气，妙。

〔仲〕产妇胁痛，法当以枳实芍药散。假令不愈者，此为腹中有干血着脐下，宜下瘀血汤主之，亦主经水不利。【批】峻剂。

大黄二两 桃仁二十枚 虻虫二十个，炒，去足

上三味为末，炼蜜和为四丸。以酒一升煎一丸，取八合，顿服之。新血下如豚肝。

〔云〕又方 疗产后血结下不尽，腹中绞痛不止。

大黄另浸 生地 当归各二两半 川芎 芍药 桂心各一两 甘草 黄芩各二两 桃仁四十九个，制

上切细，以水七升，煮取二升半，大黄更煎一二沸，分三服。

桂心丸 治产后血气不散，积聚成块，上攻心腹。或成寒热，四肢羸瘦，头痛。

青皮 干漆炒烟尽，各七钱 没药 槟榔 当归 桂心 赤芍 牡丹皮各五钱 大黄 桃仁去皮尖 鳖甲醋炙 厚朴制 三棱煨 延胡索各一两

上为细末，炼蜜丸，如桐子大。每服三四十丸，温酒下。

〔《保》〕治血晕血结，或聚于胸中，或偏于小腹，或连于胁肋。四物汤四两，倍当归、川芎，加鬼箭、红花、元胡各一两，同为粗末，加四物煎，调没药散服之。

虻虫二钱，去翅足，炒 水蛭一钱，炒 麝香少 没药

上为末，入前药调服，血下痛止，只服一服。

〔仲〕产后腹中疼痛，当归生姜羊肉汤主之。方见产后血弱。【批】虚寒。

〔《衍》〕一妇人产当寒月，寒气入产门，脐下胀满，手不得犯，此寒疝也。医将治之以抵当汤，谓其有瘀血也。予教之曰：非其治也，可服张仲景羊肉汤。少减，作二服，遂愈。

〔仲〕**内补当归建中汤** 治妇人产后虚羸不足，腹中刺痛不止，吸吸少气，或苦少腹中急痛引腰背，不能饮食。

产后一月，日得服四五剂为善，令人强壮。

当归四两 桂枝三两 芍药六两 生姜三两 甘草二两 大枣十二枚

上六味，以水一斗，煮取三升，分温三服，一日令尽。若大虚，加饴糖六两，汤成内于火上暖令饴消。若去血过多，崩伤内衄不止，加地黄六两，阿胶二两，合八味汤成，内阿胶服之。

〔云〕产后六七日，忽然脐腹痛，皆因呼吸冷气乘虚入客于血分，宜服当归建中汤。方见上。

〔《大》〕**独圣汤** 治产后腹痛。

当归为末，每服二钱，水一盏，煎至七分，温服。

〔云〕治产后恶物不尽，腹内疼痛。产后常服此，妙。

生地 当归并略炒，各一两 生姜五钱，细切，新瓦炒，令焦黑

上为细末，姜酒调二钱服。

〔《大》〕治产后血块痛

熟地一斤 陈生姜半斤

上拌匀，同炒干为末。每服一钱，酒调，产后以乌梅汤下之。

〔仲〕产后腹痛，烦[1]满不得卧，以枳实芍药散主之。【批】实。

枳实烧令黑，勿太过　芍药研末

上二味，杵为散。服方寸匕，日三服。并主痈脓，以麦粥下之。

产后腹痛，服枳实芍药散不愈者，宜下瘀血汤主之。方见败血条。

〔仲〕产后七八日，无太阳症，少腹坚痛，此恶露不尽。不大便，烦躁发热，日晡时烦躁者，不食，食则谵语，至夜即愈，宜大承气汤主之。热在里，结在膀胱也。大承气汤方见伤寒。

〔《山》〕儿枕痛。用隔年蟹壳烧灰，酒下。【批】杂方。

〔丹〕**局方五积散**　治产后余血作痛。【批】药忌。

以苍术为君，麻黄为臣，厚朴、枳实为使。虽有当归、芍药之补血，仅及苍术三分之一。不思产后之妇，有何寒邪，血气未充，似难发汗，借曰药性温和，可以推陈致新，岂可用麻黄之悍，附以苍术、枳、朴之散乎？虚而又虚，祸不旋踵矣。

产后血块痛：三阴交、气海宜灸之。【批】针灸。

肠　鸣

〔垣〕如胃寒泄泻，肠鸣，于升阳除湿汤加益智仁五分，半夏五分，生姜、枣子和煎。升阳除湿汤方见泄泻。【批】寒热。

〔丹〕腹中水鸣，乃火击动其水也，二陈汤加芩、连、栀子。腹中鸣者，病本于胃也。全文见水肿。肠鸣多属脾胃虚。一男子肠鸣食少，脐下有块耕动，若得下气多乃已，已则复鸣。医用疏气药与服，半年不效。予用参、术为君，甘草、连、参、枳、干姜为臣，一帖肠鸣止，食进。又每服吞厚朴红豆丸，其气耕亦平。经云：脾胃虚则肠鸣腹满。又云：中气不足，肠为之苦鸣。此之谓也。【批】虚实。

肺移寒于肾为涌水。涌水者，按之腹不坚，水气客于大肠，疾行则鸣，濯濯如裹里水浆之声也。全文见诊病传变。

〔河〕**葶苈丸**　治涌水，疾行则腹鸣，如囊裹水浆之声。

葶苈隔纸炒　泽泻　椒目　桑白皮　杏仁　猪苓去黑皮，各五钱

上为末，炼蜜丸，桐子大。每二十丸，葱白汤下，不拘时，以利为度。

运气　肠鸣有二：【批】运气。

一曰土发。经云：土郁之发，肠鸣而为数后是也。

二曰热胜。经云：少阴在泉，热淫所胜，病腹中肠鸣，气上冲胸，治以咸寒是也。

针灸　肠鸣有三法：【批】针灸。

其一补脾。经云：脾虚则腹满肠鸣，飧泄，食不化，取其经太阴、阳明、少阴血者是也。

其二补足太阳。经云：中气不足，肠为之苦鸣，补足外踝下留之五分申脉穴也。

其三取太阳。经云：肠中雷鸣，气上冲胸，邪在大肠，刺肓之原巨虚、上廉、三里是也。

〔《甲》〕腹中常鸣，时上冲心，灸脐下。腹中肠鸣盈盈然，食不化，胁痛不得卧，烦热，泄糜，不嗜食，胸胁指满，喘息而冲，鬲呕，心痛，及伤饱，身黄，骨瘦羸，章门主之。肠鸣相逐，不可倾倒，承满主之。肠鸣而痛，温留主之。饮食不下，腹中雷鸣，大便不节，小便赤黄，阳纲主之。

呕吐膈气总论

〔洁〕论曰：吐有三，气、积、寒也，皆从

[1] 烦：原脱，据《金匮要略·妇人产后病》篇补。

三焦论之。上焦在胃口，上通天气，主内而不出；中焦在中脘，上通天气，下通地气，主腐熟水谷；下焦在脐下，下通地气，主出而不纳。是故上焦吐者，皆从于气。气者，天之阳也，其脉浮而洪，其症食已暴吐，渴欲饮水，大便燥结，气上冲胸而发痛，其治当降气和中。中焦吐者，皆从于积，有阴有阳，食与气相假为积而痛，其脉浮而弦，其症或先痛而后吐，或先吐而后痛，治法当以小毒药去其积，槟榔、木香和其气。下焦吐者，皆从于寒，地道也，其脉大而迟，其症朝食暮吐，暮食朝吐，小便清利，大便秘而不通，治法宜毒药通其闭塞，温其寒气，大便渐通，复以中焦药和之，不令大腑结闭而自安也。【批】大法吐分三焦。

上洁古论三焦吐，其说盖本于黄帝。所谓气为上膈，食饮入而还出为下膈，食晬时乃反出之。其上焦食已暴吐者，今世谓之呕吐也。中下二焦朝食暮吐者、暮食朝吐者，今世谓之膈气反胃也。分呕吐膈气为二门。

〔垣〕夫呕、吐、哕者，俱属于胃。胃者，总司也，以其气血多少为异耳。且如呕者，阳明也，阳明多血多气，故有声有物，气血俱病也。仲景云：呕多虽有阳明症，慎不可下。孙真人云：呕家多服生姜，乃呕吐之圣药也。气逆者必散之，故以生姜为主。吐者太阳也，太阳多血少气，故有物无声，乃血病也。有食入则吐，有食已则吐，以陈皮去自主之。哕者，少阳也，少阳多气少血，故有声无物，乃气病也。以姜制半夏为主。故朱奉议治呕吐哕，以生姜、半夏、陈皮之类是也。究其三者之源，皆因其脾虚弱，或因寒气客胃，加之饮食所伤而致也。宜以丁香、藿香、半夏、茯苓、陈皮、生姜之类主之。按哕《内经》实指呃逆、今先贤误释为干呕者，非也。若但有内伤而有此疾，宜察其虚实，使内消之。痰饮者必下之，当分其经，对证用药，不可乱也。【批】呕吐哕分三阳。

呕*有物有声*

〔仲〕诸呕吐，谷不得下者，小半夏汤主之。【批】表实者辛泻。

呕家本渴，渴者为欲解，今反不渴，心下有支饮故也。小半夏汤主之

用半夏一升，生姜半斤，以水七升，煮取一升半，分温再服。

卒呕吐，心下痞，膈间❶有水眩悸者，小半夏加茯苓汤主之。

半夏一升　生姜半斤　茯苓三两，一法四两

上三味，以水七升，煮取一升半，分温再服。

陈皮汤　治呕。方见干呕。

〔孙〕治呕吐，以白槟榔一枚煨，陈皮十分炙，锉为末，水一盏，煎半盏服之。

上姜、半、橘，治呕吐必用之圣药。然东垣云：辛药生姜之类治呕吐，但治上焦气壅表实之病，若胃虚谷气不行，胸中闭塞而呕者，惟宜益胃，推扬谷气而已，勿作表实，用辛药泻之。

〔仲〕胃反呕吐者，大半夏汤主之。服前小半夏汤诸汤不愈者，服此立愈。【批】胃虚者甘益。

半夏二升，洗完用　人参三两　白蜜一升

上三味，以水一斗三升，和蜜扬之二百四十遍，煮药取三升，温服一升，余分再服。

李绛疗反胃呕吐无常，粥饮入口即吐，困倦无力垂死者，以上人参三大两，劈破，水一大升，煮取四合，热顿服。

〔丹〕久病呕者，胃虚不纳谷也。

生姜　人参　黄芪　白术　香附

胃虚有寒呕吐者，东垣丁香茱萸汤、仲景理中汤，皆益胃推扬谷气之剂也。方见寒条。

---

❶ 膈间：原作肠闭，据《金匮要略》改。

〔垣〕若阴虚邪气逆上，窒塞呕哕不足之病，此地道不通也。正当用生地黄、当归、桃仁、红花之类，和血凉血润血；兼用甘草以补其气；微加大黄、芒硝以通其闭，大便利，邪气去，则气逆呕哕自不见矣。复有胸中虚热，谷气久虚，发而为呕哕者，但得五谷之阴以和之，则呕哕自止。五谷皆属阴，或食，或饮白汤，或喜凉者饮凉水，皆能止呕哕，不必用药也。【批】大便不通者利之，谷气久虚者食饮和之，痞者治痞寒。

〔仲〕呕而肠鸣，心下痞者，半夏泻心汤主之。方见伤寒。

〔垣〕**加减二陈汤** 治痰饮为患，或呕哕恶心；或头眩心悸；或中脘不快；或发为寒热；或因食生冷，脾胃不和，并宜治之。

丁香一两 半夏五两 陈皮五两 茯苓二两 甘草一两半

上㕮咀。每服四钱，水一盏半，生姜三片，乌梅一个，同煎至七分，去渣热服无时。或治痰痞，加草豆蔻面裹煨熟一两半。

藿香安胃散 治脾胃虚弱，不饮食，呕吐不时。

藿香钱半 丁香二钱 人参二钱 橘红五钱

上件四味为细末。每服二钱，水二盏，生姜三片，同煎至一盏，去渣服，食前。

〔垣〕**丁香吴茱萸汤** 治呕吐哕，胃寒所致。

丁香五分 吴茱萸 草豆蔻 人参各一钱 甘草五分，炙 黄芩一钱 柴胡五分 升麻七分 茯苓五分 当归钱半 苍术一钱 半夏五分 干姜五分

上为细末。每服半两，水二盏，煎至一盏，去渣热服，食前，忌冷物。

〔世〕**藿香平胃散** 治呕吐不止。

藿香一两 半夏二两 陈皮去白，二两 厚朴一两，制 苍术三两，泔浸 甘草二两。炙

上为粗末。每服五钱，水一盏半，生姜三片，枣三枚，同煎，去渣，温服。

〔罗〕红豆丸 诸药不愈者神效。方见膈气寒条。

〔杜〕安业坊，有阎氏家老妇人患呕吐，请石秀才医。曰：胃冷而呕，下理中丸至百余丸，其病不愈。石疑此患，召杜至。曰；药病正相投，何必多疑。石曰：何故药相投而病不愈？杜曰：寒气甚，药力未及，更进五十丸必愈。如其言果愈。石于是师法于杜。

〔海〕理中汤加减例。理中汤方：甘草、人参、白术、干姜，各等份。

若为寒气、湿气所中者，附子一两，名附子理中汤。若霍乱吐泻者，加橘红、青橘皮各一两，名治中汤。若干霍乱，心腹作痛，先吃盐汤少许，顿服，呕吐出令透，即进此药。若呕吐者，于治中汤内加丁香、半夏一两，生姜十片。若泄泻者，加橘红、茯苓各一两，名补中汤。若泄泻不已者，于补中汤内加附子一两，不喜饮食，水谷不化者，再加炒砂仁一两，共成八味。若霍乱吐下，心腹作痛，手足逆冷，于本方中去白术、加熟附，名四顺汤。若伤寒结胸，先以桔梗、枳壳等份煎服，不愈者，及吐利后胸痞欲绝，心膈高起，急痛手不可近者，加枳实、茯苓各一两，名枳实理中汤。若渴者，但于枳实理中汤内加栝楼根一两。若霍乱后转筋者，理中汤内加石膏一两。火煅。若脐下筑者，肾气动也，去术，加官桂一两，肾恶燥故去术；恐作奔豚，故加官桂。若悸多者，加茯苓一两。若渴欲饮水者，加术半两。若苦寒者，加干姜五钱。若腹满者，去白术，加附子一两。若饮酒过多及啖炙煿热食发为鼻衄者，加川芎一两。若伤胃吐血，以此药能理中脘，分利阴阳，安定血脉，只用本方。若中附子毒者，亦用此方；或止用甘草、生姜等份煎服，或以乌豆煎汤解之。

〔仲〕呕而胸满者，吴茱萸汤主之。方见伤寒吐。 呕而脉弱，小便复利，身有微热，见

厥逆者，四逆汤主之。方见伤寒下利。

〔杜〕王普侍郎病呕，饮食皆不得进，召孙，数日亦不愈，后复召杜。杜曰：治呕愈呕，此胃风也。遂用川乌一两，净洗去皮脐、不去尖，以浆水一碗煮干。每个作两片，复用浆水一碗，煮尽，更作四片。每细嚼一片，以少温水下。少顷，呕遂止。痛既少息，杜遂问曰：寻常好吃何物？曰：好吃甘甜之物。杜曰：是甘甜乃膏粱之物，积久成热，因而生风，非一朝一夕之故也。王服其说。

痛而呕为寒。经云：寒气客于肠胃，厥逆上出，故痛而呕者是也。

〔丹〕呕吐，胃中有热，膈上有痰，二陈汤加炒栀子、黄连、生姜主之。此方累试效。【批】热。

〔仲〕呕而发热者，小柴胡汤主之。方见往来寒热

〔洁〕用小柴胡汤加青黛，以姜汁打糊为丸，名青镇丸，治呕吐，脉弦，头痛，盖本诸此。

〔《本》〕治胃热呕，以竹茹汤。

干葛三钱　甘草二钱　半夏三钱，姜汁半盏，浆水一升，煮耗半

上末。每服五钱，水一盏，姜三片，竹茹一弹，大枣一枚，同煎至一盏，去渣温服。

有热者，手足心热。政和年，有京人病伤寒，得汗身凉，数日忽呕吐，药与饮食俱不下。医者皆进丁香、藿香、滑石等药，下咽即吐。予曰：此正汗后余热留胃脘，孙兆竹茹汤正相当尔。治药与之，即时愈。《良方》中槐花散，亦相应。

定呕吐利膈，枇杷散

枇杷叶去毛，味苦平，下气　人参各一钱　茯苓五钱　茅根二两　半夏一钱

上细锉。每服四钱，水一盏半，生姜七片，慢火煎至七分，去渣，入槟榔末五分，和匀服之。

〔仲〕呕吐而病在膈上，后思水解，急与之，思水者，猪苓散主之。

猪苓　茯苓　白术各等份

上三味，杵为散。饮服方寸匕，日三服。

仲景云：呕吐思水解者，急与之。予长男每呕水三二碗，诸药不效，但吃井花水一口即住。用白术茯苓汤服愈，信知先贤不诬也。

〔《本》〕治卒呕吐不止，不欲食，煮枇杷叶汁饮之，止渴，偏理呕畹。

〔丹〕妇人月经时口渴，吃水多，心痞，善呕不食。

白术二钱　陈皮二钱　山栀炒　木通　黄芩各一钱　炙甘草些

分二贴，水二盏，煎小盏，入姜汁热饮之。

〔《本》〕治产后呕不止者，香灵丸。【批】污血。

丁香　辰砂另研。各六分　五灵脂一钱

上香、脂先研末；后入砂再研匀。用狗胆或猪胆丸如鸡头大，每服一丸。生姜陈皮汤磨下。

诸痿喘呕，皆属于上。全文见诊。【批】脏腑。

〔《素》〕太阴所谓食则呕者，物盛满而上溢，故呕。脉解篇

辛散逆气，诸方用姜、半、橘之类。并见上壅条。【批】辛散。

〔《广》〕治呕逆不能食。诃黎勒皮二两，去核，捣为末，炼蜜和丸，槐子大。空心服二十丸，日二服。【批】苦泄。

〔《食》〕木瓜主呕畹风气。又吐而转筋，煮木瓜汁饮之，甚良。【批】酸收。

〔世〕若病人直患呕吐，而复脚弱、或疼，乃是脚气，当作脚气治之。【批】脚气吐。

运气　呕吐有四：【批】运气。

一曰火热。经云：少阴司天，热气下临，呕逆躁烦。又云：少阳所至，为呕涌。又云：少阳之复，呕逆。又云：火郁之发，呕逆，治以咸寒、甘寒是也。

二曰风。经云：厥阴在泉，风淫所胜，病

食则呕。又云：厥阴司天，风淫所胜，食则呕。又云：厥阴之胜，甚则呕。又云：厥阴之复，呕吐，饮食不入，入而复出，甚则入脾食痹而吐，治以辛凉甘清、酸清是也。

三曰风火。经云：少阳司天之政，风热参布，民病呕吐。二之气，病热郁于上，咳逆呕吐。三之气，民病呕。又云：太阳司天之政，初之气，病见热，头痛呕吐，治以酸寒、辛寒、咸寒是也。

四曰湿。经云：阳明司天之政，初之气，其病呕。又云：土郁之发，甚则心痛、脚肿、呕吐是也。

针灸　呕吐取法有二：【批】针灸。

其一取脾。经云：脾足太阴之脉，是动则病食则呕，视盛虚热寒陷下取之也。

其二取肝。经云：肝足厥阴之脉，所生病者，胸满呕逆，视盛虚热寒陷下取之也。

〔洁〕呕盛无度并干呕：大陵　间使

〔扁〕呕逆：中脘　尺泽

〔《摘》〕胸中痰饮，霍乱惊悸，腹胀暴痛，恍惚，吐逆不食：巨阙六分。三里立愈。

肝脉缓为善呕。全文见诊虚实法。

〔垣〕孙真人言生姜为呕家圣药，谓上焦气壅表实之病而言，非以泻气而言之也。若脾胃虚弱，谷气不行，荣卫下流，是中气不利，清气津液不上，胸中闭塞，气道不开，亦令人哕，惟宜益胃推扬谷气而已。勿作外实，以辛药生姜之类，泻其壅滞，及妄以泻气，泻血药下之。下之则转增闭塞疼痛，或变作结胸，复下其膈，由此致危者多矣。盖气已虚而反泻之，是重泻其气，必胸中如刀削之痛，与正结胸无异，可不慎哉。

〔丹〕呕吐煎药，忌瓜蒌、杏仁、桃仁、萝卜子、山栀，皆要作吐。丸药中带香药行散，不妨。注船大吐，渴饮水者即死，童便最好。

吐有物无声

〔洁〕治上焦气热上冲，食已暴吐，脉浮而洪，宜先降气和中，桔梗汤。【批】上焦热。

桔梗一两半　白术一两半　半夏曲二两　陈皮去白　枳实炒　茯苓　厚朴各一两

上粗末。每服一两，水一盏，煎至七分，取清，温调木香散二钱，隔夜空腹服之。三服后气渐下，吐渐去。然后去木香散，加芍药二两，黄芪一两半，同煎服之，病愈则止。如大腑燥结，食不尽下，以大承气汤去硝微下之。少利为度，再服前药补之。如大便复结，又依前微下之。

木香散

木香　槟榔等份

上为细末，同前药调下。

〔《保》〕治暴吐，上焦气热所冲也。经曰：诸呕吐酸，暴注下迫，皆属于火。脉洪而浮者，荆黄汤主之。

荆芥一两　人参五钱　甘草二钱半　大黄二钱

上粗末作一服，水二盏，煎至一盏，去渣，调槟榔散二钱，空心服之。

槟榔散

槟榔二钱　木香一钱半　轻粉少许

上为细末，同煎药下。如丸，亦用水浸蒸饼为丸，如小豆大。每服二十丸，食后服。

李绛独参汤　治呕吐胃弱欲死。方见呕胃虚条。

〔仲〕**大黄甘草汤**　治食已即吐，又治吐水。

大黄四两　甘草一两

上二味，以水三升，煮取一升，分温再服。

〔洁〕**金花丸**　治吐食而脉弦者，由肝胜于脾而吐，乃由脾胃之虚，宜治风安胃。【批】肺乘脾。

半夏汤洗，一两　槟榔二钱　雄黄钱半

上细末，姜汁浸，蒸饼为丸，如桐子大。小儿另丸姜汤下，从少至多，渐次服之，以吐止为度。风痰羁绊于脾，故饮食不下。

治吐，头痛有汗，脉弦，青镇丸主之。

柴胡一两　黄芩七钱半　甘草　半夏三钱　青黛二钱半　人参五钱

上细末，姜汁浸，蒸饼丸，桐子大。每服五十丸，姜汤食后下。

〔仲〕胃反，吐而渴欲饮水者，茯苓泽泻汤主之。

茯苓半斤　泽泻四两　甘草二两　桂枝二两　白术三两　生姜四两

上六味，以水一斗，煮取三升，内泽泻，再煮，取二升半，温服八合，一日三服。

〔《本》〕食即吐，欲作反胃，白术散。

泽泻　白术　茯苓各等份

上为末，每服一钱，汤调温服。

〔《经》〕治丈夫妇人吐逆，连日不止，粥食汤药不能下者，可以五灵脂不夹土石拣精好者，不计多少，捣细末研，狗胆汁和为丸，如鸡头大。每服一丸，煎热生姜酒磨细，更以少生姜酒化下。凡汤药令极热，须是先做下粥，温热得所，左手与患人药吃，不得漱口，右手急将粥与患人吃，不令太多。

碧霞丸　治吐逆立效。【批】杂方。

黄丹四两，筛过，用好米醋半升，同药入铫内煎干，却用炭火三称，就铫内煅透红，冷取研细为末，用粟米饭丸，如桐子大。煎酵汤下七丸，不嚼，只一服。

运气　吐皆属风木。经云：厥阴之复，甚则入脾，食痹而吐。又云：岁木太过，风气流行，民病胁痛吐食，治以酸清之类是也。【批】运气。

灸刺，见前灸刺呕吐条。

〔《脉》〕阳紧阴数，其人食已即吐；阳浮而数亦为吐。寸紧尺涩，其人胸满，不能食而吐。寸口脉数，其人则吐。寸口脉细而数，数则为热，细则为寒，数为呕吐。【批】诊。

〔仲〕问曰：病人脉数，数为热，当消谷引食，而反吐者，何也？师曰：以发其汗，令阳微，膈气虚，脉乃数，数为客热，不能消谷，胃中虚冷故吐也。

干　呕*无物有声*

〔仲〕干呕哕，若手足厥者，陈皮汤主之。

陈皮四两　生姜半斤

上二味，以水七升。煮取三升，温服一升，下咽即愈。

〔《肘》〕主卒干呕不息。取甘蔗汁温服半升，日三。又以生姜汁一升服，并瘥。治卒干呕不息，捣葛根绞取汁服一升，瘥。本草云：生葛根汁大寒。【批】热者甘缓。

恶　心*欲吐不吐*

〔丹〕恶心有热、有痰，皆用生姜，随证用药。

〔仲〕病人胸中似喘不喘，似呕不呕，似哕不哕，彻心中愦愦然无奈者，生姜半夏汤主之。【批】湿痰。

半夏半斤　生姜一升

上二味。以水三升煮半夏，取二升，内生姜汁煮取二升半，少冷，分四服，日三、夜一。服止，停后服。

〔垣〕**茯苓半夏汤**　治胃气虚弱，身重有痰，恶心欲吐，是邪气羁绊于脾胃之间，当先实其脾胃。【批】风痰。

炒曲三钱　大麦蘖半两，炒黄　陈皮　天麻各二钱　白术　白茯苓　半夏各一两

上为粗末。每服五钱，水二盏，生姜五片，煎至一盏，去渣热服。

柴胡半夏汤　治旧有风症，不敢见风，眼涩眼黑，胸中有痰，恶心，兀兀欲吐，但遇风觉皮肉紧，手足难举，动重如石。若在暖室，少出微汗，其症随减，再遇风，病复如是。

半夏二钱　炒曲一钱　生姜三片　柴胡　升麻各五分　苍术一钱　藁本五分　白茯苓七分

上为粗末，只作一服，水二盏。煎至五沸，

去渣温服。

〔张文仲〕治胃气冷，吃食即欲得吐。以白豆蔻仁三枚捣筛更研细，好酒一盏微温调之，并饮三两盏佳。

〔仲〕病人欲吐者，不可下之。【批】胃寒。

〔云〕**蒲黄散** 治产后三四日，恶露不下，呕逆壮热。【批】产后呕。

芍药二两五钱 知母二两 生姜 当归 蒲黄各二两 红花五钱 荷叶心中蒂一个 生地汁一盏

上㕮咀，水二升，煎至一升，去渣，下蒲黄，煎数沸，空心分三服。

疗产后呕吐不止。

橘红一两 半夏曲 甘草各五钱 藿香一两

上为细末。每服三钱，姜三片，水煎。

〔《大》〕**开胃散** 治产后胃气不和，呕吐不止，全不纳饮食。

诃子肉一两半 人参一两 甘草半两

上三味为细末。别以半夏半分，生姜一分，葱白二七茎，水二大盏，煎至六分，去渣，分为二服。

呕苦水

〔丹〕郑宅如夫人，清早呕苦水，脉涩而微，起转如常，此胃弱而上脘有湿也。【批】湿。

黄芩七钱 滑石一两半 苍术一两炒 飞矾二两 陈皮一两 山楂一两 半夏一两 桔梗五钱 炒芩五钱 姜水煎服。

刺灸 呕苦，独取胆与胃。经云：善呕，呕有苦，长太息，邪在胆，逆在胃，胆液泄则口苦，胃气逆则呕苦。故曰呕取胆三里，以下胃气；逆则刺少阳血络，以开胆逆，却调虚实，以去其邪。又云：口苦呕宿汁，取阳陵泉是也。【批】针灸。

运气 呕苦皆属燥。《经》云：阳明在泉，燥淫所胜，病善呕，呕有苦。又云：阳明之胜，呕苦，治以苦温、辛温是也。【批】运气。

吐酸吞酸

〔丹〕或曰：吞酸，《素问》明以为热；东垣又以为寒，何也？予曰：吐酸与吞酸不同，吐酸，是吐出酸水如醋，平时津液随上升之气郁积而成积，成积既久，湿中生热，故从木化，遂作酸味，非热而何。其有郁积之久，不能自涌而出，伏于肺胃之间，咯不得上，咽不得下，肌表得风寒则内热愈郁，而酸味刺心，肌表温暖，腠理开发，或得香热汤丸，津液得行，亦可暂解，非寒而何。《素问》言热者，言其本也；东垣言寒者，言其末也。但东垣不言外得风寒而作收气立说，欲泻肺金之实，又谓寒药不可治酸，而用安胃汤、加减二陈汤，俱犯丁香，且无治热湿郁积之法，为未合经意。予尝治吞酸，用黄连、茱萸各制炒，随时令迭为佐使，苍术、茯苓为辅，汤浸蒸饼为小丸吞之。仍教以粝食蔬果自养，则病易安。吞酸用吴茱萸顺其性而折之，此反佐法也必须以炒黄连为君。【批】丹溪治本之热。

咽醋丸

茱萸去枝梗，半两，煮，晒干 陈皮去白，五钱 黄芩炒，五钱 苍术七钱半 黄连一两，细切，用陈壁泥同炒

上为细末，曲糊丸，桐子大。参萸丸 可治吞酸，不可治自利。方见泄泻。

〔《兵部手集》〕治酸心，每醋气上攻如酸醋。茱萸一合，水三盏，煎七分，顿服，纵浓亦强服。

〔梅〕治酸心。槟榔四两，陈皮二两，细捣为末，空心生蜜汤下方寸匕。

〔丹〕丈夫因外感凉气，与宿饮相搏，心下酸戚，呕清水，后有红。

青皮三钱 黄芩钱半 人参二钱 紫苏

木通　甘草　枳壳二钱　桔梗钱半　麻黄五分

〔垣〕病机云：诸呕吐酸，皆属于热。辨云：此上焦受外来客邪也，胃气不受外邪故呕。《伤寒论》云：呕家虽有阳明证，不可攻之。是未传入里，三阴不受邪也。亦可见此证在外也，仲景以生姜、半夏治之。孙真人云：呕家多用生姜，是呕家圣药。以杂病论之，呕吐酸水者，甚则酸水浸其心，不任其苦；其次则吐出酸水，令上下牙酸涩不能相对，以大辛热剂疗之必减。吐酸，呕出酸水也。酸味者，收气也，西方肺金旺也。寒水乃金之子，子能令母实，故用大咸热之剂泻其子，以辛热为之佐，以泻肺之实。以病机之法作热攻之者，误矣。盖杂病醋心，浊气不降，欲为中满，寒药岂能治之乎。【批】东垣治末之寒。

加减二陈汤　藿香安胃散二方并见前呕吐、痰饮门。

〔《本》〕予平生有二疾，一则下血，二则膈中停饮。下血有时而止，停饮则无时。始因年少时夜坐为文，左向伏几案，是以饮食多坠向左边。中夜以后稍困之，必饮酒二三盏，既卧就枕，又向左边侧睡。气壮盛时殊不觉，三五年后，觉酒止从左边下漉漉有声，胁痛，饮食外减，十数日必呕数升酸水。暑月止是右边身有汗，漐漐常润，左边病处绝燥。遍访名医及海上方服之，少有验者，间或中病，止得月余复作。其补如天雄、附子、矾石，其利如牵牛、甘遂、大戟，备尝之矣。予后揣度之，已成澼囊，如潦水之有科臼，不盈科不行，水必盈科而行也。清者可行，浊者依前停蓄，盖下无路以出之也。是以积之五七日必呕而去，稍宽，数日复作。脾土恶湿，而水则流湿。莫若燥脾以胜湿，崇土以堆科臼，则疾当去矣，于是悉屏诸药，一味服苍术，三月而除。自此后一向数年，不吐不呕，胸膈宽，饮啖如故，暑月汗周体而身凉，饮亦从中下。前此饮渍其肝，目亦多昏眩，其后灯下能书细字，皆苍术之力也。其法：苍术一斤，去皮切末之，用白芝麻半两，水二盏，研摅取汁；大枣十五枚，烂煮去皮、核研，以麻汁匀研成稀膏，搜和入臼熟杵，丸如桐子大，干之。每日空腹温汤吞下五十丸，加至一百丸、二百丸。忌桃、李、雀鸽。初服时，必膈微燥，且以茅术制之。觉燥甚，再进山栀子散一服，久之不燥也。予服半年以后，止用燥烈味极辛者，削去皮，不浸，极有力，亦自然不燥。山栀散用山栀一味，干之为末，沸汤点服。故知久坐不可伏向一边，时或运动，亦调息之法。【批】湿饮。

治酒癖停饮，吐酸水，干姜丸《圣惠方》

干姜　葛根　枳壳　橘红　前胡各五钱　白术　半夏曲各一两　茱萸　甘草各一分

上细末，炼蜜丸，如桐子大。每服三十丸，用米饮服有效。

治中风痰涎饮眩瞑，呕吐酸水，头痛恶心。

半夏二两　南星　白附各一两

上并生为末，滴水丸，如桐子大，以生面裹衣，阴干。每服十丸至二十丸，生姜汤下。

〔子和〕棠溪张风村，一田叟姓杨，其病呕酸水十余年。本留饮，诸医皆以燥剂治之。中脘脐胻，以火艾燔针刺之，疮未尝合。戴人以苦剂越之，其涎如胶，乃出二三升，谈笑而愈。

运气　吐酸，皆属于热。经云：诸呕吐酸，皆属于热。又云：少阳之胜，欲呕。呕酸，治以辛寒是也。【批】运气。

〔东〕吐宿汁，吞酸：章门　神光　【批】针灸。

呕吐清水

〔《本》〕一味苍术丸　治呕吐清水如神。方见吐酸湿条。【批】湿饮。

〔仲〕**茯苓饮**　治心胸中有停痰宿水，自吐出水后，心胸间虚，气满，不能食。消痰气，令能食。

茯苓　人参　白术各三两　枳实二两　陈皮五钱　生姜四两

上六味，水六升，煮取一升八合，分温三服，如人行八九里进之。

〔丹〕盛兄两手麻弦，饮后呕清水。

神曲　苍术　香附各五钱　益元散一两　半夏七钱半

上为末，姜汁浸，蒸饼为丸。

〔仲〕渴欲饮水，水入则吐者，名曰水逆，五苓散主之。方见伤寒

〔丹〕施卜，年四十，因灸艾火太多，病肠内下血粪，肚痛。今痛自止，善呕清水，食不下，宜清胃口之热。【批】火毒。

黄芩五分　陈皮　地黄各一钱　白术一钱半　连翘钱半　甘草　茯苓五分　生姜三片

〔《千》〕治痰饮水吐无时节者，其源因冷饮过度，遂令脾胃气羸，不能消于饮食，饮食入胃，则皆变成冷水，反吐不停，皆赤石脂散主之。【批】寒。

赤石脂一斤，捣筛服方寸匕。酒饮时稍加至三匕服，尽一斤，终身不吐痰水。又不下痢，补五脏，令人肥健。有人痰饮，服药不愈，用此方愈。

运气　呕吐清水有二：【批】运气。

一曰湿。经云：太阴之复，呕而密默，唾吐清液，治以甘热是也。

二曰寒。经云：诸病水液，澄澈清冷，皆属于寒是也。

呕　沫

〔仲〕干呕，吐逆，吐涎沫，半夏干姜散主之。【批】寒。

半夏　干姜各等份

上二味，杵为散。取方寸匕，浆水一升半，煎取七合，顿服之。

干呕吐涎沫，头痛者，吴茱萸汤主之。方见伤寒。

妇人吐涎沫，医反下之，心下即痞，当先治其吐涎沫，小青龙汤主之。涎沫止，乃治痞，泻心汤主之。

刺灸　呕沫，独取手太阴。经云：手太阴厥逆，虚满而咳，善呕沫，治主病者是也。【批】针灸。

脾脉微急，为膈中食饮，入而还出，后沃沫。全文见虚实法。经云：急者多寒。【批】诊。

呕　脓

〔仲〕呕家有痈脓，不可治呕，脓尽自愈。

呕吐虫

〔丹〕吐虫。黑锡炒成灰，槟榔末，米饮调下。【批】杂方。

〔仲〕蛔厥者当吐蛔，今病者静而复时烦，此为脏寒，蛔上入膈故烦，须臾复止，得食而呕。又烦者，蛔闻食臭出，其人当自吐蛔。蛔蛔厥者，乌梅丸主之，又主痢。方见伤寒厥阴论。

刺灸　呕虫独取胃。经云：胃咳之状，咳而呕，呕甚则长虫出，取胃三里是也。【批】针灸。

〔《脉》〕关上脉微浮，积热在胃中，呕吐蛔虫，心健忘。【批】诊。

〔仲〕病人有寒，复发汗，胃中冷，必吐蛔。

吐　利

成无已云：若止呕吐而利，经云谓之吐利是也。上吐下利，躁扰烦乱，乃谓之霍乱，其与但称吐利者有异也。盖暴于旦夕者为霍乱，可数日久者为吐利。今以暴为霍乱者，寓于伤寒吐利门，徐而日久者入此门。

〔海〕上吐下泻不止当渴，而反不渴，脉微细而弱者，理中汤主之。方见伤寒。【批】寒。

〔丹〕泄泻或呕吐。六一散，生姜汁汤调。【批】湿热。

丈夫因辛苦发热，腰脚痛，吐泻交作。

白术滑石　陈皮各一钱　木通　柴胡半钱　人参一钱　甘草五分

〔《脉》〕心乘肝，必吐利。

运气　吐利有二：【批】运气。

一曰风木。经云：厥阴所至，为呕泄。又云：木太过曰发生，发生之纪，上征则气逆，其病吐利是也。

二曰寒水。经云：水太过曰流衍，流衍之纪，其动漂泄沃涌是也。漂泄谓泄利，沃涌谓吐沫也。

咳呕腹痛且发泄，其脉绝，是逆也。全文见诊生死。【批】诊。

〔仲〕干呕而利者，黄芩加半夏生姜汤主之。【批】脾。

黄芩三两　甘草炙。二两　芍药三两　半夏半斤　生姜四两　大枣二十个

上六味，以水一斗，煮取三升，去滓，温服一升。日再、夜_服。

黄芩汤　治干呕下利。

黄芩二两　人参　干姜各三两　桂枝一两　大枣十二个　半夏半两

上六味，以水七升，煮取三升，温分三服。

〔洁〕**水煮金花丸**　治有痰而泄痢不止，甚则呕而欲吐，利下而不能食，由风痰羁绊脾胃之间。

半夏一两，汤洗　天南星一两，洗　天麻半两　寒水石烧存性；一两　雄黄一钱半　白面四两

上为末，滴水为丸，桐子大。每服百丸，先煎浆水沸，下药煮令浮为度，漉出，生姜汤下，食前。

关　格

关者，不得小便，格者，吐逆，上下俱病者也。

〔《难》〕邪在六腑，则阳脉不和，阳脉不和，则气留之，气留之则阳脉盛矣。邪在五脏，则阴脉不和，阴脉不和，则血留之，血留之则阴脉盛矣。阴气太盛，则阳气不得相营也，故曰格。阴盛阳不得营，故寸口大三四倍于人迎。阳气太盛，则阴气不得相营也，故曰关。阳盛阴不得营，故人迎大三四倍于寸口。阴阳俱盛，不得相营也，故曰关格。关格者，不得尽其命而死矣。三十七难。【批】寒热。

〔洁〕关则不得小便，格则吐逆。关者，甚热之气；格者，甚寒之气，是关无出之由，故曰关也；格无入之理，故曰格也。寒在胸中，遏绝不入，热在下焦，填塞不便。

〔云〕阴阳易位，病名关格。胸膈上阳气常在，则热为主病。身半以下阴气常在，则寒为主。病寒反在胸中，舌上白胎，而水浆不下，故曰格，格则吐逆。热在丹田，小便不通，故曰关，关则不得小便。胸中有寒，以热药治之。丹田有热，以寒药治之。若胸中寒热兼有，以主客之法治之。治主当缓，治客当急。尺寸反者死，阴阳交者死，关格者不得尽其命而死矣。

〔丹〕必用吐，提其气之横格，不必在出痰也。有痰，以二陈汤吐之，吐中便有降。有中虚气不运者，补气药中升降之。

〔孙〕奉职赵令仪女，忽吐逆，大小便不通，烦乱，四肢渐冷，无脉。凡一日半，与大承气汤一剂。至夜半渐得大便通，脉渐和，翌日乃安。此关格之病，极为难治，垂死而活者，惟此一人耳。

〔孙〕治大小便不通，关格不利，烧皂角细研，粥饮下三钱，立通。

〔《外》〕关格胀满，大小便不通。独头蒜烧热去皮，纸裹纳下部，气立通。

〔仲〕寸口脉浮而大，浮为虚，大为实，在尺为关，在寸为格，关则不得小便，格则吐逆。【批】诊。

〔《脉》〕下微本大者，则为关格不通，不

得尿。头无汗者可治，有汗者死。成注云：下微谓脉沉之而微也，本大谓关后脉大也。

膈 气

〔丹〕《局方》治气一门有日：治一切气，冷气、滞气、逆气、上气，用安息香丸、丁沉丸、大沉香丸、苏子丸、匀气散、如神丸、集香丸、白沉香丸、煨姜丸、盐煎散、七气散、温白丸、生姜汤。其治呕吐膈噎也，用五膈丸、五膈宽中散、膈气散、酒癥丸、草豆蔻丸、撞气丸、人参丁香散。其治吞酸也，用丁香煎丸、小理中丸。其治痰饮也，用倍术丸、消饮丸、温中化痰丸、五套丸。且于各方条下，或日口苦失味、曰噫酸、曰舌涩、曰吐清水、曰痞满、曰气急、曰胁下急痛、曰五心中热，口烂生疮。皆是明言热症，何为悉用热药？夫周流于人之一身以为主者，气也。阳往则阴来，阴往则阳来，一升一降，无有穷已。苟内不伤于七情，外不感于六淫，其为气也，何病之有？今曰冷气、滞气、逆气、上气，皆是肺受火邪，气得炎上之化，有升无降，熏蒸清道，甚而至于上焦不纳，中焦不化，下焦不渗，展转变为呕、为吐、为膈、为噎、为痰、为饮、为反胃、为吞酸。夫治寒以热，治热以寒，此正治之法也。治热用热，治寒用寒，此反佐之法也。详味前方，既非正治，又非反佐，此愚之所以不能无疑也。谨按《原病式》曰：诸病呕吐酸，皆属于热；诸积饮痞满中膈，皆属于湿；诸气逆冲上呕涌，溢食不下，皆属于火；诸坚痞，腹满急痛，吐腥秽，皆属于寒，深契仲景之意。《金匮要略》曰：胸痹病，胸背痛，栝蒌薤白汤主之。胸痹，心痛彻背，背痛彻心，瓜蒌薤白半夏汤主之。心下痞气，气结在胸，胁下上逆抢心者，枳实薤白栝蒌桂枝汤主之。呕而心下痞者，半夏泻心汤主之。干呕而利者，黄芩加半夏生姜汤主之。诸呕吐谷不得入者，小半夏汤主之。呕吐病在膈上者，猪苓汤主之。胃反呕吐者，半夏参蜜汤主之。食已即吐者，大黄甘草汤主之。胃反吐而渴者，茯苓泽泻汤主之。吐后欲饮者，文蛤汤主之。病似呕不呕，似哕不哕，心中无奈者，姜汁半夏汤主之，干呕手足冷者，陈皮汤主之。哕逆者，陈皮竹茹汤主之。干呕下痢者，黄芩汤主之。气冲上者，皂荚丸主之。上气脉浮者，厚朴麻黄汤主之。上气脉沉者，泽泻汤主之。火逆上气者，麦门冬汤主之。心下有痰饮，胸胁支满，目眩，茯苓桂术汤主之。短气有微饮，当从小便出之，宜茯苓桂术甘草汤主之；肾气丸亦主之。病者脉伏，其人欲自利，利者反快，虽利心下续坚满者，此为留饮欲去故也，甘遂半夏汤主之。病悬饮者，十枣汤主之。病溢饮者，当发其汗，宜大青龙汤；又宜小青龙汤主之。心下有支饮，其人苦冒眩，泽泻汤主之。支饮胸满者，厚朴大黄汤主之。支饮不得息，葶苈大枣泻肺汤主之。呕家本渴，今反不渴，心中有支饮故也，小半夏汤主之。卒呕吐，心下痞，膈间有水眩悸者，小半夏加茯苓汤主之。假令瘦人脐下有悸者，吐涎沫而头眩，此水也，五苓散主之。心胸有停痰宿水，自吐出水后，心胸间虚，气满不能食，消痰气令能食，茯苓饮主之。先渴后呕，为水停心下，此属饮家，半夏汤加茯苓主之。观其微意，可表者汗之；可下者利之；滞者道之；郁者扬之；热者清之；寒者温之；偏寒偏热者，反佐而行之；挟湿者，淡以渗之；挟虚者，补而养之。何尝例用辛香燥热之剂？以火济火，实实虚虚，咎将谁执？或曰：《脉诀》谓热则生风，冷生气，寒主收引。今冷气上冲矣，气逆矣，气滞矣，非冷而何？吾子引仲景之言而斥其非，然则诸气、诸饮、诸呕吐、反胃、吞酸等病，将无寒症耶？予曰：五脏各有火，五志激之，其火随起。若诸寒为病，必须身犯寒气，口食寒物，乃为病寒。非若诸火病自内作。所以气之病寒者，十无一二。或曰：其余痰气、呕吐、吞酸、噎膈、反胃，作热作火，论治于理可通。若病人自言冷气从下而上，非冷而何？予曰：上升之气，自肝而出；中挟相火，自下而出。其热为甚，自觉其冷，非真冷也。火极似水，积热之甚，阳亢阴微，故见此症。冷生气者，出高阳生之谬言也。若病果因于寒，当以去寒之剂治之，何至例用辛香燥热为方，不知权变，宁不误人。或曰气上升者，皆用黑锡丹、养正丹、养气丹等药，以为镇坠，然服之者随手得效，吾子以为热甚之病，亦将有误耶？予曰：相火之外，又有脏腑厥阳之火，五志之动，各有火起。相火者，此经所谓一水不胜二火之火。斯火也，出于天造。厥阳者，此经所谓一水不胜五火之火，出于人欲。二者之火相扇而动，气之升也，随火炎上，升而不降，孰能御之？今借丹剂之重坠而降之。气郁为湿痰，丹性热燥湿，痰被劫亦为暂开。所以清快丹毒，积久偏助狂火，阴血愈耗，其升愈甚。俗人喜温，迷而不悟，被此祸者，滔滔皆是。或曰：丹药之重，欲降而升，然如之何则可？予曰：投以辛凉，行以辛温，制伏肝邪；治以咸寒，佐以甘温，收以苦甘，和以甘淡，补养阴血，阳自相附，阴阳比和，何升之有？先哲治法，其则不远，吾不赘及。或曰：诸气诸饮，与夫呕吐、吞酸、膈噎、反胃等症，《局方》未中肯綮，我知之矣。然则《要略》之方，果足用乎？抑犹有未发者乎？予曰：天地之气化无穷，人身之病亦变化无穷，仲景之书，载道者也。医之良者，引例推类，可谓无穷之用，借令略有加减、修合，终难逾越矩度。夫气之初病也，其端甚微，或因些小饮食不谨；或外冒风雨寒暑；或内感七情；或食味过厚，偏助阳气，积成膈热；或资禀素实表密无汗；或性急易怒，阴火炎上，以致津液不行，清浊相干。气为之病，或痞或痛，或不思食，或噫嗳腐气，或吞酸，或嘈杂，或膨满。不求本原，便认为寒，遽以辛香燥热之剂投之，数贴暂得快然，以为神方。仍前厚味不节，将理不谨，旧疾被劫暂舒，浊液易于攒聚，或半月，或一月，前病复作。如此延蔓，自气成积，自积成痰，此为痰、为饮、为吞酸之由也。良工未遇，谬药已行，痰挟污血，遂成窠囊，于是为痞、为痛、为呕、为噎膈、反胃之次第诸症隆起。饮食汤液，泥滞不行，渗道蹇涩，大便或秘或溏，下失传化，中焦愈停。医者不察，犹执为冷，翻思前药随手得快，至此宾主皆恨药欠燥热。颙俟久服，脾可以温，胃可以壮，以冀一旦豁然之效，不思胃为水谷之海，多血多气，气清和则能受。脾为消化之官，气清和则能运。今得香热之药，偏助气血沸腾。其始也，胃液凝聚，无所容受；其久也，脾气耗散，传化渐迟。其有胃热易饥，急于得食，脾伤不磨，郁积成痛，医者犹曰虚而积寒，非寻常草木可疗，妄以乌、附助佐丹剂，专意服饵。积而久也，血液俱耗，胃脘干槁。其槁在上，近咽之下水饮可行，食物难入，间或可入，入亦不多，名之曰噎。其槁在下，与胃为近，食难可入，难尽入胃，良久复出，名之曰膈，亦曰反胃。大便秘，小若羊屎，然名虽不同，病出一体。《要略》论饮有六：曰痰饮、悬饮、溢饮、支饮、留饮、伏饮。分别五脏诸证，治法至矣尽矣。第恨医者不善处治，病者不守禁忌，遂使药助病邪，展转深痼，去生渐远，深可哀悯。或曰：《千金》诸方，治膈噎反胃，未尝废姜、桂等剂，何吾子之多言也？予曰：气之郁滞，久留清道，非借香热不足以行。然悉有大黄、石膏、竹茹、芒硝、泽泻、前胡、朴硝、茯苓、黄芩、芦根、瓜蒌等药为之佐使，其始则同，其终则异，病邪易伏，故易于安。或曰：胃脘干槁者，古方果可治乎？将他有要捷之法，或可补前人之未发者乎？予曰：古方用人参以补肺，御米以解毒，竹沥以清痰，干姜以养血，粟米以实胃，蜜水以润燥，姜以去秽，正是此意。张鸡峰亦曰：噎当是神思间病，惟内观自养，可以治之。此言深中病情，治法亦为近理，夫噎病主于血干，夫血者阴气也，阴主静，内外两静，则脏腑之火不起，而金水二气有养，阴血自生，肠胃津液传化合宜，何噎之有。【批】外感。

翻　胃

〔丹〕翻胃即膈噎，大约有四：血虚、气虚、有热、有痰。治必用童便、竹沥、韭汁、牛羊乳、姜汁。气虚，入四君子汤，血虚，入四物汤加童便；年少者，四物汤清胃脘血。血燥不润故便涩，年高者不治，治必用参术辈，关防气虚胃虚。一中年妇人患反胃，以四物汤加和白陈皮、留尖桃仁、生甘草、酒红花浓煎，入驴尿以防其或生虫也，与数十贴而安。【批】大法丹溪主润燥。

台州一木匠，年二十七，勤于工作，而性巧慧，有一艾妻，且喜酒。病反胃者半载，其面白，其脉涩而不匀，重取则大而弱，大便八九日方通一次，粪皆燥结如羊屎，甚羸乏无力。予谓精血耗竭也。先与甘蔗汁煎六君子汤，加附子、大黄与之。伺大便稍润，令谢去工作，卧于牛家，取新温牛乳细饮之，每顿尽一杯，一昼夜可五六次，以渐而至七八次，其余菜果粥饭，皆不入口。半月而大便润，月余而安。然或口干，盖酒毒未解，间饮甘蔗汁少许，近两月而安矣。六君子汤谓人参、茯苓、白术、枳壳、陈皮、半夏各等份、姜、枣煎也。翻胃用韭汁二盏、牛乳一盏、生姜汁半盏，和匀温服，效。别有方见前。

〔梅〕主反胃，朝食暮吐，旋旋吐者。以甘蔗汁七升，生姜汁一升，二味相和，分为三服。

〔丹〕杭州一男子，四十余岁，患反胃两月矣。口干而不喜饮食，有时不吐，或吐则食物裹涎沫而出，吐后胸膈方快，其脉俱涩，重则弦大。盖其壮年多服金石房中之药所致。时正秋初尚热，遂令其多作竹沥煮莺粟米为粥，代粥饭与之，每啜一二口而止，却带温频频与之，自此不吐。至旬日稍凉，以流水作稀粥入少竹沥与之，时间以四物汤加陈皮益其血，月余而安。

〔《食》〕主脾胃气弱，食不消化，呕逆反胃，汤饮不下。粟米半升研粉，水和丸，如桐子大，煮令熟，点少盐，空心和汁吞下。

〔世〕治翻胃吞酸。饧糖查六两、生姜四两，研细和为饼，晒干。每用饼十两，入甘草一两为末，汤调下。陈彦正服得效。

阳蓄积病菀而阳气当隔，隔者当泻，不亟正治，粗乃败之。全文见阴阳。【批】《内经》主泻积。

隔则闭绝，上下不通，则暴忧之病也。通评虚实论

〔洁〕治中焦吐食，由食积与寒气相格，故吐而疼，宜服紫沉丸。【批】寒积。

半夏曲三钱　乌梅去核，二钱　沉香一钱　杏仁去皮尖，一钱　砂仁三钱　丁香二钱　槟榔二钱　木香一钱　陈皮五钱　白豆蔻五分　白术一钱　巴豆霜五分

上细末，入巴豆霜令匀，醋糊为丸，如黍米大。每服五十丸，食后姜汤下，愈则止。小儿另丸。一法，反胃吐食，用橘皮一个浸少时，去白，裹生姜一块，面裹纸封，烧令熟，去外面，煎汤下紫沉丸一百丸，一日二服。后大便通，至不吐则止。此主寒积气。《病机》有代赭石、肉果，无白术。

〔垣〕**厚朴丸**　主翻胃吐逆，饮食噎塞，气上冲心，腹中诸疾。其药味即与万病紫菀丸同。

厚朴　蜀椒去目，微炒　川乌头炮，去皮。各一两半　紫菀去上苗　吴茱萸汤洗　菖蒲　柴胡去苗　桔梗　茯苓　官桂　皂角去皮弦，炙　干姜炮　人参各二两　黄连二两半　巴豆霜半两

上为细末，入巴豆霜匀，炼蜜为剂，旋旋丸如桐子大。每服三丸，渐次加至五七丸，以利为度，生姜汤下，食后而卧。此药治效与《局方》温白丸同。及治处暑以后秋冬间下痢大效。春夏，加黄连二两。秋冬再加厚朴二两。如治风于春秋，所加黄连、厚朴外，更加菖蒲、

茯苓各一两半。如治风痛不愈者，依春秋加药外，更加人参、菖蒲、茯苓各一两半。如心之积，加菖蒲、白茯苓为辅。如肝之积，加柴胡、蜀椒为辅。如肺之积，加黄连、人参为辅。如脾之积，加茱萸、干姜为辅。秋冬久泻不止，加黄连、茯苓。

〔《保》〕反胃大便不通者，是肠胜胃也。服《局方》半硫丸三十丸。大府秘，用后药。

附子五钱　巴豆二个　砒一豆许

上末极细，生姜糊丸，绿豆大。每服一丸，白汤下。

治下焦吐食，朝食暮吐，暮食朝吐，大便不通，宜附子丸。

附子炮，五钱　砒研，半钱　巴豆霜一钱

上同研极细，溶黄蜡为丸，如桐子大。每服一二丸，冷水送下，利为度。利后更服紫菀丸，常服一丸，勿令再闭。

〔洁〕**白术木香散**　治寒积气呕吐，腹中痛，是无积也。胃强而干呕，有声无物，脾强而吐，食持击强，是以腹中痛，当以此药和之。

木香一钱　白术半两　半夏曲一两　槟榔二钱　茯苓五钱　甘草四钱　丁香一钱

上为细末。每服一二钱，浓煎芍药生姜汤调下。有积者，痛时手按之愈痛；无积者，按之不痛。

白术散　治胃中虚损及痰而吐者。

半夏曲五分　白术　木香　甘草各一两　槟榔三钱半　茯苓

上为细末。每服二钱，食前姜汤下。

〔罗〕**十膈气散**　专治十般膈气。冷膈、风膈、气膈、伏膈、热膈、悲膈、水膈、食膈、喜膈，皆病源也。并因忧惊冷热不调，又乖将息，更于喜怒无时，贪嗜饮食，因而不化，积滞在膈上，肠鸣痰嗽。岁月渐深，心胸噎塞，渐至羸瘦，久若不除，必成恶候。

人参　白茯苓　官桂　枳壳　炙甘草　神曲炒　麦芽炒　广茂炮　白术　陈皮去白　干姜炮　京三棱煨　诃黎勒煨，去核，各一两

厚朴姜制　槟榔　木香以上各五钱

上为极细末。每服一钱，盐汤点服。如觉脾胃不和，腹胀、心胸满闷，用水一盏，生姜七片，枣二枚，盐少许，同煎至八分，和渣热服，空心食前。

豆蔻散　治五种膈气。

肉豆蔻去皮，五个　木香　人参　厚朴姜制　赤茯去皮　桂各半两　甘草炙，半两　槟榔五钱　诃黎勒　青皮各半两　陈皮去白，半两　郁李仁汤泡，去皮尖，炒黄，半两　半夏汤洗了，用生姜捣如泥，堆新瓦上，文武火焙黄，五钱

上为极细末。每服二钱，入盐少许，如茶点服。若入生姜枣同煎亦佳，不拘时候。能治气补劳，通血脉，补脾胃，去痰实。

〔《本》〕驴尿反胃。《外台》载：昔幼年经患此疾，每食饼及羹粥等，须臾吐出。贞观中，许奉御兄弟及柴蒋等，时称名医，奉敕令治。医竭其术，竟不能疗，渐到羸惫，死在朝夕。忽有卫士云：服驴小便极验。旦服二合，后食唯吐一半。晡时又服二合，人定时食粥，吐即便定。后奏知，大内中五六人患反胃，同服，一时俱瘥。此药稍有毒，服时不可过多，盛取尿，热服二合。病深者，日服之良验。本草云：驴尿治癥瘕反胃。又云：驴尿性冷味甘。【批】热积。

〔世〕又方　驴尿调平胃散。平胃散见滞泻。

新瓦散　治反胃。

用多年瓦一片烧红，入驴尿内焠廿一次，研为末；仓米饭焦亦为末。二分饭末，一分瓦末，蜡精和饭丸，以驴尿和平胃散服之吞下。

〔丹〕**翻胃方**

黄连细切。姜汁慢炒，三钱　山楂肉一钱　保和末六钱

上为丸，桐子大。人参汤入竹沥再煎沸热下六十丸。

〔罗〕**人参利膈丸**　治胸中不利，痰嗽喘

满，利脾胃壅滞，便秘，推陈致新，治膈气之圣药也。【批】实积。

木香　槟榔七钱半　人参　当归　藿香　甘草　枳实　大黄酒浸　厚朴姜制。各一两。

上为细末，滴水为丸，桐子大。如难丸，少加宿蒸饼和丸。每服三五十丸，食后诸饮下。

〔《本》〕**大黄汤**　治冷涎翻胃。其候欲发时，先流冷涎，次则吐食。此乃劳证，治不早，死在旦夕。

用大黄一两，生姜自然汁半茶盏。炙大黄令燥，又焠入姜汁中，如此焠汁尽，切焙为末。每服二钱，陈米一撮，葱白二茎，水一大盏，煎至七分，先食葱白，次服其药，不十日去根。

〔罗〕玄明粉、朴硝不以多少，煎过澄滤五七遍，晚于星月露至明旦，自然结成青白硝。用一瓦罐按实，炭火内煅，从慢至紧，自然成汁，煎到不响。再加顶火一煅，取出于净地上倒，合盆去火毒，至晚取出为细末。每二斤入甘草末二两。每用一钱二钱，桃花汤或葱白汤调下。

治膈上气壅滞，五脏秘塞邪热。忌鱼及藕。

〔丹〕翻胃积饮，通用益元散，生姜自然汁澄清白脚，丸小丸子，时时服。益元散方见泄泻。翻胃治用茱萸、贝母、瓜蒌、牛膝草。【批】饮积。

〔《本》〕治积聚停饮，痰水生虫，久则成反胃，及变为胃痈，其说在《灵枢》及《巢氏病源》芫花丸。【批】虫积。

芫花醋炒，秤，一两　牛膝　狼牙根　桔梗炒黄　藜芦炒　槟榔各半两　巴豆十粒，炒黑

上为细末，醋糊为丸，如赤豆大。每服二三丸，加至五七丸，食前生姜汤下。此方常服，化痰、消坚、杀虫。予患饮癖三十年，暮年常多杂痰饮来潮，迟即吐，有时饮半杯酒即止，盖合此症也。因读《巢氏病源》论酒瘕云：饮酒多而食谷少，积久渐瘦，其病常欲思酒，不得酒则吐，多睡，不复能食，是胃中有虫使然，名为酒瘕，此药治之。要之须禁酒，即易治，不禁无益也。

〔海〕有杨时者，因患风气冲心，饮食吐逆，遍身枯瘦，日服万病紫菀丸五丸。至二十日，泻出肉块虾蟆五六枚，白脓二升，愈。又赵侍郎先食后吐，目无所见，耳无所闻，服万病紫菀丸五丸。至十日，泻出青蛇五七条，恶脓三升，方愈。紫菀丸即前治反冒厚朴丸加羌活、独活、防风是也，乃磨积之剂。

〔世〕治翻胃。用蛔虫火煨为末，肉汁调下。

诸逆冲上，皆属于火。全文见诊。【批】降火。

〔世〕治翻胃。大田螺不拘多少，用新水养之，待吐出泥，澄去上清水，后用米筛张地上，却将皮纸铺在灰上，倾此泥于纸上，候干稠丸如桐子大。每服三十丸，藿香汤下，立愈。仍将田螺放水中，如食之，其病不安。治反胃多年，壁土和香附子末，米饮汤频频服之。

〔《本》〕治反胃吐食。

白矾二两　黄丹一两

上为末，入瓦罐内煅，令和取出，以净纸盛放地上，盆盖一宿，再为末，蒸饼丸，如桐子。每服五丸至七丸，空心温酒下，更量老少虚实与之。

〔罗〕**红豆丸**　治诸呕逆、膈气、反胃。【批】寒湿。

丁香　胡椒　砂仁　红豆各二十一个

上为细末，姜汁糊为丸，如皂角子大。每服一丸，以大枣一枚去核，填药面裹烧熟，去面细嚼，白汤下。食前进三服，神效。

丁香附子散　治膈气吐食。

丁香半两　槟榔一大个　黑附一个，半两重，炮去皮脐　硫黄去石　胡椒各二钱

上先将前四味为末，次入硫黄再研匀。每服二钱，用飞硫黄一个，去毛、翅、足、肠肚，填药在内，用湿纸五七重裹定，置慢火内烧熟，取出嚼吃，后用温酒送下。一日三服，不拘时候。如不吃荤，酒温粟粥饮调下。飞硫黄或云

蝙蝠，《本草》无考。

〔《世》〕六丁丸治翻胃如神。即香灵丸。方见呕吐。

〔《本》〕**附子散** 治反胃。

用附子一枚极大者，坐于砖上四面着火，渐渐逼熟，焠入生姜自然汁中，再用火逼，再焠，约尽生姜汁半碗，焙干，入丁香二钱。每服二钱，水一盏，粟米少许，同煎七分，不过三服瘥。《斗门方》用粟米饮调下一钱服之。又方，治男妇小儿唇青面黄，肚里冷疼，引牵小腹，以至翻胃换食，呕吐，口苦舌干，少寤多寐，脚手牵掣，不拘年日远近，一切脾冷病，悉能除愈。有一妇人，年四十余，久患翻胃，面目黄黑，历三十余年，医不能效，脾腧诸穴烧灸交遍，其病愈甚。服此药七日，顿然全愈。服至一月，遂去其根。自是服之不三五服，些小脾疾，立便瘥平。保全胃气，能生肌肉、进饮食、顺荣卫。常服大有补益，累试累验，幸毋忽焉。

人参一两 茯苓白者，二两 附子七钱以上重者，炮去皮脐 粉草一两 黄芪一两，盐炙

上为细末。每服三大钱，盐汤煎服，忌生冷油面粘腻等毒物，无不效者，甚妙。

〔罗〕**桂香散** 治膈气反胃，诸药难瘥，朝食暮吐，甚者食已辄出，其效神速。【批】重剂。

水银 黑锡各三钱 硫黄五钱

上三味，铫内用柳木槌熬研，微火上细研为灰。取出后，用丁香末二钱、桂末二钱、生姜末三钱，都一处研令匀。每服三钱，黄米粥饮调下一服效，甚者再服。

上丁香、附子例，治翻胃灼见脏腑有寒者服之。丹溪云：治反胃忌甚燥之剂，犯之必死。设用必与润血药相兼服。又前泻积条亦香燥剂，用者谨之。

〔《本》〕治男妇小儿远年近日翻胃吐食方。用五灵脂一味，不拘多少为细末，用黄犬胆汁为丸，如龙眼大。每服一丸，好酒半盏温服。不止再服，不过三服即效。《衍义》云：五灵脂行经血有效。本草云：味甘温，疗心腹冷气，通气脉，女子月闭。【批】污血。

食不能下者，胃脘膈也。全文见水肿。一阳发病，少气，善咳善泄，其传为膈。全方见诊病传变。王注云：三焦内结中热，故膈塞不便。【批】脏腑。

〔《素》〕三阳结谓之膈。王注云：小肠结则血脉燥，膀胱热则津液竭，故膈塞不便。

运气 膈食皆属湿。经云：太阴所至，为积饮痞膈是也。【批】运气。

〔世〕治翻胃痛而吐，诸气不入者。黄牛鼻绳各姓者七个，长七寸，烧存性，为末，作三服，用好酒调下，饭汤调亦得。【批】杂方。

鲫鱼散

大鲫鱼一个，去肠留胆，纳绿矾末填满缝口，以炭火炙黄为末。每服一钱，陈米饮调下，日三服。

〔《山》〕翻胃。细炒棠梨叶，去刺为末，酒下。又方，松木节为末，酒下。

〔《灵》〕黄帝曰：气为上膈者，食饮入而还出，余已知之矣。虫为下膈，下膈者，食晬时乃出，晬时，过时也。余未得其意，愿卒闻之？岐伯曰：喜怒不适，食饮不节，寒温不时，则寒汁流于肠中。流于肠中则虫寒，虫寒则积聚，守于下管，则肠胃充郭，卫气不营，邪气居之。肠胃充郭则卫气不营，故邪得以居之也。人食则虫上食，虫上食则下管虚，下管虚则邪气胜之，积聚以留，邪气原因卫虚而居下脘，今虫上而下管虚，则邪气乘虚胜之，而积聚以留也。留则痈成，痈成则下管约。下管约，故食入则痛，至晬时乃复出也。其痈在管内者，即内而痛深。其痈在脘外者，则痈外而痛浮，痈上皮热。黄帝曰：刺之奈何？岐伯曰：微按其痈，观气所行，先浅刺其傍，稍内益深，还而刺之，毋过三行，察其沉浮，以为深浅。已刺必熨，令热入中，日使热内，邪气益衰，详

此刺痈非所刺也。但刺后熨之，使热气入于积所，则邪免衰去，卫气复盛也。大痈乃溃。伍以参禁，以除其内，恬淡无为，乃能行气，后以咸苦，化谷乃下矣。【批】针灸。

灸刺　膈食有四：

其一取胃。经云：虫为下膈，按其痈刺之者，是其一法也。

其二取太阴。经云：太阴根于隐白，结于太仓。太阴为开，开折则仓廪无所输，膈洞。膈洞者，取之太阴，视有余不足。故开折者，气不足而生病者是也。盖膈洞者，经谓之食不化，下嗌还出也。

其三取胃。经云：胃病若膈咽不通，饮食不下，取之三里是也。又云：饮食不下，膈塞不通，邪在胃脘。在上脘，则刺抑而下之；在下脘，则散而去之是也。

其四取手少阴。经云：手少阴之别，名曰通里。去腕一寸半，其病实则支膈，取之掌后一寸，别走太阳者是也。

〔《撮》〕翻胃：劳宫一分。　中脘灸，泻之。　心腧一分，沿皮向外一寸半，补之。

〔《玉》〕翻胃吐食：中魁中指第三节，灸泻之。中脘方寸。脘骨一分泻之，灸。

〔东〕吐食不化：上脘　中脘　下脘。

〔《甲》〕食饮不化，入腹还出，下脘主之。又法：三里　阴陵泉　不应，取下穴：中脘天枢　又法：中脘　脾腧　中魁　三里　又法：腋聚毛下宛宛中五十壮　石关五十壮。

〔《东》〕今日食，明日吐。心腧沿皮，寸半。　膈腧沿皮，寸半。　胸堂七壮。即膻中。巨阙　胃脘寸半。各灸五十壮。又翻胃：商丘　通谷　巨阙　然谷　隐白　阳陵泉　内庭　膈关

〔《甲》〕背痛恶寒，脊强俯仰难，食不下。呕吐多痰，膈关主之。

〔丹〕切不可用香燥之药，服之必死，宜薄滋味。【批】忌。

〔《脉》〕寸口脉微而数，微则无气，无气则荣虚，荣虚则血不足，血不足则胸中冷。趺阳脉浮而涩，浮则为虚，涩则伤脾，脾伤则不磨，朝食暮吐，暮食朝吐，完谷不化，名曰胃反。脉紧而涩，其病难治。脉弦者虚也，胃气无余，朝食暮吐，变为胃反。寒在于上，医反下之，令脉反弦，故名曰虚。【批】诊。

脾脉微急为膈中，食饮入而还出涎沫。全文见虚实法。

〔《素》〕胃脉软而散者，当病食痹。脉要精微论、至真要论云：食痹而吐。

肾脉微缓为洞，洞者食不化，下嗌还出。全文见治虚实法。

噎

〔丹〕一男子年六十二岁，平居不能顿食，常喜频食。一日忽觉咽膈壅塞，大便结粪如羊矢，三四日一见，走动倦乏，与补气药则作痛。医见食少，则与快肠胃消道之药。予脉之，两手俱见涩脉似真脏，喜其人形瘦而色紫黑，病见乎冬，却有生意，遂于四物汤加白术、陈皮煎取浓汤，研桃仁十二粒，再煎沸饮之。多食诸般血以助药力。三十贴而知，至五十贴而大便润，七十贴而食进，百贴而愈。【批】血槁。

浦江男子年六十，自来好色虚甚，去秋患吐病，或有作时，或有止时，腹结微渴。

地黄一钱　人参半钱　白术一钱　黄芩三分　川芎三分　芍药一钱　当归　陈皮各五分　枳壳半分　甘草炙，二分　木通三分

杨淳三哥，大便秘涩，咽塞不通，人参散主之。方见大便秘门。

〔洁〕厚朴丸治饮食噎塞。方见翻胃。【批】积滞。

〔丹〕东阳王仲延，咽膈间常觉有物闷闷，每食物必屈曲自膈而下，且梗涩作微痛，食亦减，他无所苦。予脉之，右甚涩而关甚沉，左却和。予曰：污血在胃脘之口，气因而郁为痰，此必食物所致，明以告我。彼不自觉。予又曰：

汝去冬好食何物为多？曰：我每日必单饮点剁酒三两杯逼寒气。为制一方，用生韭汁半盏，令细呷之，每服半盏，一日三次，尽韭二斤而安。【批】污血。

治膈噎。马剥儿，即王瓜，烧存性。每一钱，用枣肉平胃散二钱，温酒调服，食即可下。然后随病源调理，神效。枣肉平胃散方见《局方》。【批】滞气。

〔世〕治噎。鸡谷袋不问多少，不可失包内物一粒，用泥固济，火煅存性。用姜汁炒香附每个入半两，香附末神曲为丸，姜汤送下。

治气噎，不下饮食。

枇杷叶去毛，炙　青皮去瓤　陈皮去白

上等份为末。每服二钱，水一盏，生姜五片，同煎至六七分，温服，不计时候。

治膈气噎不下饮食。用陈皮去白。不拘多少，用大蒜研细和丸，如绿豆大。每服二十丸至三十丸，温米饮下，食后，日三服。

〔《金匮玉函》〕五噎心膈，气滞烦闷，吐逆，不下食，芦根五两锉，水三大盏。煮二盏，去渣温服。【批】热滞。

〔罗〕**汉防己散**　治五噎。【批】寒滞。

汉防己五钱　官桂一两　细辛七钱半　陈皮去白，一两　羚羊角末　紫苏各七钱半　杏仁汤洗，去皮尖，一两

上为细末。每服三钱，生姜三片，水煎，日二。

〔《本》〕治五种积气及五噎，胸膈不快，停痰宿饮，**缠金丹**。

丁香　木香　沉香　槟榔　官桂　胡椒　硇砂研　白丁香各一钱　白豆蔻　飞矾各一钱；研　马兜铃　南星　五灵脂　栝楼根　半夏各半两　朱砂三钱，留半为衣

上为细末，入二味研药和匀，生姜汁煮糊丸，如桐子大。每服三丸，生姜汤下，或干嚼萝卜汤下。

治气食忧劳思虑，五噎膈气丸。

麦门冬　甘草各五钱　人参四钱　桂心　细辛　川椒　远志去心，炒。各三钱附子　干姜各二钱

上为末，炼蜜丸，如鸡豆大。绵裹二丸含化，食后日三、夜三服。胸中当热，七日愈。

治气食忧劳思虑，五噎膈气丸。

半夏　桔梗各一两，　肉桂　枳壳各两半

上细末，姜汁面糊丸，如桐子大。姜汤下三十丸，食后临卧服。

〔无择〕《广五行记》永徽中有僧惟则，病噎不能食，谓诸弟子日：吾死后便可开吾胸喉，视有何物。自经而卒。弟子果开视胸中，得一物形似鱼而有两头，遍体皆肉鳞。弟子置碗中，跳跃不止，戏以诸味，皆随化尽。时夏中盛蓝作淀，适有一僧，以淀置器中，此虫遂绕器中走，须臾化为水。此乃虫瘕，非五噎比。后人因以蓝治噎，误矣。【批】虫瘕。

〔子和〕沈丘王宰妻，病胸膈不利，口流涎沫，自言咽下胃中常有雷声，心间时作微痛，又复发昏，胸乳之间，灸瘢如棋。化痰利膈等药，服之三载，病亦依然。其家知戴人痰药不损，来求之。一涌而出雪白虫一条，长五六寸，有口鼻牙齿，走于涎中。病者恶而断之，中有白发一茎。此正与徐文伯所吐宫人发瘕一同，虫出立安。

运气　噎皆属燥。经云：阳明司天之政，民病咳嗌塞。又云：阳明之胜，内余嗌塞，胸中不便，嗌塞而咳。又云：阳明司天清复，内余噎塞者是也。【批】运气。

上按运气，皆以嗌塞生于燥。嗌塞者，噎病也。丹溪皆以噎病生于血槁，血槁则燥矣。得病情合经旨者，丹溪一人也。

〔禹锡〕头垢治噎，酸浆水煎膏用之，立愈。【批】杂方。

〔《圣》〕治膈气，咽喉噎塞，饮食不下。用碓觜上细糠，蜜丸如弹子大。不时含一丸，咽津下。

〔孙〕治噎欲发时，衔鸬鹚鸟嘴遂下。《外台秘要》同。

〔圣〕治噎病。用狼结喉骨曝干，杵末，入半钱于饭、饮内食之，妙。

〔《摘)》〕五噎。吞酸多唾，呕吐不止：天突五分，留三呼，得气即泻三吸。通关在中脘旁各五分，针入八分，左捻能进饮食，右捻能和脾胃。许氏云：此穴一针四效，凡下针后，良久觉脾磨食、觉针动为一效。次针破病根，腹中作声为二效。次觉流入膀胱为三效。又次觉气流行腰后骨空间为四效。【批】针灸。

〔《撮》〕治五噎：膻中　中魁中指大三节尖灸之，以口吹火灭。

〔甄权〕噎塞膈气：通谷

〔《明堂》〕五噎分治：气噎，膻中。忧噎，心腧灸。食噎，乳根乳左下一寸八分，灸。劳噎，膈腧灸。思噎，天府灸。

〔《集》〕五噎：劳宫、中魁、中脘、三里、太阴、支沟、上脘不已，再取后穴：膻中、太白、下脘、右关、脾腧、胃腧。

〔仲〕寸口脉浮大，医反下之，此为大逆。浮即无血，大即为寒，寒气相搏，即为肠鸣。医不知，而反与饮水，令汗大出，水得寒气，冷必相搏，其人即噎。【批】诊一。

〔《脉》〕寸口脉紧而芤。紧则为寒，芤则为虚，虚寒相搏，脉为阴结而迟，其人则噎。【批】诊。

咽喉噎塞口开目瞪

〔垣〕堵塞咽喉，阳气不得出者曰塞；阴气不得下降者曰噎。夫噎塞迎逆于咽喉、胸膈之间，令诸经不行，则口开目瞪，气欲绝。当先用辛甘气味俱阳之药，引胃气以治其本；加堵塞之药，以泻其标也。寒月阴气大助阴邪于外，于正药内加吴茱萸大热大辛苦之味以泻阴寒之气；暑月阳盛，则于正药中加青皮、陈皮、益智、黄柏散寒气泄阴火之上逆，或以消痞丸合滋肾丸。滋肾丸者，黄柏、知母，微加肉桂三味是也。或更加黄连别作丸。二药七八十丸，空心约宿食消尽服之，待少时以美食压之，不令胃中停留也。以上诸法，皆于补中益气汤加减之。【批】辛甘治本，冬加辛热泻标夏加苦寒泻标。

膈咽不通、并四时换气用药法《黄帝针经》曰：胃病者，腹䐜胀，胃脘当心而痛，上支两胁，膈咽不通，饮食不下，取三里。夫咽者，咽物之门户也；鬲者，上焦心肺之分野。不通者，升降之气上不得下交通。又云：清气在下，则生飧泄。飧泄者，谓泄黄如糜，米谷不化者者是也。浊气在上，则生䐜胀。腹中胀满，不得大便，或大便难，先结后溏皆是也。浊气在上，当降而不降者，乃肾肝吸入之阴气不得入，故食不得下也。此皆气冲之火，逆胃之脉反上而作者也。清气在下，则生飧泄者，胃气未病之日，当上行心肺而荣经也。因饮食失节，劳役形体，心火乘于土位，胃气弱而下陷入阴中，故米谷入而不得升，反降而为飧泄也。咽膈之间，壅遏之甚，不得交通者，皆冲脉上行逆气所作也。盖胃病者，上冲两胁，膈咽不通，饮食不下，取之三里者是也。《针经》云：清浊相干。乱于胸中，是为大悗。大悗者，惑也。气不交通，最为急证，不急去之，诸变生矣。圣人治此有要法：阳气不足阴气有余，先补其阳，后泻其阴，是先令阳气升发于阳分，而后泻阴也。春夏之朋，阳气在经，当益其经脉，去其血络。秋冬阳气降伏，当先治其脏腑。若有噎有塞，塞者五脏之所主，阴也血也；噎者六腑之所主，阳也气也。二者皆由阴中伏阳而作也。今立四时用药法并治法于后。【批】胃病。

冬三月，阴气在外，阳气在内，当外助阳气，不得发汗；内消阴火，勿令泄泻，此闭藏周密之大要也。盛冬乃水旺之时，水旺则金旺，子能令母实，肺者肾之母。皮毛之阳，元本虚弱，更以冬月助其令，故病者善嚏，鼻流清涕，寒甚则浊涕、嚏不止，比常人尤大恶风寒，小便数而欠，或上饮下便，色清而多，大便不调，常夜无寐，甚则为痰、为嗽、为呕、为哕、为吐唾白沫，以至口开目瞪，气不交通欲绝者，吴茱萸丸主之。【批】冬月治去。

吴茱萸丸 治寒在膈上，膈咽不通。

吴茱萸 草蔻各一钱二分 益智仁八分 白僵蚕四分 陈皮 人参 黄芪 升麻各八分 麦芽一钱半 甘草 归身各六分 半夏一钱 木香二分 泽泻 姜黄 柴胡各四分 青皮二分

上为末，汤浸蒸饼为丸，如绿豆大。细嚼三十丸，白汤送下，不拘时候。勿多饮汤，恐速走下，则减药力。

夏三月大暑，阳气在外，阴气在内。以此病值此时，是天助正气而锉其邪气，不治而自愈矣。然亦有当愈不愈者，盖阴气极盛，正气不能伸故耳。且如膈咽不通，咽中梗甚者，前证俱作，治法当从时用利膈丸泻肺火，以黄芪补中汤送下，如两足痿厥，行步恇怯，欹侧欲倒，臂臑如折，及作痛而无力，或气短气促而喘，或不足以息，以黄芪、人参、甘草、白术、苍术、泽泻、猪苓、茯苓、陈皮等作汤，送下滋肾丸五六十丸。六七月之间，湿热之令大行，气短不能言者，加五味子、麦门冬。如心下痞闷，食不下，以上件白术、苍术等汤送下消痞丸七十丸，更审而用之。【批】夏月治法。

黄芪补中汤方见痞。利膈丸方见翻胃。滋肾丸方见淋。消痞丸方见痞。

嘈杂

〔丹〕嘈杂只是痰因火而动，栀子、姜炒黄连不可无。此食郁有热，山栀、黄芩为君，南星、半夏、陈皮为佐，热多加青黛。肥人嘈杂，二陈汤少加芫芎、苍术、白术、炒栀子。心下嘈杂者，导饮丸最炒。方见内伤饮食。【批】痰火。

哕

哕者，成无已，许学士谓之呃逆是也。或曰：成无己、许学士固以哕为呃逆，然东垣、海藏又以哕为干呕，陈无择又以哕名咳逆，诸论不同，今子独取成、许二家之说何也？答曰：哕义具在《内经》，诸家察之不详，故论纷纷耳。谨按《灵枢·杂病篇》云：哕，以草刺鼻嚏，嚏而已；无息而疾迎引之，立已；大惊之，亦可已。详此经文三法，正乃治呃逆之法。按呃逆用纸捻刺鼻便嚏，嚏则呃逆立止。或闭口鼻气使之无息，亦立已。或作冤盗贼大惊骇之，亦已。此予所以取成、许二家之论，哕为呃逆为得经旨也。盖哕、呃之名虽二，而病则一。经名为之哕者，哕即呃声之重也。俗名为之呃者，呃即哕声之轻也。皆因病声，其声之轻重，得此二名，初非哕、呃有二病。若以哕为干呕设使干呕之人，或使之嚏，或使之无息，或使之大惊，其干呕能立已乎？哕非干呕也明矣。若以哕名咳逆，夫哕者，哕之病声，其声发会厌下，咳者，咳之病声，其声发会厌上，故《内经》哕有哕之口问、咳有咳之篇论，病各不同，哕不可名陔逆也明矣。【批】哕辨。

〔丹〕呃逆论 呃病气逆也，气自脐下直冲上出于口而作声之名也。《书》曰：火炎上。《内经》曰：诸逆冲上，皆属于火。东垣谓火与元气不两立，又谓火元气之贼也。古方悉以胃弱言之，而不及火，且以丁香、柿蒂、竹茹、陈皮等剂治之，未审孰为降火，孰为补虚？人之阴气依胃为养，胃土伤损，则木气侮之矣，此土败木贼也。阴为火所乘，不得内守，木挟相火乘之，故直冲清道而上。言胃弱者阴弱也，虚之甚也。病人见此，似为危症，然有实者，不可不知，敢陈其说。赵立道，年近五十，质弱而多怒。七月火暑，大饥索饭，其家不能急具，因大怒。两日后得滞下病，口渴，自以冷水调生蜜饮之甚快，滞下亦渐缓。如此五七日，召予视，脉稍大不数，遂令止蜜水，渴时且令以人参、白术煎汤，调益元散与之，滞下亦渐收。七八日后觉倦甚，发呃。予知其因下久而阴虚也，令其守前药。然滞下尚未止，又以炼蜜饮之。如此者三日，呃尤未止。众皆尤药之未当，将以姜、附饮之。予曰：补药无速效，附子非补阴者，服之必死。众曰：冷水饮多，得无寒乎？予曰：炎暑如此，饮凉非寒，勿多疑。待以日数，药力到，当自止。又四日而呃止，滞下亦安。陈择仁，年近七十，厚味之人也，有久嗽病而作止不常。新秋患滞下，食大减。至五七日后呃作，召予视之，脉皆大豁。众以为难，予曰：形瘦者尚可为。以人参白术汤下大补以补血，至七日而安。此二人虚之谓也。又一女子年逾笄，性躁味厚，炎月因大怒而呃作，作则举身跳动，脉不可诊，神昏不知人，问之乃知暴病。视其形气俱实，遂以人参芦二两煎汤饮一碗，大吐顽痰数碗，大汗昏睡一日而安。人参入手太阴，补阴中之阳者也。芦则反是，大泻太阴之阳。女子暴怒气上。肝主怒，肺主气，经曰：怒则气逆。因怒逆肝木，乘火侮肺，故呃大作而神昏。参芦善吐，痰尽则气降而火衰，金气复位，胃气得和而解。麻黄发汗，节能止汗，谷属金，糠之性热；麦属阳，麸之性凉。先儒谓物物具太极，学者不可不触类而长，引而伸之也。【批】降火补虚。

〔无〕凡吐利后多作哕，此由胃中虚、膈上热故哕。或至八九声相连，于气不回，至于惊人者。若伤寒久病，得此甚恶，《内经》所谓坏府者是也。

上吐利后哕，即丹溪治赵立道与陈择仁二人哕，皆于滞下得之之类，六脉大豁，用参、术而愈是也。予长兄九月得滞下，每夜五十余行，呕逆，食不下。五六日后加呃逆，与丁香一粒噙之立止。但少时又至，遂用黄连泻心汤加竹茹饮之，呃虽少止，滞下未安。如此者十余日，遂空心用御米谷些少涩其滑；日间用参、术、陈皮之类补其虚。自服御米壳之后，呃声渐轻，滞下亦收而安。

〔仲〕哕而腹满，视其前后，知何部不利，利之即愈。【批】实者下之。

小承气汤治大便不通，哕数，谵语。方见下利中。

〔丹〕超越陈氏，二十余岁，因饱后奔走数里，遂患哕病，但食物则连哕百余声，半日不止，饮酒与汤则不作，至晚发热。如此者二月，脉涩数。以血入气中治之，用桃仁承气汤加红花煎服，下污血数次即减。再用木香和中丸加丁香服之，十日而愈。

〔无〕哕而心下坚痞眩悸者，以膈间有痰水所为。【批】痰郁者吐之。

〔丹〕洪孺人，年廿六岁，夏月因事为长上所阻，怒气折郁不得舒，须臾就浴，汤热不可近，怒气复增，就闷绝昏倒。乃以衣遮掩就房，须臾咳逆大作，每一声必浑身为跳跃，仍复昏闷，凡三五息一作，脉不可诊。予曰：此膈上有痰逆，为怒气所郁，痰热相搏，气不得降而逆，非吐则不可。是时夜半，又事出仓卒，适有人参芦二两在彼，浓煎饮之，大吐稠痰二升许，通体得汗，困睡半夜而安。此即前呃逆论所言者，自此详细，故重出之。燥痰不出者，用蜜水吐之。

〔世〕哕声频密相连者为实，可治。若半时哕一声者为虚，难治，多死在旦夕。

〔仲〕哕逆者，陈皮竹茹汤主之。【批】滞气。

陈皮二升　竹茹二升　大枣三十枚　生姜半斤　甘草五两　人参一两

上六味，以水一斗，煮取三升。温服一升，日五服。

干呕哕，若手足厥者，陈皮汤主之。方见呕吐门。

〔《本》〕又方

枳壳五钱　木香一分

上细末。每服一钱，白汤调下。未可，再与。

〔孙〕治诸呃噫。陈皮二两，汤浸去瓤锉，以水一升，煎之五合，通口服。顷刻，更加枳壳一两，去瓤炒，同煎之。

〔《外》〕治久患咳噫，连咳一二十声者。

取生姜汁半合，蜜一匙，头煎令热温服。如此三服，立效。

超越陈氏哕，用桃仁承气下污血数升而愈，是污血为哕也。【批】污血。

丹溪用益元散、大补丸，治赵立道、陈择仁滞下而哕者，或用蜜水治哕者，是热哕也。【批】热。

〔洁〕**柿钱散** 治呃逆。【批】寒。

柿钱 丁香 人参各等份

上为粗末，水煎，食后服。

〔罗〕**丁香柿蒂散** 治诸种呃噫，呕逆痰涎。

丁香 柿蒂 青皮 陈皮各一两

上为细末。每服三钱，水一盏半，煎七分，去渣温服，不拘时候。

羌活附子汤羌活 附子炮 木香 茴香各五钱，炒 干姜一两

上为细末，每服二钱，盐一撮，煎二十沸，热服，一服止。

胃为哕。全文见五脏虚实。腹满利而不哕者，胃实也。【批】脏腑。

运气 哕有三：【批】运气。

一曰热。经云：少阴之复哕噫，治以苦寒是也。

二曰寒。经云：太阳之复，呕出清水，及为哕噫，治以苦寒是也。

三曰燥。经云：阳明之复，咳哕，治以辛温是也。《灵》以草刺鼻嚏治呃。有病伤寒将愈，忽患呃逆，予与古人治呃逆之药，殆遍皆不愈，计出无药。遂用皂角末吹入鼻中，得嚏而呃逆止，少时又呃，又与皂角末嚏而止者，凡数百次。其嚏时出痰涕渐多，自是呃逆渐疏，至三二日而止。此是合经草刺鼻嚏之法，故书之。

黄帝曰：人之哕者，何气使然？岐伯曰；谷入于胃，胃气上注于肺。今有故寒气与新谷气，俱还入于胃，新故相乱，真邪相攻，气并相逆，复出于胃，故为哕。补手太阴，泻足少阴。口问篇

〔世〕治呃逆，于脐下关元穴灸七壮，立愈，累验。

〔罗〕又方，男左女右，乳下黑尽处一韭叶许灸三壮，甚者二七壮。

〔《集》〕治气逆发呃：膻中、中脘先补后泻，不已，再取下穴：三里、肺俞、行间。

心脉小甚为哕。全文见治虚实法。【批】诊。

产后哕

〔《大》〕产后咳逆，三日不止，欲死。【批】杂方。

肉桂五钱 姜汁三合

上同煎，服二合。以火先炙手摩令背热，时时涂药汁尽，妙。

产后咳逆，干柿一个切碎，以水一盏，煎六分，热呷。

〔《产宝》〕治产后咳逆，经三五日不止欲死方。煎壁镜窠三五个呷，瘥。即蟢子窝

〔《大》〕噫呃服药无效，灸期门必愈。【批】针灸。

卷之二十三　脾胃部

泄泻滞下

〔洁〕论曰：脏腑泻利，其证亦多，大抵从风湿热论之。是知寒少热多，寒则不能久也。故曰暴泄非阴，久泄非阳。论曰：春宜缓形，形缓动则肝木乃荣，反静密，则是行秋令，金能制木，风气内藏。夏至则火盛而金去，独火木旺而脾土损矣，轻则飧泄，身热脉洪，谷不能化；重则下利，脓血稠黏，里急后重。故曰：诸泄稠黏，皆属于火。经云：溲而便脓血，知气行而血止也，宜大黄汤下之，是为重剂。黄芩芍药汤，是为轻剂。是实则泻其子，木能自虚，而脾土实矣。故经曰：春伤于风，夏为飧泄。此逆四时之气，人所自为也。此一节热泄，所谓滞下也。有自太阴经脾受湿而为水泄，虚滑微满，身重，不知谷味。假令春宜益黄散补之，夏宜泄之。法曰：宜补宜泄，宜和宜止。和则芍药汤，止则诃子汤。久则防变为脓血，是脾经传受于肾，谓之贼邪，故难愈也。若先利而后泻，谓之微邪，故易安。此皆脾土受湿，天之所为也，虽圣智不能逃。口食味，鼻食气，从鼻而入，留积于脾，而为水泄也。此一节湿泄，所谓泄泻也。有厥阴经动，下痢不止，其脉沉而迟，手足厥逆，涕唾脓血，此症难治，宜麻黄汤、小续命汤汗之。法云：为有表邪缩于内，当散之而自愈”。此一节风泄，所谓久泄也。有暴下无声，身冷自汗，小便清利，大便不禁，气难布息，脉微呕吐，急以重药温之，浆水散是也。此一节寒泄，所谓暴泄也。故法曰：后重者，宜下；腹痛者，宜和；身重者，宜除湿；脉弦者，去风；脓血稠黏者，以重药竭之；身冷自汗者，以毒药温之；风邪内缩者，宜汗之则愈；鹜溏为痢，宜温之而已。又曰：在表者发之，在里者下之，在上者涌之，在下者竭之，身表热者内疏之，小便涩者分利之。又曰：盛者和之，去者送之，过者止之。兵法曰：避其来锐，击其惰归，此之谓也。凡病泄而恶寒，太阴传少阴，为土来克水也，用除湿白术、茯苓安脾；芍药、桂皮、黄连破血。火邪不能胜水，太阴经不能传少阴而反助火邪，上乘肺经而痢，必白脓也。加当归、芍药之类是已。又里急后重，脉大而洪实，为里实症。而痛甚，是有物结坠也，宜下之。若脉浮大甚，不可下。虽里急后重，脉沉细而弱者，谓寒邪在内而气散也，可温养而自安。里急后重闭者，大肠气不宣通也，宜加槟榔、木香宣通其气。若四肢慵倦，小便少，或不利，大便走，沉困，饮食减少，宜调胃去湿，白术、芍药、茯苓三味，水煎服。白术除脾胃之湿；芍药除胃之湿热；四肢困倦，茯苓能通水道走湿。如发热恶寒，腹不痛，加黄芩为主。如未见脓而恶寒，乃太阴欲传少阴也，加黄连为主，桂枝佐之。如腹痛甚，加当归，倍芍药。如见血，加黄连为主，桂枝、当归佐之。如烦躁，或先便白脓后血，或发热，或恶寒，非黄连不能止上部血也。如恶寒脉沉，先血后便，非地榆不除下部血也。如恶寒脉沉，或腰痛，或脐下痛，非黄芩不除此中部血也。如便脓血相杂，而脉浮大，慎勿以大黄下之，下之必死。谓气下竭也，而阳无所收。凡阴阳不和，惟以分阴阳之法治之。又曰：暴泄非阴，久泄非阳。有热者，脉疾，身动声亮，暴注下迫，此阳也，寒者，脉沉而细，身困。鼻息微者，姜附汤主之。身重不举，术附汤主之。渴引饮者，是热在膈上，水多入则自胸膈入胃中。胃本无热，因不胜其水，胃受水攻，故水谷一时下。此症当灸大椎三五壮，立愈。乃督脉泻也。如用药使车前子、雷丸、白术、茯苓之类，五苓散亦可。又有寒泄者，大腹满而泄，又有鹜溏者，是寒泄也。鹜者，鸭也。大便如水，其中有少结粪者是也。如此者当用天麻、附子、干姜之类。又法曰：泄有虚实寒热，虚则无力，不及拈衣，未便已泄出，谓不能禁固也。实则数至圊而不便，俗云虚坐努责是也。里急后重，皆仍前法进退，大承气汤主之。太阳病为挟热痢，凉膈散主之表症误下，因而下痢不止，为挟热利。阳明为痼瘕进退，大承气汤主之。太阴湿胜濡泻，不可下而可温，四逆汤主之。少阴蛰风不动，禁固可涩，赤石脂丸、干姜汤主之。厥阴风泄以风治，宜小续命汤、消风汤主之。少阳风气自动，大柴胡汤主之。【批】滞下属热，泄泻属湿，久泄属风暴，泄属寒，随症施治，脉实宜下浮忌下脉细宜温闭者宜调。三部血症，寒热，虚实，分六经，分新久。

〔《保》〕五泄伤寒，乃分三部：初说暴，次说中，后说久泄。

此说在《难经·五十七难》，是三节内，该十五法。初治以暴药；中以的对症药，得中治也；末治久泄，仲景论厥阴经治法是也。

〔垣〕胃气和平，饮食入胃，精气则输于脾，上归于肺，行于百脉，而养荣卫也。若饮食一伤，起居不时，损其胃气，则上升精华之气反下降，是为飧泄。久则太阴传少阴而为肠澼。假令伤寒冷饮食，膜满而胀，传为飧泄者，宜温热之剂以消导之。伤湿热之物而成脓血者，宜苦寒之剂以内疏之。风邪下陷者升举之。湿气内盛者分利之。里急者下之。后重者调之。腹痛者和之。洞泄肠鸣无力，不及拈衣，其脉细微而弱者，温之收之。脓血稠黏，数至圊而不能便，其脉洪大而有力者，下之寒之。大抵治病当求其所因，察何气之胜，取相克之药平之，随其所利而利之，以平为期，此治之大法也。诸泻痢久不止或暴下者，皆太阴受病，不可离甘草、芍药。若不受湿则不痢，故须用白术。是以圣人立法：若四时下痢，于芍药、白术内，春加防风；夏加黄芩；秋加厚朴；冬加桂、附。然更详外证寒热处之，如里急后重，须加大黄；如身困倦，须用白术；若自汗逆冷，气息微，加桂、附以温之；如或后重脓血稠黏，虽在盛冬，于温药内亦加大黄。

〔《难》〕有胃泄、有脾泄、有大肠泄、有小肠泄、有大瘕泄，名曰后重。胃泄者，饮食不化，色黄。飧泄也。《保命》云：承气汤下之。又有脾泄者，腹胀满泄注，食即呕吐逆。《保命》云，建中、理中汤主之。大肠泄者，食已窘迫，大便色白，肠鸣切痛。《保命》云：干姜附子汤主之。小肠泄者，溲而便脓血，少腹痛。《保命》云：承气汤下之。大瘕泄者，里急后重，数至圊而不能便，茎中痛。《保命》云：胃、小肠、大肠三症，皆清凉饮子主之，其泄自止。厥阴症茎中痛，加甘草；少阴症里急后重，加大黄。【批】五泄。

此治五泄之法也。

〔丹〕泄泻之症，水谷或化或不化，并无努责，惟觉困倦。若滞下则不然，或脓或血，或脓血相杂，或肠垢，或无糟粕，或糟粕相杂，虽有痛不痛之异，然皆里急后重，逼迫恼人。【批】诊。

〔仲〕大肠有寒者多鹜溏，有热者便肠垢。

〔《灵》〕肠中寒则肠鸣飧泄。肠中热则出黄糜。师传篇

〔仲〕下利脉微弱数者，为欲自止，虽发热不死。下利有微热而渴，脉弱者，亦自愈。下利脉数而渴者，令自愈。设不瘥，必圊脓血，以有热故也。下利脉数，有微热汗出，令自愈。设脉紧，为未解。下利脉反弦，发热身汗者，自愈。下利脉沉而迟，其人面少赤，身有微热，下利清谷者，必郁冒汗出而解，病人必微厥。所以然者，其面戴阳，下虚故也。

〔《素》〕胃脉虚则泄。脉要精微论

〔《脉》〕脉滑按之虚绝者，其人必下痢。肺脉小甚为泄。全文见治虚实法。经云：小者气血皆虚。肾脉小甚为洞泄。小者血气皆少。肾主闭藏，今血气虚少。无以闭藏，故泄。

〔《素》〕尺寒脉细，谓之后泄。平人气象论 尺肤寒，其脉小者，泄少气。全文见评虚实论。

〔仲〕下利，脉沉弦者，下重。下利，寸口反浮数，尺中自涩者，必圊脓。溲病，若腹大而泄者，脉当细微而涩，反紧大而滑者死。

〔《脉》〕泄注，脉缓时小结者生；浮大数者死。

〔《素》〕泄而脉大者，难治。玉机真藏论 病泄，脉洪大，是逆也。全文见诊生死。

〔仲〕下利，脉大者为不止。下利，日十余行，脉反实者死。

〔《灵》〕大便赤瓣飧泄，脉小者，手足寒，难已。飧泄，脉小，手足温，泄易已。论疾诊尺篇 腹鸣而满，四肢清泄，其脉大，是逆也。如是者，不过十五日死矣。全文见诊生死。腹大胀，四末清，脱形，泄甚，是逆也，如是者，不及一时死矣。

〔仲〕六府气绝于外者，手足寒，上气脚缩。五脏气绝于内者，利不禁，下甚者，手足不仁。下利，手足厥冷无脉者，灸之不温。若脉不还，反微喘者死。少阴负趺阳者为顺也。下利后脉绝，手足厥冷，晬时脉还，手足温者生；脉不还者死。病者痿黄，燥而不渴，胸中寒而利不止者死。假令下利，寸口、关上、尺中悉不见脉，然尺中时一小见脉，再举头者，肾气也，若见损脉来为难治。

〔丹〕下痢如鱼脑者，半死半生。下痢如尘腐色者死。纯血者死。下如屋漏者死。下痢如竹筒注者不可治。五虚者不治。

五虚者，经云：脉细、皮寒、气少、泄痢前后、饮食不入，此谓五虚。五虚者死。其浆粥入胃，泄注止，则虚者活。予尝治数人，在下则泄泻不止，在上则吐痰不已者，皆死证，气脱无所管摄故也。若用参术膏救之早者，十活二三。

泄 泻

下痢，水谷不入，里急后重，是泄泻也。

〔世〕**胃苓汤**，一名对金饮子，治脾湿太过，泄泻不止。【批】脾湿。

平胃散 五苓散各等份 上锉，水煎服极效。

〔罗〕《内经》曰：湿胜则濡泄。《甲乙经》云：寒气客于下焦，传为濡泄。夫脾者，五脏之至阴，其性恶寒湿。今寒湿之气内客于脾，故不能裨助胃气，腐熟水谷，致清浊不分，水入肠间，虚莫能制，故洞泄如水，随气而下，谓之濡泄。法当除湿利小便也。治之以对金饮子。

平胃散五钱 五苓散二钱半 草豆蔻面裹煨熟，半两

上相和作四服。水一盏半，生姜三片，枣二枚，煎至一盏，去渣温服，食前。

〔垣〕**加减平胃散** 治脾胃不和，不思饮食，心腹、胁肋胀满刺痛，口苦无味，胸满短气，呕哕恶心，噫气吞酸，面色痿黄，肌体瘦弱，怠惰嗜卧，体重节痛，常多自痢，或发霍乱及五噎、八噫、膈气、反胃等症。

厚朴去皮，姜制炒，三两二钱 苍术去粗皮，米泔浸。五两 陈皮三两二钱 甘草锉，炒，二两

上为细末。每服二钱，水一盏，生姜三片，枣二枚，同煎至七分，去渣温服。或去姜、枣带热服，空心食前。入盐一捻，沸汤点服亦得。常服调气暖胃，化宿食，消痰饮，辟风寒冷湿四时非常之气。上如小便赤涩，加白茯苓、泽泻。如米谷不化，饮食伤多，加枳实。如胃中气不快，心下痞气，加枳壳、木香。如脾胃困弱，不思饮食，加人参、黄芪。如心下痞闷、

腹胀者，加厚朴，甘草减半。如遇夏，加炒黄芩。如遇雨水湿润时，加茯苓、泽泻。如有痰涎，加半夏、陈皮。凡加时，除苍术、厚朴，依例加之，一服五钱，如有痰用半夏一两。如嗽，饮食减少，脉弦细，加归身、黄芪。如脉洪大缓，加黄芩、黄连。如大便硬，加大黄三钱，芒硝二钱。先嚼麸炒桃仁烂，以药送下。

〔海〕加减平胃散例：

若泄泻脾湿，加茯苓、丁香、白术，为调胃散。一法，加藿香、半夏。若加干姜，为厚朴汤。若温疫时气二毒，伤寒头痛壮热，加连须葱白五寸、豆豉三十粒，煎二三服，取微汗出愈。若五劳七伤，脚手心热，烦躁不安，百节酸疼，加柴胡。若痰嗽疟痢，加姜制半夏。若小肠气痛，加茴香。若水气肿满，加桑白皮。若妇人赤白带下，加黄芪。若酒伤，加丁香。若饮冷伤，加高良姜。若滑脱泄泻。加肉豆蔻。若风痰四肢沉困，加荆芥。若腿膝冷痛，加牛膝。若浑身虚肿拘急，加地骨皮。若腿膝湿痹，加菟丝子。若白痢，加吴茱萸。若赤痢，加黄连。若头风，加藁本。若转筋霍乱，加樟木皮。若七邪六极，耳鸣，梦泄，盗汗，四肢沉重，腿膝痿，妇人宫脏久冷，月事不调者，加桂枝。若胃寒呕吐多，加生姜。一法，加茯苓、丁香各三两。若气不舒快，中脘痞塞，加砂仁、香附三两，生姜煎服。若与五苓散相半，为对金饮子。若与六一散相合，为黄白散。若与钱氏异功散相合，为调胃散。若饮食进退，加神曲、麦芽。冬月加吴茱萸、川椒、干姜、桂，为吴茱萸汤。若加藁本、桔梗，为和解散，治伤寒吐利。若加藿香、半夏为不换金正气散。若疟疾寒热者，加柴胡。若小肠气痛者，加苦楝、茴香。

〔丹〕或曰：平胃散之温和，可以补养胃气，吾子以为何如？予曰：苍术性燥气烈，行湿解表，甚为有功。厚朴性温散气，非胀满实急者不用，承气用之可见矣。虽有陈皮、甘草之甘缓甘辛，亦是决烈耗散之剂，实无补土之利。经谓土气太过目敦阜，亦能为病。况胃为水谷之海，多气多血，故因其病也用之，以泻有余之气，使之平耳。又须察其挟寒气、得寒物者，而后投之。胃气和平，便须却药。谓之和平者，初非补之之谓，岂可以为补剂而常用之乎？或曰：谓胃承气亦治胃病。谓之调者，似举平胃之平意义相近，何用药之相远也？予曰：调胃承气治热，中下二焦药也。经云：热淫于内，治之咸寒，佐以苦甘。功在乎导利而行之以缓。平胃散止治湿，上焦药也。经曰：湿上甚而热，治以苦温，佐以甘辛。以汗为故而止。或曰：治湿不利小便，非其治也，此非仲景法耶？何子言之悖也？予曰：淡渗治湿，因有湿在中下二焦。今湿在上，宜以微汗而解，不欲汗多，故不用麻黄、葛根辈耳。五苓散治泄泻水多者。方见伤寒。

泻湿，四苓散加苍术、白术，甚者二术必用炒。

白术三分，加至两半　泽泻一两　茯苓　猪苓　苍术各五钱

〔《本》〕治水泻，用草乌半生、半烧灰存性为末，醋丸。空心井花水下七丸。

〔河〕**益元散**　治身热泄泻，小便不利。【批】湿热。

滑石六两　甘草炙，一两

上为末。每服三钱，蜜汤调下，日三服。如解寒发汗，煎葱白豆豉汤调下四钱，并三服，以效为度。

〔丹〕**参萸丸**　治湿热滞气者，湿热甚者用为向导，上可治吞酸，下可治自利。

六一散七两，即益元散　吴茱萸二两，煮过

一方去茱萸，加干姜一两，名温六丸。

〔《本》〕欧阳文忠公，尝得暴下，国医不能愈。人云市人有此药，三文一帖，甚效。夫人买进之，一服而愈。后召卖药者问其方，但用车前子一味为末，米饮下二钱匕。此药利水道。

〔丹〕黄芩、木通入四苓散煎服，治火多泄泻。水煮金花丸，治泄不止，干呕。方见干呕而利门。【批】风痰。

〔世〕木香和中丸　腹痛泄泻，脉滑者，神效。累验。方见治虚实法。【批】实者下之。

〔《仲》〕下利脉迟而滑者，实也。利未欲止，急下之，宜大承气汤。方见伤寒。下利脉反滑者，当有所去，下乃愈，宜大承气汤。下利脉中坚者，当下之。下利后三部皆平，按之心下坚者，宜大承气急下之。病者脉伏，其人欲自利，利反快，虽利心下续坚满，此为留饮欲去故也，甘遂半夏汤主之。【批】饮者逐之。

甘遂大者，三枚　半夏十二枚。以水一升，煮取半升，去渣　芍药五枚　甘草指大一枚，炙

上四味，以水二升，煮取半升，去渣；以蜜半升和药汁煎，取八合，顿服之。

〔丹〕仁七侄之子，肚泄有积，与小胃丹二十粒，作二次吞之。小胃丹方见内伤饮食。积热作泄，亦宜下之。【批】积者下之。

〔《保》〕治寒积痢，男妇小儿各不同。或赤白，或清痢如水，不后重者寒也。经曰：澄澈清冷，皆属于寒。此为虚寒，中有积也。宜附子、巴豆辈下之，见利则愈，空心服。

〔仲〕下痢气者，当利其小便。【批】气者利小便，虚者和之。

〔洁〕治太阴脾经受湿，水泻注下，体重微满，困弱无力，不欲饮食，暴泄无数，水谷不化，先宜白术芍药汤。

白术　芍药各一两　甘草五钱，俱用炒黄，效速。

上细末。每一两，水二盏，煎至盏半，温服。

如腹痛甚者，宜苍术芍药汤主之。

苍术　芍药各一两　黄芩半两

上锉。每一两，入淡桂半钱，水盏半，煎至一盏，温服。

如脉弦头痛者，宜苍术防风汤主之。

苍术　防风各二两　上锉，同前法煎服。

如下血，宜苍术地榆汤主之。方见滞下。

以上症，如心下痞，每服加枳实一钱。如小便不利，每服加茯苓二钱。如腹痛渐已，泄下渐少，宜诃子散止之。方见后。

〔丹〕气虚泄泻，人参、白术、炒芍药、升麻主之。【批】补脾行湿。

〔垣〕**异功散**　治脾胃虚冷，肠鸣腹痛自利，不思饮食。方见小儿吐泻。人参、白术、茯苓、甘草、陈皮各等份，为末，每五钱，姜、枣煎服。

〔丹〕女人肚泄，左手脉弱，此自来欠血，面带黄多年，当作虚湿治之。

滑石六钱　白术半两　陈皮　当归各三钱　厚朴　木通　芍药各一钱　甘草炙，五分

分六帖，姜一片，煎。

四八官患泄，小便赤少，食少倦怠，脉弱。此受湿为病，当补脾凉肺。

白术　滑石各一两　黄芩　人参　芍药各五钱　木通　陈皮各三钱　干姜一钱　甘草炙，一钱　分八帖煎服。

五儿腹泄，此受寒凉为病。

白术　苍术各二钱　干姜　茯苓　厚朴各一钱　甘草三分

上为末。每服二钱，白汤调下。

一丈夫腹泻，胸痞不渴。

半夏一钱　苍术　白术　青皮各二钱　木通　紫苏各一钱　良姜半钱　甘草少许

分三帖，姜三片，水二盏，煎服。

辉五孺人，瘰疬已好，止是食少乏力，肚泄自汗。

牡蛎一钱半　白术二钱　干姜三钱　陈皮五分　黄芪二分　当归一分　白水煎服。

贾宅女人，六十八岁，腹泄，面黄乏力，脉浮大而数，此有热积。

滑石　白术炒。各一两　茯苓　神曲炒　陈皮各五钱　黄连　黄芩　干姜各一钱

上为末，粥为丸。山查汤食前下五十粒。

一丈夫病热退未尽，食太早，口渴倦甚，腹泄，心烦，脚冷。

人参　滑石　柴胡　白术　陈皮各一钱　木通一钱半　甘草五分

分四帖，煎七分，下保和十五丸。

上九方，丹溪、东垣治泄泻之法，大率皆用白术、滑石补脾行湿，其余随症加减。第一二方专治泄也，第三方治泄之挟热也；第四五六方治泄之挟寒也；第七八方治泄之挟饮食积也。

〔垣〕予病脾胃久衰，视听半失，此阴盛乘阳，加之气短，精神不足，此由弦脉令虚多言之过也。皆阳气衰弱，不得舒伸，伏匿于阴中耳。癸卯岁六七月间，淫雨阴寒，逾月不止，致人多病泄痢，湿多成五泄故也。一日予体重，肢节疼痛，大便泄并下者三，而小便闭塞。思其治法，按《内经·标本论》大小不利，无问标本。先利小便。又云：在下者引而竭之，亦是先利小便也。又云：诸泄利小便不利，先分别之；又云：治湿不利小便，非其治也，皆言当利小便。必用淡味渗泄之剂以利之，是其法也。噫！圣人之法，虽布在方册，其不尽者可以意求耳，今客邪寒湿之淫，从外而入里，以暴加之，若从以上法度。用淡渗之剂以除之，病虽即已，是降之又降，是复益其阴而重竭其阳，则阳气愈削而精神愈短矣。是阴重强，阳重衰，反助其邪之谓也，故必用升阳风药即瘥。以羌活、独活、柴胡、升麻各一钱，防风根半钱，炙甘草半钱，同㕮咀，水二钟，煎至一盏，去渣，稍热服。大法云：湿寒之胜，助风以平之。又曰：下者举之，得阳气升腾而去矣。又法云：客者除之，是因曲而为之直也。夫圣人之法，可以类推，举一而知百者也。若不达升降浮沉之理，而一概施治，其愈者幸也。【批】脉弦者升阳除湿。

升阳除湿汤　治脾胃虚弱，不思饮食，泄泻无度，小便黄，四肢困弱，自下而上，引而去之。

升麻　柴胡　羌活　防风各半钱　苍术　甘草炙，三分　神曲　泽泻　猪苓　陈皮各五分　麦蘖三分

上㕮咀，水二盏煎，去渣，空心服。如胃寒肠鸣，加益智、半夏各五分，姜、枣同煎，非肠鸣不用。

人参升胃汤　治一日大便三四次，溏而不多，有时泄泻腹鸣，小便黄。

黄芪二钱　甘草炙，一分升麻六分　柴胡　陈皮　归身　益智各二钱　红花少许　人参六分

上锉，作二服，水二盏，煎至一盏，去渣稍热，食前服。

〔丹〕止泻，姜曲丸：【批】实积。

神曲六两　茴香半两　生姜二两

上为丸。每服五七十丸。

痰积泄泻。【批】痰积。

海石　青黛　黄芩　神曲

上为丸。每服三五十丸。病少者，必用吐法吐之方愈。

上积滞泄泻，腹必耕痛方泄者是也。或肚腹满，按之坚者亦是也。受病泄者，宜神曲之类消导之；病深而顽者，必用滞下门后重多热条，进退承气之类，下之方安。

〔丹〕**固肠丸**【批】虚滑热。

樗皮四两　滑石二两

上为末，粥丸。丹溪云：固肠丸性燥，若滞气未尽者，不可遽用。

〔《保》〕**诃子散**　治泄久，腹痛渐已，泻下渐少，宜此药止之。

诃子一两，半生半热　木香半两　甘草二钱　黄连三钱

上为细末。每服二钱，以白术芍药汤调下。如止之不已，宜因其归而送之，于诃子散内加厚朴一两，竭其邪气也。虚滑久而不止者，多传变为痢。太阴传少阴，是为鬼邪，先以厚朴枳实汤防其传变。

厚朴　枳实各一两　诃子一两，半生半熟

木香半两　黄连二钱　甘草炙，二钱　大黄三钱

上为细末。每服三钱或五钱，水一盏半，煎至一盏，去渣温服。以上皆治热滑泻。

〔丹〕**补脾丸**【批】寒。

白术半两　白芍药二钱

上为细末，饭丸。冬月去芍药，加肉豆蔻、泽泻服之。又不止者，于内加飞矾一钱半。

气痢，诃黎勒散主之。用

诃黎勒十枚，煨

上一味为散，粥饮和，顿服。林亿云：疑非仲景方也。

〔垣〕**扶脾丸**　治脾胃虚寒，腹中痛，溏泄无度，饮食不化。

白术　茯苓　甘草炙　诃子皮　乌梅肉各二钱　红豆　干姜　肉桂各半钱　麦糵　神曲炒。各四钱　陈皮一钱　半夏二钱

上为末，荷叶裹烧饭为丸，如桐子大。每服五十丸，温水食前下。一方加藿香一钱。

治痢久脏腑虚滑，去积不已，用**苍术汤**下桃花丸。

苍术二两　防风一两

上锉，水一碗，煎至一大盏，下桃花丸或赤石脂丸，小便利则安。桃花丸即滞下门桃花汤为丸，赤石脂、干姜二味是也。

〔《衍》〕有一人，病大肠寒清，小便精出，诸热药服及一斗二升未效。后教服赤石脂、干姜各一两，胡椒半钱，同为末，醋糊为丸，如桐子大，空心及食前米饮下五七十丸，终四剂遂愈。

〔《本》〕治脾胃不和，泄泻不止，诸药不效，诃子丸。

诃子皮　川姜　肉豆蔻　龙骨　木香　赤石脂　附子各等份。

上细末，糊丸如桐子大。每服四十丸，米饮下。

赤石脂禹余粮汤方　治大肠泄泻。

赤石脂制　禹余粮各四钱，制

上锉碎。每服五钱，水一盏半，煎至八分，去渣温服。

〔孙〕治气虚伤冷，暴作水泻，日夜二三十行，腹痛不止，夏月路行，备急朝真丹。用硫黄一两半，研令极细；枯白矾五钱，同细研匀，水浸蒸饼，去水和丸，如桐子大，朱砂为衣。每服十五丸，温米饮盐汤下。以上止寒泄。治暴水泄不止。【批】暴泄寒。

肉豆蔻三个，用湿面裹之，置火内煨令面焦，去面。丹溪云：肉豆蔻属金、属土，温中补脾为有力。日华子称其下气，以脾胃得补而善运化，气自下也。非若香附、陈皮之駃泄。

上将肉豆蔻为细末，只作一服，陈米饮调。食前服之，神验。

〔洁〕暴泄如水，周身汗出，一身尽冷，脉沉而弱，气少而不能语，甚者加吐，此谓紧病，宜以浆水散治之。

浆水散

半夏二两　干姜二钱半　干姜　肉桂　甘草　附子炮。各五钱

上细末。每服三五钱，水二盏，煎至一盏，热服，甚者，三四服。若太阳经伤动传太阴，下痢为鹜溏，大肠不能禁固，卒然而下，中有硬物，欲起而又下，欲了而又不了，小便多清，此寒也，宜温之。春夏，桂枝汤；秋冬，白术汤。谦甫云：鹜溏者，大便如水，其中有少结粪是也。

桂枝汤

桂枝　芍药　白术各半两　甘草炙，二钱

上切。每服半两，水一盏煎至七分，去渣温服。

白术散

白术　芍药各三钱　干姜炮，半两　甘草炙，二钱

上粗末，如前服之。甚则除去干姜，加附子三钱，谓辛能发散也。

〔罗〕**曲术丸**　治时暑暴泄。壮脾胃，及治饮食所伤，胸膈痞闷。

神曲　苍术泔浸一宿。各等份

上为细末，面糊为丸，如桐子大。每服三十丸，温米饮送下。

止泄丸

肉豆蔻五两　滑石制

上为末，擂饭丸。惟滑石，夏三两半，秋二两，春冬一两一钱半。

〔罗〕中寒治验　参政商公，时年六旬有二，原有胃虚症。至元己巳夏，上都住。时值六月，霖雨大作，连日不止，因公务劳役过度，饮食失节，每日脐腹作痛，肠鸣自利，须去一二行少定，不喜饮食，懒于言语，身体困倦。召予视之，予诊其脉沉缓而弦。参政以年高气弱，脾胃宿有虚寒之症，加之霖雨及劳役饮食失节，重虚中气。《难经》云：饮食劳倦则伤脾。不足而往，有余随之，岁火不及，寒乃大行，民病骛溏。今脾胃正气不足，肾水必挟木势，反来侮土，乃薄所不胜乘所胜也。此疾非甘辛大热之剂，则不能泻水补土。虽夏暑之时，有用热远热之戒。又云：有假者反之，是从权而治其急也。《内经》云：寒淫于内，治以辛热。干姜、附子辛甘大热以泻寒水以为君。脾不足者，以甘补之，人参、白术、甘草、陈皮苦甘温以补脾土；胃寒则不欲食，以生姜、草豆蔻辛温治客寒犯胃；厚朴辛温厚肠胃；白茯苓、甘草助姜、附以导寒湿；芍药酸微寒补金泻木，以防热伤肺气为佐。不数服即愈。

附子温中汤　治中寒，腹痛自利，米谷不化，脾胃虚弱，不喜饮食，懒言困倦嗜卧。

附子炮，去皮脐　干姜炮。各七钱　人参　甘草炙　白芍药　白茯苓去皮　白术各五钱　厚朴姜制　草豆蔻面裹煨去皮。　陈皮各三钱

上锉。每服五钱或一两，水二盏半，姜五片，煎一盏，食前温服。

〔《简》〕理中汤治泄泻，加橘红、茯苓各一两，名补中汤。若溏泄不已者，于补中汤内加附子一两。不喜饮食，水谷不化者，再加砂仁一两，共成八味。理中汤方见伤寒。

〔《本》〕治脾胃中风湿，脏腑泄滑，川芎丸。

川芎　神曲　白术　附子各等份，炮

上为细末，面糊丸，如桐子大。每服三五十丸，米饮下，左氏述楚子围萧，萧将溃。无社告申叔展曰：有曲乎？有山鞠劳乎？鞠劳，川芎也。意欲令逃水中以避祸。是知川芎能除湿，当加术、附以制之。若脾湿而泄者，万无不中。亦治飧泄。

〔无〕**桂香丸**　治脏腑虚为风寒所搏，冷滑注下不禁，老人虚人危笃，累效。

附子炮，去皮脐　肉豆蔻炮。白茯苓各一两　桂心　干姜炮　木香炮。各半两　丁香一分

上为末，糊丸，如桐子大。米汤下五十丸，空心服。

〔孙〕治水泻无度。干姜末，粥饮调一钱服，立效。

泄而身热，小便不利口渴者，益元、五苓。若火多，四苓加木通、黄芩。方见湿热条。泄而困倦不便者，及脉数者、虚热者，宜参、术、滑石、苓、通。方见补脾行湿条。泄而脉滑坚者实热，宜大承气汤。方见实条。【批】热。

〔丹〕玉龙丸　治一切伏暑泄泻，神效。方见伤寒部暑门。

〔仲〕下痢不止，医以理中与之，利益甚，理中者理中焦，此利在下焦，赤石脂禹余粮汤主之。复痢不止者，当利小便。下痢腹胀满，身体疼痛者，先温其里，乃攻其表，温里宜四逆汤；攻表宜桂枝汤。【批】上下表里。

大肠小肠为泄。全文见诊。一阳发病，少气，善咳善泄。全文见诊病传变。【批】脏腑。

运气　泄泻有六：【批】运气。

一曰土助脾湿盛而泄泻。经云：岁土太过，雨湿流行，病溏泄肠鸣。又曰：岁水不及，湿乃下行，民病身重濡泄。又云：岁火不及，寒乃大行，土复则病骛溏，腹痛肠鸣泄注。又云：土郁之发，民病饮发注下。又云：湿胜则濡泻，

治以苦温是也。

二曰风木攻脾虚而泄泻。经云：厥阴司天，风淫所胜，民病冷泄溏泄，又云：春伤于风，邪气留连，乃为洞泄，治以辛凉是也。

三曰热泻。经云：少阳所主为暴注。又云：少阴之胜，腹满溏泄。又云：火郁之发，民病注下，治以寒剂是也。

四曰寒泄。经云：岁水太过，寒气流行，病肠鸣溏泄。又云：太阳所至，为流泄禁止。又云：太阳之胜，寒入下焦，传为濡泄，治以热剂是也。

五曰热中、寒中泄。经云：太阳司天之政，三之气，寒气行，民病寒，反热中注下者，是外寒内热泄也。又云：长夏善病洞泄，寒中者是外热内寒泄也，治以寒热兼施是也。

六曰燥泄。经云：岁木不及，燥乃大行，民病肠鸣溏泄。又云：阳明司天，燥淫所胜，民病腹中鸣，注泄鹜溏。又云：阳明之胜，清发于中溏泄。又云：阳明之复，腹胀而泄，治以温剂是也。

〔子和〕昔闻山东杨先生者，治府主洞泄不止。杨初未对病人，与众人谈日月星辰缠度及风雷云雨之变，自辰至未，而病者听之忘其圊。杨尝曰：治洞泄不已之人，先问其所爱之事，好棋者与之棋，好乐者与笙笛勿辍。【批】杂法。

针灸　泄泻，独取大肠一经。经云：大肠病者，肠中攻痛而鸣濯濯。冬日中于寒即泄，当脐而痛，取巨虚上廉。【批】针灸。

〔罗〕治水渍入胃为溢饮滑泄，渴能饮水，水下复泄，泄而大渴，此无药症，当灸大椎。

〔《脉》〕诸下痢，皆可灸足大都五壮，商丘、阴陵泉皆三壮。

〔《甲》〕溏泄不化食，寒热不节，阴陵泉主之。

〔《玉》〕治久泄泻内天枢穴，《撮要》《摘英》同。天枢二寸半，灸。《摘英》：五分，留十呼，灸百壮。

〔《集》〕自痢不止：天极　中极

〔世〕又法：合谷　三里　阴陵泉　不应，取下穴：中脘　关元　天枢　神阙

〔东〕泄痢不禁，小腹绞痛：丹田灸百壮，三报之。泄痢不嗜食：长谷五十壮，三报之，在胁脐傍相去五寸，一名循元穴。

〔《衍》〕石硫黄，今人用治下元虚冷，元气将绝，久患寒泄，胃脾虚弱，垂命欲尽，服之无不效。中病当便已，不可尽剂。世人盖知用而为福，不知用而为祸。此物损益兼行，若俱弃而不用，当仓卒之间，又可阙乎。【批】宜忌。

产后泄泻

〔丹〕治产后泄泻，恶露不行。此余血渗入大肠为泻，洞泄不禁，下青白黑色。用荆芥大者四五穗，于盏内烧灰，不得犯油火，入麝香研，汤三呷调下。此药虽微，能治大病。方名的奇散。

产后泄方

茯苓　川芎　黄芩　白术　干姜　滑石　陈皮　芍药炒

上，水煎服之。

飧　泄

飧泄，米谷不化而完出是也。

〔《素》〕清气在下，则生飧泄。阴阳应象论王注云：热气在下则谷不化，故飧泄。东垣云：清气在下者，乃人之脾胃气衰不能升发阳气，故用升麻、柴胡助甘辛之味，以引元气之升，不令下陷为飧泄也。【批】脾气下陷。

〔罗〕《内经》曰：清气在下，则生飧泄。又曰：久风入胃中，则为肠风飧泄。夫脾胃，土也，气冲和以化为事。今清气下降而不升，则风邪久而干胃，是木贼土也。故冲和之气不能化而令物完出，所以谓之飧泄。或饮食太过，

肠胃所伤，亦致米谷不化，此俗呼水谷利也。法当下者举之而消克之也。以加减木香散主之。

木香　良姜　升麻　槟榔　人参各二钱半　肉豆蔻煨　吴茱萸泡　干姜炮。各五分　神曲炒，二钱　陈皮五分　砂仁五分

上十一味，为细末。每服四钱，水盏半，煎至一盏，去渣，食前温服，宜加白术。

〔河〕**白术汤**　治飧泄，风冷入中，泄利不止，脉虚而细，日夜数行，口干，腹痛不已。

厚朴姜制　当归去苗　龙骨各五钱　白术一两　艾叶半钱，炒熟

上为末。每服三钱，水一盏，生姜三片，同煎至八分，去渣，空心温服。

〔垣〕凡泄则米谷不化，谓之飧泄，是清气在下，乃胃气不升，上古圣人皆以升浮药扶持胃气，一服而愈，知病在中焦脾胃也。《脉诀》曰：湿多成五泄。湿者，胃之别名也。病本在胃，真气弱，真气者，谷气也，不能克化饮食，乃湿盛故也，以此论之，正以脾胃之弱故也。初病夺食，或绝不食；一二日使胃气日胜，泄不作也。今已成大泄矣。经云：治湿不利小便，非其治也。又云：下焦如渎。又云：在下者，引而竭之。唯虚症不宜，此论其病得之于胃气下流，清气不升，阳道不行，宜升宜举，不宜利小便。《灵枢》云：头有疾，取之足，谓阳病在阴也；足有疾，取之上，谓阴病在阳也。经云：阳病在阴，阴病在阳，此之谓也。中有疾，傍取之。傍者，少阳甲胆是也。中者，脾胃也。脾胃有疾，取之足少阳。甲胆者，甲风是也，东方春也，胃中谷气者，便是风化也。作一体而认，故曰胃中湿胜而成泄泻，宜助甲胆风胜以克之，又是升阳助清气上行之法也。又一说中焦元气不足，溲便为之变，肠为之苦鸣，亦缘胃气不升，故令甲气上行。又云：风胜湿也。大抵此症本胃气弱不能化食。夺食则一日而可止，夫夺食之理，为胃弱不能克化，食则为泄。如食不下，何以作泄？更当以药滋养元气，令和候泄止，渐与食，胃胜则安矣。若食不化者，于升阳风药内，加炒曲同煎。兼食入顿至心头者，胃之上口也，必口沃沫，或食入反出，皆胃土停寒。其右手关脉中弦，按之洪缓，是风热湿相合。谷气不行，清气不升。为弦脉之寒所隔，故不下也，曲之热亦能去之。若翻胃者，更加半夏、生姜入于风药内同煎。夺食少食，欲使胃气强盛也。若药剂大则胃不胜药，泄亦不止，当渐渐与之。今病既久，已至衰弱，当以常法治之，不可多服饵也。人之肉如地之土，岂可人而无肉，故肉消尽则死矣。消瘦人有必死者八：《内经》有七，《外经》有一。又病肌肉去尽勿治之，天命也。如肌肉不至瘦尽，当急疗之。宜先夺食而益胃气，便与升阳先助真气，次用风药胜湿，以助升腾之气，病可已矣。余皆勿论，此治之上法也。治用升阳除湿汤之类是也。【批】治飧泄宜夺食，禁大剂，肌肉消者勿治。

〔罗〕加减木香散。方见正条。　【批】寒热。

〔仲〕下利清谷，里寒外热，汗出而厥者，通脉四逆汤主之。方见伤寒。

〔河〕白术散　治飧泄脉细。方见上条。

〔垣〕治泄痢飧泄，身热脉弦，腹痛而渴及头痛微汗，宜防风芍药汤。

防风　芍药　黄芩各等份

上粗末。每服半两或一两，水二盏，煎至一半，温服。

〔梅〕治水谷痢久不瘥。厚朴三两，黄连三两，锉细，水三升，煎取一升，空心服。

〔《素》〕春伤于风，夏生飧泄。生气通天论　久风为飧泄。全文见诊法。久风入中，为肠风飧泄。风论。【批】病生于风。

上久风入中为飧泄。经云：虚邪之中人也，始于皮肤，留而不去，传舍于络脉，留而不去，传舍于经，留而不去，传舍于输，留而不去，传舍于伏冲之脉，留而不去，传舍于肠胃。在肠胃之时，贲响腹胀，多寒则肠鸣飧泄，食不化，此久风入中为飧泄之义同也。

洁古云：大渴饮水，多因致水谷一时下者，宜灸大椎三五壮；或用车前子、雷丸、白术、茯苓及五苓散等药渗之，详见大法条。又如久风为飧泄者，则不饮水而谷完出，治法当以宣风散导之。后服苍术防风汤。宣风散方见小儿痘发热　条服之大便利，服后药。【批】水自内出宜灸宜渗。

苍术防风汤【批】风从外入宜下宜表。

苍术去皮，四两　麻黄一两　防风五钱

上粗末。每一两，生姜七片，水一盏，煎至一半，去渣温服，如止后，服后药。

补本丸

苍术　小椒去目，炒。各一两

上为细末，醋糊丸，如桐子大。每服五十丸，食前温水下。治寒泄痢久不效者，弥佳。小儿丸如米大。

〔子和〕赵明之，米谷不消，腹作雷鸣，自五月六月不愈。诸医以为胃受大寒，故并与圣散子、豆蔻丸，虽止一二日，药力尽而复作。诸医不知药之非，反责明之不忌口。戴人至而笑曰：春伤于风，夏必飧泄。飧泄者，水谷不化而直过下出。又曰：米谷不化，热气在下，久风入中。中者，脾胃也。风属甲乙，脾胃属戊己，甲乙能克戊己，肠中有风故鸣。《经》曰：岁木太过，风气流行，脾土受邪，民病飧泄。诊其两手，脉皆浮数，为病在表也，可汗之。直断曰：风随汗出。以火二盆，暗置床下，不令病人见火，恐憎其热，诒之入室，更服涌剂，以麻黄投之。乃闭其户，从外锁之。汗出如洗，待一时许，开户减火一半，须臾汗止，泄亦止。《内经》曰：春伤于风，夏生飧泻。此以风为根，风非汗不出者。有病此者，腹中雷鸣，泄注米谷，不分小便涩滞，皆以脾胃虚寒故耳，服豆蔻、乌梅、粟壳、干姜、附子，曾无一效。中脘脐下灸已数千，燥热转甚，津液涸竭。瘦削无力，饮食减少。命予视之，余以《应象论》曰：热气在下，水谷不分，化生飧泄，寒气在上，则生䐜胀，而气不散，何也？阴静而阳动故也。诊其脉两手皆浮大而长，身表微热。用桂枝麻黄汤，以姜、枣煎，大剂连进三服，汗出终日，至旦而愈。次以胃风汤和其脏腑，调养阴阳，食进而愈。

〔河〕**木香丸**　治肠痹，多饮，不泄，上气喘争，时发飧泄腹痛。【批】肠痹。

木香　白术　官桂　芜荑　诃子皮　良姜　附子炮，去皮　厚朴姜制　肉豆蔻各一两　干姜六钱半　甘草五钱

上为末，面糊丸，如桐子大。每服二十丸，姜汤空心下。

运气　飧泄，皆属风木攻脾。经云：岁木太过，风气流行，脾土受邪，民病飧泄食减。又云：岁土不及，风乃大行，民病飧泄，体重腹痛。又云：土不及曰卑监。卑监之纪，上角与正角同，其病飧泄，治以凉剂是也。【批】运气。

刺灸　飧泄有三法：【批】针灸。

其一取脾。经云：脾虚则腹满肠鸣，泄食不化，取其经足太阴、阳明。又云：飧泄，取三阴之上，补阴陵泉，皆久留之，热行乃止。又云：飧泄，取三阴者是也。三阴者，太阴也。

其二取肾。经云：肾脏志，志有余，腹胀，飧泄泻，然筋血者是也。然筋，谓然骨，视血络盛则泄之。

其三取肝。经云：肝足厥阴之脉，所生病者，胸满、呕逆、飧泄是也，视盛虚寒热陷下施法也。

渴饮水多，水谷一时下者，灸大椎三五壮，立已。详见大法条。

〔《甲》〕飧泄大肠痛，巨虚、上廉主之。又，太冲主之。

遗　尿

〔《大》〕治产后遗尿。取故燕巢中草烧灰，研细，酒调服五分。男子亦治。【批】杂方。

又方　白矾枯　牡蛎煅

上等份为末。酒服方寸匕，日三。男女

同治。

〔华〕病人卧，遗屎不觉者死。【批】诊。

滞 下

〔丹〕痢初得时，一二日间，以利为法，有热先退热。后重者，当利气，木香、槟榔。腹痛，用温散药，姜、桂之属。下血当凉血、和血，当归、桃仁之属。下痛，发热恶寒，身首俱痛，此为表证，宜微汗和解，用苍术、川芎、陈皮、芍药、甘草，生姜三片煎。下痢身发热者，有外感，用小柴胡去参。下痢发热，久不止者，属阴虚，用寒凉药，必兼升散药，并热药用。下痢初发热，必用大承气，下后看症用药。发热不恶寒，脉洪者，宜大承气。若恶寒者，忌下。下痢腹痛后重，小水短，下积，此为里症，宜和中疏气，用陈皮、芍药、滑石、枳壳、厚朴之类。【批】大法，表里。

〔洁〕**芍药汤** 治下血调气。《经》曰 溲而便脓血，知气行而血止也。行血则便自安，调气则后重自除。

芍药一两 当归 黄连各半两 槟榔 木香各二钱 甘草炙，一钱 大黄三钱 黄芩五钱 桂二钱半

上粗末。每服半两，水二盏，煎至一盏，食后温服。如血前，则渐加大黄。如清后脏毒，加黄柏半两，同煎服。

〔丹〕一老人，年七十，面白，脉弦数，独胃脉沉滑，因饮白酒作痢，下血淡水脓，腹痛，小便不利，里急后重。以参、术为君；甘草、滑石、槟榔、木香、苍术为佐；下保和丸二十五丸。第二日前症俱减，独小便不利，以益元散服之安。【批】利小便。

〔河〕益元散 治身发热，下痢赤白，小便不利，荡胃中积聚。方见泄泻。

〔丹〕痢初得之，必用调胃承气及大小承气，实者用此下之。下娄男子，五十余，下痢，昼有积淡红色，夜无积，食自进。先吃小胃丹两服，再与四十丸，次六十丸，去积，却与断下。【批】虚实。

〔罗〕**玄青丸** 治下痢势恶，频并窘痛，或久不愈，诸药不能止，须吐下之，以开除泻热，痞闷积滞，而使气液宣行者，宜此逐之。兼宣利积热，酒食积，黄瘦中满，水气肿，腹胀。兼疗小儿惊疳、积热、乳癖诸症。

黄连 黄柏 大黄 甘遂 芫花醋拌，炒 大戟各五钱 轻粉二钱 青黛一两 牵牛四两，取头末，二两

上为末研匀，水丸，小豆大。初服十丸，每服加十九，空心日午临卧三服，以快利为度。后常服十五丸，数日后，得食力。如利尚未痊。再加取利。利后却常服，以意消息，病去为度，后随症止之，小儿丸如黍米大，退惊疳积热，不须下者，常服十丸。

〔《玄》〕**利积丸**

黄连四两 天水末八两 当归二两 乳香一两 萝卜子炒，四两 巴豆一两，去油，同黄连一处炒

上为末，醋糊丸，如桐子大。弱者十五丸。实者二十五丸。治下痢赤白，腹满胀痛里急，上渴引饮，小水赤涩，此积滞也。宜泄其热，中有清肠丸、导气丸推其积滞，而痢自无矣。心治积聚之症，轻则温而利之，清肠丸是也。重者天真散、舟车丸下之。下后，切勿便补之，其或力倦，自觉气少恶食，此为挟虚症，宜加白术、当归身、尾；甚者，加人参。若又十分重者，止用此药，加陈皮补之，虚回而痢自止矣。

予族叔，年近六十，夏间患滞下病，腹微痛，所下褐色，后重频并，饮食大减，时有微热。察其脉皆弦而涩，似数稍长，却喜不甚浮大，两手相等。视其神气大减。予曰：此非滞下，乃忧虑所致，心血亏，脾气弱也。与参、术为君；归身、陈皮为臣；川芎、炒白芍、茯苓为佐使，如热加黄连为使，与两月而安。

金氏妇，年近四十，秋初尚热，患滞下，

腹但隐痛，夜重于昼，全不得睡，食亦稍减，口干不饮，已服治痢灵砂两帖矣。予视之，两手脉等涩且不匀，神思倦甚，饮食全减。因与四物汤，倍加白术，以陈皮佐之，数帖而安。

义一侄，患疟间日作，兼痢，脉虚甚，身痛。宜活血补胃，待虚稍回，却又推积。

人参五分　白术一钱半　苍术　陈皮各一钱　白芍药炒，五分　川芎五分　滑石炒一钱　甘草炙，少许　桃仁研，七分

药后病退，惟脉少弦、身倦，用此方调补。

人参九分　苍术三钱　半夏九分　川芎一钱　陈皮一钱　木通二钱半　甘草少

煎服三之一饮之，可淡粥少少塞饥，又静坐养之。

叶先生患滞下，后甚逼迫，正合承气症。但气口虚，形虽实而面黄积白。此必平昔食过饱而胃受伤，宁忍二三日辛苦。遂与参、术、陈皮、芍药等补药十余帖。至三日后，胃气稍完，与承气二帖而安。苟不先补完胃气之伤，而遽行承气，恐病安之后，宁免瘦惫乎。

〔世〕治痢，烟蜡丸【批】杂方。

黄蜡不拘多少，用银蓖挑于真香油灯上烧熏，落下水碗内，凡如此者七次，为丸如萝卜子大，每二十丸。白痢，甘草汤下；赤痢，乌梅汤下。本草云：蜜蜡，主下利脓血、补中。又云：白蜡，主后重白脓。

〔葛〕治重下，此即赤白痢。火熬豉令少焦，杵服一合，日三，效无比。又熬豉令焦，水一升，淋取汁，冷服治淋，日三服，有效。

〔《食》〕治脾胃气虚，下痢久不1已，肠滑不进食。用野雉一只。如食法细研，着陈皮、葱、椒，调和盐酱，作馄饨熟煮，空心食之。

〔丹〕噤口痢，胃中热甚，大虚大热故也。用人参二钱　黄连姜炒，一钱。　浓煎汁，终日细细呷之。如吐再吃，但一呷下咽，便开。又宜封脐，引热下行，用田螺肉捣碎，罨脐中，入麝香少许。【批】虚热。

〔世〕痢疾不纳饮食者，俗谓之噤口痢，以脉症辨之。如脾胃不弱，问而知其头疼心烦，手足温热，未尝多服凉药者，此乃毒气上冲心肺，所以呕而不食。宜用败毒散，每服四钱，陈仓米一百粒，姜三片，枣一枚，水一盏半，煎八分温服，若其脉微弱，或心腹膨胀，手足厥冷，初病则不呕，因服罂粟壳、乌梅苦涩凉药太过，以致闻食先呕者，此乃脾胃虚弱，用山药一味，锉如小豆大，一半入银瓦铫内炒熟，一半生用，同为末，饭饮调下。

又方　用石莲槌去壳，留心并肉碾为末，每服二钱，陈米饮调下。此疾盖是毒气上冲心肺，借此以通心气，便觉思食，效。

暴注下迫，皆属于热。全文见诊。【批】热。

〔《局》〕**香连丸**　治下痢赤白，里急后重。

黄连去芦，二十两，用吴茱萸十两，同炒，令赤，去茱萸不用　木香四两八钱，不见火

上为细末，醋糊丸，如桐子大。每服三十丸，空心饭饮下。

〔钱〕**豆蔻香连丸**　治泄泻，不问寒热赤白，阴阳不调，腹胀攻痛，可用如神。

黄连三钱，炒　肉豆蔻　木香各一钱

上为细末，粟米饭丸，米粒大。每服米饮下十丸，至二三十丸，日夜各四五服，食前。

〔杜〕治气痢泻、里急后重神妙方。宣连二两，干姜半两，各为末。每用连二钱，姜半钱，和匀，空心温酒下。

〔罗〕**黄连阿胶丸**　治脾胃气冷热不调，下痢赤白，状如鱼脑，里急后重，脐腹疼痛，口燥烦渴，小便不利。

黄连三两，去须　茯苓二两，去皮　阿胶

上各为末，水调阿胶和药，众手丸如桐子大。每服二十丸，温米饮汤下。

〔仲〕热利下重者，白头翁汤主之。方见伤寒。

〔仲〕下痢脓血，里急后重，日夜无度，宜导气汤。

芍药二钱　当归五钱　大黄　黄芩各二钱

半　黄连　木香　槟榔各一钱

上为细末。每服三钱，水一盏，煎至七分，去渣温服。如未止再服，下后重则止。

〔洁〕大瘕泄者，里急后重，数至圊而不能便，茎中痛，用清凉饮子主之，其泄自止。茎中痛者，属厥阴，加甘草。里急后重多者，属少阴，加大黄，令急推去旧物，则轻矣。《内经》曰：因其重而减之。又云：在下者，引而竭之。清凉饮子方见治发热。

里急后重，数至圊而不得便，皆宜进退大承气汤主之。

进承气法　治太阴症不能食是也。当先补而后泻，乃进药法也。先锉厚朴半两姜制，水一盏，煎至半盏服。若二三服未已，胃有宿食不消，加枳实二钱，同煎服。二三服泄又未已，如不加食，尚有热毒，又加大黄三钱推过。泄未止者，为肠胃久有尘垢滑黏，加芒硝半合，垢去尽则安矣。后重兼无虚症者宜之。若力倦气少，脉虚不能食者，不宜此法，盖厚朴、枳实大泻元气故也。【批】进退承气法。

退承气法　治阳明症能食是也。当先泻而后补，乃退药法也。先用大承气五钱，水一盏，依前法煎至七分，稍热服。如泻未止，去芒硝，减大黄一半，煎二服。如热气虽已，其人心腹满，又减去大黄，但与枳实厚朴汤，又煎二三服。如腹胀满退，泄亦自安，后服厚朴汤数服则已。

〔垣〕感应丸　治下痢赤白后重，迟涩。方见内伤饮食门。

〔丹〕或曰：治后重疏通之剂，罗谦甫水煮木香膏、东垣白术安胃散等，方已尽矣。又有用御米壳等固涩之剂亦可愈，何也？曰：后重本因邪压大肠坠下，故大肠不能升上而重，是以用大黄、槟榔辈，泻其所厌之邪。今邪已泻，其重仍在者，知大肠虚滑，不能自收而重，是以用御米壳等涩剂，固其滑，收其气，用亦愈也。然大肠为邪坠下之重，其重至圊后不减；大肠虚滑不收之重，其重至圊后随减，以此辨之，百发百中也。其或下坠异常，积中有紫黑血，而又痛甚，此为死血症，法当用擂细桃仁、滑石行之。或口渴及大便口燥辣，是名挟热，即加黄芩。或口不渴，身不热，喜热手熨荡，是名挟寒，即加干姜。【批】后重有邪压　有虚滑　有污血。

八婶将产患痢，脉细弦而稍数，后重里急。

滑石三钱，研　芍药二钱　枳壳炒，钱半　木通二钱　甘草五分　白术二钱　茯苓一钱

桃仁每帖九枚，研同前。

青田人，肚痢，红紫血，下坠逼迫，不渴不热。

白术　芍药各一两　陈皮　枳壳炒　归身　滑石各半两　甘草二钱，炙　桃仁三十六个

分八帖，下实肠丸三十粒。

一丈夫因酒多下血，肚疼，后重成痢。

滑石半两　连翘　黄芩　木通　芍药　枳壳　白术各二钱　甘草五分　桃仁廿一枚　分四帖服。

后重，积与气坠下，服升消药不愈者，用秦艽、皂角子、煨大黄、当归、桃仁、枳壳、黄连等剂。若大肠风盛，可作丸服。

自古治里急后重。但用槟榔、木香调气，及大黄下积。至丹溪，始用桃仁、滑石活死血，如鼓应桴，实发前人之所未发也。

其或下坠在血活之后，此为气滞症，宜前药加槟榔一枚。后重当和气，积与气坠下者，当兼升兼消。升谓升麻之类，消谓木香、槟榔之类。【批】调气。

〔仲〕泄痢下重者，以水五升，煮薤白三升，至二升，去渣，以四逆散方寸匕内汤中，煮取一升半，分温再服。东垣云：薤白泄滞气。

〔《食》〕主赤白痢下。薤白一握，切煮作粥食。

〔丹〕其或气行、血和、积少，但虚坐努责，此为亡血症。倍用当归身、尾，却以生地黄、生芍药、生桃仁佐之，复以陈皮和之，血生自安。【批】补血。

〔垣〕虚坐而不得大便，皆因血虚也，血虚则里急，加当归身。凡后重逼迫而得大便者，为有物而然，今虚坐努责而不得大便，知其血虚也，故用当归为君，生血药佐之。

凡诸用承气等药推积之后，仍后重者，乃阳不升也，药中当加升麻，升其阳其重自去也。

〔垣〕升阳除湿防风汤，治里急后重，数至圊而不能便，或少有白脓，或少血者，慎勿利之。升阳除湿防风汤方见下血。

〔丹〕其或在下则缠滞，在上则呕食，此为毒积未化，胃气未平症。当认其寒则温之，热则清之，虚则用参、术补之，毒解积下，食自进矣。【批】积。

治痢方

苍术　白术　茯苓　当归　白芍药　青皮　生地　黄连　滑石　甘草

作一服，水煎。里急后重，加黄连、滑石、桃仁、槟榔。甚者，大黄。呕者，加半夏、姜汁。

〔世〕仲景建中汤　治痢不分赤白久新，但腹中大痛者，神效。其脉弦急，或涩浮大，按之空虚，或举按皆无力者，亦效。方见伤寒。【批】寒。

〔丹〕娄长官，年三十余，奉养厚，夏秋间患滞下，腹大痛。有人教服单煮干姜，与一帖痛定。少顷痛作，又与又定，由是服干姜三斤。八日后，召予视之，左脉弦大似数。右脉弦而大稍减，亦似数，重取之似紧。予曰：此必醉饱后吃寒凉太过，当作虚寒治之。因其多服干姜，遂教与四物汤去地黄加人参、白术、陈皮、酒红花、茯苓、桃仁，煎生姜汁饮之，一月而安。丹溪云：下痢腹痛，用姜、桂温散之法，乃干姜并建中汤加桂是也。

〔《圣》〕治冷痢，腹中不能食，肉豆蔻一两，去皮，以醋面裹煨热捣，非时粥饮下二钱匕。

上下痢腹痛，必温散而愈者，盖本于《内经》所谓寒气客于小肠，小肠不得成聚，故腹痛后泄；及所谓太阳病冬日感寒即泄，当脐而痛之病也。

〔垣〕**芍药黄芩汤**　治泄痢腹痛，或后重身热，久不愈，脉洪疾者，及下痢脓血稠黏。【批】热。

黄芩　芍药各一两　甘草五钱

上㕮咀。每服一两，水一盏半，煎至一盏，温服无时。如痛，加桂少许。

当归导气汤　治脓血痢无度，小便不通，腹中痛。

当归一钱　甘草一钱半　芍药一钱　青皮　槐花炒。各七分　木香　槟榔各三钱　泽泻五分　生地黄钱半或二钱酒浸，阴干

上为末，水煎，食前温服。如小便利，去泽泻。

〔仲〕下痢腹痛，紫参汤主之。

紫参半斤　甘草三两

上二味，以水五升，先煮紫参，取三升，内甘草，煮取一升半，分三次温服。

〔洁〕厚朴丸治处暑、秋、冬间腹痛下痢，大效。方见反胃。【批】久病推积。

〔世〕治痢疾，定痛，黑子丸。

黄蜡五钱　杏仁　江子　砂仁各廿一枚

上三件，香油灯上烧存性，溶蜡和匀，加乳香些少，丸如米大。每服十余粒。

〔《本》〕治积痢。定痛，灵砂丹。

硇砂　朱砂各等份。研极细

上用黄蜡五钱，巴豆三七粒，去壳皮膜，同于银石器内重汤煮一伏时。候巴豆紫黑为度。去二七粒，止用一七粒，与前药二味研极匀，再溶蜡和药，旋丸绿豆大。每服二丸至五丸。水泻，生姜汤下。白痢，艾汤。赤痢，乌梅汤下。服时须极空心，服毕一时不可吃食，临卧尤佳。次食淡粥一日。疟疾，乳香汤，面东，不发日晚间服。此药不动气，服之泻者止，痢者断，疼者愈，有积者内化，亦不动脏腑。大凡痢有沉积者，不先去其积，虽暂安后必为害。常记陈侍郎经中，庚戌秋过仪真求诊，初不觉

有疾，及诊视肝脉沉弦。附骨取则牢。予曰：病在左胁有血积，必发痛。陈曰：诚如是。前某守九江，被召冒暑涉长江，及抵行朝，血痢已数日矣。急欲登对，医者以刚剂燥之。虽得止，数日脐下一块太如杯，旬日如碗大痛，发则不可忍，故急请公祠以归耳，奈何？予曰：积痢不可强止，故积血结于脐胁下，非抵当丸不可。渠疑而不肯服，次年竟以此终。

〔罗〕**陈曲丸** 治腹中冷痛，磨积止痢。

陈曲一两半，炒 干姜炮 官桂 白术 当归 厚朴 人参 甘草炙。各半两

上为细末，炼蜜丸，如桐子大。每服三五十丸，酒送下，或淡醋汤亦得，食前，一日三服。发时不拘增数。

上久病渐推其积方。

〔《脉》〕下痢而腹满为实，当下之。【批】初病宜下。

〔丹〕初下痢腹痛，不可用参、术，然气虚、胃虚者可用。初得之，亦可用大承气、调胃承气下之。看其气病、血病，然后加减用药。气用参、术，血用四物。因积作后重者，保和丸主之。五日后不可下，脾胃虚故也。

腹痛者，肺经之气，郁在大肠之间者，以苦梗发之，然后用治痢药，气用气药，血用血药。其或痢后糟粕未实，或食粥稍多，或饥甚方食，肚中作疼，切不可惊恐，当以白术、陈皮各半，煎汤和之，自安。粥多及食肉作痛者，宜夺食。夺食者，减其粥食，绝其肉味也。【批】气郁发之 食多作疼减之。

〔垣〕**茯苓汤** 治因伤冷水泻，变作赤白痢，腹痛减食，热燥，四肢困倦无力。【批】水宜分消。

茯苓六分 泽泻 归身各四分 芍药一钱半 苍术二分 生姜二钱 肉桂五分 黄芩三分，生 猪苓六分 甘草五分，炙 升麻 柴胡各一钱

一本无升麻、柴胡。

上㕮咀，作二服，水煎稍热，食前服。

〔罗〕**神效越桃散** 治下痢之后，小便利，而腹中满痛不可忍，此名阴阳反错，不和之甚也。

大栀子 良姜各三钱

上为末。米饮或酒调下三钱。

《内经》脓血稠黏，皆属相火。夫太阴主泻，少阴主痢。是先泄亡津液，而火就燥，肾恶燥，居下焦血分，其受邪者，故便脓血。然赤黄为热，青白为寒，治须两审。治热以坚中丸、豆蔻丸、香连丸、治寒白胶香散。或多热少寒，水煮木香膏。虚滑频数，宜止宜涩，宜养脏汤。木香、养藏汤，并见虚滑条。白胶香散未考。【批】赤黄为热 青白为寒。

坚中丸 治脾胃受湿，滑泄注下。

黄连 黄柏 赤茯苓 泽泻 白术各一两 陈皮 肉豆蔻 白芍药 人参 官桂 半夏曲各五钱

上为末，汤浸蒸饼为丸，桐子大。每服五七十丸，温米饮送下，食前。

〔丹〕下血用四物为主，当凉血、和血，当归、桃仁之属。

〔洁〕溲而便脓血者，小肠泄也，脉得五至以上洪大者，宜七宣丸。脉平和者，立秋至春分，宜香连丸；春分至立秋，宜芍药柏皮丸；四时皆宜加减平胃散。如有七宣丸症者，亦宜服此药，去其余邪，兼平胃气。【批】用药随寒暑。

芍药柏皮丸方

芍药 黄柏各等份

上为细末，醋糊丸，如桐子大。每服五十丸，食前温汤下。

加减平胃散 经云：四时皆以胃气为本。久下血则脾胃虚损。血水流于四肢，却入于胃而为血痢，宜服此滋养脾胃。

白术 厚朴 陈皮各一两 槟榔三钱 甘草七钱 木香三钱 桃仁 人参 黄连 阿胶 茯苓各五钱

上㕮咀。每服五钱，姜三片，枣一枚，水

煎，温服无时。血多加桃仁。热泄加黄连。小便涩，加茯苓、泽泻。气不下后重加槟榔、木香。腹痛加官桂、芍药、甘草。脓多，加阿胶。湿多加白术。脉洪大加大黄。

〔丹〕下血多主食积与热，或有用朴硝者。【批】食积。

苍术　白术　黄芩　芍药　滑石　茯苓　甘草　陈皮　神曲炒　煎，下保和丸。

〔世〕治痢食积。

附米　神曲　川芎　栀子　滑石　山楂　红曲　青黛　桃仁　为末，丸服。

〔丹〕**青六丸**　去三焦湿热，治泄泻，多与清化丸同服，并不单服。兼治产后腹痛或自利者，能补脾、补血，亦治血痢效。

六一散三两，即益元散　红曲炒，半两，活血

上饭为丸。一方，酒糊丸。

二十九官，肚痢食少，下坠赤积，身热。

木通二钱半　芍药炒　陈皮　白术　滑石各五钱　甘草五分

分四帖，煎，下保和丸与点丸各十丸。

〔洁〕**苍术地榆汤**　治脾经受湿，下血痢。

苍术三两　地榆一两

上锉。每一两，水二盏，煎一盏，温服。

槐花丸　治血痢久不止，腹中不痛，不里急后重。

青皮　槐花　荆芥穗各等份

上为末，水煎，空心温服。

〔仲〕小肠有寒者，其人下重便血。【批】内寒。

〔《集》〕治血痢神效。干姜于火上烧黑，不令成灰，磁碗合放冷为末。每服一钱，米饮调下。

〔垣〕大便后有自脓，或只便白脓，因劳役气虚伤大肠也。以黄芪、人参补之。如里急，频见污衣者，血虚也，更加当归。如便白脓少而滑，频见污衣者，气脱加附子皮，甚则加御米壳。如气涩者，只以甘药补气，当安卧不言，以养其气。气涩忌御米壳，但服甘药，安卧不言。【批】白属气。

〔丹〕丈夫辛苦劳役，肚痢白泻。【批】劳热。

滑石一两　陈皮　白术六钱　芍药五钱　黄芩　三钱甘草五分，炙　桃仁三十个

分六帖，水二盏半，煎取一盏，食前服。

孙郎中因饮水过多，腹胀，泻痢带白。【批】饮积。

苍术　厚朴　白术　茯苓　滑石　下保和丸。又云：加炒曲、甘草。

治痢热多者。【批】身热脉洪为热。

大黄　黄连　黄柏　黄芩　枳壳　白芍药　当归　滑石　甘草　桃仁　白术

上等份为末，面糊丸。

〔世〕不问赤白痢。用苦荬根，不拘生干，捣取汁，生姜蜜水调服。未效，再进半碗许，立愈。

〔《集》〕患赤白痢。山豆根捣末蜜丸，空心煎水下二十丸，三服止。

〔《千》〕治下痢冷热，诸治不瘥方。

乌头　黄连各一升

上二味为末，蜜和丸，如桐子大。下二十丸，日三、夜二，神妙。

〔世〕治似痢非痢，挟热者，用苦楝根皮。去粗皮，晒干。

上为末，粳米饮为丸，米饮下。

〔罗〕至元乙亥，廉台王千户领兵镇涟水。此地卑湿，因劳役过度，饮食失节，至秋深疟痢并作，月余不愈，饮食全减，形容羸瘦。时已仲冬，求治于予，具陈其由。诊得脉弦细而微如蛛丝，身体沉重，手足寒逆，时复麻痹，皮肤痂疥如疠风之状，无力以动，心腹痞闷，呕逆不止。皆寒湿为病久淹，真气衰弱，形气不足，病气亦不足，阴阳皆不足也。《针经》云：阴阳皆虚，针所不为，灸之所宜。《内经》云：损者益之。劳者温之。《十剂》云：补可去弱。先以理中汤加附子温养脾胃，散寒湿；涩

可去脱，养藏汤加附子固肠胃，止泄痢；仍灸诸穴以并除之。经曰：府会太仓。即中脘也。先灸五七壮，以温养脾胃之气，进美饮食。次灸气海百壮，生发元气，滋荣百脉，充实肌肉。复灸足三里，胃之合也，三七壮，引阳气下交阴分，亦助胃气。后又灸阳辅二七壮接续阳气，令足胫温暖，除清湿之邪。迨月余，病退平复。【批】腹寒脉细为寒。

理中汤方见伤寒部。加附子名附子理中汤。

〔海〕六脉沉紧，按之不鼓，膀胱胜小肠也。或泻痢不止而腹胀，或纯便赤血，或杂以血脓，小便不多而不渴，精神短少，或面白色脱，此失血之故也。或面黄气短，此本气损少之故也。小肠者，手太阳丙火也；膀胱者，足太阳壬水也，是壬水乘丙小肠之位，小肠被壬所克而外走也。诸手经短而足经长，兼五行相克论之，又足经来克手经，此火投于水，大寒水之症，宜温之可安。其与《难经》一症，寒热相反，亦名曰小肠泻。此病火投于水，变为寒症，又外伤足太阳膀胱经，左脉俱浮，表阳之侯也。忽变为内寒，亦旺火投盛水而屈，丙就壬化，脉反不浮而微沉，此内病与外病俱有。此火投水例，非精于脉诊者，孰能辨之。

石脂神砂丹

生附子　干姜各五钱　赤石脂两半，水飞　朱砂一两，细研

上细末，酒糊丸，黑豆大。每服十五丸，米白汤下。

〔《太平广记》〕贞观中，太宗苦于气痢，众医不效，诏问群臣中有能治者，当重赏之。有术士进以乳汁煎荜茇服之，立瘥。

〔世〕治水泄并赤白痢。用草乌大者一两半，将一半烧灰，一半生用，为细末，醋糊丸如绿豆大，每服七丸。赤痢，甘草汤下；白痢，干姜汤下；水泻，井花水下，并空心服，忌腥臊、热毒、诸冷物。

世俗治夏中暑、痢疾，用黄连香薷饮，加甘草、芍药、生姜神效者，盖夏月之痢多属于暑。洁古治处暑后、秋冬间下痢，用厚朴丸大效者，盖秋冬之痢多属于寒。经所谓必先岁气，毋伐天和者是也。厚朴丸方见膈气反胃。初病大肠闭塞，里急后重。治法并见前后重多热条。【批】夏秋治法，初病宜宣通，次当实肠固滑。

〔丹〕其或缠滞退减十之七八，秽积未尽，糟粕未实，当以炒芍药、炒白术、炙甘草、陈皮、茯苓煎汤，下固肠丸三十粒，然固肠丸性燥，恐尚有滞气未尽行者，但当单饮此汤，固肠丸未宜遽用。盖固肠丸者，虽有去湿实肠之功，其或久痢，体虚气弱，滑泄不止，又当以诃子、肉豆蔻、白矾、半夏等药涩之，甚者添牡蛎，可择用之。然须以陈皮为佐，恐太涩亦能作疼。又甚者，灸天枢、气海。此穴大能止泄。

〔仲〕下痢便脓血者，桃花汤止之。方见伤寒。若一服愈，勿再服。丹溪云：桃花汤，主病属下焦血虚且寒。非干姜之温、石脂之涩且重不能止血，用粳米之甘以引入肠胃。【批】寒滑。

〔罗〕**水煮木香膏**　治脾胃受湿，脏腑滑泄，腹中疼痛，日夜无度，肠鸣水声，不思饮食，每欲痢时，里急后重，或下赤黄，或便脓血，并宜服之。

木香　丁香各一两　枳实麸炒，五钱　当归　乳香　诃子皮各一两　肉豆蔻　砂仁各一两半　藿香　黄连炒　白芍药　青皮　陈皮去白　厚朴制　甘草炙，各一两　干姜炮，五钱　御米壳蜜水炒，六两

上为细末，炼蜜丸，弹子大。每服一丸，水一大盏，劈破煎至六七分，和渣稍热，食前服。

〔海〕**易简断下汤**　治下痢赤白，无问新久长幼。

白术　茯苓各一钱　甘草五分　草果连皮，一个

上㕮咀。用罂粟壳十四枚，去筋膜并萼蒂，剪碎，用醋淹为粗末，用作一服，水一大碗，

姜七片，枣子、乌梅各七个，煎至一大盏，分二服服之。赤痢者，加乌豆二粒；白痢者，加干姜五钱。罂粟壳治痢，服之如神，但性紧涩，多令人呕逆，既以醋制，加以乌梅，不致为害，然呕吐人则不可服。大率痢疾，古方谓之滞下，多因肠胃素有积滞而成。此疾始得之时，不可遽止，先以巴豆感应丸十余粒，白梅汤下，令大便微利。仍以前药服之，无不应手作效。若脾胃素弱，用豆蔻、橘红、罂粟壳各等份为末，醋煮面糊为丸，桐子大。每服五十丸，乌梅汤下，兼治泄泻暴下不止，一服即愈，更令药力相倍为佳。如觉恶心，却以理中汤、四物汤加豆蔻、木香辈调其胃气，仍以二陈汤煮木香丸定其呕逆。大凡痢疾乃腹心之患，尊年人尤非所宜，若果首尾用平和之剂，决难作效，必致危笃，虽欲服此，则已晚矣。其秦艽、地榆、黄柏、木通之类，其性苦寒，却难轻服。血痢当服胃风汤胶艾汤之类。白者宜服附子理中汤、震灵丹之属，更宜审而用之。若五色杂下，泄泻无时，当用熟乌头一两，厚朴、干姜、甘草各一分，生姜煎服。今之治痢多用驻车丸、黄连阿胶丸之类，其中止有黄连肥肠。其性本冷，若所感积轻，及余痢休息不已，则服之取效。若病稍重，则非此可疗。

〔世〕治痢。【批】热滑。

侧柏叶一钱　甘草三钱　御米壳去顶瓤，汤洗三次，晒干，蜜拌炒黄，一钱，久者倍之。

上㕮咀，水煎熟澄清入蜜呷服之。先服木香槟榔丸，后服此，妙。

〔《本》〕又方。

黑豆五十粒　陈皮半两　罂粟壳十四个　甘草

上四味，半生半炒，水煎空心服，尽此一剂，无不效者。

〔垣〕**白术安胃散**　治一切泻痢，无问脓血相杂，里急窘痛，日夜无度。又治男子小肠气痛，及妇人脐下虚冷，并产后儿枕痛，虚弱寒热不止者。

御米壳三两。去顶瓤蒂，醋煮一宿　茯苓　白术各一两　乌梅取肉，一钱，炒　车前子一两　五味子半两

上为末。每服五钱，水煎温服。

〔《经》〕治肠滑久痢神妙。以石榴一个劈破，炭火簇烧令烟尽，急取出，不令作白灰，用碗盖一宿，出火毒，为末，用酸石榴一个，煎汤调二钱。

〔《圣》〕治痢久不止，肠垢已出。以乌梅二个，水一盏，煎取六分，去渣，食前分为二服。

〔《山》〕治痢用五倍子为丸。赤痢，甘草汤下；白痢，干姜汤下，各十丸。

〔垣〕**诃子皮散**　癸卯岁，冬十月小雪，天冷应时，枢密院白家一老仆，面尘脱色，神气特衰，长跪于前曰：病脱肛日久，服药未验，近日复下赤白脓痢，作里急后重，白多赤少，不任其苦，求予治疗。予曰：此非肉食膏粱者也，必多蔬食，或饮食不节，天气已寒，衣盖又薄，寒侵形体，不禁而肠头脱下者，寒也、滑也。真气不禁，形质不收，乃血脱也，此乃寒滑气泄不固，故形质下脱也。当以涩去其脱而除其滑，以大热之剂除寒补阳，以补气之药升阳益气，以微酸之味固气上收，名之曰诃子皮散。【批】脱肛。

御米壳五分，去花萼，蜜炒　干姜六分，炮　陈皮五分　诃子皮七分，煨，去核

上㕮咀，水煎服，或为白汤调服亦可。若空心一服，减半再服，全愈。

〔罗〕**养脏汤**　治大人小儿肠胃虚弱，冷热不调，脏腑受寒，下痢赤白，或便脓血，有如鱼脑，里急后重，脐腹疼痛，日夜无度，胸膈痞闷，胁肋胀满，全不思食，及脱肛坠下，酒毒湿毒便血，诸药不效者，并宜服之。

人参　当归各六钱　木香一两四钱　肉桂八钱　肉蔻面裹，煨，半两　白芍药一两二钱　甘草炙，六钱　白术六钱　御米壳蜜炙，三两　诃子皮去核，一两二钱

上㕮咀。每服二大钱，水煎去渣，食前温服。老人、孕妇、小儿暴泻，急宜服之，立愈。忌酒、面、生冷、鱼腥、油腻物。脏腑滑泄，夜起久不瘥者，可加附子四片，煎服此药，神效不可具述。

〔《保》〕治泄痢脓血，乃至脱肛者，宜地榆芍药汤。

苍术八两　地榆　卷柏　芍药各三两

上㕮咀。每服二两，水煎温服，病退勿服。

〔世〕治痢，大便不禁，其大孔开如空洞不闭者，用葱和花椒末，捣烂塞谷道中，并服酸涩固肠之剂收之，如御米壳、诃子皮之类是也，神效。【批】大孔开。

〔丹〕陈伯夫，年二十岁，性急，好酒色。奉养厚。适有事多忧恐，患久疟寒热无时，忽一日大发热，大便所下皆是积滞极臭，大孔极痛，呻吟不绝，其孔陷下，嘱付后事。予曰：此大虚也。脉皆弦大而浮。遂以瓦片令敲圆如铜钱状，烧红投童子小便中，急取起令干，以纸裹安痛处，其时寒，恐外寒乘虚而入也。以人参、当归　陈皮作浓汤饮之，食淡味，至半月而安。【批】大孔痛。

久下赤白，大孔痛不可忍。炒盐熨之，又炙枳实熨之。《肘后》

痢久大孔急痛，亦有寒热者，熟艾、黄蜡、诃子烧熏之，妙。《日华子》

下痢大孔痛，因热流于下，槟榔、木香、黄连、黄芩，加干姜。

运气　下血有二：【批】运气。

其一，热助心血盛而血下。经云：少阴司天，热淫所胜，民病血泄，溺色变。又云：少阳在泉，火淫所胜，民病溺赤，甚则便血。又云：岁金不及，炎火乃行，民病血便注下。又云：厥阴司天，风气下临，火纵其暴，赤沃下注，治以咸寒是也。

其二，寒攻心血虚而下。经云：太阴司天，寒淫所胜，血变于中，民病血泄。又云：太阳之胜，血脉凝泣，或为血泄。又云：阳明司天之政，四之气，民病血便，治以诸热是也。

运气　下白皆属火。经云：少阳司天客胜，甚则下白溺血是也。

运气　下赤白有三。

其一属火。经云：少阳司天，火淫所胜，民病泄注赤白。又云：少阳在泉，火淫所胜，民病泄注赤白，少腹痛，注下赤白，治以甘清是也。

其二属风：经云：厥阴之胜，肠鸣飧泄，少腹注下赤白，治以酸涩是也。

其三属风湿：经云：太阳司天之政，四之气，风湿交争，民病注下赤白是也。

运气　里急后重有二：

其一，湿助脾盛而重。经云：太阴之胜，少腹满，腰椎重强，内不便，善注泄是也。

其二，风攻脾虚而重。经云：厥阴司天，风淫所胜，民病溏泄瘕水闭是也。瘕，谓后重也。

〔《本》〕**救命延年丸**　治丈夫女人一切重痢。【批】杂方。

黄连　干姜　当归　阿胶

上三件，为末；用米醋煮阿胶令消尽，不可剩，却将药搜醋丸，如桐子大。每服三十丸，饭饮吞下，甚妙。

又方　茱萸　黄连　阿胶　白术等份同炒黄

上为细末，面糊为丸，如桐子大。每服三十丸，陈米饮送下。小儿十丸。陈无择无阿胶，名戊己丸。

〔罗〕**阿胶梅连丸**　治下痢，无问新久、赤白、青黑、疼痛诸症。

阿胶炒，研极细　乌梅肉炒　黄柏炒　黄连　当归　赤芍药　干姜炮　赤茯苓各等份

上为末，入阿胶末研匀，水丸，桐子大，米饮下。

黄连丸　治赤白痢

吴茱萸　黄连

上，用好酒同浸三日，各自为末，各自丸。

白痢，茱萸丸；赤痢，黄连丸，甘草汤下。赤白痢，二丸相合服。

上四方，寒热兼施，收散兼用之剂，寒热滑滞杂合为痢者宜之。

〔崔〕治痢方。以生姜切如麻粒大，和好茶一二碗，任意呷之，愈。若热痢则留姜皮，冷则去皮炒。又方，用陈皮、艾叶浓煎汤服。

滞下独取足太阴一经。《经》云：脾足太阴之脉，所生病者，溏瘕泄水，视盛虚、热寒陷下取之也。【批】针灸。

〔东〕泄痢不禁，小腹痛，后重，便脓血：丹田一寸半。复溜　小肠俞灸七壮。不已，取：天枢　腹哀胃下一寸五分。冷痢腹痛，泄注赤白：关元　穹谷各灸五十壮。泄痢及下失气脓血：下腰五十壮，穴在八魁正中央、脊骨上，灸，名三宗骨，三报之。便脓血，久痢下重：小肠俞灸

〔世〕里急后重：合谷　外关

〔《甲》〕便脓血，寒中，食不化，腹中痛，腹哀主之。溏瘕，腹中痛，脏痹，地机主之。

〔丹〕予族叔形色俱实，痎疟又患痢，自恃强健能食，绝无忌惮。一日召予曰：却健而能食，但苦汗出耳，汝能止此汗否？予曰：痎疟，非汗不能愈，可虑者止健与能食耳。此非痢也，胃热善消，脾病不化，食与积势已甚矣。此时宜节择饮食以养胃气，省出入以避风寒，候汗透而安。叔曰：世俗谓无饱死痢疾，我今能食，何谓可虑？予曰：痢而能食者，知胃气未病也，故言不死，非谓恣食不择节者。不从所言，恣口大嚼过多，又啖水果，如此者月余，后强求治，不可着手矣，淹淹又月而死。《内经》以骄恣不伦于理为不治之病，信哉。【批】宜忌。

又周其姓者，形色俱实，患痢善食而易饥，大嚼不择者五月矣。予责之曰：病中当调补自养，岂可恣味戕贼。遂教其只用熟萝卜吃粥，且少与调治，半月而安。

〔罗〕如泻痢止，脾胃虚，难任饮食者，不可一概用克伐之剂，宜补养充足，自然能饮食也，宜钱氏方中异功散。设或因嗜饮食太过，有伤脾胃，而心腹痞满，恶心呕逆，不拘此例。当权用橘皮枳术丸，一服得快，勿再服。若饮食调节，不致有伤，则胃气自和平矣。

〔丹〕下痢久甚者，寒凉药中必兼升散并热剂，初下痢不可用参、术，唯气虚者用之。

〔《衍》〕有一男子，暑月患血痢，医妄用寒药逆制，专用木香、黄连、阿咬治之。此药始感便用则可，倘病久肠虚者不宜服，切宜戒之。地榆性沉寒苦，惟下焦热、血痢则可用，若虚寒人及水泻白痢，未可轻使。

〔丹〕古方用厚朴、专为泻积滞之气。然厚朴性大温而散气，久服大能虚人，滞气稍行即去之。余滞未尽，宜炒枳壳、陈皮。然枳壳亦能耗气，比厚朴虽少缓，比陈皮亦为重，若滞气退一半，亦当去之，只用陈皮以和众药，然陈皮去白用，有补泻之兼能。若为参、术之佐，亦纯作补药用。

久泄久痢

〔丹〕予族叔年七十，禀壮形瘦，夏末患泄痢，至秋百方不应。予视之，病虽久而神不瘁，小便涩少而不赤，两手脉俱涩而颇弦，自言胸微闷，食亦减。因悟曰：此必多年沉积，癖在肠胃，询其平生喜食何物？曰：我甚喜食鲤鱼，三年无日不用，予曰：积痰在肺，肺为大肠之脏，宜大肠之不固也，当与澄其源而流自清。以茱萸、陈皮、青葱、蘆苜根、生姜煎浓汤，和以砂糖，饮一碗许。自以指探喉中，至半时吐痰半升如胶。其夜减半。次早叉眼，又吐半升而痢止。又与平胃散加白术、黄连，旬日而安。【批】脏腑有积，在上宜吐。

朱仲符，年近七十，右手风挛多年。七月患泄泻，百药不愈。诊其脉右手浮滑而洪数。予曰：此必太阴分有积痰，肺气壅郁，不能下降，大肠虚而作泄，当治上焦。遂用萝卜子加浆水蜜探之而吐，得痰一块大如碗，色如琥珀，

稠黏如胶，痢遂止，不服他药。

〔子和〕东门一男子，病泄痢不止，腹鸣如雷，不敢冷坐，坐则下注如倾。诸医例断为寒症，官桂、干姜、丁香、豆蔻、枯矾、龙骨之属，皆服之矣，针灸无效，迁延已二十载矣。一日问于戴人，戴人曰：两手寸脉皆滑，予不以为寒。然其所以寒者，水也。以茶调散涌寒水五七升，又以无忧散泄积水数十行，乃通因通用之法也。次以五苓散淡剂渗泄利水道，又以甘露散止渴，不数日而冷食寒饮皆如故。此法王启玄言之矣，奈无人用之，何哉。太康刘仓使，大便少而频，日七八十次，常于两股间悬半枚瓠芦。戴人见而笑之曰：便既频而少，欲通而不得通也，何不大下之，此通因通用也，止宜一服药之力。乃与药大下二十余行，顿止。【批】在下宜下。

〔洁〕治泄痢久不安，脓血稠黏，里急后重，日夜无度，宜大黄汤。用大黄一两锉，用好酒两大盏浸半日，同煮至一盏半，去渣，分为二次，顿服之。痢止停服。未止再服，以利为度。又服芍药汤以和之，所以彻其毒也。芍药汤方见滞下和里条。

〔《保》〕**白术黄芩汤**　服前药痢已除，宜以此和之。

白术一两　黄芩七钱　甘草三钱

上㕮咀，水煎，去渣温服。

〔丹〕有人每早须大泻一行，或腹痛，或不腹痛，空心服热药亦无效。有人教以夜食前又进热药一服遂安。后如此常服，愈。盖暖药虽平旦服之，至夜力已尽，无以敌一夜阴气之故也。

〔《本》〕治肾泄，五味子散。

五味子二两　吴茱萸半两

上二味，炒香熟研为细末。每服二钱，陈米饮下。有一人，每五更将天明时必溏痢一次，如是数月。有人云：此名肾泄，肾感阴气而然，服此顿愈。

每日早起泻一二行，俗谓之受肚泻是也。其症有二：一属寒积在内，即前二条之症是也。一属食积在脾。尝治翁仲政久泄，早必泄一二行，泄后便轻快，脉滑而少弱。先与厚朴和中丸五十丸大下之。后以白术为君，枳壳、茯苓、半夏为臣，厚朴、炙甘、芩、连、川芎、滑石为佐，吴茱萸十余粒为使，生姜煎服十余帖而愈。

〔仲〕下痢已瘥，至其年月日时复发者，以病不尽故也，当下之，宜大承气汤。【批】热积寒下。

〔《本》〕治痼冷在肠胃间，频年腹痛泄泻，休作无时，服诸热药不效，宜先取去，然后调治，不可畏药以养病也。【批】寒积热下。

厚朴　干姜　甘草　桂心　附子生。各二钱　大黄生，细切。水一盏浸半日，煎汁用之

上㕮咀，水二升半，煎八合，后下大黄汁，再煎六合，去渣，分三温服。服自夜至晓令尽，否则更以干姜丸佐之。

干姜丸

干姜　巴豆去心，研，炒黄　大黄　人参各一两

上除巴豆，余为末同研，炼蜜丸如桐子大。食前，用汤吞下一丸，陈米饮亦得。

有人因忧愁中伤食结j积在肠胃，欲发吐利。自冬后至暑月，积伤发暴下，数日不已。《玉函》云：下痢至隔年月日应期而发者，此为有积，宜下之。止用温脾汤尤佳。如难下，可佐以干姜丸，后服白术散。

白术　木香　附子　人参各等份

上细末。每服二钱，水一盏，生姜三片，枣子一个，煎六分，温服。

〔丹〕东阳胡兄，年四十岁，患痢百余日，百法治不效，时正九月初旬，予诊其六脉促急沉弦细弱芤，左手为甚，昼夜十行，视之秽物甚少，虽下清涕，中有紫黑血丝，食全不进。予曰：此非痢也，当作瘀血治之。其兄问瘀血何事而致？予曰：饱食急走，极力叫骂，殴打颠扑，多受疼痛，盛怒不泄，补塞太过，大酒

大肉，皆能致之。彼云：去岁枉受责杖，经涉两年，恐非此等瘀血？予曰：服吾药得瘀血下则生矣。以桃仁、乳香、没药、滑石，佐以槟榔、木香，用神曲糊为丸，以米饮下五十粒。至夜半，又不动，又依前法下二百粒，至天明下秽如烂鱼肠者二升半，困顿终日，渐与粥食而安。【批】污血。

久泄是风邪内缩，先煎小续命汤以发其汗，使邪气不能侵于外，然后治其痢。秋冬间下痢并治翻胃，加减厚朴丸大妙。【批】风热内缩。

此症系风邪缩于内，其症下痢不止，寸脉沉而迟，手足厥逆，下部脉不至，咽喉不利，或涕吐脓血，为难治，宜麻黄升麻汤，或小续命汤以发之。法曰：表邪缩于内，当散邪于四肢，布于络脉，外无其邪，脏腑安矣。有食积者，加枳实五钱，如酒入而泄泻，此热也，加黄芩五钱。麻黄升麻汤见伤寒，小续命汤见中风。

〔子和〕李德卿妻，因产后病泄一年余，四肢瘦乏，诸医皆断为死症。求治戴人。戴人曰：两手脉皆微小，乃痢病之生脉。况洞泄属肝经，肝木克土而成此疾，亦是肠游。澼者，肠中有积水也。先以舟车丸四五十粒，又以无忧散三四钱，下四五行。人皆骇之，病羸如此，尚可通耶？众人虽疑，然未敢诮，且更看之。复以导饮丸又通之，渴则调饮五苓散，向晚，使人伺之，已起而缉麻。前后约三四十行，以胃气汤调之，半月而能行，一月而安健。【批】通因通用。

刘德源，病洞泄逾年，食不进，肌瘦力乏，行频欹倾，面色黧黑，举世治痢之药皆用之无效。戴人先以舟车丸、无忧散下十余行，殊不困，已颇喜食。后以槟榔丸磨化其滞，待数日病已大减。戴人以为去之未尽，当再服前药。德源亦欣然请下之，又下五行。次后数日，更以苦剂越之。往问其家，彼云：以下村中收索去也。

〔丹〕一丈夫酒多病泄，久不愈，又自进附、椒等，食不进，泄愈多。【批】酒肉积。

滑石　黄芩半两　干姜　黄连　樗皮　粥为丸。每服一百丸。

予治方宪可，二三年久泄下积，但食肉则甚，脉右关滑，左沉细。先以厚朴丸三四十粒下之，次夺其食。用补剂加二陈及朴、连、查、榔等消导药煎汤，下厚朴丸五粒、阿魏丸二十五丸。服之五六日，渐得下气多而泄不止。遂间服固肠丸，泄渐止即安。是知固肠丸之苦寒，治酒肉积之要药也。厚朴丸方见翻胃。

〔垣〕**圣饼子**　治泻痢赤白，脐腹撮痛，久不愈者。【批】虚寒。

黄丹　密陀僧各二钱　轻粉少许　定粉　硫黄各三钱

上为细末，入白面四钱，和水丸，如桐子大，捻作饼子，阴干，食前温浆水磨服。以大便黑色为效。《衍义》云：黄丹治久积。

〔丹〕脾泄，当大补脾气而健运之。

〔洁〕**肉蔻丸**　治肾泄久不愈，脉沉细无力者效。

破故纸　肉豆蔻面裹，煨。各等份

上为末，枣肉丸，如桐子大，米饮空心下。

〔世〕**固中丸**　治脾久泄，去后与气不快者。

苍术　肉豆蔻煨。各一两

上粥丸，桐子大。每服五十丸。于固中丸内加破故纸一两，名固下丸，治肾久泄。

〔丹〕**泄泻丸**　治久病，大肠气泄。

熟地五钱　芍药炒　知母各三钱　升麻　干姜各二钱　生甘草一钱

上为末，白汤调服。再灸百会三五壮。

又方　白术　神曲　芍药俱炒　或散或丸子服，愈。

〔垣〕治老人奉养太过，饮食伤脾，常时脾泄。【批】虚积。

白术炒，二两　白芍药酒炒，一两　神曲炒，一两半　山楂二两　半夏制，一两　黄芩炒，半两上为末，青荷叶烧饭丸。

〔《本》〕治肾泄，宜五味子散。方见旱泻条。【批】虚滑。

诃黎勒丸 治休息痢，昼夜无度，脐腹撮痛，诸药不效。

椿根白皮二两 诃子半两，去核 母丁香三十粒

上为细末，醋糊丸，如桐子大。每服五十丸，陈米饮汤入醋少许，一日三服，效。椿根乃樗根，俗所谓虎眼树是也。

〔《本》〕**木香散** 治隔年痢不止，并治血痢尤捷。

木香锉，用黄连半两同炒 罂粟壳锉用生姜半两同炒 甘草炙，一两

上为细末，入麝香少许。每服一钱，陈米饮下。

〔世〕治久泻不止。用百草霜研细，以粥糊为丸，白汤下。【批】杂方。

〔张文仲〕治痢久下，经时不愈者，此名休息痢。取大虫骨炙焦，捣末，调服日三匕，效。

〔《千》〕治赤白痢，积年不瘥。饮汤调云母末方寸匕，两服效。

又治血痢。用千年石灰五升，熬黄，以水一斗，搅令澄清，一服日三升。

胎前下痢

〔《本》〕治妇人胎前、产后赤白痢。【批】虚。

生姜年少者百钱，老者二百钱重，取自然汁 鸭子一个，打碎，入姜汁内搅匀

上二味，煎至八分，入蒲黄三钱，煎五七沸，空心温服，立效。

〔无〕妊娠下痢赤白，绞刺疼痛。

鸡子一枚乌鸡者佳。倾出清，留黄用 黄丹一钱，入鸡子壳内打，令匀，以厚纸糊牢，盐泥固济，火上煨，焙干，研为细末。

上每服二钱，米饮调下。一服愈者是男，二服愈者是女。

〔《大》〕治妊娠素弱，频并下痢，腹痛羸瘦，面色痿黄，不进饮食。【批】挟热。

厚朴一两半 白术 川芎 白芍药 熟地 当归 干姜 人参各一两 诃子三钱 甘草一钱

上㕮咀。每服四钱，姜三片，同煎。

又方 治妊娠下痢，腹痛，小便涩。

当归 黄芪各一两 糯米一合

上细切，和匀水煎，分四服。

〔罗〕**大宁散** 治妊娠下痢，赤白灰色，泄泻疼痛垂死者。

黑豆三十五粒 粟壳二两，半生半炒 甘草二两，半生半炒

上为粗末，都作一服，生姜三片，同煎，食前服，神效。

〔《大》〕治妊娠挟热下痢，亦治男子常痢。

黄连 黄柏各一升 山栀仁二十枚

上㕮咀。每服五钱，水二盏，浸二时久，煮十沸，顿服。若呕，加陈皮一两半、姜三两。

黄连汤 治妊娠下痢，赤白脓血不止。

黄连八分 厚朴制 阿胶炙 当归 干姜各六分 艾叶 黄柏各四分

上为细末。空心米饮调下方寸匕，日三服。

厚朴散 治妊娠下痢，黄水不绝。【批】滞气。

厚朴姜炙，三两 黄连三两 肉豆蔻一枚，连皮用

上为粗末，水煮顿服。

草果饮 治妊娠脏气本虚，脾胃少弱，脏腑虚滑，腹脐疼痛，日夜无度。

厚朴姜制，二两 肉豆蔻一个，面裹煨。

上㕮咀。每服三钱，姜三片，同煎。

产后痢

〔云〕**救急散** 治产后赤白痢，腹中绞痛。【批】虚。

芍药　阿胶　艾叶　熟地各一两　甘草　当归各三两

上㕮咀，水煎，分二服，空心饮。

〔《大》〕当归芍药散　治妊娠腹中绞痛，心下急痛，及疗产后血晕，崩中久痢。方见妇人血崩门。

〔杨〕疗妊娠血痢。用阿胶二两，以酒一升半，煮取一升，顿服。【批】后重者散之。

〔《大》〕产后诸痢，煮薤白食之。又方，羊肾脂炒薤白，空心食之，甚佳。

〔《经》〕治产后、胎前痢疾。败龟甲一枚，米醋炙研为末，醋汤调下。丹溪云：龟甲大补阴，治劳倦。【批】虚滑者收之。

〔丹〕妇人患坠胎后，膈满食少，痢不止，脉虚，左手尤甚。

滑石　白芍药炒　苍术各五钱　白术二钱五分　干姜四钱　茯苓一钱　诃子二钱。煨

上为细末，调下保和丸四五十粒。

〔云〕产后血痢，脐腹疼痛，四物汤加槐花、黄连、御米壳等药。【批】热滑。

黄连丸　治产后赤白痢，腹中搅痛不忍。

黄连四两　阿胶　蒲黄　栀子仁各一两　当归二两半　黄芩　黄柏各二两

上为末，炼蜜丸，如桐子大。每服六七十丸，米饮调下，日三、夜一。

〔仲〕产后下痢虚极，白头翁加甘草胶汤主之。《脉经》作"热痢重下，新产虚极者"。

白头翁　阿胶各二两　黄连　黄柏　秦皮各三两　甘草二两

上以水七升，煮取二升半，纳胶令消尽，分三服，温服。

妇人临产痢疾，山栀不拘多少，烧灰为细末。空心熟水调下一钱，甚者不过五服。

产后血痢，小便不通，脐腹疼痛。用生马齿苋捣汁二大合，煎一沸，下蜜一合，调顿服。

〔梅〕治产后血泄不禁，余血作痛兼块。桂心、干姜等份为末，空心酒调服方寸匕。【批】寒滑。

〔《大》〕疗产后痢，日五十行者。取木裹蠹虫粪炒黄，急以水沃之，令稀稠得所，服之即瘥。【批】杂方。

〔《圣》〕产后诸痢方。取苍耳叶捣汁半盏，日三四，温服。

大便不通

〔垣〕津液耗而燥者，以辛润之。肾主五液，津液盛则大便如常。若饥饱劳役，损伤胃气，及食辛热厚味之物而助火，邪伏于血中，耗散真阴，津液亏少，故大便结燥。又有年老气虚，津液不足而结者，肾恶燥急，食辛以润之是也。【批】虚实。

润肠丸并加减法　治胃中伏火，大便闭涩，或干燥不通，全不思食，乃风结血秘，皆令闭塞，须润燥和血疏风，则自然通矣。【批】气血风燥皆润之。

羌活　归梢　大黄煨。各半两　麻仁　桃仁泡，去皮尖。各一两

上为末，除麻仁、桃仁另研如泥外，为细末，炼蜜为丸，如桐子大。每服三五十丸，空心白汤下。如病人不小便，因大便不通而涩，其邪盛者，急加酒洗大黄以利之。如血燥者，加桃仁、酒洗大黄。如风结燥者，加麻仁、大黄。如风涩者，加煨皂角仁、大黄、秦艽以利之。如脉涩觉身痒气涩者，加郁李仁、大黄以除气躁。如寒阴之病，为寒结闭者，以《局方》中半硫丸，或加煎附子生姜汤，冰冷与之。其病虽阴寒之症，当服阳药补之，若大便恒不甚通者，亦当十服中与一服利药，微通其大便，不令闭结，乃治之大法也。若病人虽是阴症，或是阴寒之症，其病显躁，脉坚实，亦宜阳药中少加苦寒之剂以去热躁，躁止勿加。如阴躁欲坐井中者，其二肾脉按之必虚，或沉细而迟，此为易辨。如有客邪之病，亦从权加药以去之。

上一方加减法，随寒热、虚实，及血秘、气秘、风秘，用药至为详尽，余方皆不出此也。

〔垣〕**活血润肠丸**　治大便风秘、血秘，时

常结燥。

当归梢一钱　防风梢二钱　羌活一两　大黄煨，一两　麻子仁二两半　桃仁二两，研如泥　皂角仁炮，存性，去皮、秤二两。其性得湿则滑，滑则燥结自除。

上除麻仁、桃仁另研如泥外，为极细末，炼蜜为丸，桐子大。每服五十丸，白汤下。三二服后，须以苏子、麻子粥每日早晚食之，大便日久再不结燥。以瓷器盛之，纸封勿令见风。

当归润肠汤

升麻二钱　当归梢一钱　熟地一钱　生地二钱　红花五分　大黄煨　甘草梢生　桃仁　麻仁各一钱。研如泥

上锉如麻豆大，作一服，水三盏，入桃、麻仁煎一盏，空心稍热服。

导滞通幽汤　治大便难，幽门不通，上冲吸门不开，噎塞，不便，燥闭，气不得下，治在幽门，以辛润之。

当归身　升麻梢　桃仁泥　甘草炙。各一钱　红花少许　熟地　生地各五分

上㕮咀，作一服，水二大盏，煎至一盏，调槟榔细末五分，稍热服之。

〔海〕许学士治年老虚秘，麻仁、苏子各半合，研取汁。分二服，煮粥服之，不药而愈。

〔罗〕**润肠橘杏丸**　降气润肠。服之，大肠自无涩滞。

橘皮　杏仁去皮尖并双仁者，面炒黄。各等份。本草云：杏仁能润气燥。

上等份为末，炼蜜丸，如桐子大。每服五十丸，空心温水下。亦不损胃气。

上乃润燥法。盖桃仁、麻仁治血燥；杏仁郁李仁治气燥；皂角仁治风燥也。

〔丹〕杨淳三哥，大便秘涩，小便如常，咽塞不通，食下便有痰出，脉涩左右手同，此血虚肠燥为脾约。病甚者，人参散主之。

人参　黄芪各一钱　厚朴八分，炒　地黄七分　桃仁　枳壳炒。各一钱　甘草少许，炙

煎入竹沥、姜汁饮之，又与锁阳、苁蓉二钱，桃仁一钱，煮粥入竹沥，名润肠散。

妇人肠秘，补血和气以通之。

肉苁蓉一两半　麻仁　白芍药　陈皮　当归身各一两

上为末，晒干，炒神曲糊为丸，如桐子大。食前白汤下五十丸，二次服。

〔世〕**苁蓉润肠丸**　治发汗过多，耗散津液，大腑秘结。

苁蓉酒浸，焙二两　沉香另研，一两

上为末，用麻仁汁打糊丸，如桐子大。每服七十丸，米饮下。

〔海〕**益血丹**　治大便燥，久虚亡血。

当归酒浸，焙　熟地各等份

上为末，炼蜜丸，如弹子大，细嚼，酒下。

〔丹〕大肠虚秘而热者。

白芍药一两半　陈皮　生地　当归身各一两　条芩　甘草

上粥为丸，白汤下。

上苁蓉、当归、地黄润燥法，盖积血枯竭而虚甚者宜之

〔垣〕有物有积而结者，当下之。食伤太阴，肠满食不化，腹响响然不能大便者，以苦泄之。仲景麻仁、《局方》七宣丸，皆以大黄为君之类是也。【批】有积宜泄之。

〔垣〕治注夏，大便涩滞者血少，血中伏火也。黄芪人参汤加生地黄、当归身、桃仁泥、麻仁泥润之。黄芪人参汤方见注夏。如润之大便久不快利者，少加煨大黄微利之。如加大黄久不快利者，非血结血秘，是热则生风，病必湿风症，止当服黄芪人参汤，只用羌活半两、防风半两，水四盏，煎至一盏，去渣，空心服之，其大便必大走也。【批】风宜散之。

〔丹〕脾约丸论　成无己曰：约者，结约之约，又束约之约。胃强脾弱，约束津液不得四布，但输膀胱，故小便数而大便硬，故曰脾约。与此丸以下脾之结燥，润肠结，化津液入胃，则大便利，小便少而愈矣。愚窃有疑者，既曰脾约，脾弱不能运也，脾弱则土堀矣，必脾气

之散，脾血之耗。原其所由，久病大下大汗之后，阴血枯槁，内火燔灼，热伤元气，又伤于脾而成此症。伤元气者，肺金受火克，气无所摄；伤脾者，肺为脾之子，肺耗则津竭，必窃母气以自救，金耗则木寡于畏，土欲不伤不可得也。脾失转输之令，肺失传送之官，宜大便秘而难下，小便数而无藏蓄也。理宜滋养阴血，使孤阳之火不炽而金行清化，木邪有制，脾土清健而运行津液，津液入胃，则肠润而通矣。今以大黄为君，枳实、厚朴为臣，虽有芍药之养血，麻仁、杏仁之温润为之佐使，用之热甚而气实者，无有不安。愚恐西北二方，地气高厚，人禀壮实者可用。若用之东南之人，内热自甚，而血气不实者，虽得暂通，将见脾愈弱而燥矣。后之用此方者，须知在西北以开结为主，在东南以润澡为主，慎勿胶柱而鼓瑟可也。【批】西北方人宜开结，东南方人宜润燥。

〔洁〕脏腑之秘，不可一概治疗，有虚秘，有实秘。胃实而秘者能饮食，小便赤，当以麻仁丸、七宣丸之类主之。仲景麻仁丸方见伤寒阳明病。每服二十丸，未知加至五十丸，日三服，以利为度。【批】能食便赤为物秘。

〔《局》〕**七宣丸**

柴胡五两　桃仁去皮尖，炒，六两　枳实麸炒，五两　甘草炙，四两　诃子皮　木香各五两　大黄面裹煨，十五两

上为细末，炼蜜丸，如桐子大。每服二十丸，米饮送下，渐加四五十丸，以利为度。

〔《斗》〕治大便不通。用乌桕木皮方一寸，劈破，以水煎取小半盏，服之立通，不用多服，其功神圣。兼能取水，或以此汤调下五苓散二钱，空心更妙。

〔洁〕胃虚而秘者，不能饮食，小便清利，厚朴汤主之。【批】不能食便清为气秘。

陈皮一两　甘草炙，二两　厚朴制，二两　白术三两　半夏曲一两　枳实炒，一两

上粗末。每用三五钱，水盏半，姜三片，枣一枚，煎至一盏，去渣，空心温服，实秘者物也，虚秘者气也。

〔世〕**槟榔散**　治肠胃受湿，大便秘涩。用槟榔不拘多少为末。每服二钱，蜜汤点服，不拘时。

〔海〕桃、杏仁俱治大便秘，当以血、气分之。年老虚人，大便燥秘者，脉浮在气，杏仁陈皮主之。脉沉在血，桃仁、陈皮主之。所以俱用陈皮者，以其于阳明病，与手太阴为表里也。又云：盛则难便，行阳气也；败则便难，行阴血也。【批】诊气。

〔仲〕问曰：脉有阳结、阴结者，何以别之？曰：其脉浮而数，能食，不大便者，此为实，名曰阳结也，期十七日当剧。其脉沉而迟，不能食，身体重，大便反硬，名曰阴结也，期十四日当剧。【批】诊阴阳寒热。

〔垣〕有阳结，有阴结。阳结者散之，阴结者热之。

热气留于小肠，肠中痛，脐热焦渴，则坚干不得出，故痛而闭不通矣。全文见诸痛。

膀胱移热于小肠，膈肠不便。全文见诊病传变。【批】脏腑。

〔《保》〕大黄牵牛散　治相火之气，游走脏腑，大便秘结。【批】阳结。

大黄一两　牵牛头末，半两

上为细末，每服三钱。有厥冷，合用酒调；无厥冷而手足烦热者，蜜汤调下，食后以微利为度。此谓不时而热者，湿热也。凡用大黄半两至一两而大便不通利者，加麝少许，调于药中，则大便必大走也。

上热秘皆阳结之属，仲景大、小承气及麻仁丸之类是也。方见伤寒阳明病。

〔世〕治后分闭塞。用萱草根一捻，同生姜捣碎，取自然汁服之，立愈。

〔《局》〕**半硫丸**　治年高冷秘虚秘。【批】阴结。

硫黄研细，生用　半夏为末

上等份和匀，生姜自然汁打面糊为丸，桐子大。每服五十丸，空心温酒、姜汤任下。

〔垣〕**麻黄白术汤** 治大便不通，五日一遍，小便黄赤，浑身肿，面上及腹尤甚，色黄麻木，身重如山，沉困无力，四肢痿软，不能举动，喘促唾清水，吐秽痰白沫如胶，时躁热发欲去衣，须臾而过，振寒，顶额有时如冰，额寒尤甚，头旋眼黑，目中溜火，冷泪，鼻不闻香臭，小腹急痛，当脐有动气，按之坚硬而痛。

麻黄不去根节，五分 桂枝三分 杏仁四个 吴茱萸四分 白豆蔻五分 厚朴三分 炒曲五分 升麻二分 柴胡 白术 苍术各三分 甘草生，一分 泽泻 白茯苓各四分 橘红二分 青皮去瓤 黄连酒浸 黄柏酒浸 黄芪 人参 猪苓各三分 熟甘草一分

上㕮咀，分作二服，每服水二大盏半，先煎麻黄沸去沫，再入诸药同煎至一盏，去渣，稍热食远服。此症宿有风湿，热伏于荣血之中，其水火乘于阳道而上盛，元气短少，上喘，为阴火伤其气，四肢痿，在肾水之间，乃所胜之病。今正遇冬寒，得时乘其肝木，又实其母，肺金克木凌火，是大胜必有大复，其症善怒欠多嚏，鼻中如有物，不闻香臭，目视䀮䀮，多悲健忘，少腹急痛，遍身黄，腹大胀，面目肿尤甚，食不下，痰唾涕有血，目眦疡，大便不通，只二服皆愈。

运气 大便闭有三：一曰热。经云：热至则淋闭。又云：少阴之复，膈肠不便是也。【批】运气。

二曰寒。经云：太阳所至，为禁止是也。

三曰湿。经云：太阴司天，湿淫所胜，病大便难是也。

〔仲〕蜜煎导法。方见伤寒胃实。丹溪云：潞公夏中病泄，有人与石脂、龙骨、干姜等药，痢虽止而势甚苦，公又不乐大黄药，遂一夕用蜜煎三下结粪五十枚，遂安。若虚人秘者，难下药，宜用此法。【批】外取法。

〔海〕霹雳煎用盐与蜜乘热捻如蜜煎法，上头锐，用十许纳谷道中，少许化开即通。一法，用蜜煎不通者，纯用盐吹入谷道中，亦妙。

〔海〕蜜煎与盐相合，如用草乌头末相合亦可。盖盐能软坚润燥，草乌能化寒消结，可随症阴阳所宜用之。

急提盆散 治杂病非阴候者。

用草乌头不拘多少，为极细末，每用葱一枝，肥者削去须，圆头上有汁，湿蘸之纳谷道中。

〔仲〕猪胆汁方方见伤寒胃实。

〔孟〕大便不通，气奔欲死者。以乌梅十个置汤中，须臾接去核，杵为丸，如枣大，纳下部，少时即通。又方，治大小便不通。

江子肉 杏仁 皂角

上为末，作饼置脐上，艾灸自通。

〔世〕**通关散** 治卒闭不通。用盐入脐中灸即通，去之。

〔《本》〕**宣积丸** 手心握药便通。

巴豆 干姜 韭子 良姜 硫黄 甘遂 白槟榔各等份

上为细末，研饭为丸，如龙眼大。早朝先用椒汤洗手，麻油涂手掌口，握药一粒，移时便泻。欲止，以冷水洗手。

针灸 大便闭有二法：【批】针灸。

其一取胃。经云：肠中不便，取三里。盛泻之，虚补之是也。

其二取肾。经云：邪在肾，病大便难，取之涌泉、昆仑，视有血者尽之。

〔《玉》〕大便秘塞：照海五分。补，二呼；泻，六吸，立通 支沟半寸，泻三吸

〔《撮》〕又法：照海泻之立通 太白泻之灸亦□

〔《集》〕又法：照海半寸，灸二十壮，泻之 章门灸，二七壮 太白半寸，灸五壮。以上诸穴看虚实补泻之，虚结补则通，热结泻则通。寒结先泻后补，热结先补后泻之。

〔《摘》〕又法：气海八分，令病人觉便三五次为度。出针时记令人挟脐揉之，却刺三里三里五分，觉腹中鸣三五次即透。

〔世〕又法：合谷

〔东〕大便闭。背七椎两旁相去各一寸灸三壮 承筋灸三壮 阳绕挟玉泉相去二寸，随年壮针灸。书无此穴，或云非正穴也

又法：石门寸半 大都五分

〔《摘》〕治大便不通，并伤寒水结：三间沿皮下向至合谷穴。三补三泻。候腹中通出针承山七分，泻之

〔《甲》〕大便难。中渚及太白主之。又大钟主之。

〔丹〕子观古方通大便，皆用降气品剂。盖肺气不降，则大便难传送，用杏仁、枳壳、沉香、诃子等是也。又老人、虚人、风人津液少而秘者，宜以药而滑之，用胡麻、麻仁、阿胶等是也。如妄以峻利药逐之，则津液走，气血耗，虽暂通而即秘矣，必更生他病。昔王少府患此疾，有人以驶药利之者累矣，后为肺痿咯脓血，卒至不通而死。【批】禁忌。

产后大便不通

〔《本》〕妇人产后有三种疾，郁冒则多汗，汗多则大便秘，故难于用药，惟麻子苏子粥最为稳当。一用紫苏子、大麻子二味各半合，洗净，研极细，用水再研，取汁一盏，分二次，煮粥啜下。此粥不唯产后可服，大抵老人诸虚风秘，皆宜服之。尝有一人母，年八十四，忽尔腹痛头疼，恶心不食，召医数十，议皆用补脾进食、治风清利头目等药，数日虽愈，全不入食，其家忧惶。子辩说前药皆误矣。此症正是老人风秘，脏腑壅滞聚于胸中，则腹胀恶心，又思饮食。又上至于颠，则头痛神不清也。若脏腑流畅，诸疾悉去矣。予令作此粥两啜而气泄，先下结粪如胡椒者十余枚，后渐得通利，不用药而自愈矣。【批】虚。

〔丹〕产后秘结不通膨满者，气急难坐卧。用麦蘖末，酒下一合，神效。出《兵部手集》。

大小便不通

〔丹〕一妇人脾疼，后患大小便不通，此是痰隔中焦，气聚上焦，二陈加木通。初服后吐，渣再服。【批】痰。

〔《山》〕大小便不通。烧皂角灰为末，粥清调下。

〔《本》〕**车狗散** 治大小便经久不通欲死者。【批】热。

用推车客七个，土狗七个，在土名土狗，在水名水狗。二物新瓦上焙干为末，以虎目树皮向东南者浓煎汤服之，经验如神。虎目即虎杖，其性大能利小便，又解暑毒。一说。男子病。推车客用头，土狗用身；女人病，土狗用头，推车客用身，效。

〔海〕**回生神膏** 治阴症大小便不通，及诸杂病阴候，大小便不通者，宜用此治法。数日不通危急者用之，非急不用。【批】寒。

牡蛎 陈粉 干姜炮。各一两

上为细末。男病用女人唾调，手内擦热，紧掩二卵上，得汗出愈。女病用男子唾调，手内擦热，紧掩二乳上，得汗出愈。盖卵与乳，乃男女之根蒂，坎离之分属也。

脉盛，皮热，肚胀，前后不通，瞀闷，此谓五实。全文见治虚实法。【批】诊。

〔丹〕**掩脐法** 治大小便不通。

用连根葱一二茎，带土生姜一块，淡豆豉二十一粒，盐二匙，同研烂作饼，烘热掩脐中，以帛扎定，良久气透自通，不通再换一饼。

〔桑〕大小便不通：大都七分【批】针灸。

〔东〕大小便难：环冈在小肠俞下二寸，横纹间灸取之 水道二十壮、 荣卫在背脊四面各一寸八分，腰眼下三寸，挟脊相去四寸，两边各四穴，灸十壮至百壮。或云此穴未详。

〔《甲》〕三焦约，大小便不通，水道主之。

产后大小便不通

〔云〕疗产大小便不利，下血。

车前子 黄芩 蒲黄 牡蛎 生地 芍药各一两五钱

上为细末。空心米饮服方寸匕，忌面、蒜。

〔《心》〕治妇人产后，忽小腹胀如蛊，大小便不通。气海、三里、关元、三阴交、阴谷主之。【批】针灸。

卷之二十四　脾胃部

水胀通论

〔《灵》〕黄帝问曰：水谷入于口，输于肠胃，其液别为五：天寒衣薄则为溺与气；天热衣厚则为汗；悲哀气并则为泣；中热胃缓则为唾。邪气内逆则气为之闭塞而不行，不行则为水胀，余知其然也，不知其何由生？原闻其道。岐伯曰：五谷之津液，和合而为膏者，内渗入于骨空，补益脑髓，而下流于阴股。阴阳不和，则使液溢而下流于阴，髓液皆减而下，下过度则虚，虚故腰背痛而胫酸，阴阳气道不通，四海塞闭，三焦不泻，津液不化，水谷并行肠胃之中，别于回肠，留于下焦，不得渗膀胱，则下焦胀，水溢则为水胀。五癃津液篇，下过度谓房劳过度也。【批】水胀皆本于房劳过度。

〔《本》〕脐腹、四肢悉肿者为水，但腹胀、四肢不甚肿为蛊。蛊即胀也。【批】诊法。

〔《灵》〕黄帝问于岐伯曰：水与肤胀、鼓胀、肠覃、石瘕、石水，何以别之？岐伯答曰：水始起也，目窠上微肿，如新卧起之状，其颈脉动，时咳，阴股间寒，足颈肿，腹乃大，其水已成矣。以手按其腹，随手而起，如里水之状，此其候也。黄帝曰：肤胀何以候之？岐伯曰：肤胀者，寒气客于皮肤之间，鼕鼕然不坚，腹大，身尽肿，皮厚，按其腹，窅而不起，腹色不变，此其候也。鼓胀何如？岐伯曰：腹胀身皆大，大与腹胀等也，色苍黄，腹筋起，此其候也。肠覃何如？岐伯曰：寒气客于肠外，与卫气相搏，气不得荣，因有所系，癖而内著，恶气乃起，息肉乃生。其始生也，大如鸡卵，稍以益大，至其成如怀子之状。久者离岁，按之则坚，推之则移，月事以时下，此其候也。石瘕何如？岐伯曰：石瘕生于胞中，寒气客于子门，子门闭塞，气不得通，恶血当泻不泻，衃以留止，日以益大，状如怀子，月事不以时下。皆生于女子，可导而下。黄帝曰：肤胀、鼓胀可刺邪？岐伯曰：先泻其胀之血络，后调其经，刺去其血络也。水胀论　石水，脐以下肿，其脉沉。

水　肿先自足肿，后腹大，为水

〔《素》〕帝曰：其有不从毫毛而生，五脏阳以竭也，津液充郭。王注云：不从毫毛生，言生于内也。滓液者，水也。充，满也。郭，皮也。盖阳竭于外，津液得以充满于郭而浮肿也。其魄独居，孤精于内，气耗于外，形不可与衣相保，此四极急而动中，是气拒于内，而形施于外，治之奈何？岐伯曰：平治于权衡，去宛陈莝，微动四极，温衣，缪刺其处，以复其形。开鬼门，洁净府，精以时服，五阳已布，疏涤五脏，故精自生，形自盛，骨肉相保，巨气乃平。汤液醪醴论开鬼门，发汗也。洁净府，利小便也。王注云：平治权衡，谓察其脉浮沉也。脉浮为在表，脉沉为在里，在里者泄之，在表者汗之。故下文云：开鬼门，洁净府也。去宛陈莝，谓去积久之水物，犹如草莝之不可久留于身中也。微动四极，谓微动四肢，令阳气渐以宣行，故曰温衣也。【批】治法。

〔仲〕诸有水者，腰以下肿，当利小便；腰以上肿，当发汗乃愈。风水，脉浮身重，汗出恶风者，防已黄芪汤主之。【批】仲景法。

防已一两　黄芪一两一分　白术三分　甘

草炙，半两

上锉。每服五钱，生姜四片，枣一枚，水盏半，煎取八分，去渣温服。良久再服。腹痛加芍药。一法，洁古用此汤调五苓散，治因湿为肿者。又方，防已汤治风湿，脉浮为在表，其人或头汗出，无表症，病者但下重，从腰以上为和，腰以下常肿，及身重难以屈伸。

皮水为病，四肢肿，水气在皮肤中，四肢聂动者，防已茯苓汤主之。

防已　黄芪　桂枝各三两　茯苓六两　甘草二两。

上五味，以水六升，煮取二升，分温三服。

厥而皮水者，蒲灰散主之。方见淋。以上利小便法。

风水急风，一身悉疮，脉浮不渴，续自汗出，无大热，越婢汤主之。

麻黄六两　石膏半两　生姜三两　大枣十五枚　甘草二两

上五味，以水六升，先煮麻黄去上沫，内诸药煮取三升，分温三服。恶风者，加附子一枚炮；风水，加术四两

里水者，一身面目黄肿，其脉沉，小便不利，故令病水。假如小便自利，此亡津液，故令渴也，越婢加术汤主之，于前越婢汤加白术四两。甘草麻黄汤亦主之。

甘草二两　麻黄四两

上二味，以水五升，先煮麻黄去上沫，内甘草煮取三升，温服一升，重覆汗出。不汗，再服。慎风寒。

水之为病，其脉沉小属少阴；浮者为风；无水虚胀者为气水。其汗即已。脉沉者，宜麻黄附子汤；浮者，宜杏子汤。

麻黄三两　甘草二两　附子一个，炮

上三味，以水七升，先煮麻黄去上沫，内药煮取二升半，温服八合，日三服。以上发汗出愈。

〔丹〕水肿因脾虚不能制水，水积妄行，当以参、术补脾，使脾气得实，则能健运，自然升降，运动其枢机，则水自行，非若五苓之行水也，宜补中行湿利小便，切不可下，当用二陈汤加白术、人参、苍术为主，佐以黄芩、麦门冬制肝木。若腹胀，少佐厚朴。气不运，加木香、木通。气若陷下，升麻、柴胡提之。随症加减，必须补中，用大剂白术补脾。如壅满，用半夏、陈皮、香附监之。有热者，当清肺金，门冬、黄芩之属。　赤岸冯令八官，素饮食不知饱，但食肉必泄。忽遍身发肿，头面加多，致目亦不可开，膈间满如筑，两足麻至膝而止，浑身不可见风，阴器挺长，其脉左沉而重取不应，右三部虽短小，却有和滑气象。遂令单煮白术汤饮，早晨空心探而去之。食后，白术二钱、麻黄五分、川芎半钱、防风三分作汤，下保和丸五十丸。如此者二日，因吐中得汗，通体上截为多，遂得肿宽而眼开，气顺而食进。却于前方中去麻黄、防风，加白术三钱，木通、通草各半钱，下保和丸五十丸。如此者，五日而安。此即开鬼门之法也。【批】丹溪法。

卢节妇，年二十余，半月之前，夜间发热，面先肿，次及身、足肿，肚亦肿，口渴思冷水，食略减。

大腹皮半钱　白术一钱半　苍术一钱半　栀子四枚　川芎一钱　麻黄六分　木通一钱　干葛二钱　甘草梢些

朱秀才，因久坐受湿，能饮酒，下血，以苦涩药兜之，遂成肿疾，而肚足皆肿，口渴中满，无力少汗，脉涩而短，乃血为湿气所伤，法当行湿顺气，清热进食化积。

滑石六钱　白术二钱　木通三钱　厚朴　干葛各二钱　苍术一钱

分四帖，加苏叶七片，每一帖煎至三之一，热下保和丸与点丸、温中丸各五十丸。

王三九孺人，浮肿膈满，腹滑泄，口苦而渴，小便赤少，脉虚而豁大稍迟，此有污积病，为人性急。

滑石一两　陈皮四钱　苏梗　白术　川芎　木通　厚朴各二钱　茯苓皮一钱半　甘草梢半钱

分六帖，用顺流水煎下保和丸二十五丸、抑青丸十丸。

吴孺人，胃中有积，发为肿，成疮疥，身倦食少，恶寒发热，脉虚而沉。

白术一两六钱　滑石二两　生地　木通　川芎各半两　黄芩　茯苓皮　连翘各四钱　紫苏三钱　甘草炙，二钱半

下保和丸三十丸。

一女子，年三十余岁，肿病有热，服药得安，但两足下节不退，肚内自觉尚有热，脉却平矣，饮食如作。

白术一钱　郁李仁一两半　苏梗　木通　条芩　槟榔　枳实炒，半两　青皮一两　甘草梢一钱

分十帖，细研郁李仁，以顺流水三盏荡起，煎一盏，食前热服。

张郎，廿岁，秋得肿疾，午前上甚，午后下甚，口渴乏力，脉涩弱，食亦少，禀气素怯，汗不能自出，郁而为水。与灸三里、肺俞、大椎、合谷、分水，又与此方。

白术一钱半　陈皮五分　黄芩　紫苏　海金沙　木通　大腹皮　茯苓皮　干葛炒　厚朴　甘草各二钱

作一帖，水煎服。

光明人脚肿，肚略急，身微热，脉略数，口干。

白术一钱　茯苓五分　干葛炒，五分　苏梗五钱　大腹皮三钱　甘草炙，一钱　川芎二钱　陈皮五分

许宅妇人，二十以上，脚踝肿，近日有疮毒。

白术七钱　苍术　陈皮　犀角末　川芎各五钱　连翘　木通　苏叶各三钱　甘草梢，一钱

分七帖煎，后入姜汁令辣热，食前服。

冯官人，因内有湿积，兼时令湿热，右腿少阳分发烂疮如掌大，痒甚，两手脉洪缓略数，两目、手足俱虚肿，膈中午前痞闷，午后肿到两足则膈宽。

犀角生，五分　枳壳炒，五分　陈皮　连翘　白术各一钱　木通五分　苍术五分　甘草梢，二分　茯苓五分　加姜汁煎服。

冯客，疟而发肿，微渴，脉左手虚，右手大，食少。

白术一钱半　陈皮一钱　木通　厚朴炒大腹皮各五分　甘草炙，二分　牛膝五分　苏梗三分　姜三片

冯孺人，疟而浮肿，大便自利。

人参　半夏　陈皮各一钱　川芎　苍术炒　白芷各五分　木通二钱　白术一钱半，炒　甘草炙，三分

王官人，年四十，疟两日一发，始善啖，至春作肿，大小便秘，食少，面浮肿，口渴。

厚朴一钱　白术一钱半　木通七分半　陈皮一钱　川芎　大腹皮各五分　牛膝　滑石各一钱，炒　甘草炙，三分

上丹溪治水肿之法十五条。其法大率皆以甘草佐白术、参，陈等剂，补中气为君；木通、措石、郁李仁、海金沙行水为臣；厚朴、大腹皮、苏梗，通滞气为佐使。如气不升浮。恶寒，脉沉者，探吐以提之；头面先肿，加麻黄微汗之；挟积气者，佐以保和、温中、抑青等丸磨之；挟热者，佐以黄芩之类清之；挟疮痈者，佐以连翘、犀角散之，而随症加减也。

〔罗〕治肿，以胃气为本。至元戊寅五月间，积雨淋淫。鲁斋许仲平先生，时年五十有八，面目、肢体浮肿，大便溏多，腹胀肠鸣时痛，饮食减少，命予治之。脉得弦细而缓。鲁斋曰：年壮时，多服牵牛、大黄药，面目、四肢时有浮肿，今因阴雨，故大发。予曰：营运之气，出自中焦者胃也。胃气弱不能布散水谷之气，营养脏腑、经络、皮毛，故气行而涩为浮肿，大便溏多而腹胀肠鸣，皆湿气胜也。四时、五脏皆以胃气为本，五脏有胃气，则和平而身安，若胃气虚弱，不能运动滋养五脏，则五脏脉不和平。本脏之气盛者，其脉独见，轻

则病，过甚则必死。故经曰：真脏之脉弦，无胃气则死。先生之疾，幸而未至于甚，尚可调补。人知服牵牛、大黄，为一时之快，不知其为终身之害也。遂以平胃散加白术、茯苓、草豆蔻仁，数服而腹胀、溏泄、肠鸣时痛皆愈。饮食进，止有四肢浮肿，以导滞通经汤主之，良愈。【批】先补后攻。

导滞通经汤 治痹湿有余，及气不宣通，面目、手足浮肿。

陈皮 桑白皮 白术 木香各五钱 茯苓一两，去皮 霖雨时，加泽泻一两。

上吹咀。每服五钱，水二盏，煎至一盏，食前温服。

白茯苓汤 能变水。【批】先攻后补。

白茯苓 泽泻各二两 郁李仁五钱

上吹咀，作一服，水一碗，煎至一半，生姜自然汁入药常服，无时。从少至多，服五七日后，觉腹下再肿，治以白术散。

白术 泽泻各半两

上为末。煎服三钱，或丸亦可。煎茯苓汤下三十丸，以黄芪、芍药、建中汤之类调养之。平复后，忌房室、猪、鱼、盐、面等物。

〔《本》〕**大枣汤** 治四肢肿满。【批】杂方。

用白术三两，吹咀。每服半两，水一盏半，大枣三枚，拍破同煎，至九分，去渣温服，日三四服，不拘时候。

〔梅〕治水肿不能服药。商陆一升，羊肉六两，以水一斗，煮取六升，去渣，和肉、葱、豆作腥，如常法食之。商陆白者好。

〔《食》〕医治十种水气病，不瘥欲死者，鲤鱼一头，重一斤以上者，煮熟取汁，和冬瓜，葱白作羹食之。治十种水气病，不瘥垂死者。青头鸭一只，治如食法，细切，和米并五味煮令熟作粥，空腹食之。

〔梅〕治水气胀满，小便涩。白鸭一只，去毛肠，洗净，馈 饭半升，与椒、姜同瓤鸭腹中缝定，如法蒸熟食之。

〔子和〕郾之营兵狄家小儿，病风水。诸医用银粉霜之药，小便反涩，饮食不进，头肿肚胀，四肢皆满，状若水晶。求治戴人，戴人曰：此证不与壮年同，壮年病水者，或因留饮及房室，此小儿才七岁，乃风水证也，宜出汗。乃置燠室，以屏帐遍遮之，不令见火，若内火见外火，必昏聩也。使大服胃风汤而浴之，浴讫以布单重覆之，凡三五重。其汗如水，肿乃减五分。隔一二日，又依前法治之，汗出肿减七分。又三汗而全减，尚未能食，以槟榔丸调之，儿已嬉笑如常日矣。【批】开鬼门。

〔《本》〕治水气，羌活散。

羌活 萝卜子各等份

上同炒香熟，去萝卜子不用，末之。温酒调下二钱，一日一服，二日二服，三日三服，取效。

〔罗〕**五皮散** 治他病愈后，或虐痢后，身体、面目、四肢浮肿，小便不利，脉虚而大。此由脾肺虚弱，不能运行诸气，气虚不理，散漫于皮肤、肌腠之间，故令肿满也，此药并宜服之。

大腹皮 赤茯苓皮 生姜皮 陈皮 桑白皮炒。各等份

上件为粗末。每服五钱，水一大盏，同煎至八分，去渣温服，不拘时候，日进三服。

香苏散 治水气虚肿，小便赤涩。【批】洁净府。

陈皮一两，去白 防己 木通 紫苏叶各半两

上为末。每服二钱，水二盏，生姜三片，同煎。

〔《外》〕治水病洪肿，气胀不消食。用香薷五十斤，细锉，纳釜中，水浸上数寸，煮使气尽，去渣澄清，熬稠丸，如桐子大。日三服，每服五丸，稍加之，以小便利为度。

〔梅〕治水肿作，坐卧不得，头、面、身体悉肿。取东引花桑枝烧灰淋汁，煮赤小豆，空

心食令饱，饥即食尽，不得吃饭。

〔《兵》〕治水病，初得危急。冬瓜不限多少任吃，神效无比。丹溪云：冬瓜性急，久病与阳虚者忌之。

〔丹〕十种水气。冬瓜去瓤，纳赤豆在内，蒸熟为丸服。　治痢日久，津液枯，四肢肿，口干。用冬瓜，黄土厚包五寸，煨熟，去土取汁饮之。《录验》

〔罗〕**白丸子**　治遍身肿及单腹胀满，喘闷不快，小便赤涩，神效。

轻粉五分　粉霜炒，四钱　硇砂研，炒，三钱　滑石研，炒，四钱　寒水石火烧，研，炒，三钱　白丁香研，罗末，炒，三钱

上件药，将轻粉、滑石二味，一处研匀，用薄纸裹了。却更和白面作饼，再裹前药，又用桑柴火烧，以熟为度，取出与前四味一处和匀，水浸蒸饼搦干为丸，如绿豆大。每日姜汤下三服，食前下。第一日每服二丸，第二日每服三丸，第三日每服四丸，第四日每服五丸。如觉小便多，肿渐减，便勿服。如小便不多，更服一日、二日，加作六丸做一服，一日亦三服，肿消为效。如服药至第三日，觉牙缝内痒痛，口气出时，便用漱口药，用贯众、黄连各半两为散，每服一钱，水一盏，煎至七分，入龙脑少许搅匀温服之；每一日煎一钱，漱口。如肿消，忌盐、鱼、肉、冷硬果食，只服粥百日永瘥。如脏腑秘涩，气实，先服治肿海藻散，此药亲用救人甚多，神效。

海藻散方见本门积气条。

〔仲〕牡蛎泽泻散　治腰以下肿。方见伤寒。

〔河〕**葶苈丸**　治一切水湿气，通身肿不可当者。

人参一两　苦葶苈四两，于锅内纸上炒黄色为度。

上二味，同为细末，用枣肉和丸，桐子大。每服十五丸，煎桑白皮汤下，日进三服，空心食前，验。

〔罗〕**圣灵丹**　治脾、肺有湿，喘肿盛，小便赤涩。

苦葶苈四两，炒　木香　槟榔　茯苓面裹，煨　防风　木通　人参以上各二钱半，恐是二两半。

上为末，用枣肉为丸，如桐子大。煎桑白皮汤下。

〔垣〕**赤茯苓丸**　治脾湿太过，四肢肿满，腹胀喘逆，气不宣通，小便赤涩。

葶苈四两　防己二两　赤茯苓一两　木香五钱

上为细末，枣肉丸，如桐子大。每服三十丸，煎桑白皮汤下，食前服。

续随子丸　治遍身虚肿，喘闷不快。

人参　汉防己　赤茯苓　木香　槟榔各五钱　苦葶苈四两，炒　续随子一两　海金沙五钱

上为细末，枣肉丸，如桐子大。每服二三十丸，煎桑白皮汤食前下。

〔海〕洁古方治水肿。

用蝼蛄去头尾，与葡萄心同捣，露七日曝干为末，淡酒调下。暑月湿用尤佳。《圣惠方》，治水肿喘促不得卧，蝼蛄五枚，为末，食前汤调半钱至一钱，小便通，效。

〔仲〕夫水病人，目下有卧蚕，或面目鲜泽，脉伏，其人消渴，病水腹大，小便不利，其脉沉细者，有水，可下之。【批】有积者宜下。

〔世〕治水肿。【批】轻剂。

薏苡仁根君　木香　槟榔　黑牵牛

上为末，酒调服，妙。

〔《外》〕疗水病肿。用鲤鱼一头极大者，去头尾及骨，唯取肉。以水二升，赤小豆一大升，和鱼肉煮取二升，以上，生布绞取汁，去渣，顿服尽。如不尽，分为三服，当下利，利尽即瘥。

〔《本》〕治身体肿满，水气急，卧不得。郁李仁一大合，捣为末，合和面搜作饼子与吃，入口即大便利，气，便瘥。

〔丹〕有人患脚肤肿，渐上膝，足不可践

地，大水，头面、遍身肿胀满。用苦瓠瓤实捻如豆大，以面裹煮一沸，空心服七枚，至午当出水一斗，三日水自出不止，大瘦乃瘥。三年内须慎口味。　一方治肿。取苦瓠壳，以盐搽壳上，烧存性为末，煎童便一盏调服，瘥。苦瓠，须择无厌翳细理洁净者，不尔，有毒。

〔世〕**三种散**　治浮肿。用陈萝卜种去瓤，陈蒲壳去瓤，乌豆一合，同煎服，即时退。

〔罗〕**无碍丸**　治脾湿积流，四肢肿满。

大腹皮二两　木香半两　蓬术　京三棱　槟榔　郁李仁各一两

上为细末，炒麦蘖曲糊为丸，如桐子大，生姜汤下。

〔《本》〕治肿满，小便不利，茯苓散。

郁李仁四钱　槟榔二钱　赤茯苓　白术　甘遂切片，炒。各一钱　陈皮一钱半

上细末。每服一钱，姜枣汤调下。

治十种水病并根源、证状方法：

一青水，先从左右肋肿起，根在肝。大戟

二赤水，先从舌根起，根在心。　葶苈子

三黄水，从腰腹起，根在脾。　甘遂微炒

四白水，从脚肿起，根在肺。　桑白皮

五黑水，从外肾肿起，根在肾。　连翘

六玄水，从面肿起，根在外肾。　芫花醋炒

七风水，从四肢肿起，根在骨。　泽泻

八石水，从肾肿起，根在膀胱。　蒿本

九高水，从小腹肿起，根在小肠。巴豆去皮、油

十气水，或盛或衰，根在腹。　赤小豆

上十般肿病，各有根源，种种不同。看十种病根，除一味倍多，余九味等份，逐味依法修治，焙为细末，炼蜜丸，如桐子大。用赤茯苓汤吞下三丸。不拘时候，每日三服。忌盐一百二十日，缘盐能化水也。又忌鱼虾、面食，一切毒物，及生冷房室，甚效。用此方获瘥后，更用后来补药。

补药方

肉桂去粗皮　赤茯苓去皮　干姜　莪术醋煮　川芎　肉豆蔻　桔梗各等份，依法制服。一方，无赤伏苓、莪术，有青皮、白术　槟榔

上等份为末。每服三钱，百沸汤点服，空心食前服。午晚各一服。

前项二方，治水肿病甚效。予试用之，百发百中，获济者无数。世间所有水病方药，无出此二方之右者，幸勿忽。

〔河〕**三花神佑丸**　治中满腹胀，一切水湿肿满。【批】峻剂。

甘遂　大戟　芫花醋淬，湿炒。各五钱　大黄一两　轻粉一钱　牵牛二两

上为末，滴水丸，如小豆大。初服五丸，每服加五丸，温水下，每日三服，以快利为度。得利，止后服，神效。

〔垣〕**海金沙散**　治脾湿太过，通身肿满，喘不得卧，及腹胀如鼓。

牵牛一两半，一半炒，一半生　甘遂五钱　白术一两　海金沙三钱

上为细末。每服二钱，煎倒流水一盏，食前调下。得宣利，止后服。

〔罗〕**海藻散**　治男子、妇人通身虚肿，喘满不快。

海藻　大戟　大黄　续随子去壳。各一两。上四味，用好酒浸一宿。取出晒干候用　滑石半两　白牵牛头末，生，一两　甘遂麸炒，一两　白豆蔻一个　青皮去白　陈皮去白。各半两

上前药都一处，杵为细末。大人每服二钱，如气实者三钱，平明冷茶清调下。至夜时，取下水三二行，肿减七分。隔二三日，平明又一服，肿消。忌鱼肉百余日。小儿肿，服一钱，五岁以下者半钱。女人有胎者不可服。

〔《保》〕钱氏论虚实腹胀　实则不因吐泻久病之后，亦不因下利得之，胀而喘急闷乱，更有痰有热，及有宿食不化者，宜大黄丸、白饼子、紫霜丸下之。更详别大小便，如俱不通，先利小便，后利大便。虚则久病吐泻后，其脉

微细，主目胞腮虚肿，手足冷，宜先与塌气丸，后与异功散及和中丸、益黄散和其气。因气而肿者，煎陈皮汤。因湿而肿者，煎防己黄芪汤调五苓散。因热而肿者，八正散。又一法，燥热于肺为肿者，乃绝水之源，当清肺除燥，水自生矣，于栀子豉汤中加黄芪。如热在下焦，阴消使气不得化者，宜益阴则阳气自化，加黄连、黄柏是也。【批】虚实。

〔垣〕中满分消丸方见胀门。【批】寒冷。

〔丹〕热水肿。

栀子五钱　木香一钱　白术二钱半　急流水煎服。

又方　山栀子去皮取仁，炒，槌碎，米饮汤送下。如胃脘热病在上者，带皮用。

〔《本》〕治游风攻头面，或四肢作肿块，知母汤。

知母　麻黄　黄芪　甘草　羌活　白术　枳壳各一两

上粗末。每服四钱，水一盏半，牛蒡子百粒，研碎，煎至七分，温，日三四服。觉冷，不用牛蒡子。有一达官母，年七十，中风，手拘挛，平日止是附子之类扶养。一日，面浮肿，手背亦肿。寻常有一国医供药，诊之是水病，欲下戟、牵牛以导之，其家大惊忧惶，召予议之。予曰：《素问》称面肿曰风，足胫肿曰水。此服附子太过，正虚风生热之证，咽必噎塞，膈中不利。诚如予言，用升麻牛蒡玄参汤，继以知母汤，三日便愈。

〔无〕**复元丹**　治三焦不泻，气脉塞闭，枢机不通，喘息奔急，水气盈溢，渗透经络，皮肤溢满，足胫尤甚，两目下肿，腿腹间冷，口苦，心腹坚胀，不得正偃，偃则咳嗽，小便不通，梦中虚惊，不能安卧。

独活炮，二两　木香炒　川椒炒，出汗　羌活　厚朴去皮，姜制　陈皮　吴茱萸炒　桂心各一两　泽泻一两半　肉蔻煨　槟榔各半两

上为末，糊丸，如桐子大。每服五十丸，煎紫苏汤送下，不拘时。此药世传屡验。服者宜先屏去诸药，一日三服。先服漩利如倾，次即肿消喘止。宜绝欲屏盐半年，乃不再作。

〔《本》〕治脾虚浮肿，实脾散。　【批】脏腑。

大附子一枚　草果二两　甘草一两　干姜二两　大腹皮去皮，六两　木瓜一个，去瓤，切片

上，用水于沙器内煮干一半，擘开看干姜不白心为度，亦不得令水干至焦，取出焙干为末，每日午时，空心沸汤点服。

〔《素》〕三阴结谓之水。阴阳别论　王注云：谓脾肺之脉俱寒结也。下焦溢为水。全文见诊。　王注云：下焦为分注之所，气窒不泻则为滥水。

阳明所谓上喘为水者，阴气下而复上，上则邪客于脏腑间，故为水也。

运气　水肿有四：【批】运气。

一曰湿。经云：太阴所至为胕肿。又云：湿胜则濡泄，甚则水闭胕肿。又云：太阴之胜，足胫胕肿，饮发于中，胕肿于上。又云：太阴司天，客胜则首面胕肿，呼吸气喘，治以诸热是也。

二曰火热。经云：诸病胕肿，皆属于火。又云：少阳司天，火气下临，肺气上从，寒热胕肿。又云：少阳司天，火淫所胜，民病皮肤痛，色变黄赤，传而为水，身面胕肿，腹满仰息。又云：少阳之复，渴引水浆，化而为水，传为胕肿。又云：少阳司天，客胜，其则胕肿，治以诸寒是也。

三曰寒。经云：寒胜则浮是也。

四曰燥。经云：阳明所至，为浮虚是也。

〔《素》〕黄帝问曰：少阴何以主肾？肾何以主水？岐伯对曰：肾者至阴也，至阴者盛水也。肺者太阴也，少阴者冬脉也。故其本在肾，其末在肺，皆积水也。帝曰：肾何以能聚水而生病？岐伯曰：肾者，胃之关也，关门不利，故聚水而从其类也。上下溢于皮肤，故为胕肿。胕肿者，聚水而生病也。帝曰：诸水皆生于肾

乎？岐伯曰：肾者牝脏也，地气上者属于肾而生水液也，故曰至阴。勇而劳甚则肾汗出，肾汗出逢于风，内不得入于脏腑，外不得越于皮肤，客于玄府，行于皮里，传为胕肿，本之于肾，名曰风水。所谓玄府者，汗空也。帝曰：水俞五十七处者，是何主也？岐伯曰：肾俞五十七穴，积阴之所聚也，水所从出入也。尻上五行行五者，此肾俞，故水病下为胕肿大腹，上为喘呼不得卧者，标本俱病。故肺为喘呼，肾为水肿，肺为逆不得卧分为相输俱受者，水气之所留也。肺肾之标本，其上下分为相输应之病而俱受者，缘此二脏乃水气之所留故也。伏兔上各二行行五者，此肾之街也，三阴之所交结于脚也。踝上各一行行六者，此肾脉之下行也，名曰太冲。凡五十七穴者，皆脏之阴络，水之所客也。水热穴论。【批】针灸。

尻上五行行五：

脊中一　悬枢一　命门一　腰俞一　长强一　大肠俞二　小肠俞二　膀胱俞二　中膂内俞二　白环俞二胃仓二　肓门二　志室二　胞肓二　秩边二

伏兔上各二行行五：

中柱二　四满二　气穴二　大赫二　横骨二　外陵二　大巨二　水道二　归来二　气街二

踝上各一行行六：

太冲二　复溜二　阴谷二　照海二　交信二　筑宾二

〔《灵》〕风疢肤胀为五十七痏，取皮肤之血者尽取之。四时气篇

刺灸　水肿有五法：

其一取肾、膀胱。经前篇云：五十七穴者，是取其二经之穴也。又经云：肾病者，腹大胫肿，取其经少阴、太阳血者，是取其二经之血也。

其二取血络。经前云：取皮肤之血者，尽取之是也。

其三取胃。经云：胃足阳明之脉，所生病者，大腹水肿，视盛虚、热寒、陷下取之是也。

其四取委阳。经云：三焦病者，不得小便，溢则水，取委阳是也。

其五筒针取水。先以铍针针之，已刺而筒之，引针而纳之，入而复之，以尽其疢，必坚来，来缓则烦悗，来急则安静，间日一刺之，疢尽乃止。筒针，针中有空窍如筒，出水也。

〔《撮》〕浮肿：分水、中脘各，灸之。内庭　行间　临泣各泻，立安。

〔东〕水气，皮痛不可近衣，小腹敦敦然，小便黄，身润：章门　屋翳灸。　阴交　章门刺之。

〔华〕外腰水肿，先从腰肿起：肝募　水分

内中水肿，面痿黄：胃脘　通谷　气海　水分

胞中水肿，根在心，水赤：心俞　巨阙　气海

腹中水肿，从脾起，水黄：脾俞　胃脘　水分

肺喘水肿，从胸起，水白：肺俞　肝募

足心水肿，从足起：白环俞　水分　膻中

四肢水肿，变身浮：胆募

两胁水肿，四肢枯瘦，从胁肿起：章门　期门

小肠水肿，从脐肿起：气海

〔《保》〕五脉论五水灸法：

青水，灸肝井。弦脉。赤水，灸心荥。洪脉。　黄水，灸脾俞。缓脉。　白水，灸肺经。涩脉。　黑水，灸肾合。沉脉。

〔《甲》〕身肿，关门主之。水肿胀皮肿，三里主之。风水胕膝肿，巨虚上廉主之。风水，面胕肿，颜黑，解溪主之。风水，面胕肿，冲阳主之。水中留饮，胸胁支满，刺陷谷出血，立已。面胕肿，上星主之；先取譩譆，后取天牖、风池。水肿，人中尽满唇反者死，水沟主之。水肿大脐平，灸脐中，无理不治。

〔《素》〕目窠微肿如卧蚕之状，曰水。平人气象论　足胫肿曰水。【批】诊。

〔仲〕病下利后，渴饮水，小便不利，腹满因肿者，何也？答曰：此法当病水。若小便自利及汗出者，自当愈。趺阳脉当伏，今反数，本自有热消谷，小便数，今反不利，此欲作水。寸口脉浮而迟，浮脉则热，迟脉则潜，热潜相搏，名曰沉。趺阳脉浮而数，浮脉则热，数脉则止，热止相搏，名曰伏。沉伏相搏，名曰水。沉则络脉虚，伏则小便难，虚难相搏，水走皮肤，则为水矣。

〔《素》〕颈脉动喘疾咳，曰水。平人气象论

〔仲〕风水，其脉自浮，外证骨即疼痛，恶风。《针经·论疾诊尺篇》云：视人之目窠上微痈如新卧起状，其颈脉动，时咳，按其手足上窅而不起者，风水肤胀也。又仲景云：太阴脉浮而紧，法当骨节疼痛，反不疼，身体反重而酸，其人不渴，汗出即愈。为风水。治法见前阳虚条。

皮水，其脉亦浮，外证胕肿，按之没指，不恶风，其腹如鼓，不谒，当发其汗。又云：渴而不恶寒者，此是皮水。盖法当风水，恶寒不渴；皮水，不恶寒而渴。假令皮水不渴，亦当发汗也。治法见阳虚条。正水，其脉沉迟，外证自喘。

石水，其脉自沉，外证腹满不喘。大奇论篇 肾肝并沉为石水，并浮为风水。

黄汗，其脉沉迟，身发热，胸满，四肢、头面肿，久不愈，必致痈脓。又云：身肿而冷状如周痹，胸中窒不能食，反聚痛，暮躁不得眠，此为黄汗。治法见黄疸条。

〔仲〕心水者，其身重而少气，不得卧，烦而躁，其阴大肿。肝水者，其腹大，不能自转侧，胁下腹中痛，时时津液微生，小便续通。肺水者，身肿，小便难，时时鸭溏。脾水者，其腹大，四肢苦重，津液不生，但苦少气，小便难。肾水者，其腹大，脐肿腰痛，不得溺，阴下湿如牛鼻上汗，其足逆冷，面黄瘦。一云：大便反坚。

〔无〕大抵浮肿带数，即是虚寒潜止于其间，久必沉伏，沉伏则阳虚阴实，为水必矣。面庞然浮肿疼痛，其色始黑，多汗恶风者，属肾风。治见诸风注。诸唇黑则伤肝，缺盆平则伤心，脐出则伤脾，足心平则伤肾，背平则伤肺。凡此五伤，必不可治也。

〔仲〕脉得诸沉，当责有水，身体肿重。水病，脉出者死。无择云；大抵浮脉带数，即是虚寒潜止于其间，久必沉伏，沉伏则阳虚阴实，为水必矣。

〔《脉》〕水病，脉洪大者可治；微细者不可治。水病，腹大如鼓，脉实者生；虚者死。水病，夜半死。全文见诊生死。

〔仲〕诸病水者，渴而下利，小便数者，皆不可发汗。

〔《素》〕帝曰：有病肾风者，面胕庞然壅，害于言，可刺否？岐伯曰：虚不当刺，不当刺而刺，后五日其气必至。帝曰：其至何如？岐伯曰：至必少气时热，时热从胸背上至头，汗出手热，口干苦渴，小便黄，目下肿，腹中鸣，身重难以行，月事不下，烦而不能食，不能正偃，正偃则咳，病名曰风水，论在刺法中。帝曰：愿闻其说。岐伯曰：邪之所凑，其气必虚。阴虚者，阳必凑之，故少气时热而汗出也。小便黄者，少腹中有热也。不能正偃者，胃中不和也。正偃则咳甚，上迫肺也。诸有水气者，微肿先见于目下也。帝曰：何以言之？岐伯曰：水者阴也；目者，亦阴也。腹者至阴之所居，故水在腹者，必使目下肿也。真气上逆，故口苦舌干，卧不得正偃，正偃则咳出清水也。诸水病者，故不得卧，卧则惊，惊则咳甚也。腹中鸣者，病本于胃也。薄脾则烦不能食，食不下者，胃脘隔也。身重难以行者，胃脉在足也。月事不来者，胞脉闭也，胞脉者属心而络于胞中，今气上迫肺，心气不得下通，故月事不来也。评热病论

〔仲〕问曰：病者苦水，面目、身体、四肢皆肿，小便不利，脉之不言水，反言胸中痛，

气上冲咽，状如炙肉，当微咳喘，审如师言，其脉何类？师曰：寸口脉沉而紧，沉为水，紧为寒，沉紧相搏，结在关元，始时当微，年盛不觉，阳衰之后，荣卫相干，阳损阴盛，结寒微动，紧气上冲，喉咽塞噎，胁下急痛。医以为留饮而大下之，气击不去，其病不除。后重吐之，胃家虚烦，咽燥欲饮水，小便不利，水谷不化，面目手足浮肿。又与葶苈丸下水，当时如小瘥，食饮过度，肿复如前，胸胁苦痛，象若奔豚，其水扬溢，则浮咳喘逆。当先攻击冲气令止，乃治咳。咳止，其喘自瘥。先治新病，病当在后。【批】禁忌。

〔丹〕卢氏医镜水胀辨 《内经》曰：诸气𬘡郁，皆属于肺。诸湿肿满，皆属于脾。诸腹胀大，皆属于热。盖湿者，土之气，土者，火之子。故湿每生于热，热气亦能自湿者，子气感母，湿之变也。凡病肿，皆宜以治湿为主。所挟不同，故治法亦异。《类例》治肿，以治水立说，而欲导肾以决去之，岂理也哉！脾土衰弱，内因七情，外伤六气，失运化之职，清浊混淆，郁而为水。《类例》以为本末皆隶于肺、肾、胃三者而不及脾，下文继以肺金盛而生水，水液妄行，气息闭，枢机壅而为肿。夫脾土受病，肺为之子，焉有自盛而生水者哉？若谓肿之水果生于肺金之清气，则滋长肾阴，奉行降令，为化生之源，何病肿之有？今渗透经络，注流溪谷，皆浊腐之气，窒碍津液，久久灌入隧道，血亦化水，而欲藉脾土以制之，导肾气以利之，不思脾病则肝木来侮，子气亦衰，木寡于畏，脾欲不病，不可得矣。治法宜清心经之火，补养脾土，全运化之职，肺气下降，渗道开通，使败浊之气其稍清者，复回而为气、为血、为津液；其甚者，在上为汗，在下为溺，以渐而分消矣。今不明言，而曰制水、燥水，得非白圭以邻国为壑乎？经言肿病因津液充郭而致，不生于肺金之盛也明矣。又言气拒于内，气耗于外，责其不能渗运败浊耳。又云：开鬼门，洁净府。鬼门，肤腠也，属肺；净府，膀胱也，属肾之府。未闻有导肾气之说。注文明言阴精耗损，肾气果可导乎？仲景谓治湿利小便，即经中洁净府之意。苟以清净为肾而导之，果于经意有合乎？钱仲阳谓肾无泻法，其可轻易导之乎？或曰：经言疏涤五脏，非导肾欤？予曰：此承上文五阳已布而言，若鬼门开矣，净府洁矣，五宫之阳气条布，彼败浊之气，自然疏导涤除，于肾气何与焉。【批】考误。

胎前水肿

〔云〕**防己汤** 治妊娠脾虚，遍身浮肿，心腹胀满喘促，小便不利。【批】表里。

防己七钱半 桑白皮 赤茯苓 紫苏茎叶。各一两 木香二钱半

上为粗末。每服四钱，姜四片，水同煎，食前服。

葶苈散 治妊娠遍身洪肿。

葶苈子一两 白术五两 茯苓 桑白皮 郁李仁各二两

上为粗末，水六升，煎取二升，分三服，小便利即瘥。

又方

泽泻 葶苈各二两 茯苓 枳壳 白术各六两

上细切，以水六升，煮取二升半，分温二服。

〔子和〕治妊娠从脚上至腹肿，小便不利，微渴。猪苓五两末，以熟水服方寸匕，日三服。

〔丹〕子肿多湿。用山栀一撮，米饮吞下。

产后水肿

〔丹〕产后肿，必用大补气血为主，少佐以苍术、茯苓，使水自利。【批】大法。

〔《大》〕**大调经散** 治产后肿满，喘急烦渴，小便不利。【批】污血。

大豆一两半，炒，去皮 茯神一两 真琥

珀一钱

上为细末，浓煎，乌豆、紫苏汤调下。【批】污血。

产后四肢浮肿者，败血循经，流入四肢，淫留日深，腐烂如水，故令四肢肿，面黄。宜服小调经散，血行肿消则愈。

没药　琥珀　桂心　芍药　当归各一钱　细辛　麝香各五分

上为细末。每服半钱，姜汁酒各少许，调停服。

〔丹〕妇人产后浮肿，小便少，口渴，恶寒无力，脉皆沉，此体虚而有湿热之积，必上焦满闷，宜补中导水行气可也。【批】虚实。

白术二两半　陈皮一两　川芎半两　木通六钱　茯苓三钱

下与点丸廿五丸。

〔《大》〕**夺魂散**　治产后虚肿喘促，利小便则愈。

生姜二两，取汁　白面三两　半夏七个

上以生姜汁搜面裹半夏为七饼子，煨焦熟为末，水调一盏，小便利为效。

〔洁〕如产后风寒在表，面目四肢浮肿，宜《局方》中七圣丸，白汤下，日加，以利为度。七圣丸方见痔。如浮肿至膝，喘嗽，加木香、槟榔倍之，谓气多也。如浮肿，又头痛昏冒，加羌活、川芎，谓风多也。如只浮肿，止七圣丸本方服之。

〔垣〕中满分消丸方见胀门热条，用四物汤吞之。【批】热。

〔杜〕张宣徽侍宠，产后半月，忽患浮肿。急召产科医治，经半月不瘥，病势转剧，召杜治之。杜至曰：诸医作何病？张曰：皆云水气浮肿。杜曰：非也。且水气发咳嗽，小便涩是也。今爱宠小便不涩，不作咳嗽，惟手足寒。乃血藏虚，气塞不通流，面生浮肿。遂用益血和气药治之。旬日病去七八，经半月全愈。所用之药，乃《灵苑方》牡丹散也。其方云治血藏风虚冷。今产科家多用此药治产后诸病如神，更名日损金汤者是也。【批】寒。

牡丹散方见产后血晕门。

〔《大》〕**加减吴茱萸汤**　治妇人血藏虚，宿挟风冷，身面虚浮等疾。

吴茱萸一两半　桔梗　干姜　甘草　麦门冬　防风　半夏　细辛　当归　赤茯苓　牡丹皮　桂心各半两

上为粗末。每服四钱，水一盏半，煎至七分，去渣，食前热服。

〔丹〕产后风肿水肿。泽兰、防己等份，温酒调下二钱。如不能饮者，醋调下亦可。成氏方。【批】杂方。

小腹胀

先腹大，后四肢肿，为胀。或独腹大，四肢不肿者，治法同。【批】大法。

〔无〕**附子绿豆汤**　治寒客皮肤，壳壳然而坚，腹大身肿，按之陷而不起，色不变，病名肤胀。一剂未知，再作。

大附子一个，重七钱者。生，去皮脐。半破　绿豆二两

上以生姜二两切，水二碗煎至一碗，去渣，分三服，空腹温服。次日，将前附子破作四片，再用绿豆二两，姜一两，如前煎服。停三日，复将附子作八片，如前煎服。

治鼓胀法，并见后行湿寒热气血诸条，皆其法也。

〔仲〕胀满，按之不痛为虚，痛者为实，可下之。腹胀时减，复如故，此为寒，当与温药。腹满不减，减不足言，须当下之，宜大承气汤。【批】虚实寒热。

〔海〕脾虚满者，黄芪汤。芍药停湿。脾实满不运，平胃散。苍术泄湿。

东垣云：腹胀满，气不转者，加厚朴以破滞气。腹中痞闷，此非腹胀满，乃散而不收，可加芍药收之。是知气结而胀，宜厚朴散之；散而胀，宜芍药收之。

〔丹〕鼓胀，大补中气行湿。此乃脾虚之甚，必须远音乐，断厚味。朝宽暮急，血虚；暮宽朝急，气虚；终日急，气血皆虚。用大剂人参、白术，佐以陈皮、苍术、茯苓之类。有血虚者，四物行血，随证加减。凡补气，必带厚朴宽满。腹胀必少佐厚朴者，盖厚朴味辛，以气聚于上焦故也。气不运，加木香。气若陷下，用升麻、柴胡以提其气。水肿当补脾为主，白术、茯苓、陈皮佐之。【批】补虚行湿。

鼓胀论　心肺阳也，居上；肾肝阴也，居下；脾居中亦阴也，属土。经曰：饮食入胃，游溢精气，上输于脾。脾气散精，上归于肺。通调水道，下输膀胱。水精四布，五经并行。是脾具坤静之德，而有干健之运，故能致心肺之阳，降肾肝之阴，升而成天地交之泰，是为无病之人。今也七精内伤，六淫外侵，饮食失节，房劳致虚，脾土之阴受伤，转输之官失职。胃虽受谷，不能运化，故阳自升，阴自降，而成天地不交之否。于斯时也，清浊相混，隧道壅塞，气化浊血瘀郁而为热；热留而久，气化成湿；湿热相生，遂成胀满，经曰鼓胀是也。以其外虽坚满，中空无物，有似于鼓，其病胶固，难以治疗，故又名曰蛊。若虫侵蚀，有益之议。验之治法，理宜补脾。又须养肺金以制木，使脾无贼邪之虑。滋肾水以制火，使肺得清化之令。却盐味以防助邪；断妄想，远音乐，以保母气，无有不安。医者不察，病起于虚，急于取效，炫能希尝。病者苦于胀急，喜行利药，以求一时之快。不知宽得一日半日，其肿愈甚，病邪甚矣，真气伤矣，去死不远。古方惟禹余粮丸，又名石中黄丸，又名紫金丸，制肝补脾，殊为切当。亦须随证，又须顺时加减用之为妙。【批】忌利药。

予友俞仁叔，儒而医，连得家难，年近五十得此疾，自制禹余粮丸服之。予诊其脉，弦涩而数，曰：此丸新制，煅炼之火邪尚存，温热之药太多，宜自加减，不可执方。俞唉曰：今人不及古人，此方不可加减。服之一月，口鼻出血，色黑骨立而死。

杨兄年五十，性嗜酒，病疟半年，患胀病，自察必死来求治。诊其脉弦而涩，重则大。疟未愈，手足瘦而腹状如蜘蛛。遂教以参、术为君，当归、川芎、芍药为臣，陈皮、黄连、厚朴、茯苓为佐，生甘草些少，作浓汤饮之，一日定三帖。彼亦严守戒忌。一月后疟得汗而愈。又半月，小便长而胀愈。中间虽少有加减，大意只是利气行湿。【批】补气血为主。

又，陈氏年四十余，性嗜酒，大便时见血，于春间患胀，色黑而腹大，其形如鬼。诊其脉数而涩，重似弱。

予以四物加黄连、黄芩、木通、白术、陈皮、厚朴、生甘草作汤与之，近一年而安。一补气，一补血，余药大率相出入，皆获安以保天寿。或曰：气无补法，子何补气而获安？果有说以通之乎？予曰：气无补法，乃世俗之言也，盖气之为病，痞闷壅塞，似难于补，恐增病势。不思正气虚者，不能运行，邪滞所着而不去，所以为病。《经》曰：壮者气行则愈，怯者著而成病。苟或气怯不用补法，气何由行？或曰：子之药审则审矣，何效之迟也。病者久在床枕，将必厌子之迂而求速效者矣。予曰：此病之起，或三五年，或十余年，根深势笃，欲求速效，自求祸耳。知王道者，能治此病也。或曰：胀病将终，不可与利药乎？予曰：灼知其不因于虚，受病亦浅，脾胃尚壮，积滞不固，而又有可下之证，亦宜略与疏导。若援张子和浚川散、禹功丸为例，行迅攻之策，实所不敢。

潘可达女，年十九岁，禀受颇厚，患胸腹胀满，自用下药，利十数行，时胀无增减来求治。诊其脉皆大，略按即散而无力，全无数意。予曰：此有表证，反攻里，当死。赖禀受好，时又在室，尚可挽回，寿损矣。急与四物汤加人参、白术、带白陈皮、炙甘草煎服。至半月后，病不退，又自用萝卜根种煎汤，澡浴两度，时肿稍增。予曰：表病攻里，已自难救，今又虚其表，事急矣。于前药去地黄、芍药，加黄芪，倍白术，大剂浓煎汤饮；又吞人参白术丸。十日后，如初病时。又因吃难化物自利，以参、术为君，少加陈皮为佐，又与肉豆蔻、诃子为君，山楂子为使，粥和作丸吞之，至四五十帖而安。

一男子年四十余，患疟久而腹胀，脉不数而微弦，重取则来不滑利，轻重又皆无力。遂与索氏三和汤三倍加白术，入姜汁服之。数服而疟愈，小便利二三行，胀稍减。遂又小便短少，予作气血两虚，于前药内入人参、牛膝、当归身尾作大剂料，百服而愈。

索氏三和汤三倍加白术方

白术　厚朴　陈皮各三两　木通一两　槟榔　紫苏各二两　甘草　海金沙　大腹皮　白茯苓　枳壳各一两　水煎服。

〔海〕**调胃白术泽泻散**　治痰病化为水气传变，水谷不能食。

白术半斤　泽泻　芍药　陈皮　茯苓　生姜　木香　槟榔各一两

上为末，治腹肿如神。若心下痞，加枳实。若心下盛，加牵牛。

〔仲〕心下坚大如盘，边如旋杯，水饮所作，枳术汤主之。

枳实七个　白术二两

上二味，以水五升，煮取三升，分温三服。腹中饮，即当散也。

〔罗〕真定王君用，年一十九岁，病积，脐左连胁如覆杯，腹胀如鼓，多青络脉，喘不得卧。时值暑雨，加之自利完谷，日晡潮热，夜有盗汗，求予往治之。脉得浮数，按之有力。谓病家曰：凡治积，非有毒之剂攻之则不可。今脉虚弱如此，岂敢以常法治之。遂投分渗益胃之剂，数服而便清白调；杂以升降阴阳、进食和气而腹大减。胃气稍平，间以消积之剂，不月余，良愈。先师尝曰：洁古老人有云：养正积自除。譬如满座君子，纵有一小人，自无容地。今令真气实，胃气强，积自消矣。【批】因积成胀者补虚消积。

〔丹〕一妇人，年三十六岁，家贫多劳，性偏急。自七月断经后，八月小腹下有一块，偏左如拳，有时块起即痛作，伏则势减。至半月后，腹渐肿胀，食减平时三分之二，无力，遇夜发热，天明即稍退，其脉得虚微短弱涩，左尤甚。初与白术一斤，带白陈皮一斤，作二十帖服。以三圣膏贴块上，经宿则块软，再宿则块小。旬日后食稍进，热减半，脉稍有力。又与白术一斤，带白陈皮半斤，酒当归身半斤，木通三两，每帖研桃仁九粒。尽此剂，病悉除。

一妇人，年五十余岁，素好怒，因食烧猪肉，次早面胀，绝不思食，倦怠，六脉沉涩，独左豁大。余作体虚有痰，气为痰所隔不得降，当以补虚利痰为主。每早以二陈汤加参，术大剂与一帖，服后探令吐出药。辰巳时，复与索氏三和汤一倍加白术二帖。至睡后，以神佑七丸以挠其痰。去牵牛。如此服至一月而安矣。

金寿一安人，年七十一岁，好湿面，得带下病，亦恶寒淋沥。医与荷花须、柴胡等药，发热，所下愈多。医与缩砂、豆蔻药，以其食少也；腹满胀，气喘。又与葶苈散，不应。又与禹余粮丸，病愈甚。医又与崇土散，亦不应。予脉之，两手洪涩，轻则弦长而滑实，至是喘甚不得卧。此不是湿而酿成湿，在足太阴、阳明二经。水谷之气为湿所抑，不得上升，遂成带下。理用升举之剂，以补气、和血次之。而医反与涩燥，宜其展转身病。遂与人参生肺之阴以拒火毒；白术以补胃气除湿热、行水道；桃仁去污生新；郁李仁行积水，以通草佐之；犀角屑解食毒、消肿闷；槟榔治最高之气。作浓汤吞下保和丸药。又疑素厚养，有肉积，加阿魏小丸同咽之。四五日后，积气渐消，肿渐下。又加补肾丸以生肾水之真阴。又两三日后，渐安而得睡，食有味矣。又两日后，加与点丸以驱逐肺家之积热而愈。

一丈夫，脾有热，肾有虚，胃有积，得肿疾或进或退，口干或气喘。医连月，不退。脉软而细，以其形肥，不以为忌。用：

白术四钱　芍药　地黄三钱　连翘　当归二钱　青皮二钱半　人参　木通　羌活　黄芩各一钱半　甘草　红花些

上分五帖，煎下保和丸。

杨生，年三十，因疟初安，淡食豆腐斋饭成胀，在膈上，小便赤少，不思食，口渴，脉弦而涩，此胃中有瘀血。用：

苏梗三分　木通半钱　白术一钱半　川芎　枳实　白芍各五分　甘草二分，炙　陈皮五分　厚朴三分

上研，益元散下保和丸五十粒。

一丈夫气上，肚或膨胀，此下虚所致。

陈皮五钱　人参　归须　白术　连翘各三钱　地黄　芍药各二钱　木通一钱半　甘草五分

上分五帖，煎下保和丸。

木香化滞汤

白豆蔻仁　陈皮　大腹子　白茯苓　砂仁　人参各一钱　青皮　槟榔　木香　姜黄各二钱　白术一钱　甘草炙，四分　白檀二分　藿香叶二分　桔梗五分

上为细末，水一大盏二分，煎至一盏，稍热服；食前沸汤点服亦得。

上方，治因积滞成胀，皆以参、术、朴、通等煎汤，补虚行湿；下神佑、阿魏等丸消积，所谓攻补兼施者也。

小温中丸　治胀。是脾虚不能运化，不可下之。【批】重剂。

陈皮　半夏汤泡，去皮脐　神曲炒　茯苓各一两　白术二两　香附子不要烘晒　针砂各一两半，醋炒红　苦参炒　黄连炒。各半两　甘草三钱

上为末。醋水各一盏，打糊为丸，如桐子大。每服七八十丸。白术六钱，陈皮一钱，生姜一片，煎汤吞下。虚甚，加人参一钱。各用本方去黄连，加厚朴半两。忌口。病轻者，服此丸六七两，小便长；病甚者服一斤，小便始长。

〔无〕**禹余粮丸**　治十种水气，脚膝肿，上气喘满，小便不利。但是水气，悉皆主之。许学士及丹溪皆云：此方治膨胀之要药。

蛇含石大者三两以新铁铫盛。入炭火中烧，蛇黄与铫子一般红，用钳取蛇黄，倾入醋中，候冷取出。研极细　禹余粮三两　真针砂五两，先以水淘净，炒干，入禹余粮一处，用米醋二升就铫内煮，醋干为度。后用铫，并药入炭中烧红，钳出倾药净砖地上，候冷研细

以三物为主，其次量人虚实入下项：治水多是取转。惟此方三物既非大戟、甘遂、芫花之比，又有下项药扶持，故虚人老人亦可服

羌活　木香　茯苓　川芎　牛膝酒浸　桂心　白豆蔻炮　大茴香炒　蓬术炮　附子炮　干姜炮　青皮　京三棱炮　白蒺藜　当归酒浸一宿。各半两

上为末，拌匀，以汤浸蒸饼捩去水，和药再捣极匀，丸如桐子大。食前，温酒、白汤送下三十丸至五十丸。最忌盐，一毫不可入口，否则发疾愈甚。但试服药，即于小便内旋去，不动脏腑。病去，日三服。兼以温和调补气血药助之，真神方也。

〔丹〕脉坚实，人壮盛者，或可用攻药，便收拾白术为主

〔垣〕中满治法，开鬼门、洁净府。开鬼门者，发汗也；洁净府，利小便也。又中满者泻之于内，谓脾胃有病，当令上下分消其气。下焦如渎，气血自然分化，不待泄滓秽，如或大实大满，大小便不利，从权以寒热药下之。或伤酒、湿面，及味厚之物，膏粱之人，又或食已便卧，使湿热之气不得施化，致令腹胀满，此亦是热胀也。治热胀，分消丸主之。【批】行湿。

〔仲〕气分，心下坚，大如盘，边如旋杯，水饮所作，桂枝去芍加麻辛附子汤主之。【批】表。

桂枝　生姜三两　甘草一两　大枣十二个　麻黄　细辛各二两　附子一个，炮

上七味，以水七升，煮麻黄去上沫，内诸

药，煮取二升，分温三服。当汗出，如虫行皮中，即愈。

〔《圣》〕**牛黄琥珀丸** 治水肿腹大，气息不通危急者，神效。【批】里。

牛黄 琥柏 椒目沉水者 葶苈炒紫色。各三分 昆布洗，炙。海藻洗，炙。各一两一钱 牵牛炒 桂各一两

上七味为末，另研葶苈如泥，一处拌匀，炼蜜丸如桐子大。每服十五丸，米饮下，以小便利为度，日再服。河间方有麝香、龙胆，无琥珀，易名苦葶苈膏，治法与此方同。

〔仲〕腹满，口舌干燥，此肠胃间有水气，己椒苈黄丸主之。

防己 椒目 葶苈炙 大黄各一两

上四味，末之，蜜为丸如桐子大。先食饮服十丸，日三服。稍增，口中自有津液。渴者，加芒硝五钱。

〔无〕**葶苈丸** 治肿满腹大，四肢枯瘦，小便涩浊。

甜葶苈隔纸炒 荠菜根等份

上为末，蜜丸如弹子大。每服一丸，陈皮汤嚼下。只三丸，小便清数，丸当依旧。以上葶苈、椒目行湿。

〔罗〕白丸子 治单腹胀，神效。方见水胀门。

〔洁〕治水气蛊胀，洁净府，楮实子丸。

楮实子一斗，水二斗熬成膏子 白丁香一两半 茯苓三两

上二味为末，用楮实膏为丸，如桐子大。不计丸数，从少至多，服至小便清利及腹胀减为度。次服中治丸，末治药调养，疏启其中。忌甘苦。峻补其下，宜五补七宣丸。白丁香为行湿之剂。中治丸即白术散，用白术、泽泻等份以为末，茯苓煎汤调下。末治即黄芪建中之类方。并见水肿门。

〔世〕治蛊。用虾蟆一枚；去内肠，入蝼蛄七个，新瓦上焙干为末丸，酒服。如无蝼蛄，用缩砂七粒，本草云：虾蟆味辛寒有毒。主邪气，破瘕坚。

〔《素》〕黄帝问曰：有病心腹满，旦食则不能暮食，此为何病？岐伯封曰：名为鼓胀。帝曰：治之奈何？岐伯曰：治之以难矢醴，一剂知，二剂已。帝曰：其时有复发者何也？岐伯曰：此饮食不节，故时有病也。虽然，其病且已，时故当病，气聚于腹也。腹中论 王注：鸡矢大利小便，微寒，用汤渍服之。洁古云：以酒调服。

〔无〕五积，久必心腹胀满。肝为肥气，心为伏梁，肺为息奔，脾为痞气，肾气奔豚，如斯之类，从五积法治之可也。【批】气壮因积成胀者但治积。

〔丹〕朱恕八哥，肚肿，因湿气起自五月，能饮酒，左胁有块，两足时有肿。

白术 三棱醋炒 木通 陈皮 大腹皮 赤茯苓 海金沙各五分 甘草二分 炒朴五分 肉桂三分

煎汤下保和丸三十、温中丸三十、抑青丸十丸。

〔垣〕**广茂溃坚丸** 治中满腹胀，内有积坚硬如石，形如盘，令人坐卧不宁，大小便涩滞，为喘气促，面色痿黄。

厚朴五分，生 黄芩五分 黄连六分 草豆蔻五分 益智五分 半夏七分 蓬术二分 甘草生 红花一钱 柴胡 升麻 吴茱萸 泽泻各二分 神曲三分 归梢五分 青皮二分 陈皮一分 葛根四分，治虚渴

上锉，如麻豆大，水二盏，煎至一盏，去渣，稍热服。忌酒面。二服之后，中满减半。止有积不消，再立方，名曰半夏厚朴汤。

厚朴八分 半夏一钱 吴茱萸 肉桂 红花 黄连各一分 桃仁七分 苏木五分 京三棱 苍术 白术 柴胡 葛根不渴不用 甘草生。各三分 归梢 猪苓 干姜 升麻各四分 草豆蔻二钱 泽泻六分 木香 青皮 陈皮 黄芩生。各二分 昆布少 神曲

上锉，如麻豆大，作一服，依前煎服之。

禁忌如前。服此药二服后，前证又减一半，却于前药中加减之。

厚朴五分　黄芩二分　甘草炙，五分　吴茱萸一分　益智二分　砂仁一分　豆蔻三分　半夏四分　黄芪四分　红花少　归梢一钱　黄连一分

上锉，如麻豆大，作一服，水二大盏，煎至一盏，去渣，稍热服，食前。忌苦寒药泄大便，又忌鱼、兔肉并盐物、房事等项。

〔丹〕心腹膨脝，内多食积所致。

南星一两半　半夏　瓜蒌仁研。和烂。各一两　香附童便浸　黄连姜炒。各二两　礞石硝煅　萝卜子五钱　麝香少　连翘五钱

上用面糊为丸。

腹肿不宽满，食肉多。

黄连一两　阿魏半两，醋浸，擂细

作糊丸，同温中丸，白术汤送下。

食肉多，腹胀，用三补丸料内加香附、半夏曲，蒸饼丸服。三补方见治寒热。

〔世〕**四炒枳壳丸**　治气血凝滞，腹内蛊胀。【批】积气。

枳壳四两，去瓤，切作指面大块。分四处。一两，用苍术一两同炒黄，去苍术；一两，用萝卜子一两同炒黄，去萝卜子；一两，用干漆一两同炒黄，去干漆；一两，用茴香一两同炒黄，去茴香。止用枳壳为细末。

上用原炒苍术、萝卜子、干漆、茴香四味，同水二碗，煎至一碗，去渣，煮面糊为丸，如桐子大。每服五十丸，食后米饮下。

〔孙〕殿中丞某郎中妹，十岁，腹痛色不变，按之而大陷，心腹痞膈，病已月余。按《甲乙经》云：三焦胀者，气满于皮肤中，壳然石坚。遂与仲景方，厚朴、生姜二两，半夏七钱，甘草半两，人参一钱。每用药一两五钱，水煎分三服，一日服之。至二十日愈。

〔洁〕枣一斗，置锅内，入水约四指，用大戟并根苗盖遍，盆合之煮熟为度，去大戟不用，旋旋吃枣无时，枣尽，决效如神。【批】脉实脉，脉伏积顽者微利之。

〔丹〕大戟为末，枣肉丸。每七丸，泄利小水，劫快实者。

〔垣〕**沉香交泰丸**　治胀，大便燥结，脉沉之洪缓，浮之弦者。

沉香　白术各三钱　枳实炒，一钱　厚朴姜制，五钱　茱萸汤泡　白茯苓　泽泻　陈皮　当归各二钱　大黄酒浸，一两　青皮　木香各二钱

上为细末，汤浸蒸饼为丸，桐子大。每服五十丸，加至七八十丸，温汤下，食后。微利止。

沉香海金沙丸　治一切积聚，脾湿肿胀，肚大青筋，羸瘦恶证。

海金沙五钱半　沉香二钱　轻粉一钱　牵牛末一两

上为末，研独科蒜如泥为丸，如桐子大。每服三十丸，加至五十丸，煎百沸灯心通草汤空腹送下。更量虚实加减丸数，取利为度。

〔洁〕**治肿木香散**　治水肿胀大如鼓，或遍身皆肿。

木香　大戟　白牵牛各等份

上细末。用猪腰子一只，批片掺末在内，煨熟，空心服之。如食左腰子则搦左臂，如食右腰子搦右臂。如肿不能全去，于肚上选脐满腹，涂甘遂细末，却饮甘草水少许，其肿便去也。

〔《竹》〕**香枣丸**　治蛊气病有十种。

苦丁香为细末，用熟枣为丸，如桐子大。每服三十丸，煎枣汤送下，空心服之，立效。三服大愈。

〔仲〕病腹满，发热十日，脉浮而数，饮食如故，厚朴七物汤主之。

厚朴半斤　甘草　大黄各三两　大枣十枚　枳实五个　桂枝三两　生姜五两

上七味，以水一斗，煮取四升，温服八合，一日三服。呕者，加半夏五合。下利，去大黄。寒多者，加生姜至半斤。

右下胀诸方，盖本于经，所谓泄之则胀已之旨也。

〔丹〕治胀专主湿热，治法见前补虚行湿条。【批】寒热。

〔垣〕诸腹胀大皆属于热论此乃八益之邪，有余之证，自天外而入，感风寒之邪，自表传里，寒变为热，作胃实腹病，日晡潮热，大渴引饮，谵语，是太阳阳明并大实大满者，大承气汤下之。少阳阳明微满实者，小承气汤下之。《内经》曰泄之则胀已，此之谓也。又热论云伤寒变为热，故下之不胀者，以明寒因寒用，故曰下之胀已，非阴盛生内寒，胃寒胀满之病。假令痃疟为胀满，亦有寒胀热胀，是天之邪气伤暑而得之。不即时发，至秋发者，何也？暑天当时助正气，故邪不能发。至秋暮，暑气衰绝，而疟病作矣。知其寒也，《局方》用交解饮子者是也。此天之邪气虽有余，病痃疟犹以为寒，况不足病为胀满者乎？是知腹胀多为寒病也。何以言之？《脉经》云：胃中寒则胀满。《灵枢经》云：夫饮食不节，起居不时，末传寒中。又云：腹胀满，胃脘当心而痛，上支两胁，膈咽不通，饮食不下，取胃之三里。又云：浊气在上，则生𦟛胀。《灵枢经》云：胀取三阳。三阳者，足太阳膀胱寒水为胀，与《内经》通评虚实论说：腹暴满，按之不下，取足太阳经络者，胃之募也。正同。又云：腹满䐜胀，支膈𦟛胁，下厥上冒，过在太阴阳明。此乃胃中寒热郁遏也。又云：太阴之厥，则腹𦟛满胀，后不利，不欲食，食则呕不得卧。按《内经》所说寒胀多如此，老夫但略举其端。其病者不悟寒胀之多，一切胀满病作热治之，多用三花神佑丸，大黄、牵牛之类下之，或药病不相应，立致夭折。由是论之，当从《灵枢》、《素问》乎？当从俗医胸臆之论乎？今立治中满膜胀寒胀一方，热胀一方，评而用之，使上下分消其气可也。中满分消汤治寒胀，分消丸治热胀，二方并见后条。

〔《灵》〕胃中寒，则腹胀胃中寒，肠中热，则胀而且泄。师传篇

适寒凉者胀，下之则胀已。五常政论　东垣沉香海金沙丸方见脉实篇。阴并于下则足寒，足寒则胀也。厥论

〔垣〕浊气在上则生䐜胀。阴阳应象论云：清气在下，则生飧泄；浊气在上，则生䐜胀，此阴阳反作病之逆从也。夫䐜胀者，以寒热温凉论之，此何胀也？曰：此饮食失节为胀，乃受病之始也。湿热亦能为胀，右关脉洪缓而沉弦。脉浮于上，是风湿热三脉相合而为病也。是脾胃之令不行，阴火亢甚，乘于脾胃，盛则左迁而阳道不行，是六腑之气已绝于外。火盛能令母实，风气外绝。风气外绝者，是谷气入胃，清气营气不行，便是风气也，异呼同类，即胃气者是也。经云：虚则兼其所胜。土不胜者，肝之邪也，是脾胃之土不足，木火大胜者也。经云：浊阴出下窍，浊阴走五脏，浊阴归六腑，浊阴归地。此平康不病之常道，反此则为胀也。阴阳论云：饮食不节，起居不时者，阴受之，阴受之则入五脏，入五脏则䐜张闭塞。调经篇云：下脘不通，则胃气热，热气熏胸中，故内热。下脘者，幽门也。人身之中，上下有七冲门，皆下冲上也。幽门上冲吸门，吸门者，会厌也。冲其吸入之气，不得下归于肾，肝为阴火动相拒，故咽膈不通，致浊阴之气不得下降，而大便干燥不行，胃之湿与客阴之火俱在其中，则腹胀作矣。治在幽门，使幽门通利，泄其阴火，润其燥血，生益新血。幽门通利，则大便不闭，吸门亦不受邪，其膈咽得通，䐜满腹胀俱去，是浊阴得下归地矣。故经曰：中满者泻之于内，此法是也。【批】治热胀法。

沉香交泰丸　治浊气在上，中扰清阳之气，郁而不伸，以为腹胀，服之以利为度。方见前。

上治脉洪、便结而胀。

范天秩郎中之内，八月中先因劳役饮食失节，加之忧思气结，病心腹胀满，旦食则不能暮食，两胁刺痛，诊其脉弦而细。至夜浊阴之气当降而不降，䐜胀尤甚。大抵阳主运化，饮

食劳倦，损伤脾胃，阳气不能运化精微，聚而不散，即为胀满。先灸中脘，乃胃之募穴，引胃中生发之气，上行阳道，后以顺气汤助之，则浊阴之气，自此而降矣。【批】治寒胀法。

木香顺气汤 治浊气在上，则生䐜胀。

木香 苍术 草豆蔻面裹煨。各三分 厚朴制，四分 青皮一钱 益智 陈皮 泽泻 白茯苓去皮 半夏 干姜 吴茱萸汤泡。各二分 当归 人参各五分 升麻 柴胡去芦。各一分

《内经》曰：留者行之，结者散之。以柴胡、升麻之苦平，行少阳阳明二经，发散清气，运行阳分为君。以生姜、半夏、草豆蔻、益智仁之甘辛大热，消散中寒为臣。以厚朴、木香、苍术、青皮之辛苦大温，通顺滞气；以陈皮、当归、人参辛甘温，调和荣卫，滋养中气；浊气不降，宜以苦泄之，吴茱萸之苦热泄之者也；气之薄者，为阳中之阴，茯苓甘平，泽泻成平，气薄引浊阴之气自上而下，故以为佐。气味相合，散之泄之，上之下之，使清浊之气各安其位也。

上㕮咀，都作一服，水二盏，煎至一盏，去渣温服，食前。忌生冷硬物。

上治脉弦细、胁痛而胀。

中满分消汤 治中满寒胀、寒疝，大小便不通，阴躁足不收，四肢厥逆，食入反出，下虚中满，腹中寒，心下痞，下焦躁寒沉厥，奔豚不收，二服愈。【批】肢厥脉弦细为寒。

黄芪五分 益智 半夏各三分 川乌一分 吴茱萸 草豆蔻各五分 人参 木香 青皮 当归 黄连各二分 厚朴五分 茯苓 泽泻 生姜 麻黄不去节。各二分 升麻三分 柴胡梢 干姜 荜澄茄各二分 黄柏五分

上锉如麻豆大，作一服，水二盏，煎至一盏，去渣稍热服，食前。大忌房劳、酒、面、生冷、硬物、油腻。

〔丹〕治大人小儿，因食果子多而腹胀气急者。肉桂细米饭丸，绿豆大。每服十丸，小儿五粒，热水下。《经验方》

〔垣〕《灵枢经》云：䐜满大便不利，上走胸臆，喘息喝喝然，取足少阴。取者，泻也。宜以辛热散之。

良姜 肉桂 益智 草豆蔻仁 厚朴 升麻 甘草 独活使 黄柏少许引用

又方

桂枝 桔梗 人参 青皮少许 陈皮 良姜 白术 泽泻 吴茱萸

四肢湿肿，宜缪刺。先泻其血结，后调其真经。谓刺去其血结是也。

〔千〕治心腹胀满短气。以草豆蔻一两，去皮为细末，生姜汤调下五分。

〔垣〕太阴所至为畜满 辨云：脾为阴中之太阴。又云：脾为阴中之至阴，乃为坤元亘古不迁之土。天为阳，火也。地为阴，水也。在人则为脾，同阴水之化。脾有余则腹胀满，食不化，故无阳则不能化五谷，脾盛乃大寒为胀满。故《脉经》云：胃中寒则胀满。大抵此病皆水气寒湿为之也。治宜大辛热之剂，必愈。然亦有轻重。

木香塌气丸 治中满腹胀，下焦虚损者。

萝卜子炒 陈皮去白。各五钱 胡椒二钱 草豆蔻面裹，煨 木香 青皮各一钱 蝎梢去毒，二钱半

上为细末，水调为丸，如桐子大。每服三十丸，温米饮下。忌油腻，服白粥百日，重者一年。小儿丸如麻子大。桑白皮汤下十丸，日三服。大人阴囊洪肿冰冷，须用青盐、干姜、白面各三钱，水和膏摊纸上涂贴。

诸胀腹大，皆为热。全文见诊。诸病有声，鼓之如鼓，皆属于热。【批】口渴脉洪数为温热。

〔垣〕**中满分消丸** 治中满热胀、鼓胀、气胀、水气胀、大热胀，有寒者不治。

黄芩炒 黄连各五钱。炒 姜黄 白术 人参去芦 甘草炙 猪苓去皮。各一钱 白茯苓去皮 砂仁各二钱 枳实炒黄 半夏汤泡。

各五钱　干姜二钱　厚朴去皮，炒，一两　知母炒，四钱　泽泻二钱　陈皮三钱

上共为细末，水浸蒸饼为丸，如桐子大。每服一百丸，焙干，白汤下，食后。寒因热用，故焙服。

〔丹〕有第二小娘，食积挟湿，手足生疮，腹满面浮，口渴食少，膈满，小便少，大便实。

大腹皮　干葛各二钱　黄芩五钱　陈皮五钱　厚朴三钱　川芎三钱　炙甘一钱　白术一两　木通半两　姜三片，煎服。

南二孺人，面浮肚胀。

苍术五钱　黄柏三钱，炒　白术两半　陈皮一钱　木通二钱　川芎五分　滑石炒，钱半　甘草二钱，炙　厚朴五分

裴孺人，年五十二岁，气上膈满，食少，此积热生湿。诊得左三部涩小，右三部微数，重取稍大。喜得无弦脉，为可治之病。

白术一两　青皮三钱　陈皮　厚朴各五钱　大腹皮二钱　片芩炒　木通五钱　苏梗　川芎各三钱　桂枝三钱　甘梢一钱半

分十帖。姜二片，煮饮之。煎渣之汤下保和三十丸。

〔（《经》〕患腹胀满痞闷。掘山扼根少许，煎水调一盏服。　女人血气腹肿，以山栀根末三钱，热酒空心服之。

〔仲〕寸口脉迟而涩，迟则为寒，涩则为血不足。趺阳脉微而迟，微则为气，迟则为寒。寒气不足，则手足逆冷，手足逆冷则荣卫不利，荣卫不利则腹满肠鸣相逐，气转膀胱，荣卫俱劳。阳气不通即身冷，阴气不通即骨寒。阳前通则恶寒，阴前通则痹不仁。阴阳相得，其气乃行，大气一转，其气乃散。实则失气，虚则遗尿，名曰气分。【批】气分血分。

气分，谓气不通利而胀；血分，谓血不通利而胀，非胀病之外又别有气分、血分之病也。盖气血不通利，则水亦不通利而尿少，尿少则腹中水渐积而为胀。但气分，心下坚大而病发于上；血分，血结胞门而病发于下。气分先病水胀后经断；血分先经断后病水胀也。血分治法，见水腹胀门。

腹满䐜胀，支膈胠胁，下厥上冒，过在足太阴、阳明。全文见治虚实条。【批】脏腑。

〔《素》〕太阴所谓病胀者，太阴子也。十一月，万物气皆藏于中，故曰病胀。脉解篇

上脾胃胀，治法见前补虚行湿条诸方是也。

肾气实则胀。全文见治虚实条。二阴一阳，发病善胀，心满善气。全文见诊病传变。

运气　胀有七：【批】运气。

一曰湿助脾盛而胀。经云：诸湿肿满，皆属脾土。又云：岁土太过，甚则饮食中满。又云：岁土不及，湿乃大行，民病肿满。又云：土郁之发，民病心腹胀满，肠鸣。又云：太阳司天，寒气下临，湿气变物，水饮内畜，中满不发，甚则胕肿，治以诸热是也。

二曰风攻脾虚而胀。经云：厥阴在泉，风淫所胜，病腹胀，治以辛凉是也。

三曰寒胀。经云；水太过曰流衍。流衍之纪，其病胀。又云：岁水太过，寒气流行，甚则腹大胫肿。又云：水郁之发，民病痞坚腹满。又云：太阳之胜，皮肤痞肿腹满。又云：太阴司天之政，民病寒湿腹满，身䐜胕肿。三之气，感于寒湿，民病胕肿胸腹满，治以诸热是也。

四曰燥胀。经云：阳明之复，腹胀而泄，治以温剂是也。

五曰寒郁热于中而胀。经云：阳明司天之政，初之气，寒雨化，其病中热胀。又云：太阳司天之政，二之气，大凉反至，火气遂抑，民病气郁中满是也。

六曰寒热相薄而胀。经云：少阴司天之政，水火寒热接于气交，民病腹胀大。又云：太阴司天之政，四之气，寒风晓暮，蒸热相搏，民病心腹满热胪胀，甚则肘肿是也。

七曰火郁之发胀。经云：火郁之发，民病胁腹、胸背、面首、四肢䐜胶胪胀是也。

〔梅〕治腹满不能服药导引方。取独蒜煨熟，去皮，纳下部，冷即易。【批】杂方。

〔《灵》〕黄帝曰：脉之应于寸口，如何而胀？岐伯曰：其脉大坚以涩者，胀也。黄帝曰：何以知脏腑之胀也？岐伯曰：阴为脏，阳为腑。黄帝曰：夫气之令人胀也，在于血脉之中耶？脏腑之内乎？岐伯曰：二者皆存焉，然非胀之舍也。黄帝曰：愿闻胀之舍？岐伯曰：夫胀者，皆在于脏腑之外，排脏腑而郭胸胁，胀皮肤，故命曰胀。黄帝曰：脏腑之在胸胁、腹里之内也，若匣匮之藏禁器也。各有次舍，异名而同处。一域之中，其气各异，愿闻其故？岐伯曰：夫胸腹，脏腑之郭也。膻中者，心主之宫城也。胃者，太仓也。咽喉小肠者，传送也。胃之五窍者，闾里门户也。廉泉玉英者，津液之道也。故五脏六腑者，各有畔界，其病各有形状。黄帝曰：愿闻胀形？岐伯曰：夫心胀者，烦心短气，卧不安。《甲乙经》云：心输主之，亦取列缺。肺胀者，虚满而喘咳。《甲乙经》云：肺输主之，亦取太渊。肝胀者，胁下满而痛引小腹。《甲乙》云：肝俞主之，亦取太冲。脾胀者，善哕，四肢烦悗，体重不能胜衣，卧不安。《甲乙》云：脾俞主之，亦取太白。肾胀者，腹满引背，央央然腰髀痛。《甲乙》云：肾俞主之，亦取太溪。胃胀者，腹满，胃脘痛，鼻闻焦臭，妨于食，大便难。《甲乙》云：中脘主之，亦取章门。大肠胀者，肠鸣而痛濯濯，冬日重感于寒，则飧泄不化。《甲乙》云：天枢主之。小肠胀者，少腹膜胀，引腰而痛。《甲乙》云冲髎主之。膀胱胀者，少腹满而气癃。《甲乙》云：曲骨主之。三焦胀者，气满于皮肤中，轻轻然而不坚。《甲乙》云：石门主之。胆胀者，胁下痛胀，口中苦，善太息。《甲乙》云；阳陵泉主之。凡此诸胀者，其道在一，明知逆顺，针数不失。泻虚补实，神去其室，致邪失正，真不可定，粗之所败，谓之夭命。补虚泻实，神归其室，久塞其空，谓之良工。黄帝曰：胀者焉生？何因而有？岐伯曰：卫气之在身也，常然并脉，循分肉，行有逆顺，阴阳相随，乃得天和。五脏更始，四时循序，五谷乃化。然后厥气在下，荣卫留止，寒气逆上，真邪相攻，两气相搏，乃合为胀也。荣气循脉，卫气逆为脉胀；卫气并脉，循分为肤胀。三里而泻，近者一下，远者三下，无问虚实，工在疾泻。“荣卫循脉”至此三十九字，原误在“病各有形”之下，“黄帝曰：愿闻”之上。有，“三里而泻”之上，当有脱简。《甲乙》；云：凡五脏六腑之胀皆取三里，三里者胀之要穴也。黄帝曰：善。何以解惑？岐伯曰：合之于真，三合而得。帝曰：善。黄帝曰：胀论言无问虚实，工在疾泻，近者一下，远者三下。今有其三而不下者，其过焉在？岐伯曰：此言隐于肉肓，而中气穴者也。不中气穴，则气内闭，针不陷肓，则气不行，上越中肉，则卫气相乱，阴阳相逐。其于胀也，当泻不泻，气故不下。三而不下，必更其道，气下乃止，不下复始，可以万全，乌有殆者乎？其于胀也，必审其脉，当泻则泻，当补则补，如鼓应桴，恶有不下者乎。胀论篇

【批】针灸。

刺灸　胀有七法：

其一取血络。经云：肤胀，先取胀之血络是也。

其二取胃。经前篇胀论所谓三里而泻，近者一下，远者三下，无问虚实，工在疾泻，是其一法也。又云：胃者水谷之海，其输上在气街，下至三里。水谷之海有余则腹满，审守其输，调其虚实。又云：胃病者，腹䐜胀，取之三里也。又云：胃足阳明之脉，是动则病贲响腹胀。胃中寒则胀满，视盛虚热寒陷下取之。是胀病大法，皆泻胃穴三里也。

其三取脾。经云：腹满食不化，腹响响不能大便，取足太阴。又云：脾足太阴之脉，是动病腹胀嘻噫。视盛虚热寒陷下取之。又云：脾虚则腹满，肠鸣飧泄，取其经太阴、阳明、少阴血者。又云：足太阴之别，名曰公孙，去本节之后一寸，别走阳明。其别者入络，畅胃虚则鼓胀。取之所别也，是胀之虚者，多补足太阴脾穴也。

其四取肾、膀胱。经云：肾病者，腹大胫肿，取其经少阴、太阳血者。又云：肾藏志，志有余则腹胀飧泄，泻然筋血者。又云：邪在肾，则病腹胀腰痛，大便难，取之涌泉、昆仑。是有血者，尽取之。又云：腹满，大便不利，腹大，亦上走胸嗌，喘息喝喝然，取足少阴。又云：男子如蛊，女子如阻，身体腰脊如解，不欲饮食，先取涌泉见血。是跗上盛者，尽见血也。又云：胀取三阳，是胀病多泻肾经诸穴也。

其五取三焦委阳穴。经云：三焦病者，腹气满，小腹尤坚，不得小便，窘急，溢则水留，即为胀，取委阳是也。盖不得小便，则水无所泄，其水溢出，皮肤肿者为水，其水留于腹中，独腹胀者为胀也。

其六取肺。经云：振寒洒洒鼓颔，不汗出，腹胀烦悗，取手太阴是也。

其七取厥病成胀。经云：阳明之厥，腹满不得卧；太阴之厥，腹满膜胀；少阴之厥，腹满心痛；厥阴之厥，少腹肿痛，腹胀。盛则泻之，虚则补之，不盛不虚，以经取之是也。

〔《秘》〕鼓胀之状，腹身皆大：脐上下左右各刺二寸二分。 中脘 通关 三里手 肤胀之状，空而不坚，腹身尽肿，按之陷而不起：太白 公孙 复溜 绝骨 三里 分水

〔《玉》〕腹胀：分水二寸半。 气海 三里 三阴交 人中 腹胀并两足有水：内庭五分，泻灸。临泣三分，泻。用香油抹穴，可出一身之水。

〔《摘》〕腹暴胀，按之不下：中脘 气海 三里。

〔世〕单蛊胀，气喘：水分在分水旁各一寸半，针入二寸半，灸五十壮。

又法：分水 三里 行间 内庭 右关 气海各灸二七壮。

〔东〕腹胀脐突，缺盆中满，尻腰肿：大敦 天牖 昆仑

〔《甲》〕寒气腹满，癃淫泺，身热，腹中积聚疼痛，冲门主之。腹满响响然不便，心下有寒痛，商丘主之。腹胀善满，积气，关门主之。腹中气盛，腹胀逆不得卧，阴陵泉主之。腹胀肠鸣，气上冲胸，不能久立，腹中痛濯濯，冬日重感于寒则泄，当脐而痛，肠胃间游气切痛，食不化，不嗜食，身肿侠脐急，天枢主之。腹中有大热不安，腹有大气，相和挟，暴腹胀满，癃淫泺，气冲主之，腹满痛，不得息，正卧屈一膝，伸一股，并气冲，针入三寸，气至泻之。肠中寒，胀满善噫，闻食臭，胃气不足，肠鸣胀满，腹痛泄，食不化，心下胀，三里主之。大肠有热，肠鸣腹满，侠脐痛，食不化，喘不能久立，巨虚上廉主之。腹满不嗜食。冲阳主之。寒腹满胀，厉兑主之。男子如蛊，女子如阻，寒热，少腹偏肿，阴谷主之。胃中寒胀，食多，身体羸瘦，腹中满而鸣，䐜膜风厥，胸胁支满，呕吐，脊急痛，筋击，食不下，胃输主之。头痛，食不下，肠鸣胪胀，欲吐时泄注，三焦俞主之。腹满胪胀，在便泄，意舍主之。胪胀水肿，饮食不下，多寒，胃仓主之。腹满不能食，刺脊中。寒中伤饱，食饮不化，五脏䐜满胀，心腹胸胁支满，脉虚则生百病，上脘主之。腹胀不通，寒中伤饱，食饮不化，中脘主之。水肿水气行皮中，阴交主之。水肿腹大，水胀水气行皮中，石门主之。腹满，胃中有热，不嗜食，悬钟主之。

〔《素》〕脉盛而紧曰胀。平人气象论 胀论 脉大坚以涩为胀。【批】诊。

唇偏举者脾偏倾，脾偏倾则善满、善胀。全文见诊。 腹胀，身热，脉大，是逆也。如是者，不过十五日死矣。全文见诊生死，下同。胀或兼身热。或兼如疟状。皆不可治，累验。腹大胀，四末清，脱形，泄甚，是逆也。如是者，不及一时死矣。腹胀便血。其脉大，时绝，是逆也。呕咳腹胀，且飧泄，其脉绝，是逆也。少阴终者，面黑齿长而垢，腹胀闭，上下不通而终矣。太阴终者，腹胀闭，不得息，善噫善呕，呕则逆，逆则面赤，不逆则上下不通，不

通则面黑皮毛焦而终矣。

少腹胀满

脐下胀满是也。若先脐下满，渐延及脐上满者，亦用此法。【批】肾病石水。

〔无〕**泽漆汤** 治石水。四肢瘦，腹肿，不喘，其脉沉。

泽漆洗去腥，五两 桑白皮 射干洗浸 黄芩 茯苓 白术各四两 泽泻 防己各二两

上㕮咀。每服五钱，水三盏，乌豆一合，煎二盏，入药同煎七分，去渣，空腹温服，日三。

〔《圣》〕治腹坚胀满，号石水方。用白石英十两，捶大豆大，以瓷瓶盛，用好酒三斗浸，以泥重封瓶口，用马粪及糠火烧之，长令酒小沸，从卯至午，即住火候。次日暖一中盏饮，日可三度。如吃酒少，随性饮之。其白石英可更一度烧之。

〔《素》〕阴阳结邪，多阴少阳曰石水，少腹胀。肾肝并沉，为石水。大奇论【批】诊。

〔《灵》〕肾脉微大为石水，起脐以下至小腹，腄腄然，上至胃脘，死不治。肠覃，寒气客于肠外，与卫气相搏，气不得荣，因有所系，癖而内着，恶气乃起，息肉乃生。其始生也，大如鸡卵，稍以益大，至其成如怀子之状，久者离岁，按之则坚，推之则移，月事以时下，此其候也。【批】肠覃。

〔罗〕**晞露丸** 治寒伤于内，气凝不流，结于肠外，久为症瘕，时作疼痛，腰不得伸。

京三棱 广茂各一两。酒浸 干漆五钱，洗去腥，炒烟尽 茴香三钱，盐炒 硇砂四钱，另研 轻粉一钱，另研 川乌半两，炮，去皮脐 青皮去白，三钱 雄黄另研，三钱 川山甲炮，一钱麝香五分，另研 巴豆三十粒，去皮，同广茂、三棱炒，令深黄，去巴豆不用

上除另研四味外，余为细末和匀，生姜汁糊为丸，桐子大。每服二三十丸，温生姜汤送下；温酒亦得，食前。

〔无〕**乌喙丸** 治肠覃，亦治乳余。

乌喙炮，去皮、尖，一钱 半夏汤洗，四钱 石膏煅 藜芦炒 牡蒙 茯苓酒浸 桂心 干姜炮。各一钱 巴豆七个，研膏

上末蜜丸，如绿豆大。每服三五丸，食后酒饮任下。亦治男子疝病。

经云：石瘕生于胞中，寒气客于子门，子门闭气不得通，恶血当泻不泻，衃以留止，日以益大，状如怀子，月事不以时下。皆生于女子，可导而下之。【批】石瘕。

〔《圣》〕**见晛丹** 治寒客于下焦，血气闭寒而成瘕，空大必不消者。

附子四钱，炮，去皮脐 鬼箭羽三钱 泽泻 肉桂 延胡索 木香各二钱 紫石英 钱 槟榔二钱半 血竭钱半，另研 水蛭炒，一钱半，烟尽 桃仁汤浸，去皮，炒黄，三十个 京三棱锉，五钱 大黄锉碎，二钱，同京三棱酒浸一宿，焙干

上除血竭、桃仁外，同为细末，和匀，用原浸酒打糊为丸，桐子大。每服十丸，温醋汤送下；温酒亦得，食前。

〔无〕**石英散** 治妇人血结胞门，或为瘕，瘕在腹胁间，心腹胀满肿急，如石水状，俗谓之血蛊。

紫石英一两 归尾 马鞭草各五钱 红花炒，半两 乌梅肉五钱 蓬术炮 三棱炮 苏木节 没药 琥珀研。各一钱 甘草一钱

上为末。浓煎苏木酒调下二钱；不饮酒，姜汤调服。

〔《脉》〕问曰：病有血分、水分，何谓也？师曰：经水前断，后病水，名曰血分，此病为难治。先病水，后经水断，名曰水分，此病易治。何以故？去水其经自当下。水分即气分也。【批】诊。

〔仲〕寸口脉沉而迟，沉则为水，迟则为寒，寒水相搏，趺阳脉伏。水谷不化，脾气衰则鹜溏，胃气衰则身体肿，少阳脉卑。少阴脉

细，男子则小便不利，妇人则经水不通。经为血，血不利则为水，名曰血分是也。师曰：寸口脉沉而数，数则为出，沉则为入。出则为阳实，入则为阴结。趺阳脉微而弦，微则无胃气，弦则不得息。少阴脉沉而滑，沉则为在里，滑则为实，沉滑相搏，血结胞门。其瘕不泻，经络不通，名曰血分。

〔仲〕**大黄甘遂汤** 治女人小腹满，如敦敦状，小便微难而不渴，为水与血并结在血室也。【批】治。

大黄四两，蒸 甘遂炮 阿胶炒。各二两

上锉散。每服三钱，水一盏，煎至七分，去渣温服。其血当下。

〔《无》〕**万病丸** 治室女月经不通，脐下坚结，大如杯升，发热往来，下痢羸瘦，此为血瘕，若生肉瘕，不可为也。

干漆杵碎，炒，令出烟一时久 牛膝酒浸一宿，一两六钱 生地黄四两八钱，取汁

上以地黄汁入下二味为末，慢火熬，候可丸即丸，如梧子大。空心米饮或温酒下一丸，日再。勿妄加，病去止药。女人气血虚，经不行者，不可服之。

〔《灵》〕小腹满大，上走胃至心，淅淅身时寒热，小便不利，取足厥阴。杂病篇【批】针灸。

〔《甲》〕石水，痛引胁下胀，头眩痛，身尽热，关元主之。振寒，大腹石水，四满主之。石水，刺气冲。石水，章门及然谷主之。又，天泉主之。

〔世〕肠覃之状，内着恶气，乃起息肉，大如鸡卵，日以益大，其成也如孕，推之则移：中极 气冲 天枢 五福

石瘕之状，生于胞中，恶血不通，日以益大如孕：阴陵泉去胞中恶血。 复溜顺骨刺下，待腹温方可去。

胎前腹胀 产后腹胀

〔《大》〕紫苏饮 治妊娠心腹胀满而胁妨闷。方见妇人胎逼上心门。【批】滞气。

〔洁〕**枳壳汤** 治妇人妊胎腹胀。【批】寒热。

枳壳三两 黄芩一两

上为粗末。每服五钱，水盏半煎，温服。

治胎前腹满，身体沉重，枳壳汤中加白术一两。

〔仲〕妇人怀妊六七月，脉弦发热，其胎愈胀，腹痛恶寒者，小腹如扇。所以然者，子藏寒故也。当以附子汤温其藏。附子汤见伤寒。

妇人伤胎，怀身腹满，不得小便，从腰以下重，如有水气状。怀身七月，太阴当养不养，此心气实，刺泻劳宫及关元，小便微利则愈。

治产后血与恶露不下，因而血胀。用杜牛膝杵碎，用水熬成膏，去渣，每服一碗。未知再服，神效。 子母产后秽污不尽，腹满。用麻子三两，酒五升，煮取一升，分温二服。当下恶物。【批】污血。

〔《千》〕治产后秽污下不尽，腹满。生姜二斤，以水煮取汁服，即出。

〔《日华》〕治产后血胀。苗叶同功，乃益母草子也。

〔《保》〕**紫金丹** 治产后肿，胸中有物状，是噫气不降。

代赭石 硃砺石各等份。按：本草并无硃砺石，止有励石，一名磨石。即其能破宿血，下石淋。除癥结，伏鬼物恶气。疑即是此。

上为细末，醋糊丸，桐子大。每服三十五丸，酒下。胸中痛，加川归汤下。久服治血癖。

〔《大》〕**抵圣汤** 治产后腹胀满闷，呕吐不定，不可用寻常治胀止吐药。【批】虚。

赤芍药 半夏 泽兰叶 人参 陈皮各一分 甘草一钱

上㕮咀，用水一碗，生姜焙干五钱，煎至半碗，去渣，分热三服。

〔丹〕阳礼五孺人，疟，产后腹满，略渴不饮，脉却虚。白术炒，六钱 陈皮五钱 白芍炒极熟，二钱半 厚朴 川芎各二钱 每服加

海金沙一钱。

分四帖，煎下保和丸廿五粒。

〔《大》〕枳术汤。治产❶后心腹大如盘。方见胀门补虚条。

〔《保》〕又方　代赭石一两　桃仁三十，去皮尖　大黄半两【批】实。

上细末，薄荷水调丸。三五十丸，温水下无时。

治产后腹大坚满不能卧，白圣散。

樟柳根三寸　大戟两半　甘遂半两

上细末。每服二钱，热汤下。取大府利为度。此主水气之妙药也。

〔《甲》〕妇人产后余疾，饮食不下，胸胁支满，目眩足寒，心切痛，善噫，闻酸臭，胀痹，腹满，小腹尤大，期门主之。【批】针灸。

❶ 产：原为“虚”，据文义改。

卷之二十五　脾胃部

积块癥瘕

〔丹〕气不能作块成聚，块乃有形之物，痰与食积死血成聚，宜醋煮海石、醋三棱、莪术、桃仁、红花、五灵脂、香附之类，石碱白术汤下之。瓦龙子能消血块，又能消痰。治块当降火消食积。食积即痰也。行死血，血块去后，须大补之。【批】大法。

石碱，痰积有块可用，洗涤垢腻，又能消食积。块在皮里膜外，须用补气香药开之，兼二陈汤加补气药，先须断厚味。凡积病不可用下药，徒损真气，病亦不退，当用消积药，融化开则自消。

〔垣〕治积要法　许学士云：大抵治积，或以所恶者攻之，所喜者诱之，则易愈。如硇砂、水银治肉积，神曲、麦蘖治酒积，水蛭、虻虫治血积，木香、槟榔治气积，牵牛、甘遂治水积，雄黄、腻粉治痰积，礞石、巴豆治食积，各从其类也。若用群队之药分其势，则难取效。须要认得分明是何积聚，兼见何证，然后增加佐使之药。不尔，反有所损，要在临时通变也。治积当察其所痛，以知其病有余不足，可补可泻，无逆天时，详脏腑之高下。如寒者热之，结者散之，客者除之，留者行之，坚者削之，强者夺之，成以软之，苦以泻之，全真气药补之，随其所积而行之，节饮食，慎起居，和其中外，可使必已。不然，遂以大毒之剂攻之，积不能除，反伤正气，终难复也，医者可不慎欤！

诸积皆本于喜怒伤脏而阴虚，阴既虚矣，则风雨袭阴之虚，病起于上而生积，清湿袭阴之虚，病起于下而成积。详见针灸条。【批】诸积皆本阴虚。

〔洁〕壮人无积，虚人则有之。皆由脾胃怯弱，气血两衰，四时有感，皆能成积。若遽以磨坚破结之药治之，疾似去而人已衰矣。干漆、硇砂、三棱、牵牛、大黄之类，得药则暂快，药过则依然，气愈消，疾愈大，竟何益哉！故善治者，当先补虚，使血气壮，积自消，如满座皆君子，则小人自无容地也。不问何脏，先调其中，使能饮食，是其本也。【批】洁古之法补虚为主。

〔丹〕有妇人三十岁，因哭子，至半年后，胸痞有块如杯，饮食大减，面淡黄惨黑，若不胜衣，六脉弦细虚涩，至日晡后则发寒热。予察其事已急，补泻兼用，以补中益气汤随天气寒暄加减法，与东垣痞气丸相间服，方见五积门，食前用汤，食后用丸，常令汤多于丸些少。如此近一月，寒热皆退，食亦稍进，又以丸用汤相等服之，至第二月以后，忽一夜大发寒热，至天明热退，胸中之块如失，至晚手足下半节皆肿，遂停药。三五日后，忽一夜手足之肿如失，至天明胸中之块复有，比如前觉小一晕。遂以二陈汤加桔梗、白术、枳实，调理半月而安。次年复生一男。　一妇人四十余，面白形瘦性急，因大不如意，三月后乳房下贴肋骨作一块，渐渐长大，掩心微痛膈闷，饮食减四之三，每早觉口苦，两手脉微而短涩。予知其月经不来矣，为之甚惧，辞勿与治。思至夜半，其妇尚能出外见医，梳妆言语如旧，料其尚有胃气，遂以参、术、归、芎，佐以气药作大服，一昼夜与四次，外以大琥珀膏贴块上，防其长。经一月余，服补药百余贴，食及平时之半。仍用前药，又过一月，脉气渐充。又与前药吞润下丸百余帖，月经不及两月而至，涩脉减五分之四。时天气热，意其经行时，必带紫色，仍与前补药加醋炒三棱，吞润下丸，以抑青丸十五粒佐之。又经一月，忽报块已消及大半，月经及期尚欠平时半日，饮食甘美如常，但食肉则觉不快。予令止药，且待来春木旺时又与区处。至次年六月，忽报一夜块大，比旧反加大半指，脉略弦，左略怯于右，至数日平和，自言食饱后则块微闷，食行却自平。予意有动心事激之，问之果然。仍与前补药加黄芩、炒黄连、以少木通、生姜佐之，去三棱煎汤吞润下丸，外以琥珀膏贴之半月，值经行而块散。此是肺金为内火所烁，木邪胜土，土不能运，清浊相干，旧块轮廓尚在者，因气血之未尽复也。浊气稍留，旧块复起，补其血气，使肺不受邪，木气平而土气正，浊气行而块散矣。【批】因郁成积，丹溪之法补中带磨积为主。

方提领年五十六，丁丑年冬，因饮酒后受怒气，于左胁下与脐平作痛。自此以后，渐渐成小块，或起或不起，起则痛，痛止则伏，面黄口干，无力食少，吃此物便嗳此味，转恶风寒。脉之左大于右，弦涩而长，大率左甚，重取则全弦。此得热散太多，以致胃气大伤，阴血下衰。且与和胃汤以补胃气，滋养阴血，并下保和丸助其化粕，伺胃实阴血稍充，却用消块和胃汤方。

人参三钱　白术一钱半　陈皮一钱　芍药归身各五分　干葛三分　红花豆大　甘草二钱，炙

作一帖，下保和丸廿五、龙荟丸十五。

上三法，补气血药为主，磨积出入佐之，皆补多于磨，乃气血虚甚而有积块之法也。

敢村妇人腹下有块。白术汤下保和丸三十五粒。【批】饮食酒肉成积。

王郎心痛膈有块，与

白术二钱　青皮一钱　芍药　木通　川芎苍术各一钱　甘草五分

作一帖，煎下保和丸三十粒。

冯氏女年三十岁，形瘦色嫩，滋味素厚，幼年曾踏雪，尝以火烘鞋履，以致湿热上袭。至廿五岁时，口尝吐清水吞酸。医用丁香等热药，时止时作，作时仍服前药，至当年心痛胸痞有块，吃饭即吐些，常出三之一，遂与佐金丸廿四粒，以姜汤下之。与三十余次，全不进食。予曰：结已开矣。且令止药。或口干思饮，止与半盏熟水，间以青六丸与之。虽困卧着床，尤以绝药为善。如此近四十日，诊其脉前后些微弦，重取似涩，轻取稍和，至此弦脉渐添。遂令与人参酒芍药汤，引金泻木，渐渐思食，而苦于大便秘。病家必欲行大黄，予止之。遂以生芍药、陈皮、桃仁、人参为丸与之，用蜜煎导，大便行而食进，调理半月而安。

参萸丸　即佐金丸加人参一钱是也。

卢子裕左胁下因疟后食肉与酒而成块。

白术一钱　柴胡醋炒，一钱　茯苓二钱　枳壳炒，五分　人参五分

作汤下阿魏五、保和廿、抑青十、与点十、攻块五。

长垣朱郎因酒多年湿病，胁上有块，腹滑泄，小便黄。

滑石一两　白术　三棱各六钱　陈皮五钱　黄连　猪苓各三钱　黄芩　木通各二钱　防风一钱半　干姜一钱　甘草五分，炙

分七帖，煎下保和丸二十。

一丈夫肚左边带胁上有块，先吃匾食牛乳者成气痛，又因酒肉块大如桃，食减三分之

滑石半两　白术四钱　陈皮　三棱各三钱　萝卜子　连翘　黄连各一钱　干葛二钱半　桃仁廿个　黄芩一钱　甘草钱半，炙

上分四帖，水煎服。

妇人胁下有块，大如掌，脉涩，时有热，此虚中有气积，先与补虚，次与磨积药。

白芍　归须四钱　陈皮　白术三钱　青皮川芎　木通各一钱　甘草半钱

白水煎，热服。

磨积药

三棱醋煮，一钱　枳实　青皮　桃仁各五钱　大黄五钱　桂枝钱半　海藻醋煮，三钱

细末，神曲糊丸，如桐子大，每服四十丸。

〔世〕一孺人左胁下旧有块，渐长大，脉弦而大稍数，询之近亦发热，食亦减，倦怠，先与补之，次攻此块。【批】体虚有热面积。

陈皮五钱　白术两半　柴胡　归头　青皮各五钱　甘草一钱　木通三钱半

上作八帖服。

次与攻块：

青皮醋，一两半　桃仁五钱　三棱醋，一两半　桂枝三钱半　海藻醋洗，三钱

锉末，神曲糊为丸。

一丈夫胁下有积块，内有痰热，汗不得泄，两脉大而散软，此体有虚。

三棱五钱　白术　黄连各三钱　人参二钱半　甘草五分　连翘　木通各三钱　川芎　桂一钱

水煎，下保和丸。

富小娘疟后左胁下块，小便少。

厚朴　柴胡各二钱　三棱一钱半　甘草半钱　木通五钱　白术六钱半　青皮五钱　生姜一片

上食前热服。

下邳钱郎正月发痧，因此脐边有块二枚，发起则痛，伏则不痛，有时又隐痛。自灸脐中，脉甚弦，右手伏，重取则略数。此蕴热因春欲汗解，而气弱不能自发为汗，复郁，又因食不节，邪挟宿食，所以成块。宜以保和二十、温中二十、抑青十，用白术、木通、三棱汤下。

上十一法，皆补药与磨积相半兼服之。前七法治饮食酒肉成积，后三法治体虚有热成积也。

〔丹〕陈里长男廿七岁，旧因饱食牛肉豆腐，患呕吐，又不节饮食，右胁下生一块渐长，今大如掌，痛发则见，痛止则伏，其脉弦而数。知此人必性急，块上不可按，按则愈痛，痛则必吐黄酸苦水。询之果然。或作肾气治。予曰：非也，此足太阴有食积与湿痰。【批】按之痛者消之。

荔枝核烧，二个　山栀炒，五个，去壳　枳实炒，十五个　山楂九个　茱萸炒，九枚　一方有人参。

上细研，急流水一盏，荡起煎沸，入生姜汁令辣，食前热服，与六帖，吐二帖，服四帖，与此药且止其痛，却与消块药：

半夏末六钱，皂角六个，水煮取汁，拌半夏末，晒干。　黄连炒，五钱　石碱二钱，另研

以上三件，同为细末，以糖球膏为丸，如胡椒大。

〔丹〕一婢色紫稍肥，性沉多忧，年近四十，经不行三月矣。小腹中有一气块，初起如栗，渐如炊饼。予脉之，两手皆涩，重取却稍和。试令按块痛甚，扪之高寸半，遂与《千金》消石丸，至四五次后，忽自言乳头黑且有汁，恐是孕。予曰：非也，涩脉无孕之理。又与三五帖，脉之稍觉虚豁。予悟曰：经阻久矣，令止前药，与四物汤倍白术，佐以陈皮、炙甘草至三十帖，候服完，再与消石丸数次。忽自言块消一晕，便令莫服。又半月，经行痛甚，下黑血半升，内有如椒核者数十粒，而块消一半。又来索药，以消余块。予晓之曰：勿性急，似开矣，不可又攻。若次月经行，当消尽矣。次月经行，下少黑血块，又消一晕。又来问药，予曰：且守禁忌，至次月又消尽，已而果然。大凡攻击之药，有病则病受之，病邪轻而药力重，则胃气受伤。夫胃气者，清纯冲和之气也，惟与谷肉菜果相宜。盖药石皆偏胜之气，虽参、芪辈，为性亦偏，况攻击之药乎。此妇胃气弱，血亦少，若待块尽而去药，胃气之存者几希矣。

一妇人年五十五岁，形气俱实，富而神劳，味厚性急，常经水过多。医每用涩药止。后病气痛，胸腹共有积块大小十三枚，遇夜痛甚，着床累月，饮食虽减，应接家事如故，其脉两

手皆涩而弱。此因屡用涩药，致败血积聚不行故尔。时三月间用蜀葵根煎汤，再煎人参、白术、陈皮、青皮、甘草梢、牛膝成汤，入玄明粉少许，研桃仁调热饮之，服至二帖，腹痛下块一枚，再并渣煎服，又下一枚，时以病久血耗，不敢再取块，告技穷而归。后想此症患病虽重，其形质尚可受药，但当去葵根、玄明粉，其后块渐消而病安。

一女子年廿一岁，累因食伤，胃脘有块，随气上塞咽中。问之，又因食煨盐配粥。与白术一钱半　陈皮　半夏各一钱　桔梗　青皮　木通各五钱　甘草炙些　生姜二片

煎服一二次，病遂平复，再与前药。半月后加桔梗煎一服，令其吐，吐出痰积，遂愈。【批】随气上塞咽中者吐之。

〔子和〕息城司侯闻父死于贼，乃大悲。哭罢，便觉心痛，日增不已，月余成块，状若覆杯，大痛不堪，药皆无功，议用燔针炷艾，病人恶之，乃求治于戴人。戴人至，适巫者在其傍，乃学巫者杂以狂言，以谑病者，至是大笑不忍，回面向壁一二日，心中结硬皆散。戴人曰：《内经》言忧则气结，喜则百脉舒和。又云：喜胜悲，《内经》自有此法。【批】气结者散之。

〔丹〕吕宗信年六十，素好酒，八月间因暑热中得疾，两足冷过膝，上脘有块如掌，牵引胁痛，不可眠卧，饮食减半，却不渴。已自服生料五积散三帖。予脉之，六脉俱沉涩而小，按之不为弱，皆数，而右为甚。大便如常，小便赤色。遂用大承气汤减大黄之半而熟炒，加黄连、芍药、川芎、干葛、甘草作汤，下瓜蒌仁、半夏、黄连、贝母丸。至十二帖，足冷退至胫，块减半，遂止药。至半月，饮食复旧，诸症悉除。【批】暴疾急去之。

〔唐〕柳宗元纂救死方　元和十二年二月，得脚气，夜半痞绝，胁有块大如石，且死。因大寒不知人三日，家人号哭，荥阳郑询美传杉木汤，服半食顷，大下三次，气通块散。其方用杉木节一大升，橘叶一大升，无叶以皮代之，大腹槟榔七个，合捣碎之，童便三大升，共煮取一升半，分二服，若一服得快利，停后服。

〔《肘》〕治卒暴症，腹中有如石刺痛。牛膝一大把并叶，酒煮饮之。

〔《外》〕治卒暴症，腹中有物，坚如石，痛欲死。取蒴藋根一小束洗，沥去水，细擘，以酒二升，渍三宿，暖温服五合至一升，日三。若欲速得服，于热灰中温令药味出服之，此方无毒，神效。

上暴积急去条四方，如块除后，必用补剂，以救其受攻之伤也。

〔海〕**万病紫菀丸**　疗脐腹久患痃癖如碗大，及诸黄病，每值气起时，上气冲心，绕脐绞痛，一切虫咬，十种水病，十种蛊病，及反胃吐食，呕逆恶心，饮食不消，天行时病，女人多年月露不通，或腹如怀孕多血，天阴即发。又治十二种风，顽痹不知年岁，昼夜不安，梦与鬼交，头多白屑，或哭或笑，如鬼魅所着，腹中生疮，腹痛，服之皆效。【批】久积缓除之。

紫菀去苗土　吴茱萸汤洗七次，焙干　菖蒲　柴胡去须　厚朴姜制。各一两　桔梗去芦　茯苓去皮　皂荚去皮子，炙　桂枝　干姜炮　黄连去须　蜀椒去目及闭口，微炒出汗　巴豆去皮膜内油，炒　人参去芦。各五钱　川乌炮，去皮脐，三钱　加羌活　独活　防风各一两

上为细末，入巴豆研匀，炼蜜丸，如桐子大。每服三丸，渐加至五丸、七丸，生姜汤送下，食后临卧服。有孕者不宜服，具引于后：

痔漏肠风，酒下。赤白痢，诃子汤下。脓血痢，米饮汤下。堕伤血闷，四肢不收，酒下。蛔虫咬心，槟榔汤下。气噎忧噎，荷叶汤下。打扑伤损，酒下。中毒，扫帚灰甘草汤下。一切风，升麻汤下。寸白虫，槟榔汤下。霍乱，干姜汤下。咳嗽，杏仁汤下。腰肾痛，豆淋酒下。阴毒伤寒，温酒下。吐逆，生姜汤下。饮食气块，面汤下。时气，井花水下。脾风，陈

皮汤下。头痛，水下。心痛，温酒下。大小便不通，灯草汤下。因物所伤，以本物汤下。吐水，梨汤下。气病，干姜汤下。小儿天吊风搐，防风汤下。小儿疳痢，葱白汤下。小儿乳食伤，白汤下。月信不通，红花酒下。妇人腹痛，川芎酒下。怀孕半年后胎漏，艾汤下。有子气冲心，酒下。产晕痛，温酒下。血气痛，当归酒下。产后心痛，腹胀满，豆淋汤下。难产，益智汤下。产后血痢，当归汤下。赤白带下，酒煎艾汤下。解内外伤寒，粥饮下。室女血气不通，酒下。子死腹中，莱子汤下。又治小儿惊痫，大小颠狂一切风，及无孕妇人，身上顽麻，状如虫行，四肢俱肿，呻吟等疾。杨驸马患风气冲心，饮食吐逆，遍身枯瘦，日服五丸，至二十日。泻出肉块如虾蟆五六枚，白脓二升，愈。　赵侍郎先食后吐，目无所见，耳无所闻，服五十日，泻出青蛇五七条，四寸许，恶脓三升，愈。王氏患大风病，眉发堕落，掌内生疮，服之半月，泻出癞虫二升，如马尾，长寸许，后愈。李灵患肥气病，日服五丸，经一年，泻出肉鳖二枚，愈。黄门卒中风，病发时服药，泄出恶脓四升，赤黄水一升，一肉虫如乱发，愈。李知府妻梅氏，带下病七年，血崩不止，骨痿着床，日服五丸至十丸、十五丸，取下脓血五升，黄水一升，肉块如鸡子状。治愈一切万病如神，惟有孕者不宜服。

〔《局》〕**温白丸**　治心腹癖块，久癥积聚，大如杯碗，黄疸宿食，朝起呕吐，支满上气，时时腹胀，心下坚结，上来抢心，旁攻两胁，十种水气，八种痞塞，翻胃吐逆，饮食噎塞，五种淋疾，九种心痛，积年食不消化，或连年疟疾不瘥，及疗一切诸风，身体顽麻，不知痛痒，或半身不遂，或眉发堕落，及疗七十二种风，三十六种遁尸疰忤及颠痫，及妇人诸疾，断续不生，带下淋沥，五邪失心，忧愁思虑，饮食减少，月水不调，及腹中一切诸疾，连年羸瘦困毙，或歌或笑，如鬼所使，但服此药，无不除愈。即前万病紫菀方减羌活、独活、防风。

万病丸　疗八种痞病，五种痫病，十种疰忤，七种飞尸，十二种蛊毒，五种黄病，十二种疟疾，十种水病，八种大风，十二种痹，并风入头，眼翳膜漠漠，及上气咳嗽，喉中如水鸡声不得卧，饮食不作肌肤，五脏滞气，积聚不消，雍闭不通，心腹胀满，及胸背膨胀，气结四肢，流入胸腹。又治心膈气满时定时发，十年二十年不瘥，五种下痢，疳虫、疣虫、寸白诸虫，上下冷热，久积痰饮，令人多眠睡，消瘦无力，荫入骨髓，便成漏疾，身体气肿，饮食呕逆，腰腿酸疼，四肢沉重，不能久行久立，妇人因产冷入子脏，脏中不净，或闭塞不通，胞中瘀血冷滞，出流不尽，时时疼痛为恶，或因此断产。并小儿赤白下痢，及狐臭、耳聋、鼻塞等病。服此药以三丸为一剂，不过三剂，其病悉除。说无穷尽，故称万病丸。

牛黄研细　黄芩去芦　芫花醋炒赤　禹余粮醋淬，研飞　雄黄研飞　川芎　人参去芦　紫菀去芦头，醋炒　蒲黄微炒　麝香研　当归去芦　桔梗去芦　大戟锉，炒　干姜炮　防风去芦　黄连去须　朱砂研飞　犀角镑　前胡去芦　巴豆去皮心膜，炒　细辛去苗　葶苈炒　肉桂去粗皮　茯苓去皮　桑白皮炒　芍药　川椒去目及闭口者，微炒出汗　甘遂各一两　蜈蚣一十二节，去头足，炙　芫青二十八枚，入大米同炒黄色，去头足　石蜥蜴去头尾足，炙，四寸

上为细末，入研药匀，炼蜜为丸，如豆大。若一岁以下小儿有疾者，令乳母服两小豆大，亦以吐利为度。近病及卒病多服，积病久疾即少服常服，微溏利为度。卒病欲死，服三丸，取吐利即瘥。卒中恶口噤，服二丸，浆水下利即瘥。五疰鬼刺客忤，服二丸。男女邪病歌哭，腹大妊娠者，服二丸。日三夜一，间食服之。蛊毒吐血腹如刺，服二丸，不瘥更服。疟病未发前服一丸，未瘥更服。诸有痰饮者，服三丸。冷癖，日三服，每服三丸，皆间食，常令微溏

利。宿食不消，服二丸取利。癥瘕积聚，服二丸，日三服。拘急心腹胀满心痛，服三丸。上气呕逆，胸膈满不得卧，服二丸，不瘥更服。大痢，服二丸，日二服。疳䘌，服二丸或一丸，如杏仁大，和醋二合，灌下部中。水病，服三丸，日再服，间食服之，瘥止。人弱即隔日服。头痛恶寒，服二丸，覆取汗。伤寒天行，服二丸，日三服，间食服之。小便不通，服一丸，不瘥，明日更服。大便不通，服三丸。又，内一丸下部中，即通。耳聋停急，以绵裹如枣核塞之。鼻衄，服一丸。痈肿疔肿破肿，内一丸如麻子大，日一傅之，苏根自出。犯疔肿血出，以猪脂和涂，有孔则内孔中瘥。癞疮以醋泔洗讫，取药和猪脂傅之。漏疮有孔，以一丸内孔中，和猪脂傅上。痔疮，涂绵箸上，内孔中，即瘥。瘰疬，以醋和涂上，瘥。癣疮，以布揩令汗出，以醋和涂上，日一易，瘥。胸背腰胁肿，以醋和傅肿上，日一易，又服二丸。诸冷疮积年不瘥者，以醋和涂之。恶刺，以一丸内疮孔中，即瘥。蝮蛇螫，以少许内螫处，若毒入腹，心烦欲绝者，服三丸。蜂螫，以少许傅之，瘥。妇人诸疾，胞衣不下，服二丸。小儿惊痫，服一丸如米许，以涂乳，令小儿嗍之。看小儿大小加减。儿客忤，服一丸如米大，和乳涂乳头，令嗍之，以意量之。蝎螫，以少许傅之，瘥。小儿乳不消，心腹胀满，服一丸如米许，涂乳头，令嗍之，即瘥。

〔罗〕**干柿丸**　取虚实积下膈，甚妙。

朱砂研，为衣　没药研　猪牙皂角去皮弦子，为细末　干姜炮，为末　干漆炒烟尽，为末　京三棱炮，为末　轻粉一钱　青礞石煅为，各一钱　水银一钱，铅一钱结炒干　巴豆三十粒，去皮膜，醋煮十沸

上件各研匀，软饭和为丸，如绿豆大，煎柿蒂汤冷下三五丸，加减用。妇人有胎不可服。

小肠移热于大肠，为久癖为沉。全文见诊病传变。

〔《千》〕**消石丸**　治癥瘕。【批】热积寒消之。

硝石六钱　大黄八钱　人参　甘草各三钱

上各为末，先将硝黄末以三年苦酒先煎，候将干，却用参甘二末和匀为丸，每三十丸。米汤下，四日一服，候下如鸡肝，或如米泔赤黑色等效。下后忌风冷。

〔罗〕**醋煮三棱丸**　治一切积聚，不拘远年近日，治之神效。

京三棱四两，醋煮透，竹篦切，晒干　川芎二两，醋煮　大黄半两，醋煮，湿纸裹煨过

上三味，同为末，醋糊为丸，如桐子大，每三十丸，温水下，不拘时，病甚者一月效，小者半月效。

〔罗〕**神功助化散**　专治男子妇人腹中痞块，不拘气血食积所成，此方之妙，不可尽述。

地萹蓄五钱　瞿麦穗五分　大麦蘖五钱　神曲二钱半　沉香一钱半　木香一钱半　甘草五分　大黄二两

上为细末净，依分两和匀，男以甘草、淡竹叶二味等份煎汤，及无灰酒同调服，酒多于汤。妇人用红花、灯心、当归等份煎汤，及无灰酒同调服，酒多于汤，忌油腻动气之物，及房事一月，药须用黄昏服，大小便见恶物为度。神妙非常，誓不轻传匪人。

圣散子　治远年积块，及妇人干血气。

硇砂六两　大黄八两　麦蘖六两　干漆烧过　萹蓄　茴香炒　槟榔各一两

如妇人干血气，加穿山甲二两，炮

上为细末，每服三钱，温酒调下，仰卧。此药只在心头，至天明，大便如鱼肠，小便赤为验。取出，并无毒，有神效。小儿用一钱，十五以上五钱，空心服之，更效。

寒气客于小肠膜原之间，络血之中，血泣不得注于大经，血气稽留不得行，故宿昔而成积矣。全文见诸痛。【批】寒积热消之。

〔海〕**红丸子**　治大人脾积气滞，胸膈满闷，面黄，腹满胀，四肢无力，酒积不食，干呕不止，脾连心胸及两乳痛，妇人脾血积气，

诸般血癥气块，及小儿食积，骨瘦面黄，肚胀气急，不嗜饮食，渐成脾虚，不拘老少，并宜服之。

京三棱五斤，水浸软，分切作小片子　蓬术五斤陈皮五斤，拣净　青皮五斤　胡椒三斤　干姜二斤，炮

上研六味，同为细末，醋糊为丸，桐子大，矾红为衣。每三十丸，食后姜汤吞下。

〔罗〕**鸡爪三棱丸**　治五脏痃癖气块。

鸡爪三棱　石三棱　京三棱　木香　青皮去白　陈皮去白。各半两　硇砂三钱　槟榔　肉豆蔻各一两

上为细末，生姜汁面糊为丸，桐子大，生姜汤送下。

硇砂煎丸　消积磨块，一切凝滞。

黑附子二枚，各重五钱以上者，炮裂去皮脐，剜作瓮子　木香三钱　荜拨一两　硇砂三钱，用水一盏续续化开，纳在瓮内，火上熬干　破故纸一两，隔纸微炒

上将飞过硇砂末，封在附子瓮内，却用剜出附子末盖口，用和成白面裹，约半指厚，慢火灰内烧匀黄色，去面，用木香等为细末，却用元裹附子熟黄面为末，醋调煮糊为丸，如桐子大，每服十五丸至三十丸，生姜汤送，此药累有奇功。

〔《本》〕**治癥丸**　治丈夫女人小儿年深日近，沉积瘕块，面色青黄，时上抢心，吐水吞酸，舌生白沫，妇人积年月经不调，渐成血气或血蛊块，中焦之间覆如杯碗，连年累月渐成瘦瘠，寒热往来，一切脾胃受寒，久不瘥愈之疾，并皆治之。

巴豆五两，去油膜　蓬术三两，醋炙透　京三棱三两，醋煮透　丁香皮二两　木香一两半　丁香一两半　厚朴三两，制　石菖蒲二两　良姜一两半　虻虫一两半，炒　川牛膝一两　香附子四两，炒石莲子肉，二两　薏苡仁一两　史君子三两，去壳

上为细末，稀面糊为丸，如绿豆大。积年癥瘕成块者，第一服用熟水下二十丸，自后每日三丸五丸，更量虚实减与之，五日去尽积块。若近脾胃有积者，每服五丸，米饮吞下，一服取效。妇人血气成块及血瘕，每服二十丸，用苏木酒、童子小便各一半，煎五七沸令温，空心吞下。自后每日用温酒下三丸，其血块逐旋消，从大小便去尽自知。小兒蛔虫腹痛不能忍，日夜叫唤，百药不救者，陈皮汤下七丸，立效。諸虫皆宜下，常服，或白汤或姜汤下三五丸，中酒及酒积，大便鲜臭者，白汤与酒各半吞十丸，立效如神。一切咽塞，心下硬痛，皆用枣汤下五丸，不拘時候。

〔羅〕**延胡索丸**　治吐利腹胀，心腹痛，癥瘕气结，虫烦不安，顺三焦，和脾胃。【批】寒热通用方。

延胡索　当归　青皮去白　雄黄飞　广茂炮　木香　槟榔　京三棱炮。各四两

上为细末，入雄黄末水糊为丸，桐子大，生姜汤下。

荆蓬煎丸　破痃癖，消癥块冷热积聚，胸膈痞闷，通利三焦，升降阴阳，顺气消食。

京三棱二两，酒浸，冬三日，夏一日　枳壳炒，一两　广茂二两，醋浸，冬三日，夏一日。以上二味，同以去皮巴豆二十个，银器内炒令黄色，不用巴豆　木香去根　青皮去白　茴香微炒　槟榔各一两

上为细末，水糊为丸，豌豆大，每服三十丸，生姜汤下。

〔丹〕润下丸　治积块。方见咳嗽。

〔世〕**二贤散**　消积块，进食。

橘红一斤，净　甘草四两　盐半两

上用水二四碗，从早煮至夜，以烂为度，水干则添水，晒干为末，淡姜汤调下。有块者，加姜黄半两，同前药煮。气滞，加香附二两，同前药煮。气虚者，加沉香半两另入。噤口痢，加莲肉二两去心，另入。

前药煮。气滞，加香附二两，同前药煮。气虚者，加沉香半两另入。噤口痢，加莲肉二

两去心，另入。

上自久积缓除条至此一十六方，皆纯是磨积之剂，必用补气血药相兼服之。纯用之致死，乃医杀之也，谨之。

惊风成块者。妙应丸加川山甲、炒鳖甲烧各三钱，延胡索、蓬术各四钱，每五十丸加至七十丸，以利为度。妙应丸即控涎丹，方见痰门。【批】惊积。

〔丹〕茶癖，喜吃茶及吃干茶者。【批】茶积。

石膏　黄芩　升麻　为末，砂糖调服。

〔世〕酒积方，累效。【批】酒积。

乌梅肉，一两　半夏曲七钱　青木香四钱　枳实半两　砂仁半两　杏仁三钱　巴霜一钱　黄连酒浸一宿，一两

上为末，蒸饼丸，绿豆大。每八丸，白汤送下。

褚澄传云：澄善医，为吴郡太守，百姓李道念以公事到郡。澄见谓曰：汝有重病。答曰：旧有冷病。至今年久，众医不瘥。澄为诊曰：汝病非冷非热，当是食白瀹鸡子过多所致。令取蒜一升煮食，吐一物如升，涎裹之，开看是鸡雏，羽翅爪距具足，能行走。澄曰：此未尽，更服余药。又吐得如向者有十三头，而病都瘥。【批】虫积。

〔《衍》〕有人病心腹满烦，弥二岁。诊曰：腹有蛊，误食发而然。令饵雄黄一剂，少选吐一蛇如拇指。无目，烧之有发气，乃愈。此杀毒虫之验也。

上二方，吐虫积之法也。

〔丹〕治食积死血痰积成块，在两胁，动作腹鸣嘈杂，眩晕身热，时作时止。【批】两胁下积块。

黄连一两半，用茱萸，益智仁同炒，止用黄连　山栀半两炒　川芎　神曲　桃仁去皮　三棱　蓬术各半两。并醋煮　香附童便浸　山查各一两　萝卜子炒，一两半

上面糊丸。又方有青皮半两，白芥子一两半炒。

治胁痛有块，龙荟丸二钱半起料，方见治寒热加姜黄、桃仁各半两。

上蜜丸服。

〔世〕**小阿魏丸**　治胁下积块。

三棱醋炙，一两　蓬术醋制，一两　青皮醋制，二两　胡椒三钱　木香二分　麝香二分　阿魏二钱半

上为末，醋煮陈仓米粉为丸，桐子大。

〔子和〕果圆刘子平妻，腹中有块如瓢，十八年矣，经水断绝，诸法无措。戴人令一月之内，涌四次，下六次，取去痰约一二桶，其中不化之物，有如葵叶煮烂鱼肠之状，涌时以木如意搅之，觉病积如括，渐渐而平。及积既尽，块痕反窪如臼，略无少损。至是而面有童色，经水复行，若当年少，可以有子。【批】吐下法。

〔丹〕治块在何部分：在中为痰饮，在右为食积，在左为血积。【批】块部分。

润下丸　治痰积。方见咳。【批】块部分。

阿魏丸　去诸积。【批】痰食气血诸积方。

山楂　南星皂角水，浸　半夏同南星浸　麦芽　神曲　黄连各一两　连翘　阿魏醋浸　瓜蒌　贝母各半两　风化硝　石碱　胡黄连　白芥子各二钱半　萝卜子一两，蒸

上为末，姜汁浸，炊饼丸。一方加香附、蛤粉治嗽。

〔罗〕**破积导饮丸**　治内有积块坚硬，饮食不消，心下痞闷。

木香　槟榔　陈皮去白　青皮去白　枳壳麸炒　枳实麸炒　广茂炮　京三棱炮　半夏汤洗七次　神曲炒　麦蘖炒　茯苓　干姜　泽泻　甘草炙。各五钱　牵牛头末六钱　巴豆三十枚，去皮心膜

上为细末，入巴豆霜令匀，生姜汁打曲糊为丸，如桐子大。每服三十丸，温姜汤送下，食前。

〔无〕**小三棱煎**　治食癥酒痞，血癥气块，

时发刺痛，全不思食，积滞不消，心腹坚胀，痰逆呕哕，噫酢吞酸。

京三棱　蓬术各四两　芫花一两，去梗叶

上同入瓮器中，用米醋五升浸满，封器口，以炭火煨令干，取出棱、术，将芫花以余醋炒令微焦，焙干为末，醋糊丸，如绿豆大，每十五丸，生姜汤下。

〔罗〕**神效五食汤丸**　取虚实积气食，蛊胀，积块，水气，年深痞瘕，并皆治之。

大戟刮去皮　甘遂生，各半两　猪牙皂角生，去皮子　胡椒生　芫花醋浸一宿，取出炒。各二两　巴豆去皮膜心，醋煮二十沸，研，半两

上件除巴豆杵罗为末，入巴豆再研匀，水煮面糊为丸，如绿豆大。每服五七丸，气实者十丸。夜卧水一盏，入白米、白面、黑豆、生菜、猪肉各少许，煎至半盏，去渣，候汤温下药，取下。病忌油腻黏滑物。妇人有胎者不可服。

〔《(必效》〕疗癖。取车下李仁微汤退去皮及并仁者，与干面相拌，捣为饼，如面干和淡水，如常溲面法作饼，大小一如病人掌，为二饼，微炙黄。至熟，空腹食一枚，当大利。如不利，更食一枚。或饮热粥汁，以利为度。若至午后利不止，即以醋饮止之。利后当虚，病未尽者，量力一二日更进一服，以病尽为限。小儿亦以意量之。不得食酪及牛马肉等，无不效。

〔丹〕保和丸　治食积酒积。方见伤食。

阿魏丸　治肉积及饱食停滞，胃壮者宜此，脾虚者勿服。

山楂　萝卜子　神曲　麦芽　陈皮　青皮　香附各二两　阿魏一两，醋煮软，另研

上炊饼丸。

又方　龙荟丸加白鸽粪大，能消食积，或入保和丸。

〔罗〕**流气丸**　治五积六聚，癥瘕癖块，留饮。

木香　川茴香炒　青皮　广茂炮　陈皮去白　萝卜子炒　补骨脂炒　荜澄茄　砂仁神曲炒　麦蘖炒　枳壳麸炒。各一两　牵牛一两半　槟榔一两

上为细末，面糊为丸，如桐子大。食后每服三十丸，细嚼白豆蔻仁一枚，白汤送下。

〔丹〕**治血块丸**

海粉醋煮　三棱醋煮　蓬术　桃仁　红花　五灵脂　香附　石碱

上为丸，白术汤吞下。

〔《本》〕主癥积满腹，诸药不瘥者。取白马尿服之愈。

〔世〕治腹中有块。猪腰子一只，切薄片，木鳖子肉一两，与猪腰片相间缚定，外用湿纸包，火内煨熟，取出去纸，擂盆内捣如泥，入黄连末，和为丸，每服廿丸，乌梅甘草汤吞下。第二服廿五丸，三服三十丸，渐加至以痛为度，大便利，其块自消，有神效。

〔《难》〕病有积有聚，何以别之？然，积者阴气也，聚者阳气也，故阴沉而伏，阳浮而动，气之所积名曰积，气之所聚名曰聚，故积者五脏所生，聚者六腑所成也。积者阴气也，其始发有常处，其痛不离其部，上下有所终始，左右有所穷处。聚者阳气也，其始发无根本，上下无所留止，其痛无常处，故谓之聚，故以是别知积聚也。五十五难，治聚法见末条。【批】积有常处属脏，聚无常处属腑。

〔仲〕病有积有聚有谷气，何谓也？师曰：积者，脏病也，终不移。聚者，腑也，发作有时，展转痛移，为可治。谷气者，胁下痛，按之则愈，复发为谷气。

〔《素》〕青脉之至也，长而左右弹，有积气在心下支胠，名曰肝痹，得之寒湿，与疝同法，腰痛足清头痛是也。五脏生成篇。【批】肝积面青脉弦长定在左胁下。

〔《难》〕肝之积名曰肥气，在左胁下，如覆杯，有头足，久不愈，令人发咳逆，痎疟，连岁不已，以季夏戊己日得之。何以言之？肺

病传肝，肝当传脾，脾季夏适王，王者不受邪，肝复欲还肺，肺不肯受，故留结为积，故知肥气，以季夏戊己日得之。五十六难

肝脉微急为肥气，在胁下若覆杯。全文见治虚实法。

〔《素》〕赤脉之至也，喘而坚，诊曰有积气在中，时害于食，名曰心痹，得之外疾，思虑而心虚，故邪从之。五脏生成篇。帝曰：病有少腹盛，上下左右皆有根，此为何病？可治否？岐伯曰：病名曰伏梁。帝曰：伏梁何因而得之？岐伯曰：裹大脓血，居肠胃之外，不可治，治之每切按之致死。帝曰：然，何以故？岐伯曰；此下则因阴，必下脓血，上则迫胃脘，生膈侠胃脘内痈，此久病也。难治，居脐上为逆，脐下为从，勿动亟夺。腹中论王注云："生"当作"出"。林注云：《太素》侠胃作便胃。帝曰：人有身体髀骨股䯒皆肿，环脐而痛，是为何病？岐伯曰：病名伏梁，此风根也。其气溢于大肠而着于肓，肓之原在脐下，故环脐而痛也。不可动之。动之为水溺涩之病。同上。【批】心积面赤脉九实定在心下。

〔《难》〕心之积名曰伏梁，起脐上，大如臂，上至心下，久不愈，令人病烦心，以秋庚辛日得之。何以言之？肾病传心，心当传肺，肺秋适王，王者不受邪，心复欲还肾，肾不肯受，故留结为积，故知伏梁以秋庚辛日得之。五十六难

心脉微缓为伏梁，在心下，上下行时唾血。全文见治虚实法。

〔《素》〕黄脉之至也，大而虚，有积气在腹中，有厥气，名曰厥疝，女子同法，得之疾使四肢汗出当风是也。五脏生成篇"讪'当作"痞"字。【批】脾积面黄脉大而虚定在中脘。

〔《难》〕脾之积名曰痞气，在胃脘，覆大如盘，久不愈，令人四肢不收，发黄疸，饮食不为肌肤，以冬壬癸日得之。何以言之？肝病传脾，脾当传肾，肾以冬适王，王者不受邪，脾复欲还肝，肝不肯受，故留结为积，故知痞气以冬壬癸日得之。五十六难

脾脉微大为痞气，腹裹大脓血，在肠胃之外。全文见治虚实法。

〔《素》〕白脉之至也，喘而浮，上虚下实，惊，有积气在胸中，喘而虚，名曰肺痹寒热，得之醉而使内也。五脏生成篇　喘谓脉躁数也。【批】肺积面白脉数面浮定在右胁。

〔《难》〕肺之积名曰息贲，在右胁下，覆大如杯。久不已，令人洒淅寒热，喘咳，发肺壅，以春甲乙日得之。何以言之？心病传肺，肺当传肝，肝以春适王，王者不受邪，肺复欲还心，心不肯受，故留结为积，故知息贲以春甲乙日得之。五十六难

肺脉滑甚为息贲，主气。全文见虚实法。

〔《素》〕黑脉之至也，上坚而大，有积气在小腹与阴，名曰肾痹，得之沐浴清水而卧是也。【批】肾积面黑脉寸口大实定在少腹。

〔《难》〕肾之积名曰贲豚，发于少腹，上至心下，若豚状，或下或上无时。久不已，令人喘逆骨痿少气，以夏丙丁日得之。何以言之？脾病传肾，肾当传心，心以夏适王，王者不受邪，肾复欲还脾，脾不肯受。故留结为积，故知贲豚以夏丙丁日得之。五十六难

肾脉微急为沉厥奔豚，足不收，不得前后。全文见治虚实法。

〔垣〕肝之积，肥气丸，治积在左胁下，如覆杯，有头足，久不愈，令人咳逆痎疟，连年不已。【批】治五积法。

厚朴半两　黄连七钱　柴胡二两　椒去汗，目闭不用，四钱　巴豆霜五分　川乌炮，去皮脐，一钱二分　干姜五分　皂角去皮弦子，煨，一钱半　白茯苓一钱半　广茂炮　昆布　人参各二钱半　甘草三钱

上除茯苓、皂角、巴豆外，为极细末，再另研巴豆霜，旋旋入和匀，炼蜜丸，如桐子大，初服二丸，一日加一丸，二日加二丸，渐加至大便微溏，再从两丸加服，周而复始。积减大半，勿服。

上后积药依此法服之。春夏秋冬，另有加减法在各条下。秋冬，加厚朴一半，通前重一两，减黄连一钱半。若治风痫，于一料中加人参、茯苓、菖蒲各三钱，黄连只依春用七钱，虽秋冬不减，淡醋汤送下，空心服。

加减肥气丸 仲夏合此，治同前。

柴胡 厚朴各半两 黄连一两 川椒 甘草各五分 巴霜三钱 干姜半两 肉桂二钱 人参半两 川乌三钱

上除巴豆末外，同为细末，旋入巴霜研匀，炼密丸，如桐子大。初服二丸，一日加一丸，二日加二丸，渐加至大便微溏，再从二丸加服，淡醋汤下，空心服。利大便行。秋冬，去生姜半钱，加厚朴一倍，减黄连一半。

心之积，伏梁丸 治起脐上大如臂，上至心下，久不愈，令人心烦。

黄连一两半 人参半两 厚朴去皮，姜制，半两 黄芩去皮，三钱 肉桂一钱 干姜 巴豆霜 川乌焙，去皮脐，各五分 红豆 茯神去皮。各一钱 丹参炮，一钱 菖蒲五分

上除巴豆霜外为末，另研豆霜，旋入和匀，炼密为丸，如桐子大。初服二丸，一日加一丸，二日加二丸。渐加至大便微溏，再从二丸加服，淡黄连汤下，食远，周而复始，即减半勿服。秋冬加厚朴半两，通前共一两，减黄连半两，只用一两，黄芩不用。

脾之积，痞气丸 气在胃脘，腹大如盘，久不愈，令人四肢不收，发黄疸，饮食不为肌肤。

厚朴制，半两 黄连去须，八钱 吴茱萸洗，二钱 黄芩二钱 白茯苓另为末 泽泻各一钱 巴豆霜另研，四分 干姜炮，一钱五分 白术二钱 川乌炮，去皮脐，五分 人参一钱 茵陈一钱半 缩砂一钱半 桂四分 川椒炒，五分

上除巴豆霜、茯苓另研为末旋入外，余药同为细末，炼蜜为丸，如桐子大。初服二丸，一日加一丸，二日加二丸，渐加至大便微溏，再从二丸加服，淡甘草汤下，食远，周而复始，积减大半，勿服。

加减痞气丸 孟秋合此。

黄芩酒制，三分 厚朴一钱 黄连酒制 半夏各五分 益智三分 吴茱萸三分 红花五分 青皮二分 归尾三分 泽泻五分 茯苓 神曲 广茂 昆布各二分 橘皮去白，三分 熟地二分 人参二分 附子三分 甘草炙 巴豆霜 葛根各二分

上为末，蒸饼为丸，桐子大。初服二丸，一日加一丸，二日加二丸，渐加至大便微溏，再从二丸加服，淡甘草汤送下。

肺之积，息奔丸 治左右胁下，覆大如杯，久不已，令人洒淅寒热，喘咳嗽，发肺痈。

厚朴姜制，八钱 黄连炒，一两三钱 干姜炮，一钱半 桂枝去皮，一钱 巴豆霜四分 白茯一钱半 川乌炮，去皮脐，一钱 川椒去汗，钱半 人参二钱 桔梗一钱 紫菀去苗，一钱半 青皮五分陈皮 京三棱炮 天门冬 白豆蔻各一钱

上除茯苓、巴豆霜旋入外，余药为末，炼蜜丸，如桐子大。每服二丸，一日加一丸，二日加二丸，加至大便微溏，再从二丸加服，煎淡生姜汤送下，食远，周而复始，积减大半，勿服。秋冬加厚朴五钱，通前一两三钱，黄连减七钱，用六钱。

加减息奔丸

仲夏合此，其积为病，寒热喘咳，气上奔，脉涩，失精亡血，气滞则短气，血凝泣则寒热相参，气分寒，血分热。治法宜益元气，泄阴火，破气削其坚也。

川乌一钱 干姜一钱 人参二钱 陈皮八钱 黄连一两三钱 紫菀一钱半 桂枝二钱 巴豆 霜四分 厚朴一钱半 青皮七分 川椒炒，去汗，钱半 红花少许 茯苓一钱半 桔梗一钱 白豆蔻一钱 京三棱一钱半 天门冬去心，一钱半

上件为末，汤泡蒸饼为丸，如桐子大，初

服二丸，一日加一丸，二日加二丸，加至大便微溏为度，再从二丸加服，煎生姜汤送下，食前。忌酒湿面辛辣生冷之物。

肾之积，奔豚丸　发于小腹，上至心下，若豚状，或上下无时，久不已，令人喘逆，骨痿少气，及治男子内经七疝，女子瘕聚带下。

苦楝酒煮，三钱　黄连炒，五钱　白茯二钱　泽泻二钱　川乌炮，五分　菖蒲二钱　延胡索一钱半　全蝎一钱　附子一钱　巴豆霜四分　厚朴姜制，七钱　独活一钱　丁香五分　肉桂三分

上除巴豆霜、茯苓另为末旋入外，余药为细末，炼蜜丸，如梧子大。初服二丸，一日加一丸，二日加二丸，渐加至大便微溏，再从二丸加服，淡盐汤送下，食远，周而复始，病减大半，勿服。秋冬，加厚朴半两，通前用一两二钱。如积势坚大，先服前药不减，于一料中加存性牡蛎三钱，疝带勿加。如大积大聚，消其大半乃止，药过剂则死。如积满腹或半腹，先治其所起是何积，当先服本藏积药，诸疾自愈，是治其本也，余积皆然。如服药不觉热，加黄连。如服药人气短，加厚朴。如服药人闷乱，减桂。

〔洁〕肝之积伏梁，温白丸加柴胡、川芎治之。心之积肥气，温白丸加菖蒲、黄连、桃仁治之。脾之积痞气，温白丸加吴茱萸、干姜治之。肺之积息奔，温白丸加人参、紫菀治之。肾之积奔豚，温白丸加丁香、茯苓、远志治之。温白九方见前。

〔丹〕贾福六舅子十余岁，左胁有块，能饮食。

青皮细切，醋炒　三棱　柴胡三分　桂枝　川芎　防风各二钱　白术二钱半　木通一钱半　海藻一钱　甘草半钱

上分七帖，煎取半盏，下保和丸十五粒，忌一切。

〔无〕**肥气丸**

治肝之积气在胁下，如覆杯，其脉弦而细。

青皮炒　当归　苍术各一两半　蛇含石煅醋盛，三分　蓬术　三棱　铁孕粉各二两，与三棱、蓬术同入醋煮一伏时

上为末，醋煮米糊丸，绿豆大。每服四十丸，当归酒下。

〔海〕治伏梁在心下，结聚不散。用桃奴三两为末，空心温酒调下，桃奴是桃实着树不落者，正月采树上干桃子是也。出《圣惠方》。

〔《本》〕治肺喘久不愈为息贲，五灵丸。

五灵脂二两半　木香半两　马兜铃去壳，炒，一两　葶苈

上为细末，枣肉为丸，如桐子大。每服二十丸，生姜汤下，日三。

肺之积名曰息奔，在右胁下，大如杯，令人洒淅寒热，喘嗽发肺痈，枣膏丸。

葶苈　陈皮　桔梗各等份

上下二味为末，入葶苈研匀，煮肥枣肉和丸，如桐子大。每服五七丸，饮下。予尝患停饮，久渍肺经，食已必嚏喘，觉肺系大急，服此良验。

定喘急肺积。葶苈丸。

苦葶苈一两一分　当归　肉桂　白蒺藜　鳖甲　川乌头　干姜　吴茱萸　大杏仁　茯苓　人参各五钱　槟榔一两

上为细末，煮枣肉和杵丸，如桐子大。每服二三十丸，姜枣汤下，日四服，不拘时候。

师曰：奔豚病从小腹起，上冲咽喉，发作欲死，复还止，皆从惊恐得之。故越人曰：惊者神上越也。仲景谓奔豚从惊恐得之，盖奔豚病上冲咽喉者，随神上越也。奔豚气上冲，胸腹痛，往来寒热，奔豚汤主之。

甘草　川芎　当归各二两　半夏四两　黄芩二两　生姜三两　芍药二两　干葛一两三钱　甘李根白皮，一升，焙干

上九味，以水二斗，煮取五升，温服一升，日三夜一服。

茯苓桂枝甘草大枣汤　治脐下悸，欲作奔豚。

桂枝加桂汤　治奔豚气从小腹上至心。以上二方并见伤寒。

〔无〕**散聚汤**　治有块痛无常处，展转动移。

半夏　槟榔　当归各一两　陈皮　杏仁去皮尖　桂心各二两　茯苓　甘草炙　附子炮，去皮脐　川芎　枳壳麸炒　吴茱萸汤洗　厚朴姜制。各一两

上锉散，每四钱，水一盏半，煎七分，去渣，食前服。

运气　积块皆从湿土。经云：土太过曰敦阜。敦阜之化，其动濡积并蓄是也。【批】运气。

〔丹〕琥珀膏贴块。方见痈疽门下。【批】杂方。

又，贴块三圣膏。用石灰十两，细筛过，炒红，急用好醋熬成膏，入大黄末一两，官桂末半两，搅匀，以瓦器封贮，纸摊贴患处，火烘热贴。大黄须锦纹者。

〔世〕又贴块。

白鸽粪二两　白芷三两　硫黄　白蔹　木鳖子肉各一两

上为末，用面水调和，傅患处。

〔丹〕贴积聚块。

大黄　朴硝各一两

各为末，大蒜捣膏和匀贴之。

〔《外》〕集验熨癥。吴茱萸三升，碎之，以酒和煮，热布裹熨癥上，冷更炒，更番用之。癥移走，逐熨之，候消乃止。

〔《灵》〕黄帝曰：人之善病肠中积聚者，何以候之？少俞答曰：皮肤薄而不泽，肉不坚而淖泽，如此肠胃恶，恶则邪气留止，积聚乃伤，脾胃之间。寒温不次，邪气稍至，蓄积留止，大聚乃起。五变篇【批】诊。

〔《脉》〕胃中有癖，食冷物者，痛不能食，食热则能推而外之，内者不外，心腹积也。全文见诸脉诊病杂文。

〔《难》〕人病有沉滞久积聚，可切脉而知之耶？然，诊病在右胁有积气，得肺脉结，脉结甚则积甚，结微则气微，诊不得肺脉，而右胁有积气者，何也？然，肺脉虽不见，右手脉当沉伏。其外痼疾，同法耶？将异也？然，结者，脉来去时一止无常数，名曰结也。伏者脉行筋下也。浮者脉在肉上行也，左右表里，法皆如此。假令脉结伏者，内无积聚。脉浮结者，外无痼疾。有积聚脉不结伏，有痼疾脉不浮结，为脉不应病，病不应脉，是为死病也。十八难

〔仲〕诸积大法，脉来细而附骨者，乃积也。寸口，积在胸中。微出寸口，积在喉中。关上，积在脐傍。上关上，积在心下。微下关，积在少腹。尺中，积在气冲。脉出在左，积在左。脉出在右，积在右。脉两出，积在中央。各以其部处之。

〔《素》〕太阴涩则病积，心腹时满。厥阴涩则病少腹积气。少阴涩则病积溲血。阳明涩则病积时善惊。太阳涩则病积时善巅疾。少阳涩则病积时筋急目痛。四时刺逆从论。寸口脉沉而横，曰胁下有积，腹中有横积痛。平人气象论　即动脉之状，厥厥如豆，不升降也。

〔《脉》〕左手脉横癥在左，右手脉横癥在右，脉头大者在上，头小者在下。脉迟而滑，中寒有症结，偏得洪实而滑为积，弦紧亦为积，为寒痹，为疝痛。内有积，不见脉，难治。见一脉相应，为易治。诸不相应，为不治。脉弦，腹中急痛，腰背痛相引，腹中有寒疝瘕。脉弦紧而微细者，癥也。夫寒痹癥瘕积聚之脉，皆弦紧。若在心下，即寸弦紧；在胃脘，即关弦紧；在脐下，即尺弦紧。脉弦小者，寒痹。

心肺有积痹，其脉皆喘数。经云：赤脉之至也喘而坚。诊曰有积气在中，名曰心痹。白脉之至也喘而浮，上虚下实，有积气在胸中，喘而虚，名曰肺痹是也。

肝有积，其脉弦长面青。经云：青脉之至也长而左右弹，有积气在心下支且去，名曰肝痹是也。

脾肾有积痹，其脉皆大。经云：黄脉之至也大而虚，有积气在腹中。黑脉之至也上坚而大，有积气在小腹与阴，名曰肾痹。王注云：

上谓寸口是也。全文见上脏腑条。

〔《脉》〕诊人心腹积聚，其脉坚强急者生，虚弱者死。脉弦而伏者，腹中有癥，不可转也，必死不治。

〔《灵》〕黄帝问曰：夫百病之始生也，皆生于风雨寒暑，清湿喜怒。喜怒不节则伤脏，风雨则伤上，清湿则伤下。三部之气，所伤异类，愿闻其会？岐伯曰：三部之气各不同，或起于阴，或起于阳，请言其方。喜怒不节则伤脏，脏伤则病起于阴也。清湿袭虚，则病起于下。风雨袭虚，则病起于上。是谓三部，至于其淫泆，不可胜数。百病始生篇　下同是故虚邪之中人也，始于皮肤，皮肤缓则腠理开，开则邪从毛发入，入则抵深，深则毛发立，毛发立则淅然，故皮肤痛。留而不去，传舍于络脉，在络之时，痛于肌肉，其痛之时息，大经乃代。留而不去，传舍于经，在经之时，洒淅善惊。留而不去，传舍于输，在输之时，六经不通四肢，则肢节痛，腰脊乃强，留而不去，传舍于伏冲之脉，在伏冲之时，体重身痛。留而不去，传舍于肠胃，在肠胃之时，贲响腹胀，多寒则肠鸣飧泄，食不化，多热则溏出糜。留而不去，传舍于肠胃之外，募原之间。【批】三部之积皆由虚生。

以上数端，皆邪气袭虚留而不解去，以次相传，未曾留着，无有定所。若留着而有定所，则不能传矣。所谓留着者，当如下文注云。

留着于脉，稽留而不去，息而成积，或着孙脉，或着络脉，或着经脉，或着输脉，或着于伏冲之脉，或着于膂筋，或着于肠胃之募原，上连于缓筋，邪气淫泆，不可胜论。其着孙络之脉而成积者，其积往来上下，臂手孙络之居也，浮而缓不能拘积而止之，故往来移行肠胃之间，水凑渗注灌，濯濯有音，有寒则䐜䐜满雷引，故时切痛。其着于阳明之经，则挟脐而居，饱食则益大，饥则益小。其着于缓筋也，似阳明之积，饱食则痛，饥则安。其着于肠胃之募原也，痛而外连于缓筋，饱食则安，饥则痛。其着于伏冲之脉者，揣之应手而动，发手则热气下于两股，如汤沃之状。其着于膂筋，在肠后者，饥则积见，饱则积不见，按之不得。其着于输之脉者，闭塞不通，滓液不下，孔窍干壅，此邪气之在外入内，从上下也。此谓风雨袭阴之虚，病起于上而积生也。【批】风雨袭虚之积。

黄帝曰：积之始生，至其已成，奈何？岐伯曰：积之始生，得寒乃生，厥乃成积也。黄帝曰：其成积奈何？岐伯曰：厥气生足悗，足悗生胫寒，胫寒则血脉凝涩，血脉凝涩则寒气上入于肠胃，入于肠胃则䐜胀，䐜胀则肠外之汁沫迫聚不得散，日以成积。卒然多食饮则肠满，起居不节，用力过度，则络脉伤。阳络伤则血外溢，血外溢则衄血。阴络伤则血内溢，血内溢则后血。肠胃之络伤则血溢于肠外，肠外有寒，汁沫与血相抟，则并合凝聚不得散，而积成矣。卒然外中于寒，若内伤于忧怒，则气上逆，气上逆则六输不通，温气不行，凝血蕴里而不散，津液涩渗，着而不去，而积皆成矣。此渭清湿袭阴之虚。病起于下而成积也。【批】清湿袭虚之积。

黄帝曰：其生于阴者，奈何？岐伯曰：忧思伤心，重寒伤肺，忿怒伤肝，醉以入房，汗出当风伤脾，用力过度若入房汗出浴则伤肾，此谓喜怒伤脏病起于阴也，风雨袭阴之虚则病起于上而生积，清湿袭阴之虚则病起于下而成积，此内外三部皆受病，其积方成矣。此内外三部之所生病者也。黄帝曰：善。治之奈何？岐伯对曰：察其所痛，以知其应，有余不足，当补则补，当泻则泻，毋逆天时，是谓至治。【批】喜怒伤藏之积，针灸。

手少阴筋病内急，心承伏梁，下为肘纲，治在燔针劫刺，以知为数，以痛为输，其成伏梁唾血脓者，死不治。

手太阴筋病甚成息奔，胁急吐血。手心主筋病，胸痛息奔，皆治在燔针劫刺，以知为数，以痛为输。经文并见经筋。

〔桑〕癥瘕积块，先于块上针之，甚者又于块首一针，块尾一针，立应。针讫，灸之。又，三里灸之。

〔《玉》〕气块：照海　内关　通谷　又，积块：章门　中脘灸，皆三报之　气海　天枢　上脘　通谷选用之

〔《甲》〕伤忧烦思气积。中脘主之。腹中积上下行，悬枢主之。大肠转气，按之如覆杯，热引胃痛，脾气寒，四肢烦，不嗜食，脾俞主之。腹中积聚，时切痛，商一作“盲”。　曲主之。胞中有大疝瘕积，与阴阳相引而痛。苦涌泄上下出，补尺泽、太溪，手阳明寸口皆补之。

〔《摘》〕伏梁气状如覆杯：上脘　三里

〔《甲》〕息奔时唾血，巨缺主之：息奔胁下气上冲，胸中有热，期门主之。

〔《撮》〕奔豚气：水道二寸，灸五十壮泻之。

〔桑〕奔豚抢心不得息，并疝：玉泉三寸，即中极穴。章门五十壮。

又法，奔豚气攻，心胁痛满，淹淹欲绝。急先用汤洗手足，数数易之，却取下穴：气海　期门　关元各五七壮。

〔《玉》〕疝气冲心欲死：关门在玉茎旁二寸，针入二寸半，灸二七壮。

〔《甲》〕贲豚腹肿，章门主之。奔豚上下，期门主之。少腹积聚，劳宫主之。奔豚卵上入，痛引茎，归来主之。贲豚上腹䐜坚，痛引阴中，不得小便，两丸骞，阴交主之。贲豚气，腹䐜痛，舌强不能言，茎肿，先引腰，后引小腹，腰髋少腹坚痛，下引阴中，不得小便，两丸骞，石门主之。贲豚寒气入小腹，时欲呕，伤中溺血，小便数，背脐痛引阴，腹中窘急欲凑，后泄不止，关元主之。贲豚上抢心，甚则不得息，忽忽少气，尸厥心烦痛。饥不能食，善寒中腹胀，引脐而痛，小腹与脊相控暴痛，时窘之后，中极主之。

妇人血积

〔丹〕妇人有块，多是血块。【批】血滞轻剂。

当归丸

治妇人月经不调血积证。

当归　赤芍　川芎　熟地　广茂　京三棱各半钱　神曲　百草霜各二钱半

上为细末，酒糊为丸，桐子大，温水下。

〔《本》〕牛膝根净洗切，焙干捣，下酒煎温服，治妇人血块，立效。

上轻剂

〔杜〕尚书媳妇马氏年三十二，腹中血块作疼，经五六年，形已骨立，众皆曰不可为。奈其未死何？家甚贫，而大小愍之，一日召杜至，告杜曰：但以济物为怀则可，业已请召明公，非所言也。遂以少物帛赠杜，杜不受。曰：但服某药必获安，无以是为疑。遂示方：用没药、牛膝、干漆、当归各半两，硇砂、木香、水蛭、炒红娘子、炒红花、牡丹皮、朱砂各一分，海马一个，斑蝥去翅足，炒十四个。为末，酒醋各半升，熬为膏，每日天明，用一皂子大，酒醋化下，一月病退，六十日渐安。果如其言。【批】重剂。

上重剂。

〔垣〕**加减四物汤**　治妇人血积。【批】热剂。

当归　川芎　芍药　熟地　广茂　桂去皮　京三棱　干漆炒烟尽，各等份

上为粗末，每服二钱，水二盏，煎法如常，食前。

〔《大》〕**黑神丸**

神曲　茴香各四两　木香　川椒炒香，出汗　丁香各半两　槟榔四个　干漆六两，半生半熟，用姜汤煮半日令香

上除椒漆外，五物皆半生半炒，为细末，用前生熟漆和丸，如弹子大。又用茴香十二两，

铺阴地阴干，候外干。并茴香收器中，至干，去茴香用。治肾气膀胱痃癖，及疝坠五隔血崩，产后诸血，漏下赤白，并一丸，分四服，死胎一丸，皆绵灰酒下。若难产，炒葵子四十九粒，杵碎，酒煎下。诸疾不过三服，痃气十服，膈气症癖五服，血瘕三丸。

一妇有块如杯，每发痛不可忍，诸药莫愈，投此丸尽三服，杯气尽消，终身不复作矣。

〔云〕**没药散** 治一切血气，脐腹撮痛，及产后恶露不行，儿枕痛。

血竭 没药并细研 桂心 当归 蒲黄 红花 木香 延胡索 干漆炒 赤芍各等份

上为极细末，每服二钱，热酒调下，食前。若血块冲心痛甚，危者以大顺散三钱，酒调服，立止。

牡丹散 治妇人久虚羸瘦，血块走疰，心腹疼痛。

牡丹皮 桂心 当归 延胡索各一两 莪术 牛膝 赤芍各三两 京三棱一两半

上为粗末，每服三钱，水酒各半盏。

〔罗〕**木香硇砂丸** 治妇人痃癖积聚，血块刺痛，脾胃虚寒，宿食不消，久不瘥者。

丁香 硇砂研 木香 官桂 附子炮 干漆炒，烟尽 细墨 大黄炒锉 乳香 广茂 青皮 京三棱 巴豆霜减半 没药研 猪牙皂角 干姜炮。各等份

上除硇砂、乳香、没药外，同为细末，以好醋一升，化开硇砂，去渣脚，入银器中慢火熬。次下巴豆霜、大黄末熬成膏，将前药末与膏为丸，如麻子大。每服三五十丸，食后温水送下，加至大便利为度。

治血积挟热之证，于产后血块求之。【批】寒剂。

〔《大》〕**桃仁煎** 治妇人血瘕血积，经候不通。出《千金方》

桃仁去皮尖，炒黄 大黄 虻虫 朴硝

上四味末之，以醇醋二升半，银石器中慢火煎取一升五合，下桃仁、大黄、虻虫等，不住手搅千下，次下朴硝，更不住手搅，良久出之，丸如桐子大，前一日不用吃晚饭，五更初，用温酒吞下五丸，日午取下如黑豆汁鸡肝虾蟆衣。未下再作，见鲜血即止，即以调气血药补之。

肠覃生于肠外，月事时下。石瘕生于胞中，月事不以时下。二病皆似虫胀。并见胀门。

〔《脉》〕诊妇人疝癖积聚，脉弦急者生，虚弱小者死。【批】诊。

〔《甲》〕妇人子藏中有恶血，内逆满痛，石关主之。【批】针灸。

胎前产后积

〔《素》〕黄帝问曰：妇人重身，毒之何如？岐伯曰：有故无殒，亦无殒也。帝曰：愿闻其故何谓也？岐伯曰：大积大聚，其可犯也，衰其大半而止，过者死。六元正纪大论。【批】虚实。

〔丹〕血块如盘，有孕难服峻剂，此方主之。

香附醋煮，四两 桃仁去皮尖，一两 海粉醋煮，二两 白术一两

面糊丸服。

南山妇人年三十八，于九月廿三日月经行，比前过后十日，得草药，以败血海为下胎之谋，有数滴血下，因此腹痛，在小腹下有块如碗大，不可按，汤熨则痛稍定，大小便抽痛，小便涩，大便略下少赤积垢，食不进，口略渴，发热。此胃气为草药所败，加以受伤之血妄行而不得泄，所以为病。【批】消污血方。

砂仁三分 甘草炙，三分 滑石一钱半 川芎 黄芩各三分 牛膝二钱 桃仁七个 水酒煎服。

〔《保》〕**芍药汤** 治产后诸积不可攻，宜养阴去热，其病自安。

芍药一斤 黄芩 茯苓各六两

上散，每半两，水煎，日三服，温。

〔丹〕产后消血块。

滑石三钱　没药二钱　血竭二钱

上为细末，醋糊丸。如恶露不下，以五灵脂为细末，面糊丸，白术汤陈皮汤送下。

又消血块。

香附童便浸　桃仁去皮，留尖　为末，醋糊力。

息　积

〔《素》〕帝曰：病胁下满气逆，二三岁不已，是为何病？岐伯曰：病名曰息积，此不妨于食，不可灸刺，积为导引服药，药不能独治也。奇病论　王注云：气逆息难故名息积也，用息奔法治之亦可。【批】气证。

〔无〕**磨积丸**

胡椒一百五十粒　木香二钱半　全蝎十枚，去毒

上为末，粟米丸，绿豆大，每十五丸，陈皮汤下。

化气汤　治息积。

砂仁　桂心　木香各二钱半　甘草炙　茴香炒　丁香皮　青皮炒　陈皮　干姜　蓬术炮。各半两　胡椒　沉香各一钱

上为末，每服二钱，姜苏盐汤调下，妇人醋汤服。

陈无择云：导引法随意行之皆可。愚谓或按摩满处，或手足相屈伸，或八段锦，或六字气之类，以气通为效。【批】导引。

面

〔《灵》〕黄帝曰：首面与身，形也，属骨连筋，同血合于气耳。天寒则裂地凌冰，其卒寒，或手足懈惰，然而其面不裂，何也？岐伯答曰：十二经脉，三百六十五络，其血气皆上于面而走空窍，其精阳气上走于目而为睛，其别气走于耳而为听，其宗气上出于鼻而为臭，其浊气出于胃走唇舌而为味。其气之津液，皆上熏于面，而皮又厚，其肉坚，故天热甚寒，不能胜之也。邪气脏腑病形篇。【批】面候。

面肿颊腮痛

〔丹〕朱奶两腮热肿，膈壅之病也。【批】表热。

干葛　桔梗一钱半　升麻一钱　苏叶一钱半甘草炙，七分　薄荷一钱　姜一片　水煎服。

〔垣〕咽痛颔肿，脉洪大，面赤者，羌活胜湿汤加黄芩、桔梗、甘草各半钱治之。如耳鸣目黄，颊颔肿，颈肩臑肘臂外后廉痛，面赤，脉洪大者，以羌活、防风、甘草、藁本通其经血，加黄连、黄芩消其肿，以人参、黄芪益其元气而泻其火邪。

〔丹〕两腮肿。细辛、草乌等份为末，入蚌粉，以猪脂调敷肿处，口含白梅置腮边，良久肿退出涎患消矣。消时，肿必先向下。

〔世〕治痄腮

竹叶　车前草　柏子仁

杵碎。热敷患处。

腮肿，用赤小豆末敷之，立效。

〔《山》〕痄腮。鸡子清调赤小豆末，及喉下诸般肿痛，用蜗牛飞面研匀，贴肿处。

〔《素》〕面肿日风。平人气象论

〔《千》〕主卒中风，头面肿。杵杏仁如膏敷之。

针灸　面颊肿痛有三法：【批】针灸。

其一取手阳明。经云：颊痛刺足阳明曲周动脉，见血立已。不已，按人迎于经，立已。又云：厥胸满面肿，唇漯漯然，暴言难，甚则不能言，取足阳明。又云：厥头痛，面若肿起而烦心，取之足阳明太阴为烦心也。又云：颊痛，刺手阳明与颊之盛脉出血是也。

其二取手太阳。经云：手太阳之脉是动，则颔肿不可以雇，所生病者，目黄颊痛，视盛虚热寒，陷下取之也。

其三取手足少阳。经云：三焦手少阳之脉，所生病者颊痛。又云：胆足少阳之脉，所生病者颔肿，视盛虚热寒，陷下取之也。又云：肝气逆则头痛，耳聋，颊痛，取血者，盖取足少阳之血也。

〔《东》〕面赤颊热，恶风寒，颔痛：攒竹、玉枕灸三壮，妙、巨窌灸五壮。

〔《集》〕颔肿生疮，名枯曹风：合谷、列缺、地仓、颊车不应，再取下穴、人中、承浆、玉液、金津、三里。

〔《甲》〕面肿，目痈肿，刺陷谷，出血立止。颇肿唇痈，颧髎主之。颊肿痛，天窗主之。颊肿口急，颊车痛不可以嚼，颊车主之。

面热面寒

〔丹〕面热火气因郁热。面寒因胃虚。

〔《灵》〕面热者，足阳明病。邪气脏腑病形篇。【批】面热为胃热。

〔垣〕饮食不节则胃病，胃病则气短，精神少，而生大热，有时而火上行，独燎其面。《针经》云：面热者，足阳明病。

〔罗〕面热　杨郎中之内五十一岁，身体肥盛，己酉春患头目昏闷，面赤热多，服清上药不效，请予治之。诊其脉洪大而有力。《内经》云：面热者。足阳明病。《脉经》云：阳明经气盛有余，则身以前皆热。况其人素膏粱积热于胃，阳明经多血多气，木实则风热上行，诸阳皆会于头目，故面热之病生矣。先以调胃承气汤七钱，加黄连三钱，犀角一钱，疏下三两行，彻其本热。次以升麻加黄连汤，去经络中风热上行。如此，则标本之邪俱退矣。

升麻加黄连汤

升麻　葛根各一钱　白芷七分　甘草炙，五分　白芍五分　酒黄连四分　生犀末三分　川芎三分　荆芥穗三分　薄荷三分

上锉，如麻豆大。用水半盏，先浸川芎、荆芥、薄荷外，都作一服，水二盏，煎至一盏，入先浸三味同煎，至七分，去渣，食后温服，数服愈。忌酒湿面五辛之物。

咳逆停息不得卧，面热如醉，此为胃热上冲熏其面，茯苓桂枝五味甘草汤加大黄以利之。前文方见喘不得卧。

〔罗〕面寒。真定维摩院尼长老六十一岁，身体瘦弱，己酉十月间病头面不耐寒，气弱不敢当风行，诸治不效。予诊之，其脉皆弦细而微。且其人年高素食茶果而已，阳明之经本虚，《脉经》云：气不足则身以前皆寒栗。又加看诵损气，由此胃气虚，经络之气亦虚，不能上荣头面，故恶风寒。先以附子理中丸温其中气，次以升麻汤加附子主之【批】面寒为胃寒。

升麻　葛根　白芷　黄芪各七分　甘草炙，五分　黑附子七分，炮　人参　草豆蔻各五分　益智仁三分

上锉，如麻豆大，都作一服，水三盏，连须白葱头二茎，同煎一盏，去渣温服，食前，数服良愈。

升麻汤辨或曰：升麻加黄连汤治面热，升麻加附子汤治面寒，有何依据？答曰：出自仲景。云岐子注《伤寒论》中辨葛根汤云：尺寸脉俱长者，阳明受病也，当二三日发，以其脉夹鼻络于目，故身热目疼鼻干不得卧，此阳明经受病也。始于鼻交頞中，从头至足，行身之前，为表之里。阳明经标热本实，从标脉浮而长，从本脉沉而实。阳明为病，蒸蒸而热，不恶寒，身热为标病。阳明本实者，胃中燥鼻干目疼为本病。阳明为肌肉之本，禁不可发汗，在本者不禁下，发之则变黄症。太阳主表，荣卫是也。荣卫之下，肌肉属阳明。二阳并病，葛根汤主之。卫者桂枝，荣者麻黄，荣卫之中，桂枝麻黄各半汤主之。荣卫之下，肌肉之分者，葛根汤主之，又名解肌汤。故阳明为肌肉之本，非专于发汗止汗之治。桂枝麻黄两方，互并为一方，加葛根者，便作葛根汤。故荣卫肌肉之次也。桂枝、芍药、生姜、甘草、大枣止汗，有麻黄、桂枝、甘草发汗，葛根味薄，独加一

味者，非发汗止汗也，从葛根以解肌，故名葛根汤。钱仲阳制升麻汤治伤寒瘟疫风热，壮热头痛，肢体痛，疮疹已发未发用葛根为君，升麻为佐，甘草、芍药安其中气。朱奉议作《活人书》，将升麻列作阳明经解药。予诊杨氏妇，阳明经标本俱实，先攻其里，后泻经络中风热，故用升麻汤加黄连，以寒治热也。尼长老阳明经标本俱虚，先实其里，次行经络，故用升麻汤加附子，以热治寒也。仲景乃群方之祖，信哉。

面青　面尘

〔《难》〕肝外证，面青，善洁，善怒。十六难【批】肝木。

运气　面尘有二：

一曰燥金制肝。经云：阳明司天，燥淫所胜，民病嗌干面尘。又云：阳明在泉，燥淫所胜，病嗌干面尘。又云：金郁之发，嗌干面尘，宜治以湿剂是也。

二曰火。经云：少阳之复，厥气上行，面如浮尘，目乃瞤瘛，治以寒剂是也。

针灸　面尘皆取肝胆二经。经云：肝足厥阴之脉是动，病甚则嗌干面尘脱色。又云：胆足少阳之脉是动，病甚则面微有尘，皆视盛虚热寒陷下取之也。【批】针灸。

面　赤

〔《难》〕心外证，面赤，口干。善笑。十六难【批】心火。

〔垣〕面赤为邪气怫郁在经，宜表不宜下。【批】表。

仲景云：下利脉沉而迟，其人面赤。身有微热，下利清谷者，以郁冒汗出而解，此面赤亦表而解也。

运气　面赤皆属寒。经云：太阳司天，寒淫所胜，民病面赤目黄，治以热剂是也。

针灸　面赤皆取心主。经云：心主手厥阴之脉是动，则病面赤目黄，视盛虚热寒陷下取之也。【批】针灸。

面　黄*治法见黄疸门*

〔《难》〕脾外证，面黄，善噫，善思，善味。十六难。【批】脾土。

〔《素》〕阳明经终者，口目动作，善惊，妄言，色黄。诊要经终篇。【批】诊。

面　白

〔《难》〕肺外证，面白，善嚏，悲愁不乐，欲哭。十六难。【批】肺条。

血脱者色白，夭然不泽，其脉空虚。全文见治虚实法。【批】虚寒。

〔垣〕巴戟丸　治肺病，面白不悦，则为脱气脱血，脱津脱液，脱精脱神。方见梦遗。

脉紧者，寒也。或面白善嚏，或面色恶，皆寒也。以羌活、防风、甘草、藁本四味泻足太阳，少加附子以通其脉，面色恶悲恐者，更加桂、附。

太阳终者戴眼，反折瘛疭，其色自，绝汗出。

少阳终者耳聋，百节皆纵，目瞏绝系，其色青白。以上全文见诊生死法。

面　黑*若身黄面黑于黑疸求之*

〔《难》〕肾外证，面黑善恐欠。十六难【批】肾胃。

〔罗〕阴出乘阳。一妇人年几三十，忧思不已，饮食失节，脾胃有伤，面色黧黑不泽，环唇尤甚，心悬如饿状，又不欲食，气短而促。大抵心肺在上，行荣卫而光泽于外，宜显而藏。肾肝在下，养筋骨而强于内，当隐而不见。脾胃在中，主传化精微以灌四旁，冲和而不息，其气一伤，则四脏失所，忧思不已，气结而不行。饮食失节，气耗而不足，使阴气上溢于阳中，故黑色见于面。又经云：脾气通于口，其华在唇，今水反来侮土，故黑色见于唇，此阴阳相反，病之逆也。上古天真论云：阳明脉衰于上，面始焦。故知阳明之气不足，非助阳明生发之剂，无以复其色，故以冲和顺气汤主之。

升麻一钱　葛根一钱半　甘草四分　芍药三分　白芷一钱　黄芪八分　防风一钱　人参七分　苍术三分

《内经》曰：上气不足，推而扬之。以升麻苦平，葛根甘温，自地升天，通行阳明之气为君。人之气以天地之风名之，气留而不行者，以辛散之。防风辛温，白芷甘辛温，以散滞气为臣。苍术苦辛，蠲除阳明经之寒。白芍药之温酸，安太阳经之怯弱。《十剂》云：补可去弱。人参、羊肉之属。人参、黄芪、甘草甘温，补益正气为佐。至真要大论云：辛甘发散为阳，生姜辛热，大枣甘温，和荣卫，开腠理，致津液以复其阳气，故以为使。

上件㕮咀，都作一服，水二盏，姜三片，枣二枚，同煎至一盏，去渣，温服。早饭后，午饭前，取阳升之时，便人之阳气易达故也。数服而愈。

〔孙〕樊楼有店家刘三，一日满面皆黑色，有相者断云，不过月余死。既过月，且安。孙入店与客饮酒，遂拜孙述说其病状。孙特与诊之曰：非病也，乃为臭气所熏，秽气畜于面部不散，故有此色。问刘曰：汝一月前闻甚一阵非常臭气不能避耶。刘曰：一日登溷，其厕臭气不可闻，隐忍良久，下厕，明日遂有此疾。孙曰：去至臭无过至香，我家有南人将至售香，可用沉、檀二香各一两，碎擘焚于炉中，安帐内以熏，绢被盖定，勿令香气散，可端坐香边，瞑目静坐，候香气散方可出帐。明日，引鉴照之。刘依其言，面色渐变，旬日如故。肾臭腐属水，脾臭香属土，今夫厕臭者腐臭也，故闻之则入肾而面黑，沉香者香臭也，故熏之则脾土胜肾水而色远也。

针灸　面黑有二法：【批】针灸。

其一取胃。经云：胃足阳明之脉是动，则病洒洒振寒，颜黑。

其二取肾。经云：足少阴之脉是动，则病饥不欲食，面如漆柴，视盛虚热寒陷下取之也。

少阴终者，面黑齿长而垢，腹胀闭。全文见诊生死，下同。【批】诊。

太阴终者，腹胀闭不得息，善噫呕逆则面赤，不逆则面黑，皮毛黑。

颊车病谓颊车开而不合

〔肃〕平江陈氏，因惊惧后常用手指甲掐住两颊，遂两颊破损，心中懊侬不安，脉数而实，诸药不愈。用《活幼口义》牛黄清心、凉膈丸，数服如失。【批】杂方。

〔无〕凡伸欠颊车蹉，但开不能合。以酒饮之，令大醉，睡中吹皂角末搐其鼻，嚏透即自正。

狂　癫

狂谓妄言妄走也，癫谓僵仆不省也，各自一症，今以狂入脾部，癫入肝部。然经有言狂癫疾者，有言狂互引癫者，又言癫疾为狂者，此则又皆狂癫兼病。今病有妄言妄走，顷时前后僵仆之类，有僵仆后妄见鬼神半日方已之类，是以癫狂兼病者也。

〔《难》〕癫狂之病，何以别之？然，狂之始发，少卧而不饥，自高贤也，自辨智也，自贵居也，妄笑好歌乐，妄行不休是也。癫疾始发，意不乐，直视僵仆，其脉三部阴阳俱盛是也。重阳者狂，重阴者癫。二十难。王注云：狂病之后，不欲眠卧，不肯饮食，自言贤智尊贵歌笑行走不休，今人以为癫疾谬矣。【批】诊。

〔《素》〕二阴二阳皆交至，病在肾，骂詈

妄行，癫疾为狂。阴阳类论王注云：二阴肾水，二阳胃土，土刑水，病在肾胃为狂。

〔《灵》〕邪入于阳则为狂。转则为癫疾。九针篇

〔《素》〕癫疾厥狂，久逆之所生也。通评虚实论　太阳所谓狂癫疾者，阳尽在上而阴气从下，下虚上实，故狂癫疾也。脉解篇

【批】下虚上实。

针灸　狂癫有二法：【批】针灸。

其一取胃。经云：足阳明之别，名曰丰隆，去踝八寸，别走太阴，其病实则狂癫，取之所别是也。

其二取膀胱。经云：膀胱足太阳之脉所生病者狂癫，视盛虚热寒陷下取之也。

〔《甲》〕狂癫疾吐舌，太乙及滑肉、期门主之。狂仆，温溜主之。狂癫疾，阳谷及筑宾、通谷主之。狂互引癫疾数发，后溪主之。狂癫，阴谷主之。

狂

欲独闭户牖而处，阴不胜其阳，则脉流薄疾并乃狂。全文见治虚实法。

〔《素》〕帝曰：有病怒狂者，此病安生？岐伯曰：生于阳也。帝曰：阳何以使人狂？岐伯曰：阳气者，因暴折而难决，故善怒也，病名日阳厥。帝曰：何以知之？岐伯曰：阳明者常动，巨阳少阳不动，不动而动大疾，此其候也。帝曰：治之奈何？岐伯曰：夺其食即已。夫食入于阴，长气于阳，故夺其食即已。使之服以生铁落为饮。夫生铁落者，下气疾也。病能篇【批】上实者从高抑之。

〔无〕虢矾丹治狂效。方见癫痫门

镇心丹　治惊悸自汗，心烦短气，喜怒悲恶，悉不自知，忘魂失魄，状若神灵所凭，及男子遗泄，女子带下。

辰砂研　白矾煅汁尽，各等份

上为末，水丸如鸡头大。每服一丸，煎人参汤下，食后服。

〔世〕浙江一妇人，癫狂不止。医以瓜蒂半两为末，每一钱重，井花水调满一盏投之，随得大吐，吐后熟睡，勿令惊动，自此无恙。【批】在上者因而越之。

〔《竹》〕**来苏膏**　治远年近日风痫心病，风狂中风，涎沫潮闭，牙关不开及破伤风，并皆治之。

皂角一两，肥大无虫蛀者，去皮弦子

上将皂角切碎，用浆水一大碗，春秋浸三四日，冬七日，夏一二日，揉开取净浸透皂角汁，入银器或砂锅内，以文武火熬，用新柳条槐枝搅，熬似膏药取出，摊于夹纸上，阴干，收贮。如遇病人，取手掌大一片，用温浆化在盏内，用竹管儿盛药水，将病人扶坐定，头微抬起，将药吹入左右鼻孔内，良久扶起，涎出为验。欲要涎止，将温盐汤令病人服一二口便止。忌鸡鱼生硬湿面等物。

〔子和〕一男子落马发狂，起则目瞪狂言，不识亲疏，弃衣而走，骂言涌出，气力加倍，三五人不能执缚，烧符作醮，问鬼跳巫，殊不知顾，服丹砂、牛黄、犀、珠、脑，麝，资财散去，室中萧然。不远二百里而求戴人一往，戴人以车轴埋之地中，约高二丈许，上安中等车轮，其辋上凿一穴，如作盆之状，缚病人在其上，使之伏卧，以软（茵衬）之。又令一人于下坐机一枚，以棒搅之，转千百遭，病人吐出青黄涎沫一二斗许，绕车轮数匝。病人曰；我不能堪，可解我下。从其言而解之，索凉水，与之冰水，饮数升，狂乃罢矣。

〔《素》〕帝曰：阳明病甚则弃衣而走，登高而歌，或至不食数日，逾垣上屋，所上之处，皆非其素所能也，病反能者，何也？岐伯曰：四肢者，诸阳之本也。阳盛则四肢实，实则能登高也。帝曰：其弃衣而走者，何也？岐伯曰：热甚于身，故弃衣欲走也。帝曰：其妄言骂詈，不避亲疏而歌者，何也？岐伯曰：阳盛则使人妄言骂詈不避亲疏而不欲食，不欲食故妄走也。

阳明脉解篇　阳明所谓病至则欲乘高而歌弃衣而走者，阴阳复争外并于阳，故使之弃衣而走也。

〔海〕许氏病阳厥，狂怒骂詈亲疏，或哭或歌，六脉举按无力，身表如水石，发即叫呼声高。洁古云：夺食则已。因不与之食。予用大承气汤下之，得脏腑渣秽数升，狂稍宁。数日复发，复下。如此五七次，行大便数斗，疾瘥身温脉生，良愈。此易老夺食之法也。【批】阳明实则脉伏宜下之。

〔《保》〕**当归承气汤**

当归　大黄各一两　甘草半两　芒硝七钱

上锉，如麻豆大。每二两，水一大碗，姜五片，枣十枚，煎至一半，去渣，热温服。若阳狂奔走，骂詈不知亲疏，此阳有余，阴不足，大黄、芒硝去胃中实热，当归补血益阴，甘草缓中，加姜、枣者，胃属土，此引入胃中也。经所谓微者逆之，甚者从之，此之谓也。以大利为度，微缓以瓜蒂散入防风末、藜芦末吐之，其病立安。后用调心散、洗心散、凉膈散、解毒汤等调之。

〔子和〕一狂人阴不胜其阳，则脉流薄疾，阳并乃狂。《难经》曰：阳极则狂，阴极则癫。阳为腑，阴为脏。非阳热而阴寒也，热并于阳则狂，狂则生寒；并于阴则癫，癫则死。《内经》曰：足阳明实则狂。故登高而歌，弃衣而走，无所不为，是热之极也。以调胃承气大作汤下数十行，三五日复上涌一二升，三五日又复下之，凡五六十日，下百余行，吐亦七八度。如吐时暖室置火以助其汗，数汗方平。

一叟年六十，值徭役烦扰而暴发狂，口鼻觉如虫行，两手爬搔，数年不已。戴人诊其两手脉皆洪大如亘，断之曰肝主谋，胆主决，徭役迫遽，财不能支，则肝屡谋而胆屡不能决，屈无所伸，怒无所泄，心火（磅）礴，乘阳明金，然胃本属土，而肝属木，胆属相火，火随木气而入胃，故暴发狂。乃命置燠室中，涌而汗出，如此三次。《内经》曰：木郁则达之，火郁则发之，正谓此也。又以调胃承气汤半斤，用水五升，煎半沸，分作三服，大下二十行，血水与瘀血相杂而下数升，来日乃康。以通圣散调其后。【批】郁者发之。

〔孙〕相国寺僧充忽患癫疾，经半年，遍服名医药皆不效，僧俗兄潘氏家富，召孙疗之。孙曰：今夜睡着，明后日便愈也。潘曰：且告投药，报恩不忘。孙曰：有成物但与师吃，待渴却来道。至夜僧果渴。孙至，遂求温酒一角，调药一服与之。有顷，再索酒，与之半角。其僧遂睡，两昼夜乃觉，人事如故。潘谢孙，问其治法。曰：众人能安神矣，而不能使神昏得睡，此乃《灵苑方》中朱砂、酸枣仁、乳香散也，人不能用耳。【批】虚者补之。

辰砂散　治风痰诸痫，狂言妄走，精神恍惚，思虑迷乱，乍歌乍哭，饮食失常，疾发仆地，吐沫戴目，魂魄不守，医药无验。

辰砂一两，须光明有墙壁者　酸枣仁半两，微炒　乳香半两，光莹者

上量所患人饮酒几何，先令恣饮沉醉，但勿令吐，至静室中以前药都作一服，温酒调下，作一盏调之，令顿饮。如饮酒素少人，但以随量取醉，服药讫，便安置床枕令卧。病浅者半日至一日，病深者三两日，令家人潜伺之，鼻息匀调，但勿唤觉，亦不可惊触使觉，待其自醒，即神魂定矣。万一惊悟，不可复治。正肃吴公少时心病，服此一剂，五日方寤，遂瘥。

一醉膏　治心恙。

无灰酒二碗，香油四两，和匀，用杨柳枝二十条，逐条搅一二百下，候香油与酒相入成膏，煎至八分灌之，熟睡，则醒或吐下即安矣。

狂之为病少卧，少卧则卫独行阳，不行阴，故阳盛阴虚，令昏其神，得睡则卫得入于阴，而阴得卫填不虚，阳无卫助不盛，故阴阳均平而愈矣。

〔《本》〕**宁志膏**

人参　酸枣仁各一两　辰砂五钱　乳香一分

上为细末，炼蜜和丸，如弹子大。每服一丸，薄荷汤送下。予族弟缘兵火失心，制此方与之，服二十粒，愈。亲旧多传去，服之皆验。

〔海〕狂邪癫痫，不欲眠卧，自肾自智，妄行不休。此方能安五脏，下心气。用自雄鸡一只煮熟，五味调和作羹粥食之。经云：悲哀动中则伤魂，魂伤则狂妄不精，不精则不正，此悲哀伤魂而狂，当用温药补魂之阳，仲景方以地黄汤，《本事》惊气丸之类即是也。经云：喜乐无极则伤魄，魄伤则狂，狂者意不存人。此喜乐伤魄而狂，当用凉药补魄之阴，辰砂、郁金、白矾之类是也。

〔世〕治失心。

郁金十两，须四川蝉肚者是真　明矾三两

上为细末，薄糊为丸，如桐子大。每服五六十丸，汤水任下。昔有妇人癫狂可畏，数年不愈，后遇至人授此方，初服觉心胸中有物脱去，神气洒然，再服顿苏。至人云：此病用忧惊得之，痰涎包络心窍，此药能去郁痰。

〔仲〕**防己地黄汤**　治病如狂状，妄形独语不休，无寒热，其脉浮。【批】风。

防己一钱　桂枝　防风各三钱　甘草二钱

上四味，以酒一杯，渍一宿，绞取汁，生地黄二斤，㕮咀蒸之，如斗米饭久，以铜器盛其汁，更绞地黄汁和分再服。

〔《本》〕治惊痉，积气症，风邪发则牙关紧急，涎潮昏塞，醒则精神若痴，惊气丸。

附子　木香　自僵蚕　白花蛇　橘红　天麻　麻黄各半两　干葛二分　紫苏叶一两　朱砂一钱，留少许为衣　天南星洗，切姜汁浸一夕，半两

上为末，加脑麝少许，同研极匀，炼蜜杵丸，如龙眼大。每服一丸，金银薄荷汤化下，温酒亦得。此予家秘方也，戊申年军中一人犯法，捋衣将受刑而得释，精神顿失如痴，予与一丸，服讫而寐，及觉，病已失矣。提辖张载扬其妻因避寇失心已数年，予授此方，不终剂而愈。又黄彦奇妻狂厥者逾十年，诸医不验，予授此方，去附子加铁粉，亦不终剂而愈。铁粉非但化痰镇心，至如摧抑肝邪特异，若多恚怒，肝邪大盛，铁粉能制伏之。《素问》云：阳厥狂怒，治以铁落饮。金制木之意也，此亦前人未常论及。

〔无〕治中风或歌或哭，或笑语，无所不及，小续命汤。

用麻黄三两，人参、桂枝、白术各三两，无防风、附子、生姜，有当归一两。

〔世〕治癫狂发作，披头大叫，不避水火，苦参为末，蜜丸梧子大。每服十丸，薄荷汤化下，妙。【批】风热。

〔《保》〕**牛黄膏**　治热入血室，发狂不认人。【批】血热。

牛黄二钱半　朱砂　郁金　牡丹皮各三钱　甘草　脑子各一钱

上为末，炼蜜丸，如枣子大。新汲水化下。

肝移寒于心，狂膈中。全文见诊病传变。【批】寒。

运气　狂皆属火。经云：诸躁狂越，皆属于火。又云：火太过曰赫曦，赫曦之纪，其病笑谑狂妄。又云：岁火太过，上临少阴少阳，病谵妄狂越，治以诸寒是也。【批】运气。

〔子和〕项开合之妻，病饥不欲食，常好叫呼怒骂，欲杀左右，恶言不辍。众医皆处药，几半载，尚尔。其夫命戴人视之，戴人曰：此难以药治。乃使二娼各涂丹粉，作伶人状，其妇人大笑。次日，又作角觝，又大笑。其旁常以两个能食之妇夸其食美，病妇亦索其食而为一尝之。不数日，怒减食增。不药而瘥，后得一子。夫医贵有才，无才何足应变无穷。【批】杂方。

〔《灵》〕狂始生，先自悲也，喜忘苦怒善恐者，得之忧饥。治之取手太阴阳明，血变而止，及取足太阴阳明。狂始发，少卧不饥，自高贤也，自辨智也，自尊贵也，善骂詈，日夜不休。治之取手阳明、太阳、太阴、舌下不阴，视之盛者皆取之，不盛，释之也。狂言，惊，

善笑，好歌乐，妄行不休者，得之大恐。治之取手阳明、太阳、太阴。狂目妄见，耳妄闻，善呼者。少气之所生也。治之取手太阳、太阴、阳明，足太阴头两顑。狂者多食，善见鬼神，善笑而不发于外者，得之有所大喜。治之取足太阴、太阳、阳明。后取手太阴、太阳、阳明。狂而新发，未应如此者，先取曲泉左右动脉，及盛者见血，有顷已。不已，以法取之，灸骨骶二十壮。颠狂篇

大热偏身，狂而妄见妄闻妄言，视足阳明及大络取之，虚者补之，血而实者泻之，因其偃卧，居其头前，以两手四指挟按颈动脉，久持之。卷而切，推下至缺盆中，而复止如前，热去乃止，此所谓推而散之者也。刺节真邪篇 颈动脉胃挟喉两旁人迎脉也。

胃足阳明之脉是动，病甚则欲上高而歌，弃衣而走，故狂皆取阳明也。

〔秦承祖灸鬼法〕狐魅神邪癫狂诸病，并小儿惊痫。两手大拇指用软绳急缚之，灸三壮，艾炷着四处，半在甲，半在肉上，四处尽烧，一处不着，其疾不愈，神效难量。此法累用累效。

〔《明堂》〕灸狂发怒欲杀人，见鬼：身柱灸，在三椎节下间。　后溪。

〔通玄〕呆痴：神门一穴，沿皮向前三分，先补后泻，灸之　后溪补生，泻成。

〔标幽〕又法：大钟。

〔《集》〕失志呆痴：神门、中冲、鬼服、鸠尾、百会。

〔《摘》〕心闷不已：支沟。

〔《甲》〕狂易，鱼际及合谷、腕骨、支正、少海、昆仑主之。狂言笑，见鬼，取之阳溪及手足阳明、太阳。狂歌妄言怒恐，恶人与火，骂詈，三里主之。狂妄走善欠，巨虚上廉主之。狂易见鬼神与火，解溪主之。狂言，太渊主之。心悬如饥之状，善悲而惊狂，面赤目黄，间使主之。狂疾，液门主之。又侠溪、丘墟、光明主之。狂互引头痛，耳鸣目痹，中渚主之。身热狂走，谵言见鬼，瘛疭，身柱主之。狂妄言怒，恐恶火，甚骂詈，巨关主之。

欲独闭户牖而处

〔《素》〕阳明所谓欲独闭户牖而处者，阴阳相薄也，阳尽而阴盛，故欲独闭户牖而居。帝曰：阳明恶人者，何也？岐伯曰：阳明厥则喘而惋，惋则恶人。阳明脉解篇。【批】胃。

针灸　独闭户牖而处有二法：【批】针灸。

其一取胃。经云：胃足阳明之脉是动，则病恶人与火，独闭户牖而处，视盛虚热寒陷下取之也。

其二取少阴。经云：少阴之虚，独闭户牖而处。注云：取大钟、太溪二穴。

〔《甲》〕热病汗不出，鼽衄，时仆而浮肿，足胫寒，不得卧，振寒恶人与木音，喉痹啮齿，恶风，鼻不利，多卧善惊，厉兑主之。四厥手足闷者使人久持之，厥热胫痛，腹胀皮痛，善伸数欠，恶人与木音，振寒，嗌中引外肾痛，热病汗不出，下齿痛，恶寒目急，喘满寒栗，啮齿口禁，懈惰不嗜食，内庭主之。

〔《难》〕病若闭目不欲见人者，脉当得肝脉弦急而长，而反得肺脉短而涩者，死也。【批】诊。

口

口者脾之所主，胃大肠脉之所挟。经云：中央黄色，入通于脾，开窍于口，藏精于脾。又云：脾主口，在藏为脾，以窍为口。又云：脾气通于口，脾和则口能知五味矣。此脾之所主于口也。【批】喉。

又经云：胃足阳明之脉，挟口，下交承浆。又云：大肠手阳明之脉，挟口，交人中。此胃大肠之脉所挟于口也。

口　苦

肝气热则胆泄口苦。全文见痿。

《内经》曰：有病口苦，名日胆瘅。乃肝主谋虑，胆主决断，盛汁七合，是清净之府，取决于胆。胆或不决，为之恚怒，则气上逆，胆汁上溢，故口苦，或热甚而使然也。以龙胆泻肝汤主之。【批】肝热。

柴胡一钱　黄芩七分　生甘草　人参　天门冬去心　黄连　草龙胆　山栀　麦门冬　知母各五分　五味子七粒

上件㕮咀。都作一服，水二盏，煎至一盏，去渣，温服食远。忌辛热物，大效。

真气上逆，故口苦舌干。全文见水肿。

〔《素》〕帝曰：有病口苦者，病名为何？何以得之？岐伯曰：病名日胆瘅。夫肝者，中之将也，取决于胆，咽为之使。此人者，数谋虑不决，故胆虚气上溢，而口为之苦，治之以胆募俞。奇病论　胆募穴在腹部期门下五分，胆俞穴在背部第十一椎下两旁相去各二寸半。【批】针灸。

针灸　口苦，独取于胆。此篇经文是其一法也，又经云：胆病者，善太息，口苦呕汁，当取阳陵泉。又云：胆足少阳之脉是动，则病口苦，善太息，视盛虚热寒陷下取之也。

口　疮入疥门

口　糜

膀胱移热于小肠，膈肠不便，上为口糜。全文见诊病传变。【批】热。

〔垣〕**移热汤**　治口糜。《内经》云：膀胱移热于小肠，膈肠不便，上为口糜。好饮酒人多有此疾。易老用五苓散、导赤散相合服之，神效。

〔丹〕治满口白烂。毕拨一两，厚黄柏一两六钱，为末。用米醋煎数沸后，调上药，涎出吐之，再用汤漱口漱即愈，重者二次。

〔罗〕**胡黄连散**　治口糜。

胡黄连五分　藿香一钱　细辛三钱　黄连三钱

上为末，每用半钱，干掺口内，漱吐之。

必效散　治口糜。

白矾　大黄等份

右为细末，临卧干贴，沥涎尽，温水激之。

运气　口糜皆属热。经云：少阴之复，火气内发，上为口糜，治以苦寒是也。【批】运气。

口臭喉腥

〔《本》〕**加减甘露饮**　治男子妇人小儿胃客热，口臭牙宣，赤眼口疮，一切疮疼已散未散，皆可服之。丹溪云：甘露饮心肺胃药也。【批】热。

熟地　生地　天门冬去心　黄芩　枇杷叶去毛　山茵陈　枳壳　金钗石斛　甘草各一两　犀角三钱

上为末，每服二钱，水一盏，煎至七分，去渣，食后临卧温服。小儿一服分作二服，更斟酌与之。

此方得自一品之家，其间用犀角一味，甚有道理，百发百中。予族中有一仆，牙宣口臭，牙齿渐渐颓落，予与二服，顿愈。服之无不愈者，《本事方》前集所未载，此方缘得之不易，故不敢轻泄，服之自有奇效。

〔《本》〕治口臭。香薷一把，以水一斗，煮取三升，稍稍含之。丹溪云：惟香薷汤能治口臭。

〔罗〕肺热喉腥治验　梁济民膏粱而饮，因劳心过度，肺气有伤，以致气出腥臭而唾稠黏，咽嗌不利，口苦干燥，以加减泻白散主之。

桑白皮三钱　地骨皮一钱半　甘草炙，钱半　知母七分　黄芩五分　五味子二十一粒

麦门冬五分　桔梗二钱

〔《难经》〕云：心主五臭，入肺为腥臭，此其一也。因洪饮大热之气所伤，从心火刑于肺金，以桑白皮、地骨皮苦微寒，降肺中伏火而补气为君。以黄芩、知母苦寒，治气腥臭清利肺气为臣。肺欲收，急食酸以收之，以五味子酸温，以收肺气，麦门冬苦寒，治涕唾稠黏口苦干燥为佐。桔梗辛温体轻浮，治痰逆利咽膈为使也。

上㕮咀，都作一服，水二盏，煎至一盏，去渣，温服食后，一日二服。忌酒湿面及辛热之物。

〔《圣》〕治口臭，仍医齿肿痛。细辛煮取浓汁，热饮令吐，瘥。

〔子和〕尚家一男子，年二十余岁，病口中气出，臭如登厕，虽亲戚莫肯与对语。戴人曰：肺金本主腥，金为火所乘，火主臭，应便如是也。久则成腐，腐者肾也，此亢极则反兼水化也。病在上宜涌之，以茶调散涌而去其七分，夜以舟车丸、浚川散下五七行，比旦而臭断。

〔《甲》〕口中肿臭，劳宫主之。【批】针灸。

口　甘入中消门

唇唇酸入口疮门

六腑之华在唇。经云：脾胃大肠小肠三焦膀胱者，仓廪之本，荣之居也，其华在唇四白是也。胃脉肝脉督脉皆环唇。经云：胃足阳明之脉，夹口环唇。又云：肝足厥阴之脉环唇。《内经》云：督脉上颐环唇是也。冲脉任脉皆络唇。经云：冲脉任脉别而络唇口是也。【批】唇候。

唇反者死。经云：唇舌肌者，肉之本也。唇反者，肉先死是也。【批】诊。

四　肢

阳主四肢。经云：四肢者，诸阳之本也。又云：阳受气于四肢是也。阳实则肢肿。经云：结阳肿四肢是也。阳虚则肢满。经云：冬气病在四肢是也。脾主四肢。经云：四肢皆禀气于胃，而不得至经，必因于脾乃得禀者是也。脾实则四肢不举。经云：脾脉太过为病，在外则令人四肢不举者是也。脾虚则四肢不用。经云：脾藏肉，形不足，则四肢不用。又云：四肢懈惰，此脾精之不行是也。治见痿及中风。五脏有邪，留在支节。经云：肺心有邪，其气留于两肘，肝有邪，其气留于两股；脾有邪，其气留于两髀；肾有邪，其气留于两膝是也。治法见痛痹。【批】四肢候。

运气　四肢不举，皆属湿。经云：土太过曰敦阜。敦阜之纪，其病腹满四肢不举是也。【批】运气。

〔《甲》〕风逆四肢肿，复溜主之。【批】针灸。

肉

脾主肉。经云：脾主肉，在体为肉，在藏为脾。又云：邪在脾胃，则病肌肉痛是也。脾病在溪。经云：北方黑色，入通于肾，故病在溪。溪者肉之小会也。【批】肉候。

〔《素》〕帝曰：愿闻溪谷之会也？岐伯曰：肉之大会为谷，肉之小会为溪，肉分之间，溪谷之会，以行荣卫，以会大气。邪溢气壅，脉热肉败，荣卫不行，必将为脓，内消骨髓，外破大腘，留于节凑，必将为败，积寒留舍，荣卫不居，卷肉缩筋，肋肘不得伸，内为骨痹，外为不仁，命曰不足，大寒留于溪谷也。溪谷三百六十五穴会，亦应一岁，其小痹淫溢，循脉往来，微针所及，与法相同。气穴论。【批】针灸。

形乐志乐，病生于肉，治之以针石。全文见治法。【批】禁忌。

湿伤肉，甘伤肉。经云：湿伤肉，风胜湿，甘伤肉，酸胜甘。又云：甘走肉，肉病无多食甘。又云：多食酸则肉胝皱而唇揭是也。坐乐伤肉。经云：久坐伤肉。又云：形乐志乐，病生于肉，治之以针石是也。

身　重

〔垣〕身重者湿也，补中益气汤去桂加五苓散主之。【批】风湿。

〔洁〕起卧不能谓之湿，身重是也，小柴胡汤、黄芪芍药汤。

〔仲〕风湿脉浮身重汗出恶风者，防己黄芪汤主之。方见伤寒身重。

〔洁〕夏月中风湿，身重如山，不能转侧，宜除风胜湿去热之药治之。

〔仲〕肾着之病，其人身体重，腰中冷，如坐水中，形如水状，反不渴，小便自利，饮食如故，病属下焦。身劳汗出，表里冷湿，久久得之，腰以下冷痛，腹重如带五千钱。甘姜苓术汤主之。【批】肾着。

甘草　白术各二两　干姜　茯苓各四两

上四味，以水五升，煮取三升，分温二服，腰中自温。

〔《素》〕肝虚肾虚脾虚，皆令人体重烦冤。示从容论　体重属肝、肾虚，肝虚则脾寡于畏而体重，肾虚则脾胜之而体重也。【批】虚。

〔垣〕**参术汤**　治脾胃虚弱，元气不能荣于心肺，四肢沉重，食后昏闷。

黄芪二钱　人参半钱　升麻三分　甘草炙，四分　柴胡　酒黄柏各三分　陈皮五分　青皮五分　神曲七分　苍术一钱　当归二分

上㕮咀，作一服，水二盏，煎至一盏半，去渣，带热服，食前。

运气　身重有五：【批】运气。

一曰湿，乃湿制肾虚而重。经云：太阴所至为身重。又云：太阴之复，体重身满。又云：岁土太过，湿气流行，民病体重烦冤。又云：土郁之发，民病身重是也。

二曰湿热。经云：少阳司天之政，四之气，炎暑间化，其病满身重是也。

三曰寒湿。经云：太阴司天之政，三之气，感于寒湿，民病身重是也。

四曰风，乃木制脾虚而重。经云：岁木太过，风气流行，民病体重烦冤。又云：岁土不及，风乃大行，民病体重烦冤。又云：厥阴在泉，风淫所胜，病身体皆重是也。

五曰金，乃燥制肝虚而重。经云：岁金太过，燥气流行，民病体重烦冤是也。

针灸　身重有二法：【批】针灸。

其一取脾。经云：脾病者身重肉痿，取其经太阴阳明少阴血者。又云：脾足太阴之脉是动，则病腹胀，身体皆重，视盛虚热寒陷下取之也。

其二取肾。经云：肾病者身重，寝汗出，憎风，取其经少阴太阳血者是也。

怠惰嗜卧

〔垣〕云：脉缓怠惰嗜卧，四肢不收，或大便泄泻，此湿胜，从平胃散。又云：怠惰嗜卧有湿，胃虚不能食，或沉困，或泻泄，加苍术，自汗加白术。

〔《本》〕补虚损，治劳倦一切虚极欲垂死者。肥人阴虚宜服，瘦人不宜服。

甘草三两　苍术一斤，米泔浸一宿，切，用韭白一斤细切，同罨过一宿　川椒四两，炒　草乌半斤，水浸一宿，切，用盐四两罨一宿，次日炒干

上共为末，用好酒糟六斤，同捣三五千杵，令匀为丸，如桐子大。每服三十丸，空心温酒盐汤任下，妇人淡醋汤下。

〔垣〕食入则困倦，精神昏冒而欲睡者，脾虚弱也。

人参补气汤 治四肢懒倦。

黄芪一钱半 人参七分 甘草炙，三分 生地五分 防风七分 白芍五分 五味二十粒 升麻七分 肉桂二分 熟地六分 生甘草一分 黄柏七分知母七分

上为粗末，作一服，水二盏，煎至一盏，滤去渣，空心热服下。

蛊 毒

〔无〕江南闽中山间人，以蛇、虺、蜈蚣、蜒蚰、虾蟆等百虫同器畜之，使其自相食啖，胜者为灵以祀之，取其毒，杂以菜果饮食之类以害人，妄意要福，以图富贵。人或中之，症状万端，或年岁间人多死。又有人家香火奉祀如家先者，亦谓之蛊，能病人，世谓之蛊疰，以姓类属五音，谓之五蛊。此皆旁鄙邪僻之地，多有此事，中都则蔑闻也。

夫中蛊毒者，令人心腹绞痛，如有物吐出，皆如烂肉。若不即治，食人五脏即死。验令病人唾水沉者即是。【批】诊。

有人行蛊毒，以病人若欲知其姓名者，以败鼓皮烧作末，饮服方寸匕，须臾自呼蛊家姓名可语之，令呼唤将去则愈，治之亦有方。

〔世〕验蛊之法，含一大豆，其豆胀皮脱者蛊也，豆不胀皮不脱者非也。人以鹄皮至病人卧所下，勿令知觉，病甚者走，居则非也。治疗之法，必须审而后行，试而后可。今人偶有积聚胀满之病，类乎蛊者，便以为蛊，尤为非也。凡蛊毒之中，有缓有急，急者十数日便死，缓者待以岁月，气力羸败，食尽五脏而后死。死则其毒流注于傍，傍人亦成蛊疰矣。

〔无〕凡中毒，嚼生豆不腥，嚼白矾味甘者，皆中毒无疑。

〔《脉》〕人为百药所中伤，脉浮涩而疾者生，微细者死，洪大而迟者生。《千金》“迟”作“速”。

〔无〕**辰砂丸** 治蛊毒从酒食中着者，端午日合。【批】吐利益毒法。

辰砂细研 雄黄另开，水飞 赤脚蜈蚣 续随子各一两 麝香一钱

上为末，糯米饮为丸，如鸡头大。若觉中毒，即以酒下一丸。蛇蝎所螫，醋磨傅，效。

〔《必效》〕主蛊毒神效。以胡妥根绞汁半升，酒和服之，立下。

〔《外》〕治蛊毒。土瓜根大如拇指长三寸，切，以酒半升浸一宿，一服当吐下。

〔崔〕蛇蛊，食饮中得之，咽中如有物，咽不下，吐不出，闷闷心热。服马兜铃，即吐出。又服麝香一钱匕，即吐蛊毒。

〔《圣》〕五种蛊毒。马兜铃根三两为末，分为三帖，水一盏，煎五分，去渣服，当吐虫出。未快再服。

〔《本》〕主蛊毒。用大戟，桃白皮以火烘干，班蝥去翅足炒，三物等份捣筛为散，以冷水服半方寸匕，其毒即也。不出，更一服，蛊并出。此李饶州法，大奇效。若以酒中得，则以酒服。以食中得，则以饮服之。

上吐利益毒法

〔无〕凡诸蛊多是假毒药以投之，知时宜煮大豆、甘草、荠尼汁饮之，通除诸毒药。【批】解蛊毒法。

〔《经》〕山豆根不拘多少，如中药蛊毒，密遣人和水研，以禁声服少许。不止，再服。一方用酒调下二钱。

〔《本》〕食中有益毒，令人腹内坚痛，两目青黄，淋露骨立，病变无常。用铁精细研，捣鸡肝和为丸，桐子大，食前或后酒下五丸。

蛊下血见血

〔无〕**解毒丸** 治设食毒中，并百物毒，救人于必死。【批】杂方解毒。

板蓝根四两，洗，晒干 贯众一两，锉，去毛 青黛 甘草生。各一两

上为末，蜜丸，桐子大。以青黛另为衣，

如稍精神恍惚，即是误中诸毒，急取十五丸烂嚼，用新水送下，即解。

青黛雄黄丸 凡始觉中毒，及蛇虫咬，痈疽才作，即服此，毒氯不聚。

青黛 雄黄等份

上为细末，新汲水调下二钱。

〔洁〕**解毒丸** 善治男子妇人及小儿一切积热不解，停留作毒，上焦壅热，咽喉不利，口干多渴，伏暑困闷，霍乱不宁，或山岚瘴气，及食毒酒毒，吐逆不定，游风丹毒，迷惑昏困，不省人事，虚烦发躁，赤目口疮，善解四时伤寒之疾，发散瘟疫毒邪之气，及四方人不服水土一切诸毒，并皆解之。常服此药，补真益气，化毒除风，神效不可细述。

滑石 黄芩 贯仲 茯苓 山栀 干姜 草龙胆 大豆 青黛 甘草 薄荷 寒水石各一两 益智仁 砂仁大黄 山豆根 生地 桔梗 百药煎 草河车即蚤休 绿豆粉 马勃 板蓝根 黄药各半两

上为细末。炼蜜为丸，如弹子大。每服一丸，新汲水化下，细嚼或噙化亦得。小儿半丸。如妇人血晕不省，生姜薄荷水磨下一丸。

〔世〕解诸毒。用玉簪花根擂水服。

治中诸药毒。

生甘草 黑豆 淡竹叶各等份

上㕮咀，用水一碗，浓煎连服。

〔无〕**矾灰散** 治中诸物毒。

明矾 建茶各等份

上为末，每服三钱，新汲水调下，得吐即效。

〔世〕解砒毒、鼠莽毒。用旋刺下羊血及鸡鸭血热服。鼠莽草未详。【批】解砒毒。

蓝饮子 解砒毒及巴豆毒。用蓝根、砂糖二味相和，擂水服之，更入薄荷汁尤妙。

解砒毒。

白扁豆 青黛 甘草 巴豆半粒，用半边去壳，不去白

上同为末，沙糖一大块，水化开，调一大盏饮之，砒毒随利去，却服五苓散之类。

解砒毒。用早禾秆烧灰，新汲水淋汁滤过，冷服一碗，毒从利下，即安。又方：用井花水调豆粉，或绿豆擂水汁皆可。

解砒毒。

汉椒四十九粒 黑豆十四粒 甘草节二寸，碎之 乌梅二个

上㕮咀，用水一盏，煎至七分，温服。

解鼠莽草毒。用枯过明矾，同上等好末茶少许，新汲水调服，人有用之，累效。解鼠莽草毒。用大黑江豆煮汁服之。如欲试其验，先刈鼠莽苗叶，以豆汁浇其根，从此败烂不复生矣。【批】解鼠莽毒。

〔仲〕治自死六畜肉中毒方。用黄柏捣屑，服方寸匕。【批】解诸食毒。

治郁肉漏脯中毒。郁肉。密器盖之，隔宿者是也。漏脯，茅屋漏下，沾着者是也。烧犬屎，酒服方寸匕，或服人乳汁，或饮韭汁二三升亦良。

治黍禾中藏干脯食之中毒方。大豆浓汁饮数升即解，亦治狸肉漏脯等毒。

治食生肉中毒方。掘地深三尺，取其下土三升，以水五升煮数沸，澄清汁，饮一升即愈。

治六畜马兽肉中毒方。水浸豆豉绞取汁，服数升即愈。

治马肝毒中人未死方。雄鼠屎二七粒末之，水和服，日再服。屎尖者是。

又人垢取方寸服之佳。

治马肉中毒欲死方。香豉二两，杏仁三两，相和蒸一食顷熟，杵服，日再服。又方，煮芦根汁，饮之良。

治啖蛇牛肉食之欲死方。辨啖蛇牛肉，毛发向后顺者是也。饮乳汁一升，立愈。以泔洗头，饮一升愈。牛膝细切，以水一斗，煮取一升，暖饮之，大汗出，即愈。

治食牛肉中毒。甘草煮汁，饮之即解。

治食犬肉不消，心下坚或腹胀，口干大渴，心急发热，妄语如狂，或洞泄方。杏仁一升炒

皮熟研，以沸汤三升，和取汁，分三服，利下肉片，出大验。

鸟兽有中毒箭死者，其肉毒用大豆煮汁及蓝汁服之，即解。

〔世〕误吞蜈蚣。用生鸡血令病人吃，须更以清油灌口中，其蜈蚣滚在血中吐出，继以雄黄细研，水调服愈。

〔仲〕鲙食在心胸间不化，吐不出，速下除之，久成癥病方。

陈皮一两　大黄二两　朴硝二两

上三味，以水一大升，煮取半升，顿服消。

食鲙多不消，结为癥病。治用马鞭草捣汁饮之。或以姜叶汁饮一升亦消。又可服吐药吐之。食鱼后食毒物，烦乱，用陈皮浓煎汁服之，即解。食鯸鳡鱼中毒，用芦根煮汁服之即解。

〔世〕治食河豚鱼中毒，一时困殆，仓卒无药。以清油多灌之，使毒物尽吐出为愈。

〔仲〕食蟹中毒，治用紫苏煮汁，饮三升。紫苏子捣饮之亦可。冬瓜汁饮二升，吃冬瓜亦可。

食果中毒，用猪骨烧过末之，服方寸匕。亦治马肝漏脯等毒。

〔世〕解一切菌毒。掘新地窟，以冷水于内搅之，令澄，少顷取饮之，见本草陶隐居注，谓之地浆。荷叶，杀蕈毒。

〔仲〕食诸菌中毒闷乱欲死治方。人粪汁，饮一升。土浆，饮二升。大豆浓煮汁，饮之。服诸吐利药，并解。取粪汁法，截淡竹去青皮浸渗其中，取筒中汁是也。食枫树菌而笑不止，亦治以前方。

〔世〕蕈毒吐泻不止者，用细茶芽研细，以新汲井水化服，神效。治蕈毒欲死方。用石首鱼头，或鲞头亦妙，白水煮汁灌之，即愈。治中蕈毒，用笆竹不入泥者数节，煎汤饮之，立效。

〔仲〕误食芋烦毒欲死，亦治以前方。其芋根，山东人名魁芋、人种芋，三年不收，亦成野芋，并杀人。蜀椒闭口者有毒，误食之，戟人咽喉，气欲绝，或吐下白沫，身体痹冷，急治之，用肉桂煎汁饮之。或食蒜或食地浆。或浓煮豉豆汁饮之，并解。

〔仲〕食躁或躁方。用豉煮浓汁饮之。

钩吻与芹菜相似，误食杀人，解之，用荠苨八两，水六升，煮取二升，分温二服。钩吻生池傍无他异，其茎有毛，以此别之。菜中有水莨菪，叶圆而光，有毒，误食之，令人狂乱，状如中风，或吐血，治之用甘草煮汁服之解。春秋二时，龙带精入芹菜中，人偶食之为病，发时手青腹满，痛不可忍，名蛟龙病。治之用饧糖二三升，日两度服之，吐出如蜥蜴三五枚，瘥。

食苦瓠中毒，治之用黍穰煮汁服之解。

饮食中毒烦满，治之用苦参三两，苦酒一升半，煮半沸，三上三下，服之，吐食出即瘥。或以水煮亦得。犀角汤亦解。

贪食，食多不消，心腹坚满痛，治之用盐一升，水三升，煮令盐消，分三服，当吐出食，便瘥

奇　病

项上生疮如樱桃大，有五色，疮破则项皮断，但逐日饮牛乳，自消。寒热不止经日，后四肢坚如石，以物击之，一似钟磬声，日渐瘦恶，用茱萸、木香等份煎汤饮，即愈。大肠头出寸余痛苦，直候干，自退落，又出，名为截肠病。若肠尽，乃不治，但初截寸余，可治。用脂麻油器盛之，以臀坐之，饮大麻子汁数升愈。口鼻中腥臭水流，以碗盛之。有铁色虾鱼如粳米大，走跃不住，以手捉之，即化为水，此肉坏矣。任意馔食鸡肉愈。腹上麻痹不仁，多煮葱白吃之自愈。妇人小便中出大粪，名交肠。服五苓散效。如未尽愈，可用旧袱头烧灰，酒服之。两足心凸如肿，上面生黑色豆疮，硬如钉子钉了，履地不得，胫骨破碎，跟髓流出，自发寒颤，唯思饮酒，此是肝肾气冷热相吞，

用炮川乌头末傅之，煎韭子汤服效。凡腹胀，经久忽泻数升，昼夜不止，服药不验，乃为气脱。用益智子煎浓汤服。立愈。四肢节脱，但有皮连，不能举动，名日筋解。用酒浸黄芦三两，经一宿，取出焙干为末，每服二钱，酒调下，服尽安。玉茎硬不痿，精流无歇，时时如针刺，捏之则脆，乃为肾满漏疾。用韭子、破故纸各一两为末，每服三钱，水一盏，煎至六分，日三次饮之，愈则住服。咽喉间生肉，层层相叠，渐渐肿起，不痛，多日乃有窍子，臭气自出，遂退饮食。用臭橘叶煎汤，连服愈。腹中如铁石，脐中水出，旋变作虫行之状，绕身匝啄，痒痛难忍，拨扫不尽。用浓煎苍术汤浴之，以苍术末入麝香少许，水调服痊，眼前常见诸般禽虫飞走，以手捉之则无，乃肝胆经为疾。用酸枣仁、羌活、玄明粉、青葙子花各一两为末，每服二钱，水一大盏，煎至七分，和滓饮，一日三服。大肠虫出不断，断之复生，行坐不得。用鹤虱末，水调五钱，服之自愈。眼睛垂出至鼻，如黑角色，痛不可忍，或时时大便血出，名曰肝胀。用羌活煎汁，服数盏自愈。腹中有物作声，随人语言。用板蓝汁一盏，分五服服之。又名应声虫，当服雷丸自愈。有饮油五升以来方始快意，长得吃则安，不尔则病，此是发入胃，被气血裹了，化为虫也。用雄黄半两为末，水调服，虫自出。如虫活者，置于油中，逡巡间连油泼之长江。治卧于床，四肢不能动，只进得食，好大言，说吃物，谓之失说物望病。治法：如说食猪肉时，便云你吃猪肉一顿，病者闻之即喜，遂置肉令病人见，临要却不与吃，此乃失他物望也，当自睡中涎出便愈。手十指节断坏，唯有筋连，无节肉，虫出如灯心，长数尺余，遍身绿毛卷，名曰血余。以茯苓、胡黄连煎汤饮之愈。遍身忽皮底混混如波浪声，痒不可忍，抓之血出，不能解，谓之气奔。以人参、苦杖、青盐、细辛各一两，作一服，水二碗，煎十数沸，去渣饮尽，便愈。眼白浑黑，见物依旧，毛发直如铁条，虽能饮食，不语如醉，名曰血溃。用五灵脂为末二钱，酒调下。因着艾灸讫，大痂便退落，疮内鲜肉片子飞如蝶形状，腾空去了，痛不可忍，是血肉俱热。用大黄、朴硝各半两为末，水调下，微利即愈。临卧浑身虱出，约至五升，随至血肉俱坏，每宿渐多，痒痛不可言状，惟吃水卧床，昼夜号哭，舌尖出血不止，身齿俱黑，唇动鼻开，但饮盐醋汤十数碗即安。眼赤鼻张大喘，浑身出斑，毛发如铜铁，乃胃中热毒气结于下焦，用白矾、滑石各一两，为末，作一服，水三碗，煎至半，令不住饮，候尽乃安。有虫如蟹，走于皮下，作声如小儿啼，为筋肉之化。用雷丸、雄黄各一两为末，掺在猪肉片上，炙熟吃尽自安。手足甲忽然长倒生肉刺，如锥痛不可忍。吃葵菜自愈。鼻中毛出，昼夜可长一二尺，渐渐粗圆如绳，痛不可忍，虽忍痛摘去一茎，即后更生，此因食猪羊血过多，遂用乳香硇砂各一两为末，以饭圆梧桐子大，空心临卧各一服，水下十粒，自然退落。面上及遍身生疮，似猫儿眼，有光彩，无脓血，但痛痒不常，饮食减少，久则透胫，名日寒疮。多吃鱼鸡韭葱自愈。胁破肠出臭秽。急以香油摸肠，用手送入，煎人参、枸杞淋之，皮自合矣。吃羊肾粥，十日即愈。口鼻中气出。盘旋不散，涎如黑墨色，过十日，渐渐至肩胸与肉相连，坚胜金铁，无由饮食，此多因疟后得之。煎泽泻汤日饮三盏，连服五日愈。偏身忽然肉出如锥，既痒且痛，不能饮食，此名血拥，若不速治，溃而脓出。以赤皮葱烧灰淋洗，吃豉汤数盏自安。眉毛摇动，目不能视，交睫，唤之不应，但能饮食，有经日不效者。用蒜三两取汁，酒调下即愈。毛窍节次血出，若血不出，皮胀膨如鼓，须臾眼鼻口被气胀合，此名脉溢。饮生姜水汁各一二盏即安。忽然气上喘，不能语言，口中汁流吐逆，齿皆摇动，气出转大则闷绝。苏复如是，名曰伤寒并热霍乱。用大黄、人参末各半两，水三盏，煎至一盏. 去滓热服可安。口内生肉球，臭恶自己恶见，有根线长五寸余，如钗股，吐球出，饮食了，却吞其线，以手轻捏，痛彻于心，困不可言。用水调生麝香一钱，服三日，验。浑身生燎泡，如甘棠梨，每个破出水，内有石一片如指甲大，泡复生，抽尽肌肉不可治。急用荆三棱、蓬莪术各五两为末，分三服，酒调连进愈。头面发热，有光色，他人手近之如火烧。用蒜汁半两酒调下，吐如蛇状遂安。人自觉自形作两人并卧，不别真假，不语，问亦无对，乃是离魂。用辰砂、人参、茯苓浓煎汤服之，真者气爽，假者化也。男子自幼喜饮酒，至成丁后，日饮一二升不醉，片时无酒，叫呼不绝，全不进食，日就羸弱。令其父用手巾缚住其手足，不令动摇，但扶少立，却取生辣酒一坛，就于其子口边打开，其酒气冲入口中，病者必欲取饮，坚不可与之，须臾口中忽吐物一块，直下坛中，即用纸封裹坛口，用猛火烧滚，约酒干一半，即开视之，其一块如猪肝样，约三两重，周围有小孔如针眼不可数计，弃之于江，饮食复旧，虽滴酒不能饮矣。夜间饮水，误吞水蛭入腹，经停月余，日必生下小蛭，能食人肝血，肠痛不可忍，面目黄瘦，全不进食，若不早治，能令人死。用田中干泥一小块，小死鱼三四个，将猪脂溶搅匀，用巴豆十粒，去壳膜研烂，人泥内为丸，绿豆大，用田中冷水吞下十丸，小儿只用三丸至五丸，须臾大小水蛭一时皆泻出，却以四物汤加黄芪煎服，生血补理。方见妇人门通治类。妇人产后忽两乳伸长，细小如肠，垂下直过小肚，痛不可忍，危亡须臾，名曰乳悬。将川芎、当归各二斤，半斤锉散。于瓦石器内用水浓煎，不拘时候，多少温服。余一斤半，锉作大块，用香炉慢火逐渐烧烟，安在病人面前桌子下，要烟气在上不绝，令病人低头伏桌子上，将口鼻及病乳常吸烟气，直候用此一料药尽，看病证如何。或未全安，略缩减，再用一料如前法煎服，及烧烟熏吸必安。如用此二料已尽，虽两乳略缩上而不复旧，用冷水磨蓖麻子一粒，于头顶心上涂片时后洗去，则全安矣。妇人临产服催生药，惊动太早，大肉离经，而用力太过，以致肓膜有伤，产后水道中垂出肉线一条，约三四尺长，牵引心腹，痛不可忍，以手微动之，则痛欲绝。先服失笑散数服，仍用老姜三斤，净洗不去皮，于石钵臼内研烂，用清油二斤拌匀，入锅内炒熟，以油干焦为度。先用熟绢段约五尺长，摺作结方，令稳重妇人轻轻盛起肉线，使之屈曲作一团，纳在水道口，却用绢袋兜裹，候油姜稍温，傅在肉线上熏，觉姜渐冷，又用熨斗火熨热，使之常有姜气。如姜气已过，除去又用新者，如此熏熨一日一夜，其肉线已缩大半，再用前法，越两日，其肉缩尽入腹中，其病全安，却再服失笑散、芎归汤补理，切不可使肉线断作两截，则不可医。

有人患劳瘵两年，诸药不效，一日闻肉味，其腹痛不可忍，又恐传染，移在空房，候其自终，经停三日，病者腹痛气息将绝，思忆肉味之急，忽有人惠鸡子三枚，其病人俯仰取火，低头取瓦铫煎熟，吹火屡燃屡减，鼻中如有所碍，将熟间，忽嚏喷一声，有红线一条，自鼻中出，牵抽约二尺长，趋下瓦铫中。病人知是怪物，急用碗覆煎铫中，尽力烧火不住，其铫欲裂方住火，开铫视之，乃是小虫一条，头目皆具，已煅死如铁线样，即以示家人，后弃之予江，其病即安。【批】杂方。

居民逃避石室中，贼以烟火熏之欲死，迷闷中摸索得一束萝卜，嚼汁下咽而苏。又炭烟熏人，往往致死，含萝卜一片著口中，烟气不能毒人，或预曝干为末，备用亦可。或新水擂烂干萝卜，饮之亦可。

自行跌穿断舌心，血出不止，以米醋用鸡翎刷所断处，其血即止。仍用真蒲黄、杏仁去皮尖、硼砂少许，研为细末，炼蜜调药，稀稠得所，噙化而安。

身上及头面肉上浮肿如蛇状者，用雨滴阶磉上苔痕一钱，水化开涂蛇头上，立消。治病人齿无色，舌上白，或喜唾，不知痛痒处，或下痢，宜急治下部。不晓此者，但攻其上，不

以为意，则下部生虫食其肛，烂见五脏便死。烧艾于管中熏下部，令烟入，更入少雄黄良。《肘后方》

有人被蜘蛛咬，腹大如孕妇，其家弃之，乞食于道，有僧遇之，教饮羊乳，未几日而平。《古今录验》

疗妖魅猫鬼病人不肯言鬼方，鹿角屑捣散，以水服方寸匕，即实言也。《外台秘要》

蛟龙子生在芹菜上，食之入腹，变成龙子，须慎之。用饧粳米、杏仁、乳饼煮粥食之三升，日三服，吐出蛟龙子有两头。鬼击之病，得之无渐，卒者加刀刺状，胸胁腹内切痛不可抑按，或即吐血衄血下血，一名鬼排。断白犬头，取热血一升饮之。

〔丹〕马希圣年五十余，性嗜酒，常痛饮不醉，糟粕出前窍，便溺出后窍，六脉皆沉涩，与四物汤加海金沙、木香、槟榔、木通、桃仁服而愈。此人酒多气肆，酒升而不降，阳极虚，酒湿积久生热，煎熬血干，阴亦大虚，阴阳偏虚，皆可补接。此人中年后阴阳虚时暂可活者，以其形实，酒中谷气尚在，三月后其人必死。后果然。

卷之二十六　肺大肠部

咳　嗽

〔洁〕咳无痰而有声，肺气伤而不清也。嗽无声而有痰，脾湿动而为痰也。若咳嗽有痰而有声者，因伤肺气动于脾湿，故咳而兼嗽也。脾湿者，秋伤于湿，积于脾也。故《内经》曰：秋伤于湿，冬必咳嗽。大抵素秋之气，宜清而肃，若反动之，则气必上冲而为咳嗽，甚则动脾湿而为痰也。是知脾无留湿，虽伤肺气，亦不为痰，若有痰而寒少热多，故咳嗽。嗽非非专主乎肺病，以肺主皮毛而司于外，故风寒先能伤也。《内经》曰：五脏六腑，皆能使人咳，非独肺也，各以其时主之而受病焉，非其时传而与之也，所病不等。寒燥湿风火皆能令人咳，惟湿病痰饮入胃，留之而不行，上入于肺则为嗽，假令湿在心经，谓之热痰。湿在肝经，谓之风痰。湿在肺经，谓之气痰。湿在肾经，谓之寒痰。所治不同，各宜随症而治之。若咳而无痰者，以辛甘温其肺。故咳嗽者，治痰为先，治痰者下气为上，是以半夏、南星胜其痰，而咳嗽自安。枳壳、陈皮利其气，而痰自下。痰而能食者，大承气汤微利之。痰而不能食者，厚朴汤治之。夏月嗽而发热者，谓之热嗽，小柴胡四两，入石膏一两、知母五钱用之。冬时嗽而发寒者，谓之寒嗽，小青龙汤加杏仁用之。然此为大例，更宜随症随时加减，量其虚实，此治法之大体也。【批】大法。

〔丹〕上半日嗽多，属胃中有火，用贝母、石膏降胃火。午后嗽多，属阴虚，必用四物汤加知母、炒黄柏先降其火。黄昏嗽多，此火气浮于肺，不宜用凉药，五味子、五倍子敛而降之。【批】咳分时令。

春嗽是春升之气，夏是火炎上最重，秋是湿热伤肺，冬是风寒外束。

治嗽药大概多用生姜，以其辛散也。咳逆非蛤粉、青黛、瓜蒌、贝母不除。大概有痰者加痰药。用药发散之后，必以半夏逐其痰，庶不再来。治嗽痰多用粟壳不必疑，但要先去病根，此乃收后药也。【批】用药先后。

〔《千》〕凡上气多有服吐药得瘥，亦有针灸得除者，宜深体悟之。【批】吐灸多瘥。

〔仲〕咳而脉浮者，厚朴麻黄汤主之。【批】表里。

厚朴五两　麻黄四两　石膏如鸡子大　杏仁半升　半夏半升　干姜二两　细辛二两　小麦一升　五味子半升

上以水一斗三升，先煮小麦熟，去渣，纳诸药，煮取三升，温服一升，日三服。脉沉者，泽漆汤主之。

半夏半升　紫参五钱。一作紫菀　泽漆三斤，以东流水五斗半，煮取一斗五升　生姜　白前各五两　甘草　黄芩　人参　桂枝各三两

上㕮咀，内泽漆汁中，煮取五升，温服五合，至夜尽。

〔丹〕感冒风寒咳嗽者，行痰开腠理，二陈汤加麻黄、杏仁、桔梗。

〔《局》〕**三拗汤**　治咳嗽，感冒风寒，鼻塞声重。

甘草不炙　麻黄不去节　杏仁不去皮尖

上㕮咀，每服五钱，水一盏半，姜五片，煎服。

〔丹〕巡检舍人夜嗽多，脉大而浮。三拗汤加知母、黄芩、生姜煎。

一男子五十余岁，患咳嗽，恶风寒，口燥干，咽微痛，两手脉浮紧，胸胁痞满而数，左手大于右手，大概表盛里虚。问其人平日好嗜酒肉，素有食积，后因汗房劳，又往来涉寒水，且冒微雨，又忍饥归后继以饱食酒肉而病。先用人参每帖四钱，麻黄根节一钱半，与二三服，咳嗽止，恶风寒除后，改用厚扑，枳实、陈皮、青皮、瓜蒌仁、半夏为丸，与二十余帖，用人参汤送下，痞满亦散而愈。

廿三婶感冷，嗽上有痰。

麻黄一钱　苍术二钱　瓜蒌　陈皮　半夏各三钱　枳壳炒，三钱　黄芩一钱　桔梗二钱　木通一钱　甘草炙些

上分二帖，加姜三片，煎服。

一妇人患嗽，头痛，身膈痛。

陈皮二钱　人参　川芎　麻黄　枳壳各一钱　分二帖，水煎服。

妇人患身疼，嗽而食少。

白术　黄芩　芍药各三钱　川芎二钱　木通　紫苏各一钱半　甘草五分

上四帖，热服。

夫咳之为病，有一咳即出痰者，脾胜湿而痰滑也。有连咳十数不能出痰者，肺燥胜痰湿也。滑者，宜南星、半夏、皂角灰之属燥其脾，若利气之剂，所当忌也。涩者，宜枳壳、紫苏、杏仁之属利其肺，若燥肺之剂，所当忌也。【批】脾肺。

治风痰嗽，其脉弦，面青，四肢满闷，便溺闭涩，必多躁怒，宜以水煮金花丸主之。【批】燥脾湿方。

南星　半夏各一两，生用　天麻五钱　雄黄一钱　白面三两　寒水石一两，煅

上为末，水丸如桐子大。每服五七十丸至百丸，煎浆水沸，下药煮令浮为度，淡浆水浸之，以姜汤下。

〔罗〕**化痰玉壶丸**　治风痰吐逆，头痛目眩，嗽，呕吐。

天南星　半夏生。各一两　天麻半两　白面三两

上为细末，滴水为丸，如桐子大。每服三十丸，水煮令药浮，滤出放温，姜汤下。

〔洁〕**天麻丸**　治风痰。

天麻　半夏　天南星各一两　雄黄少许　白面三两

上以水丸，每服五七十丸至百丸。先煎水沸，下丸煮十余沸，后用姜汤下，食前。

小黄丸　治热痰咳嗽，脉洪面赤，烦躁心痛，唇口干燥，多喜笑。

天南星洗　半夏各一两　黄芩一两半

上为细末，姜汁浸蒸饼为丸，如桐子大。每服五十丸至七十丸。

白术丸　治湿痰咳嗽，脉缓面赤，肢体沉重，嗜卧不收，腹胀而食不消

天南星　半夏各一两　白术一两半

上为细末，汤浸蒸饼为丸，桐子大。每服五七十丸，姜汤下，食后。《局方》防己丸亦可用。

玉粉丸　治气痰咳嗽，脉急面白，气上喘促，淅洒寒热，悲愁不乐。

天南星　半夏各一两　陈皮去白，二两

上为细末，汤浸蒸饼为丸，如桐子大。每服五七十丸，人参、生姜汤下，食后服。

姜桂丸　治寒痰咳嗽，脉沉，面色黧黑，小便急痛，足寒而逆，心多恐怖。

天南星　半夏各一两　官桂一两，去皮

上为细末，蒸饼为丸，如桐子大。每服五七十丸，生姜汤下，食后。

治嗽加减法：如心下痞闷，加枳实五钱。如身热甚。加黄连五钱。如体重，加茯苓、白术各一两。如气逆上者，加苦葶苈五钱。如气促者，加人参、桔梗各五钱。如气浮肿者，加郁李仁、杏仁各五钱。如大便秘者，加大黄五钱。

〔罗〕**太白丹**　治三焦气涩，破除余痰，止嗽开胃。

半夏洗　天南星炮　寒水石炮　白矾枯

白附子炮　干姜炮。各等份

上为细末，面糊丸，如桐子大。每服三十丸，温生姜汤下，食后。

〔世〕法制半夏　用大半夏不拘多少，汤洗七次，去脐焙干，再洗七遍，用米泔浸一日夜，取出控干，每半夏一两，用白矾一两半研，温水化浸，上留水两指许频搅，冬月宜暖处顿放浸五日夜，取出焙干，用铅白霜一钱，温水化，又浸二日夜，通七日尽，取出。再用浆水于慢火内煮，勿令滚，候浆水极熟，取出焙干。每服一二粒，食后细嚼，生姜汤下。

上九方，治湿痰滑而易出，洁古所谓南星、半夏胜其痰，而咳嗽自安者是也。

〔罗〕**人参款花散**　治肺胃虚寒，久嗽不已，咽膈满闷，咳嗽痰涎，呕逆恶心，腹胁胀满，腰背倦痛，或虚劳冷嗽，及远年近日一切嗽病，诸药不效，并皆治之。【批】利肺气方。

款冬花　人参　五味子　紫菀　桑白皮各一两　杏仁八钱　木香　槟榔　紫苏叶　半夏汤泡。各五钱

上为细末，炼蜜为丸，如鸡头仁大。每服一丸，食后细嚼，淡姜汤送下。

紫苏半夏汤　治喘嗽痰涎，寒热往来。

紫苏　半夏　紫菀茸　陈皮　五味子各五钱　桑白皮一两半　杏仁去皮尖，一两，肤炒黄

上为粗末，每服三钱，生姜三片，水煎，日三服。

〔垣〕**紫苏饮子**　治脾肺虚实寒涎痰咳嗽。

紫苏叶　桑白皮　青皮　五味子　麻黄　杏仁　陈皮　人参　半夏　甘草炙。各五钱

上㕮咀，每服五钱，水二盏，姜三片，煎至七分，温服。

〔《本》〕治肺感风寒作嗽，紫苏散。

紫苏　桑白皮　五味子　杏仁　麻黄　甘草　青皮各等份

上为细末，每服二钱，水一盏，煎七分，温服。

治嗽，杏参饮。

杏仁　款冬花　前胡　半夏制　五味子　麻黄　柴胡　桑白皮　人参　桔梗各等份

上为细末，每服三钱，水一盏半，生姜五片，同煎七分，通口服。

上利肺气药，紫苏、麻黄，表多者宜之。

〔洁〕**利胁丸**　主胸中不利，痰涎咳嗽喘促，利脾胃壅滞，调秘泄藏，推陈致新，化食，治利膈气之妙品也。【批】咳而脾胃壅滞者加大黄。

木香　槟榔　藿香各一钱　甘草炙，五钱　人参　当归　厚朴各三钱　大黄酒炒　枳实各一钱

上为细末，水丸，桐子大。每服三五十丸。

〔《衍》〕有妇人患肺热久嗽，身如炙，肌瘦，将成肺劳。以枇把叶、木通、款花、紫菀、杏仁、桑白皮各等份，大黄减半，各如常制治讫，同为末，蜜丸如樱桃大，食后夜卧各含化一丸，未终一剂而愈。

上利肺气药加大黄，脾胃壅滞者宜之。

〔世〕**杏仁煎**　治哮嗽寒热，喜少嗔多，面色不润，食少，脉强紧。【批】润燥之剂。

杏仁一两，去皮尖，用童便浸，一日一换，夏月一日三换，浸半月，取出洗净焙干，研令极细，每服一枣大，用薄荷一叶，白蜜少许，水一盏煎，食后服。甚不过两剂，永瘥。

〔《千》〕用童便浸杏仁七日，沥出洗净，研成泥，别人瓮瓶中，换小便煎成膏，热小下二钱，瘥。

〔《图》〕用童便一升，浸杏仁三升，春夏七日，秋冬二七日，并皮尖研细滤取汁，煮令鱼目沸，候软如面糊即成。用柳篦搅，勿令着底，即以粗布摊干为丸，每服三五十丸，茶酒任下。

〔丹〕肺郁痰嗽，睡不安者。

贝母　杏仁

上为细末，砂糖入姜汁蒸饼丸，含化。

上童便浸杏仁，利肺气润剂也，津液枯少

者宜之。

润下丸 治气实有痰，又治积气，并大肠经气滞痰嗽。

陈皮去白，八两　甘草　食盐各五钱

上以水拌，令盐水干，焙燥为末，蒸饼为桐子大，或为末，白汤点服，立效。

〔《衍》〕有人患气嗽将期，或教以橘皮、生姜焙干，神曲等份，末，为丸如桐子大。食后夜以米饮服三五十丸，兼旧患膀胱气，缘服此皆愈。

〔洁〕玉粉丸　治气痰脉涩。方见前。【批】气充形实脉涩者宜利气。

〔《局》〕**桔梗汤** 除痰下气，胸胁胀满，痰逆恶心，饮食不进。

陈皮去白　半夏姜制　桔梗炒，各十两　枳实去瓤麸炒黄，三两

上末每服二钱，水一盏，生姜三片，同煎七分，去渣服。

上用陈皮、枳实，气充形实者宜之。寒者，加姜、桂些少。后二方有星、半，痰涩甚者忌服。夫形肥或有汗，或脉缓体重嗜卧之人，咳者脾湿胜也。形瘦或夏月无汗，或脉涩之人咳者，肺燥胜也。湿者宜白术、苍术、茯苓之属燥之是也，燥者宜杏仁、瓜蒌之属润之是也。

白术汤 治咳嗽体重嗜卧，脉缓。前湿条白术丸亦治此病。【批】形肥脉缓痰滑者宜燥湿。

白术　茯苓　半夏各等份

上为粗末，作五分或半两，甚者加水二盏，姜七片，煎至一半，取清水调神曲末二钱服之。病甚者玉壶丸大妙，永除根。

白术散 治夏暑大热，或醉饮冷酒，痰湿不止，膈不利。

白术　茯苓　黄芩　半夏各等份

上为粗末，每服五钱，水二盏，姜三片，同煎去渣，调陈皮、神曲末各一钱，食后服。

〔《保》〕酒性大热，不宜大饮，盖酒味热而引饮，冷与热凝于胸中不散而成湿，故痰作矣。甚者吐之，后与五苓甘露胜湿去痰之剂。

上三方，白术燥湿，半星胜痰，形肥痰滑者宜之。

〔洁〕**防风丸** 治痰嗽，胸中气不清利者。枳实丸亦治此症。【批】形肥痰涩者宜兼利气。

防风　枳壳炒。各半两　白术一两

上为末，煨饭丸。每服六七十丸，姜汤下。

〔丹〕仁十二孺人，虚而有湿痰，膈上有热。

白术　滑石各一两　陈皮　木通五钱　黄芩三钱　甘草炙，一钱　分六帖，水煎服。

七九婶，嗽有痰。

苍术一两　半夏一钱半　陈皮半钱　甘草炙，二分　茯苓五分　桔梗二分　姜三片，煎服。治湿痰。

苍术三钱　白术六钱　香附一钱　芍药酒，二钱

上蒸饼丸

治肥人湿痰。

苦参　半夏各一钱半　白术二钱半　陈皮一钱

上作一服，姜三片，竹沥与水共一盏煎，食远吞三补丸十五丸。

〔罗〕**皂角化痰丸** 治痨风，心脾壅滞，痰涎盛多，喉中不利，涕唾稠黏，咽塞吐逆，不思饮食，或时昏愦。

枳壳炒，二两　天南星炮　白附子炮　半夏汤洗七次　白矾枯　人参去芦　赤茯苓去皮。各一两

皂角木白皮酥炙，一两

上为细末，生姜汁面糊为丸，如桐子大。每服三十丸，温水下，食后。

〔丹〕**白龙丸** 治酒积有痰。

半夏　滑石　茯苓　白矾枯。各等份

上为末，神曲糊为丸。

上七方，白术、苍术、白附子、半夏燥湿，枳壳、陈皮利气，形肥痰涩者宜之。

宋徽宗妃苦痰，面浮如盘。李医用蚌粉，

新瓦上炒令通红，放地上出火毒，每半两加青黛少许，同淡齑水滴入麻油数点，调服而愈。【批】寒热痰。

〔《本草》〕治喘嗽。汗多者忌用。【批】寒痰。

草乌五钱　麻黄三钱。

上为末，每服三大钱，萝卜一个，同煮令熟，只吃萝卜妙。

〔《千》〕杏仁煎　润肺丸　以上二方见燥痰条。

〔丹〕**润肺散**。【批】形瘦脉涩无汗者宜润肺。

贝母一两　瓜蒌仁半两　青黛五钱

上为末，姜蜜调成膏，噙。

抑痰丸

瓜蒌仁一两　半夏二两　贝母三钱

上为末，炊饼丸，如麻子大。

咳逆上气，痰饮心痛。

海蛤烧为粉，研极细，过数日，火毒散用之　瓜蒌仁带瓤同研

上为丸，如麻子大，白汤下。

杨文治痰嗽利胸膈方

瓜蒌肥大者，割开去子，洗净槌破刮皮，细切焙干。半夏四十九个，汤洗十遍，槌破焙干为末。用洗瓜蒌实热水并瓤同熬成膏为丸，如桐子大，生姜汤下二十丸。

〔《千》〕**温脾汤**　治食饱则咳。【批】饱食伤脾嗽。

甘草四两　大枣二十枚

上二味，㕮咀，水五升，煮水二升，温分三服。若咽中痛而声鸣者，加干姜一两

〔《圣》〕**甘胆丸**　治吃醋抢喉，因成咳嗽不止，诸药无效。【批】吃醋抢喉嗽。

用甘草二两，去赤皮，作二寸段，中半擘开，用猪胆汁五枚，浸三日，取出火上炙干，为细末，炼蜜丸，每服四十丸，茶清吞下，卧服神效。曾有人患此，诸药不效，用此方一服愈。

〔丹〕饮酒伤肺痰嗽。以竹沥煎入韭汁，就吞瓜蒌仁、杏仁、黄连丸【批】饮酒伤肺嗽。

治酒嗽。

青黛　瓜蒌仁

用蜜姜丸，含化，散肺毒也。

食停积嗽，非青黛、瓜蒌实不除。有食积人，面青白黄色不常，面上如蟹爪路，一黄一白者是也。【批】食积嗽。

清金丸治食积嗽。方见虚实条

瓜蒌丸　治食痰壅滞喘咳。

瓜蒌实　半夏　山查　神曲各等份

为末，瓜蒌瓤水为丸，竹沥姜汤送下。

又方　治食积痰嗽。

杏仁　萝卜子各二两　为末，粥丸服。

食积痰作嗽，发热者。

半夏　南星　瓜蒌实　萝卜子为佐　青黛　石碱为使　随症加减，丸服之。

肺痿，专在养肺养气养血清金。

〔仲〕**生姜甘草汤**　治肺痿咳吐涎沫不止，咽燥而渴。

生姜五两　人参二两　甘草四两　大枣十五枚

上四味，以水七升，煮取三升，分温三服。

炙甘草汤　治肺痿涎唾多，心中温温液液者。

用甘草一味，以水三升，煮半升，分三温服。

桂枝去芍药加皂荚汤　治肺痿吐涎沫。

桂枝　生姜各三两　甘草一两　大枣十枚　皂荚十枚，去皮弦，炙焦

上五味，以水七升，微微火煮取三升，分三温服。

肺痿吐涎沫而不咳者，其人不渴必遗尿，小便数。所以然者，以上虚不能制下故也。此为肺中冷，必眩多涎吐，甘草干姜汤以温之。若服汤口渴者，属消渴。

甘草炙，四两　干姜二两，炮

上㕮咀，以水三升，煮取一升五合，去渣，

分温再服。

上治肺痿症，或咳沫，或咳血。今编咳沫者入此门，咳血者入咳吐血门。

热在上焦者，因咳为肺痿。肺痿之病从何得之？师曰：或从汗出，或从呕吐，或从消渴，小便利数，或从便难，又被快药下利，重亡津液，故得之。

〔《脉》〕咳而口中自有津液，舌上胎滑，此为浮寒，非肺痿也。

咳而上气烦躁者为肺胀。仲景云：咳而上气，此主肺胀。脉浮大者，越婢加半夏汤主之。又云：肺胀，咳而上气，烦躁而喘，脉浮者，心下有水，小青龙汤加石膏主之。二方并见喘门。

〔丹〕肺胀而咳者，用诃子、青黛、杏仁。诃子能治肺气因火伤极，遂成郁遏胀满，不得眠一边，取其味酸苦，有收敛除火之功。佐以海石、香附、瓜蒌仁、青黛、半夏曲，姜蜜调噙之。香附用童便浸三日。脉郁痰嗽睡不安，宜清化丸。贝母、杏仁为末，沙糖入姜汁蒸饼为丸，噙化。清化丸方见火热条。肺胀而嗽，或左或右不得眠，此痰夹瘀血碍气而病，宜养血以流动乎气，降火疏肝以清痰，四物汤加桃仁、诃子、青皮、竹沥之类。如血碍气作嗽者，桃仁、大黄、姜汁烷服。

一法，灸但可一边眠者，可左侧者灸右足三阴交，可右侧者灸左足三阴交，立安。

【批】针灸。

〔《经》〕治气嗽，嗽久者亦主之。生诃子一枚含之，咽津，瘥。瘥后不知食味，煎槟榔汤服之，便有味。

〔丹〕**定喘劫方**【批】肺咳酸补辛泻。

诃子　百药煎　荆芥各等份

为末，姜蜜丸，含化。

治嗽劫方

五味子半两　甘草二钱半　五倍子一钱　风化硝

为末，蜜丸，干含化。

〔世〕治痰嗽并喘。白矾飞，五倍子等份为末，每二钱，猪肝蘸药临卧服。

〔《本》〕化痰涎方。

明矾二两，枯　白僵蚕半两，炒，去丝

上为细末，生研薄荷令烂，和丸如绿豆大。每服二十丸，薄荷汤下，日三服。

治远年近日喘嗽。用皂角不蛀者三大茎，锉去黑皮，切开去子，每子仓内入巴豆肉一粒，合就，麻皮缚定，用生姜自然汁和蜜涂，令周匝慢火炙之，又涂又炙，以焦黄为度。劈开，去巴豆，以刀明矾一两枯过，草麻七个，姜汁和蜜涂炙，前三味为末，却以杏仁二两去皮尖，研成膏，与前药和匀。每服一钱，用柿饼炙过候冷，蘸药细嚼，临卧服。忌鱼鲊鲑鲞油面酒米醋煎煿热毒等物。

上诃子、五味、五倍、白矾例。丹溪云：黄昏嗽者，火浮于肺，酸味敛而降之是也。

〔罗〕**九仙散**治　一切咳嗽。【批】肺欲收急食酸以收之。

桑白皮　人参　桔梗　阿胶　五味子　乌梅　款冬花各一两　贝母半两　粟壳　八两，去蒂，蜜炒黄

上为细末，每服三钱，白汤点服。嗽住，止后服。

款花清肺散　治咳嗽喘促，胸膈不利，不得安卧。

人参去芦　甘草炒　白矾枯　乌梅和核杵碎　款冬花各一两　甜葶苈生用。一钱　粟壳醋炒，四两

上为细末，每服二钱，温米饮汤调服，食后。忌油腻物。多言语损气。

人参清肺汤　治男子妇人肺胃虚寒，咳嗽气急，胸膈咽塞，腹胁胀满，迫塞短气，喜欲饮冷，咽嗌隐痛，及疗肺痿劳嗽吐血腥臭，干呕烦热，声音不出，肌肉消瘦。倦怠减食。

乌梅　地骨皮　人参　甘草炙　阿胶炮　杏仁去皮，炒　桑白皮　知母　粟壳去顶蒂，炒。各一两

上㕮咀，每服三钱，水一盏半，入乌梅一个，同煎至一盏，去渣温服，食后临卧。

人参款花散 治咳嗽久不愈者。

人参 款冬花各五钱 知母 贝母 半夏各三钱 粟壳一两，炒黄色

上为粗末，每服五钱，乌梅同煎，临卧服。

安肺散 治痰嗽，不问新旧。

麻黄二两，去节 甘草二两，炒 御米壳四两，去蒂，炒黄色

上为末，每三钱，水一盏，入乌梅一个，煎七分，去渣温服，临卧下。

人参理肺散 治喘嗽不止。

麻黄去节，炒黄色 当归 木香各一两 御米壳三两，炒 人参二两 杏仁二两，麸炒。

上㕮咀，每服四钱，水煎。

上御米壳、乌梅例，收涩药也。

〔世〕治嗽。贝母去心略炒，知母去毛各一两，巴豆霜十四粒，为末，和匀，老生姜切如钱厚，两面蘸药末卧嚼，嚼时开口勿咽。

〔《千》〕治咳嗽，胸膈满，多喘上气。

生姜汁，一升半 砂糖五两

上二味，煎姜汁减半，纳糖更煎服。

咳漱上气，厥在胸中，过在手阳明太阴。全文见治虚实法。【批】肺先受邪传与五脏六腑。

〔海〕肺咳喘息而有音，甚则吐血，麻黄汤。太阳咳而遗矢，赤石脂禹余粮汤、桃仁汤。不止，用猪苓分水散。心咳心痛，喉中介介鲠状，甚则咽喉痹，用桔梗汤。小肠咳，咳而失气，气与咳俱失，芍药甘草汤。与夏脉不及病同，盖小肠为心之府故也。肝咳，两胁下痛，甚不可以转，转则两胠下满，小柴胡汤。仲景云：咳引胁痛为悬饮，宜十枣汤。丹溪云：咳引胁痛宜疏肝气，用青皮、枳壳、香附子等，实者白芥子之属。胆咳，咳呕胆汁，黄芩加半夏生姜汤。脾咳，右胁下痛，阴阴痛引肩背，甚则不可以动，动则咳剧，升麻汤。胃咳，呕，呕甚则长虫出，乌梅丸。肾咳，腰背相引而痛，甚则咳涎，麻黄附子细辛汤。膀胱咳，遗溺，茯苓甘草汤。三焦咳，腹满不欲饮食，此皆聚于胃关于肺，使人多涕唾而面浮肿气逆，钱氏异功散。

〔《素》〕咳嗽烦冤者，则肾气之逆也。示从容篇。一阳发病，少气善咳，善泄。夏脉不及，则令人上见咳唾，下为气泄。全文见治虚实法。

凡咳嗽面赤，胸腹胁常热，惟于足乍有凉时，其脉洪者，热痰在胸膈也，宜小陷胸汤、礞石丸之类清膈降痰。甚而不已者，宜吐下其痰热也。面白悲嚏，或胁急胀痛，或脉沉弦细迟而咳者，寒饮在胸腹也。宜辛热去之。【批】寒热面赤脉洪者热痰。

〔世〕小陷胸汤，治咳嗽膈有热痰，胸胁腹常热者，神效。方见伤寒。

〔丹〕**黄连化痰丸**

黄连 吴茱萸一钱半，煮，去沫 陈皮五钱 半夏一两半

上为末，面糊丸，如绿豆大。每服百丸，生姜汤下。

上黄连、半夏治痰嗽例。

青礞石丸 去痰或痞痛。经络中有痰，皆能治之。

青礞石硝煅，五钱 半夏二两 风化硝二钱 陈皮七钱半 白术一两 茯苓七钱半 黄芩半两

上炒神曲、姜糊丸。

又方礞石丸 治痰。

礞石半两，煅 半夏七钱半 南星 茯苓各五钱 风化硝二钱

上为末，神曲糊丸。

定嗽化痰方

黄芩一两半，酒洗 滑石半两 贝母 南星各一两 风化硝二钱半 白芥子五钱，去壳

上为末，汤浸蒸饼丸。丹溪云：胁下痰非白芥子不能除。

上风化硝佐礞石、茯苓、半夏治痰嗽例。

丹溪云：礞石丸重在风化硝。

〔洁〕**小黄丸** 治咳嗽面赤，烦躁脉洪。方见前湿痰条。

〔罗〕**人参半夏丸** 化痰坠涎，止嗽定喘，或风痰茶痰食痰，一切痰逆呕吐，厥头痛。或风气偏正头风疼，或壅头目昏眩，耳聋鼻塞，咽干胸膈不利。

人参 茯苓 天南星各半两 半夏 干姜 白矾 寒水石各一两 蛤粉二两 薄荷五钱 藿香二钱半

上为细末，水糊丸，如桐子大。每服三十丸，生姜汤下，食后，日三服。

金珠化痰丸 治痰热安神定志，除头痛眩晕，心怔忡恍惚，胸膈烦闷，涕唾稠黏，痰实咳嗽，咽膈不利。

生龙脑研细，半两 皂荚仁炒黄。一两 天竺黄一两 金箔廿片，为衣 白矾枯，二两 半夏姜汁制，四两

上皂角仁半为末，与诸药同拌匀，生姜自然汁为丸，如桐子大。每服三十丸，生姜汤下，食后临卧。

人参清金丸 治热止嗽，消痰定喘。

柴胡 人参各一两 黄芩 甘草炙 半夏各七钱 麦门冬 青黛 陈皮各二钱 五味子二十一粒

上为细末，水面糊为丸，如桐子大。每服二十丸，温白汤下，食后。

〔垣〕脾肺受寒痰嗽用药法。《难经》云：肺太过则外症面白善嚏，悲愁不乐，欲哭；其内症喘咳上喝，逆气烦心，胸满烦热，夜则涕出多嚏，鼻塞不通。肺金大实，以子助母也。心脾肺皆受寒邪，涎出口甘，水反侮土，寡于畏也。腹中大寒，病名曰寒中，痰白作泡，肺中气虚而为大寒，子助母也。当于肺中泻肾水，非辛热之药不退也。口甘涎沫者，胃中寒而不和，以辛甘热去之。饮酒者多有此反化。

半夏温肺汤 治心腹中脘痰水冷气，心下汪洋嘈杂，常多唾，口中清水自出，胁肋急胀，痛不欲食，此胃气虚冷所致，其脉沉弦细迟。

旋覆花 人参 细辛 桂心 甘草 陈皮 桔梗 芍药 半夏制。各半两 赤茯苓三分

上㕮咀，每服四钱，姜三片，煎，食后服。

丁香半夏丸 治心下停饮冷痰，头目眩晕，睡卧口中多涎。

槟榔三钱 丁香 半夏各一两 细辛 干姜 人参各五钱

上为细末，生姜汁糊为丸，如桐子大。每月艮二十丸，姜汤下，日三服，食后。

〔罗〕**温胃化痰丸** 治膈间有寒，脾胃停饮，胸膈不快，痰涎不已。

半夏炮，三两 陈皮去白 干姜炮 白术焙。各二两

上为细末，生姜面糊为丸，如桐子大。每月艮二十丸，生姜汤下，不拘时。

〔洁〕姜桂丸治咳嗽面黧黑，足寒脉沉。方见前湿痰条。

〔《局》〕**胡椒理中丸** 治肺胃虚寒，咳嗽气急，逆气虚痞不能食，呕吐痰水。

款冬花去枝梗 荜拨 陈皮 干姜炮 良姜炒 甘草炙 细辛去苗 胡椒各四两 白术五两

上末，炼蜜丸，如桐子大。每服三十丸，温汤下。

〔仲〕吴茱萸汤方见伤寒。

〔洁〕夏月嗽发寒热者，谓之热嗽，用小柴胡汤三两，加石膏七钱，知母三钱治之。柴胡汤方见伤寒。冬月嗽而发寒热者，谓之寒嗽，用小青龙汤加杏仁治之。方见伤寒。

〔丹〕火嗽，宜清金化痰丸。

清化丸 与清金丸同用，专治热嗽及咽痛。盖苦能燥湿热轻能治上。取灯笼草叶为细末，蒸饼为丸。每服三五十丸。灯笼草即苦耽草，其结房如灯笼状，故以名之。

清金丸一名与点丸 去肺火，降膈上热痰。与清化丸同用，黄芩一味炒为末，水丸服。

痰因火动，逆上作嗽者，先治火，次治痰，

用知母止嗽清肺金，滋阴降火。火郁嗽，用诃子、海石、瓜蒌仁、青黛、半夏、香附以开之。喘嗽，不拘老幼久近上壅等疾。槐花为末，滴水丸，如桐子大，熟水或姜汤下，不拘时。

〔罗〕**柴胡饮** 治虚劳羸瘦，面黄无力，减食盗汗，咳嗽不止。

柴胡一两 五味子五钱 地骨皮一两半 鳖甲一两，酥炙 知母一两

上为细末，每服二钱，入乌梅二枚，青蒿五叶，水煎去渣服。

〔《本》〕又方 治劳嗽虚症，及鼻流清涕，耳作蝉鸣，眼见黑花，一切虚症，丈夫妇人皆可服，少年亦不妨。

五味子二两 鳖甲三两 地骨皮三两

上为末，炼蜜丸，如桐子大。空心食前，温酒或盐汤任意服三五十丸。妇人醋汤下。此方乃曲江人家秘方，余服之大有功效，处方有理，甚妙。

〔海〕**易简杏子汤** 治咳嗽不问外感风寒，内伤生冷，及虚劳咯血，痰饮停积，皆治疗。

人参 半夏 茯苓 细辛减半 干姜减半 甘草 桂枝减半 芍药 五味子各等份

上吹咀，每服四钱，水一盏半，杏仁去皮尖，锉五枚，姜三片，煎至六分，去渣温服。若感冒得之，加麻黄等份，若脾胃素实者，用粟壳去筋膜锉碎，以醋淹炒等份加之，每帖加乌梅一枚煎服，其效尤验。呕逆恶心者，不可用此。若久年咳嗽，气虚喘急，去杏仁、人参，倍加麻黄、芍药、干姜、五味子各增一半，一名小青龙汤。

洁古水煮金花丸，治咳嗽多怒。天麻丸罗氏化痰玉壶丸以上三方并见湿痰条。

〔丹〕**搜风化痰丸**

人参 僵蚕 槐角 白矾 天麻 陈皮去白 荆芥 各一两 半夏四两，汁浸 辰砂半两

上为末，姜汁研蒸饼为丸，除辰砂为衣。每四十丸，姜汤下。

〔罗〕**延寿丹**治风壅痰嗽，或寒痰咽膈不利。

天麻半两 枸杞一两半 明矾一两，半生半枯 干姜一两半

上为细末，酒和成剂，再用蒸饼裹定，于笼内蒸熟，去面搓为丸，如桐子大。每服三十丸，温水下，食后临卧。

〔《局》〕**防风丸**治风痰上攻，头痛恶心，项急，目眩旋晕，痰涎壅滞昏愦。

天麻酒浸，一宿 甘草炙 川芎洗 防风各一两 朱砂一钱，为衣。

上为末，每两作十丸，朱砂为衣。每服一丸，荆芥汤化服，茶亦得，不拘时。

川芎丸 消风壅，化痰涎，利咽膈，清目头痛旋晕。

川芎 薄荷去土，各七钱半 桔梗半两 防风去盖，一两半 甘草三两半

上为末，炼蜜为丸，每两半作五十丸。每服一丸，细嚼，腊茶清下，食后临卧。

河间防风通圣散加半夏，治风痰咳嗽。方见癫痫。

千缗汤方见喘。

洁古治痰嗽不能饮食者，厚朴汤治之。方见大便秘。

〔《山》〕喘嗽。白僵蚕为末，姜汁清茶调服，临卧下。

〔洁〕治痰嗽能饮食者，大承气汤微下之。方见伤寒。

〔丹〕阴虚咳嗽，四物汤加竹沥、姜汁主之。阴分嗽者，多属阴虚，治之用知母止嗽，勿用生姜，以其辛散故也。肺虚嗽甚，此好色肾虚者有之，人参膏以陈皮、生姜佐之

〔罗〕**团参散** 治脉气不利，治咳喘止嗽。

紫团参 款冬花 紫菀茸各等份

上为细末，每服二钱，水一盏，乌梅一枚，同煎七分，去渣温服，食后。

人参款花膏治脾胃虚寒，久嗽不已，咽膈满闷，咳嗽痰涎，呕逆恶心，腹胁胀满，腰背

伤痛，或虚劳冷嗽，及远年近日一切咳嗽诸药不效者。

款冬花去枝　人参去芦　五味子去枝　紫菀去芦　桑白皮去粗枝，各一两

上为细末，炼蜜和丸，如鸡头大。每服一丸，食后细嚼，淡姜汤送下。或一丸分作四服，含化亦得。

〔《食》〕治咳嗽不瘥者。黄明胶，炙令半焦，为末，每服一钱匕，人参末二钱匕，用豆豉汤一盏八分，葱少许，入铫子煎一两，沸后倾入蜜，遇咳嗽时呷三五口。

〔《本》〕治十六般哮嗽。

黄明胶一两，炙　马兜铃　甘草炙　半夏姜汁浸，三日　人参半两　杏仁去皮尖，以上各一两

上为细末，每服一大钱，水一盏，煎至七分，临卧食后服，随病有汤使为引。心嗽面赤或汗流，加干葛煎，早饭后服。肝嗽眼泪出，加乌梅一枚，大米十四粒煎。脾嗽不思饮食，或一两时恶心，入生姜二片煎。胃嗽吐逆酸水，入蛤粉煎。胆嗽令人不睡，加茯神五分，茶清调下。肺嗽上喘气急，入桑白皮煎。膈咳嗽出痰如圆块，生姜汁调药咽下。劳嗽入秦艽末同煎。冷嗽天晓嗽甚，葱白三寸同煎。血嗽连顿不住，当归末枣子同煎。暴嗽涕唾稠黏，入乌梅生姜同煎。产嗽背胛疼痛，甘草三寸，黄蜡少许同煎。气嗽肚痛胀满，入青皮去白同煎。热嗽夜甚，蜜一匕、葱白同煎。哮嗽喉如拽锯，入半夏三枚同煎。肾嗽入黄芪、白饴糖同煎。上件十六件般嗽痰，依法煎服，无不效验。此方乃京都一家专治此疾，因中官厚赂，方始得传，屡试有效。

上人参治嗽例

〔丹〕有一子三十余，久疟虚甚，盗汗得嗽，嗽来便热，夜甚。

甘草炙些　白术一钱半　防风一钱　黄连五分　人参八分　干姜三分　黄芪五分　白水煎服。

里成人多嗽，怠惰，脉不数，两手脉大而长，此劳症无热。

白术一钱半　陈皮　苍术　茯苓各五分　神曲七分，炒川芎三分　黄芩三分，炒　五味子七粒　芍药五分　黄芪　甘草各三分。炙

用生姜二片同煎。

陈孺人九十余岁，嗽或发或止，发时有清痰，寒热作，食少，面虚浮，淡黄色。

陈皮　青皮　白术　芍药各五钱　麻黄二钱　木通　干姜　黄芩各二钱半　甘草炒　防风各一钱

分七帖，五味子七粒，煎三之一。

〔云〕**补肺汤**　治劳嗽。

桑白皮　熟地各三两　人参　紫菀　黄芪　五味子各一两

上为末，每服三钱，水煎，入蜜少许，食后。

〔垣〕**款花补肺汤**　治年高气弱，肌体瘦困，短气，遇秋冬咳嗽大作，夜间尤甚，三五百声不绝，春夏稍缓。

黄芪半两　甘草炙，一钱　当归七分　佛耳草一钱　款冬花二分　陈皮七分　丹皮三分　黄柏酒浸，三分　苍术二钱　曲末七分

上㕮咀，每三钱，水煎去渣，稍热食后服。

清肺汤　除湿热，治金火嗽。

黄芪四钱　苍术　防风　归身　茯苓　各一钱　五味子三十粒　陈皮一钱二分　青皮五分　泽泻二钱　黄柏六分

上锉如麻豆，每服五钱，水煎去渣，稍热临卧服。

泻火补肺汤　治金火嗽，五六月间嗽。

五味子五钱　黄芪二钱　人参一钱　甘草炙，一钱　陈皮去白，一钱　麦门冬　青皮五分　升麻一钱　苍术一钱　归身一钱

上锉如麻豆大，每服五钱，水煎，去渣，稍热服。

上参、芪、术治嗽例。后三方黄芪为君，气虚甚者宜之，膈满食少者忌服。

〔丹〕**蛤蚧丸** 治肺脏内伤，咳嗽气急，久不除，渐羸瘦。

蛤蚧一两，炙去头足 诃子煨，取肉 细辛 甘草炙 阿胶蛤粉炒 熟地 麦门冬去心。各五钱

为末蜜丸，每两作十五丸，每一丸食后含化。

上蛤蚧丸久嗽不愈者宜之。

〔罗〕**大利膈丸** 治风痰实喘咳嗽，风气上攻。

牵牛四两，生用 半夏汤洗 木香五钱 青皮去白，二两 槐角 槟榔 大黄各三钱 皂角去皮弦子，酥炙。各三两

上为细末，生姜面为丸。每服五十丸，生姜汤下。

〔丹〕**坠痰丸** 治痰饮。

枳实 枳壳一两半 明矾三钱，枯一半 朴硝三钱。风化 黑牵牛半斤，取头末 猪牙皂角二钱，酒炒

上为末，萝卜子汁为丸。每服四十丸，鸡鸣时服，初有粪，次有痰。

上下痰用大黄、牵牛，有热者宜之。

〔世〕治久嗽痰积，半夏二两，用江子五钱敲损同煮，至半夏无白心，去江子不用，杏仁一两，用乌梅半两同煮，去乌梅不用，止将半夏、杏仁焙干为末，炼蜜丸，如绿豆大。量虚实服，服后下痰积。

〔罗〕**透罗丹** 治痰实咳嗽，胸膈不利。

皂角酥炙，去皮弦 黑牵牛徽炒 半夏汤洗。各二两 巴豆去油，另研，一钱 大黄一两，水浸焙用 杏仁麸炒，去皮尖，一两

上为细末，生姜自然汁丸，如桐子大。食后生姜汤送下二十丸。咳嗽甚者，三四服必效。

〔丹〕治痰喘嗽。

南星二钱 半夏 滑石各三钱 江子五粒，去油 轻粉少许

上用皂角仁浸浓汁，丸梧子大。每服七十丸。

〔《本》〕治诸般痰嗽。

半夏姜汁浸一宿 天南星 白矾各半两 焰硝二钱 杏仁去皮尖，麸炒黄 青黛各半两 猪牙皂角去黑皮并子。各半两 巴豆廿一粒去壳，生用

上一处为末，姜糊丸，如绿豆大。每服七丸，临卧姜汤下，小儿五丸。

〔丹〕**青金丸** 治食积火郁嗽。

贝母 知母各半两 巴豆霜五分

上为末，姜汁丸，青黛为衣。

上下痰用巴豆，有寒者宜之。前一方但借巴豆之气，虚人亦可服。

〔洁〕**款气丸** 治久嗽痰喘，肺气浮肿。

青皮 陈皮 槟榔 木香 杏仁 茯苓 郁李仁去皮 川归 广茂 马兜铃炮 葶苈各三钱 人参 防已各四钱 牵牛头末，二两半

上为细末，姜汁面糊丸，如桐子大。每服二十丸，加至七十丸，食后姜汤送下。

〔罗〕**紫参散** 治肺气虚，咳嗽喘急，胸膈痞痛，脚膝微肿。

人参二钱半 蛤蚧一对，酥炙 白牵牛炒 甜葶苈炒 木香 苦葶苈炒 槟榔各五钱

上为末，用熟枣肉丸。每服四十丸，煎人参汤下，食后。

上下痰用槟榔、木香，佐牵牛、葶苈、郁李仁，久嗽面浮足肿者宜之。

孙兆视雷道矩病吐痰，顷间已及一升，喘咳不已，面色郁黯，精神不快。兆与服仲景葶苈大枣汤一服讫，已觉胸中快利，略无痰唾矣。

〔《本》〕治气喘咳嗽。

大黄 葶苈一两，净瓦上炒

上为末，炼蜜丸如桐子大。每服五七十丸，桑白皮汤下。

上下痰用葶苈为效极速，虚人忌用。

〔仲〕咳家其脉弦，为有水，十枣汤主之。有支饮家，咳烦，胸中痛，不卒死，至一百日，或一岁，宜十枣汤。

〔丹〕伯温年近四十，滋味厚，素患咳嗽有

痰，与通神丸、神术丸和匀。食前生姜汤下五六十丸，后以津咽小胃丹十五丸，日服六服。

上十枣汤下痰，仲景法也，虚人审之。丹溪变十枣为小胃丹而少服，徐徐法也。

〔《脉》〕咳而时发热，脉卒弦者，非虚也，此为胸中寒实所致也，当吐之。咳家其脉弦，欲行吐药，当相人强弱而无热乃可吐之，其脉沉者不可发汗。【批】痰在胸膈脉浮弦者宜吐。

子和稀涎散　三圣散　仲景瓜蒂散以上三方并见治法门。

上吐热痰法，轻者但用芎、茶、栀仁、萝卜子、姜汁入酸齑汁深吐之。

〔《局》〕碧霞丹方见治法门。

〔《本》〕治远年近日哮嗽妙方。

砒　面　海螵蛸各一钱

上三味为末，水调作饼子，慢火炙黄，再研令细。每服一字，用井花水调一大呷，空心服，良久吐出为度。小儿加减与之。忌食毒物。

上吐寒痰法，丸用藜芦、瓜蒂吐不透者，用附尖神效。

〔子和〕常仲明病寒热往来，时咳一二声，面黄无力，懒思饮食，夜多寝汗，日渐瘦削。诸医作虚损治之，用二十四味烧肝散，鹿茸、牛膝补养二年，口中痰出，下部转虚。戴人断之曰：上实也。先以涌剂吐痰二三升，次以柴胡饮子降火益水，不月余复旧。此症何名？乃经中云二阳病也。二阳之病发心脾，不得隐曲，心受之则血不流，故女子不月，脾受之则味不化。故男子少精。此二症名异而实同，仲明之病，味不化也。驰口镇一男子年二十余岁，病劳嗽数年，其声欲出不出，戴人问曾服药否？其人曰：家贫未常服药。戴人曰：年壮不妄服药可治。先以苦剂涌之，次服舟车、浚川丸大下之，又服重剂果瘥。一田夫病劳嗽，一涌一泄，已减大半，次服人参补肺汤，临卧更服槟榔丸以进食。

上吐下兼施以攻其痰也。

〔《本》〕治劳嗽。

青黛三钱　辰砂　雄黄　白矾　信各一钱，生用

上并为末，淡豆豉一百粒，汤浸去壳，研如膏，入前五味，丸如桐子大。每服一丸，临卧冷茶清下。治远年近日喘嗽。

蝉蜕一两，去头足　五灵脂生　砒生　雄黄生　杏仁去皮尖。各五钱　轻粉一两　淡豆豉四十九粒　马兜铃生一两

土研，除出轻粉另研，余为末，用生姜、葶苈自然汁合轻粉诸药为丸，如小弹大。每服一丸，临卧细嚼，生姜汤送下。

上用信劫痰例，盖为寒湿痰设也。

运气　咳有二：

一曰火。经云：少阳司天之政，初之气，候乃大温，其病气拂于上咳逆。二之气，火反郁，白埃四起，其病热郁余上咳逆。三之气，炎暑至，民病咳。终之气，风乃至，其病阳气不藏而咳是也。

二曰燥热。经云；少阴司天之政，水火寒热，持于气交，民病咳喘。三之气，大火行，寒气时至，民病咳喘，此上热下燥为咳喘也。终之气，燥令行，余火内格咳喘，此外燥包热在内喘咳也。

〔《本》〕治诸嗽久不瘥，贝母汤。

贝母一两，去心，姜制　黄芩半两　干姜生，一两　五味子　陈皮各一两　桑白皮半两　半夏　柴胡　桂心各一两　木香　甘草各一分

上为粗末，每服五钱，水一盏半，加杏仁七个，去皮尖，生姜七片，煎去渣热服。有姓蒋者，其妻积年嗽，制此方授之，一服瘥，以治诸般嗽悉愈。

上方有寒有热，有收有散，诸嗽通用也。

〔《素》〕黄帝问曰：肺之令人咳何也？岐伯对曰：五脏六腑，皆令人咳，非独肺也。帝曰：愿闻其状？岐伯曰：皮毛者，肺之合也，皮毛先受邪气，邪气以从其合也。此邪从外受之。王注云；邪胃寒气。其寒饮食入胃，从肺脉上至于肺则肺寒。寒邪从外受也。肺寒则外

内合邪因而客之，则为肺咳。所谓肺先受邪也。五脏各以其时受病，王注云：时谓王月也。非其时各传以与之。人与天地相参，故五脏各以治时肝治春，心治夏，脾治长夏，肺治秋，肾治冬也。感于寒则受病，微则为咳，甚则为泄为痛，乘秋则肺先受邪，乘春则肝先受之，乘夏则心先受之，乘至阴则脾先受之，乘冬则肾先受之。帝曰：何以异之？岐伯曰：肺咳之状，咳而喘息有音，甚则吐血。取太渊穴也。心咳之状，咳则心痛，喉中介介如梗状，甚则咽肿喉痹。取大陵穴也。肝咳之状，咳则两胁下痛，甚则不可以转，转则两胠下满。取太冲穴也。脾咳之状，咳则右胁下痛阴阴引肩背，甚则不可以动，动则咳剧。取太白穴也。肾咳之状，咳则腰背相引而痛，甚则咳涎。取太溪穴也。帝曰：六腑之咳奈何？安所受病？岐伯曰：五脏之久咳，乃移于六腑，脾咳不已，则胃受之。胃咳之状，咳而呕，呕甚则长虫出。取三里穴也。肝咳不已，则胆受之。胆咳之状，咳呕胆汁。取阳陵泉穴也。肺咳不已，则大肠受之，大肠亥状，咳而遗矢。取巨虚上廉也。心咳不已，则小肠受之，小肠咳状，咳而失气，气与咳俱失。取巨虚下廉穴也。肾咳不已，则膀胱受之，膀胱咳状，咳而遗溺。取委中穴也。久咳不已，则三焦受之，三焦咳状，咳而腹满，不欲食饮，此皆聚于胃，关于肺，使人多涕唾而面浮肿气逆也。取支沟穴也。帝曰；治之奈何？岐伯曰：治脏者治其俞，治腑者治其合，浮肿者治其经。见咳论

〔丹〕治嗽。灸天突、肺俞二穴，泄火热，泻肺气。

〔《千》〕嗽。灸两乳下黑白际各百壮即瘥。又以蒲当乳头周匝围身，令前后正平，当脊骨下解中灸十壮，又以绳横量口中，折绳，从脊灸绳两头边，各八十壮，三报三日毕两边者是合度。

〔《玉》〕治咳嗽：身柱三分，泻三吸。至阳三分，补三呼。不已，再取后穴：肺腧寸一分，沿皮向外一寸半，泻六吸。寒痰红痰，俱是虚　补实泻。又法：风门一分，沿皮向外一寸半。

〔《心》〕咳嗽喘满，气急不食，容颜黧黑，鼻流清涕：风门沿皮向外二寸半，补之。　巨阙三寸三分。泻之。　太渊五分。泻之。　期门平之。　下脘五分，泻之。　膻中灸，七壮　中脘三寸，泻之　绝骨三寸半，退热妙穴也。支沟透间使，两胁胀满妙穴也。

妇人咳嗽，寒热往来，风寒呕逆，劳疸中满喘急：风门沿皮一寸半，治感冒风寒。太渊五分，治咳嗽。中脘三寸，治呕逆，使气往来为效。　绝骨　曲池各一寸半，治寒嗽血膈劳疸。　间使透支沟，治中喘满上气。

〔《甲》〕咳逆上气，舌干胁痛，心烦肩寒，少气不足以息，腹胀喘，尺泽主之。咳干呕烦满，侠白主之。咳上气，喘不得息，暴痹内逆，肝肺相搏，鼻口出血，身胀，逆息不得卧，天府主之。咳逆上气，喘不得息，呕吐，胸满不得饮食，输府主之。咳逆上气，涎出多吐，呼吸喘悸不得安，或中主之。胸满咳喘不得息，呕吐烦满，不得饮食，神藏主之。咳逆上气，魄户及气舍主之。咳逆上气，譩譆主之。胸胁揞满，不得俯仰，饮食不下，咳唾沫脓，周荣主之。咳而泄不欲食者，商丘主之。凄凄寒咳吐血，逆气，人心痛，手阴郄主之。咳而胸满。前谷主之。咳逆上气，吐沫，天容及行间主之。咳逆不止，三焦有水气，不能食，维道主之。咳，面赤热，支沟主之。咳逆上气，咽喉痈肿，呼吸短气，喘息不通，水突主之。一作天突。咳上气喘，暴喑不能言，及舌下挟缝青脉，颈有大气，喉痹，咽中干急不得息，喉中鸣，翕翕寒热，项痛肩痛胸痛，腹皮热，衄，气短鲠，心痛隐疹，头痛，面皮赤热，身肉尽不仁，天突主之。咳逆上气，喘不能言，华盖主之。

成无已云：咳者声咳之咳，俗谓之嗽者是也。肺主气，形寒饮冷则伤之，使气上而不下，逆而不收，冲击膈咽，令喉中淫淫如痒，习习

如梗，是令嗽。甚者续续不已，连连不息，坐卧不安，言语不竟，动引百脉，咳声闻四近矣。謦，枯鼎切，咳声也。

〔《脉》〕肺痿，咳唾咽燥，欲饮水者自愈，自张口者短气也。

〔丹〕嗽肺胀壅遏，不得眠者，难治。

〔仲〕人嗽十年，其脉弱者可治，实大数者死。其脉虚者必苦冒，其人本有支饮在胸中故也，治属饮家，上气面浮肿，肩息，其脉浮大不治。又加利尤甚。脉浮短者，其人肺伤，诸气微少，不过一年死，法当嗽也。咳嗽羸瘦，脉形坚大者死。

咳而脱形，身热，脉小坚急以疾，是逆也，不过十五日死。全文见诊。

〔《脉》〕上气脉数者死，谓其形损故也。咳嗽沉紧者死，浮直者生，浮软者生，小沉伏匿者死。

〔丹〕咳嗽口燥咽干有痰，不用半夏，用瓜蒌、贝母；饮水者，不用瓜蒌，恐泥膈不快。

干咳嗽

干咳嗽者，无痰有声是也。此症本于气涩，涩微者连咳十数声方有痰出，涩甚者虽咳十数声亦无痰出无痰出，是为干咳嗽也。

〔丹〕干咳嗽；极难治。此系火郁之症，乃痰郁其火邪在中，用苦桔梗以开之，下用补阴降火之剂，不已即成劳，倒仓法好。此不得志者有之，宜用补阴方四物汤加竹沥、炒柏之类。【批】开郁补阴。

〔海〕**甘桔汤**　此仲景少阴咽痛药也。孙真人治肺痈吐脓血，用生甘草加减二十余条。甘桔汤方用桔梗三两，甘草一两，白水煎服。【批】气滞。

咳逆气者，加陈皮。咳嗽者，加贝母、知母。咳发渴者，加五味。吐脓血者，加紫菀。肺痰者，加阿胶。面目肿者，加茯苓。呕者，加生姜、半夏。少气者，加人参、麦冬。肤痛者，加黄芪。目赤者，加栀子、黄连。咽痛者，加鼠粘子、竹茹。声不出者，加半夏、桂枝。疫毒头肿者，加鼠粘子、大黄、芒硝。胸痛膈不利者，加枳壳。心胸痞者，加枳实。不得眠者，加栀子。发狂者，加防风、荆芥。酒毒者，加葛根、陈皮。

一中年妇人干咳，寸脉滑动似豆状，余皆散大不浮，左大于右，每五更心躁热有汗，但怒气则甚。与桔梗不开，诸药不效。遂以石膏、香附为君，芩、连、青黛、门冬、瓜蒌实、陈皮、炒柏、归、梗为臣，五味、炒仁、川芎、紫菀佐之，凡二十余帖而安。洁古蜜煎生姜汤，蜜煎陈皮汤与烧生姜胡桃方，皆治无痰而嗽者，以辛甘润其肺也。如但使青皮药，皆宜去白。本草云：陈皮味辛，理上气，去痰气滞塞；青皮味苦，治下气；二味俱用，散三焦气也。故《圣惠》法治云：陈皮去瓤，瓤不除即生痰；麻黄发汗，节不去则止汗。

〔《本》〕补肺法。

地黄二斤，生，净洗　杏仁二两　生姜　蜜各四两

上捣如泥，入瓦盆中，置饭上蒸五七度，每五更，挑三匙咽下。

〔《千》〕治久嗽方。

白蜜一斤　生姜二斤，取汁

上二味，先秤铜铫知斤两讫，纳蜜复秤如数，次纳姜汁，以微火煮令姜汁尽，惟有蜜斤两在则止，旦服如枣大含一丸，日三服。忌一切杂食。

咳嗽喉中作声

一男子五十余岁，病伤寒咳嗽，喉中声如鼾，与独参汤一服而鼾声除，至二三帖咳嗽亦渐退，凡服二三斤病始全愈。

〔梅〕治久患暇呷咳嗽，喉中作声不得眠，取白前捣为末，温酒调二钱匕。《衍义》云：白前保定肺气。

〔仲〕咳而上气，喉中水鸡声，射干麻黄汤主之。

射干三两　麻黄　生姜各四两　细辛　紫菀　款冬花各三两　大枣七枚　五味子　半夏各半升

上九味，以水一斗二升，先煮麻黄两沸，去上沫，纳诸药，煮取三升，分温三服。

〔《千》〕**白前汤**　咳逆上气，身体浮肿，短气胪满，旦夕倚壁不得卧，喉中水鸡鸣。

白前　紫菀　半夏　大戟各三两

上㕮咀，以水一斗，浸一宿，明旦煮取三升，分三服。

〔《素》〕阴争于内，阳扰于外，魄汗未藏，四逆而起，起则熏肺，使人喘鸣。阴阳别论 起居如故而息有音者，此肺之络脉逆也。脉络不得随经上下，故留经而不行。络脉之病人也微，故起居如故而息有音也。逆调论。督脉生病，其上气有音，治其喉中央在缺盆中者。天突穴也。其病上冲喉者，治其渐，渐者上侠颐也。王注谓天迎穴。

〔《甲》〕咳，喉中鸣，唾血，大钟主之。胸胁支满，不得俯仰，瘨痫咳逆上气，喉咽喝喝有声，太溪主之。咳逆上气，咽喉喝喝喘息，扶❶突主之。

暴　嗽

〔《千》〕治暴热嗽方。

杏仁　紫苏子一升　陈皮一两　柴胡四两

上㕮咀，以水一斗，煮三升，分三服。

〔《山》〕暴嗽。白蚬壳洗净研细，粥饮下。

〔《本》〕治暴嗽。

砒霜一钱　白矾一两，飞过，细研

上先将砒霜安放茶盏内，却将白矾末铺盖，火煅为末，乌梅肉丸，如绿豆大，朱砂为衣。每服一丸，紫苏汤下。

〔《千》〕治暴嗽。百部藤根捣自然汁，和蜜等份，沸煎成膏，咽之。

久　嗽

〔丹〕肺受风寒久嗽，非此不能除。南星、款花、鹅管石、佛耳草、雄黄为末，拌艾。以姜一厚片留舌上，次用艾上烧之，须令烟入喉中。一方无佛耳草，有郁金。又方：鹅管石、雄黄各一分半，另为末，款花、佛耳草各一分半，另为末，却用纸一幅方，方阔四五寸，以鸡子清涂其中央，四旁各悬一寸许不涂，然后以鹅管石、雄黄掺于鸡子清上，又以款花、佛耳草末掺其上覆之，又以一箭箸从不涂纸旁卷起为一纸筒，用糊粘牢其旁，抽箭箸出焙干，用咽之时将一纸筒含在口，一头火烧，以口吸烟，令满咽之咽至烧筒尽为度，却吃茶二三口压之。

〔崔〕疗久嗽熏法。每旦取款花、好鸡子少许，蜜拌花使润，纳一升铁铛中。又用一瓦碗钻一孔，孔内安小竹筒，或笔管亦得，其筒稍长，置碗铛相合，及插筒处皆面糊涂之，勿令泄气。铛下着炭火，少时款冬烟自竹管出，以口含筒，吸取咽之。如胸中稍闷，须举头，即将指头捻竹筒头，勿令漏烟气出，及烟尽止。凡如是五日一为之，至六日则饱食羊肉馄饨一顿，永瘥。一法不用铛碗，用有嘴瓦瓶烧药，盖住瓶口，却以口于瓶嘴吸烟咽之，尤捷。

〔洁〕**枳壳汤**　治久痰嗽，胸膈不利者，多上焦发热。

枳壳炒，三两　桔梗二两　黄芩二两半

上为细末，每早取二两半，水三盏，煎至一盏，日作三服，午时一服，申时一服，卧时一服。三日，七两半服尽，又服半夏汤。

生半夏汤　用半夏姜制切片，每三钱半，水盏半，姜五片，煎至一盏，食后服，一日二三服，二三日服了，再服枳壳丸，尽其痰为度。论曰：先消胸中痰气，后去膈上痰。再与枳术

---

❶ 扶：原作“挟”，据《甲乙经·卷九》改。

丸，谓首尾合治，尽消其气，令痰不复作也。

〔丹〕**久嗽丸子**

海蛤粉研细　胆星臣　杏仁臣　诃子佐　青黛佐　皂角荚使

上为末，姜汁丸，如桐子大，姜汤下。

久嗽乃积痰久留肺脘，粘滞如胶，气不能升降，或挟湿与酒而作。

香附童便浸　僵蚕炒　海蛤粉　瓜蒌仁　蜂房　杏仁　姜汁　竹沥　神曲各等份

上为末，蜜调噙化。

谢老人形实，夏月无汗，成久嗽痰。

半夏姜制　紫苏叶各一两

上二味，人莎末、蚬壳末、神曲末，以瓜蒌瓤、桃仁半两和丸。先服三拗汤三帖，方服此丸子。

男子五十岁，旧年因暑月入冷水作劳，患疟，后得痰嗽。次年夏末，得弦脉而左手虚，叩之必汗少而有痰，身时时发热，痰如稠黄胶，与下项方药，仍灸大椎、风门、肺俞、五处。

半夏一两　白术七钱　茯苓六钱　黄芩　陈皮　桔梗　枳壳　石膏煅。各半两　僵蚕炒，二钱半　五味子一钱半

上用神曲糊丸，姜汤下三十丸。先与三拗汤加黄芩、白术二帖，夜与小胃丹十丸，以搅其痰。

洁古款气丸治久嗽浮肿。罗氏紫参散用蛤蚧。《衍义》云：蛤蚧治久嗽有功。

马兜铃丸　治多年喘嗽不止，大有神功。

马兜铃去土　半夏汤洗七次，焙干　杏仁去皮尖，麸炒。各一两　巴豆二十一粒，去皮油，研

以上除巴豆、杏仁另研外，余为细末，用皂角膏子为丸，如桐子大，雄黄为衣。每十丸临卧煎乌梅汤下，以利为度。

〔《千》〕治三十年咳嗽，或饮或咳，寒气嗽难不同。悉治之。

细辛　款冬花　防风　紫菀各三两　藜芦二两　川椒五合

上六味㕮咀，取藜芦先着铜器中，次紫菀，次细辛，次款冬花，次椒，以大枣百枚间在诸药中，以水一斗二升，微火煮令汁尽，出枣曝令燥，鸡鸣时服半枣。不知，明旦服一枚，以胸中温温为度。若强人欲嗽吐者，可少增服之，便吐脓裹结痰。吐后勿冷饮食，咳愈止药。药势静乃食，不尔，令人吐不已。

治久嗽不瘥方。

兔屎四十九粒　硇砂一分　胡桐泪一分

上三味为末，蜜和丸，如桐子大。每服三丸，以粥饮下，日三，吐冷物尽即瘥。

〔丹〕蛤蚧丸　治久嗽。方见阳虚咳条。

又方　《衍义》治久咳脓血，胸膈噎痛。蛤蚧、阿胶、生犀角、鹿角胶、羚羊角各一两，除胶外皆为屑，次入胶，河水三升，煮半升，临卧细呷，愈。详见咳血。

疗三十年嗽。以百部根二十斤，捣绞取汁，煎之如饴，服方寸匕，日三服，验。

〔《百一》〕治久咳嗽，上气十年，诸药治不瘥方。以蝙蝠除翅足，烧令焦，为末，饮服之。

妊娠嗽

〔云〕**马兜铃散**　治妊娠胎气壅塞，咳嗽喘息。

马兜铃　桔梗　人参　甘草　贝母各五钱　陈皮去白　大腹皮　桑白皮　紫苏各一两　五味子五钱

上㕮咀，每服四钱，姜三片，水煎。

麻黄散　治妊娠外伤风冷，痰逆，咳嗽不食

麻黄去节　陈皮去白　前胡各一两　半夏洗炒　人参　白术　枳壳　贝母　甘草各半两

上㕮咀，每服四钱，葱白五寸，姜三片，枣一枚，水同煎。

紫菀汤　治妊娠咳嗽不止，胎不安。

紫菀　天门冬各一两　桔梗半两　甘草

杏仁　桑白皮各二钱半

上㕮咀，每服三钱，竹茹一块，水煎去渣，入蜜半匙，再煎二沸，温服。

桔梗散　治妊娠肺壅，咳嗽喘急

天门冬去心，一两　贝母　人参　甘草　桑白皮　桔梗　紫苏各半两　赤茯苓二两　麻黄去节，七钱半

上㕮咀，每服四钱，姜三片，水煎。

卷之二十七　肺大肠部

喘

〔丹〕凡治嗽，未发，以扶正气为要；已发，以攻邪气为主。

尝治一中年男子久嗽，每发时不食数日，声撼四邻，百治不效。脉寸沉伏，关滑。遂于未发时，用人参、白术、当归、地黄，以姜汁制之，瓜蒌实、陈皮、茯苓、黄芩、黄连、干姜些少煎汤，下青礞石丸。将发时，先用神秘沉香丸下之，次与前药中加杏仁、枳实、苏叶，倍瓜蒌实煎服。一月后证减十分之八，后遂守此方渐安。凡治数人，皆以此法加减治之，皆得大效。气虚短气而喘，有痰亦短气而喘，不可用苦寒之药，火气盛故也。宜导痰汤加千缗汤。阴虚，自少腹下火起冲于上而喘者，宜降心火补阴。有火炎上者，宜降心火，清肺金。有痰者，宜降痰下气为主。上气喘而躁者，为肺胀，欲作风水症，宜发汗则愈。有阴虚挟痰喘者，四物汤加枳壳、半夏，补阴降火。诸喘不止者，用椒目研极细一二钱，生姜汤调下劫之，气虚不用。又法，用萝卜子蒸熟为君，皂角烧灰等份为末，姜汁加炼蜜丸，如小豆大，每噙化五七十丸。劫止之后，因痰治痰，因火治火。气虚者，用人参、蜜炙黄柏、麦冬、地骨皮之类。气实人，因服黄芪过多而喘者，用三拗汤以泻气。若喘甚者，须用阿胶。若久病气虚而发喘者，宜阿胶、人参、五味补之。新病气实而喘者，宜桑白皮、苦葶麻泻之。治哮专主于痰，宜吐法，不可用凉药，必带表散。

〔垣〕肺胀膨膨而喘咳，胸膈满壅盛而上奔者，于随证用药方中，多加五味子，人参次之，麦门冬又次之，黄连少许。如甚则交雨手而瞀者，真气大虚也。若气短加黄芪、五味子、人参、气盛去五味子、人参，加黄芩、荆芥穗，冬月去荆芥穗，加草豆蔻仁。【批】虚实喘而自汗者宜补气。

〔仲〕火逆上气，咽喉不利，止逆下气，宜麦门冬汤主之。

麦门冬七升　半夏一升　人参四两　甘草二两　粳米三合　大枣十二枚

右六味，以水一斗二升，煮取六升，温服一升，日三夜一服。

〔《保》〕天门冬丸　治妇人喘嗽，手足烦热，骨蒸寝汗，口干引饮，面目浮肿。

天门冬十两，去心　麦门冬八两，去心　生地三斤，取汁为膏

上三味为细末，膏子为丸，如桐子大。每服五十丸，逍遥散下。逍遥散须去甘草加人参，或与王氏《博济方》人参荆芥散亦得。如面肿不已，经曰：面肿因风，故宜汗，麻黄、桂枝可发其汗，后与柴胡饮子去大黄。《咳论》曰：治脏者治其腧，治腑者治其合，浮肿者治其经，治腧者治其土也，治合者亦治其土也，如兵围魏救赵之法也。

〔《本》〕治咳嗽上气喘急，以人参一味为末，鸡子清投新水调下一钱。昔有二人同走，一含人参，一不含，俱走三五里许，其不含者大喘，含者气息自如，此乃人参之力也。

上用门冬、五味、人参三味为主，治肺虚或自汗或少气而喘，盖圣药也。

予治一妇人五十余岁，素有痰嗽，忽一日大喘，痰出如泉，身汗如油，脉浮而洪，似命绝之状。予适在彼，速用麦门冬四钱，人参二

钱，五味一钱五分，煎服，一帖喘定汗止，三帖后痰亦渐少。再与前方内加瓜蒌仁一钱五分，白术、当归、芍药、黄芩各一钱，服二十余帖而安。此实麦门冬、五味、人参之功也。如自汗兼腹满，脉沉实而喘者，里实也，宜下之。

〔仲〕上气喘而躁者，属肺胀，欲作风水，发汗则愈。咳而上气，此为肺胀，其人喘，目如脱状，脉浮大者，越婢加半夏汤主之。

麻黄六两　石膏半斤　生姜三两　大枣十五枚　甘草一两　半夏半升。

右六味，以水六升，先煮麻黄去上沫，内诸药煮取三升，分温三服。

〔丹〕七三婶喘，遇冬则发，此寒包热也，解表则热自除。

枳壳三钱，炒　麻黄　防风　黄芩　桔梗各二钱　陈皮　紫苏五叶　木通一钱关，通利九窍，治肺壅甚当右分四帖，煎取小半盏，热饮之。

治寒包热而喘，必用发散。

半夏　枳壳炒　桔梗　黄芩炒　紫苏麻黄　杏仁　甘草

如天寒，加桂枝。

女子十二岁，自小喘嗽。

白术　陈皮　青皮五钱　麻黄　茯苓木通　片芩三钱　苍术　桔梗二钱　干姜一钱甘草五分

一男子年一十四岁，哮十日则发一遍。此疾在上焦，不得汗泄，正当九月十月之交，宜温散。仍与小胃丹佐之温散，加麻黄、黄芩。每帖用一钱半，入姜汁研细末，以水盏半煎，去渣饮之。每夜临卧时与小胃丹十二粒，津下之。

〔仲〕肺胀，咳而上气，烦躁而喘，脉浮者，心下有水，小青龙加石膏汤主之。

麻黄　芍药　桂枝　细辛　甘草　干姜各三钱　五味子　半夏各半升　石膏二两

上九味，以水一斗，先煮麻黄去上沫，内诸药煎取三升，强人服一升，羸者减之，日三服，小儿服四合。

〔垣〕**麻黄定喘汤**　小儿寒郁喘，喉鸣，腹内鸣，坚满，鼻流清涕，脉沉急而数。

麻黄　草豆蔻　益智仁各一两分半　甘草　归身　红花　黄芩生　柴胡梢各一分　升麻　神曲各五分　吴茱萸二分　苏木半分　全蝎一个

上㕮咀，分二服，水二大盏，煎至七分，去渣稍热服，食后。忌风寒。微微有汗效。

麻黄苍术汤　治秋暮冬天，每夜连声嗽不绝，大喘，至天明日高方缓，口苦，两胁下痛，卧而多惊，筋挛肢节痛，痰吐涎沫，日晚呵欠，不能饮食。

柴胡根　羌活根　苍术各五分　麻黄一分　防风根　甘草根生　归梢　黄芩各四分　熟甘草三分　五味子九分　草豆蔻六分　黄芪一钱半

上分二帖，水煎，去渣稍热服，临卧。

上发表治喘，前五方发寒包热也，后三方发外中皆寒也。

四磨汤　治七情郁结，上气喘急。【批】有郁者解郁。

人参　槟榔　沉香　天台　乌药

上四味，各浓磨水，取七分，煎一二沸，放温服。加木香、枳壳，为六磨汤。有苦寒者，加丁香、桂亦可。

《衍义》云：乌药、槟榔气少走泄多，但不甚刚猛，与沉香同磨作汤，治胸中气膈甚当。

上解郁治喘。

〔丹〕一妇人与前方，发热得汗而喘定，夜半进少稀粥，喘再作，心痞口干，与下方。【批】汗后不愈方。

半夏　枳实炒，三钱　黄连　白术二钱　木通　陈皮各一钱半　麻黄　紫苏各一钱　甘草五分

上㕮咀，姜水煎服。若阴虚痰喘急者，补阴降火，四物加枳壳、半夏。

平江洗伯宁，家丰，好内厚味，每年至四

月九月内必发气喘，抬肩吐痰，脉沉涩而细数，诸医用平肺之药，数年不愈，如此者六七年。用人参生地黄膏，和当归、牛膝、肉苁蓉、枸杞子、五味子、知母、黄柏、天门冬、玄参末为丸，如桐子大。每服百丸，空心服，以救肺虚。又用阿魏、黄连、山楂、沉香、牛黄、辰砂、胆星、陈皮、神曲，糊为丸，如桐子大，临卧姜汤下三四十丸，治厚味。服讫，复用琼玉膏一剂，继服之而安。琼玉膏方见劳瘵。【批】脉涩数者阴虚。

治哮亦治积。鸡子略敲，损壳不损膜，浸尿缸内三四日，临夜煮食。海藏《本草》云：阴不足者，补之以味。

〔罗〕喘则肺实　已未八月中，霖雨不止，时承上命治不怜吉歹元帅夫人，年逾五十，身体肥盛，因饮酒及冲乳过，腹胀喘满，声闻舍外，不得安卧，大小便涩滞，气口脉大两倍于人迎，关脉沉缓而有力。予思霖雨之湿，饮食之热，湿热大盛，上攻于肺，神气躁乱，故为喘满。邪气盛则实，实者宜下之，故制平气散以下之。【批】腹满脉沉实者里实。

白牵牛二两，半生半熟，只取头末一两　青皮去白　槟榔各三钱　陈皮去白，半两　大黄七钱

《内经》曰：肺苦气上逆，急食苦以泄之。故以白牵牛苦寒，泻气分湿热，上攻喘满，故以为君。陈皮苦温，体轻浮，理其肺气，青皮苦辛平，散肺中滞气为臣。槟榔辛温，性沉重，下痰降气，大黄苦寒，荡涤满实，故以为使。

上为细末，每服三钱，煎生姜汤一大盏，调下无时。一服减半，再服喘愈。止有胸膈不利，烦热口干，时时咳嗽，再与加减泻白散。

桑白皮一两　地骨皮　知母　陈皮　青皮各去白　桔梗去芦。各五钱　黄芩细锉、净　甘草炙。各三钱

上件锉如麻豆大，每服五钱，水二大盏，煎至一盏，去渣温服，食后，数服良愈。华佗云：盛则为喘，减则为枯。《活人》云：发喘者，气有余也。凡看文字，须要会得本意，盛而为喘者，非肺气盛也；喘为气有余者，亦非肺气有余也。气盛当认作气衰，有余当认作不足。肺气果盛，又为有余，当清肃下行而不喘，以其火入于肺，衰与不足而为喘焉。故言盛者，非言肺气盛也，言肺中之火盛也。言有余者，非言肺气有余也，言肺中之火有余也。故泻肺以苦寒之剂，非泻肺也，泻肺中之火，实补肺也，用者不可不知。

〔罗〕**槐角利膈丸**　治风胜痰实胸满，及喘满咳嗽。

皂角一两，酥炙，去皮弦子　半夏　槐角炒。各半两　牵牛一两半

上同为细末，生姜汁面糊丸，如桐子大，每服三十丸，食后，生姜汤送下。

定喘饼子　神验。

芫花醋浸一宿。炒　桑白皮炒　吴茱萸炒　马兜铃　陈皮去白。各一两　寒食面三两　白牵牛三两，半生半炒，取头末二两

上为末，和匀，滴水丸，如樱桃大，捏饼子。取热灰半碗，在锅内同炒，饼子热，每夜服一饼，嚼烂，煎马兜铃汤下。如患人心头不快，加上一饼或两饼，至微明利下，神效。妇人有胎，不可服。

洞虚子神秘沉香丸　下痰喘。方见痰饮门。

〔仲〕膈间支饮，其人喘满，心下痞坚，面色黧黑，其脉沉紧，得之数十日，医吐之不愈。木防己汤主之。虚者即愈，实者三日复发，与不愈者，宜木防己汤去石膏加茯苓芒硝汤主之。【批】吐下后不愈方。

木防己三两　石膏十二枚，如鸡子大　桂枝二两　人参四两

上四味，以水六升，煮取二升，分温再服。

木防己加茯苓芒硝汤方

木防己　桂枝各二两　人参四两　芒硝三合

上五味，水六升，煮二升，去渣，内芒硝，再微煎，分温再服。微利即愈。

〔丹〕喘急有风痰者，《妇人大全》千缗

汤。【批】发时有痰吐出者化之。

半夏七个，炮制四片，破之　皂角去皮尖　甘草炙。各一寸　生姜如指大

上用水一碗，煮去半，顿服。一方不用甘草，但用半夏末一两，皂角去皮弦半两，生姜七片，同入纱袋中，水三升，煎至一盏五分，以

手揉洗，取清汁，分作三服，并服二服，效。

〔云〕**四七汤**　治痰涎咽喉中上气喘逆，甚效。方见咽喉条。即仲景治妇人胸中如有炙脔，半夏厚朴汤。

〔《保》〕半夏丸　治因伤风而痰作喘逆，兀兀欲吐，恶心欲倒。

半夏一两　槟榔三钱　雄黄三钱

上为末，姜汁浸蒸饼为丸，桐子大。每服三十五丸，姜汤下。小儿丸米大。

〔《经》〕定喘化痰。猪蹄甲四十九个，净洗控干，每个指甲内入半夏、白矾各一字，装罐子内，封闭，勿令烟出，火煅通赤，去火毒，细研，入麝香一钱匕。有上喘咳嗽，用糯米饮下，小儿五分，至妙。

〔《简》〕治喘急。用桔梗一两半，捣罗为末，童便半升，煎取四合，去渣温服。【批】发时有痰不出者开之。

凡治喘，正发时无痰，将愈时却吐痰者，乃痰于正发之时，闭塞不通而喘甚，当于其时开其痰路，则易安也。宜此方桔梗之类，及枳壳、瓜蒌实、杏仁、苏叶、前胡等，引出其痰。候痰出喘退，却调其虚实，虚者补以参、芪、归、术，实者泻以沉香滚痰丸之类是也。

〔河〕人参半夏丸　化痰定喘。方见咳喘。予平日用此方治久喘未发时服此丸。已发时用沉香滚痰丸微下之，累效。

〔世〕火喘。用白虎汤加瓜蒌仁、枳壳、黄芩，神效。【批】热痰。

〔《保》〕双玉散　治痰热而喘，痰涌如泉。

寒水石：石膏各等份

上细末，人参汤下三钱，食后服。

〔仲〕支饮不得息，用葶苈大枣泻肺汤主之。方见肺痈。此方效验甚捷，但虚人忌服。

〔丹〕**紫金丹**　治哮喘遇冷发者用之。【批】寒痰。

精猪肉三十两　砒霜明亮者一两，研细

上将肉切如骰子大，用砒末入肉内拌匀，分肉为六分，每分用纸筋黄泥包之，用火烘令泥干，又用白炭火于无人处煅，青烟出尽为度，放地上一宿，研极细，用汤浸蒸饼丸，如绿豆大，用清茶吞下，大人二十丸，

小儿十丸，量虚实用之。

哮喘遇冷则发者有二证。

其一属中外皆寒。治法乃东垣参苏温肺汤、调中益气加茱萸汤及此方紫金丹劫寒痰者是也。其二属寒包热。治法乃仲景、丹溪用越婢加半夏汤等发表诸方之类，及预于八九月未寒之时，先用大承气汤下其热，至冬寒时无热可包，自不发者是也。

〔丹〕**清金丹**　治哮嗽遇厚味发者用之。【批】食积痰。

萝卜子淘净，蒸令熟，晒干为末，一两　猪牙皂角为烧过。以碗覆地上。作灰末，三钱

上为末，拌匀，用姜汁浸蒸饼丸，如萝卜子大。每服三十粒，慢咽下。一方劫喘，用姜汁蜜炼丸，桐子大。每七八十丸，噙下，止之。

〔瑞〕**化痰丸**　快脾顺气，化痰消食，治久喘或作或止者，甚妙。

半夏洗　南星去皮膜　白矾　皂角切碎　生姜

上各一斤，用水煮南星，无白点为度，拣去皂角不用，将生姜切作片，同半夏、南星晒干，无日色火焙。

再加：

青皮去瓤　陈皮去白　紫苏子炒　萝卜子炒，另研　干葛　杏仁去皮尖，另研　神曲炒　麦蘖炒　山楂　香附子去毛

上各半斤，净与前药合和一处，研为细末，

生姜汁浸蒸饼打糊为丸，如桐子大。每服五七十丸，临卧食后茶汤送下。

〔仲〕病人饮水多，必暴喘满。

〔洁〕白术散　治夏月饮冷酒，生痰膈满。方见咳脾肺条。【批】饮水多者渗之，兼痛者燥之。

〔丹〕喘而心痛。油炒半夏为末，粥丸，姜汤下三十丸。

哮嗽必用吐法。吐药中用醋多，不用凉药。

子和稀涎散方见治法门上实条。

〔世〕治喘。用古文钱七个，盐梅七个，水一盏，同浸二宿，每服一呷，空心，良久吐出恶痰而效。【批】久嗽不已者吐之。

〔垣〕病机云：诸痿喘呕，皆属于上。辨云；伤寒家论喘呕，以为火热者，是明有余之邪中于外，寒变而为热，心火太旺攻肺，故属于上。又云：膏粱之人，奉养太过，及过爱小儿，亦能积热于上而为喘咳，宜以甘寒之剂治之。《脉经》又云：肺盛有余，则咳嗽上气，喘渴烦心，胸满短气，皆冲脉之火行于胸中而作也。系在下焦，非属上也。盖杂病不足之邪，起于有余病机之邪，自是标本病传，多说饮食劳役，喜怒不节，水谷之寒热，感则害人六腑，皆由中气不足，其䐜胀腹满，咳喘呕，食不下，皆以大甘辛热之剂治之，则立已。今立热喘、寒喘二方于后。【批】寒热肺痿心火刑肺气从小腹冲上者冲脉之火。

人参平肺散　治心火刑肺，传为肺痿，咳嗽喘呕，痰涎壅盛，胸膈痞闷，咽嗌不利。【批】肺受热方。

桑白皮一钱　知母七分　甘草炙，五分　茯苓四分　地骨皮五分　天门冬四分　青皮三分　五味子三十粒　陈皮三分　人参五分

上㕮咀，只作一服，水煎，食后温服。如热甚加黄芩四分，紫苏叶、半夏各五分。

参苏温肺汤　治形寒饮冷则伤肺，喘，烦心，胸满短气不能宣畅。【批】肺受寒方。

人参　肉桂　甘草　木香　五味子　陈皮　半夏制　桑白皮　白术　紫苏茎叶各二两　白茯苓一两

上㕮咀，每服五钱，水一盏半，生姜三片，煎至七分，去渣，食后温服。如冬寒每服不去节麻黄半分，先煎去沫，下诸药。

〔丹〕喘有阴虚自小腹下火起而上者，亦有痰火冲上者，宜四物汤加青黛、竹沥、陈皮，入童便煎服。【批】丹溪补阴降火。

〔垣〕调中益气汤加减法。方见治虚实条。【批】东垣分冬热夏寒。

如秋冬月胃脉四道为冲脉所逆，并胁下少阳脉二道而反上行，病名曰厥逆，其证气上冲咽不得息，而喘息有音不得卧，加茱萸五分或一钱，汤洗去苦，观厥气多少而用之。如夏月有此证，为大热也，盖此证随四时为寒热温凉，宜以酒黄连、酒黄柏、酒知母各等份为细末，熟汤丸如桐子大，每服二百丸，白汤送下，空心服，仍多饮热汤，服毕少时，便以美食压之，使不得胃中停留，直至下元以泻冲脉之邪也。大抵治饮食劳倦所得之病，乃虚劳七损证也，当用温平甘多辛少之药治之，是其本法也。如时上见寒热病，四时症也。又或将理不如法，或酒食过多，或辛热之食作病，或寒冷之食作病，或居大寒大热之处益其病，当临时制宜，暂用大寒大热治法而取效，此从权也，不可以得效之故而久用之，必致天横矣。《黄帝针经》曰：从下上者，引而去之。上气不足，推而扬之。盖上气者，心肺上焦之气，阳病在阴，从阴引阳，宜以入肾肝下焦之药引甘多辛少之药，使升发脾胃之气，又从而去邪气于腠理皮毛也。又曰：视前痛者，当先取之。是先以缪刺泻其经络之壅塞者，为血凝而不流，故先取之而后治他病。

加减泻白散　治阴气在下，阳气在上，咳呕喘促。

桑白皮一两　青皮二两　茯苓三钱　地骨皮七钱　甘草　陈皮　五味　人参各五分

上㕮咀，每服四钱，水一盏半，入粳米数

十粒同煎，去渣温服，食后。

平居则气平和，行动则气促而喘者，亦冲脉之火。予族兄六旬有余，素有喘证，或唾吐血痰，平居时则不喘，稍行动则气促喘急。以黄柏知母滋肾丸，空心服七八十丸，其证大减。此黄柏、知母能泄冲脉之火者，如此效也。【批】行动则喘者亦冲脉之火。

〔丹〕治卒上气喘鸣息便欲死者，研韭汁饮一升，瘥。盖韭去胸中恶血滞气。【批】污血。

〔《食》〕主上气咳嗽，胸膈妨满气喘。桃仁二两去皮尖，以水一升，研取汁，和粳米二合，煮粥食之。

诸气膹郁，皆属于肺。全文见诊　王注云：膹，谓膹郁奔迫也。【批】喘皆属肺。

〔《简》〕治肺气喘嗽。马兜铃二两，只用里面子，去壳，秋石半两，入碗内和匀，慢火炒干，甘草一两炙，二味为末一钱，水一盏，煎六分，温呷，以药末含，咽津亦得。《衍义》云：治肺气愈

〔垣〕**加减三奇汤**　治咳喘上气，痰涎喘促，胸膈不利。

桔梗　夏　陈皮　甘草　青皮　杏仁　人参　五味子各等份

上㕮咀，每服四钱，水二盏，姜二片，煎至一盏，去渣，通口食后服。

〔罗〕**紫参散**　治形寒饮冷伤肺，喘促痰涎，不得安卧。

粟壳一两，蜜炒黄色　麻黄　桔梗　紫参　甘草炙　五味各五钱

上㕮咀，每服四钱，水二盏，姜三片，同煎去渣，食后服。

〔云〕**清金汤**　治男妇不拘远近肺气咳嗽，上气喘急，喉中涎声，胸满气逆，坐卧不安，饮食不下。

粟壳蜜炙　人参　甘草各半两　陈皮　茯苓　杏仁　阿胶炒　五味子　桑白皮　薏苡仁　紫苏　百合　贝母去心　半夏曲　款冬花各一两

上㕮咀，每服五钱，姜三片，枣二枚，乌梅一个，水煎，临卧服。

肺虚则少气而喘。经云：秋脉者肺也。秋脉不及，则喘，呼吸少气而咳，上气见血，下闻病音。其治法则门冬、五味、人参之属是也。肺痹肺积，则久喘而不已，经云：淫气喘息，痹聚在肺。又云：肺痹者，烦满喘而呕，是肺痹而喘。治法或表之，或吐之，使气宣通而愈也。《难经》又云：肺之积名息贲，在右胁下如杯，久不已，令人喘咳，发肺痈。治法则息贲丸能磨其积是也。

胃喘则身热而烦。经云：胃为气逆。又云：犯贼风虚邪者阳受之，阳受之则入六府，入六府则身热不时卧，上为喘呼。又云：阳明厥则喘而惋，惋则恶人，或喘而死者，或喘而生者，何也？厥逆连藏则死，连经则生是也。惋，王注谓热内郁而烦。凡此胃喘治法，宜加减白虎汤之类是也。

肾喘则呕咳。经云：少阴所谓呕咳上气喘者，阴气在下，阳气在上，诸阳气浮，无所依从，故呕咳上气喘也。东垣治以泻白散是也。

运气　喘者有三：

一曰金助肺盛而喘。经云：岁金太过，甚则喘咳气逆，肩背痛。又云：岁金太过曰坚成，坚成之纪，其病喘喝，胸凭仰息。治以温剂是也。

二曰火攻肺虚而喘。经云：岁火太过，炎暑流行，肺金受邪，民病少气咳喘，上临少阴少阳，咳喘息鸣。又云：少阴司天，热淫所胜，病寒热喘咳，甚则肺胀，大腹满膨膨而喘咳。又云：少阴在泉，热淫所胜，病气上冲胸，喘不能久立。治以咸寒是也。

三曰风火为气逆。经云：木太过曰发生，发生之纪，上微则其气逆是也。

〔《灵》〕黄帝曰：卫气之留于腹中，搐积不行，苑蕴不得常所，使人肢胁胃中满，喘呼逆息者，何以去之？伯高曰：其气积于胸中者，上取之；积于腹中者，下取之；上下皆满者，

傍取之。黄帝曰：取之奈何？伯高对曰：积于上，泻大迎天、突、喉中；积于下者，泻三里与气冲；上下皆满者，上下取之，与季胁之下一寸。重者，鸡足取之。诊视其脉大而弦急，及绝不至者，及腹皮急甚者，不可刺也。卫气失常论 鸡足取之者，正入一针，左右斜入二针，如鸡之足三爪也。东垣云：大不可刺者宜灸也，一则沉寒痛冷，二则无脉知阳绝也，三则腹皮急而阳陷也，舍此三者，余皆不得灸，若病在两寸者及腹皮急甚者，当从阴引阳取穴于腹募。五脏病取五脏募，六腑病取六腑募。若病在两尺脉者，当从阳引阴，取穴于背喻，五脏病取五脏腧，六腑病取六腑腧。元气病取六腑腧募，筋骨有形病者取五腧募。其病不在天之阳，不在地之阴，在腹中者，故取季胁下一寸。元气病取之右，筋骨病取之左，故在中者旁取之。此其理也，灸者认取之。

〔《灵》〕黄帝曰：刺节言振埃，夫子乃言刺外经，去阳病，余不知其所谓也，愿卒闻之。岐伯曰：振埃者，阳气大逆，上满于胸中，愤瞋肩息，大气逆上，喘喝坐伏，病恶埃烟。䬃，不得息，请言振埃，尚疾于振埃。黄帝曰：善。取之何如？岐伯曰：取之天容。黄帝曰：其咳上气，穷诎胸痛者，取之奈何？岐伯曰：取之廉泉。

黄帝曰：取之有数乎？岐伯曰：取天容者，无过一里，取廉泉者，血变而止。帝曰：善哉刺节真邪篇。

阳迎头痛，胸满不得息，取之人迎。寒热病篇 阳迎，阳逆也。气逆上，刺膺中陷者与下胸动脉。杂病篇

刺灸 喘满有六法：其一取阳气，上四节经文所言者是也。

其二取肺。经云：肺手太阴之脉，是动则病肺胀满膨膨而喘咳，缺盆中痛，甚则交两手而瞀。所生病者，咳上气喘渴，烦心，胸满，视盛虚热寒陷下取之也。又云：邪在肺则皮肤痛，寒热上气喘，汗出咳动肩背，取之膺中外腧背三节五椎之旁，以手疾按之，快乃刺之，取之缺盆之中以越之。又云：肺病者，喘咳逆气，肩背痛，取其经太阴足太阳之外，厥阴内血者。王注谓内外之间，是足少阴经也。又云：肺藏气，气有余则喘咳上气，泻其经隧，无伤其经，无出其血，无出其气。杨注谓经隧为列缺穴也。又云：气乱于肺，则俯仰喘喝，接手以呼取之，手太阴荥足少阴输是也。

其三取大肠。经云：腹中常鸣，气上冲胸，喘不能久立，邪在大肠，刺肓之原巨虚上廉三里。又云：邪客手阳明之络，令人气满，胸中喘息而百支。胸中热，刺手大指次指爪甲上去端如韭叶各一痏，左取右，右取左，如食顷已是也。

其四取肾。经云：肾病者，喘咳身重，寝汗出，憎风，取其经少阴太阳血者是也。

其五取脾。经云：气满胸中喘急，取足太阴大指之端，去爪甲俎韭叶，寒则留之，热则疾之，气下乃止。

其六取脾喘。《内经》详文具痹。

〔《千》〕灸嗽。两乳黑白际二穴，脊后三穴。尝灸族侄喘，灸后一月，喘发，大吐痰一桶许而安。见咳针灸条下。

〔《玉》〕治喘哮：天突针入向下五分，泻五吸 稟中三分，三呼 旋玑三分，泻三吸 气海 腧府一分，没皮向外一寸半，泻六吸 乳根一分，沿皮向外一寸半，泻一吸

〔《摘》〕五膈气喘息不止：中脘八分 期门凡刺腹部，气虚人内息六七日，下入丹田，闭气刺之

〔《集》〕哮喘，灸刺上穴不愈者，可选用之：膏肓 关元 中脘 三里 百劳 肾腧各灸之。 支沟 大陵

〔东阳〕哮喘，诸穴选用之：天容 意喜 气舍 扶突 太白刺 魄户 中府 大包 彧中 云门 石门 期门各灸之

〔《怪穴》〕气喘：乳中在乳下肋中针入一分，沿皮向后一寸半，泻之

〔桑〕哮喘：丰隆三寸半

〔洁〕喘满痰实，口中如胶：太溪

〔《甲》〕喘少气不足以息，腹满，大便难，时上走，胃中鸣，胀满，口舌干，口中吸吸，善惊，咽中痛，不可内食，善怒恐不乐，大钟主之。咳，胁下积聚而喘逆，卧不安席，时寒热，期门主之。

〔《流注》〕气促喘：天突

〔《甲》〕喘逆鼽衄，肩甲内廉痛，不可俯仰，眇季胁引少腹而痛胀，譩譆主之。

〔《怪穴》〕妇人血弱气喘：气中在气海旁一寸半，针入二寸半，先补后泻。

〔成〕喘者，肺主气，形寒饮冷则伤肺，故其气逆而上行，冲急喝喝而息数，张口抬肩，摇身滚肚，是为喘也。

喘鸣肩息者，脉实大也，缓则生，急则死。全文见小儿喘　王注云：缓谓纵缓，急谓弦急，非来往之缓急也。

〔《脉》〕上气喘息低昂，其脉滑，手足温者生，脉涩，四肢寒者死。

〔丹〕哮喘必用薄滋味。

凡下痰定喘诸方，施之形实有痰者，神效。若阴虚而脉浮大按之涩者，不可下，下之必反剧而死也。

喘不得卧

凡喘而卧不得，其脉浮，按之虚而涩者，为阴虚，去死不远，慎勿下之，下之必死，宜四物加童便、竹沥、青黛、门冬、五味、枳壳、苏叶服之。【批】脉浮按之涩者忌下。

〔丹〕胡安人年六十八，恶寒发热，自四月来得痰嗽，眠不得，食少，心膈痛，口中连嗽，五更颇甚。【批】感冒风寒者宜表散。

白术三钱　枳壳炒　黄连各二钱　芍药二钱半　片芩七钱半　桔梗　苏梗叶各一两　木通五分　甘草炙些　五味廿一粒

上入竹沥煎服。

一丈夫因病喘不可卧，肺脉沉而涩，此外有风凉湿气遏内热不得舒。

黄芩　陈皮　木通各一钱半　麻黄　苏叶　桂枝各一钱　黄连　干姜　甘草炙

开二教体虚，感寒发热，气喘难卧。

苍术　麻黄　白术　片芩炒。各五分　桂枝三分　半夏　枳壳各一钱　木通三分　甘草炙

上生姜二片同煎，加研碎杏仁五个。此方半夏为君，必是吐痰多之人也。

上解表三方，前一方寒热多者设，后二方寒多者设。

咳逆上气，时时浊唾，但坐不得眠者，皂荚丸主之。【批】浊唾多痰者化痰。

用皂荚八两，刮去皮，酥炙，上一味为末，蜜丸如桐子大。以枣膏和汤服三十丸，日三夜一。

女人年六十，自来无汗多痰，今得喘病，眠不得，曾与青州白丸子。

半夏半两　枳壳炒，四钱　桔梗　陈皮　木通　黄芩二钱　麻黄一钱半　紫苏　防风各一钱　甘草炙，五分

上分作五帖，生姜三片，水煎去渣，入竹沥两蚶壳许，热饮。

〔《素》〕夫不得卧，卧则喘者，是水气之客也。夫水者，循津液而流也。肾者水脏，主津液，主卧与喘也。逆调论

〔垣〕**神秘汤**　治病人不得眠，眠则喘者，水气逆行，上乘于肺，肺得水而浮，使气不流通，其脉沉大，宜此治之。

苏叶　陈皮　生姜　人参各五钱　茯苓　桑白皮　木香各二钱

上㕮咀，水煎去渣，大温，分二服。

〔仲〕咳逆倚息不得卧，小青龙汤主之。方见伤寒　又云：支饮亦喘不得卧，加短气，其脉平也。

青龙汤下已，多唾，口燥，寸脉沉，尺脉微，手足厥逆，气从小腹上冲胸咽，手足痹，

其面翕然如醉状，因复下流阴股，小便难，时复冒者，与茯苓桂枝五味子甘草汤治其气冲。

桂枝去皮　茯苓各四两　甘草炙，三两　五味子半升

上四味，以水八升，煮取三升，去渣，分温三服。

冲气即低，而反更咳，胸满者，用桂枝茯苓五味甘草汤去桂，加干姜细辛各三两，以治其咳满。咳满即止，而更复渴，冲气复发者，以细辛、干姜为热药也，服之当遂渴，而渴反止者，为支饮也。支饮者法当冒，冒者必呕，呕者复纳半夏半升以去其水。于桂苓甘草五味汤中去桂，加干姜、细辛、半夏是也。

水去呕止，其人形肿者，加杏仁半升主之，其证应内麻黄，以其人遂痹，故不纳之，若逆而纳之必厥，所以然者，以其人血虚，麻黄发其阳故也，用：

茯苓四两　甘草　干姜　细辛各三两　五味子　半夏　杏仁各半升，去皮尖

上煎去渣，温日三服。

若面热如醉，此胃为热所冲熏其面，加大黄三两以利之。

〔无〕**真应散**　治远年喘急不能眠，百药不效者。

白石英四两，通明者，以生绢袋盛。用雄猪肚一个，以药入内缝定煮熟了取药出，再换猪肚一个如前法煎三次，煮了取药出，晒干，研

上为末，以官局款冬花散二钱，入药末二钱，再加桑白皮二寸，生姜三片，枣子一个，水一盏半，煎至七分，通口服。猪肚亦可吃，只不得用酱醋盐椒姜等调和。款冬花散方，用款冬花一钱，贝母、知母、桑叶、杏仁、半夏、阿胶、甘草各二钱，麻黄去节四钱，为粗末是也。

〔《本》〕治多年肺气喘急，哮嗽，夕不得卧，紫金丹。

砒水飞，半钱　豌豆好者，二钱，用水略润少时，以纸挹干研成膏

上用膏子和砒同杵极匀，丸如麻子大。每服十五丸，小儿量大小与之，并用蜡茶清，极冷吞下。临卧，以知为度。有一亲戚妇人患十年，遍求医者皆不效。忽有一道人货此药，漫赎一服，是夜减半，数服顿愈。遂多金丐得此方，予屡用以救人，时为神异。

〔《素》〕不得卧而息有音者，是阳明之逆也。足三阳者下行，今逆而上行，故息有音也。阳明者，胃脉也，胃者六腑之海，其气亦下行。阳明逆，不得从其道，故不得卧也。《下经》曰：胃不和则卧不安。此之谓也。逆调论《千金》白前汤治喉中水鸡声不得卧，方见咳喉中作声。

感寒喘不得卧，治法见产后喘。

〔《甲》〕咳喘不得卧，不得坐，呼吸气索咽不得，胸中热，云门主之。咳逆烦满不得卧，胸中满，喘不得息，背痛，太渊主之。

上针灸喘不得卧，天突穴甚效，予治数人皆中。

产后喘

产后喘极危，多死也。

郭氏治产后喉中气急喘促者，因所下过多，荣血暴竭，卫气无主，独聚肺中，故令喘也。此名孤阳绝阴，为难治。陈无择云：宜大料芎归汤。一方用独参汤，尤妙。若恶露不快，散血停凝，上熏于肺，亦令喘急，但服夺命丹，血去喘自定夺命丹方见胞衣不下。

〔世〕**血竭散**　治产后败血冲心，胸满上喘，命在须臾，宜服。

真血竭如无，紫矿代　没药

上等份，研细频筛再研，取尽为度，每服二钱，用童便合好酒半大盏，煎一沸，温调下。方产下一服，上床良久再服，其恶血自循经下行，更不冲上，免生百病。

〔云〕**参苏饮**　治产后血入于肺，面黑发喘

欲死者。

人参一两，为末　苏木二两

上以水两碗，煮取苏木一碗以下，去渣，调参末随时加减服，神效。

〔无〕若因忧怒，性理郁发而喘者，用小调经散，以桑自皮、杏仁煎汤调服。小调经散方见水肿。

旋覆花汤　治产后伤风，寒咳喘嗽，痰涎壅盛，坐卧不宁。

旋覆花　赤芍药　荆芥穗　半夏曲　五味子　麻黄　茯苓　杏仁　甘草　前胡各等份

上㕮咀，每服四钱，水盏半，姜五片，枣一枚，煎七分，去渣，食前温服。

浦江吴辉妻，孕时足肿，七月初旬产，后二月洗浴，即气喘，但坐不得卧者五个月，恶风，得暖稍宽，两关脉动，尺寸皆虚，百药不效。用牡丹、桃仁、桂枝、茯苓、干姜、枳实、厚朴、桑白皮、紫苏、五味、瓜蒌皮仁，煎汤服之即宽，二三服得卧，其痰如失，盖作污血感寒治之也。若伤咸冷饮食而喘者，宜见观丸。

姜黄　三棱　荜澄茄　陈皮　良姜　人参　蓬术等份

上为细末，用萝卜浸煮烂研细，将汁煮面糊丸，桐子大，萝卜子汤下。

短　气

短气者，气短而急，似喘非喘也。详见诊条。

〔仲〕平人无寒热，短气不足以息者，实也。丹溪治白云许先生脾疼胯疼短气，用大吐大下者二十馀日，凡吐胶痰二大桶，如烂鱼肠，或如柏油条者数碗而安，详见腹痛。

〔孙〕**正元散**　治气不接续，气短，兼治滑泄，及小便数。王丞相服之有效。

蓬莪术一两　金铃子去核一分

上件为末，入硼砂一钱，炼过研细和匀，每服二钱，盐汤或温酒调下，空心服。

〔垣〕胸满少气短气者，肺主诸气，五脏之气皆不足，而阳道不行也。气短小便利者，四君子汤中去茯苓，加黄芪以补之。如腹中气不转者，更加甘草一半。肺气短促或不足者，加人参、白芍药，中焦用白芍药，则脾中阳升，使肝阳之邪不敢犯之。如衣薄而短气，则添衣于无风处居止，气尚短，则以沸汤一碗熏其口鼻，即不短也。法见调摄，下同。如厚衣于不通风处居止而气短，则宜减衣，摩汗孔令合，于漫风处居止。如久居高屋，或天寒阴湿所遏，令气短者，亦如前法熏之。如居周密小室，或大热处而寒凉，气短，则就风日。凡气短皆宜食滋味汤饮，令胃气调和。

〔仲〕胸痹，胸中气塞，短气，茯苓杏仁甘草汤主之，橘枳姜汤亦主之。方见胸痹痛门。胸痹喘息咳唾，胸背痛，短气，栝蒌薤白半夏汤主之。方见胸痹痛门。夫短气有微饮，当从小便去之，苓桂术甘汤主之，肾气丸亦主之。肾气丸见脚气中。款花补肺汤，治咳嗽短气。方见咳嗽门气虚条。【批】胸痹短气。

苓桂术甘汤

茯苓四两　桂枝　白术各三两　甘草二两【批】形肿节痛冒眩者为饮。

上四味，以水六升，煮取三升，分温三服，小便则利。

仲景论短气皆属饮，此方苓桂术甘汤，是其一法也。《金匮》云：咳逆倚息，短气不得卧，其形如肿，谓之支饮。又云：支饮亦喘而不得卧，加短气，其脉平也。又云：膈上有留饮，其人气短而渴，四肢历节痛，脉沉者有留饮。又云：肺饮不弦，但苦喘短气，其治法：危急者，小青龙汤；胀满者，厚朴大黄汤；冒眩者，此方苓桂术甘汤及泽泻汤；不得息，葶苈大枣汤；吐下不愈者，木防己汤之类是也。

〔《灵》〕短气息短不属，动作气索，补足少阴，去血络也。癫狂篇。【批】针灸。

〔东〕短气房劳：天井　大椎　肺腧　肝腧　尺泽灸

〔《甲》〕短气心痹，悲怒逆气狂易，鱼际主之。

〔成〕短气者，短气而不能相续者是已，似喘而非喘，若有气上冲，而实非气上冲也。喘者张口抬肩，摇身滚肚，谓之喘也。气上冲者，腹里气时时上冲也。所谓短气者，呼吸虽数而不能相续，似喘而不摇肩，似呻吟而无痛者，短气也。经所言短气者众，实为难辨之证。愚师莫识之，为治有误者多矣。要识其短气之真者，气急而短促，谓之气短者是也。【批】诊。

〔《脉》〕寸口咏沉，胸中短气。

〔仲〕阳脉微而紧，紧则为寒，微则为虚，微紧相搏，则为短气。

少 气

少气者，气少不足以言也。

〔《素》〕三阳绝，三阴微，是为少气。方盛衰论　怯然少气者，是水道不行，形气消索也。示从容篇　言而微，终日乃复言者，此夺气也。全方见诊生死。

上少气治法，盖生脉散、独参汤之属是也。

一阳发病，少气善咳善泄。全方见诊病传变。

运气　少气有二：

一曰火热。经云：火郁之发，民病少气。又云：少阴之复，少气骨痿。又云：少阳之复，少气脉痿，治以诸寒是也。

二曰风湿。经云：太阳司天之政，四之气，风湿交争，风化为雨，民病大热少气是也。

针灸　少气有三：

一曰补肺。经云：肺藏气，气不足则息微少气，补其经隧，无出其气。又云：肺虚则少气不能报息，耳聋嗌干，取其经太阴足太阳之外，厥阴内血者是也。

二曰补肾。经云：少气，身漯漯也，言吸吸也，骨痠体懈惰不能动，补足少阴是也。漯，运合切。

三曰补气海。经云：膻中者，为气之海，其输上在于柱骨之上下，前在于人迎。气海不足，则气少不足以言，审守其输，调其虚实。所谓柱骨之上者，盖天容穴也。人迎者，结喉两旁之脉动处也。乃取天容、人迎二穴补之也。

鱼际络青短者，少气也。全文见阴阳。

〔《素》〕脾脉搏坚而长，其色黄，当病少气。脉要精微论。一呼脉一动，一吸脉一动，曰少气。平人气象论。

尺坚大，脉小甚，少气，俯有加，立死。全文见诊　谓尺内坚而脉反小，面少气俯加也。

善 悲

悲属肺。经云：在脏为肺，在志为悲。又云：精气并于肺则悲是也。

〔仲〕妇人脏躁，喜悲伤欲哭，象如神灵所作，数欠伸，甘麦大枣汤主之。

甘草三两　小麦一升　大枣十枚

上三味，水六升，煮三升，温分三服。亦补脾气。

〔《本》〕乡里有一妇人，数次无故，悲泣不止，或谓之有祟，祈禳请祷备至，终不应。予忽意《金匮》有一证。云：妇人脏躁悲伤欲哭，象如神灵，数欠伸者，宜甘麦大枣汤。予急令治药，尽剂而愈。古人识病制方，种种绝妙如此。

运气　悲皆属寒水攻心。经云：火不及日伏明，伏明之纪，其病昏惑悲忘，从水化也。又云：太阳司天，寒气下临，心气上从，喜悲数欠。又云：太阳司天，寒淫所胜，喜悲时眩仆。又云：太阳之复，甚则入心，善忘善悲，治以诸热是也。

针灸　悲有二：

其一取心。经云：邪在心，则病心痛善悲，时眩仆，视有余不足而调其输也。

其二取厥阴。经云：厥阴根于大敦，结于玉英，络于膻中。厥阴为阖，阖折即气绝而喜悲，悲者取之厥阴，视有余不足虚实寒热陷下而取之也。

妊娠善悲

〔《大》〕论管先生治一妊娠四五个月，脏躁悲伤，遇昼则惨感泪下，数欠象若神灵，如有所凭，医与巫皆无益，与仲景大枣汤，一投而愈。

鼻塞

鼻塞皆属肺。经云：肺气通于鼻，肺和则鼻能知香臭矣。又云：五气入鼻，藏于心肺，心肺有病，而鼻为之不利也。又云：西方白色，入通于肺，开窍于鼻，藏精于肺。又云：肺主臭，在脏为肺，在窍为鼻是也。

〔垣〕金匮真言论云：西方白色，入通于肺，开窍于鼻，藏精于肺。夫十二经脉三百六十五络，其气血皆上走于面而走空窍，其精阳气上走于目而为睛，其别气走于耳而为听，其宗气出于鼻而为臭。《难经》云：肺气通于鼻，肺和则能知香臭矣。夫阳气宗气者，皆胃中生发之气也，其名虽异，其理则一。若因饥饱劳役，损脾胃生发之气，即弱其营运之气，不能上升，邪塞孔窍。故鼻不利而不闻香臭也。宜养胃气，实营气，阳气宗气上升，鼻管则通矣。又一说，《难经》云：心主五臭，肺主诸气，鼻者肺窍，反闻香臭者，何也？盖以窍言之肺也，以用言之心也。因卫气失守，寒邪客于头面，鼻亦受之不能为用，是不闻香臭矣。故经曰：心肺有病，鼻为之不利。洁古曰：视听明而清凉，香臭辨而温暖者是也。治法宜先散寒邪，后补卫气，使心肺之气得交通，则鼻利而闻香臭矣。

丽泽通气汤 治鼻不闻香臭。

羌活 独活 防风 升麻 葛根各二钱麻黄不去节，一钱，冬加之 苍术三钱 川椒一钱白芷 黄芪各四钱 甘草炙，二钱

上每服一两，水二盏，生姜三片，枣二枚，葱白三寸，同煎至一盏，去渣，稍热服，食远。忌一切冷物及风寒凉处坐卧行住。

温肺汤 治鼻不闻香臭，眼多眵泪。

升麻 黄芪各二钱 葛根 羌活 甘草炙 防风各一钱 麻黄四钱，不去节 丁香一分

上粗末，分二服，每服水二大盏，葱白二握，同煎一盏，去渣，稍热，食远服。

御寒汤 治寒气风邪伤于皮毛，令人鼻塞，咳嗽上喘。

黄芪一钱 人参 升麻 陈皮各五分 甘草炙 款冬花 黄柏各二分 佛耳草 黄连 羌活 白芷 防风各二分 苍术七分

上㕮咀，作一服，水二大盏，煎至一大盏，去渣，稍热服，食远。

温卫汤 治鼻不闻香臭。目中流火，气寒血热，泪多，脐下冷，阴汗，足痿弱。

黄芪 苍术 升麻 知母 羌活 柴胡 归身各一钱人参 甘草炙 白芷 防风黄柏 泽泻各五分 陈皮三钱 青皮二钱 木香 黄连各三分

上作一服，水煎，去渣温服，食远。日晴明服之。

温卫补血汤 治耳鸣，鼻不闻香臭，不知谷味，气不快，四肢困倦，行步不正，发脱落，食不下，膝冷汗，带下，喉中吩吩，不得卧，口舌液干，太息，头不可以回顾，额项筋紧急痛，旋晕，眼黑，头痛，呵欠嚏喷。

升麻四分 柴胡 甘草生 甘草炙 地骨皮 桔梗各三分 生地 白术 吴茱萸 黄柏各一分 苍术 陈皮 王瓜根 牡丹皮各二分 归身二分半 桃仁三个 葵花七朵

上㕮咀，作一服，水煎去渣，稍热，食前服。

〔《外》〕治鼻塞不通。小蓟一把，水二升，煮一升，去渣分服。本草云：小蓟保精养血。

〔世〕**噙化荜澄茄丸** 治鼻不通。

荜澄茄五分　薄荷叶三钱　荆芥穗一钱半

上为细末，炼蜜丸，如樱桃大。每服一丸，噙化。

〔《本》〕治鼻不闻香臭，多年者亦治，用生葱分作三段，早用葱白，午用葱管中截，晚换葱管末梢一截，塞入鼻中，令透里方效。

〔无〕**通草散**　治鼻齆气息不通，不闻香臭，并鼻息肉。

木通　细辛　附子各等份

上为末，蜜和，绵裹少许，纳鼻中。

〔世〕**菖蒲散**　治鼻内窒塞不通，不得喘息。

菖蒲　皂角各等份

上为末，每用一钱，绵裹塞鼻中，仰卧少时。

〔《玉》〕鼻闭塞不闻香臭：迎香一分，沿皮向上，泻多补少，忌灸、上星三分。

〔《集》〕又法：迎香、上星、合谷。三处不愈，灸人中、风府、百劳。

〔《甲》〕左窒刺右，右窒刺左，两胁下痛，泄上下出，胸满短气，不得汗，补手太阳以出之。鼻不利，前谷主之。

鼻　渊谓鼻出浊涕

胆移热于脑，则辛頞鼻渊。鼻渊者，浊涕不止也，传为衄衊瞑目。全文见诊病传变　又脉解精微论云：泣涕者脑也，故脑渗为涕。

〔罗〕鼻中诸病　胆移热于脑，则辛頞鼻渊，浊涕不止。如涌泉不藏，久而不已，必成衄血之疾，防风汤主之。

防风去芦，一两半　黄芩　人参　甘草炙　川芎　麦门冬去心。各一两

上细末，每服一钱，沸汤点服，食后服，日二。

〔丹〕治鼻渊。

南星　半夏　苍术　白芷　神曲　酒芩辛夷　荆芥

尝治一中年男子，右鼻管流浊涕，有秽气，脉弦小，右寸滑，左手寸涩。先灸上星、三里、合谷，次以酒芩二两，苍术、半夏各一两，辛夷、细辛、川芎、白芷、石膏、人参、葛根各半两，分七帖服之，全愈。此乃湿热痰积之疾也。

〔仲〕肺中寒者吐浊涕。

〔无〕**苍耳散**　治鼻流浊涕不止，名曰鼻渊。

辛夷仁半两　苍耳子炒，二钱半　香白芷一两　薄荷叶五分

上为末，每服二钱，用葱、茶清食后调服。

严云：辛夷散治鼻内壅塞，涕出不已，或气息不通，或不闻香臭

辛夷仁　细辛去土叶　藁本去芦　升麻　川芎　白芷　木通去节　防风　甘草

上为末，每服二钱，食后茶清调服。

运气　鼻渊皆属热。经云：少阴之复，甚则入肺，咳而鼻渊，治以苦寒是也。

〔《撮》〕鼻流清涕浊涕：上星灸二七壮，清补浊泻。

〔《集》〕又法：上星　人中　风府不愈，再取后穴。百会　风池　风门　大椎。

鼻流臭秽：上星　曲差灸之　合谷不愈，取后穴。　人中　迎香

鼻　鼽谓鼻出清涕

〔丹〕肥人鼻流清涕，乃饮食痰积也。

苍术　片芩　南星　川芎　白芷　辛夷　甘草

上或末或丸皆可，白汤下。

〔《本》〕治鼻塞清涕出，脑冷所致。

通草　辛夷各半两　细辛　甘遂　桂心　川芎　附子各一两

上细末，蜜丸，绵裹纳鼻中，密封，勿令气泄，丸如麻子稍加大，微觉少痛，效。捣姜为丸，即愈。

〔无〕辛夷散　治鼻塞脑冷，清涕不已。

细辛　川椒　干姜　川芎　吴茱萸　辛夷　附子各三分　皂角屑半两　桂心一两　猪油六两

上煎猪脂成膏先一宿，以苦酒浸前八味，取入油煎附子黄色止，以绵裹塞鼻孔中。

运气　鼻鼽有二：

一曰火攻肺虚鼻鼽。经云：少阴司天，热气下临，肺气上从，鼽衄鼻窒。又云：少阴司天，热淫所胜，民病鼽衄嚏呕。又云：少阳司天，火淫所胜，甚则鼽衄。又云：少阳之复，烦躁鼽嚏。又云：少阴司天，客胜则鼽嚏。又云：岁金不及，炎火乃行，民病鼽嚏。又云：金不及曰从革，从革之纪，其病嚏咳鼽衄，治以诸寒是也。

二曰金助肺实鼻鼽。经云：阳明所至为鼽嚏，治以温剂是也。

针灸鼻鼽独取足太阳。经云：足太阳之别，名曰飞阳，去踝七寸，别走少阴，实则鼽窒头背痛，取之所别是也。

〔《甲》〕鼻鼽不利，窒气塞，㖞僻，多涕，鼽衄有痈，迎香主之。鼻鼽不得息，不收涕，不知香臭，及衄不止，水沟主之。

鼻息肉

〔无〕**羊肺散**　治肺虚壅鼻生息肉，不闻香臭。

羊肺一具　白术四两　苁蓉　木通　干姜　川芎各一两，俱为末

上五味，为细末，以水量打稀稠得所，灌肺中，煮熟焙干，细研为末。食后米饮服二钱。

〔世〕息肉因胃中有食积，热痰流注，治本当消食积。

蝴蝶矾二钱　细辛一钱　白芷五分

上为末，以绵裹药纳鼻中，频频换。又方，蝴蝶矾三分，虢丹一分，细辛一钱，如此法塞鼻。《三因方》单用枯矾末，面脂用绵裹少许，纳鼻中，数日息肉与药消落。

上鼻中用此药塞，更以星、半、苍术、酒芩、连、神曲、辛夷、细辛、白芷、甘草，消痰积之药服之为效也。

〔世〕**辛夷膏**　治鼻生息肉。窒塞不通，有时疼痛。

辛夷叶二两　细辛　木通　木香　白芷　杏仁汤浸去皮尖。研，各半两

上用羊髓、猪脂二两和药，于石器内慢火熬成膏，取赤黄色，放冷，入龙脑、麝香各一钱，为丸，绵裹塞鼻中，数日内脱落，即愈。此方有理。

〔罗〕**轻黄散**　治鼻中息肉。

轻粉　杏仁汤浸，去皮尖及双仁。各一钱　雄黄半两　麝香少许

上四味，用净乳钵内先研杏仁如泥，后入雄黄、麝香同研极细匀，磁合盖定，每有患者，不拘远近，夜卧用箸点粳米大在鼻中息肉上，隔一日夜卧点一次，半月见效。

〔世〕鼻中有息肉，不闻香臭。瓜蒂、细辛等份为细末，以绵包如豆许，塞鼻中，须臾即通。有人患息肉垂出鼻外，用此药即化为黄水，点滴至尽，三四日愈。《圣惠方》单用陈瓜蒂，以羊脂和傅上，日三次，效。

〔《本》〕消鼻痔方。

瓜蒂炒　甘遂各四钱　白矾枯　螺青炒　草乌尖各五分，炒

上为末，用真麻油搜令硬些子，不可烂，旋丸如鼻孔大。用药入鼻内令达痔肉上，其痔化为水，肉皆烂下，每日一次用，妙不可言。

又方　取鼻痔。

苦丁香乃瓜蒂　赤小豆　丁香各十四个

上慢火焙干为末，入脑子少许。口内先含水，次将小竹管吹药入鼻中，如半盏茶时尽刀度，候头疼时取下。

上瓜蒂例。

取鼻痔。

巴豆十二粒，去壳　阳起石一钱　石莲心

三十枚

上为末，每用半字许，搐入鼻内。又用绵块子蘸药塞入鼻中，其痔肉化烂自出。

又方　取鼻痔。

蝎梢一钱　巴豆去油，五粒　丁香五粒　白丁香七粒

上为细末，用螺青一字和匀，用内消膏药溶开，入上件药末搜丸，如龙眼核大。临睡用一丸，安鼻内。

上芭豆例。

〔《世》〕治久患鼻疮，脓极臭者。用百草霜研细，用冷水调服三钱。

〔《东》〕鼻中息肉，衄衄：风池、风门、风府、人中、禾髎。

〔《甲》〕鼻中息肉不利，鼻额颎中痛，鼻中有蚀疮，龈交主之。衄衄涕出，中有悬痈息肉，内窒不通，不知香臭，素髎主之。鼻窒口僻，清涕出，不可止，衄衄有痈，禾髎主之。

酒齄鼻

〔罗〕**铅红散**　治风热上攻阳明经络，面鼻紫赤，刺瘾疹，俗呼肺风，以肺病在皮肤也。

硫黄　白矾灰各五钱

上细末，入黄丹少许。染与病人面色同，每上五分，津液涂之。洗漱罢，及临卧再上。兼煎升麻汤下泻青丸服之，除其本也。升麻汤方见小儿痘，泻青丸方见治虚实。

〔《本》〕治肺风鼻赤皶。用老山楂为末，溶黄蜡等份和丸，弹子大。空心茶酒嚼下，半月效。忌酒煿。〔《简》〕治赤鼻。

枇杷叶一两，去毛，阴干，新者佳　栀子半两

上为末，每服二三钱，温酒调下。早晨服先去左边，临卧服去右边，效若神。

〔《衍》〕治酒皶风鼻上赤。将橘核微炒为末，每用二钱匕，研胡挑肉一个，同以温酒调服，以知为度。《圆经》云：胡桃性热。

海云：治酒皶鼻。用山茱萸暖腰膝，助水脏，除一切风，逐一切气，破瘕。

治酒鼓鼻。片脑些　硫黄明净者，五分　枇杷叶一钱

上用猪脏去头段一尺，用第二段一尺，割下脏上脂，煎成油，调和前药末，入生脏内，两头缚定，挂当风处七日。用时将小针于脏上针孔捏出药少许，用手敷患处，十日内全愈。

〔无〕**粉黄膏**　治肺热赤瘰，俗日酒皶。

硫黄一分，为末　萝卜切去盖，剜作穴子，入硫黄在内，以竹针盖定，安正入糠火煨，宿，取出细研　轻粉乌头尖各少许为末

上研匀，以面油调，卧时敷，早晚洗去。以酥调，尤佳。

治酒皶鼻。用乳香、硫黄、细辛、轻粉等份为末，水调敷。

槟榔散　治鼻头赤。

槟榔　硫黄各等份　片脑少许

上为细末，用粗绢帛包裹，时时于鼻上搽磨，鼻闻其臭，效。又加草麻子肉为末，酥油调，临睡时少许搽鼻上，使终夜得闻，效。

〔丹〕治酒齄。以桐油入黄连末，天钓藤烧灰，敷之。

〔《甲》〕鼻管疽发为病，脑空主之。

〔无〕鼻头微白，亡血也。赤者，血热也。酒客多有之。

鼻得冷则黑

〔丹〕面鼻得冷则黑论　诸阳聚于头，则面为阳中之阳，鼻居面中央，而阳明起于颎中，一身之血运到面鼻阳部，皆为至精之气矣。酒性善行而喜升，大热而有峻急之毒，多酒之人，酒气熏蒸面鼻，血得酒为极热，热血得冷为阴气所抟，污浊凝结，滞而不行，宜其先为紫而后为黑色也。须用融化滞血，使得流通，滋生新血，可以运化，病乃可愈。予尝以酒制四物汤加酒炒片芩、陈皮、生甘草、酒红花、生姜，

煎，调下五灵脂末饮之。气弱形肥者加酒黄芪，无有不应。入好酒数滴为引使。

肩背痛

肩背痛属肺分野病。经云：西风生于秋，病在肺腧，在肩背，故秋气者病在肩背。又云：秋肺太过为病，在外则令人逆气，背痛愠愠然是也。

〔垣〕《脉经》云：风寒汗出，肩背痛，中风小便数而欠者，风热乘其肺，使肺气郁甚也，当泻风热以通气，防风汤主之。

柴胡　升麻　黄芪各一钱　防风　羌活　陈皮　人参　甘草各五分　藁本　青皮各三分　黄柏一分　白蔻仁二分

上㕮咀，作一服，水煎，温服食后。气盛者宜服，面白脱色气短者勿服。

肩背痛不可回顾，此手太阳气郁而不行，以风药散之。

〔丹〕治一男子忽患背胛缝有一线痛起，上肩跨至胸前侧胁而止，其痛昼夜不歇，不可忍，诊其脉弦而数，重取豁大，左大于右。予意背胛小肠经也，此必思虑伤心，心藏未病而腑小肠先病，故痛从背胛起。及虑不能决，又归之胆，故痛至胸胁而止。乃小肠火乘胆木，子来乘母，是为实邪。询之，果因谋事不遂而病。故用人参四分，木通二分煎汤，使吞龙胆丸数服而愈。

二阳一阴发病，主惊骇，背痛善噫。全文见诊病传变。

运气　肩背痛皆属火攻肺病。经云：岁火太过，民病肩背热。又云：少阴司天，热淫所胜，病肩背臑缺盆中痛。又云：岁金不及，其病内舍膺胁肩背，外在皮毛，治以寒剂是也。

针灸　肩背有二法：

其一取肺。经云：肺病者喘咳逆气，肩背痛，汗出，取其经太阴足太阳之外厥阴内血者。又云：肺手太阴之脉，气盛有余，则肩背痛，风寒汗出，气虚则肩背痛，寒少气不足以息，视盛虚热寒陷下取之是也。

其二取肾。经云：邪在肾则病肩背颈项痛，时眩，取之涌泉、昆仑，视有血者尽取之是也。

〔《玉》〕肩背痛连胛：胛缝在背端骨下，直腋缝尖及臂。取二寸半，泻六吸。五枢二寸半，泻八吸。

〔世〕肩背胛痛：昆仑　悬钟　肩井

〔《东》〕肩背颈项腋前痛，与胸相引者：涌泉一分，见血妙。　前腋刺面上一寸

又法：气舍五分　天髎灸　曲池一寸半。天井五分。

〔《甲》〕肩背痹痛不举，血瘀肩中，不能动摇，巨骨主之。肩背不可自带衣，臂腕外侧痛不举，阳谷主之。肩背欲折，臑如拔，手不能自上下，养老主之。项背痛引颈，魄户主之。肩痛胸满凄厥，脊背急强，神堂主之。肩背髀痛，臂不举，寒热凄索，肩井主之

〔通玄〕肩背痛，手三里主之。

〔《素》〕寸口脉中手促上击者，日肩背痛。平人气象论。

肩痛

针灸　肩痛有三法：

其一取手阳明。经云：大肠手阳明之脉所生病者，肩前臑痛，视盛虚热寒陷下取之也。

其二取手太阳。经云：小肠手太阳之脉是动，则病肩似拔，臑似折，视盛虚热寒陷下取之也。

其三取筋，经云：手太阳之筋病，绕肩胛引颈而痛，应耳中鸣痛，手阳明足太阳之筋皆病，肩不举，皆治在燔针劫刺，以知为数，以痛为腧也。

〔《东》〕肩不可动，臂不可举：肩髃二寸半。巨骨五分。清冷渊一寸　关冲五分。

〔《玉》〕肩端肿：肩髃二寸半，泻九吸。腕骨七分，先泻后补。　两胛痛：肩井二寸半，

不宜久停针。支沟

〔《甲》〕肩肿不能顾，气舍主之。肩中热，指臂痛，肩髃主之。肩肘中痛难屈伸，手不可举，腕重急，曲池主之。肩肘节酸重，臂痛不可屈伸，肘髎主之。肩痛不能自举，汗不出，头痛，阳池主之。肩重，肘臂痛不可举，天宗主之。肩胛周痹，曲垣主之。肩胛中痛而寒至肘，肩外腧主之。肩髆闭急，凄厥恶寒，魄户主之。肩痛不可举，天髎秉风主之。肩重不举，臂痛，肩髎主之。肩不可举，不能带衣，清冷渊主之。肩痛不可举，引缺盆云门主之。

皮　肤

〔《素》〕黄帝问曰：余闻皮有分部，脉有经纪，筋有结络，骨有度量，其所生病各异，别其分部，左右上下，阴阳所在，病之始终，愿闻其道。岐伯对曰；欲知皮部以经脉为纪者，诸经皆然。阳明之阳，名曰害蜚，上下同法，视其部中有浮络者，皆阳明之络也，其色多青则痛，多黑则痹，黄赤则热，多白则寒，五色皆见，则寒热也。络盛则入客于经。阳主外，阴主内。少阳之阳，名曰枢持，上下同法，视其部中有浮络者，皆少阳之络也，络盛则入客于经，故在阳者主内，在阴者主出，以渗于内，诸经皆然。太阳之阳，名曰关枢，上下同法，视其部中有浮络者，皆太阳之络也，络盛则入客于经。少阴之阴，名曰枢儒，上下同法，视其部中有浮络者，皆少阴之络也，络盛则入客于经。其入经也，从阳部注于经，其出者，从阴内注于骨。心主之阴，名曰害肩，上下同法，视其部中有浮络者，皆心主之络也，络盛则入客于经。太阴之阴，名曰关蛰，上下同法，视其部中有浮络者，皆太阴之络也，络盛则入客于经。凡十二经络脉者，皮之部也。是故百病之始生也，必先于皮毛，邪中之则腠理开，开则入客于络脉，留而不去。传入于经，留而不去，传入于腑，廪于肠胃。邪之始入于皮也，泝然起毫毛，开腠理；其入于络也，则络脉盛色变，其入客于经也，则感虚乃陷下；其留于筋骨之间，寒多则筋挛骨痛，热多则筋弛骨消，肉烁䐃破，毛直而败。帝曰：夫子言之皮之十二部，其生病皆何如？岐伯曰：皮者脉之部也。邪客于皮则腠理开，开则邪入客于络脉，络脉满则注于经脉，经脉满则入舍于腑脏也。故皮者有分部，不与而生大病也。帝曰善。皮部论。【批】皮者络之部。

皮肤属肺。经云；肺之合皮也，其荣毛也。又云：肺主皮毛，在脏为肺，在体为皮毛是也。【批】皮属肺。

毛折爪枯为手太阴绝。经云：手太阴者，行气温于皮毛者也，气不荣则皮毛焦，皮毛焦则津液去，皮绝者津液既去，则爪枯毛折，手折者毛先死。【批】诊。

皮肤痛

皮肤痛属心实。经云：夏脉者心也，夏脉太过，则病身热肤痛为浸淫。【批】皮痛属心。

运气　皮肤痛皆属火邪伤肺。经云：少阴在泉，热淫所胜，病寒热皮肤痛。又云：少阴司天，火淫所胜，热上皮肤痛。又云：少阴之复，咳，皮肤痛，治以诸寒是也。【批】运气。

针灸　皮肤痛取肺。经云：邪在肺则病皮肤痛，寒热，上气喘，汗出，咳动肩背，取之膺中外腧背三节五椎之旁，以手疾按之快然，乃刺之，取之缺盆中以越之是也。

〔《甲》〕身肿，皮肤痛，不可近衣，淫泺苛获，久则不仁。屏翳主之。

皮肤索泽

皮肤索泽，即仲景所谓皮肤甲错，盖皮肤涩而不滑泽者是也。

〔仲〕五劳虚极羸瘦，腹满，不能饮食，食伤、忧伤、饮伤、房室伤、饥伤、劳伤、经络荣卫伤，内有干血，肌肤甲错，两目黯黑，缓中补虚，大黄䗪虫丸主之。方见劳条。【批】虚劳污血。

三阳为病，发寒热，其传为索泽。全文见诊病传变索，尽也。王氏云：精血枯涸，故皮肤润泽之气皆尽也。I批】小肠膀胱

〔仲〕咳有微热，烦满，胸中甲错，是为肺痈。苇茎汤主之。方见肺痈门。【批】胸中甲错为肺痈。

运气　皮肤索泽属燥伤胆气。经云：阳明在泉，燥淫所胜，病体无膏泽，治以苦寒是也。【批】运气。

针灸　皮肤索泽，取足少阳。经云：足少阳之脉是动，则病体无膏泽，视盛虚热寒陷下取之也。【批】针灸。

尺肤粗如枯鱼之鳞者，水泆饮也。全文见诊法。【批】诊。

喑

喑者，邪入阴部也。经云：邪搏阴则为喑。又云：邪入于阴，搏则为喑。然有二症：一曰舌喑，乃中风舌不转运之类是也；一曰喉喑，乃劳嗽失音之类是也。盖舌喑但舌本不能转运言语，而喉咽音声则如故也；喉喑但喉中声嘶，而舌本则能转运言语也。

舌喑

〔丹〕一男子年三十五岁，因连日劳倦，发嗽，发为疟疾，医与疟药，三发后变为发热，舌短，言语不辨，喉间痰吼有声，诊其脉洪数似滑，遂以独参汤加竹沥两蚶壳许，两服后吐膏痰三块，舌本正而言可辨，余证未退，遂煎人参黄芪汤服，半月而诸证皆退，粥食调补两月，方能起立。【批】痰涎乘虚闭塞舌本之脉道而喑。

人舌短言语不辨，乃痰涎闭塞舌本之脉而然。尝治一中年男子伤寒身热，师与伤寒药五帖，日后变神昏而喑，遂作体虚有痰治之。人参五钱，黄芪、白术、当归、陈皮各一钱，煎汤入竹沥、姜汁饮之。十二日，其舌始能语得一字。又服之半月，舌渐能转运言语，热除而痊。盖足少阴脉挟舌本，脾足太阴之脉连舌本，手少阴别系舌本，故此三脉虚则痰涎乘虚闭塞其脉道，而舌不能转运言语也。若此三脉亡血。则舌无血营养而喑。经云：刺足少阴脉，重虚出血，为舌难以言。又云：刺舌下中脉太过血出不止为喑。治当以前方加补血药也。又尝治一男子五十余岁，嗜酒吐血桶许，后不食，舌不能语，但渴饮水，脉略数，与归、芎、芍、地各一两，术、参各二两，陈皮一两半，甘草二钱，入竹沥、童便、姜汁，至二十余帖能言。若此三脉，风热中之，则其脉弛纵，故舌亦弛纵，不能转运而喑。风寒客之，则其脉缩急，故舌强舌卷而喑。治在中风半身不收求之也。【批】中风热则舌纵不言中风寒则舌卷不言。

针灸　喑有二治：【批】针灸。

其一取脾。经云：脾足太阴之脉，是动，则病舌本强，视盛虚热寒陷下取之也。

其二取心。经云：手太阴之别，名曰通里，去腕一寸五分，别而上行，入于心中，系舌本，虚则不能言，取之掌后一寸是也。

心脉涩甚为喑。全文见虚实法。

〔《素》〕心脉搏坚而长，当病舌卷不能言。脉要精微论

喉喑

〔丹〕俞继道遗精，误服参、芪及升浮剂，遂气壅于上焦而喑，声不出。用童便浸香附，为末调服，而疏通上焦以治喑。又用蛤粉、青黛为君，黄柏、知母、香附佐之为丸，而填补下焦以治遗，十余日良愈。本草言童便主久嗽失音，故治喑多用童便，由童便能降火故也。

出声音方

诃子炮去核，木通各一两，甘草半两，用水三升，煎至升半，入生姜、地黄汁一合，再煎数沸，放温，分六服，食后，日作半料。诃子治逆气。破结气。木通通利九窍，治肺痈甚当。

〔河〕**诃子汤**　治失音不能言语。

诃子四个，半生半炮　桔梗一两，半生半炙　甘草二寸寸，半炙半生

上为细末，每服二钱，童便一盏，水一盏，煎五七沸，温服。甚者不过三服愈。桔梗通利肺气，诃子泄肺导气，童便降火甚速

一方　桔梗三两，大诃子四个，甘草二两，炮制皆同。每服一钱匕，入沙糖一小块，不入童便，独用水五盏，煎至三盏，时时细呷，一日服尽，其效甚速。

〔海〕**发声散**　治咽喉语声不出。

栝蒌皮锉　白僵蚕去头　甘草各等份。俱各炒黄

上细末，每三钱，温酒调下，或生姜自然汁调下。用五分，绵裹噙化。咽津亦得，不拘时候，日两三服。

〔《肘》〕治卒失音咽不出。陈皮五两，水三升，煮取一升，去渣，顿服。

〔罗〕**玉粉丸**　治冬月寒痰结，咽喉不利，语声不出。

半夏洗，五次　草乌一字炒　桂一字

上为细末，生姜汁浸饼为丸，如鸡豆大，每服一丸，至夜含化。多年不愈，亦有效。《黄帝针经》中说，寒气客于会厌，卒然而哑，此药主之。

〔丹〕**蛤蚧丸**　治肺间邪气，胸中积血作痛，失音，并治久咳失音。【批】胸中积血作痛失音者。

蛤蚧一对，去嘴足，温水浸去膜，刮了血脉，用好醋炙　诃子煨去核　阿胶炒　生地　麦门冬去心北细辛去苗　甘草炙。各半两

上为末，炼蜜丸，如枣大。每服一丸，含化，食后。

〔《千》〕治暴嗽失音，语不出方。

杏仁研如泥　姜汁　沙糖　白蜜各一升五味　紫菀各三两　通草　贝母各四两　桑白皮五两

上㕮咀，以水九升，煮五味、紫菀、通草、贝母、桑白皮，取三升，去渣，纳杏仁泥，姜汁、蜜糖和搅，微火煎取四升，初服三合，日再夜一，后稍加。

通声膏方

五味　款冬花　通草各三两　人参　细辛　桂心　青竹皮　菖蒲各二两　杏仁一升白蜜二斤　枣膏　姜汁一升　酥五升

上㕮咀，以水五升，微火煎三上三下，去渣，纳姜汁、枣膏、酥、蜜煎令调和。酒服如枣大二丸。

〔丹〕咳嗽声嘶者，此血虚受热也。用青黛、蛤粉，蜜调服之。

〔世〕失音。槐花，瓦上炒令香熟，于地上出火毒，三更后，床上仰卧，随意服，亦治咯血。

〔《千》〕风寒之气客于中，滞而不发，故喑不能言。

〔孟〕人患卒哑。杏仁三分，去皮尖熬，另研桂一分如泥，和取杏核大，绵裹含，细细咽之，日五夜三。

〔丹〕治失音。以桂末着舌下咽津妙。《千金》、《斗门》、《食忌》、《圣惠方》同。　治风冷失音，以紫梗荆芥根一两，研汁入酒相和，温饮半盏，服无时。《圣惠方》。

〔《圣》〕治风冷失音，咽喉不利。以蘘荷根二两绞汁，酒一大盏，相和令匀，不计时候，温服半钟。

〔孙〕内侍曹都使，新造一宅落成，迁入经半月，饮酒大醉，卧起失音不能语。召孙至，诊曰：因新宅故得此疾耳，半月当愈。但服补心气薯蓣丸，治湿用细辛、川芎，又十日其病渐减，二十日全愈。曹既安，见上问谁医。曰：孙兆郎中，上乃召问曰：曹，何疾也？对曰：

凡新宅，壁土皆湿，地亦阴多，人乍来阴气未散，曹心气素虚，饮酒至醉，毛窍皆开，阴湿之气从而入乘心经，心经既虚，而湿气又乘之，所以不能语，臣先用薯蓣丸使心气壮，然后以川芎、细辛，又去湿气，所以能语也。

运气暗有二：

一曰热助心实。经云：少阴之复，暴喑，治以苦寒是也。

二曰寒攻心虚。经云：岁火不及，寒乃大行，民病暴喑，治以咸温是也。

狐惑声哑，其证默默欲眠，目不能闭，起居不安是也。治法见伤寒。

〔《灵》〕黄帝问于少师曰：人之卒然忧恚，而言无音者，何道之塞，何气出行，使音不彰？愿闻其方。少师答曰：咽喉者，水谷之道也。喉咙者，气之所以上下者也。会厌者，声音之户也。口唇者，音声之扇也。舌者，音声之机也。悬雍垂者，音声之关也。颃颡者，分气之所泄也。横骨者，神气所使主发舌者也。故人之鼻洞涕出不收者，颃颡不开，分气失也。是故厌小而疾薄，则发气疾，其开阖利，其出气易，其厌大而厚，则开阖难，其气出迟，故重言也。人卒然无音者，寒气客于厌，则厌不能发，发不能下至，其开阖不致，故无音。黄帝曰：刺之奈何？岐伯曰：足之少阴，上紧于舌，络于横骨，终于会厌，两泻其血脉，浊气乃辟，会厌之脉，上络任脉，取之天突，其厌乃发也。忧恚无言篇。

厥气走喉而不能言，手足清，大便不利，取足少阴。杂病篇　厥气者，逆气也，足少阴脉循喉咙。又挟舌本，故取之。

针灸　喑有三法：

其一取足少阴。上二段经文是也。

其二取足阳明。经云：足阳明之别，名曰丰隆，去踝八寸，别走太阴，下络喉嗌，其病气逆，则喉痹卒暗，取之所别是也。予治一男子四十九岁，久病痰嗽，忽一日感风寒，食酒肉，遂厥气走喉，病暴暗，与灸足阳明丰隆二穴各三壮，足少阴照海穴各一壮，其声立出，信哉圣经之言也。仍用黄芩降火为君，杏仁、陈皮、桔梗泻厥气为臣，诃子泄逆，甘草和元气为佐，服之良愈。

其三取手阳明。经云：暴喑气哽，取扶突与舌本出血。舌本，廉泉穴也。

〔《甲》〕喑不能言，合谷及涌泉、阳交主之。

〔桑〕卒暴失音：神门、涌泉。

〔《甲》〕食饮善呕，不能言，通谷主之。暴喑气哽，喉痹咽痛不得息，饮食不下，天鼎主之。喑不能言，期门主之。暴喑不能言，支沟主之。

胎煎产后喑

〔《素》〕黄帝曰：人有重身九月而喑，此为何也？岐伯对曰：胞之络脉绝也。帝曰：何以言之？岐伯曰：胞络者系于肾，少有之脉，贯肾系舌本，故有能言。帝曰：治之奈何？岐伯曰：无治也，当十月复。王注云：少阴，肾脉也。气不荣养故不能言。

郭氏论产后不语者何？答曰：人心有七孔三毛，产后虚弱，多致停积、败血闭于心窍，神志不能明了。心气通于舌，心气闭塞，则舌亦强矣，故令不语，但服七珍散。

人参　石菖蒲　生地　川芎各一两　细辛　防风　辰砂另研。各半两

上为细末，每肥一钱，薄荷汤调下，不拘时。

胡氏孤凤丹散　治产后闭目不语。用白矾细研，每服一钱，热水调下。

脱　肛

〔丹〕脱肛，气虚者补气，参、芪、川芎、升麻。血虚者四物、升麻。气热者，条芩六两，升麻一两，为末，神曲为丸服之。血热者，凉

血四物加黄柏。

〔《百一》〕治脱肛，以槐花、槐角各等份。炒黄为末，用羊血蘸药，炙热食之，酒下。

〔世〕治脱肛。

槐花　荆芥穗　白连等份。“白连”一恐是“白敛”。

上为细末，空心酒下，便入。

〔无〕**猬皮散**　治肛门或因洞泄，或因用力，脱出不收。

猬皮一个，烧存性　磁石半两，煅碎　桂心半两

上为末，饮服方寸匕，忌举重及房室。《肘后》治女人阴脱，加鳖头一枚，烧灰研入。

〔丹〕大肠头出痛苦，干又落，落又出，名截肠病，肠尽则死。初出寸余时，治之以芝麻油一盏，以臀坐之，饮大麻子汁数升，愈。

〔无〕五部子为末，每三钱，水二碗，煎减半，白矾一块，安小桶内，洗之立效。

〔世〕治男女脱肛。用五倍、荆芥、小便，浓煎洗之。

〔《本》〕治肠风及脱肛不收有血下。用皂角三茎，槌碎，水一碗，揉令皂角消尽，用绢二重，滤取清汁数分，将脱肛肠浸在药水中，其肠自收。不用手托。如大肠收了，更用汤烫其脱肛上下，令皂角气行，则不再作，三次烫，愈。

〔《集》〕治脱肛历年不愈。以生铁三斤，水一斗，煮取五升，出铁以汁洗，日再。一方，用磨刀浆锈水洗，亦效。

〔《肘》〕若肠随脱肛出，转久不可收入。捣生瓜蒌汁浸之，猪肉汁中洗手，随按之令暖，自得入。

〔世〕又方　亦治脱肛。

荆芥　龙脑　薄荷　朴硝

上煎汤朝朝洗之，肠头自入。

〔无〕**香荆散**　治脱肛。

香附末　荆芥穗等份

上为末，每用三匙，水一大碗，煎热淋洗。

针粉散　治脱肛历年不愈。

针粉研细，每用少许掺之，按入即愈。

〔《本》〕治肠风并脱肛及有血。用蛇床子不拘多少，炒为末，贴大肠脱垂处立收，甚妙。

〔无〕用木贼不以多少，烧存性为细末，掺肛门上，按之。

〔《乘闲方》〕治泻多时脱肛疼痛，黑圣散

用大蜘蛛一个，瓠叶重裹，丝紧定，合子内烧令黑色存性，取出细研，入黄丹少许同研。凡有上件疾，即先用白矾、葱、椒汤洗，拭干后，将药末掺在软处，将手掌按托入收之，妙。

〔《圣》〕治大肠久积虚冷，大便脱肛收不得。蜗牛一两，烧灰，猪脂和傅之。

〔《千》〕治脱肛历年不愈。鳖头一枚，烧令烟绝，杵末，日傅肛上，手按挦之。

〔丹〕治脱肛。用胡妥烧熏，立入。

〔海〕治诸般痔脱肛。以死蛇一条，如指大，湿者用掘地坑烧之，将有孔板盖坑上，坐熏之，烟绝为愈，大效。

〔世〕肠头出。用皂角熏，次用蜒蚰一个，入蜜浸，去蜒蚰，将蜜调土朱敷上即入。一女子脱肛，医用糯米一勺，浓煎饮，去米，候洗肛温柔，却先以砖一片，烧火通红，用醋沃湿，以青布铺砖上，坐肛于青布上，如热则加布令厚，其肛自吸入腹中而愈。

紫蕺膏　治脏热肛门脱出。

以紫背蕺一大握，又名鱼腥草，擂烂如泥，先用朴硝水洗净肛门，用芭蕉叶托入，却用药于臀下贴坐，自然收入。

〔《集》〕治脱肛：大肠腧　百会　长强

〔扁鹊〕脱肛：百会　肩井

〔《摘》〕又法：百会针二分，灸七壮至十七壮。

〔世〕脱肛：合谷

〔《甲》〕脱肛，刺气冲主之。

谷道痛蚀

〔《肘》〕治谷道赤痛。熬杏仁杵作膏，傅之良愈。

〔《外》〕治下部虫齿。杵桃叶一斛蒸之，令极热，内小口器中，以下部榻上坐，虫立死。

〔《脉》〕䘌蚀阴脱，其脉虚小者生，紧急死。

痔

〔仲〕小肠有热者必痔。

〔垣〕**秦艽苍术汤** 治痔疾，若破谓之痔漏，大便秘涩，必作大痛。此由风热乘食饱不通，气逼大肠而作也。受病者，燥气也。为病者，胃湿也。胃刑大肠则化燥火，以乘燥热之实，胜风附热而来，是湿热风燥四气相合，故大肠头成块者湿也，作大痛者风也。若大便燥结者，主病兼受火邪也。热结不通去燥屎者，其西方肺主诸气，其体收下，亦助疾病为邪，须当破气药兼之，治法全矣，服之其疾立愈，不可作丸，以锉汤与之，效如神速。

秦艽一钱，去芦 泽泻三分 苍术七分，制 防风根五分 桃仁去皮，一钱，另研 归根三分，酒洗，第二服药用身 黄柏去皮，酒洗，五分 大黄少许，虽大便秘涩，亦不可多用 槟榔一钱，细末，调眼之 皂角仁烧存性，去皮，一钱，捣细末，调下服之

上除槟榔、桃仁、皂角仁三味，候煎成药研匀调入外，余㕮咀作一服，水三盏，煎至一盏二分，去渣，入前三味，再上火煎至一盏，空心热服，待少时以美膳压之，不犯胃气也。服药日忌生冷硬物及酒面大料物干姜之类，犯之则药无效，如有白脓，加五朵白葵花，须除萼去心，细剪入，青皮五分不去白，入上药同煎，又用木香三分为细末，同槟榔等三味，再上火同煎，依上法服饵。古人以此疾多以岁月除之，此药一服立愈，若病久者，再服必愈。

秦艽白术丸

秦艽去芦 归梢酒洗 桃仁酒浸。去皮尖。另研。各一两 地榆三钱 枳实麸炒 白术 泽泻 皂角仁烧存性，去皮。各半两

上为细末，和桃仁泥研匀，煎热沸汤面糊丸，鸡豆大。焙干，白汤下，空心，宿食消尽服之，少时以美膳压。忌生冷硬物冷水冷菜之类，并湿面酒及五辣辛热大料物之类，犯之则药无验。十服必愈。

〔洁〕**苍术泽泻丸**

苍术四两，去皮 泽泻 枳实 秦艽各二两 地榆 皂角子烧存性。各一两

上为细末，烧饼为丸。如桐子大，每服三十丸，米饮汤或酒下。

白术丸药味与苍术泽泻丸同，只改苍术为白术，去秦艽。

〔丹〕痔漏，专一凉血为主。

人参 黄连 生地凉血 当归和血 川芎和血 槐角凉生血 条芩凉大肠 枳壳宽肠 升麻提起

上煎汤服之外，以涩药炉甘石、童便、煅牡蛎、粉龙骨、海蛤、密陀僧之类敷之。

许孺人产后痔作，疮有头如蒜头大，或下鲜血，或紫血，大便疼，与黑神散。又多食肉大饱，此湿热在大肠所为。

郁李仁去皮 麻仁 槐角各七钱 枳实 皂角仁五钱，为末 苍术 归尾 生地各三钱 大黄炒，一钱

上分六帖，内三样仁另研，煎服。

〔《经》〕患五种痔。水研山豆根服。味甘寒，退血热。

〔《本》〕又方 治痔用鸡冠花不拘多少，浓煎汤，每服一盏，空心服。本草云：鸡冠花性凉，治泻血。

〔丹〕痔头向上，是大肠热甚，收缩为主。用四物解毒加枳壳、白术、槐角、秦艽。【批】翻花痔大肠热甚。

治翻花痔。

荆芥　防风　朴硝

上煎汤洗之。次用木鳖子、郁金研末，龙脑些少，水调涂上。

〔世〕治翻花痔。用信一钱，蜈蚣数个，以香油久浸之，临卧时先洗痔拭干，却取浸油傅患处，用手按入，立愈。累效。其余痔皆妙。

痔药膏子　治外痔翻花脱出，黄水不止，肿痛。并用银阔篦蘸药涂傅，日一次，重者五七次，立愈。先用药水洗拭干，却傅此膏。

用真桑灰不拘多少，淋浓汁两碗，熬至一碗，却入草乌片、大黄片各二钱，再慢火熬至半碗，入甘草一钱，数沸，下净细石灰半匙头，不可多，略沸三五次，用绢一重，花纸二重，如绞漆状，滤过，再熬成膏，候冷。用真胆矾五分，研极细末，放入膏中，用瓦器盛贮封之，临用入龙脑末和匀傅之。

〔《本》〕治风痔漏，不问有头无头，定三日安。【批】寒。

藜芦烧灰　天麻各五钱　干姜半两　皂角针不用皮条，炒，二钱　莲子草　明矾　硫黄各一两　大苦瓜蒌一个　麝香五分

上将瓜蒌开一孔，入矾并硫黄在内，孔如小钱大，就将元掩合定，绵纸糊，却用瓦罐子盛坐瓶上，炭火煅令烟尽为度，候冷取出，研细，同前六味药末和令匀，炼蜜丸，桐子大。每服十丸至十五丸，空心温酒下，日三服，三日见效。忌油面腌藏牛马肉鱼腥生冷行房行远劳力一切等事。

治肠痔，鳖甲丸

鳖甲　猬皮炙焦黑　穿山甲炙焦　白矾枯　附子　猪牙皂角各半两，炙焦存性二分

上细末研匀，蒸饼丸如桐子大，米饮下二十丸，食前，日三服。

又方

槐花炒　白矾枯。各一两　附子五钱

上细末研匀，蒸饼丸如桐子大，每服二十丸，米饮下，食前，日三服。以上二方庞老传。

治肠风痔漏。

赤芍药　官桂去皮　甘草炙。各等份

上㕮咀，每服二钱，姜二片，白糖一块，水一盏，同煎七分，去渣，空心服。

〔《素》〕因而饱食，筋脉横解，肠澼为痔。生气通天论。

〔洁〕黑地黄丸　治血虚久痔，神妙，治痔之圣药也。方见劳瘵。【批】久痔补虚。

〔世〕治痔方，神妙。【批】破积。

当归　川芎　黄连　全蝎　三棱　蓬术　羌活　独活　山茱萸去核。各半两　枳壳十二两，去瓤　商陆白者，一两　巴豆去壳，不拘数　木香　甘草节　鼠粘子炒　苦参　藁本　柴胡各一两　刺猬皮炒　猪牙皂角去皮弦。各一两

一方，加白术、半夏、荆芥、薄荷、槟榔各一两。

上将巴豆二粒或三粒入枳壳内，丝扎定，却用醋煮烂讫，冷水洗净，去巴豆不用，晒焙干入前药，同为细末，煮醋面糊为丸，桐子大。每服三四十丸，空心醋汤下。更用五倍子、羌活、独活煎汤洗。如大便燥结，用煮过巴豆六七粒，加入前药同丸。

上一方疏风泄热，破积滞，其效如神。

〔《集》〕治五痔不以年月日久新。枳实为末，炼蜜丸，桐子大，空心饮下二十丸。

〔丹〕二三十年不愈者，三服止，用莲花蕊散。

莲花蕊　黑牵牛头末各一两半　当归半两　矾红少许

上为末，先忌食肉五七日，空心令食肉一顿，就取温酒下三钱，约两时辰，取下脓血或虫是效。

〔海藏〕（外台）治五十岁发痔不瘥，涂熊胆取瘥，神效，诸方不及此。

〔垣〕**七圣散丸**　治大肠疼痛不可忍。王叔和云：积气生于脾脏傍，大肠疼痛阵难当，渐交稍泻三焦是，莫漫多方立纪纲。【批】痛甚者

微利之调之熏之。

羌活一两　槟榔　木香　川芎　桂枝去皮。各半两　大黄八分，煨　郁李仁去皮，另研。一两半

上除郁李仁另研外，为细末，炼蜜丸，桐子大。验虚实临时斟酌丸数，白汤下。取大便微利，一服而愈。切禁不得多利大便，若大便大行，其病滋甚。

秦艽防风汤　治痔漏。大便时时发疼痛，非痔漏也，此药主之。

秦艽　防风　白术各一钱半　归身一钱黄柏五分　陈皮　红花少　甘草炙　升麻各六分柴胡二分　桃仁三十个　大黄三分，煨泽泻

上锉，如麻豆大，总作一服，水三盏，煎一盏，去渣稍热服，空心，宿食消尽服之。避风寒，忌房事酒湿面大辛热物。当风寒处大便。

〔《本》〕治痔有鼠结核，作渴疼痛方。

皂角酥炙　黄芪　荆芥　槐子　川山甲　木香　猬皮　桔梗　鳖甲醋炒　露蜂房炒焦　芍药各一两　大黄五钱

上为末，炼蜜丸，桐子大。每服三十丸，温酒下，食前日三服。未知，加至四五十丸。

治痔下肿痛

枳壳一两，陈粟米同炒令黄赤，米不用　青木香一分

上为末，每服二钱，饭饮调下。

〔《集》〕治痔疾下血，疼痛不止。以玩月沙不限多少，慢火熬令黄色为末，每二钱入乳香五分，空心温酒调下，日三四服，瘥。即兔子粪是也。

〔《外》〕治痔发疼痛。狸肉作羹食之良。作脯食，不过三顿，瘥。

〔世〕治痔疮痛不可忍者。木棉花煎汤，旋入朴硝，乘热熏之，候温浸之。单用硝水极妙，曾用，大有效。

〔《本》〕治痔痛。

大蜈蚣一条　大青州枣三个　白矾一块如枣大

上将蜈蚣、白矾二味为末，用枣肉丸，分作二丸，烧烟，用竹筒透引烟熏妙。

〔垣〕**秦艽羌活汤**　治痔漏成块，下垂疙瘩，不任其痒。【批】痒者补虚去虫。

升麻根　柴胡　甘草炙　麻黄根各五分黄芪　秦艽各一钱　防风根七分　藁本三分　细辛少　羌活根一钱三分

上锉如麻豆大，作一服，水二大盏，煎一盏，去渣，空心，宿食消尽取之。忌如前。

〔梅〕治痔有虫咬，谷道痒，或下脓血多。取槐白皮浓煎汁，安盆中。坐熏之，塞其谷道，汤冷，更暖之。良久欲大便，当虫出。不过三度即愈。如用末，绵裹纳下部。

〔丹〕治痔谷道中虫痒不止。水银枣膏各二两，研匀，捏如枣形，薄绵裹纳之，明日虫出。若痛者加粉草三大分，作丸。《梅师方》

〔罗〕**淋涤药**　治下部痔肿，大肠头痒痛。

威灵仙　枳壳麸炒。各一两

上为粗末，熬水熏洗，冷即再暖，临卧避风洗三次，挹干，贴蒲黄散

〔世〕治痔痒。用五茄茎叶浓煎汤，以瓶盛之，坐瓶口上熏痔，至汤温洗之，三次必效。

〔丹〕脉风痔漏。有虫如线细黑头，取去除根。【批】有虫如丝者下虫。

瞿麦半升　猪牙皂角一寸

上为末，入猪腰子一双内，用米泔煮，空心食之。少顷，肚痛上攻，虫皆随出，作地坑埋之，薄粥补之。

〔垣〕**当归郁李仁汤**　治痔漏大便硬，努出大肠头，下垂多血，苦疼不能忍。【批】大肠硬者宽肠。

皂角仁另为细末调服　郁李仁　秦艽各一钱麻子仁一钱半　当归梢　生地　苍术各五分泽泻三分　枳实七分　大黄三钱，煨

上除皂角仁研细末，余药锉如麻豆大，水三大盏，煎一盏，去渣，入皂角末调在内，空心食前，候宿食消尽服之。忌风寒处大小便。

〔丹〕如欲凉大肠，宽大肠，则用枳壳去瓤，入巴豆，铁线缠，煮透去巴豆入药用。若丸药则捣烂用，煎药则干用。

〔《食》〕治野鸡痔下血肠风明目方。嫩槐叶一升，蒸如茶法，取叶碾作末，亦如茶法煎呷之。【批】下血甚者止血。

〔《千》〕治肠痔，每大便下血。槐树上木耳取末之，饮服方寸，瘥，日三服，良。

〔《肘》〕治肠痔，每大便常血水，服蒲黄方寸匕，瘥。日三服，良。

〔《食》〕为五痔下血不止。杏仁去皮尖及双仁，水一升，研滤取汁，煎减半，投米煮粥停冷，空心食之。

〔《草》〕治肠痔多年不瘥，下血不止。木贼、枳壳各二两，干姜一两，大黄一分，四味并锉一处，入铫子内炒黑色，存三分性，捣罗，温粟米饮调，食前，服二钱匕，甚妙。

〔《外》〕治患肠痔，大便常有血。食鲫鱼羹及随意任作饱食。孙真人同。

〔《本》〕治肠痔在腹内有鼠齘下血方。

白芜荑　椿树东行根　狼牙根　贯众猬皮炙焦　雄黄半两　白鳝头一个，炙焦　槐东引根白皮，一分

上细末，腊月猪脂和一丸，弹子大，绵裹纳下部。

〔丹〕痔漏肠漏窍。用赤石脂、白石脂、枯矾、黄丹、脑子塞之。

〔《本》〕治肠风痔漏。用鲫鱼一个，破开去肠，入白矾令满，合之，瓦上烧过为细末，用鸡毛卷药傅之，立效。

治痔漏疮方。

鸡子一个，煮熟，去黄，取白，切炒。白矾明者如皂角子大，匙上枯过，用三分

上为末，先用温汤洗净，拭干，用纸捻点药，送入疮孔内，立效。日三易。

上治痔漏下血，如血虚，必兼服黑地黄丸乃妙。

〔《衍》〕鳞鲤甲烧一两，存性，肉豆寇仁三个，同为末，米饮调二钱服，治气痔。脓血甚者，刺猬皮一两，烧服。中病即已，不必尽剂。【批】忧怒则发者调气。

运气　痔发皆属寒。经云：太阳之胜，痔疟发，治以苦热是也。【批】运气。

〔世〕**治痔神应散**　治五种肠风下血，上厕粪前有血名外痔，粪后有血名内痔，大肠不收名脱肛，谷道四面有努肉名齘痔，痔头上有孔漏出名肠风，并治之。【批】杂方。

黄牛角腮一枚，酌中者，槌碎。蛇蜕皮一条，白者　猪牙皂角七茎　穿山甲七片　刺猬皮一两，锉

上五味，细锉入瓮瓶内，以黄泥封固，候干，先用小火令烟出，后用大火煅令通赤为度，取出摊开，候冷，捣罗为末。服时先令患者临卧时细嚼胡桃仁一个如糊，用无灰好酒一盏送下，不可言语便睡。至五更时，以温酒调下药末三钱，至辰时更进一服，虽久年不过三服，立效。

〔丹〕治肠风痔漏如神。大树木上寄生叶取干为末，酒水米饮任下，或丸桐子大，服三十丸亦得。

〔《千》〕治五痔方。苍耳茎叶以五月五日采干为末，水服方寸，或丸桐子大，服之立效。

洗痔疼。用荆芥、朴硝、桑寄生，定痛解毒，去风，凉大肠热，安胎。如肿者加五倍子、木鳖子，研细调敷。又方，五倍、朴硝、桑寄生、莲房，水煎，先熏后洗。一方加百药煎洗。

〔《保》〕淋洗法

天仙子　荆芥穗　小椒　蔓荆子

上水煎汤洗。

〔《本》〕熏洗痔方。用枳壳不拘多少为末，每用二钱，水一盏，砂瓶内煎令沸，先去瓶嘴上坐熏，后却泻出通手热洗，妙。此方久痔亦妙，除根。

〔世〕洗痔方。轻者用朝东马苋见、刘寄奴浓煎汤熏，待温却用手洗，拭干。重者加大青叶梗干者一半，同煎。

〔丹〕痔痒。用灰苋带根浓煎汤，先熏后洗。又方，取河水频洗，用蜗牛涂之。

〔《经》〕痔漏用犍牛儿胆、猬胆各一个，腻粉五十文，麝香二十文，将猬胆汁、腻粉、麝香和匀，入牛胆内，悬于檐前四十九日熟，旋取为丸，如大菱角，急送入疮内，后追出恶物，日三，验。候疮口渐合，用生面盖疮内一遍，出恶物妙。

〔丹〕一方，治痔，用雄鸡胆、片脑和匀，贴之。一方，熊胆涂之，神效。

〔世〕治痔用活蜈蚣一条，以香油一小罐浸之，陈愈妙，傅之累验。

〔无〕贴痔法

蜀葵子半两　蝉蜕五个　槟榔一个，并为末

上用枣三枚，取肉研细，搜和药末，如觉硬，滴少蜜，研成膏，量大小贴于病处

〔罗〕**蒲黄散**　治下部痔漏。

蒲黄　血竭半两

右为细末，每用少许，贴于患处。

〔《斗门》〕治痔疾有头如鸡冠者，用黄连末傅之即瘥。更加赤小豆末，尤良。一方用黄连、木香末傅，妙。

〔无〕**熏痔法**

猬皮切方，三指大　雄黄枣大，研　熟艾鸡子大

上为末，用瓦器，以灰实一半如烧香法，安长桶内，坐其上熏之，烟气从口出为佳。凡三度熏，永瘥。勿犯风冷，忌鸡肉毒物。

〔《本》〕熏痔方。用鼠郎皮一味，瓶内烧烟，坐身于瓶上，熏三五次，除根。

〔世〕痔方。赤脚蜈蚣一条，香油煎酥，纸上挹干，加乳香二钱，没药二钱，麝香、粉霜各五分，人指甲五钱，泥裹煨干脆为末，用鹅毛管盛药吹上，如有水，即时出尽不疼。其物结一硬丁，用线系在上搨落之。

〔罗〕治痔神效

雄黄　硫黄　明矾各等份

上为末，新盏盛药，先入矾末一半在底，次入余药，又将矾末一半盖上，用火煅，候矾枯为度，出火毒，研末，津液调傅，干落为度。后用石膏、五倍子为末，收疮口。

周先生枯痔法

明矾　赤石脂五钱　辰砂痛加一钱　黄丹

上为末，先用郁金末护肛门。如无郁金，用姜黄末代之。调涂四围好肉，如不就，加绿豆粉打合，却将枯药敷上，如肛门疼急，浓煎甘草汤放温，指四围肛门上，就与宽肠药。

槐花　大黄　枳壳　木通　连翘　瞿麦　当归

上半酒半水煎。

枯药，早辰上一次，日午一次，洗去旧药。申时又洗去，又上一次。如要急安，至夜半子时又洗，上一次。至次日且看痔头淡淡黑色，两三日如乌梅，四五日内，用竹篦子轻轻敲打痔头，见如石坚，至七八日便住，更不须上枯药，且待自然如萝卜根乃脱去也。洗用甘草、荆芥、槐花，洗去旧药，方上新药。

凡医痔之法，且如明日要下手，今日先与此药，所以宽大肠，使大便软滑，不与痔相碍，且不泄泻。痔头未脱落者，须要日日与之，以大黄一两煨，枳壳、炒当归酒洗一两，同为细末，如桐子大，好酒吞下

治枯痔头虑生他证。凡用枯药，或触坏肾根，或水道赤涩痛，与此方。大黄、木通、生地各一两，滑石、瞿麦各半两，同为细末，每用四钱，煎服。

催痔方　如枯尽未脱落，以此催之。好磁石一钱，白僵蚕、生川乌五分，同为细末，冷水调，敷上立脱。

凡用枯药去尽乳头，恐留痔硬头损破肛门四围成疮，用此药。龙骨一钱，石膏一钱，没药五分，腻粉五分，同研十分细，先以荆芥汤洗，次掺之，切忌毒物、生姜。

痔脱后，用甘草汤、豆豉汤洗，再用荆芥、五倍子煎水洗，便不生脓。

治痔脱后肉痒方。用大粉草浓煎汤洗。

收肠方凡用枯药，脱下乳头，随即与此，以收其肠，此方补气，又收脓去血生肉，令痕壮。

人参　当归各一两　川芎　甘草　白芷　防风　厚朴　桔梗　桂枝　黄芪

上细末，半酒半水煎，如恶酒者，酒少水多煎之。夏月减桂、朴，加芩、柏。

〔《经》〕治痔瘘有头方。用芫花入土根不限多少，以净水洗，却入木臼捣用少许，水绞取汁，于银铜器内慢火熬成膏，将丝线于膏内度过系痔，系时微痛，候心燥落时，以纸捻引入膏药于窍内，永除根。未落不得便屎。

周先生割痔麻药

川乌　草乌尖　胡椒　吴茱萸　花椒　白僵蚕炒

上细末，酒调敷四边，然后割之，又以此药敷之，否则亦用麝香、龙骨涂之。

上枯痔、系痔、割痔三法，用前药服及敷贴不退者，然后用之，必敬谨之，不可视为常法。

〔《本》〕治痔漏。此因大肠感风热而生。

生砒一字　水银一粒，如米大　腻粉一字　麝香一粒，如小豆大

上件并入乳钵内，研极细，如痔如有珠子者，将矾汤净洗拭干，用手捻药揩在痔上，觉痒便是药行。一日二次，又洗。五日后住药，见效。如或有孔，只用纸捻引药送入，令彻其内，更用纸贴孔前，一日二次，使药自能生全。陈无择云：忌用生砒，恐毒气入腹。今两存之，以治珠突者。

针灸　痔，独取足太阳。经云：足太阳之脉，所生病者痔疟，视盛虚热寒陷下取之。盖后世取承山穴者是也。其二论督脉而不见其取法。经云：督脉生病，癃痔。盖后世取长强穴是也。

〔凡〕治痔疮。大蒜十片，头垢捏成饼子，先安头垢饼于痔头上，外安蒜片，以艾灸之。

〔《本》〕唐峡州王文显充西路安抚司判官，乘骡入骆谷，有痔疾，因此大作，其状如胡瓜贯于肠头，热如煻灰火，至驿僵仆。主驿吏云：此病予曾患来，须灸即瘥。用柳枝浓煎汤先洗痔，便以艾炷其上，连灸三五壮，忽觉一道热气入肠中，因转泻鲜血。秽物一时出，至痛楚，泻后遂失胡瓜所在，登骡而驰去。

〔《玉》〕痔漏下血，里急后重，或痒或疼：二白在掌后纵纹上四寸，手厥阴脉，两穴相并，一穴在两筋中，一穴在大筋外，针入三分。泻两吸。长强一寸，大痛方到穴，泻三吸。

〔世〕灸法：长强一寸，大痛方到穴。泻三吸，如灸，可七壮，虽久不愈者，亦效。

又法：脊骨凸处与脐平对是穴灸七壮。承山二寸半，补一呼。如灸可七壮。

〔《甲》〕痔篡痛，承筋主之。痔篡痛，飞阳及委中、扶承主之。痔痛，攒竹主之。痔痛，会阴主之。痔与阴相通者死。阴中诸病，前后相引痛，不得大小便，会阴皆主之。痔骨蚀，商丘主之。

〔无〕肠澼为痔，如大泽中有小山突出为峙。人于九窍中凡有小肉突出，皆曰痔。不特于肛门边生，有鼻痔、眼痔、牙痔等，其状不一。方书分出五种，曰牡、曰牝、曰脉、曰肠、曰气。牡痔者，肛边生疮肿突出，一日数枚，脓溃即散。牝痔者，肛边发露肉珠，状如鼠奶，时时滴渍脓血。脉痔者，肠口颗颗发瘟，且痛且痒，出血淋漓。肠痔者，肠内结核有血，寒热往来，登溷脱肛。气痔者，遇恐怒则发，肛门肿痛，气散则愈。又有酒痔，每遇饮酒发动，疮肿痛而流血。血痔，则每遇大便，清血随下而不止，宜解热调血顺气为主，若久不愈，必至穿穴为漏矣。

治痔切勿用生砒，毒气入腹，反至奄忽。忌吃生冷硬物冷菜之类，及酒湿面五辣辛热大料物，及干姜之类，犯之无效，此东垣格言也。

卷之二十八　肾膀胱部

腰　痛

〔垣〕六元正纪论云：太阳所至为腰痛。又云：巨阳，即太阳也，虚则头项腰背痛。足太阳膀胱之脉所过，还出别下项，循肩膊内，挟脊抵腰中，故为病项如拔，挟脊痛，腰似折，髀不可以曲，是经气虚则邪客之，痛病生矣。夫邪者，是风热湿燥寒皆能为病，大抵寒湿多而风热少。然有房室劳伤肾虚腰痛者，是阳气虚弱不能运动故也。经云：腰者肾之府，转摇不能，肾将败矣。宜肾气丸、茴香丸之类，以补阳之不足也。膏粱之人，久服汤药，醉以入房，损其真气，则肾气热，肾气热则腰脊痛而不能举，久则髓减骨枯，发为骨痿，宜六味地黄丸、滋肾丸、封髓丹之类，以补阴之不足也。《灵枢》云：腰痛上寒，取足太阴阳明，上热，取足厥阴，不可俯仰，取足少阳。盖足之三阳，从头走足，足之三阴，从足走腹，经所过处，皆能为痛，治之者当审其何经所过分野，循其空穴而刺之，审何寒热而药之。假令足太阳令人腰痛，引项脊尻背如重状，刺其郄中、太阳二经出血，余皆仿此。彼执一方治诸腰痛者，固不通矣。【批】大法　大抵腰痛寒湿多风热少　寒热腰痛皆从肾虚。

〔丹〕如久腰痛，必用官桂以开之方止，腹胁痛亦然。【批】久痛开之。

〔《保》〕煨肾丸　治肝肾损，及脾损，谷不化，腰痛不起者，神效。方见治虚实法。

〔无〕**立安丸**　治五种腰痛，补肾，又治脚气。【批】脉虚及房劳者阳虚。

破故纸　续断　干木瓜　牛膝酒浸　杜仲去皮，锉，姜汁炒丝断。各一两　萆薢二两

上为细末，蜜丸，如桐子大。每服五十丸，盐汤或酒任下。

〔《本》〕又方　治五种腰痛。

狗脊　萆薢　菟丝子各一两。酒浸三日，焙干别研

上为细末，炼蜜丸，如桐子大。每服三十丸。用萆薢二两，酒浸三日，取酒服药，空心食前。

〔无〕**杜仲酒**　治风冷伤肾，腰痛不能屈伸，并补肾虚。

取杜仲一斤，切，姜汁制，炒断丝，用好酒二升，浸十日，每服三四合，日四五服。一方为末，温酒调一钱，空心服。

〔《验》〕治腰痛。用破故纸炒为末，温酒下三钱。

上杜仲、牛膝、萆薢、破故纸治腰例。

〔《本》〕治肾虚腰痛，不能转侧，麋茸丸。

麋茸一两，鹿茸亦可　菟丝子取末，一两　舶上茴香半两

上为末，以羊肾二对，用酒浸煮烂，去膜，研如泥，和丸，如桐子大，阴干。如羊肾少，入酒糊佐之。每服三五十丸，温酒或盐汤下。

戊戌年八月，淮南大水，城下浸灌者连月。予忽脏腑不调，腹中如水吼数日，调治得愈。自此腰痛不可屈折，虽洗面亦相妨，服遍药不效，如是凡三月。予后思之，此必水气阴盛，肾经感此而得，及灸肾腧三七壮，服此药瘥。

〔《千》〕治腰痛。鹿角去上皮取白者，熬令黄，为末，酒服方寸匕，日三，特禁生鱼，余不禁。新者良，陈不佳。角心中黄处亦不中服，大神良。鹿角去恶血。

治腰痛，羊肾为末，酒服二方寸匕，日三服。本草云：羊肾补肾气，益精髓。

上麋茸、鹿茸、羊肾治腰痛例。

〔丹〕**补肾丸** 治肾虚腰痛，累效。

乌药叶本草云：乌药嫩叶，补中益气 侧柏叶

上酒蒸晒干为末，粥为丸，如桐子大。

〔《经》〕治肾虚脚无力。生粟子入袋盛悬干，每日平明吃十余颗，次吃猪肾粥，瘥。

〔丹〕腰痛，脉大者肾虚。【批】脉大及膏粱人阴虚。

杜仲 龟板 黄柏 知母 枸杞 五味各等份

上为末，猪脊髓为丸。

补阴丸 治阴虚性急腰痛者。

龟板 黄柏 知母 侧柏叶

上为末，地黄膏为丸。

腰腿湿痛。

龟板酒炙，五钱 黄柏酒炒，四钱 青皮三钱生甘草一钱五分

上为末，研姜一大片，次入前药末一钱，研细，以苍耳汁汤起，煎令沸，服之。

腰腿疼痛。

败龟板酒炙，二两 黄柏酒炒 苍术 苍耳各一两 扁柏半两 威灵仙酒浸，二两

上为丸，以黑豆汁兼四物汤，加陈皮、生甘草、生姜一片煎，吞下。

又方

龟板一两半 黄柏炒 白芍各一两 陈皮 威灵仙 知母 苍术 苍耳各半两

上为末，蜜丸服。

湿热腰痛，大便泄。

龟板一两，炙 楮皮炒 苍术 滑石各半两芍药酒炒 香附各四钱

上为末，粥丸。如内伤，白术、山楂汤下。

〔垣〕**苍术汤** 治湿热腰腿疼痛。

苍术三钱，去湿止痛 柴胡二钱，行经 防风一钱 黄柏一钱，始得之时寒久不愈寒化为热，除湿止痛

上作一服，水煎，空心服。

上龟板、黄柏、知母治腰痛例。

〔无〕**牛膝酒** 治肾伤，风毒攻刺，腰痛不可忍者。

牛膝 川芎 羌活 地骨皮 五加皮薏苡仁 甘草各一两 海桐皮二两 生地十两

上锉，以绢袋裹，入好酒二斗，浸二七日，夏三五宿，每服一杯，日三四杯长令酒气不绝为佳。一法入杜仲一两，炒丝断。

〔垣〕六味地黄丸 治肾虚腰痛。方见治法。

〔丹〕妇人患腰痛，此血分有热。

白芍五钱 生地四钱 当归尾三钱 黄柏一钱半，炒 白术二钱 黄芩一钱半 木通一钱 甘草梢五分 川芎一钱

上分四帖，煎取食前热服。

上地黄治腰痛例。

〔《千》〕治腰痛。

萆薢 杜仲 枸杞根各半斤

上三味㕮咀，好酒三斗渍之，纳罐内密封，投于铜器中煮一日，服之无节，取醉为度。

〔丹〕义一侄妇疟疾初安，因冲风又发腰痛白浊，已与参、术、槟榔、半夏等补方，又教以煅牡蛎一钱，木通五分，炒柏三分，粗末，入前方同煎。【批】疟痢后痛为虚。

痢后腰痛，两脚无力。

陈皮 半夏 白芍一钱 茯苓 苍术当归 黄芩酒，五分 白术二钱 甘草炙，一钱

上作一服，姜三片，食前服。

妇人月经行后腰痛为虚，详气血虚，於补气血药中加杜仲、侧柏叶等药。【批】经行后痛为虚。

〔仲〕虚劳腰痛，少腹拘急，小便不利，八味肾气散主之。方见治嘘实法。

〔世〕治腰痛。用威灵仙。丹溪云：威灵仙治痛之要药，为细末，每服二钱，猪腰子一只，批开，掺药在内，湿纸煨熟，五更细嚼，热酒

下。《千金方》用威灵仙末一钱，温酒调下，逐日以微利为度。病人稍虚，禁用。

〔《本》〕治腰腿痛，气滞，药棋子。

牵牛不以多少，用新瓦火烧赤，便以牵牛顿在瓦上，自然一半熟一半生，不得拨动，取头末一两，入硫黄一分同研匀，分三服，每用白面一匙，水和捏作棋子，五更初以水一盏煮熟，连汤送下。痛住即止。未住，隔日再作。予尝有此疾，每发只一服痛止。

〔世〕治腰痛不可忍。用牵牛不以多少，研取头末。去滓不用，取大蒜，每一瓣劈开，入巴豆肉一粒在内，用湿纸裹定，煨令蒜熟，去巴豆，将蒜研细，和牵牛为丸，如桐子大，每服五丸，醋汤茶空心食前，量虚实服。

〔《本》〕治五般腰痛。

胡桃肉五个，去皮，研为膏　五灵脂　黑牵牛炒　白牵牛炒。各三钱　狗脊半两，微炒　萆解三钱，炒　没药三十文　巴豆五粒。用湿纸裹煨，取肉去油

上研为末，将前胡桃膏醋糊丸，如桐子大。每服十五丸。风腰疼。豆淋无灰酒下。气腰疼，煨葱白酒下。血腰疼，当归酒下，打扑腰疼，苏木酒下。

〔子和〕赵进道病腰疼一年不愈，诊其两手脉沉重有力，以通经散下五七行，次以杜仲去粗皮细切炒断丝为末，每服三钱，猪腰子一枚，薄批五七片，先以椒盐淹去腥水，掺药在内，裹以荷叶，以湿纸数重封，文武火烧熟，临卧细嚼，温酒送下。每旦，以无比山药丸一服，数日而愈。通经散，用陈皮、当归、甘遂为末，每三钱，临卧温酒调下。

〔罗〕**独活寄生汤**　治肾气虚弱，冷卧湿地，腰腿拘急，筋骨挛痛，或当风取凉过度，风邪流入脚膝，为偏枯冷痹，缓弱疼痛，或腰痛牵引脚重，行步艰难。【批】得于冷卧湿地为寒湿。

独活　桑寄生　杜仲　牛膝　细辛　秦艽　茯苓　桂心　防风　川芎人参　甘草以上各一两半　当归　芍药干地黄各二两　一方用续断三两　上为粗末，每服三钱，水二大盏，生姜五片，同煎至七分，食前服。

〔海〕防风汤　治伤寒后腰痛，或皮肉瘰痹，腿膝疼痛，行履艰难，不可俯仰。

防风一两　麻黄去节　桂枝去皮　杜仲炙。各七钱半　牛膝　五加皮　丹参各半两　川芎　附子炮，去皮脐，一两　当归　芍药　羌活　续断各一两

上㕮咀，每服五钱，水一盏半，姜二钱，同煎，食前服。

〔垣〕**川芎肉桂汤**　丁未年冬，曹通甫自河东来，有役人小翟宿于寒湿之地，腰痛不能转侧，两胁搐急作痛，月余不愈。腰痛论中所说皆为足太阳足少阴血络中有凝血作痛，间有一二症属少阳胆经外络脉病，皆宜去血络之凝乃愈。其《内经》有云：冬三月禁不得针，只宜服药通其经络，破其血络中败血，以此方主之。

羌活一钱半　柴胡一钱　独活五分　肉桂苍术各一钱　防风　汉防己各三分　桃仁五个，去皮，另研如泥　归梢　甘草炙。和一钱　炒曲五分川芎一钱

上㕮咀，水酒煎，去渣，食远热服。

〔无〕小续命汤　加炒去皮桃仁，治风腰痛最妙。方见中风。五积散加桃仁，治寒湿腰痛最效。方见伤寒发热。

〔《千》〕**杜仲酒**　治肾脉逆小于寸口，膀胱虚寒，腰痛，胸中动，通四时用之方。

杜仲　地黄各四两　萆薢　羌活　天雄　蜀椒　川芎　桂心　防风　秦艽　乌头各三两　五加皮　石斛各五两　细辛三两　栝楼根　地骨皮　续断炒　桔梗　甘草各一两

上十九味㕮咀，以酒四斗，渍四宿，初服五合，加至七八合，日再。

〔《本》〕治久患腰痛。

石甜瓜一两，出蜀中　附子炮，五钱　冬瓜皮　冬瓜仁　槟榔　没药　乌药各五钱

上为细末，每服四钱，温酒调下，临卧时

服。服日只午后申时，先可晚食，申时后不可食，专候临卧服。

平日膏粱厚味之人，腰痛皆是湿热阴虚，治见前阴虚。【批】平日膏粱厚味为热　腰重不冷为热。

〔垣〕如身重腰沉沉然，乃经中有湿热也，于羌活胜湿汤中加黄柏一钱，附子五分，苍术二钱。羌活胜湿汤方见肾条。

独活汤　治因劳役得腰痛如折，沉重如山。

羌活二钱　防风　独活　肉桂各三钱　甘草炙，二钱　归梢五钱　桃仁五十　连翘五钱　汉防己　黄柏酒。各一两　泽泻　大黄煨。各三钱

上㕮咀，每服五钱，如麻头大，酒半盏，水一盏，去渣，热服立愈。

羌活汤　治腰膝无力沉重。

羌活三钱　防风一钱五分　甘草生熟各五分草豆蔻　黄柏　葛根各五分　砂仁一钱　陈皮六分　知母二钱五分　黄芪二钱　苍术　升麻独活　柴胡各一钱

上为粗末，作二服，水二盏，煎至一盏，去渣，空心热服。

〔仲〕肾着汤　治身重，腰冷如冰，痛重如带干钱。方见身重。【批】腰重冷如水者为寒。

〔丹〕脉涩者瘀血，用补阴丸中加桃仁、红花。补阴丸方觅脉大条。【批】脉涩者为污血。

〔世〕橘核散　治腰痛，诸般滞气。

山楂子一两　橘核五钱　破故纸二两　乳香五钱　延胡索　菴蔄　没药　五加皮　红曲各一两

上为末，酒调下。

〔云〕**如神汤**　治男子妇人腰痛。

延胡索　当归　桂心　杜仲各等份

上为末，温酒调下三钱。甚者不过数服。

〔无〕**桃仁酒**　治肾虚风劳所伤，毒肿掣痛，牵引小腹连腰痛。

用桃仁麸皮炒去皮尖，研细，每服一钱匕，热酒调下，有汗即愈。

〔垣〕**地龙汤**　治腰脊痛，或打扑伤损，从高坠下，恶血在太阳经中，令人腰脊痛，或胫腨臂膊中痛，不可忍，鼻壅塞不通。【批】跌扑伤损为污血。

中桂四分　桃仁六个　羌活二钱　独活　甘草　黄柏各一钱　麻黄五分　地龙四分　苏木六分　归梢一钱

上为粗末，每服五钱，水二盏，煎至一盏，去滓，食远热服。

〔无〕**橘核酒**　治打扑腰痛，恶血瘀蓄，痛不可忍。

用橘核炒去皮，研细，每服二钱匕，酒调服。或用猪腰子一个，去筋膜，破开入药，同葱　白、茴香、盐湿纸裹煨熟，细嚼，温酒下。

熟大黄汤　治坠堕闪挫，腰痛不能屈伸。

大黄切如指大　生姜切。各半两

上同炒，令焦黄，以水一盏，浸一宿，五更去渣服，天明取下如鸡肝者，即恶物也。

〔丹〕徐質夫年六十，因坠马，腰痛不可转侧，六脉散大，重取则弦小而长，稍坚。予以为恶血虽有，未可驱逐，且以补接为先。遂令煎苏木、人参、黄芪、川芎、当归、陈皮、甘草，服至半月后渐散大，饮食亦进，遂与前药调下自然铜等药，服一月而安。【批】跌扑脉散大者补中消污血。

治老人因跌扑腰痛。

苏木一钱　人参五分　归头身一钱　黄芪五分　陈皮一钱　木通五分　木香五分

上研桃仁九枚，下接骨药。

食积腰腿痛。【批】食积。

龟板酒炙　柏叶酒制　香附五钱　辣芥子　凌霄花一钱半

上酒糊丸，煎四物汤加陈皮、甘草一分吞下。

痰积腰痛，二陈汤加南星。食积、痰积，如脉有力者宜下之。【批】痰积。

〔《山》〕挫气腰痛。香茶内滴入菜油数点，顿服。【批】挫气。

〔《素》〕北风生于冬，病在肾，腧在腰。金匮真言论　少阴所谓腰痛者，少阴者肾也，十月万物阳气皆伤，故腰痛也。太阳所谓腰椎痛者，正月太阳寅，太阳也，正月阳气出在上而阴气盛，阳未得自次，故肿腰椎痛也。脉解篇。【批】肾膀胱。

腰痛皆属肾虚，治法并见前阴阳虚条。

〔垣〕脊痛项强，腰似折，项似拔，冲头痛，乃足太阳经不行也，羌活胜湿汤主之。【批】腰连脊项痛属太阳经宜汗。

羌活　独活各一钱　藁本　防风各一钱　蔓荆子三分　川芎二分　甘草炙，五分

上件㕮咀，都作一服，水二盏，煎去一半，去渣，温服食后。

运气　腰痛有五：【批】运气。

一曰寒。经云：水郁之发，民病腰椎痛，大关节不利，屈伸不便。又云：太阳所至，为腰痛。又云：太阳之得，腰椎反痛，屈伸不便，治以热剂是也。

二曰湿。经云：太阴司天，湿气下临，肾气上从，当其时反腰椎痛，动转不便。又曰：太阳在泉，湿淫所胜，病腰似折，亦治以热剂是也。

三曰寒湿杂合。经云：太阴司天之政，终之气，寒大举，湿大化，病关节禁固，腰椎痛，治以燥热是也。

四曰燥。经云：阳明司夭，燥淫所胜，病腰痛，治以苦温是也。

五曰燥热风寒杂合。经云：少阴司夭之政，水火寒热，持于气交，民病腰痛。初之气，寒乃始，阳气郁，民反周密，关节禁固，腰椎痛，治以湿热多寒清少也。

〔丹〕**摩腰丹**　治老人腰痛，妇人白带。【批】杂方摩法。

附子尖　乌头尖　南星各二钱半　朱砂樟脑　丁香各一钱半　干姜一钱　雄黄一钱半麝香五粒，大者，小则加之

上为末，蜜丸，如龙眼大。每一丸用生姜汁化开如厚粥，火上烘热，放掌上摩腰中，候药尽帖腰上，即烘绵衣缚定，腰热如火，间二日用一丸。

〔世〕**皂角膏**　治诸腰脚疼痛。

用好酒二大碗，皂角一斤，去皮弦捣碎，熬至一半，滤去渣，再用前汁入银石器内熬为膏子，随痛处帖之。

〔《圣》〕治风脚腰冷痹疼痛。川乌头三分，去皮脐，生为末，好醋调涂於布帛上帖之，痛即止。

〔《山》〕腰疼。用牛皮胶化开，生姜汁打匀，帖痛处。

〔《素》〕足太阳脉令人腰痛，引项脊尻背如重状，刺其郄中，太阳正经出血，春无见血。见刺腰痛篇，下同。王注云：郄中，委中穴也。

腰背侠脊而痛，至头几几然，目𥆨𥆨欲僵仆，刺足太阳郄中出血。几，音殊，引颈之貌，项背强也。

刺腰痛引项脊尻背三法。此二法，取足太阳出血也。经云：邪在肾，腹胀腰痛，呔便难，肩背颈项痛，时眩，取之涌泉、昆仑，视有血者悉取之，此则足太阳少阴俱取血也。又云：足太阳之脉，是动则病冲头痛，目似脱，项似拔，脊痛，腰似折，此则视太阳盛虚热寒陷下，刺施补泻疾留灸以调之也。

足少阴令人腰痛，痛引脊内廉，刺少阴于内踝上二痏，春无见血，出血太多，不可复也。王注云：复溜穴也。

刺腰痛引脊内廉，此法出足少阴经血也。经曰：足少阴之别，名曰大钟，当踝后绕踝别走太阳，其病虚则腰痛，取之所别也，此补足少阴络也。

少阳令人腰痛，如以针刺其皮中，循循然不可以俯仰，不可以顾，刺少阳成骨之端出血。成骨在膝外廉之骨独起者，夏无见血。王注云：成骨谓膝外近下脚骨上端两起骨相并陷间容指者是，按此谓阳陵泉穴。

阳明令人腰痛，不可以顾，顾如有见者，

善悲，刺阳明于胻前三痏，上下和之出血，秋无见血。王注云：三里穴也。

衡络之脉令人腰痛，不可以俯仰，仰则恐仆，得之举重伤腰，衡络绝，恶血归之，刺之在郄阳筋之间，上郄数寸，衡居为二痏，出血。王注谓：郄阳之间衡居二痏，为委阳、殷门二穴者非也。今详委阳正在郄外廉横纹尽处是穴，非上郄也，殷门上郄一尺是穴，非数寸也。盖郄阳筋者，按郄内外廉各有一大筋上结于臀，今谓外廉之大筋，故曰阳筋也。上郄数寸者，谓上郄数寸于外廉大筋之两间，视其血络盛者，横居为二痏出血。

刺腰痛不可俯仰四法，上三法皆出血也。经云：肝足厥阴之脉，是动则病腰痛，不可以俯仰，瘕疝，少腹肿，此则视虚实寒热陷下，施补泻疾留灸以调之也。

腰痛引少腹控眇，不可以仰，刺腰尻交者，两髁胂上，以月生死为痏数，发针立已，左取右，右取左。王注云：此邪客于足太阴之络也。控，通引也。眇少，谓委胁下之空软处也。腰尻交者，谓髁下尻骨两傍四骨空左右八穴，俗呼此骨为八髎骨也。此腰痛取腰髁下第四髎。即下髎穴也。足太阴厥阴少阳三脉左右交结于中，故曰腰尻交者也。两髁胂，谓两髁骨下坚起肉也。胂上非胂之上巅，正当刺胂肉夹直处，即胂上也。何者？胂之上巅别有中膂肉俞，白环俞，虽并主腰痛，考其形，经症不相应矣。髁骨即腰脊两傍起骨也。狭脊两傍，腰髁之下，各有胂肉陇起，而斜趣于髁骨之后内承其髁，故曰两髁胂也。下承髁胂肉，左右两胂各有四骨空，故曰上髎、次髎、中髎、下髎，上髎当髁骨下陷者中，余三髎少斜下按之陷中是也。四空悉主腰痛，唯下髎文与经同，即太阴厥阴少阳所结者也。

刺腰痛引少用控眇，不可以仰，取腰尻分间，经文三出，此其一也，缪刺论云：腰痛引少腹控眇，不可以仰息，刺腰尻之解，两胂之上是腰腧，以月死生为痏数，发针立已，左刺右，右刺左。又骨空论云：腰痛不可以转摇，急引阴卵，刺八髎与痛上，八髎在腰尻分间。此三节经文大同小异，通一法也。又足厥阴之脉，是动则病腰痛，不可以俯仰，㿉疝，少腹肿，视盛虚热寒陷下调之，此则证同法异。

阳维之脉令人腰痛，痛上怫然肿，刺阳维之脉，脉与太阳合腨下间，去地一尺所。林注云：承山穴也。

飞阳之脉令人腰痛，痛上怫怫然，甚则悲以恐，刺飞阳之脉，在内踝上五寸，少阴之前，与阴维之会。筑宾穴也。筑宾穴在内踝上腨肉分间是穴。

同阴之脉令人腰痛，痛如小锤居其中，怫然肿，刺同阴之脉，在外踝上绝骨之端，为三痏。王注云：阳辅穴也。

解脉令人腰痛，痛引肩，目䀮䀮然，时遗溲，刺解脉，在膝筋肉分间郄外廉之横脉出血，血变而止。王注云：膝外两筋之间横文之处努肉高起，则郄中之肉分也，当取郄外廉有血络横见迢然紫黑而盛满者，乃刺之当见黑血，必候其血色变赤乃止。愚按膝廉筋肉分间，即委阳穴是也。

散脉令人腰痛而热，热甚生烦，腰下如有横木居其中，甚则遗溲，刺散脉，在膝前骨肉分间，络外廉束脉，为三痏。王注谓地机穴者，非也。既云膝前骨肉分间络外廉束脉，当在三里、阳陵泉二穴上之骨上与膝分间是穴，横刺三痏也。

昌阳之脉令人腰痛，痛引膺，目䀮䀮然，甚则反折，舌卷不能言，刺内筋为二痏，在内踝上大筋前太阴后，上踝二寸所。王注云：交信穴也，在内踝上二寸。少阴前太阴筋骨间，阴跻之郄也。

刺腰痛目䀮䀮有三，此其一也。若痛引肩，遗溲者，刺解脉，在郄外廉筋肉分间委阳穴也；若痛引项脊，欲僵仆者，刺足太阳委中出血也。

解脉令人腰痛如引带，常如折腰状，善恐，刺解脉，在郄中结络如黍米，刺之血射以黑，见赤血而已。王注云：郄中即委中穴也。

会阴之脉令人腰痛，痛上漯漯然汗出，汗干令人欲饮，饮已欲走，刺直阳之脉上三痏，在跻上郄下五寸横居，视其盛者出血。王注云：承筋穴也，禁不可刺，可灸三壮。今云刺者，谓刺其血络之盛满者也。

肉里之脉令人腰痛，不可以咳，咳则筋缩急，刺肉里之脉为二痏，在太阳之外，少阳绝骨之后。王注云：分肉穴也，在足外踝直绝骨之端，如后同身寸之二分筋肉分间，阳维脉气所发也。《甲乙经》作阳辅穴也。

厥阴之脉令人腰痛，腰中如张弓弩弦，刺厥阴之脉，在腨踵鱼腹之外，循之累累然，乃刺之，其病令人善言，嘿嘿然不慧，刺之三痛。王注云：蠡阳穴分也。

腰痛上寒，刺足太阳阳明。上热，刺足厥阴。不可以俯仰，刺足少阳。中热而喘，刺足少阴，刺郄中出血。《灵枢》云：脑中血络。腰痛上寒不可顾，刺足阳明。上热，刺足太阴。

刺腰痛篇：取足太阳郄胭中间六法。郄国者，膝后屈处两筋之间，横文胭内也。太阴正经二法，刺郄中央出血；解脉二法，刺郄中横文出血；衡络一法，喇郄上数寸出血；会阴一法，刺郄中下五寸出血也。

〔罗〕张仲文传神仙灸法　疗腰重痛不可转侧，起坐艰难，及冷痹脚筋挛急，不可屈伸，灸曲瞅两文头，左右脚四处各三壮，每灸一脚，二火齐下，艾炷才烧至肉，初觉疼，便用二人两边齐吹，至火灭。午时着灸，至人定已来，脏腑自动一二行，或转动如雷声，其疾立愈，此法神效，卒不可量也。

〔《玉》〕肾虚腰痛：肾腧取法以杖量与脐平去脊各一寸半，灸二七壮。　人中　委中

〔《撮》〕腰强痛：命门灸二七壮，十四椎节下间，伏取之。　昆仑泻之，灸亦泻。

〔《摘》〕忽然气滞腰疼，不可俯仰：志室五分，得气即泻。行间；腰脊内引痛，不可屈伸，近上痛：合谷；近下痛：昆仑　复溜；腰脊俱痛不可忍：风池　合谷　昆仑

〔桑〕又法：风池　承山　合谷　吕细三间

〔东〕腰脊如痓：涌泉一分。阴谷一寸半。京骨一分。　行间五分。

〔《集》〕腰闪挫气痛：尺泽忌灸。　委中　人中　阳陵泉　束骨　昆仑　下髎

〔罗〕腰痛不可俯仰，转侧难，身寒热，食倍多，身羸面黄黑，足冷不仁，腰重如石：肾腧灸五壮。中膂腧灸五壮。腰腧灸五壮。

〔《摘》〕肾虚腰痛久不已：肩井　肾腧五分，七呼，灸随年壮。腰痛刺之不定者，刺八髎。见前针灸上条。大虚腰痛，刺而复发，腰重不能举体，可刺委中动脉出血。

〔洁〕腰痛在身之前，足阳明原穴。身之后，足太阳原穴。身之侧，足少阳原穴。

〔《甲》〕腰痛脊急，胁中满，小腹坚急，志室主之。腰脊痛，恶寒，少腹满坚，癃闭下重，不得小便，胞肓主之。腰痛骶寒，俯仰急难，阴痛下重，不得小便，秩边主之。腰脊痛强引背，少腹俯仰难，不得仰息，脚痿重，尻不举，溺赤，腰以下至足清不仁，不可以坐起，膀胱腧主之。腰痛不可以俯仰，中膂内腧主之。腰脊痛，尻脊股臀阴寒大痛，虚则血动，实则并热痛，痔痛，尻椎中肿，大便直出，扶承主之。腰痛颈项痛，历节汗出，而步履蹇复不仁，腨中痛，飞阳主之。大肠实则腰背痹寒转筋，头眩痛，虚则鼻衄，巅疾，腰痛，濈然汗出，令人饮食欲走，承筋主之。腰痛不可举足，跟中踝后痛，脚痿，仆参主之。腰痛不能举足，少坐，若下车踬地，胫中矫矫然，申脉主之。腰痛如小锤居其中，佛然肿痛，不可以咳，咳则筋缩急，诸节痛，上下无常，寒热，阳辅主之。腰痛控睾少腹及股，卒俯不得仰，刺气街，肠膜肘寒，腰痛不得卧，手三里主之。腰痛大便难，涌泉主之。腰痛不可转侧，章门主之。腰痛少腹痛，阴包主之。腰痛不可以久立俯仰，京门及行间主之。腰痛少腹满，小便不利如癃，羸瘦，意恐惧，气不足，肠中悒快，太冲主之，

腰足痛而清泄善呕，睾跳骞，上髎主之。腰痛怏怏不可以俯仰，腰以下至足不仁，入脊，腰背寒，次髎主之。腰痛大便难，飧泄，腰尻中寒，中髎主之。腰痛小腹痛，下髎主之。肾腰痛不可俯仰，阴陵泉主之。

〔《摘》〕闪着腰疼：气海肥人一寸。瘦人五分，三补三泻，令人觉脐上下痛，停针候二十五息，左手重按其穴。右手进针三息，又停二十五息，依前进针，令人觉从外肾热气上入小腹，出针神效。腰痛上寒实，则脊急，长强主之。

〔《素》〕肾脉搏坚而长，其色黄而赤者，当病折腰。脉要精微论。

帝曰：有病厥者，诊右脉沉而紧，左脉浮而迟，不然，病主安在？岐伯曰：冬诊之，右脉固当沉紧，此应四时，左脉浮而迟，此逆四时，在左当主病在肾，颇关在肺，当腰痛也。病能篇“不然”二字衍文。按之至骨，脉气少者，腰脊痛而身有痹也。脉要精微论 黑色粗理，及耳后陷，耳偏一边高者，善病腰痛。经云：黑色粗理者肾大，肾大则善病腰痛，不可以俯仰。又云：耳偏高者，肾偏倾，肾偏倾，则苦腰尻痛是也。

肾惫及盛怒伤志，则腰失强，不能转摇而死。经云：腰者肾之府转摇不能，肾将惫矣。得强者生，失强者死。又云：肾盛怒而不止则伤志，志伤则善忘其前言，腰脊不可以俯仰屈伸，毛悴色夭，死于季夏是也。

胎前腰痛

〔云〕通气散 治妊娠腰痛，状不可忍，此药神效。

用破故纸不以多少，瓦上炒香熟为末，嚼胡桃肉一个，空心温酒下三钱。

五加皮散 治妊娠腰痛不可忍，或胯痛。先服此散。

杜仲四两，炒 五加皮 阿胶炙 防风 狗脊 川芎 白芍 细辛 萆薢各三两 杏仁八十个，去皮。麸炒

上㕮咀，以水九升，煮取二升，去渣下胶，作三服。

五加皮丸 治妊娠腰痛不可忍者。次服此丸。

续断炒 杜仲各二两半 川芎 独活各三两 五加皮 狗脊 萆薢 芍药 诃子肉各四两

上为细末，炼蜜丸如桐子大。空心酒下四十丸，日三。

〔丹〕仁六嫂有胎腰痛。

白术四钱 陈皮三钱 黄柏炒，二钱半 人参 条芩 川芎 地黄 归尾二分 甘草炙些

上分四帖，水酒煎服。

〔《大》〕**紫酒** 治妊娠腰痛如折。用大黑豆二合，炒令香熟，以酒一大盏，煮取七分，去豆空心顿服。

〔《本》〕治胎动腰痛抢心，或下血，取葱白不拘多少，浓煮汁饮之。

〔《大》〕治妊娠腰背痛，反复不得。《产宝》治妊娠卒腰痛，俱用鹿角长六寸，烧令赤，酒中，再烧再焠，以角碎为度。取酒饮之，鹿角为末，服方寸匕。

〔《肘》〕卒腰痛不安，或腰痛胎转抢心，下血不止。用菖蒲汁，酒一升服之。妊娠卒胎动不安，或但腰痛，或胎转抢心，或下血不止。艾叶一把，如鸡子大，以酒四升，煮取二升，分为二服，良。

产后腰痛

〔《保》〕治血癖，腹乃刺刺腰痛。用四物汤细末三两，加酒煮延胡索细末二两，每服三钱，酒下。

〔《云》〕**紫金丸** 治产后恶寒不快，腰痛，小腹如刺，寒热腹痛，久有瘀血，月水不调。

亦可治心痛，与失笑散同。

五灵脂炒为末　真蒲黄各等份

上以好米醋调五灵脂末，慢火熬成膏子，次以蒲黄末搜和丸，如樱桃大，每服一二丸，水与童便各半盏，煎至七分，至药化，温服之。少顷，再进一服，恶露即下。及有瘀血成块，月信不利者，并用酒磨下。

生地黄汤　治产后腰疼，腹中余血未尽，流为足肿，不食。

生地汁一升　芍药　甘草各二两　丹参四两　生蜜一合　生姜汁半合

上切，以水三升，煮取一升，去渣，入地黄汁蜜姜汁，微火煎一二沸，一服三合，日二夜三，利一二行，愈。

〔《大》〕产后恶露方行，忽然渐少，断绝不来，腰中重痛者，此由血滞，宜桃仁汤。如有大痛处必作痈疽，当以痈疽法治之。

桃仁汤方

桃仁　苏木　生地各半两　虻虫去足翅，炒　水蛭

上为粗末，每服三钱，水一盏，煎至六分，去渣，温服无时。候恶露下即住服。

脊痛脊强

灸刺　脊痛脊强，有三法：

其一取督脉。经云：督脉之别，名曰长强，别走太阳，实则脊强，取之所别也。

其二取足太阳。经曰：厥挟脊而痛者，至项头沉沉然，目眡眡然，腰脊强，取足太阳腘中血络是也。

其三取小肠。经云：小腹控睾引腰脊上冲心，邪在小肠，取之肓原以散之，刺太阴厥阴以下之，取巨虚下廉以去之是也。

〔《玉》〕脊膂并腰疼：人中口含水突处，针入三分，略向上些，但泻无补，留三吸　委中二寸半，忌灸，又于四畔紫咏上去血如藤块者不可出血，出血，血不止，令人夭　三里泻五枢

〔《甲》〕腰脊强，不得俯仰，刺脊中。睾脊内廉痛，便难，阴痿不用，少腹急，引阴及脚内廉内，阴谷主之。男子脊急目赤，支沟主之。腰脊强，四肢解惰，善怒，咳，少气，郁然不得息，厥逆，肩不可举，阳乃痿，身润，章门主之。

耳高者肾高，肾高则苦背膂痛，不可以俯仰。全文见诊。

肾脉缓甚为折脊。全文见治虚实法。

厥

王太仆云：厥者，气逆上也，世谬传为脚气，读此始知其病，上古称之为脚气也。经曰寒厥者，手足寒也。日热厥者，手足热也。曰痿厥者，痿病与厥杂合，而足弱痰软无力也。曰痹厥者。痹病与厥病杂合，而脚气顽麻肿痛也。曰厥逆者，即前寒厥、热厥、痿厥、痹厥、风厥等气逆上，而或呕吐，或迷闷，或胀，或气急，或小腹不仁，或暴不知人，世所谓脚气冲心者是也。

寒热二厥

〔丹〕治厥因痰者，用白术、竹沥。因气虚血虚者，用四物、四君子。热厥，用承气汤。外感用双解散加姜竹沥。

〔《素》〕黄帝曰：厥之寒热者，何也？岐伯对曰：阳气衰于下，则为寒厥；阴气衰于下，则为热厥。帝曰：热厥之为热也，必起于足下者，何也？岐伯曰：阳气起于足五指之表，阴脉者集于足下而聚於足心，故阳气腾则足下热也。帝曰：寒厥之为寒也，必从五指而上于膝者，何也？岐伯曰：阴气起于五指之里，集于膝下而聚于膝上，故阴气胜，则从五指至膝上寒，其寒也，不从外，皆从内也。【批】寒热二厥背从肾虚。

帝曰：寒厥何失而然也？岐伯曰：前阴者宗筋之所聚。《甲乙经》前阴作厥阴，宗筋作众筋。太阴阳明之所合也。春夏则阳气多而阴气少，秋冬则阴气盛而阳气衰，此人者质壮，以秋冬夺于所用，下气上争，不能复，精气溢下，邪气因从之而上也。气因于中，阳气衰，不能渗荣其经络，阳气日损，阴气独在，故手足为之寒也。【批】阳虚寒厥。

帝曰：热厥何如而然也？岐伯曰：酒入于胃，则络脉满而经脉虚，脾主为胃行其津液者也，阴气虚则阳气入，阳气入则胃不和，胃不和则精气竭，精气竭则不荣其四肢也。此人必数醉若饱以入房，气聚于脾中不得散。精气壮则能消磨饮食而输散于四肢。今醉饱入房则精气耗，不能消磨邪气，聚于脾中不得散于四肢也。酒气与谷气相搏，热盛于中，故热遍于身，内热而溺赤也。夫酒气盛而慓悍，肾气日衰，阳气独胜，故手足为之热也。厥论　寒热二厥，肾之精气内竭而成也。【批】阴虚热厥。

〔子和〕西华李政之病寒厥，其妻病热厥，前后十余年，其妻服逍遥散十余剂，终无可效，一日命予诊之。二人脉皆浮大而无力，政之曰：吾手足之寒，时时渍以热汤，渍而不能止；吾妇手足之热，终日沃以冷水，沃而不能已者，何也？予曰：寒热之厥也。此皆得之贪饮食，纵嗜欲。遂出《内经·厥论》证之。政之喜曰：《内经》真圣书也，十年之疑，今而释然，纵不服药，愈过半矣。仆曰：热厥者，寒在上也。寒厥者，热在上也。寒在上者，以温剂补肺金，热在上者，以凉剂清心火。分取二药令服之不辄，不旬日，政之诣门谢日：寒热厥者皆愈矣。【批】二厥治验。

〔《灵》〕厥逆为病也，足暴清，胸若将裂，肠若将以刀切之，烦而不能食。脉大小皆涩，暖取足少阴，清取足阳明，清则补之，温则泻之。颠狂篇

寒厥手足冷

寒厥脉沉数实为热。东垣治中书帖合公脚膝尻臀背冷，脉沉数有力，用黄柏滋肾丸，再服而愈。又治中书左丞姚公茂上热下寒，用既济解毒汤，良愈。丹溪治吕宗信腹有积块，足冷至膝，用大承气加减下之愈。此皆寒厥有热也。【批】脉沉实数为热。

〔罗〕征南副元帅大忒木儿年六十，秋七月征南，予从之，过扬州千里，时仲冬，病自利，完谷不化，脐腹冷痛，足䯒寒，以手搔之不知痛痒，常烧石以温之，亦不得暖。予诊之，脉沉细而微。予思之，年高气弱，深入敌境，军务烦冗，朝夕形寒，饮食失节，多饮乳酪，履于卑湿，阳不外固，由是清湿袭虚，病起于下，故䯒寒而逆。《内经》云：感于寒而受病，微则为咳，盛则为泄为痛，此寒湿相合而为病也。法当急退寒湿之邪，峻补其阳，非灸不能病已。先以大艾炷于气海灸百壮，补下焦阳虚；次灸三里各三七壮，治䯒寒面逆，且接引阳气下行；又灸三阴交以散足受寒湿之邪。遂处方云：寒淫所胜，治以辛热；湿淫于外，平以苦热，以苦发之。以附子大辛热助阳退阴，温经散寒为君。干姜、官桂大热辛甘，亦除寒湿，白术、半夏苦辛温而燥脾湿，故以为臣。人参、草豆寇、甘草大温中益气，生姜大辛温能散清湿之邪，葱白辛温能通上焦阳气，故以为佐。又云：补下治下制以急，急则气味厚，故大作剂服之。不数服，泻止痛减，足䯒渐渐温。调其饮食，十日平复。明年秋，过襄阳值霖雨阅旬余，前症复作，再依前灸添阳辅各灸二七壮，再以前药投之，数服愈。【批】脉沉细微为寒。

加减白通汤　治形寒饮冷，大便自利，完谷不化，脐腹冷痛，足䯒寒而逆。

附子炮，去皮　干姜炮，各一两　官桂去皮　甘草炙　草豆蔻面裹煨　半夏汤泡，七次　人参　白术各半两。

上锉，每服五钱，水二盏半，生姜五片，葱白五茎，煎一盏三分，去渣，空心宿食消尽温服。

寒厥皆属肾虚。经云：肾藏志，志不足则厥。又云：肾虚则清厥，意不乐。又云：下虚则厥。又云：诸厥固泄，皆属于下是也。

〔《灵》〕黄帝曰：少阴之脉独下行，何也？岐伯曰：不然。夫冲脉者，五脏六腑之海也，五脏六腑皆禀焉。其上者，出于颃颡，渗诸阳，灌诸精，其下者，注少阴之大络，出于气冲，循阴股内廉，入腘中，伏行骭骨内，下至内踝之后，属而别其下者，并于少阴之经，渗三阴；其前者，伏行出跗属，下循跗，入大指间，渗诸络而温肌肉，故别络结则跗上不动，不动则厥，厥则寒矣。逆顺肥瘦篇，经云：经络坚紧，火所治之，盖灸以治之，或汤酒渍之也。

运气寒厥有二：

一曰寒。经云：水平气曰静顺，静顺之纪，其病厥。又云：岁水太过，寒气流行，邪害心火，火燥悸阴厥。又云：岁金不及，炎火乃行，复则病阴厥且格是也。

二曰寒湿。经云：太阴司天之政，天气下降，地气上腾，民病寒热是也。

〔《千》〕治丈夫脚腰冷不随不能行方。上醇酒三斗，水三斗，合着瓮中，温渍至膝，三日上。冷则瓮下常着灰火，勿令冷。

〔《灵》〕厥而寒甚，骨廉陷下，寒过于膝，下陵三里。阴络所过，得之留止。寒入于中，推而行之，经陷下者，火则当之，经络坚'紧，火所治之。不知所苦，两跻之下，男阴女

阳，良工所禁，针论毕矣。官能篇　两跻之下，照海、申脉二穴。寒厥，取足阳明少有于足，皆留之。寒热病篇

上灸刺寒厥二法，补虚也，经云；足少阳之别，名日光明，去踝五寸，别走厥阴，下络足跗，实则厥，取之所别，此法泻实也。又经云：乱于臂胻，则为四厥，取之先去血脉，后取其阳明少阳之荥输，此法治乱气不补不泻，但徐出入导气也。

〔垣〕经云：厥在于足，宗气不下，脉中之血，凝而留止，非火调弗能取之。

〔洁〕身热如火，足冷如冰，可灸阳辅穴。又云：胻酸冷，绝骨取之。

〔《甲》〕厥甚，取太阴阳明动者之经。足厥喘逆，足下清至膝，涌泉主之。寒厥及热，烦心少气，不足以息，阴湿痒痛，不可以食饮，肘挛支满，喉中焦干渴，鱼际主之。膝以下至足清不仁，不可以坐起，尻不举，腰腧主之。

热厥手足热

〔丹〕司丞叔平生脚自踝以下常觉热，冬不可加绵于上，常自言曰：我资禀壮不怕冷。予曰：此足三阴虚，宜断欲事以补养阴血，庶乎可免。笑而不答，年方十七，患痿，半年而死。

〔《千》〕手足烦者，小便三升，盆中温渍手足。

〔《灵》〕热厥，取足太阴、少阳，皆留之。寒热病篇。

产后寒厥

〔《摘》〕产后手足冷逆：肩井立愈。

脚气顽麻肿痛为痹厥

〔垣〕脚气之疾，实水湿之所为也。盖湿之害人皮肉筋脉而属于下，然亦有二焉：一则自外而感，一则自内而致。其治法自应不同，故详而论之。其为病也，有证无名。脚气之称，自晋苏敬始，关中河朔无有也。惟南方地下水寒，其清湿之气中于人，必自足始。故经曰：清湿袭虚，则病起于下。或者难曰：今兹北方，其地则风土高寒，其人则腠理致密，而复多此疾者，岂是地湿之气感之而为邪？答曰：南方之疾，自外而感者也；北方之疾，自内而致者

也。何以言之？北方之人，常食湩乳，又饮酒无节，过伤而有厌，且湩乳之为物，其气味则湩乳，其形质则水也，酒醴亦然。人之水谷入胃，胃气蒸腾，其气与味宣之于经络，化之为血气，外荣四末，内注五脏六腑，周而复始，以应刻数焉，是谓天地之纪，此皆元气充足，脾胃之气无所伤而然也。苟元气不充，则胃气之本自弱，饮食既倍，则脾胃之气有伤，既不能蒸化所食之物，其气与味，亦不能宣畅旁通，其水湿之性流下而致之，其自外而入者，止于下胫肿而痛，自内而致者，乃或至于手节也。经云：足胫肿曰水，太阴所至为重跗肿。此但言其自外者也。所治之法，前人方论备矣。自内而致者，治法则未有也。杨大受云：脚气是为壅疾，治以宣通之剂，使气不能成壅也。壅既成而盛者，砭恶血而去其重势。经曰：畜则肿热，砭射之后，以药治之。

按东垣论南方脚气，外感清湿，作寒治；北方脚气，内伤酒醴，作湿热治，此实发前人之未发者。以人论之，不必以南北分寒热，凡外感寒湿者，皆属寒湿，不必南方为然；凡内伤酒醴者，皆属湿热，不必北方为然；但随脉症及询其病之由来而施治可也。

〔《素》〕卧出而风吹之，血凝于肤者为痹，凝于脉者为泣，凝于足者为厥，此三者，血行而不得反其空，故为痹厥也。五脏生成篇。

冬苦病痹厥。全文见五厥

〔垣〕孙真人云：凡四时之中，皆不得久坐久立湿冷之地，亦不得因酒醉汗出，脱衣洗足，当风取凉，皆成脚气。若暑月久立湿冷之地者，则湿热之气，蒸人经络，病发必热，则四肢皆酸疼烦闷。若寒月久坐久立湿冷之地者，则湿冷之气，上入经络，病发则四肢皆酷冷转筋。世有勤工力学之士，久坐久立于湿地，不得动静，冷风来入经络，不觉成病也。若欲使之不成病者，初觉则灸患处二三十壮则愈，不复发热。黄帝云：当风取凉，醉以入房，能成此病。又云：妇人产后取凉，多有此疾。深宜慎之。《内经》论南方者，其地下水土弱，雾露之所蒸也，江东岭南，大率如此，春夏之交，山林蒸郁，风湿毒气为甚，足或感之，遂成瘴毒脚气。其候则脚先屈弱，渐至痹疼，胫微肿，小腹不仁，头痛烦心，痰壅吐逆，时作寒热，便溲不通，甚者攻心而势逼，治之诚不可缓。支法存所以留意经方偏善此术者，岂非江右岭表此疾得之多欤？

《千》、《外台》、《总录》所录，皆谓南方卑湿雾露所聚之地，其民腠理疏，阳气不能外固，因而履之，则清湿袭虚，病起于下，此因血虚气弱，受清湿之邪气，与血并行于肤腠，邪气盛，正气少，故血气涩，涩则痹，虚则弱，故令痹弱也，后人名曰脚气。《针经》云：有道以来，有道以去。治之多以灸焫为佳，以导引湿气外出，及饮醪醴以通经散邪。所制之方，寒药少，热药多，多用麻黄、川乌、姜、附之属。《内经》云：湿淫于外，以苦发之。麻黄苦温，发之者也。川乌辛热，走而不能守，通行经络。姜、附辛甘大热，助阳退阴，亦能散清湿之邪。又察足之三阴三阳，是何经络所起，以引用药为主治，复审六气中何气当之，治以佐使之药。孙真人云：医者意也，随时增损，初无定方，真知言哉。

〔《千》〕风毒之气，入人体中，脉有三品，内外证候相似，但脉有异耳。若脉大而缓，宜服续命汤二剂，立瘥。若风盛宜作越婢汤加白术二两。若脉浮大而紧转駃，宜作竹沥汤。又云：脉浮大而紧駃，此最恶脉也。若细而駃者，同是恶脉。浮大者病在外，沉细者病在内，治亦不同。病人脉微而弱，宜服风引汤，此人脉多是因虚而得之。若大虚短气力乏，可间作补汤，随病冷热而用之。若未愈，更服竹沥汤即止。【批】脉分三品。

〔《活》〕治脚气属冷者，小续命汤煎成，旋入生姜自然汁服之，最快。续命方见前中风门。【批】脉浮大而缓者宜续命越婢。

〔仲〕越婢加白术汤。见后痿厥门。

〔《千》〕**第一竹沥汤** 治两脚痹弱或转筋，皮肉不仁，腹胀起如肿，按之不陷，心中恶，不欲食，或患冷方。【批】脉浮大而紧者宜竹沥汤。

竹沥五升 甘草 秦艽 葛根 黄芩麻黄 防风 细辛 桂心干姜各一两 防己 升麻各一两半 茯苓三两 附子二枚 杏仁五十枚

上㕮咀，以水七升，合竹沥煮取三升，会三服，取汗。《千金翼方》无茯苓、杏仁，有白术一两。

第二大竹沥汤 治卒中风，口噤不能言，四肢纵缓，偏痹挛急，风经五脏，恍惚，恚怒无常，手足不随方。

竹沥一升四合 独活 芍药 防风 茵芋 甘草 白术 葛根 细辛 黄芩 川芎各二两 桂心 防己 人参 石膏 麻黄 生姜 茯苓各一两 乌头一枚

上㕮咀，竹沥每服四升，分六服，先未汗者取汗，一服相当即止。

第三竹沥汤 治风毒入人五脏，短气，心下甚热，手足烦疼，四肢不举，皮肉不仁，口噤不语方。

竹沥一斗二升 防风 茯苓 秦艽各三两 当归 黄芩《千金翼》作白芍 人参 川芎《千金》作防己 细辛 桂心 甘草 升麻《千金》作通草 麻黄 白术各二两 附子二枚 蜀椒一两 葛根五两 生姜八两

上㕮咀，以竹沥煮取四升，分五服。初得病，即须摩风膏，日再，痹定止。《千金翼》无麻黄、蜀椒、生姜。

风引汤

麻黄 石膏 独活 茯苓各二两 吴茱萸 附子 秦艽 细辛 桂心 人参 防风 川芎 防已 甘草干姜以上各一两 白术三两 杏仁六十枚【批】脉微而弱宜风引汤。

上㕮咀，以水一斗六升，煮取三升，分三服，取汗为度。

上六方表剂。

竹沥汤若不及热服，辄停在胸膈，更为人患。每服当使极热。若服竹沥汤得下者，必佳也。若加服数剂，病及脉势未折而苦胀满者，可以大鳖甲汤下之。汤势尽而不得下，可以丸散助汤令下，下后更服竹沥汤，令脉势折，将息料理乃佳。【批】服前药苦胀满者宜下。

大鳖甲汤 治脚弱风毒挛痹气上，及伤寒恶风湿毒，山水瘴弱，热毒，四肢痹弱方。

鳖甲二两 防风 麻黄 白术 石膏知母 升麻 茯苓 橘皮 川芎 杏仁去皮尖 人参 半夏 当归 芍药 萎蕤 甘草 麦门冬各一两 羚羊角六铢 大黄一两半 犀角 雄黄 青木香各半两 大枣二十枚 贝齿 乌头七枚 生姜一两 薤白十四枚 麝香二铢赤小豆三合 吴茱萸五合

上㕮咀，以水二斗，煮取四升，分六服，去渣，食前温服。如人行十里久，得下则止。一方用大黄半两，煨，畏下可止用六铢。一方用羚羊角五钱，毒盛可用六铢。胡洽有山茱萸半升。《千金翼》无知母、升麻、橘皮、川芎、人参、当归、萎蕤。

上治寒湿属里。

〔仲〕**乌头汤** 治脚气疼痛，不可屈伸。方见历节注疼痛。【批】兼补杂方。

〔《千》〕**麻黄汤** 治风恶毒气，脚弱无力，顽痹四肢不仁，失音不能言，毒气冲心。有人病者，但一病相当，即服此第一服，次服第二、第三、第四方。

麻黄 大枣二十枚 茯苓三两 杏仁三十枚 防风 白术 当归 升麻川芎芍药黄芩桂心麦门冬甘草各二两

上㕮咀，以水九升，清酒二升，合煮取二升半，分四服，日三夜一。覆令小汗，粉之，莫令见风。

第二服独活汤方。

独活四两 熟地三两 生姜五两 葛根 桂心 甘草 芍药 麻黄各二两

上㕮咀，以水八升，清酒二升，合煎取二

升半。分四服，日三夜一。脚弱时忌瓠子、蕺菜，犯之一世治不愈。

第三兼补厚朴汤　并治诸气咳嗽逆气呕吐方。

厚朴　川芎桂心　熟地　芍药　当归　人参各二两　黄芪　甘草各三两　吴茱萸二升半夏七两　生姜一斤

上㕮咀，以水二斗，煮猪蹄一具，取汁一斗二升，去上肥，内入清酒三升，合煮，取三升，分四服。相去如人行二十里久，更进服。

第四服风引独活汤兼补方。

独活四两　茯苓　甘草各三两　升麻一两半　人参　桂心　防风　芍药　当归　黄芪干姜　附子各二两　大豆二升

上㕮咀，以水九升，清酒三升，合煮三升半，分四服。相去如人行二十里久，更进服。

〔《本》〕益气血，补肝肾，祛风湿，壮脚膝，地黄丸。

熟地一两　牛膝　石斛各三两　肉苁蓉茵芋　防风　川芎　桂心　五味子　附子　薏苡仁各半两

上为末，炼蜜丸，如桐子大。每服三四十丸，酒吞下，空心，食前服。

治腰脚走注痛，此是脚气，宜薏苡丸。

薏苡仁　茵芋　白芍药　牛膝　川芎防风独活各半两　熟地　侧子一枚　桂心橘红

上细末。炼蜜丸，如桐子大。每服三四十丸，酒下，食前，日三服。木瓜汤下亦得。

〔《三因》〕胜骏丸治元气不足，真气虚弱，及诸虚寒湿气进袭，手足拳挛，脚指连脚面拘急，走注疼痛，筋脉不伸，行步不随，常服益真气，壮筋骨，黑髭须，滑皮肤，及去一切足弱鹤膝风。

附子一枚，炮，去皮脐　当归酒浸一宿天麻酒浸　牛膝酒浸　酸枣仁炒　熟地酒浸防风各二两　木瓜四两　乳香半两，别研　全蝎去毒，一两　麝香二钱，别研　木香　没药另研　羌活　甘草炙。各半两

上件为细末，用生地黄三斤，洗净，研烂如泥，无灰酒四升，煮烂如膏，以前药匀和，杵令坚，每两作十丸，每服用一丸，细嚼临睡酒下。如冬月无地黄，炼蜜丸，如桐子大，每服五十丸，盐汤下，酒亦可。服此药五七日或半月，见效甚速，行履如飞，千里可至，故名胜骏。一方加槟榔、萆薢、苁蓉、破故纸、巴戟、木瓜各一两，减当归地黄各一两，尤妙。

〔云〕**苍术丸**　治干湿脚气，筋脉拘挛，疼痛不能行。

乳香　没药和二两。另研　牛膝　青盐各半两　熟艾四钱　川乌三钱　全蝎炒，二钱苍术米泔浸，炒，四两

上为细末，共研药和匀。以木瓜一个，大者，切一头，留作盖，去瓤，入上件药于内，将盖拴定，安木瓜于黑豆中，蒸令极烂，取出去皮。连药研成膏，却入生苍术末拌匀，丸如桐子大，每服五十丸，空心木瓜汤下，以温盐酒亦可，日三服。忌血与蒜。

〔《本》〕治腰脚筋骨酸无力，酒浸牛膝丸。

牛膝三两，炙黄　川椒半两，去子并合口者　附子一个，炮去皮脐　虎胫骨真者半两，醋炙黄。上㕮咀，用生绢作袋，入药扎口，用煮酒一斗，春秋浸十日，夏浸七日，冬浸十四日，每日空心饮一大盏，酒尽，出药为末，醋糊为丸。每服二十丸，空心，温酒盐汤任下。忌动风等物。

〔丹〕脚气，须用提起其湿之在下者，药随气血用。

治肿痛方。

生地　黄柏酒炒　苍术盐炒　白术　防风槟榔　川芎　犀角　甘草梢　木通　黄连

热加芩、连。痰加竹沥、姜汁。及时令热加石膏。大便秘加桃仁。小便涩加牛膝。

有食积流注者。

苍术　黄柏　防己　南星　川芎　白芷犀角　槟榔

血虚加牛膝、龟板。有如常肿者，专主湿

热。肥人加痰药。

一妇人足肿。

生地　黄柏　苍术　南星　牛膝酒洗　草龙胆　川芎

脚弱筋痛。

牛膝二两　白芍一两半　龟板酒炙　黄柏炒，一两　知母炒，一两　甘草炙，半两

上为末，酒糊为丸。

〔垣〕异法方宜论云：北方者其地高陵居，风寒冷冽，其俗饮湩酪而肉食。凡饮湩酪，以饮多饮速者为能。经云：因而大饮则气逆。又云：食入于阴，长气于阳。今乃反行阳道，是为逆也。夫乳酪醇酒者，湿热之物，饮之属也。加以奉养太过，亦滋其湿。水性润下，气不能沟，故下注于足胫，积久而作肿痛，此饮食下流之所致也。通评虚实论云：谷入多而气少，湿居下也。况湩酪醇酒之湿热，甚于谷者也。至真要大论云：太阴之胜，火气内郁，流散于外，足胫胕肿，饮发于中，胕肿于下，此之谓也。故饮入于胃，游溢精气，上输于脾，脾气散精，上归于肺，通调水道，下输膀胱，水精四布，五经并行，合于四时五脏阴阳，揆度以为常也。若饮食自倍，脾胃乃伤，则胃气不能施化，脾气不能四布，故下流乘其肝肾之位，注于足胫。加之房事不节，阴盛阳虚，遂成痼疾，孙真人云：古人少有此疾，自永嘉南渡，衣缨士人多有之，亦此意也。

当归拈痛汤　治湿热为病，肢节烦疼，肩背沉重，胸膈不利，兼遍身疼痛，流注手足，足胫肿痛不可忍。

羌活　甘草炙　黄芩酒炒　茵陈各半两，酒炒　人参　苦参酒洗　升麻　葛根　苍术　归身各二钱　知母酒洗，三钱　泽泻三钱　猪苓三钱　白术一钱半　防风三钱

水煎，不拘时候。

《本草十剂》云：宣可去壅，通可去滞。《内经》云：湿淫所胜，治以苦温。羌活苦辛，透关节胜湿，防风、甘草温散经络中留湿，故以为君。水性润下，升麻、葛根苦辛平，味之薄者，阴中之阳，引而上行，以苦发之也；白术苦甘温和平，除湿，苍术体轻浮，气力雄壮，能除肤腠间湿，故以为臣。夫血壅而不流则为痛，当归身辛温以散之，使血气各有所归，人参、甘草甘温，补脾养正气，使苦药不能伤脾胃。仲景云：湿热相合，肢节烦疼。苦参、黄芩、知母、茵陈苦寒，乃苦以泄之者也，凡酒制炒，以为因用。治湿不利小便，非其治也。猪苓甘温平，泽泻咸平，淡以渗之，又能导其留饮，故以为佐。气味相合，上下分流其湿，使壅滞之气得宣通也。

上㕮咀，每服一两，水二盏半，浸药少时，煎至一大盏，去渣温服。空心，待少时，以美膳压之。临卧一服，不须饭压。

〔罗〕中书粘合公，年四旬有一，体干魁梧，丙辰春从征至扬州，脚气忽作，遍身肢体微肿，其痛手不能近，足胫尤甚，履不任穿，跣以骑马，控两蹬而以竹器盛之，以困急来告。予思《内经》有云：饮发于中，胕肿于上。又云：诸痛为实，血实者宜决之。以三棱针数刺其肿上，血突出，高二尺余，渐渐如线，流于地，约半升许，其色黑紫。顷时肿消痛减，以当归拈痛汤一两半服之，是夜得睡，明日再服而愈。

〔《肘》〕风毒脚气，若胫已满，捻之没指，但勤饮乌牸牛溺二三升，使小便利，渐渐消。当以铜器取新者为佳。纯黄者可用。

〔垣〕杨大受云：脚气之疾，自古皆尚疏下，为疾壅故也。然不可太过，太过则损伤脾胃，使营运之气不能上行，反下注为脚气；又不可不及，不及则使壅气不能消散。今立三方于后，详虚实而用之。【批】便溺阻膈心下痞满宜微下之。

羌活导滞汤　治脚气初发，一身尽痛，或肢节肿痛，便溺阻隔，先以此药导之，后用当归拈痛汤除之。

羌活　独活各半两　防己三钱　大黄酒煨。

一两　当归三钱　枳实面炒，二钱

上㕮咀，每服五钱或七钱，水二盏，煎至七分，温服。微利则已，量虚实加减。

开结导饮丸　饮食不消，心下痞闷。

陈皮　白术　泽泻　茯苓　曲　麦蘖半夏制。各一两　枳实炒　青皮　干姜各半两

如有积块者，加巴豆霜一钱半。

上为末，汤浸蒸饼为丸，如桐子大。每服三五十丸至七十丸，温汤下，食远服。

又方　治湿热并诸湿客搏，腰膝重痛，足胫浮肿。

槟榔　甘遂　赤芍　威灵仙　泽泻　葶苈　乳香研。各二两　没药研，一两　牵牛半两　大戟炒，三两　陈皮四两

上为末，面糊为丸，如桐子大。每服五十丸，加至七八十丸，食前温水送下。得更衣，止后服。前药忌酒二日，又忌面及甘草三两日。食温淡粥补胃。

乙巳春，廉平章年三十八，身体充肥，脚气始发，头面浑身肢节微肿，皆赤色，足胫赤肿，痛不可忍，不敢扶策，手着皮肤，其痛转甚，起而复卧，卧而复起，昼夜苦楚，难以名状，求予治之。平章以北土高寒，故多饮酒，积久伤脾，不能运化，饮食下流之所致。投以当归拈痛汤一两二钱，其痛减半。再服肿痛悉除。止有右手指末微赤肿，以三棱针刺于爪甲端，多出黑血，赤肿全去。不数日，因食湿面，肢体觉痛，再以枳实大黄汤治之。

羌活一钱半　当归一钱　枳实五分　大黄酒煨，三钱

夫脚气之疾，皆水湿之为也。面滋其湿，血壅而不行，故肢节烦疼。《内经》曰：风能胜湿。羌活辛温，透关节，去湿，故以为主，血留而不能行则痛，当归之辛温，散壅止痛。枳实之苦寒，治痞消食，故以为臣。大黄苦寒，以导面之湿热，并治诸老血留结，取其峻驶，故以为使也。

上㕮咀，只作一服，水一盏半，煎至一盏，去渣，温服，空心食前，利下两行，痛止。

〔世〕脚气。控涎丹加胭脂一钱，槟榔、木瓜各一两，卷柏半两，先以盐水煮半日，次日白水煮半日，同前药为丸，每三十丸，加至四五十丸，服下恶物，立效。控涎丹方见走注疼痛。

〔《衍》〕有人嗜酒，日须五七十杯，后患脚气甚危。或教以巴戟半两，糯米同炒，米微转色，不用米，大黄一两，锉炒，同为末，熟蜜为丸，温水下五七十丸，仍禁酒，遂愈。

〔《本》〕治风气积滞成脚气，常觉微肿，发则或痛，茵芋丸。

茵芋炒　薏苡仁各半两　郁李仁一两　牵牛子三两，生取末一两半

上细末，炼蜜丸，如桐子大。每服二十丸，姜枣汤下。未利加至三十丸，日三，快利为度，白粥补之。

治肾脏风攻注脚膝方。【批】肾脏风症。

连珠甘遂一两　木鳖子一雌一雄，去壳

上为末，猿猪腰子二个，批开，用药末一钱掺匀，湿纸裹数重，火煨熟，放温，五更初细嚼，米饮下。积水多则利多，少则利少，宜软饭将息。若患一脚，须看左右，如左脚用左边腰子，右脚用右边腰子，药末止许一钱。

壬子年在毗陵，有姓马人鬻酒，久不见，因问其子，云：宿患肾脏风，今一足发肿如瓠，自腰以下巨细通为一律，痛不可忍，欲转侧，两人挟持方可动，或者欲以铍刀决之。予曰：不可，吾有药当合以赠。如上法服之，辰巳间下脓水数升，即时痛止肿退。一月后，尚拄拐而行。予再以赤乌散，令涂帖其膝方愈。后十年，至毗陵，率其子列拜以谢，云：向脚疾至今不复作，虽积年肾脏风并已失去，今健步自若矣。

〔《草》〕有人重病，足不履地者十年，良医殚技莫能治，所亲置之道傍以求救者。遇一游僧见之，告曰：此疾一药可治，但不知此土有否。因为之入山求索，果得，乃威灵仙也，

使服之数日，能步履。其后山人邓思济知之，遂著其法云：采得阴干月余，捣筛，温清酒和二钱匕，空心服之。如人本性杀药，可加及六钱匕。利过两行则减之，病除乃停服。其性甚善，不触诸药，但恶茶及面汤，以甘草、栀子代饮司也。

〔《集》〕治肾脏风壅积，腰膝沉重。威灵仙末，蜜和丸，如桐子大，初服酒下八十丸，平明微利恶物如青脓桃胶，即是风毒积滞也。如未动，夜再服一百丸，取下后，吃粥补之一月，仍当服温补药。

〔子和〕息帅腰股沉痛，行步坐马皆不便。或作脚气寒湿治之，或作虚损治之，乌、附、乳、没，活血壮筋骨之药，无不用之。至六十余日，目赤上热，大小便俱涩，腰股之病如故。戴人诊其两手脉皆沉迟，沉者在里也，宜泄之。以舟车丸、浯川散各一服，去积水二十余行。至早辰，服韲白粥一二顿，与之上马，已能矍铄矣。

棠溪李十八郎，病腰脚大不伸，偃偻跛躄而行，已数年矣，服药无功，止药却愈。因秋暮涉水病复作，医氏使服四斤丸，其父李仲安乃乞药于戴人。戴人曰：近日服何药？仲安曰：四斤丸。曰：目昏赤未？其父惊曰：目正暴发。戴人曰：宜速来，不来则丧明矣。始来策杖而行，目肿无所见。戴人先令涌之，药下忽走二十行，两目顿明，策已弃去。比再涌泄，能读官历日，调一月，令服当归丸，健步而归矣。

〔仲〕味酸则伤筋，筋伤则缓，名曰泄。咸则伤骨，骨伤则痿，名曰枯。枯泄相搏，名曰断泄。荣气不通，卫不得独行，荣卫俱微，三焦无所禀，四续断绝，身体羸瘦，独足肿大，黄汗出，胫冷，假令发热，便为历节。桂枝加黄芪汤之类治之。【批】虚。

〔丹〕恂妳脚底如锥刺痛，或肘肿，手腕亦痛而肿，大便泄滑，里急。此血少又下焦血分受湿气为病，健步丸主之。手腕恐是足腕。

生地一两半　苍术　芍药　陈皮各一两大腹子三钱　牛膝半两　归尾　茱萸　黄芩各一两　桂枝三钱

上为丸，每服百丸，白术通草煎汤，食前下之。

〔《三因》〕十全丹　治脚气上攻，心肾相击，足心隐痛，小腹不仁，烦渴，小便秘或利，关节挛，皮疼痛，神效不可具述。

肉苁蓉酒浸　石斛酒浸　狗脊去毛　萆薢　茯苓　牛膝酒浸　地仙子　远志去心，炒。各一两　熟地三两　杜仲去皮，炒，三两

上为末，蜜丸，如桐子大。每服五十丸，温酒盐汤任下。

〔《本》〕治肝肾风虚气弱，脚不可践地，腰脊疼痛，风毒流注下经，行止艰难，小便余沥。此药补五脏内伤，调中益气，凉血，强筋骨，益智轻身耐老，续断丸。

思仙木五两，即杜仲　五加皮　防风　薏苡仁　羌活　川续断各三两　萆薢四两　生地五两　牛膝酒浸，三两

上为末，好酒三升，化青盐三两，用木瓜半斤，去皮子，以盐酒煮木瓜成膏，和杵丸，如桐子大。每服三五十丸，空心食前，温酒盐汤下。

〔《本》〕疗丈夫腰脚痹，缓急，行履不稳者。以萆薢二十四分，合杜仲八分，捣筛，每日温酒和服三钱匕，增至五钱。忌食牛肉。

〔《活》〕**薏苡仁酒**　治脚痹。

薏苡仁　牛膝各二两　海桐皮　五加皮　独活　防风　杜仲各一两　熟地一两半　白术半两

上锉为粗末，散入生绢袋内，用好酒五升浸，春秋冬二七日，夏月盛热，分作数帖，逐帖浸酒。每日空心温服一盏或半盏，日三四服，常令酒气醺醺不绝。久服觉皮肤下如数百条虫行，即风湿气散。

〔《本》〕去风补血，益气，壮筋骨，强脚力，虎骨酒。

虎胫骨真者　草薢　仙灵脾　薏苡仁牛膝

熟地各二两

上细锉，绢袋盛，浸酒二斗，饮了一盏入一盏，可得百日。妇人去牛膝。

〔丹〕六七叔婆，血少气多，大便后脚痛而麻。

当归二钱半　芍药　白术二钱　陈皮　青皮一钱　地黄一钱半　川芎五分　甘草少些　桃仁十八个　分二帖煎

脚气壅肿，便溺阻隔，心下痞满，饮食不消，宜微利之。方见内伤湿热条。【批】实。

脚气多属肺气实。经云：肺病者汗出，尻阴股膝髀腨腕足皆痛，故戴人治脚气用涌法者，良由此也。又《千金方》多汗之者，亦泻肺之法也。今集疏肺气之方于左。【批】肺实宜吐宜汗。

〔子和〕魏德新因赴冬选，犯寒而行，真元气衰，加之坐卧冷湿，饮食失节，以冬遇此，遂作骨痹。骨属肾也，腰之高骨，坏而不用，两胯似折，面黑如炭，前后臁痛，痿厥嗜卧。遍问诸医，皆作肾虚治之。予先以玲珑龟熨蒸数日，次以苦剂上涌寒痰三二升，上实下虚，明可见矣。次以淡剂使白术除脾湿，茯苓养肾水，又刺肾腧、太谷二穴，二日一刺。前后一月，平复如故。

孙少府监韩彦正暴得疾，手足不举。诸医皆以为风，针手足，亦不知痛。遂召孙诊之。孙曰：此脚气耳。用槟榔末三钱，生姜三片，干紫苏七叶，陈皮三钱，水一大盏，煎至七分，去渣热服，数次而愈。

治脚肿者，槟榔散主之。

陈皮一大握　苍术炒，一握　酒半盏同以上药煎

上煎数沸，调槟榔末二钱，食后服。

〔《圣》〕治脚气及风寒湿，四肢挛急，脚疼不可践地。用紫苏二两，捣碎，水三升，研取汁，以苏子汁煮粳米粥二合，和葱、豉、椒、姜食之，即止。

上槟榔、紫苏例。

〔世〕治一切脚气奇方。用穿山甲前两足者，烧存性，研细，入麝香当门子少许，多少随人斟酌。要服此药，须去他事，至晚不可进饮食，候至夜深腹空时调服，坐卧随意。及鸡鸣，又一服，痛立止，过一二日便能步履如常，极妙如神。【批】杂方。

〔《千》〕治脚气十二风痹不能行，松叶酒。用松叶六十斤，细锉㕮咀，以水四石，煮取四斗九升，以酿五斗米，如常法。另煮松叶汁以渍米，并喷饭，泥酿封头，七日后澄饮之，取醉。得此酒力者甚众。

〔《本》〕**虎骨酒**　治腰脚痛疼挛急，不得屈伸，及腿膝冷麻。

用虎骨一具，及胫骨二茎，酥炙黄，槌碎，无灰酒三斗，密封七日，空心晚食，酒随意饮。

〔崔〕治腰脚蒸法。取黄荆叶不限多少，蒸熟热置于瓮中，其下着火温之，以病人置于叶中。须臾，汗出叶中，旋旋吃饭，稍倦即止，以绵衣盖避风，仍进葱豉酒，以瘥为度。

〔世〕治诸般脚气，一服除根。

防风三钱，去盖　羌活　蝉蜕各三分　薄荷五分　紫苏四分

上晒干为末，每服五钱，以无灰酒半碗，热调服讫。服至一时久，即煎后药，汤倾桶内，披厚衣于桶上坐，勿令走了药气，将脚腿熏之，当自下而上汗出，直至顶门，其出如水，尽为度。熏洗用：

紫苏半斤　忍冬花四两　木馒头七个　苏木二两

上为粗末，水一中样桶，煎药昧出，分三度添用，只一用，永除根。

〔垣〕脚气渫洗法。《活人书》曰：凡脚气服补药及用汤渫洗，皆医之大禁也，为南方外感湿气乘虚袭人为肿痛而言，非为北方内受湿气注下肿痛而言也。盖湿气不能外达，宜淋渫开导，泄越其邪，名日导气除湿汤。【批】南方忌洗北方宜洗。

威灵仙　防风　荆芥穗　当归　地骨皮

升麻　白芍　蒴藋叶

上等份锉细，水二斗，煮取一斗五升，去渣，热淋洗无时。

〔世〕治脚赤肿。杉皮煎浓汤洗数次，立愈。本草云：用杉节殊效。

〔《千》〕治岭南脚气从足至膝胫肿满连骨疼者。用草麻子叶，切蒸薄裹，三二易，即消。治岭南脚气从足至膝胫肿满连骨疼者。蒴藋根锉碎，和酒醋共三分，根一分，合蒸熟，封裹肿上，二三日即消。亦治不仁。【批】裹法。

〔《简》〕治脚气连腿肿满久不瘥方。黑附子一两，去皮脐，生用，捣为散，生姜汁调如膏，涂敷肿上，药干再涂之，候肿消为度。

〔《山》〕治脚气。用无名异化牛皮胶，调匀帖患处。

〔世〕治远行脚肿，用之可行千里，轻便甚妙。

防风　细辛　草乌

上等份为末，掺内鞋底内。如著前鞋，即以水微湿过，然后掺药。

〔《食》〕疗脚气风痹不仁，五缓筋急。熊肉半斤，于豉汁中和姜、椒、葱白、盐、酱作腌腊，空腹食之。【批】服食法。

〔《玉》〕针脚气肿痛：三里绝骨各二寸半。丘墟针入一寸，泻之。　行间五分，留八吸泻之。　解溪留十吸泻之，针入五分。商丘针入五分。泻十吸。【批】针灸。

〔《撮》〕治脚气诸穴，随经选用之：陷谷三分，泻之。行谷五分，泻之，灸。　中封泻之，灸。侠溪先泻后补，灸阳辅　绝骨各二寸半，泻之，灸。　通谷一分，泻之，灸。

〔东阳〕脚气针灸大法：此法与《千金》同，兼服药。　风市百壮。三报穴，正身平立垂手指尽处大筋上是。伏兔病人端坐离膝盖上七寸，以左右指按捺上有肉起如兔状是穴，可灸五十壮，三报穴。　犊鼻五十壮，三报穴。膝眼二十壮。　三里　上廉　下廉　绝骨各五十壮。凡上项诸穴，不必一顿灸尽壮数，可日日报灸之，三日令尽壮数为佳。凡一脚病即灸一脚，两脚病灸两脚，弱者看轻重加减，不可执一，灵验不可述也，

〔扁鹊〕又脚气：肾气脐旁相去各四寸。肩井三里气海交龙

〔《撮》〕寒湿脚气，红肿生疮：中封五分，泻之。　阳辅　绝骨各二寸半，泻之，灸

〔《集》〕又法：行间　三里　照海　昆仑　绝骨　京骨　委中　三阴交

〔《玉》〕两足麻，足腿膝无力：风市在腿外廉垂手中指点到处是穴，针五分，补多泻少，留五呼，先泻成，后补生。

〔《集》〕又足不能行：丘墟　行间　昆仑　太冲　阳辅　三阴交　复溜　三里大治足不行

〔《本》〕风有一百二十四种，气有八十种，唯脚气、头风、上气当须药不绝，余则随其发动临时消息。但有风气之人，春末夏初及秋暮，得通泄则不困剧，所谓通泄者，如麻黄、牵牛、郁李仁之类是也，不必苦寒利药也。

〔垣〕《外台》云：第一忌嗔，嗔则心烦，烦则脚气发。第二禁大语，大语则伤肺，肺伤亦发动。又不得露足当风入水，以冷水洗脚，两脚胫尤不宜冷，虽暑月常须著绵裤，至冬寒倍令两胫温暖，得微汗大佳。依此将息，气渐薄损，每至寅丑日割手足甲，割少侵肉去气。夏时腠理开，不宜当风卧睡，睡觉令人按妥，勿使邪气稽留，数劳动关节，常令通畅，此并养生之要，拒风邪之法也。寻常有力，每食后行三五百步，疲倦便止，脚中恶气，随即下散，虽浮肿气，不能上也。【批】禁忌。

〔罗〕凡治此疾，每旦早饭任意饱食，午饭少食，晚饭不食，弥佳。恐伤脾胃营运之气，失其天度，况夜，食则血气壅滞，而阴道愈增肿痛矣。

〔垣〕第一，凡饮食酒及湩酪，勿使过度，过则伤损脾胃，下注于足胫跗肿，遂成脚疾。第二，欲不可纵，嗜欲多则脚气发。凡饮食之后，宜缓行二三百步，不至汗出，觉困则止，

如此则不能成壅也。经云：逸者行之。又云：病湿痹，忌温食、饱食、湿地、濡衣。

〔《千》〕凡脚气之病，极须忌房室牛羊鱼肉蒜韭菜菘菜蔓菁瓠子酒面酥油浮糜猪鸡鹅鸭，并忌大怒，惟得食粳粱粟米酱豉葱椒姜橘皮，又不得食诸生果子酸酢之食，犯者皆不瘥。

凡脚气之病，始起甚微，多不令人识也。食饮嬉戏，气力如故，惟卒起脚屈，弱不能动，有此为异耳。凡脚气之候，或见食呕吐，赠闻食臭，或有腹痛下利，或大小便闭涩不通，或胸中冲悸，不欲见光明，或精神昏愦，或喜迷忘，语言错乱，或壮热头痛，或身体极冷疼烦，或觉转筋，或肿或不肿，或胜腿顽痹，或时缓纵不随，或复百节挛急，或小腹不仁，此皆脚气状貌也。脚气有肿者，有不肿者，其小腹顽痹不仁者，多不肿。小腹顽后不过三五日，即令人呕吐者，名脚气入心。如此者，死在旦夕。其人黑瘦者易治，肥大肉厚赤白者难愈。黑人耐风湿，赤白不耐风湿，瘦人肉硬，肥人肉软，肉软则受病难愈。凡脚气觉病候有异，即须大怖畏，决意急治之，稍缓则气上入胸胁，逆满气上，肩息，急者死不旋踵，宽者数日必死，不可不急治也。但见心下急，气喘不停，或自汗数出，或乍寒乍热，其脉促短而数呕吐不止者死。

足痿软不收为痿厥

痿厥有二：

一属肾膀胱。经云：恐惧不解则伤精，精伤则骨痠痿厥，精时自下，是肾伤精脱也。又云：三阳为病，发寒热，下为痈肿，及为痿厥腨痛是膀胱在下发病也。

二属肾脾，湿伤肾。经云：凡治痿厥发逆，肥贵人则膏粱之疾。又云：秋伤于湿，上逆而咳，发为痿厥是也。

〔垣〕**补益肾肝丸** 治目中溜火，视物昏花，耳聋耳鸣，困倦乏力，寝汗憎风，行步不正，两脚欹侧，卧而多惊，脚膝无力，腰以下消瘦。

柴胡 羌活 生地 苦参炒 防己炒。各五分 附子炮 肉桂各一钱 当归二钱

右细末，熟水丸，如鸡头大。每服五十丸，温水送下。此药如在冬天中寒，或心肺表寒，目中溜火，嚏喷，鼻流清涕，咳嗽痰涎者，止可服一丸，须与姜附御汗汤等药相兼服之，不可单服此表药也。

健步丸 治膝中无力，伸不能屈，屈而不能伸，腰脊腿脚沉重，行步艰难。

羌活 柴胡各五钱 防风三钱 川乌一钱 滑石炒，半两 泽泻三钱 防己酒洗，一两 苦参酒洗，一钱 肉桂 甘草炙 栝楼根酒制，各半两

上为细末，酒糊为丸，如桐子大。每服十丸，煎愈风汤，空心送下。愈风汤在中风门。

腿脚沉重无力者，于羌活胜湿汤中加酒洗汉防己五分，轻则附子，重则川乌少许，以为引用而行经也。

上羌活、柴胡伸提气升，防己、苦参去湿热，桂、附反佐之也。

〔肃〕神龟滋阴丸 治足痿。

用酒炙龟板四两，炒黄柏、知母各二两，枸杞、五味、琐阳各一两，干姜半两，为丸，每服七十丸，相兼服。方见舌纵涎下。

〔丹〕痢后脚弱渐细。用

苍术一两 白芍 龟板酒炙，二两半 黄柏酒，半两

上粥丸，以四物汤加陈皮，甘草煎汤吞之。

中书帖合公，年三十二岁，病脚膝痿弱，脐下尻阴皆冷，阴汗臊臭，精滑不固。请医黄道宁，主以鹿茸丸，十旬不减，至戊申春，始求治于东垣。遂于其脉，沉数而有力。乃曰：公饮醇酒，食以膏粱，滋火于内，逼阴于外。医见其症，盖不知阳强不能密致皮肤，冷而溢泄，以为内实有寒，投以热剂，反泻其阴而补阳，真所谓虚虚实实也。其不增虚者，犹为幸

也，复何望获效耶？即处以滋肾大苦寒之剂，制之以急，寒因热用，饮入下焦，适其病所，泻命门相火之盛，再服而愈。公以厚礼送之，更求前药方。师固不收。或问之曰：物不受，义也。药既大验，不复与方，何为也？曰：大寒大热之药，非常服者，借以从权可也。今公之病，相火炽盛，以乘阴位，故用此大寒之剂以泻相火，而复真阴，阴既复其位，则皮里之寒自消矣。《内经》云：阴平阳秘，精神乃治。如过用之，则故病未已，新病复起矣，此予之意也。

上龟板、黄柏例。尝治一老人痿厥，累用虎潜丸不愈，后于虎潜丸加附子，立愈如神，盖附反佐之功也。

〔《本》〕治后生丈夫酒色过多，下焦虚惫，足膝软乏，小便滑数，外肾湿痒。【批】右肾虚房劳。

菟丝子五两，依法研　石莲肉二两　白茯苓一两　山药　茴香各二两　五味子五两

上为末，糊丸，如桐子大。每服四十丸，温酒或监汤下，空心服。如脚气及脚膝无力者，木瓜酒空心下五十丸，晚食前再服，立效。

〔丹〕郑安人，年六十，虚而有痰，脉缓足弱，与半夏天麻白术汤，下酒芩丸，愈。【批】脾湿。

东阳吴子万，年五十，形肥味厚，且多忧怒，脉常沉涩，自春来痰气病，医认为虚寒，率与燥热香窜之剂，至四月两足弱，气上冲，饮食减，召予治之。予曰：此热郁而脾虚，痿厥之证作矣。形肥而脉沉，未是死证，但药邪火盛，当此火旺，实难求生。且与竹沥下白术膏，尽二斤，气降食进。一月后，大汗而死。书此以为诸贤覆辙之戒云。【批】肥贵人膏粱之疾。

〔垣〕黄芪人参汤治夏天气热盛，损伤元气，两脚痿软。清燥汤治六七月湿令大行，湿热相合，痿厥病作，腰以下痿软瘫痪，不能行动。以上二方并见痿注夏条。【批】夏秋发是脾虚湿热所胜。

〔仲〕**越婢加术汤**

治肉极，热则身体津脱，腠理开，汗大泄，厉风气，下焦脚弱。成无己云：《外台》作越婢汤。

麻黄六两　石膏半斤　生姜　甘草各二两　白术四两　大枣十五枚

上六味，以水六升，先煮麻黄，去上沫，内诸药，煮取三升，分温三服。如恶风，加附子一枚，炮。

〔《斗》〕治脚软。用商陆根细切如小豆大，煮令熟，更入绿豆，同烂煮为饭，每日煮合，以瘥为度，其功最效。

〔《本》〕治筋骨诸疾，手足不遂，行动不得，遍身风疮，左经丸。【批】湿痰亏血。

草乌白大者，去皮脐　木鳖去壳　白胶香　五灵脂以上各三两半　斑蝥五个，去头足翅，醋炙

上为末，用黑豆去皮生杵，取粉一升，醋糊共搜杵为丸，如鸡头大。每服一丸，温酒磨下。治筋骨疾，但未曾针伤损者，三五服立效。此药曾医一人，软风不能行，不十日立效。专治心肾肝三经，通小便，除淋沥，通营卫，滑经络。此方因净圣寺僧得之，大有奇功。

治两脚软弱，虚羸无力，及小儿不能行，续骨丹。

天麻明净者，酒浸　白附子　牛膝　木鳖子各半两　乌头一钱，炮　川羌活半两　地龙去土，一分　乳香　没药各二钱　朱砂一钱

上以生南星末一两，无灰酒煮糊为丸，如鸡头大，朱砂为衣。薄荷汤磨一丸，食前服。

〔丹〕人参，酒浸服之，治风软脚弱，可逐奔马，故曰奔马草，曾用有效。【批】杂方。

运气　痿厥皆属水虚。经云：水不及曰涸流，涸流之纪，其病痿厥坚下是也。【批】运气。

针灸　痿厥有五法：【批】针灸。

其一取肾。经云：肾足少阴之脉，所生病

者，痿厥嗜卧，足下热而痛，视盛虚热寒陷下调之也。

其二补膀胱与肝。经云：邪之所在，皆为不足。下气不足，则为之痿厥心悗，补足外踝下留之。又云：刺大指间上二寸留之，是补申脉、太冲二穴是也。

其三补足阳明络。经云：足阳明之别，名曰丰隆，去踝八寸，别走太阴，其病虚则足不收，胫枯，取之所别也。

其四补足少阳络。经云：足少阳之别，名曰光明，去踝五寸，别走厥阴，虚则痿躄，坐不能起，取之所别也。

其五束缚四末。经云：痿厥为四末束悗，乃疾解之日，二不仁者，十日而知，无休病已是也。

两足瘫痪，两腿无力：鹤顶在膝盖骨尖上。灸七次。

〔《撮》〕脚弱无力，行步艰难：太冲　厉兑补灸。　风市灸。

〔《玉》〕又法：太冲五分，泻八吸，忌灸。中封五分，泻八吸。三里一寸，泻十吸。

〔《集》〕又法：公孙灸，半寸。　三里　绝骨　申脉不已，取下穴。　昆仑　阳辅

〔《甲》〕痿厥风头重，頞痛，髀枢股腨外廉骨节痛，瘛疭，痹不仁，振寒，时有热，四肢不举，跗阳主之。痿厥寒足，腕不收躄，坐不能起，髀枢脚痛，丘墟主之。足不收痛，不可以行，天泉主之。

足阳明之下，血气皆少则下毛无，有则稀，枯瘁，善痿厥，足痹。全文见虚实法　下毛，阴毛也。

脾脉缓，缓甚为痿厥。全文见治虚实法。

脚气冲心为厥逆

〔丹〕脚气冲心。宜四物汤加炒柏。再宜涌泉穴用附子末津唾调敷上，以艾灸，泄引其热下行。【批】阴虚有火。

〔仲〕八味丸　治脚气上攻人，少腹不仁。方见治虚实法。【批】少腹不仁者补肾。

《本草》载唐柳宗元脚气方。方论俱见前积块条。

脚气冲心。用白槟榔一个，如鸡心大者，为末，用童便、生姜汁、温酒共半盏，调作一服。《广利方》不用姜汁、酒，但用童便五合调服，日再服，治卫心闷乱不知人。【批】心闷便涩者利气。

〔《外》〕若脚气非冷非热，老人、弱人胀满者，槟榔为末，以槟榔壳汁，或茶饮，或豉汁，调服方寸匕，甚利。

右槟榔、童便例。

〔《活》〕**三脘散**

治脚气冲心，腹气饱闷，大便泌滞者最良。

独活一两　白术　木瓜焙干，一两　甘草炙。半两　大腹皮一两，炙黄　紫苏一两　陈皮汤浸去　白，三分　沉香　木香　川芎　槟榔面裹煨熟。各七钱半

上同一处，杵为粗散，每服二钱半，水二盏，同煎至一盏，去渣，分三服，热服。取便利为效。

大腹子散

治风毒脚气，肢节烦疼，心神壅闷。

大腹子　紫苏　木通　桑白皮　羌活　木瓜　荆芥　赤芍药　青皮　独活各一两枳壳一两

上㕮咀，每服四钱，水一盏，姜五片，葱白七寸，去渣，空心温服。

上槟榔、紫苏例。

桑白皮散

治脚气盛发，两脚浮肿，小便赤涩，腹胁胀满，气急，坐卧不得。

桑白皮　郁李仁各一两　赤茯苓二两　木香　防己　大腹子各一两半　紫苏子　木通槟榔　青皮各七钱半

上㕮咀，每服三钱，姜三片，水煎。

薏苡仁散

治脚气弱痹肿满，心下急，大便涩。

薏苡仁　防风　猪苓　川芎　防己　郁李仁　槟榔　大麻仁各一两　枳实七钱　桑白皮二两　甘草半两　羚羊角屑一两

上为细末，每服二钱，熟水调下。

〔韦宙〕疗脚气浮肿，心腹满，大小便不通，气急喘息者。以郁李仁十二分，捣碎，水研取汁，薏苡仁捣碎如粟米，取三合，以米作粥，空腹食之佳。

上槟榔、郁李仁、防己例。

〔仲〕**矾石汤**　治脚气冲心。【批】杂方。

用矾石二两，以浆水一斗五升，煎三五升，浸脚。

〔《食》〕理脚肿满，转上入腹杀人，赤小豆一升，水五升，煮令极熟，去豆，适寒温，浸脚，冷重暖之。

〔《广》〕治脚气冲心，烦闷乱不识人。大豆一升，水三升，浓煎取汁，顿服半升。如未定，可更服。

〔孙〕主脚气及上气。取鲫鱼一尺长者，作鲙食一两顿服，瘥。

〔《素》〕帝曰：愿闻六经之厥状病能也。岐伯曰：巨阳之厥，则肿首头重，足不能行，发为眴仆。阳明之厥，则癫疾欲走呼，腹满不得卧，面赤而热，妄见妄言。少阳之厥，则暴聋，颊肿而热，胁痛，骨行不可以运。《甲乙经》云：厥四逆喘气满，临泣主之。太阴之厥，则腹满䐜胀，后不利，不欲食，食则呕，不得卧。少阴之厥，则口干溺赤，腹满心痛。厥阴之厥，则少腹肿痛，腹胀，泾溲不利，好卧屈膝，阴缩肿，胻内热，甚则泻之，虚则补之，不盛不虚，以经取之。太阴厥逆，胻争挛，心痛引腹，治主病者。王注云：候其有过者。当发取之。故言治主病者。少阴厥逆，虚满呕变，下泄清，治主病者，厥阴厥逆，挛，腰痛，虚满，前闭谵语，治主病者。三阴俱逆，不得前后，使人手足寒，三日死。太阳厥逆，僵仆，呕血，善衄，治主病者，少阳厥逆，机关不利，机关不利者，腰不可以行，项不可以顾，发肠痈不可治，惊者死。阳明厥逆，喘咳身热，善惊衄呕血。手太阴厥逆，虚满而咳，善呕沫，治主病者。手心主少阴厥逆，心痛引喉，身热，死不可治。手太阳厥逆，耳聋，泣出，项不可以顾，腰不可以痃仰，治主病者。手阳明少阳厥逆，发喉痹，嗌肿，痓，治主病者。厥论。【批】针灸。

〔《灵》〕厥逆腹胀满，肠鸣，胸满不得息，取之下胸二胁。咳而动手者，与背俞，以手按之立快者是也。癫狂篇　厥痹者，厥气上及腹，取阴阳之络，视主病者，泻阳补阴经也。寒热篇。

产脚气

〔《大》〕产后热闷，气上转而脚气，其状热闷掣瘲，惊悸心烦，呕吐气上，皆其候也，可服小续命汤二三剂，必愈。又云：寒中三阳，所患必冷，小续命加生姜汁最快。暑中三阴，所患必热，小续命汤去附子，减桂心一半。大烦躁者，紫雪最良。如无紫雪，用真薄荷煎，冷水嚼下。诸方必与四物汤各半服之。【批】寒热。

卷之二十九　肾膀胱部

耳　聋

〔《保》〕夫耳者，以窍言之水也，以声言之金也，以经言之手足少阳俱会其中也。有从内不能听者主也，有从外不能入者经也，有若蝉鸣者，若钟鸣者，有若火熇熇状者，各随经见之，其间虚实不可不察也。假令耳聋者，何谓治肺？肺主声，鼻塞者肺也。何谓治心？心主臭，如推此法，皆从受气于始。肾受气于巳，心受气于亥，肝受气于申，肺受气于寅，脾受气于四季，此治法皆生长之道也。【批】大法耳聋面颊黑者肾虚。

〔罗〕经曰：精脱者则耳聋。夫肾为足少阴之经，乃藏精而气通于耳，耳者宗脉之所聚也，若精气调和，则肾藏强盛，耳闻五音。若劳伤气血，兼受风邪，损于肾藏而精脱者，则耳聋也。然五脏六腑十二经脉有络于耳者，其阴阳经气有相并时，并则藏气逆，名之曰厥。厥气相搏，入于耳之脉，则令聋。其肾病精脱耳聋者，其候颊颧色黑；手少阳之脉动，则气厥逆而耳聋者，其候耳内浑浑焞焞也；手太阳厥而耳聋者，其候聋而耳内气满也，宜以烧肾散主之。

《保命集》云：耳以窍言之，肾水也。经云：肾主耳。左藏为肾，左窍为耳。又云：肾气通于耳，肾和则耳能闻五音矣。又云：精脱者耳聋，故罗谦甫以精脱耳聋之候，为颧颊色黑也。

烧肾散

治耳聋。《宝鉴》方无巴戟。

磁石一两，煅，醋淬七次　附子一两，炮去皮脐　巴戟一两　川椒一两，去目及闭口者，微炒汗

上为散，每服用猪肾一枚，去筋膜，细切，葱白、韭白各一钱，入散药一钱，盐花一字和匀，用温纸裹于塘灰火内煨熟，空心细嚼，酒解薄粥下之，十日效。《衍义》云：磁石益肾气。肾虚而聋者用之。

灰火内煨熟，空心细嚼，酒解薄粥下之，十日效。《衍义》云：磁石益肾气，肾虚而聋者用之。

〔严〕**苁蓉丸**

治肾虚耳聋，或风邪入于经络，耳内虚鸣。

肉苁蓉酒浸切，焙　山茱萸去核　石龙芮　石菖蒲　菟丝子酒浸，蒸焙　羌活去芦　鹿茸去毛，酒蒸焙　石斛去根　磁石煅，醋淬，水飞过　附子炮，去皮脐。各一两　全蝎去毒；七个　麝香一字，旋入

上为末，炼蜜丸，桐子大。每服一百丸，空心盐酒、盐汤任下。

〔《圣》〕治肾气虚损耳聋。用鹿肾一对，去脂膜切，于豉汁中，入粳米二合和煮粥，入五味如法调和，空腹食之，作羹及酒并得。

〔《本》〕地黄汤　治肾热听事不真。方见后风热条。

上方用地黄、磁石为君，补肾虚有热之剂也。

〔垣〕藏气法时论云：肺虚则少气不能报息，耳聋嗌干。注云：肺之络会于耳中，故聋，此说非也。盖气虚必寒，盛则气血俱涩滞而不行也。耳者宗气也，肺气不行故聋也。【批】耳聋少气嗌干者肺虚。

〔无〕**蜡弹丸**

治耳虚聋。

白茯苓二两　山药炒，三两　杏仁炒，一两半去皮，尖

上三味，研为末，和匀，用黄蜡一两，熔和为丸，如弹子大。盐汤嚼下。有人止以黄蜡细嚼，卢好建茶送下，亦效。山药、茯苓、杏仁。皆入于太阳。山药大补阴气，惟杏仁利气，乃补中有通也。少气嗌干者，门冬、人参、五味汤嚼下。

经云：肝虚则目䀮䀮无所见，耳无所闻，善恐。治法用四物汤加防风、羌活、柴胡、菖蒲、茯神等份，煎汤服二十余帖，却用杜壬姜蝎散开之。【批】耳聋多恐者肝虚。

《本草》云：肝虚则生姜补之是也。

〔世〕治耳聋。九节菖蒲去须，切小块十两，苍术十两，水合浸于瓦罐中，七日取出，去苍术，单用菖蒲，晒干，于糯米甑上蒸熟，晒干为末。糯米饮调，食后临卧服，效。

〔丹〕大病后耳聋，须用四物降火。阴虚火动耳聋者，亦如之。气逆耳聋有三，肝与手太阳少阳也。经云：肝气逆则头痛，耳聋不听，颊肿。又云：太阳所谓浮为聋者，皆在气也。罗谦甫云：手太阳气厥而耳聋者，其候聋而耳内气满也。手少阳气厥而耳聋者，其候耳内浑浑焞焞。此皆气逆而聋也。治法宜四物汤吞龙荟丸降火，及复元通气散调气是也。【批】气逆耳聋。

〔丹〕耳聋必用四物龙荟养阴。

复元通气散　治气涩耳聋。方见腹痛。【批】膈有痰滞者下之。

〔丹〕耳聋有湿痰者，槟榔神芎丸下之。

大黄　黄芩各二两　牵牛　滑石各四两　加槟榔

滴水丸，每服十丸，每次加十丸，白汤下。

耳聋皆属于热，少阳厥阴热多，宜开痰散风热，通圣散、滚痰丸之类。耳因郁聋，以通圣散内加大黄酒煨，再用酒炒三次后，入诸药，通用酒炒。【批】风热。

〔罗〕犀角散　治风毒壅热，胸心痰滞，两耳虚聋，头重目眩，神效。

犀角屑　甘菊花　前胡去芦　枳壳麸炒，去穰　菖蒲　羌活　泽泻　木通　生地各半两　麦门冬二两，去心　甘草一钱炙

上为散，每服三钱，水煎，食后温服。

茯神散　治上焦风热，耳忽聋鸣，四肢满急，昏闷不利。

茯神一两　羌活　柴胡　蔓荆子　薏苡仁　防风去芦　菖蒲　五味子　黄芪各半两甘草一分，炙　麦门冬一两，去心　薄荷三钱

上十二味为末，每服三钱，入生姜三片，煎至五分，食后温服。

〔《本》〕治男子二十岁，因疮毒后肾经热，右耳听事不真，每心中拂意，则转觉重，虚鸣疼痛，地黄汤。

生地一两半　枳壳　羌活　桑白皮一两磁石捣碎，水淘三二十次，去尽赤汗为度二两　甘草　防风　黄芩　木通各半两

上为粗末，每服四钱，用水煎去渣，日二三服，不拘时候。

〔无〕**姜蝎散**　治耳聋因肾虚所致，十年内一服愈。出杜壬方。【批】风。

干蝎四十九个，去虿，洗焙，去风热　生姜切片如蝎大，四十九片，开痰

上二味，银石器内炒至干，为细末，向晚勿食，夜卧酒调作一服。至二更以来，徐徐尽量饮，五更耳中闻百十攒笙响，便自此有闻。一法五更浓煎葱白汤一盏服，先二日服黑锡丹，效。又蝎先用糯米半升同炒，又用姜四十九片放蝎上同炒，去米、姜不用。

〔《千》〕治耳聋。酒三升，渍牡荆子二升，碎之，浸七日，去渣，任性服尽，虽三十年亦瘥。

〔《素》〕南方赤色，入通于心，开窍于耳，藏精于心。金匮真言论。【批】耳为心窍。

治肾虚寒。煨肾散、苁蓉丸。并见虚实条。【批】虚寒。

运气　耳聋有四：【批】运气。

一曰湿邪伤肾三焦聋。经云：太阴在泉，湿淫所胜，民病耳聋，浑浑焞焞，治以苦热是也。

二曰燥邪伤肝聋。经云：岁金太过，燥气流行，肝木受邪，民病耳聋无所闻是也。

三曰火邪伤肺聋。经云：岁火太过，炎暑流行，肺金受邪，民病耳聋是也。

四曰风火炎扰于上聋。经云：少阳司天之政，风热参布，云物沸胜，民病聋瞑，三之气，炎暑至，民病热中聋瞑，治以寒剂是也。

〔《本》〕治耳聋。用鼠胆一个，滴入耳中三次，立效。【批】杂方。

〔《胜》〕治耳聋，立效。以干地龙入盐，贮在葱尾内，为水点之。

〔《千》〕治耳聋，以绵裹蛇膏塞耳中，神效。

〔世〕治耳聋久不闻者。

紧磁石如豆大　穿山甲烧存性，为末，一字

上用新绵裹了，塞于所患耳内，口中衔少生铁，觉耳内如风雨声即愈。甘草、甘遂各半寸，绵裹包插入耳内，又将甘草嚼之，即通，炒。

〔罗〕通神丹　治耳聋。

阿魏　巴豆仁七个　安息香　桑白皮各钱半　朱砂五分　大蒜　蓖麻子仁各七个

上为细末，入二仁与蒜同捣烂为丸，如枣核大。每用一丸，绵裹内耳，如微痛则出。

〔世〕治耳聋久不效者。

大蒜一瓣，一头挖一坑子，用巴豆一粒，去皮膜，慢火炮去极热，入在蒜内，用新绵裹定塞耳中，不过三次，效。

治耳聋。萆麻子五十粒，去皮，枣子一个，同捣丸，如枣核大，更入小儿乳汁和，每用一丸，绵裹塞耳中，觉热为度，一日一换。

〔《千》〕治耳聋。用骨碎补削作细条，火炮乘热塞耳。本草云：骨碎补破血治折伤有奇效。

〔《外》〕治耳聋。以杏仁七个去皮，拍碎三分，以绵裹，于中着颗盐如小豆许，以器盛于饭甑中蒸之，候饭熟取出，于患人侧卧，将一裹捻油汁滴入耳中。久之，又以一裹依前法捻滴之。

〔世〕又方。用雄猫尿滴入耳中，左滴左，右滴右。如猫不能放尿，用姜擦其齿即有。

针灸　耳聋有五法：

其一取手足少阳手阳明。经云：耳聋取手小指次指爪甲上与肉交者，先取手，后取足。又云：三焦手少阳之脉，是动则病耳聋，浑浑焞焞，视盛虚热寒陷下调之也。又云：聋而不痛者，取足少阳，聋而痛者，取手阳明。又云：耳聋刺手阳明，不已，刺其通脉出耳前者。

其二取手阳明络。经云：手阳明之别，名曰偏历，去腕三寸，别入太阴，实则龋聋，取之所别也。又云：邪客手阳明之络，令人耳聋，时不闻者，刺手大指次指爪甲上去端如韭叶各一痏，立闻。不已，刺中指爪甲上与肉交者，立闻。其不时闻者，不可刺也。左刺右，右刺左。

其三取手太阳。经云：手太阳之脉所生病者，耳聋目黄颊肿，视盛虚热寒陷下调之也。又云：耳聋无闻，取耳中是也。

其四取肝。经云：肝虚则目䀮䀮无所见，耳无所闻，善恐，取其经厥阴少阳。气逆则头痛，耳聋不听，颊肿，取血者是也。

其五取肺。经云：肺虚则少气不能报息，耳聋嗌干，取其经太阴足太阳之外厥阴内血者是也。

耳有脓不可刺。经云：耳痛不可刺者，耳中有脓。若有干膜耵聍，耳无闻也。

〔《竹》〕治耳聋。用苍术一块，长七分，将一头削尖，一头截平，将尖头插耳内，于平头上安箸头大艾炷灸之，聋轻者七壮，重者十四壮。如觉耳内有热气者，效。

〔《玉》〕耳聋耳鸣，或疼或痒，或停耳：

听会在耳珠前陷中，口衔尺方可下针，按入半寸，泻八吸　翳风针入半寸，泻七吸　合谷三里泻

〔《摘》〕又法：翳风在耳后陷后按之引耳中，令病人先以钱二十四文口咬，侧卧取之，针透口，令病人闭口摇头，其怒气从耳出、听会法如前

〔世〕又法：中渚、临泣。

〔《甲》〕耳聋，两颞颥痛，中渚主之。耳焞焞浑浑无所闻，外关主之。头重颔痛，引耳哝哝嘈嘈，和髎主之。聋，耳中癫溲，癫溲者若风状，听会主之。耳聋填填如无闻，哝哝嘈嘈若蝉鸣，听宫主之。聋，翳风及会宗下空主之。耳聋，嘈嘈无所闻，天容主之。聋，耳中不通，合谷主之。耳聋无闻，天窗主之。

〔《脉》〕病若耳聋，脉反浮大而涩者死。《千金翼》云：脉大者生，沉逆细者难治。【批】诊。

少阳终者，耳聋，百节尽纵，目系绝。全文见诊生死。

暴　聋

〔罗〕夫卒耳聋者，由肾气虚为风邪所乘，搏于经络，随其血脉上入耳，正气与邪气相搏，故令卒聋也。【批】虚邪厥逆。

暴聋皆是厥逆之气。经云：暴厥而聋，偏塞闭不通，内气暴薄也。又云：少阳之厥，暴聋是也。

〔罗〕**蒲黄膏**　治卒耳聋。【批】杂方。

细辛　蒲黄各二分　曲末　杏仁汤浸，去皮尖双仁。各三分

上为末，研杏仁如膏，和捻如枣核大，绵裹塞耳中，日一易，以差为度。

又方龙脑膏

龙脑半分，研　椒目半两，捣末　杏仁一分，汤浸，去皮

上件捣研合匀，绵裹枣核大，塞耳中，日二易。

〔世〕蜀椒、巴豆、菖蒲、松脂，以蜡溶为筒子，内耳中，抽肾虚气，耳中如风水之鸣，或如打钟鼓之声，卒暴聋，一日一易，神效。

治耳暴聋。

雄黄一钱　巴豆一个，去壳

上研细，用葱涎和作一锭子，纸捲定塞耳中。

〔丹〕治耳暴聋。凌霄花叶，杵自然汁滴耳中，差。《斗门》云：本草凌霄活闭血淤血。丹溪云：补阴甚捷。

〔《灵》〕暴聋气蒙，耳目不明，取天牖。寒热病篇。【批】针灸。

〔《甲》〕卒气聋，四渎主之。

耳　鸣与耳聋相参用之

〔丹〕冯官人左耳鸣，此劳得之，法当补阴而镇坠之。【批】虚。

黄芪　人参一两　当归　陈皮　茯苓七分　升麻五分　酒柏三钱　防风二钱半　甘草一钱半　芍药酒制

分十帖，食前热服，饮了，去眠一觉。

耳中閧閧然，是无阴者。

上阴虚耳鸣。经云：液脱者脑髓消，胫酸耳数鸣是也。

〔罗〕治肾虚耳鸣，夜间睡着如打战鼓，觉耳内风吹，更四肢抽掣痛，黄芪丸。

黄芪去芦，一两　白蒺藜炒，瓦擦捣细　羌活去芦。各半两　黑附子大者，一个　羯羊肾一对，焙干

上细末，酒糊丸，桐子大。每服三四十丸，空心食前，煨葱盐汤下。

〔《素》〕太阳所谓耳鸣者，阳气万物盛上而跃，故耳鸣也。脉解篇。【批】上实。

〔丹〕耳鸣因酒过者，用大剂通圣散，加枳壳、柴胡、大黄、甘草、南星、桔梗、青皮、荆芥。如不愈，用四物汤。耳聋：必龙荟丸食

后服。气实人，槟榔神芎丸下之。神芎丸方见前虚实法。【批】实热。

〔垣〕**柴胡聪耳汤**

治耳中耵聍，耳鸣耳聋。【批】污血。

柴胡三钱　连翘四钱　甘草一钱，炙　虻虫三个，去翅足　水蛭炒，五分，各另研　麝香少许，另研　归身　人参各一钱

上除虻虫、蛭、麝另研外，用酒水煎熟，去渣，方下三末，再上火煎一二沸，稍热食后服。

运气　耳鸣皆属风火。经云：厥阴司天，风行太虚，云物摇动，目转耳鸣。三之气，天政布，风乃时举，民病耳鸣。又云：厥阴之脉，耳鸣头眩。又云：少阳所至为耳鸣。治以凉寒是也。【批】运气。

〔丹〕耳鸣无昼夜。用乌头烧灰，菖蒲等份末之，包裹绵塞耳中，立效。杨氏《产乳》。【批】杂方。

〔《千》〕治耳鸣如流水声，耳痒，及风声，不治久则成聋。用生乌头一味，掘得乘湿削如枣核大，塞耳中，日夜一易，不过三日愈。

〔《肘》〕治耳中常鸣。生地截塞耳，数易之，以瘥为度。

〔《灵》〕黄帝曰：人之耳中鸣者，何气使然？岐伯曰：耳者，宗脉之所聚也。故胃中空则宗脉虚，虚则下溜，脉有所竭者，故耳鸣。补客主人，手大指爪甲上与肉交者也。口问篇。【批】针灸。

灸则　耳鸣补法有三，此其一也。又，经云：上气不足，耳为之苦鸣，补足外踝下留之者二也。又云：脑为髓之海，其输上在百会，下在风府。髓海不足，则脑转耳鸣。审守其输，调其虚实者也。

取法有二。经云：耳鸣取耳前动脉者，一也。又云：耳鸣取手中指爪甲上，左取右，右取左，先取手，后取足者，二也。取谓视虚实调之也。

劫刺有一。经云：手太阳之筋，其病肩髀引颈而痛，耳中鸣，其痛转筋者，治在燔针劫刺之，以知为度，以痛为输者是也。

〔世〕耳虚鸣：肾俞、太溪。

〔《甲》〕耳痛聋鸣，上关主之，刺不可深。耳聋鸣，下关入阳溪、关冲、掖门、阳谷主之。耳聋鸣，颈颔痛，耳门主之。耳鸣无闻，肩贞及完骨主之。耳中生风，耳鸣耳聋时不闻，商阳主之。耳鸣，百会及颔厌、颅息、天窗、大凌、偏历、前谷、后溪主之。

心脉微涩，为耳鸣癫疾。全文见治虚实法。

耳肿痛

〔丹〕金尚五郎耳肿痛，黄水出而臭。

桔梗　麻黄　羌活　大黄酒炒，二钱　木通　甘草　黄芩一钱半

上分三帖，热服。

耳湿肿痛，用凉膈散加酒炒大黄、黄芩、酒浸防风、荆芥、羌活服之。更以脑多麝少，湿加枯矾，吹入耳中。

〔严〕**犀角饮子**　治风热上壅，两耳聋闭，门外肿痛，及脓水流出。

犀角镑　菖蒲　木通　玄参　赤芍　赤小豆　甘菊花去梗。各一两　甘草半两，炙

上㕮咀，每服四钱，用水二盏，生姜五片，煎八分，温服，不拘时。

〔无〕**解热饮子**　治气虚热壅，耳内聋闭彻痛，脓血流出。

赤芍　白芍各半两　当归　甘草炙　大黄蒸　木鳖子

上为锉散，每服四钱，水一盏，煎七分，食后临卧服。详此方乃清凉饮子加木鳖也。

运气　耳痛皆属热。经云：少阳之胜，耳痛，治以辛寒是也。

〔罗〕**菖蒲挺子**　治耳中痛。

菖蒲一两　附子炮，去皮脐。半两

上为细末，每用不以多少，油调滴耳内，效。一法用醋丸如杏仁大，绵裹置耳中，日三

易。一法捣菖蒲自然汁灌耳，神效。

又方　治耳痛。用食盐不以多少，炒热，用枣面蒸熟，青花布包定枕之，立效如神。

〔世〕又用油胡桃肉为末，狗胆汁和为丸，如桐子大。绵裹安耳中，痛立止。

〔《肘》〕疗耳内卒肿痛，出脓水不止方。矾石烧灰，加麝香，以笔管吹耳内，日三四度。

聤　耳

〔罗〕耳者，宗脉之气所聚，肾气之所通，足少阴之经也。若劳伤气血，热风乘虚入于其经，邪随血气至耳，热气聚则生脓汁，故谓之停耳也。

红绵散　治聤耳出脓。

白矾二钱　胭脂二字

上研匀，先用绵杖念子缠去耳中脓及黄水尽，即用别绵杖子引药入耳中，令到底，掺之即干。如壮盛之人，积热上攻，耳中出脓水不瘥，用无忧散送雄黄丸，泻三四五行瘥。一方单用白矾灰吹入耳中，日三次，立效。

松花散　治聤耳脓水不绝，宜用此方。

白矾烧灰，半两　麻勃　木香　松脂　花胭脂各一分

上捣罗为末，每用时先以绵子净拭，后用药吹入耳内效。

白连散　治聤耳出脓汁。

白矾枯　乌贼骨　黄连去须　龙骨各一两

上捣罗为末，以绵裹如枣核大塞耳中，日三易之。

〔无〕**麝香散**　治聤耳耳底脓出。

桑螵蛸慢火炙，存性，一个　麝香一字，另研

上为末，研令匀，每用半字糁耳。如有脓，先用绵杖子捻干。一法用麝香少黄丹多，研匀，入耳。立效。

〔世〕治聍耳脓出不止。用五倍焙干一两，及全蝎烧灰存性三钱，为末，掺耳中。

〔丹〕耳烂。用贝母研末，干掺之。

〔罗〕**禹余粮丸**　治聤耳有脓水，塞耳。

余禹粮一两，烧醋淬七次　乌贼鱼骨　釜底墨　伏龙肝　附子一枚，去皮，生用

上件捣罗为末，以绵裹如皂角子大，内耳中，日再易之。如不瘥者，内有虫也。

〔世〕**塞耳丹**　治气道壅塞，两耳聋聩。

石菖蒲一寸　巴豆一粒，去皮　全蝎一枚

为末，葱涎和如枣核大，绵裹塞耳中。

治耳热出汁。

滑石　烂石膏　天花粉　防风各一两

上用脑子少许，同研为末，掺耳中。

〔世〕**立效散**　治聘耳脓不止。

陈橘皮灯上烧灰为来　麝香少许

二味和匀，每用少许，先用绵拭耳中脓净，却上药。

又方　杏仁泥治耳中病，或有水出，杏仁炒令黑为末，葱涎搜和，如枣核大，绵包塞耳。

虫入耳

〔《肘》〕治虫入耳。用椒末一钱，醋半盏，浸良久，少少滴耳中，虫自出。《千金方》

〔世〕治虫入耳不出。桃叶捣烂塞耳，虫自出。

〔无〕治百虫入耳。用麻油灌之，即效。

〔《山》〕诸般恶虫入耳。捣韭汁灌之。

〔《本》〕治诸虫及虱等入耳。用白胶香一味烧烟熏入耳，令耳孔内暖，虫自出，妙。

〔《罗》〕治蚁入耳。以大韭捣汁灌耳中。

又方，以鲮鲤甲烧灰为末，以水调滤过，滴入耳中，即出。

又方，蜈蚣及蚁入耳，用猪脂一指大，炙令香，安耳边，即出。

治蜈蚣入耳。用炙猪肉掩两耳，即出。

〔《本》〕治飞虫入耳。用好酸米醋一味，滴入耳内，虫必出。不出，即死。曾有一人被焦虫入耳，其虫口硬如铁，但身软，用此药滴

之，立死而出。

〔罗〕治飞蛾入耳。以鹅管极气吸之，出。或击铜器于耳边，即出。

〔《本》〕治蜒蚰入耳。用半夏生为末，麻油调涂耳门外，虫闻香即出。

〔《罗》〕治蜒蚰入耳，方用湿生虫研如泥，摊纸上捻成纸条，安耳内，自出。又方，用蜗牛虫去壳研烂，滴水五七点，再研匀，灌耳内，自出。无活者，寻干者研亦可。

〔《山》〕蜒蚰及诸般虫入耳。麻油灌入，或用生葱汁、生姜汁亦可。

〔《食》〕蜒蚰入耳，以羊乳灌入即成水。

〔《海》〕蜒蚰入耳，以牛酪灌耳中，须臾出。如入腹，即饮酪二升，自消为水。

〔《于》〕治耳中有物不出，以细麻绳剪令头散，蘸好胶入耳中着物上粘之，徐徐引出。

〔《经》〕治水入耳。以薄荷汁点，立效。

骨

肾主骨，在体为骨，在藏为肾。又云：肾之合骨也，其荣发也，又云：少阴者，冬脉也，伏行而濡骨髓者也。

一身骨度之长短，见阴阳表里条。

〔《素》〕髓空在脑后三分，在颅际锐骨之下。王注云：是谓风府，通脑中也。

一在龈基下。王注云：当颐下骨陷中容豆许。一在项后中复骨下。王注云：喑门穴也。一在脊骨上空，在风府上。王注云：上谓脑户穴也。脊骨下空，在尻骨下空。林亿云：长强在脊骶端，正在尻骨下。数髓空在面侠鼻，王注云：颧髎等穴也。或骨空在口下，当两肩。王注云：大迎穴也。两髆骨空，在髆中之阳。王注云：近肩髃穴，臂骨空在臂阳，去踝四寸，两骨空之间。王注云：在支沟上，同身寸之一寸，是谓通间。股骨上空在股阳，出上膝四寸。王注云：在阴市上伏兔穴下，在承捷也。胻骨空，在辅骨之上端。王注谓犊鼻穴也。股际骨空，在毛中动下。尻骨空，在髀骨之后，相去四寸。王注云：八髎穴也。扁骨有渗理凑，无髓孔，易髓无空。俱骨空篇　王注云：扁骨谓尻间扁戾骨也，其骨上有渗灌文理归腠，无别髓孔也。

骨病忌食甘苦久立。经云：多食甘则骨痛而发落。又云：苦走骨，骨病无多食苦。又云：久立伤骨是也。

骨病不屈。经云：手屈而不伸者，病在筋，伸而不屈者，病在骨，在骨守骨，在筋守筋也。

牙齿痛

〔垣〕夫齿者，肾之标。口者，脾之窍。诸经多有会于口者，其牙齿是手足阳明之所过，上龈隶于坤土，乃足阳明胃之脉所贯络也，止而不动，下龈嚼物，动而不休，手阳明大肠之脉所贯络也。手阳明恶寒饮而喜热，足阳明喜寒而恶热，故其病不一。牙者，肾之标，亦喜寒。寒者坚牢痛，热甚则齿动龈断袒脱，作痛不已，故所治疗不同也。有恶热而作痛者，有恶寒而作痛者，有恶寒又恶热而作痛者，有恶寒饮少热饮多而作痛者，有牙齿动摇而作痛者，有齿袒而作痛者，有齿龈为疳所蚀缺少血出而作痛者，有齿龈肿起而作痛者，有脾胃中有风邪，但觉风而作痛者，有牙上多为虫所蚀，其齿缺少而色变，为虫牙痛者，有胃中气少，不能于寒袒露其齿作痛者，有牙齿疼痛而秽臭之气不可近者，痛既不一，岂可一药而尽之哉。

〔丹〕牙大痛。必用胡椒、荜拨，能散其中浮热，监以升麻、寒水石，佐以辛凉，薄荷、荆芥、细辛之类。牙痛用清凉药便痛甚者，从治之。【批】得清凉痛甚者为寒。

荜拨　川椒　薄荷　荆芥　细辛　樟脑　青盐

上为末，擦牙上。

〔洁〕治牙寒疼。

露蜂房　小椒去目，炒，各等份

上为粗末，煎漱，禁语言。

〔垣〕**牢牙地黄散** 治牙齿寒痛。

麻黄 黄连 羊胫骨灰各一钱 升麻一钱半 草豆蔻皮一钱二分 吴茱萸一钱 益智仁 归身各四分 藁本二分 防己 生地 人参 熟地 羌活各三分 黄芪 白芷各五分

上为细末，擦牙上，先漱口净，然后用药。

〔世〕治牙痛百药不效。用荔枝壳烧灰存性，擦牙痛处，累验。一云荔枝核亦可。

〔《外》〕治牙痛。独囊蒜煨，乘热截用头以熨痛上，转易之，亦治虫痛。

〔丹〕齿痛。茱萸酒煎含之。《食疗》

〔垣〕**鹹鬼散** 治风热牙痛。昔刘经历之内子，年三十余，病齿痛不可忍，须骑马外行，口吸凉风则痛止，至家则痛复作，家人以为祟，祈祷于巫师而不能愈。遂求治于先师，问其故，曰：此病乃湿热而邪也。足阳明贯于上齿，手阳明贯于下齿，阳明多血多气，又加以膏粱之味，助其湿热，故为此痛。因立一方，不须骑马，当令风寒之气常生于齿间，以黄连、梧桐律之苦寒，新薄荷叶、荆芥穗之辛凉，四味相合而作风寒之气，治其湿热。更以升麻之苦平，引入阳明经为使。牙齿，骨之余，以羊胫骨灰补之为佐。麝香少许入内为引。用为细末，擦之神妙。又以调胃承气去芒硝加黄连，以治其本，服之下三五行，其病良愈，不复作。【批】口吸凉风痛止者为热。

清胃汤

治因服补胃热药，致上下牙疼痛不可忍，牵引头脑，满面发热，大痛。阳明之别络入脑，在《本经》十五络中。喜寒恶热，乃手阳明经中热盛而作，其齿喜冷恶热。

地黄生三分 升麻一钱 牡丹皮五分 归身三分 拣黄连六分，不好，加二分，夏倍之

上五味，同为细末，顿作一服，水煎至一半，去渣，候冷细呷之，即效。

〔丹〕阳明热牙疼。

大黄烧灰，存性 香附烧存性

上为末，入青盐少许，无时擦之。

〔《草》〕淳于意医齐中大夫病龋齿，灸左手阳明脉，苦参汤日漱三升，五六日愈。

〔丹〕卒牙痛。苦竹一茎，烧一头，得汗多者，揩痛处，立安。《姚氏方》

〔《经》〕患牙痛。含山豆根一片于痛处。

〔《广》〕治牙齿疼痛。取槐树白皮一握，切作一升煮，去渣，着盐少许，适温寒含之，日三易。

〔丹〕**当归龙胆散 治寒热牙痛**【批】寒热皆痛着为寒热。

升麻 麻黄各一钱 生地 白芷 羊胫骨灰各五分 草龙胆 黄连各一钱 归梢五分 草豆蔻一钱

上为细末，擦之神效。

益智木律散 治寒热牙疼。

草豆蔻二钱二 益智 归身 熟地 羊胫骨灰各五分 木律二分 升麻钱半 黄连四分

上细末擦之。如寒牙疼，不用木律。

草豆蔻散 治寒多热少，牙齿疼痛。

草豆蔻一钱二 黄连钱半 升麻钱半 细辛叶 防风各二分 熟地 羊胫骨灰各五分 归身七分

上件为细末，牙痛处擦之。

立效散 治牙齿痛不可忍，及头脑项背痛，微恶寒饮，大恶热饮，其脉上中下三部阳虚阴盛，是五脏内盛，六腑阳道脉微小，小便滑数，立效。

防风一钱 升麻七分 甘草炙，三分 细辛二分 草龙胆酒洗，四钱

上㕮咀，顿作一服，水二大盏，煎至一盏，去渣，以匙抄在口中炸痛处，少时立止。如多恶热饮，更加龙胆草一钱。此法不定，随寒热多少临时加减。如更恶风作痛，加草豆蔻、黄连各五分，勿加龙胆草。

〔垣〕**细辛散** 治寒邪风邪犯脑痛，齿亦痛。【批】脑连头痛兼齿者外犯大寒。

麻黄去节，三钱 桂枝 羊胫骨灰各二钱

半羌活钱半　草豆蔻钱半　柴胡　升麻　防风　白芷各二分　藁本　苍术各三分　归身四分　细辛少许

上为细末，先漱后擦之，神效。

白芷散　治大寒犯脑，牙齿疼痛。

麻黄去节　草豆蔻各一钱半　黄芪　桂枝各二钱半　吴茱萸　白芷各四分　藁本三分　羌活八分　归身　熟地各五分　升麻一钱

上为细末，先用水漱洗，以药擦之。

蝎梢散　治大寒犯脑，牙疼。

麻黄钱半，去节　桂枝　归身　柴胡　白芷各二分　升麻　防风　藁本　黄芪各三分　羌活五分　羊胫骨灰二钱半　草豆蔻皮，一钱　蝎梢少许

上为末，用如前法。

〔垣〕神功丸、牢牙散、调胃承气减硝加黄连诸方，皆治平昔多食肉人，口臭，牙齿动摇欲落，或血出不止，乃内伤湿热膏粱之疾也。方见热条及齿摇龈露。【批】多食肉及口臭者内伤湿热。

〔子和〕泽州李继之，忽患牙痛，皱眉不语。栾景先曰；曾记戴人云，阳明经热有余也，宜大下之。乃付舟车丸七十粒，服毕，遇数知友留饮，强饮热酒数杯，药为盐酒所发，尽吐之，三毕而痛止。李大服曰：戴人神仙也。不三五日，又痛，再服前药百余粒，大下数行乃愈。

〔丹〕牙痛而肿。

软石膏　升麻　细辛　大黄　白芷　防风　羌活　连翘　川椒　青盐　龙胆　荆芥　香附各等份

上为细末，搽患处。

〔垣〕**治虫散**

治大寒犯脑，牙齿疼痛，及嘲风作痛，虫痛，胃经湿热肿痛。

麻黄去节　羌活　草豆蔻仁各五分　吴茱萸八分　藁本　白芷各三分　黄芪　升麻各一钱归身　益智仁　黄连各四分　桂枝一分　羊胫骨灰　熟地各二分

上细末，先用温水净漱口，搽之。

〔世〕独活散　治牙根肿痛。

川芎　独活　羌活　防风各半两　细辛　荆芥　薄荷　生地各二两

上㕮咀，每服二钱，水一盏，煎八分温服。

〔无〕一妇人牙痛，治疗不效，口颊皆肿，以金沸草散大剂煎汤熏漱而愈。方见舌门。

八味丸　治虚壅牙痛浮肿。方见治法肾虚条。

〔《简》〕治牙齿肿痛。用白矾一两烧灰，大露蜂房一两，微炙为散，每服用二钱，以水一盏半，煎十余沸，乘热炸牙，冷即吐之。

运气　齿痛皆属热。经云：少阴在泉，热淫所胜，齿痛颇肿，治以咸寒是也。【批】运气。

〔世〕治牙齿痛。用茄蒂烧灰存性为末，敷痛处，累验。如无茄蒂，用糟茄亦可。【批】帖方。

〔丹〕治牙齿痛。【批】漱方。常山　大戟　防风　细辛　荆芥　枇杷叶　何首乌　薄荷　葱根须　川椒。

上煎汤漱之，极效。

〔《竹》〕**追风散**　治诸般牙痛。

贯众　鹤虱　荆芥各等份

上㕮咀，每用二钱，加川椒五十粒，水一盏，煎七分，去渣热漱，吐去药，立效。

〔《千》〕治牙痛。以苍耳子五升，水一斗，煎五升，热含之，疼即吐，吐后复含，不过三剂，瘥。茎叶亦得。牙痛，用胡荽子浓煎汤漱之。

〔丹〕齿痛。首藤打碎含之咽津。本草木部有首藤治齿疼。

〔世〕治牙齿疼痛。蟾酥用银朱掺和为丸，如萝卜子大，每用一丸，搽上患处，便不疼。至三丸。吐浓涎数口，全愈。

定痛散

治牙风疼痛，立效。

细辛生，半两　白芷生　川乌头生。各一两乳香三钱

上为末，每少许，擦牙痛处，引涎吐之。须臾，以盐水灌漱。

一方，无白芷、川乌，有全蝎、草乌。

〔《家藏》〕**雄黄定痛膏**

治牙齿疼痛。

大蒜二枚　细辛去苗　盆硝另研。各二钱　雄黄另研，一钱　猪牙皂角四锭

上为末，同大蒜一处捣为膏，丸如桐子大。每用一丸，将绵子裹药，左边牙疼放在左耳，右边牙疼放在右耳，良久痛止。一丸可治数人。

透关散　治牙疼。

蜈蚣头　蝎梢去毒　草乌尖如麦粒大者　川乌底如钱薄者。各七枚　雄黄如麦大，七粒，另研　胡椒七粒

上细末，用纸捻子蘸醋点药少许，于火上炙干，塞两耳内，闭口少时，即效。

〔世〕又方　治牙疼。用巴豆一粒，煨黄熟，去壳。用蒜一瓣，切一头作盖，剜去中心，安巴豆在内，以盖合之，用绵裹，随患处左右塞耳中。

上塞耳三法。前一法治热疼，后二法治寒疼也。

〔《无》〕**牢牙散**　去风冷蛀龋宣露，用之甚效。

槐枝　柳枝各长四寸，四十九枝　皂角不蛀者，七茎　盐四十文重

上同入磁瓶内，黄泥固济，糠火烧一夜，候冷取出，研细用如常法。有庵主年七十余，云祖上多患齿疼脱落，得此方效，数世用之，齿白齐密，乃良方也。

〔垣〕**白牙散**

升麻一钱　羊胫骨灰二钱　白芷七分　石膏一钱半　麝香少许

上为细末，先用温水漱口，擦之，炒。

麝香刷牙散

麝香一分　升麻一钱　黄连二钱　白豆蔻　羊胫骨灰　草豆蔻各三钱半　归身　防己酒浸　人参各三分　生地　熟地各二分　没石子三枚　五倍子一个

上为细末，用如前法擦之，神效。

〔丹〕**刷牙方**

羊胫骨灰一两　升麻一钱　黄连一钱

上为末擦之。

〔《灵》〕齿痛不恶清饮，取足阳明，恶清饮，取手阳明。

针灸　齿痛不恶清饮，取足阳明，上齿痛亦如之。经云：邪客于足阳明之络，令人鼽衄，上齿寒，刺足中指次指爪甲上与肉交者各一痏，左刺右，右刺左。又云：邪客五脏之间，缪传引上齿，齿唇寒痛，视其手背脉血者去之，足阳明中指爪甲上一痏，手大指次指爪甲上一痏，立已。左取右，右取左。王注谓足大指次指为中指也。

齿痛恶清饮，取手阳明，下齿痛亦如之。经云：大肠手阳明之脉，入下齿中，是动则病齿痛颈肿，视盛虚热寒隐下调之。又云：手阳明之别，名曰偏历，去腕三寸，别入太阴，虚则齿寒痹隔，取之所别也。又云：齿龋刺手阳明不已，刺其脉入齿中者立已是也。

〔丹〕治齿痛。金钗股火烧针痛处，即止。《蜀本》

〔《撮》〕牙痛牙槽：吕细即太溪穴，补三呼，灸之治上牙痛。二间一分，沿皮向后三分，灸之，治下牙痛。　委中六分，泻六呼。

〔世〕牙痛：足内踝两尖灸，治上牙。龙玄在列缺上青脉中，灸之，治下牙。　又法：承浆　风府

〔《摘》〕又法：合谷　内庭不应，取昆仑，治上牙。

〔《甲》〕齿痛，颧髎及三间主之。上齿龋，兑端及耳门主之。口中下齿痛，恶寒颇肿，商阳主之。齿龋痛恶清，三间主之。齿龋痛，合谷主之。口齿痛，温溜主之。齿龋痛，听会及冲阳主之。失欠，下齿龋，下牙痛，颇肿，下

关主之。上齿龋痛恶寒者，上关主之。下齿龋则上齿痛，掖门主之。齿痛，四渎主之。上齿龋肿，目窗主之。上齿龋痛，恶风寒，正营主之。牙齿龋痛，浮白及完骨主之。齿牙不可嚼，龈肿，角孙主之。上齿牙龋疼，阳谷主之。齿龋痛，少海主之。

〔《撮》〕风牙疼：太渊一分，灸七壮。

〔《灵》〕龋齿痛，按其阳之来，有过者独热，在左左热，在右右热，在上上热，在下下热。论疾诊尺篇。

齿摇龈露

〔《垣》〕**羌活散** 治风寒湿犯脑痛，项筋急，牙齿动摇，内龈袒脱疼痛。

麻黄去根节 白芷各三钱 羌活根一钱半 防风根三钱 藁本 归身各三分 细辛根 柴胡根 升麻 苍术各五分 羊胫骨灰二钱半草豆蔻 桂枝各一钱

上细末，先用温水漱口净，搽之，其痛立止。

黄连散 治冬天寒时分，风寒湿脑痛，项筋急，牙齿动摇疼痛。

麻黄根 草豆蔻皮 龙胆草酒洗。各二钱 生地二钱 羌活根二钱半 防风根二分 藁本三分 羊胫骨灰 归身 熟地各六分 细辛根少许 升麻根 黄连各一钱

上极细末，依前搽之。

〔《千》〕治牙齿根欲动脱。生地细锉，绵裹着齿上咂之，日三四，并咽汁，效。

〔钱〕甘露饮子 治牙肿齿摇。方见小儿痘肿咽痛。

〔《垣》〕**牢牙散** 治牙根肉绽有根，牙疳肿痛，动摇欲落，牙齿不长，牙黄口臭，宜用之妙。夏月亦可。

升麻四两 羌活一两 羊胫骨灰二两 龙胆草一两半，酒洗

上为极细末，以纱罗子罗细，羊胫骨灰末和匀，临卧擦牙，妙。

〔《罗》〕**牢牙散** 擦牙。

茯苓 石膏 龙骨各一两 寒水石 白芷各半两 细辛三钱 石燕大者一，小者二

上为细末，早晚刷牙。

〔垣〕**麝香散** 治热多寒少，牙露根肉，龈脱血出，齿动欲落，大痛妨食。忤寒少，忤热多。

麻黄 归身 熟地 生地 人参 酒防已各三分 升麻一钱 草豆蔻 黄连各钱半 益智仁二分半 麝香少许 羊胫骨灰二钱

上细末，依前法搽之。

〔垣〕还少丹 常服牢牙齿。方见治虚实法。

〔《本》〕治牙齿动摇，髭鬓黄赤，一服，妙。

生姜半斤 生地一斤。各洗净，研取自然汁，渣留用

上用不蛀皂角十茎，刮去黑皮并筋，将前药汁蘸皂角慢火炙令黄，以药汁尽为度，并前药同入磁罐，用火煅留性为末。牙齿动摇，用药揩齿龈上。髭黄，用银器盛药末三钱，汤调，将药汁蘸须，临睡时用，次早已黑，三夜三次用之，其黑如漆，妙甚妙甚。此方常用，屡验。

〔《竹》〕**蒺藜散** 治打动牙齿。

蒺藜根烧灰，贴动牙即牢。

〔《千》〕治牙龈宣露。每旦以盐水擦牙，后用热汤含漱百遍，不过五日，齿即牢密。

治齿龈宣露。蚯蚓粪水和为泥，烧令极赤，研如粉，腊月猪脂和敷上，日三敷，瘥。

〔《本》〕取蛀牙本分法。

硼砂成块者 朱砂各一钱 硇砂二钱 川乌七个 砒二钱。色黄白有光星者，以上各为末 蟾酥七个 附子尖十四个。各为末

上和匀，五月五日合者佳，点药于牙根上。良久，用手指揩下，次用后敷药。

防风 荆芥各五文 乳香十五文

上为末，揩牙落处，并用些子塞牙落孔

子内。

此二方余见一道人货药取牙，一日常货三两贯，余厚赂始传得，妙。

〔世〕**落牙方**

用马肉十两，信、巴豆各等份，锉马肉片，以信、巴末拌匀，用石器盛，候出虫，焙干研末，于牙疼处出些血，点上随落，妙。

〔《本》〕取牙落不犯手。

草乌　荜拨各两半　川椒　细辛各三两

上细末，每少许揩患处自落。

牙蛀牙不生

〔海〕牙齿等龋，数年不愈，当作阳明畜血治之。用桃仁承气汤为细末，炼蜜丸，桐子大服之。好饮过者多得此疾，屡服有效。桃仁承气汤方见伤寒。

〔丹〕治蛀牙痛。内藜芦细末于孔中，勿咽津，神妙。又方，用江子香油灯上烧过，填入穴内。

〔世〕治蛀牙肿痛。用不蛀皂角一锭，去皮子，却用巴豆，每于皂子处安巴豆一粒，用盐泥固济，烧灰研细末，用剜耳子抄少许，填入蛀牙内。

〔《外》〕疗齿龋痛有虫。取雄雀粪，以绵裹塞孔内，日一二次易之，良。

〔丹〕䘌齿。用芦荟四分，炒研细，先用盐揩净齿，敷少许。一方，用芦荟、白胶香塞蛀孔内。蛀牙，取松脂锐如锥者塞孔中，少顷虫出脂上。

〔《本》〕治牙疼。

鹤虱　细辛　白芷　干茄各等份

上件为末，每用少许揩痛处，如有蛀孔，用饭丸药末塞孔中，立效。

〔世〕治牙蛀疼。用鹤虱枝插患处，立愈。

〔罗〕**麝香散**

麝香一钱　铜绿五分　白及　白矾各二钱半　白蔹三钱半

上细末，每少许贴牙就患处。

〔丹〕虫蚀牙根肉腐。用棘针烧取沥敷十余次。又，研雄黄末敷，愈。

〔梅〕治牙虫痛不可忍，嚼熏陆香，咽其汁，立瘥。即乳香之类。

〔丹〕又方，治牙虫腐烂。用棘针二百枚，用水二升，煮一升含之。妙。

〔张〕治龋齿。以郁李根白皮水煮浓汁含之，冷即易之，效。

〔《山》〕蛀牙。温米醋漱，出虫自愈。又，风蛀牙疼。用香白芷、细辛煎漱之。又，丝瓜儿烧灰存性，擦之。

〔《竹》〕虫牙疼。天仙子不以多少，烧烟用竹筒抵牙引烟熏之，其虫即死，永不再发。

〔世〕治蛀牙。用小瓦片置油拌韭子，烧烟，阁在水碗上，恰用漏斗覆之，以蛀牙受漏斗口中烟，其牙内虫如针者，皆落水碗中。累效。

〔罗〕**救苦散**　治一切牙痛及塞风蛀牙疼。

草乌　川乌　桂花　良姜　红豆　胡椒　荜拨　细辛各五分　石膏　官桂各三钱

上细末，先漱净里外，干掺之，出涎立愈。

荜拨散　治风蛀牙疼。

荜拨二钱　蝎梢　高良姜各一分　草乌尖五分

上为细末，每用半字，先含水一口应痛处，鼻内搐上，吐了水，用指粘药少许擦牙疼痛处，兼治偏正头疼。

〔《经》〕治大人小儿多年牙齿不生。用黑豆三十粒，牛粪火内烧令烟尽，细研，入麝香少许，一处研匀。先以针挑不生牙处令血出，用药少许揩，不得见风，忌酸碱物。

发黄白

肾主发。经云：肾之合血也，其荣发者是也。

〔海〕**张天师草还丹**

此药久服轻身，随风而去，如列子之乘虚也，若发白者从根而黑，如未白者永不白。有不信者，将药拌饭与白猫吃，一月即黑。

地骨皮　生地　石菖蒲　牛膝　远志去心　菟丝子酒浸三宿，炒黄

上各等份，为细末，炼蜜丸，如桐子大。每服三十丸，空心温酒送下。盐汤亦得。修制忌女人鸡犬见。此上少阴下厥阴药也。

〔《垣》〕**青丝散**

补虚牢牙，黑髭须。

香白芷　白茯苓各五钱　母丁香　细辛　当归　川芎　甘草　甘松各三钱　升麻旱莲草　地骨皮　生地　熟地　青盐　破故纸各二钱　寒水石七钱，煅　香附米一两，生姜汁浸一宿，炒　何首乌一两　麝香五分　高茶末

上为细末，庚日为始，背东面西擦牙，早不见日，夜不见灯，刷毕咽药，余津润髭，一月白者顿黑。忌食萝卜。

〔《本》〕治髭发黄黑。方见牙动摇杂门方条。

〔《草》〕李卿换白发方云：刮老生姜皮一大升，于铛中以文武火煎之，不得令过沸，其铛惟得多油腻者尤佳，更不须洗刮，便以姜皮置铛中密封固济，勿令通气，令一精细人守之，地色未分时，便须煎之，缓缓不得令火急，如其人稍疲，即换人看火，一伏时即成，置于磁钵中，研极细。李方虽曰一伏时，若火候匀，至日西即药成也。使时以小簪脚蘸取如麻子大，先于白发下点药讫，然后拔之，再点黠，以手指熟捻之，令入肉，第四日当有黑者生，神效。

〔梅〕治年少发白，拔去白者。以白蜜涂毛孔中，即生黑发。不生，取桐子捣汁涂上，必生黑者。

〔《千》〕疗发黄。熊脂涂发梳之，散头入床底，伏地一食顷即出，便尽黑，不一升脂，验。

发落不生

〔垣〕脉弦气弱，皮毛枯槁，发脱落，黄芪建中汤主之。发脱落及脐下痛，四君子汤加熟地。

〔丹〕胡氏年十七八岁，发脱不留一茎，饮食起居如常，脉微弦而涩，轻重皆同。予曰：此厚味成热，湿痰在膈间。又日多吃梅，酸味收湿热之痰，随上升之气至于头，蒸熏发根之血，渐成枯槁，遂一时尽脱。遂处以补血升散之药，用防风通圣散去芒硝，惟大黄三度酒炒，兼以四物汤酒制合和，作小剂煎，以灰汤入水频与之。两月余后诊其脉，湿热渐解，停药，淡味调养。又二年，发长如初而愈。

〔竹〕**滋荣散**　长养发，发落最宜。

生姜焙干　人参一两

上细末，每用生姜一块，切断蘸药末于发落处擦之，二日一次用。

〔世〕**三圣膏**　治髭发脱落，能令再生。

黑附子，蔓荆子，柏子仁各半两。

上为末，乌鸡脂和匀，捣研，干置瓦合内，封固，百日取出。涂在髭发脱处，三五日即生，自然牢壮不脱。

〔《本》〕甜瓜叶，治人无发，捣汁涂之即生。

〔《千》〕治发落不生，令长。麻子一升，熬令黑，压油以傅头发上，妙。

〔《圣》〕治生眉毛。用七月乌麻花阴干为末，生乌麻油浸，每夜傅之。乌麻即秋麻是也。

二　阴

〔《素》〕北方黑色入通于肾，开窍于二阴。金匮真言论。

前阴缩纵等疾，属肝经，病见肝部。后阴痔脱肛等疾，属大肠腑，病见肺部。

欠　嚏

肾主欠嚏。经云：肾为欠为嚏是也。

运气　欠嚏有三：

一曰寒。经云：太阳司天，寒气下临，心气上从，寒清时举，鼽嚏喜悲数欠是也。

二曰火。经云：少阳司天之政，三之气，炎暑至，民病嚏欠是也。

三曰湿郁其火。经云：阳明司天之政，初之气，阴始凝，民病中热嚏欠是也。

欠伸

二阳一阴发病，主惊骇背痛，善噫善欠。全文见诊病传变　王注云：气郁于胃，故欠生焉。【批】阳明厥阴。

运气　欠伸皆属风。经云：厥阴在泉，风淫所胜，病善伸数欠，治以辛是也。【批】运气。

〔仲〕中寒家善欠。【批】诊。

〔《灵》〕黄帝曰：人之欠者，何气使然？岐伯曰：卫气昼日行于阳，夜半则行于阴，阴者主夜，夜者卧，阳者主上，阴者主下，故阴气积于下，阳气未尽，阳引而上，阴引而下，阴阳相引，故数欠。阳气尽，阴气盛，则目瞑；阴气尽，阳气盛，则寤矣。泻足少阴，补足太阳。口问篇。【批】针灸。

针灸　欠伸有二法，此篇经文取足少阴太阳，是其一也。其二取胃，经云：胃足阳明之脉，是动则病振寒，善伸数欠，视盛虚实寒陷下调之也。

嚏

〔河〕嚏，鼻中因痒而气喷作于声也。鼻为肺窍，痒为火化，心火邪热干于阳明，发于鼻而痒则嚏也。或故以物扰之，痒而嚏者，扰痒属火故也。或视日而嚏者，由目为五藏神华，太阳真火晃曜于目，心神躁乱而热发于上，则鼻中痒而嚏也。

运气　嚏有三：一曰热火。经云：少阴司天之政，热病生于上，民病血溢鼽嚏。又云：少阴司天，热气下临，肺气上从，病嚏鼽衄。又云：少阴之复，燠热内作，烦躁鼽嚏。又云：少阳所至为鼽嚏。又云：少阳司天，火气下临，肺气上从，咳嚏鼽衄，治以诸寒是也。

二曰金不及火乘之。经曰：金不及曰从革，从革之纪，其病嚏咳鼽衄，从火化者是也。

三曰燥金。经云：阳明所至，为鼽嚏是也。

〔《灵》〕黄帝曰：人之嚏者，何气使然？岐伯曰：阳气和利，满于心，出于鼻，故为嚏，补足太阳荣眉本，一曰眉上也。口问篇。　眉本，恐攒竹穴。

〔《撮》〕腠理不密，喷嚏不已：风门一分，沿皮向后一寸半，补一呼。

〔仲〕其人清涕出，发热色和者善嚏。

身体拘急

运气拘急属寒，及寒湿风湿。经云：诸寒收引，皆属于肾。又云：太阴司天之政，民病寒厥拘急。初之气，风湿相搏，民病经络拘强，关节不利，治法盖小续命汤、仲景三黄汤之类是也。

梦　遗

〔丹〕精滑专主湿热，用黄柏、知母、牡蛎、蛤粉。梦遗专主热，与带下同治法。

〔《本》〕治梦遗有数种：下元虚惫，精不禁者，宜服茴香丸。年壮气盛，久节淫欲，经络壅滞者，宜服清心丸。有情欲淫动，经谓所愿不得，名曰白淫，宜良方茯苓散。正如瓶中煎汤，气盛盈溢者，如瓶中沸汤而溢。欲动心邪者，如瓶倾侧而出，惫虚不禁者，如瓶中有罅而漏，不可一概用药也。又有一说。经曰：肾气闭即精泄。《素问》云：肾者作强之官，伎巧出焉。又曰：肾藏精。盖肾能摄精气以生育人伦者也，或育或散，皆主于肾。今肾气衰则一身之精气无所管摄，故妄行而出不时也。猪苓丸一方，正为此设。

〔《内》〕内伤气血不能固守梦遗者，当补以八物汤加减，吞樗根皮丸。

〔垣〕面色白而不泽《难经》云：肺太过则令人面白善嚏，悲愁不乐欲哭。面色白为寒，脉沉厥急，按之空虚，色白脱气，又为脱血，又为脱津，又为脱液，又为脱精。又为脱神，是元神漂浮乎外，将离体之象也。其脉按之不鼓，犹为亡阳。况虚空者乎？病乃阴寒极矣。若脉或盛大而涩，犹为中寒之病也，况虚空者乎？宜峻补之。

巴戟丸 治肝肾俱虚，收敛精气，补其元阳，充悦肌肤，进美饮食。

五味子 川巴戟去心 肉苁蓉酒洗 菟丝子炒 人参 白术 熟地 骨碎补去毛 茴香 牡蛎 白龙骨 覆盆子 益智仁各等份

上为末，炼蜜丸，桐子大，每服三十丸，空心食前米饮下，日二三服。补精止汗。虚甚者，用八物汤吞之。

〔《本》〕治遗精梦泄，关锁不固，金锁丹，亦名茴香丸。

舶上茴香 胡芦巴 破故纸 白龙骨各一两 木香一两半 胡桃三十个，研 羊肾膏三对，取开，用盐半两擦炙熟，研如膏

上五味为末，下二味同研成膏，和酒浸蒸饼杵熟丸，如桐子大。每服三五十丸，空心盐汤下。

〔罗〕**固真丹**

晚蚕蛾一两 肉苁蓉 白茯苓 益智各一两 龙骨

上用鹿角胶酒浸化开，丸桐子大。每服三粒，空心温酒下，干物压之。

补真玉露丸 治阳虚阴盛，精脱淫泺胫酸。一方无茯苓。

白茯苓去皮 白龙骨水飞 韭子酒浸，炒 菟丝子酒浸。各等份，火日修合

上为末，炼蜜丸，如桐子大。每服五十丸，温酒下，盐汤亦得，空心食前服，少时以美膳压之。《梅师方》止用龙骨四分。韭子五合为散，空心，酒调服方寸匕，治失精暂睡即泄。《圣惠方》止用韭子微炒为散，食前酒下二钱匕，治梦中泄精。《外台》方用新韭子二升，十月霜后枯者，好酒八合浸一宿，明日日色好，令童子向南捣一万杵，平旦温酒服方寸匕，治虚劳尿精，再服立瘥。此龙骨、韭子为泄精要药也。

〔梅〕治精滑久不固，牡蛎不拘多少，砂锅内醋粹七次，细末醋糊丸，桐子大。每五十丸，空心盐汤下。

上龙骨、牡蛎治梦遗例。王元珪虚而泄精，脉弦大，累与加减八物汤，吞河间秘真丸及珠粉丸，其泄不止。后用五倍子一两，茯苓二两，为丸服之良愈。此则五倍子涩脱之功，敏于龙骨、蛤粉也。

〔河〕**秘真丸**

治白淫小便不止，精气不固，及有余沥，或梦寐阴人通泄。

龙骨一两，另研 大诃子皮五个 朱砂一两，研细，一分为衣 缩砂半两

上为末，面糊丸，绿豆大。每服一二十丸，空心温酒下，熟水亦得。不可多服，太秘。

〔《本》〕治虚损，补精水，壮筋骨，益心智，安魂魄，令人悦泽驻颜，轻身延年，益寿闭固天癸。八仙丹。

伏火朱砂 真磁石 赤石脂 代赭石石中黄 禹余粮 乳香 没药各一两

上为末，研匀极细，糯米浓饮丸，桐子大，或豆大。每服一粒，空心盐汤下。有人年几七旬，梦漏羸弱，

气慑惙然虚损，得此方服之，顿而强壮，精气闭固，饮食如故。予常制自服，良验。

经云：思想无穷，所愿不得，意淫于外，入房太甚，宗筋弛纵，发为白淫梦遗等症。先贤治法有五：上法用辰砂、磁石、龙骨之类，镇坠神之浮游，是其一也。其二思想结成痰饮，迷于心窍而遗者，许学士用猪苓丸之类，导利其痰是也。方见治郁条。其三思想伤阴者，洁古珍珠粉丸用蛤粉、黄柏降火补阴是也。方见热条。其四思想伤阳者，谦甫鹿茸、苁蓉、菟丝子等补阳是也。方见白浊条。其五阴阳俱虚者，丹溪治一形瘦人，便浊梦遗，作心虚治，用珍珠粉丸、定志丸服之。定志丸者，远志、菖蒲、茯苓、人参是也。

年少壮节欲遗泄者，宜清心丸、珍珠粉丸。清心方见热条。

〔洁〕**珍珠粉丸** 治白淫梦遗泄精，及滑出不收。

黄柏皮一斤，新瓦上炒赤 真蛤粉一斤

上为细末，滴水丸如桐子大。每服一百丸，空心温酒送下。法曰阳盛乘阴，故精泄也。黄柏降火，蛤粉咸而补肾阴。

〔丹〕精滑不禁方。用海蛤粉、青黛、香附、黄柏、知母之类。

〔海〕**大凤髓丹** 治心火狂阳太盛，补肾水真阴虚损。心有所欲，速于感动，应之于肾疾于施泄。此方固真元，降心火，益肾水，大有神效。

黄柏炒，二两 缩砂一两 甘草半两 半夏炒 木猪苓 茯苓 红莲芷 益智仁各三钱五分

上为丸，每服五七十丸。若只用黄柏、甘草、缩砂三味，为正凤髓丹。只用黄柏、甘草二味，为小凤髓丹。

古人云：泻心者非也。乃泻相火益肾水之剂。

〔《本》〕治经络热梦遗，心忪恍惚膈热，清心丸。

用好黄柏皮一两，研为细末，生脑子一钱，同研匀，炼蜜为丸，如桐子大，每服十丸至十五丸，浓煎麦门冬汤吞下。大智禅师云；梦遗不可全作虚冷，亦有经络热而得之也。尝治一男子，至夜脊心热，梦遗，用珍珠粉丸、猪苓丸遗止，终服紫雪，脊热始除。又一男子脉洪腰热遗精，用沉香和中丸下之，导赤散治其火而愈。于此知身有热而遗者，皆热遗也。

〔仲〕夫失精家，少腹弦急，阴头寒，目眩发落，脉极虚芤迟，为清谷亡血失精，脉得诸芤动微紧，男子失精，女子梦交，桂枝龙骨牡蛎汤主之。【批】少腹急阴头寒脉芤迟为寒。

桂枝 芍药 生姜各三两 甘草二两 大枣十二枚 龙骨锻 牡蛎煅。各三两

上七味，水七升，煮三升，分温三服。

天雄散方

天雄炮 龙骨各三两 白术八两 桂枝六两

上四味，杵为散，酒服半钱匕，日三服。不止，稍增之。

愚壮年得梦遗症，每四十五日必一遗，累用凤髓丹、河间秘真丸，虽少效，终不除根，后改用菖蒲、远志、韭子、桑螵蛸、益智、酸枣仁、牡蛎、龙骨、琐阳等剂为丸，服之良愈。【批】清之不止为虚寒。

又一中年男子梦遗，以珍珠粉丸等药与服，了无一效，亦以远志、菖蒲等剂服之，随手而愈。

〔《本》〕**猪苓丸**

用半夏一两，破如豆大，猪苓末二两，先将一半炒半夏色黄，不令焦，出火毒，取半夏为末糊丸，桐子大，候干，更用前猪苓末一半同炒微裂，入砂瓶内养之，空心温酒盐汤下三四十丸，常服，于申未间温酒下，此古方也，今盛行于时，而人多莫测其用。半夏有利性，而猪苓导水，盖肾闭导气使通之意也。予医囊中尝贮此药，缓急与人三五服，皆随手而验。林监丞庇民亦数服而愈。【批】涩之久甚为郁滞。

详此治梦遗方属郁滞者居大半，庸医不知

其郁，但用龙骨、牡蛎等涩剂固脱，殊不知愈涩愈郁，其病反甚。常治一壮年男子，梦遗白浊，少腹有气冲上，每日腰热，卯作酉凉，腰热作则手足冷，前阴无气，腰热退则前阴气耕，手足温。又旦多下气，暮多噫，时振，隔一旬二旬必遗，脉旦弦滑而大，午洪大。予知其有郁滞也，先用沉香和中丸大下之，次用加减八物汤吞滋肾九百粒。若稍与蛤粉等涩药，则遗与浊反甚，或一夜二遗。遂改用导赤散大剂煎汤服之，遗浊皆止渐安。又一中年男子皆梦遗，医或与涩药，反甚，连遗数夜。愚先与神芎丸大下之，却制此猪苓丸服之，皆得痊安。又丹溪先生治镇守万户萧伯善，便浊精滑不禁，百药不效，与试倒仓法而安。于此见梦遗属郁滞者多矣。

〔世〕治精滑不禁。用局方青州白丸子，用辰砂为衣服之，神效。【批】杂方。

〔海〕**乌金散**　治梦泄精滑不禁。

九肋鳖甲，每服二字，用清酒半盏，童便半小盏，陈葱白七八寸，同煎七分，和渣，日两服。本草云：鳖甲主心腹癥瘕坚积。

〔垣〕治男子梦与鬼交，心神恍惚者。刮鹿角屑三指撮，日二服，酒下。《食疗》同。本草云：鹿角屑逐恶气恶血。

〔《玉》〕遗精白浊，夜梦鬼交：心俞一分，沿皮向外一寸半，先补后泻，灸不宜多。　白环俞一寸半，泻六吸，补一呼。【批】针灸。

〔《撮》〕又法：白环俞一寸半，灸五十壮，与中极相平。　肾俞　中极灸随年壮。

〔《集》〕又法：肾俞　心俞　膏肓　关元　三阴不已。取下穴

〔东〕腰脊冷，溺多白浊，失精；脾募三七壮。　曲泉灸。

虚劳失精，阴缩，茎中痛：大赫三七壮　中封灸。

〔华〕遗精，五脏虚竭东阳同：曲骨端四七壮，在阴横骨中央曲如月。中央是也。

〔东〕溺血精出：列缺卧针五分。

〔《甲》〕丈夫失精，中极主之。男子精溢，阴上缩，大赫主之。男子精溢，胫酸不能久立，然谷主之。男子精不足，太冲主之。

白　浊

〔丹〕便浊大概皆是湿痰流注，宜燥中宫之湿，用二陈汤加苍术、白术，燥去其湿。肥白人必多湿痰，以二陈去其湿热。胃弱者，兼用人参，以柴胡、升麻升其胃中之气。胃中浊气下流，必用二陈加苍术、白术、柴胡、升麻。一妇人年近六十，形肥，奉养膏粱，饮食肥美，中焦不清，积为湿气，流入膀胱，下注白浊，白浊即湿痰也，用二陈去痰，苍术、白术去湿补胃，加升麻、柴胡升胃中之清气。服四帖后，浊减大半，却觉胸满，因柴胡、升麻升动胃气，痰阻满闷而然。间用二陈汤加炒曲、白术、香附以泄其满。若素无痰者，虽升动胃气，不满也，兼用青黛、樗皮、蛤粉、炒黄柏、炒干姜、滑石为末，炒神曲糊丸服之。【批】湿痰。

凡便浊服药，必兼服加减珠粉丸

蛤粉　青黛此二味，主胃中浊气下流，降入膀胱　樗皮末大燥湿热　滑石　黄柏　干姜炒褐色，味苦敛肺气下降，使阴血生。干姜，盐制

上为末，炒神曲为丸。

又方

黄柏炒焦　黄柏生　蛤粉各一两　神曲半两

上为末，滴水丸服。

白浊者，湿热伤气，久下不止，此系火不守也。知母、黄柏、炒附子各等份，水丸服。【批】白浊湿热伤气。

赤浊者，湿热伤血，于二陈汤中加白芍药，仍用炒柏、蛤粉、椿皮、滑石、青黛，以神曲为丸。一方加干姜，炮褐色。固而不走。【批】赤浊湿热伤血。

〔罗〕白淫诸症　痿论曰：思想无穷，所愿

不得，意淫于外，入房太甚，宗筋弛纵，发为筋痿，及为白淫。夫肾藏天一，以悭为事，志意内治，则精全而涩。若思想外淫，房室太甚，则固有淫泆不守，辄随溲溺而下也，然本于筋痿者，以宗筋弛纵也。【批】虚寒。

内补鹿茸丸

治劳伤思想，阴阳气虚，益精，止白淫。

鹿茸酥炙　菟丝子酒浸　蒺藜炒　白蒺藜　肉苁蓉　紫菀　蛇床子酒浸　黄芪　桑螵蛸　阳起石　附子炮　官桂各等份

上为细末，炼蜜为丸，如桐子大。每服二五丸，食前温酒送下。

茯苓丸

治心气不足，思虑太过，肾经虚损，其阳不固，溺有余沥，小便白浊，梦寐频泄。

菟丝子酒浸，五两　石莲去壳，三两　白茯苓去皮，二两

上为细末，酒糊为丸，如桐子大。每服三十丸，盐汤下。常服镇益心神，补虚养血，清小便。

金箔丸　治下焦虚，小便白淫，夜多异梦遗泄。

蚕蛾　破故纸炒　韭子炒　牛膝酒浸　肉苁蓉　龙骨　山茱萸　桑螵蛸　菟丝子酒浸。各一两

上为细末，炼蜜为丸，如桐子大。每服三十丸，温酒空心下。

王瓜散　治小便自利如泔色，此肾虚也。

王瓜根　桂心各一两　白石脂　菟丝子酒浸　牡蛎盐泥烧赤，候冷去泥。各二两

上为末，每服二钱，煎大麦粥汤调下，日三服，食前。

〔杨氏〕**萆薢分清饮**　治白浊凝面如油，光彩不定，凝脚如糊。

益智仁　川草薢　石菖蒲　乌药各等份

上㕮咀，每服四钱，水一盏，入盐一捻，煎七分，食前温服。一方加茯苓、甘草。

恐

恐与惊悸相似，实非惊悸也。张子和云：惊者为自不知故也，恐者为自知也，盖惊者闻响即惊，恐者自知如人将捕之状，及不能独自坐卧，必须人为伴侣，方不恐惧，或夜必用灯照，无灯烛亦恐惧者是也。【批】诊。

脏腑恐有四：

一曰肾。经云：在脏为肾，在志为恐。又云：清气并于。肾则恐是也。余见虚条及针灸条。【批】肾。

二曰肝胆。经云：肝藏血，血不足则恐。戴人曰：胆者敢也，惊怕则胆伤矣。盖肝胆实则怒而勇敢，肝胆虚则善怒而不敢也。余见同上。【批】肝胆。

三曰胃。经云：胃为恐是也。【批】胃。

四曰心。经云；心怵惕思虑则伤神，伤神则恐惧自失者是也。【批】心。

〔丹〕周本心年六十岁，形气俱实，因大恐，正月间染病，心不自安，如人将捕之状，夜卧亦不安，两耳后亦见火光炎上，食饮虽进而不知味，口干而不欲食。以人参、白术、当归身为君，陈皮为佐，加盐炒黄柏、炙玄参各少许，煎服自愈，月余而安。经云：恐伤肾。丹溪用盐炒黄柏、炙玄参。引参，归等入补肾足少阴络也。【批】因恐得之为伤肾。

〔《本》〕治胆虚常多畏恐，不能独卧，如人捕之状，头目不利。人参散。【批】眩而恐为胆虚。

人参　枳壳　五味子　桂心　甘菊花茯神　山茱萸　枸杞子各三分　柏子仁　熟地各一两

上细末，每二钱，温酒调服。

治胆虚冷，目眩头疼，心神恐畏，不能独处，胸中满闷，茯神散。

茯神一两　远志　防风　细辛　白术前胡　人参　桂心　熟地　甘菊花各三分枳壳半两

上为末，每服三钱，水一盏，姜三片，煎

六分，温服，不拘老幼皆宜服。

治胆虚目暗，喉痛数唾，眼目眩冒，五色所障，梦见被人争讼，恐惧面色变者，补胆防风汤。

防风一钱　人参七分　细辛　芎䓖　甘草　茯苓　独活　前胡各八分

上粗末，每四大钱，水盏半，枣二枚，煎八分，去渣，食前服。

运气　善恐皆属肝木虚。经云：木不及曰委和，委和之纪，其病淫动注恐是也。【批】运气。

内经针灸善恐有三：【批】针灸。

其一取肾。经曰：肾足少阴之脉，是动病气不足则善恐，心惕惕如人将捕之，虚则补之，寒则留之是也。

其二取肝。经云：肝虚则目䀮䀮无所见，耳无所闻，善恐如人将捕之，取其经厥阴与少阳是也。

其三取胆。经云；胆病者善太息，口苦，呕宿汁，心下澹澹，恐人将捕之，取阴陵泉。又云：善呕，呕有苦，善太息，心中颤颤，恐人将捕之，邪在胆，逆在胃，胆液泄则口苦，胃气逆则呕苦，故曰呕胆。取三里以下，胃气逆则少阴血络以闭胆逆，却调其虚实，以去其邪是也。

〔《甲》〕心如悬，哀而乱，善恐，嗌内肿，心惕惕恐如人将捕之，多涎出，喘少气，吸吸不足以息，然谷主之。澹澹而善惊恐，心悲，内关主之。《千金》作曲泽。

卷之三十　伤寒部

伤寒通论

〔仲〕凡伤于寒，则为病热，热虽甚不死，若两感于寒而病者必死，尺寸俱浮者，太阳受病也。当一二日发，以其脉上连风府，故头项痛，腰脊强。尺寸俱长者，阳明受病也，当二三日发，以其脉侠鼻络于目，故身热目疼鼻干不得卧。尺寸俱弦者，少阳受病也，当三四日发，以其脉循胁络于耳，故胸胁痛而耳聋，此三经皆受病，未入于腑者，可汗而已。【批】大法，三日前病传三阳宜汗。

尺寸俱沉细者，太阴受病也，当四五日发，以其脉布胃中，络于嗌，故腹满而嗌干。尺寸俱沉者，少阴受病也，当五六日发，以其脉贯肾络于肺系舌本，故口燥舌干而渴。《活人》云：经云一二日少阴者，谓初中病时便入少阴，不经三阳也。大抵伤寒发于阳则太阳也，发于阴则少阴也。凡病一日至十二三日太阳症不能罢者，俱治太阳。有初得病便见少阴症者，宜攻少阴，亦不必先自巨阳。盖寒入太阳即发热而恶寒，入少阴即恶寒而不热。尺寸俱微缓者，厥阴受病也，当六七日发。以其脉循阴器络于肝。故烦满而囊缩。烦满谓少腹烦满也。下文云；十二日厥阴病，阴囊缩。少腹微下，谓向者囊之缩者，今复病少腹之烦满，故令微下也。此三经皆受病，已入于腑，可下而已。【批】三日后病传三阴宜下。

若两感于寒者，一日太阳受之，即与少阴俱病，则头痛、口干、烦满而渴。二日阳明受之，即与太阴俱病，则腹满、身热、不欲食、谵语。三日少阳受之，即与厥阴俱病，则耳聋囊缩而厥，水浆不入。不知人者，六日死。若三阴三阳五脏六腑皆受病，则荣卫不行，脏腑不通，而死矣。【批】三日阴阳俱传曰两感者多死。

伤寒一日太阳受之，脉若静者为不传，颇欲吐，若躁烦，脉微急者，为欲传也。伤寒二三日，阳明、少阳症不见者，不传也。【批】三日前无阳明少阳症不传阳。

伤寒三日，三阳为尽，三阴当受邪，其人反能食而不呕，此为三阴不受邪也。【批】三日后能食不呕者不传阴。

问曰：伤寒三日，脉浮数而微，病人身温和者，何也？答曰；此为欲解也，以夜半。脉浮而解者，濈然汗出也，脉浮而解者，必能食也；脉不浮而解者，必大汗出也。三日少阳脉小，欲已也。论见口苦、舌干。【批】三日脉微小而身温者欲解。

其不两感于寒，更不传经，不加异气者，至七日太阳病衰，头痛少愈也；八日阳明病衰，身热少歇也；九日少阳病衰，耳聋微闻也；十日太阴病衰，腹减如故，则思饮食；十一日少阴病衰，渴止舌干已而嚏也；十二日厥阴病衰，囊缩少腹微下，大气皆去，病人精神爽慧也。太阳病，头痛至七日以上自愈者，行其经尽故也。若欲再传经者，针足阳明，使不传则愈。【批】七日传经尽当病衰。

六七日脉至皆大，烦而口噤不言，躁扰者，必欲解也。论见后条。伤寒六七日。无大热，其人躁烦，此为阳去入阴故也。【批】七日脉大烦躁者解。

若过十三日以上不间，间，瘳也，尺寸隐者，大危。【批】十三日不减脉沉者危。

若更感异气变为他病者，当依旧坏症而治之。若咏阴阳俱盛，重感于寒者，变为温疟。阳脉浮滑，阴脉濡弱者，更遇于风，变为风温。阳脉洪数，阴脉实大者，遇温热变为温毒，为病最重也。阳脉濡弱阴脉弦紧者，更遇温气，变为温疫，以冬伤于寒，发为温病，咏之变症方治如说。见后条。【批】更感异气者变他病。

凡发汗，欲令手足皆周至，漐漐然一时间许益佳，不可令如水流漓耳。若病不解，当重发汗，汗多则亡阳，阳虚不得重发汗也。《活人》云：发汗必须如常覆盖，腰以上厚衣覆之，腰以下盖之。若腰以上淋满而腰以下至足心微润，病终不解。凡云可发汗而无汤者，丸散亦可用，要以汗出为解，然不如汤随症良验。凡发汗，温服汤药，其方虽言日一二服，若病剧不解，当促其服，可半日间尽一二服。若与病相值，即便有所觉。重病者一日一夜，当晬时观之。如服一剂，病症犹在，故当复作本汤服之。至有不肯汗出，服三剂乃解。若汗不出者，死病也。凡服汤药发汗，中病即止，不必尽剂。吐下亦如之。

许学士云：记一乡人伤寒身热，大便不通，烦渴郁冒。医者用巴豆下之，顷得溏利，宛然如旧。予观之，阳明结热在里，非大柴胡、承气不可，巴豆止去积，不能荡涤邪热蕴毒，丞进大柴胡等三服得汗而解。尝谓仲景一百一十三方，为丸者有五，理中、陷胸、抵当、乌梅、麻仁。是以理中、陷胸、抵当，皆大如弹子，煮化而服，与汤散无异。至于麻仁治脾约、乌梅治湿䘌，皆用小丸以达下部。其他逐邪毒，破坚癖，导淤血，润燥粪之类，皆凭汤剂，未闻用巴豆小丸药以下邪气也。既下而病不除，不免重以大黄、芒硝下之，安能无损也哉。

凡伤寒之病，多从风寒得之，始表中风寒，入里则不消矣。拟欲攻之，犹当先解表乃可下之。若表已解而内不消，大满大实，坚有燥屎者，自可除下之。虽四五日不能为祸也。【批】欲攻当先表后下。

服桂枝肠大汗出脉满洪大者，复与桂枝汤如前法。论见疟。【批】汗症汗后不罢者再汗。

发汗解，半日许复烦，脉浮数者，可更发汗。《活人》云：凡发汗病症仍在者，三日内可二三汗之，令腰以下周遍为度。

凡病，若发汗，若吐若下，若亡津液，阴阳自和者，必自〕愈。重亡津液则不能作汗，故必待自和乃愈。太阳病三日，已发汗、若吐、若下、若温针仍不解者，此为坏症，桂枝不中与也。观其脉症，知犯何逆，当随证治之。【批】汗吐下温针后不解为坏症。

夫病阳多者热，下之则硬。无阳阴强大便硬者，下之则必清谷腹满。【批】下后症。

〔《脉》〕师持脉，病人欠者，无病也。脉之呻者，病也。言迟者，风也。摇头言者，里痛也。行迟者，表强也。坐而伏者，气短也。坐而下一脚者，腰痛也。里实护腹如怀卵物者，心痛也。寸口诸微亡阳，诸濡亡血，诸弱发热，诸紧为寒，诸乘寒者则为厥，郁冒不仁，以胃无谷气，脾涩不通，口急不能言，战而栗也。微脉极细而软，濡脉极软而浮细，弱脉机软而沉细。【批】诊病。

病六七日手足三部脉皆至，大烦而口噤不能言，其人躁扰，必欲自解者，必当先烦，乃有汗而解。何以知？脉浮故知汗出解也。若脉和平，其人大烦，目重睑内际黄者，皆为欲解也。

问曰：脉病欲如愈未愈者，何以别之？答曰：寸口关上尺中三处，大小浮沉迟数同等，虽有寒热不解者，此脉为阴阳和平，虽剧当愈。《针经》禁服篇云：寸口人迎两者相应，若引绳大小齐等者，名曰平人。言手之寸口脉与喉旁之入迎脉等齐为平人。后条云：六脉阴阳俱停，必先振栗汗出而解者是也。凡得病，厥脉动数，服汤药更迟，脉浮大减小，初躁后静，此皆愈症也。脉浮数而微，病人身温和者，欲解也。论见前条。凡病反能饮水者，为欲愈。论见腹渴。太阴中风，咏阳微阴涩而长者，为欲愈。

论见腹满。少阴中风，脉阳微阴浮者欲愈。论见欲寐。厥阴中风，脉微浮者欲愈，不浮未愈。【批】寸关尺同等者当愈，能饮水者欲解，三阴病脉浮长者欲愈。

太阳病至未解。见发热。　阳明病申至戌解。见胃实。

少阳病寅至辰解。见口苦。太阴病亥至丑解。见腹满。

少阴病子至寅解。见欲寐。厥阴病丑至卯解。见气上撞心。【批】三阳昼解　三阴夜解。

问曰：凡病欲知何时得，何时愈？答曰：假令日中得病，夜半愈者，以阳得阴则解也。夜半得病，日中愈者，以阴得阳则解也。病家人请云：病人苦发热，身体疼。病人自卧，师到诊其脉，沉而迟者，知其瘥也。何以知之？表有病者，脉当浮大，今反沉迟，故知愈也。假令病人云：腹内卒痛，病人自坐，师到脉之，浮而大者，知其瘥也。何以知之？若里有病者，脉当沉而细，今脉浮大，故知愈也。【批】昼得夜解夜得昼解。

问曰：病有战而汗出者因得解者，何也？答曰：脉浮而紧，按之反芤，此为本虚，故当战而汗出也。其人本虚，是以发战。以脉浮，故当汗出而解也。【批】脉浮紧按之芤当战而汗解。

若脉浮而数，按之不芤，此人本不虚，若欲自解，但出汗耳，不发战也。问曰：病有不战而汗出解者，何也？答曰：脉大而浮数，故知不战汗出而解也。【批】脉浮大按之不芤当不战而汗解。

问曰：病有不战不汗出而解者，何也？答曰：其脉自微，此以曾经发汗，若吐若下若亡知，以内无滓液，待阴阳自和，必自愈，故不战不汗出而解也。【批】脉微当不战不汗而解。

上海藏云：战而后解者，太阳也，不战有汗而解者，阳明也，不战无汗而解者，少阳也。

太阳病未解，脉阴阳俱停，必先战栗汗出而解。阳微者汗解，阴微者下解。论见发热篇。凡脉大、浮、数、动、滑，此名阳也；沉、涩、弦、弱、微，此名阴也。凡阴病见阳脉者生、阳病见阴脉者死。阴阳俱盛。大汗出不解者，死。阴阳俱虚，热不止者，死。又诊生死详法。并见诊法门。【批】诊生死。

服药不如方法，纵意违师，不须治之。【批】禁忌。

脉沉为在里，而反发其汗，则津液越出，大便难，表虚里实，久则谵语也。论见谵语。脉浮紧者，法当身疼痛，宜以汗解之。假尺中迟者，不可发汗。何以知之？以荣气不足血少故也。《活人》云：先以小建中汤加黄芪，如尺脉尚迟，再作一剂，却眼柴胡桂枝二越婢一汤，其汤分小剂和解之愈。【批】诸脉沉及尺脉迟者忌汗。

许学士云：一乡人丘生者，病伤寒发热，头疼，烦渴，脉虽浮数无力，尺以下迟而弱。予曰：此虽麻黄症，而尺迟弱。仲景云：尺中迟者，荣气不足，血气微少，未可发汗。予于建中汤加当归、黄芪令饮，翌日脉尚尔，其家煎迫，日夜督发汗药，几不逊矣。予忍之，但只用建中调荣而已。至五日，尺部方应，遂投麻黄汤，啜二服，发狂，须臾稍定，略睡，已中汗矣。信知此事诚难，仲景虽云不避晨夜，即宜便治，医者亦须顾其表里虚实，待其时日，若不循次第，暂时得安，损亏五脏，以促寿限，何足贵哉。昔《南史》载范云伤寒，恐不得预武帝九锡之庆，召徐文伯诊视，以实肯之曰：可便得愈乎？文伯曰：便瘥甚易，只恐二年后不复起耳。云曰：朝闻道夕死尤可，况二年乎。文伯以火烧地，布桃叶，设席，置云于其上，顷刻汗解，扑以温粉，翌日果愈。云甚喜。文伯曰：不足喜也。后二年果卒。夫取汗先期，尚促寿限，况不顾表里，不待时日，便欲速效乎。每见病家不奈，病未三四昼夜，促汗，医者随情顺意，鲜不败事。予故书此为戒。

脉浮大，应发汗，医者反下之，此为大逆。诸外实者不可下，下之则发微热。脉厥者，当脐握热。诸虚者不可下，下之则大渴。求水者易愈，恶水者剧。太阳症表未解不可下，下之为逆。论见发热。【批】诸脉浮及外实外未解诸虚忌下。

脉濡而弱，弱反在关，濡反在巅，微反在上，涩反在下，微则阳气不足，涩则无血，阳气反微，中风汗出，而反躁烦，涩则无血，厥而且寒，阳微发汗，躁不得眠。阳微不可下，下之则心下痞硬。"阳微不可下"当是"复不可下之"。【批】诸脉濡弱微涩者忌汗下。

脉浮热甚反灸之，此为实以虚治，因火而动，必咽燥唾吐。微数之脉，慎不可灸，因火为邪，则为烦逆，追虚逐实，血散脉中，火气虽微，内攻有力，焦骨伤筋，血难复也。脉浮且汗，反用火灸之，邪无从出，腰以下必重而痹。论见下重。【批】诸脉浮数者忌火。

桂枝本为解肌，若其脉浮紧发热无汗者，不可与也，常须识此，勿令误也。脉浮自汗，小便数，微恶寒，脚挛急，忌桂枝汤攻表。论见厥。酒客病，不可与桂枝汤，得汤则呕，以酒客不喜甘故也。【批】有汗便数饮酒者忌桂枝。

凡用栀子汤，病人旧微溏者，不可与服之。【批】便溏忌栀子。

若不宜下而便攻之，内虚热入，挟热遂利，烦躁，诸变不可胜数，轻者困笃，重者必死矣。太阳病下之，其脉促不结胸者，此为欲解也，脉浮者，必结胸也。脉紧者，必咽痛。脉弦者，两胁必拘急。脉细数者，头痛未止。脉沉紧者，必欲呕。脉沉滑者，挟热利。脉浮滑者，必下血。【批】误下诸变症。

续伤寒通论

〔《活》〕发热恶寒，身体痛而脉浮者，表证也。表证者，恶寒是也。恶寒者，属太阳，宜汗之。【批】发热恶寒体痛脉浮为表。

〔成〕恶寒一切属表，虽里症悉具，而微恶寒者，亦是表未解也，犹当先解其外，候不恶寒为外解，乃可攻里也。

不恶寒反恶热，手掌心并腋下濈濈汗出，胃中干燥，结聚潮热，大便硬，小便如常，腹满而喘，或谵语，脉沉而滑者，里症也。里症者，内热是也。内热者，属阳明，宜下之。伤寒始发热恶寒，今汗后不恶寒，但倍发热而躁，始脉浮而大，今脉洪实，或沉数细，始惺静，今狂语，此为胃实阳盛，再汗即死，须下之则愈。亦有始得病，便变阳盛之症，须便下之，不可拘以日数。更有心胸连腹脐大段痃闷，腹中痛，坐卧不安，冒闷喘急极者，亦不问他症，便下之。若失下，则气血不通，四肢便厥，医人不知，反疑是阴厥，复进热药，祸如反掌，不可不察也。【批】发热恶热便硬腹满脉沉为里。

〔成〕邪之客于表者，为寒邪，与阳相争，则为寒矣。邪之入于里者，为热邪，与阴相争，则为热矣，邪在半表半里，外与阳争而为寒，内与阴争而为热，是以往来寒热。邪居表多则多寒，邪居里多则多热，邪半在表半在里，则寒热亦半矣。邪在表者，必渍形以为汗，邪在里者，必荡涤以取利，其余不外不内，半表半里，又非发汗之所宜，亦非吐下之所对，是当和解则可矣，小柴胡为和解之剂也。【批】寒热往来胁满脉弦为半表半里。

〔《活》〕伤寒表症当汗，里症当下，不易之法也。发表攻里，本自不同，甘遂、神丹，不可合饮；桂枝、承气，安可并进。然而假令病人脉浮而大，是表症当汗，其人发热烦渴，小便赤，却当下，此是表里俱见，五苓散主之。假令伤寒不大便六七日，头痛有热者，是里症当下，其人小便清者，知不在里，仍在表也，当须发汗，此是两症俱见，即未可下，宜与桂枝汤。假令病人心下满，口不欲食，大便硬，脉沉细，是里症当下；其人头汗出，微恶寒，手足冷，却当汗，此两症俱见者，仲景所谓半在表半在里也，小柴胡主之。假令太阴病，表症未除，而医数下之，遂挟热而利不止，心下痞硬，仲景谓之表里不解，桂枝人参汤主之。【批】表里俱见。

本太阳病，医反下之，因尔腹痛，是有表复有里，仲景用桂枝加芍药汤。痛甚者，桂枝加大黄。又云：太阳病桂枝症，医反下之，利遂不止，脉促者，表未解也，喘而汗出者，葛根黄芩汤主之。此皆仲景治伤寒有表复有里之法也。

〔海〕大柴胡汤治表里内外俱热之症。治有表者，或脉浮，或头痛。或恶风，或恶寒，四症中或有一二尚在者，乃十三日过经不解是也。治有里者，或谵语，或妄语，或掷手扬视，此皆里之急者也。若欲汗之，则里症已急，欲下之，则表症尚在，通宜大柴胡汤。

伤寒四五日后，以至过经无表症，又于里症未可下者，皆可用小柴胡随证加减用之。以至十余日，亦可用。十余日外，用小柴胡不愈者，若大便鞭，看症可下，则用大柴胡下之。以过经，其人稍虚，当下者，用大柴胡汤则稳当，恐承气太紧，病人不禁也。仲景云：六七日目中不了了，睛不和，无表里症，大便难，身微热，此为实也，当下之，宜大承气汤。又云：病人无表里症，发热七八日，脉虽浮数，可用大柴胡下之，假令以下，脉数不解，至六七日不大便者，有瘀血也，属抵当汤。【批】无表里症。

治伤寒须分表里，若表里不分，汗下差误，岂为上工？且如均是发热，身热不渴，为表有热，小柴胡加桂枝主之；厥而脉滑，为里有热，白虎加人参主之。均是水气，干呕微利，发热而咳，为表有水，小青龙加芫花主之；体凉表症罢，咳而胁下痛，为里有水，十枣汤主之。均是恶寒，有热而恶寒者，发于阳也，麻黄、桂枝、小柴胡主之；无热而恶寒者，发于阴也，附子、四逆主之。均是身体痛，脉浮发热，头痛身体痛者，为表未解，麻黄汤主之；脉沉自利，身体痛者，为里不和，四逆汤主之。以此观之，仲景表里之法甚详，学者宜深究心也。【批】百病皆分表里。

〔海〕半表半里者有几？夫邪在荣卫之间，谓之半表半里也。太阳阳明之间，少阳居身之半表半里也。五苓散分阴阳，膀胱经之半表半里也。理中汤治吐泄，上下之半表半里也。【批】半表半里不同。

〔《活》〕太阳阳明少阳，皆属阳症也。太阳者，膀胱也，发热恶寒，头疼腰痛，而脉浮也。阳明者，胃也，不恶寒反恶热，濈减汗出，大便秘，潮热，而脉长也，少阳者，胆也，口苦咽干，胁下满，发热而呕，或往来寒热，而脉弦也。麻黄汤、大青龙汤、桂枝汤，治太阳伤风寒也。大柴胡汤、调胃承气汤、小承气汤、大承气汤，治阳明伤寒也。小柴胡汤，治少阳伤寒也。其他药，皆发汗吐下后症也。若阳气独盛，阴气暴绝，即为阳毒，必发躁狂走，妄言，面赤咽痛，身斑斑如锦纹，或下利黄赤，脉洪实或滑促，当以酸苦之药投之，令阴气复而大汗解矣。古人云：酸苦涌泄为阴，谓苦参、大青、葶苈、苦酒之类，皆复其阴气也。微用苦，甚则兼用酸苦，折热复阴。若热极发厥，阳症似阴者，学者当以脉别之。【批】头痛身热脉浮洪为阳。

太阴少阴厥阴，皆属阴症也。何谓太阴症？太阴脾之经，主胸膈膜胀。何谓少阴症？少阴肾之经，主脉细心烦，但欲寐，或自利而渴。何谓厥阴症？厥阴肝之经，主消渴，气上冲心，心中疼热，饥不欲食，食则吐蛔，下之利不止也。三阴中寒，微则理中汤，稍厥，或中寒下利，即干姜甘草汤。大段重者，用四逆汤。无脉者，用通脉四逆汤，若阴气独盛，阳气暴绝，则为阴毒，其症四肢逆冷，脐腹筑痛，身如被杖，脉沉实，病或吐或利，当急灸脐下，服以辛热之药，令复阳气而大汗解矣。古人云：辛甘发散为阳，谓桂枝、甘草、干姜、附子之类，能复其阳气也。微用辛甘，甚则用辛苦。若阴极热躁，阴症似阳者，学者亦当以脉别之。

【批】吐利厥阴脉沉微为阴。

〔罗〕阴症阳症辨　静江府提刑李君长子年十九岁，四月病伤寒九日，医者作阴症治之，与子理中丸数服，其症增剧。别易一医，又作阳症，议论差互，不敢服药。李君邀予往视，坐间有数人，予不欲直言其症，但细为分解，令自忖度之。凡阳症者，身大热而手足不厥，卧则怛然，起则有力，不恶寒，反恶热，不呕不泻，泻而饮水，烦躁不得眠，能食而多语，其脉浮大而数者，阳症也。凡阴症者，身不热而手足厥冷，恶寒蜷卧，恶闻人声，或自引衣盖覆，不烦渴，不饮食，小便自利，大便反快，其咏沉细而微迟者，阴症也。今诊其脉数得六七至。其母云，夜来叫呼不绝，全不睡。又喜饮冰水。予闻其言，知阳症悉具，且三日不见大便，宜急下之。予遂以酒煨大黄六钱，甘草炙二钱，芒硝五钱煎服，至夕下数行，燥粪二十余块，是夜汗大出，明日又往视之，身凉脉静矣，予思《素问》热论云：治之各通其脏腑。故仲景述《伤寒论》云：六经各异，传变不同。《活人》亦云：凡治伤寒，先须明经络。其义一也。昧者不学经络，不问病源，按寸握尺，妄意病症，不知邪气之所在，动致颠覆，真盲医哉。昔韩子云：医之病，病在少思。真理致之言也，学者审之。阴症似阳，阳症似阴，并见阴阳脏腑部发寒热反治条。【批】阴症阳症辨。

〔《活》〕未满三日，可汗而已，满三日者，可泄而已，此大略言之耳。凡病人有虚有实，邪气传受，迟速不同，岂可拘以日数。仲景云：日数虽多，但有表症而脉浮者，犹且发汗。日数虽少，若有里症而脉沉者，即宜下之，正应随脉治之。又况六气之邪，乘虚之经，皆自背得之，则入太阳，或入少阴；自面感之，则入阳明之类，不必皆始于太阳也。兼寒邪有首尾止在一经，或间传一二经，不可以一理推，但视脉与外症治之，此活法也。假令有人脉浮，头项强痛，发热而恶寒，每日如此，不以日数多少，正是太阳经受之，其余经皆仿此。大抵伤寒惟凭脉与外症以汗下之。若过日多，脉尚大浮数，按之不足者，尚责太阳也，可发汗而愈。若按之实者，汗之必死，须下之而愈也。若始病脉沉细数，外症或腹满咽干，或口燥舌干而渴，为热，正责属里，可下之而愈。若无此症，表热脉沉，误下者必死，须用麻黄附子甘草、麻黄细辛附子汤少发汗以治之，此皆仲景之确论也。伤寒脉浮而紧，身体拘急，恶寒无热，寒多热少，面色惨而不舒，腰脊疼痛，手足四末微厥，此麻黄症也，伤寒脉浮而缓，寸大而尺弱，自汗体热，头疼恶风，寒多热少，其面光而不惨，烦躁，手足不冷，此桂枝症也。【批】汗下大法　汗下但当随症不可拘日数。

伤寒者，脉紧而涩，伤风者，脉浮而缓。伤寒无汗，伤风有汗，伤寒畏寒不畏风，伤风畏风不畏寒。大抵太阳病者，必脉浮发热，恶风恶寒。恶寒者不当风而自憎寒，恶风者当风而憎寒也。六经皆有伤风伤寒，其症各异。太阳脉浮有汗为中风，脉紧无汗为伤寒。阳明善饥为中风，不食为伤寒。少阳两耳聋，目赤，胸满而烦为中风，口苦，咽干，目眩为伤寒。若三阴伤风，无变异形症，但四肢烦疼，余症同三阳也。伤风见寒脉者，发热恶风，烦躁，手足温而脉反浮紧。盖发热，恶风，烦躁，手足温为中风候，脉浮紧为伤寒候也。伤寒见风脉者，寒多热少，不烦躁，手足微厥而脉反浮缓。盖寒多热少，不烦躁，手足微厥为伤寒候，脉浮缓为中风候也。伤风见寒，伤寒见风，大青龙症也。【批】辨伤寒伤风汗症不同。

伤寒发表，须当随病轻重而汗之，故仲景有发汗者，有和解者。发汗如麻黄汤、桂枝汤、大青龙汤是也，和解如小青龙汤、桂枝麻黄各半汤、白虎汤、桂枝二越婢一汤、柴胡桂枝之类是也。后人不能深究寒邪浅深，药性紧慢，一概用药，因致天伤，其间纵或生全，往往汗后虚乏，遂至劳复，或变成百病，淹引岁月，卒至不救。此皆由汗下过度，阴阳并竭，血气羸损，以致此祸。如遇病轻，但当和解之，所谓调和则荣卫以通津液，令其自解可也。【批】发汗随病轻重。

丹溪治伤寒表症，用补中益气汤发散，海藏用神术汤、白术汤、九味羌活散发散，此皆和解之意，不使真气散失也。

伤寒连服汤剂而汗不出者，如中风法蒸之，使温热之气于外迎之，无不得汗。其法用薪火烧地，良久扫去，以水洒之，取蚕沙、柏叶、桃叶、糠麸皆铺烧地上，可侧手厚，上铺席，令病人当上卧，温覆之，移时汗立至，候周身至脚心漐漐，乃用温粉扑之，汗止上休。最得力者，蚕沙、桃、柏叶也。糠麸乃助其厚，多少随用。【批】助汗法。

〔《衍》〕治伤寒汗不出，搐脚法。用海蛤粉、乌头各二两，穿山甲三两，为末，酒糊为丸，大一寸许，捏扁，置患人足心下，擘葱白盖药，以帛缠定，于暖室取热汤浸脚至膝下，久则水温，又添热水，候遍身汗出为度。凡一二日一次浸脚，以和为度。

〔《活》〕伤寒里症，须看热气浅深，故仲景有直下之者，如大承气、小承气、十枣、大柴胡汤是也。有微和其胃气者，如调胃承气汤、脾约丸，少与小承气微和之之类是也。【批】攻里看热深浅。

〔《金匮》〕虚者，十补勿一泻，强实者泻之，虚实等者，虽泻勿大泄之，故王叔和序《伤寒》，有承气之戒。

〔垣〕治大便燥结，用通幽汤、润肠汤丸，皆为血气津液不足者设也。【批】三承气分轻重不同。

药用大承汤最紧，小承汤次之，调胃承气又次之，大柴胡汤又次之。

〔海〕**大承气汤**　治大实大满，满则胸腹胀满，状若合瓦，大实则不大便也。痞满燥实四症俱备则用之，杂病则进退用之。

大黄治大实　芒硝治燥粪，此二味治有形血药也　厚朴治大满　枳实治痞，此二味治无形气药也

小承气汤　治痞实而微满，状如饥人食饱饭，腹中无转矢气。

即大承气汤　只去芒硝。心下痞，大便或通，热甚，须可下，宜此方。

调胃承气汤，治实而不满者，腹如仰瓦，腹中有转矢气，有燥粪，不大便而谵语，坚实之症宜用之。

上以上三法不可差，差则无者生之，有者遗之。假令调胃承气症，用大承气下之，则愈后元气不复，以其气药犯之也。若大承气症，用调胃承气下之，则愈后神痴不清，以其无气药也。小承气症，若用芒硝下之，则或利不止，变而成虚矣。

〔垣〕三一承气汤辨　实则泻之，人所共知，如缓急轻重之剂，则临时消息焉。如不恶寒反恶热，发渴谵语，腹满而喘，手足濈江然汗出，急下之，宜大承气汤。如邪未深，恐有燥粪，少腹痛，小承气汤试之。腹中转矢气者，有燥粪也，乃可攻之，不转矢气者，初硬后溏，尚未可攻，攻之则腹满不能食。若腹不通，止与小承气汤微和胃气，勿令大泄。如发汗不恶寒，但实者，胃实也，当和胃气，调胃承气汤主之。【批】三一承气汤非是。

〔成〕大热结实者，与大承气汤，小热微结者，与小承气汤，以热不大甚，故于大承气汤中去芒硝，又以结不至坚，故减厚朴、枳实。如不至大坚，然邪热已甚，而须攻下者，亦未可投大承气汤，必以轻缓之剂攻之，于大承气汤中减厚朴、枳实，加甘草，乃轻缓之剂以调胃也。设若大承气汤症，反用调胃承气汤下之，则邪气不伏。小承气汤症，反用调谓承气汤下之，则过伤正气，而腹满不能食，故有勿大泄之戒，此仲景所以分而治之，未尝越圣人之制度。后之医者，以此三药合而为一，且云通治三药之症，及伤寒杂病内外一切所伤。若如此说，与仲景之方甚相背戾，且失轩岐缓急之旨，由是红紫乱失，迷惑世人，一唱百和，使病者暗受其弊，将何所咎哉。倘有公心审是者，当

于《内经》、仲景方中求之，责使药症相对，以圣贤之心为心，则方之真伪，自可得而知矣。

〔洁〕伤寒之法，先言表里，及有缓急。三阳，表当急，里当缓。三阴，表当缓，里当急。又曰：脉浮当汗，脉沉当下。脉浮，汗急而下缓，谓三阳表也。脉沉，下急汗缓，谓三阴里也。麻黄汤谓之急，麻黄附子细辛汤谓之缓。《内经》云：有渍形以为汗，谓汗之缓，里之表也。又云：在皮者汗而发之，谓汗之急，表之表也。急汗者太阳，缓汗者少阴，是脏腑之输应也。假令附子麻黄细辛汤，是少阴症始得，发热脉沉，里和无汗，故渍形为汗。今麻黄汤，是太阳症，头项痛，腰脊强，脉浮无汗，里和是也，在皮者汗而发之可也。经曰：治主以缓，治客以急，此之谓也。麻黄汤方见伤寒表里上条。假令得肝脉，其外症善洁，面青，善怒，其三部脉俱弦而浮，恶寒里和，清便自调，麻黄汤内加羌活、防风各三钱，谓肝主风，是胆经受病也。大便秘，或泄下赤水无数，皆里不和也。假令得心脉，其外症面赤，口干，善笑，其尺寸脉俱浮而洪，恶寒里和，清便自调，麻黄汤内加黄芩、石膏各三钱，谓心主热，是小肠受病也。假令得脾脉，其外症面黄，善噫、善思、善味，尺寸脉俱浮而缓，里和恶寒，麻黄汤内加白术、防风各三钱，谓脾主湿，是胃经受病也。假令得肺脉，其外症面白，善嚏，悲愁不乐，欲哭，其尺寸脉俱浮而涩，里和恶寒，麻黄汤内加桂枝、生姜各三钱，谓肺主燥，是大肠受病也。假令得肾脉，其外症面黑，善恐、欠，尺寸脉俱沉，而里和恶寒。麻黄汤内加附子、生姜各三钱，谓肾主寒，是膀胱受病也。【批】汗下缓急脉浮有表为表之表宜急汗。

以上五症，皆表之表也，谓在皮者急汗而发之，皆腑受病也。表之里者，下之当缓，谓随脏表症外显，尺寸脉俱浮而复有里症，谓发热饮水，便利赤色，或泄下赤水，其脉浮，按之内实或痛，麻黄汤方去麻黄、杏仁，随脏元加药同煎，分作五服。每下一症，初一服加大黄五分。如邪未尽，又加大黄一钱。未尽，再加大黄一钱半。直候邪尽则止。此先缓而后急，是表之里，宜下之当缓也。【批】脉浮有里为表之里宜缓下。

麻黄附子细辛汤方见下少阴但欲寐条。

假令得肝脉，其内症满闷，淋溲便难，转筋，其尺寸脉俱沉而弦，里和恶寒，肝经受病，麻黄附子细辛汤内加羌活、防风各三钱，假令得心脉，其内症烦心，心痛，掌中热而哕，其尺寸脉俱沉洪，里和恶寒，心经受病，于前汤内加黄芩、石膏各三钱。假令得脾脉，其内症腹满胀，食不消，怠惰嗜卧，其尺寸脉俱沉缓，里和恶寒，脾经受病，加白术、防己各三钱。假令得肺脉，其内症喘嗽、洒淅寒热、其尺寸脉俱沉涩，里和恶寒，肺经受病，加生姜、桂枝各三钱。假令得肾脉，其内症泄泻、下重、足胫寒而逆，其尺寸脉俱沉，里和恶寒，此肾经受病，加姜、附各三钱。【批】脉沉有表为里之表宜缓汗。

以上五症，里之表也，宜渍形以为汗，皆脏受病也。里之里者，下之当急，谓随脏内症已显，尺寸脉俱沉而复有里症，谓小便赤，大便秘涩，或泻下赤水，或泻或咳，不能饮食，不恶风寒，发热引饮，其脉下一症，初一服加大黄三钱，邪尽即止。如邪未尽，第二服加大黄二钱。又未尽，第三服加大黄一钱。此先急而后缓，是里之里也。宜速下之。【批】脉沉有里为里之里宜急下。

〔云〕太阳症，非头痛项强，不可发汗。非身热恶寒，不可发汗。非脉浮，不可发汗。【批】忌汗症。

〔《活》〕其脉微弱，或尺脉迟者，不可表。其人当汗而衄血者，不可表。坏病者，不可表。妇人经水适来者，不可表。风温者，不可表。湿温者，不可表。虚烦者，不可表。病人腹问左右上下有叶触动者，不可表。【批】忌表症。

曾经发汗，若吐若下，若温病仍不解者，为坏病。脉尺寸俱浮，头痛身热，常自汗体重，其息必喘，其形不仁，默默但欲眠者，为风温。两胫逆冷，胸腹满，头目痛苦，妄言，必多汗者，为湿温。与伤寒症相似，但不恶寒，身不疼痛，脉不紧者，为虚烦。脐上下左右有动气，按之牢若痛者，为动气。【批】坏症变症。

太阳咽干，鼻衄淋漓，小便不利，皆不当汗。已经发汗，不得重发。如无以上忌症，虽经发汗，邪气未尽，亦当重发之。当汗不汗则生黄，其症为风寒所伤，阳气下陷入内，而与寒水上行于经络之间，本当发汗以彻其邪，医失汗之。故生黄也，脾主肌肉，四肢寒湿，与内热相合，故生黄也。不当汗而汗，为畜血之症，燥火也，当益津液为上，而反汗以亡之，其毒扰阳之极则侵阴也，故燥血畜于胸中也。当汗而发汗过多，腠理开泄，汗漏不止，故四肢急，难以屈伸也。【批】误汗变症。

〔云〕非阳明之本病，不可下，阳明本病，胃家实故也。非痞满燥实，不可下。非潮热发渴，不可下。非骂詈亲疏，不可下。非脉沉数，不可下。非弃衣而走，登高而歌，如见鬼状，不可下。【批】忌下症

〔活〕脉浮者，不可下。脉虚者，不可下。恶寒者，不可下。呕吐者，不可下。不转矢气者，不可下。转矢气者，下泄也。小便清者，不可下。大便坚，小便数，不可用承气汤攻之。乃脾约丸症也。大便硬，小便少者，未可攻。阳明病自汗出，若发汗小便自利者，不可下。宜用蜜煎导之

〔云〕非往来寒热者，不可和。非胁肋急痛者，不可和。非胸满而呕者，不可和。【批】不可和症。

〔海〕太阳传阳明。其中或有下症，阳明症反退而无热，与不渴，却显少阳症，是知可解也。太阳症知可解者，为头不痛，项不强，肢节不痛，则知表易解也。阳明症知可解者，为无发热恶热，则知里易解也。少阳知可解者，寒热日不移时而作，邪未退也，若用柴胡而移其时，早移之于晏，晏移之于早，气移之于血，血移之于气，是邪无可容之地，知可解也。可解之脉浮而虚，不可解之脉浮而实。浮而虚者只在表。浮而实者知已在里也。汗多不解者，转属阳明也。伤寒不头痛，知邪不在经。若头痛，知邪在经也。【批】诊可解症。

六经传足传手经则愈。阳中之阴，水，太阳是也。为三阳之首，能巡经传，亦能越经传。阳中之阳，土，阳明是也。阳明为中州之主，主纳而不出，太阳传至此名日巡经传也。阳中之阳，木，少阳是也。上传阳明，下传太阴，如太阳传至此为越经传。阴中之阴，土，太阴是也。上传少阳为顺，下传少阴为逆，如传少阴为上下传也，如太阳传太阴为误下传也。阴中之阳，火，少阴是也。上传太阴为顺，下传厥阴为逆。如太阳至此，乃表传里也。阴中之阴，木，厥阴是也。上传少阴为实，再传太阴为自安。【批】六经病传。

太阳六传　太阳者，巨阳也，为诸阳之首，膀胱经病。若渴者，自入于本也，名曰传本。太阳传阳明胃土者，名曰巡经传。为发汗不尽，利小便，余邪不尽，透入于里也。太阳传少阳胆木者，名曰越经传也。为元受病，脉浮自汗，宜用麻黄汤而不用故也。太阳传太阴脾土者，名曰误下传。为元受病，脉缓不汗，当用桂枝而反下之所致也，当病腹痛，四肢沉重。太阳传少阴肾水，名曰表传里。为病急当下，而反不攻不发，所以传里也。太阳传厥阴肝木者，为阴不至于首，惟厥阴与督脉上行太阳相接，名巡经得度传。

〔《本》〕有人病伤寒无汗，恶风，项既屈而且强。予曰：项强几几，葛根汤症。或问曰：何谓几几？予曰：几几者，如几疾屈而强也。谢复古谓病人羸弱，须凭几而起误也。盖仲景论中极有难晓处，振振欲擗地，心中懊侬，外气怫郁，郁冒不仁。膈内拒痛，如此之类甚多。成无己云：几，音殊，几为短羽鸟不能飞腾，动先伸引其头项。背强者，动亦如之。非若几案之几而可偃屈也。甚得仲景之旨。

太阳病

太阳之为病，脉浮，头项强痛而恶寒。太阳病，发热汗出，恶风脉缓者，为中风。太阳中风，阳浮而阴弱，阳浮者热自发，阴弱者汗自出，啬啬恶寒，淅淅恶风，翕翕发热，鼻鸣干呕者，桂枝汤主之。太阳病，头痛发热，汗出恶风者，桂枝汤主之。太阳病，发热汗出者，此为荣弱卫强，故使汗出，欲救邪风者，宜桂枝汤。病人脏无他病，时发热自汗出而不愈者，此卫气不和也，先其时发汗则愈，宜桂枝汤。【批】脉浮缓有汗者为中风宜桂枝汤。

桂枝汤方

桂枝　芍药　生姜各三两　甘草二两　大枣十二枚

上㕮咀，每服五钱，水煎，去渣温服，须臾啜热稀粥一盏，以助药力，令一时许，遍身絷絷微汗者佳，不可令如水淋漓。若一服便得汗，勿再服。或无汗，或小便数，手足冷者，不可服。《活人》云；桂枝、麻黄，若夏月用，加黄芩、知母、石膏，总不如陶尚文用羌活冲和汤为最稳。

上桂枝汤。许学士云：有人病发热恶寒，自汗，脉微弱而浮，三服汤而愈。此方在仲景一百十三方内独冠其首，今人全不用，何也？仲景云：太阳中风，阳浮而阴弱，阳浮者云云至翕翕发热，宜桂枝汤。此脉与症，仲景说得甚明，后人看不透，所以不敢用也。

假令寸口脉微，名曰阳不足，阴气上入阳中，则洒淅恶寒也。尺脉弱，名曰阴不足，阳气下陷入阴中，则发热❶也，此谓元气受病而然也。又曰；阳微则恶寒，阴微则发热。医既汗之，使阳气微，又大下之。令阴气弱，此谓医所使也。大抵阴不足阳往从之，故内陷而发热，阳不足阴往乘之，故阴上入阳中则恶寒，举此二端，明白易晓，何惮而不用桂枝汤哉。

太阳病，头痛发热，身疼腰痛，骨节疼痛，恶风无汗而喘者，麻黄汤主之。【批】脉浮紧无汗者为伤寒宜麻黄汤。

麻黄去节，先煮去汗，焙，三两　桂枝二两　杏仁七十个，去皮尖　甘草一两

上㕮咀，每服五钱，水煎温服，覆取微汗，不须啜粥。有汗者，勿服。

太阳中风，脉浮紧，发热恶寒，身疼痛，不汗出而烦躁者，大青龙汤主之。若脉微弱，汗出恶风者，不可服，服之则厥逆，筋惕肉瞤，此为逆也。伤寒脉浮缓，身不疼，但重，乍有轻时，无少阴症者，大青龙汤发之。

大青龙汤方

麻黄去节，炮，去汗，三两　桂枝去皮　石膏碎甘草炙。各一两　生姜切，一两半　大枣六枚　杏仁二十个，去皮尖

上㕮咀，每服五钱，水煎温服，取汗为度。若汗周身润，止后服。未汗可停，待相次服尽，不欲汗多，恐亡阳故也。若汗不止，用温粉扑之。

温粉方

白术　藁本　川芎　白芷各等份

上研为细末，每末一两，入米粉三两，和匀，扑周身止汗。若汗过多，恐亡阳，遂厥逆恶风，烦躁不得眠，故宜以此粉止之。

上中风脉当浮缓，今反浮紧缓者，大青龙症也。

〔《活》〕发热恶风，烦躁，手足温，为中风候；脉浮紧，为伤寒脉，是中风见寒脉也。寒多热少，不烦躁，手足微厥，为伤寒候；脉浮缓为中风脉，是伤寒见风脉也。盖脉似桂枝反无汗，病似麻黄反烦躁是也。

许学士云：仲景治伤寒，一则桂枝，二则麻黄，三则青龙。桂枝治中风，麻黄治伤寒，青龙治中风见寒脉，伤寒见风脉，三者如鼎立，人皆能言之，而不晓前人处方用药之意，故医遂多不用，无足怪也。且脉缓而浮者，中风也，

---

❶ 热：原作“汗”，据《伤寒论·卷一》改。

故啬啬恶风，淅淅恶寒，翕翕发热，仲景以桂枝对之。脉浮紧而涩者，伤寒也，故头痛发热，身疼腰痛，骨节疼痛，恶寒无汗而喘，仲景以麻黄对之。至于中风脉浮紧，伤寒脉浮缓，仲景皆以青龙对之。何也？予尝深究三旨，若症候与脉相对，无不应手而愈。何以言之？风伤卫，卫，气也。寒伤荣，荣，血也。荣行脉中，卫行脉外。风伤卫，则风邪干阳，阳气不固，发越而为汗，是以自汗是表虚，故仲景用桂枝以发其邪，芍药以和其血。盖中风则病在脉之外，其病稍轻，虽同曰发汗，特解肌之药耳。故仲景于桂枝症云：令遍身漐漐微似有汗，不可如水淋漓，病必不除，是知中风不可大发汗，汗过则反动荣血，邪气乘虚袭之，故病不除也。寒伤荣，则寒邪入阴血，而荣行脉中者也。寒邪居脉中，非特荣受病，邪自内作，则并与卫气犯之，久之浸淫及骨，是以汗不出而热，齿干而烦冤，仲景以麻黄发其汗，又以桂枝、甘草助其发散，欲涤除内外之邪，荣卫之病尔。大抵二药皆发汗，以桂枝则发其卫之邪，麻黄并荣与卫治之，亦自有浅深也。何以验之？仲景桂枝第十九症云：病当自汗出者，此为荣气和，荣气和者，外不谐，以卫气不共荣气谐和故尔，以荣行脉中，卫行脉外，复发其汗，荣卫和则愈，宜桂枝汤。又四十七症云：发热汗出，此为荣弱卫强，故使汗出者。欲救邪风，宜桂枝汤。是知中风汗出者，荣和而卫不和。又第一卷云：寸口脉浮而紧，浮则为风，紧则为寒，风则伤卫，寒则伤荣，荣卫俱病，骨节烦疼，当发其汗。是知伤寒浮紧者，荣卫俱病也，麻黄汤中并用桂枝，此仲景之言也。至于青龙，虽治伤风见寒脉，伤寒见风脉之病，然仲景又云：汗出恶风者，不可服之，服之厥逆，便有筋惕肉瞤之症。故青龙一症，尤难用药，须是形症谛当，然后可行。故王实夫症，止用桂枝麻黄各半汤治之，盖慎之也。

太阳病，项背强几几，反汗出恶风者，桂枝加葛根汤主之。【批】太阳病项强有汗者葛桂汤。

桂枝加葛根汤方

桂枝　葛根各二两　芍药　甘草各一两生姜一两半　大枣十二枚

上㕮咀，每服五钱，水煎温服，覆取汗。

太阳病，项背强几几，无汗恶风，葛根汤主之。【批】无汗者葛根汤。

葛根汤方

葛根四两　麻黄　生姜各三两　桂枝　芍药　甘草各二两　大枣十二枚

上㕮咀，每服五钱，去渣温服，覆取微汗为度。

太阳病，发热恶寒，热多寒少，脉微弱者，此无阳也，不可发汗，宜桂枝二越婢一汤。【批】太阳病脉微身不痒者宜桂婢各半汤。

桂枝二越婢一汤

桂枝　芍药　麻黄去节，泡　甘草各三钱　生姜半两　石膏一两半，碎　大枣六枚

上㕮咀，每服五钱，水煎温服。

太阳病得之八九日，如疟状，发热恶寒，热多寒少。又其人不呕，清便欲自可，一日二度，脉微缓者，为欲愈也，脉微而恶寒者，此阴阳俱虚，不可更发汗、更下、更吐。面色反有热色者，未欲解也，以其不能得小汗出，身必痒，宜桂枝麻黄各半汤。【批】脉微身痒者宜桂麻各半汤。

桂枝麻黄各半汤

桂枝一两　芍药　生姜　甘草炙　麻黄各半两。去节，煮　大枣六枚　杏仁十二粒，去皮尖

上㕮咀，每服五钱，水煎温服。

凡仲景称太阳病者，皆表症，发热恶寒，头项强痛也。若脉浮大，则与症相应，宜发汗。今见表症而脉反微，不与症应，故不可发汗，但用一二各半汤等和之可也。

若太阳中暍，发热恶寒，脉微弱，手足逆冷而渴者，白虎加人参汤。方论见中暑。【批】太阳中暍症。

太阳六七日表症仍在，脉微而沉，反不结胸，其人发狂者，以热在下焦，少腹当硬满，小便自利者，下血乃愈。所以然者，以太阳随经，瘀血在里故也，抵当汤主之。【批】太阳畜血症。

抵当汤方

水蛭炒，去子，杵　虻虫各十枚，炒，去足翅　大黄二两　桃仁七枚，去皮尖

上作一服，水一盏煎，温服。

太阳病，身黄，脉沉结，小腹硬，小便不利者，为无血也。小便自利，其人如狂者，血症谛也，亦抵当汤主之。

凡仲景称太阳症脉沉者，皆谓发热恶寒，头项强痛，而脉反沉也。其症兼发狂，小腹硬者，为畜血，此条抵当汤是也。

兼关节痛，小便不利，身黄者，为湿痹。论见湿痹。【批】太阳湿痹。

兼卒口噤，背反张者为痓。若无汗恶寒，名刚痓，宜葛根汤。若有汗不恶寒，名柔痓，宜瓜蒌桂枝汤。方论见痓。【批】太阳痓症。

病发热头痛，脉反沉，若不瘥，身体疼痛，当救其里，宜四逆汤。方见下利。

少阴病，但欲寐，始得之发热脉沉者，麻黄附子细辛汤。论见欲寐。

麻黄附子细辛汤方

麻黄去节，泡　细辛各二两　附子一枚，炮，去皮

上㕮咀，每服五钱，水煎温服。【批】太阳阴症。

凡仲景称太阳病不恶寒者，皆谓发热头项强痛，脉浮而反不恶寒也。其证兼渴者为温病，兼汗出者为柔痓。方论见温病柔痓。【批】太阳病不恶寒兼渴温病兼汗者柔痓表不解者即太阳病。

伤寒六七日，发热微寒，肢节烦疼，微呕，心下支结，外症未去者，柴胡加桂枝汤主之。

柴胡加桂枝汤方

柴胡一两　桂枝　黄芩　人参　芍药生姜各半两　半夏四钱　甘草炙，三钱

上㕮咀，每服五钱，水煎温服。

凡仲景称表不解者，皆谓太阳病发热恶寒，头项强痛，脉浮也。盖病虽属太阳表症，而有里症兼之者，则不言太阳病，但称表不解也。其兼心下支结者，此条柴胡桂枝汤是也。论见胁痛。

兼心下有水气，干呕而咳者，小青龙也。方论见咳。兼胁痛手足温而渴者，小柴胡也。兼心下痞者，先用桂枝解表，后以泻心攻痞也。方论见痞。兼下利腹满胀者，先以四逆温里，后以桂枝攻表也。方论见下利。

太阳病欲解时，从巳至未解。

太阳病未解，脉阴阳俱停，必先振栗汗出而解。但阳脉微者，先汗出而解；阴脉微者，下之而解。若欲下之，调胃承气汤主之。“下之而解”疑衍文。【批】太阳欲解候。

太阳病，脉浮紧，发热身无汗，自衄者愈。

太阳外症未解，不可下之，下之为逆。欲解外者，宜桂枝汤主之。

〔海〕大小调胃三承气汤，必须脉浮头痛，恶风恶寒，表症尽罢，而反发热恶热，谵语，不大便，方可用之。若脉浮紧，下之必结胸。若脉浮缓，下之必痞气。

许学士云：尝记一亲戚病伤寒，身热头痛无汗，大便不通已四五日，予讯问之，医者治大黄、朴硝等欲下之，予曰：子姑少待，予为视之。脉浮缓，居密室中，自称甚恶风。予曰：表症如此，唯在便不通数日，腹且不胀，别无所苦，何遽便下之。大抵仲景法，须表症罢，方可下。不尔，则邪乘虚而入，不为结胸，必为热利也。予作桂枝麻黄各半汤，继以小柴胡，漐漐汗出，大便亦通而解。仲景云：凡伤寒之病，多从风寒得之，始则表中风寒，入里则不消矣。拟欲攻之，当先表解，乃可下之。若表已解，而内不消，大满大坚实，有燥粪者，自可除下之，虽四五日不能为祸也。若不宜下而便攻之，内虚热入，为挟热自利烦躁之变，不

可胜数，轻者困笃，重者必死矣。原本正文重叠，予删正此段，其理甚明。大抵风寒入里不消，必有燥粪，或大便坚秘。须是脉不浮，不恶风，表症罢，乃可下之。大便虽四五日不通，亦无害，若不顾表而下，遂为挟热利也。

表里发热

发热恶寒，脉浮者，属表，即太阳症也。方论见前太阳病条。发热汗出，不恶寒反恶热者，属里，即阳明症也。方论见阳明白汗。发热脉弦细，头痛者，属半表半里，即少阳症也。论见口苦咽干。发热而呕者，小柴胡汤。论见呕。发热咳嗽而喘，表不解者，小青龙去麻黄加杏仁汤。兼胸满咳者，麻黄汤。方论见咳。发热而喘，表不解者，小青龙去麻黄加杏仁汤。兼胸满者，麻黄汤。方论见喘。发热口渴，有属表者，有属里者，治法方论甚众。并见渴门。【批】表里发热症。

发热汗解，半日许复烦躁，脉浮数大者，可更发汗，宜桂枝汤。论见烦。方见上。【批】汗后脉浮数者更汗。

发汗后恶风寒者，虚故也。不恶寒但恶热者，实也，当和胃气，宜调胃承气汤。太阳病三日，发汗不解，蒸蒸发热者，属胃也，调胃承气汤主之。海藏云：大黄泄实，芒硝软坚，甘草和中，必燥实坚三症全者可用之。【批】汗后发热恶热者可下。

调胃承气汤方

大黄一两。海藏云：宜酒浸，盖邪气居高，非酒不到，譬如物在高巅，人迹所不及，则射而取之，故用酒浸引而上之。若生用苦泻峻下，则遗高分之邪热，所以愈后或目赤或喉闭或头肿，膈上反生热症矣　甘草半两，炙。海藏云：甘以缓之　芒硝九钱。海藏云：辛以润之，咸以软之

上㕮咀，水一盏，煮大黄、甘草至七分，去渣，入芒硝，更上火微煮令沸，温服。

发热汗出不解，心下痞鞕，呕吐而利者，大柴胡汤。论见痞。发汗后，身灼热，脉浮，汗出，身重多眠，鼻鼾者，风温。论见风热。发汗后，仍发热，心悸头眩，身瞤动，振振欲擗地者，宜真武汤。论见下利。汗出热不去，内拘急，四肢疼，下利厥逆恶寒者，宜四逆汤。论见下利。大汗出，脉阴阳俱盛不解者，死。论见大法。《内经》云：温病汗彻复热而脉躁疾，不为汗衰，狂言不能食，谓之阴阳交者，必死也。【批】汗之仍热。

太阳病先发汗不解，而复下之，脉浮者不愈。浮为在外而反下之，故令不愈。今脉浮，故知在外，当须解外则愈，桂枝汤主之。汗下后，仍头痛发热，心下满，小便不利者，桂枝去桂加茯苓白术汤。论见结胸。大下后，身热不去，心中结痛者，栀子豉汤主之。论见心痛。大下后，身热不去，微烦者，栀子干姜汤。方论见烦。阳明病下之，其外有热，手足温，心中懊侬，饥不能食，但头汗出者，栀子豉汤。论见烦。【批】下之仍热。

太阳病当恶寒，今自汗出，不恶寒发热，关脉细数者，以医吐之过也。一二日吐之者，腹中饥，口不能食。三四日吐之者，不喜糜粥，欲食冷食，朝食暮吐，以医吐之所致，为小逆。【批】过吐发热。

瘥后更热者，小柴胡汤。脉浮者以汗解，脉沉者以下解。论见劳复。【批】发热脉浮二症。

伤寒脉浮滑，此表有热，里有寒，白虎汤主之。

白虎汤方

知母三两　甘草一两，炙　粳米三合　石膏八两，捶碎

上㕮咀，每服五钱，水煎温服。

脉浮而迟，表热里寒，下利清谷者，四逆汤。论见下利。下利厥逆，汗出热不去者，四逆汤。

少阴病下利清谷，厥逆，里寒外热者，通

脉四逆汤。方论见下利。身热，手足逆冷而脉虚，当夏月发者，为中暑。论见中暑。【批】发热厥逆二症。。

伤寒表不解，干呕发热而咳，下利者，小青龙去麻黄加芫花汤。论见咳。太阳与阳明合病，必下利，其症头痛腰疼，身热鼻干，脉浮大而长者，宜葛根汤。论见合病。发热下利，脉微迟厥逆者，通脉四逆汤。太阳少阳❶合病，自下利，其症头痛❷胸满，往来寒热，脉浮大而弦者，宜黄芩汤。论见合病。【批】发热下利四症。

下利清谷，脉沉迟，其人面赤微热而厥者，必郁冒，汗出自解。【批】发热下利郁冒欲解。

发热下利厥逆，躁不得卧者死。发热而利，汗不止者死。二论俱见下利。【批】厥逆躁不得汗者死。

发热吐利，心下痞硬者，大柴胡汤，渴者五苓散，不渴者理中汤。论并见痞及吐利门。【批】发热吐利二症。

发热，经水适来适断，小柴胡汤，刺期门。论见谵语疟状。发热脉数，消谷，不大便者，有瘀血，宜抵当汤。论见畜血。【批】发热蓄血二症。

〔《素》〕病甚者，为五十九刺。穴见温病门。

太阳病发热续法

此篇集丹溪、海藏诸贤治伤寒，皆以补养兼发散之法，实本经成败倚伏生于动，动而不已则变作，及风雨寒热，不得虚邪不能独伤人之旨也。盖凡外伤风寒者，皆先因动作烦劳不已，而内伤体虚，然后外邪得入，故一家之中，有病者，有不病者，由体虚则邪入而病，体不虚则邪无隙入而不病也。是故伤寒为病，属内伤者十居八九。后学无知，举世皆谓伤寒无补法，但见发热，不分虚实，一利下汗而致夭横者，滔滔皆是，此实医门之罪人也。今集此法于仲景之后，其应如乡，使人遵之，不犯虚虚实实之戒也。【批】伤寒多由内伤。

〔丹〕伤寒主乎温散　有卒中天地之寒气者，有口食生冷之物者，故伤寒为病，必须身犯寒气，口食寒物者，是以从补中益气汤加发散药。属内伤者十居八九，其法邪之所凑，其气必虚，只用补中益气汤中从所见之症出入加减，气虚甚者，少用附子，以行参术之气。补中益气汤方见治发热。内伤之病，专主东垣，《内外伤辨》甚详。世之病此者为多，但有挟痰挟外邪者，郁热于内而发者，皆以补元气为主，宜看其所挟而兼用药。【批】丹溪兼补发散。

一男子素嗜酒，因暴风寒衣薄，遂觉倦怠，不思饮食半日，至睡后，大发遍身疼痛如被杖，微恶寒。天明诊之，六脉浮大，按之豁然，左为甚。予作极虚受风寒治之，人参为君，黄芪、白术、归身为臣，苍术、甘草、木通、干葛为佐，使大剂与之，至五帖后，通身汗如雨，凡三易被得睡，觉来诸症悉除。

白术　陈皮　干葛　苍术各三钱　人参　川芎各钱半　黄芪　归身　木通各一钱　甘草五分

上分三帖，水煎服。

卢兄年四十九岁，自来大便下血，脉来沉迟涩，面黄神倦者二年矣。九月间，因劳倦发热，自服参苏饮二贴，热退，早起小劳，遇寒，两手背与面紫黑，昏仆，少时却醒，身大热，妄语，口干，身痛，至不可眠，脉之三部不调，微带数，重取虚豁，左手大于右手。以人参二钱半，带节麻黄、黄芪各一钱，白术二钱，当归五分，与三五帖得睡，醒来大汗如雨即安。雨日后再发，胁痛咳嗽，若睡时嗽不作而妄语，且微恶寒，诊其脉似前而左略带紧。予曰：此体虚再感寒也。再以前药加半夏、茯苓，至十

❶ 少阳：原作“少阴”，据《伤寒论·卷四》改。

❷ 痛：原作“寒”，据改同上。

余帖，再得大汗而安。后身倦不可久坐，不思饮食，用补中益气去凉药，加神曲、半夏、砂仁，五七十帖而安。

一丈夫因劳倦发热甚倦，不可以伤寒治之。用

人参四钱　白芍药　陈皮　当归各三钱黄芪三钱半　苍术二钱　木通一钱　甘草少

上分三帖，水煎温服。

一丈夫发热五日，倦甚，略渴，得洪脉，不甚数，略重则散大，此内伤症也。用

白术二钱　人参　陈皮　柴胡各钱半　黄芪　苍术各一钱　木通六分　甘草少

一丈夫倦甚，口干发热，汗不出。用

陈皮三钱　人参　白术　苍术各二钱　干葛钱半　黄芪　木通各一钱

上分二帖，水煎服。

一丈夫发热振瞤，倦怠口渴。

人参　白术　白芍　柴胡各二钱　陈皮三钱　黄芪一钱　木通钱半　甘草少

上分四帖，水煎热饮。

王孺人因辛苦发热。

芍药五钱　白术三钱半　人参　当归各二钱　陈皮一钱　川芎　甘草　木通各钱半

上分四帖，水煎温服。

第四女发热，冒风冷。

麻黄　以参各五分　苍术一钱　甘草少

上水煎，温服。

上十方，皆补养中气兼发散之剂。

杭州叶君章，腊月因齐素中饥而冒寒作劳，遂患发热头痛。医与小柴胡汤，遂自汗，神昏，耳聋，目不见物。予诊其脉大如指，似有力，热不退。与人参、黄芪、白术、熟附、炙甘草作大剂之，一日而汗少，二日而热减半，耳微有闻，目能视物。初用药至四帖，前药中加苍术与两服，再得汗而热除。本日遂去苍术、附子，又与前药作小剂服，三日而安。【批】寒多者补散加姜附。

吕仲修年六十六岁，正月间因忍饥冒寒作劳，头疼恶寒发热，骨节皆疼，无汗，至次日妄语，热愈甚，而妄语时止时作，热亦不为十分。自服参苏饮两帖，汗不出，又再进一服，以衣覆取汗大出，而热不退。至第四日，予诊其脉，两手皆洪数，而右为甚。此因饥而冒寒，加之作劳，阳明经虽受寒气，不可攻击，当急以大剂补之，以回其虚，俟胃气充实，自能出汗而解。遂以参、芪、白术、归身、陈皮、炙甘草，每帖加熟附子一片，一昼夜服五帖。至第三日，口稍干，言语有次，诸症虽解而热未退，遂去附子，加白芍。又两日思食，却作肉羹间与之。又三日，精神全。二日许，自汗出而热退，诊其脉不数，洪脉却尚有些，洪脉作大脉论，年高而误汗，此后必有虚症见，又与前药。至次日言，我大便自病来不曾更衣，今谷道逼痛，坐努责状如不堪，医者必欲投大黄、巴豆等剂。予谓大便非实秘，为是气因误汗而虚，不得充腹，无力可努，仍与前补药以肉粥及苁蓉之一日半，煎浓葱椒汤浸下体，方下大便软块者五六枚。诊其脉仍旧大未敛，此因气血未得回复，又与前药两帖，经两日，小便不通，少腹下妨闷，颇为所苦，但仰卧则点滴而出。予曰：补药服之未尽，于前药内倍加参、芪大剂服两日，小便方利而安。

陶明节年十九岁，不惮劳动，不息农作，忽一日因劳倦大发热而渴，恣饮冷泉水数碗，次日热退，目不识人，言语谬误，自言肚痛不能转侧，饮食不进，身战掉不自持。又二日，求予诊之。两手涩而大，而右为甚。遂于气海灸三十壮，用白术二钱，黄芪二钱，熟附一片，陈皮五分，与十帖不效，又增发热微渴，余症仍在，却可进二匙稀粥。予曰：此气欲利而血未应也，于前药内去附子加当归以和血，因有热，加人参一钱半，服三十帖而安。

〔海〕黄芪汤治伤寒两感。拘急，三焦气虚，自汗，及手足汗出，或手背偏多，或肢体振摇，腰腿沉重，面赤目红，但欲睡眠，头面壮热，两胁热甚，手足自温，两手心热，自利

不渴，大便或难或如常度，或口干咽燥，或渴欲饮汤不欲饮水，或少欲饮水，呕哕间作，心下满闷，腹中疼痛，或时喜笑，或时悲哭，或时太息，或时语言错乱，疑作谵言狂语者非也，神不守舍耳。始得病于寤寐之间，或恐悸，头项不甚痛，行步只如旧，此阴盛阳虚之故也。两手脉浮沉不一，或左或右，往来不定，有沉涩弱微弦五种阴脉形状，按之全无力，浮之损小，沉之亦损小，皆阴脉也，宜先缓而后急，缓宜用黄芪汤。

黄芪汤方

人参　生姜　黄芪　白茯苓　白术　白芍药各一两　甘草七钱

呕者加藿香、陈皮各五钱，甚者加干姜炮一钱。

上㕮咀，水煎，量症加减多少用之。如大便秘结者，调中丸主之。

调中丸方

人参　白术　白茯苓　干姜　甘草各等份

上为末，炼蜜丸，每两作十丸，或五丸，每服一二丸，水少许煎服。若病急者，黄芪汤每服加干姜一钱，大便结者，理中丸主之。

理中丸方

人参　白术　干姜炮，恐热。以生姜代之　甘草炙

上等份为末，炼蜜丸，每两作五丸，白汤化下，先缓后急也。若尤急者，无汗宜附子干姜甘草汤。若自汗者，宜白术附子甘草汤。量脉症可于四逆汤，或真武汤，或通脉四逆汤选用之。

〔垣〕冯内翰侄栎年十六，病伤寒，目赤而烦渴，脉七八至，医欲承气汤下之，已煮熟矣。偶东垣从外来，冯告之故。东垣切脉大骇曰：岁杀此儿，彼以脉数为热，今脉七至，是极热也，殊不知至真要大论云：病有脉从而病反者何？岐伯对曰：脉至而从，按之不鼓，诸阳脉皆然。此阴盛格阳于外，非热也。取姜附来，吾以热因寒用之法治之。治药未就，而病者爪甲已青，顿服八两，汗渐出而愈。

上七法，补兼发散，随所见症加姜附，甚者熟附，微者干姜，又甚者姜附兼施，皆反治法也。

〔丹〕盛孺人年四十岁，外冷内热，身疼头痛，倦怠，脉虚微涩。【批】热多者补散加芩柏。

川芎　柴胡　芍药各半两　羌活　黄柏各二钱，炒　南星一钱　甘草炙，三分

上分两帖，生姜三片，水煎热服。

沈材妻年五十余，满身骨节痛，半日以后发热，黄昏至半夜却退。

苍术　陈皮　羌活各一钱　白术钱半　木通　炒柏　通草各五分

上㕮咀，水煎温服。

丁亲家于久疟后，暑月涉水，又劳苦，腿腴痛，渐渐浑身痛，胁亦痛，发热，脉却涩，不甚数。予曰：此劳倦乏力。治用

白术　黄芪　苍术　陈皮各一钱　人参　黄柏酒炒。各五分　木通三分　甘草炙，二分

上㕮咀，水煎，下龙荟丸。

小阿婆午后发热，遍身痛，血少，月经黑色，大便闭。用

芍药五钱　黄芩　苍术各三钱　黄柏酒炒　木通各三钱

上㕮咀，水煎服。

上四方兼补发散，随所见脉症，加炒柏、龙荟，皆正治法也。

陈小娘年二十，发热目闭，开口则热甚，渴思水解，脉涩而浊溷，此食痰也。治用【批】痰病者补散加消导。

黄芩　甘草　木通各五分　陈皮　白术　干葛各一钱　黄连　桔梗　各六分

上㕮咀，水煎，下保和丸二三十丸。

一丈夫因恐发热，心不安，用南星、白茯苓各五钱，朱砂二钱，以上为六帖。再用

人参　当归　柴胡各三钱　黄芩　川芎　木通各二钱　甘草　红花各五分

上分四帖，水二盏半，入金银器同煎，至一盏，去渣，热调服。

上二方兼补发散，随所见症，加食积痰药。

〔海〕**神术汤** 治内伤冷饮，外感寒邪无汗者。

苍术制 防风各二两 甘草一两。炒

上㕮咀，加葱白、生姜同煎服。如太阳症发热恶寒脉浮而紧者，加羌活二钱。如太阳症脉浮紧中带弦数者，是兼少阳也，加柴胡二钱。如太阳症脉浮紧中带洪者，是兼阳明也，加黄芩二钱。妇人服者加当归，或加木香汤，或加藁本汤各二钱。如治吹奶，煎成调六一散三五钱，神效。

又 神术汤六气加减例：【批】神术汤加减例。

太阳寒水司天，加羌活、桂枝，余岁非时变寒亦加，冬亦加。

阳明燥金司天，加白芷、升麻，余岁非时变凉湿亦加，秋亦加。

少阳相火司天，加黄芩、地黄，余岁非时变雨湿亦加，夏亦加。

太阴湿土司天，加白术、藁本。余岁非时变热湿亦加，夏末秋初亦加。

少阴君火司天，加细辛、独活，余岁非时变热亦加，春末夏初亦加。

厥阴风木司天，加川芎、防风，余岁非时变温和亦加，春亦加。

以上神术汤六气加减法，非止为司天之气设也。至于岁之主气与月建日时同，前应见者皆当随所见依上例加减之。按海藏此论，与戴人云病如不是当年气，看与何年运气同，便向此中求妙法，方知皆在至真中之歌相表里，实发前人之所未发也。盖海藏此论，所谓某气司天加某药者，治常气之法也，所谓随所应见加减者，治变气之法也。戴人所谓看与何年同气求治法者，亦治变气之法也。能将二公之法扩充行之，则《内经》运气之本义灿然矣。夫《内经》论运气，有常气，有变气。常气者有定纪，如某年属某气司天当寒，某年属某气司天当热是也。变气者，无定纪，如某年属某气司天，当寒反变热，当热反寒是也。王氏注文释以经无定纪之变气，作有定纪之常气，使运学皆以年岁占运气，而其应者十无一二，是以人莫之信，而其道淹晦久矣。二公生于数千百年之后，复启其端而续之，与程朱续孔孟不传之绪同功也。今仆谨于海藏逐年司天加药之后，伸余岁变常之义，其意有不尽者，别述《运气类注》定之，同志之士，幸究心焉。

白术汤 治内伤冷物，外感风寒有汗者。【批】以白术代桂枝。

白术三两 防风二两 甘草一两，炙

上㕮咀，每服三钱，水一盏，姜三片，煎至七分，温服，一日止一二服，待二三日渐渐汗少为解。

又**白术汤** 治伤寒，上解三阳，下安太阴。

白术如汗之，改用苍术 防风各一两

上㕮咀，水煎至七分，温服，用后方加减。若发热引饮者，加黄芩、甘草。头疼恶风者，加羌活散三钱：羌活一两半，川芎七钱，细辛二钱半。去芦。若身热目痛者，加石膏汤四钱：石膏二钱，知母半两，白芷七钱。腹中痛者，加芍药汤三钱：芍药一两，桂枝半两。往来寒热而呕者，加柴胡散三钱：柴胡一两，半夏半两。心下痞者，加枳实一钱。若有里症，加大黄一钱，量虚实加减之，邪去止服。

〔洁〕有汗不得服麻黄，无汗不得服桂枝，然春夏汗孔疏，虽有汗不当服桂枝，宜用黄芪汤和解之。秋冬汗孔闭，虽无汗不当服麻黄，宜用川芎汤和解之。春夏有汗，脉微而弱，恶风恶寒者，乃太阳症，秋冬之脉也，宜用黄芪汤，无汗亦用川芎汤。秋冬有汗，脉盛而浮，发热恶热者，乃阳明症，春夏之脉也，宜用黄芪汤，无汗亦用川芎汤。大抵有汗皆宜黄芪汤，无汗皆宜川芎汤主之。【批】洁古以川芎汤代麻黄以黄芪汤代桂枝。

黄芪汤 有汗则能止之。

白术　黄芪　防风各等份

上㕮咀，每服五七钱至一两，水煎温服。汗多恶风甚者，加桂枝。

川芎汤　无汗则能发之。

川芎　苍术　羌活各等份

上㕮咀，每服五七钱至一两，水煎热服。无汗恶风甚者，加麻黄一二钱。

法云：五脏之脉，寸关尺也。今止言寸尺，阴阳也。若阳缓而阴急，表和而里病，阴缓而阳急，里和而表病。

〔《本》〕**黄芪建中加当归汤**　治发热头疼，脉浮数而尺中迟弱者，宜先服此药补血，却与麻黄桂枝辈。【批】表症具尺脉迟弱者先补血。

黄芪　当归各两半　白芍　桂枝　甘草各一两

上㕮咀，每服五钱，姜三片，枣一枚，水煎，日三夜二服，如脉尚沉迟，再进一服。

〔洁〕有汗不得服麻黄，无汗不得服桂枝，若未瘥，则其变不可胜言，故立此法，使不犯三阳禁忌，解表神方。

九味羌活汤　陶尚节注云：不问四时，但有头疼骨节痛，发热恶寒，无汗，脉浮紧者，宜用此汤，以代麻黄为稳当。如头疼发热，恶风，自汗，脉缓者，宜用加减冲和汤，即羌活汤中减苍术，加白术、细辛，加黄芪是也。

羌活一两半，治太阳肢骨痛之主药也，然非无为之主，乃是拨乱反正之君也，故大无不通，小无不入，关节痛者，非此不降　防风一两半，治一身尽痛。乃卒伍卑贱之下职。一听君命将令而行，随所使引至之　细辛半两，治少阴肾经头痛　川芎一两，治厥阴头痛在脑　苍术雄壮上行之药，能除湿下气及安太阳，使邪气不至传足太阴脾也　白芷一两，治阳明经头痛在额　生地一两，治少阴心热在内　甘草一两，能缓里急调和众药。故有国老之称也　黄芩一两，治太阴肺热在胸

以上九味，虽为一方，然亦不可执，执中无权，犹执一也，当视其经络前后左右之不同，从其大小轻重之不一，增损用之，其效如神。用㕮咀，水煎服。若急欲汗者，须热服，以羹粥投之。若缓欲汗者，温服，而不用汤粥投之。脉浮而不解者，先急后缓。脉沉而不解者，先缓后急。九味羌活汤，不独解利，治杂病神效。如中风行经者，加附子。中风秘涩者，加大黄。中风并三气合痹等症者，各随十二经络、上下内外、寒热温凉、四时六气加减补泻用之。炼蜜丸。亦可加生地各半，治伤寒两感如神。用豆淋酒，治破伤风。

〔《保》〕和解四时伤寒，混解六经，不犯禁忌，大白术汤。

白术　石膏　防风　羌活各二钱　黄芩五钱　白芷钱半　知母七钱　甘草一钱　枳实半两　细辛三钱

上㕮咀，每服半两，水煎温服。未解，更一服。春倍加防风、羌活。夏倍加黄芩、石膏。季夏淫雨倍加白术、白芷。秋加桂五钱。冬加桂八钱或一两。

〔海〕五积散　治阴经伤寒，脾胃不和，及感寒邪。

白茯苓　厚朴　芍药　当归　麻黄去节　半夏姜制。各三两　干姜炮。两半　人参　川芎各二两　甘草两半　白芷四两　枳壳五两　陈皮苍术新者，二十四两　桔梗十二两　肉桂一两

上除枳壳、肉桂外，余并为粗末，于大锅内，文武火炒令黄熟不至焦，用纸摊在板上候冷，入枳壳、肉桂末和匀，入磁盒内，每服二钱，水一盏，姜三片，同煎服。若伤寒，葱白一茎，豆豉七粒，同煎，连服取汗。若脾胃不和，内伤冷物，浑身疼痛，头昏无力，胸膈不利，饮食不下，气脉不和，四肢觉冷，或睡里虚惊，至晚心躁困倦，即入盐少许同煎。若阴经伤寒，手足逆冷，及虚汗不止，脉细疾，面青而呕，更宜加附子同煎。加减多少，并在临时消息之。《袖珍方》无人参。

参苏饮　治内外感一切发热主药。又云：

前胡、葛根，自能解肌，枳壳、陈皮，自能宽膈，大治中焦满痞。凡有热不得拘其所见，小儿室女尤宜服之。

前胡　枳壳　陈皮　甘草　桔梗　木香各一钱　人参　紫苏　干葛　半夏　茯苓各八分

上㕮咀，每服四钱，用水一盏，生姜五片，枣一枚，煎服，不拘时。若素有痰者，候热退，以二陈、六君子汤间服。

上方治痰饮停积，中脘闭塞，眩晕嘈烦，忪悸呕逆，及痰饮中人，停留关节，手脚亸曳，口眼歪斜，半身环遂，食已则呕，头疼发热，状如伤寒者，悉治之，一法用此药三两，加四物汤二两，合和，名茯苓补心汤。大治男子妇人虚劳发热，或五心烦热，并衄血、吐血、便血，及妇人下血过多致虚热者，并宜服之。或因用心太过发虚热者，及往来寒热者，用之神效。

柴胡散　治邪入经络，体瘦肌热，推陈致新，解利伤寒时疫，中暍伏暑。

柴胡四两　甘草一两

上㕮咀，水煎，食后热服。此药冬月可以润心肺，止咳嗽，除壅热，春夏可以御伤寒时气，解毒，居常不可缺者，且仓卒可以易得，长幼皆宜服之。

〔《山》〕冒感，用带根葱煎汤嚼生姜，得汗愈。

上六方，能详诸表方。元气不虚者服效。

第二方，热多者宜服之。

第三方，寒多者宜服之。

第四方，痰饮者宜服之。

第五、六方。仓卒宜备之。

〔海〕治伤寒外症，全是下症，大热而脉反细，不可下者，泻心汤主之。方见伤寒。脉有力者，黄连泻心汤，无力者，半夏泻心汤。【批】下症具脉沉细者泻心汤。

〔云〕**人参散**　治伤寒汗下后余热不退，或烦或渴面赤者。【批】汗下后烦渴者人参散。

人参　山栀　蓝叶　甘草　白鲜皮各等份

上㕮咀，每服五钱，水煎服。

〔丹〕《絜矩新书》谓有要合邪者，当以杂合法治之。譬如恶寒发热，得之感冒，明是外合之邪，已得浮数之脉，而气口又紧盛，明为食所伤，病者又倦怠，脉重按俱有豁意，而胸膈痞满，间引两胁，其脉轻取又似乎弦，此又平昔多怒肝邪之所为也。细取左尺大细沉弱，此又平时房劳之过也。治法宜以感冒一节且放后，先视其形色之强弱厚薄，且以补中化食行滞清凉胃火，而以姜辣行之，则中气稍回，伤滞稍行，津液得和，通体得汗，外感之邪自解。医者不肯详审求之，只顾表散外邪，又不推究兼见之邪脉，亦不穷问所得之病因，与性情之执着，巧施杂合治法，将见正气自虚，邪气愈固，皆拙工之过也。【批】杂合病当随症治不必先理感冒。

〔《本》〕发热恶寒，近似伤寒者，有五种。脉浮而紧，其人发热而恶寒者，伤寒之候也。脉浮而数，其人发热恶寒，或有痛处，是欲为痈疖也。脉浮按之反涩，其人发热恶寒，或膈实而呕吐者，此是伤食也。脉浮而滑，其人发热恶寒，或头眩而呕吐，此是风痰之症也。脉浮而弦，其人发热恶寒，或思饮食，此是欲化疟疾也。能辨其脉，又能验其症，斯无误矣。【批】发热恶寒似伤寒者有五。

〔海〕伤寒与杂症相似药不可差　夫伤寒表症，发热恶热而渴，与下杂症同，但头痛身热，目痛鼻干，不得卧，白虎主之，乃阳明经病也，正阳阳明气病，脉洪大，先无形也。杂病里症发热恶热而渴，但目赤者，病脏也，手太阴气不足，不能管领阳气也，宜以枸杞、生地、熟地之类主之，脉洪大，甚则呕血，先有形也。【批】发热恶热而渴者有二。

气病在里，误用血药，无伤也，为安血而益阴也。血病在里，误用气药，如白虎汤者，非也，为泻肺而损阴也。【批】禁忌。

〔垣〕辨误服白虎变症。昔西台掾葛君瑞，二月中病伤寒发热，以白虎汤主之，病者面黑如墨，本症遂不复见，脉沉细，小便不禁。东垣初不知也。及诊之曰：此立夏以前误服白虎，白虎大寒，非行经之药，止能寒脏腑，不善用之，则伤卫气。本病曲隐于经络之间，或投以大热之药，求以去阴邪，他症必起，非所以救白虎也，可用温药升阳行经。有难者曰：白虎大寒，非大热何以救君之症，奈何？东垣曰：病隐经络间，阳道不行，而本症见矣，又何难哉。果如其言而愈。

〔《洁》〕大烦热不止，昼夜无度，用八关大刺。法见赤眼。热无度不可止，宜陷谷出血。【批】针灸。

〔《密》〕遍身发热如火，狂言妄语气虚者，补手三里。气实者，泻足三里。

〔《摘》〕伤寒胸热不已：大杼五分，泻 风门五分，留七呼 中府乳上三肋间，动脉应手，刺入三分 缺盆三分

伤寒胃热不已：中脘泻 上廉三分 下廉八分 三里 气冲

伤寒四肢热不已：云门三分，灸五壮 肩髃

委中 腰腧在二十一椎节下间宛宛中，以挺伏地，舒身，两手相重，支额纵四体，然后取其穴，针入五分，留七呼，灸七十壮

〔《集》〕伤寒大热不退：曲池泻 绝骨补

伤寒热退后再发热：风门 合谷 行间绝骨

恶 寒

病有发热恶寒者，发于阳也；无热恶寒者，发于阴也。发于阳者，七日愈；发于阴者，六日愈。以阳数七阴数六故也。【批】发热恶寒脉浮属太阳无热恶寒脉微属阴症。

发热恶寒，脉浮属太阳。方论甚众。并见发热一门太阳病条。

恶寒脉微而复利者，亡血也，四逆加人参汤主之。王叔和原入霍乱门。

四逆加人参汤

人参 干姜 甘草各一两 附子一枚。去皮，煨

上㕮咀，每服五钱，水煎温服，日三。

少阴病，恶寒身倦而利，若利止手足温者可治，利不止手足逆冷者不可治。方论见下利。少阴病，恶寒身倦，时烦欲去衣被者，可治，四逆无脉，不烦而躁者，死。方论见但欲寐。恶寒手足逆冷，或兼大汗拘急下利，四逆汤。方论见下利。若兼头汗，心下满，脉沉细，大便硬者，小柴胡汤。方论见厥。若夏月中暑，脉虚而渴，背恶寒者，白虎加人参汤。方论见中暑。若口中和，但欲寐者，灸之，宜附子汤。发汗后恶寒者，虚也。论见发热。发汗病不解，反恶寒者，虚故也，芍药甘草附子汤主之。【批】诊。

芍药甘草附子汤方

芍药 白术各二两 甘草三两 桂枝四两 附子一枚，炮，去皮

上㕮咀，每服五钱，水煎温服。

太阳病下后，脉促胸满者，桂枝去芍药汤主之。

桂枝去芍药汤方

桂枝去皮 生姜各两半，切 甘草一两，炙 大枣六枚

上㕮咀，每服五钱，水煎，温服。

若微恶寒者，去芍药加附子汤主之。《活人》云：芍药味酸，脉促胸满，恐成结胸故去芍药，单用辛甘之昧发散毒气也。

桂枝❶去芍药加附子汤方

桂枝 生姜各两半 甘草一两 大枣六枚 附子半个，去皮，炮

上㕮咀，水煎温服。每服五钱。

伤寒汗下后，心下痞而恶寒者，表未解也，先用桂枝汤解表，用大黄黄连泻心汤攻痞。若痞而汗出恶寒者，表已解也，附子泻心汤主之。方论见痞。

---

❶ 桂枝：底本无，据文义补。

阳明病胃家实，若汗多发热恶寒者，表未解也，未可与承气汤。方论见潮热。

伤寒脉浮汗出，微恶寒，小便数，脚挛急者，忌服桂枝汤。方论见厥。

恶寒续法

〔《活》〕大抵太阳病必发热而恶寒，不可过覆衣被，及近火气，恐寒热相搏，脉道沉伏，愈令病人寒不可遏。但去被彻火，兼饮以和表之药，自然不恶寒矣。若妇人恶寒，尤不可近火，恐寒气入腹，血室结聚，针药所不能治矣。【批】恶寒忌近火。

恶　风

发热恶风为表虚，属太阳病。方论见发热太阳病条。发汗后，遂汗漏不止，其症似风湿相搏症，背恶风，汗出，小便不利，四肢难屈伸，但心下不满者，身不痛，用桂枝加附子汤。方见自汗。【批】表里。

风湿相搏者，骨节烦疼，掣痛，用甘草附子汤。方见体痛。身热恶风，项强胁满，手足温而渴者，用小柴胡汤。方论见胁痛。

恶风续法

〔成〕恶风者，见风至则恶矣。必居密室之内，帏账之中，则坦然自舒。恶寒者，则不待风而自寒，虽身大热而不欲去衣者是也。《活人》云：恶寒者，不当风而自憎寒。恶风者，当风而憎寒也。【批】恶风恶寒不同。

头　痛

发热头痛恶风者，属太阳。方论见发热太阳病。大便不利六七日，头痛身热，小便赤者，宜承气汤。若小便利者，知不在里仍在表也，宜桂枝汤。论见胃实。头痛发热，脉弦细者，属少阳，宜小柴胡汤。论见口苦。若脉反沉者，当救里，宜四逆汤。论见发热。头痛兼心下痞硬满痛，苦眩冒，时如结胸者，刺大椎第一间肺俞、肝俞。论见项强。若下后仍发热无汗，小便不利者，桂枝去桂加茯苓白术汤。方论见项强。若表解汗出，胁痛干呕者，宜十枣汤。方论见胁痛。头痛，干呕吐涎沫者，用吴茱萸汤。方论见吐。若表解汗出，心下硬，引胁痛者，用十枣汤。若阳明胃实，反无汗而小便利，呕咳，手足厥者，为寒邪。方论见胃实。头痛发热，吐利者，为霍乱。方论见吐利。湿家，病身痛发热，面黄而喘，头痛鼻塞而烦，其脉大能食者，纳药鼻中则愈。方论见身痛湿痹条。【批】头痛表里诸症。

太阳病下之复脉细数者，头痛未止。【批】诊。

头痛续法

〔丹〕一丈夫因浴冷水，发热头痛，脉紧，此有寒湿也，宜温药汗之。

苍术　麻黄　干葛各钱半　甘草炙些　陈皮　川芎各二钱

分二帖服，得汗后知病退，又与下补药。

芍药半两　陈皮　半夏各三钱　白术　苍术　人参　木通各二钱　甘草五分

分四帖，姜水煎服。

一妇人头痛发热而渴。

白术半两　陈皮　川芎各三钱　干葛二钱　木通钱半　甘草炙些

上分四帖，水煎温服。

〔《活》〕若已发汗，或未发汗，头痛如破者，用连须葱白汤。【批】发散方。

连须葱白汤方

葱白连须，切，半升　生姜二两

上以水二升，煮取一升，分二次温服。再不止者，宜服后方。

葛根葱白汤方

葛根　芍药　知母各半两　葱白　川芎　生姜各一两

上以水三升，煎至一升，热服。

若非次头疼，胸中满，及发寒热，脉紧而不大者，即是膈上有涎，宜用瓜蒂末一钱，暖水调下，吐涎立愈。【批】吐涎方。

〔云〕伤寒汗下后，头痛起目眩者，宜独活汤。【批】汗下后头痛分阴阳。

防风　独活　旋覆花　当归各七钱

上吹咀，姜水同煎服。

伤寒热病后，头痛不止者，用石膏川芎汤。石膏　川芎各二两

上吹咀，每服五钱，水煎服。

〔海〕太阳头痛，有汗桂枝汤，无汗麻黄汤。阳明头痛，白虎汤。少阳头痛，小柴胡汤。太阴头痛，脉浮桂枝汤，脉沉理中汤，少阴头痛，小柴胡汤。厥阴头痛，外伤本经，桂枝麻黄各半汤。呕而微吐苦水者，吴茱萸汤。【批】六经头痛治法。

〔垣〕太阴头痛者，必有痰也，少阴头痛者，足寒而气逆也。盖太阴少阴二经，虽不至头，然痰与气逆壅于膈中，则头上气不得畅降而为痛也。

〔云〕如脉浮而头痛，过在手足太阳，刺完骨、京骨。如脉浮而长，过在手足阳明，刺合谷、冲阳。如脉浮而弦，过在手足少阳，刺阳池、丘墟、风府、风池，此刺头痛之法也。【批】针灸。

〔《集》〕伤寒头痛，刺合谷、攒竹。

项　强

发热恶风项强者，属太阳。方论见发热太阳病条。项强胁下满，苦身热恶风，手足温而渴者，小柴胡汤。若下后不能食，身黄，小便难者，予柴胡汤必反重。方论俱见胁痛。【批】诊治。

太阳与少阳并病，头项强痛，或眩冒时如结胸，心下痞硬者，当刺大椎第一间肺俞、肝俞，慎勿发汗，如发汗则谵语，脉弦，五六日谵语不止，当刺期门。

太阳与少阳并病，心下硬，头项强而眩者，当刺大椎、肺俞，慎勿下之，宜服桂枝汤。或下之仍头项强痛，翕翕发热无汗，心下满，微痛，小便不利者，桂枝去桂加茯苓白术汤主之。注云：心下满痛。小便利者，成结胸。小便不利，为停饮，故加苓、术以行之。

桂枝去桂加茯苓白术汤方

芍药　生姜　茯苓　白术各两半　甘草一两　大枣六枚

上吹咀，每服五钱，水煎温服，小便利即愈。

结胸，亦项强如柔痓状者，大陷胸丸主之。

项强卒口禁，背反张为痓。方论见痓。

身体痛

发热恶寒，身体痛者，属太阳病，麻黄汤、大青龙汤是也。若兼心下支结者，柴胡桂枝汤。若兼下利清谷腹胀者，先以四逆温里，后以桂枝发表。方论见发热太阳病条。若尺脉迟者，血少，荣气不足，《活人》先以黄芪建中汤养其血，俟尺脉回，却用柴胡等汤和解之。身体疼痛，脉沉，发热头痛不瘥者，四逆汤。方论见发热。若少阴但欲寐，手足寒者，附子汤。方论见但欲寐。发汗后，身体痛，脉沉迟者，桂枝加芍药生姜人参新加汤主之。【批】大法。

桂枝　人参各两半　芍药　生姜各二两甘草一两　大枣六枚

上吹咀，每服五钱，水煎温服。

身体痛下利。方论见下利条。身体痛，吐利，为霍乱。方论见吐利条。身体痛，手足寒，若脉沉，但欲寐者，附子汤。方论见但欲寐。若大汗出，热不去，内拘急，自利恶寒者，四逆汤。方论见下利。若夏月中暑，脉虚而渴者，

白虎加人参汤。方论见中暑。身痛如被杖，面目青，咽痛者，为阴毒，升麻鳖甲去雄黄蜀椒汤。方论见阴毒。【批】身痛诸症。

太阳病，关节疼痛而烦，脉沉而细者，此名湿痹。湿痹之候，小便不利，大便反快，但当利其小便。《活人》“脉沉细”作“沉缓”。湿家之为病，身尽痛，发热而烦，身黄如熏，可与麻黄加术汤发其汗，慎不可以大剂攻之。【批】湿痹。

麻黄加术汤方

麻黄三两，去节　桂枝二两　甘草一两，炙　杏仁十个，去皮尖　白术四两

上吹咀，先以水煮麻黄，去沫，入诸药煎，温服，覆取微汗。

湿家病身上疼痛，发热，面黄而喘，头痛，鼻塞而烦，其脉大，自能饮食，腹中和无病，病在头中寒湿，故鼻塞，纳药鼻中则愈。纳鼻药方见发热。湿家其人但欲汗出，背强，欲得被覆向火，若下早则哕，胸满，小便不利，舌上如苔者，以丹田有热，胸中有寒，渴欲得水而不能饮，则口烦躁也。湿家下之，额上汗出，微喘，小便利者死，若下利不止者亦死。【批】湿家忌下。

上湿痹，《活人书》为中湿，脉沉细为沉缓，小便自利者，术附汤。小便不利者，甘草附子汤、五苓散，而不及麻黄加术汤，并纳鼻药。盖麻黄、纳鼻，皆是表药，而非脉沉缓之剂故也。

风湿相搏，骨节烦疼掣痛，不能屈伸，近之则痛剧，汗出短气，小便不利，恶风不欲去衣，或身微肿者，甘草附子汤主之。【批】风湿不得屈伸看甘附。

甘草　白术各一两　桂枝二两　附子一枚，炮

上吹咀，水煎温服，作四剂。《活人》云：身肿者加防风一两，悸气小便不利者加白茯苓一两半。

伤寒八九日，风湿相搏，身疼体烦，不能转侧，不呕不渴，脉浮虚而涩者，桂枝附子汤主之。若其人大便硬，小便自利者，去桂加白术汤主之。

桂枝附子汤方

桂枝一两二钱　附子一枚，炮　甘草六钱，炙大枣四枚　生姜切，一两

上吹咀，每服五钱，水煎温服。

白术附子汤方【批】大便硬小便利者术附。

白术三两　附子一枚，炮，去皮　甘草二两，炙生姜两半　大枣六枚

上吹咀，水三升，煮一升，分三服，温服。一服觉身痒，半日许再服，三服都尽，其人避冒状，勿怪，即是术附并走皮中，逐水气未得除故耳。

病者一身尽疼，发热，日晡而剧者，多风湿。此病伤于汗后当风，或久伤取冷所致也，可与麻黄杏仁薏苡汤。【批】发热日晡剧者麻黄。

麻黄杏仁薏苡汤方

薏苡仁　麻黄各半两。去节，汤泡　甘草一两，炙　杏仁十枚，去皮尖

上吹咀，每服四钱，水煎温服。有微汗者避风。

风湿身重，脉浮汗出恶风者，防己黄芪汤。方见身重。【批】身重汗出者防风。

问曰：风湿相搏，一身尽疼痛，法当汗出而解，值天阴雨不止，医云此可发汗，汗之病仍不愈者，何也。答曰：发其汗，汗大出者，但风气去，湿气在，故不愈也。若治风湿者发其汗，但微微自欲汗出者，风湿俱去也。

体痛续法

〔垣〕风湿相搏，一身尽痛者，补中益气汤加羌活、防风、升麻、藁本、苍术治之。如病去勿再服，以诸风药损人元气而益其病故也。【批】风湿。

〔海〕神术汤，治风湿恶寒，脉紧无汗。白

术汤，治风湿恶风，脉缓有汗。俱见续伤寒发热条。

右二术汤，治风湿，又当随症加减。其详并见痓条，及白术、神术二汤后。

〔《活》〕**杏仁汤**　疗风湿身体疼痛，恶风微肿。

桂枝二两　麻黄去节，汤泡，干　芍药　天门冬去心。各一两　生姜两半　杏仁二十五枚，去皮尖，炒

上㕮咀，每服五钱，水煎温服。

〔垣〕**麻黄复煎汤**　治阴室中汗出懒语，四肢困倦乏力，走疰疼痛。乃下焦伏火不得伸，浮而躁热，汗出，一身疼痛，盖风湿相搏也。以麻黄发汗，渐渐发之。在经者，亦宜发汗。况值季春之月，脉缓而迟，尤宜发之，令风湿去而阳气升，困倦乃退，血气俱得生旺也。【批】风湿热。

麻黄去节，用水五盏，先煎令沸去沫渣，再煎至三盏，方入下药　黄芪各二钱　白术　人参　柴胡根

防风　生地各五分　甘草三分　羌活　黄柏各一钱　杏仁三个，去皮尖

上㕮咀，作一服，入麻黄汤，煎至一盏，临卧服，勿饱服。

当归拈痛汤　治湿热为病，身体疼痛。方见诸痹门一身尽痛条。

卷之三十一　伤寒部

阳明病

问曰：病有太阳阳明，有正阳阳明，有少阳阳明，何谓也？答曰：太阳阳明者，脾约是也，正阳阳明者，胃家实是也。少阳阳明者，发汗、利小便，胃中燥、烦、实、大便难是也。阳明之为病，胃家实也。问曰：缘何得阳明病？答曰：太阳病，发汗若下若利小便者，此亡津液，胃中干燥，因转属阳明，不更衣，内实，大便难者，此名阳明病也。伤寒脉浮而缓，手足自温者，是为系在太阴。太阴者，身当发黄，若小便利，不能发黄，至七八日，大便硬者，为阳明病也。阳脉实，因发其汗，汗出多者，亦为太过，太过为阳绝于里，亡津液，大便因硬也。阳明病，若能食为中风，不能食为中寒。阳明病，但头眩不恶寒，故能食而咳，其人必咽痛，若不咳者，咽不痛也。阳明病，不能食，攻其热必哕，所以然者，胃中虚冷故也，以其人本虚，故攻其热必哕也。阳明病，脉迟，食难用饱，饱则微烦头眩，必小便难，此欲作谷疸，下之腹满如故。所以然者，脉迟故也。阳明病，欲解时，从申至戌上。伤寒呕多，虽有阳明症，不可攻也。阳明病，面合赤色，不可攻之，攻之必发热色黄，小便不利也。阳明病，心下硬满者，不可攻之。攻之，利遂不止者死，利止者愈。【批】阳明里证　胃家实　中风中寒辨　忌攻。

胃实不大便

伤寒不大便六七日，头痛有热者，与承气汤。其小便清者，知不在里，仍在表也，须当发汗，若头痛者必衄，宜桂枝汤。阳明病，脉浮无汗而喘者，发汗则愈，宜麻黄汤。阳明病，胁下硬满，大便不利而呕，舌上白苔者，可与小柴胡汤。若上焦得通，津液得下，胃气因和，身濈然汗出而解。【批】胃实有表者先解表。

阳明中风，脉弦浮大，而短气，腹满，胁下及心痛，久按之气不通，鼻干，不得汗，嗜卧，一身及面目悉黄，小便难，有潮热，时时哕，耳前后肿，刺之小瘥，外不解。病过十日，脉续浮者，与小柴胡汤；脉但浮无余症者，与麻黄汤；若不小便，腹满加哕者，不治。【批】胁痛脉浮弦宜和。

阳明中风，口苦咽干，腹满微喘，发热恶寒，脉浮而紧。若下之，则腹满小便难也。许学士云：宜小柴胡汤。阳明腹满，脉浮紧，口苦咽干而喘，若发热汗出，不恶寒反恶热，身重者，忌发汗，忌加烧针，忌下也。论见自汗。阳明病，脉浮而紧者，必潮热发作有时；但浮者，必盗汗出。【批】口苦脉浮紧宜和。

上胃家实不大便，虽三尺之童，亦知可下也。殊不知仲景之法，虽有胃实症，若表未解，及有半表者，亦先用桂枝、柴胡以解外，然后视虚实消息之也。

阳明病，自汗出，若发汗，小便自利者，此为津液内竭，虽硬不可攻之，当须自欲大便时，宜用蜜煎导而通之。若土瓜根及入猪胆汁皆可导之。【批】胃实表解无症者忌攻　大便硬者导者之。

蜜煎导法

用蜜七合，入铜器中，微火熬，稍凝似饴状，搅之勿令焦，候可丸，以手捏作挺子，令头锐，大如指，长二寸许。乘热急作之，纳谷道中，用手急捺住，欲大便时乃去之。

又，**猪胆汁方**

用大猪胆一个，泻汁和醋少许，和匀灌入谷道中，如饭时顷，大便自去。

太阳病，寸缓、关浮、尺弱，其人发热汗出，复恶寒，不呕，但心下痞者，此以医下之也。如其不下者，病人不恶寒而渴者，此转属阳明也。小便数者，大便必硬，不更衣十日，无所苦也。渴欲饮水，少少与之，但以法救之。渴者，宜五苓散。阳明病，本自汗出，医更重发汗，病已瘥，尚微烦不了了者，此大便必硬故也。以亡津液，胃中干燥，故令大便硬。当问其小便日几行，若本小便日三四行，今日再行，故知大便不久出。今为小便数少，以津液当还入胃中，故知不久必大便也。【批】便硬无所苦者俟之。

阳明病，潮热，不大便六七日，恐有燥粪，欲知之法，少与小承气汤，转矢气者，有燥屎，可攻；若不转矢气者，无燥粪，不可攻。方论见潮热。阳明病，汗出，大便硬而谵语者，宜小承气汤。方见谵语。不大便腹满者，宜下之，若但绕脐痛者，则为燥屎，宜承气汤。若心下至小腹满痛者，则为结胸，宜陷胸汤。方见腹痛。阳明病不吐不下，心烦者，宜调胃承气汤。阳明病，发热汗出，此为热越，不能发黄也。但头汗出，身无汗，汗剂颈而还，小便不利，渴饮水浆者，此为瘀热在里，身必发黄，茵陈汤主之。小便不利，大便乍难乍易，有微热，喘冒不卧者，宜大承气汤。论见不得卧。阳明症，其人喜忘者，必有畜血。所以然者，本有久瘀血，故令喜忘，屎虽硬，大便反易，其色必黑，宜抵当汤下之。方见畜血。无表里症，下后脉数不解，消谷易饥，六七日不大便者，有瘀血，宜抵当汤。伤寒六七日，目中不了了，睛不和，无表里证，大便难，身微热者，此为实也，急下之，宜大承气汤。趺阳脉浮而涩，浮则胃气强，涩则小便数，浮涩相搏，大便难，其脾为约，麻仁丸主之。【批】胃实表解有证者随证攻之。

麻仁丸丹溪云：气实而表药也。

麻仁一升　芍药　厚朴去皮，姜制　枳实各四两　杏仁　大黄煨。各八两

上为末，蜜和丸，如桐子大，米饮下二三十丸，未知，益之，每日三服。

阳明口燥，但欲漱水不欲咽者，此必衄。《活人》云：轻则犀角汤，重则抵当汤。【批】漱水不咽者衄。

〔许学士〕有一士人家病二人，皆旬日矣，一则身热无汗，大便不通，小便如涩，神昏而睡，诊其脉长大而实，予用承气下之而愈。一则阳明自汗，大便不通，小便利，津液少，口干燥，其脉亦大而虚，作蜜煎三易之，下燥粪得溏利而解。其家曰：皆阳明不通，何以治之异？予曰：二症虽相似，然自汗小便利者，不可荡涤五脏，为无津液也。然则伤寒大症相似，两症稍有不同，宜仔细斟酌。正如格局看命，虽年月日时皆同，而贵贱穷通不相侔者，于一时之中有浅深，故知不可不谨。【批】胃实脉实者宜下　脉虚者宜导。

阳明病发多反无汗，其身如虫行皮中状者，此久虚故也。阳明病，反无汗而小便利，三日呕而咳，手足厥者，必头痛，若不咳呕，手足不厥者，头不痛。注云：小便利者。寒邪内攻，肢厥头痛，寒邪外攻也。阳明胃实，脉浮无汗而喘，宜麻黄汤。论见胃实有表条。阳明病，无汗，小便利，心中懊憹者，身必发黄，宜茵陈蒿汤。【批】胃实反无汗者虚邪。

脉浮而数，能食，不大便者，此为实，名曰阳结也，期十七日当剧。脉沉而迟，不能食，身体重，大便硬，名曰阴结也，期十四日当剧。【批】阳结　阴结。

少阴病，但欲寐，腹胀不大便者，承气汤主之。论见但欲寐。【批】胃实欲寐者少阴。

胃实续法

〔《集》〕伤寒大便不通：期门一云章门照海【批】针灸。

〔海〕已寒丸　治阴症服四逆，数日不大便，躁渴者。方见躁条。【批】阴症。

自　汗

〔成〕自汗者，谓不因发散而自然汗出也。

问曰：阳明外症云何？答曰：身热汗自出，不恶寒，反恶热也。问曰：病有得之一日，不发热而恶寒，何也？答曰：虽得之一日，恶寒将自罢，即自汗出而恶热也。问曰：恶寒何故自罢？答曰：阳明居中土，万物所归，无所复传，始虽恶寒，二日自止，此为阳明病也。伤寒转属阳明者，其人濈然微汗出也。【批】阳明外证身热自汗不恶寒。

〔《本》〕太阳初得病时，发其汗，先出不彻，因转属阳明也。汗出身热不恶寒，便谵语者，宜承气汤。论见谵语。【批】下证。

阳明病发热汗多者，急下之，宜大承气汤。【批】急下证。

〔许〕有人患伤寒，目痛，鼻干，不得卧，大便不通，尺寸脉俱大，已数日。一夕汗出，予谓速以大柴胡汤下之，医骇曰：阳明自汗，津液已涸，法当用蜜煎，何苦须用下药。予谓曰：子虽知蜜煎为稳当，还用大柴胡汤，此仲景不传之妙，公安能知之。予力争，竟投大柴胡汤二帖，愈。仲景论阳明之病，多汗者，急下之。人多谓已是自汗，若又下之，岂不表里俱虚。又如论少阴云，少阴病一二日，口干燥者，急下之。人多谓病发于阴，得之日浅，但见干燥，若更下之，岂不阴气愈甚。举此二端，则其可疑者不可胜数，此仲景之书，世人罕能读也。予谓仲景称急下之者，亦犹急当救表急当救里之说。凡称急者有三变。谓才觉汗未至津液干燥，便速下之，则为径捷，免致用蜜煎也。若胸中识得了了，自无可疑，若未能了，误用之，反不若蜜煎之为稳也。

阳明脉浮而紧，咽燥口苦，腹满而喘，发热汗出，不恶寒反恶热，身重。若发汗，则心愦愦，反谵语。若加烧针，必怵惕，躁不得眠。若下，则胃中空虚，客气动膈，心中懊侬，舌上苔者，栀子豉汤主之。若渴欲饮水，口干舌燥者，白虎加人参汤主之。若脉浮发热，渴欲饮水，小便不利者，猪苓汤主之。注云：脉浮发热口苦者，邪在表；脉紧自汗腹满不恶寒者，邪在里，此表里俱有邪宜和解。【批】和解症。

阳明欲食，小便反不利，大便自调，其人骨节疼，翕翕如有热状，奄然发狂，濈然汗出而解，此水不胜谷气，与汗共并，脉紧则愈。【批】小便不利欲食者自解。

阳明病，若中寒不能食，小便不利，手足濈然汗出，此欲作痼瘕，必大便初硬后溏，所以然者，以胃中冷，水谷不别故也。【批】不欲食者痼瘕。

太阳病，发热汗出，不恶寒者，为柔痓。论见痓。太阳病，吐后汗出，不恶寒，发热，关上脉细数，曰小逆。论见发热。【批】似阳明二症，表里。

汗出身热不恶寒，里证，前条阳明病是也。汗出身热恶风寒者，宜桂枝汤。论见发热。兼项强痛者，桂枝加葛根汤。论见项强。兼骨节烦疼，不得屈伸，小便不利者，甘草附子汤。论见风湿身热条。若发汗后遂漏不止，恶风者，桂枝附子汤。论见后条。若夏月中暑，自汗，身热恶寒，脉微弱，口渴足冷者，白虎加人参汤主之。方论见中暑。【批】汗出身热恶寒属表不恶寒属里。

伤寒汗出而渴者，五苓散主之。不渴者，茯苓甘草汤主之。【批】汗出不渴。

汗出心下痞满有二症：其痞按之濡软不痛而恶寒者，宜附子泻心汤；其痞按之硬，引胁痛，而身体不恶寒者，宜十枣汤。方论见痞条。

【批】汗出心痞有二症。

太阳病发汗，遂漏不止，其人恶风，小便难，四肢急，难以屈伸者，桂枝加附子汤主之。

桂枝附子汤【批】汗后汗不彻。

附子制，一个　桂枝去皮，二两　生姜一两半　甘草炙，一两　大枣六枚

上㕮咀，每服五钱，水煎温服。

〔许〕有一人得太阳症，因发汗，汗不止，恶风，小便涩，足挛而不伸。予诊其脉浮而大，浮为风，大为虚。予曰：在仲景方中有两症，大同而小异。一则小便难，一则小便数，用药少差，即有千里之失。仲景第七症云：太阳发汗，遂漏不止，其人恶风，小便难，四肢微急，难以屈伸者，桂枝加附子汤。第十六症云：伤寒脉浮，自汗出，小便数，心烦，微恶寒，脚挛急，反以桂枝汤攻表，此误也，得之便数，咽中干，烦躁吐逆。一则漏风小便难，一则自汗小便数，或恶风，或恶寒，病各不同也。予用第七症桂枝加附子汤。三啜而汗止，佐以甘草芍药汤，足便得伸。

二阳并病，太阳病发汗不彻，因转属阳明，续自微汗出，不恶寒。其人面赤，躁烦短气，不知痛处，但坐更发汗则愈。论见面赤。

发汗已，身灼热者，名风温。风温为病，脉浮汗出，身重多眠，宜葳蕤汤。论见风温。【批】风温症。

发汗后，大汗出，胃中干，烦躁不得眠，欲得饮水者，少少与之。论见不得眠。【批】胃干。

动气在左，发汗则头眩汗不止，筋惕肉瞤，此为逆，难治。治法见后续条。【批】动气。

汗下后，汗出而喘者，麻黄杏仁甘草石膏汤。下后利不止，脉促，喘而汗出者，葛根黄芩黄连汤。论俱见喘。【批】汗出而喘。

汗出下利，热不去，厥逆恶寒者，四逆汤。【批】汗出下利。

下利清谷者，通脉四逆汤。论俱见下利。汗出下利有微热者，其脉数自愈，脉紧未愈。论见下利。六七日后发热而利，其人汗出不止者死。论见下利。

脉紧反汗出，而咽痛吐利者，少阴病亡阳。吐利汗出，手足厥冷，脉微欲绝者，四逆汤。吐利止，汗出而厥，脉微欲绝者，通脉四逆加猪胆汁汤。方论并见吐利。【批】汗出吐利。

脉阳微而汗出者，为自和也，汗出多者为太过。阳明汗多而渴者，不可与猪苓汤。脉浮自汗，若小便数，脚挛急者，不可与桂枝汤。【批】诊忌。

自汗续法

〔海〕太阳自汗桂枝汤。阳明自汗白虎汤。少阴自汗四逆汤。阳明症，身热，目痛，鼻干，不得卧，不恶寒而自汗，或恶热，而尺寸俱浮者，白虎汤主之。伤寒尺寸脉俱长，自汗大出，身表如冰石，脉传至于里，细而小，及疟疾但寒不热，其人动作如故，此阳明传入少阴，戊合癸，即夫传妇也，白虎加桂枝主之。然脉虽细小，当以迟疾别之，此症脉疾而非迟，故用此法。白虎加桂枝汤方见疟。如中暑自汗微恶寒者，亦宜服之。【批】阴阳。

〔《活》〕伤寒应发汗，而动气在左，不可发汗，发汗则头眩汗出，筋惕肉瞤，此为逆，难治。先服防风白术牡蛎散，次服建中汤。

防风白术牡蛎散　治发汗出多，头眩汗出，筋惕肉瞤。

防风　牡蛎炒成粉　白术各等份

上为细末，每服二钱，以酒调下，米饮亦得，日二三服。汗止后服小建中汤。

〔成〕或汗出发润，与其出如油，或大如贯珠着身，出而不流，皆为不治之症。【批】诊。

〔《集》〕伤寒汗多不止：内庭泻　合谷泻　复留泻【批】针灸。

二阳并病，潮热谵语，而手足漐漐汗出者；阳明病，短气腹满，而手足濈然汗出者，俱宜大承气汤。方论见潮热。阳明病，不能食，小

便不利，手足濈然汗出者，胃冷欲作痼瘕，必大便初硬后溏。论见自汗。【批】手足汗分寒热。

不得卧

身热，目疼，鼻干，不很卧，尺寸脉俱长者，阳明受病也。病人小便不利，大便乍难乍易，时有微热，喘冒不能卧者，有燥屎也，宜大承气汤。汗后大汗出，烦躁不得眠，欲饮水者，少少与之愈。论见渴。汗下后，不得眠，若反覆颠倒，心中懊憹者，栀子豉汤。方论见烦。若但昼不得眠，夜安静，不呕不渴，无表症，脉沉微，无大热者，宜干姜附子汤。论见烦躁。【批】阳明里。

少阴病欲寐，二三日后，烦心不得卧者，黄连阿胶汤主之。论见烦躁。【批】少阴。

黄连阿胶汤

黄连　阿胶各一两　黄芩五钱　芍药一两　鸡子一个

上㕮咀，水二盏，煎八分，去渣，纳胶消尽，又纳鸡子黄搅匀，温服，日三。

少阴病，下利欲寐，六七日后，咳而呕渴，心烦不得眠者，宜猪苓汤。论见下利。少阴病，但欲寐，脉沉细，不烦，五六日变自利，烦躁不寐者死。论见不得寐，发热下利，厥逆烦躁，不得卧者死。论见下利。

不得卧续法

〔《活》〕伤寒吐下后，心烦乏气，日夜不得眠者，酸枣仁汤主之。【批】虚热。

酸枣仁汤

酸枣仁一升　麦门冬去心，一合　甘草炙。二钱半　知母半两　茯苓　川芎　干姜各一两

上㕮咀，每服四钱，水煎服。

伤寒大热，干呕，呻吟错语，不得眠者，黄连解毒汤主之。

黄连　黄芩　黄柏各半两　山栀二钱

一方有阿胶二钱

上㕮咀，每服五钱，水煎服。如未知，再服，进粥，以此渐瘥。

伤寒瘥后，虚烦不得眠，心中懊憹者，乌梅汤主之。

栀子炒。半两　乌梅去核。四个　黄芩　甘草炙。各半两　柴胡一两

上㕮咀，每服四钱，姜三片，豉五十粒，煎至七分，去渣，温服。

一本有竹叶七片。

潮　热

〔成〕潮热者，若潮水之潮，其来不失时也。一日一发，指时而发者，谓之潮热。若日三五发者，是即发热，非潮热也。潮热属阳明，必于日晡时发者，乃为潮热。

阳明病，潮热，大便微硬，可与大承气汤。不鞕者，不与之。若不大便六七日，恐有燥粪，欲知之，可少与小承气汤，入腹中转矢气者，此有燥粪，乃可改之。若不转矢气者，此但初头硬，后必溏，不可攻之，攻之必胀满不能食也。欲饮水者，与之则哕。其后发热者，必大便复硬而少也，以小承气汤和之，不转矢气者，慎不可攻也。

阳明病，脉迟，虽汗出不恶寒者，其身必重，短气腹满而喘，有潮热者，此外欲解，可攻里也。手足濈然汗出者，此大便已硬也，大承气汤主之。若汗多微发热恶寒者，外未解也，其热不潮，未可与承气汤。若腹大满不通者，可与小承气汤，微和胃气，勿令大泄下。

阳明病，胃实谵语而潮热者，承气汤主之。【批】阳明病宜下症。

大承气汤

海藏云：厚朴去痞，枳实泄满，芒硝软坚，大黄泄实，必痞满燥实四症全者方可用之。

大黄酒浸，一两。不大便地道不通，酒浸

上行引大黄至巅面下　厚朴二钱，姜制。治腹胀满　枳实一枚。治心下痞，按之良久气散痛缓，此并主心下满，乃肝之气盛也。芒硝一两。治腹中转矢气，内有燥屎。本草云：味辛寒润燥

上吹咀，水二大盏，煎枳朴至一大盏，下大黄复煎至六分，去渣，入硝，又煎一二沸，温服。如未利，再作与服，以通为度。

小承气汤

海藏云：大黄泄实，厚朴去痞，必痞实全者可用。

大黄酒浸，一两　厚朴姜制，二钱　枳实炒，一枚

上吹咀，同上法煎，温服，以利为度，不利再服。

不大便，舌燥，心下满痛，而日晡小有潮热者，宜大陷胸汤。论见结胸。

阳明病，发潮热，大便溏，小便自利，胸胁满不去者，小柴胡汤主之。阳明为病，胃实是也。今便溏而言阳明病者，谓阳明外症身热汗出，不恶寒反恶热之病也。【批】便溏胁满脉弦浮而潮热者宜和。

阳明中风，脉弦浮大，短气，腹满，胁下及心痛，鼻干，不得汗，嗜卧，身黄，小便难，时时哕而潮热者，小柴胡加茯苓主之。

伤寒十三日不解，胸胁满而呕，日晡时发潮热，已而微利，此必柴胡症，下之而不得利，今反利者，知医以丸药下之，非其治也。潮热者实也，先宜小柴胡汤以解外，后以柴胡加芒硝汤主之。

柴胡一两　黄芩　人参　甘草炙　生姜以上各五钱　半夏汤浸，三个　大枣三枚　芒硝一两

每服五钱，水一盏半，煎至八分，去渣，纳芒硝，更微沸温服。

阳明病，脉浮紧者，必潮热发作有时。论见胃实有表条。【批】诊。

潮热续法

〔《活》〕冬月阳明潮热，脉浮而紧者，发作有时，但脉涩者，心盗汗，黄芩汤主之。方见下利。

谵　语

阳明为病，胃家实是也。胃实则谵语，故谵语宜入阳明门。阳明病，谵语，发潮热，脉滑而疾者，小承气汤主之。因与承气汤一盏，腹中转矢气者，更服一盏。若不转矢气，勿更与之。明日不大便，脉反微涩者，里虚也，为难治，不可更与承气汤。阳明病，谵语，有潮热，反不能食者，胃中必有燥屎五六枚，若能食者，但硬，亦宜大承气汤下之。二阳并病，太阳病罢，但发热，手足漐漐汗出，大便难而谵语者，下之则愈，宜大承气汤，阳明病，其人多汗，以津液出，胃中燥，大便必硬，硬谵语，小承气汤主之。若一服谵语止，勿更服。【批】阳明宜下症。

汗出谵语者，必有燥粪在胃中，此为风也，须下之，必过经乃可下，下之若早，语言必乱，以表虚里实，故下之则愈，宜大承气汤。夫实则谵语，虚则郑声。谵语者，谓乱语无次第，数数更端也。郑声者，谓郑重频烦也，只将一句旧言重叠频言之，终日殷勤不换他声也。盖神有余则能机变而乱语，数数更端。神不足则无机变，而只守一声也。伤寒四五日，脉沉而喘满，沉为在里，而反发其汗，津液越出，大便为难，表虚里实，久则谵语。成无己谓郑声为郑卫之声，非是，前辨已明。【批】虚实　实则谵语虚则郑亩。

少阳病，发汗后，及小便数，脚挛急，误与桂枝攻表后，若胃不和谵语者，少与调胃承气汤。方论见厥。三阳合病，腹满身重，难以转侧，口不仁而面垢，谵语遗尿，发汗则谵语，

下之则额上生汗，手足逆冷，若自汗出者，白虎汤主之。论见身重，汗发多，亡阳谵语者，不可下，与柴胡桂枝汤和其荣卫，以通津液，后自愈，发汗多，又重发汗者，亡其阳，谵语脉短者死，脉自和者不死。诸逆发汗，病微者瘥，剧者言乱，目眩者死。形作伤寒，其脉不弦紧而弱，弱者必渴，脉涩者必谵语，弱者发热，脉浮，解之当汗出愈。【批】汗后谵语汗多亡阳忌下。

太阳病，火却汗后，身黄，小便难，身体枯燥，头汗腹满，微喘，或不大便，久则谵语。论见头汗。太阳病，二日反躁，乃熨其背而大汗出，火热入胃，胃中水竭躁烦，必发谵语，十余日振傈自下利者，此为欲解也。故其汗从腰以下不得汗，欲小便不得，反呕，欲失溲，足下恶风，大便硬，小便当数而反不数，及多，大便已，头卓然而痛，其人足心必热，谷气下流故也。少阳病咳，咳而下利，谵语，小便难者，被火气却汗故也。吐、下、汗、温针后谵语，柴胡汤症罢者，此为坏病，知犯何逆，以法治之。论见坏症。【批】火后谵语。

胸满谵语，若下后烦惊，小便不利，身重不可转侧者，柴胡加龙骨牡蛎汤主之。方论见惊。【批】下后烦惊。

阳明病，下血谵语者，此为热入血室，但头汗出者，刺期门，随其实泻之，濈然汗出则愈。腹满谵语，脉浮紧者，刺期门。论见腹满。太阳少阳并病，发汗则谵语，脉弦，五六日谵语不止者，宜刺期门。论见项强。妇人发热，经水适来，谵语，为热入血室。若热除脉迟者，身凉，胸满如结胸状者，刺期门。若昼则明了，暮则谵语者，无犯胃气及上二焦，必自愈。《活人》以小柴胡汤主之。论见妇人伤寒。【批】热入血室。

伤寒十三日不解，过经谵语者，以有热也，当以承气汤下之。若小便利者，大便当硬，而反下利，脉调和者，知医以丸药下之，非其治也。若自下利者，脉当微厥，今反和者，此为内实，调胃承气汤主之。若下利谵语者，有燥屎也，宜小承气汤。方见潮热。

上下利谵语，其曰脉调和而手足和小便利者，阳也，故用承气下之。其脉当微厥。反少阴但欲寐，被火气劫汗，谵语，小便难者，阴也。故当用补剂和之。但欲寐、下利、谵语俱见下利少阴条。

〔许〕有人病伤寒下利，身热神昏，多困谵语，不得眠，或者见下利，便以谵语为阴虚症。予曰：此亦小承气症。众骇曰：下利而服小承气，仲景之法乎？予曰：此仲景之法也。仲景云：下利而谵语者，有燥粪也，属小承气汤而得解。予尝读《素问》云：微者逆之，甚者从之，逆者正治，从者反治，从多从少，视其事也。帝曰：何谓反治？岐伯曰：塞因塞用，通因通用。王冰注云：大热内结，注泻不止，热宜寒疗，结复须除，以寒下之，结散利止，则通因通用也。正合于此，又何疑焉。

直视谵语喘满者死，下利者亦死。谵语妄言，身微热，脉浮大，手足温者生，逆冷脉沉细者，不过一日死矣。【批】诊。

谵语续法

〔《素》〕谵语者，气虚独言也。全文见诊。愚用参、芪、归、术等剂治谵语，得愈有百十数，岂可不分虚实，一概用黄连解毒、大小承气等汤以治之乎。【批】虚气虚。

〔《难》〕脱阳者见鬼。仲景谓亡阳谵语亦此义。脱阳者错语

〔海〕黄芪汤　治伤寒，或时悲哭，或时嬉笑，或时太息，或语言错乱失次，世疑作谵语狂言者，非也，神不守室耳。两手脉浮沉不一，举按全无力，浮之损小，沉之亦损小，皆阴脉也，甚者用调中丸或理中丸。二方并见发热下。【批】失志者脉损小。

〔丹〕浦江郑兄年二十岁，九月间发热头痛，妄言见鬼，医与小柴胡汤数帖，热愈甚。

予视之，形肥，面亦带白，却喜筋骨稍露，诊其脉弦大而数实，脉本不实，凉药所致。此因劳倦成病，与温补药自安。遂以参、术为君，苓、芍为臣，黄芪为佐，附子一片为使，与二帖而症不减。或曰：脉既数大，狂热而又大渴，用附子误矣。予曰：此虚症而误投寒凉之药，人肥而脉左大于右，事急矣，非加附子、参、术，焉能有急效。再与一帖，乃去附子，作大剂与服，至五十帖，得大汗而愈。自后又补养两月，气体方始平复。【批】劳倦谵语。

一人五月内患谵语，大发热，肢体不能举，喜冷饮。诊其脉洪大而数。用黄芪、茯苓浓煎如膏，却用凉水调与之，三四服后，病者昏睡如死状，但颜色不改，气息如常，至次早方醒，诸症悉退而安。

卢兄汗后，再发热妄言，吕仲修汗后热不退，亦妄言，陶明节热退后不识人，言语谬妄，皆用参、芪、术、归等补剂而愈。信哉，谵语属虚者，十居八九。

〔《活》〕大小便硬，手足冷，脉微细者，必蕲声也，当服温药白通汤。海藏用黄芪加干姜汤。方见伤寒发热下。侯辅之脉极沉细，外热内寒，肩背胸胁斑出十数点，语言狂乱。或曰：发斑谵语非热乎？予曰：非也。阳为阴逼，上入于肺，传之皮毛，故斑出。神不守舍，故错语如狂，非谵语也。肌表虽热，以手按之，须臾冷透如水。与姜附等药数日，约二十余两，得大汗而愈。后因再发，脉又沉迟，三四日不大便，与理中丸，三日内约半斤，其病全愈。以此知侯公之狂，非阳狂之狂，乃失神之狂，即阴虚也。【批】寒热便利肢厥脉微谵语为寒。

〔《活》〕大便秘，小便赤，手足温，脉洪数者，必谵语也，宜用调胃承气汤。【批】便泌。

〔海〕治老幼及虚人伤寒五六日，昏冒言妄，小便或淋或涩，起卧无度，或烦而不得眠，并宜白虎汤加山栀一钱。【批】手足温脉洪谵语为热。

〔《斗》〕治热病及时疫，必躁狂乱奔走，状似癫痫，言语不定，久不得汗，及时疫不知人事者，以人中黄不拘多少，入罐内用泥封固，武火煅半日，去火候冷，取出于地上以盆盖半日许，研细如面，新汲水调下三钱，或未退，再服愈。人中黄即屎也。

狂　乱

火却汗后亡阳，必惊狂，起卧不安者，桂枝去芍药加蜀漆牡蛎龙骨救逆汤。方论见惊。汗家重发汗，必恍惚心乱，小便已阴痛，与禹余粮丸。方见痞。【批】镇坠。

小腹满，发狂，或身黄者，宜抵当汤。论见发热方见畜血。【批】下症。

遗尿狂言，目反直视者，此为肾绝。论见大法。【批】诊。

狂乱续法

〔《活》〕病人烦躁，狂走妄言，面赤咽痛，脉实潮热，狂语如见鬼状，此阳毒也。治阳毒法见阳毒门。表者阳毒升麻汤、黑奴丸，里者大黄散。【批】狂而脉实于为实热。

〔《本》〕治伤寒发狂，弃衣奔走，踰墙上屋，鹊石散。

黄连　寒水石各等份

上为细末，每服二钱，浓煎甘草汤，候冷调下。

〔云〕伤寒心风狂妄者，宜防风黄连汤。

黄连　大黄　防风　远志　茯神各半两

上为细末，每服一两，水煎服。

〔海〕黄芪汤　治伤寒或歌或笑或悲哭，谵言妄语。方见发热下。

陈志仁伤寒狂妄，每欲狂走，四五人扶捉不定，脉虚数，用柴胡汤反剧，以参、芪、归、术、甘草、陈皮煎汤，一服狂定，再服安睡。【批】狂而脉虚者为虚热。

〔《集》〕伤寒发热，不识尊卑；曲池、绝骨、百劳、涌泉。【批】针灸。

〔《甲》〕热汗不出，狂互引癫疾，合谷主之。

循衣摸床

伤寒若吐若下后，不解，不大便五六日至十余日，日晡所发潮热，不恶寒，狂语如见鬼状，若剧者，发则不识人，循衣摸床，惕而不安，微喘直视，脉弦者生，涩者死。微者但发热谵语者，大承气汤主之。若一服利，止后服。太阳病，以火却发汗，阴阳枯竭，虚燥或不大便，久则谵语，甚者至哕，手足躁扰，捻衣摸床，小便利者可治。论见头汗。【批】诊治。

〔许〕有人病伤寒，大便不利，日晡发潮热，手循衣缝，两手撮空，直视喘急，更数医矣，见之皆走，此诚恶候，得之者十中九死。仲景虽有症而无法，但云脉弦者生，涩者死。已经吐下，难以下药，谩且救之。若大便得通，而脉弦者，庶可治也，与小承气汤一服而大便利，诸疾渐退，脉且微弦，半月愈。或问曰：下之而脉弦者生，此何意也？予曰：《金匮玉函》云：循衣妄撮，怵惕不安，微喘直视，脉弦者生，涩者死，微者但发明部，盖阳明者，胃也，肝有热，邪淫于胃经，故以承气泻之。且得弦脉，则肝平而胃不受克，此所谓有生之理。读仲景论不能博通诸医书以发明其隐奥，吾未之见也。海藏云：许学士作寻衣撮空是肝热风淫末疾，此论诚当然，莫若以为肺热之邪，其人必妄言乱语。《难经》云：肺邪入心为谵语。

循衣摸床续法

尝治循衣摸床者数人，皆用大补气血之剂，惟一人兼瞤振、脉代，遂于补剂中略加桂二分，亦振止脉和而愈。【批】虚。

渴

病人不恶寒而渴者，此转属阳明也。论见不大便。服柴胡汤已渴者，属阳明也，以法治之。伤寒脉浮，发热无汗，其表不解干，不可与白虎汤。渴欲饮水，无表证者，白虎人参汤主之。渴欲饮水无表证者，太阳症罢转属阳明也。下二条意同。皆太阳转属阳明，故渴也。服桂枝汤，大汗出后，大烦渴不解，脉洪大者，白虎加人参汤主之。伤寒病若吐若下后，七八日不解，热结在里，表里俱热，时时恶风，大渴，舌上干燥而烦，欲饮水数升者，白虎加人参汤主之。王注云：若纯在表则恶风无时。今表里有热，故时时恶风也。伤寒无大热，口燥渴，心烦，脉微，恶寒者，宜白虎加人参汤。阳明病脉浮紧，口苦腹满而喘，若下后渴欲饮水，口干舌燥者，白虎加人参汤主之。【批】渴不恶寒者阳明。

白虎加人参汤

石膏碎，四两　知母一两半　甘草一两　粳米一合　人参二钱

上吹咀，每服五钱，水煎温服。上白虎加人参五条，治表渴脉洪小便利者。

〔《本》〕有人初病呕吐，俄为医者下之，已七八日，而内外发热。予诊之曰：当用白虎加人参汤。或曰：既吐复下，且重虚矣，白虎可用乎？予曰：仲景云：若吐下后七八日不解，热结在里，表里俱热者，白虎加人参汤正相当也。盖始吐者热在胃脘，而脉至今虚大，三投汤而愈。仲景既云：伤寒若吐下后七八日不解，表里俱热者，白虎加人参汤主之。又云：伤寒脉浮，发热无汗，其表不解，不可与白虎。又云：脉浮滑，此以表有热，里有寒，白虎加人参汤主之。国朝林亿校正，谓张仲景于此表里自差矣。予谓不然，大抵白虎能除伤寒中渴，表里发热，故前后二症或云表里俱热，或云表热里寒，皆可服之。一种脉浮无汗。其表不解，

全是麻黄与葛根症，安可行白虎也？林亿见所称表里不同，便谓之差，是亦不思之过也。

太阳发热，不恶寒而渴者，为温病。论见温病。《活人》葳蕤汤主之。发热不恶寒者，以表解也，太阳病者，必头痛身疼表未解也，此表里两症皆兼见。【批】温病渴似阳明而有太阳。

渴而下利属少阴，其病但兼欲寐，小便白者，四逆汤。兼咳呕不得眠，小便不白者，猪苓汤。兼白利纯青色水者，大承气汤。有热者，白头翁汤。方论见下利。【批】渴而下利者少阴。

消渴，气上冲心，心疼，饥不欲食，食则吐蛔，若下之则利不止，若欲饮水者，少少与之愈。论见气上冲心，【批】消渴吐蛔者厥阴忌下。

太阳病发汗后，大汗出，胃中干，烦躁不得眠，欲得饮水者，少少与之，令胃气和则愈。若脉浮，小便不利，微热消渴者，五苓散主之。发汗已，脉浮数，烦渴者，五苓散主之。

阳明病，脉浮紧，口苦腹满，发热汗出不恶寒，若下后脉浮发热，渴欲饮水，小便不利者，猪苓汤主之。【批】小便不利而渴者太阳。

五苓散方

猪苓去皮，二两　泽泻一两　白术三两　茯苓去皮。半两　桂枝去皮，半两

上㕮咀为散，每服三钱，白汤调下。海藏云：五苓散当服而不服之，谷消水去形亡，必就阳明燥火，戊胃发黄，故有谪胃承气症。不当服而服之，是为犯本，小便强利，津液重亡而成血症。轻则桃仁承气汤，重则抵当汤主之。

猪苓汤方

猪苓去皮　茯苓　阿胶　泽泻　滑石各半两

上㕮咀，每服五钱，水煎温服，日三。

渴而头汗，小便不利，兼胁满，往来寒热者，柴胡桂枝干姜汤。兼发黄者，茵陈蒿汤。论见头汗。【批】头汗者柴胡茵陈。

表不解，心下有水气，干呕发热，咳嗽而渴者，小青龙汤去半夏加栝楼根汤论见咳【批】咳嗽者小青龙。

夏月汗出，恶寒身热，足冷而渴者，为中暑，白虎加人参汤及酒黄连主之。方见中暑。恶寒身热者，症似表也，足冷者不可表。【批】暑渴身热足冷白虎加人参。

发热恶寒，腹满汗出，小便利而渴者，为肝乘脾，刺期门。论见腹满。表解不恶寒而渴者，宜白虎汤。方论见前阳明。【批】表未解刺期门表解宜白虎。

渴而胁满，及往来寒热，其症未经汗者，小柴胡去半夏加人参瓜蒌汤。若汗下后者，柴胡桂枝干姜汤。详见胁痛并往来寒热。【批】渴而胁满寒热。

渴而心下硬痛，日晡潮热，不大便者，为结胸，宜大陷胸汤。若但硬不痛者，为痞，与泻心汤。不解反渴，而小便不利者，宜五苓散。详见结胸痞气二门。【批】渴而心下硬痛为结胸但硬不痛为痞。

病在阳明应汗之，反以冷水噀之灌之，其热益烦，肉上粟起，意欲饮水，反不渴者，服文蛤散。若不瘥，与五苓汤。论见结胸。【批】欲饮不渴者文蛤散。

文蛤散方

文蛤一两。即海蛤粉也。河间、丹溪多用之，大能治痰

上一味，为散，沸汤调服方寸匕。

渴欲饮水，而不能饮者，丹田有热，胸中有寒。论见湿痹。【批】渴不能饮下热上寒。

中风发热，六七日不解而烦，有表里症，渴欲饮水，水入则吐者，名曰水逆，五苓散主之。【批】渴欲饮水水逆者五苓。

渴欲饮水，若太阳发汗后大汗出，烦躁不得眠者，及厥阴病气起冲心，心疼吐蛔者，少少与之愈。论见前条及气上冲。凡得时气病至五六日，而渴欲饮水，不能多，不当与之，何者？以腹中热尚少，不能消之，更与水作病

也。至七八日，大渴欲饮水者，独当依症与之，与之常令不足，勿极意也，言能饮一斗，与五升。若饮而腹满，小便不利，若喘若哕，不可与之。忽然大汗出，是为自愈也。《活人》云；凡病非大渴，不可饮水，若小渴咽干者，少少咽润之，令其胃中和乃佳。【批】渴欲饮水者少少与之。

凡得病反能饮水，此欲愈也。但闻病饮水自愈，小渴者亦强与之，饮因成其祸，不可复救。《活人》云：强饮水致饮停心下满结喘者。当以五苓散或陷胸汤主之。下痢脉弱，脉数而渴者自愈。论见下利。渴而发热，其脉不弦紧而浮弱者，汗出愈。论见谵语。【批】诊。

阳明病，汗出多而渴者，不可与猪苓汤，以汗多胃中燥，与猪苓汤复利其小便故也。【批】宜禁。

上《活人》云：切戒太阳症无汗而渴者，不可与白虎汤；阳明症汗多而渴者，不可与猪苓汤。然太阳渴终不可与白虎耶？太阳症得汗后，脉洪大而渴者，方可与之也；阳明渴终不可与五苓散耶？阳明症小便不利，汗少脉浮而渴者，方可与之也。

渴续法

〔罗〕伤寒食少而渴者，当以和胃之药止之，不可用凉药止之，恐复损胃气，愈不能食也，白术、茯苓是也。【批】虚渴而食少者和胃忌源。

〔海〕秦二母病太阴病，三日不解，后呕逆恶心，而脉不浮。与之半硫丸，二三服不止，复与黄芪建中汤，脉中极紧，无表里病，胸中大热，发渴引饮，皆曰阳症。欲饮之水，予反与姜、附等药，紧脉反沉细，阳犹未生，以桂、附、姜、乌之类，酒丸，与百丸接之，二日中十余服，病人身热，烦躁不宁，欲作汗也。又以前丸接之，覆以厚衣，阳脉方出而作大汗。翌日大小便始通，下瘀血一盆，如猪肝然。用胃风汤加桂、附三服，血止，其寒甚如此，亦世之未见也。【批】渴脉极紧不浮宜温。

少阴症，口燥舌干而渴，尺寸脉俱沉，沉迟则四逆汤，沉疾则大承气汤。少阴口燥舌干而渴，身表凉，脉沉细而虚者，泻心汤主之，此有形无形药也。【批】少阴渴脉沉迟为寒沉疾为热沉细为虚。

人参汤

治伤寒七八日，汗后心烦燥渴。

人参　黄芩　柴胡　葛根各一两　川栀　甘草炙。各半两

上为粗末，每服五钱，姜、枣煎，温服。

〔《活》〕阳毒倍常，燥盛大渴者，黑奴丸主之。方见阳毒。风温加渴甚者，宜瓜蒌汤。方见风温。中暑伏热，累治不瘥，其人发渴不已，酒蒸黄连丸主之。方见中暑。【批】阳毒风温中暑渴治法。

〔《脉》〕热病在肾，令人渴，口干舌焦黄赤，书夜欲饮水不止，腹大而胀，尚不厌饮，目无精光者，死不治。【批】诊。

呕

伤寒发热无汗，呕不能食，而反汗出濈濈然者，是转属阳明也。食谷欲呕者，属阳明也，吴茱萸汤主之。得汤反剧者，属上焦也。腹痛欲呕吐者，黄连汤主之。方论见腹痛。【批】呕不能食者转属阳明。

呕而发热者，小柴胡汤主之。发热微恶寒，肢节烦疼，微呕，心下支结，外症未去者，柴胡加桂枝汤主之。论见发热。太阳病发热恶寒，身体痛，呕逆，脉紧者，名曰伤寒，麻黄汤症。论见发热。太阳与阳明合病，不下利，但呕者，葛根加半夏汤主之。《活人》云：头疼身热痛，肌热目疼鼻干，脉浮而长是也。【批】表里。

葛根加半夏汤

葛根二钱　麻黄　生姜各一钱半　甘草

芍药　桂枝各一钱　半夏二钱　大枣二枚

上㕮咀，以水一斗，先煎葛根、麻黄减二升，去白沫，纳诸药，煎服三升，温服一升，覆取微汗。

呕而往来寒热，胸胁苦满者，宜小柴胡。若兼下利者，乃太阳少阳合病，宜黄芩加半夏生姜汤。论见往来寒热及下利。【批】呕而寒热胁痛。

太阳过经十余日，反二三下之，后四五日，柴胡症仍在者，先与小柴胡汤。呕不止，心下急，郁郁微烦者，为未解也，与大柴胡汤下之愈。太阳病过经十余日，心下温温欲吐，而心中痛，大便反溏，腹微满，郁郁微烦。先此时自极吐下者，与调胃承气汤。若不满者，不可与。但欲呕，胸中痛，微溏者，此非柴胡症，以呕故知极吐下也。【批】呕而郁郁微烦。

〔《本》〕渴而饮水呕者，柴胡不中与也。论见胁痛。

先渴却呕者，为水停心下，此属饮家。《活人》云；赤茯苓汤主之。先呕却渴者，此为欲解候也。《金匮》方云：呕思水者，少与之。【批】先渴却呕属饮先呕却渴欲解。

呕而下利，有寒热者，为阳，宜黄芩汤、大柴胡汤。无热者，为阴，宜猪苓汤、真武汤。并见呕利门。【批】呕而下利。

呕而脉弱，小便利，身热见厥者，难治，四逆汤主之。【批】呕而厥。

呕而心烦，若汗吐下后者，栀子生姜豉汤。若未曾吐汗下后，兼咳而渴者，宜猪苓汤。详见不得眠。【批】呕而心烦。

呕多虽有阳明胃实，不可攻之。论见胃实。呕家有痈脓者，不可治，脓尽自愈。服桂枝呕者，酒客病。论见大法。【批】忌。

干　呕

干呕发热，兼自汗恶风鼻鸣者，桂枝汤。兼表不解，有水气而咳者，小青龙汤。方见发热。【批】干呕发热。

干呕胁痛，若表解身凉，短气汗出，不恶寒者，十枣汤。若兼往来寒热，脉沉紧者，小柴胡汤。论见往来寒热。【批】干呕胁痛。

干呕下利，若兼表不解，发热而咳者，小青龙汤去麻黄加芫花汤。论见咳。若表解身凉，胁痛，短气汗出者十枣汤。论见胁痛。【批】干呕下利。

若因下后，心下痞硬满，腹中雷鸣，日利数行者，甘草泻心汤。论见痞。【批】心下痞硬者泻心。

若脉微厥逆者，宜白通汤。若用白通汤温后利不止，厥逆无脉者，白通加猪胆汁汤。论见下利。【批】脉微厥逆者白通。

干呕厥逆，若脉微下利者，通脉四逆汤、白通加猪胆汁汤。论见下利。若脉弦迟不利者，四逆汤。论见吐。【批】下利者四逆。

干呕续法

〔仲〕渴而饮水呕者，柴胡不中与也。宜治膈间有水，赤茯苓汤主之。【批】饮水呕者有停水。

赤茯苓汤　治伤寒呕哕，心下满，胸膈间有停水，头眩心悸。

赤茯苓一两　半夏姜制，半两　橘红　川芎各半两　人参一两　白术半两

上㕮咀，每服四钱，姜五片，水煎服。

伤寒瘥后呕者，有余热在胃脘也，竹叶石膏汤加生姜主之。【批】瘥后呕为余热。

〔海〕**葛根汤**　治伤寒干呕不止。【批】干呕不止为虚。

葛根　人参各一两　茯苓半两　半夏姜制，七钱半　白术半两　黄芪七钱半　麦门冬去心　甘草炙。各一两

上㕮咀，每服三钱，生姜三片，枣二枚，同煎服。

少　阳　病

口苦咽干

少阳之为病，口苦咽干目眩也。《活人》云：宜小柴胡汤。【批】少阳病。

少阳中风，两耳无所闻，目赤，胸中满而烦者，不可吐下，吐下则悸而惊。误吐气虚者悸，误下血虚者惊。【批】耳聋胸满忌吐下。

伤寒脉弦细，头痛发热者，属少阳，少阳不可发汗，发汗则谵语，此属胃家，胃和则愈，胃不和则烦悸。

伤寒三日，少阳脉小者，欲已也。少阳欲解时，从寅至辰上。【批】咏弦发热忌汗。

阳明病，腹满，脉浮紧，口苦咽干而喘。若其人发热恶寒，误下之，则腹满，小便难。若其人发热不恶寒反恶热，误下之，则胃空虚，为懊侬；误下之，则谵语；误加烧针，则不得眠。论见腹满。许学士云；宜小柴胡汤。【批】口苦咽干胃实者阳明忌汗下针。

眩

眩而口苦舌干者，属少阳。论见口苦。眩而心下硬，项强者，属太阳少阳并病，当刺大椎、肺俞。忌汗下。论见项强。【批】少阳眩口苦宣和项强宜刺。

眩而胃实，若能食不恶寒者，中风；若饱则头眩，小便难者，谷疸。皆属阳明。论见胃实。【批】阳明眩胃实。

太阳发汗后，仍发热，心悸头眩，身瞤振振欲擗地者，真武汤主之。方论见战振。【批】汗后眩为虚。

动气在左，误汗则头眩，汗不止，筋惕肉瞤。方论见动气。《活人》云：宜小建中汤。诸逆误汗而言乱目眩者死。论见谵语。头眩脉沉紧，发汗则动经，身为振振摇。论见战振。【批】误汗往来寒热属少阳宜小柴胡汤。

往来寒热

〔《本》〕太阳病不解，转入少阳者，胁下鞕满，干呕不能食，往来寒热，尚未吐下，脉沉紧者，与小柴胡汤。若已吐下发汗温针，谵语，柴胡症罢，此为坏病，知犯何逆，以法治之。伤寒五六日，中风，往来寒热，胸胁苦满，默默不欲饮食，心烦喜呕，或胸中烦而不呕，或渴，或腹中痛，或胁下痞硬，或心下悸，小便不利，或不渴，身有微热，或咳者，小柴胡主之。血虚气尽，腠理开，邪气因入，与正气相搏，结于胁下，正邪分争，往来寒热，休作有时，默默不欲饮食者，脏腑相连，其病必下，邪高病下，故使呕也，宜小柴胡汤。

柴胡三两　黄芩　人参　甘草各三钱　半夏姜制，六钱

上㕮咀，每服五钱，生姜五片，枣二枚，同煎温服，日三服。若胸中烦而不呕，去半夏、人参，加瓜蒌实一枚。若渴者，去半夏，加人参三钱，栝楼根一两。若腹中痛者，去黄芩，加芍药三分。若胁下痞硬，去大枣，加牡蛎一两。心下悸，小便不利者，去黄芩，加茯苓一两。若不渴，外有微热者，去人参，加桂三分，温覆取微汗愈。若咳者，去人参、大枣、生姜，加五味子半两，干姜三分。

凡柴胡病下之不罢者，复与柴胡汤，必蒸蒸而振，却发热汗出而解。伤寒中风，有柴胡症，但见一症便是，不必悉具。

伤寒十余日，热结在里，复往来寒热者，宜大柴胡汤。论见结胸。【批】热结寒热者大柴胡汤。

大柴胡汤

柴胡二两　黄芩　芍药各半两　半夏制，六钱　生姜一两　枳实半两　大黄一两

上㕮咀，每服五钱，加大枣三枚，水煎温服，以利为度，未利再服。

〔许〕有人病伤寒，心烦喜呕，往来寒热，医以小柴胡与之，不除。予曰：脉❶洪大而实，热结在里，小柴胡安能去之？仲景云：伤寒十余日，热结在里，复往来寒热者，与大柴胡汤，三服而病除。盖大黄荡涤蕴热，伤寒中要药。王叔和云：若不用大黄，恐不名柴胡，须酒洗生用有力。

伤寒五六日，已发汗而复下之，胸腹满微结，小便不利，渴而不呕，但头汗出，往来寒热，心烦，此为未解也。宜柴胡桂枝干姜汤。【批】汗下后胸满小便闭头汗心烦往来寒热者柴胡桂姜汤。

柴胡二两　桂枝　干姜各半两　栝楼根　黄芩各一两　牡蛎　甘草炙。各半两

上㕮咀，每服五钱，煎温服。微烦，再服，汗出愈。

病人脉微而涩者，此为医所病也，大发其汗，又数大下之，其人亡血，病当恶寒，后乃发热无休止时，夏月盛热，欲著复衣，冬月盛寒，欲裸其身。所以然者，阳微则恶寒，阴弱则发热，此医发其汗，令阳气微，又大下之，令阴气弱。五月之时，阳气在表，胃中虚冷，以阳气内微，不能胜冷，故欲著复衣。十一月之时，阳气在里，胃中烦热，以阴气内弱，不能胜热，故裸其身。又阴脉迟涩，故知血亡也。【批】脉微涩者亡血。

上脉微因大发汗所致，故病当恶寒之时，虽盛夏亦欲着夏衣；脉涩因大下所致，故病当恶寒后发热之时，虽盛冬亦欲裸其体；是皆亡血阳微阴弱，不能胜冷胜热，非是盛夏牵延至盛冬也。

胁满痛

胁满干呕，往来寒热者，属少阳。方论见往来寒热。【批】少阳。

伤寒四五日，身热恶风，颈项强，胁下满，手足温而渴者，小柴胡去半夏加人参、栝楼根主之。得病六七日，脉沉浮弱，恶风寒，手足温，医二三下之，不能食而胁下满痛，面目及身黄，颈项强，小便难者，与柴胡汤必下重。【批】太阳。

〔《本》〕渴而饮水欲呕者，柴胡不可与也。食谷者哕。王注云：不欲饮水而呕者，属柴胡症，若因水而呕者，水停心下也。胁满胃家实，或呕而舌上白苔者，或脉弦浮大，身黄，小便难，有热者，俱属阳明症，宜小柴胡汤。方论见胃实。胁满潮热，大便溏利者，小柴胡汤。方论见潮热。若因下微利而呕者，先以柴胡汤解外，后以柴胡加芒硝汤主之。方论见潮热。【批】阳明。

太阳病，十日已去，脉浮细而嗜卧者，外已解也。若胸满胁痛者，与小柴胡汤。脉浮者，与麻黄汤。太阳中风，下利呕逆，表解者，乃可攻之。其人漐漐汗出，发作有时，头痛，心下痞满硬，引胁下痛，干呕短气，汗出不恶寒者，此表解里未和也。宜十枣汤。【批】表里。

芫花炒黑　甘遂　大戟各等份

上为细末，合和之，再入臼中杵二三百下，先以水一升，煮肥枣十枚，取五六合，去渣，纳药末，强人一钱，虚人半钱，单饮枣汤送下，平旦服。若下少病不除者，明日更服加五分，利后米粥自养。若合下不下，令人胀满遍身浮肿也。昔杜壬问孙兆曰：十枣汤毕竟治甚病？孙曰：治太阳中风，表解里未和。杜曰：何以知里未和？孙曰：头痛，心下痞满，胁下痛，干呕，汗出，此知里未和也。杜曰：公但言病症，而所以里未和之故，要紧总未言也。孙曰：某尝于此未决，愿听开谕。杜曰：里未和者，盖痰与燥气壅于中焦，故头疼干呕，短气汗出，是痰膈也，非十枣不治。但此汤不得轻用，恐损人于倏忽，用药者慎之。

妇人发热恶寒，经水适来，热除脉迟，身凉，胁满如结胸状，谵语者，刺期门。论见谵

---

❶ 脉：原脱，据文义补。

语。【批】针灸。

吐下汗后，脉微，心下痞，胁痛，气上冲咽，眩冒，脉动惕者，成痿。论见痞。下后脉弦者，必两胁拘急。论见伤寒大法。【批】诊。

胁痛续法

〔《集》〕伤寒胁痛：支沟、阳陵泉。【批】针灸。

胸　满

口苦咽干，又耳聋胸满者，属少阳，忌吐下，宜柴胡汤。论见口苦。【批】少阳满者柴胡。

太阳阳明合病，喘而胸满者，宜麻黄汤。论见喘。【批】合病喘者麻黄。

少阴病下利咽痛，胸满心烦者，宜猪肤汤。方论见下利。【批】少阴满者猪肤。

太阳病下之，脉促胸满者，桂枝去芍药汤。方论见恶寒。若脉促不结胸者，欲解也。论见大法。下后胸满，小便不利，若兼烦惊，谵语身重，不可转侧者，柴胡加龙骨牡蛎汤。方论见惊。若兼哕而舌苔者，为湿痹。论见体痛湿痹。汗下后烦热，胸中窒者，栀子豉汤主之。论见烦。【批】下后满症痞硬似满者瓜蒂。

病症发热恶寒，加桂枝或自汗，但头不痛，项不强，胸中痞硬，气上冲咽喉不得息者，瓜蒂散主之。论见气上冲。

胸　痛

胸胁痛，耳聋，尺寸脉俱弦者，少阳受病也。论见大法。《活人》云：柴胡汤主之。病胸中诸实，胸中郁郁而痛，不能食，欲使人按之，而反有涎唾，下利十余行，其脉反迟，寸口脉微滑，此可吐之，利则止。【批】少阳实　宜吐症。

吐下后，温温欲吐，胸中痛，大便溏，腹满而烦者，宜调胃承气汤。论见呕。【批】宜下症。

耳　聋

胸胁痛，耳聋，尺寸脉俱弦者，少阳受病也。论见大法。口苦耳聋，胸满者，少阳中风。论见口苦。【批】少阳病。

未持脉时，病人手必自冒胸，师因教试令咳而不咳，此必两耳聋无闻也。所以然者，以重发汗，虚故如此。

少阳病续法

〔海〕辨表里中三说　假令少阳症，头痛，往来寒热，脉浮，此三症但有其一，即为表也。口失滋味，腹中不和，大小便或闭而不通，或泄而不调，但有其一，即为里也。如无上下表里症，余皆虚热也，是病在其中矣。【批】表里中三法。

阳气毒盛变阳毒

阳毒之为病，面赤斑斑如锦纹，咽喉痛，唾脓血，五日可治，七日不可治。宜升麻鳖甲汤。【批】咽痛面赤斑为阳毒仲景但名阳毒主发表。

升麻二两　当归　蜀椒炒，去汗　甘草各一两　鳖甲手指大一片　雄黄研，半两

上六味，以水四升，煮取一升，顿服之，取汗愈。《肘后》、《千金方》阳毒升麻汤有桂，无鳖甲，阴毒用甘草汤，无雄黄。

阳毒续法

〔《活》〕**阳毒升麻汤**　治伤寒一二日，便成阳毒，或服药吐下之后，变成阳毒。腰背痛，

烦闷不安，面赤，狂言奔走，或见鬼，或下利，脉浮大数，面赤斑斑如锦纹，咽喉痛，下脓血，五日可治，七日不可治。

升麻　犀角镑　射干　黄芩　人参　甘草各等份

上㕮咀，水煎服，食顷再服。温覆手足，出汗则解，不解重作。

阳毒栀子汤　治阳毒伤寒发热，百节疼痛。【批】后贤更名阳毒伤寒主退阳。。

升麻　黄芩　杏仁各二钱　栀子　赤芍各一钱　石膏二钱　知母　大青各一钱　甘草五分　柴胡一钱半

上㕮咀，每服半两，姜五片，豉百粒，同煎。

大黄散　治阳毒伤寒未解，热在内，恍惚如狂。

大黄一两半　桂心三分　甘草炙　芒硝木通　大腹皮各一两　桃仁二十一枚

上㕮咀，水煎服，以利为度。

〔海〕**葛根散**　治阳毒身热如火，头痛躁渴，咽喉干痛。

葛根七钱半　黄芩　大黄醋炒　甘草　山栀　朴硝各半两

上㕮咀，水煎服。

〔《活》〕**黑奴丸**　治时行病六七日，未得汗，脉洪大或数，面赤目痛，身体大热，烦躁，狂言欲走，大渴甚。又五六日以上不解，热在胸中，口噤不能言，为坏伤寒，医所不治。或人精魄已竭，心下尚暖，拨开其口灌药，下咽即活。兼治阳毒及发斑。

麻黄去节，泡，三两　大黄二两　釜底煤研黄芩　芒硝　灶突墨研　梁上尘　小麦奴各一两

上为末，炼蜜丸，如弹子大，新汲水研下一丸。渴者，与冷水尽饮之。须臾当寒，寒竟汗出，便瘥。若无汗，再服一丸，须微利，效。小麦奴，即小麦未熟时，丛中不成麦捻之成黑勃是也。此药须是病人大渴，倍常躁盛者，乃可与之。若不渴者，服之反为祸耳。

脉洪大，内外结热，舌卷焦黑，鼻中如烟煤，宜以水渍布薄之。叠布数重，新水渍之，稍捋去水，搭于胸上，须臾蒸热，又渍冷如前薄之，仍换新水数十易。热甚者，置病人于水中，势才退则已，亦一良法也。【批】水渍法。

丹砂丸　治伤寒阴阳二毒相伏，危恶形症。【批】阴阳毒。

舶上硫黄　水银　太阴石　玄精石各一两　硝石半两　太阳石一两

上为末，用无油铫子，以文武火炒上项药，令匀，如灰色，研极细，生姜自然汁浸，炊饼丸如绿豆大。每服五丸，龙脑、生姜、蜜水下，压其躁也。若阳毒，枣汤下。阴毒，白汤下。不许于屋底炒。

太阴病

吐与利、下三门，并附入少阴病。盖此三门之病，本属太阴病，因在少阴者反多，故附入少阴也。

腹　满

太阴之为病，腹满而吐，食不下，自利益甚，时腹自痛。若下之，必胸下结硬。太阴病脉浮者，可发汗，宜桂枝汤。【批】太阴病忌下。

本太阳病，医反下之，因小腹满时痛者，属太阴也，桂枝加芍药汤主之。大便实痛者，桂枝加大黄汤主之。

桂枝加芍药汤

桂枝　生姜各一两半　甘草一两　芍药三两大枣六枚上㕮咀，每服五钱，水煎温服。

桂枝加大黄汤

桂枝一两　芍药一两半　甘草炙，半两　大黄半两，大便实痛者，加一两，虚者减五钱

上㕮咀，大枣三个，生姜四片，水煎温服。

太阴病脉弱，其人续自便利，设当用大黄、芍药者，宜减之。以其人胃气弱，易动故也。太阴中风，四肢烦疼，阳微脉涩而长者，为欲愈。太阴病欲解时，从亥至丑。腹满时痛吐利者，为太阴。论见前太阴条。

霍乱吐利，头痛发热，身痛不渴而腹满者，理中丸加附子主之。论见吐利霍乱条。下利腹胀满身痛者，四逆温里，后用桂枝攻表。论见下利。【批】腹满宜温二症。

哕而腹满，视前后部有不利者，利之则愈。论见哕。少阴腹满胀，不大便者，宜大承气汤。论见不大便。【批】腹满宜利二症。

腹满，小便不利，身黄者，茵陈蒿汤。论见黄。若兼胁下痛，脉弦浮大者，宜小柴胡渴论见鼻干。【批】腹满宜和三症。

腹满不减，减不足言，当下之，宜大承气汤。腹满时减复如故，此虚寒从下而上也，当以温药和之。【批】腹满不减为实减复如故为虚。

太阴病，腹满时痛，脉浮者，宜桂枝汤。论见前太阴条。阳明脉弦浮大，胁痛身黄而腹满者，小柴胡汤。论见鼻干。伤寒腹满谵语，寸口脉浮而紧，此肝乘脾也，名曰纵，宜刺期门。阳明病，腹满，脉浮紧，口苦咽干而痛，若其人发热恶寒者，下之则腹满，小便难。若其人发热汗出，不恶寒反恶热者，下之则懊憹，汗之则谵语，加烧针则怵惕不眠。论见胃家实。注云：当和解之。【批】腹满脉浮四症。

阳明病，腹满脉迟，若头眩，小便难者，不可下；若潮热汗出不恶寒者，大承气主之。论见胃实。【批】腹满脉迟忌下。

三阳合病，腹满，身重难转侧，谵语遗尿，自汗者，宜白虎汤。论见合病。伤寒发热，脉涩恶寒，大渴欲饮水，其腹必满，自汗出，小便利，其病欲解，此肝乘肺也，名曰横，宜刺期门。腹满汗出，不恶寒而喘，若脉迟潮热者，大承气汤。若脉浮紧，口苦咽燥者，忌发汗，忌烧针，忌下。论见腹满脉浮迟条。【批】腹满自汗四症。

发汗后腹胀满者，厚朴生姜人参甘草半夏汤主之。【批】汗后腹满。

厚朴生姜人参甘草半夏汤

厚朴　生姜各二两　半夏六钱　人参一两　甘草五钱

上㕮咀，每服五钱，水煎温服。

下利清谷，若发汗，必胀满。论见下利。伤寒吐后腹胀满者，与调胃承气汤。下后心烦，腹满，卧起不安者，栀子厚朴汤。论见烦。极吐下后，温温欲吐，胸痛便溏，腹满而烦者，调胃承气汤。论见呕。【批】吐下后腹满。

不大便六七日，少与小承气汤，不转矢气者，不可攻之，攻之则腹满不能食。论见不大便。腹满吐利者忌下。论见太阴。腹满，脉浮紧，口苦咽干者，忌汗、下、针。论见自汗。腹满脉迟者，忌下。论见前脉迟条。腹满，脉弱，自利，设用大黄、芍药，宜减之。论见太阴条中。【批】禁忌。

腹满续法

〔《活》〕若饮食不节，寒中阴经，胸膈不快，腹满闭寒，唇青，手足冷，脉沉细，少情绪，或腹痛，急作理中汤加青皮，每服一二剂，胸即快矣。枳实理中丸、五积散尤妙。腹胀满者，宜桔梗半夏汤。【批】腹满脉沉细无力者理中。

桔梗半夏汤　治伤寒心腹痞满，时发疼痛。

桔梗微炒　半夏姜制　橘红各一两

上㕮咀，每服四钱，生姜三片，水煎服。

〔海〕少阴症，小便遗沥，大便遗失，其人病六七日，静重如山，目不视，体如冰，腹胀满，与物则咽，不与则不求，其脉沉细而微疾，按之有力，宜急下之，与大承气汤。【批】脉沉细有力者宜承气。

腹　痛

腹满而痛，吐利者，属太阴，宜四逆汤。论见腹满太阴条。【批】腹满痛吐利者太阴。

若兼头痛发热身痛者，属霍乱。霍乱腹痛不渴者，理中丸加人参。论见吐利。【批】头痛发热者霍乱。

病腹中满痛者，此为实也，宜大承气汤下之。病人不大便五六日，绕脐烦疼，发作有时者，有燥粪，故使不大便也。发汗不解，腹满痛者，急下之，宜大承气汤。大下后，六七日不大便，烦不解，腹满痛者，此有燥屎也。所以然者，本有宿食故也。宜大承气汤。汗下后不大便而渴，日晡潮热，从心下至小腹硬满而痛者，宜大陷胸汤。方论见结胸。【批】腹满痛不大便为阳实。

少阴病，腹满下利，若小便不利，四肢重痛者，真武汤；便脓血者，桃花汤；若下利清谷，手足厥逆，脉微欲绝者，通脉四逆汤去葱白加芍药。【批】腹满下利者为阴虚。

少阴病，腹痛，若四肢逆而不温者，四逆散加附子。方论见欲寐。若手足厥冷，脉微欲绝者，通脉四逆加芍药汤。方论见下利。伤寒，胸中有热，胃中有邪气，腹中痛欲呕吐者，宜黄连汤。【批】腹痛厥逆为阴腹痛呕吐为阳。

甘草炙　黄连　干姜各三分　大枣三枚　半夏半两　人参　桂枝各三分

上㕮咀，水煎服，分二服。

往来寒热，胸胁满，心烦喜呕而腹痛者，小柴胡去黄芩加芍药汤。方见往来寒热条。

伤寒阳脉涩，阴脉弦，当腹中急痛者，先与小建中汤。不瘥者，再与小柴胡汤。【批】腹痛脉弦涩者建中。

小建中汤

桂枝一两半　甘草炙，一两　芍药三两　生姜一两半　大枣六枚　胶饴八两

上㕮咀，每服五钱，生姜三片，同煎至八分，去渣，下胶饴两匙许，再煎化服。东垣云：芍药味酸、于土中泻木为君。饴糖、甘草甘温补脾养胃为臣。水挟木势亦来侮土，故脉弦而腹痛。肉桂大辛热佐芍药以退寒水，姜、枣甘辛温发散阳气行于经络皮毛为使，故建中之名始于此焉。

伤寒四五日，腹中痛，若转矢气及少腹满者，此欲自利也。【批】诊。

腹痛续法

〔云〕伤寒邪在三阴内不得交通，故为腹痛。手足之经，皆会于腹。如脉弦而腹痛，过在足厥阴肝，手太阴肺，刺太冲、太渊、大陵。如脉沉而腹痛，过在足太阴脾，少阴肾、手厥阴心包，刺太溪、大陵。如脉沉细而痛，过在足太阴脾、手少阴心，刺太白、神门、三阴交，此刺腹痛之法也。【批】针灸。

〔丹〕干霍乱，此系内有所伤，外为邪气所遏，有用吐药者，则兼发散之义，有用温药解散者，不可用凉药，宜用二陈汤加解散药，如川芎、苍术、防风、白芷之类是也。【批】腹痛欲吐不吐欲泻不泻为干霍乱。

〔无〕**盐汤**　治干霍乱，蛊毒，宿食不消，积冷，心腹烦满，鬼气。

用煎盐汤三升，热饮一升，漱口令吐宿食，使尽，不尽更复，吐讫复饮，三吐乃止。此法大胜诸治，俗人以为田舍浅近之法，鄙而不用，守死而已。凡有此病，即先用之，吐讫后详症脉，以加减理中汤、治中汤款缓调之。

〔直〕**姜盐汤**　治欲吐不吐，欲泻不泻。

盐一两　生姜半两，切

上同炒色变，以水一碗煎，温服。病甚加童便一盏。

〔世〕**胜灵丹**　治干霍乱，腹痛甚者。

取千年石灰汤泡服。

〔成〕病有干霍乱、湿霍乱。干霍乱死者多，湿霍乱死者少。盖吐利则所伤之物得以出泄，虽甚重，胃中水谷泄尽则止矣，所以死者少。及干霍乱死多者，以其上不得吐，下不得利，则所伤之物不得出泄，壅闭正气，隔绝阴阳，烦扰闷躁，喘胀而死者多矣。

〔无〕干呕霍乱者，忽然心腹胀满绞痛，蛊

毒烦冤，欲吐不吐，欲利不利，状若神灵所附，顷刻之间，便致闷绝。

黄王叔和原入阳明篇

伤寒脉浮而缓，手足自温者，是为系在太阴，当发身黄。小便自利者，不能发黄。至七八日，虽暴烦，下利日十余行，必自止，以脾家实，腑秽当去故也。【批】太阴湿热黄便不利。

〔海〕色如烟熏黄，乃湿病也，一身尽痛。色如橘子黄，乃黄病也，一身不痛。

〔成〕湿家之黄也，身黄似熏黄，虽黄而色暗不明也。热家之黄也，身黄似橘子色，甚者勃勃出，染着衣，正黄如黄柏，是其正黄色也。色如熏黄，一身尽痛，发热者为湿痹，若脉沉缓，小便不利者，甘草附子汤、五苓散。若脉大头痛鼻寒者，纳药鼻中则愈矣。论见体痛。【批】湿痹者甘附。

〔许〕一人病身体痛，面黄，喘满，头痛，自能饮食，大小便如常。予诊之脉大而虚，鼻塞而烦。予曰：非湿热宿谷相搏，此乃头中寒湿，非茵陈五苓不可行也。仲景云：湿家病身疼痛发热，面黄而喘，头痛鼻塞而烦，其脉大，自能饮食，腹中初无病，病在头中，寒湿攻鼻故寒，纳药鼻中则愈。仲景无药方，此方见《外台》。《删繁》症云：治天行热病，盖通贯脏腑，寒湿沉于骨髓之间，或为黄疸，宜瓜蒂散，即此方也。瓜蒂散方见后黄续条。

又有一舟梢，病伤寒发黄，鼻酸痛，身与目如金色，小便赤而数，大便如常。或者欲用茵陈五苓。予曰：非其治也，小便利，大便如常，则知病不在脏。今眼睛鼻頞痛，是病在清道中。清道者，华盖肺之经也，若下大黄，则必腹胀为逆。亦用瓜蒂散，先含水，次搐之，鼻中黄水尽乃愈。【批】湿在上者纳药鼻中。

伤寒七八日，身黄如橘子色，小便不利，腹微满者，茵陈汤主之。阳阴胃家实，身无汗，但头汗出，小便不利，饮水浆发黄，亦茵陈蒿汤主之。【批】阳明热头汗出者茵陈。

茵陈蒿嫩者，一两　大黄半两　山栀二钱

上㕮咀，用水三大盏，先煎茵陈减半，纳二味，煎熟温服，日三服，小便当利，如皂荚汁状，色正赤。过一宿，腹满减，黄从小便中去也。

身黄胁痛，小便难，未下者宜柴胡，下后者忌柴胡。二法俱见胸胁痛门。【批】身黄胁痛。

伤寒发汗后而身目俱黄，所以然者，以寒湿在里不解故也。法不可下，当于寒湿中求之。与熏法同。【批】汗后身黄。

太阳病，脉浮数，为表未解，医反下之，若不结胸，但头汗出，余无汗，剂颈而还，小便不利，身必发黄。论见结胸。《活人》云：茵陈汤主之。阳明病，面赤，攻之必发热身黄，小便不利。论见胃实。阳明病，黄而腹满，脉迟，饱则头眩，小便难者，虽下之，腹满如故。论见腹满。下后不能食，胁下满痛，颈项强，小便难而身黄者，与柴胡汤必下重。【批】下后身黄。

阳明病，被火，额上微汗出，小便不利者，身必发黄。风温脉浮汗出，身重多眠，若被火则微发黄色，剧则如惊痫，时瘛疭。论见风温。太阳病中风，以火劫发汗，邪风被火热，血气流溢，失其常度，两阳相熏，灼其身发黄。论见头汗。【批】火后身黄。

身黄，脉沉结，少腹硬而小便自利，其人发狂，大便黑者，为畜血，宜抵当汤。论见畜血。【批】畜血身黄。

伤寒身黄发热者，栀子黄柏皮汤主之。【批】瘀热身黄。

栀子十五枚　甘草一两　黄柏二两

上㕮咀，每服五钱，水煎温服。

伤寒瘀热在里，身必发黄，麻黄连翘汤主之。

麻黄泡，去节　连翘根　生姜　甘草各一

两　赤小豆　梓白皮生。各半升　杏仁二十粒　大枣六枚

上㕮咀，每服五钱，用潦水一盏半煎，温服。麻黄、杏仁、生姜、甘草，大枣五味甘辛发散表邪，为阳也。赤小豆、连翘，梓皮酸苦泄里为阴也，潦水味薄不助阴气也。

上身黄小便自利，小腹硬而狂，大便黑者，为畜血，则宜抵当汤下之。若小腹不硬，其人不狂，大便不黑者，虽小便利，非畜血也。其为症有三。一者栀子柏皮汤，二者麻黄连翘赤小豆汤，皆治身黄小便利而身不疼者，海藏所谓干黄是也。三者桂枝附子汤、去桂加白术汤，皆治身黄小便利，而一身尽痛者，《活人》所谓中湿是也。

汗下烧针后，心下痞而胸烦者，面色青，肤瞤，难治。色微黄，手足温者，易治。论见痞。身黄禁忌。见前汗后身黄、下后身黄条。

黄续法

〔海〕伤寒病遇太阳太阴司天，若下之太过，往往变成阴黄。一则寒水太过，水来犯土，一则土气不及，水来侵之，多变此疾。一则茵陈茯苓汤加当归、桂枝，二则茵陈橘皮汤加姜、术、半夏，三则茵陈附子汤，四则茵陈四逆汤，五则茵陈姜附汤，六则茵陈吴茱萸汤，方见如左。发黄，小便不利，烦躁而渴，茵陈汤加茯苓、猪苓、滑石、当归、官桂主之。韩氏名茵陈茈苓汤。发黄烦躁，喘呕不渴，茵陈汤加陈皮、白术、生姜、半夏、茯苓主之。韩氏名茵陈陈皮汤。发黄，四肢遍身冷者，茵陈汤加附子、甘草主之。韩氏名茵陈附子汤。发黄，肢体逆冷，腰上自汗，茵陈汤加附子、干姜、甘草主之。韩氏名茵陈姜附汤。发黄，冷汗不止者，茵陈汤加附子、干姜主之。韩氏名茵陈附子汤。发黄，前服姜、附诸药未已，脉尚迟者，茵陈加吴茱萸、附子、干姜、木通、当归主之。韩氏名茵陈茱萸汤。赵宗颜，因下之太过生黄，脉沉细迟无力，次第用药，至茵陈附子汤大效。【批】阴　身冷汗出脉沉面黄为阴。

按海藏次第用药者，谓先投韩氏茵陈茯苓汤，次投茵陈陈皮汤。又次投茵陈附子汤，后赵秀才次第仿此。

赵秀才因下之早，黄病，脉寸微尺弱，身冷，次第用药，至茵陈四逆汤大效。伤冷中寒，脉弱气虚，变为阴黄，仲景理中汤加茵陈服之。

茵陈汤　治伤寒发黄，目悉黄，小便赤。【批】便赤能食而黄。

茵陈　山栀　柴胡　黄柏蜜炙　黄芩　升麻　龙胆草各半两　大黄炒，一两

上㕮咀，水煎，空心服，以利为度。

〔海〕往来寒热，一身尽黄者，小柴胡加栀子汤主之。【批】往来寒热而黄。

〔《衍》〕一僧伤寒发汗不彻，有留热，身面皆黄，多热，期年不愈。医作食黄治之，治不对，病不去。问之食不减，寻与此药，服五日，病减三分之一，十日减三分这二，二十日病悉去。方用茵陈、栀子各三分，秦艽、升麻各四钱，末之，每用三钱，水四合，煎及二合，去渣，食后温服，以和为度。【批】发汗不彻而黄。

〔《活》〕　**五苓加茵陈蒿汤**　治发黄而渴，小便不利。【批】小便不利而黄。

茵陈蒿汤十分　五苓汤五分

上二剂拌匀，每服三钱，日三服，水调下。

又方伤寒欲发黄者，急用瓜蒂末，口含水，搐一字许，入鼻中出黄水，甚验。即用茵陈汤调五苓散服之，最效。【批】鼻塞而黄。

〔《本》〕治头中湿热发黄疸，瓜蒂散。

瓜蒂二十枚　赤小豆　黍米各十四粒

上为细末，如大豆大一粒许，纳鼻中缩入，当出黄水，慎不可吹入。

〔云〕结胸发黄，太阳附本也。以结胸法治之。痞气发黄，太阴附本也。以痞法治之。【批】结胸痞气发黄。

〔《活》〕问白虎症亦有身热烦渴引饮，小

便不利，何以不发黄？答曰：白虎与发黄症相近。遍身汗出，此为热越，白虎症也。头面汗出，颈以下无汗，发黄症也。【批】诊。

〔成〕伤寒发黄，是病已极，是有不治者多矣，非止寸口近掌无脉，鼻气出冷，为不治之症。又若形体如烟熏，直视摇头者，是为心绝；环口黧黑，柔汗发黄，是为脾绝。皆不治之症也。

少 阴 病

但欲寐嗜卧

少阴之为病，脉微细，但欲寐。卫气寤则行阳。寐则行阴而寐也。必从足少阴始。故少阴病但欲寐。

少阴病，始得之，反发热脉沉者，麻黄附子细辛汤主之。方见发热。【批】少阴病发热脉沉者缓汗之。

少阴病，得之二三日，麻黄附子甘草汤微发汗，以二三日无症，故微发汗也。无症谓无吐利厥症。【批】无他症者微汗之。

麻黄附子甘草汤

麻黄　甘草炙。各二两　附子一枚，炮，去皮。切

上㕮咀，每服五钱，水煎温服，须二三服，以身汗为度。

少阴病，得之一二日，口中和，其背恶寒者，当灸之，附子汤主之。【批】口和背恶寒。

附子半枚　茯苓七钱半　人参半两　白术一两　芍药七钱半

上㕮咀，每服五钱，水煎温服，日三。

少阴二三日，口燥咽干者，大承气汤急下之。方论见口燥咽干。若咽痛者，甘草汤；不瘥者，桔梗汤。方论见咽痛。【批】口燥咽干咽痛。

少阴病，得之二三日以上，心中烦，不得卧，黄连阿胶汤主之。方见不得卧。【批】心烦不卧。

少阴病二三日至四五日，腹满，小便不利，若便脓血者，桃花汤主之。方论见下利。【批】腹满小便不利。

若四肢重痛下利者，真武汤主之。方论见下利。【批】身重下利。

少阴病六七日，腹胀不大便者，急下之，宜大承气汤。方见潮热。少阴病下利至六七日，变咳而呕，渴，心烦不得眠者，猪苓汤主之。【批】腹胀咳呕而渴。

少阴病，脉微细沉，但欲卧，汗出不烦，自欲吐，至五六日自利，复烦躁不得寤寐者死。少阴病六七日，息高者死。少阴病脉紧，至七八日自利，脉紧变暴微厥，手足反温者，欲解也。论见下利。少阴病八九日，一身手足尽热者，以热在膀胱，必便血也。口燥咽干，但欲寐。方论见口燥。欲吐不吐，但欲寐。方论见吐。吐利但欲寐。方论见吐出。下利但欲寐。方论见下利。少阴病，但厥无汗而强发之，必动其血，未知从何道出，或从口鼻，或从目出，是名下厥上竭，为难治。少阴病，四逆，恶寒而身蜷，脉不至，不烦而躁者死。少阴病，恶寒身蜷而利，手足逆冷者，不可治。少阴病，四逆，其人或咳悸，或小便不利，或腹中痛，或泄利下重者，宜四逆散【批】诊瘥剧少阴病咳悸泄利。

甘草炙　枳实　柴胡　芍药各等份

上为细末，日饮和渣服方寸匕，日三服。如咳者加五味子、干姜各五分，并主下利。悸者，加桂枝五分。小便不利者，加茯苓五分。腹中冷痛者，加附子一枚，炮令拆。泄利下重者，先以水五升煮薤白三升，去渣，以散三方寸匕纳汤中，煮取一升半，分温再服。

少阴病，手足逆冷，其人若下利后重者，此条四逆散加薤白汤。若下利脉绝及无脉者，通脉四逆汤、白通加猪胆汁汤。方论见下利。若身体骨节痛，脉沉者，宜附子汤。少阴病，脉沉者，急温之，宜四逆汤。方见下利。少阴

病，身体痛，手足寒，骨节痛，脉沉者，附子汤主之。少阴病脉沉发热者，宜前条麻黄附子细辛汤。少阴病欲解时，从子至寅上。少阴病，恶寒而蜷，时自烦，欲去衣被者可治。少阴病，下利止而头眩，时时自冒者死。少阴中风，脉阳微阴浮者，为欲愈。少阴病，脉细沉数，病为在里，不可发汗。少阴病，脉微不可发汗。亡阳故也。阳已虚，尺部弱涩者，不可复下之。【批】阴病脉沉欲寐。

太阳病，十日已去，脉浮细嗜卧者，外已解也。胸满胁痛者，小柴胡汤。脉但浮者，麻黄汤。论见鼻干。脉浮汗出多眠，若身重息鼾者，风温。方论见风温。若合目则盗汗出者，三阳合病。方论见盗汗。【批】阳症脉浮嗜卧。

狐惑病，默默欲眠，目不得闭，不欲饮食，恶闻食臭，其面目乍赤乍黑乍白，其声嗄者，甘草泻心汤。咽干者，苦参汤。其肛虫蚀，雄黄熏之。其脉数无热，目赤眦黑者，当归赤小豆散。并见狐惑条。【批】目开欲眠为狐惑。

口燥咽干

少阴病，得之二三日，口燥干者，宜下之，大承气汤。少阴病，自利纯青色水，心下痛，口燥干者，宜大承气汤。论见下利。伤寒无大热，口燥渴，背恶寒者，白虎加人参汤。阳明病，发热汗出，不恶寒反恶热，若口干舌燥者，白虎加人参汤。方论见渴表解条。【批】但欲寐而燥者少阴身热而躁者阳明。

太阳病，下后不大便，日晡潮热，心下满痛，而舌上燥渴者，宜大陷胸汤。【批】心满痛者陷胸。

阳明病，口燥，但欲漱水不咽者，必衄。海藏云：漱水不咽，胸满，心下手不可近者，桃仁承气主之。【批】漱水不咽者衄。

病人默默欲眠，目不能闭，起居不安，声嗄，或咽干者，当作狐惑治之。咽喉干燥者，不可发汗。【批】狐惑病忌。

咽痛

少阴病二三日，咽痛，可与甘草汤，不瘥，桔梗汤。【批】咽痛下利少阴厥阴。

甘草汤　用甘草二两，㕮咀，每服四钱，水煎，去渣温服，日三服。

桔梗汤　用甘草二两，桔梗一两，㕮咀，每服五钱，水煎温服。

少阴病，咽中痛，半夏散及汤主之。

半夏制　桂枝　甘草炙。各等份

上㕮咀，水煎服，少少咽之为散，白汤调服方寸匕，亦效，日三服。仲景法为散调服，不㕮咀。

〔成〕甘草汤主少阴客热，咽痛。桔梗汤，主少阴寒热相搏，咽痛。半夏散及汤，主少阴客寒咽痛。少阴病，咽中生疮，不能言语，声不出者，苦酒汤主之。

半夏制，十四枚　鸡子一个，去黄，纳半夏、苦酒于鸡子壳中

上二味，纳半夏，着苦酒，以鸡子壳置刀钚中，安火上，令三沸，去渣，少少含咽之。不瘥，更作三剂。

脉紧当无汗，反汗出者，亡阳也。此属少阴，法当咽痛而复吐利。论见吐利。师曰：伏气之病，以意候之，今月之内，欲有伏气，假令旧有伏气，当须脉之，若脉微弱者，当喉中痛似伤寒，非喉痹也。病人云：实咽中痛，虽尔，今复欲下利。见后《活人》续法【批】诊。

咽痛下利兼胸满者，猪肤汤。厥逆面赤者，通脉四逆汤。下后复厥逆，下部脉不至者，麻黄升麻汤。并见下利。【批】咽痛下利少阴厥阴。

阳毒咽痛，面赤斑斑如锦纹，唾脓血，五日可治，七日不可治，宜升麻鳖甲汤。《活人》云：阳毒升麻汤主之。论见阳毒条。【批】面赤斑者阳毒。

阴毒咽痛，面目青，身痛如被杖，五日可

治，七日不可治，升麻鳖甲去雄黄蜀椒汤。《活人》云：阴毒甘草汤主之。论见阴毒条。【批】面青黑者阴毒。

太阳病，下后脉紧者，必咽痛。论见大法。阳明病，头眩而咳者，必咽痛。若不咳者，咽不痛。先厥后热者，下利必自止，止而反汗出者，其喉为痹。发热无汗者，下利必自止。若不止者，必便脓血，其喉不痹。论见下利。【批】诊。

咽中闭寒，不可发汗，发汗则吐血，气欲绝，手足厥冷，欲得蜷卧，不能自温。咽中闭寒，不可下，下之则上轻下重，水浆不下，卧则欲蜷，身急头眩，下利日数十行。【批】忌。

咽痛续法

〔《活》〕半夏桂枝甘草汤治伏气之病，谓非时有暴寒中人，伏气于少阴经，始不觉病，旬月乃发，脉更微弱。先发咽痛似伤寒，非喉痹之病，必下利，始用半夏桂枝甘草汤主之，此病只二日便瘥，古方谓之肾伤寒也，次用四逆主之。【批】寒伏气。

半夏桂枝甘草汤

半夏汤洗　甘草炙　桂心各等份

上㕮咀，每服四钱，水煎候冷，少少细呷之。即仲景半夏散及汤，但药㕮咀耳。

附：吐

腹满时痛而吐者，太阴病。论见腹满。《活人》云：理中汤主之。【批】腹满痛而吐太阴。

少阴病，欲吐不吐，心烦，但欲寐，自利而渴。论见下利。《活人》云：四逆汤主之。少阴病，饮食入口则吐，心中温温欲吐，复不能吐，始得之手足寒，脉弦迟者，此胸中实，不可下也，当吐之。若膈有寒饮，干呕者，不可吐也，急温之，宜四逆汤。少阴病，但欲卧，不烦而吐，五日变自利，烦躁不得寐者死。论见但欲寐。【批】不吐但欲寐少阴。

腹痛欲呕吐者，宜黄连汤。病解后虚羸少气欲吐者，宜竹叶石膏汤。【批】腹痛欲吐解后欲吐。

干呕吐涎沫头痛者，宜吴茱萸汤。【批】干呕吐涎头痛。

吴茱萸汤泡洗，一两半　人参三分　生姜一两半　大枣三枚

上㕮咀，水煎去渣，分二服。

发热，渴欲饮水，水入则吐者，宜五苓散。论见厥。【批】吐水烦渴。

伤寒本自寒下，医复吐下之，寒格更逆吐下。若食入口即吐，干姜黄连黄芩人参汤主之。【批】吐下后吐。

干姜　黄连　黄芩　人参各等份

上㕮咀，水煎温服。

太阳病吐后，汗出不恶寒，发热，关脉细数，欲食冷食，朝食暮吐，此为小逆。论见发热。

病人脉数为热，当消谷引食而反吐者，此因发汗，令阳气微，膈气虚，脉乃数也。数而客热者，不能消谷，以胃中虚冷故也。凡服桂枝汤而吐者，必吐脓血也。注云：内热者，服桂枝汤则吐，如酒客之类是也。吐厥逆者，甘姜。【批】汗后吐。

吐续法

〔《活》〕吐有冷热二症，寸口脉数，手心热，烦渴而吐，以有热在胃脘，五苓散主之。【批】脉数烦渴为热不饮水为寒。

寒多不饮水而吐者，理中汤去术加生姜主之。

阴症喘促及吐逆者，返阴丹入口便住。【批】阴症吐。

大橘皮汤　治动气在下，不可发汗，发又无汗，心烦，骨节疼痛，目晕恶寒，食则反吐，谷不得入。先服大橘皮汤，吐止后宜建中汤。【批】误汗后吐。

陈皮一两半　生姜一两　枣子八枚　甘草炙，半两　人参一钱　竹茹半升

上水三大盏，煮取一盏，分二服。

病人直患呕吐，而脚弱或疼，乃是脚气，当作脚气治之。治见厥痹。【批】脚气吐。

附：吐　利

腹满时痛，吐利不渴者，太阴病。论见腹满《活人》云：理中汤中之。病人脉阴阳俱紧，反汗出者，亡阳也，此属少阴，法当咽痛而复吐利。少阴病吐利，手足厥冷，烦躁欲死者，吴茱萸汤主之。少阴病吐利，手足不逆冷，反热者不死。脉不至者，灸少阴七壮。少阴病，吐利烦躁，四逆者死。少阴病下利，咳而呕喝，心烦变不得眠者，宜猪苓汤。论见下利。少阴病腹痛，小便不利，四肢重痛，自下利或呕者，真武去附子加生姜汤。论见下利。少阴病下利，脉微涩，呕而汗出者，当温其上，灸之。论见欲寐。温其上，谓下有寒气当温其上以助阳气也。既吐且利，小便复利而大汗出，下利清谷，内寒外热，脉微欲绝者，四逆汤主之。王叔和入霍乱篇。【批】吐利无寒热头疼为阴。

太阳与少阳合病，头痛胁痛，往来寒热，自利而呕者，黄芩加半夏生姜汤。论见合病。发热汗出不解，心中痞硬，呕吐下利者，宜大柴胡汤。论见痞。发汗后，水浆不得入口者为逆。若更发汗，必吐下不止。呕吐而利者，名曰霍乱。病发热头痛身疼，恶寒吐利者，此名霍乱，自吐下，又利止，复更发热也。霍乱头疼发热，身疼痛，热多饮水者，五苓散主之。【批】吐利有寒热头痛为阳。

寒多不饮水者，宜理中汤。

人参　干姜炮　甘草炙。各一两　白术二两

上锉，每服四钱，水煎去渣，温服。如寒甚者，加干姜一两半。渴欲得水者，加白术一两半。脐上筑者，肾气动也，去白术加桂枝二两。吐多者去白术，加生姜四两。下利多者，倍用白术。悸者加茯苓二两。腹满者去白术，加附子一枚。服汤后，如食顷，饮热粥一升许，自温，勿发揭衣被。《活人》云；或四肢拘急，或转筋者，亦去术加附子。

吐利汗出，发热恶寒，四肢拘急，手足厥冷者，四逆汤主之。

〔《素》〕土郁之发，民病呕吐，霍乱注下。六元正纪篇。太阴所至，为中满霍乱吐下。【批】运气上湿土霍乱，即仲景五苓散、理中丸之类是也。。

岁土不及，风乃大行，民病霍乱飧泄。气交变论。

上土虚风胜霍乱，即罗谦甫桂苓白术散之类是也。

热至则身热霍乱吐下。六元正纪篇。上热霍乱。即《活人书》香薷散之类是也。

〔《灵》〕足太阴之别，名曰公孙，去本节后一寸，别走阳明。其别者，入络肠胃，厥气上逆则霍乱，实则肠中切痛，虚则蛊胀，取之所别也。经脉篇。气乱于肠胃，则为霍乱，取之足太阴阳明，不下，取之三里。五乱篇　东垣云：足太阴期门穴也，足阳明中脘穴也。【批】针灸。

吐利止而身痛不休者，当消息和解其外，宜桂枝汤。恶寒脉微利止者，四逆加人参汤。方论见恶寒。吐以下断，汗出而厥，四肢拘急不解，脉微欲绝者，通脉四逆汤加猪胆汁下之。【批】吐利止后病身痛者和外，脉微者温里。

甘草炙。二两　干姜三两　附子大一枚，去皮尖猪胆汁半合

上三味，㕮咀，水三盏，煎至二盏，去渣，纳猪胆汁，分作二次温服，其脉即来。

吐利发汗，脉平不烦者，以新虚不胜谷气故也。干呕而利，兼胁痛而表解者，宜十枣汤。心下痞硬而烦者，宜甘草泻心汤。兼厥逆脉微者，通脉四逆汤、白通加猪胆汁汤。详见干呕门。【批】干呕下利分阴阳。

〔《脉》〕阴阳俱紧，至于吐利，其脉独不解，紧去人安，此为欲解。若脉迟至六七日不欲食，此为晚发，水停故也，为未解。食自可者，为欲解。【批】诊。

吐利续法《内经》霍乱法附

〔《活》〕夏月中暑霍乱，上吐下利，心腹撮痛，大渴烦躁，四肢逆冷，汗自出，两脚转筋，宜服香薷饮，须井底沉极冷，顿服之乃效，他药不能求。【批】夏月霍乱为暑。

香薷散 治阴阳不顺，清浊相干，气郁中焦，名为霍乱。此皆饱食鲙炙，顿啖乳酪、酒醪百品，无所不飡，多饮水浆，眠睡冷席，风冷之气伤于脾胃，诸食结而不散，阴阳二气壅而不反，阳气欲降，阴气欲升，阴阳交错，变成吐利不已，百脉混乱，荣卫俱虚，冷搏筋转，皆宜服此。

厚朴去皮，二两 黄连姜汁炒，二两 香薷四两甘草半两

上为末，每服四钱，水煎，不犯铁器，慢火煎之。兼治不时吐利，霍乱腹撮痛，大渴烦躁，四肢逆冷，冷汗自出，两脚转筋，疼痛不可忍者，须井中沉令极冷，顿服之乃效。

〔罗〕桂苓白术散 治冒暑饮食所伤传受，湿热内盛，霍乱吐泻，转筋急痛，腹满痛闷，小儿吐泻惊风，皆宜服此。

桂枝 人参 白术 白茯苓各半两 泽泻 甘草 石膏 寒水石各一两 滑石二两一方有木香、藿香、葛根各半两。

上为细末，每服三钱，白汤调下，或新汲水、生姜汤下，亦得。有蒙古百户昔良海，因食酒肉，饮湩乳，得吐泻霍乱症，从朝至午，精神昏愦，以困急来告。予诊视之，脉得沉数，按之无力，所伤之物已出矣。即以新汲水半碗，调桂苓白术散徐徐服之，稍得安静。又于墙阴掘地一穴，约二尺许，贮以新汲水在内搅之，待一时澄定，名曰地浆，用清者一杯，再调服之，渐渐气和，吐泻遂止，至夜得安。翌日微烦渴，遂愈。却以钱氏白术散时时服之，良愈。或问用地浆者何也？予曰：坤为地，地属阴，土平曰静顺，感至阴之气，又于墙阴贮以新汲水，以取重阴之气也。阴中之阴，能泄阳中之阳。霍乱症由暑热内伤而得之，故痹论云：阴气者，静则神藏，躁则消亡。又加暑热，七神迷乱，非至阴之气则不能息，予用之者此也。《内经》福万世之书，岂不信哉。又提学侍其公，年七十九岁，六月中暑毒，霍乱吐泻，昏冒终日，不知人事，夜半请予视之。诊其脉七八至，洪大有力，头热如火，足寒如冰，半身不遂，牙关紧急。予思《内经》五乱篇中云：清气在阴，浊气在阳、荣气顺脉，卫气逆行，乱于胸中，是谓大俛云云。乱于肠胃，则为霍乱，于是霍乱之名自此而生。盖年高气弱，不任暑气，阳不维阴则泻，阴不维阳则吐，阴阳不相维，则既吐且泻矣。前人见寒多，以理中汤，热多，以五苓散，作定法治之。今暑气极盛，阳明得时之际，况因动而得之，中暑明矣。非甘辛大寒之剂，不能泄其暑热，坠浮焰之火而安神明也。遂以甘露散甘辛大寒，泻热补气，加茯苓以分阴阳，冰水调灌之，渐省人事，诸症悉去。后慎言语，节饮食三日，以参术调中汤以意增减服之，理其正气，逾十日后方平复。

〔无〕**诃子散** 治老幼霍乱，一服即效。【批】湿霍乱。

诃子炮。去核 甘草炙 厚朴姜制 干姜炮 神曲炒 草果去壳 良姜炒 茯苓 麦芽炒 陈皮各等份

上为细末，每服二钱，候发不可忍时，用水煎，入盐少许服之。

〔《圣》〕治霍乱。用厚朴姜制，火上炙令香为末，以新汲水调下二钱匕佳。

〔《大》〕**人参散** 治妊娠霍乱吐泻，心烦腹痛。

人参 厚朴姜制 橘红各一两 当归炒 甘草炙。各半两

上为末，每服四钱，枣三枚，水煎服。

〔丹〕霍乱内有所伤，外有所感。

〔《集》〕吐泻还用吐，以提其气起，吐用二陈汤加减，或用樟木煎汤吐亦可。【批】杂方。

〔海〕霍乱症，本自胃、家，或因寒饮，或因饮水，或伤水毒，或感湿气，冷热不调，水火相干，阴阳相搏，转筋挛痛，经络乱行，暴作吐泻，中焦胃气所主也。察其色脉，随经标本，此治霍乱吐泻之法也。

〔《外》〕治霍乱吐下不止者，艾一把，水三升，煮至一升，顿服。

〔《经》〕霍乱。陈皮汤下山豆根末二钱。

〔《山》〕霍乱吐泻。用屋下倒挂尘泡汤，澄清服之。大忌饮食，入腹则死。吃冰水不妨，不可饮热汤。

〔《集》〕吐泻不止，或吐转多，四肢发厥，虚风不省人事，服此四肢渐暖，神识便省。

回阳散

用天南星为末，每服三钱，用大枣三枚同煎，至八分温服。未省再服。

霍乱转筋，治法见转筋门。

〔罗〕**增损缩脾饮** 解伏热，除烦渴，消暑毒，止吐利。霍乱之后，服热药太多，烦躁者尤宜服之。【批】霍乱后方。

草果 乌梅 甘草 砂仁各四两 干葛二两

上㕮咀，每服五钱，生姜五片，同煎，以水沉冷以解烦，或温或热随意服。

〔无〕**茯苓泽泻汤** 治霍乱吐泻后，烦渴欲饮水。

茯苓八两 泽泻四两 甘草炙 桂心各二两 白术三两

上㕮咀，每服四钱，生姜三片同煎，食前服。一方有小麦五两。

〔世〕以小竹杖，两手反抱住于脊骨，就杖儿上下各点一穴。如先吐先灸上穴，先泻先灸下穴，各三百壮，百发百中。又，霍乱诸法不效者，灸大椎。又，以盐纳脐中，灸二十壮，立苏。【批】针灸。

〔《集》〕霍乱吐泻：中脘 天枢 三里 委中

〔《摘》〕又法：上脘、三里。

〔《甲》〕霍乱泄出不自知，先取太溪，后取太仓之原。又法：巨阙 关冲 支沟 解溪

〔《千》〕又主阴陵泉。

〔东〕吐利上下俱出，脏痹脓血，头重臂痛：太白 地机 风府各五分。长强 尺泽各一寸。

〔《甲》〕霍乱泄利，期门主之。厥逆霍乱，府舍主之。

〔世〕霍乱手足厥冷，灸三阴交七壮。

〔《甲》〕霍乱逆气，鱼际、太白主之。霍乱遗尿失气，三里主之。

〔世〕病人合面正卧，两手着身，以绳横亘两肘尖头，依绳下侠脊，两边相去各一寸，灸三七壮，无不验。霍乱已死，但有暖气者，灸承筋七壮，立苏。取法以绳从足拇指围至后跟一匝捻断，等折一半为度，以此度从足跟贴地量上至腨度极头处是穴。

〔《甲》〕霍乱颈痹不仁，承筋主之。《千金》云：主瘛疭脚酸。暴霍乱，仆参主之。

〔世〕霍乱遍身转筋，肚痛，四肢厥冷欲绝者，其脉洪大易治。脉微囊缩舌卷，不治。【批】诊。

〔《千》〕诸霍乱，忌与米饮，胃中得米，即吐不止。

〔罗〕洁古老人云：霍乱转筋，吐泻不止，其病在中焦，阴阳交而不和，发为疼痛，此病最急，不可与分毫粥饮。谷气入胃，则必死矣。

〔保〕凡霍乱慎勿与粟米粥汤，入胃即死。本草云：粟米味咸，微寒无毒，主养肾气，去脾胃中热，益气。霍乱脾胃极损，不能传化，加粟米岂有能生也邪？如吐泻已多，欲住之后，宜以稀粥渐渐补养，以迟为妙。

下　利

自利不渴者，属太阴，以其脏有寒故也，当温之，宜四逆汤。【批】自利不渴属太阴。

甘草一两　干姜三钱　附子半个

上㕮咀，水煎温服，强人加附子半个，干姜一两半。

少阴病，欲吐不吐，心烦，但欲寐，五六日自利而渴者，属少阴也，虚故引水自救。若小便色白者，少阴病形悉具。小便白，以下焦虚有寒，不能制水，故令色白也。《活人》云，四逆主之。少阴病，下利六七日，咳而呕渴，心烦不能眠者，猪苓汤主之。少阴病，自利清水色纯青者，心下必痛，口干燥者，急下之，宜大承气汤。【批】自利而渴属少阴。

〔孙〕窦大郎患伤寒，经十余日，口燥舌干而渴，心中疼，自利清水。众医皆相守，但调理耳，汗下皆所不敢，窦氏亲故相谓曰：伤寒邪气害人性命甚速，安可以不决之疾，投不明之医乎？召孙至，曰：即日不可下，明日正当下。投小承气汤，遂大便通，得睡，明日平复。众皆曰：此症缘何下之而愈？孙曰：不深于书，徒知有书耳，不知书之奥也。口燥舌干而渴，岂非少阴症乎？少阴症固不可下，岂不知少阴一症，自利清水，心下痛者，下之而愈，仲景之书，明有是说也。众皆钦服。下利欲饮水者，以有热故也，宜白头翁汤。

白头翁　黄柏　秦皮　黄连各三钱

上㕮咀，水煎，去渣温服。不瘥，再服。

少阴病下利，白通汤主之。

少阴病，二三日不已，至四五日腹满痛，小便利，或下利，或呕者，宜真武汤。

茯苓　芍药各三钱　附子一个　白术半两。加减法从本方

上㕮咀，每服五钱，生姜五片，煎至八分，温服，日三。咳者，加五味子、细辛、干姜各一分。小便利者，去茯苓。下利者去芍药，加干姜。呕者去附子，加生姜七片。

少阴下利，咽痛，胸满心烦者，猪肤汤主之。

用猪肤四两，以水一盏半，煎取一盏，去渣，加白蜜二合半，白粉一合二勺半，熬煮和相得，温服。海藏云：猪肤即猪皮。

大汗利而厥冷者，宜四逆汤。少阴病，但欲寐，下利，若兼手足厥逆者，白通加猪胆汁汤、通脉四逆汤。方论见后厥利。兼便脓血者，宜桃花汤。方论见后便脓血条。少阴病。咳而下利，谵语者，被火气劫故也，小便必难。以强责少阴汗故也。少阴病，下利，脉微涩，呕而汗出，必数更衣，反少者，当温其上，灸之。温其上，义见前条。少阴病，下利，若利自止，恶寒而蜷，手足温者可治。大汗出，热不去，内拘急，四肢疼，必下利厥逆而恶寒者，四逆汤主之。【批】厥利症治。

伤寒六七日，大下后，寸脉沉而迟，手足厥逆，下部脉不至，咽喉不利，吐脓血，泄下不止者，为难治，宜麻黄升麻汤。

麻黄去节，二两半　升麻二两　当归　知母　黄芩　萎蕤各十八铢　石膏碎　白术　干姜　芍药　天门冬　桂枝　茯苓　甘草各六株

上㕮咀，每服五钱，水煎温服，相次一炊时，又进一服，汗出愈。

下利脉沉而迟，其人面少赤，身有微汗，下利清谷者，必郁冒汗出而解，病人必微厥。所以然者，其面戴阳，下虚故也。凡厥利当不能食，今反能食者，恐为除中。试食以索饼，不发热者，知胃气尚在，必愈也。论见厥。伤寒先厥后发热下利者，必自止，而反汗出，咽中痛者，其喉为痹，发热无汗，而利必自止；必便脓血，便脓血者，其喉不痹。下利后脉绝，手足厥冷，晬时脉还，手足温者生，脉不还者死。下利，手足厥冷，无脉者，灸之不温，若脉不还，反微喘者死。伤寒发热下利，厥逆，躁不得卧者死。伤寒发热下利，至甚，厥不止者死。

少阴病下利脉微，与白通汤，利不止，厥逆无脉，干呕烦者，白通加猪胆汁汤主之。服汤后，脉暴出者死，微续者生。【批】厥利但欲眠者少阴。

白通汤

干姜一两　附子一枚，生用

上㕮咀，每服五钱，入葱白二寸，同煎温服。

白通加猪胆汁汤

干姜一分　葱白一茎　附子一枚　童便一合二勺半　猪胆一个

上水一盏，煎至五分，去渣，入童便、胆汁相和得所，温服。

少阴病，下利清谷，里寒外热，手足厥逆，脉微欲绝，身反不恶寒，其病面赤色，或腹痛，或干呕，或咽痛，或利止脉不出者，通脉四逆汤主之。

甘草炙　干姜各二两　附子一个，生用

面赤色者，加葱九茎。腹中痛者，去葱加芍药二两。呕者，加生姜二两。咽痛者，去芍药加桔梗一两。利止脉不出者，去桔梗加人参一两，

上㕮咀，每服五钱，水煎温服。未瘥，急更作一剂，其脉续续出者愈。

少阴病，但欲寐，四肢逆而利，若下重者，四逆散加薤白也，论见厥。方见但欲寐。若恶寒身蜷者不治。论见欲寐。

下利腹胀满，身体疼痛，先温其里，乃攻其表。温里四逆汤，攻表桂枝汤。伤寒表不解，干呕发热，咳而下利者，此为水气，宜小青龙去麻黄加芫花汤。方论见咳。太阳与阳明合病者，必自下利，葛根汤主之。方见太阳病。《活人》云：下利而头痛腰疼，肌热目疼鼻干，其脉浮大而长者，是其症也。太阳与少阳合病，自下利者，与黄芩汤；若呕者，黄芩加半夏生姜汤主之。下利而头疼胸满，或口苦咽干，或往来寒热，其脉浮大而弦是也。【批】下利有表证为阳。

黄芩汤

黄芩三分　甘草炙　芍药各二分　大枣二枚

上㕮咀，水煎温服。若呕加半夏六钱，生姜五片。

大阳病，桂枝症，医反下之，利遂不止，脉促者，表未解也，喘而汗出者，宜葛根芩连汤。

葛根三两　黄连　黄芩各二两　甘草炙，半两

上㕮咀，每服五钱，水煎温服，日进二三服。

下利清谷，脉沉微，手足厥逆者为阴，宜通脉四逆汤。论见前条。脉浮而迟，表热里寒，下利清谷者，四逆汤主之。伤寒医下之，续得下利清谷不止，身疼痛者，急当救里，下后身疼痛，清便自调者，急当救表。救里宜四逆汤，救表宜桂枝汤。少阴病下利，便脓血者，桃花汤主之。【批】下利清谷　脉沉厥逆属阴脉浮不厥属阳。

少阴病，二三日至四五日，腹满，小便不利，下利不止，便脓血者，宜桃花汤。

赤石脂四两，一半全，一半取末　大米二合半干姜二钱半

上水二大盏，煮三味，米熟去渣，纳赤石脂细末一方寸匕，温服，日三。愈，勿服。

少阴病，下利脓血者，可刺。下利便脓血，若厥而发热，厥少热多者，病当愈也。论见厥。先厥后发热无汗者，利不止也。论见前条。下利脉数而渴者，令自愈。设不瘥者，必清脓血，以有热故也。下利寸脉反浮数，尺中自涩者，必清脓血。下利脉数不解，而下利不止者，必挟热而便脓血也。论见畜血。

下利谵语，若脉微，手足厥，但欲寐，小便难者，为阴，宜补剂和之。【批】下利谵语分阴阳。

若脉和，手足温，及不欲寐，小便利者，为阳，宜调胃承气汤。论见谵语及前少阴下利欲寐条。

阳明少阳合病，必下利，其脉不负者顺也，

负者失也，互相克贼，名为负也。脉滑而数者，有宿食也，当下之，宜大承气汤。下利脉迟而滑者，内实也，利未欲止，当下之，宜大承气汤。下利脉反滑，当有所去，下之乃愈，宜大承气汤。【批】脉滑宜下。

下利脉微者，自通汤也。若微涩，呕而汗出，数更衣者，当温而灸之。方论见少阴下利条。【批】脉微宜下。

下利脉大者，虚也，以其强下之故也。设脉浮革，故尔肠鸣者，属当归四逆汤主之。

热利下重者，白头翁汤主之。四肢逆而泄利下重，四逆散加薤白主之。论见前厥利条。【批】下利里急后重。

下利身体疼痛，若但四肢沉重疼痛，小便不利者，前条真武汤症也；若四肢疼，厥逆恶寒者，四逆汤；若通身疼痛者，先以四逆汤温里，后用桂枝攻表也。方论见前。【批】下利肢疼身痛。

下利，三部脉皆平，按之心下硬者，急下之，宜大承气汤。下利后，心下痞硬者，此非结热，但胃虚，客气上逆，故使硬，甘草泻心汤主之。论见痞。【批】下利心下硬。

下利咽喉痛，若兼胸满者，猪肤汤；兼厥逆者，通脉四逆汤。【批】下利咽痛下利胸痛。

若下利不止，厥逆，下部无力，咳唾脓血者，麻黄升麻汤。方论并见前条。

下利十余行，胸中痛，寸口脉滑者，宜吐之，则利止。论见胸满。伤寒服汤药，下利不止，心下痞硬表里不解而利者，桂枝人参汤。服泻心汤后，以他药下之，利不止，医以理中与之，利益甚。理中者，理中焦，此利在下焦，赤石脂禹余粮汤主之。复利不止者，宜利其小便。【批】下后利遂不止为协热利。

赤石脂禹余粮汤

赤石脂　禹余粮各四两

上锉碎，每服五钱，水煎温服。不瘥，再服。

下后心下痞硬，腹中雷鸣，干呕而利者，甘草泻心汤。方论见痞。下后心下痞硬。表里不解而利者，桂枝人参汤方论见痞。下利脉促，表不解，喘汗而利者，葛根黄芩黄连汤。论见前下利有表条。凡药下后，潮热胁满，呕而利者，先用小柴胡汤解外，后以柴胡加芒硝汤。论见潮热。凡药下后，谵语，脉调和，小便利，而下利不厥者，调胃承气汤。论见谵语。下后脉大浮革，肠鸣而利者，当归四逆汤。论见前下利脉治条。下后脉数不解者，必便脓血。论见前便血条。下后成阴症，厥逆，咽不利，唾脓而利者，麻黄升麻汤。论见厥利条。

少阴病，脉紧，至七八日自下利，脉暴微，手足反温，脉紧反去者，为欲解也。虽烦，下利必自愈。伤寒脉浮缓，手足温，至七八日忽暴烦，下利日十余行者，必自止。论见黄门。发热而厥，七日下利者。为难治。伤寒六七日不利，便发热而利，其人汗出不止者死，有阴无阳故也。少阴病但欲卧，不烦，至五六日，忽自利，烦躁不得寐者死。论见但欲寐。下利，脉沉弦者，下重也；脉大者，为未止；脉微数者，为欲自止，虽发热不死。下利有微热而渴，脉弱，今自愈。下利脉数而渴者，自愈。设不瘥者，必清脓血。论见前。下利脉数，有微热，汗出，今自愈。设复紧，为未解。伤寒下利日十余行，脉反沉者死。假令下利，寸口关上尺中悉不见咏，然尺中时一小见，脉再举头者，肾气也，若损脉来至，为难治。下利清谷，不可攻表，汗出必胀满。

下利续法

〔《活》〕寒毒入胃者，脐下必寒，腹满胀，大便黄白，或青黑，或下利清谷，宜四逆汤、理中汤、白通加附子汤、四逆加薤白散。挟热利者，脐下必热，大便赤黄色，及肠间津汁垢腻，宜黄芩汤、白头翁汤、三黄熟艾汤、薤白汤、赤石脂汤。【批】脐下寒大便青白为寒，脐下热大便黄赤为热。

三黄熟艾汤 治伤寒四日而大下，热利时作，白通汤诸药多不得止，宜服此汤除热止利。

黄芩 黄连 黄柏 熟艾半鸡子大

上㕮咀，水煎温服。

薤白汤 治伤寒下利如烂肉汁，赤带下，伏气腹痛诸热，悉主之。

豆豉半合，绵裹 薤白一握 山栀七枚

上㕮咀，用水二升半，先将栀子十沸，下薤白煎至二升，下豉，煎取一升二合，温服。

赤石脂丸 治伤寒热利。

赤石脂一两 黄连 当归各二两 干姜炮，一两

上为末，炼蜜丸，如桐予大。每服三十丸，米饮下，日三服。

湿毒气盛者，下利腹痛，大便如脓血，或如烂肉汁，宜桃花汤，地榆散、黄连阿胶散。【批】便脓血为湿。

地榆散 治伤寒热毒不解，日晚即壮热腹痛，便利脓血。

地榆 犀角屑 黄连炒 葛根各一两 栀子仁半两 黄芩一两

上㕮咀，每服四钱，水一盏，入薤白五寸同煎，温服。

〔海〕**阿胶汤** 治伤寒热毒入胃，下利脓血。

黄连炒，二两 山栀半两 阿胶炒 黄柏各一两

上㕮咀，每服四钱，水煎服。

〔云〕伤寒汗下后，大小便利者，腹中痛者，宜燥肠丸。【批】伤寒汗下后大小便利腹痛宜温。

附子炮，一枚 龙骨一两 干姜一两 吴茱萸 粟壳 诃黎皮各半两

上为细末，酒糊丸，如桐子大。每服三十丸，温水下。利止勿服。

伤寒汗下后，里急后重下利者，宜七宣丸。【批】里急后重宜下。

大黄一两 桃仁去皮尖，三十枚 木香 槟榔 柴胡 诃子皮 甘草各半两

上为细末，炼蜜丸，如桐子大。每服五十丸，温水下。

伤寒汗下后，气逆利不止者，寒也，宜枳实芍药甘草汤。【批】气逆者宜和。

芍药 甘草 枳实炒 干姜炮。各半两

上㕮咀，每服五钱，水煎服。

厥 阴 病

气上冲心

厥阴之为病，消渴，气上冲心，心中疼热，饥不欲食，食则吐蛔。厥阴病，渴欲饮水者，少少与之，愈。厥阴中风，脉微浮，为欲愈；不浮，为未愈。厥阴病，欲解时，从丑至卯上。【批】厥阴病。

病如桂枝症，头不痛，项不强，寸脉微浮，胸中痞硬，气上冲咽喉不得息者，此为胸有寒也，当吐之，宜瓜蒂散。【批】脉浮气上冲咽喉不得息者为阳。

瓜蒂炒黄 赤小豆各一分

上研为细末，取一钱，用豉一合，汤七合，先渍之，须臾煎稀糜，去渣，取汁相和，温顿服。不吐，少少加，得快吐乃止。诸亡血虚家，不可与服。

〔《活》〕瓜蒂散，每服一钱匕，药下便卧，欲吐且忍之。良久不吐，取三钱匕，汤二合和服。以手指探之便吐。不吐，复稍增之，以吐为度。若吐少病不除，明日如前法再吐之，不可令人虚也。如药力过时不吐，饮热汤一升，以助药力。吐讫，便可食，无更服。若服药过多者，饮水解之。

奔豚气上冲胸，腹痛，往来寒热，奔豚汤主之。方见积块肾积气条。【批】奔豚。

阴阳易，少腹里急，引阴中拘挛，热上冲胸，头重不欲举，眼中生花者，宜烧裈散。论见阴阳易。【批】阴阳易。

气上冲胸，口噤不得语，欲作刚痓者，宜葛根汤。论见痓。【批】刚痓。

烧针令其汗，针处被寒，核起而赤者，必发奔豚，气从少腹上冲心者，灸其核各一壮，与桂枝加桂汤。【批】汗后气上冲。

桂枝二两半　芍药　生姜各一两半　甘草一两　大枣六枚

上㕮咀，每服五钱，水煎温服。桂枝加挂以能泄奔豚气也。

动气发汗，则气上冲，正在心端。论见动气。太阳下后，其气上冲者，可与桂枝汤，方用前法，若不上冲者，不可与之。【批】下后气上冲。

伤寒吐下后，心下逆满，气上冲胸，头眩，脉沉紧，若发汗则动经，身为振摇者，茯苓白术甘草汤。论见战振。方见振摇。伤寒吐下后，发汗虚烦，脉甚微，八九日心下痞硬，胁下痛，气上冲咽喉，眩冒，经脉动惕者，久而成痿。【批】吐下后气上冲。

气上冲心续法

〔《活》〕**李根汤**　治气上冲，正在心端。【批】杂方。

半夏　当归　芍药　生姜　茯苓　桂枝　黄芩　甘草　甘李根白皮各等份

上㕮咀，每服五钱，水煎温服。

饥不欲食

饥不欲食，食则吐蛔者，厥阴病。论见气上冲心。手足厥冷，脉乍紧，心烦，饥不能食者，邪在胸中，宜瓜蒂散吐之。论见厥。【批】蛔厥者阴症。

太阳病吐，发汗出，发热不恶寒，关脉细数，腹中饥，口不能食，朝暮吐者，此为小逆。论见发热。阳明病，下后心下懊憹，饥不欲食，但头汗出者，宜栀子豉汤。论见烦，【批】汗下后饥不欲食者阳症。

吐蛔虫

气上冲，心疼，饥不欲食，吐蛔者，厥阴病。论见气上冲。静而复烦，须臾复止，得食而呕，又烦，吐蛔虫者，为蛔厥，宜乌梅丸。方论见厥。【批】厥阴吐蛔。

病人有寒，复发汗，胃中冷，必吐蛔。《活人》云：先服理中丸，次服乌梅丸。

厥

两感于寒者，三日少阳与厥阴俱病，则耳聋囊缩而厥。论见太阴。注云：耳聋者，少阳病；囊缩而厥者，厥阴病。伤寒一二日至四五日而厥者，必发热。前热者后必厥，厥深者热亦深，厥微者热亦微。厥应下之，而反发汗者，必口伤烂赤。成无已云：若始得之，手足便厥而不温者，是阴经受邪，阳气不足，可用四逆汤温之。若手足自热而至温，从四逆而至厥者，传经之邪也，四逆散主之。必须识此，勿令误也。四逆汤方见下利。四逆散方见欲寐。又当外症别之。予尝治一中年妇人，恶热身热而渴，脉数细弱，先厥后热，用温药反剧，后以四逆散兼参、术各半服之，厥愈，脉出洪大而痊。【批】先厥后热为寒先热后厥为热。

手足厥寒，脉细欲绝者，宜当归四逆汤。

甘草　通草各六钱　当归　桂枝　细辛　芍药各一两

上㕮咀，每服五钱，入枣子一枚，同煎温服。

若其人内有久寒者，宜当归四逆加茱萸生姜汤主之。于原方内加吴茱萸二两，生姜二两半。呕而脉弱，小便复利，身有微热见厥者难治，四逆汤主之。

伤寒脉滑而厥者，里有热也，白虎汤主之。【批】脉滑厥者为热。

伤寒脉促，手足厥逆者，可灸之。《脉经》云：可灸，少阴厥阴主逆。伤寒六七日脉微，手足厥冷，烦躁，灸厥阴，灸而不止者死。【批】脉促厥者宜灸。

病人手足厥冷，脉乍紧者，邪结在胸中，心中满而烦，饥不能食者，病在胸中，当吐之，宜瓜蒂散。“脉紧”一作“脉结”者有理。脉来数，时一止复来日促；脉来缓，时一止复来日结。结促二脉者，脉为邪碍而歇止也，灸之吐之，所以逐去其邪也。【批】脉紧促者宜吐。

少阴病，身痛，手足寒，脉沉者，宜附子汤。论见欲寐。伤寒五六日，头汗出，微恶寒，手足冷，心下满，口不欲食，大便硬，脉细者，此为阳微结，必有表复有里也。脉沉，亦在里也。汗出为阳微，假令纯阴结，不得复有外症，悉入在里，此为半在里半在表也。脉虽沉紧，不为少阴病，所以然者，阴不得有汗，今头汗出，故知非少阴也，可与小柴胡汤，设不了了者，得屎而解。【批】脉沉而厥。

〔《本》〕有人患伤寒五六日，头汗自出，自颈以下无汗，手足冷，心下痞闷，大便秘结，或者见四肢冷，又汗出满闷，以为阴症。予诊其脉沉而紧。予曰：此症诚可疑，然大便结，非虚结也，安得为阴？脉虽沉而紧，为少阴症多是自利，未有秘结者。此症半在里半在表，投以小柴胡汤得愈。仲景称伤寒五六日头汗出云云至得屎而解，正此之谓也。有人难曰：脉阴阳俱紧，反汗出者，亡阳也。此属少阴不得有汗，何也？今头汗出者，故知非少阴。何以头汗出便知非少阴症？予曰：此一段正是仲景议论处，谓四肢冷，脉沉紧，腹满，全似少阴，然大便硬，头汗出，不得为少阴。盖头者，三阳同聚，若三阴，止胸而还，有头汗出，自是阳虚，故曰汗出为阳微，是阴不得有汗也。若少阴头有汗，则死矣。故仲景《平脉法》云：心者，火也，明少阴则无头汗者可治，有汗者死。心为手少阴，肾为足少阴，相与为上下，惟以意逆志者，斯可得之。

伤寒厥而心悸者，宜先治水，当服茯苓甘草汤，却治其厥。不尔，水渍入胃，必作利也。【批】悸而厥。

茯苓甘草汤

茯苓　桂枝各二钱　生姜三钱　甘草炙，一钱

上㕮咀，水煎温服。

少阴病，四逆或悸者，四逆散加桂枝主之。方论见欲寐。伤寒脉浮，自汗出，小便数，心烦，微恶寒，脚挛急，反与桂枝汤欲攻其表，此误也，得之便厥，咽中干，烦躁吐逆者，作甘草干姜汤与之，以复其阳。若厥愈足温者，更作芍药甘草汤与之，其脚即伸。若胃气不和谵语者，少与调胃承气汤。若重发汗，复加烧针者，四逆汤主之。【批】悸而四逆吐而厥。

甘草干姜汤

甘草四两　干姜二两

上㕮咀，每服五钱，水煎温服。

芍药甘草汤

白芍药　甘草各二两

上㕮咀，每服五钱，水煎温服。

调胃承气汤方见发热。四逆汤方见下利。

问曰：症象阳旦，按法治之而增剧，厥逆，咽中干，两胫拘急而谵语。师曰：言夜半手足当温，两脚当伸，后如师言。何以知此？答曰：尺寸浮而大，浮则为风，大则为虚，风则生微热，虚则两胫挛急。症象桂枝，因加附子参其间，增桂令汗出，附子温经回阳故也。厥逆，咽中干，烦躁，阳明内结，谵语烦乱，更饮甘草干姜汤。夜半阳气还，两足当热，胫尚微拘急，重与芍药甘草汤，乃胫伸。以承气汤微溏，则止其谵语，故知病可愈。少阴病，食入则吐，复不能吐，手足寒，脉弦迟者，宜吐之。论见吐。

下利而厥，下重者，四逆加薤白。脉微者通脉四逆汤、白通汤。温后无脉者，白通加猪胆汁汤。汗后拘急者，四逆汤。下后咽不利者，麻黄升麻汤。方论见下利。【批】下利而厥。

吐利，发热恶寒，汗出而厥者，属霍乱，宜四逆汤。吐利，烦躁欲死而厥者，属少阴，宜吴茱萸汤。吐利止，脉微欲绝而厥者，通脉四逆加猪胆汁汤。方论见吐利。【批】吐利厥为寒。

中暑口干而渴，治法见中暑门。【批】渴而厥为暑。

伤寒脉微而厥，至七八日，肤冷，其人躁无暂安时者，此为脏厥，非为蛔厥也。蛔厥者，其人当吐蛔，令病者静而复时烦，此为脏寒，蛔上入膈故烦，须臾复止，得食而呕，又烦者，蛔闻食臭出，其人当自吐蛔。蛔厥者，宜乌梅丸主之。【批】躁无暂时止者为脏厥静而复烦者为蛔厥。

乌梅七十五个　细辛　附子炮，去皮　人参　黄柏　桂枝各一两　干姜二两　黄连四两　蜀椒炒，去汗，一两　当归

上十味，共为细末，以苦酒渍乌梅一宿，去核，蒸熟，杵成泥，和药令相得，纳臼中，加炼蜜。杵三千下，丸如桐子大。食前服十丸，日三服，稍加至二十丸。忌生冷滑物等。

凡厥者，阴阳气不相顺接，便为厥，厥者手足逆冷是也。【批】诊。

伤寒厥四日，热反三日，复厥五日，其病为进，寒多热少，阳气退故为进也。伤寒发热四日，厥反三日，厥少热多，其病当自愈，四日至七日热不除者，其后必便脓也。伤寒始发热六日，厥反九日而利，凡厥利者当不能食，今反能食，恐为除中。食以索饼，不发热者，知胃气尚在，必愈。恐胃热来而复去也，后三日脉之，其热续在者，期之旦日夜半愈。所以然者，本发热六日，厥反九日，复发热三日，并前六日，亦为九日，与厥相应，故期之旦日夜半愈。后三日脉之而脉数，其热不罢者，此为热气有余，必发痈脓也。伤寒病厥五日，热亦五日，设六日当复厥，不厥者自愈。厥终不过五日，以热五日，故知自愈。伤寒热少厥微，指头寒，默默不欲食，烦躁数日，小便利，色白者，此热除也，欲得食，其病为愈。若厥而呕，胸膈烦满者，其后必便血。少腹满痛而厥，为冷结关元。论见少腹痛。少阴四逆，恶寒身蜷，无脉，不烦而躁，死。论见欲寐。

少阴病，但厥无汗，而强发之，必动其血。论见欲寐。诸四逆厥者，不可汗之，诸虚家亦然，伤寒五六日，不结胸，腹濡，脉虚复厥者，不可下，此为亡血，下之者死。【批】忌。

上厥逆皆忌下，惟前条先热者必厥，厥应下之，而反发汗者，一法，宜下，忌汗之。

厥续法

〔《活》〕冷厥者，初得病日，便四肢逆冷，脉沉微而不数，足多挛，卧时恶寒，或自引衣盖覆，不饮水，或下利清谷，或清便自调，或小便数，外症多惺惺而静，脉虽沉实，按之迟而弱者，知其为冷厥也，四逆汤、理中汤、通脉四逆汤、当归四逆汤、当归四逆加茱萸生姜汤、白通加猪胆汁汤随症用之。【批】寒厥。

热厥者，初中病，必身热头痛，外别有阳症，二三日至四五日方发厥。兼热厥者，厥至半日，却身热，盖热气深，方能发厥，须在二三日后也。若微厥却发热者，热深故也。其脉虽伏，按之而滑者，为里热，其人或畏热，或饮水，或扬手掷足，烦躁不得眠，大便秘，小便赤，外症多昏愦者，知其热厥也，白虎、承气汤随症用之。【批】热厥。

又有下症悉具，而见四逆者，是失下后血气不通，四肢便厥，医人不识，却疑阴厥，复进热药，祸如反掌。大抵热厥须脉沉伏而滑，头上有汗，其手虽冷，时复指爪温，须便承气汤下之，不可拘忌也。【批】失下变厥。

〔海〕厥阴症，四肢厥冷，爪甲青，脉沉疾，按之有力者，为阳，则当下，宜大承气汤。如脉沉迟，按之无力者，为阴，则当温，宜四逆汤。更须速灸之。【批】脉沉疾有力宜下沉迟无力宜温。

〔罗〕省掾曹德裕男妇，二月初，病伤寒八九日，请予治之。脉得沉细而微，四肢逆冷，自利腹痛，目不欲开，两手常抱腋下，昏昏嗜卧，口舌干燥。乃曰：前医留白虎加人参汤可服否？予曰：白虎虽云治口燥舌干，若只此一句，亦未然。今此症不可服自虎者有三：伤寒症云，立夏以前，立秋以下，不可妄用，一也；太阳症无汗而渴者，不可用，二也；况病人阴症悉具，其时春气尚寒，三也。仲景云：下利清谷，急当救里，宜四逆汤五两，人参一两，生姜十余片，连须葱白九茎，水五大盏，同煎至三盏，去渣，分三服。一日服之，至夜则止，手足温，翌日大汗而解。继之以理中汤数服而愈。孙真人习业论云：凡欲为太医，必须精读《甲乙》、《素问》、《黄帝针经》、《明堂流注》、十二经络、三候九部、本草药性，仲景、叔和，并须精熟，如此方为太医。不尔，犹无目夜游，动至颠殒，执此用药者，再思可矣。【批】天寒症寒宜热之。

阳症治验　真定府赵吉夫年三十三，至元五月间，因劳役饮食失节，伤损脾胃，时发烦躁而渴，又食冷物过度，遂病身体困倦，头痛，四肢逆冷，呕吐而心下痞。医人不察，见其四肢逆冷，呕吐而心下痞，乃用桂枝末三钱匕，热酒调下，仍以绵衣覆之，作阴毒伤寒治之，须臾汗大出。汗后即加口干舌涩，眼白时红，项强硬，肢体不柔和，小便淋赤，大便秘涩，循衣摸床，如发狂状。问之则言语错乱，视其舌则赤而欲裂，朝轻暮剧，凡七八日。家人辈悉谓危殆，不望生全，邻人吉仲完举予治之。诊其脉七八至，知其热症明矣。遂用大承气汤苦辛大寒之剂一两，作一服服之，利下三行，折其胜势，翌日以黄连解毒汤大苦寒之剂二两，徐徐服之，以去其热，三日后病十分中减五六，更与白虎加人参汤约半斤服之，泻热补气，前症皆退。戒以慎起居，节饮食，月余渐得平复。《内经》曰：凡用药者无失天时，无逆气宜，无翼其胜，无赞其复，是谓至治。又云：必先岁气，无伐天和。当暑气方盛之时，圣人以寒凉急救肾水之原，补肺金之不足，虽有客寒伤人，仲景云：用麻黄汤内加黄芩、知母、石膏之类，恐发黄发斑。又用桂枝汤之戒，况医以桂末热酒调服，所谓差之毫厘，谬以千里，逆仲景之治法。经云：不伐天和，不赞其复，不翼其胜，不失气宜。不然，则故疾未已，新病复起矣。【批】天热症热宜寒之。

用热远热从乎中治　友人刘巨源，年六十五岁，至正夏月，因劳役饮食失节，又伤冷饮得疾，医者往往以为四时症，治之不愈。逮十日，请予治之。曰：右手三部脉沉细而微，太阴症也，左手三部脉微浮而弦，虚阳在表也。大抵阴多而阳少，今所苦身体沉重，四肢逆冷，自利清谷，引衣自覆，气难布息，懒言语，此脾受寒湿，中气不足故也。仲景言下利清谷，急当救里，宜四逆汤温之。《内经》有用热远热之戒。口干但漱水不咽，早晨身凉而肌生粟，午后烦躁不欲去衣，昏昏睡而面赤，隐隐红瘢见于皮肤，此表实里虚故也，内虚则外症随时而变。详内外之症，乃饮食劳倦，寒伤于脾胃，非四时之症明矣。治病必察其下，今适当大暑之时，而得内寒之病，以标本论之，时为标也，病为本也，用寒药则顺时而违本，用热药则从本而逆时，此乃寒热俱伤，必当从乎中治，中治者，温之是也。遂以钱氏白术散加升麻，就本方加葛根、甘草以解其斑，少加白术、茯苓以除湿而利小便，人参、藿香、木香和脾胃，进饮食，㕮咀一两，煎服。再服瘢退而利止，身温而神出。次服异功散、治中汤辛温之剂一二服，五日得平，止药。或曰：病虽少愈，勿药可乎？予曰：药攻邪也。《内经》曰：治病以平为期，邪气既去，强之以药，变证随起，不若以饮食调养，待其真气来复，此不药而药，不治而治之理，旬日良愈。必察其下者，谦甫谓时下之宜也。【批】天热症寒宜中治。

〔《活》〕若病人寒热而厥，面色不泽，冒昧而两手忽无脉，或一手无脉者，必是有正汗也。多用绵衣裹手足，令温暖，急服五味子汤，或兼与麻黄细辛甘草汤之类服之，晬时必有大汗而解矣。【批】身热而厥忽无脉者必有汗。

五味子汤 治伤寒喘促，脉伏而厥。

人参一分 五味子半两 麦门冬去心 杏仁去皮尖 生姜 陈皮各一分 枣子二枚

上㕮咀，水煎服。

〔摘〕治伤寒手足逆冷：大都一分【批】针灸。

〔《集》〕伤寒六脉俱无：复溜补，大回六脉 合谷 中极 支沟一寸半，此穴和脉绝穴、复溜顺骨而下 巨阙三寸三分 气冲灸七壮

〔《括》〕诸手足逆冷，皆属厥阴，不可汗下，然有须汗须下者，谓手足虽逆冷，时有温时，手足掌心必暖，非正厥逆也，当消息之。【批】宜忌。

〔《脉》〕病若四肢厥逆，脉反浮大而短者死。

少腹满囊缩

尺寸脉微缓者，厥阴受病也，当六七日发，其症少腹烦满而囊缩。论见大法。《活人》云脉沉短囊缩者。承气汤下之。病者手足厥冷，言我不结胸，小腹满，按之痛者，此冷结在膀胱关元也。【批】脉沉结囊缩者厥阴腹满肢厥者膀胱冷结。

少腹硬满，小便利者，为畜血。若兼身黄发狂者，抵当汤主之。不身黄发狂者，抵当丸。但少腹急结者，宜桃仁承气汤。详见畜血门。伤寒表不解，干呕，发热而咳，或小便不利，少腹满者，小青龙去麻黄加茯苓汤主之。论见咳。【批】少腹满小便利者畜血不利者畜饮。

不大便，日晡潮热，徒心至少腹硬满而痛者，宜大陷胸汤。【批】心腹满为结胸。

少腹满囊缩续法

〔《活》〕伤寒六七日，烦满囊缩，其脉尺寸俱微缓者，足厥阴肝经受病也。厥阴病，其脉微浮为欲愈，不浮为未愈，宜小建中汤。脉浮缓者，必囊不缩，外症必发热恶寒似疟，为欲愈，宜桂枝麻黄各半汤。若尺寸俱沉短者，必是囊缩，毒气入腹，宜承气汤下之。大抵伤寒病脏腑传变，阳经先受病，故次传入阴经，以阳主生，故太阳水传足阳明土，土传足少阳木，为微邪也。阴主杀，故木传足太阴土，土传足少阴水，水传足厥阴木，至六七日当传厥阴肝木，必移气克于脾土，脾再受邪，则五脏六腑，皆因而危殆，荣卫不通，耳聋囊缩，不知人而死矣。速用承气汤下之，可保五生一死。古人云：脾热病则五脏危。又，土为木贼则死。若第六七日传厥阴，脉得微缓微浮，为脾胃脉也，故知脾气全不受克，邪无所容，否极泰来，荣卫将复，水升火降，则寒热作而大汗解矣。【批】厥阴烦满囊缩脉浮者宜汗脉缓者宜和脉短者宜下。

〔海〕厥阴症者，烦满囊缩，大小便不通，发热引饮，腹满，尺寸脉微缓。烦者火也，满者木也，虽不吐蛔，囊缩但急者，亦木也。火与木相合，四肢厥逆而爪甲青，大小便不通，地道塞也。发热引饮，邪气在里，宜温之下之。【批】大小便秘发热引饮宜下大小便利不热不痛宜温。

以上诸症，大小便俱通，地道不塞，不发渴，不引饮，邪不在里，则宜温之灸之，则里外相接，以复阳气。宜服正阳散

麝香一钱。细研，性辛温，治腹急满瘖风毒 干姜炮 甘草炙。各二钱半 附子一两。炮，去皮脐，味辛成温。治风利窍，疗腹满囊缩 皂角二两，酥炙，去皮弦，味成温

上为细末，每服二钱，白汤下，温服。

回阳丹

硫黄半两。味酸温大热，治心腹肿聚邪气，冷癖左胁气咳上气，脚冷无力 附子炮，半两 干姜炮。二钱半 木香半两，味辛温，疗肌中偏寒、主气不足乏精 全蝎半两，味甘辛，治

一切风　毕澄茄半两，味辛温，治皮风心腹气胀　吴茱萸半两洗炒。味辛温大热。治中风逐邪。诸食不消。气逆，利五脏顺气。

上为末，酒糊丸，如桐子大。生姜汤下三五十丸，并二三服，以热投之，衣被取汗。

阴气毒盛变阴毒

阴毒之为病，面青身痛如被杖，咽喉痛，五日可治，七日不可治，升麻鳖甲汤去雄黄蜀椒主之。升麻鳖甲汤方见阳毒。【批】仲景但名阴霉主发表。

阴毒续法

〔《活》〕**阴毒甘草汤**　治伤寒时气，初得病一二日，便结成阴毒，或服药后六七日以上至十日，变成阴毒，身重背强，腹中绞痛，咽喉不利，毒气攻心，心下坚强，短气不得息，呕逆，唇青面黑，四肢厥冷，其脉沉细而疾，身如被杖，咽喉痛，五六日可治，七日不可治。【批】活人更名阴毒伤寒主退寒。

甘草炙　升麻　当归各五钱　雄黄二钱半　桂枝去皮，五钱　蜀椒炒，去汗并闭口者及子二分　鳖甲酥炙，一两半

上吹咀，水煎服，如人行五里许，更进一服，覆取汗，毒从汗出，汗出即愈。若未汗，再服。

〔《本》〕阴毒本因肾气虚冷，因欲事或食冷物后伤风，内既伏阴，外又感寒，或先感外寒而后伏阴，外又感寒，或先感外寒而后伏阴，内外皆阴，则阳气不守，遂发头痛，腰重，腹痛，眼睛疼，身体倦怠而不甚热，四肢逆冷，额上及手背冷汗不止，或多烦渴，精神恍惚，如有所失，或可起行，不甚觉重，诊之则六脉俱沉细而疾，尺部短小，寸口或无，六脉俱浮大，或沉取之，大而不甚疾者，非阴症也。若服凉药过多，则渴转甚，躁转急，有此症者，急服还阳退阴之药即安，惟补虚和气而已，宜服正元散、退阴散、五胜散。阴症不宜发汗，如气正脉大，身热未瘥，用药发汗无妨。【批】阴毒脉沉细疾。

正元散　治伤寒如觉风寒吹着，四肢头目骨节疼痛，急服此药。如人行五里许再服，连进三服，出汗立瘥。若患阴毒伤寒，入退阴散五分同煎。或伤冷伤食，头昏气满，及心腹诸疾服之，无有不效。【批】始得阴毒。

麻黄去节　陈皮　大黄生　甘草　干姜　肉桂　芍药　附子　吴茱萸　半夏制。各等份

上吹咀，麻黄加一半，茱萸减一半，同为末，每服一钱，水一盏，姜三片，枣一枚，煎七分，热服，以衣被盖覆取汗，切须候汗干去之。如是阴毒，不可用麻黄，免更出汗。

退阴散　治阴毒伤寒，手足逆冷，脉沉细，头痛腰重，连服三次，小小伤冷，每服一字，入正元散同煎，入盐一捻。阴毒伤寒咳逆，煎一服，细细热呷，病止。

川乌　干姜等份

上为粗末，炒令转色，放冷再捣为细末。每服一钱，水一盏，盐一捻，煎至半盏，去渣温服。

五胜散　治伤寒头痛，壮热，骨节疼痛，昏沉困倦，咳嗽鼻塞，不思饮食。兼治伤寒夹冷气，并慢阴毒，神效。

白术一两半　甘草　五味子　石膏各一两　干姜三两半

上吹咀，每服五钱，水一盏，入盐少许，同煎服。如冷气相夹，入姜、枣煎，或治阴毒病，入艾叶少许，煎服。

〔海〕**白术散**　治阴毒伤寒，心闷烦躁，四肢厥冷。

川乌炮，去皮脐　桔梗　附子炮　白术　细辛各一两　干姜炮，半两

上吹咀，或末之，白汤调下一钱匕。

〔罗〕**正阳丹**　治阴毒伤寒，手足厥冷，指甲青色，体冷，脉沉细而微，神效。

用憨葱四五枝，陈蜂房四五个，烧存性，为细末，用憨葱捣和丸，如弹子大，手心内握定，用手帕紧系定，须臾汗出，以绵被覆盖。如手心热甚，休教解开。如服药，先服升麻汤五钱，连须葱三茎，生姜五片，水二大盏，煎至一盏，去渣温服，被覆取汗则愈。

〔《本》〕阴毒渐深候　积阴感于下，则微阳消于上，故其候四肢沉重，逆冷，腹痛转甚，或咽喉不利，或心下胀满结硬，燥渴，虚汗不止，或时狂言，爪甲面色青黑，六脉沉细而一息七至以来。有此症者，速宜于气海、关元二穴灸二三百壮，以手足温暖为效。仍服金液丹、来苏丹、玉女散、还阳散、退阴散。【批】阴毒渐深爪青面黑。

玉女散

川乌去皮脐，冷水浸七日，薄切晒干，纸袋盛之。有患者，取研末一大钱，入盐一小钱，水一盏，煎至七分服。压下阴毒，所注如猪血相似。未已，再进一服，效。

还阳散　治阴毒面青，四肢逆冷，心躁腹痛。

用硫黄末，新汲水调下二钱，良久，或寒一起，或热一起，更看紧慢再服，汗出瘥。

〔《活》〕**返阴丹**　治阴毒伤寒，心神烦躁，头疼，四肢逆冷。

硫黄五两　附子炮，去皮脐　干姜炮　桂心各半两　硝石另研　太阴玄精石另研。各二两

上用生铁铫，先铺玄精末一半，次铺硝石末一半，中间下硫黄末，又着硝石一半，盖硫黄，却以玄精石末盖上，用小盏合着，用三斤炭火烧令得所，勿令烟出，细研似面，后三味捣罗为末，为前药同研令匀，软饭和丸，如桐子大，每服十五丸至二十丸，煎艾汤下，频服，汗出为度，病重则三十丸。此方甚验，喘促与吐逆者，入口便住，又服此药三五服不退者，更于脐下一寸灸之，须是昼夜大段不住手灸，不限多少壮数灸之，艾炷勿令小，小则不得力。若其人手足冷，少腹硬，即于脐下两边各开一寸，各安一道，三处齐下火灸之，仍与当归四逆汤，并返阴丹，亦须频服。内外通透，方得解。若迟误即死矣。又若阴症，加以少腹不通，及阴囊缩入，少腹绞痛欲死者，更于脐下二寸石门穴急灸之，仍须与返阴丹、当归四逆汤加吴茱萸、生姜，慎勿与寻常利小便冷滑药。

火焰散　治伤寒恶候。

舶上硫黄　黑附子去皮，生用　新腊茶为细末，各一两

上为细末，先用好酒一升，调药摊入新碗中，于火上荡干，合在瓦上，每一碗下烧熟艾下拳大，以瓦搘起，无令着火，直至烟尽候冷，即括取研入磁盒内盛，每服二钱，酒一盏，共煎七分，有火焰起，勿讶。伤寒阴毒者，四肢冷，脉沉细，或吐泻，五心烦躁，胸中结硬，或转旱，伏阴在内，汤水不得下，或无脉，先吃一服，如吐，却更进一服。服后心中热，其病已瘥。下至脏腑中，表未解者，浑身壮热，脉气洪大，便宜用发表药。或表解者，更不发热，便得眠睡，浑身有汗，若少有痞结，脉实，方可用下膈行脏腑药，渐用调和元气，补治脾胃汤散。服此药三服不应者，不可治也。

〔《本》〕阴毒沉困之候，与前后渐染之候皆同，而更加沉重，六脉附骨，取之方有，按之即无，一息八至以上，或不可数。至此则药饵难为功矣，但于脐下灼火艾如枣大，三百壮以来，手足不和暖者，不可治也。倘复和暖，以前硫黄及热药助之。若阴气散，阳气来，则渐减热药而和治之，以取瘥也。【批】阴毒沉困六脉附骨一息八至。

〔《活》〕治阴虚阳脱，体冷无脉，气息欲绝，不省人事，及伤寒阴厥，百方不效者。用葱以索缠如臂大，切去根及叶，惟存白长二寸许，如大饼样，先以火爀一面，令通热，勿令着火，乃以热面熨病人脐上连脐下，又以熨斗满贮火熨之，令葱饼中热气郁入肌肉中，须更作三四饼，一饼坏不可熨，又易一饼，良久病

人当苏，手足温，有汗即瘥，更服四逆汤以温其内。

〔海〕治阴症诸药不效，并汤水不下，身冷脉绝，气息短，不知人。用葱白熨法，莫若用酽醋拌麸皮炒熟，注布袋中，蒸熨，比上法尤速。

代灸涂脐膏

附子　马蔺子　蛇床子　吴茱萸　肉桂各等份

上为细末，可用白面一匙，药末一匙，生姜自然汁煨成膏，摊纸上，圆三寸许，贴脐下关元、气海，自晚至晓，其火力可代灸百壮。

腰痛亦可贴之。一法，用丁香、荜拨、干姜、牡蛎烧灰，放手心中，以唾津调如泥，以手掩其阴，至暖汗出为度。

阴毒伤寒，四肢逆冷者，用吴茱萸不拘多少，为细末，温酒和匀，生绢袋盛之，热熨脚心，令通畅愈。若以汤煎温药渫洗，以接四肢亦可。

〔《本》〕治阴中伏阳，破阴丹。【批】阴中伏阳。

硫黄　水银各一两　陈皮　青皮各半两

上将硫黄先入铫子内熔开，次下水银，用铁杖子打匀，令无星，倾入黑茶盏内，细研，入二味，用面糊丸如桐子大，每服三十丸。如烦躁，冷盐汤下。阴症，艾汤下。良效。

有人初得病，四肢逆冷，脐下筑痛，身疼如被杖，盖阴症也，急服金液、破阴、来复等丹，其脉遂沉而滑。沉者阴也，滑者阳也，病虽阴症而见阳脉，有可生之理，仲景所谓阴病见阳脉者生。仍灸气海、丹田百壮，手足温温，阳回得汗而解。或问滑沉之状，如何便有生理？予曰：仲景云：翕奄沉，名曰滑，何谓也？沉为纯阴，翕为正阳，阴阳和合，故名曰滑。古人论脉滑，虽曰往来前却，流利旋转，替替然与数相似，仲景三语而足也。此三字极难晓。翕，合也，言张而复合也，故曰翕为正阳；沉，言忽降而下也，故曰沉为正阴，方翕而合，俄降而沉；奄，为忽忽间。仲景论滑脉可谓谛当矣。其言皆有法，故读者难晓，宜细思之。

卷之三十二 伤寒部

合病并病汗下吐后等病

太阳与阳明合病，必自下利，葛根汤主之。不下利但呕者，葛根加半夏汤主之。【批】合病宜汗。

太阳与少阳合病，自下利者，与黄芩汤。若呕者，黄芩加半夏生姜汤主之。【批】宜和。

阳明与少阳合病，必下利，脉滑而数者，有宿食也，当下之，宜大承气汤。论见下利。【批】宜下。

二阳并病，太阳出汗不彻，因转属阳明，自汗不恶寒，太阳症不罢，面赤躁烦短气者，更发汗则愈。【批】并病宜汗。

二阳并病，太阳症罢，潮热谵语者，下之则愈。论见谵语。【批】宜下。

太阳与少阳并病，项强眩冒，心下硬如结胸者，刺胸腧肝腧。论见项强。

喘

太阳与阳明合病，喘而胸满者，不可下，麻黄汤主之。【批】表里。

〔许〕有人病伤寒，脉浮而长，喘而胸满，身热头痛，腰脊强，鼻干不得卧。予曰：太阳阳明合病。仲景云：中有三证，下利，葛根汤；不下利呕逆者，加半夏；喘而胸满者，麻黄汤也。治以麻黄汤得解。【批】喘发热脉浮为表。

太阳病，头疼发热，身疼恶风，无汗而喘者，麻黄汤。论见发热。阳明病，脉浮无汗而喘者，麻黄汤。论见不大便。喘家有汗，桂枝汤加厚朴杏仁佳。

桂枝加厚朴杏仁汤

桂枝去皮　芍药各一两　甘草炙　厚朴各六钱　杏仁去皮尖，二十一个

上㕮咀，每服五钱，水一盏半，生姜五片，肥枣三枚，劈破同煎至八分，温服，覆取微汗。

表不解，干呕发热咳喘者，小青龙去麻黄加杏仁汤。论见咳。阳明病，潮热汗出，不恶寒，短气腹满而喘者，大承气汤。论见不大便。注云：在里而喘者腹满，在表而喘者腹不满。

小便不利，大便乍难乍易，微热喘冒不能卧者，大承气汤。脉沉喘满，反发汗，大便难者，里实。论见谵语。【批】喘潮热腹满大小便秘脉沉为里。

发汗后不可更行桂枝汤，汗出而喘，无大热者，可与麻黄杏仁甘草石膏汤。【批】汗后而喘。

麻黄四两　杏仁五十个　甘草二两　石膏半斤

上四味，以水七升，先煮麻黄减二升，去上沫，纳诸药，煮取二升，去渣，温服一升。

发汗后，饮水多，必喘，以水灌之，亦喘。汗后脉沉，喘满，大便难，谵语者，里实。论见谵语。

下后不可更行桂枝汤，若汗出而喘，无大热者，可与麻黄杏仁甘草石膏汤。下后利不止，脉促而喘汗者，葛根黄芩黄连汤。论见下利。太阳病下之微喘者，表未解故也。桂枝加厚朴杏仁汤主之。【批】下后面喘。

〔许〕有武臣为寇执，置舟中艎板下，数日得脱，乘饥恣食，良久，解衣扪虱，次日遂伤寒自汗，而膈不利。一医作伤食而下之，一医作解衣中邪而汗之，杂治数日，渐觉错困，上

喘息高。予诊之曰：太阳下之，表未解，微喘者，桂枝加厚朴杏仁汤，此仲景之法也。指令医者急治药，一啜喘定，再啜絷絷汗出，至晚身凉，脉已和矣。医曰：某平生曾不用仲景方，不知其神捷如此。

伤寒吐下后，不大便，潮热，若剧则不识人，循衣摸床，微喘直视，脉弦者生，涩者死。论见循衣摸床。湿家下后，额汗微喘，大小便利者死。论见体痛。少阴病息高者死。详见厥利，论见欲寐。厥冷无脉，灸之不还，反微喘者死。详见厥利。直视谵语。喘满者死。论见谵语。少阴病息高者死。详见厥利，论见欲寐。厥冷无脉，灸之不还，反微喘者死。详见厥利。直视谵语，喘满者死。论见谵语。脉浮洪，汗出如油，发润，喘不休者，为命绝。论见大法。【批】诊。

喘续法

〔《活》〕阴证喘促者，返阴丹主之。四肢逆冷喘促，入口便佳。方见阴毒。【批】阴症喘。

病人小渴，与水剧饮之，致停饮，心下满结者，喘死甚众，当以五苓散或陷胸丸主之。方见渴及结胸。【批】饮水喘。

身　重

三阳合病，腹满身重，难以转侧，口不仁而面垢，谵语遗尿。发汗则谵语，下之则额上出汗，手足逆冷。若自汗出者，白虎汤主之。【批】身重面垢遗尿。

风温为病，脉浮汗出，身重多眠，鼻息鼾。论见风温。宜《活人》萎蕤汤。【批】身重脉浮多眠。

阳明病，脉浮紧，口苦咽燥，腹满而喘，发热汗出，不恶寒，身重，忌汗，忌烧针，忌下。论见自汗。注云：此证宜和解之。【批】身重脉浮紧。

阳明病，汗出不恶寒，身重短气，腹满而喘，有潮热者，宜大承气汤。论见不大便。【批】身重腹满潮热。

风水❶脉浮身重，汗出恶风者，宜防己黄芪汤。【批】风温身重。

防己一两　甘草半两　白术七钱半　黄芪去芦，一两一钱

上㕮咀，每服五钱，生姜四片，大枣一枚，水盏半，煎八分，温服。良久再服。服后当如虫行皮中，徒腰下如冰，后坐被上，又以一被绕腰以下，温令微汗，瘥。喘者，加麻黄半两。胃中不和者，加芍药三分。气上冲者，加桂三分。下有沉寒者，加细辛三分。【批】中暑身重。

中暑病发热恶寒，身重痛，汗出足冷，脉虚而渴者，忌汗下针。宜瓜蒂散、白虎汤。论见中暑。【批】身重无汗身重心悸。

伤寒脉浮缓，身不疼，但重，无少阴但欲寐、吐利证者，宜大青龙汤。下后身重心悸者，不可发汗，当自汗者乃解。论见悸。

阴阳易为病，身重少气，少腹急引，阴中拘挛，上冲胸，眼花者，烧裈汤。论见阴阳易。【批】身重阴中拘挛。

少阴病腹痛，小便不利，四肢沉重，疼痛下利者，真武汤。论见身重。【批】四肢重为阴。

难转侧

三阳合病，腹满身重，难转侧，汗出者，白虎汤。论见身重。下后胸满烦惊，小便不利，谵语身重，不可转侧者，柴胡牡蛎汤。论见惊。风湿相搏，身体烦疼，不能自转侧，不呕不渴，脉浮虚而涩者，桂枝附子汤。论见身疼。

遗　尿

三阳合病，腹满身重，难转侧，谵语遗尿，

---

❶ 水：原作“温一，据《金匮要略·卷十》改。

汗出者，白虎汤。论见身重。【批】腹满谵语者合病。

风温病，脉浮汗出者，身重多眠，若下之，则小便不利，直视失溲。论见风温。【批】多眠息鼾者风温。

寸口脉微而涩，微者卫气不行，涩者荣气不逮。荣卫不能相将，三焦无所仰，身体痹不仁。荣气不足则烦疼，口难言；卫气虚则恶寒数欠，三焦不归其部。上焦不归者，噫而吞酢；中焦不归者，不能消谷引食；下焦不归者，则遗溲。

咳而小便利，若失小便者，不可发汗，汗出则四肢厥冷。太阳病，火熨其背，大汗出，谵语十余日，振栗下利，欲小便不得，反呕而失溲者，此为欲解也。论见谵语。遗溲狂言，目反直视者，此为肾绝。论见大法。

盗汗

三阳合病，脉浮大见关上，但欲眠睡，目合则汗。阳明病，脉但浮者，必盗汗出。论见胃实。成无己云：阳明病当作里实而脉浮者，云必盗汗是犹有表邪故也。太阳病，脉浮而动数，头痛发热，微盗汗出，而反恶寒者，表未解也。论见结胸。【批】盗汗脉浮邪在半表半里。

〔成〕伤寒盗汗者，非若杂病之虚，是由邪气在半表半里使然也。何者？若邪气一切在表干于卫，则自然汗出也。此则邪气浸行于里，外连表邪，及睡则卫气行于里，乘表中阳气不致，津液得泄，故但睡而汗出，觉则气散于表而汗止矣，其证悉当和表而已。

面赤

二阳并病，太阳初得病时，发其汗，汗先出不彻，因转属阳明，续自微汗出，不恶寒，若太阳症不罢者，不可下之，下之为逆，如此可小发汗。设面色缘缘正赤色者，阳气怫郁在表，当解之熏之。若发汗不出，出不足言，阳气怫郁不得越，当汗不汗，其人躁烦，不知痛处，乍在腹中，乍在四肢，按之不可得，其人短气但坐，以汗出不彻故也，更发汗则愈。何以知汗出不彻，以脉涩故知也。因发不透彻而面赤躁烦短气者，不足百阳气怫郁，止是当汗不汗也，故更发汗则愈。脉浮而迟，面热赤而战惕者，六七日当汗出而解，反发热者，瘥。迟为无阳，不能作汗，其身必痒也。太阳病如疟状，若脉微恶寒，面反有热色而身痒者，桂枝麻黄各半汤小汗之。论见发热。【批】面赤躁烦短气　脉涩者汗不彻　身痒脉浮迟者阳虚。

身热足寒，面赤，卒口噤，背反张者，痓病。【批】口噤背张者痓。

阳毒面赤，斑斑如锦纹，咽喉痛，唾脓血者，宜升麻鳖甲汤。方论见阳毒。【批】赤斑者阳毒。

少阴病，下利清谷，手足厥逆，脉微欲绝，身反不恶寒，面赤色者，通脉四逆汤加葱白。论见下利。下利清谷，脉沉迟，面少赤，手足微厥者，必郁冒，汗出解。论见下利。【批】面赤下利脉微肢厥者为阴。

阳明病，面合赤色者，不可攻之。论见便难。【批】面赤忌下。

坏病

太阳病三日，已发其汗，若吐若下若温针，仍不解者，此为坏病，桂枝不中与也，观其脉症，知犯何逆，随证治之。

坏病续法

〔《山》〕治伤寒坏症，独参汤。

好人参一两，煎服。

〔海〕阳症大汗大下后，亡阳于外，亡血于内，上而津脱，下而液脱，津液两亡，宜以羊肉汤补之。矧阴症者，岂可不温补哉。此与伤寒太阳症振摇，与真武汤一例。外之阳病至此尚温，况内之阴候岂得不补耶。

〔韩〕产脱血虚者，宜用羊肉汤。伤寒汗下太过，亡阳失血，若只用救逆，效必迟矣，与羊肉汤，为效神速。病人面色虽见阳，是客热上焦，中下二焦阴气已盛，若调得下焦有阳，则上焦阳气下降丹田，知所归宿矣。夫气有高下，病有远近，证有中外，治有轻重，各适其至所为。故病八九日汗下太过，二脉沉细无力，多蜷足卧，恶听人声，皮有粟，时战如疟，宜羊肉汤主之。

当归　白芍药各一两　黑附子去皮脐，四钱　龙骨烧通赤，半两　生姜二两　牡蛎烧赤，一两桂枝七钱半

上为粗末，每服一两，羊肉四两，葱白五寸，去黄心，同锉烂，以水五升一升。今之一大盏也熬至一半以来，滤绞去渣，分三服服之。

战栗振摇

〔成〕战者，身为之战摇也。栗者，心战是也。战之与栗，战外而栗内也。又云：战为正与邪争，则鼓栗而战；振但虚而不至争，故心耸动而振也。战之与振，振轻而战重也。【批】虚。

伤寒若吐若下后，心下逆满，气上冲胸，起则头眩，脉沉紧，发汗则动经，身为振振摇者，宜茯苓桂枝白术甘草汤。【批】汗后振为虚。

茯苓二两　桂枝一两半　白术　甘草各一两

上㕮咀，每服五钱，水一盏半，煎八分，去渣温服。

太阳病发汗，汗出不解，其人仍发热，心下悸，头眩，身瞤动，振振欲擗地者，真武汤主之。方见少阴附下利。

〔孙〕太乙宫道士周德真患伤寒，发汗出多，惊悸目眩，身战掉欲倒地。众医有欲发汗者，有作风治者，有用冷药解者，病皆不除。召孙至，曰：太阳经病得汗早，欲解不解者，因太阳经欲解，后作汗，肾气不足，汗不来，所以心悸目眩身转。遂作真武汤服之，三服微汗自出，遂解。盖真武汤附子、白术和其肾气，肾气得行，故汗得来也。若但责太阳者，惟能干涸血液尔。仲景云：尽脉不足，荣气不足，不可以汗。以此知肾气怯则难得汗也明矣。许学士云：乡里有一姓高者子，年三十，初得病，身微汗，脉弱恶风，医以麻黄药与之，汗遂不止，发热，心多惊悸，夜不得眠，谵语不识人，筋惕肉瞤，振振动摇，医又进镇心药。予曰：强汗之过也。仲景云：脉微汗出恶风，不可服青龙汤，服之则筋惕肉瞤，此为逆也，惟真武汤可救。进此三服，佐以清心竹叶汤，数日遂愈。清心竹叶汤未考。

下后复发汗，必振寒脉微细，所以然者，以内外俱虚故也。亡血家，不可发汗，发汗则寒栗而振。太阳病火熨其背，大汗出，火热入胃，发谵语，十余日振栗，自下利者，此为解也。论见谵语。

脉浮紧，按之芤，当战而汗出解。脉芤为虚，是以发战，脉浮为在表，故当汗出解也。论见大法。太阳病，脉阴阳俱停等，必战栗汗出而解。论见发热。凡柴胡症下之，若柴胡症不罢者，复与柴胡汤，必蒸蒸而振，发热汗出而解。论见往来寒热。脉浮而迟，面热赤而战惕者，当汗出解也。反发热者，脉迟不能作汗，其身必痒也。论见面赤。【批】未汗战振为欲解。

诸乘寒者，则为厥，郁冒不仁，口急不能言，战而栗也。阴中于邪，必内栗也。表气微虚，里气不守，故邪中于阴也。【批】平居忽战栗者初中邪。

筋惕肉瞤

汗出筋惕肉瞤，若眩悸，振振欲擗地者，及服大青龙汤后厥逆者，俱宜真武汤。方见战掉及发热。若动气在左，头汗不止者，《活人》

用防风白术牡蛎，次服建中汤。论见重寒。【批】虚。

汗下吐温针后，若肤瞤动，胸烦，面色青黄者，难治。论见痞。若经脉动惕，脉微，心下痞，气冲咽喉者，久而成痿。论见痞。【批】诊。

叉手冒心

发汗过多，叉手自冒心，心下悸欲得按者，桂枝甘草汤。方论见悸。【批】虚。

惊　悸

少阳耳聋目赤，胸满而烦者，不可吐下，吐下则悸而惊。论见口苦。【批】虚。

伤寒八九日，下之胸满烦惊，小便不利，谵语，一身尽重，不可转侧者，宜柴胡加龙骨牡蛎汤。【批】下后惊。

半夏二合　大枣六枚　柴胡四两　生姜　人参　龙骨　铅丹　桂枝　茯苓各一两半　大黄二两半　牡蛎一两半

上㕮咀，每服五钱，水一盏半，煎至八分，去渣温服。

伤寒脉浮，医以火迫劫之，亡阳必惊狂，起卧不安者，桂枝去芍药加蜀漆牡蛎龙骨救逆汤主之。《活人》云：医以火于卧床下或周身用火迫劫汗出。或熨而成火邪者是也。【批】火逆惊。

桂枝蜀漆牡蛎龙骨救逆汤

桂枝去皮，三两　甘草炙，二两　生姜切，三两　牡蛎炒，五两　龙骨四两　大枣十二枚　蜀漆洗，去腥三两

上㕮咀，每服五钱，水一盏半，煎至八分，去渣温服。

太阳伤寒者，加温针必惊也。风温脉浮自汗，身重多眠，若被火者，微则发黄，剧则如惊痫，时瘛疭。论见风温。阳明病，脉浮紧，口苦咽干，腹满，若加烧针，必怵惕烦躁不眠。论见自汗。

惊悸续法

〔海〕**茯苓丸**　治伤寒后或用心劳倦，四肢羸弱，心忪惊悸，吸吸短气。【批】伤寒后虚热。

茯神　麦门冬去心　熟地各一两　牡丹皮　人参　黄芪各七钱　桂枝　甘草炙　牛膝　泽泻各半两

上为细末，炼蜜和捣三五百杵，丸如桐子大。食前温酒下二十丸。

犀角汤　治伤寒后伏热在心，怔忪惊悸，不得眠睡。

犀角屑半两　茵陈蒿七钱半　茯苓二两　芍药　生地焙，二两　麦门冬去心，两半　山栀半两

上㕮咀，每服五钱，水一盏半，姜二片，竹叶三七片，同煎，食后服。

麦门冬茯苓饮子　治伤寒后心神恍惚，不得卧。

麦门冬去心　赤茯苓去皮　知母焙　川芎　甘草炙　酸枣仁微炒　陈皮去白，炒　槟榔各一两

上㕮咀，每服五钱，水一盏半，生姜五片煎，温服，日三服。

少阴心悸者，四逆不可与也。心悸者，火惧水也，惟肾欺心，散为心悸者，是足经上手经也。若与四逆汤，变无形中恶候生矣。故先以甘草茯苓汤导其湿，次以四逆汤温之者，为心悸全无，手经火令入足水也。心悸在湿未去，终至于毙，故不敢温之，温之则坏矣。【批】宜导湿禁温。

悸

汗后心下悸，若头眩身瞤动，振振欲擗地者，真武汤也。论见战振。若叉手自冒心者，

后条桂枝甘草汤也。若谵语胃不和烦悸者，《活人》用调胃承气汤也。论见口苦。若脐下悸者，后条茯苓桂枝甘草大枣汤也。【批】汗后心悸。

发汗过多，其人又手自冒心，心下悸欲得按者，宜桂枝甘草汤。

桂枝四钱　甘草二钱

上二味，以水一盏半，煎八分，去渣温服。

发汗后，其人脐下悸者，欲作奔豚，宜茯苓桂枝甘草大枣汤。

茯苓八钱　甘草炙，二钱　桂枝四钱　大枣二枚

上作二服，以甘澜水二盅，先煮茯苓，减二分，纳诸药，煮取一盏，去渣温服，日三。作甘澜水法：取水斗许，置大盆中，以杓扬之，水上有珠子五六千颗相逐，取用之。

脉浮数者，法当汗出而愈。若下之身重心悸者，不可发汗，当自汗出乃解。所以然者，尺中脉微，此里虚，须表里实，津液自和，便自汗出愈。少阳病，耳聋胸满，不可吐下，吐下则悸而惊者。注云：气血虚，往来寒热，胸胁满，心下悸而小便不利者，小柴胡去黄芩加茯苓汤。方论见往来寒热。【批】下后心悸。

太阳病，小便利者，以饮水多，必心下悸，小便少者，必苦里急也。【批】停饮心悸。

伤寒二三日，心中悸而烦者，小建中汤主之。伤寒脉结代，心动悸，宜炙甘草汤。【批】气虚心悸。

甘草炙，一两　生姜三片　人参半两　生地一两　桂枝去皮　麦门冬去心。各一两　麻仁一合　阿胶半两

上㕮咀，每服五钱，水一盏半，入酒半钟，煎至八分，去渣纳阿胶，溶尽温服，日三。

霍乱吐利心悸者，理中丸加茯苓。【批】霍乱心悸。

手足厥冷而悸者，茯苓甘草汤。手足逆而不温悸者，四逆散加桂枝。【批】厥逆心悸。

脏结与结胸痞气大同小异

问曰：病有结胸，有脏结，其状何如？答曰：按之痛，寸脉浮，关脉沉，名曰结胸也。何谓脏结？答曰：如结胸状，饮食如故，时时下利，寸脉浮，关脉细小沉紧，名曰脏结。舌上白胎滑者，难治。王朝奉云：可刺关元穴。脏结无阳症，不往来寒热，其人反静，舌上滑胎者，不可攻也。王朝奉云：可刺关元穴，服小柴胡汤。病胸中素有痞，连在脐旁，引入小腹入阴筋者，此名脏结，死。【批】寸浮关沉不下利为结胸　寸浮关沉下利饮食如故为脏结。

病发于阳，而反下之，热入因作结胸；病发于阴，而反下之，因作痞。所以成结胸者，以下之太早故也。伤寒五六日，呕而发热者，柴胡汤症具，而以他药下之，柴胡症仍在者，复与柴胡汤，此虽以下之，不为逆，必蒸蒸而振，却发热汗出而解。若心满而硬痛者，此为结胸也，大陷胸汤主之。但满而不痛者，此为痞，柴胡不中与之，与半夏泻心汤。【批】病发于阳下之成结胸　病发于阴下之成痞气。

结　胸

太阳病，重发汗而复下之，不大便五六日，舌上燥而渴，日晡所有潮热，从心下至少腹，而痛不可近者，大陷胸汤主之。太阳病，脉浮而动数，浮则为风，数则为热，动则为痛，数则为虚，头痛发热，微盗汗出，而反恶寒者，表未解也。医反下之，动数变迟，膈内拒痛，胃中空虚，客气动膈，短气躁烦，心中懊侬，阳气内陷，心中因硬，则为结胸，大陷胸汤主之。若不结胸，但头汗出，余处无汗，剂颈而还，小便不利，身必发黄也。丹溪云：此症曰胃中空，曰短气躁烦，曰脉浮，大陷胸汤不可轻用。【批】大结胸不按而痛。

伤寒六七日，结胸热实，脉沉而紧，心下

痛，按之实硬者，大陷胸汤主之。云岐云：三症陷胸，皆日西潮热。

大陷胸汤

大黄一两半，去皮，为末，锦纹者佳　芒硝一两八钱　甘遂一字，赤连珠者，为细末

上水二盏，煮大黄至八分，去渣，下硝一沸，下甘遂末，温服，得快利，止后服。

小结胸病，正在心下，按之则痛，脉浮滑者，宜小陷胸汤。

半夏汤洗，二两　黄连一两　瓜蒌一枚，用四分之一

上㕮咀，水二盏，先煎瓜蒌至一盏半，后用半夏、黄连煎取八分，去渣温服。未和再服，微解下黄涎便安也。

〔孙〕工部郎中郑忠厚，因患伤寒，胸腹满，面黄如金色，诸翰林医官商议略不定，推让曰：胸满可下，恐脉浮虚。召孙至，曰：诸公虽疑不用下药，郑之福也，下之必死，某有一二服药，服之必瘥。遂下小陷胸汤寻利，其病遂良愈。明日面色改白，京城人称服。

伤寒十余日，热结在里，复往来寒热者，与大柴胡汤。【批】热实结胸潮热。

但结胸无大热者，此为水结在胸胁也。但头微汗出者，大陷胸汤主之。《活人》云：水结胸，小半夏加茯苓汤，小柴胡去牡蛎汤亦主之。【批】水结胸头汗无大热。

病在阳，应以汗解之，反以冷水噀之，若灌之，其热被却不得去，弥更益烦，肉上粟起，意欲饮水，反不渴者，服文蛤散。若不瘥者，与五苓散。寒实结胸，无热证者，与三物小陷胸汤，白散亦可。【批】寒实结胸无热。

桔梗三分　巴豆一分，去皮尖，熬黑研如脂　贝母三分

上三味为末，纳巴豆，更于臼中杵之，以白饮和服。强人半钱匕，羸者减之。病在膈上必吐，在膈下必利，不利进热粥一碗，利过不止，进冷粥一碗。汗出已，腹中痛，与芍药一两。

上热实结胸，及寒实结胸。《活人》不拘寒热，但用陷胸汤。不瘥，用枳实理中丸，应手而愈。

结胸，项亦强，如柔痓状，下之则和，宜大陷胸丸。【批】结胸项强。

大黄二两　葶苈　芒硝　杏仁去皮，炒，各三分

上捣罗二味，纳杏仁、芒硝合研如脂，相和为丸，如弹大。后用甘遂末一字，自蜜少许，水二盏半，煎至一盏，顿服。一宿乃下，如不下，再服。王海藏云：大陷胸汤，太阳入本药也；大陷胸丸，阳明药也；小陷胸汤，少阳药也。大陷胸治热实，大陷胸丸兼喘，小陷胸治痞。

心下满痛，如结胸状，若头下强痛眩冒者，刺大椎、肝腧。若汗下后头项强痛，发热，小便不利者，桂枝去桂加茯苓白术汤。方论并见项强。

若妇人经水来，热除谵语者，刺期门。论见谵语。【批】热入血室。

太阳病，二三日不能卧，但欲起，心下必结，脉微弱者，此本有寒也。反下之，若利止，必作结胸。未止者，四日复下之，此作协热利也。“四日复下之”五字衍文也。太阳病，下之脉浮者，必结胸也。论见大法。太阳少阳并病，而反下之，成结胸，心下硬，下利不止，水浆不下，其人心烦。结胸症悉具，烦躁者亦死。【批】诊。

结胸续法

〔《活》〕若误下了，初未成结胸者，急频与理中汤，自然解了，更不作结胸，盖理中汤治中焦故也。此古人亦说不到，后因人消息得之。若大段转损，有厥症者，兼与四逆汤便安。胃中虽和，伤寒未退者，宜候日数足可下，却以承气再下之，盖前来下之未是故也。【批】误下未成结胸者急用理中解之。

西晋崔行功云：伤寒结胸欲绝，心膈高起，手不得近，用大陷胸汤皆不瘥者，此是下后虚逆，气已不理，而毒复上攻，气毒相搏结于胸者，当用枳实理中丸先理其气，次疗其疾，古今用之如神，应手而愈。

枳实理中丸 治伤寒结胸欲绝，心膈高起，手不得近。【批】眼陷胸不效者以枳实理中治大小结。

枳实十六片，麸炒 茯苓 人参 白术 干姜炮 甘草炮，以上各二两

上为末，炼蜜丸，如鸡子黄大。每眼一丸，热汤化下，连进二三服，胸中豁然。渴者，加栝楼根一两。自汗者，加牡蛎二两，煅过，下利亦加。

〔海〕**增损理中丸** 王朝奉云：大小陷胸汤丸不愈者，宜与之。

人参 白术 瓜蒌 牡蛎 甘草炙。各二两 干姜炒白，半两 枳实炒，二十四个 黄芩去枯，一两

上为细末，炼蜜为丸，如弹子大，汤一盏，煎服。不效，复与之，不过五六丸，胸中豁然矣，用药神速，未尝见也。渴者，加栝楼根。有汗，加牡蛎。

〔《活》〕水结在胸胁间，亦名结胸，其证头微汗出，但结胸无热者，小半夏加茯苓汤、小柴胡去枣加牡蛎主之。【批】以半夏苓治水结。

〔孙〕按俞伯道忽患微热，心下满，头有汗，不能解。众医以为温病，用表药，有谓食在膈者，治之皆不愈。召孙至。曰：用半夏茯苓汤遂瘥。众问其故，曰：头有汗，心下满，非湿症，乃水结胸胁也。水既去，其病乃愈。且如湿气心下满，自当遍身汗，若有食，心满，头岂得有汗？若言是表，身又不疼，不恶寒，表证何在？故凡水结胸胁，头必有汗耳。

小半夏加茯苓汤。方见呕门

穿结散 大实大满，心胸高起，气塞不通者，为结也。【批】气塞不通宜穿结。

蟾酥 麝香 轻粉 巴豆另研，少许

上再研过至细，以乳汁为丸，如黍米大。每服二丸，用姜汤下，不时服。

〔《本》〕妇人伤寒，血结胸膈，揉而痛，不可抚近，宜海蛤散。【批】血结胸宜海蛤。

海蛤 滑石 甘草炙。各一两 芒硝半两

上末，每服二钱，鸡子清调下。

小肠通利则胸膈血散，膻中血聚则小肠壅，小肠壅，膻中血不流行，宜此方。若小便血散数行，更宜桂枝红花汤发其汗则愈。《活人书》云：此方疑非仲景，然其言有理，姑存之。

治结胸灸法。【批】针灸。

巴豆十四个 黄连七寸，去皮用

上捣细，津唾和成膏，填入脐中，以艾灸其上，腹中有声，其病去矣。不拘壮数，病去为度。才灸了，便以温汤浸手帕拭之，恐生疮也。

〔《摘》〕伤寒结胸。先使人心蔽骨下正痛处左畔揉之，以毫针刺左畔支沟穴。正坐侧臂，取之，二分。次刺左问使，名曰双关刺，次左行间。卧取之，针入六分。此支沟行间穴下针至分数内，捻针令病人五吸，次外捻针三呼。又次内捻针五吸讫，长呼一口气，出针，即左畔一壁结胸立效。右畔依上刺之，慢慢呼吸停针用针，获时而愈，无有不效。

〔云〕伤寒结胸痞气。

胸中结痞：涌泉 太溪 中冲 大陵

心中结痞：隐白 太白 少冲 神门

胃中结痞：少商 太渊 大敦 太冲并上下中脘泻之。

〔通玄〕结胸身黄：涌泉

〔《摘》〕血结胸，面赤，大燥口干，消渴，胸中疼痛不可忍：期门 大陵 关元妊娠不得刺关元，胎死不出，子母俱亡，慎之。

〔《集》〕伤寒胸膈痛：期门 大陵

〔《活》〕近世治结胸多用金针，并用硫黄、阳起石者，若寒实结胸，或有瘥者，若热实结胸，必死也。【批】忌。

痞

心下痞，按之濡，其脉关上浮者，大黄黄连泻心汤主之。《活人》云：结胸与痞，关脉须沉。若关脉浮者，大黄黄连泻心汤。【批】心下痞濡关脉浮者大黄泻心。

大黄黄连泻心汤

大黄　黄连各二两　黄芩一两

上㕮咀，以麻沸汤二升渍之一时，良久绞去渣，分温再服。

心下痞而复恶寒汗出者，宜附子泻心汤。

大黄　黄连　黄芩各一两　附子一枚，炮去皮脐破，别煮取汁

上㕮咀，百沸汤二大盏，热渍之一时久，绞去渣，纳附子汁，分温再服。

伤寒大下后，复发汗，心下痞，恶寒者，表未解也，不可攻痞，当先解表，表解乃可攻痞。解表，宜桂枝汤，攻痞，宜大黄黄连泻心汤。《活人》云：表症未解，心下妨闷者，非痞也，谓之支结，柴胡桂枝汤主之；胸胁满微结，小柴胡加干姜牡蛎汤王之。

伤寒呕而发热者，柴胡汤症具，而以他药下之，若心下满而不痛者，此为痞，宜半夏泻心汤。论见结胸痞同异。

半夏泻心汤【批】心下痞硬关脉沉者半夏泻心。

半夏汤洗七次，一两　黄芩　人参　甘草各一两半　黄连半两　大枣六枚　干姜一两

上㕮咀，每服五钱，每一盏半，煎至八分，去渣温服。

半夏泻心汤若加甘草，即后条甘草泻心汤，治痞硬呕吐利也。若加生姜，即后条生姜泻心汤，治痞硬噫气下利也。

伤寒中风，医反下之，其人下利日数十行，谷不化，腹中雷鸣，心下痞硬而满，干呕心烦不得安，医见心下痞，谓病不尽，复下之，其痞益甚，此非结热，但以胃中虚，客气上逆，故使硬也，宜甘草泻心汤。【批】呕利下后者加甘草。

甘草炙，二两　黄芩　干姜各一两半　半夏一两　大枣六个　黄连半两　人参一两

上㕮咀，每服五钱，水一盏半，煎至八分，去渣温服。《活人》云：伊尹《汤液》论甘草泻心七味，旧本无人参。

伤寒发热，汗出不解，心中痞硬，呕吐而下利者，大柴胡汤主之。心下痞硬，呕逆下利，若表解身凉，胁痛，十枣汤主之。方论并见胁痛。【批】痞硬未下痞硬表解身凉胁痛。

伤寒汗出解之后，胃中不和，心下痞硬，干噫食臭，胁下有水气，腹中雷鸣下利者，宜生姜泻心汤。【批】痞硬下利。

生姜二两　黄芩　甘草炙　人参各一两半　干姜半两　半夏一两　黄连半两　大枣六个

上㕮咀，每服五钱，水一盏半，煎至七分，去渣温服。

太阳病，外症未除而数下之，遂协热而利，利下不止，心下痞硬，表里不解者，宜桂枝人参汤。【批】下后表里不解者桂参。

桂枝另锉　甘草炙。各一两三钱　白术　人参　干姜各一两

上㕮咀，每服五钱，水二盏，煎至一盏，纳桂更煮取七分，去渣温服，日再服，夜一服。

伤寒发汗若吐若下解后，心下痞硬，噫气不除者，旋覆代赭石汤主之。《活人》云：有旋覆代赭石汤证，其人或咳逆气虚者，先服四逆汤；胃虚者，先服理中丸，次服旋覆代赭石汤为良。【批】汗下解后心下痞硬者旋覆。

旋覆代赭石汤

旋覆花一两　人参半两　生姜一两半　代赭石三钱　甘草炙，一两　半夏汤泡，八钱　大枣六个

上㕮咀，每服五钱，水一盏，煎至八分，去渣温服。

病解后，心下痞硬噫气，若不下利者，此条旋覆代赭石汤也。若下利者，前条生姜泻心

汤也。

胸中痞硬，气上冲咽不得息者，瓜蒂散。若心下痞鞭，胁痛，气上冲咽眩冒者，成痿。方论并见气上冲心。【批】痞硬气上冲咽。

本以下之，故心下痞，与泻心汤痞不解，其人渴而口烦躁，小便不利者，五苓散主之。【批】服泻心痞不解。

发热恶寒，身痛表症未解，若心下支结妨闷者，柴胡桂枝汤也。方见发热。若心下痞而腹满者。即前条先以桂枝汤，解后用大黄黄连泻心也。【批】心下支结似痞表未解。

心下满似痞，而手足厥冷，若脉乍结乍紧，心烦，饥不欲食者，瓜蒂散。若脉沉细，头汗恶寒，大便硬者，小柴胡汤。论见厥。【批】心下满似痞手足冷诊。

太阳病，医发汗，遂发热恶寒，因复下之，心下痞，表里俱虚，阴阳并竭，无阳则阴独，复加烧针，因胸烦，面色青黄，肤瞤者难治，今色微黄，手足温，易愈。【批】诊。

脉浮而紧而反下之，紧反入里，则作痞，按之自濡，但气痞耳。

脉浮而大，心下反硬，有热，属藏者，攻之，不令发汗；属腑者，不令溲数。溲数则大便硬，汗多则热愈甚，汗少则便难。若脉迟，尚未可攻。阳明痞，胃实，心下硬满者，不可攻之。论见胃实。

痞续法

〔《活》〕伤寒本无痞，应发汗，医反下之，遂成痞，枳实理中丸最良。审知是痞，先用桔梗枳壳汤，尤妙。缘桔梗、枳壳行气，先用之，无不验也。【批】虚滞。

桔梗枳壳汤　治伤寒痞气，胸满欲绝。

桔梗　枳壳麸炒，去瓤各二两

上㕮咀，以水二盏，煎至一盏，去渣分二服。

烦

发汗吐下后，虚烦不得眠，若剧者，必反覆颠倒，心中懊憹，栀子豉汤主之。若少气者，栀子甘草豉汤主之。若呕者，栀子生姜豉汤主之。阳明病下之，其外有热，手足温，不结胸，心中懊憹，饥不能食，但头汗出者，栀子豉汤主之。阳明病，脉浮紧，若下之，则胃中空虚，客气动膈，心中懊憹，舌上自胎者，宜栀子豉汤。沦见自汗。【批】汗吐下后懊憹虚烦。

下利后烦，按之心下濡者，为虚烦也，宜栀子豉汤。

肥栀子四个，破　香豉半两

上水二盏，先煎栀子一盏，纳豉同煎，取七分，去渣温服。得快吐，止后服。

栀子甘草豉汤　于栀子豉汤中加甘草半两，余依前法，得吐止服。

栀子生姜豉汤　于栀子豉汤中加生姜一两二钱，余依前法，得吐止后服。

伤寒医以丸药大下之，身热不去，微烦者，栀子干姜汤主之。

栀子四两，破　干姜半两

上二味，以水一盏半，煎取八分，去渣温服。得吐者，止后服。

发汗吐下后，心中懊憹而烦，若无燥屎，大便软者，此条栀子豉等汤也；若有燥屎不大便者，后条小承气汤也。

太阳病，若吐若下若发汗，微烦，小便数，大便因硬者，与小承气汤和之愈。【批】胃实而烦。

阳明病下之，心下懊憹而烦，胃中有燥屎者可攻。腹微满，初头硬，后必溏，不可攻之。若有燥屎者，宜大承气汤。方见阳明潮热。胃实不大便，心烦，若吐下后者，此条大小承气汤也；若不吐不下者，调胃承气也。

〔许〕有人病伤寒八九日，身热无汗，时时谵语，时因下后大便不通三日矣。非躁非烦，非寒非痛，终夜不得卧，但心中无晓会处，或时发一声如叹息之状，医者未知是何症。予诊之曰：此懊侬怫郁二症俱作也，胃中有燥屎者，服承气汤，下燥屎二十枚，得利而解。仲景云：阳明病下之，心中懊侬，微烦，胃中有燥屎者，可攻。又云：小便不利，大便乍难乍易，时有微热，怫郁不卧者，有燥屎也，承气汤主之。《素问》云：胃不和则卧不安，此夜所以不得眠也。仲景云：胃中燥大便坚者，必谵语，此所以有时发谵语也。非烦非躁，非寒非痛，所以心中懊侬也。声如叹息而发一声，所谓外气怫郁也。燥屎得除，大便通利，胃中安和，故其病悉去也。

不得眠而烦。论见不得眠。

胸满而烦，若不经汗，兼往来寒热者，小柴胡汤。方论见往来寒热。兼下利咽痛者，猪肤汤。方论见下利。若汗下后，往来寒热者，柴胡桂枝干姜汤。方论见往来寒热。兼身重不可转侧者，柴胡龙骨牡蛎汤。方论见惊。【批】胸满而烦。

发汗若下之而烦热，胸中窒者，栀子豉汤主之。【批】胸中窒而烦。

心下硬满而烦，若满而不痛，腹中雷鸣下利者，甘草泻心汤。胁痛气冲咽，冒眩者成痿。方论见痞。【批】心下满而烦。

若满痛下利不止，水浆不下者，并病。方论见痞。伤寒下后，心烦腹满，卧起不安者，宜栀子厚朴汤。【批】心烦腹满卧起不安。

栀子去谷，四两　厚朴姜制，一两　枳实切，一枚

以上三味，用水一盏半，煎取八分，去渣温服。得吐者，止后服。

腹满而烦，若有燥屎者，前条大承气汤也；若大便溏，胸痛欲吐，先此时极吐下者，调胃承气汤也。论见呕。【批】腹满而烦。

太阳病吐之，但太阳当恶寒，今反不恶寒，不欲近衣，此为吐之内烦也。脉之微数，不可灸，灸则烦逆。论见大法。【批】吐后火后烦。

呕时郁郁微烦，若与小柴胡汤呕不止者，大柴胡汤也；若极吐下后，胸满便溏腹痛者，调胃承气汤也。【批】呕时烦郁。

病欲解者，必当先烦，乃有汗而解。论见大法。太阳病，初服桂枝汤，反烦不解者，先刺风池、风府，却与桂枝汤则愈。伤寒发热汗解，半日许复烦，脉浮数者，可更发汗，宜桂枝汤主之。【批】脉浮数而烦。

病人脉已解，而日暮微烦，以病新瘥，人强与谷，脾胃气尚弱，不能消谷，故令微热烦，损谷则愈。吐利汗后，脉平小烦者，以胃虚不胜谷气也。论见吐利。【批】脉平后烦者损谷。

心悸而烦，若少阳汗后，谵语，胃不和烦悸者，《活人》用调胃承气汤。论见口苦。若二三日心中悸而烦者，宜小建中汤。论见悸。心烦而渴。方论见渴。【批】先烦后悸为热先悸后烦为虚。

少阴病，但欲寐而烦，若自利而渴，小便白者，《活人》用四逆汤。论见欲寐。若与白通汤后，下利不止，厥逆无脉干呕者，白通汤加猪胆汁。若恶寒身倦，时烦欲去衣者，可治也。论见但但欲寐。【批】但欲寐而烦，下利厥逆而烦恶寒而烦。

手足厥冷而烦，若脉乍结乍紧，及心中满，饥不能食者，宜瓜蒂散吐之。若脉紧，至七八日自利，脉紧变暴微，手足反温者，欲解也。方论并见下利。若下利，无脉干呕者，白通汤加猪胆汁也。论见下利。　【批】手足厥而烦　诊。

烦　躁

烦躁有表证，发热恶寒，体痛脉浮紧者，大青龙汤也。方论见发热条。若发汗不彻，太阳证不罢，其人面赤，躁烦短气者，更发汗则愈。论见短气【批】烦躁有表症宜汗。

得病二三日，脉弱，无太阳、柴胡症，烦躁，心下硬，至四五日虽能食，以小承气汤少

少与微和之，令小安。至六日，与承气汤一升，若不大便，六七日小便少者，虽不能食，但初头硬，后必溏，未定成硬，攻之必溏，须小便利屎定硬，乃可攻之，宜大承气汤。王注云：无太阳证为无表证也，无柴胡症为无半表半里证也。

烦躁不大便，绕脐痛，发作有时者，有燥屎也。【批】烦躁无表证宜下宜温。

下之后复发汗，日夜烦躁不得安，眠时安静，不呕不渴，无表证，脉沉微，身无大热者，宜干姜附子汤。

于姜一两　附子生用，一枚

上二味，以水三升，煮取_升，去渣顿服。

〔海〕服姜附汤有二法：一法当热服，手少阴心也，水包火，热服以接心火，身表寒盛，外火少也，寒从外生，热从内消，譬如冻死，寒在外也；一法当寒服，足少阴肾也，寒邪入水，冷服以类肾水，身表微热，内水多也，热从外生，寒从内消，譬如饮冷，寒在内也。

发汗若下之，病仍不解，烦躁者，宜茯苓四逆汤。

茯苓一两　人参六钱　附子一枚，生用，去皮脐，作八片，只用二片　甘草　干姜各二钱

上锉，如麻豆大。作一服，水一盏半，煎至八分，去渣温服。

烦躁心下硬，若未曾下者，即前条无太阳、柴胡症，以小承气少少微和之也。若已曾下，心下硬痛，短气躁烦者，大陷胸也。若结胸证悉具，烦躁者死也。方论见结胸。【批】烦躁心下硬。

火逆下之，因烧针烦躁者，宜桂枝甘草龙骨牡蛎汤。【批】火逆烦躁。

桂枝去皮，半两　甘草炙　牡蛎熬　龙骨各一两

上锉，如麻豆大。每服五钱，水一盏半，煎至八分，去渣温服。

太阳病，以火熏之不得汗，其人必躁。如不解必清血，名为火邪。

太阳病，火熨其背，大汗出，火热入胃，胃中水竭，躁烦，必发谵语，十余日振栗下利者，欲解也。论见谵语。

烦躁厥逆，若吐利者，吴茱萸汤也。论见吐利。【批】诊。

若不烦而躁，四逆，脉不至，死也。论见厥。不得卧者，死也。论见下利。

〔成〕所谓烦躁者，谓先烦渐至躁也。所谓躁烦者，谓先发躁而迤逦复烦者也。从烦至躁为热，未有不渐烦而躁者也。先躁后烦，谓怫怫然更作躁闷，此为阴盛隔阳也，虽大躁欲于泥水中卧，但饮水不得入口是也。此气欲脱而争，譬如灯将灭而暴明也。盖内热曰烦，谓心中郁烦也；外热曰躁，谓气外热躁也。内热为有根之火，故但烦不躁，及先烦后躁者，皆可治；外热为无根之火，故但躁不烦，及先躁后烦者，皆不可治也。脏厥蛔厥烦躁。方论见厥。躁无暂定而厥者，为脏厥。静而复烦，吐虫而厥者，为蛔厥，乌梅丸主之。方论见厥。热少厥微，不欲食，烦躁数日，小便白者，热除也，若欲食者愈。若厥而呕，胸胁烦满者，便血。论见厥。少阴病，但欲寐不烦，至五六日变自利，烦躁不得卧者死。论见欲寐。

烦躁续法

〔《活》〕病人身冷，脉沉细疾，烦躁而不饮水者，阴盛隔阳也，宜服霹雳散，须臾躁止得睡，汗出即瘥。火焰散、丹砂丸并主之。丹砂丸方见《活人书》。【批】烦躁不饮水为阴盛隔阳。

霹雳散　治阴盛隔阳，烦躁不饮水。

附子一枚，炮熟取出，用冷灰把，细研。入真腊茶二钱和匀。

上为细末，分作二服，水二盏，煎至六分，临熟入蜜半匙，放温或冷服之，须臾躁止得睡，汗出即瘥。

〔海〕**已寒丸** 此丸不僭上，阳生于下，治阴症服四逆辈，胸中发躁而渴者，或数日大便秘，小便涩，亦服此丸。

上不躁，大小便自利。

肉桂 茯苓各五钱 良姜 乌头炮。各七钱 附子炮 干姜炮 芍药 茴香炒。各一两

上等份，为细末，糊为丸，如桐子大。温酒下，空心服五七十丸，八九十丸亦得，酒醋为糊俱可。

〔《本》〕破阴丹治阴中伏阳烦躁，六脉沉伏。方论见阴毒。【批】烦躁六脉沉伏为阴中伏阳。

顷年乡人李信道得疾，六脉沉伏不见，深按至骨则若有力，头疼身温，烦躁，指末皆冷，胸中满，恶心。更两医矣，皆不识，止用调气药。予诊之曰；此阴中伏阳也。仲景法中无此证，世人患此者多。若用热药以助之，则为阴所隔绝，不能导引真阳，反生客热；用冷药则所伏真火愈见消烁，非其治也。须用破散阴气，导达真火之药，使火升水降，然后得汗而解矣。予授此药二百粒，作一服，冷盐汤下，不时烦躁狂热，手足躁扰，其家大惊。予曰：俗所谓换阳也。须臾稍定。略睡，身已中汗，自昏达旦方止，身凉而病除矣。

咳

伤寒表不解，心下有水气，干呕发热而咳，或渴，或利，或噎，或小便不利，少腹满或'喘者，宜小青龙汤。【批】表不解而咳属太阳。

麻黄 芍药各三钱 五味子半两 干姜甘草 细辛 桂枝去皮 半夏各三钱上㕮咀，每服五钱，水盏半，煎八分，去渣温服。若微利者，去麻黄，加芫花如弹子大，熬赤色。若渴者，去半夏，加栝楼根三分。若噎者，去麻黄，加附子一钱五分，炮。若小便不利，少腹满者，去麻黄，加茯苓一两。若喘者，去麻黄。加杏仁三分，去皮尖。

咳而往来寒热，胸满，心烦喜呕者，小柴胡去人参、姜、枣，加五味、干姜也。方论见往来寒热。【批】往来寒热而咳属少阳。

咳而表解，胃实，属阳明病。若反无汗，小便利而呕，手足厥者，必头痛。若头眩不恶寒，能食者，必咽痛。论见胃实。【批】表解胃实而咳属阳明。

咳而但欲寐，属少阴病。若下利腹痛，小便不利，四肢重痛者，用真武汤加五味子、细辛、干姜也。若下利六七日，变咳呕，渴不得眠者，猪苓汤也。若下利谵语，小便难者，被火气劫也。若四逆者，用四逆散加五味子、干姜也。方论并见欲寐。【批】但欲寐而咳下利属少阴。

伤寒咳逆上气，其脉散者死，谓其形损故也。咳而失小便者，不可发汗，汗出则四肢厥冷。论见遗尿。

咳续法

〔丹〕崇庆和尚因饱醉后发热，嗽而右胁痛，渴不安眠。

柴胡 黄芩 白术 陈皮 桔梗 木通各二钱 人参 麻黄各一钱半 甘草三钱

上分三贴，水煎服。

〔云〕伤寒汗后，喘咳不止，恐传肺痿，补肺散。

人参一两 五味子五钱 桑白皮二两 款冬花 蛤蚧一对上为细末，每服五钱，沸汤一盏调服。

伤寒汗下后，咳嗽肺虚，声音嘶败者，宜阿胶散。

薯蓣 阿胶炒 五味子 麦门冬去心

白术各一两 干姜炮 桂枝各二钱 杏仁去皮奂，三钱

上锉细末，每服七钱，水二盏，入乌梅肉一钱，同煎服。

伤寒汗下后，喘咳烦躁，气滞涩，邪气逆

者，用桔梗汤。

桔梗　桑白皮各一两　甘草　贝母　诃黎勒各五钱

上为细末，每服五钱，入五味子、乌梅肉各一钱，水二盏，同煎服。

小便不利

小便不利，表不解，若干呕发热而咳，少腹满者，小青龙汤去麻黄加茯苓也。方论见咳。

若汗下后，仍项强发热，心下满痛者，桂枝去桂加茯苓白术。方论见项强。【批】小便不利表不解。

小便不利，胸胁满，若往来寒热，未汗下者，小柴胡去黄芩加茯苓；汗下后者，加柴胡、桂、姜。方论见往来寒热。若烦惊谵语，身重不可转侧者，柴胡汤加龙骨、牡蛎也。论见不得卧条。【批】小便不利胸胁满身重。

小便不利，大便乍难乍易，喘急不能卧者，大承气汤。论见不得卧条。【批】小便不利大便难。

小便不利而渴，若脉浮数发热者，五苓散加猪苓汤。方论见渴。若头汗者，柴胡桂姜汤加茵陈蒿汤。方论见发黄。【批】小便不利而渴小便不利头汗。

小便不利，关节疼痛，若痛不得屈伸，汗出恶风，身肿者，属风湿，宜甘草附子汤；若脉沉缓，大便反快者，属湿痹，《活人》用五苓散也。方论见身痛。【批】小便不利关节疼。

小便不利，头汗，若胁满者，柴胡姜桂也。方论见往来寒热。【批】小便不利头汗胁满。

若发黄者，茵陈蒿汤也。小便不利，身发黄。方论俱见发黄。【批】小便不利身黄。

大下后复发汗，小便不利者，亡津液故也，勿治之，得小便利，必自愈。《活人》云：若大渴引饮，须利之。【批】下后无他症勿治。

小便不利，但欲寐者，属少阴，若腹满下利脓血者，用桃花汤。腹痛下利，四肢重痛者，用真武汤也。方论见下利。若四逆者，用四逆散加茯苓。方论见但欲寐。【批】但欲寐者阴症。

阳明病，小便不利，濈然汗出者，若欲食者愈；不能食者，欲作痼瘕。痼瘕者，寒气积结也。【批】诊。

小便不利续法

〔《活》〕阴症小便不利，手足厥冷，脉微细者，不宜服利小便冷滑药，但服返阴丹，并取脐下石门穴灸之。方论见阴毒返阴丹。【批】阴症治法。〔《集》〕伤寒小便不通，取阴谷、阴陵泉。【批】针灸。

伤寒后，小便不利。见小便不通门。

小便难

汗后小便难，若太阳发汗，遂漏不止者，则恶风，小便难，四肢难屈伸，宜桂枝附子汤也。方论见自汗。若太阳症中风，以火劫发汗，则邪风被火热，血气流溢，身黄，阳盛阴虚，欲衄，小便难也。方论见头汗。若少阴以火劫汗者，则咳而下利，谵语，小便难也。论见胁痛。【批】汗后小便难。

下后小便难有二：若脉迟浮弱，恶风寒，下之者则胁满，身黄，项强，小便难也。见胁痛。若阳明胃实，发热恶寒，脉浮紧，下之者，则腹满，小便难也。论见胃实。【批】下后小便难。

胁痛，身黄，小便难，若阳明胃实未下者，宜小柴胡汤；若下后不食，项强者，忌柴胡。论见胁痛。【批】胁痛身黄小便难。

尸厥郁冒

少阴脉不至，肾气微，少精血，奔气促迫，上入胸膈，荣气反聚，血结心下，阳气退下，热归阴股，与阴相动，令身不仁，此为尸厥，当刺期门。太阳病下之不愈，因复发汗，以此表里俱虚，其人因至冒，冒家汗出自愈。所以然者，汗出表和故也。得里和，然后复下之。"得里和"三字中间必有衍文脱简。"得"字当是"若"字之误。"里和"当是"里未和"·盖脱一"未"字也

下利清谷，脉沉迟，其人面赤，身有微热者，必郁冒汗出解。论见下利。

小便不利，大便乍难乍易，喘冒不能卧者，大承气汤。论见下利。诸乘寒者则为厥，郁冒不仁，口急不能言，战栗也。论见大法。眩冒，心下硬，若不汗下吐而项强者，为并病，宜刺大椎、肺腧、肝腧。论见项强。【批】喘秘郁冒乘寒郁冒心下硬眩冒。

若汗下吐后，脉微，气上冲咽者，成痿。论见气上冲。少阴病，但欲寐，下利止而眩冒者死。论见欲寐。【批】诊。

尸厥郁冒续法

〔海〕伤寒传至五六日间，渐变神昏不语，或睡中独语一二句，目赤唇焦，舌干不饮水，稀粥与之则咽，不与则不思，六脉细数而不洪大，心下无痞，腹中不满，大小便如常，或传至十日已来，形貌如醉。医见神昏不已，多用大承气汤下之，则误矣。盖不知此热传手少阴心经也。然又未知自何经而来。答曰：本太阳经伤风，风为阳邪伤卫，阴血自燥，热畜膀胱，壬病逆传于内，丙丁兄妹，由是传心，心火自上迫熏肺，所以神昏也。盖肺为清肃之脏，内有火邪，故令神昏，宜栀子黄芩黄连汤。若脉在丙者，导赤散；脉在丁者，泻心汤。若误用凉膈散，此乃气中之血药也，如右手寸脉沉滑有力者，则可用之，或用犀角地黄汤，近于是已。本方所说，若无犀角，以升麻代之，是阳明经药也，此解阳明经血中热药。若脉浮沉俱有力者，是丙丁俱有热，可以导赤散、泻心汤各半服之则宜矣。此症膀胱传丙，足传手经者，下传上也。丙传丁者，表传里也。壬传丁者，艮之离也。越经传者，又为腑传脏也。《活人》云：伤寒只传足经，不传手经者，此言不尽意也。有从足经而传手经者，何以知之？经云：伤寒或止传一经，或间传三经，不可一途取之，但神其脉与外证治之，此活法也。与食则咽者，邪不在胃也；不与则不思者，以其神昏故也；邪热既不在里，误用承气下之，其死也必矣。脉在丙者咏浮也，脉在丁者脉沉也，脉丙丁俱有热者浮沉俱有力也。【批】热。

噫

噫而心下痞硬不利者，旋覆代赭汤。若下利者，生姜泻心汤也。方论见痞。

噫续法

〔云〕伤寒噫气者，何气使然？答曰：胸中气不交故也。少阴经至胸中，交于厥阴，水火相传而有声，故噫气也。宜如圣加枳实汤。

甘草　桔梗各五钱　枳实炒，三钱

上锉细，每服五钱，入五味子半钱，水煎服。

伤寒汗下后，喘而噫气者，宜如圣加人参藿香杏仁汤。【批】汗下后喘而噫气。

甘草　桔梗　人参　藿香　杏仁各等份

上锉细，每服五钱，水煎服。

哕

伤寒大吐大下后，极虚，复极汗出者，以其人外气怫郁，复与之水以发其汗，因得哕。所以然者，胃中寒冷故也。【批】汗下吐后哕。

胃中寒冷不能食者，饮水则哕，与小承气汤，入腹中不转矢气者，不可攻之，攻之必胀满不食，与水则哕。论见潮热。【批】饮水而哕。

〔《本》〕渴而饮水呕者哕，食谷者哕。论见阳明病。阳明病，胃实不能食者，攻其热必哕。论见胃实。湿家头汗出，背强恶寒，欲覆被向火者，下之早则哕。

太阳病，以火劫发汗，血气流溢，身黄欲衄，头汗腹满，谵语，甚者至哕，捻衣摸床，小便利者可治。论见头汗。【批】火劫汗哕。

伤寒哕而腹满，视其前后，知何部不利，利之则愈。【批】哕满下利。

阳明胃实，脉弱浮大，短气，腹满胁痛，嗜卧，身黄小便难，有潮热，时时哕，脉浮者，小柴胡。若不尿，腹满加哕者，不治。论见胃实。【批】诊。

哕续法

〔《活》〕哕，胃寒所生，橘皮干姜汤、羌活附子散、半夏生姜汤、退阴散主之。若服药不瘥者，灸乳直下一指许三壮，若妇人则屈乳头下尽处是穴。亦有阳症者，小柴胡汤、橘皮竹茹汤。方见杂病哕。【批】寒热异治。

橘皮干姜汤

橘皮　通草　干姜　桂心　甘草各三两人参二两

上㕮咀，每服四钱，水一盏，煎至六分，去渣温服，日三。

羌活附子散方见杂病哕。

半夏生姜汤　治哕欲死。

半夏一两　生姜二两，切

上水二盏，煎至八分，去渣温服。

〔海〕伤寒咳逆脉散死，仲景之言不虚伪。大抵原因失下生，咳逆喉中阴不内。便软惟宜用泻心，便硬尤宜大承气。二药神工作者谁，东垣洁古为良剂。【批】胃热失下。

〔《洁》〕咳逆者，火热奔急上行，而肺阴不内，何其当哉？故便秘者，宜大承气下之；便软者，泻心汤主之。

〔《海》〕少阴咳逆者，此失下也，阴消将尽，阳逆上行，使阴不内也。然阴既尽，阳亦将尽也。吸入肾与肝，阳逆上行，阴入不内，故为阳极。脉微将尽者，不宜下，宜服泻心汤，养阴退阳而已。如不用泻心汤，凉膈散去硝黄，清肺散亦可。若脉左浮右沉实，非表也，里极则反出于表也。何以然？咳逆舌强，右脉实者，知少阴里也。饮水过多，心下痞而渴逆者，五苓散主之，别无恶候是也。恶候生，或兼以舌挛，语言不正，而反昏冒与咽痛者，少阴也，速下之，宜大承气汤也。何以脉浮为表？浮之实大，沉之损小，是为表也；浮之实大，沉之亦然，即非表也。邪入已深矣。内热当沉反浮，阳极复之表也。阴症者，内已伏阴，阴气太甚，肾水擅权，肝气不生，胃火已病，丁火又消，所以游行相火，寒邪迫而萃集于胸中，亦欲尽也，故令人发热，大渴引饮，欲去盖覆，病人独觉热，他人按执之，身体肌肉骨髓血脉俱寒，此火即无根之火也，宜用丁香、干姜之类，热药温胃，其火自下。【批】身寒。

大渴不欲近衣为阴。

匀气散【批】里寒。

川乌头大者三个，炮制，去皮脐

上为细末，每服三钱，用黑豆二十一粒，砂糖同泡汤调，乘热细细饮之。

〔《本》〕治阴毒呃逆方

川乌头　干姜　附子以上俱炮　肉桂芍药　半夏　炙甘草　吴茱萸　陈皮　大黄各等份

上为细末，每服一钱，水一盏，生姜三五片，煎至七分，去渣温服。

肉豆蔻汤　治伤寒汗后，呃逆噫气。

肉豆蔻一个　石莲肉炒　茴香各一两　人参　丁香各半两　枇杷叶五片，拭去毛炙

上锉细，用水四盏，生姜十片，煎二盏，去渣，空心温服，分二服。

良姜汤【批】表寒。

橘皮　良姜　桂枝　当归各一两　麻黄半两　杏仁二十个　甘草半两　槟榔三个，另为末

上㕮咀，用水四盏，姜十片，枣三枚，同煎至二盏，去渣，下槟榔末再煎三沸，通口服一盏。未已，再服。

庞老云：伤寒呃逆不止，是阴阳气升降欲作汗，升之不下，做胃气上逆，为呃逆无休止，宜服此方。

无　汗

太阳发热恶风寒，体痛，脉浮紧，无汗，其人若喘者，麻黄汤也。若烦躁者，大青龙汤也。若项背强者，葛根汤也。方论见发热。若小便少，气冲胸，口噤者，为刚痓，亦葛根汤也。论见痓。若自衄者，必白愈。论见衄。【批】无汗发热恶寒脉浮属太阳。

阳明病，胃家实，法当多汗，若反无汗者，有四证：脉浮而喘者，邪尚在表，宜麻黄汗之；身如虫行痒者，久虚，宜建中之类；小便利而厥者，寒邪，宜温之；小便不利发黄者，瘀热，宜茵陈利之也。论见胃实。【批】无汗不大便属阳明。

无汗身痒，其人若脉微恶寒，而反有热色者，桂枝麻黄各半汤也。方论见发热。若脉浮迟，面赤战惕发热者，迟为无阳，不能作汗也。论见面赤。若阳明胃实，身如虫行者，久虚也。论见胃实。【批】无汗身痒为虚。

无汗，小便不利，其人若身黄，头汗，渴饮水浆，或懊侬者，宜茵陈汤。方论见发热。若身黄胁痛，鼻干嗜卧，有潮热，脉浮者，柴胡汤。方论见胃实。若项强发热，心下满痛，桂枝去桂加茯苓白术也。方论见项强。【批】无汗小便不利胁痛心下满。

无汗禁忌，若浮紧身痛者，忌桂枝。论见大法。脉浮发热，表不解者，忌白虎。论见渴。若少阴欲寐但厥者，忌强发汗，必动其血也。论见欲寐。凡发汗，如服一剂，病症尤在，当再作本汤与之，至有不肯汗出者，服三剂乃解。若汗不出者，死病也。论见大法。【批】禁忌。

无汗续法

〔《摘》〕伤寒在表，发热恶寒，头项痛，腰脊强，无汗，尺寸脉俱浮：合谷五分，候遍身汗出即出针，此穴发汗大妙　复溜泻。【批】针灸。

〔云〕又法：手阳明商丘、合谷，手太阳腕骨、阳谷，足少阳侠溪，足阳明厉兑，手厥阴劳宫，皆随经辨脉刺之。又，十二经荥皆可刺。

〔《摘》〕伤寒发汗不出：风池　侠溪　鱼际散脉中二分，留三呼　经渠二分　内庭应时出汗

疟　状

太阳病如疟状，一日二三度发，其人若脉微缓，不呕清便者，欲愈也。若脉微恶寒，面有热色，身痒者，桂枝麻黄各半也。方论见发热。【批】日二三发者宜桂麻各半汤。

服桂枝汤大汗出，咏洪大者，与桂枝汤，如前法。若形如疟，日再发者，汗出必解，宜桂枝二麻黄一汤。

桂枝八钱半　芍药五钱半　麻黄三钱二字　大枣二个　生姜五钱半　杏仁去皮尖，八枚　甘草半两

上㕮咀，每服五钱，水一盏半，煎至八分，去渣温服。

病人烦热，汗出解，又如疟状，日晡所发者，属阳明也。脉实者，宜下之；脉浮虚者，宜发汗。下之，与大承气汤；发汗，宜桂枝汤。妇人寒热，经水适断者，为热入血室，其血必结，故使如疟状，发作有时，小柴胡汤主之。论见妇人伤寒。【批】日晡发者宜下汗宜和。

头　汗

头汗，小便不利，其人若胸胁满，往来寒

热者，柴胡桂姜也。方论见往来寒热。若发黄渴饮水浆者，宜茵陈汤。方论见发黄。【批】小便不利头汗。

阳明胃实头汗，其人若下血谵语者，为热入血室，宜刺期门。论见谵语。【批】胃实头汗。

若下后手足温，不结胸，心中懊侬，饥不欲食者，宜栀子豉汤。方论见烦。

若被火额上汗，小便不利者，必发黄也。方见胃实。

头汗，心下满，其人若脉沉细，微恶寒，手足冷，口不欲食，大便硬者，小柴胡汤。论见厥往来寒热。【批】心下满头汗。

若水结胸，无大热者，大陷胸汤，孙兆改用半夏茯苓汤。

太阳病中风，以火劫发汗，邪风被火热，血气流溢，失其常度，两阳相熏灼，其身发黄，阳盛则欲衄，阴虚则小便难，阴阳俱虚竭，身体则枯燥，但头汗出，剂颈而还，腹满微喘，口干咽烂，或不大便，久则谵语，甚者至哕，手足躁扰，捻衣摸床，小便利者可治。关格不通，不得尿，头无汗者，可治，有汗者死。湿家半节疼痛，下之额上汗出，微喘，小便利者死，下利不止者亦死。湿家头汗出，欲被覆向火者，若下之早则哕，胸满，小便不利，舌上白胎也。论见身痛。【批】诊。

头汗续法

〔孙〕凡水结胸胁间，头必有汗，治以半夏茯苓汤。【批】诊。

〔《活》〕病人表实里虚，玄府不开，则阳气上出，汗见于头。凡头汗出者，五脏干枯，胞中空虚，津液少也，慎不可下，下之谓之重虚。

〔成〕头者诸阳之会，邪搏诸阳，津液上凑，则汗见于头也。

〔海〕头汗出，剂颈而还，血证也。额上偏多者，属心部，为血证也。独益中州脾上，以血药治之，其法无以加矣。

舌白苔

舌上白苔，若阳明胃实，胁下满，不大便而呕者，小柴胡汤。论见胃实。若下后，心中懊侬者，栀子豉汤。方论见烦。若下后哕而胸满，小便不利者，丹田有热，胸中有寒也。论见牙疼。【批】半表半里。

〔《脉》〕阴阳俱紧者，口中气出，唇口干燥，倦卧足冷，鼻中涕出，舌上苔滑，勿妄治也，到七日以来，其人微发热，手足温者，此为欲解。或到八日以上，反大热者，此为难治。设使恶寒者，必欲呕也，腹内痛者，必欲利也。海藏云：恶寒必欲呕者，小柴胡汤；腹中痛者，理中汤。脏结如结胸状，饮食如故，时时下利，寸脉浮，关脉小细沉紧，舌上白苔滑者，难治也。若无阳症，不往来寒热，其人反静者，不可攻也。论见脏结。【批】诊忌。

舌苔续法

〔成〕舌者心之官，法应南方火，本红而泽。伤寒三四日已后，舌上有膜，白滑如苔，甚者或燥涩黄黑，是数者热气浅深之故也。邪气在表者，舌上即无苔。及邪气传里，津液结搏，则舌上生苔矣。寒邪初传，未全成热，或在半表，或在半里，或邪气客于胸中者，皆舌上白苔而滑也。经曰：舌上如苔者，以丹田有热，胸上有寒，邪初传入里也。阳明病，胁下硬满，不大便而呕，舌上白苔者，可与小柴胡汤，是邪在半表半里也。太阳病若下之，则胃中空虚，客气动膈，心中懊侬，舌上苔者，栀子豉汤主之，是邪客于胸中也。若病在脏，宜若可下，如舌上滑苔者，则不可攻，是邪未全成热，犹带表寒故也。【批】舌白苔邪浅黄黑者邪深。

及其邪传为热，则其舌上之苔不滑而涩也。

经曰：伤寒七八日不解，热结在里，表里俱热，时时恶风，大渴，舌上干燥而烦，欲饮水数升者，白虎加人参汤主之，是热耗津液，而滑者已干也。【批】涩者白虎。

若热聚于胃，则为舌黄，是热已深矣。《金匮要略》曰：舌黄未下者，下之黄自去。【批】黄者宜下。

若舌下黑色者，又为热之极也。《针经》曰：热病口干舌黑者死。以心为君主之官，开窍于舌，黑为肾色，见于心部，心部者火也，肾者水也，水之邪热已极，鬼贼相刑，故知必死也。【批】黑者不治。

〔垣〕下后病嗽，加五味子、麦门冬，如舌上有滑苔者，是胸中有寒，勿用之。胸有微寒，加辛热之剂立效。舌燥涩如杨梅刺者，用生姜切厚片，蘸蜜于舌上揩之，其刺立消，神效。【批】杂方。

〔无〕**薄荷蜜**　治舌上白苔干涩，语话不真。

先以生姜厚片蘸蜜水揩洗，有用薄荷自然汁与白蜜等份调匀，傅之良。

动　气

〔成〕动气者，为筑筑然动跳于腹者是也。动气在右，不可发汗，发汗则衄而渴，心苦烦，饮即吐水。《活人》云，先服五苓散三服。次服竹叶汤。动气在左，不可发汗，发汗则头眩，汗不止，筋惕肉瞤。《活人》云：先服防风、白术、牡蛎，汗止，次服建中汤，方见自汗。动气在上，不可发汗，发汗则气上冲，正在心端。《活人》云：宜服李根汤，方见气上冲。动气在下，不可发汗，发汗则无汗，心中大烦，骨节苦疼，目晕，恶寒，食则反吐，谷不能进。《活人》云：先服大橘皮汤，吐止后，服小建中汤。动气在右不可下，下之则津液内竭，咽燥鼻干，头眩心悸也。动气在左，不可下，下之则腹内拘急，食不下，动气更剧，虽身有热，卧则欲蜷。动气在上，不可下，下之则掌握热烦，身上浮冷，热汗自泄，欲得水自灌。动气在下不可下，下之则腹胀满，卒起头眩，食则下清谷，心下痞也。【批】禁忌。

动气续法

〔云〕伤寒汗下后，脐在有动气者，宜防葵散。【批】滞气。

防葵一两　木香不见火　柴胡　黄芩各半两

上锉为细末，每服五钱，水煎服。

伤寒汗下后，脐上有动气者，宜枳壳散。

枳壳麸炒，五钱　赤茯苓　当归　三棱炮。各一两　木香　诃黎勒各五钱

上为末，每服五钱，沸汤点服。

伤寒汗下后，脐右有动气者，宜前胡散。

前胡　赤茯苓　大腹皮　人参各五钱木香　槟榔　大黄各三钱

上为细末，每服五钱，沸汤点服。

伤寒汗下后，脐下有动气者，宜茯苓散。

赤茯苓一两　槟榔三钱　桂心　大腹皮　川茴香炮，炒　良姜各五钱

上为细末，每服五钱，沸汤点服。

如久不治，传为积热，治之难痊，不可汗，下也。

鼻　衄

伤寒脉浮紧，不发汗，因致衄者，麻黄汤主之。《活人》云：衄后脉浮者，宜麻黄汤。衄后脉已微者。不可行麻黄汤，宜黄芩芍药汤。太阳病，脉浮紧，无汗发热，身疼痛，八九日不解，表症仍在，此当发其汗。服药已，微除，其人发烦目瞑，剧者必衄乃解。所以然者，阳气重故也。麻黄汤主之。不大便，头痛有热，若小便赤者，承气汤也。若小便清而衄者，桂枝汤也。论见发汗。太阳病，脉浮紧，发热无

汗而衄者，愈也。论见发热。【批】表。

太阳病，以火劫发汗，血气流溢，失其常度，阳盛则欲衄，阴虚则小便难。论见头汗。少阴病，但厥无汗，而强发之，必动其血，或从口鼻出，或从目中出者，难治。论见欲寐。动气发汗，则衄而渴，饮水就吐。论见动气。【批】虚。

脉浮发热，口干鼻燥，能食者则衄。阳明胃实口燥，但欲漱水不咽者，必衄也。衄家不可发汗，汗出必额上陷，脉急紧，直视不能瞬，不得眠。衄忌发汗者，为无脉。若浮紧身疼发热恶寒之症。宜发之。【批】诊忌。

鼻衄续法

〔海〕仲景言衄不可发汗者，盖为脉微也。若浮紧者，麻黄汤；浮缓者，桂枝汤；脉已微，二药不可用，犀角地黄汤主之。仲景云：衄家不可发汗。汗出必额上陷，脉紧，直视不能瞬，不得眠。又云：亡血不可发其表，汗出即寒栗而振。此二说，皆为脉微不可汗也。若脉浮紧及得缓者，皆当发之是也。【批】脉浮者麻黄桂枝咏微者犀角黄芩。

〔《活》〕伤寒衄血，脉已微者，黄芩芍药汤、犀角地黄汤主之。

犀角地黄汤 治伤寒应发汗而不发汗，内有瘀血，鼻衄吐血，面黄，大便黑，此方主消化瘀血。

芍药一两　生地一两半　牡丹皮二钱半　犀角二钱半

上㕮咀，每服五钱，水一盏半，煎取一盏。有热如狂者，加黄芩一两。其人脉大来迟，腹不满，自言满者，为无热，不用黄芩。

茅花汤 治鼻衄不止。

用茅花尖一把，以水三盏，浓煎汁一盏，分二服，即瘥。无花以根代之。

若衄而渴者，心烦，饮则吐水，先服五苓散，次服竹叶汤。

〔《本》〕治伤寒衄血，滑石丸。

滑石末不以多少，饭丸，如桐子大。每服十丸，微嚼破，新水咽下立止。用药末一钱，饭少许，同嚼下，亦得。老幼皆可服。汤晦叔云：鼻衄者，当汗不汗所致。其血青黑时，不以多少，乃止，宜服温和药以调其卫。才见鲜血，急以此药治之

下　血

伤寒下血，若太阳病外已解，但少腹急结者，桃仁承气汤也。方论见畜血。【批】少腹急结下血。

若阳明胃实谵语者，宜刺期门穴。论见谵语。【批】胃买谵语下血。

太阳病，以火熏汗不得汗，其人必躁而清血。论见躁。淋家不可发汗，发汗则便血。太阳病下之，其脉浮滑者，必下血。论见大法。【批】汗下后下血。

少阴病，但欲寐，一身手足尽热者，必便血也。伤寒热少厥微，不欲食，烦躁数日，小便利，色白，若欲食者愈，若呕而胸胁烦满者，必便血也。【批】诊。

唾　血

咽痛吐血，若面赤斑斑如锦纹者，为阳毒，宜升麻鳖甲汤。方论见阳毒。【批】咽痛吐血。

若下后利不止，手足厥逆，下部脉不至者，麻黄升麻汤。方论见下利。【批】下后厥逆吐血。

脉浮热甚，反灸之，必咽燥唾血。论见大法。服桂枝汤吐者，必吐脓血。论见吐。【批】灸后汗后吐血。

畜　血

身黄如狂，屎黑喜忘者，为蓄血太阳病，表证在而发热恶寒，脉反沉结，而身黄发狂，

少腹硬满者，若小便不利，为无血也，小便自利，血证谛也，宜以抵当汤主之。论见发热。【批】太阳蓄血。

抵当汤

水蛭十个，熬去子，杵　虻虫十枚，去翅足熬大黄一两，汤浸，去皮　桃仁七枚，去皮，捶碎

上㕮咀，作一服，水一盏，煎七分，去渣温服。

伤寒有热，少腹满，应小便不利，今反利者，为有血也，当下之。不用余药，宜抵当丸。

才蛭五枚，炙　虻虫五枚，去翅足，炒　桃仁六枚　大黄三钱

上为末，炼蜜和作一丸，以水一盏，煎至七分，顿服，晬时当下血。不下再服。

太阳病不解，热结膀胱，其人似狂，若血自下者，病愈。其外未解者，尚未可攻，当先解外。外解，但小腹急结者，宜攻之，桃仁承气汤。王海藏方有姜七片，桂、硝各三钱。

桃仁十二枚，去皮尖，双仁者不用　大黄一两　甘草炙　桂枝　芒硝各半两

上㕮咀，每服一两，水二盏，煎至一盏，去渣，入硝化开，食后服。

阳明症，胃家实，喜忘，大便黑色，虽硬反易者，有蓄血，宜抵当汤。论见胃实。【批】阳明畜血。

〔海〕初便褐色者重，再便深褐色者愈重，三便黑色者为尤重。色变者，以其火燥也，如羊血在日色中，须臾变褐色，久则渐变而为黑色，即此意也，当详察之。

〔许〕血在上则喜忘，在下则发狂。病人无表里症，发热七八日，虽脉浮数者，可下之。假令以下，脉不解，胃热则消谷善饥，至六七日不大便者，有瘀血，宜抵当汤。若脉数不解，血下不止，必协热而便脓血也。【批】下后蓄血。

〔成〕当不大便六七日之际，无喜忘如狂之症，又无少腹硬满之候，何以知其有畜血？盖以其脉浮数故也。浮则热客于气，数则热客于血，下后浮数俱去，则病已，若下后数去而浮仍在，则荣血中热去而卫气中热在，为邪气独留心下，善饥，邪热不杀谷，潮热反渴也。若下后浮去而数不解，则卫气中热去荣血中热在，血热合并，迫血下行，胃虚协热，消谷善饥。血至下焦，若下不止，则血得以泄，必脓血也。若不大便六七日，则血不得出泄，必蓄在下焦为瘀血。故须以抵当汤下之。

病者胸满痞痿，舌青口燥，但漱水不欲下咽，无寒热，脉微大来迟，腹不满，其人言我满，为有瘀血。海云：漱水不咽。胸满，心下手不可近者，桃仁承气汤主之。【批】口燥漱水不欲咽者瘀血在胸。

病者如热状，烦满，口干燥而渴，其脉反无热，此为阴伏，是瘀血也，当下之。

血唾血蓄血续法

〔海〕血症古人用药，虽有轻重之殊，而无上下之别。今分作上中下三等，以衄血、呕血、唾血、吐血为上部，血结胸中为中部，蓄血下焦为下部。夫既有三部之分，故药亦当随其轻重也。【批】血分上中下三部。

汗多为衄血，脉浮，灸之。咽燥为唾血，当汗不汗，热入于里者，为呕血、吐血。此在上也，犀角地黄汤主之，凉膈散加生地黄亦可。然衄、唾、呕、吐俱在上，亦当以轻重分之。大凡血证皆不饮水，惟气证则饮之，宜详之。此证乃足太阴所主，脾所不里，越而上行，所以有吐血、呕血之候也。实者犀角地黄汤，虚者黄芩芍药汤。凡病呕吐者，以脾所主，故咸用芍药主之，是知太阴药也。【批】上部血。

血结胸中　头痛身痛，漱水不咽者，衄。无热胸满，漱水不欲咽者，喜忘昏迷，其人如狂，心下手不可近者，血在中也，桃仁承气汤主之。【批】中部血。

蓄血下焦　其人发狂，小腹满硬，小便自利，大便反黑，及脐下疼者，抵当汤丸主之。

如狂者在中，发狂者在下。【批】下部血。

抵当汤丸，药味同剂，如何是二法？盖喜忘发狂，身黄屎黑者，疾之甚也；但小腹满硬，小便利者，轻也，故有汤丸之别。桃仁、大黄等份，水蛭、虻虫多者作汤，三之二者作丸，丸之名取其数少而缓也，故汤用煎服一升，丸止服七合也。【批】血分轻重异治。

〔《活》〕病人无表症，不发寒热，唇燥，但欲漱水不欲入咽，其脉微而沉，小腹硬满，小便反利，大便必黑，身黄发狂，此血证谛也。大抵伤寒当汗不汗。里热蓄化为血。其人喜忘而如狂，血上逆则喜忘，血下蓄则如狂，轻者犀角地黄汤、桃仁承气汤，甚者抵当汤丸，须取尽黑物为效。按太阳病蓄血者，表症仍在也，今云无表证者，但说得阳明蓄血，为未备。

〔海〕喜忘发狂，身黄屎黑者，疾之甚也；但小腹满小便利者，轻也。

生地黄丸 病人七八日后，两手脉沉细微，肤冷，脐下满，或狂或躁，大便实而色黑，小便自利者，此蓄血证也。若老幼气虚弱者，宜此方主之。

生地黄自然汁一升，如无生地黄，只用生干地黄二两 干漆半两，炒烟尽 生藕自然汁半升，如无藕，用刺蓟汁一升半 蓝叶一握，切细，干者用末半升 虻虫二十个，去翅足，麸内炒黄 水蛭十个，炒 大黄一两，锉如豆大 桃仁研碎，半两

上一处，入水三升，同慢火熬及二升，放冷，分二服。先投一服，至半日许，血未下，再投之。此地黄汤，比抵当汤丸其势甚轻。如无地黄与藕汁升数，添小同煎。抵当丸恐用之太过，不止损血，故以此汤主之。

吐 血

〔垣〕治一贫士，病脾胃虚，与补剂药愈后，继而居旷室，卧热炕，咳而吐血数次。予谓此久虚弱，外有寒形，而有火热在内，上气不足，阳气外虚，当补表之阳气，泻里之虚热，盖冬居旷室，衣服单薄，是重虚其阳。表有大寒，壅遏里热，火邪不得舒伸，故血出于口。因思仲景治伤寒脉浮紧，当以麻黄汤发汗，而不与之，遂成衄血，却与麻黄汤立愈，与此甚同，因与麻黄人参芍药汤。【批】表虚脉浮紧者麻黄参芪。

麻黄一钱，去外寒 桂枝半钱，补表虚 白芍药一钱 黄芪一钱，实表益卫 甘草炙，一钱，补脾 五味五粒，安肺气 门冬三分，保肺气 人参三分，益三焦元气不足而实其表 当归五分，和血养血

上㕮咀，作一服，水三盏，煎麻黄一味，令沸去沫，至二盏，入余药同煎，至一盏，去渣热服，临卧一服愈。

观此一方，足以为万世模范也。盖取仲景麻黄汤与补剂各半服之，但凡虚人合用仲景方者。皆当以此为则也。

〔《活》〕伤寒吐血，诸阳受邪，初热在表应发汗，热毒入经，结于五脏，内有瘀积，故吐血也。瘀血甚者，抵当汤也；轻者，桃仁承气汤。兼服犀角地黄汤、三黄丸。【批】热毒入里者抵当桃仁。

短气

短气，骨节痛，不得屈伸，汗出小便不利，恶风身肿者，为风湿，宜甘草附子汤。方论见体痛。短气腹满胁痛，其人若脉弦浮大，外不解，无汗，嗜卧身黄，小便难，有潮热者，小柴胡汤也。论见胃实。方见往来寒热。【批】短气表症。

若表未解，手足濈然汗出，或有潮热者，宜大承气汤。方论见潮热条。若表解心下痞硬，干呕短气者，宜十枣汤。方论见上。【批】短气里症。

短气烦躁，若发汗不彻，续微汗出，不恶寒，表证不罢，面赤者，为并病，更发汗则愈。

论见面赤。【批】短气汗不彻。

若下后，心中懊憹，心下硬痛者，用大陷胸汤。论见结胸。【批】短气心硬痛。

趺阳脉微而紧，紧则为寒，微则为虚。微紧相搏，则为短气。坐而伏者，短气也。论见大法。【批】诊。

心 痛

伤寒五六日，大下之后，身热不去，心中结痛者，未全解也，栀子豉汤主之。【批】下后心中结痛。

阳明病，胃实脉弦浮大，短气，腹满，胁下及心痛，鼻干无汗，嗜卧身黄，小便难，有潮热，时时哕者，小柴胡汤。论见胃实。方见往来寒热。【批】脉弦胁及心痛。

心痛续法

〔《摘》〕伤寒饮水过多，腹胀气喘，心下痛不可忍，宜灸中脘、气海二穴。如小腹有气上冲者，宜灸天枢、气冲、三里、三阴交。如无此症，只用前穴。【批】针灸。

除 中

伤寒脉迟六七日，而反与黄芩汤彻其热，脉迟为寒，今与黄芩汤复除其热，腹中应冷，当不能食，今反能食，此名除中，必死。眼睛不慧，语言不出，而谷食反多者，此为除中，口虽欲言，舌不能语。凡手足厥冷而利，不当食而食者，恐为除中，试与索饼食之，发热者除中，不发热者非也。论见厥门。【批】诊。

下 重

泄利下重，若少阴症欲寐四逆者，四逆汤加薤白散；若热者，白头翁汤。方论见下利。【批】泄利下重。

脉浮宜以汗解，甩火灸之，邪无从出，因火而盛，病从腰以下必重而痹，名火逆也。【批】脉浮误灸下重。

脉迟浮弱，恶风寒者，表症，医反下之，遂不食，胁痛身黄，项强，小便难，复与柴胡汤，必下重。论见胁痛。【批】脉迟浮弱误下下重。

下利脉沉弦者，下重也。论见下重。【批】诊。

身热恶寒身寒恶热

病人身大热，反欲得近衣者，热在皮肤，寒在骨髓也。《活人》云：先以桂枝汤治寒，次以小柴胡加桂以温其表。身大寒，反不欲近衣者，寒在皮肤，热在骨髓也。《活人》云：先与白虎汤加人参除热，次以桂枝麻黄各半汤以解其外。【批】诊治。

续增症

射干汤 治初秋暴雨冷，及天行暴寒，其热喜伏于内，咳嗽曲折不可得气息，喉哑失声，干嗽无唾，喉中如梗。

射干一两 半夏二两半 杏仁两半，去皮尖，炒 生姜炮，二两 甘草 紫菀各一两 橘皮肉桂 枳实炙。各二两 当归 独活 麻黄以上各一两

上㕮咀，每服五钱，水一盏半，煎至八分，去渣温服。

续增斑

〔海〕阳症发斑有四：有温毒发斑，有热病发斑，有时气发斑，有伤寒发斑。以上四

斑《活人》有冶法见后。

斑斑如锦纹，或发之四末，或发之面部，

或发之胸背，色红赤者，胃热也，紫黑者，胃烂也，一则下早，一则下晚，乃外感热病而发也，宜用玄参升麻汤、白虎等药。王朝奉云：赤斑出，五死一生，黑斑出，十死一生，皆用白虎人参汤、阿胶大青龙汤，兼与紫雷散，大妙。可下者，调胃承气汤。【批】阳斑如锦纹。

〔《活》〕温毒发斑者，初春病人肌肉发斑，瘾疹如锦纹，或咳，心闷，但呕者是也。冬时触冒寒毒，至春始发，初病在表，或已汗吐下，而表证未罢，毒气未散，以此发斑，宜用黑膏主之。又有冬月温暖，人感乖戾之气，冬未即病，至春或被积寒所折，毒气不得泄，至天气暄暖，温毒始发，则肌肉斑疹如锦纹，而咳，心闷，但呕有清汁，宜用葛根橘皮汤主之。【批】温毒斑咳呕至春发。

黑膏方　疗温毒发斑。

生地半斤，切碎　好豉一升

上二味，猪肤二斤，合一处煎，令三分减　，绞去渣。用雄黄、麝香如豆大为末，同药再煎服之。其毒便从皮中出者则愈。忌芜荑。

葛根橘皮汤　疗冬温未即病，至春被积寒所折，不得发，至夏得热，其寒解，冬温始发，肌中斑烂瘾疹如锦纹，而咳，心闷，但呕吐有清汁，宜服此汤即止。

葛根　橘皮　杏仁去皮，麸炒　知母　黄芩　麻黄去节，汤泡　甘草炙。各半两

上㕮咀，每服五钱，水一盏半，煎至一盏，去渣温服。

热病发斑，与时气发斑并同。夫病人或未发汗，或已经发汗，而热毒不散，表虚里实，热毒乘虚出于皮肤，所以发斑疮瘾疹如锦纹，俗名谓之麸疮，《素问》谓之疹。大抵发斑，不可用表药，盖表虚里实，若发其汗，重令开泄，更增斑烂也，宜用玄参升麻汤、大青四物汤、猪胆鸡子汤选用之。【批】热病时气斑无时发。

玄参升麻汤　治伤寒发汗吐下后，毒气不能散，表虚里实，发热于外，故身发斑如锦纹，甚则烦躁谵语。兼治喉闭肿痛。

玄参　升麻　甘草炙。各半两

上㕮咀，每服五钱，水一盏半，煎至八分，去渣热服。

大青四物汤　治伤寒热病十日以上，发汗及吐利后，热不除，身上斑出。

大青一两　阿胶　甘草各一钱半　豆豉二合

上㕮咀，每服五钱，水一盏半，煎至一盏，旋入胶再煎，令溶服。

猪胆鸡子汤　治五六日斑出。

猪胆三合　鸡子一枚　苦酒三合

上三味，合煎三沸，强人尽服，瘦人煎六七沸服之。

阳毒升麻汤治斑出面。方见阳毒。【批】阳毒斑在面。

〔海〕消毒饮子　治斑。

鼠粘子六钱　荆芥　防风各二钱　甘草一钱

上㕮咀，水煎服。

阴症发斑，出胸背又出手足，亦稀少而微红者，若作热症，投之凉药，大误矣。此无根守之火聚于胸中，上独熏肺，传于皮肤而为斑点，但如蚊蚋蚤虱咬形状，而非锦纹也，宜调中温胃，加茴香、芍药，以大建中、阴毒升麻鳖甲汤之类，其斑自退，可谓治本而不治标也。海藏云：阳明发斑亦有红点如斑出于皮毛之间者，宜白虎、泻心等药，当审之。【批】阴斑蚊咬状。

大建中汤方见治恶寒门。阴毒升麻鳖甲汤治阴斑。方见阴毒。

侯国华病伤寒四五日，身微斑，渴欲饮，诊之沉弦欲绝，厥阴脉也。服温药数日不已，又以姜、附等药，觉阳微回脉生，因渴私饮水一杯，脉复退，又见头不举，目不开，问之则犯阳易。若只与烧裈散，则寒而不济矣。遂更用吴茱萸汤一大服，调烧裈散连进二服，出大汗两昼夜而愈。

〔丹〕发斑似伤寒者，痰热之病发于外，汗

以散之，下之非理。【批】宜忌。

欲眠目不闭声嗄为狐惑为䘌

狐惑之为病；状如伤寒，或因伤寒而变成斯病。其状默默欲眠，目牵不得闭，卧起不安。虫蚀于喉咽为惑，蚀于阴肛为狐。不欲食，恶闻食臭，其面目乍赤乍黑乍白，蚀于上部则声嗄，甘草泻心汤主之。方见痞。蚀于下部则咽干，苦参汤洗之。蚀于肛者，雄黄散熏之。用雄黄一味为末，取二瓦合之，烧向肛熏之。【批】虫蚀上为惑　虫蚀下为狐。

《脉经》云：病人或从呼吸上蚀其咽喉，或从下焦蚀其肛阴，蚀上为惑，蚀下为狐。狐惑病者，猪苓散主之。方未考究。

病者脉数无热，微烦，默默但欲卧，汗出，初得之三四日，目赤如鸠眼，七八日目四眦一本，皆有“黄”字。黑，若能食者，脓已成也，赤豆当归散主之。方见下血。

狐惑续法

一妇人狐惑声嗄，多眠，目不闭，恶闻食臭，不省人事，半月后又手足拘强，脉数而微细。先与竹沥、姜汁一盏服之，忽胸中有汗，腹鸣，即目闭省人事，遂用参、术、归、陈入竹沥、姜汁饮之，五六帖而愈。

〔《活》〕狐惑伤寒与湿䘌皆虫证，初得状如伤寒，或因伤寒变成此疾。大抵伤寒腹内热，食少，肠胃空虚，三虫行作求食，蚀人五脏及下部，为䘌虫病。其候齿无色，舌上尽白，甚者唇黑有疮，四肢沉重，忽忽喜眠，虫蚀其肛，烂见五脏则死。当数看其上下唇，上唇有疮，虫蚀其脏，下唇有疮，虫蚀其肛，杀人甚急，多因下痢而得，治慝桃仁汤、黄连犀角汤、雄黄锐散主之。【批】上唇有疮蚀脏下唇有疮蚀肛。

治䘌桃仁汤

生艾　桃仁去皮尖，炒，双仁不用　槐花子碎。各一两　大枣十五个。去核

上水二盏，煎至一盏半，分三服。

黄连犀角汤　治伤寒及诸病之后，内有䘌出下部者。

黄连半两　犀角一两　乌梅七个　没药一分

上水二大盏半，煎至一盏半，分三服。

雄黄锐散　治下部䘌疮。

雄黄　苦参　青葙子　黄连各二分　桃仁去皮尖，一分

上为散，以生艾捣汁为丸。如枣核大。绵裹纳下部，扁竹叶汁更佳。冬月无艾，只用散裹纳亦得。

百合病

百合病论曰：百合病者，谓无经络，百脉一宗，悉致病也。人常默默然，意欲食不能食，意欲卧不能卧，意欲行不能行，或有时闻食臭，或时如寒无寒，如热无热，口苦，小便赤。诸药不能治，得药即剧吐利，如有神灵者。身形虽似和，其人脉微数，每溺时辄头痛者，六十日乃愈。若溺时头不痛，淅淅然者，四十日愈。若溺时快然，但头眩者，二十日愈。体症或未病而预见，或病四五日而出，或病二十日或一月微见者，各随其症治之。《活人》云：此名百合伤寒，多因伤寒虚劳大病之后不平复，变成奇疾也。【批】百脉一宗悉致其病，诊。

百合病发汗后，宜服百合知母汤。

百合七枚，擘　知母三两，切

上先将百合水洗浸一宿，当白沫出，去其水，更以井水二盏，煎至一盏，去渣，又将井水二盏，另煎知母取一盏，去渣，和百合一盏同煎，取一盏半，分温再服。

百合病下后者，宜用滑石代赭汤。

百合七个，擘　滑石三两，碎，绵裹　代赭石如弹大，一枚，绵裹

上先将百合水洗净，浸一宿，当白沫出，

去水，更以井水二升，煎取一盏，去渣，另用水二升，煎滑石、代赭石，取一升，去渣，后合和同煎，取一升半，分温服。

百合病吐后，宜用百合鸡子汤。

百合七枚，擘　鸡子黄一枚

上先将百合水浸一宿，当白沫出，去其水，更以井水二升，煎取一盏，去渣，纳鸡子黄搅匀，煎五分，温服。

百合病，不经吐下发汗，病形如初者，宜百合地黄汤。

百合七个，擘　生地黄汁一升

上水洗百合浸一宿，当白沫出，去水，更以井水二升，煎取一升，去渣，纳地黄汁，煎取一升五合，分温再服。中病勿更服。大便当如漆黑。

百合病，一月不解，变成渴者，百合洗方主之。

用百合一升，以水一斗渍之一宿，洗身已，食煮饼，勿以盐豉食之。

百合病渴不瘥者，宜瓜蒌牡蛎散。

栝楼根　牡蛎炒。各等份

上为末，饮服方寸匕，日三服。百合病，变发热者，一作发寒热。宜用百合滑石散。

百合一两　滑石三两

上为散，饮服方寸匕，日三服。当微利止服，热则除。

百合病见于阴者，以阳法救之；见于阳者，以阴法救之。见阳攻阴，复发其汗，此为逆；见阴攻阳，乃复下之，此亦为逆也。【批】宜忌。

卷之三十三　伤寒部

劳复门

大病瘥后劳复者，枳实栀子豉汤主之。【批】仲景主于攻邪有食者大黄。

枳实四枚。炒　栀子十四枚　豉一两

上三味，以清浆水二盏，空煮退一盏，内枳实、栀子，煮取八分，下豉更煮五六沸，去渣温服，覆令取微汗。若有宿食，内大黄，量虚实加减。

伤寒瘥后更发热者，小柴胡汤主之。脉浮者，以汗解之；沉实者，以下解之。【批】有热者柴胡。

大病瘥后，从腰以下有水气者，牡蛎泽泻散主之。【批】有水气者渗之胃有寒者温之。

牡蛎熬　泽泻　蜀漆洗去腥　商陆熬　海藻洗　栝楼根　葶苈各等份

上为散，水服方寸匕。小便利，止后服，日大病瘥后，喜睡，久不了了者，胃上有寒，当以丸药温之，宜理中丸。【批】气逆欲吐者抑之。

伤寒解后，虚羸少气，气逆欲吐者，竹叶石膏汤主之。

淡竹叶二把　石膏半斤，捶碎　半夏三两　人参三两　麦门冬四两，去心　甘草一两，炙　呕者加生姜一两半

上㕮咀，每服五钱，水一盏半，入粳米百余粒，煮取八分，米熟汤成。去渣温服。

风家表解而不了了者，十二日愈。【批】诊。

劳复续法

〔海〕大抵劳者动也。动非一种，有内外血气之异焉。若劳乎气，则无力与精神者，法宜微举之。若劳乎血与筋骨者，以四物之类补之。若劳在脾内，为中州，调中可已。此为有形病也。但见外证，则谓之复病。非为劳也。如再感风寒是已。【批】后贤主于补虚。

〔《本》〕记有人患伤寒得汗，数日，忽身热自汗，脉弦数，心不得宁，真劳复也。予诊之曰：劳心之所致。神之所舍，未复其初，而又劳伤其神，荣卫失度，当补其子，益其脾，解其劳，庶几得愈。授以补脾汤，佐以小柴胡汤解之。或者难曰：虚则补其母，今补其子何也？予曰：子不知虚劳之异乎？《难经》曰：虚则补其母，实则泻其子。此虚当补母，人所共知也。《千金》曰：心劳甚者，补脾气以益之，脾王则感之于心矣。此劳则当补子，人所未闻也。盖母生我者也，子继我而助我者也。方治其虚，则补其生我者，与《锦囊》所谓本骸得气，遗体受荫同义。方治其劳，则补其助我者，与荀子言未有子富而父贫同义。此治虚与劳所以异也。【批】虚当补其母，劳当补其子。

补脾汤　治伤寒得汗瘥后，脾胃伤冷物，胸膈不快，寻常血气不和。

人参　白术　甘草　橘皮去白皮　青皮去白皮　干姜各等份

上为末，每服三钱，水一盏，煎数沸，热服。入盐点亦得。

〔海〕治劳复，麦门冬汤。气欲绝者，用之有效，能起死回生。

麦门冬一两　甘草二两炙　粳米十合

上麦门冬去心，为细末，水二盏，煎粳米令熟，去米，约汤一小盏半，入药五钱匕，枣二枚。去核，新竹叶一十五片，同煎至一盏，

去渣温服。不能服者，绵滴口中。又治小儿不能灌药者，宜用此绵滴法。此方不用石膏，以其三焦无火热也。兼自欲死之人阳气将绝者，故不用石膏。若加人参，大妙。

〔《外》〕大病后不足，病虚劳，补虚。取七岁以下、五岁以上黄牛乳一升，水四升，煎至一升。如人饥，稍稍饮，不得多，期十日服不住，佳。

〔《肘》〕治笃病新起早劳，食饮多，致劳复，欲死。烧鳖甲，服方寸匕。

〔《活》〕**雄鼠屎汤** 治劳复。

栀子十四个 雄鼠屎二七枚，两头尖者是 枳壳三枚，炒

上为细末，每服四钱，水一盏半，入葱白二寸，香豉三十料，同煎一盏，分二服。勿令病人知鼠屎。

七味葱白汤 治伤寒或因起动劳复，或因吃食稍多，皆成此候。若复甚者，一如伤寒。初有此证，宜服此方。

葱白连须 干葛 新豉半合 生姜切，一合 麦门冬去心 熟地三钱 流水四升，以杓扬之。

上七味，用清水煎三分减二，去渣，分二服，渐渐服之取汗。

上伤寒劳复，莫若仍用丹溪以参、芪、归、术，加发散之剂汗之为的当也。

阴阳易

伤寒阴阳易之为病，其人身体重，少气，少腹里急，或引阴中拘挛，热上冲胸，头重不欲举，眼中生花，膝胫拘急者，烧裈散主之。【批】虚邪。

烧裈散 取妇人中裈近隐处，剪，烧灰。以水和服方寸匕，日三服。小便即利，阴头微肿则愈。妇人病，取男子裈裆烧灰用。

尝治伤寒病未平复，犯房室死者，命在须臾。用独参汤调烧裈散。凡服参一、二斤余得愈者三四人。信哉！用药不可执一也。

阴阳易续法

治伤寒病新瘥，阴阳未和，因合房室，则令人阴肿，入腹绞痛，妇人则里急，腰胯连腹内痛，名为阴阳易也。其男子病新瘥未平复，而妇人与之交接得病，名曰阳易；妇人病新瘥未平复，而男子与之交接得病，名曰阴易。若二男二女，并不自相易，所以呼为易者，以阴阳相感动，其毒着于人，如换易然。其病之状，身热冲胸，头重不欲举，眼中生花，四肢拘急，小腹绞痛，手足拳则死。亦有不即死者，病苦少腹里急，热上冲胸，头重不欲举，百节解离，经脉缓弱，血气虚、骨髓竭，便恍恍翕翕，气力转小，着床不能动摇，起止仰人，或牵引岁月方死。宜烧裈散、豭鼠粪汤、竹茹汤、青竹茹汤、干姜汤、当归白术汤选用之。海藏云：热者烧裈散、竹皮汤，寒者服鼠粪汤、当归白术汤。至于《校正方》妙香丸条下，治杂病阴阳易中有牛黄、脑、麝之类，是治其热症也。【批】寒热。

竹皮汤 疗交接劳复，卵肿，腹中绞痛欲绝。【批】热者寒治。

竹皮青刮一升，用水三升，煮取一升，绞去渣，分二服，立愈。

青竹茹汤 妇人病未平复，因有所动，致热气冲胸，手足拘急搐搦，如中风状，宜此汤。

栝楼根一两 青竹茹刮半升，淡竹是

上以水二升，煮取一升二合，去渣，分二、三服。

妙香丸方见积热条。

〔《百一》〕治交接劳复，阴卵肿，或缩入腹，腹绞痛，或便绝。蚯蚓数条，绞取汁，服之良。【批】寒者热治。

〔《海》〕若阴阳易，果得阴脉，当随症用之。若脉在厥阴，当归四逆汤送下烧裈散。若脉在少阴，通脉四逆汤送下烧裈散。若脉在太

阴，四顺理中丸送下烧裈散。所用之药，各随其经，而效自速也。

豭鼠粪汤 疗伤寒病后男子阴易。

韭白根一把 豭鼠粪十四粒，两头尖者是

上二味，以水五升，煮取半升，去渣，再煎三沸，温服得效。未汗，再服。亦理诸般劳复。

当归白术汤 治妇人未平复，因有所动，小腹急痛，腰胯四肢不任，举动无力，发热者。

白术 当归 桂枝 附子生 甘草 芍药 黄芪 人参各二钱半 生姜半两

上㕮咀，水煎服，食顷再服，温覆取微汗瘥。

李良佐子病太阳症，尺寸脉俱浮数，按之无力。余见其内阴虚，与神术加干姜汤。愈后再病，余视之，见神不舒，垂头不欲语，疑其有房过，问之，犯房过乎？必头重目眩。曰：唯。与大建中三四服，外阳内收，脉反沉小，始见阴候。又与已寒加芍药、茴香等丸五六服，三日内约服丸六七百丸，脉复生。又用大建中接之。大汗作而解。

〔《山》〕因女色病阴证伤寒者，用陈皮热锅内炒焦，以酒烹下，滤酒饮之。

四时伤寒不同

冬为伤寒，春为温病，夏为暑病，秋为疟。

一岁长幼病相似，为温疫。多眠、多汗、脉浮，为风温。一身尽痛，为湿。身反张，为痓。

阴阳大论曰：春气温和，夏气暑热，秋气清凉，冬气冷冽，此四时正气之序也。冬时严寒，万类深藏，若能固蜜，则不伤于寒，触冒之者，乃名伤寒耳。其伤于四时之气，皆能为病，惟伤寒为毒者，以其最为杀厉之气也。中而即病者为伤寒，不即病者为寒毒，藏于肌肤中，至春变为温病，至夏变为暑病。暑病者，热极重于温也。是以辛苦之人，春夏多温热病，皆由冬时触寒所致，非时行之气也。【批】四时伤寒。

凡时行者，春时应暖而反大寒，夏时应热而反大凉，秋时应凉而反大热，冬时应寒而反大温，此非其时而有其气，是以一岁之中，长幼之病多相似者，此则时行之气也。【批】瘟疫。

从春分以后至秋分节前，天有暴寒者，皆为时行寒疫也。三月四月，或有暴寒，其时阳气尚弱，为寒所折，病热犹轻。五月六月，阳气已盛，为寒所折，病热则重。七月八月，阳气已衰，为寒所折，病热亦微。其病与温病及暑病相似，但治有殊者，要在辨其病原寒、热、温三者之异，则用药冷热之品味判然矣。

其冬有非节之暖者，名冬温。冬温之毒，与伤寒大异。冬温复有先后，更相重沓，亦有轻重，治亦不同。冬温应常纪者有三：岁少阴司天之政，五之气；阳明司天之政，终之气；厥阴司天之政，终之气。皆病冬温。其不应常纪而反常者，则不可候之，而随时变易也。气候亦有应至而不至者，或有未应至而至者，或有至而太过者，皆成病气也。

凡四时伤寒，通宜补散。故丹溪治伤寒，多用补中益气汤。气虚者，四君子汤加发散剂。血虚者，四物汤加发散剂。东垣治风湿，用补中益气加羌活、防风、升麻、藁本、苍术。海藏治风湿无汗者，用神术汤，有汗者，用白术汤；治刚痓，用神术汤加羌活、麻黄，治柔痓用白术汤加桂心、芪、术；治风湿用白术汤随证加药；治中暍脉弦细芤迟者，用黄芪汤。此皆与仲景所谓辛苦之人，触冒之病伤寒同意也。【批】丹溪用补中益气通治四时伤寒，海藏用神术白术通治湿痓暍温。

〔丹〕仲景论伤寒而未及乎中寒，先哲治冒大寒昏中者，用附子理中汤，其议药则得之矣。曰伤、曰中，未有议其异同者。夫伤寒有即病，有不即病，因其旧有郁热，风寒外束，肌腠自密，郁发为热，病邪循经而入，以渐而深，初用麻黄、桂枝辈微表而安，以病体不甚虚也。

若中寒则仓卒感受，其病即发而暴，因其腠理疏豁一身受邪，难分经络，无热可发，温补自锯，此气大虚，不急治则死矣。【批】伤寒与中寒不同。

伤寒、伤暑、伤湿，亦如伤寒之渐入也。中风、中暑、中湿，亦如中寒之暴受也。中寒治法见卒中暴厥门。

冬为伤寒

从霜降已后至春分以前，凡有触冒霜露，体中寒即病者，谓之伤寒也。治法除湿、暑、疟疾外，皆伤寒法也。【批】伤寒。

春为温病

从立春节后，其中无暴寒，又不冰雪，而人有壮热为病者，此属春时阳气发于外，冬时伏寒变为温病。毒温应常纪者有四、岁少阳司天之政，初之气；太阳司天之政，初之气；阳明司天之政，终之气；太阴司天之政。二之气，皆病温。其不应常纪而反常者，不可候之，而随时变易也。

冬伤于寒，春必温病。全文见五脏。太阳病发热而渴，不恶寒者，为温病。治见冬温。

阳脉洪数，阴脉实大者，遇温热变为温毒。论见大法。治见发斑。《活人》云：初春发斑、咳嗽，为温毒。【批】温毒。

发汗不解，身灼热，为风温。其证脉浮汗出，身重多眠。盖其病不独见于春间，故另立风温门。

尺肤热甚，脉盛躁者，病温也。全文见诊。夫精者。身之本也，故藏于精者，春不病温。【批】诊。

凡治温病，可刺五十九穴。成注云：所谓五十九穴者，刺两手内外侧各三，凡十二痏，五指间各一，凡八痏，足亦如之。头入发际一寸傍三分各三，凡六痏，巅上一，囟会一，发际一，廉泉一，风池二，天柱二。《内经》云汽口静，人迎躁者取之，若气口人迎皆静者，勿刺也。人迎，谓结喉动脉也。王太仆注《素问》五十九刺云：刺头上五行。五行者，以越诸阳之热逆也。谓头中行上星、囟会、前顶、百会、后顶五穴，头第二行两傍五处、承光、通天、络郄、玉扰十穴，第三行两傍临泣、目窗、正营、承灵、脑空十穴也。大杼、膺俞、缺盆、背俞，此八者以泻胸中之热也。气街、三里、巨虚上下廉，此八者，以泻胃中之热也。云门、髃骨、委中、髓空，此八者，以泻四肢之热也。五脏愈傍五，此十者，以泻五脏之热也。谓背第五行两傍魄户、神堂、魂门，意舍、志室十穴也。【批】针灸。

温病续法

〔《活》〕夏至前发热恶寒，头疼身体痛，其脉浮紧者，温病也。春月伤寒，谓之温病。冬伤于寒，轻者夏至以前发为温病，盖因春温暖之气而发也。治温病与冬月伤寒、夏月热病不同，盖热轻故也，升麻解肌汤最良。热多者，小柴胡汤主之。不渴，外有微热者，小柴胡加桂枝。嗽者，小柴胡加五味子。烦躁发渴，脉实，大便秘涩者，大柴胡汤微利之，虚烦，用竹叶汤次第服之。

仲景谓温病壮热不恶寒，《活人》谓温病发热恶寒，各不同，当以仲景为正。【批】仲景活人论温不同。

升麻解肌汤　治伤寒温病天行头痛壮热。

葛根一两　黄芩　芍药各半两　甘草炙　桂心各一分　麻黄三分，去节，汤泡

上㕮咀，每服五钱，水一盏半，枣子一枚，煮八分，日三服。三四日不解，脉浮者，宜重服取汗。脉沉实者，宜下之。

〔《云》〕伤寒汗下不愈而过经，其证尚在而不除者，亦温病也。经曰：温病之脉，行在诸经，不知何经之动，随其经所在而取之。如

太阳症汗下后过经不愈，诊得尺寸俱浮者，太阳温病也。如身热目疼，汗下后过经不愈，诊得尺寸脉俱长者，阳明温病也。如胸胁痛，汗下后过经不愈，诊得尺寸脉俱弦者，少阳温病也。如腹满嗌干，诊得尺寸脉俱沉细，过经不愈者，太阴温病也。如口燥舌干而渴，诊得尺寸俱沉，过经不愈者，少阴温病也。如烦满囊缩，诊得尺寸俱微缓，过经不愈者，厥阴温病也。是故随其经而取之，随其症而治之。如发斑乃温毒也。【批】汗下后过经不解亦为病温。

夏为暑病

太阳中暍者，发热恶寒，身重而头痛，其脉弦细芤迟，小便已，洒洒然毛耸，手足逆冷，小有劳，身即热，口开前板齿燥。若发汗则恶寒甚，加温针则发热甚，数下之则淋甚。【批】中暍忌汗下温针。

太阳中热暍者，其人汗出恶寒，身热而渴，白虎加人参汤主之。《活人》云：夏月自汗恶寒，身热而渴，面垢，手足冷，脉微无力者，中暑也。白虎汤主之。【批】恶寒身热而渴者白虎加人参。

太阳中暍者，身热疼重而脉微弱，此由夏月伤冷水，水行皮中所致也，一物瓜蒂汤主之。

一物瓜蒂汤 用瓜蒂二十七个，以水一升，煮取五合，去渣顿服。

上瓜蒂汤，后肾罕用，盖其剂缓故也。若果疼痛不退者，亦宜用之。【批】身疼重者一物瓜蒂。

暑病续法

〔《活》〕中暑与热病，外证相似。但热病者脉盛，中暑者脉虚，以此别之。《甲乙经》云：脉盛身寒，得之伤寒；脉虚身热，得之伤暑。盖寒伤形而不伤气，所以脉盛；热伤气而不伤形，所以脉虚。又有湿温与中暑同，但身凉不渴为异耳。【批】暑病有三。

〔丹〕暑热病，用黄连香薷饮。挟痰者，加半夏；挟虚者，加参、芪。或用清暑益气汤。

〔《活》〕夏月发热恶寒，头疼，身体肢节痛重，其脉洪盛者，热病也。冬伤于寒，因暑气而发为热病，治热病与伤寒同。有汗宜桂枝汤，无汗宜麻黄汤。如烦躁者，宜大青龙汤。然夏月药性须带凉，不可大温，桂枝、麻黄、大青龙，须用加减。夏至前，桂枝加黄芩半两。夏至后，桂枝、麻黄、大青龙加知母一两，石膏二两，或加升麻半两。盖桂枝、麻黄汤性热，及暖处非西北之比，夏月服之，必有发黄、斑出之失。热病三日外，与前汤不瘥，脉势仍数，邪气犹在经络，未入脏腑者，桂枝石膏汤主之。此方夏至后，代桂枝证用。若加麻黄半两，可代麻黄、青龙证用也。若三月至夏，为晚发伤寒，栀子升麻汤亦可选用之。【批】脉洪身热恶寒为热病。

桂枝石膏汤 治法见前论。有汗脉缓为桂枝症，无汗脉紧为麻黄、青龙证。

桂枝半两，去皮　石膏一两，碎　黄芩半两　甘草炙，一两　栀子三钱　白芍药　升麻　干葛　生姜以上各三分

上㕮咀，每服五钱半，水一盏半，煮至八分，去渣，食顷再服。若得汗，即停后服。

栀子升麻汤 治晚发伤寒，三月至夏为晚发。

生地半斤，切碎　栀子十个　升麻一两半　柴胡　石膏各二两半

上㕮咀，每服五钱，水一盏半，煎至八分顿服。病不解，更作。

〔垣〕静而得之为中暑，中暑者阴证，当发散也。或避暑热，纳凉于深堂大厦，得之者日中暑。其病必头痛恶寒，身形俱急，肢节疼痛而烦心，肌肤大热无汗，为房室之阴寒所遏，使周身阳气不得伸越。世多以大顺散主之是也。海藏云：静而伤暑，恶寒脉沉细，静而湿胜伤形者，白虎加苍术汤主之。大顺散，见《局

方》，甘草一钱半，干姜、杏仁、肉桂各一钱是也。【批】脉虚身热恶寒为中暑。

动而得之为中热，中热者阳证，为热伤原气，非形体受病也。若行人或农夫，于日中劳役得之者，名曰中热，其病必苦头疼，发躁热，恶热，扪之肌肤大热，必大渴引饮，汗大泄，无气以动，乃为天热，外伤肺气，苍术白虎汤主之。海藏云：动而伤暑，身热、脉洪大，动而火胜伤气者，白虎加人参汤主之。

〔《活》〕中暑背寒面垢，手足微冷，烦渴口燥，倦怠，四肢不痛重，其咏微弱，按之无力，白虎汤主之。方见发热。

〔《本》〕有人头痛身热，心烦燥渴，诊其脉大而虚。予授以白虎汤，数服愈。仲景云：脉虚身热，得之伤暑。又云：其脉弦细芤迟，何也。《素问》曰：寒伤形，热伤气。盖伤气不伤形，则气消而脉虚弱，所谓弦细芤迟者，皆虚脉也。仲景以弦为阴，朱、庞亦云中暑脉微弱，则虚可知。

〔海〕脉虚身热，自汗恶寒者，中暑也，白虎加桂汤主之。方见疟。

〔《活》〕**酒蒸黄连丸**　治暑毒深伏，累取不瘥，无药可治，伏暑发渴者。

黄连四两，以无灰酒浸蒸，干

上为末，糊丸，熟水下三十丸。胸膈凉、不渴为验。

橘皮汤　治中暑痰逆恶寒。

橘皮二两。去白　生姜一两　枣子五枚，去核　甘草炙，半两　人参一钱　竹茹半升

上分五服，每服水一盏二分，煮取八分，去渣热服。

竹叶石膏汤　治中暑不恶寒。方见劳复。

五苓散　治中暑，头痛，恶心，烦躁，心下不快。方见渴。

〔海〕若先饮冷，后伤暑者，五苓散主之。此必心下痞恢，生姜汤调服佳。或四君子汤调中，亦可。中和后，或小便不利，或茎中痛，宜服下方。

薄黄三钱　滑石五钱　生甘草一钱

中喝，脉弦细芤迟，黄芪汤主之。

人参　黄芪　白术　甘草　茯苓　芍药各等份

上㕮咀，每服三钱，水一大盏，生姜三片，煎至六分，去渣温服。

〔丹〕徐三官，六月间发热，大汗恶寒，战栗不自禁持，且烦渴。予曰：此暑病。脉之皆虚微细弱而数。其人好赌，致劳而虚。遂以人参、竹叶作汤，调辰砂四苓散，八帖而安。

〔云〕口开前板齿干燥者，牙乃骨之精，今燥者骨热也，针药不能治，当灸大椎穴。【批】针灸。

〔《活》〕湿温者，两胫逆冷，胸腹满，多汗，头痛妄言。其人常伤于湿，因而中暑，湿热相搏，则发湿温。其脉阳濡而弱，阴小而急。治在太阳，不可发汗。汗出必不能言，耳聋，不知痛所在，身青面色变，名曰重喝。如此死者，医杀之耳。白虎加苍术汤主之。【批】胫冷腹满头痛渴而无热者湿温。

〔《本》〕癸丑年，故人王彦龙作毗陵仓官。季夏时，病胸项多汗，两足逆冷，谵语。医者不晓，杂进药已经旬日。予诊之，其脉关前濡，关后数。予曰：当作湿温治之。盖先受暑，后受湿，暑湿相搏，是名湿温。先以白虎加人参汤，次白虎加苍术汤，头痛渐退，足渐温，汗渐止，三日愈。此名贼邪，误用药，有死之理。有人难曰：何名贼邪？予曰：《难经》云五邪，有实邪、虚邪、正邪、微邪、贼邪。从后来者为虚邪，从前来者为实邪，从所不胜来者为贼邪，从所胜来者为微邪，自病者为正邪。又曰：假令心病，中暑为正邪，中湿得之为贼邪。今心先受暑，而湿邪胜之，水克火，从所不胜，斯谓之贼邪，五邪之中最逆也。《难经》曰：湿温之脉，阳濡而弱，阴小而急，濡弱见于阳部，湿气搏暑也；小急见于阴部，暑气蒸湿也。故经曰暑湿相搏，名曰湿温，是谓贼邪也。不特此也，予素有停饮之疾，每至暑月两足汗漐漐

未尝干，每服此药二三盏即愈。

〔海〕湿温汗少者，白虎加苍术；汗多者，白虎加桂枝。白虎加桂枝方见疟。

〔孙〕保庆门外有酒家姓姜者，善歌唱，孙爱之。忽数日不见，使人问之，则日病久，将命绝。孙诊之，遍身皆润，两足冷至膝下，腹满，不省人事，六脉皆小弱而急。问其所服药，取而视之，皆阴病药也。孙曰：此非受病重，药能重病耳。遂用五苓散、白虎汤十余帖，病少苏，再服全愈。姜氏既安，诣孙谢，因请问曰：某得病剧，蒙尚药二一治而苏，愿闻治法。孙曰：汝病伤暑也，始则阳微，厥而脉小无力。众医谓阴病，遂用阴药，其病愈厥。予用五苓散，大利小便，则腹减；白虎解利邪热，则病愈。凡阴病胫冷，则臂亦冷，汝今胫冷臂不冷，则非下厥上行，所以知是阳微厥也。

〔《保》〕立夏之后，至立秋、处暑之间伤寒者，身多微凉，自汗，四肢沉重，谓之湿温，**苍术石膏汤**主之。即白虎加苍术汤是也。

苍术半两　石膏三钱　知母二钱半　甘草一钱

上㕮咀，水一盏，煎至一半，温服。谓内有湿也，多不欲饮水。如身热、脉洪、无汗、多渴者，热在上焦，积于胸中，宜桔梗散。此非湿温证，乃热病也。

桔梗散

薄荷　黄芩　甘草　栀子各一钱　桔梗三钱　连翘二钱

上锉，每服五钱，水煮加竹叶。如大便涩，加大黄半两。

〔海〕**消暑丹**【批】杂方。

半夏一斤　茯苓半斤　生甘草半斤

上以醋五升，煮半夏，尽醋熬干，姜汁作糊，无见生水为丸，每服五十丸，熟水咽下。精意修治，用之极效。中暑为患，药下即苏。伤暑发热头痛，服之尤妙。夏月常服，止渴，利小便，虽饮水多，亦不为害。应是暑药，皆不及此。若痰饮停节，并用生姜汤下。入夏之后，不可缺此。

又方，消暑丸　治头痛，恶心烦躁，消渴，霍乱。

绿豆粉四两　石膏四两　白矾枯　硫黄各一两

水浸蒸饼为丸弹子大，辰砂为衣。用姜汁醋点，新汲水化开服之。

〔丹〕暑风挟痰挟火实，可用吐法。

玉龙丸　治一切暑毒伏暑，腹胀疼痛，神效。

硫黄　硝石　滑石　明矾各一两

用无根水调丸。

秋为疟

夏伤于暑，秋必病疟。治法见疟门。

〔《脉》〕阴阳俱盛，重于阴者，变为温疟。【批】诊。

一岁长幼症状相似为温疫

春应暖反寒，夏应热反凉，秋应凉反热，冬应寒反温，此非其时而有其气，是以一岁之中，长幼之病多相似者，为时行瘟疫病也。论见伤寒。【批】非时之气为瘟疫。

温疫续法

〔《活》〕一岁之中，病无长幼率相似，此则时行之气，俗谓之天行是也。老君神明散、务成子萤火丸、圣散子败毒散，不拘日数浅深吐下，随症施行。所以圣散子不问阴阳表里也。

老君神明散　治瘟疫。【批】非时之寒者热之。

白术一钱　桔梗一分　细辛一两　附子一两，炮去黑皮　乌头四两，炮去皮尖

上五味，为粗末，缝绢袋盛带之，居间里皆无病。若有疫疠者，温酒服方寸匕，覆取汗，

得吐则瘥。若经三四日，抄三寸匕，以水一碗，煮令大沸，分三服。

圣散子 苏内翰序，全文见《活人书》，时毒流行，用圣散子者，一切不问阴阳之感，连服取瘥，不可与伤寒比也。若疾疫之行，平旦辄煮一釜，不问老幼良贱，各一大盏，即时气不入。

草豆蔻十个，面裹，煨，去皮 猪苓去皮 石菖蒲 茯苓 良姜 独活去芦 附子炮制，去皮脐 麻黄去根 厚朴去皮，姜制 藁本 芍药 枳壳炒，去瓤 柴胡 泽泻 细辛 防风去芦 白术 藿香 半夏 吴茱萸汤洗 苍术 甘草各半两

上㕮咀，每服五钱，水一盏半，煮取八分，去渣热服，余渣再煎，空心服之。

上二方治疫，虽不分阴阳，然亦寒多、表多者宜之。

〔丹〕众人病一般者，是谓天行时疫，有宜补宜散宜降方。【批】非时之热者寒之。

大黄 黄芩 黄连 人参 桔梗 防风 人中黄 滑石 香附 苍术

右曲糊为丸，每服五七十丸，分气、血、痰，作汤使送下。气虚者，四君子汤送下。血虚者，四物汤送下。痰多者，二陈汤送下。热甚者，用童便和前药同送下。

〔《本》〕粪清，腊月截淡竹，去青皮，浸渗取汁。治天行、热狂、热疾、中毒，并恶疮、蕈毒。取汁浸皂角、甘蔗，治天行热疾。

〔丹〕解一切灾病。用粉草五两，细切，微炒，量病人吃得多少酒，取无灰酒一处研，去渣温服。须臾大泻，毒亦随出，虽十分渴，亦不可饮水，饮水难救。

上三方，热多、里多者宜之。

〔洁〕**雄黄丸** 治疫，不相染。【批】御瘟疫法。

雄黄一两，研 赤小豆炒熟 丹参 鬼箭羽各二两

上为细末，炼蜜为丸，如桐子大。每日空心以温水下五丸，可与病同床共衣，亦不相染矣。

〔《活》〕**务成子萤火丸** 主辟疫疾，恶气，百鬼、虎、狼、蛇、虺、蜂、虿诸毒，五兵白刃，盗贼凶害皆辟之。

萤火 鬼箭羽去皮 蒺藜各一两 雄黄 雌黄各二两 矾石一两，烧汁尽 羚羊角 锻灶灰 铁锤柄入锻处烧焦，用一分半

上九味，捣为散，以鸡子黄，并雄鸡冠一具，和之如杏仁大。作三角缝囊，盛五丸，带左臂上，仍可挂于户上。

春应暖而清气折之，则实邪在肝，升麻解肌汤主之。方见温病。夏应暑而寒气折之，则实邪在心，调中汤、射干汤、半夏桂枝甘草汤选用之。【批】春凉。

调中汤 治夏月初秋忽有暴寒折于盛热，结于四肢，则壮热头痛，寒伤于胃则下利，或血、或水、或赤，壮热晕闷，脉数，宜下之。【批】夏寒。

大黄去皮，三分 黄芩 芍药 葛根 桔梗 茯苓去皮 藁本择真者，无则川芎代之 白术 甘草炙。以上各半两

上㕮咀，每服五钱，水一盏半，煮取一盏，移时再服之。得快利便止，小儿减与服。虚冷，不壮热，但下利，或霍乱者，不宜服此。

射干汤方见哑，半夏桂枝甘草汤方见咽痛。

秋应凉而反大热，抑之则实邪在肺，白虎加苍术汤、茵陈汁调五苓散。白虎苍术汤见暑，五苓散见渴。【批】秋热。

〔丹〕冬温为病，非其时而有其气者，冬时严寒，君子当闭藏而反发泄于外，专用补药带表药。【批】冬温。

作人中黄方

以竹筒两头留节，一节中作一窍，内甘草于中，仍以竹木钉塞其窍，置大粪缸内浸一月，取出晒干，用治瘟毒。用此药一味，入补药带表，同煎服之。

〔《活》〕冬应寒而反大温，抑之则实邪在

肾，宜萎蕤汤。方见风湿。

多眠多汗脉浮为风温

阳脉浮滑，阴脉濡弱，更遇于风，变为风温。论见大法。

发汗已，身灼热者，名曰风温。风温为病，脉阴阳俱浮，自汗出，身重多眠睡，鼻息必鼾，语言难出。若被下者，小便不禁，直视失溲。若被火者，微发黄色，剧则如惊痫，时瘛纵。若火熏之，一逆而引日，再逆促命期。经云：伤寒发汗已，则身凉。若发汗已，身灼热者，非伤寒，乃风温也。【批】诊。

风温续法

〔《活》〕风温者，脉尺寸俱浮，头疼身热，常自汗出，体重，其息必喘，四肢不收，嘿嘿但欲眠，治在少阴、厥阴。不可发汗，发即谵言独语，内烦躁不得卧。若惊痫，目乱无精，如此死者，医杀之耳。风温忌发汗，宜萎蕤汤。身灼热者，知母干葛汤。如渴甚者，栝楼根汤。脉沉，身重，汗出者，汉防已汤。【批】风温忌发汗萎蕤汤加减法。

萎蕤汤 治风温，兼疗冬温及春月中风，伤寒，发热，头眩痛，喉咽干，舌强，胸内疼痞，腰背强。

葛根半两 萎蕤三分 石膏一两，杵碎 白芷半两 麻黄用沸汤泡，半两 羌活去芦，一两 川芎三钱 甘草炙，半两 杏仁去皮、尖，双仁者半两 青木香一钱

上㕮咀，每服五钱，水一盏半，煎半盅，日三四服。

知母干葛汤 治风温，身体灼热甚者。

知母三钱 葛根八钱 石膏六钱 甘草 黄芩 木香 升麻各一钱 萎蕤三钱 南星二钱，生 人参 川芎各一钱 麻黄去节 防风 杏仁 羌活各二钱

上㕮咀，每服五钱，水一盏半，煎至一盅，去渣服。

防己汤 治风温，脉浮、身重、汗出。一方无人参

防己四钱 甘草 黄芪各一两 生姜二两 白术三两 人参一两

上㕮咀，每服五钱，水一盏半，煮取一中盏，去渣，饮讫，仍坐被中，汗出如虫行，或被卧取汗出。许学士云：风温误汗，用防已黄芪汤救之。

〔海〕治风温。《活人》本方萎蕤汤，以有麻黄不敢用，宜白术汤主之。方见前太阳病发热续法。若头眩汗出，筋惕肉瞤者，加牡蛎。若腰背强硬者，加羌活。若舌干发渴者，加人参。若身灼热甚者，加知母。若身体重多汗者，加黄芪。若内伤冷者，不加。【批】海藏以白术加减代萎蕤。

一身尽痛为湿

痛而发黄为中湿，痛不得转侧为风湿。《活人》又以身痛脉沉为中湿，脉浮为风湿，亦通。治法见太阳病体痛门。【批】湿病有二。

身反张为痉

有汗为柔痉，无汗为刚痉。治法见柔痉门。

妇人伤寒

热入血室

妇人中风，发热恶寒，经水适来，得之七八日，热除而脉迟，身凉，胸胁下满，如结胸状，谵语者，此为热入血室也。当刺期门，随其实而泻之。东垣云：妄见妄闻，夜梦亡人，皆肝木火盛而为邪也，刺期门。与此义同。【批】血热。

许学士云：有妇人患热入血室证，医者不识，用补血调气药，延养数日，遂成血结胸。或劝用前药。予曰：小柴胡已迟，不可行也。无已，则有一焉，刺期门穴斯可矣。予不能针，请善针者治之，如言而愈。或问曰：热入血室，何谓而成结胸也？予曰：邪气传人经络，与正气相搏，上下流行，或遇经水适来适断，邪气乘虚而入血室，血为邪迫，上入肝经，肝受邪则谵语而见鬼，复入膻中，则血结于胸也。何以言之？妇人平居，水当养于木，血当养于肝。方未受孕，则下行之以为月水；既妊，则中畜之以养胎；及已产，则上壅之以为乳，皆此血也。今邪气畜血，并归肝经，聚于膻中，结于乳下，故手触之则痛，非汤剂可及，故当刺期门也。【批】血结胸者刺期门。

妇人伤寒发热，经水适来，昼日明了，夜则谵语，如见鬼状者，此为热入血室，无犯胃气及上二焦，必自愈。《活人》云，小柴胡和之。犯胃气谓下之，犯上二焦谓发汗也。【批】昼明了夜谵语者小柴胡。

〔《衍》〕有一妇人，温病已十二日，诊之，其脉六七至而涩，寸稍大，尺稍小，发寒热，颊赤口干，不了了，耳聋。问之，病数日经水乃行，此属少阳热入血室也。若治不对病，则必死。乃按其证与小柴胡汤，服之二日，又与小柴胡汤加桂、干姜一日，寒热遂止。又云：我脐下急痛。又与抵当丸微利，脐下痛痊，身渐凉，脉渐匀，尚不了了。仍复与小柴胡汤。次日又云：我但胸中热躁，口鼻干。又少与调胃承气汤，不得利。次日又云：心下痛。又与大陷胸丸半服，利三行。次日，虚烦不乐，时亦有所见，时复狂言，虽知其尚有燥屎，以其极虚，不敢攻之。遂与竹叶汤，去其烦热。其夜大便自通，至晓两次，中有燥屎数枚，而狂言虚烦尽解。但咳嗽唾，此肺虚也，恐乘虚而成肺痿。遂与小柴胡去人参、大枣、生姜，加干姜、五味子汤。一日咳减，二日而病悉愈。以上皆用张仲景方。

妇人中风七八日，续得寒热，发作有时，经水适断者，此为热入血室，其血必结，故如疟状，发作有时。小柴胡汤主之。

热入血室续法

〔云〕妇人伤寒中风，治法与男子无异，惟热入血室、妊娠伤寒则不同也。宜以四物安养胎血，佐以汗下之药治之。

妇人伤寒中风，自汗头痛，项背强，发热恶寒，脉浮而缓。恐热入血室，故倍加芍药，桂枝加芍药汤。【批】预防热入血室。

桂枝一两半　赤芍药三两半　生姜一两半　大枣六枚

上锉细，每服五钱，水煎。

妇人伤寒，脉浮而紧，头痛身热，恶寒无汗，发汗后恐热入血室，宜麻黄加生地黄汤。

麻黄二两半　桂枝一两半　甘草半两　生地黄一两　杏仁二十五个，去皮尖

上㕮咀，每服五钱，水煎。

〔《活》〕妇人伤寒，经脉方来初断，寒热如疟，狂言见鬼，宜用干姜柴胡汤。【批】寒多者柴胡干姜。

柴胡四两　栝楼根　桂枝一两半　牡蛎一两　干姜　甘草炙。各一两

上㕮咀，每服五钱，水一盏半，煎至七分，去渣温服。初服微烦，再服汗出而愈。

〔罗〕**小柴胡加地黄汤**　治妇人室女伤寒发热，经水适来适断，昼日明了，夜则谵语，如见鬼神。亦治产后恶露方来，忽间断欲死。【批】热多者柴胡生地。

柴胡一两二钱半　人参　黄芩　甘草炙　半夏汤洗，七次　生地各七钱

上为粗末，生姜三片，枣二枚，同煎。

〔云〕妇人伤寒，身热，脉长而弦，属阳明、少阳。往来寒热，夜躁昼宁，如见鬼状，经水适断，热入血室。不实满者，小柴胡加牡丹皮主之；大实满者，桃仁承气主之。【批】不

实满者柴胡牡丹皮　实满者桃仁承气柴胡加硝黄。

小柴胡加牡丹皮汤

柴胡二两　黄芩七钱半　人参二两　半夏六钱　大枣三枚　甘草　生姜各七钱半　牡丹皮二两

上锉细，每服一两，生姜同煎。

桃仁承气汤方见畜血。

妇人伤寒，头痛脉浮，医反下之，邪气乘虚而传于里，经水闭而不行，心下结硬，口燥舌干，寒热往来，狂言如见鬼状，脉沉而数者，当下之，宜小柴胡加芒硝大黄汤主之。

柴胡二两　黄芩七钱半　半夏制，一两五钱　甘草五钱半　大黄　芒硝各七钱　大枣三枚　生姜七钱半

上锉，每服一两，生姜同煎，去渣，下芒硝，再沸，温服。若脉不沉数，即不可下。

〔《本》〕辛亥中，寓居毗陵，学官王仲礼，其妹病伤寒，发寒热，遇夜则如鬼物所凭，六七日忽昏塞，涎乡如引锯，牙关紧急，瞑目不知人，病势极危，召予视之。予曰：得病之初，曾值月经来否？其家曰：月经方来，病作而经遂止。一二日发寒热，昼虽静，夜则有鬼祟。从昨日涎生，不省人事。予曰：此热入血室之证也。仲景云：妇人中风，发热恶寒，经水适来，昼则明了，夜则谵语，如见鬼状，发作有时，此名热入血室。医者不晓，以刚剂与之，遂致胸膈不利，涎潮上脘，喘急息高，昏冒不知人事。当先化其痰，后除其热，予急以。一呷散投之。两时顷，涎下得睡，省人事。次授以小柴胡加地黄汤，三服而热除，不汗而自解矣。【批】喘急者先化痰后除热。

〔云〕妇人伤寒表虚，自汗身凉，四肢拘急，脉沉而迟，太阳标病，少阳本病，经水适断，桂枝加附红花汤。【批】自汗身凉经断者桂附红花。

桂枝二两半　芍药　生姜各一两半　甘草一两，炙　附子炮　红花各五钱

上锉细，各每服一两，水三盏，煎服。

妇人伤寒，太阳标病，汗解表除，邪热内攻，热入血室，经水过多，无满实者，甘草芍药汤。【批】表除汗解经多者甘芍地芎。

甘草　芍药　生地　川芎各一两

上㕮咀，每服一两，水三盏，煎至一盏半，去渣，入发灰五钱，调匀，温服。不止者，刺隐白。

续增妊娠伤寒

〔洁〕**黄芪解肌汤**　治妇人妊娠，伤风自汗。【批】大法以参芪四物为君汗下之药佐之。

人参　黄芪　当归　川芎　甘草炙，五钱　芍药六钱　加苍术　生地亦可。

上为粗末，每服五钱，水煎，温服无时。

〔海〕若妊娠伤寒中风，表虚自汗，头痛项强，身热恶寒，脉浮而弱，太阳经病。宜表虚六合汤。

四物汤四两　桂枝　地骨皮各七钱

若妊娠伤寒，头痛、身热、无汗，脉紧，太阳经病。宜表实六合汤。

四物汤四两　麻黄　细辛各半两

若妊娠伤寒，中风湿之气，肢节烦疼，脉浮而热，头痛者，太阳标病也。宜风湿六合汤。

四物汤四两　防风　苍术制，各七钱

若妊娠伤寒，下后过经不愈，湿毒发斑如锦纹，宜升麻六合汤。

四物汤四两　升麻　连翘各七钱

若妊娠伤寒，胸胁满痛而脉弦，少阳症也。宜柴胡六合汤。

四物汤四两　柴胡　黄芩各七钱

若妊娠伤寒，大便硬，小便赤，气满而脉沉数，阳明太阳本病也。急下之。宜大黄六合汤。

四物汤四两　大黄五钱　桃仁去皮尖，十个，麸炒

若妊娠伤寒，汗下后咳嗽不止者，宜人参

六合汤。

四物汤四两　人参五钱　五味子五钱

若妊娠伤寒后，虚痞胀满者，阳明本虚也。宜厚朴六合汤。

四物汤四两　厚朴　枳实麸炒。各五钱

若妊娠伤寒，汗下后不得眠者，宜栀子六合汤。

四物汤四两　栀子　黄芩各五钱

若妊娠伤寒，大渴，蒸蒸而烦，脉长而大者，宜石膏六合汤。

四物汤四两　石膏　知母各五钱

若妊娠伤寒，小便不利，太阳本病。宜茯苓六合汤。

四物汤四两　茯苓　泽泻各五钱

若妊娠伤寒，太阳本病，小便赤如血状者，宜琥珀六合汤。

四物汤四两　琥珀　茯苓各五钱

若妊娠伤寒，汗下后血漏不止，胎气损者，宜胶艾六合汤。

四物汤四两　阿胶　艾各五钱。一方加甘草，同上。一方加甘草、干姜、黄芪

若妊娠伤寒，四肢拘急，身凉微汗，腹中痛，脉沉而迟，少阴病也。宜附子六合汤。

四物汤四两　附子炮，去皮脐　桂各五钱

若妊娠伤寒畜血证，不宜坠胎药下之，宜四物大黄汤下之。

四物汤四两　生地　大黄酒浸。各五钱

妇人妊娠或畜血，抵当桃仁勿妄施，要教子母俱无损，大黄四物对服之。

〔丹〕施孺人伤风未解，两足下胫冷，嗽多不吐痰，头眩。盖其性急，又当临月。【批】安胎方。

黄芩半钱　陈皮　白术各一钱　苏梗三分　木通　枳壳炒。各五分　麻黄三分　甘草炙，二分　桔梗　苍术各半钱　水煎服，无时。

〔云〕妇人有孕伤寒，脉浮头重，腹中切痛，宜桂枝芍药当归汤。

桂枝　芍药　当归各一两

上锉细末，服一两，水煎。

妇人妊娠伤寒，自利腹中痛，食饮不下，脉沉者，太阴病也。宜芍药汤。

芍药　白术　甘草　茯苓各一两

上如前修服。

〔《活》〕治妊娠伤寒，安胎。宜阿胶散。

人参　白茯苓　阿胶炒　桑寄生　白术各等份

上捣罗为细末，糯米饮调下二钱，日二服。

治妊娠伤寒，安胎。宜白术散。

白术　黄芩各等份。新瓦上炒香

上为末，每服三钱，水一盅，生姜三片，大枣一枚，劈破，同煎至七分，去渣温服。但觉头疼发热，便可服，二三服即瘥。惟四肢厥冷，阴症见者，未可服。

治妊娠伤寒，憎寒发热，当发其汗，宜葱白汤。

葱白十茎　生姜二两，切

上锉，水二盏，煎至一盏，连服取汗。

〔海〕**葱白二物汤**　用葱白二把，以水一升，煮熟取汁，令食尽。亦主安胎。若胎死，须臾即出。

治妇人伤寒妊娠服药例

若发热恶寒，不离桂枝、芍药。若往来寒热，不离柴胡、前胡。若大渴者，不离知母、石膏、五味子、麦门冬。若大便泄者，不离桂、附、干姜、白术。若大便燥结者，不离大黄、黄芩。若月经适来适断者，不离小柴胡。若胎不安者，不离人参、阿胶、白术、黄芩。若发汗者，不离葱、豉、生姜、麻黄、旋覆。若头痛者，不离石膏、山栀、前胡。若伤暑头痛者，不离柴胡、甘草、石膏。若满闷者，不离枳实、陈皮。若胎气不安者，不离黄芩、麦门冬、人参。若斑发黑者，不离黄芩、栀子、升麻。

〔《大》〕治妊娠时气，身大热，令子不落，护胎方。【批】杂方。

伏龙肝，研令极细末，调涂脐下三寸，干即易，瘥即止。

又方　井中泥，涂干即易之。二方出《本事》，有效。

又方　浮萍　朴硝　蛤粉　蓝根　大黄微炒

上为末，水调敷脐上，安胎解热，极妙。

治妊娠霍乱二方附少阴吐利门。

治妊娠发斑，变为黑色，宜栀子大青汤。

黄芩　升麻　栀子仁各二两　大青　杏仁各半两

上㕮咀，每服五钱，水一盏半，细切葱白三寸，煎至一盏，去渣温服。

产后伤寒

产后中风，数十日不解。头微痛，恶寒，时时有热，心下闷，干呕，汗出虽多，阳旦证耳。可与阳旦汤。即桂枝汤方。见太阳病。【批】表。

产后中风，发热面赤，喘而头痛，竹叶汤主之。

竹叶一把　葛根三两　防风　桔梗　桂枝　人参　甘草各一两　附子一枚。炮

上㕮咀，每服五钱，枣一枚，姜五片，水一盏半，煎一盏，去渣服。温覆使汗出。若头项强，用大附子半钱，煎药，扬去沫。呕者，加半夏一钱

产后伤寒续法

〔丹〕产后发热恶寒，皆属血气虚。左手脉不足，补血；右手脉不足，补气。恶寒发热，又腹痛，当去恶血。恶寒发热，乳汁不通及膨者，无子当消。用麦芽二两，炒，研细，清汤作四服调下；有子当下，用木通、通草、猪蹄汁，调煎服。【批】产后伤寒宜补虚。

产后才见身热，不可发表，并一切苦寒药。必用干姜治之，大发其热。轻则用茯苓淡渗其热。【批】忌发表忌苦寒。

〔《大》〕凡产后发热，头痛身疼，不可便作感冒治之。此等多是血虚，或败血作梗，宜以平和之剂与服，必效。如玉露散，或四物加北柴胡等份，煎服。若便以小柴胡汤及竹叶石膏之类，竟不救者多矣。【批】腹痛者去活血。

玉露散　治产后乳脉不行，身体壮热疼痛，头目昏痛，大便涩滞，悉治之。凉膈压热下乳。【批】乳不通者宜压热下乳。

人参　茯苓　甘草各半两　苦梗炒　川芎　白芷各一两　当归一分　芍药三分

上㕮咀，每服五钱，水一盏，煎至七分，温服。如烦热甚，大便秘者，加大黄二钱半。

续增小儿伤寒

〔洁〕伤寒表里攻发　有表证恶风恶寒者，当发表。海藏云。恶风者，白术散，恶寒者。神术汤。如气盛能食，不大便，无表证者，可攻里。春主生，属木。身温，当发汗。海藏云：神术汤。夏主长，属火。身热而烦躁，合大发散。海藏云：神术加黄芪汤。长夏主化，属土，及居四季同，当调其饮食。海藏云：四君子汤。秋主收，属金。身凉内温，合微下。海藏云：通膈丸、淦花丸。冬主藏，属水。身热而恶寒，是热在外而寒在内，身寒而恶热，是热在内而寒在外。海云：热在内者调胃承气汤，寒在内者调中汤丸。【批】大法。

〔洁〕凡伤寒，宜依四时，阴阳升降，逆顺刚柔而施治法。气升浮则顺发之，气收藏则下之。有汗，发热恶风，脉浮缓者，风伤卫，桂枝汤。无汗，发热恶寒，不当风而自憎寒，脉浮紧者，寒伤荣，麻黄汤。有汗发热恶风，脉浮紧，无汗发热恶寒，脉浮缓，谓之荣卫俱伤，青龙桂枝麻黄各半汤。无汗发热不恶风寒，脉沉洪者，可下之。更详认其厥与不厥，量寒热浅深而治之。有汗，四肢厥，脉沉微者，名阴厥，四逆汤。无汗，四肢厥，脉沉微者，名阳厥，大承气汤加腻粉。如四肢不厥，身热，内

外皆阳，不动三焦，宜凉药三五服下之。黄芩甘草汤、黄芩白术汤、黄芩苍术汤、黄芩栀子汤、连翘饮子、小柴胡汤、八正散、凉膈散、白虎汤、五黄散。此上中下三焦药，宜选用之。中暑脉虚，皆恶寒自汗而渴者，白虎汤。身凉脉紧，热在内者，急下之，口燥咽干，不大便是也。无汗，身大热者，可发汗，升麻汤、大青膏、天麻膏。有汗，身大热者，桂枝汤、惺惺散、解肌汤、小柴胡汤、白术防风汤可选用之。发汗者，量四时暄暑燥湿风寒，各宜春凉夏寒秋温冬热而发之。

〔钱〕伤风贪睡，口中气热，呵欠烦闷，当发散，与大青膏。表证也。洁古补遗云：小儿外感于风寒，拘急呵欠，烦闷，皮毛涩，口中气热者，当发散。秋冬用温热药，春夏用凉寒药。【批】表澄。

大青膏

天麻一钱　白附子生一钱半　蝎尾去毒，生，半钱　朱砂研，一字匕　青黛一钱，研　天竺黄一字匕研　麝香一字匕　乌梢蛇肉酒浸，焙干取末，半两

上同研细，生蜜和成膏，每服半皂子，或一皂子大。月中儿，粳米大，同牛黄膏、薄荷水化一处服之。五岁以上，同甘露散服。

雄黄膏　治伤风温壮热引饮。

雄黄小枣大，研，萝卜根水并醋一大盏煮尽　甘草末　川甜硝各三钱　寒水石研细。五钱匕　脑子一字匕　朱砂五分

上研匀，炼蜜成膏，薄荷汤化下半皂子大。

上大青膏，发散贪睡，口气热，呵欠烦闷，表症者，盖为三岁以下小儿，未能言者设也。

〔《活》〕寻常风壅发热，鼻涕痰嗽烦渴，惺惶散主之，方见疟。

〔海〕伤寒、时气、风热，痰壅咳嗽，及气不和者，四君子加细辛、瓜蒌、桔梗各一分，生姜、薄荷煎。或加防风、川芎各一分。内有寒，及遇天寒欲发散者，则去瓜蒌，加桔梗。多虚汗，夜啼者，加麦门冬。伤风身热头痛气促者，四君子加川芎、防风等份，细辛、羌活减半，同煎。

〔《活》〕咽喉不利，痰实咳嗽，鼠粘子汤。

〔《云》〕**人参羌活散**　治小儿寒邪，及瘟气时疫，疮疹，头痛体疼，壮热，多眠不语，潮热烦渴，痰实咳嗽。

羌活　独活　柴胡　人参　川芎　枳壳炒　甘草炙。各二两　前胡　桔梗　天麻酒浸，炙　地骨皮各半两　白茯苓去皮，二两

上为散，每服二钱，水一盏，入薄荷少许，同煎，去渣温服，不拘时候。

七宝散　治时气，头昏体热，小儿同乳母服，大人亦可。

紫苏叶　香附炒。各三两　陈皮　甘草炙　桔梗　白芷　川芎各一两

上㕮咀，姜、枣煎服。

〔海〕**麻黄黄芩汤**　治小儿伤寒无汗，头痛，身热恶寒。

麻黄　赤芍　黄芩半两　甘草　桂枝各二钱半

上为粗末，水煎服。

升麻黄芩汤　治伤风有汗，头疼，发热恶风。

升麻　葛根　黄芩　芍药各五钱半　甘草一钱半

上㕮咀，每服二钱，水煎温服。

上惺惺散等药，发散头痛、发热、恶风寒表证者，盖为三岁以上小儿能言者设也。能言，故头疼、恶风寒可问而知也。前五方通治有汗无汗、恶风恶寒，第五方治无汗恶寒，第六方治有汗恶风。

〔钱〕与大青膏不解散，有下证当下，大黄丸主之。大热饮水不止而善食者，可微下，余不可下也。此症也。《洁古补遗》云：大热、饮水、能食、不大便。用大黄丸作散子与服之。如清便自调，慎不可妄下，恐外热逐于内而变结胸，危证多矣。【批】里证。

大黄丸　治风热里实，口中气热，大小便

秘赤，饮水不止，有下证者，宜服之。【批】大小便秘食饮水为里证。

川芎半两　黑牵牛半两，半生半熟炒　大黄一两，酒蒸　甘草二钱半，炙

上为细末，稀糊和丸麻子大。二岁每服十丸，温蜜水下，乳后服。以溏利为度，未利，加丸数。

〔《活》〕头额痛，身体发热，大便黄赤，腹中有热，四顺散、连翘饮、三黄丸主之。四顺饮、连翘饮、三黄丸，并见疸门。身体潮热，头目昏痛，心神烦躁，小便赤，大便秘，此热剧也，洗心散、调胃承气汤主之。洗心散，见疸门。

头额身体温热，大便白而酸臭者，胃中有食积，双圣丸主之。方见食癖门。【批】大便白而酸臭为食积。

〔洁〕如身表无大热，而小便不利，是有湿热结膀胱，仍用胜湿药白术、茯苓之类利小便，则其热自退。【批】小便不利宜利小便。

〔云〕小儿伤寒，烦热，小便赤涩，大便褐色，面赤热者，导赤散。

〔钱〕伤风兼脏：兼心，则惊悸；兼肺，则闷乱喘息，哽气，长出气，嗽；兼肾，则畏明。各随补母，脏虚见故也。【批】伤风兼脾则肢冷或利或胀或吐泻。

伤风手足冷，脾藏怯也。当先和脾，后发散。和脾，益黄散；发散，大青膏主之。此治阴厥有汗，脉沉微者，若阳厥无汗，脉沉滑者，不宜此法，宜大承气汤而加腻粉。

伤风自利，脾藏虚怯也。当补脾，后发散。补脾，益黄散；发散，大青膏主之。未瘥，调中丸主之。有下证，大黄丸下之。后服温惊丸。

伤风腹胀，脾藏虚也。当补肺，必不喘，后发散，仍补脾也。去胀，塌气丸主之；发散，大青膏主之。

伤风吐泻。治见吐泻门，治吐泻，用益黄散、白术散；发散，用大青膏。

〔汤〕治夹惊伤寒，热极生风，薄荷散。【批】兼心则惊搐。

薄荷叶半两　羌活　全蝎　麻黄去节　甘草半分　天竺黄　僵蚕　白附子炮。各一分

上为细末，每服一钱，水小半盏，煎至三分，加竹沥少许妙。

〔云〕小儿表伤寒，则皮肤闭而为热。盛即生风，欲为惊搐。血气未实，不能胜邪，故发搐也。大小便依度，口中气热，当发之。宜大青膏。

肺盛，复有风冷，则胸满短气，气急，喘嗽，上气。当先散肺，后发散风冷。散肺，泻白散；散风，大青膏主之。若止伤寒，则不胸满。【批】兼肺则喘嗽。

肾虚则畏明，宜补肾地黄丸。有表者，间用大青膏发散之。【批】兼肾则畏明。

伤风，下后虚热，以药下之太过，胃中虚热，饮水无力，当生胃中津液，多服白术散。小儿结热于内，口干而渴，身黄体重者，宜白术散。【批】渴分虚实。

〔汤〕伤寒发渴，宜白虎汤。

〔洁〕大热饮水，能食不大便，用大黄丸作散服之。

上三方，白术散治虚渴，为下后而食少胃虚者设也；白虎汤、大黄丸治实渴，为未经下而能食不大便者设也。

〔洁〕伤寒咳嗽吐清水，哽气长出气，是肺之不足也。合用阿胶散。面白如枯骨者，死不治。身热咳嗽吐痰者，当用褊银丸。方见咳嗽门。【批】嗽分虚实。

上二方治咳嗽，阿胶散治虚嗽，为哽气长出气者设也；褊银丸治实嗽，为痰盛喘满者设也。若有表证恶风寒而嗽者，当用惺惺散、加减四君子汤、鼠粘子汤之类是也。

阴厥、阳厥。是大法条。【批】厥分阴阳。

〔洁〕身大热，吐逆不止者，茯苓半夏汤。即小半夏加茯苓汤，方见呕门。【批】吐分表里。

〔汤〕伤寒呕者，枳壳半夏汤。

枳壳　半夏各半两

上水一碗，姜十片，煎至小半碗。十岁以下作五服。

藿香正气散 治伤寒发呕。

藿香叶 厚朴制 半夏制 甘草炙 陈皮 苍术米泔浸淘，各等份

上㕮咀，每服二钱，水半盏，姜三片，枣一枚，煎至二分，去渣温服。

〔洁〕大吐者，当下之，白饼子、珍珠丸、消积丸。三方俱见癖门 潮热，有时胸满短气，呕吐者，桃枝丸。方见小儿积热门。

上七方，治伤寒呕吐。前二方治痰饮而吐，中一方治有表而吐，后四方治有里而吐。其桃枝丸治里热而吐，余二方治表寒而吐也。

〔汤〕伤寒自汗，当补虚和阴阳，小建中汤减桂，加黄芪、人参、地黄。【批】自汗为虚。

黄芪一两 白芍三两 甘草 人参 熟地各半两

上㕮咀，每二钱，水半盏，煎至三分，去渣服。

小儿伤寒形症：头痛，体痛，鼻塞或流涕，喉内喘息，两手脉洪数，颊赤眼涩，身上寒毛起，口鼻出水，眼赤黄，口干涩，咳嗽，山根青色，喷嚏。【批】诊。

〔《活》〕头目疼痛，而畏人恶寒者，此伤寒证也。

〔云〕设令小儿卒暴身壮热恶寒，四肢冷，或耳尻冷，鼻气热，为斑疹也，与伤寒表证相似。此胎气始发，自内之外，若与伤寒表证同治者误也，当作斑疹治之。

温　病 温病者，春月之温，病而不热也

〔田〕春日温病，未满三日，先用惺惺散二眼。后四五日不解，烦渴呕，用白术散。如自汗口燥，用制白虎汤。至六七日，大便燥结，用四顺饮子下，心腹大实大满，牛黄通膈丸下。初觉之时，疑是疮疹，只用葛根升麻汤解肌。【批】温。

伤寒拾遗

治中风自汗，用桂枝汤；治伤寒无汗，用麻黄汤。此仲景表散之法，百世不易者也。若元气暴亏者，以参、芪与桂枝、麻黄等药表散，此丹溪补仲景之法，亦百世不易者也。至于韩祗和戒桂枝而以中风伤寒通作一法治之者，此当时之权变，非百世之常行也。王海藏云：仲景用桂枝，当汉之末也，韩祗和戒桂枝，当宋之隆也，时世之异，不可不知。今编祗和之法于篇末，以广后学之见云。【批】祗和改用仲景法因时世。

韩氏和解因时法

伤寒病有可汗者，论中但统言其可汗症及可汗脉。或云脉浮而数，或云脉浮紧，或云脉浮无汗而喘，或云脉浮为在表，今略举数条，后人但恁其脉之大概，并不分脉浮有阴阳虚盛之理，又不知有可汗不可汗之症，误投发表药，则多变成阳毒之患矣。今举病人有汗恶风、无汗恶寒分二等，及据立春已后，立秋以前，气候轻重，各立方治之。庶学者易为开悟耳。【批】寸咏定发表随气候立方。

病人二三月以前，两手脉浮数或缓或紧，按之差软，寸关尺若力齐等，其力不甚大、不甚小者，亦未可便投解表药，此是见里证未见表脉也。宜候寸脉力小如关尺，即可投解表药。大抵治伤寒病，见证不见咏，未可投药；见脉未见证，虽少投药亦无害也。凡治杂病，以症为先，脉为后；治伤寒病，以脉为先，证为后。【批】寸关力齐等未可发表。

病人两手脉浮数而紧，名曰伤寒。若关前寸脉力小，关后尺脉力大，虽不恶风，不自汗出，此乃阴气已盛，先见于脉也。若不投药和之，后必恶风及自汗出。若立春已后，至清明以前，宜调脉汤主之。清明以后至芒种以前，

宜葛根柴胡汤主之。芒种已后，至立秋以前，宜人参桔梗汤主之。【批】见伤寒咏未见伤寒症宜和。

调脉汤

葛根一两　防风　前胡去苗，三分　甘草炙，半两

上为粗末，每服二钱，水一盏，生姜一块如小指大，劈破，煎至七分，去渣温服。如寸脉依前力小，加枣三个同煎。

葛根柴胡汤

葛根一两半　柴胡去芦，一两　芍药　桔梗　甘草炙。各三分

上㕮咀，每服二钱，水一盏，生姜二片，煎至七分，去渣热服。如寸脉依前力小，加葱白三寸，同煎服。

人参桔梗汤

人参　桔梗各三分　麻黄去节，一两　石膏三两　甘草炙，三分

上每服二钱，水一盏，荆芥五穗，煎至七分，去渣热服。如寸脉依前力小，加麻黄二分，去节，同煎服。

病人两手脉浮数而缓，名曰中风。若寸脉力小，尺脉力大，虽不恶风，不自汗，此乃阴气已盛，先见于脉，若不投药和之，后必恶风自汗出。若立春已后，清明以前，宜薄荷汤主之。清明已后，芒种以前，宜防风汤主之。芒种已后，至立秋以前，宜香芎汤主之。【批】见中风脉未见中风症亦宜和。

薄荷汤

薄荷一两　葛根半两　人参二分　甘草炙，半两　防风去芦，一两

上㕮咀，每服三钱，水一盏煎至七分，去渣热服。如三五服寸脉力尚小，加薄荷二分同煎。

防风汤

防风去芦，一两　桔梗三钱　甘草半两，炙　旋覆花半两　厚朴三分

上㕮咀，每服三钱，水二盏，姜一块，同煎热服。如三五服寸脉力尚小，加荆芥五七穗同煎。

香芎汤

川芎一分　石膏二两　升麻三两　甘草炙，半两　厚朴制，半两

上㕮咀，每服二钱，水二盏，煎七分，温服。如三五服后，寸脉力尚小，加细辛二分同煎。

前二段文，将中风、伤寒各立法者何？盖谓病人始得病三日以前，或因中风脉缓，或因伤寒脉紧，然脉虽先见而症犹未见，尚可以药解之，故立方耳。

病人两手脉浮数，或紧缓，寸脉短，反力小于关尺脉者，此名阴盛阳虚也。若自汗出，恶风，是邪气在表，阴气有余也。《素问》云：阴气有余，为多汗身寒。即可投消阴助阳表剂以治之。若立春已后，清明以前，宜六物麻黄汤主之。清明已后，芒种以前，宜七物柴胡汤主之。芒种已后，立秋以前，宜发表扬主之。【批】寸小于尺宜消阴助阳表药。

六物麻黄汤

麻黄去节，一两　葛根七钱半　人参五钱　甘草炙，五钱　苍术七钱半

上㕮咀，每服三钱，水一盏，枣二枚，煎七分，热服。如三五服后汗未止，恶风者，加荆芥三分。三五服后不恶风犹汗者，加丁香皮半两。一方又加荆芥七钱。

七物柴胡汤

柴胡二两　苍术　荆芥　麻黄各一两　甘草炙，七钱

上㕮咀，每服三钱，水一盏，姜一块，枣二枚，同煎七分，热服。如三五服后汗未止，恶风者，入葱白三寸。如三五服后汗未止者，加当归一两，同煎。

发表汤

麻黄去节，一两　苍术二两　人参　当归各半两　甘草炙，三分　丁香皮三分

上㕮咀，每服三钱，水一盏，入姜一块，

枣三枚，同煎至七分，去渣热服。如三五服汗未止犹恶风者，加桂枝三分。如汗未止，更加细辛半两，以汗止为度。

病人脉浮数，或紧，或缓，其脉上出鱼际，寸脉大于关尺者，此名阳盛阴虚也。若发冒闷、口燥咽干者，乃是邪气在表，阳气独有余也。《素问》曰：阳气有余，为身热无汗是也。可投消阳助阴药以解表。若立春已后，至清明以前，宜人参汤主之。清明已后，至芒种以前，宜前胡汤主之。芒种已后，至立秋以前，宜石膏汤主之。【批】寸大于尺宜消阳助阴表药。

人参汤

人参半两　芍药三分　石膏二两　柴胡　甘草炙，三分

上㕮咀，每服三钱，水一盏，姜一块，煎七分，热服。如三五服后热不解者，入豉三十粒，同煎服。

前胡汤方缺，宜寻祇和方补之。《伤寒便览》有前胡汤方，用石膏一两，前胡半两，竹茹、黄芩、知母、山栀、大青各三钱，姜、葱煎服，疑即是此。

石膏汤

石膏三两　芍药一两　升麻三分　黄芩三分　柴胡一两　甘草炙，三分

上㕮咀，每服三钱，水一盏半，豆一合，煎八分，热服。如三五眼后热未解者，加知母一两；又未解，加大黄一两。

病人两手脉浮数或紧或缓，三部俱有力，无汗恶风者，此是阴阳气俱有余。《素问》曰：阴阳有余，则无汗而寒是也。可用药平之。若立春已后，至清明以前，宜解肌汤主之。清明已后，至芒种以前，宜芍药汤主之。芒种已后，至立秋以前，宜知母汤主之。【批】尺寸俱有力宜平之。

解肌汤

石膏二两　麻黄去节，三分　甘草炙　升麻各半两

上㕮咀，每服三钱，水一盏，入豉半合，煎至八分，去渣热服。如三五服后犹恶风者，加麻黄半两，石膏一两。

芍药汤

甘草炙，半两　芍药一两　石膏三两　荆芥穗一两

上㕮咀，每服三钱，水一盏，生姜一块，煎至七分，去渣热服。如三五服后犹恶风者，每服加生姜一块，同煎服。

知母汤

知母　石膏　麻黄　升麻各一两　甘草炙，半两

上㕮咀，每服三钱，水一盏，入生姜一块，同煎至七分，去渣温服。如三五服后犹恶风者，加麻黄半两，升麻半两。

前三段文，将中风、伤寒一法治者，因病人始得病，后脉症俱见，若投解剂，必不能愈，故立前方同法治之。

仲景云：伤寒为病，脉缓者，名中风，脉紧者，名伤寒。今分此二端何也？始因冬，寒毒之气中人，其内伏之阳，沉潜于骨髓之内，每至春夏发时，或因外伤寒而引内邪出，或因外伤风而引内邪出，及乎内邪既出，而为病一也。古人云立此二端，恐后人疑其紧脉与缓脉治别也。若中风与伤寒脉异何故？仲景无别法治之，此乃后人不究仲景之心也。病人始得病，一二日至五六日，尚有表脉及表症，亦可依脉症投药。凡投解表及发表药，每一日可饮三服，病症甚，可至五服外，不可顿服药也。如症未解，次日依前再投。如症依前未解，可作热粥投之，粥内加葱白亦可。如有汗出，勿厚衣盖覆，恐汗出太过，作亡阳症也。【批】中风伤寒作一法治。

海藏云：韩氏《微旨·可汗》一篇，有和解因时法。言伤寒之脉，头小尾大，伤风之脉，头大尾小，李思训《保命新书》亦分尺寸，与仲景同之，非若前人总言尺寸脉俱浮而紧，尺寸脉俱浮而缓，紧则为伤寒无汗，缓则为伤风自汗。又有伤寒有汗者，伤风无汗者，脉亦互

差，与症不同，前人已尽之矣。惟韩、李所言头小尾大即为伤寒，尾小头大即为伤风，人病间有脉症未显于尺寸者，故韩、李述为和解因时法也。又恐后人疑其不与前圣合，遂于本方内又立加减法数条，亦不越前人之意，何其当哉！盖二公者，当宋全盛之时，故又戒麻黄、桂枝不可轻用，改用石膏、升麻、葛根、柴胡之平剂，当时则可，非百代常行之道，时世迁移之法也。可汗一篇，若随汤液、随症应见，自有定规，虽明哲不可逾也。【批】诊。

又寸口脉小，饮冷与雾露所伤，同作中焦治，今韩、李云伤寒寸小者，勿认与饮冷雾露同伤一体也。饮冷雾露所伤，寸口举按全无，是阴气在胃不和，阳气不能升越也。伤寒寸口小者，只于关部下至膀胱本部见之，寸口虽小，只是举之微小，沉得之有也，非若饮冷举按全无也。若果寸口举按全无，即不可解表，只宜温中，不可不知。

韩氏温中法

夫伤寒之说，始自黄帝以开其端，至于仲景方陈其条目，自后肤浅之学，莫知其数。立言者只云病在表可发汗，病在里可下，或云不可汗、不可下，未尝有温中之说。仲景《伤寒例》云：尺寸俱沉细，太阴受病也；尺寸俱沉，少阴受病也；尺寸俱微缓，厥阴受病也。又辨太阴症云：太阴病脉浮，可发汗，宜桂枝汤。又手足温，自利不渴者，宜四逆汤。又腹满时痛，桂枝加芍药汤。辨少阴证云：少阴病始得之，发热脉沉者，麻黄附子细辛汤。又少阴病二三日，麻黄附子甘草汤。又少阴病，手足寒，身体痛，骨节疼，脉沉者，附子汤。又厥阴病，吐利，手足逆冷，烦躁欲死者，吴茱萸汤。又少阴病，脉沉，急温之，宜四逆汤。今举仲景论中数条，最是三阴病之良法，于今世用之，尚有未尽证者。愚常校之，自至和初岁迄于今三十余年，不以岁之太过、不及为则，每至夏至以前，有病伤寒人十中七八，两手脉俱沉细数，多是胸膈满闷，或呕逆，或气塞，或肠鸣，或腹痛，与仲景三阴病说理同而证不同，因兹不敢妄投仲景三阴药方。才见脉沉及胸膈满，便投下药下之，往往不救。常斟酌仲景理中丸与服之，其病势轻者，胸中便快；其病势重者，半日许满闷依然。或有病人脉沉细迟，投仲景四逆汤温之，多药力大热，后必发烦躁，因校量此形证，今别立方以治之，药多对证，不可不传焉；【批】阴症。

病人但两手脉沉细数，或有力，或无力，或关脉短及力小，胸膈塞满，气短不能相接者，便可随脉证投温中药以治之。病人两手脉沉迟，或紧，皆是胃中寒也。若寸脉短及力小于关尺者，此阴盛阳虚也。或胸膈满闷，腹中胀满，身体拘急，手足逆冷，急宜温之。若立春已后至清明以前，宜温中汤主之。清明已后至芒种以前，宜陈皮汤主之。芒种已后至立秋以前，宜七物理中丸主之。

温中汤

丁皮一两　干姜炮　白术　陈皮　丁香各二钱　厚朴一两，制

上为细末，每服二钱，水一盏，葱白三寸，荆芥五穗，煎至七分，去渣热服。如未快，手足尚逆，呕吐者，加丁香、干姜各二钱。

陈皮汤

陈皮一两　藿香三钱　白术　葛根各二钱　厚朴一两，制

上为末，每服二钱，水一盏，姜一块，同煎至七分，去渣热服。如三服未快，手足尚逆，呕吐不定者，加半夏、丁香、桂枝各半两，每服加葱白三寸，煎服。

七物理中丸

白术五钱　干姜二钱半　人参七钱半　桔梗七钱　干葛七钱半　藿香叶五钱　甘草二钱，炙

上为细末，炼蜜为丸如弹子大。每服一丸，水一盏，煎八分，和渣热服。如三服未快，手

足尚逆，呕者加半夏、生姜各半两。

病人两手脉沉细无力，虽三部脉力停等，亦是阴气盛也，更不须候寸脉短治之。或胸胁满闷，身体拘急疼痛，手足逆冷，速宜温中药和之。若立春已后至清明以前，宜厚朴丸主之。清明已后至芒种以前，宜白术汤主之。芒种已后至立秋以前，宜橘皮汤主之。

厚朴丸

当归半两　丁皮半两　厚朴一两，制　细辛二钱半　人参七钱半　甘草半两，炙　干姜半两，炮

上为末，炼蜜为丸弹子大，每服一丸，煎至六分，和渣热服。三服后脉尚细，及寸脉尚细无力者，每服加葱白三寸，同煎服。

白术汤

白术　半夏　当归　厚朴制　干姜炮。各半两　丁香七钱

上为末，每服三钱，水一盏，姜一大片，煎至七分，去渣热服。三五服后，脉未有力，寸脉尚小者，加细辛半两，每服加葱白三寸，同煎服。

橘皮汤

橘皮半两　藿香　葛根各三钱　半夏　厚朴制。各半两

上为末，每服三钱，水一盏，生姜如枣大，同煎至七分，去渣热服。三五服后，脉尚小，手足逆冷者，加细辛半两。

病人胸膈满闷，时时呕逆，肢节痛，两胁下痛，腹中鸣，此是停饮。宜二苓汤。

赤茯苓　木猪苓　白术各半两　滑石一两　通草　白豆蔻各二钱半　丁香皮七钱半　陈皮半两　桂枝五钱

上为末，每服三钱，水一盏，煎至七分，去渣热服。小便未快，加瞿麦七钱半。呕未止，加半夏半两。淅淅恶寒甚，每服加葱白三寸。

灰包熨法

病人服前药，胸膈满闷者，此上焦有阳也。或药力太过，上焦有热。腹满虚鸣，时时疼痛，此是被阳药消，逐得上焦阴气并入下焦也，虽是下焦积寒冷，奈上焦阳盛，更难用温下焦药也，当用灰包熨之。其法用稻草灰或桑柴灰二三升许，入好醋拌和，干湿得所，铫内炒，令灰热，以帛包里，置脐下熨之。频先炒灰包，常更换，令常热，以腹不满痛为度。初熨时病人不受者，勿听，但令亟熨之不住可也。如灰包熨后，得下利三两行，或小便二三升，或微似有汗，此是阴气外出或下泄也，勿疑之。病轻者，乃得愈；后出余气而解。病人三部脉沉，寸脉小于关尺，此为阴盛，当温中药以消阴气，宜厚朴丸。

厚朴丸

人参　白术　厚朴　陈皮　藿香　当归　细辛

神术汤，亦同治。阴躁而渴，不可误用凉药。若热药冷服，内有伏阳则可。若脉已虚，按之全无力，或病人素无食养者，只可温服。

卷之三十四　妇人部

妇人治法通论

〔《保》〕妇人童幼，天癸未行之间，皆属少阴；天癸既行，皆属厥阴；天癸既绝，乃属太阴经也。治胎产之病，从厥阴者，是祖气生化之原也。厥阴与少阳相表里，故治法无犯胃气，及上二焦，为三禁，不可汗，不可下，不可利小便。若发汗者，同伤寒下早之症；利大便，则脉数而已动于脾；利小便，则内亡津液，胃中枯燥。制药之法，能不犯此三禁，则荣卫自和而寒热止矣。外则和于荣卫，内则调于清便，先将此法为初治。次后详而论之，见症消息。同坏症伤寒，为之缓治。或小便不利、大便秘结，或积热于肠胃之间，或已成瘘，或散血气而为浮肿，盖产理多门，故曰同伤寒坏症。如发渴而用白虎，气弱而用黄芪，血刺痛而用当归，腹痛而加芍药。以上例症，不犯三禁，谓产后之久病也。若产后暴病，又不可拘也。如产后热入血室者，用桃仁承气、抵当汤等药；胃坚燥者，大承气，不可以泄药言之。产后世人多用乌金四物汤，是不分四时之寒热，不分血气之虚实，盲然一概用药，如此而愈加增剧，是误也。大抵产病天行则增损柴胡，杂症则加减四物。又春夏从柴胡，秋冬从四物。药性寒热，病症虚实，不可不察也。四物汤常宜服饵，今立四时增损法于后。【批】大法。

四物汤加减治妇人杂病。四物汤见治虚实法。【批】四物加减治杂病例。

春倍川芎。一曰春，二曰脉弦，三曰头痛。夏倍芍药。一曰夏，二曰脉洪，三曰泄。秋倍地黄。一曰秋，二曰脉涩，三曰血虚。冬倍当归。一曰冬，二曰脉沉，三曰寒而不食。若脐下虚冷腹痛，及腰脊间闷痛，宜玄胡六合：四物汤四两，玄胡、苦楝各一两。炒焦。若小腹痛，亦用玄胡六合。若气滞经脉，故月事频并，脐下多痛，宜芍药六合：四物汤四两，芍药一两。若腹中刺痛，恶物不下，加当归、芍药。若妇人血虚，心痛腹疠痛不可忍者，去地黄，加干姜，名四神汤。若血崩者，加生地黄、蒲黄。若血藏虚冷崩中，去血过多，加胶艾。若赤白带下，宜香桂六合汤：四物汤四两，桂枝、香附各五钱。若以四物汤为末，炼蜜丸如桐子大，空心米饮下三四十丸，治高年妇人白带，良验。若以四物汤四两，加甘草半两，蜜丸，每两分作八丸，酒醋共半盏，用温汤化下，名当归煎。去败血，生好血。若妇人血积者，四物汤加广莪、京三陵、桂心、干漆各一两。若妇人筋骨肢节痛，及头痛，脉弦，憎寒如疟，宜治风六合：四物汤四两，羌活、防风各一两。若妇人或因伤酒，或因产亡血，或虚劳五心烦热者，宜四物二连汤：四物汤四两，生地黄、生黄连、胡黄连各一两。若妇人骨蒸，加地骨皮、牡丹皮。若妇人伤寒，汗下后饮食减少，虚者宜八物汤：四物汤四两，黄芪、甘草、茯苓、白术各一两。

凡妇人百病，只四物汤加吴茱萸煎。若阳藏少使茱萸，阴藏多使茱萸，无不效者。

上加减杂病例。

若保胎气，令人有子，四物与缩砂四君子汤各半，名八珍汤。若妊娠胎动不安，下血不止者，加艾十叶、阿胶五钱、葱白、黄芪。四物汤加减，治妊娠伤寒，名六合汤，方一十五道。方见伤寒部。四物汤加减调经方七道。见调经部。【批】四物加减治胎前例。

上加减治胎前病例。

若产后一月内，恶物积滞，败血作病，或胀或痛，胸膈胀闷，或发寒热，四肢疼痛，加延胡索、没药、香白芷，与四物等份，为细末，淡醋汤或童便调下。若血风于产后乘虚发作，或产后伤风，头痛发热，百节疼痛，加荆芥穗、天麻、香附、石膏、藿香各二钱半，四物料共一两中加之，水煎服。【批】四物加减治产后例。

若产后虚劳，日久而脉浮疾，宜柴胡四物汤。

川芎　熟地　当归　芍药　加柴胡　人参　黄芩　甘草　半夏曲各三钱

上㕮咀，水煎服。

若产妇诸症，各随六经，以四物与仲景药各半服之，其效如神。

〔海〕**芎归汤**　治一切去血过多，眩晕闷绝，伤胎去血，产后崩中去血，拔牙去血，金疮去血不止者，举头欲倒，悉能治之。【批】去血用芎归。

当归　川芎各等份

上每服五钱，水煎服，不拘时。若产后眩晕，加芍药。产后腹痛不可忍，加官桂、童便，酒浸。妊娠子死，或不死胎动，酒水合煎即下，未死者即安。若虚损腹痛少气，头眩自汗，每服加羊肉一两，生姜十片，水煎。若临月服之，则缩胎易生。若室女妇人心腹疗痛，经水不调，水煎服。若妊娠胎气不安，产后诸疾，酒煎服。若难生倒横，子死腹中，先用黑豆一大合，炒热，与小便合煎服。若难产，用百草霜、香白芷等份，童便、好醋各一，沸汤浸服。甚者再服，即分娩矣。若伤脏毒，每服加槐花末五分，三日取下血块即愈。若吐血，亦服此。若血气上喘下肿，空心，煎艾汤调下。若产后恶血注心，迷闷，喘急腹痛，依前用黑豆加生姜自然汁，煎服。若产后头痛，加荆芥。若崩中漏下，失血不止，加炒香附，每两入甘草一钱，沸汤点服。若有白带者，加芍药半两，干姜等份，米饮调下。

〔《保》〕诸六合治妇人常病，及产后常用之药。治妇人虚劳，《局方》中谓首尾六合，如大圣散，熟地黄丸，是治无热虚劳也。中道药牡丹煎丸空心食前，人参荆芥散临卧食后，是治有热虚劳也。大圣散、熟地黄丸、人参荆芥散、牡丹煎丸并见《局方》，然亦当参考药味用之。【批】虚劳用六合。

〔丹〕妇人以血为主，血属阴，易于亏欠。若非善调摄者，不能保全也。神仙聚宝丹治血海虚寒，虚热盗汗，理宜补养，琥珀之燥，麝香之散，可以用乎？面色痿黄，肢体浮肿，理宜导湿，乳香、没药，固可治血，可以用乎？胎前、产后虚实不同，逐败养新，攻补难并，积块坚症，赤白漏崩，宜于彼者，必防于此，而欲一方通治可乎？世人以其品贵名雅，又喜其常服，可以安神去邪，令人有子，殊不知久服者无不有祸，自非脏腑能言，医者终不知觉，及至变生他病，何曾归咎此丹？予侄女形色俱实，迟于得子，久服此丹，痈发于背，症候甚危，脉散大而涩，急以四物汤加减百余帖而安。【批】忌常服聚宝丹。

调　经

〔丹〕经水或紫或黑论　经水者，阴血也。阴必从阳，故其色红，禀火色也。血为气之配，气热则热，气寒则寒，气升则升，气降则降，气凝则凝，气滞则滞，气清则清，气浊则浊。往往见有成块者，气之凝也。将行而痛者，气之滞也。来后作痛者，气血俱虚也。色淡者，亦虚也，而有水混之也。错经妄行者，气之乱也。紫者，气之热也。黑者，热之甚也。今人但见其紫者，黑者，作痛者，成块者，率指为风冷，而行温热之剂，则祸不旋踵矣。良由《病原》论月水诸病，皆日风冷乘之，宜其相习而成俗也。或曰：黑，北方水色也，紫淡于黑，非冷而何？予曰：经日亢则害，承乃制。热甚者，必兼水化，所以热则紫，甚则黑也。况妇人性执而见鄙，嗜欲加倍，脏腑厥阳之火，无日不起，非热而何？若日风冷，必须外得，设或有之，盖千百一二者也。【批】大法　经色紫黑为热。

〔海〕**四物加黄芩黄连汤**　治经水如黑豆汁。

四物汤四两　黄芩　黄连各一两

上为末，醋糊丸，服。

〔丹〕月经黑，口渴倦怠，形短色黑，脉不匀似数。

黄柏炒　黄芩各三钱　甘草二钱　赤芍药　香附末各半两

上为末，醋糊丸，自汤下五六十丸。

永康胡八娘子二十岁，二月经事不来，忽行小腹痛，有块，血紫色。

白芍药　白术　陈皮各半两　黄芩　川芎　木通各二钱　甘草些炙

何孺人，气滞血涩，脉不涩，经不调，或前或后，紫色，日苦两大腿外臁麻木，有时痒，生疮，大便秘滞。

麻子仁　桃仁　芍药各二两　枳壳　白术　归头　葳灵仙　诃子肉　生地　陈皮各五钱　大黄煨，七钱

各为末，粥丸如桐子大。白汤下五六十丸。

〔丹〕经水色淡者，气血俱虚也。宜八物汤之类。八物者，四物、四君子也。如兼它症，随症加药。【批】经色淡为虚。

楼妇人，年四十八。因有白带，口渴，月经多，初血黑色，后来血淡，倦怠食少，脐上急。

白术一钱半　红花豆许　陈皮一钱　木通　黄芩各五分　缩砂　甘草炙。各三分　枳壳五分　白芍药一钱

上煎汤，下保和丸三十丸、抑青丸二十丸。

〔海〕**四物加黄芩白术汤**　治经水过多。【批】经多为虚热。

四物汤四两　黄芩　白术各一两

〔丹〕经水过多。

黄芩炒　芍药炒　龟板炙。各一两　黄柏三钱，炒　香附二钱半　椿树根皮七钱半

上为末，酒糊丸，空心，白汤下五六十丸。

〔丹〕一妇人，脉弦而大，不数。形肥，初夏时倦怠，月经来时多。此禀受弱，气不足摄血，故行多。

白术一钱半　黄芪生　陈皮各一钱　人参五分　甘草三钱，炙

〔海〕**四物加葵花汤**　治经水涩少。【批】经少为虚涩。

四物汤四两　葵花一两　一方又加红花、血见愁。

四物汤加熟地黄当归汤　治经水少而色和。

四物汤四两　熟地　当归各一两

〔《脉》〕师曰：有一妇人来诊，言经水少不如前者，何也？师曰：曾更下利，若汗出，小便利者，可。何以故？师曰：亡其津液，故令经水反少。设经下多于前者，当所苦困当言，恐大便难，身无复汗也。

〔海〕四物四两，加延胡索、苦楝、槟榔、木香各一两，治经事将行，脐腹绞痛。临经痛者，血涩故也。

〔丹〕**抑气丸**　临经之时腹痛。

以四物汤加延胡索、陈皮、牡丹皮、甘草。痛甚以豆淋酒，痛少以童便煮香附，入条芩为丸。经水将来而痛者，四物汤加桃仁、香附、黄连。【批】将行时痛为滞。

周壁妇人四十余，月经不调，行时腹疼，行后又有三四日淋沥皆秽水，口渴面黄，倦怠无力。

白术一两　归身尾六钱　陈皮七钱　黄连三钱　木通　黄芪生　黄芩各二钱　甘草一钱，炙

分八帖，下五灵脂丸四十粒，食前服。

仁十三孺人，月经不匀，血紫色，来作痛，倦怠恶寒，为人性急。

青皮五钱　川芎　黄芩　牡丹皮　茯苓三

钱　干姜一钱　甘草五分，炙

分二帖，水煎服。

一妇人二十岁，月经不匀，来时先呵欠，腹隐疼，血紫色，食少无力。

白术四钱　黄连　陈皮各二钱半　牡丹皮二钱　木通　黄芩　人参　茱萸一钱半　甘草五分，炙

分四帖，水二盏，煎取小盏，食前服。

〔云〕**桂枝桃仁汤**　治经候前先腹痛不可忍。

桂枝　芍药　生地各二两　桃仁四十个　甘草一两

上为粗末，每服五钱，水二盏，姜三片，枣一枚，同煎，去渣温服。

〔垣〕**柴胡丁香汤**　治妇人年三十岁，临经预先脐腰痛，甚则腹中亦痛，经缩二三日。

柴胡一钱半　羌活一钱　丁香四分　全蝎一个。洗　当归身一钱　生地一分

上都作一服，水四盏，煎至一盏，去渣，稍热，食前服。

一妇人三十岁，每因浴后，必用冷水淋通身，又尝大惊，遂患经来时必先少腹大痛，口吐涎水，然后经行。行后又吐水二日，其痛直至六七日经水止时方住，百药不效。予诊其脉，寸滑大而弦，关尺皆弦大而急，尺小于关，关小于寸，所谓前大后小也。遂用香附三两，半夏二两，茯苓、黄芩各一两半，枳实、玄胡、牡丹皮、人参、当归、白术、桃仁各一两，黄连七钱，川楝、远志、甘草各半两，桂三钱，茱萸一钱半，分十五帖，水煎。入生姜汁两蚬壳，热服。后用热汤洗浴，得微汗乃已。忌当风坐卧，手足见水，并吃生冷。服三十帖全愈。半年后，又因惊忧，前病复举，腰腹时痛，小便淋痛，心惕惕跳惊悸。予意其表已解，病独在裹。先与灸少冲、劳宫、昆仑、三阴交，止悸定痛。次用桃仁承气大下之，下后用香附三两，蓬术、当归身各一两半，三陵、延胡索、桂、大黄、青皮俱醋制，青木香、茴香、滑石、木通、桃仁各一两，乌药、甘草、缩砂、槟榔、苦楝肉各半两，木香、吴茱萸各二钱，分作二十帖，入新取牛膝湿者二钱，生姜五片，用荷叶汤煎服。服讫渐安。

〔丹〕经过后而作痛者，乃虚中有热，所以作痛。【批】经后痛为虚。

新荷姐，头痛口干，经行后身痛，腰甚痛。

生地　白术　芍药各一钱　川芎　归身尾各五分　黄柏炒　甘草炙。各三分　水、少酒，煎服。

〔《本》〕治妇人月经壅滞，每发心腹脐疞痛不可忍，及治产后恶露不快，血上抢心，迷闷不省，气绝欲死者。【批】经成块为滞。

琥珀散

京三陵　蓬莪术　赤芍药　刘寄奴　牡丹皮　熟地　官桂　菊花　真蒲黄　当归各一两

上前五味，用乌豆一升，生姜半斤，切片，米醋四升，同煮豆烂为度，焙干。入后五味，同为末。每服二钱，温酒调下，空心食前服。一方不用菊花、蒲黄，用乌药、延胡索，亦佳。予家之秘方也。若是寻常血气痛，只一服，产后血冲心，二服便下。常服尤佳。予前后救人急切不少，此药亦宜多合，以救人。

〔《大》〕**交加散**　治荣卫不和，月经湛浊，逐散恶血，腹痛经血诸疾，并皆治之。

生姜二斤　生地二斤，二味制　白芍药　当归　桂心各一两　红花炒，无恶血不用　没药另研。各半两　蒲黄隔纸炒　延胡索醋纸包，煨热，用布擦去皮。各一两

上将地黄汁炒生姜滓，姜汁炒地黄滓，各焙干，用诸药为细末，每服三钱，温酒调下。若月经不依常，苏木煎酒调下。若腰痛，糖酒调下。

〔丹〕瘀血。

香附醋煮，四两　桃仁一两　牡丹皮　大黄蒸　当归各一两　川芎　红花各半两　瓦垄子煅，醋煮一昼夜，二两

上炊饼为丸。空心，温酒下三四丸。

交加地黄丸 治妇人经不调，血块气痞，肚腹疼痛。

生地 老姜各一斤 延胡索 当归 川芎 芍药各二两 明没药 木香各一两 桃仁去皮尖 人参各两半 香附半斤

上为末，先以生姜汁浸地黄渣，以地黄汁浸生姜渣，晒干，皆以汁尽为度。共十一味，作一处晒干，研为末，醋糊为丸，空心以姜汤下。

〔《大》〕**交加散** 治妇人荣卫不通，经脉不调，腹中撮痛，气多血少，结聚为瘕，产后中风。

生地 生姜各五两，各研取汁

上交互取汁浸一夕，各炒黄，渍汁尽为度，末之。寻常腹痛，酒调下三钱，产后尤不可阙。

〔丹〕益母草，一名天麻。未结子时，采一担，以水五斗，煮半干，去渣，再熬成膏，每用半小盏，和酒并姜汁，放开服之，大治污血及血经不调。经不及期者，血热，四物汤加黄连。肥人不及日数而多痰者，血虚有热，南星、白术、苍术、黄连、香附、川芎作丸。【批】经不及期者为血热。

妇人患经血紫黑，一月两次行，不思食，口干苦，时发热。

麦门冬 当归身 白芍药 陈皮 白术各一两 人参 地黄 茯苓各半两 木通三钱生甘草一钱

上分十二帖，食前热饮下抑青与点各十五。

〔仲〕带下，经水不利，小腹满痛，经一月再见者，土瓜根散主之。亦主阴癞、肿疝。【批】挟寒。

土瓜根 芍药 桂枝 䗪虫各三分

上四味，杵为散，酒服方寸匕，日三服。

〔丹〕经水过期血少，川芎、当归、人参、白术，与痰药。过期淡色者，痰多也，二陈汤加芎、归。过期紫色有块，血热也，必作痛，四物汤加香附、黄连。【批】经过期者血少。

〔《脉》〕师曰：脉微，血气俱虚，年少者，亡血也。乳子下利为可，否者此为居经，三月一来。师曰：寸口脉微而涩，微则卫气不足，涩则血气无余。卫不足，其息短，其形燥。血不足，其形逆。荣卫俱虚，言语谬误。趺阳脉浮而涩，涩则卫气虚，虚则短气咽燥而口苦，胃气涩则失液。少阴脉微而迟，微则无精，迟则阴中寒，涩则血不来，此为居经，三月一来，问曰妇人妊娠三月，师脉之，言此妇人非躯，今月经当下，其脉何类？何以别之？师曰：寸口脉卫浮而大，荣反而弱。浮大则气强，反弱则少血，孤阳独呼，阴不能吸，二气不停，卫降荣竭，阴为积寒，阳为聚热，阳盛不润，经络不足，阴虚阳往，一作“实”。故令少血，时发洒淅，咽燥汗出，或溲稠数，多唾涎沫，此令重虚，津液漏泄，故知非躯，畜烦满血，月禀一经，三月一来，阴盛则泻，名曰居经。谓右脉浮大，左脉反弱也。【批】三月一来为居经。

〔海〕**四物加黄芩汤** 治经暴下。【批】经暴下为血热。

四物汤四两 黄芩 如腹痛，加黄连一两。夏月不去黄芩。

经水适来适断，或有往来寒热者，先服小柴胡汤以去其寒热，后以四物汤和之。【批】有寒热宜和。

〔《本》〕妇人血脉不调，往来寒热，状如劳倦。

当归 川芎 甘草 黄芪 官桂去粗皮，各一两 熟地 白术 白芍药各二两 柴胡 阿胶各半两

上为细末，每服五钱，枣子一枚，水煎，空心温服，白汤点服亦得。常服不生带下，调血脉，养子宫，终身无病。

〔垣〕**升阳举经汤** 治经水不止，右尺脉按之空虚。是气血俱脱，大寒症。轻手其脉数疾，举指弦紧或涩，皆阳脱之症，阴火亦亡。见热症于口鼻眼，或渴，此皆阴躁阳欲去也。当温

之、举之、升之、燥之。此法大升浮血气，补命门之下脱也。诸药言根，近苗处去苗便是。【批】虚实不调。

柴胡根　当归根　白术　黄芪各三钱　藁本去土　羌活根　防风根各二钱　红花　白芍药各五分　独活根钱半　桃仁去皮尖，研，十个细辛六分　川芎　熟地水中沉者　人参去芦黑附子炮，去皮脐　甘草梢炙。各一钱　肉桂去皮，夏不用。秋冬用，五分

上为粗末，每服二钱，水三盏，煎至八分，空心，稍热服。

〔《本》〕治妇人病，多是月经乍多乍少，或前或后，时发疼痛，医者一类呼为经病，不曾说是阴胜阳，是阳胜阴，所以服药少效。盖阴气乘阳，则胞寒气冷，血不运行，经所谓天寒地冻，水凝成冰，故令乍少而在月后。若阳气乘阴，则血流散溢，经所谓天暑地热，经水沸溢，故令乍多而在月前。当别其阴阳，调其血气，使不相乘，以平为期。宜紫石英丸。【批】阴阳相乘。

紫石英研，水飞　禹余粮烧，醋粹　人参　龙骨　川乌头炮　桂心　桑寄生　杜仲炒　五味子　远志　泽泻　当归　石斛　肉苁蓉酒浸　干姜各二两　川椒　牡蛎煅　甘草各半两

上为末，炼蜜丸如桐子大。每服三十丸至五十丸，空心，食前服。

〔《竹》〕**芩心丸**　治妇人四十九岁已后，天癸当住，每月却行，或过多不止。【批】经过期不止为热有余。

用黄芩心枝条者二两，米泔浸七日，炙干。又浸又炙，如此七次，为末，醋丸如桐子大，每服七十丸，空心，温酒送下，日进二服。

〔《本》〕治妇人天癸已过期，经脉不匀，或三四月不行，或一月再至，腰腹疼痛。《素问》云：七损八益。谓女子七数尽，而经不依时者，血有余也。不可止之，但令得依时不腰痛为善。宜此当归散。

当归　川芎　白芍药炒　黄芩炒。各一两　白术半两

上为细末，每服二钱，酒调下，空心，食前，日三次服。即去黄芩，加桂枝一两。

〔《脉》〕问曰：妇人年五十数，一朝而清血二三日不止，何以治之？师曰：此妇人前绝生，经水不下，今反清血，此为居经。不须治，当自止。经水下常五日止者，五日愈。

〔《心》〕月经不调：阴独三分，此穴大效，须待经定为度，在足四指间三壮。【批】针灸。

〔《东》〕又法：内踝下白肉际，青脉上，灸随年壮。

〔《集》〕又法：中极　三阴交　肾俞　气海

〔《心》〕经闭久，忽大崩，复又断绝，复又大行不调者：丰隆六分，止血。　石门五分，断经。

妇人五旬，经断后再行，或多或少，或瘀或红，并下腹中气满如胎孕：天枢　中脘　气海各五分，立愈。

〔《甲》〕妇人漏下，苦血闭不通，逆气胀，血海主之。女子胞中痛，月水不以时休止，天枢主之。《千金》作腹胀。肠鸣，气上冲胸。小腹胀满，痛引阴中，月水至则腰脊痛，胞中瘕，子门有寒，引髌髀，水道主之。《千金》“引髌髀”作“大小便不通”。

经　闭

〔丹〕血枯经闭者，四物汤加桃仁、红花。阴虚经脉久不通，小便短涩身疼者，四物加苍术、牛膝、陈皮、生甘草，作汤。又用苍莎丸加苍耳、酒芍药为丸，就煎前药、吞下。【批】无腹痛痞呕症为血枯。

上丹溪治血枯大法。

〔垣〕经闭不行有三，补前人之阙。妇人脾胃久虚，形体羸弱，气血俱衰，而致经水断绝不行，或病中消胃热，善食渐瘦，津液不生。夫经者，血脉津液所化，津液即绝，

为热所烁，肌肉渐瘦，时见渴燥，血海枯竭，病名曰血枯经绝。宜泻胃之燥热，补益气血，经自行矣。此症或经适行而有子，子亦不安，为胎病者有矣。此中焦胃热结也。【批】中焦闭。

或心包脉洪数，躁作时见，大便秘涩，小便虽清不利，而经水闭绝不行，此乃血海干枯，宜调血脉，除包络中火邪，而经自行矣。此下焦胞脉热结也。【批】下焦闭。

或因劳心，心火上行，月事不来者，胞脉闭也。包脉者，属于心而络于胞中。今气上迫肺，心气不得下通，故月事不来。宜安心补血泻火，经自行矣。此上焦心肝肺热结也。【批】上焦闭。

裴泽之夫人病寒热，月事不至者数年，又加喘嗽，医者率以蛤蚧、桂附投之。曰：不然。夫人病阴，为阳所搏，温剂太过，故无益反害，投以凉剂，凉血和血药则行矣。已而果然。

〔洁〕女子月事不来者，先泻心火，血自下也。《内经》曰：二阳之病发心脾，有不得隐曲，故女子不月，其传为风消。王注曰：大肠胃热也，心脾受之，心主血，心病则血不流，脾主味，脾病则主味不化，味不化则精不足，故其病则不能隐曲。脾土已亏，则风邪胜而气愈消也。又经曰：月事不来者，胞脉闭也。胞脉属于心，络于胞中。今气上迫肺，心气不得下通，故月事不来。先服降心火之剂，后服《局方》中五补丸，后以卫生汤治脾养血也。【批】大法先降心火后补气血。

〔《局》〕**五补丸**　补诸虚，安五藏，坚骨随，养精神。

熟地　人参　牛膝酒浸，去芦，焙干　白茯苓　地骨皮各等份

上为细末，炼蜜丸如桐子大，每服三五十丸，温酒下，空心服。

卫生汤

当归　白芍药各二两　黄芪三两　甘草一两

上为末，每服半两，水二盏，煎至一盏，温服，空心。如虚者，加人参一两。

上东垣、洁古治血枯之法，皆主于补血泻火也。补血者，四物之类。泻炎者，东垣分上中下，故火在中则善食消渴，治以调胃承气之类；火在下则大小秘涩，治以玉烛之类，玉烛者，四物与调胃承气等份也；火在上则得于劳心，治以芩、连及三和之类，三和者，四物、凉膈、当归等份也。洁古先服降心火之剂者，盖亦芩、连、三和、玉烛之类，后服五补、卫生者，亦补气之剂也。

〔《素》〕帝曰：有病胸胁支满者，妨于食，病至则先闻腥臊臭，出清液，先唾血，四肢清，目眩，时时前后血，病名为何？何以得之？岐伯曰：病名血枯。此得之少年时有所大脱血，若醉入房中，气竭肝伤，故月事衰少不来也。帝曰：治之奈何？岐伯曰：以四乌鲗骨、一藘茹，二味并合之，丸以雀卵，大如小豆，以五丸为后饭，饮以鲍鱼汁，利肠中及伤肝也。腹中论　王注云：乌鲗鱼骨主血闭，藘茹主散恶血，雀卵主血痿，鲍鱼主瘀血。河间《宣明论方》乌鲗骨、藘茹各等允，雀卵不拘数，和丸小豆大，每服五丸至十丸，煎鲍鱼汤下，食后日三服，压以美膳。

上岐伯河间治血枯之法。

〔《脉》〕问曰：妇人病下利而经水反断者，何也？师曰：但当止利，经自当下，勿怪。所以利不止而血断者，但下利亡津液，故经断。利止，津液复，经当自下。问曰：妇人病经水断一二月，而反经来，今脉反微涩，何也？师曰：此前月中若当下利，故令妨经。利止，月经当自下，此非躯也。妇人血下，咽干而不渴，其经必断。此荣不足，本自有微寒，故不引饮。渴而引饮者，津液得通，荣卫自和，其经必复下。【批】下利经断者利止自来。

〔仲〕妇人之病，因虚、积冷、结气，为诸❶经水断绝，至有历年，血寒积结，胞门寒伤，经络凝坚。在上呕吐涎沫久成肺痈，形体损分；在中盘结，绕脐寒疝，或两胁疼痛，与脏相连，或结热中，病在关元，脉数无疮，肌若鱼鳞，时着男子，非止女身；在下未多，经候不匀，令阴掣痛，少腹恶寒，或引腰脊，下根气冲，气冲急痛，膝胫疼烦，奄忽眩冒，状如厥癫，或有忧惨，悲伤多嗔，此皆带下，非有鬼神。久则羸瘦，脉虚多寒，三十六病，千变万端。审脉阴阳，虚实紧弦，行其针药，治危得安。其虽同病，脉各异源，子当辨记，勿谓不然。【批】有腹痛痞呕为污血老痰。

〔丹〕经候过期不行，杜牛膝捣汁大半盅，以玄胡末一钱，香附末、枳壳末各半钱，早调服。【批】污血。

〔《大》〕**万病丸** 治经事不来，绕脐痛。

干漆杵碎，炒烟尽 牛膝去苗，酒浸一宿，焙干，一两

上为末，以生地黄汁一升，入二昧药末银器内，慢火熬可丸，即丸如桐子大。每服二丸，空心，米饮或温酒下。

疗月水不利，脐下憋逆，气胀满，欲呕，不得睡。憋，伴列切，急也。

当归四钱 干漆三钱，炒烟尽

上为末，炼蜜丸如桐子大。空心，温酒下十五丸。

治月经壅滞，脐腹疞痛。

当归 延胡索

上为粗末，每服三钱，姜三片，水一盅半，煎至七分，去渣稍热服。

小肠移热于大肠，为伏瘕，为沉。全文见诊病传变 王注云：血涩不利则月事沉滞而不行。

〔《圣》〕治妇人月水滞涩不快，结成瘕块，筋胀大欲死。用马鞭草根苗五斤，锉细，水五斗，煎至一斗，去渣，另以净器盛，熬成膏，食前温酒调下半匙。本草云：马鞭草辛凉破血瘕。【批】污血有热。

〔罗〕**血极膏** 治妇干血气。

以川大黄为末，用酽醋熬成膏子，丸如鸡头大，每服一丸，热酒化开，临卧温服。大便利一二行后，红脉自下。是妇人之仙药也，加当归头。

〔仲〕妇人经水不利，抵当汤主之。亦治男子膀胱满急有瘀血者。方见伤寒。

上经一节，方三首，皆治污血有热而经闭。前一方轻剂，后二方重剂也。

〔云〕**红花当归散** 治妇人经候不行，或积瘀血，腰腹疼痛，及室女月经不通。【批】污血有寒。

红花 当归尾 紫葳 牛膝 甘草 苏木细锉。各二两 白芷一两 半赤芍药八两 刘寄奴五两 桂心一两半

上为细末，空心，热酒调三钱服之，食前临卧再服。若久血不行，浓煎红花，酒下。孕妇休服。

牛膝散 治妇人月水不利，脐腹疞痛。

牛膝一两 桂心 赤芍药 桃仁 延胡索 当归 牡丹皮 川芎 木香各七钱半

上每服方寸匕，为极细末，温酒调下，食前。

温经汤 若经道不通，绕脐寒痛，脉沉紧，宜此及桂枝桃仁汤、万病丸。

当归 川芎 芍药 桂心 牡丹皮 蓬莪术各半两 人参 甘草 牛膝各一两

上㕮咀，每服五钱，水一盏半，去渣温服。

桂枝桃仁汤方见调经。

牡丹皮散 治妇人月水不利，脐腹疼痛。

牡丹皮 大黄炒。各一两 赤芍药 生地黄 桃仁 当归 桂心 赤茯苓 白术各七钱半 石苇去毛 木香各半两

上㕮咀，每服五钱，水一盏半，生姜三片，

---

❶ 注诸：原作“症”。据《金匮要略·卷下》改。

煎至七分，去渣，空心温服。

〔《本》〕治妇人室女月候不通，疼痛或成血瘕，通经丸。

桂心　青皮去白　大黄炮　干姜　川椒　川乌　蓬莪术　干漆　当归　桃仁各等份

上为末，先将四钱用米醋熬成膏，和余六钱末成剂臼中杵，丸如桐子大，晒干。每服二十丸，用淡醋汤下，加至三十丸，温酒亦得，空心，食前服。

上方六首，皆治污血有寒而经闭。前四方轻剂，后二方重剂也。

〔《大》〕治月水不通，屡试有验。厚朴不以多少，姜汁炙香，细切，浓煎去渣，空心服，不过三四剂瘥。形实气盛者宜之。【批】痞呕寒热者结痰在上。

〔丹〕积痰伤经不行，夜则妄语。

瓜蒌子一两　黄连半两　吴茱萸十两　桃仁五十个　红曲二钱　缩砂三两　山楂末

上生姜研，炊饼为丸。

躯脂满，经闭，导痰汤加芎、连。不可服地黄，如用，姜汁炒。导痰汤即二陈加枳实、黄连是也。

杨村妇人，年二十余，两年经闭，食少，乏力。

黄连二两　白术一钱半　陈皮　滑石各一钱　黄芩半两　木通三分　桃仁十二个　甘草炙些

上丹溪治痰结胸腹而经闭之法，皆用轻剂导痰降火也。

经云：气上迫肺，则心气不得下通，故月事不来，今用连、朴之类导痰降火，使不上迫于肺，故心气下通而月事来也。丹溪治一妇人，久疟食少，经闭，两手无脉。每日与三花神佑丸十余粒，津咽之。月余食进脉出，又半月脉愈，又一月经行，亦此意也。详见久疟。予尝体丹溪之意，治陈氏妇，二十余岁，形肥痞塞不食，每日卧至未牌，吃一盏薄粥，吃粥后必吐水半碗，仍复卧，经不通三月矣。前番曾暗通黑色，脉之辰时寸关滑，皆有力，午后关滑寸不滑。询之因乘怒饮食而然。遂以白术一两半，厚朴、黄连、枳实各一两，半夏、茯苓、陈皮、山楂、人参、滑石各八钱，缩砂、香附、桃仁各半两，红花二钱，分作十帖，每日服一帖，各入姜汁二蚬壳。间三日以神佑丸、神秘沉香丸微下之，至十二日吐止，食渐进，四十日平复如故。又汪氏妇，五十余，形瘦，亦痞不食，吐水，经不通，以前药方加参、术、归为君，煎熟，入竹沥半盏，姜汁服之，但不用神佑丸下，亦平复。若咳嗽寒热而经闭者，当于咳门湿痰条求之。

〔子和〕凡妇人月事不来，用茶调散吐之，次用玉烛散、芎归汤、三和汤、桂苓白术散之类降心火，益肾水，开胃进食，分阴阳利水道之药也。

一妇人月事不行，寒热往来，口干颊赤，饮食少，旦暮间咳一二声，诸医皆用虻虫、水蛭、干漆、硇砂、芫青、红娘子、没药、血竭之类，惟戴人不然。曰：古方虽有此法，奈病人服之必脐腹发痛，饮食不进。乃命止药，饮食稍进。《内经》曰：二阳之病发心脾。心受之则血不流，故女子不月。既心受积热，宜抑火升水，流湿润燥，开胃诱食。乃涌出痰一二升，下泄水五六行，湿水上下皆去，血气自然湍流，月事不为水湿所隔，自依期而至矣。亦不用虻虫、水蛭之类有毒之药，如用之，则月经总来，小溲反闭，他症生矣。凡精血不足，宜补之以食，大忌有毒之药偏胜，而致天阏多矣。

一妇人年三十四岁，经水不行，寒热往来，面色痿，唇焦颊赤，时咳三二声。问其所服之药，黑神散、乌金丸、四物汤、烧肝散、鳖甲散、建中汤、宁肺散，针艾千百，转剧。家人意倦。不欲求治。戴人悯之，先涌痰五六升，午前涌毕，午后食进，余症悉除。后三日复轻涌之，又去痰一二升，食益进，不数日又下通经散，泻讫一二升，后数日，去死皮数重，小者如肤片，大者如苇膜。不一月经水自行，神气大康矣。

月事不来者，胞脉闭也。胞脉者，属心而络于胞中。今气上迫肺，心气不得下通，故月事不来也。全文见水肿胃病，见诊病息奔条。

〔《大》〕室女月水不来。用雄鼠屎一两，烧存性，为细末，空心，温酒调下一钱，神效。【批】杂方。

〔海〕**掌中金丸** 治妇人干血气。

川山甲炮 甘草 苦丁香 川椒 苦葶苈 白附子 猪牙皂角 草乌头各三钱 巴豆一钱，全用，研

上为细末，生葱绞汁，和丸弹子大。每用一丸，新绵包之，内阴中，一日即白，二日即赤，三日即血，神效。

〔仲〕妇人经水闭不利，脏坚癖不止，中有干血，下白物，矾石丸主之。

矾石三钱，烧 杏仁一分

上二味，末之，炼蜜丸枣核大，内脏中，剧者再内之。

〔《心》〕经脉不通，已有寒热，此穴大效。三阴交三分，立有效。如疼时乃经脉要通也。【批】针灸。

〔《摘》〕经脉不通《心术》同：曲池、支沟、三里、三阴交此四穴壅塞不通则泻之，如虚耗不行则补之。

〔《集》〕月经断绝：中极、三阴交、肾俞、合谷。

〔东〕又法：四满在丹田傍一寸半。

〔《心》〕经脉不通，变成癖症，饮食如常，腹渐大如蛊；气海用针通管去其泻水恶物。阴交取法亦如上，去其恶物。

〔《甲》〕月水不通，奔豚泄气上下引腰脊痛，气穴主之。女子不下月水，照海主之。妇人少腹坚痛，月水不通，带脉主之。月水不利，见血而有身则反败，及乳肿，临泣主之。

〔《脉》〕师曰：有一妇人，将一女子年十五所来诊，言女子年十四时，经水自下，今经反断。其母言恐怖。师曰：若是夫人亲女，必夫人年十四时亦以经水下，所以断，此为避年，勿怪，后当自下。【批】诊。

肾脉微涩为不月。全文见虚实门。

二阳之病发心脾，有不得隐曲，女子不月，其传为息奔者，死不治。全文见诊病传变。

血 崩

血崩兼心痛者。见心痛门。

〔丹〕紫色成块者，血热，四物加黄连、柴胡之类。气虚血虚者，皆于四物内加参、芪。急则治其标，白芷汤调百草霜，甚者棕榈灰。后用四物加炒干姜调理，因劳者用人参带升补药，因热者用黄芩，因寒者用炒干姜。【批】大法。

丹溪云：涎郁胸中，清气不升，故经脉壅遏而降下，非开涎不足以行气，非气升则血不能归隧道，此论血泄之义甚明。盖开胸膈浊涎，则清气升，清气升则血归隧道不崩矣。故其症或腹满如孕，或脐腹疞痛，或血结成片，或血出则快，止则闷，或脐上动。其治法宜开结痰，行滞气，消污血。【批】痰气污血宜行之。

江氏妇，三十五六岁，堕胎后血不止，食少中满，倦怠不起，躁烦，六脉沉大而数，重取微弦。予作怒气伤肝，感动胃气。遂于二陈汤加川芎、白术、缩砂，二十帖而安。【批】开痰方。

〔仲〕**旋覆花汤** 治半产漏下，脉弦而大。

旋覆花三两，本草云：主留饮结气 葱十四茎 新绛少许

上三味，以水三升，煮取一升，顿服之。

〔《千》〕治妇人崩中下血不止。以衣中白鱼、僵蚕等份为末，以井花水服之，日三服，瘥。

上三方开痰。

〔罗〕**备金散** 治妇人血崩不止。

香附子四两，炒 当归尾一两二钱 五灵脂一两，炒

上为细末，每服五钱，醋调，空心服，立效。

〔《本》〕治下血不止，或成五色崩漏。方用香附子，舂去皮毛，中断之，略炒为末，每服二钱，用清米饮调下。此方徐朝奉传。其内人有是疾，遍服药不效，后服此方遂愈。须久服为佳。亦治产后腹痛，大是妇人仙药，常服益血调气。

〔《大》〕**醋附丸** 治崩漏带下，积聚癥瘕，脐腹疞痛。

用香附子不以多少，擦去毛，用好醋煮出，焙碾末，醋煮糊为丸如桐子大，每服三十丸，米饮送下，无时。妇人数堕胎者，此药尤妙。一方用香附子、白芷为丸。

缩砂散 治血崩。

用缩砂仁不以多少，于新瓦上炒香，为细末，米饮调下三钱。

上四方行滞气。

〔世〕治血崩。用干荷叶浓煎汤一碗，空心服之，立愈。或调醋炒香附末，尤妙。【批】消污血方。

〔云〕治血崩不止。五灵脂二钱，炒熟，加当归酒同煎，或水酒、童便各半盏，同煎服。一方，五灵脂半生半熟为末，酒调服。一方，水煎五灵脂半干，去渣，澄清，再煎成膏，入神曲末，为丸如桐子大，空心温酒下二三十丸，便止。

又方 鹿茸醋炙 当归各二钱 蒲黄半两，炒

上三味为末，温酒调下五钱匕，日三服。

〔仲〕桂枝茯苓丸治妇人有癥，在脐上动，下血不止。方见胎动下血。

上四方消污血。

〔垣〕**当归芍药汤** 治妇人经脉漏下不止，其色鲜红，时值七月处暑之间，先因劳役，脾胃虚弱，气短逆，自汗不止，身热闷乱，恶见饮食，亦不思食，沉困懒倦，四肢无力，大便时泻；后复因心气不足，其经脉再下不止，惟觉气下脱，其元气逆上全无，惟觉心腹中气不行，气短则不能言，是无力以言，非懒语也，此药主之。【批】脾胃虚者补之。

黄芪一钱半 白术 苍术泔浸，去皮 当归身 白芍药各五钱 甘草炙 生地各三分 柴胡二分 熟地黄 陈皮去白。各五分

上十味为粗末，作二服，水煎，去渣热服，空心，一服之后渐减，次日诸症悉去，顿喜饮食。所以者何？盖气通而闻饮食之香，得平康故也。

〔仲〕妇人陷经、漏下黑不解。胶姜汤主之。即芎归胶艾汤。

川芎 阿胶 甘草各二两 艾叶 当归各三两 芍药四两 熟地黄

上七味，以水五升，清酒三升，合煮取三升，去渣，内胶令消尽，温服一升，日三服。不瘥更作。一云加干姜一两，胡洽治妇胞动无干姜。

〔海〕四物胶艾汤。方见妇人门大法条。

〔垣〕**益胃升阳汤** 治血脱，益气，古人之法也。先补胃气，以助生长，古曰阳生阴长，诸甘药为之先务。举世皆以为补气，殊不知甘能生血，此阳生阴长之理也，故先理胃气，人之一身，内谷为宝。

黄芪二钱 人参有嗽者去之 神曲炒。各一钱半 升麻 柴胡各五分 白术三钱 当归身酒浸 甘草炙 陈皮各一钱 生黄芩二钱，泻盛暑之伏金肺逆。秋凉不用 一方用生地。

上粗末，每服三钱或五钱，如食添，再加之。如食减，已定三钱内更减之，不可多服。每服二钱，水煎去渣热服。如腹痛，每服加白芍药二分，中桂少许。如渴口干，加干葛二分。如嗽，去人参。服不计时候。盖先服此益胃气升阳汤，不止，却服后方柴胡调经汤，大举大升之也。

宣德侯经历家人病崩漏，医莫能效。切脉之后，且以纸疏其症，至四十余种，为制调经升阳除湿汤疗之。明日而十减其八，前后五六

日良愈。【批】气陷者升举之。

调经升阳除湿汤 治女子漏下恶血，月事不调，或暴崩不止，多下水浆之物。皆由饮食不节，或劳伤形体，或素有心气不足，因饮酒劳倦，致令心火乘脾。其人必怠惰嗜卧，四肢不收，困倦乏力，无气以动，气短上气，逆急上冲，其脉缓而弦急，按之洪大，皆中指下得之。脾土受邪也。脾主滋荣周身者也，心主血，血主脉，二者受邪，病皆在脉。脉者血之府也，人者脉之神也，心不主令，胞络代之，故曰心之脉主属心系。心系者，胞络命门之脉也，主月事生孕。皆由脾胃虚而心胞乘之，故漏下血水不调也。况脾胃为阴阳之根蒂，当除湿去热，益风气上伸以胜其湿。又云：火郁则发之。

柴胡　防风　甘草炙　藁本　升麻各一钱　羌活　苍术　黄芪各一钱半　独活五分　当归酒浸，五分　蔓荆子七分

上㕮咀，水五大盏，煎至一大盏，去渣，稍热服。空心服药毕，待少时，以早膳压之。可一服而已。如灸足太阴脾经中血海穴二七壮。或三七壮，立已。此药乃从权衡之法，用风胜湿，为胃气下陷而气迫于下，以救其血之暴崩也。若病愈经血恶物已尽，主病虽除，后必须以黄芪、甘草、人参、当归之类数服以补之，于补气升阳汤中加和血药是也，若经血气恶物下之不绝，尤宜救其根源，治其本经，只益脾胃，退心火之亢，乃治其根蒂也。若遇夏月白带下脱漏不止，宜用此汤，一服立止。

柴胡调经汤 治经水不止，鲜血，项筋急，脑痛，脊骨强痛，不思饮食。

羌活　独活　藁本。升麻各五分　苍术一钱　柴胡根七分　葛根　当归身　甘草炙。各三分　红花少许

上㕮咀，作一服，水煎，去渣，稍热空心服，微汗立止。

一妇人经候黑血凝结成块，左厢有血瘕，水泻不止，谷食有时一化，有时不化，至今岁四月，血块暴下，并水注俱作，是前后二阴有形之血脱竭于下。既久，经候尤不调，水泻日见三两行，食罢心烦不快，饮食减少，甚至瘦弱。东垣先生曰：夫圣人治病，必本四时升降浮沉之理，权变之定。若不本四时，以顺为逆，非其治也。且治之大法，必先岁气，无伐天和，无盛盛，无虚虚，遗人夭殃；无致邪，无失正，绝人长命。故圣人云阳盛阴虚，下之则愈，汗之则死。阴盛阳虚，汗之则愈，下之则死。大抵圣人立法，各自有议。且如升阳或发散之剂，是助春夏之阳气，令其上升，乃泻秋冬收藏殒杀寒凉之气，此病是也。当用此法治之，乃升降浮沉之至理也。夫天地之气，以升降浮沉，乃从四时，如治病逆之，则杀人矣。故经云顺天者昌，逆天者亡。可不畏哉！夫人之身亦有天地四时之气，不可止认在外，人体亦同天地也。今经漏不止，是前阴之气血以下脱矣；水泻又数年不愈，是后阴之气血又下陷矣。后阴者主有形之物也，前阴者精气之门户，俱下竭，是病人周身之气常行秋冬之令。阴主杀，此等收藏之病是也，阳生阴长，春夏是也，在人身之中，令气升浮者，谷气上行是也。既病，则周身血气皆不生长，谷气又不升，其肌肉消少，是两仪之气俱将绝矣。既下元二阴俱脱，血气消竭，假令当日元是热症，今下焦久脱，已化为寒矣。此病久沉久降，寒湿太胜，当急救之。泻寒以热，降湿以燥，大升大举，以助长生，补养气血，不致偏枯。圣人立治之法，云：湿气大胜，以所胜治之。助甲风木上升是也。故经云风胜湿，是以所胜平之也，当调和胃气，次用白术之类，以燥其湿而滋元气。如其不止，后用风药，以风胜湿，此之谓也。此药便是大举大升，以助春夏二湿之久陷下之至治也。又一本云：此病次用四物，随湿症加减。

〔《大》〕**独圣散** 治妇人血崩不止。

用防风去芦，不以多少，为细末，酒煮白面，清调下二钱，空心食前，日二服，更以面作糊，酒投之极验。治血崩。夏枯草为细末，每服二钱，米饮调下，无时服。

〔《千》〕治崩中不止。川芎八两，清酒五升，煎至二升半，分三服。不耐者，徐徐进之。义云：芎不可久服，令人暴死。

上大举大升之剂治崩，脉沉弦而洪，或沉细而数者，皆胃气下陷也。或崩而又久泻者，亦胃气下陷也。故举之升之，其病愈也。

〔垣〕经水漏不住有二，补前人之阙。妇人脾胃虚损，致命门脉沉细而数疾，或沉弦而洪大有力，寸关脉亦然，皆由脾胃有亏，下陷于肾，与相火相合，湿热下迫，经漏不止，其色紫黑，如夏月腐肉之臭。中有白带者，脉必弦细，寒作于中。有赤带者，其脉洪数，病热明矣。必腰痛或脐下痛，临经欲行而先发寒热往来，两胁急缩，兼脾胃症出见，或四肢困热，心烦闷不得眠卧，心下急，宜大补脾胃而升降气血，可一服而愈。或先贵而后贱，或先富而后贫，病名脱营者，心气不足，其火大炽，旺于血脉之中，又致脾胃饮食失节，火乘其中，形质肌肉颜倡不病者，此心病也，不形于脉。故脾胃饮食不调，其症显矣。而经水不时而下，或适来适断，暴下不止。治当先说恶死之言，劝谕令惧死而心不动，以大补血气之药补养脾胃，微加镇坠心火之药治其心，补阴泻阳，经自止矣。痿论云：悲哀太甚，则胞络绝，胞络绝则阳气内动，发则心下崩。数溲血也。故经曰：大经空虚，发则肌痹，传为脉痿，此之谓也。【批】脾胃虚宜补宜升　心虚宜劝戒。

丁未年冬，郭大方来说，其妻经水暴崩才止，先曾殒身失血，自后一次经数日而来，今次不止，其人心窄性急多惊。以予料之，他日必因心气不足，饮食失节得之。大方曰：容到彼。诊得掌中寒，脉沉细而缓，间而沉数，九窍微不利，四肢无力，上喘，气短促，口鼻气皆不调，果有心气不足，饮食失节，脾胃虚弱之证。胃脘当心而痛，左胁下急缩有积，当脐有动气，腹中鸣，下气，大便难，诸虚证极多，不能尽录。拟先治其本，余证可以皆去。与安心定志，镇坠其惊，调和脾胃，大益元气，补其血脉，养其心神；以大热之剂，去其冬寒凝在皮肤内，少中加生地黄，去命门相火，不令四肢痿弱，黄芪当归人参汤。【批】虚挟积滞者补中去积。

黄芪一钱　当归一钱半　人参一钱　陈皮五分　草豆蔻七分　神曲半钱，消食，去脾胃寒　黄连一钱，镇心惊　杏仁九个，研如泥　麻黄一钱，不去节。表闭汗　桂枝半钱，必先岁气，无代天和也　生地三分，去肾火，大去冬月相火之旺

上为粗末，水三大盏，先煮麻黄数沸，去渣，入前药同煎至一大盏，于巳午之前，食消尽服之。其胃脘痛，乃胃上有客寒，与大热药，草豆蔻丸一十五丸，其痛立止。再与肝之积药，除其积之根源而愈。

上虚挟积滞而崩。尝治一老妇人血崩不止，流流不绝，满床皆血，起床不得者三月矣。腹满如孕。予作虚挟痰积、污血治之。用四物四两，参、术各一两，甘草半两，以治虚；香附三两，半夏两半，茯苓、陈皮、枳实、缩砂、玄胡各一两，以破痰积污血。分二十帖，每帖煎加干荷叶、侧柏叶汤再煎服之，服尽良愈。今再不发，神效。

〔云〕**柏黄散**　疗经血不止。【批】虚挟湿者伏龙肝燥之。

黄芩一两二钱半　侧柏叶　蒲黄各一两　伏龙肝一两

上㕮咀，用水二升，煎取八合，分为二服。

又方　治患崩中不止，结作血片，如鸡肝色碎烂。

川芎十二分　阿胶　青竹茹各八分　续断　地榆　小蓟根各三分　当归六分　生地　伏龙肝各十一分

上用水九盏，煮取三盏，去渣，分作三服。

〔《衍》〕治妇人血露。蚕砂一两，炒伏龙肝半两，阿胶一两，同为末，温酒调，空心，二三钱，以知为度《大全》名无比散，无阿胶。

〔罗〕伏龙肝散　治气血劳伤，冲任脉虚，

经水非时忽然崩下，或如豆汁，或成血片，或五色相杂，或赤白相兼，脐腹冷痛，经久未止，令人黄瘦，口干，饮食减少，四肢无力，虚烦惊悸。

伏龙肝一两　甘草半两　赤石脂一两　川芎三两　肉桂半两　熟地二两　当归　干姜各七钱半　艾叶二两，微炒　麦门冬去心，一两半

上件为粗末，每服四钱，枣二枚，水同煎。

上四方伏龙肝例，盖燥可去湿也。前二方去湿热，后二方去寒湿。按伏龙肝为止血之圣药，先贤治崩，用旋覆花、半夏辈。治膈间湿痰而崩止者，亦是此意。

〔《大》〕崩中下血不止，小腹痛。【批】虚脱者涩之。

芍药一两，炒黄　柏叶六两，微炒。丹溪云：柏叶性多燥

上水一升，煎取六合，入酒五合，煎取七合，空心，分为二服。一方为细末，酒调二钱。一方有鹿角胶等份，酒调，治白带，脐腹痛。

〔世〕**牡蛎散**　治月水不止，众药不愈者。

牡蛎火煅研细，用醋调成丸，再煅过通红，候冷研细，出火毒，却用醋调艾末，熬成膏，和丸如桐子大。

每服五十丸，醋艾汤下。

〔《素》〕阴虚阳搏，谓之崩。阴阳别论

〔垣〕**凉血地黄汤**　治妇人血崩，是肾水阴虚，不能镇守胞络相火，故血走而崩也。【批】脉敬有热为热。

生地半两　黄连三分　黄柏二分　黄芩一分　羌活　柴胡　知母　升麻　川芎各二分　防风三分　藁本二分　甘草一分　红花少许　归身五分　细辛一分　荆芥穗　蔓荆子一分

上㕮咀，都作一服，水三大盏，煎至一盏，去渣，稍热服，空心。足太阴脾之经中血海二穴，在膝膑上内臁，白肉际二寸中。治女子漏中恶血，月事不调，逆气腹胀，其脉缓者是也，灸三壮。足少阴肾之经中阴谷二穴，在膝内辅骨后，大筋下小筋上，按之应手，屈膝取之。治膝如锥，不得屈伸，舌纵涎流，烦逆溺难，少腹急引阴痛，股内痛，妇人漏下不止，腹胀满不得息，小便黄如蛊，女子如妊身，可灸三壮。

〔《大》〕**小蓟汤**　治崩漏不止，色明如水，得温则烦闷者，此阳伤于阴，令人下血，当补其阴。脉数疾小者顺，大者逆。

小蓟茎叶研，取汁一盏　生地黄汁一盏　白术半两，锉

上三件，入水一盏，煎至一半，去渣温服。

芎䓖酒　治崩中，昼夜不止，医不能治。

川芎一两　生地汁一盏

上用酒五盏，煮川芎一盏，去渣，下地黄汁，再煎二三沸，分为三服。

治崩中去血不止。

大、小蓟根五两　白茅根三两

上二味，细切，用酒五升，煮取四升，去渣，分四服。

〔丹〕漏下乃热兼虚，四物加黄连。

〔云〕**金华散**　治血室有热，崩下不止，服温药不效者。

延胡索　瞿麦穗　当归　干姜　牡丹皮各一两　石膏二两　桂心别研末，七钱半　蒲黄半两　葳灵仙七钱半

上为细末，每服三钱，水一盏半，空心温服，日二。

〔《大》〕治崩中下血。黄芩不以多少，为细末，每服一钱，烧秤锤通赤，投酒中令沸，却用其酒调服。许学士云：崩中多用止血补血药治之。阳乘于阴，前所谓天暑地热，经水沸溢是也。金华散亦妙。

〔丹〕经水多，去不能住，以三补丸加莎根、龟板、金毛狗脊。三补者，芩、连、柏也。

〔子和〕孟官人母，年五十余，血崩一载，佥用泽兰丸、黑神散、保安丸、白薇散，补之不效。载人见之曰：天癸已尽，本不当下血，盖血得热而流散，非寒也。夫女子血崩，多因

大悲哭，悲甚则肺叶布，心系为之急，血不禁而下崩。《内经》曰：阴虚阳搏谓之崩。阴脉不足，阳脉有余，数则内崩，血乃下流，举世以虚损治之，莫有知其非者。可服大剂。大剂者，黄连解毒汤是也。次以香附二两炒，白芍药二两焙，当归二两焙。三味同为细末，水调下。又服槟榔丸，不旬日而安。

〔垣〕**丁香胶艾汤**　治崩漏不止。盖心气不足，劳役及饮食不节所得。经隔少时，其脉两尺俱弦紧而洪，按之无力，其证自觉脐下如冰，求厚衣被以御其寒，白带白滑之物虽多，间下如屋漏水，下时有鲜血不多，右尺脉时微洪，屋漏水多暴下者，是急弦脉为寒多，而洪脉时见乃热少，合而言之，急弦者北方寒水多也，洪脉时出者命门胞络之火也，黑物多赤物少，合成屋漏水之状也。【批】脉弦无力脐下冷为寒。

川芎四分　归身一钱二分　生艾叶一钱　阿胶六分，另后炮入　白芍三分　熟地三分。以泻大洪脉　丁香四分

上为细末，作一服，水二盏，煎至五沸，去渣，入胶、艾，再上火煎至一大盏，空心宿食消尽带热服之，三服效。

〔《大》〕治血崩。

熟艾如鸡子　大阿胶半两　干姜一钱

上粗末，用水五盏，先煎艾叶、姜至二盏半，入胶稍温分二服，空心服。

又方　治崩中不止。丁香二两为细末，用酒三升，煮取一升，空心顿服。《必效方》用丁香百颗，酒煎服。又方，益智炒为细末，盐汤米饮调下。

〔世〕**香矾散**　治血崩。【批】血见黑则止。

香附不以多少，极酸醋浸一宿，炒焦为灰存性，每一两，入白矾末二钱，米饮调服，空心，神妙。一法用荷叶汤调，尤妙。

〔《大》〕用香附子去毛，炒焦黑存性，为细末，用极热酒调下二钱，放温服，不过两服立愈。昏迷甚者，三钱匕。如血山崩不止者，亦能解之。米饮调亦可。许学士云：治下血不止，或成五色崩漏，香附子是妇人仙药也【批】气滞者行气灰止之。

〔世〕妇人血崩不止。用槟榔烧灰存性，碾末，以温酒调下，甚妙。

〔《大》〕**五灵脂散**　治妇人血山崩，诸药不止者。【批】血污者行血灰止之。

五灵脂炒令烟尽，为末，每服一钱，温酒调下。

一法每服三钱，水酒、童便各半盏，煎服，名抽刀散。

琥珀散　治崩暴下血。

赤芍　香附子　枯荷叶　男子发皂荚水洗　当归　棕榈炒焦，存性　乌纱帽是漆纱头巾，取阳气先出故也

上等份，除棕榈外，其余并用粗片，新瓦上煅成黑灰，存性三分，为细末，每服五钱，空心童便调下。如人行十里，再一服，七八服即止。若产后血去多，加米醋、京墨、麝香少许。一法，先以五积散加醋煎，投一二服，次服五灵脂散。

疗经血不止：

妇人经血正淋漓，旧蕊莲蓬烧作灰；

热酒一杯调八字，自然安乐更无疑。

〔《衍》〕黄牛角腮用尖，烧为黑灰，微存性，治妇人血崩，大便血，及冷痢白痢。

〔《大》〕治漏下不止者，鹿角烧灰，细研，食前温酒调下二钱。

又方　桃仁烧灰研细，食前温酒调下二钱。又方，乱发，皂角水洗净，烧为细末，空心温酒调下二钱。

〔世〕治血久崩。夏枯草烧存性，为末，空心米饮调下。此用灰，与前用草不同。【批】气陷者升气灰止之。

〔《大》〕**荆芥散**　治妇人崩中不止。

用好麻油点灯，多着灯心，就上烧荆芥焦色，为细末，每服三钱，童便调下。

〔《简》〕治妇人漏下血不绝。槐花蛾不以多少，烧作灰，细研，食前温酒调二钱匕。

【批】血热者凉血灰止之。

〔《产宝》〕治崩中不止，不问年月远近。用槐耳烧作灰，为末，以酒服方寸匕。

〔《大》〕**神应散** 治血崩不止。【批】寒者热灰主之。

桂心不以多少，炒极焦存性，为末，每服一二钱，米饮调下。

如圣散 治血山崩。

棕榈 乌梅各一两 干姜一两五钱。并烧过存性

上为细末，每服二钱，乌梅酒调下，空心食前服。久患，不过三服愈。

治血崩屡效方。

当归 白芍 干姜 棕榈各等份

上各煅存性，研为细末，醋调，以有节朱箸，左搅四十九转，食前服。

又方 用棕榈、白矾，煅为末，酒调二钱服。【批】脱者涩灰止之。

治暴崩下血。百草霜二钱，狗胆汁一处拌定，分作二服，当归酒调下。

又方 京墨为末二钱匕，同烧露蜂房为末，三指撮，酒调服。【批】灰杂方。

〔世〕治血崩。用葫芦去子瓤实，荆芥穗烧存性，饮汤服。

上二十一方，皆烧灰黑药。经云：北方黑色，入通于肾。皆通肾经之药也。夫血者心之色也，血见黑即止者，由肾水能制心火故也。

运气 血崩皆属风火。经云：少阳司天之政，初之气，风胜乃摇，候乃大温，其病血崩是也。【批】运气。

〔海〕治崩不定，或淋淫经年者。【批】杂方。

白矾溶开成汁，一两 没药一钱 硇砂五分 黄丹五分

上件，将白矾溶开成汁，下余药细末，一处搅匀，就成丸子，如弹子大。每用一丸，新绵裹定，内阴中，立效。

〔《摘》〕经血过多不止，并崩中《心术》同：三阴交 行间各针讫灸之。通里足小指上二寸，刺二分，灸二七壮。【批】针灸。

〔桑〕漏下不止《心术》《摘英》同：三阴交太冲

〔东〕胞门不闭，漏下恶血不禁：气门在关元傍三寸，刺入五分。

〔《集》〕血崩并漏下：中极补。子宫二寸半。败血不止：三阴交 百劳 风门 中极 肾俞 膏肓 曲池 绝骨

〔《甲》〕妇人不字，阴暴出，经水漏，然谷主之。妇人漏血，腹胀满，不得息，小便黄，阴谷主之。《千金》云：漏血少腹痛胀满如阻。体寒热，腹偏肿。女子血不通，会阴主之。女子漏血，太冲主之。

〔《脉》〕问曰；五崩何等类？师曰：白崩者形如涕，赤崩者形如绛，黄崩者形如烂瓜，青崩者形如蓝色，黑崩者形如衃血也。寸口脉弦而大，弦则为减，大则为芤，减则为寒，芤则为虚，寒虚相搏，此名曰革，妇人则半产漏下。又见诸见血。【批】诊。

〔仲〕寸口脉微而缓，微者卫气疏，疏则其肤空，缓者胃气实❶，实则谷消而水化也。谷入于胃，脉道乃行，水入于经，其血乃成，荣盛则其肤必疏，三焦绝经，名曰血崩。

〔《脉》〕诊妇人漏血下赤白，日下血数升，脉急疾者死，迟者生。诊妇人漏下赤白不止，脉小虚滑者生，大紧实数者死。

赤白带

〔丹〕赤白带罗先生法：或十枣汤，或神佑丸，或玉烛散皆可用之。虚者不可峻攻，实者可行。血虚，加减四物汤。气虚，以术、参、陈皮间与之。赤属血，白属气，主治燥湿为先。湿甚者，固肠丸。相火动者，诸药中加炒黄柏。

---

❶ 注胃气实：原作“胃弱不实”，据《伤寒论·卷一》改。

滑者加龙骨、赤石脂。滞者加葵花。白者治白带，赤者治赤带。性躁者，加黄连。寒月少加姜、附。临机应变，先须断厚味。带下与梦遗，同法治之。肥人有带，多是湿痰，用海石、半夏、南星、炒柏、青黛、苍术、川芎。瘦人带病少，如有多是热，用炒柏、蛤粉、滑石、川芎、青黛、樗皮。带、漏，俱是胃中痰积流下渗膀胱，出于大肠小肠，宜升提，甚者上必用吐，以提其气，下用二陈汤加白术、苍术，仍用丸子。【批】大法　带下多是湿痰。

治结痰白带，以小胃丹，半饥半饱，津液下数丸，候郁积行，却服补药。

白术一两　苍术半两　红白葵花二钱半　白芍七钱半

上蒸饼为丸，空心，煎四物汤下廿丸。

陶遵道外姑，年七十，形瘦善啖，白带。食前，姜汤吞大补丸五十丸一二次，午膳后及临卧时，各与小胃丹十五丸，愈。

〔《大》〕**乳香散**　治赤白带下。

草果一个，去皮，入麝香一小块，用面饼裹，火炮焦黄，留性，取出和面用之。

上为细末，每服二钱，陈皮饮调下，重者三钱。

〔丹〕带下不止，用椒目、白芷。治白带用椒目为末，米饮调服。

樗皮丸　治赤白带有湿热者。【批】湿热者宜凉燥。

芍药五钱　良姜三钱，烧灰　黄柏二钱。各炒成灰　椿根皮一两半

上为末，粥丸，每服三五十丸。米饮空心吞下。

赤白带因湿热胜而下者。

苍术盐炒　白芍各一两　枳壳三钱　椿根皮炒，二两　干姜煨，二两　地榆半两　甘草三钱　滑石一两，炒

上末粥丸，米饮下。

治带下。

椿根皮二两　神曲炒　麦皮曲炒　黄柏各一两，炒　芍药一两半　滑石半两　枳壳半两　苍术一两

上为末，糊丸桐子大。每服五十丸，空心。

固肠丸　治湿气下利，大便血，白带。去脾胃陈积之后，用此以燥下湿，亦不曾单用，看病作汤使。

椿根皮为末，粥糊为丸。此药性凉而燥，须炒用。一方加滑石一半。

治白带因七情所伤，脉数者。

黄连炒　侧柏酒蒸　黄柏炒。各半两　香附醋炒　白术炒。各一两　白芷烧存性，三钱　椿根皮二两，炒　白芍一两　木香三钱

上为末，饭粥为丸，米饮汤送下。

上五方治带椿皮例。凉燥之剂，湿热盛者宜之。后一方有黄连、香附、木香，故可治七情所伤。

〔《大》〕**地榆膏**　治赤白带下，骨立者。【批】滑脱者宜涩。

地榆一斤，用水三升，煎至一半，去渣再煎如稠饧，绞净，空心服三合，日二服。

治漏下五色。地榆三两，锉，用醋一升，煮十余沸，去渣，稍热，食前服一合。

〔《千》〕治妇人赤白带下。三叶酸浆草，阴干为末，空心温酒下三钱匕。

上三方治带地榆例。寒涩之剂，亦湿热盛而滑脱者宜之。按三叶酸浆草，叶细如萍，丛生，茎端有三叶，俗又名布谷饭。布谷者鸠也。盖鸠常食这。故又名鸠浆草。《衍义》误入苦蒇蒇条，即日三叶酸浆草，岂苦蒇即酸浆欤。苦蒇有子大如金柑，味酸可食，故亦名酸浆，非三叶也。三叶酸浆，小草布地而生，叶皆三瓣，惟开黄花，其茎叶皆酸者。

〔丹〕白带。【批】真阴虚者补阴。

龟板炙　枳子各二两　黄柏一两，炒　白芍药七钱半　干姜炒，二两半　香附半两　山茱萸　苦参　樗皮　贝母各半两

上为末，以酒糊为丸，空心下。

赤白带。

龟板二两，酒炙　黄柏一两，炒　干姜一钱，炒　枳子二钱半

上酒糊为丸，日二服，每服七十丸。

又方　治带下，脉数者。

枸杞根一斤　生地五斤

上二味，以水一斗，煮取五升，分三服。

上三方治带，龟板、黄柏、地黄例，肾水真阴虚者宜之。

脾传之肾，病名曰疝瘕，少腹冤热而痛，出白，一名曰蛊。当此之时，可按可药。全文见诊生死。王注云：出白，溲出白液也。盖便浊白带之类。戴人云：遗溺闭癃，阴痿脬痹，精滑白淫，男子之疝也。血涸不月，月罢腰膝上热，足躄，嗌干，癃闭，少腹有块，或定或移。前阴突出，后阴痔核，皆女子之疝也。又云：女子不谓之疝而谓之瘕也。【批】少腹热痛者为热瘕。

小肠移热于大肠，为伏瘕，为沉。全文见诊病传变。

〔《保》〕赤者热入小肠，白者热入大肠，原其本，皆湿热结于脉，故津液涌溢，是为赤白带下。本不病结，缘五经脉虚结热，屈滞于带，故女子脐下痛，阴中绵绵而下也。经曰：任脉为病，男子内结七疝，女子带下瘕聚。王注云：任脉自胞上过，带脉贯于脐上，故男子内结七疝，女子带下。带脉起于季胁章门，似束带状。今湿热冤结不散，故为病也。经曰：脾传之肾，名曰疝瘕。小肠冤结而痛，出白，一名曰蛊，所以为带下冤结也。冤，屈也，屈滞而病，热不散。先以十枣汤下之，后服苦楝丸、大延胡散调下之，热去湿除，病自愈矣。十枣汤方见伤寒。

苦楝丸　治妇人赤白带。

苦楝碎，酒浸　茴香炒　当归

上等份，为末，酒糊为丸。每服三五十丸，空心，温酒下。如腰腿疼，四物汤四两，加羌活、防风各一两，煎汤送下。

〔丹〕治赤白带下，腰痛，或少腹痛有热者。

樗皮二两　延胡索　桃仁　侧柏叶　川楝肉　茴香　当归各半两　香附八钱　官桂乌药各三钱　麦皮曲一两，炒

上末，酒糊为丸。每服五六十丸，神效。

〔《衍》〕治带下并肠有败脓，淋露不已，腥秽殊甚，遂至脐腹更增冷痛。此盖败脓血所致，卒无已期，须以此排脓。白芷一两，单叶红蜀葵根二两，白芍药、白矾各半两。矾烧枯另研，余为末，同以蜡丸如桐子大。空肚及饭前，米饮下十丸或十五丸。候脓尽，仍别以补药佐之。【批】少腹冷痛脉微为寒湿。

〔垣〕固真丸治白带不止，脐下冷痛，喜干食，恶汤饮者。方见寒疝带条。

〔《本》〕治妇人赤白带下。

龙骨半两　舶上硫黄三钱半

上为末，每服半钱，无灰酒调，空心服，一日三服。不问远年近日，尽效。

〔《大》〕**伏龙肝散**　治妇人赤白带下，久不瘥，肌瘦萎黄。

棕榈烧存性　伏龙肝　屋梁上尘悬长者，炒烟尽出火毒

上等份，研和，入龙脑、麝香各少许，每服二钱，酒调，醋亦可，患十年者，半年可安。有人经年崩漏不止，诸药不效，脉濡微，与此伏龙肝散，兼白矾丸服之愈。白矾丸用白矾四两，附子二两，黄狗头骨灰四两，为末。粥丸桐子大。每服三十丸

〔垣〕**补经固真汤**　白文举正室，白带常漏久矣，诸药不效。诊得心包尺脉极微，其白带下流不止。叔和《脉经》云：崩中日久为白带，漏下多时骨水枯。言崩中者，始病血崩，久则血少，复亡其阳，故白滑之物下流不止。是本经血海将枯，津液复亡，枯干不能滋养筋骨。以本部行经为引，用为使；以大辛甘油腻之药，润其枯燥而益津液，以大辛热之气味，补其阳道，生其血脉；以苦寒之药，泄其肺而救上热伤气；以人参补之，以微苦温之药为佐而益元

气，名曰补经固真汤。

柴胡　甘草各一钱，炙　干姜细末，二钱　橘皮不去白，一钱　人参二钱　郁李仁一钱，去皮尖，另研如泥　白葵花七朵，去萼　生黄芩一钱，细切，另入

上件除黄芩外，以水二大盏，煎至一盏七分，再入黄芩同煎至一盏，去渣，空心无宿食，热服之，候少时，早膳压之。

调经补真汤　冬后一月，微有地泥冰泮，其白带再来，阴户中寒，一服立止，大进饮食。

麻黄半钱，不去节　杏仁三个　桂枝少许　甘草炙，五分　良姜一钱　黄芪七分　人参　归身白术各五分　苍术二分　泽泻一钱　羌活四分　防风二钱　柴胡四分　独活　藁本各二分　升麻根　黄芩各五分　干姜二分，炮　白葵花七朵，去萼

上除黄芩、麻黄外，都为粗末，先将二味水二盏煎，麻黄一味令沸，掠去沫，入余药同煎至二盏，又再入生黄芩煎至一盏，去渣，稍热服，空心宿食消尽，日高服之，一时许，可食早膳。

〔《本》〕治妇人月经不调，每行数日不止，兼有白带，渐渐瘦瘁，饮食少味，累年无子，地黄丸。【批】寒带杂方。

熟地一两　山茱萸　白芜荑　干姜　白芍微炒　代赭石醋淬。各一两　厚朴　白僵蚕

上细末，炼蜜丸如桐子大。每服四五十丸，空心酒下。日三服。此庞老方，妇人有白带是第一等病，令人不产育，宜急治之。此扁鹊过邯郸，闻贵妇人，所以专为带下医也。

〔垣〕**桂附汤**　治白带腥臭，多悲不乐，大寒。

肉桂一钱　附子三钱　黄柏　知母各五分

如少食常饱，有时似腹胀，加白芍药半钱。如不思饮食，加五味子二十个。如烦恼，面上麻木如虫行，乃胃中元气极虚，加黄芪一钱，人参七分，炙甘草二分，升麻半钱。为粗末，作一服，水二盏，煎至一盏，法如常，食远热服。

〔海〕**香附六合汤**　治赤白带下。方见妇人大法条，即四物加茴香、桂也。

〔《大》〕治赤白带下，年月深久不瘥。

白芍二两　干姜半两

上各炒黄色，同为末，空心，米饮调下二钱，日二服。

〔垣〕**坐药龙盐膏**

丁香一钱半　全蝎五个　木香一钱半　良姜一钱　川乌头一钱半，炮　枯矾半钱　龙骨　茴香　归梢各二钱　玄胡五钱　炒黄盐二钱　厚朴三钱　酒防已　红豆　肉桂各二钱　木通一钱

上为末，炼蜜丸如弹子大。绵裹，留丝在外，纳阴户内。

又方胜阴丹　为上药力小，再取三钱，内加行性热药。

三奈子　川乌　大椒各五分　柴胡　羌活各二钱　全蝎三个　大蒜　破故纸与蒜同焙。各一钱　升麻二分　麝香少许　甘松三分　白矾二分，枯

上为细末，同前法用制。

又方**回阳丹**

全蝎　升麻各二分　草乌头三分　水蛭三个，炒　虻虫三个，去翅足，炒　川乌七分　大椒五分　柴胡七分　大蒜　破故纸各二钱　三奈子　果拨各五分　甘松二分　羌活三分　枯矾五分　炒黄盐一钱，必用之，药去之则不效

上为极细末，依前制如指尖大，用绵裹，纳阴户中，觉脐下暖为效。

酒煮当归丸　治癞疝白带，下疰脚气，腰以下如在冰雪中，以火焙炕，重厚绵衣盖上，犹冷不任，寒之极也。面白如枯鱼之象，肌如刀削，消瘦之速也。小便不止，与白带长流而不禁固，自不知觉，面自，目青蓝如菜色，目䀮䀮无所见，身重如山，行步欹侧，不能安地，腿膝枯细，大便秘结，口不能言，无力之极，

食不下，心下痞，心烦懊侬，不任其苦，面停垢，背恶寒，小便遗而不知。此上中下三阳真气俱竭，故哕呕不止，胃寒之极也。其脉沉厥紧而涩，按之空虚。若脉洪大而涩，按之无力，犹为中寒之证，况按之虚空者乎，按之不鼓，是为阴寒之极也，其空虚乃气血俱虚之极也。【批】虚寒疝。

当归一两　茴香半两　黑附子七钱，炮制，去皮脐　良姜七钱

上四味，锉如麻豆大，以好酒一升半同煎，煮至酒尽为度，炭火焙干，同为极细末。入

炒黄盐　丁香各半两　全蝎三钱　柴胡二钱　升麻根　木香各一钱　苦楝子　甘草各半钱，炙　延胡索四钱

上与前四味药末，同为细末，酒煮面糊，为丸如桐子大。每服二十丸，空心宿食消尽，淡醋汤下。忌油腻、冷物、酒、面。

当归附子汤　治脐下冷痛，赤白带下。

柴胡七分　良姜　干姜　附子各一钱　升麻五分　甘草炙，六分　当归二钱　蝎梢五分　炒黄盐三分　黄柏少许

上件为粗末，用五钱，水二盏，煎至一盏，去渣，热服。为丸亦得。

上炒盐例。东垣回阳丹注云：必用炒黄盐，无则不效，盖寒疝之要药也。

固真丸　治白带久下不止，脐腹冷痛，其寒扪之如冰，阴中亦然，目中溜火上壅，视物晾晾无所见，齿皆恶热饮痛，须得黄连末擦之，其痛乃止。惟喜干食，大恶汤饮。此病皆寒湿乘其胞内，故喜干而恶湿。肝经阴火上溢，走于标，故上壅而目中溜火。肾水侵肝而上溢，故目中晾晾无所见。齿恶热饮者，是少阳阳明经中伏火也。当大泻寒湿，以丸药治之。故曰寒在下焦，治主宜缓，大忌汤散，以酒制白石脂、白龙骨以枯其湿，以炮干姜大辛热泻寒水，以黄柏之大寒为因用，又为乡导。治法云：古者虽有重罪，不绝人之后。又为之伏其所主，先其所因之意。又泻齿中恶热饮也，以柴胡为本经之使，以芍药半钱以导之，又恐辛热之药太甚，损其肝经，故微泻之，以当归身之辛温，大和其血脉，此用药之法备矣。【批】涩以固脱。

白石脂一钱，烧赤，水飞。研细，晒干　干姜炮，四钱　黄柏酒洗，五分　柴胡一钱　白龙骨二钱，酒煮，水飞　白芍五分　当归三钱，酒洗

上为细末，水煮稀糊为丸，如鸡头大。每服三十丸，空心宿食消尽，煎白沸汤，放温送下。无令胃中停住，待少时以早膳压之，是不令热药犯胃。忌生冷硬物与酒湿面。

上石脂、龙骨之涩以去脱，盖湿多滑脱者宜之。

补真润肠汤　治白带下，阴户中痛，控心而急痛，身黄皮缓，身重如山，阴中如冰。一名助阳汤。【批】滑以润燥。

防风一钱　柴胡一钱二分　良姜二钱　干姜一钱　陈皮五分　白葵花七朵　生黄芩五分　郁李仁　甘草各一钱

上为细末锉散，只作一服，水二盏，煎至一盏，去渣，热服，食前。

上葵花、郁李仁之滑以润燥，盖枯涸滞着者宜之。

〔丹〕摩腰丹治白带腹痛。方见腰痛门，甚效。

〔洁〕治带下，少腹冤结而痛者，先以十枣汤下之，次服苦楝丸、大玄胡散调之，是先攻后补之法也。【批】虚而有积者先攻后补。

〔丹〕治结痰白带，先于半饥时，以津下小胃丹十余粒，服至郁积行，却用白术四物等药补之，亦先攻后补之药也。

〔丹〕胡安人，白带下，月经甚多，食少倦怠，面黄，经中如有血块者，有如筋膜者。与参、术等补血气调脾胃，后诸症皆退，惟带未止，以樗皮丸主之。方见湿热条。【批】脉微食少为虚宜补。

上法治带下虚而有热者。若虚而有寒，脉微面白不泽，无力以言者，东垣补经固真汤、

丁香胶艾汤、香桂六合汤是也。

〔子和〕顷顿丘一妇人，病带下连绵不绝，白物或来已三载矣。命予脉之。诊其两手脉俱滑大而有力，得六七至。常上热口干，眩晕，时呕酢水。余知其实有寒痰在胸中，以瓜蒂散吐出冷痰二三升，皆酢水也，间如黄涎，状如烂胶。次以浆粥养其胃气，又次用导水禹功以泻其下，然后以淡剂渗泄之药利其水道，不数日而愈。【批】脉滑大有力为实宜攻。

息城李左衙之妻，病白带如水，窈漏中绵绵不绝，秽臭之气不可近，面黄食减，已三年矣。诸医皆云积冷，阳起石、硫黄、姜、附之药，重重燥补，污水转多。戴人断之曰：此带浊水本热乘太阳经，其寒水不禁固，故如此也。夫水自高而趋下，宜先绝其上源。乃涌痰三二升，次日下沃水斗余，行三遍，汗出周身。至明旦，病人云：污已不下矣。次用寒凉之剂，服及半载，产一男。

〔仲〕问曰：妇人年五十，所病下利数十日不止，暮即发热，少腹裏急，腹满，手掌烦热，唇口干燥，何也？师曰：此病属带下。何以故？曾经半产，瘀血在少腹不去。何以知之？其证唇口干燥，故知之。当以温经汤主之。【批】下利夜热腹满为污血。

吴茱萸三两　当归　川芎　芍药　人参　桂枝　阿胶　牡丹去心　生姜　甘草各二两　半夏半升　麦门冬一升

上十二味，以水一斗，煮取三升，分温三服。亦主妇人少腹寒，久不受胎，兼取崩中去血，或月水来过多及至期不来。

〔丹〕赤白带。用五灵脂半生半熟为末，酒调服。

〔《大》〕治白带下。

茅花一握，炒　棕榈灰三寸　嫩莲叶三叶　甘草节一钱

上为细末，空心酒下方寸匕。

益母散　治带下赤白，恶露下不止。

益母草开花时，采捣为细末，空心温酒二钱，日三服。

香矾散神效。方见崩中血见黑止条，即醋炒香附灰也。

〔丹〕赤白带皆属于血，有出于大小肠之分。黄荆子炒焦为末，米饮调服。【批】杂方。

又方　治白带。用白芷以石灰炒去皮，茜草少许，粥糊丸服。

〔《大》〕**白芷散**　治赤白带下。

白芷一两　海螵蛸二个，烧　胎发一团，煅

为细末，空心，温酒调下二钱。

〔《山》〕治赤白带下。旧莲房为末，入麝香，空心，米饮下。

〔《大》〕治带下，用芍药炒黑为末，每服三钱匕，调酒下。

〔丹〕赤白带。用生狗头骨烧灰存性，酒调服，或入药服。

〔《千》〕治带下。温水和服云母末三方寸匕，立见神效。

崔氏四花穴　治赤白带如神。取穴法见劳瘵门。【批】针灸。

〔《玉》〕赤白带：中极二寸半，赤泻白补。白环俞一寸半，泻六吸，补一吸。

〔《撮》〕又法：中极　白环俞各五十壮。肾俞二寸半，灸，随年壮。

〔《集》〕又法：气海　中极　白环俞不效，取后穴。　三阳交补多泻少，灸七壮。三阴交

〔东〕又法：荣池三分，灸三十壮。在内踝前后两边池中咏，一名阴阳穴。　又法：阴阳在足拇指下屈里表头白肉际是也。　又法：三阴交五分，灸。　交仪二寸。灸。　漏阴在内踝下五分，微有动脉是穴，刺入一分，灸三十壮。

〔桑〕赤带《心术》如下赤带不已，渐渐如蛊，亦用此法：　气海六分　中极　委中各五分。　白带《心术》如下白带不已，渐渐如蛊，亦用此法：　曲骨　承阴各七分。　中极在两傍柱骨下六分。

〔《心》〕妇人得子，多变成白水，淋漓而下，经久身面虚肿：阴谷二寸半。　绝骨二寸半。如喘满，鱼际透太渊左右共四十九呼，治啼经水气，极妙。

〔海〕带病，太阴主之。灸章门穴，麦粒大各三壮，效。

〔《甲》〕妇人下赤白沃后，阴中干痛，恶合阴阳，少腹嗔坚，小便闭，曲骨主这。女子赤白带，腰腧主之。女子赤淫，大赫主之。女子绝子，阴挺出，不禁白沥，上髎主之。女子赤白沥，心下积胀，次髎主之。女子赤淫，时白，气癃，月事少，中髎主之。女子下苍汁不禁，赤沥，阴中痒，痛引少腹控眇，不可俯仰，下髎主之。女子疝，少腹胀，赤白淫，时多时少，蠡沟主之。月事不利，见赤白而有身，及前阴寒，行间主之。女子疝及少腹肿，溏泄，癃，遗溺，阴痛，面尘黑，目下眦痛，太冲主之。女子挟脐疝，中封主之。女子疝瘕，按之如以汤沃两股中，小腹肿，阴挺出痛，经水来下，阴中肿或痒，漉清汁若葵羹，血闭，曲泉主之。妇人下赤白，里急瘈瘲，五枢主之。

〔《素》〕肾脉小急，肝脉小急，心脉小急，不鼓，皆为瘕。大奇论　王注云：儿急为寒甚，不鼓则血不流，血不流而寒薄，故血内凝而为瘕也。【批】诊。

三阳急为瘕，三阴急为疝。王注云：太阳受寒，血聚为瘕，太阴受寒，气聚为疝。脉急者，曰疝瘕，少腹痛。平人气象论

〔《脉》〕师曰：妇人带下，六极之病，脉浮则为肠鸣腹满，紧则为腹中痛，数则为阴中痒，痛则生疮，弦则阴疼掣痛。妇人带下，脉浮恶寒者不治。

胎前白带

〔丹〕有孕白带。【批】湿热。

苍术三钱　白芷二钱　黄连一钱半　黄芩炒，二钱　黄柏炒，一钱半　白芍二钱半　樗根皮炒，一钱半　山茱萸二钱半

上为末，糊丸，空心，温酒下五十丸。

卷之三十五　妇人部

胎前癥

胎前之道，始于求子。求子之法，莫先调经。每见妇人之无子者，其经必或前或后，或多或少，或将行作痛，或行后作痛，或紫，或黑，或淡，或凝而不调，不调则血气乖争，不能成孕矣。详夫不调之由，其或前或后，及行后作痛者，虚也。其少而淡者，血虚也。多者，气虚也。其将行作痛，及凝块不散者，滞也。紫黑色者，滞而挟热也。治法：血虚者四物，气虚者四物加参、芪，滞者香附、缩砂、木香、槟榔、桃仁、延胡索，滞久而沉痼者吐之下之，脉证热者四物加芩、连，脉证寒者四物加桂、附及紫石英之类是也。直至积去、滞行、虚回，然后血气和平，能孕子也。予每治经不调者，只一味香附末，醋为丸服之，亦百发百中也。【批】大法调经为先。

〔丹〕妇人肥盛者，多不能孕育，以身中有脂膜闭塞子宫，以致经事不行。瘦弱妇人，不能孕育，以子宫无血，精气不聚故也。肥人无子，宜先服调理药。【批】肥人多痰宜燥。

当归一两，酒洗　川芎七钱半　白芍　白术　半夏汤泡　香附　陈皮各一两　茯苓二两　甘草一两

作十帖，每帖姜三片，水煎，吞后丸子。

白术二两　半夏曲一两　茯苓半两　橘红四钱　川芎　香附各一两　神曲炒，半两　甘草二钱

粥丸，每服八十丸。如热多者，加黄连、枳实各一两。服前药讫，却服后螽斯丸。

厚朴　杜仲　桂心　秦艽各二钱　附子　茯苓各六钱　白薇　半夏　干姜　牛膝　沙参各二钱　人参四钱　细辛半两

上为末，炼蜜丸小豆大。每服五丸，空心，酒下，加至十丸不妨。觉有娠，三月后不可更服。忌食牛马肉。则难产当出月。

按此方即秦桂丸也。丹溪忌服之者，盖忌于瘦人无血者。若肥人湿多者，又兼前调理药，而所服丸数，十减其九，只服五分无妨也。上三方得之于丹溪之子朱懋诚者，累试有效。

〔海〕**大五补丸**　同上三方丸。【批】瘦人无血极精宜润。

天门冬　麦门冬　菖蒲　茯苓　人参　益智　枸杞　地骨皮　远志　熟地各等份

上为细末，炼蜜丸如桐子大。空心，酒下三十丸。服本方数服后，以七宣丸泄之。

增损三才丸

天门冬酒浸，去心　熟地酒蒸　人参去芦　远志去心　五味子　茯苓酒浸，去心，干　鹿角酥炙　一法加白马茎酥茎　一法加附子，补相火不足。一法加麦门冬，令人有力。一法加续断，以续筋骨。一法加沉香，暖下焦虚冷。

上为细末，炼蜜杵千下，丸如桐子大。每服五十丸，空心，好酒下。年老欲补，加混元衣全个入药。混元衣者，是胎衣，头生儿者佳，用酒浸晒干，细锉为末。

紫石英丸　治妇人无子。

紫石英研，水飞，三两　天门冬酒浸，去心，焙干，三两　当归切，焙　川芎　紫葳　卷柏　熟地　禹余粮醋焠，七次　牡蒙　石斛去根　辛夷各二两　人参　肉桂　牡丹皮　桑寄生　细辛根　续断　川乌炮　食茱萸　厚朴姜制　干姜炮　牛膝酒浸，各一两　柏子仁轻

炒，另研　山芋　乌贼鱼骨烧灰。各一两半　甘草炙

上二十六味，为极细末，炼蜜丸桐子大。每服二十丸，酒、米饮任下，空心，食前，日二。

〔子和〕戴人过谯都营中饮，曾有一卒说出妻事，戴人问其故，答曰：吾妇为室女时，心下有冷积如覆盆，按之如水声，以热手熨之如冰，娶来已十五年矣，恐断吾孕，是以去之。戴人曰：公勿黜也，如用吾药，病可除，孕可得。卒从之，戴人诊其寸脉沉而迟，尽脉洪大有力，非无子之候也，可不逾年而孕。其良人叹曰：试之。先以三圣散吐涎一斗，心下平软；次服白术调中汤、五苓散；后以四物汤和之。不再月，气血合度，数月而娠一子。戴人常曰：用吾此法，无不子之妇，此言不诬。一妇人年三十四岁，梦与鬼神交，惊怕异常，及见神堂、阴司、舟楫、桥梁，如此一十五年，竟无妊娠。巫祈觋祷，无所不至，钻肌灸肉，孔穴万千。黄瘦，发热引饮，中满足肿，委命于天。一日苦请戴人。戴人曰：阳火盛于上，阴水盛于下，见鬼神者阴之灵，神堂者阴之所，舟楫、桥梁水之用，两手寸脉皆沉而伏，知胸中有痰实也。凡三涌三泄三汗，不旬日而无梦，一月而有娠。【批】寸脉沉者痰积。

〔《大》〕**荡胞汤**　治妇人立身以来，全不产育，及断绝久不产二三十年者。【批】污血冷积。

朴硝　丹皮　当归　大黄蒸一饭久　桃仁各三两　细辛　厚朴　苦梗　赤芍药　人参　茯苓　桂心　甘草　川牛膝　陈皮各二两　附子炮，一两半　虻虫炒焦，去翅足　水蛭炒，各十枚

上㕮咀，每服四大钱，水酒各半盏，煎至六分，去渣温服，空心，日三夜一。温覆得少汗，必下积血及冷赤脓如小豆汁，斟酌下尽。若力弱大困不堪者，只一二服止。然恐恶物不尽，不得药力，能尽服尽好，不尔，用坐导药。

坐导药　治全不产及断绪。服前荡胞汤，恶物不尽，用此方。

皂角去皮子　吴茱萸　当归各二两　细辛去苗　五味子　干姜炮。各二两　黄葵花　白矾枯　戎盐　蜀椒各半两

上为细末，以绢袋大如指，长三寸余，盛药令满，缚定纳妇人阴中，坐卧任意，勿行走，小便时去之，更安。一日一度易新者，必下清黄冷汁，汁尽止。若未见病出，可十日安之。本为子宫有冷恶物，故令无子。值天阴冷，出发疼痛，须候病出尽方已，不可中辍。每日早晚用荽菜煎汤熏之。

〔丹〕秦桂丸论　无子之因，多起于妇人，医者不求其因起于何处，遍阅古方，惟秦桂丸其辞确，其意专，用温热药近乎人情，欣然授之，锐然服之，甘受燔灼之祸，犹懵然不悔。何者？阳精之施，阴血能摄之，精成其子，血成其胞，胎孕乃成。今妇人之无子者，率由血少不足以摄精也。血之少也，固非一端。然欲得子者，必须调补阴血，使无亏欠，乃可推其有余，以成胎孕。何乃轻用热剂，煎熬脏腑，血气沸腾，祸不旋踵矣。或曰：春气温和，则万物发生，冬气寒凛，则万物消陨。非秦桂丸之温热，何以得子脏温暖而成胎耶？予曰：诗曰：妇人和平，则乐有子。和则血气均平，则阴阳不争，今得此药，经血必转紫黑，渐成衰少，或先或后，始则饮食骤进，久则口苦而干，阴阳不平，血气不和，疾病蜂起，焉能成胎。纵然成胎，生子亦多病而不寿，以秦桂丸耗损天真之阴也，戒之慎之。按秦桂丸施于肥人，而少其丸数，兼服调理补药，亦无妨。但忌施于瘦人火多者也。【批】忌服热药。

〔《素》〕督脉生病，女子不孕。【批】督脉主不孕。

〔世〕治男子无子者。用热艾一团，用盐填脐满，却于盐上随盐大小做艾丸灸之。如痛，即换盐，直灸至艾尽为度。如一日灸不尽，二日三日灸之，曾效。【批】针灸。

〔东〕妇人无子：胞门在关内左边二寸，灸五十壮。又法：气门在关元旁各开三寸，灸五十壮。

〔《集》〕又法：子宫在中极傍各开三寸，针入二寸，灸三七壮　中极

〔垣〕又法：关元二十壮，三报穴。

〔《甲》〕绝子，灸脐中，令人有子，女子手脚拘挛，腹满，疝，月水不下，乳余疾，绝子，阴痒，阴交主之。腹满疝积聚余疾绝子，阴痒，刺石门。《千金》云：奔豚上，少腹坚痛，下引阴中，不得小便。女子绝子，血不血在内不下，关元主之。《千金》云：转胞不得溺，小腹满名石水痛。妇人子门不端，少腹苦寒，阴痒及痛，经闭不通，中极主之。妇人无子，涌泉主之。大疝绝子，筑宾主之。绝子，商丘主之。穴在内踝前宛宛中。妇人绝产，若未曾产，阴廉主之。刺入分半，灸下一寸。

〔仲〕男子脉浮弱而涩，为无子，精气清冷。【批】诊。

〔《脉》〕妇人少腹冷，恶寒久，年少者得之，此为无子。年大者得之，绝产。脉微弱而涩，年少得此为无子，中年得此为绝产。肥人脉细，胞有寒，故令少子，其色黄者，胸上有寒。少阴脉浮而紧，紧则疝瘕，腹中痛，半产而堕伤，浮则亡血，绝产恶寒。

受胎

〔丹〕成胎以精血之后先分男女者，褚澄之论也，愚窃或焉。后阅东垣方，有曰经水断后一二日，血海始净，精胜其血，感者成男；四五日后，血脉已旺，精不胜血，感者成女。此论亦为未莹，伺以言之？《易》曰：乾道成男，坤道成女。夫乾坤，阴阳之性情也。左右，阴阳之道路也。男女，阴阳之仪象也。父精母血，因感而会，精之泄，阳之施也，血能摄之，阴之化也，精成其骨，此万物之始于乾元也；血成其胞，此万物资生于坤元也。阴阳交媾，胎孕乃凝。胎之所居，名曰子宫，一系在下，上有两歧，一达于左，一达于右。精胜其血，及刚日阳时感者，则阳为之主，受气于左子宫而男形成。精不胜血，及柔日阴时感者，则阴为之主，受气于右子宫而女形成。或曰分男分女，吾知之矣，其有双胎者将何如？曰：精气有余，歧而分之，血因分而摄之故也。若夫男女同孕者，刚日阳时，柔日阴时，感则阴阳混杂，不属左，不属右，受气于两歧之间者也。亦有三胎四胎五胎六胎者，犹是而已。或曰：其有男不可为父，女不可为母，与男子之兼形者，又若何而分之耶？予曰：男不可为父，得阳气之亏者也；女不可为母，得阴气之塞者也；兼形者，由阴为驳气所乘，而为状不一。以女兼男形者有二：一则遇男为妻，遇女为夫；一则可妻而不可夫。又有下为女体，上具男之全形，此又驳之甚者也。或曰：驳气所乘，独见于阴，而所成之形，又若是之不同耶？予曰：阴体虚，驳气易于乘也，驳气所乘，阴阳相混，无所为主，不可属左，不可属右，受气于两歧之间，随所得驳气之轻重而成形，故所兼之形，有不可得而同也。【批】男子分左右。

上丹溪此论，极造精微，发前。人之未发。是知男女之分，已定于万物资始乾元之际，阴阳交媾之时。昧者不寤是理，妄有转女为男之法，惑矣。夫万物皆资始于乾元，独男女之分，不资始于乾元乎？

胎前，当清热养血。产前安胎，白术、黄芩妙药也。胎前将临月，以三补丸加炒香附、炒白芍药，蒸饼丸服。又抑热，以三补用生地膏丸。芩连柏为末，地黄膏丸之。有孕八九个月，必顺气，枳壳、苏茎。前至八九月，因火动逆作喘急，可用条芩、香附为末调下。【批】杂法。

〔海〕**神方验胎散**　妇人三两个月，月经不行，疑是两身，却疑血滞，心烦寒热恍惚，此药可验，取之内也。外已有身，病无邪脉，以《素问》脉法推之，十得八九矣。【批】验胎法。

真雀脑芎一两　当归全用。重一两者，只用七钱

上二味为细末，分作二服，浓煎好艾汤一盏调下，或好酒调服亦得。可待三两个时辰间，觉腹脐微动，仍烦，即有胎也。动罢即愈，安稳无虞。如不是胎，即不动，所滞恶物自行，母亦安也。如服药不觉效，再煎红花汤调下，必有神效。

〔《灵苑》〕治妇人经脉住三个月，验胎法。真川芎为细末，浓煎艾汤下一匕，投。腹内渐动，是有胎也。试孕有无。

甘草一寸，炙　皂角一寸。去皮　黄连少许

上为末，酒调服，有则吐，无则不吐，每服一钱半。

〔《脉》〕妇人怀躯七月而不可知，时时衄血而转筋者，此为躯也；衄时嚏而动者，非躯也。【批】诊。

〔《素》〕妇人足少阴脉动甚者，妊子也。平人气象论　谓太溪脉也，全元起本作足少阴。王冰本作手少阴，当从全本。王注云：动脉者如豆厥厥动摇也，一说动甚谓动摇太甚也。阴搏阳别，谓之有子。阴阳别论　王注云：阴谓尺中也，搏谓搏触于手也。尽脉搏击与寸脉殊别，则为有孕之兆。

〔《脉》〕妊娠初时寸微小，呼吸五至；三月而尺数也，脉滑疾，重以手按之散者，胎已三月也；脉重手按之不散，但疾不滑者，五月也。此即阴搏阳别乏义，言尺脉滑数，寸孽微，而尺与寸脉别者。孕脉也。尺脉左偏大为男，右偏大为女，左右俱大产二子。大者，如实状。亦阴搏阳别之义。谓尺脉实大与寸脉殊别，但分男左女右也。妇人妊娠四月，欲知男女法，左疾为男，右疾为女，俱疾为生二子。王子亨云：妊娠三部俱滑而疾，在左为男。在右为女。遣妊娠人面南行，还复呼之，左回首者是男，右回首者是女。看上圊时，夫从后急呼之，左回首者是男，右回首者是女也。

上按丹溪云：男受胎在左子宫，女受胎在右子宫，斯言大契是说也。盖男胎在左则左重，故回首时，慎护重处而就左也；女胎在右则右重，故回首时，慎护重处而就右也。推之于脉，其义亦然：胎在左则血气护胎而盛于左，故脉亦从之，故脉亦从之，而左疾为男，左大为男也；胎在右，则血气护胎而盛于右，故脉亦从之，而右疾为女，右大为女也。亦犹经云：阴搏阳别，谓之有子。言受胎处在脐腹之下，则血气护胎而盛于下，故阴之尺脉鼓搏有力，而与阳之寸脉殊别也。又如痈疖发上则血气从上而寸脉盛，发下则血气从下而尺脉盛，发左则血气从左而左脉盛，发右则血气从右而右脉盛也。丹溪以左大顺男右大顺女，为医人之左右手，盖智者之一失也。

〔丹〕妇人怀孕爱物，乃一藏之虚。假如肝藏虚，其血气止能养胎，不能荣肝，肝虚故爱酸物吃。

〔《大》〕胎动不安，或因僵仆，或因毒药，重者便致伤堕，当以母形色察之。母面赤舌青者，子死母活，唇口俱青，两边沫出者，子母俱死；面青舌赤，口中沫出者，母死子活也。

〔《脉》〕妇人妊娠八月，脉实大牢强弦紧者生，沉细者死。

〔丹〕脉细匀，易产；大浮缓，气散难产。

〔《脉》〕妇人怀胎，一月之时足厥阴脉养，二月足少阳脉养，三月手心主脉养，四月手少阳脉养，五月足太阴脉养，六月足阳明脉养，七月手太阴脉养，八月手阳明脉养，九月足少阴脉养，十月足太阳脉养。诸阴阳各养三十日活儿。手太阳少阴不养者，下主月水，上为乳汁，活儿养母。怀娠者不可灸刺其经，必堕胎。陈氏《大全》论云：足厥阴肝脉也。足少阳胆脉也，四时之令始于春木，故十二经云胎养始于肝胆而在一月二月。手心主心胞络脉也，手少阳三焦脉也，属火而旺夏，所以养胎在三月四月，足太阴脾脉也，足阳明胃脉也，足阳明属土而旺长夏，所以养胎在五月六月，手阳明

大肠脉也，足少阴肾脉也，足太阳膀胱脉也，属金水而旺秋冬，所以养胎在七月八月九月十月。

恶 阻

恶阻，谓呕吐恶心，头眩，恶食择食是也。

〔《素》〕帝曰：何以知怀子之且生也？岐伯曰：身体有病，而无邪脉也。腹中论【批】诊。

〔《大》〕妊娠禀受怯弱，便有阻病。其状颜色如故，脉息和顺，但觉肢体沉重，头目昏眩，择食，恶闻食气，好食咸酸，甚者或作寒热，心中愦闷，呕吐痰水，恍惚不能支持，巢氏谓之恶阻，但症有轻重耳。

〔仲〕妇人得平脉，阴脉小弱，其人渴不能食，无寒热，名妊娠，桂枝汤主之。于法六十日当有此证，设有医治逆者，却一月，加吐下者，则绝之。【批】禁忌。

上绝之者，谓绝止医治，候其自安也。予常治一二妇阻病吐，愈治愈逆，因思此仲景绝之之旨，遂停药，月余自安，真大哉圣贤之言也。

〔丹〕恶阻即从痰治，多用二陈汤。【批】痰瘕。

〔罗〕**半夏茯苓汤** 治妊娠恶阻，呕吐心烦，头目眩晕，恶闻食气，好食酸咸，多卧少起，百节烦疼，羸瘦有痰，胎孕不牢。

半夏洗，一两二钱半 赤茯苓 熟地各七钱半 橘红 旋覆花《千金方》无旋覆花，有细辛、紫苏 人参 芍药 川芎 桔梗 甘草各半两

上㕮咀，每服五钱，姜七片，水煎，空心，兼服茯苓丸。若有客热烦渴口疮，去橘红、细辛，加前胡、知母七钱半。若腹冷下利，去地黄，加炒桂心半两。若胃中虚热，大便秘，小便赤涩，加大黄七钱半，去地黄，加黄芩二钱五分。

茯苓丸 治妊娠阻病，心中烦闷，吐痰眩晕。先服半夏茯苓汤两剂，后服此药。【批】寒痰。

赤茯苓 人参 桂心 干姜 半夏汤泡七次，炒黄 橘皮各一两 白术 葛根 甘草 枳壳各二两

上为细末，炼蜜丸如桐子大。每服五十丸，米饮下，日三服。一方加麦门冬，《肘后》加五味子。

〔仲〕妊娠呕吐不止者，干姜人参半夏丸主之。

干姜 人参 半夏

上三味，末之，以生姜汁糊丸。如桐子大。饮服十丸，日三服。《大全方》论半夏动胎而不用，今仲景岂独不知此而用于此方乎？予治妊阻病累用半夏，未尝动胎也。经云：有故无殒是也。

〔《大》〕治恶阻，吐清水甚，害十余日粥浆不入者。

白术一两 人参半两 丁香二钱半 甘草一钱

上为细末，每服二钱，水一盅，姜五片，煎至七分，温服。

归原散 治妊娠恶阻，呕吐不止，头痛，全不入食，服诸药无效。

人参 甘草 川芎 当归 芍药 丁香各半两 白茯苓 白术 陈皮各一两半 桔梗炒 枳壳炒。各二钱半 半夏洗，炒黄，一两

上㕮咀，每服三钱，生姜五片，枣一枚，水同煎。

人参橘皮汤 治阻病呕吐痰水。

人参 橘皮 白术 麦门冬去心。各一两 甘草三钱 厚朴制 白茯苓各五钱

上为粗末，每四钱加淡竹茹弹子大，生姜三片，水同煎。

治 妊娠恶阻，呕吐不下食。

青竹茹 橘皮各二两 生姜 茯苓各四两 半夏五两

上细切，以水六升，煮取二升半，去渣，分三服。

治　妊娠呕吐不食，兼吐痰水。

生芦根七分　橘红四分　生姜六分　槟榔二分

上切，以水二盏，煎七分，空心，热服。

治　妊娠恶食，心中烦愦热闷，呕吐。

青竹茹　麦门冬各三两　前胡二两　橘皮一两　芦根一握

上切细，以水一大升，煮半升，去渣，分两服，食前。

安胎饮　治妊娠恶阻，心中愦闷，头重目眩，呕逆不食，或胎动不安，腰腹疼痛。

甘草　茯苓　当归　熟地　川芎　地榆　白术　黄芪　白芍药　半夏泡七次，炒　阿胶炒。各等份

上㕮咀，每服三钱，生姜四片，水同煎。

一妇人孕三月，吐痰水并饮食，每日寅卯作，作时觉少腹有气冲上，然后膈满而吐，面赤微躁，头眩，卧不起床，四肢疼，微渴。此肝挟卫脉之火冲上也。一日甚，一日轻，脉和，右寸洪大，百药不效者将二月。予男病，偶用沉香磨水化抱龙丸，一服膈宽气不上冲，二三服吐止眩减，食进而安。又应氏妇得胎七月，嘈杂吐食，脉壅，心下满塞，气攻背，两肘皆痛，要人不住手以热手摩熨，得吐稍疏，脉洪大。【批】肝火　黄芩二钱半　黄连一钱，炒　白术　半夏各二钱　甘草炙　缩砂各五分　陈皮　当归　山栀　枳壳炒　香附　人参　苍术各一钱　茯苓一钱半　生姜七片

服二帖后，嘈杂吐止，心满塞退，但于夜间背肘痛，用摩熨，遂与抱龙丸化服，其疾如失。

〔丹〕一妇人年近三十，怀孕两月，病呕吐头眩，自觉不可禁持，以人参、白术、川芎、陈皮、茯苓等药服五七日，愈觉沉重，召予脉之，两手弦，左为甚而且弱。予曰：此是恶阻，病必怒气所激。问之果然，肝气既逆，又挟胎气，参、术之补，大非所宜。教以时用茯苓汤下抑青丸二十四粒，五帖，自觉稍安。诊其脉略有数状，自言口干苦，稍食粥贝口酸，予意其为膈间滞气未尽行，教全以川芎、陈皮、山栀、茯苓、生姜煎汤，下抑青丸十五粒。十余帖，余证皆平。但食及常时之半，食后觉口酸，不食觉易饥。予谓肝热未平，则以白汤下抑青丸二十粒，二十日而安。予又脉之，见其两手脉虽和平，而左手弱甚，此胎必堕，此时肝气既平，参术可用矣。遂用始初参、术等药补之，预防堕胎以后之虚。服之一月，胎自堕，却得平稳无事。抑青丸一味，黄连为丸是也。

妊娠经来

〔《脉》〕妇人经月下，但为微少，师脉之，反言有躯，其后审然，其脉何类？何以别之？师曰：寸口脉阴阳俱平，荣卫调和，按之滑，浮之则轻，阳明少阴各如经法，身反洒淅，不欲食饮，头痛心乱，呕哕欲吐，呼则微数，吸则不惊，阳多气溢，阴滑气盛，滑则多实，六经养成，所以月见。阴见阳精，汁凝胞散，散者损堕。设复阳盛，双妊二胎。今阳不足，故令激以也。滑咏主血有余，今经又少，故知孕也。【批】阳瘾阴滑故令激经月下。

胎漏下血

〔丹〕胎漏因气虚，因血虚，因血热。【批】大法。

〔仲〕师曰：妇人有漏下者，有半产后因续下血都不绝者，有妊娠下血者。假令妊娠腹中痛，为胞阻，芎归胶艾汤主之。方见血崩。【批】虚。

〔梅〕治胎动下血，心腹疼，死生不知，服此汤活即安，死即下。此即催生佛手散，方见跌扑伤胎。即当归、川芎等份为散也。妊娠无故，卒下血不止。取阿胶三两，炙，捣末，酒

一升半，煎令消，一服愈。

〔罗〕**立圣散** 治妊娠下血不止。

鸡肝三个，用酒一升，煮熟共食之。大效。

〔《保》〕治胎漏 二黄散。

生地、熟地等份，锉，水三盏，煎半干，去渣服。

〔梅〕治胎下血。阿胶二两，捣末，生地半斤，捣取汁，以清酒三升，绞汁，分三服。【批】血热。

〔《大》〕治胎漏下血不止，胞干即死，宜急治之。

生地汁一升 陈酒五合

上同煎三五沸，温三服，以止为度。〔《保》〕治妇人胎漏下血，及因事下血，枳壳汤。【批】虚热。

枳壳 黄芩各半两 白术一两

上粗末，每七钱，水一盏，煎七分，食前服。

〔丹〕妇人年二十余，三个月孕，发疟疾后淡血水下，腹满口渴。

白芍 自术 茯苓一钱 黄芩 归尾 川芎 陈皮五分

东阳妇人，三十五岁，孕八九个月，漏胎不止，胎比前时稍觉收小，血色微紫有块，食减平时三之一，腹微疼，无情绪。

人参 白术炒 白芍一钱 陈皮 川芎 茯苓 缩砂 大腹皮三分 木连藤七叶

同煎，食前下三圣丸五十粒。

〔仲〕妇人宿有癥病，经断来及三月，而得漏下不止，胎动在脐上者，为癥痼害。妊娠六月动者，前三月经水利时，胎。下血者，后断三月，衃也。所以血不止者，其癥不去故也。当下其癥，桂枝茯苓丸主之。凡胎动多在当脐，今动在脐上，故知是癥也。【批】癥病破血。

桂枝 茯苓 牡丹去心 桃仁去皮尖 芍药各等份

上五味，末之，炼蜜丸如兔屎大。每日食前服一丸。不知，加至三丸。

〔《本》〕治胎下血不止。取桃树上干不落桃子，烧灰，和水服瘥。本草云：桃奴破血，又治伏梁积气。

胎漏黄汁下或如豆汁

〔《大》〕治妊娠忽然下黄汁如胶，或如豆汁，胎动腹痛。【批】气虚。

粳米五升 黄芪六两

上以水七升，煎取二升，分为四服。

〔梅〕**银苎酒** 治妊娠下黄汁，或如赤豆汁。

苎根去黑皮，切 银一斤

上水九升，煎取四升，每服入酒半升，或一升，煎分二次服。

〔《脉》〕妇人怀躯六月七月，暴下斗余水，其胎必倚而堕，此非时孤浆预下故也。胎漏，徐徐下水。今暴下而多，故知堕胎也。【批】诊。

胎动不安

〔《大》〕妊娠胎动不安者，由冲任经虚，受胎不实也。亦有饮酒房室过度，损动不安者；有误击，触而胎动者；有喜怒，气宇不舒，伤于心肝，触动血脉者；有信医宜服暖补，反为药所害者；有因母病而胎动者，但治母病，其胎自安；有胎不坚固，动及母疾，但当安胎，其母自愈。【批】虚。

永固孕丸【批】固胎常服。

地黄 川芎 黄芩各五分 当身尾 人参 白芍 陈皮各一钱 白术一钱半 甘草三钱 黄柏些 桑上羊食藤七叶，圆者 糯米半升

上㕮咀，煎服。

〔仲〕妊娠宜常服，当归散主之

当归 黄芩 芍药 川芎各一两 白术半斤

上五味，杵为散，酒饮服方寸匕，日再服。妊娠常服即易产，胎无苦疾。产后百病悉主之。

妊娠养胎，白术散主之。

白术　川芎各四钱　蜀椒三钱。去汗　牡蛎煅，二分

上四味，杵为散，酒服一钱匕，日三服，夜一服。但苦痛，加芍药；心下毒痛，倍加芎䓖；心烦痛，吐不能饮食，加细辛一两，半夏大者二十枚；服后若呕，以醋酱水服之，后不解者，小麦汁饮之；已后渴者，大麦粥服之。病虽愈，服之勿置。

〔《肘》〕胎动不安。取苎根如足大指者一尺，㕮咀，以水五升，煮取三升，去渣服。一方有生姜五片。丹溪云：苎根大能补阴而行滞血。【批】胎动不安宜补阴行滞。

〔《大》〕银苎酒方见前胎漏条。

治胎动不安。好银煮水，着葱白作羹，食之佳。

治妊娠二三月，上至八九个月，胎动不安，腹痛，已有所下方。【批】或动或通者安之。

艾叶　阿胶炒　当归　川芎各三两　甘草一两

上细切，以水八升，煮取三升，去渣，内胶令烊，分三服，日三。

〔云〕立效散　治妇人胎动不安，如重物所坠，冷如冰。即佛手散，方见眩门。

〔《大》〕缩砂散　治胎动不安，堕在须臾者，神效。方见毒物伤胎。

胎上逼心

〔《本》〕**紫苏饮**　治妊娠胎气不和，怀胎近上，胀满疼痛，谓之子悬。兼治临产惊恐气结，连日不下。【批】逼心满闷者下气痛阳。

紫苏茎叶一两　大腹皮　人参　川芎　陈皮　白芍各半两　当归三分　甘草一分

上细锉，分作三服。每服用水一盏半，生姜四片，葱白七寸，煎至七分，去渣，空心服。

曾有累日妇人产不下，服遍催生药不验。予曰：此必坐草太早，心怀下一点惧，气结而不行，然非不顺也。《素问》云：恐则气下。盖恐则精神怯，怯则上焦闭，闭则气还，还则下焦胀，气乃不行矣。得此药一服便产。及妇人六七月子悬者，予用此数数有验，不十服，胎便近下。陈良甫云：治一妇有孕七个月，远归，忽然胎上冲心而痛，坐卧不安，两医治之无效，遂说胎已死矣。用草麻子研烂，加麝香调贴脐中以下之，命在垂亡。召陈诊视，两尺脉绝，他脉平和。陈问二医作何证治之，答曰：死胎也。陈曰：何以知之，两尺脉沉绝，以此知之。陈曰：此说出在何经？二医无答。陈曰：此子悬也，若是胎死，却有辨处，面赤舌青，子死母活；面青舌赤，吐沫，母死子活；唇口俱青，母子俱死。今面不赤，口不青，其子未死，是胎上逼心，宜以紫苏饮子治之，至十服而胎遂下矣。

〔《大》〕治胎上逼心烦闷方，并治胎动困篤。用葱白二七茎，浓煮汁饮之，若胎未死即安，已死即出。未效，再服。此方神妙，脉浮滑者宜之。本草云：葱白，通阳气安胎。

〔《秘录》〕胎动上迫心痛。取艾叶如鸡子大，以头醋四升，煎取二升，分温服。治胎上逼心，热痛下血。神曲半斤，捣碎，和熟水绞取汁三钟，无时温服，止。【批】逼心疼者消食温中。

〔《大》〕治妊娠遍身痛，或冲心欲死，不能饮食。

白术五两　黄芩二两　芍药四两

上水六升，煮取二升半，分作三服，缘胎有水致痛，兼易产。【批】遍身痛冲心者有水。

跌扑伤胎毒药伤胎

〔《本》〕**佛手散**　治妇人妊娠六七月，因事筑磕着胎，或子死腹中，恶露下，疼痛不已，口噤不绝。用此药探之，若不损则痛止，子母俱安。若胎损，立便逐下。又治血上冲心，腹满闷者，如汤沃雪，此药催生神效。方见眩。

即当归、川芎等份为散，口噤灌之。【批】跌扑伤者逐污养新。

〔《大》〕治胎忽因倒地，举动擎重促损，腹中不安，子死。以川芎末酒服方寸匕，须臾二三服，出。

治妊娠从高坠下，腹中下血烦闷。

生地　益母草各一两　当归　黄芪各半两

上㕮咀，每服四钱，水一盏，姜四片，煎至六分，去渣，无时服。

〔丹〕妇人因闪挫伤胎，肚疼血崩。

归尾　陈皮　白术　人参　茯苓　白芍　川芎各三钱　甘草五分，炙

上分四帖，水三盏，煎取一盏，下缩砂末一钱五分，五灵脂一钱。

〔《大》〕治妇人服草药，胎堕腹痛。用白扁豆少许，去皮为末，米饮调服方寸匕。或浓煎亦可。【批】毒药伤者解毒和中。

阿胶散　治妊娠或因倾仆，或因毒药，胎动不安，腰痛腹满，或有所下，或胎上抢心，短气。

熟地二两　白芍　艾叶　当归　甘草　阿胶　黄芪各一两　一方有川芎。

上㕮咀，每服半两，姜三片，枣一枚，同煎，温服无时。

治妊娠偶有所伤，胎动不安，疼痛不可忍。缩砂不以多少，和皮炒黑色，一方用仁置熨斗内，略炒为细末，热酒调下二钱。不饮酒者，米饮调下。觉腹中热则胎已安矣，此方极效。【批】痛不可忍命将绝者缩砂酒桂苓丸。

夺命丸　治妇人小产下血，子死腹中，其人憎寒，手指唇口爪甲青白，面色黄黑，胎上抢心，则闷绝欲死，冷汗自出，或食恶物，或误服草药，伤动胎气，下血不止。胎尚未损，服之可安；已死，服之可下；若胎腐烂腹中危甚者，立可取出。此方的系人传授，至妙。此即仲景茯苓桂枝丸，但用淡醋汤嚼下不同耳。方即牡丹、茯苓、桂枝、桃仁、赤芍药等份是也，丹溪亦称妙。

妊病可下胎断胎

〔《大》〕治妊娠母因疾病，胎不能安，可下之。取七月七日法面四两，水二大盏，煎取一盏三分，绵滤去渣，分温三服，立下。又方，大曲五升，清酒一斗，煮二沸，去渣，分五帖，隔宿勿食，但再服，其子如糜，母无疾苦。《千金》不传，妙。又方，麦蘖一升，为末，和水煮二升服之即下，神效。又方，附子二枚，为末，以醇苦酒和涂右足，去之大良。又方，取鸡子一枚，以三指撮盐放鸡子中，服之立出。【批】下胎方。

〔丹〕断子法。【批】断产方。

用白面曲一升，无灰酒五升，打作糊，煮二升半，用绢帛滤去渣，作三服。候前月经将来日晚下吃一服，次日五更吃一服，天明吃一服，月经即行，终身绝子。

〔《大》〕断产验方，故蚕纸方圆一尺，烧为末，酒饮调服，终身不复怀孕。又方，油煎水银，空心服，如枣核大一丸，永断，不损人。

胎自堕

〔丹〕阳施阴化，胎孕乃成。血气虚损，不足营养，其胎自堕。或劳怒伤情，内火便动，亦能堕胎。推原其本，皆因于热，火能消物，造化自然。《病源》乃谓风冷伤于子藏而堕，此未得病情者也。予见贾氏妇，但有孕，至三月左右必堕，诊其脉左手大而无力，重取则涩，知其血少也。以其妙年，只补中气，使血自荣。时正夏初，教以浓煎白术汤下黄芩末一钱，服三四十帖，遂得保全其生。因而思之，堕因内热而虚者，于理为多。日热曰虚，当分轻重，盖孕至三月，正属相火，所以易堕。不然，何以黄芩、熟艾、阿胶等为安胎妙药耶？好生之工，幸无轻视。【批】虚热。

〔《大》〕治妊娠怀胎数落而不结实。【批】

虚寒。

甘草　黄芪　人参　白术　川芎　熟地　吴茱萸各等份

上为末，空心，温酒调二钱。忌菘菜桃李雀肉醋物。按丹溪论皆是虚热，而无寒者，今姑存此一方。以俟施之于千百而一者也。

醋附丸治数堕胎。方见血崩。【批】滞气。

妊子不成，时时堕胎，后漏下五色，疼痛。灸胞门。关门左边二寸名胞门，上边二寸名子户。

十月未足欲产过期不产

〔《大》〕妇人怀胎，有七月八月而产者，有至九月十月而产者，有经一年二年乃至四年而后产者，各依后法治。【批】先期欲产者凉血安胎。

知母丸　治十月未足，而痛如欲产，兼治产难及子烦。

用知母一味为细末，炼蜜丸如鸡豆大。温酒嚼下，日三服。丸如桐子大，饮下二十丸。

治妊娠月数未足，而似欲产腹痛者。

槐子　蒲黄等份

上为末，蜜丸如桐子大。温酒下二十丸。以痛止为度。

又方　蒲黄如枣核大，筛过，以井花水调服。

〔《千》〕日月未足而欲产者，捣菖蒲根汁一二升灌喉中。本草云：菖蒲治胎动不安下血。

〔罗〕治妇过月不产方。【批】过期不产者补血行滞。

四物汤　香附　桃仁　枳壳　缩砂　紫苏

水煎服，即生。

难产缩胎法

〔丹〕世之难产者，往往见于郁闷安佚之人，富贵豢养之家，若贫贱辛苦者无有也。古方书止有瘦胎饮一论，而其方为湖阳公主作也。实非极至之言。何者？见其有用此方者，其难自若。予表妹苦于难产，后遇胎孕，则触而去之，予甚悯焉。视其形，惟勤于针指，构思旬日，忽自悟曰：此正与湖阳公主相反。彼奉养之人，其气必实，耗其气使平和，故易产，今形肥知其气虚，久坐知其不运，必气愈弱，儿在胞胎，因母气不能自运耳，当补其母之气，则儿健易产矣。令其有孕，至五六个月来告，遂于《大全》方紫苏饮加补气药与数十帖，因得男而甚快。后遂以此方随母形色性禀，参时令加减与之，无不应者，因名其方曰达生散。【批】虚实。

缩胎饮即达生散。【批】气虚者补气行滞。

大腹皮三钱　人参　陈皮　紫苏茎叶各五分　归身尾　白芍　白术各一钱　甘草二钱，炙　黄杨树脑七个　或加枳壳、缩砂、青葱五叶。

上作一帖，吞下益母丸。临月得二十服，易生产，后无病。

按丹溪云：难产、死胎，此血气滞病也，盖此方补中行滞。春，加川芎。气虚，倍参、术。气实，倍香附、陈皮。血虚，加当归、地黄。形实，倍紫苏。性急，加黄连。热急，加黄芩。湿痰，加滑石、半夏。食积，加山楂。食后易饥，加黄杨脑。腹痛，加木香、官桂、黄芩。冬不用芩。

黑神丸一名催生丸，一名益母丸。

用益母草研末，粥丸。治妇人临月，一日三次服之，用缩砂饮送下，能催生易产。产后服能生新血去旧血。只以白汤送下，虚者煎白术、人参、陈皮汤送下。

缩胎丸　八九个月用之。【批】气实者耗气抑阳。

黄芩夏一两，秋七钱，冬半两。炒　白术二两　茯苓七钱半　陈皮三两

上末，粥丸桐子大。

又方　候九个月用之。

黄芩一两，宜热药不宜凉药，怯人减半　枳壳炒，七钱半　滑石七钱五分，临月十日前，小便多时，加此一味　白术一两

上为末，粥丸如桐子大。每服三十丸，空心，热汤下。

〔《保》〕**束胎丸**

白术　枳壳各等份

上烧饼为丸桐子大。入月一日食前五十丸，水下服之，至产已。

〔《本》〕**滑胎枳壳散**

枳壳　甘草各二两

上为细末，每服二钱，百沸汤点服，空心食前，日三服。凡怀孕六七月以上，即服，令儿易生。初生胎少黑，一百日肉渐变白。此孙真人滑胎易产方，抑阳降气，为众方之冠也。

妊娠，治冲任脉虚，补血安胎，内补丸。

熟地二两　当归一两，微炒

上细末，炼蜜丸桐子大。每服三四十丸，温酒下。上三方诸集皆载，在人用之如何耳。大率妇人妊娠，唯在抑阳助阴。《素问》云：阴搏阳别，谓之有子。盖关前为阳，关后为阴，尺中之脉，按之搏手不绝者，妊身也。妇人平居，阳气微盛无害，及其妊子，则方闭经隧以养胎，若阳气盛搏之，则经脉妄行，胎乃不固。《素问》所谓阴虚阳搏，谓之崩也。抑阳助阴之方甚多，然胎前药唯恶群队，若阴阳交杂，别生他病。唯是枳壳散所以抑阳，四物汤所以助阴故尔。枳壳散差寒，若早服之，恐有胎寒腹痛之疾。以内补丸佐之，则阳不至强，阴不至弱，阴阳调匀，有益胎孕，此前人未常论及。

〔《本》〕榆白皮焙干为末，妇人妊娠临月，日三服方寸匕，令产极易，产下儿身皆涂之。信有效。【批】杂方。

临产坐草法

〔《脉诀》〕欲产之妇脉离经，沉细而滑也同名。夜半觉时应分诞，来辰日午定知生。《难经》云：脉一呼三至曰离经，一呼一至曰离经。《脉经》云：妇人欲产，其脉离经，夜半觉，日中则生也。身重体热寒又频，舌下之脉黑复青，及舌上冷子当死，腹中须遣母归冥。面赤舌青细寻看，母活子死定难应；唇舌俱青沫又出，子母俱死总高拚；面青舌赤沫出频，母死子活定知真。不信若能看应验，寻之贤哲不虚陈。【批】诊。

〔《大》〕十产论　一曰正产者，妇人怀胎，十月满足，忽腰腹作阵疼痛，相次胎气顿陷，至于脐腹，痛极，乃至腰间重痛，谷道挺进，继之浆破血出，儿子遂生，此名正产。【批】正产候。

二曰伤产者，妇人怀胎，未产一月以前，忽然脐腹痛疼，有如欲产，仍却无事，是名试月，非正产也。但一切产母未有正产之候，即不可令人抱腰，亦不可令产母妄乱用力。若儿身未顺，才方转动，便教产母虚乱用力，使儿子错落，忽横忽倒，不能正生，皆缘产母用力于未当用力之所致也。直待儿子身顺，临逼门户，方始用力一送，令儿下生。此名伤产。【批】未正产宜养。

上伤产一法，最为切要，慎勿轻忽也。凡十月未足，临产腹痛，或作或止，或痛不甚者，名曰弄痛，非正产之候。或腹虽痛甚而腰不甚者，非正产之候。胎高未陷下者，非正产之候。谷道未挺进者，非正产之候。水浆未破血未出者，非正产之候。浆血虽出而腹不痛者，非正产之候。凡未有正产候，且令扶行熟忍，如行不得，或凭物坐之，或安卧之，或服安胎药一二服得安即止，慎勿妄服催生药饵。怆惶，致令产母忧恐而挫其志，务要产母宽心存养调停，亦令坐婆先说解谕之。如觉心中烦闷，可取白蜜一匙，新汲水调下，切勿妄乱用力，先困其母。直待子逼门户，腰重痛极，眼中如火，谷道挺进时，是正产候，方可用力，并服催生药也。予男妇于未产一月以前，腰腹俱痛，全似将产，其痛至甚，但遇巳牌稍止。如此者将十

余日，计无所出，因阅此条遂与安胎药，加参、术数服，间与肉味养之，由是平复不痛。又二十余日，始产一男。是时若妄动乱用力，并服生等药，立见危亡矣。

三曰催产者，若妇欲产，浆破血下，已见是正产候，但却未生，即可服催生药以催之。忽有经及数曰，产母困苦，亦可服药助产母之正气，令儿速生，此名催生。【批】见正产候宜催。

四曰冻产者，冬月天冷，产毒经血得冷则凝，以致儿子不能生下，此害最深。若冬月产者，下部不可脱去绵衣，并不可坐卧寒处。当满房着火，常有暖气。令产母背身向火，令脐下腿膝间常暖，血得热则流散，使儿易生，此名冻产。【批】冬产宜常温暖。

五曰熟产者，盛夏之月，产妇要温凉得所，不可恣意取凉，伤损胎气。亦不可人多，热气逼袭产毒，使产母血沸，而有发热，头痛，面赤，昏昏如醉，乃至不知人事，此名热产。【批】夏产宜适温凉。

六曰横产者，儿先露手，或先露臂，此由产母未当用力而用之过也。儿身未顺，用力一逼，遂至身横不能生下，当令产母安然仰卧，后令看生之人，先推其手令入直上，渐渐逼身，以中指摩其肩，推上而下之，或以指攀其耳而正之。须是产母仰卧，然后推儿徐徐正之。候其身正，煎催生药一盏，吃了方可用力，令儿下生，此名横产。【批】横产宜正。

七曰倒产者，产母胎气不足，关键不牢，用力太早，致令儿子不能回转，便直下，先露其足。当令产母仰卧，令看生之人，推其足入去，不可令产母用分毫力，亦不得惊恐，使儿自顺云。【批】倒产宜顺。

八曰偏产者，儿身未正，产母用力一逼，致令儿头偏拄左腿，或偏拄右腿，故头虽露，偏拄一畔，不能生下。当令产母仰卧，次令看生之人轻轻推儿近上，以手正其头，令儿头顶端正，然后令产母用力一送，即便生下。若是小儿头后骨偏拄谷道，只露其额，当令看生之人以绵衣炙温裹手，于谷道外方轻轻推儿头令正，便令产母用力送儿生也。此名偏产。【批】偏产宜正。

九曰碍产者，儿身已顺而露正顶，不能生下。盖因儿身回转，肚带攀其肩，以此露正顶而不能生。当令产母仰卧，令看生之人轻推儿近上，徐徐引手，以中指按儿肩下，拨其肚带，仍须候儿身正顺，方令产母用力一送，使儿生下，此名碍产。【批】碍产宜拨。

上横产、倒产、偏产、碍产四法，若看生之人非精良妙手，不可依用此法，恐恣其愚以伤人命也。按倒产者，今世往往随其倒足生下，并无后患，子母双全，不必依推足上之法亦可。又碍产者，往往肚带有缠在儿顶上，而儿头自出在产门外，看生之人，以手拨其肚带，从儿头顶过而下之者，又有肚带缠在顶上一匝，而儿与胞衣自然同下者，皆无妨。不必以此碍产法入产门里拨下之也。

十曰坐产者，言欲临产时，高处系一手巾，令产母以手攀之，轻轻屈足坐身，令儿生下，非坐在物上也，此名坐产。【批】坐产法。

十一曰盘肠产者，赵都运恭人，每产则大肠先出，然后产子，产后其肠不收，甚以为苦，名曰盘肠产。医不能疗。偶在建昌，得一坐婆施一法而收之，其法以醋半盏，新汲冷水七分，调噀停产母面，每噀一缩，三噀收尽，此良法也。【批】盘肠产宜噀宜搐。

〔丹〕产后肠不收。香油五斤，煎热盛盆，俟温，坐油盆中，约一顿食时，以皂角末吹入鼻中，嚏作立上，妙。《斗门》

〔《大》〕半夏为末，搐鼻中，则肠上矣。又方。以大纸捻蘸香油，点灯吹灭，以烟熏产母鼻中，肠即上矣。又方，以蓖麻子十四粒，去壳，研如膏，贴产母头顶中心，肠上，即减去。

催生法

〔《大》〕大凡生产，自有时候。未见时候，切不可强服催生滑胎等药，或势不得已，则服之。又云：切不可坐草，及令坐婆乱下手。凡催生药，必候腰痛甚，胎陷下，浆血破，方可服。【批】禁忌。

〔丹〕催生只用佛手散，最稳当，又效捷。方见妇人通论。即芎归汤。

催生如圣散

黄蜀葵子小半合，一方二钱重，研烂，以酒滤去渣，温服，神妙。或漏血胎干难产痛极者，并进三服。良久，腹中气宽，胎滑即产。须见正产候，方可服之。歌日：黄葵子炒七十粒，细研酒调济君急，若遇临危产难时，免得全家俱哭泣。【批】滑以流通涩滞。

〔丹〕又方　以香油、白蜜、小便和匀，各半盏，调益母草末服。

一方　止用油、蜜、小便，能下难产。

〔《秘录》〕治横产不得出。车前子末，酒服二钱匕。【批】苦以驱逐闭塞。

〔《大》〕**催生柞木饮子**　治产难，或横或倒，死胎烂胀腹中。此方屡用神效。

大柞木枝一大握，长一尺。洗净，寸锉，生用　甘草大者五寸。锉作五段

上用新汲水三升半，同入新磁瓶内，以纸三重紧封之，文武火煎至一升半，令香。候产妇腰重痛欲坐草时，温饮一小盏，腰未重，痛勿服。便觉心下开豁。如觉再渴，又饮一盏。至三四盏，觉下重便生，此方至验。

〔梅〕治难产碍胎在腹中，如已见儿，胎衣不出、胎死者。蒺藜子、贝母各四两，为末，米饮下一匙。如相去四五里许不下，再服。

又方　通明乳香一块，如皂角子大，为末，腰痛时用新汲水一小盏，入醋少许，同煎，令产母两手捉两石燕，坐婆调药，饮水须臾，坐草便生，无痛楚，神良。【批】香以开窍逐污血。

又方　**开骨膏**　乳香研细，五月五日午时，滴水丸如鸡头大。每服一粒，无灰酒吞下。

又方　**催生神效乳朱丹**　乳香研细，以猪心血，为丸如桐子大，朱砂为衣，晒干。每服一粒，冷酒化下。良久未下，再服一粒，如大段难产，以莲叶心蒂一个，水二盏，煎至一盏，放温化下一粒。良久未下，亦可再服，此药灵验如神。合药时五月五日午时，七月七日，三月三日，效。

又方　乳香、朱砂等份，为细末，麝香酒调下。

又方　腰疼。可服乳香、人参各一钱，辰砂半钱，同研细，用鸡子清一个调之，生姜自然汁放开冷服。如横生倒生，即时端顺，子母平善。

〔《大》〕**胜金散**　问曰：产难若何？答曰：胎侧有成形块为儿枕，子欲生时，枕破，与败血裹其子，故难产。

但服此药，逐其败血，即自生。逆生横生并治之。

麝香一钱　盐豉一两，以青布裹了，烧红，急研细

上为末，取秤锤烧红，以酒焠之，调下一钱。

催生丹　治产妇生理不顺，产育艰难，或横或逆，并皆治之。

十二月兔脑髓去皮膜，研如泥　乳香另研极细，二钱半　母丁香末一钱　麝香另研。一字

上三味，拌匀，以兔脑髓和丸如鸡头大，阴干。油纸裹，每服一丸，温水下，即产，儿握药出。

胜金丹　治难产，神妙。

败兔毫笔头一枚，烧为灰，研细，捣生藕汁一盏，下之，立产。若产母虚弱及素有冷疾者，恐藕冷动气，即于银器内重汤暖过后服。

〔《草》〕主难产。捣益母草，取汁七大合，煎半，顿服，立下。无新者，以干者一大握，

水七合，煎服。【批】气滞者行气。

〔丹〕**易产天麻丸**

天麻即益母草，六月间带根采，晒干

上为末，不拘多少，炼蜜丸如龙眼大。临产时熟水嚼化一丸，能除产后百病。

难产。

缩砂　香附醋炒　枳壳　甘草　滑石

上为末，白汤调服。

催生。

蒲黄、地龙、陈皮，等份。地龙洗去土，于新瓦上焙令微黄，各为末。脐、足心三处贴。如经日不产，各炒一钱匕，新水调服立产。此常亲用，甚妙。

〔《大》〕**催生神效七圣散**　临产腰痛方用之。

延胡索　没药　白矾　白芷　姜黄　当归　桂心

上为细末，临产阵痛时，烧犁头铁通赤，焠酒，调三钱，服一二杯，立产。

〔《山》〕难产，吞槐子十四枚。逆产，烧铜钱通红，放酒中饮之。

〔《大》〕治胞浆先破，恶水来多，胎干不得下，时须先与四物汤补养血气；次更煎浓葱汤放冷，令坐婆洗产户，须是款曲洗，令气上下通畅；更用酥调滑石末，涂产户里；次服神妙乳珠丹，或葵子如圣散。二方见前【批】胞浆先破疲困者固血。

催生如圣散　治逆产横生，瘦胎。

百草霜　香白芷不见火，为末

上二味等份研匀，每服二大钱。于临产时，以童子小便并少米醋打为膏，沸汤调下。《集验方》用酒、童便各半盏，同煎。才沸即热服，不过再服。丹溪用芎归汤调血，血得黑则止，此药大能固血，免得干生。

又方　治横倒生者。【批】滑胎方。

明阿胶炒　滑石末各一两　葵子二两

上水一盏半，煎至一盏，去渣，分二服。

治难产，五六日不得分娩者，疾困虚乏。光明水胶二两，用好酒一升半，微火焙胶，入新鸡子一个，盐一钱匕，搅温。令产母坐椅上伸腰，大口作二次服。觉小便重便生，缘坐草早惊动故也。

〔洁〕**半夏汤**　治胎干而不能产。【批】破污血方。

半夏曲一两半　大黄五钱　肉桂七钱半　桃仁三十个，微炒

上为粗末，先服四物汤一二服，次服半夏汤，生姜三片，水煎服。又方，当归为末，调方寸匕，酒服之。

如圣膏　治难产，并治胞衣不下，兼治死胎。【批】外取方。

蓖麻子七粒，去壳，细研成膏，涂脚心，胞即下。速洗去，不洗肠出。却用此膏涂顶上，肠自缩入。一方萆麻子百粒，雄黄一钱，细研，用如上法涂之。

催生，万金不传。遇仙丹。

蓖麻子十四粒，去壳　朱砂　雄黄各一钱半　蛇蜕一尺，烧

上为末，浆水饮和丸如弹子大。临产时，先用椒汤淋渫脐下，次安药一丸于脐中，用蜡纸数重覆上，以阔帛系之，须生下急取去药。一丸，可用三次。一方萆麻子三粒。

〔世〕三麻四豆脱衣裳，研碎将来入麝香，若有妇人遭产难，贴在脐中两分张。用萆麻子三粒。巴豆四粒去壳，入麝研细贴在脐中。

治产危急者，立圣丹。

寒水石四两，内二两生，二两煅赤，取出同生者研细，入朱砂同研如深桃花色。每用三分，井花水调如薄糊，用纸花剪如杏叶大，摊用贴脐心，候干再易，不过三上，便产。横逆恶候，死胎不下并治，神验。寒水石非方解石也，即今人谓软石膏也。此方国初异人传之，妙。

〔《图经》〕催生。令产妇两手各握石燕一枚，须臾子下。

救产难，经日不生。云母粉半两，温酒调

服，入口即产，万不失一。陆氏云：已救三五百人，效。治横逆产理不顺。用伏龙肝，细研，每服一钱，酒调服之。以土着儿头上戴出，妙。【批】杂方。

〔世〕**如神散** 治催生累效灵妙，于理固难通，于事实殊效。临产时令人路上寻草鞋一双，取耳烧灰，温酒调下三钱匕。得左足者生男，右足者生女，覆者儿死，侧者有惊。此药委是神奇，用此送下催生丸，尤妙。

〔东〕妇人将产，预先胎破，恶水长流，坐草早，无血可养，枯竭：独阴五分，在足小指第三节间　承阴一寸五分。

〔《玉》〕催生难产及死胎：太冲八分，补百息。　合谷补。三阴交五分，泻，立时分解。足小指节三壮，《心术》多此一穴。　产子上冲逼心：巨阙令正坐，用抱头抱腰微偃，针入六分，留七呼，得气即泻，立苏。如子掬母心，生下手心有针痕。子顶母心，人中有痕，向后枕骨有痕，是其验也，神效。合谷三分，留三呼，补之。　三阴交五分，泻，十吸。

〔张仲文〕横产、难产：右脚小指尖头灸三壮，立产。

〔《集》〕又法：独阴同上法，取灸七壮，禁刺。　合谷补　三阴交泻。

〔桑〕难产：三阴交

下死胎法

〔《大》〕下死胎法。方用桂枝二钱，麝香当门子一个，同研，暖酒服。须臾，如手推下，比之用水银等，此药不损血气。【批】寒者热以行之。

赵和叔传一方：无麝香，单用桂末一钱，痛时童便调下，名救苦散。

郑知县传疗死胎不出：朴硝研细半两，以童便温服下，屡效。【批】热者寒以行之。

治死胎不下，指甲青，舌青，胀闷，口中作屎臭。先以平胃散一帖，作两服，每服酒水各一盏，煎至一盏，却投朴硝半两，研细，再煎三五沸，温服，其胎化血水下。

治子死腹中不出，其母气欲绝。水银二两，吞之立效。

〔《本》〕治子死腹中不出。用辰砂一两，以水煮数沸末之，然后取酒服之，立出。

〔《外》〕疗子死腹中。真珠二两，为末，酒调，服尽立出。【批】燥者滑以润之。

〔云〕治妊娠三五个月，胎死，在腹中不出。

大腹子　赤芍药　榆白皮各三两　当归一两，炒　滑石末七钱　瞿麦　葵子　茯苓　粉草　黄芩各半两

上为粗末，每服四钱，水煎。

〔《千》〕小儿死腹中。葵子末，酒服方寸匕。若口噤不开，格口灌之，药下即活。疗妊娠胎死腹中，或母疾欲下胎。榆白皮，煮汁服二升。

〔《大》〕治子死腹中，或半生不下，或半着脊骨，在草不产，血气上荡母心。面无颜色，气欲绝。

猪脂一升　白蜜一升　醇酒二升

上三味，合煎，取二升，分温二服。不能饮，随所能服之。

〔世〕治生产不顺，胎死腹中，胞衣不下，临产危急，妙。【批】杂方。

蛇退一条，全者，香油灯上烧，研　麝香少许

上为末，童便、酒各半盏，调一服即生，效。

〔杨氏〕疗有孕，月数未足，子死腹中，母欲闷绝。取大豆三升，醋煮，浓汁三升，顿服，立瘥。

〔《本》〕治妊娠热病，胎死腹中。鹿角屑一两，水一盏，葱五茎，豆豉半合，同煎至六分，去渣，温分二服。

〔《大》〕取死胎。乌鸡一只，去尾，细锉，以水三升，去鸡，通手用衣帛蘸摩脐下，胎自出。

产后癥

〔《大》〕凡生产毕，令饮童便一盏，不得便卧，且宜闭目而坐。须臾上床仰卧，不宜侧卧，宜竖膝，未可伸足，高倚床头，厚铺茵褥，遮围四壁，使无孔隙，免致贼风。兼时时令人以物从心捍至脐，使恶露不滞，更三日内令产妇常闻醋炭气，或烧干漆烟。若无干漆，以旧漆器烧之，以防血晕。不问腹痛不痛，有病无病，以童便和酒半盏，温服五七服，妙。陈藏器云：渍苧汁与产妇服之，将麻与产妇枕之，止血晕。产妇腹痛，以苄安腹上则止。【批】产后必用方。

〔丹〕产后当大补血气为先，虽有杂癥，以末治之。

〔《大》〕**地黄丸** 治产后腹痛，眼见黑花，或发狂如见鬼状，或胎衣不下，失音不语，心胸胀满，水谷不化，口干烦渴，寒热往来，口内生疮，咽喉肿毒，心中忪悸，夜不得睡，产后中风，角弓反张，面赤，牙关紧急，或崩中如豚肝，脐腹疗痛，烦躁恍惚，四肢肿满，及受胎不稳，唇口指甲青黑。【批】热多者宜清之。

生地研，取汁留渣　生姜各二斤。研，取汁，留渣　蒲黄　当归各四两

上于银石器内取生地黄汁炒生姜滓，以生姜汁炒地黄渣，各令干，四味同焙，研为细末，醋煮面糊，为丸如弹子大，每服一丸，食前，当归酒化下，神妙。一方，只用生姜、生地，无蒲黄、当归，依交加法制之，为末，每服三钱，温酒调下。

〔丹〕黑神丸　产后服之，能生新血，去旧血，用白汤送下，虚者参、术、陈皮汤送下。方见催生门

益母膏治产妇一切伤损，一切血病。方见调经门。

〔《大》〕凡妇人因暑月产乳取凉，大多得风冷，腹中积聚，百病竞起，迨至于死，百方不差，桃仁煎主之。出蓐后服之。

桃仁一千二百枚，去皮尖及双仁，熬令黄色。

上一味，捣令极细熟，以上等酒一斗五升，研三四遍，如作麦粥法，以极细为佳。纳小长项瓷瓮中，密塞，以糊封之，纳汤中，煮一伏时，不停火，亦不令火猛，使瓶口常出在汤上，勿令同之，熟极，温酒服一合，日再服。

黑神散 治妇人产后恶露不尽，胞衣不下，攻冲心腹痞满，或脐腹坚胀撮痛，及血晕神昏，眼黑口噤，产后瘀血诸疾。【批】寒多者宜温之。

熟地　蒲黄炒　当归　干姜炮　桂心　芍药　甘草各四两　黑豆炒，去皮，半升

上为细末，每服二钱，酒半盏，童便半盏，同煎调服。

上黑神散，寒多及秋冬者宜之，若性急形瘦及夏月，宜审之。

〔丹〕胎前母滞，产后母虚，产后一切皆不可发表。产后不可用芍药，以酸寒伐生发之气故也。【批】禁忌。

〔《大》〕不可吃物过多，恐成积滞。若未满月，不宜多语，喜笑惊恐，忧惶哭泣，思虑急怒，强起离床，坐久行动，或作针工，恣食生冷粘硬油腻鱼肉之物，及不避风寒。当时未觉，满月之后，好成蓐劳。凡产后满百日，乃可交合。不尔，至死虚羸，百病滋长，慎之。凡妇人患风气，脐下虚冷，莫不由早行房也。

〔丹〕或曰：初产之妇，好血已亏，污血或留，彼黑神散非要药乎？答曰：至哉乾元，万物资生，理之常也。初产之妇，好血未必亏，污血未必积，脏腑未必寒，何以药为？饮食起居，勤加调护，何病之有？诚有污血，体怯而寒，与之数帖，亦自简便。或有他病，当求病起何因，病在何经，气病治气，血病治血，何用海制此方？例令服饵。设有性急者，形瘦者，本有怒火者，夏月坐蓐者，时有火令，姜桂皆为禁药。至于将护之法，尤为悖理。肉汁发阴

经之火，易成内伤之病也。先哲具有训戒，胡为以羊鸡浓汁作糜，而又常当归丸、当归建中汤、四顺理中丸，虽是补剂，并是偏热。脏腑无寒，何处消受！若夫儿之初生，母腹顿宽，便啖鸡子，且吃伙盐。不思鸡子难化，伙盐发热，展转生证，不知所困，率尔用药，宁不误人。予每见产妇之无疾者，必教之以却去黑神散与夫鸡子伙盐诸品肉食，且与白粥将理，间以些少䱇鱼煮令淡食之，半月后，方与少肉。若鸡子亦须豁开淡煮，大能养胃却疾。彼富贵之家，骄恣之妇，卒有白带、头风、气痛、膈满、痰逆、口干、经事不调、发秃体倦，皆是阳盛阴虚之病，天生血气，本自和平，曰胜曰虚，又乌知非此等缪迷有以兆之耶？

〔《脉》〕诊妇人生产之后，寸口脉洪疾不调者死，沉微附骨不绝者生。诊妇人新生乳子，脉沉小滑者生，实大坚弦急者死。

胞衣不下

〔《大》〕**夺命丹** 治血入胎衣，衣为血胀不得下。【批】败血。

附子炮，半两 牡丹一两 干漆一分，碎之，炒尽烟

上为末，以酽醋一升，大黄末一两，熬成膏，和药丸如桐子大。温酒吞五七丸，不拘时。此药逐去胞中之血，血散胀消，胞衣自下矣。

花芷石散 治产后气欲绝。缘败血不尽，血迷血晕，恶血奔心，胎死腹中，胎衣不下至死者。但心头暖，急以童便调一钱，取下恶血如猪肝，终身无血风血气疾。膈上有血，化为黄水，即吐出，或从小便出也。方见跌扑伤损。

黑龙丸治胞衣不下，神效。方见产后血不下。

黑神散治恶露不快，胞衣不下。方见产通用。

牛膝汤 治胞衣不出，脐腹坚胀，急痛即杀人。服此药胞即烂下，死胎亦下。

牛膝 瞿麦各四两 当归三两 通草六两 滑石八两 葵子五两

上㕮咀，以水九升，煮三升，分三服。若衣不下，腹满，即杀人。推其源皆胞衣有血奔心，是以不出，服此药衣即烂出。

治胞衣不出。牛膝一两，葵子一合，以水一升，煮半升，去渣，分二服。

〔《千》〕**备急丹** 治产后恶血冲心，胎衣不下，腹中血块。

以锦纹大黄一两为细末，用酽醋半升，同煎如膏，丸如桐子大，患者用醋七分盏，化五丸至七丸服之，须臾血下即愈。

〔《保》〕治胎衣不下，或子死腹中，或血冲上昏闷，或血暴下，及胎干不能生产，半夏汤主之。见前催生条。

下胎丸

半夏 白蔹各半两

上细末，丸如桐子大。食后半夏汤下三十丸，渐加至五十丸，如未效者，须广大其药，榆白皮散主之；又不效，大圣散主之；有宿热者，宜服人参荆芥散。

〔《大》〕治胞衣不下，惟有花蕊石散一件，最为要紧。若乡居药局远者，仓卒无之，今采得胡氏方一妙法。若产讫胞衣不下，稍久则血流胞中，为血所胀，上冲心胸，喘急疼痛，必致危笃。若有此证，宜急断脐带，以少物系带，必用力牢固系之，然后截断，使其子血脉不潮入胞中，则胞衣自当痿缩而下。纵淹延数日，亦不害人。只要产母心怀安泰，终自下矣，累试有验。治胞衣不下，以蛇退炒为细末，酒下二钱。如圣膏方见胎前催生，即蓖麻子法。若胞衣不下，腹胀则杀人。黑豆一合，炒熟，入醋一盏，煎，去豆分三服。胞衣不下。取灶内黄土一寸，研碎，同醋调匀，内于脐中，续煎甘草汤三四合，服之出。【批】杂方。

〔《山》〕胞衣不下。用取初洗儿汤，服下一盏，勿令产母知。

〔《集》〕胞衣不下：三阴交、中极各泻之。

【批】针灸。

〔标幽〕又法：照海、内关。

〔《甲》〕女子字难，若胞不出，昆仑主之。

产后血晕

〔仲〕问曰：新产妇人有三病，一者病痓，二者病郁冒，三者大便难，何谓也？师曰：新产血虚，多汗出，喜中风，故令病痓。亡血复汗，寒多，故令郁冒。亡津液，胃燥，故大便难。产妇郁冒，即今世所谓血晕也。

〔《大》〕产后血晕者，气血暴虚，未得安静，血随气上，迷乱心神，故眼前生花。极甚者，令人闷绝不知人，口噤神昏气冷，但服清魂散即醒。

泽兰叶　人参各二钱半　荆芥一两　川芎半两　甘草一两，先方无

上为末，用温酒、热汤各半盏，调一钱，急灌之。下咽即开眼气定，省人事。

〔《保》〕治产后风虚血晕，精神昏昧，荆芥散。

荆芥一两三钱　桃仁五钱，炒

上细末，温水下三钱。微喘加杏仁、炒甘草各三钱。

〔《衍》〕治产后血晕。用荆芥穗为末，童便调下二三钱，极妙验。产后血晕，身痓直，戴眼，口角与目外眵，向上牵急，不知人。取鸡子一枚，去壳取清，以荆芥末二钱调服，遂仍依次调治。若无他疾，则不须治，甚敏捷。

上荆芥例，气虚人不宜服。

〔《大》〕下血多而晕者，但昏闷烦乱而已，当补血；下血少而晕者，乃恶露不下，上抢于心，心下满急，神昏口噤，绝不知人，当破血行血。【批】血。

〔丹〕妇人产后血晕，此乃虚火载血，渐渐晕将上来。用鹿角烧灰，出火毒，研极细，用好酒、童便调，灌下，一呷即醒。此物行血极效。【批】下血少而晕者宜破血。

〔云〕**独行散**　治产后血晕，昏迷不省，冲心闷绝。

五灵脂半生半炒，各二钱，为细末，温酒调下二钱。口噤者，斡开口灌之，入喉即愈。一方。加荆芥，等份为末，童便调下。

〔世〕治下胎或产后血上冲心，已死。用郁金烧存性，为末二钱，酽醋一合，调灌之，立活。

〔《简》〕产后血晕，心闷气绝。红花一两，捣为末，分作二服，酒二盅，煎取一盅，并服。如口噤，斡开灌之，速效。　一方，用红花三两，新者，无灰酒、童便各半升，煮取一盏服之。

〔《肘》〕治血晕。苏木三两，细锉，水五升，煮取二升，分再服，瘥。无苏木，方取绯衣煮汁服之，亦得。

〔《圣》〕产后血晕，不知人及狂语。麒麟竭一两，细研为末，非时温酒调下二钱匕。

〔《保》〕**红花散**　治产后血昏血晕血崩，及月事不匀，远年干血气。

干荷叶　牡丹皮　川归　红花　蒲黄炒。等份

上细末，每半两，酒煎和渣温服。如胎衣不下，榆血皮汤调半两，立效。

上破血轻剂。

〔无〕**牡丹散**　治产后血晕，闷绝。口噤，则斡开口灌之。

牡丹皮　大黄煨　芒硝各一两　冬瓜子半合　桃仁三十粒，去皮尖

上锉，每服五钱，水三盅，煎至一盅半，去渣，入硝又煎，分二服。

〔《产书》〕治产后心烦，手脚烦热，气力欲尽，血晕连心，头硬，及寒热不禁。接骨木破之如算子一握，以水一升，煎取半升，分温二服。或小便数，恶血不止，服之即瘥。此木煎三遍，其力一般，此是起死之方。

上重剂，血点滴不出者宜用。

〔《大》〕花蕊石散治产后气欲绝，恶血奔

心至死者，但以童便调一钱，取下恶物极妙。方见跌扑伤损。【批】下血多而晕者宜补血。

黑神散产后血晕，用细酒调服佳。方见产通用。

上二方寒多者用之。

芎归加芍药汤治产后去血过多而晕。方见产后血不止。

〔《保》〕又方　治产后血晕危困。

生地汁一大盏　当归二钱半　炒赤芍药二钱半，锉

上水煎三五沸，温服。如觉烦热，去当归，入童便半盏服之。

〔梅〕治产后余血攻心，或下血不止，心闷，面青身冷，气欲绝。新羊血一盏饮之，日三服，妙。

〔《大》〕产后忽冒闷，汗出，不识人者，暴虚故也。破鸡子三枚，吞之便醒。若未醒，可与童便一升，甚验。若产后去血多者，又增此疾，与鸡子不醒者，可急作竹沥汁，一服五合。须臾不定，再与五合，频与三五服，瘥。

〔丹〕妇人年三十余，面白形长，心中长有不平事。忽半夜诞子，才分娩后，侵晨晕厥不知人。遂急于气海灼艾十五壮而苏，后以参、术等药，两月方安。【批】气虚。

〔仲〕一产妇郁冒，其脉微弱，不能食，大便反坚，但头汗出。所以然者，血虚而厥，厥而必冒。冒家欲解，必大汗出，以血虚下厥，孤阳上出，故但头汗出。所以产妇喜汗出者，亡阴血虚，阳气独盛，故当汗出，阴阳乃复，大便坚，呕不能食，小柴胡汤主之。郁冒即晕也。【批】阳盛阴虚。

〔《大》〕治产后血晕，全不省人事，极危殆者。用韭菜切入有嘴瓶内，煎热沃活之，便密封瓶口。以瓶嘴向产妇鼻孔，令醋气透入，须先扶病人起坐，即醒。又方，如觉晕，即以醋噀面，醒来，即与醋细细呷之，又以醋涂口鼻，并置醋于傍，使常闻其气。又法，治血晕去者。急取干漆烧取烟以向鼻，即醒。如无干漆，旧漆器亦可。又方，治产后血晕，用生半夏末少许，吹入鼻中。

〔《本》〕治胎后血上冲心。生姜五片，切，以水八升，煮取三升，分三服。

〔丹〕醋墨防产时血晕。好墨半锭，火烧赤，投醋中，如此三遍，出火毒，研细，每服五分，淡醋汤调下。

〔《摘》〕产后血晕，不省人事：三里、支沟、三阴交《心术》无此一穴。【批】针灸。

〔《标幽》〕又法：阴交、阳别。

〔世〕又法：神门　内关不应，取后穴：关元灸。

产后血不下

〔《保》〕治妇人恶血不下。【批】污血。

当归炒　芫花炒，等份

上为细末，每服三钱，酒下。又，用好墨醋焠，末，小便、酒下，妙。

〔《大》〕产后恶露方行，而忽然断绝，骤作寒热，脐腹百脉皆痛，如以锥刺。

当归一分　桂心　芍药各半两　桃仁去皮尖，炒，研　没药研。各一分　虻虫去翅足，炒　水蛭炒。各三十枚

上为末，醋糊丸，如豌豆大，醋汤下。

上峻剂。

治产后恶露不下。

干荷叶二两　鬼箭羽　桃仁　刘寄奴　蒲黄各一两

上为粗末，每服三大钱，以童便一大盏，姜二片，生地一分，槌碎同煎至六分，去渣，无时热服。

〔梅〕治产后血不下。蒲黄三两，水三升，煎取一升，顿服。

〔《本》〕治产后血不下。益母草捣绞汁，每服一小钟，入酒一合，温搅匀服。

〔《千》〕生产后血不去。麻子五升，酒一升，浸一宿，明旦去渣，温服一升。不瘥，再

服一升。不吐不下，不得与男子通，一月将养如初瘥。

〔《大》〕**黑龙丸** 治产后一切血疾，产难，胎衣不下，危急恶疾垂死者，但灌药得下，无不全活，神验不可言。【批】寒滞。

当归 王灵脂 川芎 良姜 熟地各三两。

上细锉，入沙罐中，赤石脂泯缝，纸筋盐泥固济，炭火十斤，煅令通赤，去火候冷，取开，看成黑糟色，取出细研，却入后药：

百草霜五钱 硫黄 乳香各一两 花蕊石 琥珀各三钱

上五味，并细研，如桐子大。顿服，立效。

产后血不止

芎归加芍药汤 治产后血崩，眩晕，不知人事。【批】虚。

川芎 当归 芍药各等份

上㕮咀，每服四钱，以水一盅半，煎至七分，去渣，无时热服。

〔云〕产后血崩如豆汁，紫黑过多者，四物汤加蒲黄、生地汁、阿胶、蓟根、艾、白芷煎服。

〔丹〕七二孺人，产后冒寒，哭多，血再下，身润脉沉。【批】虚中有寒。

当归 白术 陈皮 川芎 干姜 黄芩各二钱 芍药一钱 甘草炙些

上分二帖，煎服。

王孺人因扰虑堕胎后，两月余血不止，腹痛。此体虚气滞，恶物行不尽。【批】虚中有滞。

陈皮一钱 白术二钱 芍药一钱 木通 川芎五分 甘草二分，炙

作汤，下五芝丸六十粒，食前。

〔《千》〕治产后恶血不尽，或经月半岁。升麻三两，清酒五升，煮取二升半，分温再服。【批】陷下者举之 脱者涩之。

〔云〕**牡蛎散** 治产后恶露淋沥不绝，心闷短气，四肢乏弱，头目昏重，烦热。

牡蛎 川芎 熟地 茯苓 龙骨各一两 续断 当归炒 艾叶酒炒 五味 人参各半两 甘草二两半 地榆半两

上为末，每服三钱，生姜三片。枣一枚，水同煎，食前。

〔《产书》〕产后犹有余血水气者，宜服豆淋酒。黑豆五升，熬令烟尽，于瓷器内以酒一斗焠之。【批】污血。

上豆淋酒，治污血又能发表也。

治产后恶血不绝，腹中绞痛，气息急。

乳发烧，一两 阿胶二两 代赭石 干姜各三两 马蹄一个，烧 干地黄四两 牛角䚡五两，酥炙

上为细末，炼蜜丸如桐子大。空心米饮下三四十丸，日二服。

〔《千》〕治产后崩中下血不止。菖蒲一两半，锉，酒二盅，煎一盅，去渣，分三服，食前温服。【批】寒。

〔丹〕产后血崩。取木月及斤者，或半斤者，烧灰为末，用麝香一钱，枳壳去瓤，内用湿纸包煨令香熟，研细入药，每服一钱，乌梅汤下。【批】杂方。

上木月盖木耳之类木屑叠也。按木耳治崩中滞下，效。

〔《本》〕产后下血不止。炙桑白皮煮水饮之。

〔《秘绿》〕治胎落下血不止。以桑木中蝎虫烧末，酒服方寸匕，日二服。

产后虚弱

〔丹〕产后补虚。【批】虚热。

人参 白术各一钱 黄芩 归身尾各五分 川芎半两 陈皮三分

上煎服，如有寒，加干姜三分，茯苓一钱。

〔保〕**三元汤** 治产日久虚劳，而脉浮大者。方见妇人门大法条，乃小柴胡合四物也。

治产后日久虚劳，针灸不效者，三合散。此四君子、四物、柴胡三方合和是也。

白术　川归　芍药　黄芪　茯苓　熟地一两　柴胡一两半　黄芩六钱　人参一两半　半夏　甘草各六钱　川芎一两

上为粗末，每一两，水一盅半，服日三。

〔《大》〕**当归羊肉汤**　治产后虽无疾者，但觉虚弱，兼心腹痛。【批】虚寒。

肥羊肉一斤，去脂，水一斗煮取八升，去肉　当归五两　黄芪四两　生姜六两

上以肉汁煮三味，取二升五合，分为四服。若觉恶露不尽，加桂三两；恶露下多，加芎三两；有寒，加茱萸一两；有气，加细辛二两；有热，加生地汁二合。

〔保〕治产妇虚劳不能食，十全散。方见治虚实法气血条。

〔罗〕当归建中汤　治妇人一切血俱损，及产后劳伤，虚羸不足，腹中疠痛，吸吸少气，小腹拘急，痛引腰背，时自汗出。方用当归四两，肉桂二两，甘草二两，白芍六两，姜、枣煎服。

〔云〕治产后虚损，饮食不下。四物加建中、人参、白术、茯苓主之。

产后无乳

〔《大》〕累经产而无乳者，亡津液故也，须服滋益之药以动之，若虽有乳，却又不甚多者，须服通经之药以动之，仍以羹臛引之。盖妇人之乳，资于冲脉，与胃经通故也。大抵妇人素有疾在冲任经者。乳汁少而其色带黄，所生之子，怯弱多病。【批】虚实。

〔无〕乳汁不行，有气血盛而壅闭不行者，有血气弱涩而不行者，虚当补之，实当疏之。疏用通草、漏芦、土瓜辈，补用钟乳粉、猪蹄、鲫鱼之属。

〔《大》〕治乳无汁。【批】实者疏之。

土瓜　漏芦各三两　甘草二两　通草四两

上水八升，煎取二升，分温三服。

〔《集》〕下乳汁。瓜蒌子淘洗控干，炒令香熟，瓦上揞令白色，为末，酒调下一匕，令卧少时。

〔《产书》〕下乳汁。土瓜为末，酒服一钱，日三服。

〔《本》〕下乳汁。以京三棱三个，水二碗煎取一碗洗。取汁下为度，极妙。

〔丹〕妇人乳不行。莴苣子、糯米各一合，细研，水一碗，搅匀，入甘草末一字，煎之，温呷频与，妙。【批】虚者补之。

〔云〕**立效方**　下乳汁。

糯米　莴苣子各半合，并淘洗　甘草半两，生

上煎汁一升，研药令细，去渣，分作三服，立下。

又方　猪蹄一只　通草四两

上以水一斗，煮作羹食之。

〔罗〕**涌泉散**　治妇人奶汁因气绝少。

瞿麦穗　麦门冬去心　龙骨　川山甲炮黄　王不留行

上为细末，每服一钱，热酒调下。后吃猪蹄羹少许，又用木梳于左、右乳上各梳三二十梳，日三服，依前法。

又方　治奶汁少。

栝楼根　薄荷干身等份

上为粗末，先吃羊蹄汁一碗，次服药，后再吃葱丝羊羹汤少许，出效。

〔《大》〕有人乳脉不行已十七日，诸药无效，遇有人送赤豆一斗，遂时常煮粥食之，当夜乳脉通行。

乳汁自出

〔《大》〕产前乳汁自出者，谓之乳注，生子多不育。产后乳汁自出，盖是身虚，宜服补药以止之。若乳多急痛而出者，温帛熨之，漏芦散亦可。【批】虚实。

漏芦二钱半　蛇蜕一条　瓜蒌十个

上为末，酒调二钱，无时。

产后阴脱

〔丹〕一妇人三十余岁，生女三日后，产户一物如手帕下，有帖尖，约重一斤。予思之，此因胎前劳乏伤气成肝痿所致，却喜血不甚虚，其时岁暮天寒，恐冷干坏了，急与炙黄芪半钱，人参一钱，白术五分，当归一钱半，升麻五分，三帖连服之，即收上。得汗通身，乃安。但下裔沾席处干者落一片，约五六两重，盖脂膜也。食进得眠，诊其脉皆涩，左略弦，视其形却实。与白术、芍药各钱半，陈皮一钱，生姜一片，煎二三帖以养之。

一妇人产子后，阴户中下一物如合钵状，有二岐。其夫来求治。予思之，此子宫也，必气血弱而下坠。遂用升麻、当归、黄芪，大料二帖与之。半日后其夫复来曰：服二次后，觉响一声，视之已收阴户讫，但因经宿干着席上，破一片如掌心大在席，其妻在家哭泣。恐肠破不可复生。予思之，此非肠胃，乃糟粕也，肌肉破尚可复完，若气血充盛，必可生满。遂用四物汤加人参与一百帖，三年后复有子。

治子宫下，用黄芪一钱半，人参一钱，当归七分，升麻三分，甘草二分，作一帖，水一钟，煎至三分，去渣，食前服。却用五倍子末泡汤洗，又用末傅之。如此数次，宜多服药，永不下。

治阴脱，盖产努力太过，致阴脱，若脱肛状，及阴挺出，逼近肿痛。举重房劳，皆能发作。清水续续，小便淋露。用硫黄、乌贼骨各半两，五味子一分，为末，传患处，兼服参、芪、归、草、升麻等补药。治产后阴下脱。人屎，烧酒下方寸匕，日一。《千金》、无择蝎皮散加鳖头，炙亦治。方见脱肛。

〔《大》〕治产后阴肿下脱内出，玉门不闭。石灰一升，炒极热，汤二升投灰中，适温冷，澄清，坐水中，以浸玉门，斯须平复如故。又方，以铁精粉上推内之，又灸脐下横纺二七壮。一法，用铁精、羊脂二味，搅令稠，布裹炙热熨推内之。钱精是锻铁灶中飞出如尘，紫色而轻虚可以莹磨器皿者。又方，单炒蛇床子一升，乘热以布裹熜患处，亦治产后阴户痛。【批】杂方。

〔《子母》〕疗产后阴下脱。烧兔头末傅之。

〔东〕女人胞胎门落颓不收，常湿：神关玉泉五十壮。　身交脐下指缝中，灸五十壮，三报。又法：玉泉傍开三寸灸，随年壮，三报。女人阴门冷肿：皈来三十壮。

〔《甲》〕妇人阴挺出，四肢淫泺，身闷，少海主之。一作“照海”。

卷之三十六　小儿部

小儿通治

〔钱〕五脏所主：心主惊，实则叫哭发热，饮水而搐；虚则困卧。悸动不安。肝主风，实则目直视，大叫呵欠，项急烦闷；虚则咬牙多欠；气热则外生风；气温则内生风。脾主困，实则困睡，身热饮水；虚则吐泻生风。肺主喘，实则闷乱喘促，有饮水者，有不饮水者；虚则哽气长，出气短。肾主虚，无实也，惟疮疹肾实则黑陷。【批】钱氏诊五脏虚实。

更当别虚实证：如肺病，又见肝证，咬牙多呵欠者易治，肝虚不能胜肺故也。若目直视大叫哭项急烦闷者难治，盖肺病久则虚冷，肝强实而反胜肺也。宜视病之新久虚实，虚则补母，实则泻子。

肝病，哭叫目直视，呵欠，烦闷，项急。心病，多叫哭，惊悸，手足动摇，发热饮水。脾病，困睡泄泻，不思饮食。肺病，闷乱，哽气长，出气短，气喘急。肾病，目无精光，畏明，体骨重。【批】五脏病证。

肺藏怯，唇白色，当补肺，阿胶散主之。若闷乱气粗，喘促哽气者难治，肺虚损故也。脾肺病久则虚而唇白，脾者肺之母也，母子皆虚，不能相营，故名曰怯。肺主唇，唇白而光泽者吉，自如枯骨者死。此以唇诊肺之法也。唇白色者肺藏怯也，阿胶散主之。若手寻衣领及乱捻物者，肝热也，宜泻青丸。手掐眉目鼻面者，肺热也，宜甘桔汤之类是也。【批】五脏杂诊。

心实　心气实，则气上下行涩，若合面卧，则气不得通，故喜仰卧，使气得上下通也，泻心汤主之。心气热则合面卧，实则仰卧也。

肾虚　儿本虚怯，由胎气不成，则神气不足，目中自睛多，颅解囟开，面色㿠白者，皆为难养，虽长不过八八之数。若恣色欲，不及四旬而亡。或有因病而致肾虚者，非也。又肾不足则下窜，盖骨重惟欲坠下而身缩也。肾者阴也，肾气虚则畏明，皆宜补肾，地黄丸主之。心气热则上窜，宜道赤散。肾气虚则下窜，宜地黄丸是也。

肝病胜肺　肝病秋见，一作“日晡”。肝胜肺也。肺怯不能胜肝，当补脾治肝。益脾者，母令子实故也。补脾，益黄散；治肝，泻青丸主之。【批】五脏相胜参见时令。

肺病胜肝　肺病春见，一作“早辰”。肺胜肝也。肝怯故受病，当补肝肾、治肺。补肝肾，地黄丸；治肺，泻白散主之。

五脏相胜轻重：肝病见秋，木旺，肝胜肺也，宜补肺泻肝。轻者肝病退，重者唇白而死。肺病见春，金旺肺胜肝也，当泻肺。轻者肺病退，重者目淡青，必发惊，更有赤者当搐。海藏云：为肝怯故目淡青也。心病见冬，火旺心胜肾也，当补肾治心。轻者心病退，重者下窜不语，肾怯虚也。肾病见夏，水胜火，肾胜心也，当泻肾。轻者肾病退，重者悸动当搐。脾病见四旁，皆仿此治之。顺者易治，逆者难治。脾怯当面赤目黄，五脏相反，随证治之。

右五脏相胜，病随时令，乃钱氏扩充《内经》藏气法时论之旨，实发前人所未发者也。假如肝病见于春及早晨，乃肝自病于本位也，今反见于秋及日晡、肺之位，知肺虚极，肝往胜之，故当补脾肺、泻肝也。余仿此。

凡病先虚，或已经下，有合下者，必先实

其母，后泻其子也。假令肺虚而痰实，此可下之症，先当益脾，后方泻肺也。【批】五脏补泻法。

泻青丸又名泻肝丸。　导赤散海藏云：泻丙小肠。　泻心汤海藏云：泻丁心。安神丸钱氏治心虚疳热，神思恍惚。益黄散又名补脾散。海藏云：此剂补脾以燥湿。东垣云：钱氏益黄散治胃中寒湿，呕吐腹痛，泻利清白之圣药也。泻黄散又名泻脾散。海藏云：泻脾热。阿胶散又名补肺散。海藏云：杏仁本泻肺，非若人参、天门冬、麦门冬之类也。泻白散又名泻肺散。海藏云：治肺热骨蒸自汗，用此直泻之，栀子、黄芩亦泻肺，当以气血分之。以上八方并见脏府部治虚实法。地黄丸海藏云：治肾虚解颅即魃病也，治脉毛而虚。方见劳瘵。

〔洁〕热则从心，寒则从肾，嗽而气上从肺，风从肝，泻从脾。假令泻兼嗽，又气上，乃脾肺病也，宜泻白、益黄散合而服之，脾苦湿，肺苦燥，气上逆也。其症见泻，又兼面色黄，肠鸣呦呦者，宜服理中汤；泻而呕者，宜服茯苓半夏汤；如泻而渴热多者，宜服黄芩厚朴汤；不渴而热少者，宜服白术厚朴汤。其他五脏若有兼症，皆如此类推之，更详后论四时推移用药。【批】洁古论五脏病与钱氏微异。

心主热，自病或大热，泻心汤主之。实则烦热，黄连泻心汤主之。虚则惊悸，生犀散主之。肝乘心微邪，喘而壮热，泻白散主之。肺乘心虚邪，风热，煎大羌活汤下大青丸主之。脾乘心实邪，泄泻身热，泻黄散主之。肾乘心贼邪，恐怖恶寒，安神丸主之。【批】心自病五邪乘心法。

肺主燥，自病则喘嗽，燥则润之。实则喘而气盛，泻白散主之。虚则喘而少气，先益黄散，后阿胶散主之。心乘肺，贼邪，热而喘嗽，先地黄丸，中导赤散，后阿胶散主之。肝乘肺，微邪，恶风，眩冒昏愦，嗽，羌活膏主之。肾乘肺，实邪，憎寒嗽，清利，百部丸主之。脾乘肺，虚邪，体重，吐痰泄泻，嗽，人参白术散主之。【批】肺自病五　邪乘肺法。

肝主风，自病则风搐拘急，肝苦急，急食甘以缓之，佐以酸苦，以辛散之。实则风搐力大，泻青丸主之。虚则风搐力小，地黄丸主之。心乘肝，实邪，壮热而搐，利惊丸、凉惊丸主之。肺乘肝，贼邪，气盛则前伸呵欠，微搐，法当泻肺，先补本脏。补肝，地黄丸主之，泻肺，泻白散主之。脾乘肝，微邪，多睡，体重而搐，先当定搐，泻青丸主之。搐止再见后症，则别立法治之。肾乘肝虚邪，憎寒，呵欠而搐，羌活膏主之。【批】肝自病五邪乘肝法。

脾主湿，自病则泄泻多睡，体重昏倦。脾苦湿，急食苦以燥之。实则泄泻赤黄，睡不露睛，泻黄散主之。虚则泄泻色白，睡露睛，白术散主之。肝乘脾，贼邪，风泻而呕，茯苓半夏汤主之。心乘脾，虚邪，壮热，体重而泻，羌活黄芩苍术甘草汤主之。肺乘脾，实邪，能食，不大便而呕吐，嗽，煎槟榔大黄汤下葶苈丸。肾乘脾，微邪，恶寒，泄泻，理中丸之类主之。【批】脾自病，五邪乘脾法。

肾主寒，自病则足胫寒而逆。人之五脏，惟肾无寒。小儿疮疹变黑陷，则是肾实水克退心火。心乘肾，微邪，内热，不恶寒，桂枝汤主之。肺乘肾，虚邪，喘嗽，皮涩寒，百部丸主之。肝乘肾，实邪，拘急，气搐身寒，理中丸主之。脾乘肾，贼邪，体重，泄泻身寒，理中丸主之。【批】肾自病　五邪乘肾法。

凡五脏虚弱，是自已正令不行，乃鬼贼之所克害，当补本脏之正气。假令肺病喘嗽，时于补春见之，法当补肾；见于夏，救肺；见于秋，泻肺；见于冬，补心、泻本脏，又名寒嗽。大抵五脏各至本位，即气盛，不可更补；到所克位，不可更泻。洁古云：五藏子母虚实，鬼贼微正，若不达旨意，不易得而入焉。在前者为实邪，在后者为虚邪，妻来乘夫为微邪，夫来乘妻为贼邪，本藏自病为正邪。【批】五脏随四时补泻。

〔洁〕肝病面白，肺病面赤，脾病面青，肾

病面黄，心病面黑。若肝病惊搐，而又加面白，痰涎喘急之类，此皆难治。余仿此推之。假令春分前风寒也，宜用地黄、羌活、防风，或地黄丸及泻青丸相间服之。春分后风热也，宜用羌活、防风、黄芩，或泻青丸、导赤散下之。立夏后熟也，宜用三黄丸、导赤散。夏至后湿热也，宜用导赤散、泻黄散合而服之，或黄芩，人参、木香之类。秋分后，用泻白散。立冬后，用地黄丸主之。谓。肾不受泻也。【批】参颜色。

〔海〕补肝丸，四物汤内加防风、羌活等份，为细末，炼蜜丸是也。镇肝丸，泻青丸去栀子、大黄，治肝虚。泻肾丸，治脉洪而实，前熟地改生地，去山茱萸是也，此治左手本部脉。若右尺洪实，以凤髓丹泻之，此地黄丸，即仲景八味丸去桂、附。若加五味子，肾气丸也，此益肺之源，以生肾水焉。【批】洁古海藏补钱氏法。

〔丹〕慈幼论　人生十六岁以前，血气俱盛，如日方升，如月将圆，惟阴长不足，肠胃尚脆而窄。养之之道，不可不谨。童子不衣裘帛，前哲格言，具在人耳。裳，下体之服。帛，温暖甚于布者也，裘，皮服温软甚于帛者也。盖下体主阴，得寒凉则阴易长，得温暖则阴暗消，是以下体不与绵绢夹厚温暖之服，恐妨阴气，实为确论。血气俱盛，食物异消，故食无时。然肠胃尚脆而窄，若稠黏干硬，酸咸甜辣，一切鱼肉水果湿面，烧炙煨炒，俱是发热难化之物，皆宜禁绝。只与熟菜白粥，非惟无病，且不纵口，可以养德。此外生栗味咸，干柿性凉，可为长阴之助，然栗太补，柿太涩，俱为难化，亦宜少与。妇人无知，惟务姑息，畏其啼哭，无所不与，积成痼疾，虽悔何及。所以富贵骄养，有子多病，迨至成人，筋骨柔弱，有食则不能忌口以自养，居丧则不能食素以尽礼，小节不谨，大义亦亏，可不慎欤。至于乳母，尤宜谨节，饮食下咽，乳汁便通，情欲中动，乳脉便应，病气到乳，汁必凝滞，儿得此乳，疾病立至，不吐则泻，不疮则热，或为口糜，或为惊搐，或为夜啼，或为腹痛。病之初来，其溺必少，便须询问，随证治母，母安亦安，可消患于未形也。夫饮食之择，犹是小可，乳母禀受之厚薄，性情之缓急，骨相之坚脆，德行之善恶，儿能速肖，尤为关系。古之胎教，具在方册，愚奚多赘。若夫胎孕致疾，事起茫昧，人多玩忽，医所不知。儿之在胎，与母同体，得热俱热，得寒俱寒，病则俱病，安则俱安。母之饮食起居，尤当慎密，不可不知也。【批】禁忌。

〔田〕大凡小儿过暖生热，热极生风，提抱生痫，喂饲生癖，最宜慎之。

〔钱〕大喜后食乳食，多成惊痫；大哭后食乳食，多成吐泻。

〔丹〕乳下小儿，常多湿热食积痰热，乃是伤乳为病。小儿易怒，肝病与脾病最多。

〔钱〕脉乱不治，弦急气不和，沉缓伤食，促急虚惊，浮，风，沉细冷。【批】杂诊。

〔《本》〕候儿脉，当以大指按三部，一息六七至为平和，八九至为发热，五至为内寒。脉弦为风痫，沉缓为伤食，促急为虚惊，弦急为气不和，沉细为冷，浮为风，大小不匀为恶候、为鬼祟，浮大数为风为热，伏结为物聚，单细为疳劳，凡腹痛，多喘呕而脉洪者，为有虫。沉而迟，潮热者，胃寒也，温之则愈。诀曰：小儿脉紧风痫候，沉缓食伤多呕吐，弦急因知气不和，急促急惊神不守，冷则沉细风则浮，牢实大便应秘久，腹痛之候紧而弦，脉乱不治安可救，变蒸之时脉必乱，不治自然无过缪，单细疳劳洪有虫，大小不匀为恶候，脉沉而迟有潮热，此必胃寒来内寇，泻利脉大不可医，仔细酌量宜审究。云岐子云：未及五岁，不可视听者，未可别脉。五岁以上，方可以脉别浮沉迟数。按钱氏论，又不拘五岁上下也。

婴儿未可方脉者，俗医多看虎口中纹颜色，与四肢冷热取之，亦有可验。予作二歌纪之，曰：紫风红伤寒，青惊白色疳，黑时因中恶，黄即困脾端。又冷，热症歌曰：鼻冷定知是疮疹，耳冷因知风热证，通身皆热是伤寒，上热下冷伤食病。若能以色脉参伍验之，所得亦过半矣。

〔世〕百日内不治症：发斑，脐风撮口，马脾风，龟背。【批】不治症。

〔钱〕不治症：目赤脉贯瞳人，胸肿及陷，鼻干黑，鱼口气急，吐虫不定，泻不定，精神不好，大渴不定，止之又渴，吹鼻不喷，病重口干不睡，时气唇上青黑点，颊深赤如涂胭脂，鼻孔开张，喘急不定。

〔《灵》〕婴儿病，其头毛皆逆上者，必死。论疾诊尺篇

〔《脉》〕小儿病困，汗出如珠，着身不流者死。小儿病而胸陷，口唇枯干，目直视，口中气冷，足与头相抵，卧不举身，手足四肢垂，其卧正直如缚，掌中冷，皆死，至十日不可复治之。

〔钱〕病重，面有五色不常不泽者，死。

生下胎疾

〔无〕小儿初生气绝不能啼者，必是难产，或冒寒所致。急以绵絮包裹抱怀中，未可断脐带，且将胞衣置炉炭中烧之，仍捻大纸条蘸油点火于脐带下熏之。盖脐带连儿，火熏时，有火气由脐入腹，更以热醋汤湿洗脐带，须臾气回，啼哭如常，方可洗浴，了，即断脐带。

〔海〕**百寿散**　小儿初生未满月已里用之者，老无疮疥。

黄连一两　朱砂一钱

上水煎，令老母拭去口涎，净，灌下，余药倾盆中浴儿，遍身搽，妙。

又方　净黄连一钱，水一盏，预先煎下，待儿生未出声时，便用灌下，以去腹中恶物脐屎，兼解胎中蕴积热毒，终身不生疮，又去脐风等病。

〔钱〕胎实，面红目黑睛多者，善笑；胎怯，面黄目黑睛少白睛多者，多哭。更别父母肥瘦，肥不可生瘦，瘦不可生肥也。胎肥者，生下肌肉厚，遍身血色红，满月以后，渐渐羸瘦，目白睛粉红色，五心烦热，大便难，时时生涎，浴体法主之。【批】虚实。

天麻二钱　蝎尾去毒　朱砂各五分　乌蛇肉酒浸，焙干为末　白矾各三钱　麝香一字　青黛三钱

上研匀，每用三钱，水三碗，桃枝一握，并叶五七枚，同煎至十沸，温热浴之。勿浴背。

胎怯者，生下面无精光，肌肉薄，大便白水，身无血色，时时哽气，多哕，目无精采，亦宜以浴法主之。

〔世〕母气不足，则羸瘦而肉薄；父精不足，则解颅，眼白多。【批】寒热。

胎热，生下有血气，时时叫哭，身壮热如淡茶色，目赤，大便赤黄，粪稠，急酿乳浴法主之。

〔汤〕小儿在胎时，因母有热，或恣食酒面热毒之物，传于胎中，令儿生下面赤眼闭，身体壮热，哭声不止，口热如汤，乃胎热之候也，宜生地黄汤。

生地　赤芍药　川芎　当归　栝楼根

上件等份，㕮咀，每服半两，水一盏，煎六分。产妇亦可服，以些抹入儿口中。

凡胎热服药不可求速效，治法当酿乳渐解之。若处以凉药攻之，必损脾胃，加以呕吐，乃成大患，宜服生地黄汤，用酿乳。小儿胎中有寒，生下不能将护，再伤于风，其候面色青白，四肢逆冷，手足颤动，口噤不开，乃胎寒之故，或寒气乘虚入脏，作腹疼盘肠内吊。胎寒治法见寒腹痛条。

〔田〕月里生惊。急取猪乳细研，辰砂、牛黄各少许，调抹口中，神效。乳母服防风通圣散三剂，其惊自消。【批】胎惊。

〔《斗》〕治小儿未满月，惊搐似中风欲死者。用辰砂以新汲水浓磨汁，涂五心上，最效。

〔汤〕治胎痫惊风皆可服。全蝎头尾全者，

用生薄荷叶包，外以麻线缠，火上炙燥，为末，别研生朱、麝香各少许，煎麦门冬汤调下。

小儿生下遍体面目皆黄，状如金色，身上壮热，大便不通，小便如柏汁，乳食不思，啼叫不止，此胎黄之候。凡有此症，乳母宜服生地黄汤，仍忌酒面五辛之物。【批】胎黄。

〔钱〕**木瓜丸** 治小儿生下吐者。因儿初生下，拭口中秽恶不尽，咽入喉中，故吐，木瓜丸主之。凡初生，急须拭掠口中令净，若啼声一发，则咽下，多生诸病矣。【批】生下吐。

木瓜 麝香 腻粉 木香 槟榔 各等份

上同研细末，面糊丸如小黄米大。每服一二丸，甘草水下，无时。

〔田〕月里生呕，先用朱硝丸下之。如利后用朱沉煎，坠其邪气，使秽物自下而不呕也。月里生赤，肌肤如赤丹涂者，先用牛黄散托里，续用蓝叶散涂外，乳母服清凉饮子三大剂。【批】生下赤。

上小儿初生下月里诸疾，盖胎毒之浅者。若一二岁后所生之疾，乃胎毒之深者，宜权法治之。

〔垣〕李叔和一日问东垣曰：中年来得一子，至一岁后，身生红丝瘤不救，后三四子至十二岁皆病瘤而死，敢问何也？曰：予试思之。翌日见叔和曰：吾得之矣。汝肾中伏火，精中多有红丝，以气相传，生子故有此疾，遇触而动，发于肌肉之间，俗名胎瘤是也。汝试视之，果如其言。遂与滋肾丸数服，以泻肾中火邪，视天真之不足。忌酒肉辛热之物。其妻，以六味地黄丸养其阴血，受胎五月后，以白术、黄芩二味作散与服。后生儿至三岁，前症不复作矣。叔和曰：先生乃神医也。遂从受学，其子今已年壮矣。【批】胎瘤。

丹溪补遗谓小儿心气郁而多疮疽，由胎食过而受毒，此至论也。小儿识见未萌，欲想未动，心气何郁，先哲谓乳下小儿，常多湿热与胎食过而受毒，又有成胎之时，父母气血有寒热之偏，多能致予之病。况形体未坚完，肓膜尚脆嫩，何为略而未论。向见一人连年痞病，新愈而成一男，生来三月病热，右腋下阳明少阳之间生一疖，甫平，左腋下相对又生一疖，脓血淋漓，无复生意。医者王寿甫以四物汤、败毒散加参，以香附为佐，犀角为使，大料饮乳母两月而安。逾三月，忽腹胀生赤疹如霞片，取剪刀草汁调晚蚕沙傅之随消，半月，胀移入胞囊为肿，黄莹可畏。越两日囊裂开，两丸显露，出清水，以紫苏叶承麸炭细末托之，旬余而合。夫以父之久病，其母宁无忧郁之火，与痁之余热毒致此，亦不可不知。【批】胎痈。

〔垣〕张进士次子二岁，满头有疮，一日疮忽自平，遂患痰喘。予视之曰：此胎毒也，慎勿与解利药。众皆愕然。予又曰：乃母孕时所喜何物？张曰：辛辣热物，是其所喜。因口授一方，人参、连翘、川芎、黄连、甘草、陈皮、芍药、木通，浓煎汤入竹沥与之，数日而安。何以知之？见其精神昏倦，受病特深，决无外感，非胎毒而何。【批】胎疮胰。

予之次女，形瘦性争，体本有热。怀孕三月，适当夏暑，口喝思水，时发小热，遂教以四物加黄芩、陈皮、生甘草、木通，因懒于煎煮，数帖而止。其后生子二岁，疮疾遍身，忽一日其疮顿愈。遂成痎疟。予曰：此胎毒也。疮若再作，病必自安。已而果然。若于孕时确守前方，何病之有！

〔丹〕郑廉使之子年十六，初生七个月患淋病，五七日必一发。其发则大痛，水道状如黍如粟者约一杯许，然后定。诊其脉轻则涩，重则弦，视其形瘦而长，其色青而苍。意其父必因多服下部药，遗毒在胎，留于子之命门而然。遂以紫雪和黄柏末，丸桐子大，晒极干，热汤下百丸，以食物厌之。又半日，痛大作，腰连腹，水道乃行，下如黍如粟者一大碗许，其病减十分之八。后又与陈皮一两，桔梗、木通各半两，作一帖与之，又下如黍粟者一合许而安。父得燥热，且能病子，况母得之者乎？予书此以证东垣红瘤之事，此亦热在血分也。【批】

胎淋。

陈氏女八岁时痫病，遇阴雨则作，遇惊亦作，口出涎沫，声似羊鸣，予视之曰：此胎受惊也。其病深痼，调治半年亦可安，仍须淡味以佐药功，与烧丹丸，继以四物汤入黄连，随时令加减，半年而安。烧丹丸方原本未考，按《类萃》用玄精石、轻粉各一钱，粉霜、硼砂各五分，研匀，入寒石面一钱，滴水和成饼，再用面裹微黄取出，去面，再研细，滴水和丸如米大。一岁五丸，二岁十丸，温水送下，取下恶物为度，未知是否。

肝主风

〔钱〕肝有风，目连劄不搐；有热，则直视亦不搐；得心热则搐。治肝，泻青丸。治心，导赤散。凡病或新或久，皆引肝风，风动而上于头目。目属肝，风入于目，上下左右如风吹不定，儿不任，故目连劄也。若热入于目，牵其筋脉，两眦皆紧，不能转视，故目直视也。若得心热则搐，其子母俱有实热，风火相搏故也。治肝，泻青丸。治心，导赤散。【批】风热。

角弓反张

〔钱〕肝有风，甚则身反张，强直不搐，心不受热，当补肾治肝。补肾，地黄丸。治肝，泻青丸。【批】风。

丹溪云：痓比痫为虚，宜带补，多是气虚有火兼痰，用人参、竹沥治之，不用兼风药。此论实发前人所未发，汤氏虽云痓候十无一生，盖未尝有此法施于人也。【批】虚。

〔《明》〕角弓反张。鼻上人发际三分，灸三壮。大椎下节间，灸三壮。【批】针灸。

〔汤〕身软时醒者为痫，身强直反张如弓，不时醒者为痓，痓候十无一生。【批】诊。

摇头

〔汤〕肝风摇头，诸方不载。郑都丞子患七年摇头，三年下血，已服百余方，前后所服治摇头者，无非风药止血者，或作痢，或作肠风，百药无效。予既视其病，又知其详，亦不明其标本，退而思之，乃肝血液盛，外有风热乘之。肝属本，盛而脾土为木所克。脾与肺是子母，俱为肝所胜，而血遂渍于大便，故便血不止。遂处一方，但损肝祛风而益脾。初亦一时之见，只数服而愈。十余日后，血止而下白脓，遂得以安。【批】风。

犀角屑　甘草各一分　栝楼根半两　蛇退皮一钱，炙赤　防风五两　钩藤钩子，一钱　麻黄去节，一钱　黄芪蜜炙，半两　羌活　白芍药各半两

上为末，枣肉丸，食后薄荷汤下，只二服作效，头摇即止，便血随愈。次间服胃风汤，数日顿除。沈舍人子肥之亦验。

〔海〕《食疗》云：蛇脱皮，主去风邪，明目，治小儿一百二十种惊寒热，痔，蛊毒，安胎，熬用。治痫弄舌摇头者，宜用全脱。

偏风

〔钱〕**全蝎散**　治小儿惊风中风，口眼㖞斜，言语不正，手足偏废不举。

全蝎去毒，炒　僵蚕直者，炒　川芎　黄芩去心　甘草　桂枝　赤芍药　麻黄去节。各一两　天麻六钱　大南星汤泡七次，去皮脐。切。焙干，五钱

上为粗末，每服三钱，水一钟半，姜七片，煎七分，温服无时，量大小与之，一日三四服。忌羊肉。

惊搐

按惊、搐一也，而有晨夕之分，表里之异。

身热力大者为急惊，身冷力小者为慢惊，仆地作声，醒时吐沫者为痫，头目仰视者为天吊，角弓反张者为痓，而治各不同也。

〔钱〕潮热变发搐，在早晨寅、卯时者，此肝用事之时也。身体壮热。目上视，手足动摇，口内生热涎，项颈强急，此肝旺也，当补肾治肝。补肾，地黄丸；治肝，泻青丸。洁古云：木之位肝旺也。【批】脏腑旺时补泻法。

因嘲热发搐，在巳、午、未时者，此心用事之时也。心惕，目上视，白睛赤色，牙关紧急，口内涎生，手足动摇，此心旺也。当补肝治心。治心，道赤散、凉惊丸；补肝，地黄丸。洁古云：火之位心热也。

广亲新宅七太尉，方七岁，潮热数日欲愈。钱谓父二大王曰：七使潮热将安，八使预防惊搐。王怒曰：但使七使愈，勿言八使病。钱曰：八使过来日午间即无苦也。次日午前果作搐，急召钱治之，三日而愈。盖预见其目直视而腮赤，必肝心俱热，更坐石杌子，乃欲就冷，此热甚也。又肌肤素肥盛而本实，其脉急促，故发搐。克言午时者，自寅至竿，皆心肝用事之时，治之乃泻心肝补肾自安矣。

因嘲热发搐，在申、酉、戌时者，此肺用事之时也。不甚搐而喘，目微斜视，身热如火，睡露睛，手足冷，大便淡黄水，是肝旺。当补脾，益黄散；治肝，泻青丸；治心，导赤散。洁古云；脾病肝强，法当补脾。恐木贼害，宜先泻心肝以挫其强，而后补脾为当。

徐氏子三岁病潮热，每日西则发搐，身微热而目微斜露睛，四肢冷而喘，大便微黄。请钱与李同治。钱问李曰：病何搐也？李曰：有风。何身热微温？曰：四肢所作。何目斜睛露？曰：搐则目斜。何肢冷？曰：冷厥，心内热。曰：何喘？曰：搐之甚也。曰：何以治之？曰：凉惊丸，鼻中灌之，必搐止。钱又问曰：即谓风病温壮，搐引目斜露睛，内热支冷，及搐甚而喘，并以何药治之？李曰：皆此药也。钱曰：不然。搐者，心肝实也；身微热者，目西肺用事之时也；肺主身温，今且热者，肺虚也；目微斜露睛者，肝肺相乘胜也；四肢冷者，脾虚也，肺若虚甚，则脾母亦弱，木气乘脾，四肢即冷。治之当先补脾肺，用益黄散、阿胶散，得脾虚症退，然后治其心肝，以泻青丸、导赤散、凉惊丸治之，九日愈。

因潮热发搐，在亥、子、丑时者，此肾用事之时也。不甚搐而卧不稳，身体温壮，目睛紧斜视，喉中有痰，大便银褐色，乳食不消，多睡不省，当补脾治心。补脾，益黄散；治心，导赤散、凉惊丸。洁古云：皆因大病后脾胃虚损，多有此疾。

伤风发搐，因伤风后得之，口中气出热，呵欠顿闷，手足动摇，当发散，大青膏主之。小儿生来怯弱者，多此病也。大青膏方见伤寒。【批】表里。

〔洁〕伤风发搐，因伤风而得之。症同大人伤风寒痰之类，当辨有汗无汗。阴阳二症，用大青膏、小续命之类开发则愈。大青膏，阴症；小续命，阳症也。

〔钱〕伤食发搐，因伤食后得之，身体温，多唾多睡，或吐，不思乳食而发搐，当先定搐，搐退，白饼子下之，后服安神丸。

〔洁〕伤食发搐，谓不因他症忽然而搐。此因饮食过度，致伤脾胃，故儿多睡多吐，不思饮食；脾胃既虚，引动肝风则发搐。当先定其搐，加羌活、防风，煎下泻青丸，后用白饼子下其食，渐渐用调中丸、异功散养其气。

〔钱〕百日内发搐，真者不过两三次，死。假者频发不为重。真者内生胎痫，假者外伤风冷。盖血气未实，不能胜任，乃发搐也。欲知假者，口中气出热，治之可发散，大青膏主之，及用涂囟浴体法。【批】百日搐。

李司户孙，百日病来搐三五次，请众医治。或作天吊，或作惊痫，皆无应者。后钱氏用大青膏如豆许一服发之，复与涂囟法及浴体法，三日而愈。何以然？婴儿初生，肌骨嫩怯，一视风伤，遂不能任，故发搐也。然频发者轻，以客风在内，每遇不任即搐，轻则易歇，故发频也。搐稀者是内脏发病，不可救也。频搐者宜散风冷，故用大青膏，亦不可多服。盖儿至小，易虚易实，多即生热，止宜用下涂囟法。

麝香一字　蝎尾去毒，为末，半钱　薄荷半字　蜈蚣炙　牛黄　青黛各一字

上同研末，用熟刺肉剂为膏，新绵纸上涂匀，贴囟上，四旁可出一指许，火上炙，手频熨。百日里外儿，可用此涂囟法。

〔垣〕外物惊宜镇平之，以黄连安神丸。若气动所惊，宜寒水石丸、黄连安神丸。黄连安神丸见燥条，寒水石丸见治法。【批】外物惊宜苦寒内动惊宜甘寒。

按外物惊者，元气本不病，故治以黄连安神之苦寒。气动惊者，不因外物惊，元气自有病，故治以寒水石，安神之甘寒也。

〔钱〕**镇心丸**　凉心经，治惊热痰盛。

甜硝白者，一两　人参一两　甘草炙　寒水石烧。各两半　山药白者，二两　白茯苓二两　朱砂一两　龙脑　麝香各一钱，三味另研

凡急慢惊，阴阳异证，切宜辨而治之，急惊合凉泻，慢惊合温补。【批】急惊属阳慢惊属阴。

上急惊症，属木火土实也。木实则搐而力大，目上目劄，所谓木太过曰发生，其动掉眩癫痫是也；火实则身热面赤；土实则不吐泻，睡合睛。故其治法合凉泻，而用凉惊丸、利惊丸之类。慢惊症属木火土虚也。木虚则搐而力小，似搐而不甚搐，经所谓木不及曰委和，其病摇动注恐是也，谓手足搐动，腹注泄，心恐悸也。火虚则身冷，口气冷；土虚则吐泻，睡露睛。故其治法合温补而用羌活膏、益黄散。有热者，用东垣黄芪益黄散。其东垣非钱氏羌活膏治慢惊者，谓土虚泄泻，火木乘之，谓手掌与腹俱热之症。若火木土俱虚，而摇动恐悸注泻手腹冷者，非羌活膏不能治之。

〔丹〕急惊主痰热，当凉泻之，只用降火下痰养血之药。慢惊主脾虚，所以多死。先实脾土，后散风邪，只用朱砂安神丸，更于血药中求之。如四物、四君子、东垣黄芪益黄散详用。【批】急惊属痰热慢惊属脾虚急惊力大。

〔钱〕急惊因闻大声或大惊而发搐，过则如故，此无阴也，当下利惊丸主之。小儿急惊者，本因热生于心，身热面赤，引饮，口中气热，大小便黄赤，剧则发搐。盖热甚则风生，风属肝，此阳盛阴虚也，故利惊丸主之，以除其痰热。不可用巴豆及温药大下之，恐搐虚热不消也。小儿热痰客于心胃，因闻大声非常，则动而惊搐矣。若热极，虽不闻声及惊，亦自发搐。【批】身热不吐泻。

〔洁〕急惊者阳症也，俱腑受病。热痰客于心肺，是少阳相火旺。经云：热则生风，因闻大声而作。盖谓东方震卦，得火气而发搐。火本不动，焰得风而动，当用利惊丸、导赤散、泻青丸。地黄丸。搐止，宜服安神丸。

〔阎〕急惊，内有热即生风，又或因惊而发，则目上连劄，潮涎搐搦，身体与口中气皆热，及其发定或睡起，即了了如故，此急惊症也。当其搐势渐减时，与镇心治热之药一二服，如麝香丸、镇心丸、抱龙丸、辰砂丸、紫雪之类。候惊势已定，须臾以药下其痰热，如利惊丸、软金丹、桃枝丸之类，利下痰热，心神安宁即愈。

〔丹〕大黑龙丸治小儿急惊神效。方见后边急慢惊治条。

小黑龙丸　治小儿急惊轻者。

青礞石煅，一钱　青黛一两　芦荟一钱半　胆星一两

上为极细末，甘草汤为丸如鸡头大。每一丸，姜蜜薄荷汤下。

上二方，礞石、胆星泻湿痰之剂为君，痰多者宜之。

〔钱〕**凉惊丸**

草龙胆　防风　青黛研。各三两　龙脑研一钱　黄连末五分　牛黄　麝香各一字

上为细末，面糊为丸如粟米大。每服一二

十丸，金银煎汤下之。

〔无〕治阳痫，即急惊风。

朱砂研，一分　腻粉　麝香各五分　芦荟　白附子　甘草各二钱　胡黄连一钱　蝎梢七个　僵蚕蜜炙，十条　金箔七片　赤脚蜈蚣炙，一条

上为末，二岁以上服半钱匕，金钱薄荷汤调下。三岁一钱匕，如口不开，灌入鼻中。

〔钱〕**利惊丸**【批】脉有力者利之。

轻粉　天竺黄　青黛各一钱　黑牵牛头末，半两

上同研，蜜丸豌豆大。一岁一丸，温薄荷汤下，食后服。海藏云：凉惊、温惊、利惊，自有分别，南星、胭脂、轻粉、青黛，色味各有轻重。

〔罗〕**镇肝丸**　治小儿急惊风，目直上视，抽搐昏乱，不省人事，是肝经风热也。

天竺黄研　生地　当归　竹叶　草龙胆　川芎　大黄煨　羌活　防风以上各二钱半

上为细末，炼蜜丸如鸡头大。每服二丸，沙糖水化下，先服此，后服天麻散。

上五方，泻肝木之剂为君。前二方轻剂通用，后三方峻剂，必脉有力，血气实者宜之。又，阎氏所谓候搐势定，下其痰热之类是已。

〔海〕**五福丸**　治急惊风。

生蚯蚓一条，研烂，入五福化毒丹一丸，再研如泥，煎薄荷汤少许，调化，旋灌，量儿大小加减服之，无不效者。

〔钱〕**五福化毒丹**　治惊热，凉心膈生地　熟地　焙。各五两　天门冬　麦门冬去心，焙。各三两　甜硝　玄参　甘草各二两，炙　青黛一两半。

上六味为细末，后研入硝、黛，炼蜜丸如鸡头大，每服半丸或一丸，食后熟水化下。

安神丸方见冶法。　镇心丸方见前表里条。

上三方，甘寒泻火之剂为君，小儿血气虚而急惊者宜之。又，洁古、阎氏所谓候搐止势减，宜安神镇心之类是已。

〔钱〕慢惊，因大病后，或吐泻，或只吐不泻，变成脾胃虚损，遍身冷，口鼻气出亦冷，手足时瘛疭，昏睡露睛，此无阳也，栝蒌汤主之。【批】慢惊力小身冷曾吐泻。

〔洁〕慢惊者，阴证，俱脏受病。盖小儿吐泻病久，脾胃虚损，若不早治，则成慢惊，名日瘛疭，似搐而不甚搐也，因脾胃虚损，故大便不聚，当去脾间风。先用宣风散导之，后用益黄散、史君子丸平之，则其利自止。既已失治，则脾胃俱虚，致被肝木所乘，是为慢惊。当用温补羌活膏主之。

〔钱〕东都王氏子吐泻，诸医用药下之，至虚变慢惊，其候昏睡露睛，手足瘛疭而身冷。钱曰：此慢惊也。与瓜蒌汤，其子胃气实即开目而身温。王疑其子不大小便，令诸医以药利之，医留八正散等，数服不利，而身复冷。令钱氏利小便。钱曰：不当利小便，利之必身冷，一二日果身冷矣。因抱出。钱曰：不能食而胃中虚，若利大小便，则脾胃俱虚，当身冷而闭目即死。今幸胎气实而难衰也。钱氏用益黄散、史君子丸四服，令微能饮食。至日午，果能饮食。所以然者，谓利大小便，脾胃虚寒，当补脾不可别攻也。后又不语，诸医作失音治之。钱曰：既失音，何开目而能饮食？又牙不紧而口不噤也？诸医不能晓。以地黄补肾，钱曰：此因用凉药利小便，至脾肾俱虚，今脾已实，肾尚虚，故补肾必安。治之半月而能言，一月而痊。

瓜蒌汤

瓜蒌二钱　白甘遂末一钱

右同于慢火上炒焦黄，研匀，每服一字，麝香薄荷汤调服。

右瓜蒌汤，钱氏治慢惊法脉有力者宜用。盖湿痰积于膈中，使风火不得开发而身冷，故用瓜蒌汤劫去湿痰，使风火得伸而身温搐止。若脉无力者，不宜用之，便当补脾，及温白丸、羌活膏之类。

〔阎〕**青州白丸子** 治小儿惊风，大人诸风。【批】脉无力者温之。

半夏生，七两 南星生，三两 白附子生，二两 川乌生，半两，支皮脐

上为末，以生绢袋盛井花水摆出。如未出者，更以手揉出。如有滓，更研，再入绢袋摆尽为度。于磁盆中日晒夜露，至晓撇去旧水，别用井花水搅，又晒至来日早，再换新水，搅如此法，春五日，夏三日，秋七日，冬十日，去水晒干，后如玉片研细，以糯米粉煎粥清丸绿豆大，每服三五丸，薄荷汤下。瘫风，酒下，并无时。

钱氏异功散 温中和气，治吐泻不思食。方见吐泻门。

〔海〕惊啼，手足瘛疭，睡卧不稳。四君子加全蝎去尾尖毒炒、钩藤、白附子炒，等份同煎。方见冶虚实法脾胃虚弱，生风多困，四君子加炒半夏曲、没石子，等份为细末，入冬瓜子少许，同煎服。

〔钱〕**温白丸** 治小儿脾气虚困，泄泻瘦弱，冷疳洞利，及因吐泻或久病成慢惊瘛疭。

天麻生，半两 白僵蚕炒 自附子生 天南星锉，汤洗焙干。各一两 干蝎去毒，一钱

上为末，汤浸，寒食面为丸如绿豆大，仍于寒食面中养七日取出用，每服五、七丸至二三十丸，空心，生姜米饮下。量病势，渐加丸数服之。寒食面，谓寒食日煮吃面，取之以部干贮用也。

钩藤饮子 治吐利，脾胃气弱，虚风慢惊。

钩藤三分 蝉壳 防风去芦 人参去芦 麻黄去节 自僵蚕炒黄 天麻 蝎尾炒，去毒。各半两

甘草炙 川芎各一分 麝香一钱，另研 一方有蜣螂三个，去头足炙黄。

上为末，每服二钱，水一盏，姜三片，煎六分，温服。量多少与之。寒多者加附子半钱。服无时。

羌活膏 治脾胃虚，或吐泻后为慢惊才，亦治伤寒，无不效。

防风去芦 川芎 人参去芦 白附子炮 赤茯苓去皮。各半两 天麻一两 白僵蚕汤浸，炒黄 干蝎炒，去毒 白花蛇酒浸，焙。各一分 川附炮，去皮脐 麻黄去节。各三钱 肉豆蔻 沉香 母丁香 藿香叶 木香各二钱 轻粉 真珠末 牛黄各一钱半 龙脑半字 麝香 辰砂 雄黄各一钱，以上七味、各另研入 羌活半两

右为细末，炼蜜作剂，旋丸如豆大。每服一二丸，食前服，或薄荷汤或麦门冬汤化下。实热急惊勿服，性温故也。

〔海〕**返魂丹** 治小儿诸癫痫，潮发瘛疭，口眼相引，项背强直，牙关紧急，目直上视，及诸病久虚，变生虚风多睡者，因荏苒不解，速宜服之。荏苒，柔弱也

乌犀锉屑，二两 水银半两 天麻酒洗，焙干 槟榔各半两 僵蚕去丝嘴，微炒 硫黄半两，研末，入水银置磁石盏内，慢炒成沙，火要看紧慢 白附子炮 川乌炒，通赤，留烟少许，入碗内，以一盏子盖上，新土围之，待冷取出 独活去芦 干蝎炙 萆薢炒。各一两 肉桂去粗皮 当归酒浸，焙干，炒 细辛根 防风去芦 天南星姜汁煮软，炒黄 阿胶杵，碎，炒 藿香洗去土 乌蛇酒浸一宿，炙熟，去皮骨 沉香 槐胶 羌活 白花蛇酒浸一宿，炙熟，去皮骨 麻黄去根节 半夏姜汁浸三宿，炒 羚羊角镑 陈皮去白，炒。以上各一两 天竺黄研 木香 人参去芦 干姜炮 茯苓去皮 蔓荆子去白皮 晚蚕沙微炒 败龟板醋酒炙黄 藁本去土 桑螵蛸炒 白芷 何首乌米泔浸一宿，煮，焙 虎骨酒醋涂，炙黄 砂仁 白术泔浸一宿，切，焙 枳壳炒，去白 丁香 厚朴去皮，姜汁涂，炙，以上各三分 蝉壳炒 川芎 附子水浸泡，去皮尖 石斛去根 肉豆蔻去壳，微炒 龙脑另研 雄黄研，水飞 朱砂研，水飞。以上各一两 腻粉另研 麝香另研。各一钱 乌鸡一双，去嘴翅足 狐肝三具，

以上二味腊月内入瓦瓶固济，火煅赤，候冷，取出研用　金箔三十片，为衣

上药五十八味，炮制如法，炼蜜合和捣三五千下，丸如桐子大，金箔为衣。每一岁儿，温薄荷自然汗化下无时。

右阎氏宗钱氏治慢惊法，脉无力者宜之。其法以青州白丸子，’兼异功散、羌活膏、温白九、钩藤饮子之类，服之至有往往死中得生者。今如其法，又增入海藏四君子法，次于异功散之后、返魂丹，次于羌活丸膏之后，相参用之也。

〔汤〕凡吐泻成虚风慢脾，先用夺命散、青州白丸子末，煎如稀糊，入蜜调，控下涎后，服祛风醒脾等药。夺命散方见后通治急慢惊下。【批】汤氏法。

治虚风，八仙散风盛者服之。

白天麻　白附子　花蛇肉　防风　南星　半夏　冬瓜子　全蝎各等份　加川乌

上㕮咀，每服一钱，水半盏，姜二片，枣半枚，煎二分，热服。加薄荷尤佳。

醒脾散　昏困者服之。

白术　人参　甘草　橘红　茯苓　全蝎各半两　半夏　木香各一分　白附子炮，四个　南星炮，两枚　陈仓米二百粒，一方无白术、半夏，加莲肉一钱亦可

上为末，每服一钱，水半盏，姜二片，枣半个，煎二分，渐渐服之。不可顿服，顿服必吐。

酿乳方

人参　木香　藿香　沉香　橘皮　神曲　麦芽各等份　丁香减半

上㕮咀，每服四钱，水一碗，姜十片，紫苏十叶，枣三枚，煎至半碗，乳母食后须去乳汁尽，方取服之，即仰卧霎时，令药入乳之络，次令儿吮数口，不可过饱，此良法也。如呕定一日，急宜截风，服八仙散，两日后，宜醒脾散。如前件药俱用不效，危困可忧，须诊太冲脉，未绝者，当灸百会一穴，前后发际，两耳尖折中，乃是穴也。方书所载但云顶上旋毛中，殊不审有双顶者，又有旋毛不正者。庸医之辈习循旧本，误人多矣。灸后即当控涎，用青州白丸子末，再煎如稀糊，入炼蜜，调夺命散。良久涎下。细研灵砂，米饮调，旋抹口中，渐看退证。如风盛，服八仙散；昏困，服醒脾散。常令减乳，乳母服酿乳药。如此调理，无不愈者。间有禀受不坚，五行数短者，虽神圣工巧，不能夺其造化矣。若涎已离膈，但在喉中如锯，药不能入，又不可控，当用别法撩之，兼搐鼻，喷嚏得出，次服夺命散，庶免再作。

撩痰方

川乌尖　白附尖各七个去皮，生用　蝎梢七枚　石绿少许

上为末，一处和匀，用软鸡翎蘸药入喉中，逐渐抽出，频用帕子拭之。

上汤氏治慢惊法。先用夺命散、白九子控涎，候涎下一回，用八仙、醒脾等一回，令乳母用酿乳法。如危极者，却灸百会及撩痰法。但夺命用礞石，气虚者难用，必与东垣益黄散相兼服之，可也。

〔陈氏〕治慢惊风，先服芎蝎散，用手法斡出寒痰冷涎，自不痴呆；次服油珠膏；后服益真汤，温壮元气；时服前朴散，宽上实下。【批】陈氏法。

芎蝎散　治小儿脑髓受风，囟颅开解，皮肉筋脉急胀，脑骨缝青筋起，面少血色，或腹中气乡，时便青白色沫，或呕吐痰涎，欲成慢惊，搐，足胫冷者。

川芎一两　细辛二钱　华拨一两　半夏酒浸一宿，汤洗，焙，二钱　蝎梢去毒，一钱

上细末，一周儿，抄一铜钱，用数沸汤调，稍热饥服。如痰满胸喉中，眼珠斜视，速与服。若目上直视不转睛者，难救。或痰气壅塞不能咽药，用一指于儿喉厌腭中探入，就斡去痰涎，气稍得通。次用补脾益真汤，或以油珠膏选用，此方累世活人多矣。

油珠膏　治气逆呕吐，风痰作搐。

石亭脂硫黄中拣取如蜡者，五钱　滑石半两，黑附子炮，去皮脐　半夏酒浸一宿，汤洗七次，焙干　南星醋浸一宿，汤洗七次，焙干。各一钱

上细末，每服一钱，用冷清虀汁半盏，滴麻油一点如钱，抄药在油珠上，须臾坠下，却去虀汁，与儿服之。更用清　汁三五口咽下。肚饥服，服讫后一时，方与乳食。

补脾益真汤　治胎弱吐乳便清，而成阴痫，气逆涎潮，眼珠直视，四肢抽掣，或因变蒸客忤，及受惊误服凉药所作。

木香　当归　人参　黄芪　丁香　诃子　陈皮　厚朴姜制　甘草炙　肉蔻面裹，煨　草果　茯苓　白术　桂枝　半夏汤泡　附子炮。各半两　全蝎炒，每服加一枚

上㕮咀，每服三钱，水一盏半，姜一片，枣一枚，煎六分，稍热饥服。服讫，令揉心腹以助药力。候一时，方与乳食。渴者，加茯苓、人参、甘草，去附子、丁香、肉蔻。泻者，加丁香、诃子肉。呕吐，加丁香、半夏、陈皮。腹痛者，加厚朴、良姜。咳嗽，加前胡、五味子，去附子、官桂、草果、肉蔻。足冷加附子、丁香、厚朴。恶风自汗，加黄芪、官桂。痰喘加前胡、枳实、赤茯苓，去附子、丁香、肉蔻、草果。气逆不下，加前胡、枳壳、槟榔，去当归、附子、肉蔻。腹胀，加厚朴、丁香、前胡、枳壳。

前朴散　治心腹结气，或呕哕吐泻，腹胀痛，惊悸。

前胡　白术　人参　陈皮　良姜　藿香　甘草　厚朴各等份

上锉，每服三钱，水一盏，煎七分，稍热，空心服。

小儿误服凉药，或用帛蘸水缴口，因此伤动脾胃，或泄泻，或腹胀，或腹中响。小儿面少血色，常无喜笑，不看上而视下。小儿囟颅高急，头缝青筋，时便青粪。小儿肥壮，粪如清涕，或如冻汁。小儿时时扎眼，粪便青白沫，有时干硬。以上五症，忽然呕吐者，必成阴痫，俗谓慢惊是也。小儿头虽热，眼珠青白而足冷，或腹胀而足冷，或泻而足冷，或呕而足冷，或渴而足冷。头热、目赤、痰塞鼻喉咽，皆无根之火逆也。以上五症，忽然吐而作搐者，名曰慢脾风。速与补脾益真汤一服三钱重，加蝎一枚。如因惊而搐者，前朴散一服三钱重，加附子、前胡各半钱同煎。

上陈文忠治慢惊法。其治之次第，自成一家，故另录之，以借采用。其医案所言芎蝎散、油珠膏，累累取效。

〔世〕治慢惊神效。用一粒丁香，一个蝎，一字辰砂，一点血，以上俱为末，男用男左手中指血，女用女右手中指血，蘸末擦唇上，愈。

〔《本》〕**醒脾丸**　治小儿慢脾风，因吐痢后虚困昏睡，欲生风痫。

厚朴　白术　硫黄入豆腐中，煮三五沸　天麻　全蝎　防风　官桂　人参各一钱

上为细末，酒浸，蒸饼和丸如鸡头大，每一丸槌碎，温米饮下。

蝎梢丸　治小儿胎虚气弱，吐痢生风，昏困嗜卧，或潮搐。

全蝎微炒　白附煨裂。各半两　硫黄　半夏姜汁制焙干。各一两

上为末，姜汁糊丸如麻子大。每服三十丸，荆芥汤下。量儿大小加减服之。

〔世〕小儿慢惊风，身冷瘛疭。

天麻　防风　川乌　全蝎去翅、足，薄荷叶包，炒　南星　等份，水煎服。

汤氏治慢惊。

真川乌一枚，去皮，生用　全蝎等份

上二件㕮咀，分二服，水二盏，姜十片，煎半盏，旋旋滴入口中。

〔无〕阴痫，即慢惊风。

黑附子生，去皮脐　南星生　半夏各二钱　白附子一钱半

上研细，井水浸七日，每日换水，浸讫控干，入朱砂二钱，麝香一钱，研匀，每服一字，

薄荷汤调下，量儿加减。一方，用黑附子生，去皮脐为末，每服二钱，以水一盏半，生姜二片，煎至半盏，分二服，量儿加减。吐者入丁香五个，同煎，空心服，或水浸炊饼为丸如粟米大，每服二十丸，生姜汤下亦可。

〔钱〕**回生散** 治小儿吐泻，或误服冷药，脾虚生风，成慢惊。

大南星重八九钱以上者，用地坑子一个，深三寸许，用炭火五斤，烧红。入好酒半盏在内，然后入南星，却用炭火三两条盖在地坑上，候南星微裂，取出锉碎，再炒匀熟，不可稍生，放冷为末，每服半钱，浓煎生姜、防风汤调下。

又方梓朴散。

厚朴 半夏汤洗七次，姜汁浸半日，晒干。一钱

上米泔三升，同浸一百刻，水尽为度，如百刻水未尽，少加火熬干，去厚朴，只将半夏为末，每服五分或一字，薄荷汤调下无时。

豆卷散 治小儿慢惊，多因药性太温及热药治之，有惊未退而别生热症者，有因病愈而致热症者，有反为急惊者，甚多。当问病几日，因何得之，曾以何药疗之，可用解毒药，无不效，宜此方。

大豆黄卷水浸黑豆生芽是也，晒干 管仲 板蓝根 甘草炙。各一两

上为末，每服半钱，水煎服，甚者三钱，药水内入油数点煎。又治吐虫，服不拘时。

上诸家杂治慢惊。其首一方，用人血蘸药末擦唇者甚效；后一方解药太过之毒，尤见钱氏忧人之切也。

〔垣〕惊儿泻青色，先镇平以朱砂之类，勿用寒凉之药，大禁凉惊丸。盖风木旺，必克脾土，当先实其土，后泻其木。其风木旺症，右关脉洪大，掌中热，腹皮热者是也。今立一方，黄芪益黄散主之。人参、甘草、黄芪各等份，此三味皆温能补脾土，益元气，甘能泻火。《内经》云：热淫于内，以甘泻之，以酸收之。白芍药酸寒，寒能泻火，酸能泻肝木而大补肺金，所补得金土之位大旺，则火虚矣，风木何由而来克土，然后泻风木之旺。脾虚者，以火邪乘其土位故也。故曰从后来者为虚邪，火旺能实其木，木旺故来克土，当于心经中以甘温补土之源，更于脾土中泻火以甘寒，补金以酸凉，故致脾土中金旺火衰，则风木自虚矣。

黄芪益黄散 治胃中风热。

黄芪二钱 人参一钱 甘草生五分，炙五分 白芍药七分 陈皮不去白，一钱 黄连少许 白茯苓四分

右为粗末，每服水二盏，煎五沸，去渣，温服。

〔丹〕治小儿惊而有热者。

人参 茯苓 白芍药酒炒 白术

上入生姜煎服。暑月加黄连、生甘草、竹叶煎服。陈明远治小儿惊，因脾虚肝乘之，手足搐动，四肢恶寒而食少。

白术二盏 茯苓一钱

上煎汤，入竹沥，热下龙荟丸二十丸，保和丸二十丸。

〔汤〕**夺命散** 大能控风涎。不问急慢惊风，痰潮壅盛，塞于咽喉，其响如潮，名曰潮涎，百药不能过咽，命在须臾，但先用此药入喉，痰即坠下。功有万全，夺天地之造化也。【批】通治急慢惊 风痰盛气实者镇坠者之。

青礞石一两，入甘窝子，同焰硝一两炭火煅通红，须硝尽为度，候冷如金色，取用

上为细末，急惊风痰壅上，身热如火，用生薄荷自然汁入蜜调，微温服之。良久其药自裹痰坠下，从大便出，如稠涕胶粘，乃药之功也。次服退热祛风截惊等药。慢惊风亦以痰涎潮上，塞住咽喉，药食俱不能入，医者技穷势迫，以待其尽。但用此药，以青州白丸再研为末，煎如稀糊，熟蜜调下，其涎即坠入腹，次服花蛇、川乌、全蝎、蜈蚣等药。

〔丹〕**大黑龙丸** 治小儿急慢惊风，神效。

胆星 礞石硝煅。各一两 天竺黄 青黛各半两 芦荟二钱半 辰砂 蜈蚣烧灰，钱半

僵蚕五分

上为末，甘草汁为丸如鸡头大，每服一丸，或二丸，姜蜜薄荷汤下。如慢惊，用桔梗白术汤下。

镇惊丸 小儿急慢惊风。

琥珀二钱半　青黛半两　辰砂二钱半　天竺黄二两　天麻一两　真珠母二钱半　芦荟　柴胡各半两　青皮　甘草各二钱半

胆星二两　雄黄一钱　乳香一两　青朦石硝煅半两

上为末，甘草膏丸如鸡头大。慢惊参术汤下，急惊薄荷姜蜜汤下。

全蝎四十九个。微炒黄　辰砂半两。研极细。和匀

上取蚯蚓十条，洗净，入小瓶内，以温火煅蚯蚓化为水，和丸如胡椒大，每三丸，用顺流水化服下。

小儿急慢惊风。

僵蚕三条　辰砂豆大，一粒　全蝎一个　真珠末一撮

上末，取蓬蒿中小虫儿，每一个研作一丸，如麻子大，每一粒用乳汁下。

〔《本》〕**保命丹** 治小儿急慢惊风，四肢逆冷，眼直口噤，涎不止。

虎睛一对，安瓦上，以瓦盖之，桓火逼干　朱砂半两　全蝎半钱　天麻一分　蜈蚣二条，去头、尾，赤脚者　麝香半钱

上为细末，炼蜜丸如大豆大。瓦罐贮之，又入脑麝窨定。急惊，薄荷蜜汤化下；慢惊，薄荷汤化下，各三丸。

〔钱〕**温惊丸**一名粉红丸。【批】痰盛湿泻者燥之。

南星为末，入腊月牛胆中阴干百日，为末，四两　朱砂一钱半　天竺黄一两　坯子胭脂半钱　龙脑五分，另研

上用牛胆汁和丸如鸡头大。每服一丸，小者半丸，沙糖水下。

抱龙丸 治伤风温疫，身热昏睡，气粗，风热痰实壅嗽，惊风潮搐，及蛊毒，中暑、沐浴后并可服。壮实小儿，宜时与服之。丹溪云：抱龙丸，心肺肝药也。

南星如无牛胆者，只将生者锉，炒熟用四两　天竺黄一两　雄黄水飞　辰砂另研。各半两　麝香另研，一钱

上为细末，煮甘草膏和丸皂荚子大。温水化下。百日小儿，每丸分作三四服，五岁儿一二丸，大人三五丸。亦治室女白带、伏暑。用盐少许，嚼一二丸，新汲水送下，腊月雪水煮甘草和药尤佳。一法，用浆水，或新水浸南星三日，候透煮软，三五沸取出，乘软切去皮，只取白软者，薄切焙干，炒黄色，取末八两，以甘草二两半，拍破，用水二碗浸一宿，慢火煮至半碗，去渣，渐渐倾入南星末内，慢研，令甘草水尽，方入全药。

〔世〕**夺命散** 治急慢惊风，诸药不效，此药随手奏功。

白附子三钱　黑附子炮去皮脐，半两。急惊不用　南星炮，一两　天麻三钱　辰砂另研，二钱半　防风　半夏各半两　全蝎去毒，七个　蜈蚣炙，一条　麝香半钱　僵蚕炒，慢惊不用

上为末，三岁儿半钱，薄荷生姜自然汁，加好酒、沸汤各少许调服。急惊加轻粉、脑子各少许。

〔汤〕治慢惊甚验。

赤脚蜈蚣酒涂，炙。一条　白僵蚕炒，七条　辰砂另研，一字　全蝎用薄荷叶包，炙，七枚　青州白丸子三十粒

上为末，入麝香少许，慢惊人参麦门冬汤调下；急惊加脑子、牛黄各少许，金银薄荷汤调下。

〔罗〕**天麻散** 治小儿急慢惊风，及大人中风涎盛，半身不遂，言语艰涩，不省人事。

半夏七钱　天麻二钱半　甘草炙　茯苓　白术各三钱

上用水一盏，入磁罐内，煮令水干，将老姜三钱同煮，候干，为细末，每服一钱五分，

姜枣汤调下。

〔《经》〕治惊风坠涎。天南星一个重一两者，换酒浸七伏时取出，新瓦上炭火炙干烈，地上去火毒，捣末，入朱砂一分，研为细末，每服五分，荆芥汤空心及午时各调下一服。

〔田〕**天麻防风丸**　治小儿惊风，身热喘粗多睡，惊悸搐掣，神昏，涎痰不利等症。【批】气弱身热者天麻参蝎。

天麻　防风　人参各一两　蝎尾去毒，半两　甘草　朱砂　雄黄　牛黄　麝香各一钱　僵蚕炒，半两

上为末。炼蜜丸如樱桃大，朱砂为衣，每服薄荷汤下一二丸。

〔云〕**七味羌活膏**　治急慢惊风壮热。

羌活　独活　天麻　全蝎去毒　人参　僵蚕炒，各半两　乌蛇肉酒浸一宿，焙干，一两

上为末，炼蜜丸如皂子大。每两作五十丸，每服一丸，荆芥汤下。

〔《经》〕治小儿惊风。全蝎一钱，不去头尾，用薄荷叶裹炙干，同研为末，作四服，汤下。

〔《衍》〕治小儿惊风。僵蚕蝎梢等份，天雄尖、附子尖共一钱，炮过为末，每服一字，姜汤调下。

〔罗〕小儿惊风酿乳方。用白羊头一个，丁香同熬至熟，乳母空心尽食之。【批】难与药者酿乳。

〔丹〕孙女因胎中受湿热，日午发搐，唇黑面青，每日作一次，未半周，难与药，且酿乳饮之。白术　陈皮　半夏　芍药　青皮各五分　人参　川芎　木通各三钱　黄连二钱　甘草炙，一钱

上分八服，姜五片，与乳母煎服。

小儿急慢惊风，发热，口疮，手足伏热，痰热、痰喘、痰嗽，并用涌法。重剂用瓜蒂散。轻剂苦参、赤小豆末，酒、酸齑汁调服之。后用通神散，蜜丸服之。间以桑牛阴干研末调服，以平其气。【批】痰积痫者攻积。

褊银丸　治小儿急慢惊风，积痫。

青黛三钱　水银一皂角子大，同黑铅、锡炒砂子　寒食面　黄明胶炒焦，为末。各二钱　轻粉炒，豆许　雄黄　粉霜　朱砂各一两　巴豆廿一粒，去油　脑麝少许

上研细，滴水为丸，如麻子大，捏褊曝干，磁盒盛之，一岁一丸，随意加减，煎枣子汤送下，不得化破。

〔《博》〕治急慢惊风。乳香、甘遂各半两，同研细，每服半钱，用乳香汤调下，或用童便调下尤妙。

上二十方，通治急慢惊风，盖谓虚实两见，急慢互出，故有通治之法。合而言之，急慢虽异，皆本之于痰，故礞石、星、半之属，通能治之者也。分而言之，礞石之属泻痰，青黛之属泻木，朱砂之属泻火，皆治气实之剂；参、草之属补土，天麻、全蝎之属补木，乌、附之属补火，又皆治气虚之剂。故补泻兼施，虚实通治之法也。

〔《山》〕小儿惊风。猢孙粪烧存性，碗覆出火毒，生蜜调灌少许。

〔海〕心神不安。四君子加辰砂半分，枣汤调下。又有一症，欲发疮疹，先身热惊跳，或发搐搦，此非惊风，当用发散药。

〔阎〕惊风或泄泻等症烦渴者，皆津液内耗也。不问阴阳，宜煎钱氏白术散，使满意取足饮之，弥多弥好。

〔《明堂》〕急慢惊：印堂灸，急惊泻，慢惊补。【批】针灸。

急惊：支正、下廉。小儿慢惊风：灸尺泽二穴各七壮，在肘横纹内正中，炷如小麦大。睡中惊掣：厉兑一壮。睡中惊，目不合，灸屈肘横纹上三壮。

〔钱〕咬牙甚者，发惊。目直面青身反折者，生惊。呵欠面青者，惊风。呵欠面黄者，脾虚惊。目赤兼青者，发搐。

〔钱〕惊痫发搐，男发搐，目左视无声；右视有声；女发搐，目右视无声，左视有声，相

胜故也。更有发时症。洁古曰：男为木，故左视木位无声，右视金位相击则有声。女为金，故右视金位无声。左视木位亦相击有声。

李寺丞子，三岁发搐，自卯至巳，目右视，大叫哭。钱见曰：此逆也。男为阳，本发左视无声则顺，右视有声则逆。所以然者，左肝木也，右肺金也，逆则二脏相战，金木相击而有声也。治宜泻强补弱。假令女发搐，目左视，是肺来乘肝，肝不能任，故叫哭也。当泻其肺，后治其心，续治其肝，若病在秋日西时同，肺兼旺位，当大泻其肺。若病在春早晨时同，此肝旺之时尚不能胜肺，是肺强而肝大弱也。当补其肝肾，大泻其肺。若男发搐，目右视，是肝来胜肺而叫哭，当泻其肝心。若病在春夏早晨、日中时同，肝心旺时，当大泻其肝。若病在秋冬日晡时同，此肺旺之时尚不能胜肝，是肝强而肺极虚也，当补其肺，大泻其肝。所以言目反视者，乃肝主目也。凡搐，则是风热相搏于内。风属肝，故外见于目也。今此病男反女症，故稍易治于女也。先泻其肺，以泻肺汤主之。二日不闷乱，知病退也。后用地黄丸补肾。三服后，用泻青丸各二服，以泻心肝，五日而愈。又肺虚不泻者。何也？曰：假令男目右视，木克金，肝旺胜肺，而但泻肝。若更病在春夏，金气极虚，故当补其肺，慎勿泻也。

〔汤〕凡搐，男左女右为顺，易治；男右女左为逆，难治。

心脉急甚为瘛疭。全文见诊治法。经云：急者多寒。脾脉急甚为瘛疭。

〔陈〕惊风不治证：搐而不休，休而再搐；惊叫发搐；汗出足冷；痰满胸喉；口开目直。【批】不治症。

〔阎〕治小儿急惊方搐，不用惊扰，此不足畏。慢惊虽静，乃危病也。急惊方搐时，俱扶持之，不可擒捉，盖风气方盛，恐流入筋脉，或至手足成拘挛也。【批】禁忌。

惊　痫

惊痫即急慢之症。但惊痫发时，仆地作声，醒时吐沫。急慢惊则不作声，不吐沫也。

阳痫初作时，病先身热，瘛疭惊啼叫喊而后发，脉浮者为阳痫，乃急惊也。内在六腑，外在皮肤，为易治。若病先身冷，不惊瘛，不啼呼而作，脉沉者为阴痫，乃慢惊也。此病内在五脏，外在骨髓，剧者难治。【批】阴阳。

〔钱〕凡治五痫，皆随脏治之，每脏各属一兽，宜以五色丸主之。犬痫，反折上窜，犬叫，肝也。羊痫，目瞪吐舌，羊叫，心也。牛痫，目直视，腹满，牛叫，脾也。鸡痫，惊跳反折手纵，鸡叫，肺也。猪痫，如尸吐沫，猪叫，肾也。【批】五脏所主。

五色丸

朱砂研，半两　水银一分　雄黄熬，一两　铅三两，同水银熬　真珠末研，一两

上炼蜜丸如麻子大。每服三四丸，金银薄荷汤下。

〔洁〕如有客痰发热而有声，煎大黄荆芥汤下五色丸。潮热有时，积热也，桃枝丸主之。壮热不退，当用地骨皮散下五色丸。风热，当用防风黄芩汤下大青膏。身温不热，当用白虎汤加苍术下五色丸。【批】身热惊啼脉淳为阳。

〔《本》〕**雌黄丸**　治小儿癫痫欲发，眼暗，瘛疭，声恶，嚼舌。

雌黄　黄丹各一两　麝香研，一钱

上为末，拌令极匀，用牛乳汁半升，熬成膏，入前药末杵三五百下，丸如绿豆大。每服三丸，温热水下，一日三眼。此方得自名医之家，极有神效。

〔汤〕**蛇黄丸**　治惊痫。

真蛇黄醋煅粹，三个　郁金三分，一处为末　麝香另研，一钱

上为末，粳米饭丸如桐子大。每服三二丸，煎金银磨刀水化服。

〔海〕古镜，味辛无毒，主惊痫邪气，小儿诸恶疾。煮取汁，和诸药煮服之。弥古者尤佳。

治痫方

治太阳阳明二经为病。

荆芥穗四两　白矾为细末，二两

上枣肉为丸如桐子大。每服二十丸，荆芥汤下。次三十丸、四十丸，又次五十丸，俱食前。

〔罗〕**沉香天麻汤**　魏敬甫之子四岁，从长老摩顶授记，众僧念咒，因而大恐，遂发惊搐，痰涎壅塞，目多白睛，项背强急，喉中有声，一时许方醒。后每见皂衣人辄发，多服朱、犀、龙、麝镇坠之药四十余日，前症犹在，又添行步动作，神思如痴。予诊其脉，沉弦而急，《黄帝针经》云：心脉满大，痫瘛筋挛。又云：肝脉小急，痫瘛筋挛。盖小儿血气未定，神气尚弱，因而惊恐，神无所依，又动于肝，肝主筋，故痫瘛筋挛。病久气弱，小儿易为虚实，多服镇坠寒凉之剂，复损其气，故添动作如痴。《内经》云：暴挛痫眩，足不任身，取天柱穴是也。天柱穴乃足太阳之脉所发，阳跻附而行也。又云：癫痫瘛疭，不知所苦，两跻主之，男阳女阴。洁古云：昼发治阳跻、申脉，夜岁治阴跻、照海，先各灸两跻，各二七壮，次处：

沉香二钱　天麻三钱　羌活五钱　防风三钱　益智二钱　川乌炮，去皮脐，二钱　甘草炙　当归各一钱半　半夏汤泡，三钱　独活四钱　附子炮，去皮脐，三钱　姜屑一一钱半【批】身冷不惊啼脉沉为阴。

上㕮咀，每服五钱生姜三片'，水煎温服。《举痫论》云：恐则气下，精怯而上焦闭。又云：从下上者，引而去之。以羌活、独活苦温，味之薄者，阴中之阳，引气上行，又入太阳之经为引用，故以为君。天麻、防风辛温以散之，当归、甘草辛甘温以补气血之有足，又养胃气，故以为臣。黑附子、用乌头、益智仁大辛温，行阳退阴，又治寒客伤胃。肾主五液，入脾为涎，以生姜、半夏燥湿化痰。《十剂》云：重可去怯。沉香辛温，体重气清，去怯安神，故以为使。气味相合，升阳补胃，恐怯之气，自得平矣。

〔汤〕**牛黄丸**　治因惊中风，五痫天吊，客忤潮涎灌壅。

白花蛇酒浸，取肉　白附子　全蝎　真川乌一枚，半两者，生　天麻　薄荷叶各半两　以上六味，先为细末，次入雄黄五两　辰砂三钱　脑子另研，半两　牛黄三钱　麝香一钱

上为一处和匀，麻黄去根二两，酒一升，煎麻黄至一盏，去麻黄，用酒熬药得所，勿至焦赤，众手疾丸如芡实大，密器盛之，一丸作五服，煎金银薄荷汤磨化，大能发散惊邪。

治五痫**得效方**。

露蜂房焙，一两　石绿一两　桂心　远志去心　人参各半两　朱砂一钱

上为末，粥丸如桐子大。每服二三十丸，白汤下。

〔世〕　治小儿惊痫。【批】湿痰。

胆星二两　全蝎去翅足，炒，半两　白附子一两　薄荷半两　僵蚕炒，一两　川芎一两

上为末，粥丸，青黛为衣。每服一二丸，姜汤下。

治小儿痫。用甘遂末一钱，猪心一个，取三管头血三条，和甘遂末，将猪心批作两片，入药在内，以线缚定，外湿纸包裹，入文武火煨熟，不可过度，取药细研，入辰砂末一钱，和匀，分作四丸，每服一丸，猪心汤化下。再服，另取猪心煎汤，此方神效。

〔汤〕**断痫丹**　治痫瘥后复作，连绵不除，服之有验。

黄芪蜜水涂，炙　钩藤　细辛　甘草炙　蛇蜕皮各半两　蝉蜕去土，四个　牛黄另研，一字

治远年惊痫，心血不足，神验方。蝎虎一枚褐色者，用剪子取下四足爪，连血细研，入生朱末、麝香、脑子各少许，同研细。薄荷汤调下，作一服。须先用夺命散控下涎，次服之，

能夺造化，虽数年癫痫，亦能治之。此药所以神效者，盖痫皆心血不足，此物名守宫，其血与心血类也，取下如室女之红铅，服之于心，故能补也。此乃怪虫，去其足而复能行，又再生而活也。蝎虎即蝘蜓。夺命散方见惊搐门。

〔《肘》〕小儿多患胎寒好啼，昼夜不止，因此成痫。当归末小豆大，乳汁灌之，日夜三四服。

〔《本》〕治小儿卒得痫。用钩藤、甘草炙，各二分，水五合，煮取二合，服如小枣大，日夜三大服。【批】杂方。

《广济》及《崔氏方》，治小儿惊痫，诸汤饮皆用钩藤皮。又，野猪黄，味辛甘平，疗癫痫，水研如枣核，日三服，效。《衍义》云：野猪黄胆，世不常有，间得之，能治小儿痰痫。

〔子和〕李氏一小儿，病手足搐搦。戴人曰：心火胜也，勿持捉其手，当从搐搦。此由乳母保抱太极所致。乃令扫净地，以水洒之，干令复洒，令极湿，俯卧儿于地上，良久，浑身转侧，泥浆皆满，仍以井水洗之，少顷而瘥。

〔杜〕治小儿胃寒虫上，诸危恶与痫相似者。干漆捣炒烟尽，入白芜荑，等份为细末，米饮调下一字至一钱，瘥。

〔《甲》〕小儿癫痫，瘛疭脊强，互相引项，灸长强穴三十壮，在脊骶端，趺地取之乃得。小儿惊痫瘛疭，脊急强，目转连上插，筋缩主之【批】针灸。

小儿癫痫惊风，目眩，灸神庭穴七壮，在鼻直上，入发际五分。

小儿风痫，灸鼻柱上发际宛宛中三壮，炷如小麦大。小儿惊痫，先惊怖啼叫，后乃发也。灸顶上旋毛中三壮，及耳后青丝脉，炷如小麦大。旋毛中，即百会穴也。青丝脉，手足少阳瘛脉穴也。

〔《明》〕惊痫，灸巨阙三壮。

〔《甲》〕小儿惊痫，本神及前顶、囟会、天柱主之。小儿惊痫反视，临泣主之。小儿痫痓，呕吐泄注，惊恐失精，瞻视不明，眵𥇦，瘛脉主之。羊痫，会宗、下空主之。钱氏云：羊痫，目瞪吐舌羊叫。痫发，目上插，攒竹主之。马痫，金门及仆参主之。风从头至足，痫瘛，口闭不能开，每大便腹暴满，按之不下，噫悲喘，昆仑主之。小儿痫瘛，遗精溺，虚则病痫癫[1]，实则闭癃，小腹中热，善寐，大敦穴主之。痫惊，如有见者，列缺穴主之，并取阳明络

〔钱〕五痫重者死，病后甚者亦死。【批】诊。

天吊

天吊亦惊风之证，但天吊发时，头目仰视，惊风则无也。【批】风热。

〔汤〕小儿瘛疭不定，翻眼抬睛，状若神祟，头目仰视，名为天吊。凡有此疾，宜服苏合香丸，灸两手大拇指两甲肉相半，男先灸左，女先灸右，及两足大拇指中间各三五壮，又灸前后手心各五壮，此皆得效之法。

九龙控涎散 治天吊。

赤脚蜈蚣酒涂炙，一条滴乳 天竺黄二味另研。各一钱 腊茶 雄黄另研 甘草炙。各二钱荆芥穗炒 白矾枯。各一钱 绿豆半生半炒，一百粒

上为末，每服半钱，人参薄荷汤调下。

钩藤饮 治天吊潮热。

钩藤 人参 犀角屑各半两 全蝎 天麻各一分 甘草半分

上为末，每服一钱，水煎服。

〔丹〕痫迷嚼舌仰视，牛黄大豆许，和蜜水调。《广利方》

眼目

〔《明》〕 目涩羞明，状如青盲：中渚一

---

[1] 癫：原作“颓”，据《甲乙经·卷十二》改。

壮。凡小儿艾炷，皆如小麦大。儿三五岁，忽生白翳，遮睛掩瞳人，疼痛不可忍，九椎上灸一壮。奶癣目不明者，肩中腧灸一壮。【批】针灸。

〔钱〕目赤兼青者，发搐。目直而射身反折强直者，生惊。【批】诊。

眼白多

〔世〕治眼白多，多属虚。【批】虚。

鹿茸半两　泽泻　茯苓各一两　山茱萸二两　地黄　牡丹皮　牛膝各一两

上为末，蜜丸如桐子大。盐汤食后下二十丸。

雀目疳眼

〔罗〕**煮肝丸**　治小儿疳眼翳膜，羞明不见物，服十日必退。如大人雀目者，一服效。【批】湿痰。

夜明沙　青蛤粉谷精草各一两

上件为细末，每服一钱，五七岁以上二钱。豮猪肝一大片，批开，掺药在内，摊匀，麻线缠定，以米泔半碗煮肝熟，取出肝，汤倾碗内熏眼。分肝作三服，嚼讫，却用肝汤下，一日三服，不拘时候。大人雀目，空心服，至夜便见物，如患多时，日二服。

龙胆饮子　治疳眼流脓，生疳翳，湿热为病，神效。不治寒湿为病者。

青蛤粉半两　羌活　草龙胆各三钱　黄芩炒，二钱蛇蜕皮半两　麻黄二钱半　谷精草半两升麻二钱　郁金　甘草炙。各半钱

上为细末，每服二钱，食后茶清调下。

灸雀目疳眼法　小儿雀目，夜不见物，灸手大指甲后一寸内廉横纹头白肉际各一壮，炷如小麦大。小儿疳眼，灸合谷二穴各一壮，炷如小麦大，在手大指次指两骨间陷中。

赤　眼

〔汤〕**导赤散**　治心热，小便赤，眼目赤肿。【批】热。

赤芍药　羌活　防风各半两　大黄　甘草各一钱

上为末，灯心黑豆煎，食后服。

余平生无赤眼之患，用之如神。大人小儿可通用。凡眼赤涩之初，只用自己小便，张目溺出，用一指接抹眼中，便毕闭目，少顷即效。此以真气逼去邪热也。

〔《本》〕治小儿赤热肿眼。

大黄　白矾

上二味等份为末，同冷水调作罨子，贴眼，立效。

〔《明》〕　眼忽大小眦赤，合谷灸三壮。热毒风盛，眼疼，灸中指本节头三壮。【批】针灸。

通　睛

〔汤〕**牛黄丸**　小儿通睛，皆因失误筑打触着头面额角，兼倒扑，令儿肝受惊风，遂使两目斗睛，名日通睛，宜服此。【批】肝病。

牛黄　白附子炮　肉桂　全蝎　川芎石膏煅。各一钱　白芷二钱　藿香半两　朱砂二钱　麝香一分

上为末，炼蜜为丸如芡实大。三岁以下，每服一丸，薄荷汤下。乳食后忌油面猪肉。

偏　坠

〔田〕小儿狐疝气偏有大小，时时上下者。蜘蛛十四枚，熬焦，桂枝半两，二物为散，每服八分，日再，酒调下。蜜丸亦通。【批】杂方。

偏坠亦宜防葵丸。令儿坐于上，中午时灸

卵下偏坠之处七壮。防葵丸未详。【批】针灸。

小儿偏坠，若非胎中所有，在后生者，于茎下肾囊前中间弦子上灸七壮，立愈。

〔《明》〕胎产疝卵偏坠，囊缝后十字纹上。灸三壮，春灸夏瘥，夏灸冬瘥。

阴肿囊肿脱囊

〔汤〕小儿阴肿，由啼叫怒气闭纵于下成此疾，宜海蛤散。【批】滞气。

海蛤三钱　茴香炒，三分　薏苡仁　白术　槟榔各半两

上末，食前，温酒调下。大上加减。

阴肿又方。【批】污血。

桃仁去皮尖及只仁者，炒，三分　牡丹皮　桂枝　白蒺藜炒，去刺。各半两　郁李仁汤浸去皮，一分

上水煎服。

〔丹〕脱囊，即外肾肿大。【批】热。

木通　甘草　当归　黄连　黄芩

上水煎服。

〔钱〕**蚯蚓散**　治肾子肿硬成疝。

用干蚯蚓为末，唾调傅。常避风冷湿地。先用花椒葱汤避风处洗，却用此傅之，累验。

〔世〕治小儿囊肿如升，用甘草煎汁，调地龙末涂之，立退，累效。

〔丹〕用紫苏叶为末，水调傅上，又用青荷叶包之，治脱囊效。

〔明〕阴肿：昆仑灸三壮。【批】针灸。

疝　痛

〔汤〕治小肠疝气，家传妙方。

芫花醋浸，炒　木香　槟榔　三棱各半两　茯苓　青皮　全蝎　桂枝　附子　硇砂各一分

上为末，将硇砂浸澄去土，顿在汤瓶上，候成膏子，和糖醋打面糊为丸如豆大。每三十丸，空心温酒下。未效，再服。

小便不通

〔钱〕**捻头散**　治小便不通。【批】污血。

玄胡　川苦楝各等份

上同为细末，每服半钱或一钱，捻头汤调下，量多少与之。捻头汤即中滴油数点。食前服。

〔汤〕**木通散**　治心经伏热，小便不通，啼叫。

木通一两　牵牛子炒，半两　滑石一两

上为末，灯心、葱白煎服。

冬葵子散　治小儿腹急闷。

冬葵子一两　木通半两

上为末，每服一钱，煎服。

〔钱〕尿深黄色，久则尿血。小便不通，久胀满，当利小便。【批】诊。

淋　病

〔汤〕治血淋，神效方。

紫草　连翘　车前子各等份　水煎服。

又方

海螵蛸　生地　白茯苓上等份为末，柏叶、车前草煎汤调下。

治气淋。

赤芍药一两　槟榔面裹煨，一个

上为末，灯心同枣子煎汤，调下。

遗　尿

〔汤〕治小便不禁，或睡中遗出不觉。【批】虚。

鸡肠草一两　牡蛎粉三钱　龙骨　麦门冬去心　白茯苓　桑螵蛸各半两

上件㕮咀，每服一钱，枣子一枚擘破煎，食前服。

又方　破故纸一味，炒为末，黄柏汤调下。

〔外〕疗小儿睡中遗尿，不自觉。桂末、雄鸡肝等份，捣丸如小豆大，温水下，日三服。

〔世〕小儿梦中遗尿，薏苡仁一合许，去心不去壳，敲碎，入盐一小撮，同炒黄色。用水二钟，煎至半钟，空心服之，累效。【批】杂方。

喉 痹

凡治小儿喉痹，宜于大人喉痹法参用之。

〔汤〕喉痹别无治法，非吐不可。生此证万一危极，前法无效，急用官局碧霞丹研细，用薄荷自然汁入醋调，以鸡翎蘸药送入喉内，徐徐导引，得吐出痰涎为佳。《本事方》论碧霞丹能害人，此不然，盖当时遇有合死之人耳。【批】上实。

碧霞丹

石绿　附子尖　乌头尖　蝎梢

上为末，为丸。薄荷汁化，取涎出。

〔《明》〕喉中鸣，咽乳不利：璇玑。急喉痹：天突一壮不宜，灸，忌之。

卷之三十七 小儿部

心主热

〔钱〕肝热，手寻衣领及乱捻物，泻青丸主之。壮热饮水喘闷，泻白散主之。壮热者，一向热而不已也。【批】五藏热证。

肺热，手掐眉目，日西热甚，咳嗽寒热，壮热饮水，甘桔汤主之。若肺虚热，唇深红色，轻者泻白散，重者凉膈散主之。

心热，视其睡，口中气温，或合面卧，及上窜摇头咬牙，皆心热也，导赤散主之。心气热则心胸亦然，欲言不能而有就冷之意，故合面睡。

脾热，则目黄肚大，怠惰嗜卧，身热饮水，四肢不收，泻黄散主之。

肾虚，则下窜畏明，地黄丸主之。颊赤，由心脏邪热上攻也，宜服导赤散。

〔钱〕面上证：左腮为肝，右腮为肺，额上为心，鼻为脾，颏为肾，赤者热也，随证治之。目内眦赤者心热，导赤散主之；淡红者心虚热，生犀散主之。青者肝热，泻青丸主之；浅淡者补之。黄者脾热，泻黄散主之。无精光者，肾虚，地黄丸主之。洁古云：目中五色甚者，泻本脏。色浅者宜补之。又云：白是寒，小便青，四逆汤。黄赤是热，承气汤，泻本藏。青是腹痛，捻头散主之，枝芍药汤亦主之。【批】五藏面目症。

〔《脉》〕小儿脉沉而数者，骨间有热，欲以腹按冷清也。【批】表里。

〔钱〕身热不饮水者，热在外；身热饮水者，热在内。

〔海〕四顺饮子治热在内而不厥。连翘散治热在外而不厥。

〔丹〕小儿发热，手足伏热，痰热，必用吐法。轻剂苦参、赤小豆末；重剂瓜蒂散、淡齑汁调服之。如不吐，用鹅翎探之。

〔钱〕朱盐簿子五岁，忽发热。医曰：此心热也。腮赤而唇红，烦躁引饮。遂用牛黄丸三服，以一物泻心汤下之，来日不愈，反加无力而不能食。又下之，便利黄沫。钱曰：心经虚而有留热在内，必被凉药下之，致此虚劳之病也，钱先用白术散，生胃中津液，次以生犀散治之。朱曰：大便黄沫如何？曰：胃气正即泻自止，虚热也。朱曰：医用泻心汤如何？钱曰：泻心汤者，黄连一物耳。黄连性寒，多服则利，能寒脾胃也。坐久，众医至，皆曰实热。钱曰：虚热。若实热何以泻心汤下之不安，又加面黄颊赤，五心烦躁，不食而引饮？医曰：既虚热，何大便黄沫？钱笑曰：便黄沫者，服泻心汤多故也。钱与胡黄连丸治愈。郑人齐郎中者，家好收药散施，其子忽脏热，齐自取青金膏三服并一服饵之，服毕，至三更泻五行，其子困睡。齐言子睡多惊，又与青金膏一服。又泻三行，加口干身热。齐言尚有微热未尽，又与青金膏。其妻曰：用药十余行未安，莫生他病否？召钱氏至，曰：已成虚羸。先用前白术散时时服之，后服香瓜丸，十三日愈。香瓜丸即香瓜散方，见自汗条。【批】虚热。

〔海〕风热邪热，四君子汤加生姜、荆芥煎。

〔云〕小儿客热在内，不思乳食，先用导赤散，次用益散。实热在内者，四顺饮之类，在上者吐之。方见表里条，【批】实热。

〔丹〕小儿热病，六一散，妙药也。

食伤胃热熏蒸。

白术一两　半夏　黄连各半两

加平胃散，粥食后白汤下。

〔《本》〕治小儿惊热。【批】惊热。

全蝎　天南星取心为末，一钱　人参三钱　蛇蜕三钱

上为末，薄荷、蜜汤调下。

〔钱〕风温热，壮热相似，潮热，时间发热，过时即止，来日依时又热，此欲发惊候也。【批】潮热。

壮热者，一向热而不已，甚则发惊痫也。【批】壮热。

风温者，身有热而口中气热，又有风温瘸者，但温而不热。【批】风温热。

伤寒热，口热，呵欠顿闷，项急。治见伤寒部。【批】伤寒热。

痘疮热，喷嚏，悸动，耳尖冷。治见痘疮部。【批】痘疮热。

变蒸热，唇上白泡珠起，耳冷。不必治。【批】变蒸热。

疳热，面黄，吃炭土，羸瘦，鼻下赤烂。治见疳部。【批】疳热。

惊风热，发搐悸痫，脉数，烦躁，颠叫恍惚。治见急惊部。【批】惊热。

〔《素》〕帝曰：乳子而病热，脉悬小者何如？岐伯曰：手足温则生，寒则死。通评虚实论《甲乙经》谓妇人乳子者。【批】诊。

〔钱〕热证疏利，或解化后无虚证，勿温补，热必随生。【批】忌。

潮热

热有作止，每日应时而发也。

〔钱〕**地骨皮散**　治虚热潮作，亦治伤寒壮热及余热。【批】虚热。

知母　甘草炙　半夏洗，七次　银柴胡去芦　人参　地骨皮　赤茯苓以上各等份

如有惊热，加蝉蜕、天麻、黄芩。若加秦艽，名秦艽饮子。

上为细末，每服二钱，生姜三片，水煎，食后温服，量大小加减。海藏云：地骨皮散即小柴胡汤加减法。自汗者地骨皮散，无汗者柴胡汤、三黄汤。仲景所用，钱氏改诸丸散加减，并出古法。

生犀散　治瘸同前。

生犀角锉末，二钱　地骨皮　赤芍药　柴胡　葛根各一两　甘草炙，半两

上为粗末，每服一二钱，水煎，食后温服。海藏云：生犀汤，即犀角地黄汤加减法，此少阳阳明相合也。〔田〕**犀角散**　治小儿骨蒸肌瘦，颊赤口干，晚潮热，夜有盗汗，五心烦躁，四肢困倦，饮食虽多，不生肌肉。

犀角末　地骨皮　麦门冬　枳壳麸炒大黄蒸　柴胡　茯苓　赤芍药　黄芪　桑白皮　人参　鳖甲醋涂炙。各等份

上为粗末，每二钱入青蒿少许，水煎，量儿大小加减，一盅煎八分，食后温服。

〔丹〕小儿潮热盗汗，胡黄连、柴胡等为细末，炼蜜丸芡实大。每二丸酒化开，入少水，煎小沸，服。

〔钱〕朱盐簿子五岁，夜发热，晓即如故，众医有作伤寒治者，有作热治者，以凉药解之不愈。其候多涎而喜睡。他医以铁粉丸下涎，其病益甚，至五日，大引饮。钱曰：不可下之。乃取白术散一两，煎药汁三升，使任意取足服。朱生曰：饮多不作泻否？钱曰：无生水不作泻，纵多不足怪也，但不可下耳。朱生曰：先治何病？钱曰：止泻治痰，退热清神，皆此药也。至晚服尽。钱视曰：更可服三升，又煎白术散三升，服尽得稍愈。第三日，又服白术散三升，其子不渴无涎。又投阿胶散，二服而安。

〔钱〕**秦艽散**　治潮热减食蒸瘦。

秦艽去头，切，焙　甘草炙。各一两　薄荷叶切，焙，半两

上为粗末，每服二钱，水一盅，煎八分，食后温服。

〔洁〕　潮热有时，胸满短气者，桃枝丸。方见小儿积热。【批】实热。

〔汤〕风痰热，晚热早凉，吃水无时，此候乃痰作潮而生风热，即宜金星丸下之。或气弱者不可下，宜夺命散以控下涎，次服惺惺散加南星、白附子。夺命散方见惊风门。惺惺散方见痘疹门。【批】风痰热。

金星丸　治风热结聚，喉内痰鸣，喘粗咳嗽，面红腮肿，咽膈壅塞，发热，狂躁，多渴。

郁金末　雄黄另研。各一分　腻粉半分　巴豆七枚，去油

上为末，米醋糊丸麻子大，薄荷腊茶下。

《脉经》云：小肠有宿食，常暮发热，明日复止，此宿食夜热也。海藏云：夜热属阴，四顺饮之类，此血热在夜也。【批】宿食热。

积　热

久热也。疳热亦久，但兼面黄吃炭土，鼻下烂也。

〔无〕小儿积热者，表里俱热，遍身皆热，颊赤口干，小便赤，大便焦黄，先以四顺、清凉饮子利动脏腑，则热去。既去复热者，内热已解，而表热未解也，当用惺惺散、红绵散加麻黄微发汗，表热乃去。表热去后，又发热者何也？世医到此，尽不能晓。或再用凉药，或再解表，或以谓不可医，误致夭伤者甚多。此表里俱虚，气不归元，而阳浮于外，所以再发热，非热证也。只用六神散入粳米煎，和其胃气，则收阳归内，身体便凉。热重者，用银白散。【批】表里虚实。

清凉饮子　每服二钱，薄荷三钱，同煎。方见治寒热法。　惺惺散方见痘疹门。

红绵散【批】下后表热未解者汗之。

白僵蚕炒，二两　天麻生用，一两　天南星切薄片，油浸黄，二两　苏木节另研，二两半

上为末，每服一钱，水一小盏，入红绵少许，同煎至六分，温服。凡小儿风热，头目不清，并宜服之。若伤寒有表证发热者，每服入去节麻黄末五分；有里热心燥渴者，入滑石末半钱，同煎服之。

六神散【批】汗后气不归元者和之。

人参　白茯苓　干山药　白术　白扁豆　甘草炙。各等份

上为末，每服一大钱，水一小盏，枣一枚，姜二片，同煎至五分服。此药用处甚多，治胃冷加附子，治风症加天麻，治痢加罂粟壳。

银白散

干山药　白术　白茯苓各半两　人参白扁豆　知母　甘草炙　升麻各等份

上为末每服一大钱，水一小盏，枣一枚，生姜二片，同煎，温服，不拘时候。

〔钱〕**桃枝丸**　疏取积热及结胸，又名桃符丸。【批】胸满短气者下之。

巴豆霜　大黄　黄柏各一钱　轻粉　硇砂各半钱

上细末，面糊丸粟米大，煎桃枝汤下。一晬儿五七丸。五七岁二三十九，未晬儿二三丸，临卧服。

栀豉饮子　治小儿畜热在中，身热狂躁，昏迷不食。【批】烦躁者吐之。

栀子仁七枚　豆豉半两

上用水三盏，煎至二盏，看多少服之无时。或吐不吐，立效。

蛮蒸热

变蒸者，阴阳水火蒸于血气，而使形体成就，是五脏之变气，而七情之所由生也。盖儿生之日，至三十二日一变，每变蒸毕，即觉性情有异于前。何者？长生脏腑意智故也。何谓三十二日长骨添精神？人有三百六十五骨以象天数，以应期岁，以分十二经络。故初生至三十二日一变生癸，属足少阴肾，藏精与志；六十四日二变一蒸生壬，属足太阳膀胱，其发耳

与軓冷；至九十六日三变生丁，属手少阴心经，心藏神，其性为喜；一百二十八日四变二蒸生丙，属手太阳小肠，其发汗出而微惊；一百六十日五变生乙，属足厥阴肝，肝藏魂，喜哭；一百九十二日六变三蒸生甲，属足少阳胆，其发目不闭而赤；二百二十四日七变生辛，属手太阴肺，肺藏魄，生声；二百五十六日八变四蒸生庚，属手阳明大肠，其发肤热而汗，或不汗；二百八十八日九变生己，属足太阴脾，脾藏意智；至三百二十日十变五蒸生戊，属足阳明胃，其发不食，肠痛而吐乳。又手厥阴心包络、手少阳三焦，此二经俱无形状，故不变而不蒸也。前十变五蒸，乃天地之数以生成之，然后始生齿，能言，知喜怒，故云始全也。太仓云：气入四肢，长碎骨，于十变后六十四日为一大蒸，计三百八十四日，长其经脉手足，手受血故能持握，足受血故能行立。经云：变且蒸，谓蒸毕而足一岁之日有于也。师曰：不汗而热者，发其汗。大吐者，微止，不可别治。又六十四日为二大蒸，计四百四十八日。又六十四日三大蒸，计五百一十二日。共五百七十六日，变蒸既毕，儿乃成人也。变者，变生五脏也。蒸者，蒸养六腑也，所以成人。变者上气，蒸者体热。每经一变一蒸，情能既异，轻则发微汗，其状似惊，重则壮热脉乱而数，或吐或汗，或烦啼躁渴。轻者五日解，重者七八日解，其候与伤寒相似。亦有变蒸之余续感寒邪者，但变蒸则耳冷骫冷，上唇发泡，状如泡珠。若寒邪搏之，则寒热交争，腹中作痛，而啼叫之声，日夜不绝。变者易也，蒸于肝则目眩微赤，蒸于肺则嚏嗽毛耸。凡五脏六腑筋脉骨节，循环各有证应，其治法和平之剂微表之，热实者微利之，或不治亦自愈。【批】诊治。

〔汤〕《千金》变蒸论云：凡儿生三十二日一变，六十四日再变，变且蒸。九十六日三变，一百二十八日四变，变且蒸。一百六十日五变，一百九十二日六变，变且蒸。二百二十四日七变，二百五十六日八变，变且蒸。二百八十八日九变，三百二十日十变，变且蒸。积三百二十日小蒸毕，后六十四日大蒸，蒸后六十四日复大蒸，蒸后一百二十八日复大蒸，凡小儿自生三十二日一变，再变为一蒸，凡十变而五小蒸，又三大蒸，积五百七十六日大小蒸都毕，乃成人。小儿所以变蒸者，是荣其血脉，改其五脏，故一变竟，辄觉情态有异。其变蒸之候，变上气者，蒸者体热。变蒸有轻重，其轻者体热而微惊，耳冷尻冷，上唇头白泡起，如鱼目珠子，微汗出。重者体壮热而脉乱，或汗或不汗，不欲食，食辄吐Ⅱ见，目白睛微赤，黑精微白。又云：目白者重，赤黑者微，变蒸毕，自精明矣。此其证也。单变小微，兼蒸小剧，凡蒸，平者五日而衰，远者十日而衰。先期五日，后期五日，为十日之中，热乃除耳。或违日数不歇，切不可妄治及灸刺。海藏云：言变蒸通一十八次，盖前三百二十日为十小蒸，后二百五十六日为十大蒸也。哯，乎典切，不呕而吐也。【批】禁服药灸刺。

〔无〕若身热耳热尻亦热，此乃他病，可作别治。

紫霜丸 治小儿变蒸发热不解，并挟伤寒温壮热，汗后热不溜，及腹中有痰癖，哺乳不进，乳则吐哯，食痫，先寒后热者。【批】热久不解者下之。

代赭石醋粹，一两　赤石脂一两　巴豆三十粒，去油　杏仁五十个，去皮尖

上先将杏仁、巴霜细研为膏，却入二石相合，更捣一二千杵，当自相得。若硬，入少蜜同杵之。密器中收。三十日儿，服如麻子大一粒，与少乳汁令下。食顷后与少乳，勿令多，至日中当小下除热。若未全除，明日更与一粒。百日儿，服如小豆大一粒，以此准定增减。紫霜丸无所不治，虽下亦不虚人。

心痛

心痛，当于大人心痛门参用之。

心痛吐水者，虫痛；心痛不吐水者，冷心痛。【批】诊治。

〔钱〕**灵矾散** 涌小儿虫咬心痛欲绝。

五灵脂二钱 白矾火飞，半钱

上同研，每服一二钱，水一盅，煎至五分，温服无时，当吐出虫。

弄舌

〔钱〕弄舌，脾藏微热，令舌络微紧，时时舒舌，治勿用冷药及下之，当少与泻黄散，渐服之。田氏云：若肥实者，用牛黄散治之，或欲饮水，医疑为热，用冷药下之者，非也。饮水者，脾胃津液少故也，又加面黄肌瘦，五心烦热，即为疳，宜加胡黄连辈。若大病未已，用药弄舌者凶。【批】脾热。

重舌

〔汤〕重舌，附舌下近舌根，生形如舌而小，谓之重舌。其着舌下，如此者名重舌。其着颊里及上腭，如此者名重腭。其着齿龈上，如此者名重龈，皆刺之去血可也。【批】诊治。

〔田〕重舌治法。用苦竹沥渍黄柏末点舌上。如不愈，后用真蒲黄傅之，不过三次愈。用真蒲黄微炒，纸铺地上出火气，研细。每挑些糁舌下，更以温水蘸熟帛裹指轻轻按之，按罢渗药。【批】热痰。

〔姚〕治小儿重舌。马牙硝涂舌下，日三度。

〔世〕治小儿重舌木舌。先用新水揉口并舌上下，后用皂角针烧灰，入脑子少许，每用半字，糁舌上下，出涎立效。

〔《子母》〕治小儿重舌。烧乌贼鱼骨，细研，和鸡子黄傅喉及舌上。【批】杂方。

〔《简》〕治小儿重舌欲死。乱发灰细研，以半钱傅舌下，日不住用之。

〔丹〕重舌。桑白皮煮汁涂乳，饮之《泌录》又以蜣螂烧末，唾傅之。

木舌

〔汤〕木舌者，舌肿渐渐粗大满口，不急治即塞，杀人也。

〔田〕木舌治法。用《局方》中紫雪一分，竹沥半合和之，时时抹入口中，自消。【批】热。

〔丹〕小儿木舌。百草霜、滑石、芒硝为末，酒调傅。

舌白苔

〔丹〕舌上生如粥粒。桑白皮汁傅之，三两次，妙。【批】杂方。

鼻衄

〔汤〕**地黄汤** 治荣中热，及肺壅，鼻血生疮，一切丹毒。

生地 赤芍药 当归 川芎各等份

上㕮咀，水煎去渣，量大小加减服。如鼻衄，盐熟入生蒲黄少许。生疮，加黄芪等份。丹毒，加防风等份。同煎，累验。

春冬衄者，用生地黄研取汁，加生蒲黄少许，砂糖井花水浸，服之愈。秋夏衄者，用车前草一握。洗净，同生姜一处研取汁，入生蜜一匙，先拌渣塞鼻，次用新汲水和蜜，并车前草、生姜汁饮之，即愈。

迟言

〔钱〕**菖蒲丸** 治小儿心气不足，五六岁不能言。

石菖蒲三钱 人参五钱 丹参三钱 天麦门冬去心。各一两 赤石脂二钱 《直指》有当归、川芎、朱砂。

上为细末，炼蜜丸如绿豆大。温水下十丸至二十丸，日二三服，久服效。又有病后肾虚不语，宜兼服六味地黄丸。海藏云：地黄丸足少阴也，与菖蒲丸上下通经。

鸡头丸 治小儿诸病后不能语。

雄鸡头炙，一个 鸣蝉炙焦，三个 大黄煨，一两 甘草一两 当归三分 木通 黄芪各半两 川芎 远志去心 麦门冬去心。各三分

上同为细末，炼蜜丸如小绿豆大。平旦米饮下五丸，空心日三四服。儿大者加之，久服取效。鸡、蝉二物，宜求死者用之，不可旋杀。孙真人所谓杀生求生，去生更远矣。

〔海〕百舌鸟，今之莺也，名反舌，主小儿不语，炙食之。又治虫咬。

〔钱〕肾怯失音相似，病吐泻及大病后，虽有声而不能语，此非失音，为肾怯不能上接于阳故也，当补肾地黄丸主之。失音乃猝病耳。口噤不止则失音。声迟亦同。

〔《明》〕五六岁不语者：心腧三壮。【批】针灸。

盗汗

〔钱〕**黄芪散** 治虚热盗汗。

牡蛎锻 黄芪 生地各等份

上为末，煎服，不拘时。

盗汗，睡而自汗出，肌肉虚也，止汗散主之。遍身汗，香瓜丸主之。

止汗散

用故蒲扇灰研细，每服三钱，温酒调下无时。如无，以故蒲代之。

虎杖散 治实热盗汗。【批】实热。

虎杖水煎服，量多少与之，无时。

〔海〕晋郎中子，自婴至童，盗汗凡七年矣，诸药不效。予与凉膈散、三黄丸三日病已。尽肾为五液，化为五湿，相火逼肾，肾水上行，乘心之虚而入手少阴，心火炎上而入肺，欺其不胜己也，皮毛以是而开，腠理玄府不闭而为汗出也，出于睡中者为盗汗，以其觉则无之，故经曰：寝汗憎风是也。先以凉膈散泻胸中相火，相火退，次以三黄丸泻心火以助阴，则肾水还本脏，玄府闭而汗为之自已。

〔世〕治小儿盗汗。用郁金末涂两乳下，立效。【批】杂方。

自汗

〔钱〕治病有等；张氏三子病，大者汗遍身，次者上至顶下至胸，小者但额有汗，众医以麦煎散治之不效。钱日：大者与香瓜丸，次者与益脾散，小者与石膏汤。各五日而愈。【批】上下。

香瓜丸【批】遍身汗。

胡黄连 大黄瓜黄色者，一个 大黄湿纸裹，煨 柴胡去芦 鳖甲醋炙黄 黄柏 芦荟 青皮各等份

上除黄瓜外，同为细末，将黄瓜割其头，填入诸药至满，却盖口，用杖了二插定，火内煨熟，将黄瓜及药同用面糊丸如绿豆大，每服二三丸，食后冷浆或新水下，大者五七丸，不过十丸。

胃怯，汗上至顶，下至脐，此胃虚，当补胃，益黄散主之。【批¨，部汗

〔钱〕六阳虚，汗上至顶不过胸也，不须治之。喜汗，厚衣卧而额汗出也，止汗散主之。【批】头汗。

痈疖

〔汤〕凡痈疖未见之初，微见有红头瘭子起隐疼者，急用不语唾，夜半频频涂之。饮酒了，不可用。【批】表散。

治发背痈疖方

羌活，一两川山甲炒焦。半两生人骨煅，存性，半两J麝香少许

上末，煎麻典、薄荷酒调。如阴疮头平向内者，服之即突出，其功效不可尽述。若小儿痘疮黑陷者，只一服而起，万不失一。

腮　肿

〔《本》〕治小儿毒气攻腮，赤肿可畏者。【批】表。

皂角去核－二两　天南星生用，二钱　糯米一合

一为细末，姜汁调涂，立效。

恶核瘰疬

〔汤〕小儿恶核生于项颈上，遇风寒所折不消，结成瘰疬，久而溃脓生疮也，宜服四味大黄饮。即四顺、清凉饮子是也。【批】除本于里。

瘰疬又方。

升麻　射干　连翘　犀角屑　大黄微泡　朴硝各半两

上㕮咀，水煎，大小加减。忌酒面炙煿物。

贴恶核方。【批】治标于表。

赤小豆　猪牙皂角　硝石　黄药子　木鳖子各半两

上末，鸡子清调涂患处。

贴散瘰疬神效方。

白胶香　降真香用心，无土气者　海螵蛸

上等份，为末，糁患处，外以水纸掩之，一夜而退。

赤　丹

〔田〕赤游治法，宜服犀角散。一法，先镰去恶血，服上药。犀角散方见潮热。

〔汤〕小儿丹毒，乃热毒之气极与血相搏而风乘之，故赤肿，及游走遍身者，又名赤游风。入肾入腹，则杀人也。大抵丹毒虽有多种，病源一也。有赤丹毒遍身痒者，或女子十五六而脉未通者，多发丹疹，皆由血有风毒乘之，宜服防己散。

汉防己半两　朴硝　犀角　黄芩　黄芪　升麻各一分

上㕮咀，竹叶煎，大小加减。

〔丹〕小儿黑斑红斑，疮痒瘾疹，并用防风通圣散治之。

荆芥散

防风　天花粉　羌活　生地黄　当归蝉蜕各等份　水煎服。

解毒散

寒水石　滑石　石膏　辰砂

上三石等份为末，入辰砂少许，量儿大小，灯心汤下。

又方

赤小豆　木鳖子　橡料子　南星　大黄　朴硝

上为末，用慈姑、薄荷、靛青和蜜水调，涂患处，外用雄黄围之，却服荆芥、解毒二散。

〔《圣》〕小儿发斑，散毒气，用生葵菜叶，绞取汁，少少与服之。

〔《千》〕治小儿丹发。慎火草生一握，捣取汁，傅之效。

〔《泌录》〕治小儿赤游丹行于上下，至心即死。捣芭蕉根汁煎涂之。【批】敷贴正治法。

〔《兵部》〕治孩子赤丹不止，以胡荽汁傅，瘥。

〔《泌录》〕小儿赤游行于体上下，至心即死。以芒硝纳汤中，取浓汁以拭丹上。

〔钱〕丹瘤热毒气客于腠理，搏于血气，发于外皮上，赤如丹，当以白玉散涂之。

白玉粉即滑石，一分　寒水石半两

上末之，用米醋或新水调，涂。

〔《山》〕火丹。磨铜铁水，调厕上泥傅之。小儿赤游风。用朝南燕巢泥，鸡子清调傅。将肿处用针割破，鲜鱼血涂之，尤妙。

〔《丹》〕小儿天火丹，脐腰起者，赤溜不

妨。用蚯蚓泥炒，研细，香油傅之。【批】敷贴反治法。

〔田〕又法，用牛膝一两，去苗，甘草半两，生锉碎，水煎一大盏，去渣，调伏龙肝涂之。

〔《山》〕小儿赤丹。伏龙肝为末，芭蕉油调傅。又方，用雉鸡毛及鹅毛烧灰，香油调傅。

〔汤〕又傅丹毒方，只一夜消尽，用花蕊石，生姜、薄荷自然汁调，鹅毛刷上患处为妙。

张三太尉女，十五岁病此，诸医百药俱试百不能中，召予视之，以生料四物汤加防风、黄芩，一日而愈。

生料四物汤 治血热生疮，遍身肿痒，及脾胃常弱，不禁大黄等冷药，尤宜服之。

生地 赤芍药 川芎 当归 防风各半两 黄芩一钱半

上㕮咀，水煎，量大小加减。忌酒面猪羊肉豆腐。

〔丹〕小儿赤溜，主伤血热。宜生地黄、木通、荆芥苦药带发表之类，外以芭蕉油涂患处。【批】杂方。

〔世〕丹痒者。用韭菜挨些盐与香油，以手摩热，于丹上揩之，立愈。

〔丹〕小儿丹瘤。蓖麻子五个，去皮，研入面一匙，水调涂之，甚效。

〔《本》〕小儿十种丹瘤肿毒所起形候并方治法：【批】十种丹法。

一飞灶丹，从顶头起先肿。用葱白取自然汁涂。

二古灶丹，从头上红肿痛，用赤小豆末，鸡子清调涂。谭氏方同，不拘何处皆治。

三鬼火丹，从面起赤肿，用灶心土，鸡子清调涂。按不拘何处皆治，妙。

四天火丹，从背起赤点，用桑白皮末，羊脂调涂。

五天灶丹，从两肾赤肿黄色，用柳叶烧灰，水调涂。“肾”作。臂”

六水丹，从两胁虚肿，用生铁屑为末，猪粪调涂。

七胡火丹，从脐上起黄肿，用槟榔为末，米醋调涂。

八野火丹，从两脚赤肿，用乳香末，羊脂调涂。

九烟火丹，从两脚有赤白点，用猪槽下土，麻油调涂。

十胡漏丹，从阴上起黄肿，用屋漏处土，羊脂调涂。

上此十种丹毒，变易非轻，治之或缓，则终不救，故予不惜是方，能逐一仔细辨认，依此方法治之，万不失一。如经三日不治，攻入脏腑，则终不救，不可缓也。

〔丹〕赤游风，于身上下至心即死。蒴藋煎汁洗之。《子母秘录》蒴藋即白花草药也。【批】洗法。

〔世〕百日内发，必死不治。【批】诊。

疥 癣

〔海〕小儿经络蕴热，头面及身体生疮。四君子加栝楼根、桔梗备半钱煎服。

〔汤〕小儿恶疮，天气温和，频与澡洗更衣，名曰外宣，亦不宜服药。小儿不得已而服药，此乃下法。若将养合宜，何疾可侵，更令乳哺有节，勿令过饱，其身乃如药树，此养生之理也。【批】洗法。

〔汤〕恶疮方，频浴身安，外宣无病。

春用柳条、荆芥，夏用枣叶、槐枝，秋冬用苦参。煎汤洗。

傅疮药方【批】敷药。

剪刀草 黄连 苦参

上等份为末，先洗净，次用麻油轻粉调傅。

〔田〕疮癣治法。浸淫疮，宜用苦瓠散涂之。干癣，宜用羊蹄根绞自然汁调腻粉涂之。湿癣，宜用青金散贴之。

苦瓠散

治小儿浸淫疮，渐展不止。

苦瓠二两　蛇蜕皮烧灰，半两　蜂房微炒，半两　梁上尘一合

上为细末，生油调涂，摊帛上贴。

青金散

治小儿湿癣、浸淫疮。

白胶香研，一两　轻粉半两　青黛二钱半

上研为细末，干糁疮上。

〔《秘录》〕治小儿风疹不止。白矾十二分，暖热酒投化，用马尾蘸酒涂之。

〔《山》〕小儿头面烂疮。木耳舂细，蜜调傅。又，冷水调平胃散傅，俱干则易之。

眉　烂

〔田〕眉烂治法。用青金散傅之。如不愈，烧小麦存性研细，好油调涂。

耳疮耳冻疮

〔丹〕小儿耳后月蚀疮。蚯蚓粪烧，以猪油和，傅之。耳上生疮。竹叶烧末，猪脂傅之，妙。【批】杂方。

杨氏以鸡子白和傅，立瘥。耳月蚀方，胡粉和上傅之。耳后月蚀，黄连末傅之，安。

〔汤〕**白蔹散**

治小儿冻耳成疮，或痒或痛。

黄柏　白蔹各半两

上为末，先以汤洗疮后，用生油调涂。

面　疮

〔世〕治小儿面疮，通面烂无全肤，脓水流漓，百药不效者，陈年腊猪油不入盐者，傅之神效。

口　疮

〔《简》〕**如圣散**　治小儿口疮不能吃乳者。【批】涂囟门法。

江子一粒或二粒，研烂，不去油，入朱砂、黄丹傅纸绢上少许，剃开小儿囟门，贴在囟上。如四边起粟米泡，便用温水洗去药，恐成疮，更用菖蒲水洗便安，其效如神。

〔世〕**南星膏**　治口疮，小儿难用药。【批】涂脚心法。

以大天南星去皮，取中心龙眼大，为末，却用酸醋调，涂脚心，甚妙。

〔《千》〕治小儿口疮，饮乳不得。以白矾如鸡子大，置醋中，涂儿足底，二七次即愈。

〔无〕**牡蛎散**　治小儿口疮。【批】正治法。

牡蛎锻通红。取出候冷，研细，以纸裹入土中七日出火气，三钱　甘草炙，为末，一钱

上和匀，时时挑少许糁口中，或吐，皆无害。

〔田〕口疮治法。乳母同儿宜服洗心散、泻心汤，然后用黄薜末研细糁之。泻心汤方，黄连一味为末，蜜水调，不可煎。

〔汤〕治口疮验方。

黄柏蜜炙赤，半两　青黛一分

上二件为末，频糁口内愈。

〔《斗》〕口疮服凉药不愈者，此中焦气不足，虚火泛上，宜附子理中汤。【批】从治法。

癞头疮

〔世〕治久癞头，用黄连细末傅之。治年久癞头。内用苦参丸，食后服之；外用苦参末油傅之，二月愈。【批】上热正治。

〔丹〕又方　用防风通圣散酒制，除大黄另研为末，再用酒拌晒干为末，每一钱，水煎服，日四五服，至三十帖见效。

又方

川芎　片芩酒　芍药酒　陈皮各半两　白术酒　当归酒，各一两　天麻酒　苍耳七钱半　黄柏酒　粉草酒　防风各三钱

上㕮咀，煎服。四五次服之，服过睡片时。

小儿癞头。用烧细炭焠长流水，令热洗之，仍用芫荽子煎猪脂，去子用脂傅患处。又法，用胡荽子、伏龙肝、悬龙尾、黄连、白矾为末，油调傅。【批】反治。

头疮方【批】杂方。

猪油一钱，半生半熟　雄黄　水银各二钱半

上研和匀，傅疮上。

又方　治小儿癞头并身癞等证。用松皮烧灰，白胶香、枯矾、大黄、黄柏，油调傅患处搽患处。又方，用腊月马脂油搽患处，极妙。

〔《简》〕头疮。大笋壳烧为灰，量疮大小，用灰调生油傅，又加腻粉佳。

〔《秘录》〕小儿头身诸疮。烧鸡卵彀和猪脂傅之。

〔世〕治癞头。

松香一两，干铫溶开，安在石上，俟冷，取起轻轻研细　黑龙尾三钱，即屋尘垂扑者　白芷半两　松树皮烧灰，二钱　水银二钱　黄丹三钱　雄黄　白矾各二钱

上为末，以血余入香油煎烂，调傅患处。

脚冻疮

〔汤〕**生附散**　治炼脚疮。用生附子为末，面水调傅之愈。

痘疮治法通论

〔钱〕疮疹，惟用温平药治之，不可妄下及妄攻发，受风冷。海藏云：温平者，非热剂，如荆芥、薄荷、防风、牛蒡子、甘草之类。《活人》鼠粘子汤、洁古解毒防风汤相兼选用是也。丹溪云：鼠粘子、连翘、山楂、甘草此四味，痘疮始终必用之药。【批】大法。

〔钱〕诊睦亲宫中十大王疮疹云：疮疹始终出，未有他证，不可下，但当用平和药，频与乳食，不受风冷可也，如疮疹三日不出，或出不快，即微发之。鼠粘子汤之类。如疮发后不多出，即加药。如百一帖，即加至二帖。加药不出，即大发之。升麻、葛根、防风、羌活、独活、麻黄、桂枝之类。如发后不多，及脉平无证，即疮本稀。不可更发也。有大热者，当利小便。小热者，当解毒。利小便，四圣散之类。若不快，勿发，勿下攻，止用抱龙丸治之。疮疹若起能食者，大黄丸下，一二行即止。有大热者，当利小便。有小热者，宜解毒。若黑紫干陷者，百祥丸下之。不黑者，慎勿下。身热烦躁，腹满而喘，大小便涩，面赤闷乱，大吐，此当利小便。不瘥者，宣风散下之也。若五七日痂不焦，是内发热气蒸于皮中，故疮不得焦痂也。宜宣风散导之，用生犀角磨汁解之，使热不生，必着痂矣。

〔洁〕论曰：瘢疹之病，其为证各异。疮发焮肿于外，属少阳三焦相火也，谓之瘢。小红靥行皮肤中不出者，属少阳君火也，谓之疹。凡显瘢疹，若自吐泻者，不可妄治而多吉，谓邪气上下皆出也。大凡瘢疹首尾皆不可下，恐动则生变，此谓少阳通表，宜和之也。当先安里解毒，次微发之。解毒须安五脏，防风汤是也。如大便不秘者，须微发之，药宜钱氏方中选而用之。如大便过秘，宜微利之，当归丸、枣变百祥丸是也。初知斑疹，若使之并出，小儿难禁，是以别生他症也。首尾不可下者，首曰上焦，尾日下焦，若既吐利，安可下？便宜安里。若不吐泻者，先与安里药三五服。如能食而大便秘结内实者，宜疏利之。若内虚而利者，宜用安里药一二服，末后一服调以微发之药。要之安里之药多，发表之药少，秘则微疏之，令邪气勿壅并而能作番次出，使儿易禁也。身温者顺，身凉者逆，二者宜多服防风汤和之。【批】洁古海藏宗钱氏法。

安里解毒防风汤

防风一两　地骨皮　黄芪　芍药　荆芥　枳壳　鼠粘子各等份

上为末，水煎四五钱服。若能食而大便实，宜当归丸微利之。

当归丸、枣变百祥丸二方并见痘疮大便秘门。

〔海〕夫斑之为病，皆由子在母腹中时浸渍，食母血秽，蕴而成毒，皆太阴湿土壅滞君相二火之所作也。因小儿真气既盛，正气又旺，邪无所容，或遇天寒，或因伤表，或因伤里，斑由是而出焉。治当何如？外者外治，内者内治，中外皆和，其斑自出。至于恶寒者发之，表大热者夺之，渴者清之，大便秘结者下之，小便不通者利之，惊者安之，泄者分之，可以执一为哉，大抵伤寒同治，随经用药，最为高论。假令五日以里，诸病与斑疹不能别辨者，不可疑作斑疹，必须发之。但各从其所伤应见治之，皆不妨斑出。若强发之，其变不可胜数矣。前人言首尾俱不可下者，为斑未显于表，下则邪气不得伸越，此脉证有表而无里，故禁首不可下也。尾不可下者，为斑毒已显于外，内无根蒂，大便不实，无一切里证，下之则斑气逆陷，故禁尾不可下也。又言温暖盖覆，不令通风，以斑未出或身表凉而恶寒，或天令寒而恶冷，温暖盖覆，不令通风也。斑若已出身热天暄，何必用盖覆而不使之通风乎？后人执此二句首尾俱不敢下，温燠不令通风，不知天令之所加，人身之所盛，致使误人多矣。大抵前人之言，随时应变，后之人不知其变，故常执而不移也。噫，首尾俱不可下者，以其始终脏腑元无凝滞也。若有一切里证，及大便结者，安得不下？温暖不使之通风，以其发在冬时，故如此也。若发在夏时，斑虽未出，亦不用此也。斑之用药，大率以脉为主，浮中沉之脉，平举按之候，察其虚实，定其中外，则可以万全矣。

如外伤，升麻汤主之。方见本门。内伤，枳实丸主之。大便耎者，枳术丸主之。若伤冷者温之，神应丸。三方俱见内伤饮食。恶寒者发之，宜防风苍术汤。方见本门前条。表大热者夺之，此表者通言三阳也，夫阳盛者气必上行，言夺者治之不令上行也。是知无三阳表证，有三阳里证，染于有形也。此言表，总三阳之名也。渴者清之，大渴者白虎汤。暑月用之。小渴者，凉膈散。凉膈散去硝黄加甘桔者稳。大便秘结者下之，桃仁承气汤、四顺饮子、柴胡饮子选用。察其在气在血，必内实能食而秘者可用，但当微微润之。小便不通者利之，导赤散、八正散之类，当求上下二焦何经而用之。惊者安之，凉惊丸；重者泻之，泻青丸。泄者分之，寒则异功散、四君子汤，热则泽泻茯苓汤。

小儿斑疹初发，未能辨认间，但求所出之由，因内因外，及不因外内，随其所伤，如法服饵，防其变故，抑其盛气，比之他证，尤不可缓，或发或泻，或解其肌，或化其毒，求其所起之由，凉血清肺，调其脏腑，平其饮食，谨其禁忌，严其养摄，适其寒温，将理有法，俾尽其道，使出无不快之经，成无不痂之溃。既愈之后，不致游毒流汁虚膜，目疾膜翳，疮疖痈瘤，喉闭嗌肿，潮热汗泄，此治斑之大略也。凡未出而发搐者，是外感风寒之邪，内发心热之所作也，当用茶粉下解毒丸、犀角地黄汤主之。一发出便密如针头，形势重者，合轻其表而凉其内，连翘升麻汤。若斑已发密重，微喘饮水者，有热证，用去风药微下之。若出不快，清便自调，知其在表不在里，当微发，升麻葛根汤。若青干黑陷，身不大热，大小便涩，则是热在内，煎大黄汤下宣风散。若身表大热者，表证未罢，不可下。若斑已出，见小热，小便不利，当以八正散利之。若已发后有余毒未散，复有身热疮肿之类，当茶粉下解毒丸。凡疮疹已出后有声音者，乃形病而气不病也。疮疹未出，先声音不出者，乃形不病而气病也。若疮疹出而声音不出者，是形气俱病也，当清其肺气，宜用八风汤，并凉膈散去硝、黄亦可。

〔丹〕小儿痘疹，分气血虚实，以四君子、

四物、酒炒芩、连等服之。气虚，参、术加解毒药。血虚，四物加解毒药。【批】丹溪分气血虚实。

上加解毒者，酒炒黄芩、炒黄连是也。海藏云：解毒者，三黄汤、金花丸之类。

〔丹〕痘疮分人之清浊，就形气上取勇怯。痘疮黑，属血热，凉血为主。白属气虚，补气为主。中黑陷而外白色起迟者，则补气中略带凉血药。

〔陈〕痘疮未出已出之间，或泻渴，或腹胀，或气促，谓之里虚，速与十一味木香散治之。如已出之间，其疮不光泽，不起发，根窠不红，谓之表虚，速与十二味异功散治之。如已出之间，其疮不光泽，不起发，根窠不红，或泻渴，或腹胀，或气促，是表里俱虚也，速与十二味异功散送下七味肉豆蔻丸治之。丹溪云：木香异功散二药治寒的当，若虚而不寒者，祸不旋踵。如疮始出一日至十日，浑身壮热，大便黄，是表里俱实也，其疮必光泽，必起发，必饱满，必易靥而不致损伤。若无他疾，不宜服药。表里俱实者，易出易靥；表里俱虚者，易出难靥。表虚难出，里虚难靥，随症治之。【批】陈氏惟主温补。

〔张异之〕治痘要法，吐泻少食为里虚，陷伏倒靥灰白为表虚，二者俱见为表里俱虚，全用异功散救之，甚至姜、附、灵砂亦可用。若止里虚，减官桂。若止表虚，减肉豆蔻，不减官桂、丁香。若能食便秘而陷伏倒靥者，为里实，当用钱氏及丹溪下法。若不吐泻能食为里实，里实而补，则结痈毒。红活绽凸为表实，表实而用表药，则溃烂不结痂。凡痘但见斑点，便忌葛根汤，恐发得表里俱虚也。

〔丹〕读前人之书，当知其立言之意，苟读其书而不知其意，求适于用不可得也。痘疮之论，钱氏为详。历举源流经络，分明表里虚实，开陈施治之法，而又证以论辨之言，深得著书垂教之体，学者读而用之，如求方员于规矩，较平直于准绳，引而伸之，触类而长之，可为无穷之应用也。今人不知致病之因，不求立方之意，仓卒之际，据证验方，谩尔一试，设有不应，并其书而废之，不思之甚也。近因《局方》之教久行，《素问》之学不讲，抱疾谈医者，类皆喜温而恶寒，喜补而恶解利，忽得陈氏方论，皆用燥热补剂，其辞确，其文简，欢然用之，翕然信之，遂以为钱氏不及陈氏远矣。或曰：子以陈氏方为不足欤？曰：陈氏方，诚一偏之论。虽然，亦可谓善求病情者，其意大率归重于太阴一经。盖以手太阴属肺，主皮毛。足太阴属脾，主肌肉。肺金恶寒而易于感，脾土恶湿而无物不受。观其用丁香、官桂，所以治肺之寒也，胜附、术、半夏，所以治脾之湿也。使脾与肺果有寒与湿而兼有虚也，量而与之，中病则已，何伤之有？今也不然，但见出迟者，身热者，泄泻者，惊悸者，气急者，渴思饮者，不问寒热虚实，率投木香散、异功散，间有偶中，随手获效，设或误投，祸不旋踵。何者？古人用药制方，有向导，有监制，有反佐，有因用。若钱氏方，未尝废细辛、丁香、白术、参、芪，率有监制辅佐之药，不专务于温补耳。然其用寒凉者多，而于补助一法，略示端绪，未曾深及，痴人之前，不可说梦，钱氏之虑至矣。亦将以候达者扩充推广用之耳。虽然渴者用温药，痒塌者用补药，自陈氏发之，迥出前辈。然其多用桂、附、丁香辛芳燥热，恐未为适中也。何者？桂、附、丁香辈，当有寒而虚者，固是的当，虚而未必寒者，其为患当何如耶？陈氏立方之时，必有挟寒而用一偏之方，宁不过于热乎？予尝会诸家之粹，求其意而用之，实未敢据其成方。至正甲申，阳气早动，正月间，邑间痘疮不越一家，率投陈氏方，童幼死者百余人。虽由天数，吾恐人事亦或未之尽也。【批】辨陈氏之偏。

〔钱〕伤寒男体重面黄，女面赤喘息急，各憎寒，口中气热，呵欠顿闷，项急；疮疹则腮赤躁多，喷嚏悸动，昏倦，四肢冷。伤寒当发散之，疮疹当温平之，有大热者宜解毒。昏睡喜嚏悸者，将发疮疹。【批】辨疮疹候。

〔垣〕辨斑证：呵欠　喷嚏　睡中急惊　耳尖冷　眼涩

辨伤寒：口热　口中醋气，奶瓣不消　腹中疼痛

〔钱〕疮疹候：面燥腮赤，目胞亦赤，呵欠顿闷，乍冷乍热，咳嗽嚏喷，足稍冷，夜卧惊悸多睡。此疮疹症，天行之病也。

睦亲宫十太尉疮疹，众医治之。王曰：疹未出属何脏腑？一医言胃气热，一医言伤寒不退，一医言在母腹中有毒。钱氏曰：若言胃气热，何以乍凉乍热？若言母腹中有毒，属何脏也？医曰：在脾胃。钱氏曰：在脾胃何以惊悸？皆无以对。钱氏曰：夫胎在腹中，月至六七则已成形，食母腹中秽液，入儿五脏，食至十月，即秽液满胃，至生时儿口中犹有不洁，产母以手拭净，则无疾病，俗以黄连、汞粉下其脐粪之秽，此亦母之不洁余气，入儿脏中，本先因微寒入，遇风寒邪气相搏，而成痘疹也。未出欲作之时，热动五脏，则五脏之症先见，初欲病时，先呵欠顿闷惊悸，乍凉乍热，手足冷，面腮颊赤燥，咳嗽喷嚏，此五脏症俱见也。呵欠顿闷者，肝也。时发惊悸者，心也。乍凉乍热手足冷者，脾也。面赤腮颊赤咳嗽喷嚏者，肺也。惟肾无候，以在腑下，不能食秽故也。凡疮疹乃五脏毒，若出归一症，肝水疱，肺脓疱，心为斑，脾为疹，肾虽无症，其候恶者，疮变倒靥而黑陷，则归肾也。此由不慎风冷，而不能食内虚所致也。今太尉疹子无他证，当用平和药为治，因用抱龙丸数服愈。海藏云："本先因微寒入"一句，并"由不慎风冷而不能食内虚"一句，勿认作寒证，用抱龙丸即知斑疹多热也。【批】钱氏论属五脏。

疮疹始出之时，五脏症见，惟肾无候，但见平症，耳尻凉耳凉是也。尻耳俱属于肾，其居北方主冷也。

〔垣〕斑疹始出之症，必先见面燥腮赤，目胞亦赤，呵欠顿闷，乍热乍凉，咳嗽喷嚏，足稍冷，多睡，睡惊；并疮疹之症，或生脓泡大斑，或生小红斑，或生瘾疹，此三等不同，何故俱显上症而后乃出？盖以上诸症，太阳寒水起于右肾之下，煎熬左肾；足太阳膀胱寒水夹脊逆流，上头下额，逆手太阳丙火，不得传道，逆于面上，故显是症。盖壬癸寒水，克丙丁热火故也。诸斑症皆从寒水逆流而出也，医者当知此理，乃敢用药。夫胞者，一名赤宫，一名丹田，一名命门，男子藏精施化，妇人系胞有孕，俱为生化之源，非五行也，非水亦非火，此天地之异名也，象坤土之生万物也。夫人之始生也，血海始净一日二日，精胜其血则为男子，三日四日五日，血脉已旺，精不胜血，则为女子。乃二物相搏，长先身生谓之神，又谓之精，道与释二门谓之本来面目是也。其子在腹中，十月之间随母呼吸。呼吸者阳气也，而生动作，滋益精气神，饥渴皆随母血，儿随日长，筋骨皮肉血脉形气俱足，十月降生，口中尚有恶血，啼声一发，随吸而下，此恶血复归命门胞中，僻于一隅，隐伏而不发，直至儿因内伤乳食，湿热之气下陷，合于肾中，二火交攻，荣气不从，逆于内理，恶血乃发。诸斑疹皆出于肾水，其疡后聚肉理，归于阳明，故三番斑始显之症，皆足太阳壬膀胱克丙小肠，其始出皆见于面，终归于阳明肉理，热化为脓者也。二火炽盛，反胜寒水，遍身俱出，此皆从足太阳传变中来也。

〔钱〕始发潮热，三日以上，热晕入皮肤，即发疮疹，而不甚多者，热留皮腠之间，潮热随脏出，如早食潮热不已，为水泡之类也。巳午潮热为斑，申酉潮热为脓疱，辰戌丑未潮热为疹也。【批】验热时候。

〔王〕验斑法：若三日未觉形迹，当以生酒涂身上，时时看之，状如蚤痕者是也。或曰：伤寒伤食潮热，与斑疹不能辨者，宜以辛凉之剂调之，五日已里发出即汗，五日已外无者，非斑也，各随应见而治之。【批】用药验斑是否。

〔阎〕治小儿壮热昏睡，伤风，风热疮疹，伤食皆相似，未能辨认间，服升麻葛根汤、惺惺散、小柴胡汤甚验，盖此数药通治之不致误也。惟伤食则大便酸臭，不消化，畏食或吐，宜以药下之。海藏云：宜以药下之者，当察其所伤何物，生硬寒热不等，不可速以巴豆之类大毒之药下之。升麻葛根汤，太阴阳明也。惺惺散，治风热咽不利，脾不和，少阳渴，小便不利也。小柴胡汤，治往来寒热，胸胁微痛，少阳也。然欲知其经，当以脉别之。【批】验证施治。

小儿耳冷尻冷，手足乍暖乍凉，面赤，时嗽时嚏，惊悸，此疮疹欲发候也。未能辨认间，服升麻汤、消毒散，已发未发皆宜服。仍用胡荽酒、黄柏膏。暑月烦躁，食后与白虎汤、玉露散。热盛，与紫雪。咽喉或生疮，与甘桔汤、甘露散，余依前说。大人小儿同治法，惟大小不同耳。海藏云：消毒散，太阳药也。白虎汤，治身热目疼鼻干不得卧，阳明药也。甘露散，肺肾药也。甘桔汤，少阳药也。紫雪，天冬、麦冬、黄芩、生地为血剂。玉露散，肺肾药也。石膏、寒水石为气剂，以上五方，皆泻时暑之药。

升麻葛根汤 治伤寒瘟疫，风热壮热头痛，疮疹已、未发，并宜服之。【批】斑症未显服药。

升麻 葛根 芍药 甘草炙。各等份

上同为细末，每服四钱，水一盏半，煎至一盏，无时温服。海藏云：升麻葛根汤，太阳阳明之药。陈文中云：身热腹痛者，身热泄泻者，身热惊悸者，身热汗出者，身热足冷者，俱不宜服升麻葛根汤。张异之云：凡痘见斑黑，忌葛根汤，恐发得表虚也。

惺惺散 治小儿风热疮疹，伤寒时气，头痛壮热，目涩多睡，咳唾气壅，鼻塞清涕。

白术 桔梗 细辛 栝楼根 人参 茯苓 甘草各等份

上㕮咀，每服二钱，水一盏，生姜三片，入薄荷三叶，煎至半盏，时时与服。《活人》云：加防风、川芎，亦各随经也。海云：惺惺散，治风热咽不利，脾不和，少阳渴小便不利也。

上二方发表平剂。

王朝奉**四物解肌汤**

芍药 黄芩 升麻 葛根

每服四钱，水一盏，煎至七分，去渣服。或云：小儿伤寒疫疠，潮热疮疹，五日已衰，疑似不能辨别者，并皆辛凉之剂调之，即以四物汤解肌之类。海藏云，此论即有表也。若内伤，腹中有物，未得大便而发热者，当以食药去其物则可，若得便后仍发热在表者，亦宜此解肌汤，比钱氏升麻葛根汤减甘草加黄芩，以有表热之意也。

〔田〕**防风苍术汤** 治小儿邪热在表，恶风恶寒，疮疹未出，可解表发斑疹。

防风半两 苍术 石膏各一两 甘草炙，半两 川芎 黄芩各二两

上为粗末，每服二钱，生姜三片，薄荷七叶，水煎，日二服。此方恶寒者宜用之。

上二方辛凉之剂，表有热者宜之。

大便酸臭不消化，畏食或吐，乃内伤饮食，宜枳术丸。伤冷食饮，神应丸。【批】伤食宜消导之。

〔丹〕一男子年十六岁，发热而昏，目无视，耳无闻，两手脉皆豁大而略数，知其为劳伤矣。时里中多发痘者，虽不知人，与药则饮，与粥则食，遂教以参、芪、当归、苍术、陈皮，大料浓与之，饮至二十余帖，痘始出。又二十帖，则成脓疱，身无全肤。或曰：病劳可畏，何不用陈氏全方治之？予曰：此但虚耳，无寒也，只前方守之。又数十帖而安。后询其病因，为先四五日恐有出痘之患，遂机力采樵，连日出汗甚多。【批】脉虚大宜补之。

〔钱〕五脏各有一证：肝脏水疱，肺脏脓疱，心脏斑，脾脏疹，归肾变黑。【批】五藏见症。

〔海〕肝脏水疱，色或青；肺脏脓疱，色或白；脾脏疹，或如麸糠色；心脏斑，其色赤；变归肾则色黑矣。此五色，凡痘疹一色者善，或二色三色相合而作者凶。第一大小不等。

小儿在胎十月，食五脏秽血，生下则其毒当出，故疮疹之状。皆五脏之液。肝主泪，肺主涕，心主血，脾为裹血。其疮出有五名，肝为水疱，其液出如水，其色青而小；肺为脓疱，以涕稠浊如脓，其色白而大；心为斑主血，其色赤而小，次于水疱；脾为疹，其色赤黄而小。涕泪出多，故脓疱皆大。血荣于内，所出不多，故斑疹皆小。又病水疱脓疱者，涕泪俱少，以液从疮出故也。譬如泡中容水，水去则泡瘦矣。

上水疱者，俗谓之水痘也。脓疱者，俗谓之痘子也。斑者，俗谓之疳子也。疹者，俗谓之麻子也。痘乏形状最大，水痘次之，斑疳又次之，麻子最小，隐隐如麻子也。

更看时月重轻。大抵疮疹属阳，出则为顺，故春夏病为顺，秋冬病为逆。冬月肾旺又盛寒，病多归肾变黑。又当辨春脓疱，夏黑陷，秋斑子，冬疹子，亦不顺也。【批】辨逆顺轻重。

凡疮疹只出一般者善。先发脓疱，后发疹子者顺。先发水疱，后发疹子者逆。先发脓疱，后水疱多者顺，少者逆。先发水疱，后发斑子，多者逆，少者顺。先发疹子，后发斑子者顺。先发脓疱，后发斑子者逆。海藏云：此一句足以知杂出者诸脏相合而不齐也，用药亦难矣。前断云五色各随五脏，亦有二色相合，或有三色，即无定也。此与前后脓水斑疹大小不同，先后逆顺大意相若。

凡疮疹若出辨视轻重；若一发便出尽者，必重也；痘夹疹者，半轻半重也；出稀者轻；里外肥红者轻；外黑里自者微重也；外自里黑者，大重也；疮端里黑如针孔者，热剧也；青干黑陷，昏睡，汗出不止，烦躁热渴，腹胀啼喘，大小便不通者，困也。凡疮疹当乳母慎口，不可令饥，及受风寒，必归肾变黑难治。海藏云：或热极反兼水化者，亦能变黑，当以凉药主之，不可不察，以脉别之可也。或有出色正者。内索有热，头反陷，色或灰青似黑，中有针眼下陷，当急以青凉药踈之。便结者，大黄、牵牛之类。便软者，金花丸之类主之。

〔陈〕轻者作三次出，大小不一等，头面稀少，眼中无根窠红，肥满光泽。重者一齐并出，密如蚕种，身热腹胀，疮灰白色，稠密无缝，泻渴不止，头温足冷。轻变重，犯房室，不忌口，先曾泻，饮冷水，饵凉药。重变轻，避风寒，常和暖，大便稠，不燥渴，忌生冷，忌外人。

上饮冷水甘凉药，若内有实热者，不须忌之。

二日三日痘疮始见，微微才出，如粟米大，或如黍米大，或如绿豆大，似水珠光泽明净者佳，不须服药。四日五日，痘疮大小不等，根窠红活，光泽明净者轻。如稠密陷顶，灰白色，泻渴者重。六日七日，痘疮肥红光泽者轻。如身温气促，口干腹胀，足指冷者重。八日九日，痘疮长足肥满，苍蜡色者轻。如寒战闷乱，腹胀烦渴，气急咬牙者，至重也。十日十一日，痘疮当靥，疮痂欲落而愈。如身热闷乱，腹胀泄泻，寒战咬牙者重。

〔钱〕**黄柏膏**　如疮疹已出，此药涂面，次用胡荽酒外治法。【批】涂面护眼法。

黄柏一两　绿豆粉二两　甘草四两　红花二两

上同为红末，生油调，从耳前至眼眶并厚涂之，日三两次。如早涂疮不至面，纵有亦少。彭氏云：痘疹护眼，人多用胭脂。据亢医云：不如钱氏黄柏膏最好，靖家护眼法无出此方也。

〔萧〕痘疮初出，用鼠粘子为末，水调傅囟门，并无患眼，亦妙。

胡荽酒【批】喷体令快法。

胡荽一味，细切，四两，以好酒二盏，煎一二沸，入胡荽再煎少时，用物合定，放温，每吸一大口，微喷从顶至足匀遍，勿喷头面，病人左右常令有胡荽气，即能辟去污气，疮疹出快。

〔丹〕痘疹初出时，或未出时，见时人有患者，宜预服此药，多者令少，重者令轻。以丝瓜近蒂三寸，连皮子烧灰存性，为末，沙糖拌匀，干吃。入朱砂末更妙。【批】变重为轻法。

〔垣〕**消毒救苦汤** 治斑症悉具，消化便令不出；若已出稀者，再不生斑。十一月立此方，随四时加减，惟通造化，明药性者能之。

麻黄根 羌活 防风各五分 柴胡 川芎各二分 细辛 藁本二分 升麻五分 葛根黄芩酒炒。各二分 黄连三分 黄柏酒炒，五分 红花少许 苏木一分 归身三分 吴茱萸半分 白术一分 苍术二分 甘草生 橘皮各一分 连翘半钱，初出者减，出大者加 生地五分

上吹咀，每服五钱，水二大盏，煎至一盏，去渣，稍热服。斑疹者因内伤必出瘢，乃荣气逆故也，大禁牵牛、巴豆峻药，宜半夏、枳实、大黄、益智仁之类去泻止吐。若耳尖冷，呵欠睡惊，嚏喷眼涩，知必出斑也。宜

升麻 葛根 白芍药 甘草 归身 连翘各等份

上吹咀，水煎服。此定法也，后随症加减。

如肺出脓斑，先顾喘嗽，或气高而喘促，少加人参、黄芩，以泻伏火而补元气。如心出小红斑，必先见嗌干惊悸，身热，肌肉肿，脉弦洪，少加黄连。如命门出瘾疹，必先骨痛身热，其疼痛不敢动摇，少加生地、黄柏。诸斑疹皆为阴症疮，皆因内务乳食，脾胃不足，荣气逆行。虽火势内炽，阴覆其外，故钱氏制四物升麻汤发之。如有传变症，依加减法服之。【批】分五藏施治。

〔世〕如疹痘则发于脾，宜陈氏人参清膈散。疹者皮肤隐隐如麻，名日麻子。水疱者多因伤寒热毒而发，宜升麻散及羌活散。方见❶

〔丹〕疮干者宜退火，湿者用泻湿。退火止用轻剂，荆芥、升麻、葛根、连翘之类；泻湿乃肌表间湿，宜用风药，防风、白芷之类。痘初起时，自汗不妨，盖湿热熏蒸而起故也。【批】分干湿治。

〔世〕痘疮不治症有七：一戛齿，痘黑陷，喉中涎喘，因先受风冷，血气虚弱，即变此症。二憎寒困倦，痘子缩伏。三疮作坑，内无脓血，或黑色泡，或疮迹作黑色。四痘痈壅肿，痘毒变疳，口臭，龈烂牙落。五声哑气噎，或咽药腹中鸣。六痘初出，而半在皮肤带紫黑色不出者。七误于疏转，气哑者。凡出前后心密，及两手心两足心密者，皆不可治。

〔陈〕论痘不治有五：痒塌，寒战，咬牙，烦躁不止。紫黑色，喘渴不宁。头温，足冷，闷乱欲饮水。目睛上视，啮齿气促，泄泻不止。灰白色，陷顶，腹胀，喘渴不止。

〔《活》〕小儿疮疹，与伤寒相类。头痛，身热，足冷，脉数。疑似之间，只与升麻汤解肌，兼治疮子，已发未发皆可服。但不可疏转，此为大戒。伤寒身热，固不可下。疮疹发热在表。犹不可转。世人不学，乃云初觉以药利之，宣其毒也，误矣。海藏云：此论虽当，在经则要，若热甚过极。足冷，或内伤腹热足冷，宜以寒药如洗心调胃及化食药通膈之类主之。然当求责脏府秘与不秘，脉道何如耳。许氏石：上热下冷，伤食也。斑疹初热，手足亦冷，惟伤寒一身尽热，不与足冷相类，此伤食非伤冷也。若伤冷，不宜用。王德孚用感庆丸治之。痘疮已出，不可疏转。出得已定，脓血太盛，却用疏利，亦非也。海藏云：此言若在经而出不尽者为当，若腹胃有垢腻，便时后重如痢疾，及脉滑在里者，亦当微下。大抵疮疹首尾皆不可下。海藏云：脏腑有凝滞者，不可拘此。小儿身耳尻冷，咳嗽，辄用利药即害人。海藏云：此言里和而少阳之气在经热者，故用化毒犀角汤为气出里，若气未出，里未尽，求责疏利亦可。凡治疹痘，才泻则令内陷，决不可轻易转下。惟大小便多日不利，宜微微利之。及痘已靥，尚有余热停留，或作热，或作疮痍，或成

---

❶“方见”下文，原脱。

痈，宜四顺饮下之，不特消余毒，亦免生他症，累试累验。每见疹痘者，服发表麻黄药出汗，阳气尽出肤表，遂至斑烂脏虚，虚则腹痛自利，或作寒战，或作阴痈，死者多矣。

〔陈〕痘疮自初出至已愈之际，父母切忌房事。

〔世〕凡痘疮，勿令亲近狐臭漏液者，房中淫欲者，及妇人经候，醉酒荤秽，硫黄蚊药，一切腥臊疫污蒸湿，误烧油发，五辛，泼粪淋尿，熬油煎卵，俱当忌之。

〔海〕疮疹，忌外人及秽触之物，虽不受风冷，亦不可拥遏，常令衣服得中，并温凉处坐卧。

〔陈〕痘疮发热口干，烦渴不止者，切不可与水吃，亦不宜与蜜、红柿、西瓜、橘子等冷物食之。若脉实'中有实热者，不必忌生冷。痘疮欲靥已靥之间，忽不能靥，腹胀烦渴，不可与水蜜等冷物食之，或头温足指冷，或泻渴气促，亦不可与之。十二日十三日疮痂已落，其瘢犹黯，或凹或凸，肌肉尚嫩，不可澡浴，亦不宜食炙煿物酸辣五辛有毒之物，恐热毒熏膈，眼目多生翳障。

〔海〕世人徒知怜惜过爱，信其俗而不药，病已成而方忧，摩抚从容，无所不从，岂知爱之适足以害之，惜之适足以弃之，始不早治，治不全终，卒之殒毙，劳而无功，至是咎医，呜呼！其计亦谬矣。

痘出太密

〔丹〕疏则无毒，密则有毒。用凉药解之，虽数十帖亦不妨，无害眼之患。【批】热。

〔洁〕一发便密如针头，形势重者，合轻其表而凉其内，连翘升麻汤主之。

〔垣〕**鼠粘子汤**　治斑疹已出稠密，身表热。急与此药，防后青干黑陷。

鼠粘子炒，二钱　当归身酒浸　甘草炙　柴胡　连翘　黄芩　黄芪各一钱　地骨皮二钱

上㕮咀，每服二钱，水煎，去渣温服，空心。服药毕，且勿与乳食。

〔田〕**调肝散**　治疮疹太盛，宜服，令疮不入眼。

生犀二钱半　草龙胆一钱　黄芪半两　大黄二钱　桑白皮炒黄，半两　麻黄去节　钩藤子各一钱　石膏半两　瓜蒌仁去皮　甘草炒。各二钱

上为粗末，每服二钱，水煎，食后温服，微利效。

〔海〕出太多者，犀角地黄汤、地骨皮鼠粘子汤。犀角地黄汤方见衄血。地骨皮鼠粘子汤，即地骨皮散，加鼠粘子是也。

〔丹〕又解疮毒药。

丝瓜　升麻　芍药酒炒　甘草生　山楂黑豆　赤小豆　犀角

上㕮咀，水煎服。

〔洁〕斑已发密重，微喘饮水者，有热证，用去风药微下之。

〔丹〕治男子劳伤出痘，昏不知人，身无全肤者方见痘未愈。

痘出不快

钱氏消毒散、化毒汤、《活人》鼠粘子汤。已上三方并见本条。中有鼠粘、荆芥、防风，皆发痘之要剂也。【批】大法。

上三方发疮痘，皆温平温凉药。钱氏所谓三日不出，或出不快，即微发之者是也。如微发不出者，即就与前项药。该每服二钱者，即加至三四钱，该每日二服者，即者至三四服。如加药又不出者，即用升麻、葛根、麻黄、桂枝大发之。如大发后不多，及脉平无事者，即疮稀不可更发。如脉洪有热，有大热者，当用四圣、导赤、八正辈利小便。有大热者，当用芩、连及金花丸辈解毒。若利小便解毒后又不快，则勿发勿下，止用抱龙丸治之，此皆钱氏心法也。

〔丹〕勉奴，痘已出第三日，色淡不肯发，此血气俱虚，与此方。【批】虚。

人参一钱　白术炒　黄芪酒炙　归身酒洗。各二钱　陈皮二分　甘草炙，少许　诃子煨，一钱　豆蔻煨，钱半

上煎，入好酒些饮之。

上治气血俱虚。

〔彭〕疹痘发未透，宜四君子汤加黄芪、紫草、糯米煎。凡医百病不可损胃气，故用四君子及糯米等助其胃气。出阎孝忠续钱氏方中。

〔世〕**六一汤**　专发痘疮之脓。

黄芪六钱　甘草炙，一钱

上㕮咀，每服二钱，水六分，煎入酒二分，同煎至半盏，温服。更加橄榄同煎，尤好。加山药亦得。

上治气虚。

〔活〕**活血散**　治疮子或出不快。用白芍药末酒调，如欲止痛，只用温热水调，咽下。海藏云：张子和之治四肢出不快。加防风大效，此症乃太阴药也。

〔世〕**四物汤**　治痘疮出不快，不甚红活，不起根窠，缘血虚故也。此药能活血，调顺痘疾无如此方，自古及今，用之如实，只加甘草服之。

上治血虚。

〔丹〕女子疟后出痘，血气俱虚，又值冬寒，热易退不出。【批】虚寒。

丁香五粒　附子五分　桂半钱　甘草炙。二分　人参半两　黄芪一钱　陈皮　当归酒洗。各五分

〔陈〕异功能，治痘疮已出之间，不光泽，不起发，根窠不红，谓之表虚。

木香　当归各三钱　桂枝　白术　茯苓各二钱　陈皮去白　厚朴姜制　人参去芦　肉蔻各二钱半　丁香一钱半　半夏姜制，一钱半　附子炮去皮，一钱半

上㕮咀，每服二钱，水一盏，姜五片，枣三枚，煎服。

上治虚寒。虚而不寒者，宜用前方血气俱虚之剂，不宜用此。必脉虚细，四肢身体冷者，方可用之。

〔钱〕**蓝根散**　治疮疹出不快，及倒靥。一名二圣散，救小儿垂死。【批】虚热。

板蓝根一两　甘草炙，七钱半

上末，每服半钱，取雄鸡冠血三两点，同温酒少许，食后调下，无时。甚则三五服，立效。丹溪云：蓝能分散败血

〔洁〕若出不快，清便自调，知其在表不在里，当微发之，宜升麻葛根汤。【批】表里清便自调宜表。

〔钱〕**消毒散**　治疮未出，或已出未能匀遍。又治一切疮，凉膈去痰，治咽喉痛。

牛蒡子炒，三两　甘草炙，半两　荆芥穗二钱半

上同为粗末，每服三钱，水一盏半，去渣温服。海藏云：此药皆温平之剂，一法加防风、薄荷。

〔活〕**鼠粘子汤**　治小儿痘疮，欲出未能得透，皮肤热，气攻咽喉，眼赤心烦。

鼠粘子炒，四两　荆芥穗　甘草各一两　防风半两

上为细末，沸汤点服，临卧。大利咽喉，化痰涎，止嗽，老幼皆宜。海藏云：太阳少阳之剂，首论温平者此也。

〔海〕又法　用牛蒡子炒熟为末，同荆芥煎服。

上三方，消毒饮加减法也。

〔《活》〕**化毒汤**

治小儿疮痘已出未出，并宜服之。

紫草茸　升麻　甘草炙。各等份

上㕮咀，水二盅，粳米五十米，同煎，此阳明之药也。海藏云：出不快者，化毒汤。《本事方》用糯米去粳米。

〔丹〕亚玉，痘出两日，不甚透，食稍进，汗微出，热略减，但食物口中觉有恶味。此出得迟，发未透，须微微表之。

升麻　甘草炙　紫草　白术　陈皮　芍药炒，半钱

作一帖，加少酒同煎。白芍须炒，见其大便虽出不多，却白带溏滑。

〔世〕**透肌汤**　治痘不透。

紫草　白芍药　升麻　秫米粉炒。各半两

上三方，皆化毒汤加减法也。

〔海〕太阳出不快身之后也，荆芥甘草防已汤。阳明出不快身之前也，升麻加紫草汤。《圣惠方》升麻、葛根加紫草。少阳出不快身之侧也。连翘防风汤。即连翘散。四肢出不快，防风芍药甘草汤。

痘疹烦不得眠者，甘桔加栀子汤。【批】烦不得眠者宜利之。

桔梗　甘草　栀子　各等份，煎服。

〔《活》〕治痘出不快，烦躁不得眠者，水解散、麻黄黄芩汤、升麻黄芩汤主之。海藏云：莫若定其气血，用石膏、栀子之类尤佳，麻黄黄芩汤、升麻黄芩汤，亦当求责的是太阳阳明，方可用之。

水解散　治天行头疼壮热一二日，兼治疱疮未出，烦躁，或出尚身体发热者。

麻黄去节，四两　大黄　黄芩　桂心　甘草炙　芍药各二两

上为粗末，患者以生熟汤浴讫，以暖水调下二钱，相次二服，得汗利便瘥。强人服二方寸匕。风实之人，三伏中亦宜用之。若去大黄，春夏通用。

升麻黄芩汤治痘疮出不快，烦躁不得眠。麻黄黄芩汤治痘疮出不快，益烦躁昏愦，或出尚身疼热者。以上二方见自、儿伤寒门。

〔钱〕**四圣散**　治疮疹出不快，及倒靥。一方，有黄芪。【批】便涩宜流行。

紫草茸　木通　甘草炙　枳彀麸炒

上等份，为粗末，每服一钱，水一钟，煎至八分，温服无时。刘提点云：疹痘最要大小分晓。钱氏四圣散用木通、枳壳机好。若大小流利，不必苦泥。

〔田〕**紫草回斑散**　小儿痘疹出不快，治倒靥，毒气入腹。

紫草茸　黄芪　桑白皮　木通　枳壳　白术各等份

上为粗末，每服三钱，水酒各半盏，麝香少许，同煎服。

〔海〕紫草木通散　治小儿疮疹。

紫草　木通　人参　茯苓　粳米各等份　甘草减半

上为末，每服四钱，水煎。此小便不利之剂也。

〔世〕**人参蝉蜕散**　治小便不利，疮痘不散，燥躁多渴，戛牙咬齿，气粗喘满。

人参　蝉蜕　白芍药　木通　赤茯苓　甘草　紫草茸各等份。水煎服。

〔《钱》〕**紫草散**　发斑疹。

钩藤钩子　紫草茸各等份

上为细末，每服一字，或五分、一钱，温酒调下，无时。

〔海〕小儿疮疹出未快，可浓煎紫草汁服。

上紫草例，为通利腠理要药也。

疮不绽。黄狗蝇四五枚，用常酒研细，服之。未绽，再服。冬月在耳内取之。【批】污血。

〔直〕**丝瓜汤**　发疮疹最妙。【批】杂方。

丝瓜连皮烧灰存性，百沸汤调下。

痘痒塌

〔丹〕痒塌者，于形色脉上分虚实，实则脉有力气壮，虚则脉无力气馁，实痒则势焮，虚痒则气怯。虚痒，以实表之剂加凉血药；实痒，以大黄寒凉之药少许与之，下其结粪。【批】虚实。

痘疮痒塌不掩。

白术一钱半　黄芪炙，半钱　当归　陈皮各五分　甘草炙些　水煎温服。

予治一子七岁，痘将出未出之际，腹泄数

行，其泄色黑，不发根窠，三日后痒塌，抓即黑色，口渴，其根窠如水疥状，不红泽，不起发，食少，脉浮数有力，按之虚。遂用参、芪、归、术、陈皮、肉豆蔻为君，炙甘草、诃子、桂为佐使，水煎熟，好酒些少，咽下，痒立止，食立进。根窠红泽而起发，二服全愈。

〔丹〕轻者，用淡蜜水调滑石末，以鸡羽润疮上。【批】杂方。

〔陈〕痘痒难任，搔之成疮，或脓或血出者，败草散治之。切不可用牛粪灰贴，则臭秽斑瘢多矣。

屋烂草屋上烂草也，如无、墙头上烂草亦可用。此草经霜雪雨露而感天地之气，善解疮毒

上一味为末，每研碎筛末，若浑身疮破烂，脓水不绝，粘贴衣裳，难以坐睡，可用二三升摊于床褥上，令儿坐卧，其效如神。

小儿痘疮痒难任，误搔成疮，及疮痂欲落不落。用上好白蜜一味，涂于疮上，其痂易落，可无紫黑瘢痕。世传痘靥落后，痘毒不尽，变成癞癣，其痒难任，用陈年腊脂油傅，神妙。

又方　用羊骨骨髓，炼一二沸，入轻粉少许，研成白膏，瓷合盛之，涂疮效。

痘灰白色

〔丹〕炉灰白色，静者怯者作寒看，躁者勇者焮发者作热看。凡痘疹白色将靥如豆壳者，盖因初起时饮水多，其靥不齐，俗呼倒靥，不妨但服实表之剂。如毒气郁里，消息他大小便，如大便闭，通大便，小便闭，通小便，无妨。【批】寒热大小利为表虚大小闭为里实。

吴店小儿周岁，痘疮色白甚痒，药中每加参、芪半两。【批】虚寒。

白术五分　丁香两个　当归一钱　官桂三分　黄芪一两　水煎服。

予族侄女，笄年出痘，灰白色，身热喘嗽，渴，脉洪有力，与八物汤加连翘、桔梗、犀角屑、半夏、木通、紫草、干葛、石膏、杏、枳、连、芩、前胡、瓜蒌仁服之，十帖后，色红活，喘嗽缓减渐微，但热未除。遂于前方减芪、杏、胡、枳、连、芩、蒌七味，服三十余帖而安。安后发皆落，月余方起床，虚之盛也。【批】虚热。

又一男子二十余岁，出痘已破，未破者灰白色，又杂间以黑陷倒靥者，发热寒战，身痛，脉洪，或时弦，亦与八物加木通、红花、紫草陈皮、连翘，服十余帖而安。

痘黑陷倒靥

〔阎〕**紫草散**　治疮痘黑陷，曾服此方愈。亢、钱皆云：有枳壳难服。【批】虚。

紫草　甘草　糯米亢云：此味极好，助胃气　黄芪各等份　水煎服。

紫草　甘草　糯米亢云：此味极好，助胃气　黄芪各等份　水煎服。

〔丹〕痘疮黑陷二种，因气虚而毒气不能尽出者，用黄芪、人参、酒炒紫草治之。颜色正者，如上治法。参、芪之补，佐以紫草之通利也。

如将出成就之际，却色紫不正者，属血虚。宜用补血药，当归、川芎、白芍酒洗之类，或加红花。【批】色淡补血。

如将成就之际，却色淡不正者，属热。宜用凉药解毒，升麻、芩、连、桔梗、连翘之类，甚者用犀角屑。如用后项诸药，色仍不正者，宜兼用二法治之。【批】色紫解毒。

〔世〕**回生散**　治疮疹倒靥黑陷。【批】大小通利脉浮者宜通表。

用人牙烧灰存性，入麝香少许研细，每服半钱，用黄芪、白芍药煎汤调下，立效。钱氏方中，用温酒调下。云岐方中，用升麻、紫草煎汤调下。海藏云：若平昔油腻肠垢者，通膈丸下之，朱砂为衣，与宣风散相表里。彭氏云：只用紫草汤自好，钱氏方用麝香及酒，盖疮痘

最怕麝香与酒气。触禁不可用。

〔汤〕治痘疮黑陷，药不能发者，有验。用川山甲一味烧存性，为细末，入麝香当门子少许，一岁五分，三岁一钱，温酒调下，一服取效。虽半身黑陷欲绝者，亦能暂苏而发红色，但有目闭无魂者，不复生矣。此方虽验，回生散又佳。今详麝香，恐不宜眼。

〔《衍》〕**麻黄汤**

用麻黄剪去根节五钱，用蜜一匙，同炒良久，以水半升煎，候沸。去上沫，再煎去三分之一，不用渣。病疮疱倒靥黑者，乘热尽服之，避风，俟其疮复出。一法，用无灰酒煎更速。但小儿能饮酒者难眼，以此药入表也。世傳此法累用有效。

〔《活》〕疮黑倒陷，猪尾汤、无比散、龙脑膏子，无不验。海藏云：若用草药下之，似胜脑麝，必不得已而后用之可也。【批】大小结脉实者调和里。

〔《活》〕**猪尾膏**　治疮倒靥。

用小猪尾尖刺血两点，入生脑子少许，同研，新汲水调下，食后，立效。

龙脑膏子　治时疫发痘疮，及出疮子未透，必烦狂躁，气喘妄语，或见鬼神，或已发而陷伏，皆宜速治。不治，其毒入脏决死。

用生龙脑一钱，研细，滴猪心血和丸如豆子大，每服一丸。心烦狂躁者，用紫草汤化下。若疮子陷伏者，用温酒化下。少时心神便定得睡，疮疹发透，依常将息取安。海藏云：此一法证极而用，故《活人》云不得已也。

〔海〕**四粪散**　治斑疮倒靥黑陷。出《御院药方》

歌曰：人猫猪犬腊辰烧，每服三钱蜜水调，选甚倒靥并黑陷，万两黄金也合消。腊月辰日合此药，甚验。

〔子和〕人中黄，腊月者最佳，通风处以火煅成煤，水调下三五钱，陷者自出。丹溪云：子和黑陷甚者用烧人屎，即此方也。

〔世〕治疹痘不透，干黑危困。用山楂肉一味，为末，每服二钱，紫草酒送下，量儿大小加减，徐徐进三四服即红活。

〔海〕刘守真凉膈散治小儿斑疹黑陷亦妙。然止能治大便结硬，小便赤涩为当。若大便小便已通，不宜用此。惟以易老去大黄、硝者，最为稳当。

〔钱〕凡痘疹重者，犹十活四五。黑者无问何如，十难救一。其候或寒战咬牙，或身黄肿紫，宜急以百祥丸下之。复恶寒不已，身冷出汗，耳尻反热者死。何以然？肾气大旺，脾虚不能治故也。下后身热气温，欲饮水者，可治。以脾气生，胜肾，寒去而温热也。治之宜解毒，不可妄下，妄下则内虚，多归于肾。若能食而痂头焦起，或未焦而喘实者，可下之，宜四顺饮。疮赤陷而耳尻反热者为逆，用百祥丸、牛李膏各三服，不愈者，死。【批】寒战咬牙者下之。

百祥丸　一名南阳丸。　治疮疹黑陷，寒战咬牙戛齿，身黄肿紫。

红牙大戟不以多少，阴干，浆水煮软去骨，日中曝干，复纳汁煮汁尽，焙干为末

上水丸如黍米大。每服一二十丸，研芝麻汤下，吐利同，无时。此方治戛齿甚妙。

牛李膏　用牛李子不以多少，取汁，石器内熬成膏。牛李子生野道边，至秋结实，黑子成穗。如无生者，以干者为末，水熬代用，每服皂子大，煎杏胆汤化下，此药须于九月中取之。

睦亲宅一大王病疮疹，始用一李医，又召钱氏，钱留与抱龙丸三服。李以药下之，其疹稠密。钱氏见，大惊日：若非转下，则为逆病。王日：李已用药下之。钱曰：疮疹始出，未有他症，不可下也。但当用平和药，频与乳食，不受风冷可也。疮痂若起能食者，大黄丸泻一二行即止。今先下之。疮疹未能出尽而稠密，甚则难治，此误也。纵得安，其病有三，_者疥，二者痈，三者目赤。李氏不能治，经三日黑陷后，复召钱。曰：幸不发也，病未困也。

遂用百祥丸为主，牛李膏为助，各二大服。至五日间，疮复红活，七日而愈。盖黑者，归肾水也。肾旺胜脾，土不克水，故脾虚寒战则难治。所用百祥丸者，以泻膀胱之腑。腑若不实，脏自不盛也。何以不泻肾？由肾主虚，不受泻，如二服不效，即加寒而死矣。

〔子和〕治疮疹黑陷。铁脚威灵仙为末，炒一钱，脑子一分，用温水调服，取下疮痂，为效。

〔活〕**无比散** 治小儿疮疹恶候。

朱砂先研。一两 年黄 麝香 樟脑 腻粉细研。各一钱

上同研细，如有患者，小儿一字，大人五分，入水银少许，用小猪尾上血三两点，新水同调服。宁稳得睡者，然后取转下如烂鱼肠葡萄穗之类涎臭恶物便安，小儿用乳汁调，妙。海藏云：此泻内热之极，不能开发于外，则宜此，内虽过泄，外亦开发，即透肌肤之药，与至实丹同。

〔云〕小儿斑疹黑陷方。

干胭脂三钱 胡桃一个，烧存性

上为细末，煎胡荽酒调下药一钱，立效。

上治死血黑陷，凡前方用川山甲及麝香等药治黑陷，皆为气滞者设也。

〔云〕治斑疹黑陷。用腊月秃枭脑子一个或二个，以好酒调服。若干者，以好酒浸少时化开，依上条服立效。秃枭。百劳鸟也。【批】杂方。

〔无〕**箬叶散** 治倒靥

用箬叶一味，烧灰为末，麝香酒下。

〔钱〕疮黑而忽泻，便浓血并痂皮者顺，水谷不消者逆。何以然？且疮黑属肾，脾气本强，或旧服补脾药，脾气得实，肾虽用事，脾可制之，令疮入腹为脓血，及连痂皮得出，是脾强肾退，即病出而安也。泻米谷及泻乳不化者，是脾虚不能制肾，故自泄也，此必难治。海藏云：泻出痂皮，根在内也，表里俱病，是为火郁，水谷化者顺，水谷不化者逆。

未绽一齐黑者为陷，已绽而不齐黑者为将靥。

痘寒战

〔世〕憎寒困倦，或发寒战，能令痘子缩伏，宜用陈文中异功散。方见痘出不快条。【批】虚寒虚热。

〔钱〕寒战咬牙黑陷者，百祥丸下之。方见黑靥条。尝治痘疮寒战，用白术、芪、归加芩治之，愈。

痘发热

〔丹〕胡宅痘疮发热，此血少有余毒也。【批】热。

陈皮 白术 归身 白芍药各三钱 牛蒡子研破，炒，二钱 木通 犀角 生甘草 川芎各一钱半

分六帖，小盏半，煎。食前稍热，服。

〔《活》〕**连翘散** 治一切热，兼治疮疹如神。【批】小热者解毒。

连翘 防风 栀子 甘草各等份

上为末，水煎服。海藏云：治热在外而不厥，此少阳药也。

易老云：凉膈去大黄、芒硝者，能解六经中热。此不惟解热，治小儿斑疹热候，亦使发之。则本药与防风、荆芥二物各半，白水煎服。

〔河〕**栀子金花丸**

黄芩 黄连 黄柏 山栀炒。各等份

上末，滴水丸如豆子大，每服五丸，白汤下。

〔钱〕**三黄丸** 治诸热。

黄芩半两 大黄煨 黄连各二钱半

上为细末，糊丸绿豆大。每服五七丸至十五、二十丸，食后米饮送下。

上钱氏云：有小热者解毒。海藏谓解毒者，三黄丸、金花丸之类是也。

四圣散方见出不快。　海藏紫草木通汤方见同上。　导赤散方见治虚实。　八正散方见淋部。【批】烦渴腹满喘便涩者利小便。

〔丹〕有初起烦躁谵语，狂渴引饮，若饮水则后来靥不齐，急以凉药解其标，如益元散之类可用。

上五方，利小便退热之剂。钱氏云：有大热者利小便。又云：身热烦渴，腹满而喘，大小便涩，面赤闷乱，大吐，此当利小便，盖此用导赤散之类是也。

〔钱〕**宣风散**【批】利小便后热不退者下之。

槟榔两个　陈皮　甘草各半两　牵牛生半熟半

上为细末，三二岁蜜汤调下五分，以上一钱，食前。易老加防风。

〔云〕**通膈丸**　利上下气血药也。

大黄　牵牛　木通各等份

上为细末，滴水丸如粟粒大。每服三五十丸，量儿大小虚实加减。

上钱氏云：有大热，利小便，不瘥者，宜宣风下之。

〔子和〕蔡河有舟师，偶见败蒲一束，沿流而下。渐泊舟次，似闻啼声而微，开视之，惊见一儿，四五岁许，疮疱周匝，密不容隙，两目皎然，饥而索食，因以粥食之。其妻怒曰：自家儿女多，惹疮疱传染奈何？私料蔡河流缓，必不远，持儿一鞋逆流而上，偏问皆曰无此儿。行二十里，又至一村落。舟师呼于市曰：有儿年状如许疮疱，死弃河中，今复活。忽酒邸中有人出，曰：我某村某人也，儿四五岁，死于疮疱。舟师出其鞋，其人泣曰：是吾儿也。奔往视，惊见儿活，流涕拜谢舟师，抱儿归，今二十余矣。此儿本死，得水而生，第未谂其疮疱之疾，寒耶热耶。【批】疹痘得水而活。

痘寒热

太和散　治疮痘后寒热往来，嗜卧，顿闷躁乱。【批】虚。

生地　当归　地骨皮　人参　甘草炙　白芍药各等份

上㕮咀，每服一钱，水半盏，煎至三分，去渣温服。

痘　渴

〔丹〕陈十妹，年廿岁出痘而有孕七个半月，大渴，不甚出透，寒热交作，血虚气虚。

人参　白术　黄芪　陈皮　甘草炙　归身各一钱　姜三片，酒水各半盏，煎服。

〔海〕疮疹大肠闭涩，或发渴。四君子加栝楼根、桔梗主之。若身热小渴者，六味人参麦门冬散治之。如不愈，或身热大渴者，七味人参白术散治之。又不愈，十一味木香散。

六味人参麦门冬散

麦门冬去心，一两　人参去芦　甘草炙　陈皮　白术　厚朴姜制。各半两

上㕮咀，每服三钱，水一盏，煎至六分，去渣温服，虚人减厚朴。

七味人参白术散方见消渴门。以上四方，四君子加减法也。【批】面赤烦躁大小便涩为热。

〔丹〕初起烦躁渴引饮者，急以凉药解其标。

〔钱〕身热烦渴，腹满而喘，大小便涩而赤，闷乱大吐，此当利小便，不瘥者，宣风散下之。

〔陈〕十一味木香散，《集验方》本治疮痘身热作渴。方见后渴泻条。【批】面白腹胀泻为寒。

文中云：腹胀渴者，泻渴者，足指冷渴者，惊悸渴者，身温渴者，身热面㿠白色渴者，寒战渴不止者，气急咬牙渴者，饮水转水泻不已者，以上九证，即非热也，乃津液少，脾胃肌肉虚故也，宜木香散治之。如不愈，更加丁香、官桂。此说必加审用之。胀渴、泻渴、惊悸渴，

寒战渴、咬牙渴，亦多属热者，不可不察。

痘渴泻

〔丹〕陈牙儿十九岁，出痘有红斑，吐泻而渴。【批】虚。

苍术一钱　白术三钱　黄芪一钱半　陈皮二钱　茯苓　甘草炙　缩砂　当归各一钱半

姜三片，同煎服。

从子六七岁时患疮痘，发热微渴，自利。一小方脉视之，用木香散，每帖又增丁香十粒，予窃疑焉。观其出迟，因问，自利而气弱，察其所下皆臭滞陈积，因肠胃热蒸而下也，恐非有寒而虚，遂急止之，已投一帖矣。继以黄连解毒汤加白术与十帖，以解丁香之热，利止疮亦出，其后肌常有微热，而手足生痈疖，与凉剂调补，逾月而安。【批】身热脉洪数为热。

一男子十余岁出痘，热时出，根脚密，呕吐不食，腰背骨节痛，大渴喉痛，腹变痛，全不食者半月余，脉浮弦洪而数。与参、芪、归、术、炙甘草、陈皮、半、茯、生姜煎服之。至五日色淡，又加桂些少，归、芪再用酒制。至七日痒甚，加丁香三粒，附子些少，痒止。至八日九日渴大作而腹泄泻，痒甚，至十日寒战，遂用白术为君，芪、陈、苓、炙甘、芩、归为臣。至十一日不靥，或痒或谵语，但守前药。半月后，自吐出痰多而安。

〔陈〕**十一味木香散**　治疹痘腹胀渴，其效如神。心须密察的是寒症，六脉虚细，身不甚热，或发寒，或呕吐，肚腹痛，或身体四肢俱冷者，可用此方。出《集验》。【批】逆冷脉虚迟为寒。

木香　大腹皮　人参　官桂　赤茯苓青皮去白　前胡　诃子皮　半夏　丁香　甘草炙。各三两

上㕮咀，每服二钱，水一盏，姜三片，煎，空心温服。

异功散《集验方》，疮痘头温足冷，腹胀泻渴。方见痘出不快。

张异之云：吐泻渴少食为里虚，异功散减官桂主之，此症泻渴，不可吃蜜水。痘出之间不光泽，不起发，根窠不红，或泻渴，或腹胀，或气促，是为表里俱虚，与异功散，送下七味肉豆蔻丸治之。异功散方见痘出不快。【批】表里俱虚。

痘泻不渴

〔海〕疮疹不渴，脏寒下利，四君子加干姜减半主之。【批】虚寒。

痘疹大便不固，痘渐黑陷，小儿乳母同服。

人参　白茯苓　肉豆蔻　黄芪各半两　甘草炙，二钱

上㕮咀，每服一钱，水半盏，姜五片，枣二枚，煎三分，乳母倍服。若大泻，手足厥冷，加附子用验。

〔陈〕**豆蔻丸**　治痘疹泄泻。

木香　砂仁　白龙骨　诃子肉　肉蔻面裹煨。各半两　赤石脂　白矾枯，各七钱半

上为末，糊丸如黍米大。一岁三十丸，三岁百丸，浊米饮下。泻止，勿服。

痘吐逆

〔世〕痘疮吐逆无痰，益黄散；有痰，二陈汤或橘皮半夏汤。不止者加丁香。若吐而泻者，亦宜益黄散及陈氏木香散、异功散。吐而身热烦渴，腹满喘，大小便涩，面赤者，当利小便。不瘥者，宣风散下之。全文见大法。【批】寒热。

痘腹胀

〔丹〕勉奴，痘后渴，肚急，小便少，发热。【批】热。

芍药五分　川芎三分　白术五分　陈皮五

分　干葛三分　甘草炙，一钱半　木通二分　水煎服。

寄子五岁，痘后肚急。

白术一钱　陈皮　木通各五分　犀角　川芎　白芷各七分　甘草炙，三分　水煎服。

〔陈文中〕木香散治痘疮腹胀渴泻。方见痘渴泻。【批】虚寒。

腹满而喘，大小便涩，身热面赤，闷乱大吐者，当利小便。不瘥者，宣风散下之。全文见大法。【批】实热。

痘腹痛

痘腹痛多是痘毒，当临证消息。

〔丹〕吴店子出痘疮，腹痛。

丁香二枚　官桂　芍药各一钱　白术　当归各五分

上作一帖服。常治痘始出，腹痛，或身痛，脉洪数者，解表，凉药加芍药、甘草渐安。

痘　喘

〔世〕疮痘出后，喘急痰盛，宜杏甘汤、人参清膈散。

杏甘汤　治疮痘，烦喘渴躁。【批】表热。

麻黄　桑白皮　杏仁　甘草

上等份，为粗末，每服三钱，水一盏煎，食后服。

〔海〕疮疹，肺不利，紫草甘草枳壳汤。

〔陈〕**人参清膈散**【批】虚热。

人参　桑白皮　柴胡　当归　芍药　知母　茯苓各半两　白术　黄芪　紫　地骨皮　滑石各一两半　甘草　桔梗各一两　黄芩半两　石膏一两

上㕮咀，每服三钱，水煎温服。

痰实壮热，胸中壅闷，卧则喘急，前胡枳壳汤主之。【批】实热。

前胡　枳壳　赤茯苓　甘草炙。各五钱　大黄量儿加减

上㕮咀，每服三钱，水一盏，煎六分，旋服。

喘而腹满，大小便涩者，利小便，不瘥者，宣风散下之。钱氏法。

痘出之间，或气促者，木香散主之。

痘大便秘

〔海〕治疮疹已出未出，大便秘涩，或时发渴，四君子加栝楼根、桔梗治之。【批】虚。

当归丸

当归半两　甘草一分　黄连　大黄各二钱半

先将当归熬膏子，入药末三味为丸，加服之，以利为度。

〔海〕**枣变百祥丸**　治斑疹大便秘结。

红牙大戟去骨，一两　青州枣去核，十枚

上用水二盏，同煎至水尽为度，去大戟，将枣焙干，可和作剂，旋丸。从少至多，以利为度。

〔《活》〕**洗心散**　治痘疮壮热，大小便不利，狂言多渴。

大黄　甘草　当归　麻黄去节　白术　芍药　荆芥各等份

上㕮咀，量病轻重多少，姜、薄荷煎，温眼则平，热服则溏。

〔陈〕四五日不大便者。可用肥嫩猪脂一块，白水煮熟，切如豆大，与儿食之，令脏腑滋润，疮痂易落，百无凝滞。【批】杂方。

痘余毒

〔海〕斑疮余毒，或肝虚入眼目，或肺虚为癣疥，或为痈疖。发在骨节，肾之虚也。发在肌肉，脾之虚也。或在筋，或在头，或在面，或牙齿疳蚀，或咽喉肿痛，各随经而见，皆毒不散，蕴积而成。或病人始不早治，或者失治，

遗于经络，其所由来，盖有自矣。宜服解毒等剂。【批】诊治。

〔世〕痘毒，攻脾则泄泻身浮，攻肝则眼生翳膜，攻心则烦躁啼哭，攻肾则耳疼脓聚，攻肺则咳嗽痰涎。

〔丹〕治小儿痘疮余毒未散，食谷太早，补住毒气。

鼠粘子六钱　甘草五分　犀角三钱　荆芥　防风各一钱　白术三钱　枳谷一钱　水煎温服。

痘入目

〔丹〕如痘伤眼，必用山栀、赤芍、决明、归须、连翘、防风、桔梗、升麻，小剂末之调服。如眼无光，过百日后，血气完复，则自明矣。【批】丹溪法。

〔张炳〕治疮疹后毒气攻眼，或生翳膜赤黑之类。宜用四物汤加荆芥、防风煎服，兼用黑豆皮、谷精草、海蛤、甘草等份为末，用熟猪肝切片蘸服，神妙。一方，治痘毒目翳，用江西蛤粉、黑豆皮、甘草、密蒙花等份为末，调服。

〔丹〕痘后生翳数服效，用威灵仙、仙灵脾等份，洗净，不见火与日，为细末，每服随时，宜第三次米泔下。

钱氏黄柏膏痘初出涂面护眼。方见痘大法。调肝散治疮疹大盛，服之不入眼。方见痘密。羊肝散即下密蒙散，方见《活人》条。【批】钱氏法。

蝉蜕散

治斑疮入眼，半年已里者，一月取效。

猪羊蹄甲二两，入罐子内，盐泥固封，烧存性　蝉谷去土，取末，一两

上二味，研入羚羊角细末二分，拌匀。每服一字，百日外儿一二分，三岁四分，将水或新水调下，日三四，夜一二，食后。一年以上者，不治。

治疮疹入眼。

马屁勃半两　皂荚子十四粒　蛇皮半两

上入小罐子内，盐泥封固，烧存性，研细，温酒调下三钱，食后。

治疮疹入眼或翳。

栝楼根半两　蛇皮二钱

上为细末，用羊肝一个，批开，入药末二钱，麻线缠定，米泔煮熟，频与食之。儿未能食肝，乳母多食之。又方　用蝉蜕末，以水煮羊肝汤调服二三钱。

〔海〕**地黄散**　台小儿心肝壅热，目赤肿痛，生赤翳，或白膜遮睛。四边散漫者，尤易治。若暴遮黑睛者多致失明，宜速用此方。亦治疮疹入眼。【批】海藏法。

熟地　当归各一分　黄连　大黄煨。各一钱　生地去心　木通各一钱半　防风　羌活　生犀末　蝉蜕去土　木贼　谷精草　白蒺藜各一钱　甘草一钱半　玄参五分　沙苑蒺藜一钱

上为细末，每服一字或五分，量儿大小加减，煎羊肝汤，食后调下，日三夜一。忌口将息。大人亦治。

〔垣〕治痘疮风热毒翳，膜晕遮睛，以泻青丸治之，大效。初觉易治。【批】东垣法。

〔云〕用竹叶汤和沙糖水，化下泻青丸二丸，渐至微利，神效。

〔《活》〕斑入眼。用决明、拨云、密蒙花、通圣、蛤粉散这类，然无出此书。海藏云：莫若病时随经而取，不使毒气转入眼中为尤妙，然眼有五轮亦当求责，此言为失治者说也。【批】活人法。

决明散　治疮痘疹入眼。海藏云：此少阳太阴之剂。

决明子　瓜蒌仁各半两　赤芍药　甘草炙。各一分

上为细末，入麝香少许，令匀，每服二钱，生米泔调下，临卧服。

拨云散　治疮痘入眼及生翳。

用桑螵蛸真者一两，炙令焦，细研，捣为末，入麝香少许，每服二钱，米洒调下。

密蒙花散 治小儿痘疮入眼，及无辜疳气入眼。

密蒙花三两 青葙子 决明子 车前子各一两

上末拌匀，用羊肝一大片，薄批糁上，湿纸裹煨熟，量多少，空心服之。钱氏、海藏云：即羊肝散。

通圣散 治疹痘疮入眼及生翳。

白菊花如无，甘菊代之，然不如白菊好 绿豆谷精草去根，一两

上为细末，每服一大钱，柿干一个，米泔水一盏，同煎，候米泔尽，只将柿干去核食之，不拘时，日三枚。

日近者五七日，远者半月取效。

蛤粉散 治小儿疮子入眼。

谷精草 蛤粉各等份

上为细末，每一钱匕，猪肝二两许批开，掺药播了，用竹箬裹，麻线缚定。水一碗，煮令熟，入收口瓷瓶熏眼。候温，取食之。日作，不过十日退。

〔《明》〕斑疮入眼：大杼一壮。

【批】针灸。

痘咽痛

〔《活》〕**如圣饼子** 治小儿疮疹，毒攻咽喉肿痛。海藏云随经，此一方即是随经。【批】表热。

牛蒡子炒 甘草各一两 麦门冬去心，半两 桔梗一两

上为末，加竹叶同煎，细细服之。海藏云：减门冬、竹叶，甘桔鼠子汤，治咽喉不利。

〔云〕小儿斑出欲透，皮肤身热，咽喉不利，甘草桔梗升麻汤。

甘草半两 桔梗一两 升麻半两

上锉细，每服一大钱，水煎服。

〔钱〕**甘露饮子** 治心热，咽喉痛，口舌生疮，并疮疹已发未发，并可服之。治热上攻，牙根肿痛动摇。【批】血热。

生地 熟地 天门冬去心 麦门冬去心 枇杷叶去毛 枳壳炒 黄芩去心 石斛去苗 甘草炒 山茵陈

上各等份，为粗末，每服二钱，水一盏煎，食后温服。牙齿肿痛，则含漱并服。海藏云：甘露饮为血剂。

〔田〕**地黄丸** 治小儿痘疹，口疮，咽肿痛，牙疳臭烂。

天门冬 麦门冬 玄参各三两 甘草薄荷各一两

上为细末，生熟地黄汁和丸樱桃大，每服一丸，温蜜水化服。

痘风

〔丹〕痘风分气血虚实，以日子守之，多带气血不足。虚则黄芪生血之剂助之，略佐以风药。实则白芍，黄芩为君，连翘、白芷、续断之类为佐。若属寒，陈氏方可用。【批】虚实。

杨氏女年十余岁，痘发不透，靥落后骨节痛，食少，夜间或热。此余毒在内，虚甚难于疏导，须在补中有通，此方主之。

当归 白术各一钱 犀角二分 陈皮一钱 通草 甘草根炙，各三分 牛膝五分 苏梗三分

上㕮咀，生姜三片，水煎温服。

男子七岁，痘疮初出不透，毒气攻内，骨节作痛，两足不可直，瘢痕欠红活，脉浮而和，小便赤少。

归身 白术 各一钱 陈皮 木通 犀角屑 人参 茯苓各五分 甘草炙些

上分二帖、煎服

痘痫搐

〔钱〕疮疹搐，由风火相胜也，惟斑疹能作搐。疹为脾所生，脾虚而肝旺乘之，木来胜土，

热气相击，动于心神，心喜为热，神气不安，因搐成痫。斑子为心所生，心生热，热则生风，风属于肝，二脏相搏，风火相争，故发搐也。治之当泻心肝补其母，瓜蒌汤主之。海藏云：渚痛痒疮皆属于心，火无论虚实，皆从心火上说。脾虚则肝乘之，肝与心火相合，故用瓜蒌汤。若脾土实，火旺逆乘而成痫者，此实邪也。便结者泻青丸，便软者泻青汤，亦当以脉别之。【批】风火　疹后因搐成痫。

瓜蒌汤方见惊风。

〔洁〕凡未出而发搐者，是外感风寒之邪，内发心热之所作也，当用茶粉下解毒丸、犀角地黄汤主之。

〔世〕治疮痘欲出，身热烦躁，忽发惊搐，宜驱风膏、小如圣饮；小便不通，八正散；涎盛，利惊丸、抱龙丸，量症施之。

〔丹〕欲发疮疹，先身热惊跳搐搦，此非惊风，宜发散药。

〔世〕**麻痘风搐方**

人参　羌活　防风　僵蚕醋炒　南星姜制　白附姜制　甘草炙

上等份，生姜三片，水煎服，其搐立止。

〔钱〕斑疹病后欲发痫，于疮难发痫，以木胜脾，木归心故也。若凉惊，用凉惊丸。温惊用粉红丸。即温惊丸。

痘疮痛

〔《活》〕治痘疮痛，用温惊丸，水化下。方见前惊搐条。【批】污血。

〔海〕治疮出烦痛，五物木香散。【批】滞气。

青木香二两　丁香　零凌香各一两　麝香一分　白矾一两

每服四钱，水一小盏半，煎服之。热盛者，加犀角一两。如无犀角，以升麻代之。轻者，一服大效。

又方　以芒硝和猪胆涂疮上，令动，痂落无瘢，仍用黄土抹之良。此病小便涩有血者，中坏。疮背黑靥不出脓者，死不疗。【批】杂方。

〔世〕痘将结靥，干硬而痛，宜涂酥润之，靥可揭去则去之。如无酥，用猪油煎汁代之。此痛非服药可免也。

痘脓而不痂痂，居牙切，疮靥目痂

〔海〕斑疹脓而不焦，此本治失清凉之气。有如五谷得阳气而成熟，非凉风至则不能实也，天地严肃之气一加，则万物秀而实矣，舆斑疹何异？须察何经而清凉之，或下而成严肃之气，则疮气必不至于脓而不痂矣。要当知之，余毒不尽而疾作，盖出于此。当是清凉饮子下之是也。非阳和则苗不秀，非严肃则秀不实。刘洙疮子诀云：痘发如脓窠不肯靥者，但调沙糖水与吃。刘提点云：亦曾试用，但后来结瘢痕白。

〔钱〕五七日痂不焦，是内发热蒸于外，故不得焦痂也，宜宣风散导之，用生犀磨汁解之，必著痂矣。

〔陈〕痘已靥未愈之间，忽被风邪搏之，成疳疮，宜雄黄散、绵茧散治之。又不愈，多溃骨伤筋杀人。【批】杂方。

雄黄散　治小儿牙龈生疳蚀疮。

雄黄一钱　铜绿二钱

上二味，同研极细。每用，量疮大小干帖。

绵茧散　治小儿因痘疮身体及肢节上生疳蚀疮，脓水不绝。

用出蛾绵茧，以生白矾捣碎入茧内令满，炭火烧，令白矾汁尽，取出，研极细。每用，干巾疮口上。

〔钱〕凡痘疮方才着痂，即用菜油不住润之，可揭则揭，若不润及迟揭，疮痂硬即隐成瘢痕矣。

〔陈〕痘痂虽落，其瘢犹黯，或凹凸肉起，当用灭瘢药涂之。

韶粉一两　轻粉一字

上研细，入炼过猪脂油拌和如膏，涂瘢上。

痘后疮疖

〔世〕**连翘散** 治小儿疮疹疖痘疹余毒作楚，或生于头面，耳疼颊赤，生疮。【批】热毒。

连翘 黄芩 瞿麦 木通 滑石 柴胡 荆芥 牛蒡子 防风 羌活 赤芍药 甘草各等份 每服三钱，水一盏，煎半盏。又入生薄荷尤好。

痘 痈

〔丹〕痘痈多是实毒血热成痈，分上下用药，一日不可缓。成脓必用清热凉血为主，赤芍药、甘草节、连翘、桔梗之类，上引用升麻、葛根，下引用槟榔、牛膝，更助以贝母、忍冬草、白芷、瓜蒌，大便燥用大黄，寒热用芩、柏，此法累效。【批】实热毒。

〔《保》〕**木香散** 治小儿斑后生痈如神。

地骨皮一两 木瓜半两 川山甲炙黄，三钱半 麝香一字

上为末，米饮下二钱。

〔丹〕痘痈傅药。用贝母、南星、僵蚕、天花粉、寒水石、白芷、草乌、大黄、猪牙皂角，醋调傅息处，效。

中 恶

〔杨〕小儿神守则强，邪不干正，若真虚气衰弱，则鬼毒恶气中之，其状卒然心腹刺痛，闷乱欲死是也。凡中恶，腹大而满，诊其脉紧细而微者生，脉大而浮者死。即服苏合香丸。未醒，以皂角末搐鼻，次服沉香降气汤加人参、茯苓，又能辟邪，客忤亦宜服。

降真香 白胶香 沉香 虎胫骨酥炙 人参 鬼箭草 草龙胆各五钱

上为末，次入雄黄五钱，麝香一钱，炼蜜丸，乳香汤化。又令儿带及烧卧内，尤妙。

〔《广》〕治中恶客忤，唾化麝香一钱，重研，和醋二合服之，即瘥。

〔海〕龙脑膏治小儿发热在心胃，卒不知人。方见痘黑陷门，即《活人》方。

〔汤〕凡中暑闷倒，急扶在阴凉处，切忌与冷，若得冷即死，当用补药及热汤熨脐腹间，暖即瘥。如无汤，即掬热土晕于脐上，仍拨小窝子尿于中，可代汤。熨之良久，嚼大姜一块，以水咽下，续用解暑药。【批】中暑。

〔《甲》〕小儿口中腥臭，胁膈气满，劳宫主之。【批】针灸。

客 忤

〔汤〕客忤者，小儿神气软弱，忽有非常之物，或未经识见之人触之，或经历神庙佛寺与鬼神气相忤也，故谓之客忤，亦名中客。其状吐下青黄白色，水谷将下时，腹痛反倒，面变五色，其状若痫，但目不上插耳，其脉数者是也。亦宜服苏合香丸并真珠散。【批】杂方。

真珠散 治客忤惊风，鬼疰惊邪，痰热，心舍不宁，精神不定，心常怔忡，睡中惊跳，时或咬牙，五心烦热，有汗兼喘，面赤舌自，呵欠烦渴，小便赤泻，或吐利黄沫。常服，辟邪安神。

真珠 海螵蛸 滑石各一钱 白茯苓 人参 白附子 甘草炙 全蝎 麝香 脑子另研。各五钱 生朱另研，一钱 金银箔金三十片，银二十片

上末，和匀半钱，煎灯心麦门冬汤，入蜜少许调服，日午、临卧各一服。

〔田〕客忤因而惊忤者，治法用中黄土研二两，鸡子一枚去壳，二件相和，入少许水调，先以桃柳枝汤浴儿，后将此药涂五心及顶门上。陈无择法用灶中黄土、蚯蚓屎等份，如此法涂之。

〔《外》〕治卒客忤，噤口不能言，细辛、桂心等份，纳口中效。

卷之三十八　小儿部

脾主湿

〔世〕**白附丸**　通治小儿咳嗽有痰，感冒发热，吐泻，心神不安，神效。【批】湿痰。

南星二两　半夏　白附子　白矾各一两

上为细末，姜汁糊丸如桐子大。一岁儿服八丸，用薄荷汤化下。南星、半夏用冬藏雪水于六月六日浸起，晒干，又浸，凡九次方用。

吐　泻

〔钱〕小儿初生三日内吐泻，壮热不思乳食，大便乳食不消，或白色，是伤寒，当下之并和胃。下及白饼子，和胃用益黄散主之。【批】夏秋治里。

儿生三日以上至十日，吐泻，身温凉，不思乳食，大便青白色，乳食不消，此上实下虚也，更有五脏兼见证：肺，睡露睛，喘气；心，惊悸，饮水；脾，困倦，饶睡；肝，呵欠，烦闷；肾，不语，畏明。当先视儿兼脏症，先泻其所实者，而补其虚。如脾虚益黄散主之。此二症，多病于秋夏也。

五月夏至后吐泻，身壮热者，此热也，盖小儿脏腑十分中九分热也。或因伤热，乳食不消，泻深黄色，玉露散主之。【批】五月身热泻黄九分下一分补。

玉露散　一名甘露散。

寒水石半两，软而微青黑中有细纹者　生甘草一钱　石膏半两，坚白而有墙壁，手不可折者。如无，以方解石代之，坚白似石膏、敲之段段皆方者是

上同为细末，每服一字，或五分、一钱，食后温汤调下。海藏云：非肾热相火大盛者，不宜服此。

六月大暑后吐泻，身大温而似热，脏腑中六分热四分冷也。吐呕，乳食不消，泻黄白色，似渴，或食乳，或不食乳，食前少服益黄散，食后多服玉露散。　广亲宫五太尉病吐泻不止，米谷不化。众医用温药，一日而加喘，吐不定。钱氏曰：当以凉药治之。所以然者，谓伤热在内也。用石膏汤三服，并服之。众医皆言吐泻多而米谷又不化，当补脾，何以甩凉药？王信众医，皆用补脾，丁香散三服。钱医后至，曰：不可服此。三日后必腹满身热，饮水吐逆。三日外果如所言。所以然者，谓六月热甚，伏入腹中，而令引饮，热伤脾胃，即大吐泻也。医又行温药，使上焦亦热，故喘而引饮，三日当甚。众师不能治，复召钱至。见其热证，以白虎汤三服，更以白饼子下之。一日减药二分。二日三日又与白虎汤各二服。四日用石膏汤一服，及旋合麦门冬、黄芩、脑子、牛黄、天竺黄、茯苓，以朱砂为衣，服五丸，竹叶汤化下，热退而安。【批】六月身温泻黄白色六分补四分下。

七月立秋后吐泻，身温，脏腑中三分热，七分冷也。不能食乳，多似睡，闷乱哽气，长出气，睡露睛，唇白多哕，欲大便，不渴。食前，多服益黄散；食后，少服玉露散。广亲宫七太尉七岁，病吐泻，是时七月，其症全不食而昏睡，睡觉而闷乱，哽气干呕，大便或有或无，不渴。众医作惊治之，疑睡故也。钱日：先补脾，后退热。与使君子丸补脾，石膏汤退热。次日又以水银硫黄末研和，以生姜水调下

一字。钱曰：凡吐泻五月内九分下而一分补，八月内九分补而一分下。此者是脾虚泻，医妄治之至于虚损，下之即死。即当补脾，若以使君子丸恐缓，已，又留温胃益脾药治之。医者李生曰：何食而哕？钱曰：脾虚津少即呕逆。曰：何泻青褐水？曰：肠胃至虚冷极故也。钱治而愈。【批】七月泻身温凉三分下七分补。

八月秋分后吐泻身冷，无阳也。不能食乳，干呕哕，泻青褐水，当补脾，益黄散主之，不可下也。【批】八月身冷泻青一分下九分补。

〔田〕凡小儿盛暑吐泻，邪热在下焦则泻，在上焦则吐，亡津必渴，用玉露散。虽吐时时与啜之，过三日必愈。如身热脉大，小便黄，用五苓、益元各半，热汤调，温服之。如身凉脉细，小便青，早晨益黄散，午后玉露散。如过四五日困弱，宜异功散、和中丸、开胃丸。

〔洁〕如有风而泻，用防风、羌活。谓吐泻兼肝病，风搐拘急也。有热而泻，用黄连、黄芩、大黄。谓吐泻兼心病身热也。有寒而泻，用附子。谓吐泻兼肾病，身冷或足胫寒而逆也。有湿而泻，用白术、茯苓。谓吐泻兼本藏脾病，多睡体重昏倦也。有肺病而泻，用芍药、桂心；定喘，麦冬、人参，甚者多槟榔；大便不通，加大黄。谓吐泻兼肺病喘嗽也。更详看病新旧。新则止之，久则有肠风之患，宜推陈致新。法当宣风散，导过后用入脏君臣药调之，宜益黄散。【批】下后不愈随证用药。

〔钱〕伤寒吐泻，身温，乍凉乍热，睡多气粗，大便黄白色，呕吐，乳食不消，时咳嗽，更有五脏兼见症，当煎入脏君臣药，先服大青膏，后服益黄散。如先曾下，或无下证，慎不可下。此乃脾脉受寒，不能入脾也。洁古云：身温吐泻咳嗽是风木入于脾，母虚其子亦弱，法当煎槟榔豆蔻汤，下大青膏，后服益黄散。【批】冬春治表　身温泻黄白咳嗽先表后泻。

伤风吐泻，身热多睡，能食乳，饮水不止，吐痰，大便黄水，此为胃虚热渴吐泻也。当生胃中津液，以止其渴。止后用发散药。止渴，多服白术散；发散，大青膏主之。洁古云：吐泻身热而渴，小便少者，五苓散主之。身热而呕者，当服白术散，后煎槟榔木香汤下大青膏。【批】身热泻黄而渴先止渴后表。

伤风吐泻，身凉吐沫，泻青白色，闷乱不渴，哽气长出气，睡露睛，此伤风荏苒轻怯，因成吐泻，当补脾后发散。补脾，益黄散；发散，大青膏主之。此二证，多病于春冬也。洁古云：身凉吐泻不渴者，则知为寒，煎附子桂枝汤，下大青膏。【批】身凉泻青不渴先补后表。

小儿伤于风冷，病吐泻，医谓脾虚，以温补之，不已，复以凉药治之，又不能散。谓之本伤风，医者乱攻之，因脾气积虚，内不能散，外不能解。至十余日，其证多睡露睛，身温，风在脾胃，故大便不聚为泻，当去脾间风，风退则痢止，宣风散主之。后用使君子丸补其胃。亦有诸吐痢久不瘥者，则脾虚生风而成慢惊矣。【批】先表不解者利之后补。

〔海〕吐泻过多，脾胃虚乏，欲生风候者，四君子加白附子减半，生姜煎服。

〔钱〕玉露散方见上。【批】身热泻黄多渴为热。

和中散　和胃止吐泻，定烦渴，治腹痛。

人参　茯苓　白术　甘草炙　干葛　黄芪炙　白扁豆炒　藿香各等份

上为细末，每服三钱，水一盏半，枣二枚去核，生姜五片，煎八分，食前温服。海藏云：和中散，四君子汤加减法。

〔丹〕小儿周岁吐乳腹泻。

滑石煅，二钱　白术炒，三钱　干葛一钱　陈皮炙，三分

上为粗末，煎饮之。

吐泻身热，泻黄多渴，钱氏作热病治。在夏秋用玉露散，兼益黄散，相间服；在春冬用白术散、大青膏，亦相间服。

〔丹〕万安膏方见吐门。【批】肢冷泻青不渴为寒。

〔海〕吐利，四肢胀满，脑门低陷。四君子加藿香、丁香、芍药等份，煎服。

钱氏益黄散。方见小儿大法条。

〔世〕**和胃丸** 治吐泻不止，欲生慢惊。

丁香 白术各一两 半夏五钱 藿香 蝎尾各一钱

上为末，姜汁打糊为丸如小豆大。三岁儿三十丸，姜汤下。

〔阎〕理中丸治吐利不歇，米谷不化，手足厥冷。方见伤寒。

金液丹 治吐利日久，脾胃虚损，手足厥冷，精神昏塞，多睡露睛，口鼻气凉，欲成慢惊风。又治大人阳虚阴盛，身冷脉微，自汗吐利，小便不禁。

舶上硫黄十两，先飞，拣去砂石、杵研为末。用砂盒子盛令八分满，水和赤石脂盐泥固封，晒干。露地先埋一水罐盛水满，坐盒子在上，又以泥固济讫。常以三斤火养三日三夜足，加顶火一斤，煅成冷取药

上以柳木捶乳钵，研为末，每服二钱，生姜米饮调下，多服取效。大人药末一两，蒸饼一两，水浸，去水，饼和丸桐子大，晒干，每服五十丸至百丸，米饮空心下。

阎氏云：吐泻虚极，当速生胃气，宜与理中丸。并研金液丹末，煎生姜米饮调灌之，惟多服乃效。俟胃气已生，手足渐热，然犹瘛疭，即减金液丹一二分，增青州白丸子一二分，同研，如上服。兼用异功散、羌活膏、温白丸、钩藤饮子之类，仍频与粥，虽至危者，往往死中得生，十救八九。沈存中论金液丹，见小儿吐利剧，气已绝，服之得活者数人，须多服方验。

〔钱〕**豆蔻散** 治吐泻烦渴，腹胀，小便少。

舶上硫黄一钱 滑石五分 丁香 豆蔻各半分

上为细末，每服一字至半钱，米饮调下无时。

豆蔻散治虚寒而渴。方见本条。白术散治虚热而渴。方见下吐条。

吐泻身温，泻黄白，似渴，钱氏作寒热杂合病治。在夏秋用玉露散、益黄散相间服，在冬春用益黄散、大青膏相间服之。

〔钱〕**异功散** 温中和气，治吐泻不思乳食，凡小儿虚冷病，先与数服以正其气。一方加木香。

人参 茯苓 白术 甘草 陈皮各等份

上为细末，每服二钱，水一盏，生姜五片，枣二枚，同煎。海藏云：此方四君子汤、补脾汤加减法也。【批】虚。

温中丸 治小儿泻白，胃寒故也，腹痛肠鸣，吐酸水，不思饮食，霍乱吐泻。

人参 白术 甘草各等份

上为末，姜汁面糊丸如绿豆大，米饮下二三十丸，无时。

吐泻昏睡露睛者，胃虚热。吐泻昏睡不露睛者，胃实热。【批】虚热实热。

胃虚热治法，钱氏白术散、和中散是也。胃实热治法，钱氏玉露散、河间益元散是也。

半粟散 治小儿脾胃虚寒吐泻等疾，及治寒痰。【批】寒痰。

半夏汤浸，切，焙，一两 陈粟米陈粳采亦得，用三分

上㕮咀，每服三钱，水一大盏半，生姜十片，同煎至八分，食前温服。

〔世〕白附丸方见上脾主湿条。 钱氏吐泻乳不化，伤食也，宜下之。【批】乳不化为伤食微则消之共则下之。

冯承务子五岁，吐泻，壮热不思食饮，钱氏见儿目中黑睛少而白睛多，面色㿠白，曰：此子必多病。面色㿠者，神怯也。黑睛少者，肾虚也。黑睛属水，本怯而虚，故多病也。纵长成，必肌肤不壮，不耐寒暑，易虚易实，脾胃亦怯，更不可纵恣酒欲，若不保养，不过壮年也。面上常无精神光泽者，如妇人之失血也。今吐利不食，壮热者，伤食也。又虚怯不可下，

下之虚，入肺则嗽，入心则惊，入脾则泻，入肾则益虚。但宜以消积丸磨化之，为微有食也。如伤甚，则可下。不下，则成癖也。若实食在内，亦可下也。下毕补脾，必愈。随其虚实，无不效者。

〔丹〕小儿吐泻黄疸。

三棱　蓬术　陈皮　青皮　神曲　麦芽　黄连　甘草　白术　茯苓

上为细末，生姜灯心汤调服。伤乳食吐泻加山楂，时气吐泻加滑石，发热加薄荷。

吐

〔丹〕**万安膏**　调脾顺气，定惊，脾胃不足，吐乳黄疸，治小儿一切等疾。【批】虚。

木香三钱　沉香二钱　檀香三钱　香附一两　槟榔半两　白术二两　肉蔻半两　薄荷二两　人参半两　甘草二两　辰砂三钱　琥珀　真珠　青黛　犀角　各二钱半　黄芪一两　麝香五分　使君子一两　天竺黄半两

上为末，炼蜜丸，临卧服，薄荷汁或蜜水米饮化下。

〔世〕**万安膏**　治小儿脾胃虚弱，腹生疳虫，癥瘕，食积泄泻，常服消疳去积，助胃气，和中，疏气滞。

人参一两　木香　沉香　藿香各半两　厚朴姜制，一两　甘草半两　陈皮　青皮　干姜　肉桂各一两，夏不用　使君子炮，十个　泽泻冬不用，春秋减半用

上为末，炼蜜丸如芡实大。食前米饮化下。如热，薄荷汤下。一方无木香、沉香、藿香、青皮、使君子，有白术、苍术、茯苓、猪苓。

〔钱〕吐沫及痰，或白绿水，皆胃虚冷。吐稠涎及血，皆肺热，久则虚。吐痰涎冷者，温之。

〔田〕**朱沉丹**　治小儿呕吐不止。

朱砂二钱半　沉香二钱　藿香三钱　滑石半两　丁香十四粒

上为细末，每服半钱，用新汲水一盏，芝麻油滴成花子，抄药在上，须臾坠，滤去水，却用别水空心送下。

定吐紫金核　治小儿一切呕吐不止。

半夏汤洗七次，姜制　人参　白术　木香　丁香　藿香各二钱半

上为细末，稀面糊为丸如李核大，后用沉香一钱为末，朱砂一钱为末，二味同研匀为衣，阴干，每服一丸，用小枣一枚，去核，纳药在内，湿纸裹，烧熟，嚼与小儿服，后以米饮压之。

〔钱〕**香银丸**　治吐。

丁香　干葛各一钱　半夏汤浸，切，焙干　水银各半两

上上三味同为细末，将水银与药研匀，生姜汁丸如麻子大，每服一二丸至五七丸，煎金银花汤下，无时。

〔《本》〕**白术散**　治小儿吐呕，脉迟细有寒。

白术　人参　半夏曲各二钱　茯苓　干姜　甘草各一钱

上为末，每服二钱，水一盏，姜三片，枣一，煎七分，去渣温服，日二三。一方无半夏曲，有木香、藿香。

〔汤〕小儿寒吐者，由乳母当风取凉解脱，致令风冷，入乳变败，儿若饮之，故呕吐也。乳母当食后捏去旧宿败乳，急服理中汤，次用酿乳法。其候是寒，清痰夹乳吐出是也。凡有此候，服药不效一，胃气将绝，药不能下，当服灵砂丸，如大便通，宜来复丹。二药常用，验。

〔丹〕吐乳。寻田中蚯蚓屎研如泥，食前米饮下五分，不过三四次，妙。《圣惠方》

〔钱〕**藿香散**　治脾胃虚，有热，面赤，呕吐涎嗽，及转过度者宜服。【批】热吐。

麦门冬去心，焙　半夏曲炒　甘草炙。各半两　藿香一两，用叶　石膏半两

上为末，每服五分至一钱，水一盏半，煎

七分，食前温服。

〔《本》〕治小儿呕吐，脉数有热，麦门冬散。

麦门冬　半夏　人参　茯苓各二钱　甘草一钱

上为末，每服二钱，水一盏，姜三片，煎至五分，去渣温服，日二三服。

钱氏玉露散方见吐泻。

〔汤〕治小儿伏暑呕吐，清膈饮子。

香薷　淡竹叶各一两　白茯苓　人参　半夏　檀香　甘草炙。各半　两白粳米一合

上㕮咀，姜煎温服，大小加减。

小儿秋夏伏暑，多有热吐。其吐黄涎，头额温，五心热，小便或赤而少，乃热吐也，或干呕而无物，宜香薷饮。方见中暑。

〔《本》〕治小儿疳积，黄瘦吐食。【批】疳积吐。

川乌一钱　定粉三钱　艾灰二钱　龙骨二钱

上为末，滴水丸如龙眼核大。捏作饼子，每服一饼，米饮磨下。

〔钱〕**铁粉丸**　治涎盛潮搐吐逆。【批】风痰吐。

水银砂子，二钱　朱砂一分　铁粉　天南星各一分，炮去皮脐，取末　轻粉二分

上同研，水银星散尽为度，姜汁糊丸如粟米大。煎生姜汤下十五丸至二三十丸，无时。

田氏朱沉煎　紫金核方见上寒条。【批】杂方。

〔《经》〕治小儿吐不定。用五倍子二个，一生一熟，甘草一握，湿纸裹，炮过，同捣为末，每服米泔调下半钱匕，瘥。

〔钱〕**二气散**　治虚实冷热，霍乱吐逆。

硫黄不夹石者，细研，半两　水银一分，与硫黄同研

上同研如墨煤色，不见星为度，每服一字至五分，干姜水调下，不拘时，量儿大小加减。此散浮泛难调，先洒少水，以指缓缓研之，稍增汤调之。治大人小儿一切吐逆，诸药不效者，服此顷刻如神。

〔汤〕凡小儿乳哺，不宜饱满，饱满而必溢，故呕吐。生下吐见胎病。【批】禁忌。

〔《明》〕吐乳：灸中庭一壮。【批】针灸。

吐水吐虫

〔钱〕面自光白，无精光，口中气冷，不思食，吐水，当补脾，益黄散主之。【批】胃冷。

〔丹〕冬月吐蛔，多是胃虚寒而虫作吐，用钱氏白术散加丁香三粒。

〔钱〕吐水不止者，属心痛胃冷。吐水心痛者，虫痛。口中吐沫水者，后必虫痛。

泄　泻

〔丹〕万安膏治吐泻腹痛吐乳。方见吐门。【批】虚。

〔海〕吐泻。四君子加陈皮、厚朴等份，同煎。一法加陈皮、姜、枣。

脏腑滑泄。四君子加诃子五分，米饮调下。【批】滑泻。

〔钱〕黄承务子二岁，病伤食而泻，众医与止之，十余日，便青白，乳食不消，身凉，加哽气昏睡。咸谓困笃，召钱。钱先与益黄散、补肺散各三服，三日身温而不哽气，后以白饼子微下之，又与益脾散三服，利止。何以然？利本脾虚伤食，初不与下之，留连十日，上实下虚，脾气弱则引肺亦虚，脾肺子母故也。今先补脾，则肺病自退，即身温不哽气也，然后下其所伤。或曰：何不先下后补？曰：便青为下脏冷。若先下，必大虚。今先实脾而后下，则不虚矣。后更与补之乃安。益黄散方见小儿大法。【批】伤食泻。

温中丸治胃寒泻白，腹痛肠鸣。方见吐泻。【批】寒泻。

〔丹〕泻青亦是寒，宜用苏合香丸、平胃散

各等份，蜜汤调服。

〔田〕便青者，因惊风内脏脾气不和，治宜白术汤。

〔洁〕凡大泻引饮者，其病不以新久，皆宜服白术散，痢病亦同治。

〔丹〕小儿夏月泄泻，用益黄散。泻黄、赤、黑，皆热，用益元散、黄柏丸之类。【批】热泻。

〔钱〕使君子丸治疳瘦泄痢，腹胁胀满。方见疳门。【批】疳泻。

〔《脉》〕小儿大便青瓣飧泄，脉小，手足寒，难已；脉小，手足温，易已。【批】诊。

乳食不化

〔钱〕食不消，脾胃冷，故不能消化，当补脾，益黄散主之。【批】胃冷。

〔洁〕乳食不消，初病忽然气出冷，四肢亦冷，面白无光泽，精神不定，此乃胃气不和，可以大温药治之，使君子丸、益黄散主之。其病泄泻日久不瘥，乳食不化，是脾胃有风冷。先服益黄散二服，后用宣风散导之，胃宜再补。

赤白痢

〔丹〕治小儿痢疾。【批】热痢初宜下。

黄连　黄芩　大黄　甘草

上煎服。赤痢加红花、桃仁。白痢加滑石末。

〔汤〕治痢之法，若欲取积，只用官局进食丸甚稳，虽取积又能治痢，万无一失。积以下，急以四君子汤加豆蔻、诃子补之，次服厚肠香连丸得效。【批】有积宜取。

〔丹〕治小儿赤白痢多，体弱不堪下，大困重者。麻子一合，炒令香熟，为末，每服一钱匕，蜜浆水和服，效。【批】体弱不堪下者甘寒润之。

疳泻痢日久不瘥。见疳门独泻不胀条。

〔钱〕泻黄、红、赤、黑者，皆热毒。泻青、白，谷不化者，胃冷。【批】寒热杂合。

白附香连丸　治肠胃气暴伤，乳哺冷热相杂，泻痢赤白，里急后重，腹痛扭撮，昼夜频并，乳食减少。

黄连　木香各一钱　白附尖二个

上末，饭丸如粟米大。每服十丸二三十丸，米饮下，食前日夜各四五服。

豆蔻香连丸　治泄泻不拘寒热赤白，阴阳不调，腹痛，肠鸣切痛，立效如神。

黄连炒，三分　肉豆蔻　木香各一钱

上为细末，粟米饭丸如米粒大。每服十丸至二三十丸，日夜各四服，食前米饮下。

〔田〕**木香丸**　治小儿泄泻青白脓血相杂。

黄连吴茱萸同炒，去茱萸，一两　肉蔻煨，二个　木香一钱

上为细末，面糊丸，如黍米大。赤痢粟米饮下，白痢厚朴汤下，空心。

〔钱〕**小香连丸**　治冷热腹痛，水谷利，肠滑。

木香　诃子肉各一分　黄连半两

上为细末，米饮和丸如绿豆大。每服十丸至三五十丸，食前频服之。

〔海〕赤痢，四君子加赤芍药、当归，入粟米少许，同煎。

〔汤〕治热痢备急方。用井花水调腊茶，蜜磨生姜，渴则饮之。【批】热痢。

〔钱〕**黄柏丸**　治小儿热痢下血。

黄柏去皮，半两　赤芍药四钱

上为末，饭和丸如麻子大。每服一二十丸，食前米饮下，量儿加减。

〔《本》〕治小儿赤痢。捣青蓝汁二升，分四服。《圣惠方》治小儿中蛊下血。

〔姚〕治小儿尿血。甘草五分，以水六合，煎取二合，去渣，一岁儿一日服令尽。

〔海〕白痢。四君子等份，加干姜减半，入粟米少许，同煎。【批】冷痢。

〔《广》〕治小儿久痢淋沥，水谷不消。枳

实六分，捣末，以米饮调二钱匕，二岁儿服一钱。【批】杂方。

〔丹〕小儿噤口痢，酿乳法。

厚朴　枳壳各五分　白术　芍药各半两滑石一两　木通　陈皮　甘草各五分

上分四帖，细研桃仁七枚，水二盏半，煎取一盏，与母服。服时去宿乳令尽，为妙。

黄连例钱氏法：

加黄柏为二圣丸。治疳。加橘皮为橘连丸。治疳。加榆仁为榆连丸。治疳。加黄芩、大黄为三黄丸。治积热。加阿胶、茯苓为阿胶丸。治痢。加诃子、木香为小香连丸。治痢。加豆蔻、木香为豆蔻香连丸。治泻。加木香、白附子为白附子香连丸。治痢。加阿胶、当归、干姜为驻车丸。治痢。

〔田〕小儿胁下满，泻痢体重，四肢不收，痃癖积聚，腹痛不嗜食，痎疟寒热：脾腧二穴。在背十一椎下两旁，相去各一寸五分。【批】针灸。

〔《明》〕秋深，冷痢不止：脐下二三寸间动脉中二壮。痢下赤白，脱肛：十二椎下节间三壮。又法：翠尾骨上三寸骨陷间三壮，炷如小麦大。又法：龟尾一壮，脊端穹骨也。

腹胀

〔洁〕腹胀虚实　凡久病吐泻之后，虚则其脉微细。肺主目胞及腮，脾主四肢。若色淡黄，目胞腮虚肿，手足冷，先服塌气丸，后服异功散、和中丸、四君子汤、益黄散之类，用诸温药养真气。异功散、和中丸方见吐泻，四君子汤方见治虚实法。【批】虚寒。

塌气丸

胡椒一两　蝎尾半两

上为末，糊丸如粟米大。每服五七丸至一二十丸，陈米饮下，无时。一方有木香一钱。

〔《本》〕**调中丸**　治小儿久伤脾胃，腹胀。

干姜　橘红　白术　茯苓　木香　砂仁　官桂　良姜各等份

上细末，糊丸如麻子大。每服二三十丸，食后熟水下。

〔洁〕实则脉洪实，不因吐泻久病后，亦不因痢下，腹胀而喘急闷乱，更有痰有热，及有宿食不化而腹胀者，宜服白饼子、大黄丸、解毒丸下之。兼须详认大小便，如都不通，先利小便，如都不通，先利小便，后利大便。白饼子方见癖。解毒丸方见喉痹。大黄丸方见伤寒。

〔云〕小儿热结于内，腹胀壮热，大便赤黄，躁闷烦乱者，宜泻青丸。

〔钱〕腹胀由脾胃虚气攻作也，实者闷乱喘满可下之，用紫霜丸、白饼子。此言未下而喘者为实，故可下，若误下而喘者为虚气附肺，不可下也。紫霜丸、白饼子方见癖。不喘者虚也，不可下，若误下之，则脾虚气上附肺而行。肺与脾子母皆虚，肺主目胞腮之类，脾主四肢，母气虚甚，即目胞腮肿，四肢黄色，治之用塌气丸渐消之，未愈，渐加丸数，不可以丁香、木香、橘皮、豆蔻大温散药治之。何以然？脾虚气未出，故虽腹胀而不喘，可以温散药治之，使上下分消其气则愈矣。若气虚已出，附肺而行，即脾胃内弱，每生虚气，入于四肢面目矣。小儿易为虚实，脾虚则不受寒温，服寒则生冷，服温则生热，当识此，勿误也。胃久虚热多生疸病，或引饮不止。脾虚不能胜肾，随肺气上行于四肢，而目肿若水状。肾气漫浮于肺，即大喘也。此当用塌气丸，病愈后面未红者，虚衰未复故也。此下后喘，故宜塌气丸。若未下而喘。宜下之。治腹胀者，譬如行兵，战冠于林，寇未出林，以兵攻之，必可护；寇若出林，不可急攻，攻则必有失，当以意渐收之，即顺也。寇未出林谓虚气未出而不喘，不目胞腮肿，故可用丁香、木香大温散药上下分消其气而愈也，寇已出林，谓虚气已出为喘，为目腮肿，须用塌气丸渐消之。【批】实者可下虚者不可下胀未下而喘为实以下而喘为虚。

治小儿虚腹胀，先服塌气丸。不愈，腹中

有食积结粪，小便黄，时微喘，脉伏而实，时饮水能食者，可下之。盖脾初虚而后有积，所治宜先补脾，然后下之，后又补脾，即愈也。不可补肺，恐生虚喘。【批】虚胀宜塌气丸　不愈宜下。

〔丹〕**阿魏丸**　治小儿食积，腹如蜘蛛状，肚痛，小便白浊。【批】痃积胀。

阿魏醋浸一宿，研如泥，半两　黄连炒，半两　花碱研如粉，三钱　山楂肉一两　连翘一两半　半夏皂角水浸一宿。一两

上为末，炒神曲糊丸如卜子大。每服二十丸，空心米饮下。吃果子多者加胡黄连，米食多者加神曲、山楂，肉食多者加阿魏。

又阿魏丸

阿魏一两　黄连酒煮，六两

上为末，醋浸阿魏一宿，研如泥，汤浸，蒸饼丸。如元气不足，加人参。

小阿魏丸

山楂肉三两　石碱三钱　半夏一两

上为末，阿魏半两，醋浸糊丸，白汤下。

小儿疳病，或腹大。

胡黄连二钱，去果积　阿魏一两半，去肉积　神曲二两，去食积　黄连二钱，去热积　麝香四粒，通窍

上为末，每服十二粒，白术汤下。

〔无〕**肥儿丸**　治小儿病多因缺乳吃食太早所致，或因久患脏腑胃虚虫动，日渐羸瘦，腹大不能行，发竖，发热，无精神。

黄连　神曲各一两　麦芽炒，半两　木香二钱　槟榔三个，不见火　使君子　肉豆蔻面裹煨。各半两

上为末，糊为丸如桐子大。每服三二十丸，量儿加减，熟水吞下。

六神丸　治如前证。

丁香　木香　肉豆蔻面裹煨。各五钱　诃子煨，去核，半两　使君子　芦荟研。各一两

上为末，以枣肉和丸，如麻子大。每服五丸至七丸，温米饮下，食前。

丁奚者，腹大、颈小、黄瘦是也。无辜、哺露三候，大体相似，轻重立名，宜服十全丹【批】疳异名治法。。

十全丹　治丁奚、哺露神效方。

槟榔　枳壳炒麸　青皮　陈皮　三棱炒　莲术炒　砂仁各半两　丁香　木香各一分　香附一两

上为末，神曲糊丸如黍米大。空心食前，米饮下百丸。一方，去香附、砂仁、丁香、三棱、枳壳，加五灵脂、白蔻、使君子、芦荟、蛤蟆、川芎。

〔世〕治小儿腹如蜘蛛，四肢瘦者。用黑骨鸡子破顶。入蜘蛛一枚于内，以湿纸糊窍，用文武火煨熟，去蜘蛛，食其鸡子，累效。必数枚方愈。

〔垣〕**中满分消丸**【批】实者分气消积。

黄连　枳实　厚朴各五钱　干姜　姜黄　猪苓　砂仁　泽泻　茯苓各三分　陈皮　白术各一分　半夏四分　黄芩一两二钱　甘草一分

上为细末，蒸饼为丸如黍米大，每服三十丸，温酒送下。

消痞丸　快利之剂。

黄连半两　枳实　黄芩　甘草　人参各三钱　厚朴七分　干姜四分　橘皮一钱　姜黄五分

上为细末，蒸饼为丸如黍米大。每服三十丸，随乳下。

〔丹〕腹胀。

萝卜子　苏梗　干葛　陈皮各等份　甘草减半

如食减，加白术煎服。

〔垣〕**升阳滋血汤**　二月间，一小儿未满百日。病愎胀，不大便，二日便瘦弱，遍身黄色，宜升阳气，滋血和血补血，利大便。【批】虚者升阳滋血。

蝎梢二分　神曲三分　厚朴　当归各一钱　桃仁十个　升麻三分

上作一服，水一盏，煎至半盏，去渣，食

前服。

麻黄升麻汤 治小儿面色痿黄，腹胀食不下。正月四月，小儿服之神效。

麻黄二分 桂枝一分 杏仁 吴茱萸 草豆蔻 厚朴 曲末 羌活各一分 柴胡根五分 白茯苓一分 白术 青皮各五分 升麻根 苍术 泽泻 猪苓 陈皮各一分 黄连五分 黄柏一分

上吹咀，作一服，水一大盏，煎七分，去渣。食前热服。

〔丹〕寄子年五岁，疸后肚急。【批】疸后胀解毒。

白术一钱 陈皮 木通各五分 犀角屑 川芎 白芷 苏梗 甘草炙。各三分

上吹咀，水煎服。

〔田〕治腹胀引背，食饮多，渐渐羸瘦黄。可灸脾喻二穴七壮，在十一椎下两傍相去各一寸五分，黄疸灸三壮。【批】针灸。

〔《甲》〕小儿腹满，不能食饮，悬钟主之。

丁奚即胀，治见胀门丹溪条。

水 肿

〔丹〕白文举儿五岁，身面皆肿，尿多。【批】滞气。

山栀炒 桑皮炒。各一钱 黄芩二钱半 白术 苏梗各一钱半

上吹咀，作三帖，水一盏半，煎至半盏。食前温服。

〔汤〕退肿散气方。

赤小豆 陈皮 萝卜子 甘草炙。各半两 木香炮，七分

上为粗末，姜、枣煎服，大小加减。

又方

白术炒 木香炮 甘草炙 茴香炒 青皮各半两，巴豆三十粒，去膜同青皮炒，去巴豆不用

上为末，米饮调下。

又方 用钱氏益黄散加木香，去丁香，加萝卜子，去诃子，为末，大小加减，米饮调下。

〔钱〕肿病肾热传于膀胱，热盛逆于脾胃，脾虚而不能制肾水，反克脾土，脾随水行，脾主四肢，故流走而身而皆肿也。若加喘者，重也。何以然？肾水胜而克退脾土，反胜心火，心又胜肺，肺为心克，故喘。或问曰：心刑肺，肺本见虚，今何喘实？曰：此有二，一者肺大喘，此五脏逆；二者肾水气上行，傍侵于肺，故令大喘，此皆难治。【批】水肿加喘难治。

〔《明》〕水气浮肿：分水三壮。【批】针灸。

疳

〔洁〕疳者小儿病癖，或久吐泻，医者妄投转过之药，小儿易为虚实，致令胃虚而亡津液，内发虚热，外消肌肉，一脏虚则诸脏皆弱，其病目胞肿腹胀，痢色无常，渐加瘦瘠，久不痊可。是肠胃有风积，法当宣风散导之后，各依本脏补其母。【批】大法。

〔钱〕诸疳皆依本脏补其母及与治疳药，冷则木香丸，热则胡黄连丸主之。疳在内，目肿腹胀，利色无常，或沫青白，渐瘦弱，此冷证也，宜使君子丸。

使君子丸 治脏腑滑及疳瘦，下痢，腹胁胀满，不思乳食，常服安虫补胃，消疳肥肌。【批】疳在内脂泻。

厚朴去粗皮，姜汁涂炙，半两 使君子去壳，一两，面裹煨 陈皮去白，一分 甘草炙，锉，半两 诃子半两。半生煨，去核 青黛半两，是兼惊及带热渴者宜此方，如只脏腑不调不用青黛

上为细末，炼蜜和丸如小鸡头大。每服一丸，米饮化下，儿生百日以上，三岁以下，服半丸，乳汁化下。元方无青黛。

〔垣〕**厚肠丸** 治小儿失乳，以食饲之，不能克化，或生腹胀，四肢瘦弱，或利色无常。

陈皮三分　麦糵五分　半夏三分　枳壳五分　苍术三分　青皮二分　人参三分　厚朴二分　曲末五分

上为细末，面糊丸如麻子大。每服二十丸，温汤送下。忌饱食。

〔《本》〕**芎朴丸**　治小儿疳瘦，泻白水，腹胀。

川芎　厚朴各一两　白术半两

上为细末，炼蜜丸如小弹子大。每服一丸，米饮化下。三岁以下半丸。

〔圣〕治小儿无辜疳，肚胀或时泻痢，冷热不调。以漏芦一两杵为散，每服以猪肝一两，散子一钱匕，盐少许，水煮熟，空心顿服。

〔世〕小儿腹大泄泻，水谷不化，吃食不知饥饱，累效。

神曲炒　麦芽炒　三棱　青皮　香附　山楂　厚朴　甘草　藿香　枳实　地黄　砂仁　黄连　枣子各等份

上为末，白汤调下，量儿加减。

〔丹〕一富家子年十四岁，面黄，善啖易饥，非肉不饱，泄泻一月，来求治。脉之，两手皆大。怪不甚瘦倦，以为湿热，当脾困而食少，今反形健而多食，且不渴，予意其疾必疳虫作痢也。取大便视之，果蛔虫所为。适往他处，有一小儿医在侧，教其用治虫药治之，禁其勿用去积药。约回途当为一看诊而止痢也，后勿果。至次年春夏之交，其泻复作，腹不痛而口于。予曰：此去年治虫而不治疳故也。遂以去疳热之药，浓煎白术汤下，三日而泻止。半月后偶过其家，见其子甚瘦，予教以白术为君，芍药为臣，川芎、陈皮、黄连、胡黄连，入少芦荟为丸，白术汤服之，半月而止。禁其勿食肉与甜物，三年当自愈【批】泻而多食为虫疳。。

〔钱〕**大芦荟丸**　治疳杀虫，和胃止泻。

胡黄连　黄连　白芜荑用仁　芦荟　木香　青皮　雷丸破开白者佳，赤者勿用　鹤虱微炒。各五钱　麝香另研，一钱

上为细末，粟米饮和丸如绿豆大。米饮下一二十丸，不拘时。

胡黄连麝香丸　治疳气羸瘦，出白虫。

胡黄连　白芜荑仁。各一两半　黄连　木香各半两　辰砂另研，一分　麝香另研，一钱

上为细末，面糊丸如绿豆大。米饮下五七丸至十丸。三五岁以上者，十五丸至二下丸。服无时。

榆仁丸　治疳热瘦悴有虫，久服充肥。

榆仁去皮　黄连去须。各一两

上为细末，用猪胆七个，破开取汁，与二药同和入碗内，甑上蒸九分，每日一次，候日数足，研麝香五分，蒸饼汤浸一宿，同和成剂，丸如绿豆大。每服五七丸至一二十丸米饮下，无时。

上四方，治泻而多食，为虫疳也。

〔钱〕木香丸治时时下利，唇口青白。如圣丸治冷热疳泻。二方并见本条。【批】泻而少食为冷疳。

没石子丸　治泄泻白浊，及疳利滑肠闷痛。

木香　黄连各一分　没石子一枚　豆蔻仁二个　诃子肉三个

上为细末，饭和丸如麻子大。米饮下十五丸，量儿加减，食前。

〔汤〕休息痢及疳泻痢，迁延日月，百药俱试，饮食不妨，便痢不止。用鸡子一枚，打破，熔黄蜡一块如指大，以鸡子和炒，空心吃尽，百医百效，无不获安。

〔《本》〕小儿疳痢垂死者。取益母草炙食之，取足瘥止，甚佳。

上治泻而少食，为冷疳也。

独胀不泻，治法，见胀门。

〔钱〕疳在外，鼻下臭烂，自揉鼻，头上有疮，不着痂，渐绕耳生疮。【批】疳在外鼻烂。

〔世〕走马牙疳神效。干姜、白矾、枣子，烧焦存性为末，傅患处。

〔田〕鼻疳治法。先用甘草白矾汤洗净，后糁芦荟、黄连、黄柏末，日三傅。一方，用米

泔洗黄连末傅，日三四次，亦佳。

〔世〕**红铅散** 治走马疳。

绿矾不以多少，色鲜明者，入干锅，用炭火烧锅赤，倾出，以好酒洒拌匀，再入锅。如此数遍，色红研作细末，入麝香少许，先以温浆水洗漱净，用指蘸药，有疳处贴之。

〔罗〕**乳香丸** 治走马牙疳如神。

乳香 轻粉 砒研。各五分 麝香少许

上先将乳香研细，入轻粉、麝、砒，共再研匀，用薄纸一韭叶阔，去药内按过，揉纸少许，丸如黄米大，临卧将药填在患处，至明则愈。忌食酱、醋、盐等物。

〔钱〕**兰香散** 治鼻疮烂。

兰香叶烧灰，二钱 铜青五分 轻粉二字

上末，令匀，看疮大小干贴之。

龙骨散 治口疳走马疳。

砒霜一字 粉霜半钱 龙骨一钱 定粉一钱半 龙脑半字 蟾酥一钱半

上先研砒粉极细，次入龙骨等研，次入定粉等同研，每用少许傅之。

〔《经》〕治小儿走马疳，蚀透损骨，及小小攻蚀必效方。天南星一个，当心作坑子，安雄黄一块在内，用面裹烧，候雄黄作汁，以盏子合定，出火毒。去面，研为末，入麝香少许，拂疮验。

〔钱〕**白粉散** 治诸疮。

乌贼鱼骨末三匕 白及末二匕 轻粉一匕

上末，先用清浆水洗，拭过贴之。

〔《山》〕小儿牙疳。用茴香、桔梗烧灰存性傅之，如干，油调傅。

〔汤〕**五福化毒丹** 治蜃鼻，清膈凉血。【批】蜃。

玄参 桔梗去芦。各一两 赤茯苓 人参 牙硝 青黛 甘草各一钱 麝香五分 一方有龙脑五分。

上除麝香，牙硝另研，一处为末，次和青黛等，炼蜜丸如芡实大。金银箔为衣，薄荷汤化下。疮疹余毒，磨生犀角水下。上焦热壅，口齿鲜血，宣露臭气，用生地黄汁化下，食后。

〔钱〕大抵疳病当辨冷热肥瘦，其初病者为肥热疳，久病者为瘦冷疳是也。冷者木香丸，热者黄连丸主之。冷热之疳，尤宜服如圣丸。【批】寒热。

胡黄连丸

胡黄连 黄连各半两 朱砂一分

上上二物为细末，研入朱砂末，都填入猪胆内，用淡浆于砂铫子内悬胎煮一饭时久，取出研入芦荟、麝香各一分，饭丸如麻子大，每服五七丸至一二十丸，米饮下，食后。一方，加蛤蟆半两，不烧。

木香丸

木香 青黛另研 槟榔 肉蔻去皮。各一分

麝香另研，一钱半 续随子一两半，炒 蛤蟆三个，先用绳系晒干，烧存性

上末，蜜丸如绿豆大，每服三五丸至一二十丸，薄荷汤下，食前。

如圣丸 治冷热疳泻。

胡黄连 川黄连 白芜荑去皮炒。各三两，一本作一两 使君子去壳，一两 麝香另研，五分 干蛤蟆五个，酒浸，煮成膏

上前药为末，与膏丸如麻子大。每服人参汤下，二三岁五七丸，以上十丸至十五丸，无时。

〔汤〕小儿冷疳，多渴，好卧冷地，烦躁啼叫，饮食不进，渐成羸瘦，其候难明，有若热证，但大便滑泄，百药不效是也。因女子百药俱试而无偶中者，竟与钱氏木香丸，不数服而愈，自后凡有此证，无不护验。

钱氏肝疳，白膜遮睛。【批】肝疳。

汤氏肝疳，眼白青，两眼睛痒。

钱氏筋疳，泻血而瘦，并当补肝，地黄丸主之。方见劳瘵。即六味地黄丸。【批】筋疳。

麝香丸 治小儿一切惊疳等病。【批】惊疳。

草龙胆 胡黄连各半两 木香 蝉蜕去头

足，洗净。各一钱　瓜蒂　龙脑　麝香　牛黄各一钱，并各自研

上猪胆为丸如桐子及绿豆大。惊疳或秘或泻，清米饮送下。小儿五七粒至一二十粒。眼疳，猪肝汤下。疳渴，煸猪汤下，猪肉汤下亦得。惊风发搐眼上窜，薄荷汤下一丸，更水研一丸滴鼻中，牙疳、疮，口疮，研贴。虫痛，苦楝根汤或白芜荑汤送下。百日内小儿大小便不通，水研封脐中。有虫候，干漆、麝香各少许，并入生油一两，点温水化下一大丸。慢惊勿服。

〔《本》〕**睡惊丸**　治小儿一切惊疳食积风痫之证。

使君子五十粒　香墨枣大，一块　金银箔各七片　腻粉二钱

上先将使君子存性同墨研细，次入金银箔。乳钵内研，次入腻粉并麝香少许，研令极细，稀糊丸如桐子大，阴干，每服一丸，薄荷汤磨下。一岁以下半丸。一名青金丹，极效。

田氏凉惊丸治小儿惊热疳瘦乳癖。方见惊搐。

钱氏心疳，面黄颊赤，身壮热，当补心安神丸主之。方见治虚实法。【批】心疳。

汤氏心疳，口内生疮。

田氏安神丸治心虚疳热，面黄颊赤，壮热惊啼，神志恍惚不宁。方见治虚实法。

〔汤〕**鳖甲散**　治疳劳骨蒸。

鳖甲九肋者，汤浸，用童便涂炙　黄芪蜜炙　白芍药各一两　生熟地　地骨皮　当归人参去芦。各半两

上㕮咀，每服二钱，水半盏，煎服。

猪肚丸　治骨蒸疳劳，肌体黄瘦。

木香半两　黄连　生地　青皮　银柴胡去芦　鳖甲九肋者，汤浸，用童便涂炙。各一两

上为末，猪肚一枚，入药于内，以线缠之，于沙罐内悬胎煮熟，取出细研，猪肚为丸如麻子大，米饮送下，大小加减，不拘时服。

〔无〕**龙胆丸**　治疳病发热。

龙胆　黄连　使君子肉　青皮各等份

上为末，猪胆汁和丸如桐子大。每服三十粒，量儿加减，临卧，热水下。

上四方，治疳热。安神丸，甘寒补心。鳖甲散，甘温补脾。后二方，苦寒泻脾，泻湿热也。

〔世〕**乌犀丸**　治小儿疳热，腹内生虫，肚大，手足疲弱，丁奚尪羸。此方治疳热如神。

黑牵牛二两　使君子七钱半　青皮二两　雷丸二钱半　苦楝皮半两，一方不用楝皮，用芦荟钱半　鹤虱五钱

上同入锅内炒焦为末，面糊丸如黍米大。三岁儿二十丸，米饮下。食前乌犀丸，食后黄龙丸。二丁丸治乳癖、食癖、疳热，如神。方见癖条。

〔汤〕疳热，当服进食丸磨积，仍间服化虫丸，后服鳖甲散退热，次服肥儿丸。进食丸方见癖，鳖甲散方见前。

治疳热，化虫丸。

白芜荑　黄连　神曲　麦芽各炒，等份

上末，糊丸如黍米大。空心米饮下，猪胆汁尤佳。

肥儿丸方见前腹胀。

上疳热，当以积热门参用。如热有作止者，与潮热门参用可也。

〔钱〕脾疳面黄腹大，食泥土，当补脾，益黄散主之。方览治虚实法。【批】脾疳。

〔汤〕脾疳，食不消，胃疳多吐。

〔钱〕**大胡黄连丸**　治一切惊疳腹胀，虫动，好吃泥土、生米，不思饮食，多睡吼睚，脏腑或泻或秘，肌肤黄瘦，毛焦发黄，饮水，五心烦热，能杀虫进饮食，兼治疮癣，常服不泻痢。喔，泥如切，欲呕声。

胡黄连　黄连　苦楝子各一两　白芜荑去壳半两，秋初三钱　干蟾头烧，存性，另研，一分　麝香另研，一钱　青黛另研，一钱半　芦荟另研，一分

上先将前四味为细末，猪胆汁和为剂，每

一丸如胡桃大。入巴豆仁一枚，置其中。用油单纸一重裹之，同米一升许蒸，米熟为度，入后四味为丸，少入面，糊丸如麻子大。与十丸或十五丸，清米饮下，食后、临卧，日三服。

〔垣〕**大芜荑汤** 又名栀子茯苓汤。治黄疸土色，为热、为湿。当小便不利，今反利者，知黄色为燥胃经中大热。发黄脱落，知膀胱、肾俱受土邪，乃湿热之癥。鼻下断作疮者。土逆行，营气伏火也。能乳者，胃中有热故也。喜食土者，胃气不足。面色黑者，为寒为痹。大便青属寒褐色，血黑色，热畜血中。间黄色，肠胃有热，治法当滋营润燥，内除寒热，外致津液。

山栀三分 黄柏 甘草炙。各二分 大芜荑五分 黄连 麻黄 羌活 柴胡各三分 防风一分 白术五分 茯苓三分 当归四分

上件锉如麻豆大。作一服，水一盏半，煎至一盏，去渣，稍热服，食前。

上三方治疳黄食土。前一方寒多者宜服，后二方热多者宜之。

〔丹〕疳黄食积。

白术 黄连 苦参 山楂各等份

上用糊丸如麻子大。食后白术汤下十五丸。

〔《山》〕小儿疳黄。鸡蛋剜一小窍，入巴豆净一粒，纸糊孔煨熟，去巴豆食之，隔一日再吃一二个。

〔丹〕小儿吃泥。石膏、黄芩、陈皮、茯苓、甘草、白术，水煎服。

〔《经》〕治小儿吃泥及腰肚。腻粉一分，用沙糖搜丸如麻子大。空心米饮下一丸，泻出土瘥。膢，如掌切，胀也。

〔钱〕初病疳，津液少者，当生胃之津液，白术散主之，唯多则妙。

龙粉丸 治疳渴。

草龙胆 定粉微炒 乌梅肉焙 黄连各二分

上为细末，炼蜜丸如麻子大，米饮下一二十丸，无时。

〔汤〕**三棱散** 治小儿尿白浊，久则成疳，宜疏脾土，消食化滞。

三棱 蓬术炒 益智仁 甘草各一两 神曲炒 麦芽炒 橘红各半两

上为末，白汤调下。

〔世〕**黄龙丸** 治停食，化积磨积。

三棱 蓬术各三两 青皮 陈皮各一两半 山楂 干姜各七钱半 槟榔半两

上晒干为末，糊丸黍米大。三岁儿每二十丸，食后姜汤下，食前乌犀丸，相间服。此治小儿疳积等证，无不效者。乌犀丸方见疳热条。

〔钱〕**胆矾丸** 治疳消癖，进食止泻，和胃追虫。

绿矾真者。二两 胆矾真者，为粗末，一钱 大枣四十个，去核 好醋一升

以上四物，同熬令枣烂，候和后药：

使君子去壳，二两 枳实炒，三两 黄连 诃子去核，各为粗末。各一两 巴豆二十七个，去皮，破之

以上五味，同炒黑，约三分干，入后药：

夜明砂 蛤蟆烧存性’各一两 苦楝根皮五钱

以上三味，再入炒候干，同前四物杵罗为末，同前膏和入臼中杵千下。如未成，旋入熟枣肉，亦不可多，恐服之难化。太干即入温水亦可，丸如绿豆大。每服二三十丸，米饮温水下，不拘时。

〔丹〕**肥儿丸** 治小儿疳积。

芦荟另研 胡黄连各二钱 神曲四钱 黄连 白术 山楂炒。各半两 芜荑炒，二钱半

上为末，将芦荟末拌匀，猪胆汁丸如粟米大。每服六十丸，食前白汤下。

〔《本》〕**芦荟丸** 治小儿疳积秘方。

芦荟 荆芥 黑丑 青皮各等份

上治炮为末，面糊丸如粟米大。一岁儿以下一丸，或二丸亦不妨，量大小加减。

〔钱〕肺疳气喘，口鼻生疮，当补脾肺，益黄散主之。方见治虚实法。【批】肺疳。

肾疳极瘦，身有疮疥，当补肾，地黄丸主之。方见劳瘵，即六味地黄丸。【批】肾疳。

〔汤〕肾疳，齿爪黑。

上肾疳羸瘦疮疥治法，当与虚羸门相参用之。

〔钱〕骨疳，喜卧冷地。【批】骨疳。

〔汤〕木香丸治渴，好卧冷地。

〔世〕**五疳保童丸** 治小儿乳食不择冷热，好食肥腻，恣食甘咸，脏腑不和，生疳。

青黛 苦楝根皮 夜明砂 五倍子 芦荟 黄连 龙胆草 白芜荑 干蟾各一分 麝香少 蝉蜕去嘴爪，一分 猪胆大者五个，拌诸药焙干

上件粟米煮糊，为丸如麻子大。一岁儿三丸，不拘时，米饮下，日三服。忌猪肉。

〔《圣》〕治小儿脑疳，鼻痒，毛发作穗，面黄羸瘦，益脑。用鲫鱼胆滴于鼻中，连滴三五日效。【批】脑疳。

〔汤〕小儿脑疳者，是胎热所为，但头皮光急，头发作穗，或有头疮。肿至囟，囟肿则多损眼。此疾因儿在胎中，母临月房事不已而成。项软倒，肥而不瘦。天柱骨倒也。

附子生。去皮脐 南星

上末，生姜自然汁调摊贴患处，次服防风丸并泻青丸。

〔世〕小儿久患疳疾体虚，久不进饮食，患久诸候退，只是天柱骨无力，医者不识，谓之五软。用白僵蚕真者去丝炒为末，每服五分或一钱，薄荷酒调下，日三。更须贴药。【批】疳项软。

贴药生筋散

木鳖子三个 蓖麻子三十粒

上各取肉同研，用一钱，津调，先烘上令热，贴之。

上疳五软盖痿属也。不若用地黄丸及黄柏龟板之类为愈。

〔世〕小儿无辜疳者，其候面黄发直，时时壮热，饮食不生肌肤，积经日月，遂致死者，谓之无辜疳也。言天有鸟，名日无辜，昼伏夜游，洗浣衣褥，露之经宿，或遇此鸟，飞从上过，将衣褥与小儿穿卧，便令儿有此疾。如禽兽生下有嗉虫，若不速去，当损其命。又脑后有核，初生软而不觉痛，其中有虫如米粉，得热气渐长大，则筋结定，虫随气血流散，所以停留。子母相生，侵蚀脏腑，肌肉作疮，或大便泄脓血，致使小儿渐渐黄瘦，头大发竖，手足细弱，生十二件无辜疾症：天吊、胡孙嗉、鹅口、木舌、悬痈、重腭、着嗉、脐风、撮口、重舌、乳渊、龟胸。【批】无辜疳。

鳖甲散

鳖甲醋炙，三分 槟榔三个 沉香一分 漏芦 甘草炙 牛蒡子炒 使君子 赤芍药 诃子炮，去核。各半两

上为粗末，每服一钱，水半盏，煎六分，去渣温服。

〔《明》〕多疳者：囟会一壮。疮蚀断断，臭秽冲人：劳宫一壮。【批】针灸。

〔钱〕疳皆脾胃病，亡津液之所作也。因大病或吐泻后，医又以药吐下，致脾胃虚弱，亡失津液。且小儿病疳，皆愚医之所坏病。假如潮热，是一脏虚一脏实，而内发虚热也，法当补母而泻本脏则愈。假令日中发潮热，是心虚热也，肝为心母，法宜先补肝母，肝实而后泻心。心得母气，则内平而潮热自愈。医见潮热，妄谓其实，乃以大黄、牙硝辈诸冷药利之，利既多而不能禁，则津液内亡，渐成疳也。又如癖病发作寒热，饮水，胁下有形硬痛，法当用药渐消磨之。医反以巴豆、硇砂辈驶药下之，小儿易虚易实，下之既过，胃中津液耗损，渐成疳瘦。又有病伤寒五六日，间有下证，以冷药下之太过，致脾胃虚而津液少，即便引饮不止而生热也，热气内耗，肌肉外消，他邪相干，证变诸端，亦成疳病。又有吐泻久病，或医妄下之，其虚益甚，津液燥损，亦能成疳也。【批】诊。

小儿病癖，由乳食不消，伏在腹中，乍凉

乍热，饮水不止，或喘而嗽，与潮热相类。若不早治，必成劳疳。以其有癖症，则令儿不食，致脾胃虚而发热，故引饮也。饮多，即荡涤脾胃，亡失津液，不能传化水谷，其脉沉细，益不能饮食，致脾胃虚衰，四肢不举，诸邪遂生，羸瘦而成疳矣。肥疳即脾疳也，身瘦虚黄干而有疮疥，其候不一，种种异端，今略举言之。目涩或生白膜，唇赤，身干黄或黑，喜卧冷地，或食泥土，身有疮疥，泻青白黄沫水，痢色变易，腹满，身耳鼻皆有疮，发鬓作穗，头大项细，极瘦，饮水，皆其证也。

〔世〕心疳者，苦要惊啼，常只吃水，少食辛味，耳边有青脉，舌上有焦点者不治。肝疳者，目带青，左胁下硬，多吐沫，眼、头黑者不治。脾疳者，肚大青筋，唇口无血色，人中平，下痢不止者不治。肺疳者，咳逆气急，泻白水，身上黑斑者不治。肾疳者，要吃咸醋，吃水不住，小便如粉汁，齿黑有疮，骨出耳干脑焦不治。【批】不治症。

虚羸

〔钱〕虚羸，脾胃不和，不能食乳，致肌瘦，亦因大病，或吐泻后，脾胃尚弱，不能传化谷气。有冷者，时时下痢，唇口青白。有热者身壮热，肌肉微黄，此冷热虚羸也。冷者，木香丸主之，夏月不可服，如有证则少服之，热者胡黄连丸。冬月不可服，如有证则少服之。虚羸与疳门同治也。木香丸、胡黄连丸主并见疳条。【批】寒热。

〔汤〕小儿疳积，其状渐黄瘦，拍背如鼓鸣，脊骨如锯，乃积而生热成疳也，宜服芦荟丸、露星膏。

芦荟丸

龙胆草　黄连　芜荑去皮，先炒黄色，次入前二味，一处炒赤色。各一两

上为末，另入芦荟一分，和匀，烂饭丸如黍米大。三岁儿服三十丸，空心，米饮送下。

露星膏

黄芪蜜水炙　胡黄连　地骨皮　柴胡各等份

上为末，炼蜜丸如芡实大。隔宿酒浸，露一宿，次日澄去酒，薄荷汤浸服之。

〔钱〕**橘连丸**　治疳瘦，久服消食和气，长肌肉。

橘皮一两　黄连米泔浸一宿，一两半

上为细末。另研入麝香五分，用猪胆七个，分药入胆内，浆水煮，候临熟，以针微刺破，以熟为度，煮粟米粥，和丸如绿豆大。每服十丸至二三十丸，米饮下，量儿加减，无时。海藏云：黄连苦燥可以泻脾火，长肌肉。

二圣丸　治小儿脏腑，或好或泻，久不愈，羸瘦，宜常服。

黄连去须　黄柏去粗皮。各一两

上为细末，入猪胆内，重汤煮熟，丸如绿豆大。每服二三十丸，米饮下，量儿加减，频服无妨。

〔洁〕小儿疳病，肌羸，血气不足，同大人劳瘵之疾治之。【批】虚。

上以洁古此言论之，不拘冷热虚羸，皆用四君子、地黄丸与前药相兼服为得也。

〔圣〕又方　治小儿尸劳瘦，或时寒热。方用鳖头一枚，烧灰杵末，新汲水下五分匕，立可。【批】杂方。

〔《明》〕羸瘦不生肌肤：胃腧灸一壮。【批】针灸。

〔田〕小儿疳瘦。于胸下骨尖上灸三壮，次于脊下端尾翠骨尖上灸三壮。

小儿疳瘦脱肛，体瘦渴饮，形容瘦悴，诸方不瘥者，取尾翠骨上三寸骨陷中灸三壮。

小儿身羸瘦，贲豚腹肿，四肢懈惰，肩背不举，章门二穴，各灸七壮。

〔世〕母气不足，则羸瘦肉极。【批】诊。

鹤节即虚羸之异名也

〔汤〕小儿鹤节，由禀赋不足，血气不荣，

肌肉瘦瘠，则骨节皆露，如鹤之足，皆肾虚不生骨髓之故。治法宜钱氏地黄丸加鹿茸、牛膝。【批】虚。

宿 食

〔汤〕**消食丸** 治宿食不消。又名消乳丸。【批】脾。

砂仁 陈皮炒 三棱炒 神曲炒 麦芽炒。各半两 香附炒。两

上末，曲糊丸如麻子大。食后白汤送下，大小加减。

七圣丸

三棱 蓬术 川楝 青皮 陈皮 芫花 杏仁

上件等份，先用醋浸芫花一宿，炒渐干，次入蓬、同炒赤色。又入陈、楝等再同炒一处，令微焦，取出为末。前药如各半两，杏仁亦用半两，汤浸去皮尖，双仁不用，细研，入巴豆二十粒，去油，和匀，醋糊丸如黍米大。一岁儿常服二丸，临卧温热汤送下，使日间所飱之物，一夜而化，永无疳疾，能使黄瘦子顿作化生儿。今之小儿可去巴豆，只入杏仁，名七圣丸是也。

痞

〔洁〕枳术丸方见内伤饮食。饮食不进，四君子加姜、枣煎。枳实理中丸方见伤寒。【批】虚。

〔汤〕痞者，塞也，其病腹内气结，胀满壮热是也。当疏利大便，破结散气，常服进食丸。【批】实。

〔《圣》〕**甘遂散** 治小儿痞结，虽服汤药暂利，而滞实不去，心下坚胀，按之辄啼，内有伏热。破结。

甘遂煨赤 青皮 黄芩 大黄炒。各半两

上㕮咀，煎，去渣服，量大小加减，以利则止，用之无不效。

〔汤〕户部张侍郎小娘子，患此蕴积结聚已经年矣。其候腹满壮热，大小便闭，不食，诸医皆作虚热潮热，或作胃寒不食治。然既不食，大小便自然少，又欲作疳热治。百药俱试，而无一中，势已窘迫，招予视之。问曰：合服何药？答曰：当服甘遂、大黄。张惊骇曰：前诸医者皆用补剂，此女不进食久矣，不宜利动肠胃。予答曰：信我者生，逆我者死。张曰：更有无遂而次于此药方者可否？予令即服大承气汤，二服而愈。次日诊之，尚有余滞积实，其症必过数日而复闭。须服前药，始可除根。数日后果再闭腹满痞结，再投此药，一服而痊。

〔钱〕小儿急欲乳，不能食，由客风热入儿脐，流入心脾经，即舌厚唇燥，口不能吮乳，当凉心脾。

哺 露

〔汤〕哺露者，因乳哺不消，脾胃衰弱，渐不能食，血气减损，肌肉不荣，柴骨羸露，吸吸苦热，谓之哺露也，宜麝香进食刃。方见本条。【批】虚。

癖

〔汤〕小儿积症：面黄肿，肚胀，面合卧地，小便如油，多呕，眼睛黄，腹内虚鸣，多睡眼白黄，赤白痢下，发黄，眼赤，多泻。【批】诊。

凡有积滞，须辨虚实，况孩儿虚瘦，长短黑白，南北古今不同，不可一概论也。予今之法，实者可服进食丸，虚而微白及疳瘦者，宜服肥儿丸。肥儿丸方见疳门心疳条 为丸如黍米大，儿一岁十丸，饭饮下。【批】虚实。

〔钱〕小儿腹中有癖，不食，但饮乳是也，当渐用白饼子送下。

白饼子

滑石 轻粉 半夏汤洗，焙干 南星各一

钱，为末　巴豆二十四个，去皮膜，水一升，煮水尽为度

上研匀，巴豆后入众药，以糯米饭为丸如小绿豆大。捏作饼子，儿三岁以上三五饼，四岁以下一二饼，葱白汤下，临卧服。

〔《局》〕**进食丸**　治乳食不化，心胸胀满，疳积肚疼。

木香炮　枳壳去白，炒　当归　代赭石　朱砂另研，三钱　巴豆去油膜，一钱　麝香另研，五分

上为细末，面糊为丸如黍米大，一岁二丸，量儿大小加减，米饮送下。

〔《活》〕**双圣丸**　治小儿身热头痛，饮食不消，心腹胀疼痛，大小便不利，或下重数起。未瘥，可再服。

巴豆六十个，去皮心膜，研去油　甘遂　麦门冬去心，三两五钱　甘草炙，一两　朱砂另研，一钱牡蛎二两　蕤核取仁。四两半，另研

上麦门冬、甘草、甘遂、牡蛎四味为细末，入巴豆、朱砂、蕤仁，合和捣二千杵，更入少蜜捣和极熟旋丸。儿半岁服如苏子大，儿一岁服如麻子大，分为二丸。儿二岁服如麻子大一

儿三四岁服如麻子大二丸，五六岁服如麻子大三丸。儿七八岁服小豆大二丸，儿十岁微大如小豆大三丸，以鸡鸣时分服之。如至日出不下者，热粥饮数合，投之即下，丸药皆双出也。若利甚，浓煎冷粥数合与之即止。

〔钱〕**珍珠丸**　治小儿一切积聚，惊涎，宿食，乳癖，大小便涩滞，疗腹胀，行滞气。

巴豆仁十四个，水浸一宿，细研　木香　白丁香　丁香各五分　滑石二钱　轻粉五分溜少许为衣

上为末，研匀，湿纸裹，烧粟米饭为丸如麻子大。一岁儿一丸，八九岁至十五岁服八丸，枣子煎汤，放冷下。如挟风热难动者，先服凉药一帖。乳癖者，临卧服数丸。

〔《本》〕**消积丸**　治小儿食积气、湿气，面黄白多肿，大便黄赤酸臭。

砂仁十二个　丁香九粒　乌梅肉三个　巴豆去油，三粒

上细末，糊丸如粟米大。三岁以上五六丸，以下二三丸，用温水下，无时服。大凡小儿身温壮热，非变蒸之候，大便白而酸臭，为胃有畜冷，宜此药消下，后服温胃药。若身温壮热，大便赤而酸臭，为胃有畜热，宜此药下，后服凉胃药，无不愈。一方有使君子七枚。

〔丹〕**丁香化癖散**　治乳癖。【批】乳癖。

白丁香　密陀僧　硫黄以上各二钱　硇砂五分　轻粉少许

上研细末，每一岁儿服五分，男病女乳调，女病男乳调，出下黑粪为度，后用通膈丸泄之。

〔世〕**二丁丸**　治小儿乳癖。

白丁香半两　丁香　密陀僧各一两　韶粉一钱　硫黄三钱

上细末，糊丸如小豆大。三岁儿十丸，日晡时米饮下。饮乳者，乳汁下。次日当取下恶物，热即随退。加黄莺屎一钱，尤妙。

〔钱〕**紫霜丸**【批】惊癖。

代赭石细研，水飞，二钱　杏仁二十一个，去皮尖　巴豆二十一粒，去油心皮膜

上为细末，饭丸如粟米大。每服三五丸至十丸，皂荚子汤下，无时。海藏云：五色加减，并见治法。

〔汤〕惊癖，须用礞石药方可治之。

上七方治癖皆峻剂。若稍涉虚者，必用四君子及益黄散之类兼服之。

〔《秘录》〕治小儿气癖。取三棱针作羹粥，以米面为之，与乳母食。每日取一枣大与儿吃，亦得作粥与羹热食之。治小儿十岁以下及新生百日，无问痫热无辜痃癖等，皆理之，妙不可言者。【批】气癖。

〔田〕小儿癖气久不瘥者。灸中脘一穴、章门二穴各七壮。章门在大横外直脐季胁肋端，侧卧，曲上足，伸下足，举臂取之。中脘在上脘下一寸，脐上四寸，居心蔽骨与脐之中，从髑骭下病人四指定穴，并灸脐后脊骨中二七壮，无不

验。【批】针灸。

脾弱多困

〔海〕脾胃不和，四君子加白术一倍，姜枣煎。脾困，四君子加木香、砂仁、人参各半钱煎。脾胃虚弱，生气多困，四君子加炒半夏曲、没石子等份为末，入冬瓜子少许同煎。【批】虚。

〔《本》〕治脾风多困，用人参散。入馒惊参用。

人参　冬瓜仁各半两　南星切片，用浆水姜汁煮存性，一两

上为细末，每一钱，水半盏，煎二三分，温服。

渴

〔洁〕渴有三种：一者，乘热积于心脾，烦躁，大渴引饮，宜白汤，谓不因吐大病忽然而作。二者，因久病或取转过度，致脾虚引饮，宜白术散。方见消瘅。海藏云：治发渴，四君子加干葛、枇杷叶先以枣汤煮过，炙干用。各等份，入木瓜少许，同煎服，亦治虚渴法也。三者，因患湿热病，热结膀胱，小便不利，大渴引饮，有表里症者，宜五苓散主之。【批】实热虚热湿热。

大小便秘

〔无〕小儿初生，大小便不通，腹胀欲绝者。急令妇人以温水先漱口了，吸咂儿前后心，并脐下、手足心共七处，每一处凡三五次，漱口吸咂，取赤红为度，须臾自通，不尔，无生意。有此证者，遇此方可得再生矣。【批】杂方。

〔田〕生下不大便治法。先以硬葱针纴入肛门，如大便不下，后用牛黄散送朱砂丸，一时自见。

握宣丸　治小儿便难燥结，或服涩药，腹胀闷乱，命在须臾。可用此丸，不移时大小便自利。

巴豆一钱半　硫黄　良姜　附子　槟榔　甘遂各等份

上为细末，粟米饭和丸如绿豆大。用椒汤洗小儿男左女右手，握之，用绵裹定，看行数多少，置药洗去不用即止。

〔钱〕**郁李仁丸**　治襁褓小儿，大小便不通，并惊热痰实欲得溏动者。

大黄一两，酒浸半日，炒干，为细末　郁李仁去皮，研，二两　滑石细研，十两

上先将郁李仁研成膏，和大黄、滑石，丸如黍米大。二岁儿服三二丸，量大小与之，或乳汁或薄荷汤下，食前。

黄疸

〔洁〕阳黄则大小便赤涩，身热，是脾土与心火相搏，为阳病，法当先利小便，后下大便。

凡治黄病腹胀，当用茵陈蒿汤调下五苓散。若欲利小便，去大黄；欲利大便，则加大黄之类。有阳证可服，谓面赤饮水者是也。茵陈汤、五苓散方俱见伤寒。【批】阳黄。

〔汤〕身疼髀背强，大小便涩，皮肤面目齿爪皆黄，小便如屋尘色，利者易治，涩者难治。宜服五苓散加茵陈，煎汤调。又宜眼导赤散加茵陈煎或身热，宜服小柴胡汤。甚者，服承气汤。

〔田〕小儿身体蒸热，胸膈烦满，皮肤如青橘之黄，白睛亦然，湿热所致也，宜加减泻黄散主之。此药能退脾土，复肾水，降心火。

黄连　茵陈各五分　黄柏　黄芩各四分　栀子　茯苓　泽泻各三分

上㕮咀，都作一服，水一大盏，煎至六分，去渣，稍热服，食前。

〔洁〕阴黄则清便自调，面目及身黄，四肢冷，是脾虚不能制肾水，当用益黄散下使君子丸。益黄散方见治法，使君子丸方见疳。【批】阴黄。

淡黄白者，胃不和也，平胃散、调中丸。渴

者人参白术散。平胃散方见泄泻。调中丸方见腹痛，人参白术散方见消渴。月里生黄见胎惊条。

〔《明》〕饮水不渴面黄：阳纲穴一壮。【批】针灸。

〔钱〕黄相似：身皮目皆黄者，黄病也，身痛膂背强，大小便涩，一身尽黄，面目指爪皆黄，小便如屋尘色，着物皆黄，渴者难治，此黄疸也。此一证多发于大病后。又有一证，不因病后，身微黄者，胃热也。大人亦同。又有面黄腹大，食土渴者，脾疳也。又有自生而身黄者，胎黄也。又书云：诸疸皆热，色深黄者是也，若淡黄兼白者，胃怯不和也。【批】诊。

栀子柏皮汤　治伤寒身黄发热。

栀子八枚　黄柏一两　甘草炙，半两

上水煎，去渣，温服。

犀角散　治小儿黄疸，一身尽黄。

犀角一两　茵陈　干葛　升麻　龙胆草　生地各半两　寒水石七钱半

上㕮咀，白水煎服。

一方　治小儿忽发黄，面目皮肉尽干黄。以干葛汁和蜜调服。《袖珍方》无干葛，用瓜蒌。

连翘赤小豆汤　治小儿伤寒发热身黄。

麻黄　连翘　甘草　生姜　赤小豆　生梓白皮各二两　杏仁四十个　大枣十二个

上㕮咀，水煎服。一方，生小麦苗，捣汁服之，立效。

消食丸　治小儿脾胃不和。常服宽中快气，消乳食，正颜色。

砂仁　陈皮　三棱　蓬术　神曲炒　麦芽炒　香附米泔浸，炒　枳壳　槟榔　乌梅各半两　丁香二钱半

上为末，面糊丸如绿豆大，食后，紫苏汤下二三十丸。

茯苓渗湿汤　治小儿黄疸，寒热呕吐，而渴欲饮水，身体面目俱黄，小便不利，不得安卧，不思食饮。

茯苓五分　泽泻三分　茵陈六分　猪苓　黄芩　黄连　山栀　防已　白术　苍术　陈皮　青皮　枳壳各二钱

上㕮咀，水煎，徐徐温服。

〔丹〕治小儿吐泻，黄疸。

三棱　蓬术　青皮　陈皮　神曲　麦芽　黄连　甘草　白术　茯苓各等份

上为末，温水调服，若伤乳食吐泻加山楂；时气吐泻加滑石；发热加薄荷。

瓜蒂散　治小儿忽发心满坚硬，脚手心热，变为黄疸。不急治，则杀人。【批】搐鼻法。

瓜蒂七个　赤小豆七粒　秫米七粒

上为末，用一字，吹两鼻内，令黄水出。余末尽水调服之，得吐出黄水即愈。一方，瓜蒂一两，赤小豆四两，为末，每服一钱，温水调服。药下即卧，当吐清黄汁为效。虚者不宜服。

腹痛

〔汤〕小儿腹痛曲腰，干哭无泪，面青白，唇黑，肢冷，为盘肠内吊。凡有此证，急煎葱汤淋洗其腹之，葱熨脐腹间。良久，尿自痛中出，其疼立止。续次服药。【批】曲腰干啼者为内吊。

乳香　没药各少许透明者，细研

上件，木香一块，于乳钵内磨，水一分，滚数沸，调乳、没末。

此药只一服效。

〔钱〕**钩藤膏**　治小儿腹中极痛，干啼后偃，名盘肠内吊。

乳香研　没药研　木香　姜黄各四钱　木鳖子仁二十一个

上先将后三味同为细末，次研入上二味，炼蜜和成剂，收贮。每一岁儿可服半皂子大，余以意加减。煎钩藤汤化下，无时。次用魏香散。

魏香散

蓬术半两　阿魏一钱

上先用温水化阿魏，浸蓬术一昼夜，焙干为末，每服一字或半钱，煎紫苏米饮，空心调下。

〔无〕**蒜乳丸**　治冷证腹痛夜啼。

大蒜一棵，慢火煨香熟，研烂　乳香另研，

五分

上研，为丸如芥菜子大。每服七粒，乳汁送下。

上四方，治寒腹痛，属盘肠内吊，其候曲腰干哭是也。

〔钱〕胃虚冷，面㿠白色，腹痛不思食，当补脾，益黄散主之。若不下利者，调中丸主之。益黄散治下利而痛也，调中丸涪不利而痛也。【批】不思饮食者为胃冷。

调中丸

白术　人参　甘草炒。各半两　干姜炮，四钱

上为细末，蜜丸如绿豆大。每服五七丸至十五丸，食前，温水下。海藏云：仲景理中例也。

当归散　凡小儿夜啼者，藏寒而腹痛，面青手冷，不吐乳是也，宜此方。服之效。

当归去芦头　白芍药　人参各一钱　甘草炙，五分　桔梗　陈皮各一钱

上㕮咀，煎五分，时时少服愈。

上三方，治寒腹痛，属胃虚，其候不思食是也。

热痛亦啼叫不止，夜发，面赤唇焦，小便赤黄，与三黄丸、人参汤下。三黄丸方见发热法。【批】面赤唇焦便黄为热痛。

〔丹〕腹痛夜啼。服牛黄丸如豆大，乳化吃之，于脐下书田字，立安。《圣惠方》

〔钱〕积痛，口中气温，面黄白，目无精光，或白睛多，及多睡畏食，或大便酸臭者，当磨积，宜消积丸。甚者白饼子下之。后和胃，用白术散。消积丸、白饼子方见癖。白术散方见消渴。【批】面黄白大便酸臭为积痛。

〔丹〕食积腹痛硬。必用紫苏、萝卜子之类。

〔世〕小儿好吃粽成腹痛。用黄连、白酒药等份，为丸服。

〔汤〕**三棱散**　治积气肚痛。

砂仁　甘草　益智炒，去壳　三棱　蓬术　青皮炒，各等份　为末，白汤点下。

虫痛，面㿠白，心腹痛。口中沫及清水出，发痛有时，安虫散主之。小儿本怯者，多此病。田氏云：虫痛，啼哭俯仰，坐卧不安，自按心腹，时时大叫，面无正色，或青或黄，唐白。又目无精色，口吐涎沫，此为虫痛。

〔钱〕**安虫散**　治小儿虫痛。

胡粉炒黄　鹤虱炒黄　川楝子去皮核　白矾枯，二钱半

上为细末，每服一字，大者五分，米饮调下，痛时服。

〔汤〕治虫动，痛极不可忍。用干漆半两，槟榔一枚生用，窑老一块，再煅细研，三件一处为末，空心热酒调，良久，取下虫，立愈，验。窑老，恐窑中煅过泥物也。

又方　用干漆一两，捣碎，炒令烟尽出，用新汲水入生麻油，空心调下。

〔钱〕**安虫丸**　治上中二焦虚，或胃寒虫动及痛。

干漆炒烟尽，二分　雄黄一分　巴豆霜一钱

上为细末，糊丸如黍米大，量儿大小服之。取东引石榴根煎下，或苦楝根，或芜荑汤下五七丸至二三十丸，发时服。

芜荑散　主治同前。凡小儿痛时，便高声啼叫，人中上鼻头唇口一时黑色，脉法当沉弱而弦，今反脉大，是虫症也。

白芜荑　干漆炒。各等份

上为细末，每服一字或五分，或一钱，米饮调下，发时服。

〔丹〕蛔虫。用苦楝根为君，佐以二陈汤煎下。

〔钱〕积痛，食痛，虚痛，大同小异。惟虫痛者当口淡而沫自出，治之随其症用药。虫与痫相似，小儿本怯故胃虚冷，则虫动而心痛，与痫症略相似，但目不斜，手不搐也，安虫散主之。

辛氏女子五岁，病虫痛。诸医以巴豆、干漆、硇砂之属治之，不效。至五日外，多哭而俯仰，睡卧不安，自按心腹，时大叫，面无正色，或青或黄，或白或黑，目无光而慢，唇白吐沫。

至六日，胸高而卧转不安。召钱至，钱详视之。用芫荑散三服，见目不除青色。大惊曰：此病大困，若更加泻，则为逆也。至次日，辛见钱曰：夜来三更果泻。钱于泻盆中看，如药汁，以杖搅之，见有元药。钱曰：此子肌厚，当气实，今证反虚，不可治也。辛曰：何以然？钱曰：脾虚胃冷则虫动，而今反目青，此肝乘脾。又更加泻，知其气极虚也。而元药随粪下，即脾胃已脱，兼形病不相应，故知死病。后五日昏笃，七日而死。

鹅　口

〔汤〕《巢氏病源》鹅口候者，小儿初生，口里白屑，满舌上如鹅口，故日鹅口。此乃胎热，而心脾最盛，熏发于口也。治用发缠指头，蘸井花水揩拭之。睡时，黄丹煅出火气，掺于舌上。葛氏方。如用前法，其舌上白屑不脱，可煮栗荻汁令浓，以绵缠指头拭之。若春夏无栗荻子，可煮栗木皮，如用井花水法。【批】胎热。

小儿初出腹，有连舌，下有膜如石榴子者，中膈连其舌下，后令儿言语不发，舌不转也。可以爪甲摘断之，微有血出，无害。若血出不止，烧发灰傅之，即止。

口　疮见心主热门

口　噤

〔田〕大人小儿，口噤不开，牙关紧者，诸药无效。天南星末一钱，脑子少许，相和研匀。用指蘸生姜自然汁，蘸药于左右大牙根上擦之，立开。【批】风痰为口噤。

〔丹〕初生口噤不开，不收乳。用赤脚蜈蚣，去足炙末，猪乳汁调下五分，三四服愈。

〔《圣》〕小儿生下七日口噤。牛黄些少，竹沥调下一字，以猪乳滴口中。

口噤搐鼻法。用郁金、藜芦、瓜蒂为末，水调搐之。

滞颐口角垂涎是也

〔肃〕清心导痰丸　治舌纵涎下。方见大人门。曾用甚妙。【批】热。

〔汤〕小儿滞颐者，多涎流出，积于颐上，此由脾胃冷，涎多故也。脾之液为涎，缘脾胃虚冷，不能制其津液，故流出于颐，法当补脾。按《内经》云：舌纵涎下皆属热。此恐汤氏之偏见，今两存之，以备参考。【批】寒。

张涣**温脾丹**　治滞颐效。

白术　青皮各半两　半夏曲　丁香各一两　干姜炮，半两

上为细末，糊丸如黍米大，一岁儿十丸，二岁二十丸，米饮下。

脐风撮口

〔钱〕小儿洗浴，拭脐不干，风入作疮，令儿撮口，甚者是胃虚，气不和，口频撮，调气益黄散主之。【批】脾。

赤脚金头蜈蚣一条　蝎尾四尾　僵蚕七条　瞿麦五分

上为末，先以鹅毛管吹豆大入鼻内，嚏喷啼叫可医，更用薄荷汤下。

〔钱〕**柏墨散**　治断脐后为水湿所伤，或裲裆湿气伤于脐中，或解脱，风冷所乘，致令小儿四肢不和，脐肿多啼，不能乳哺，宜速疗之。

黄柏　釜下墨　乳发烧。各五分

上为细末，每用少许，傅之。

〔丹〕脐风。湿盐二两，豉二合，杵成饼子如钱，炙热，熨脐上安。又，以黄柏末傅之。

〔姚〕小儿脐肿。桂心炙热熨之，日四五。

〔《秘》〕脐风疮。用年久东壁泥，研，傅之。

〔《圣》〕脐风久者成疮，不干，伏龙肝傅之。又，马齿苋，烧叶末傅之。《千金方》

〔《子母》〕治小儿脐赤肿，杏仁杵如脂，傅脐肿上。

〔《圣》〕治小儿脐中汁出不止并赤肿。用枯白矾，研细，傅之。

〔世〕治婴儿因剪脐伤外风，致疮不干，用白矾、煅白龙骨各等份，同为末，每用少许傅之。又方，绵烧灰，研细，每少许干掺之。

〔丹〕撮口。夜合花枝煮汁，拭口并洗，愈。

〔田〕撮口治法，用白僵蚕为末，蜜调涂儿谷道。又，牛黄一钱，竹沥一合。时时抹口中即瘥。

〔无〕小儿初生一七日内，忽患脐风撮口，百无一效，坐视其死，良可怜也。有一法，世罕知者，凡患此证，看儿齿银上有小泡子如粟米状，以温水蘸熟帛裹指，轻轻擦破，即开口便安，不药神效。

小儿初生，脐风撮口，诸药不效者，灸然谷，穴在内踝前起大骨下陷中，可灸三壮，针入三分，不宜见血，立效。【批】针灸。

〔《甲》〕脐风，目上插，刺丝竹空。

〔《明》〕脐肿：腰对脐骨节间。三壮。

〔世〕脐风撮口，在百日内不治。【批】诊。

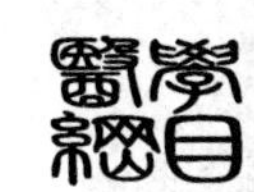

卷之三十九　小儿部

肺　主　燥

咳　嗽

〔钱〕嗽者，肺感微寒，八九月间肺气大旺，病嗽者其病必实，非久病也。其症面赤痰盛身热，法当以葶苈丸下之。若久者，不可下也。【批】八九月嗽痰盛者宜下。

葶苈丸　治乳食冲脾，伤风咳嗽，面赤痰盛，身热喘促。

甜葶苈去土，隔纸略炒　黑牵牛微炒　汉防己　杏仁去皮尖，炒，另研如膏。各一两

上为末，研入杏膏拌匀，蒸陈枣肉和，再捣为剂，丸如麻子大，每服五丸至七丸，淡生姜汤下，乳食后或临夜服，量儿加减。

〔洁〕**人参荆芥散**　治身热痰嗽，胸膈不利，宜下痰去热。

人参半两　荆芥穗一两　大黄二钱

上为细末，水煎，调槟榔、木香细末五分，轻粉一字，乳后服，如身热潮热，宜服清凉饮子去大黄，三服之后，一二日却入大黄服之，令疏利则愈，不可便动脏腑。

〔钱〕十一月十二月嗽者，乃伤风寒嗽也。风寒从背第三椎肺腧穴入，当以麻黄汤汗之。有热证面赤，饮水，痰热，咽喉不利者，宜以甘桔汤兼治之。若五七日，其证身热，痰盛唾粘，加减三拗汤下之。【批】冬月嗽有表者宜汗。

麻黄去根节，三钱，水煮去沫，焙干　桂枝二钱　杏仁七个。去皮尖，炒黄，另研如膏　甘草炙，一钱

上为粗末，入杏膏拌匀，每服一钱，水六分，煎至四分，去渣，温服无时，以汗出为度，量大小加减。若自汗者，不宜服之。

百部丸　治小儿肺寒壅嗽，微喘有痰。

百部炒　麻黄去节。各三两　杏仁四十个，去皮尖，微炒，研入

上为末，熟枣子丸如皂子大。温水下二三丸，无时，日三四服。此本方也，仲景加松子仁五十个，蜜丸，更加胡桃肉含化大妙。一方加甘草二钱。

紫苏子散　治小儿咳逆上气，因乳哺无度，内挟风冷，伤于肺气，或小儿啼气未定，与乳饮之，与气相逆，气不得下。

紫苏子　诃子去核　杏仁去皮尖，炒　萝卜子　木香　人参去芦。各三两　青皮　甘草炒。各一两半

上为细末，每服二钱，水一盏，生姜三片，煎至五分，去渣，不拘时服，量儿加减。

有肺盛者，咳而后喘，面肿欲饮水。有不饮水者，其身即热。以泻白散泻之。若伤寒嗽咳，五七日无热证，而但嗽者，亦葶苈丸主之，后用化痰药。泻白散方见虚实法。【批】肺盛。

有肺虚者，咳而哽气，长出气，喉中有声，此久病也，以阿胶散补之。痰盛者先入脾，后以褊银丸微下之，涎退速即补肺，如上法。补肺法方见治虚实法。【批】肺虚。

〔洁〕**黄芪汤**　治小儿咳嗽喘逆，身热，鼻干燥者，是热入肺经，为客热，呷呀有声。

黄芪二两　人参二钱半　地骨皮五钱　桑白皮三钱　甘草二钱半

上㕮咀，水煎，放温，频频服之。

〔海〕涎嗽，四君子加杏仁、桑白皮等份，半夏曲减半，同煎。咳嗽，四君子末煎紫苏汤

调下。

〔洁〕咳嗽　肺之生病而成嗽，大抵秋冬则实，春夏则虚，更详五脏兼见之证，以辨虚实。若实则面赤饮水，身热，痰涎盛，涕唾稠黏，咽干不利，喘嗽，面肿，吐食，皆当先补脾，益黄散，后泻肝，泻青丸。若咯脓血，是肺痿也，用清肺散治之，若虚则面白脱色，气少不语，喉中有声，唾痰清利，法当阿胶散补之。若亡津液用白术散主之。【批】秋冬嗽为实春夏为虚。

〔钱〕治嗽大法，盛即下之，久即补之，更量虚实，以意加减。

褊银丸　治风涎膈实上热及乳食不消，腹胀喘粗。【批】膈实腹胀喘粗为实宜下。

巴豆去油膜皮心。研细，半两　水银五钱　黑铅二钱半，同水银炒结砂　麝香另研，五分　好墨火烧醋焠，研，八钱

上将巴豆末并墨再研匀，和入砂子麝香，陈米粥和丸如绿豆大，捻褊。一岁儿一丸，三二岁二三丸，五岁以上五六丸，煎薄荷汤放冷送下。不得化破，更量虚实加减，并食后服。虚人先以益黄散实脾，后以此方下之，下后补肺。

嗽而吐水或青绿水者，百祥丸下之。方见痘门。嗽而吐痰涎乳食者，白饼子下之。方见积门。

〔丹〕小儿痰嗽，必用吐法，详见喘条。【批】杂方。

〔世〕白附丸治咳嗽有痰。方见脾主湿门。

胜金方　治小儿咳嗽。蜂房二两，净洗，去蜂粪及泥土，以火烧为灰，每服一字，饭饮下。

〔罗〕**涂唇膏**　治襁褓小儿咳嗽吐乳，久不愈。石燕一味，为末，每用一捻，蜜少许，调涂儿唇上，日三五次，无时。

〔钱〕杜氏子五岁，自十一月病嗽，至三月未止。始得嗽而吐痰，乃外风寒蓄入肺经，令肺病嗽而吐痰，风在肺中故也。宜以麻黄散辈发散，后用凉药压之即愈。时医与朱粉丸、半夏丸、褊银丸诸法下之，其肺即虚而嗽甚，至春三月间尚未愈。召钱视之，其候面青而光，嗽而喘促，哽气，又时时长出气。钱曰：病困十已八九，然所以面青而光者，肝气旺也。春三月者，肝之位，肺衰之时也。嗽者肺之病，肺自十一月至三月，肺即虚痿，又再下之，脾肺子母俱虚，复为肝所胜，此为逆也，故嗽而喘促，哽气，长出气也。钱急与泻青丸泻之，后与阿胶散实肺。次日面青而不光，钱又用补肺，而嗽如前。又与泻肝，未已而又加肺虚，唇自如练。钱曰：此病必死，不可治也。何者？肝大旺而肺虚绝，肺病不得时而肝胜之，今三泻肝而肝病症不退，三补肺而肺病尤虚，此不久生，故言死也。此证于病秋者十救三四，春夏者十难救一，果大喘而死。【批】诊。

嗽脓血

〔钱〕有喘而咯脓血者，乃肺热。食后服甘桔汤。久嗽者肺亡津液，阿胶散主之。咳而痰实，不甚喘而面赤饮水者，可褊银丸下之。阿胶散即补肺散，方见治虚实法。褊银舫见前。【批】肺虚热。

甘桔散

桔梗米泔浸一宿，焙干　甘草炒。各二两

上为细末，每服一大钱，水一大盏，入阿胶半两，炮过，煎至五分，食后温服。

〔海〕甘桔汤，仲景少阴咽痛药也。孙真人治肺痈吐脓血，用生甘草加减二十余条。

〔丹〕小儿咯血。黑豆、甘草、陈皮煎服。

〔钱〕段齐郎子四岁，病嗽身热，吐痰数日而咯血，前医以桔梗汤及防己丸，治之不愈，涎上攻，吐喘不止，请钱氏，下褊银丸一大服上，复以补肺汤、补肺散治之。或问段氏子咯血肺虚，何以下之？钱曰：肺虽咯血，有热故也，久则虚痿。今涎上潮而吐，当下其涎。若不吐涎，则不甚便。盖吐涎能虚，又生惊也。痰实上攻，亦能发搐。故依法只宜先下痰，而后补脾肺，必涎止而吐愈，为顺治也。若先补其肺，为逆耳。此所谓识病之轻重先后为治也。

喘

〔洁〕肺虚则喘而少气，先益黄散，后补肺散。二方并见治虚实法。【批】喘而气少为肺虚。

〔钱〕京东转运使李公孙八岁，病嗽而喘满短气。医者言肺经有热，用竹叶汤、牛黄膏治之。三日加喘。钱氏云：此肺气不足，复有寒邪，即便喘满，当补肺脾，勿服凉药。李曰：医已用竹叶汤、牛黄膏。钱曰：何治也？前医曰：退热退涎。钱曰：何热之所作？曰：肺经热而生嗽，嗽久不除生涎。钱曰：本虚而风寒所作，何热也？若作肺热，何不治其肺而反调心？盖竹叶汤、牛黄膏治心药也。李师赧色。钱治愈。

〔洁〕肺实则喘而气盛，泻白散。方见治虚实法。【批】喘而气盛为肺实。

〔钱❶〕东都张氏孙九岁，病肺热咳嗽，他医以朱、犀、龙、麝、牛黄药治之，一月不愈。其证咳嗽喘急闷乱，饮水不止，全不能食，钱氏用使君子散、益黄散。张曰：本有热，何以又行温药？他医用凉药攻之，一月尚无效。钱曰：凉药久则胃寒不能食，小儿虚不能食，当与补脾，候饮食如故，即泻肺经，病必愈矣。服补脾药二日，其子欲饮食，钱以泻白散泻肺遂愈。张曰：何以不虚？钱曰：先实其脾，然后泻肺，故不能虚也。

〔云〕小儿结热上气喘者，四顺散，一名清凉饮子。

〔《本》〕治小儿哮啼。【批】寒实。

黄丹　砒霜

上各姜制为末，用枣肉为丸如麻子大。每服三丸，临卧，冷茶下。

〔丹〕痰嗽痰喘，并用涌法吐之。重剂，用瓜蒂散。轻剂，用苦参、赤小豆末，须虾虀汁调服之。【批】痰实。

〔世〕万金丹治哮，痰涎喘急。方见疟，大人通用。

〔汤〕治肺中风，多因嗽而始，但服嗽药，不能散其风邪，入于肺脏之络，其候喘急，面色青黄，目能认人，口不能言。医不能明其证，坐以待尽，不亦陋乎！绍兴王尚书女伴、老妪，得此病半月相继而死。庸医俱不能识，又张南轩亦得此疾而逝，医师满目环视而立待尽。余悔不得一见，岂非天命也哉。后有亲楼八哥之子病此症，是时乃一气之行，诸医皆言无术而退。子父来告急，但欲得别是何疾，亦不望其活矣。余往视之，尚留残喘，以橘皮、桑白皮、罂粟壳三件煎汤，化百部丸二服，急灸肺腧，其喘立定，而忽能言，继时索粥，自此生矣。呜呼！是病有法不遇余者多矣，可深惜哉！【批】肺中风。

〔《素》〕帝曰：乳子中风热，喘鸣肩息者，脉何如？岐伯曰：喘鸣肩息者，脉实大也，缓则生，急则死。通评虚实论。【批】诊。

马脾风

暴喘而用满也。

〔《田》〕暴喘，俗传为马脾风也，大小便哽，宜急下之，用牛黄夺命散，后用白虎汤平之。【批】实热。

牛黄夺命散　治小儿肺胀喘满，胸膈起急，两胁扇动，隐下作坑，两鼻窍张，闷乱嗽喝，声嗄而不鸣，痰涎潮塞，俗云马脾风。若不急治，死在旦夕。

白牵牛　黑牵牛各一两，半生半熟　川大黄　槟榔各一两

上为细末，三岁儿每服二钱，冷浆水调下。涎多加腻粉少许。无时，加蜜少许。

无价散　治风热喘促，闷乱不安，俗谓之马脾风。

辰砂二钱半　轻粉五钱　甘遂面裹煮，焙干，一钱半

上为细末，每服一字，用温浆水少许，入滴

---

❶ 钱：原书作“温冷用药”。与前后体例不一，按本段内容出自《小儿药证直诀》，故改。

油一点，挑药在上，沉下去，却以浆水灌之，立效。

又一法 小儿喘胀，俗谓之马脾风，又谓之风喉者。以草茎量病儿手中指里近掌纹至中指尖截断，如此二茎，自乳上微斜直立两茎于梢尽头，横一茎，两头尽头，点穴灸三壮，此法多曾见愈。【批】针灸。

〔世〕马脾风在百日内者，不治。【批】诊。

悲哭

〔《本》〕治小儿拗哭，龙齿散。【批】心肺。

龙齿 蝉壳去翅足泥土 钩藤有钩子者 羌活 茯苓 人参各等份

上为末，每服一大钱，煎六分，去渣，温热服。

〔子和〕一小儿悲苦，弥日不休，两手脉弦而紧。戴人曰：心火甚则乘肺，肺不受其屈，故哭。肺主悲。王太仆云：心烁则痛甚，故烁甚悲亦甚。先令浴以温汤，渍形以为汗也。肺主皮毛，汗出则肺热散，浴止而啼亦止矣。仍命服凉膈散加当归、桔梗，以竹叶生姜朴硝伺煎服，泻膈中之邪热。

〔钱〕小儿惊啼，邪热乘心也，当安心，安神丸主之。

〔丹〕小儿蓦然忽大啼作声者必死，此火大发则虚其气故也。【批】诊。

夜啼

〔无〕小儿夜啼有四证：一曰寒，二曰热，三曰重舌口疮，四曰客忤。寒则腹痛而啼，面青白，口有冷气，腹亦冷，曲腰而啼，此寒证也。热则心躁而啼，面赤，小便赤，口中热，腹暖，啼时或有汗，仰身而啼，此热也，若重舌口疮，要吮乳不得，口到乳上即啼，身额皆微热，急取灯照口，若无疮，舌必重也。客忤者，见生人气忤犯而啼也。各随证治之。【批】大法。

蒜乳丸治腹痛夜啼。当归丸治脏寒腹痛。二方见腹痛。【批】腰面青白而啼为寒。

〔田〕**五味子散** 治小儿夜啼，及腹痛，至夜辄剧，状似鬼祟。

五味子 当归 赤芍药 白术各半两 茯神 陈皮 桂心 甘草炙。各二钱半

上为粗末，水煎，量儿大小加减。

〔钱〕三黄丸治腹热痛，夜啼，面赤唇焦，便赤，用人参汤吞下。热痛腰不曲，肢不冷也。【批】仰身面赤而啼为热。

〔无〕**灯花散** 治热证心燥夜啼。

以灯花三四颗，研细，用灯心煎汤调涂口中，以乳汁送下，日三服。一法，用灯花涂乳上，令小儿吮之。无灯花，用灯心烧灰亦妙。又一法，灯花七枚，硼砂一字，辰砂少许，研细，蜜调，抹唇上，立安。

〔丹〕小儿夜啼

人参二钱半 黄连一钱半 甘草炙，五分 竹叶廿片 生姜一片 水煎服。

〔《澹寮》〕龙齿散治小儿夜啼不止。方见拗哭，即上《本事》龙齿散，但无羌活一味。

〔世〕又方 蝉蜕二七枚，去足，为末，入朱砂一字，蜜调送下。

〔丹〕马齿烧研细，傅乳上吮之，妙。小儿夜啼，黄连姜汁炒，甘草、竹叶煎服。

〔世〕治小儿夜啼，青黛半钱，细研，清水调下。【批】口疮重舌夜啼。

〔无〕蒲黄散治小儿重舌。方见舌。牡蛎散治小儿口疮。方见疮。

治客忤夜啼法，用本家厨下烧残火柴头一个，以火焦头为上，朱书云：吾是天上五雷公，将来作神将，能收夜啼儿，一缚永不放，急急如太上老君律令勅，书了，勿令儿知，立在床下，倚床前脚里立之，男左女右，效。【批】客忤夜啼。

〔明〕夜啼，灸中冲，一壮即止。【批】针灸。

喑

〔世〕**通关散** 治小儿惊风已退，只是声哑不能言，百药不效者。【批】热痰。

以大天南星一个，炮为末，每服一钱，猪胆汁调下，入喉能便言语。

鼻

〔丹〕治小儿赤鼻。

雄黄 黄丹等份 用无根水调傅。

或用菖蒲半叶，酒蒸为末，调服，解食毒。无根水者，天落雨水，用碗盛之者是也。

辛夷叶先焙干，一两 细辛 木通 白芷 木香各五钱 杏仁去皮尖，一钱

上为细末，用杏仁泥、羊骨髓、猪脂各一两，同诸药和匀，以瓦石器中熬成膏，赤黄色为度，于地上放冷，入脑麝各一钱，拌匀。每用少许，涂囟上并鼻中，神效。

龟胸

〔钱〕肺热肠满，攻于胸膈，即成龟胸。【批】热。

〔圣〕治龟胸方。

大黄炒，一钱 天门冬去心，焙 百合 杏仁去皮尖，炒 木通 桑白皮蜜炙 甜葶苈炒 川朴硝各半两

上为末，炼蜜丸如芡实大，温水食后化下，三岁以上化二丸。

〔丹〕治小儿龟胸。

苍术 黄柏酒炒 芍药酒炒 陈皮 防风 山楂 威灵仙 加当归

又利后，加生地黄。为末，炼蜜丸。食后，温水下。

〔田〕小儿龟胸，缘肺热胀满攻胸膈所生。又缘乳母食热面五辛，转更高起。宜灸两乳前各一寸五分上两行三骨罅间六处各三壮，炷如小麦大。春夏从下灸上，秋冬从上灸下。若不依此法，十灸不愈一二也。【批】针灸。

龟背

〔钱〕儿生下血风入脊，逐于骨髓，即成龟背。治之以龟尿擦胸骨。取龟尿法，当以莲叶，安龟在上，后用镜照之，其尿自出。【批】杂方。

〔《圣》〕小儿龟背，由令儿坐早，有客风吹入脊骨，而入于骨髓，故使背高如龟之状也。虽有药方，多成痼疾，以灸法为要。当灸第三椎骨节下两傍各一寸半肺腧穴，又第五椎骨节下两傍各一寸半心腧穴，又第七椎骨节下两傍各一寸半膈腧穴，以小儿中指节为一寸，艾炷如小麦大，三五壮，即止。此法累用，十有一二得效，亦无全效之功。【批】针灸。

〔世〕龟背在百日内不治。【批】诊。

脱肛

〔汤〕治大肠虚弱，肛门脱下。【批】涩可去脱。

龙骨 诃子煨去核。各一两 没石子大者，二枚 罂粟壳去核，醋涂，炙，二钱

上为末，白汤点服，仍用葱汤熏洗，令软，款款以手托入，用新砖瓦一片，烧红，以醋烧之。气上，即用脚布叠数重压定，使热气上透，不可过热。令病者以臀坐于布上，如觉布温，逐旋减之，以常得温热为度。并常服前药。

〔洁〕**五倍子散** 治小儿脱肛。

五倍子 地榆各等份

上为细末，每服半钱或一钱，空心米饮调下。

〔钱〕**赤石脂散** 治小儿因痢后努躽气下，推出肛门不入。躽用力努腹也。

真赤石脂 伏龙肝各等份

上为细末，每用五分傅肛头上，频用按入。

〔世〕治小儿脱肛。用五倍子为末，量多少掺患处，以物衬手揉入，切忌食发风毒物。

〔田〕脱肛治法：用蒲黄一两，猪脂二两，炼猪脂和蒲黄成膏，涂肠头上，即缩入。

〔无〕**水圣散**　治小儿脱肛不收。

用浮萍草不以多少，杵为细末，干贴患处。

〔丹〕脱肛。用东北方陈壁泥土，汤泡，先洗下，后熏上。又方见脱囊条。【批】洗法。

〔田〕小儿脱肛泻血，秋深不痊，灸龟尾一壮，炷如小麦大，脊端穹骨也。小儿脱肛者，灸脐中三壮。小儿脱肛，久不瘥，及风痫中风，角弓反张，多哭，言语不择，发无时节，盛即吐沫者，取百会一穴灸七壮。在鼻直入发际五寸，顶中央旋毛中可容豆，炷如小麦大。【批】针灸。

〔《明》〕治久痢脱肛。见痢门

肛　痒

《丹》治小儿蛲虫攻下部痒。取扁竹叶一握，切，以水一升，煎取五合，去渣，空腹饮之。虫即下，用其汁煮粥亦佳。《心镜》【批】杂方。

治虫状如蜗牛，食下部痒。取扁竹叶一握，水二升，煮熟。五岁儿空腹服五合，隔宿不食，明日早食之，尤佳。杨氏《产乳》

肾主虚寒

解　颅

〔丹〕小儿解颅，乃是母气血虚与热多耳。用，四君子、四物。有热，加酒炒黄连、生甘草煎服，外以绵束紧，用白蔹末傅之。【批】虚。

〔田〕解颅治法，宜用生地散。

〔钱〕解颅，生下而囟不合者，肾气不威故也，长必少笑，更有目白睛多，㿠白色，瘦者，多愁少喜也。

〔汤〕解颅者囟大，头缝不合如开解，故曰解颅，此由肾气不成故也。肾主骨髓，而脑为髓海，肾气不成，则脑髓不足，故不能合也。凡得此者，不过千日，其间亦有数岁者，乃废人也。人之无脑髓，如木无根，古人虽有良方，吾所以不录者，劳而无功也。亦不可束手待毙，宜依钱氏补肾，万一有可生之理。补肾地黄丸方见劳瘵。

〔钱〕**天南星散**　治颅开不合，鼻塞不通，天南星大者，微泡去皮，为细末，米醋调绯帛上，帖囟上，炙手频熨之，立效。【批】杂方。

〔无〕**三辛散**　治小儿骨应合而不合，头骨开也，名曰解颅。

细辛　桂心各半两　干姜七钱半

上为末，以姜汁和傅颅上帖之，儿面赤即愈。

又方　用蛇蜕炒焦为末，用猪颊车中髓调傅顶上，日三四度，曾有人作头巾裹遮护之，久而自合，亦良法也。

〔《明》〕囟门不合：脐上、脐下各五分。二穴各灸三壮，灸疮未发先合。【批】针灸。

〔世〕父精不足，则解颅，眼白多。【批】诊。

囟　填

汤氏，小儿囟填，其囟高大如物填在上，汗出，毛发黄而短是也。若寒气上冲则牢鞕，头垤起肿硬曰牢。鞕，音昂。热气上冲则柔软。又小儿脏腑积热，气上冲于脑，亦致囟填，而又肝气盛，风热冲上而成水候也。《玉环集》歌曰：囟门肿起定为风，此候应须也不中，或若加坑如盏足，七日之间命必终。【批】诊。

行迟齿迟发迟

〔汤〕小儿禀受血气不足者，则髓不满骨，故软弱而不能行。肾主髓，治法当用钱氏补肾地黄丸，加鹿茸、五加皮、麝香，则髓生而骨强，自然行矣。外甥黄虬知录之子，三岁不能行，遂合此方服之有验。【批】虚。

〔无〕**五加皮散** 治小儿三岁不能行者，由受气不足，体力虚怯，腰脊脚膝筋骨软，足故不能行。【批】行迟。

用真五加皮为末，粥饮调，次入好酒少许，每服一栗壳许，日三服效。

〔钱〕**羚羊角丸** 补肾肝，五六岁不能行。

羚羊角 虎胫骨醋炙黄 桂枝 生地 黄芪 防风 当归 白茯苓 酸枣仁炒。各等份

上为细末，蜜丸皂子大。食后温水化下，久服取效。

〔汤〕**芎黄散** 治小儿齿不生。

大川芎 生地各半两 山药 当归 甘草炙。各一分

上焙为末，热汤调服。用搽齿脚。

〔本〕尿坑中竹木，主小儿齿不生，正旦刮屑涂之，即生。

〔汤〕**香薷煎** 治小儿白秃不生发，燥痛。

陈香薷二两 胡粉一两 猪脂半两

上用水一大盏，煎香薷取汁三分，去渣，入胡粉、猪脂相和合匀，涂于头上，日频用之。

〔《肘》〕治小儿头生白秃，发不生。用椿楸树叶心，取汁傅之，大效。

〔钱〕小儿长大不行，行则脚细，齿久不生，生则不固；发久不生，生则不黑，皆属气血虚也，宜大剂补之。

聤耳

〔田〕**红玉散** 治小儿脓耳。【批】杂方。

枯白矾 干胭脂 麝香各一钱

上同研匀，先以绵裹枚子捻净掺之。

〔汤〕**龙黄散** 治小儿停耳，汁出不止。

枯白矾 龙骨末 黄丹炒。各半两 麝香一钱

上同研细，先以绵杖子搌脓水尽，用散一字半，分为两处，吹入耳内，日二次。

〔丹〕停耳。硫黄末傅之，日一夜一，妙。

《秘要》用蛐蟮灰末吹入立效。有疮者，傅之。孙真人方同。

呵欠

呵欠，面赤者风热也，面青者惊风也，面黄者脾虚惊也，多睡者内热也，气热者伤风也。【批】诊。

额黑唇青为寒

〔垣〕**补阳汤** 初冬间，一小儿二岁，大寒证，明堂青脉，额上青黑，脑后青络高起，唇青，舌上白滑，喉鸣而喘，大便微青，耳尖冷，眼涩，常常泪下出，仍多眵，胸中不利，卧而多惊，无搐即寒。

柴胡三钱 升麻二钱 麻黄三钱 吴茱萸五分 地龙五钱 蝎梢少 生地五分 归身三钱 甘草炙。一钱 黄芪二分 黄柏一钱 陈皮一分 葛根 连翘各一钱

上为粗末，作一服，水一盏，煎法如常，乳食后，热服。始渐喜睡，精神出，气和顺，乳食旺。

〔钱〕血气虚怯，为冷所乘，则唇青。【批】诊。

杂 病

寒 热

〔汤〕食积，寒热如疟，渴泻气急，要合地卧，此候先当取下积，只用平胃散，次常服进食丸。平胃散方见大人泄泻，进食丸方见癖。【批】食积。

〔钱〕曹宜德子三岁，面黄，时发寒热，不欲食而饮水及乳不止。众医以为潮热，用牛黄丸不愈，及以止渴干葛散服之，反吐。钱曰：当以

白饼子下之，后补脾，乃以消积丸磨之，此乃解也。后果愈。何以故？不食但饮水者，食伏于脾内不能消，致令发寒热。用止渴药吐者，药冲脾故也。故下之即愈。

〔子和〕高巡检子八岁，病热，医者皆为伤冷，治之以热药，欲饮冰水，禁而不与，内水涸竭，烦躁转生，前后皆闭，口鼻俱干，寒热往来，咳嗽时作，遍身无汗。又欲灸之，适遇戴人。戴人责其母曰：重裀厚被，暖坑红炉，儿已不胜其热，尚可灸乎？其母谢以不明。戴人令先服人参柴胡饮子。连进数服。下烂鱼肠之类，臭气异常。渴欲饮水，听其所欲，冰雪冷水，连进数杯。节次又下三四十行，大热方去。又与通膈丸、牛黄丸复下十余行，儿方大痊。前后约五十余行，略计所用冰雪水饮至一斛，向灸之当何如哉。【批】实热。

疟

治小儿疟疾，多与大人同法，以出汗为瘥，宜桂枝、柴胡、麻黄、参、芩等辈。又视其病食病痰，以意消息之。大抵多是饮食不节得之，须以消导为先可也。

〔世〕**万金丹** 治大人小儿疟并哮，痰涎喘急。【批】湿痰。

黑豆四十九粒，信一钱。先以黑豆浸去皮，端午日以乳钵研细拌匀，作一小丸之，黄丹为衣，阴干，治哮冷，茶清吞一丸。治疟，空心井花水吞一丸，忌热物荤腥一月。如食热物即吐。

〔汤〕治瘅疟但热不寒方 用黄丹煅通红，临发蜜汤调下，能饮酒，用酒调。一法，专服小柴胡汤，次服人参前胡汤。【批】寒热。

草果饮 治寒多热少，手足厥冷，遍身浮肿，肚腹疼痛。

厚朴姜制 青皮 草果 藿香 甘草炙 丁皮 神曲 良姜 半夏曲

等份，㕮咀，姜、枣煎，空心服。

治久疟，露星散。

秦艽 柴胡 白术 白茯苓 槟榔 常山 黄芩 甘草炙 半夏曲 官桂

上等份，㕮咀，酒、醋一半煎，露一宿，次日早，取再温，滤去渣服。陈舍人令嗣久疟，服验。

小柴胡汤 治小儿疟疾，往为寒热。

人参 半夏 柴胡 黄芩 甘草各等份上咀，姜三片。枣一枚，煎服。

青皮汤 治小儿疟疾作，浮肿，兼寒热不退，饮食不进。

白术 茯苓 厚朴 青皮 陈皮 半夏 大腹皮 槟榔 三棱 蓬术 木通 甘草各等份

上㕮咀，每服三钱，姜水煎服。

养胃汤 治外感风寒，内伤生冷，温中快膈，能辟山岚瘴气。寒疟，脾胃虚寒，呕逆恶心，并宜服之。

苍术 厚朴 半夏 藿香 草果 人参 茯苓 甘草 陈皮

上㕮咀，每三钱，枣子、乌梅各一枚，同煎，食前热服。

鬼哭散 止疟疾久不愈者效。

常山 大腹皮 白茯苓 鳖甲醋炙

上㕮咀，每服三钱，桃、柳枝各七寸同煎，临发时服，略吐出涎效。

鳖甲饮子 治疟久不愈，腹中结为癥瘕，名曰疟母。

鳖甲醋炙 白术 黄芩 草果 槟榔 川芎 橘红 甘草 厚朴 白芍药各等份

上㕮咀，姜、枣煎服。

大腹皮汤 治小儿疟疾，用药太早，退热变作浮肿，外肾肿大，饮食不进。【批】疟浮肿。

大腹皮 槟榔 三棱 蓬术 枳壳 苍术制。各二两 甘草三钱

上㕮咀，每服三钱。加姜皮、萝卜子同煎。

四兽饮 治五脏气虚，喜怒劳逸不节，致阴阳相胜，结聚痰饮，发为疟疾。兼治瘅疟。

半夏 人参 白术 茯苓 草果 陈皮各

一两半　甘草二钱半

上㕮咀，加乌梅、枣子各一枚，生姜三片，每服三钱，煎服。

经效截疟丹　治疟母结癖，寒热无已。【批】截。

真阿胶汤泡研　雄黄各二钱半　朱砂一钱半

上研为细末，稀糊丸如桐子大。每服一丸，人参汤候冷空心服。瘴疟，桃枝汤冷服，临发时，磨一丸涂鼻口畔效。

〔《要略》〕疟脉自弦，弦数者多热，弦迟者多寒，弦小紧者宜下之，弦迟者可温之，弦紧者可发汗，浮大者可吐之，弦数者风发也，以饮食消息之。【批】诊。

〔《脉》〕疟脉自弦，微则为虚，代散则死。

〔《明》〕小儿疟久不愈，灸内庭　在足大指次指外间陷中，各一壮。　大椎　百会各随年壮。【批】针灸。

继　病

〔海〕小儿魃病，母有娠乳儿，有病如疟痢，他日亦相继腹大，或瘥或发，他人相近，亦能相继。北人未识其病。怀妊者取百劳鸟毛带之，又取其蹋枝鞭小儿令速语。《郑礼》注云：鵙，博劳也。《楚辞》云：在外见鸣鵙，言其鸣恶也。《白泽图》云：屋间斗不祥，即百劳也，以此治继病。《本草》云：百劳味平有毒，其毛用之，治小儿继病。【批】杂方。

〔圣〕治小儿生十余月后，母又有妊，令儿精神不爽，身体萎瘁，名为魃病。用伏翼烧灰细研，以粥饮调下五分。日四五服效，若炙令香熟，嚼哺儿亦效。即蝙蝠。

〔无〕《千金》论小儿有魃病者，是娠妇被恶神导其胎中，妒疾小儿，令生此病。魃亦小鬼也。其证微微下利，寒热往来，毫毛发鬓鬇鬡不悦者是也。宜服龙胆汤。凡妇人先有小儿未能行，而母更有娠，使儿饮此乳，亦作魃也。令儿黄瘦骨立，发热发落。

龙胆汤　治婴儿出腹，血脉盛实，寒热温壮，四肢惊掣，吐观者。若已能进哺，中满食不消，壮热，及变蒸不解，中客人鬼气，并诸惊痫，方悉主之。

龙胆草　柴胡　黄芩　桔梗　钩藤皮　芍药　甘草炙　茯苓各二钱半　蜣螂二枚　大黄煨，一两

上为锉散，以水一升，煮取五合为一剂，十岁以下小儿皆可服。若儿生一日至七日，分一合为三服；八日至十五日，分一合半为三服；十六日至二十日，分二合为三服；二十日至三十日，分三合为三服，皆以得下即止，此剂为出腹婴儿所作。若日月长大者，亦依此为例。必和客忤及有鬼气者，可加人参、当归各二钱半，一百日儿加一钱一字，二百日儿加二钱半，一岁加半两，余药皆仿此。

〔海〕生者为相继。死者为传尸。有脉而无气，谓之尸厥。有气而无脉，谓之行尸。丁奚、哺露、客忤、无辜，四异病也。阳易、阴易、百合、狐惑，四奇病也。【批】诊。

五硬五软

五硬　仰头取气动摇难，气壅疼连胸腹间，脚手心如冰冷硬，头仰为风命不还。吃食痓如何不长肌，肉少皮宽软自离，莫教泻痢当时作，灵药难医命必危。五岁孩儿不肯行，脚软气羸命不亨，细小不妨劳卫气，长大须应肉自生。宜用参芪等药，钱氏地黄丸治之。【批】诊。

上五硬即痉之属，经所谓暴强直，皆属于风是也。

五软即痿之属，治见痟杂条。

补遗方

至宝丹　疗卒中急风不语，中恶气绝，中诸物毒暗风，中热客毒，阴阳二毒，山岚瘴气

毒，蛊毒水毒，产后血晕，口鼻血出，恶血攻心，烦躁气喘，吐逆，难产闷绝，死胎不下。以上诸疾，并用童子小便一合，生姜自然汁三五滴，入于小便内，温过，化下三丸至五丸，神效。又疗心肺积热，伏热呕吐，邪气攻心，大肠风秘，神魂恍惚，头目昏眩，眠睡不安，唇口干燥，伤寒狂语，并皆疗之。【批】中风。

乌犀角研。生　朱砂研，飞　雄黄研　玳瑁屑研，生　琥珀研。各一两　麝香研　龙脑研。各一分　金箔五十片。半入药，半为衣　银箔五十片　牛黄五钱　安息香一两半，研，以无灰酒搅，澄，飞过，滤去沙土，慢火熬成膏

上将生犀、玳瑁为细末，入余药研匀。将安息香膏重汤煮，凝成后，入诸药中和搜成剂，盛不津器中，并旋丸如桐子大，用人参汤化下三丸至五丸。又疗小儿诸痫，急惊心热，卒中客忤，不得眠睡，烦躁，风涎搐搦。每二岁儿服二丸，人参汤化下。

桂苓甘露饮【批】咳唾血。

官桂　人参去芦　藿香各半两　茯苓去皮　白术　甘草炙　葛根　泽泻　石膏　寒水石各一两　滑石二两　木香一分

上为细末，每服一钱，白汤下，新水生姜汤亦可。

顺气散　消中，热在胃而能饮食，小便黄赤，以此下之。不可多利，微微利至不欲食而愈。【批】消渴。

朴硝制。一两　大黄四钱　枳实二钱

上㕮咀，每服八钱，水二盏，煎八分，去渣，通口服。

胶艾汤　治冲任虚损，月水过多，及妊娠胎动不安，男子腹痛下坠。【批】滞下。

阿胶炒　川芎　甘草炙。各二两　当归艾叶微炒。各三两　白芍药　熟地各四两

上锉，每服五钱，水一盏，酒六分煎至八分，去渣，稍热服，空心食前，日三服。甚者，连夜并服。

震灵丹　此丹不犯金石飞走有性之药，不借不燥，夺造化冲和之功。大治男子真元衰惫，五劳七伤，脐腹冷痛，肢体酸痛，上盛下虚，头目眩晕，心神恍惚，血气衰微，及中风瘫痪，手足不遂，筋骨拘挛，腰膝沉重，容枯肌瘦，目睛耳聋，口苦舌干，饮食无味，心肾不足，精滑梦遗，膀胱疝坠，小肠淋沥，夜多盗汗，久泻久痢，呕吐不食，八风五痹，一切沉寒痼冷，服之如神。及治妇人血气不足，崩漏虚损，带下，久冷胎藏无子，服之无不愈者。【批】滞下。

禹余粮火煅，醋淬　紫石英　赤石脂　代赭石如上法煅淬

以上四味，并作小块，入坩埚泥固济，候干，用炭一斤煅通红，火尽为度，入地出火毒二宿。

乳香另研　五灵脂去砂石　没药去石研。各二两　朱砂水飞过，一两

上件前后共八味，并为细末，以糯米轻煮糊为丸如小鸡头大，晒干，每一粒，空心温酒下，冷水亦得。常服镇心神，驻颜色，温脾肾，理腰膝，除尸疰、蛊毒，辟鬼魅邪疠，久服轻身。忌猪羊血，恐减药力。妇人醋汤下。孕妇不可服。极有神效。

驻车丸　治一切下痢，无问新久，及冷热脓血，肠滑里急，日夜无度，脐腹绞痛不可忍者。【批】滞下。

阿胶捣，砂炒如珠子，为末，以醋四升熬成膏　当归去芦。各十五两　黄连去须。三十两　干姜炮，十两

上为细末，以阿胶膏和，并手丸如桐子大，每服三十丸，食前，温米饮下，日三服。凡小儿服，丸如麻子大，更量岁数加减。

甘草干姜汤【批】泄泻。

甘草四两，炙　干姜二两，炮

上㕮咀，以水三升，煮取一升五合，去渣，分温再服。

干姜附子汤【批】暴厥。

干姜一两　附子一枚，生用。去皮

上二味，水煎，顿服。

茯苓丸　治臂痛如神。【批】臂痛。

赤茯苓　防风　细辛　白术　泽泻　官桂各半两　栝楼根　紫菀　附子　黄芪　芍药　甘草炙。各三分　生地　牛膝酒浸　山芋　独活　半夏酒浸　山茱萸各一分

上十八味，为细末，炼蜜为丸如梧桐大。每服十丸，温酒送下，食前。

当归四逆加茱萸汤【批】见血。

当归　桂枝　芍药　细辛各一两　通草　甘草各半钱　茱萸三钱

上水六盏，煎服。

升麻葛根汤【批】小儿痘出不快。

升麻　葛根　芍药　甘草等份

每服六钱，水一盏半，煎至八分，去渣服。寒多即热服，热多即寒服。

开胃丸　治干呕，气逆不止。【批】小儿吐泻。

半夏曲微炒，三两　人参一两半　白豆蔻去皮　陈皮去白，焙　白术各一两

上为细末，用生姜汁同枣肉和丸如桐子大，每服二十丸至三十丸，不拘时，用粥饮送下。

辰砂丸【批】小儿惊搐。

辰砂　麝香　牛黄各二钱半　半夏制　丁香　白附子　铁粉　天麻　南星制。各半两【批】小儿惊搐。

上为细末　煮粳米饮丸如麻子大。每服五丸，用荆芥汤，不拘时下。

软金丹又名圣力丹　治急慢惊风，五痫，瘛疭，头顶动摇，目睛上视或牵邪偏搐，背脊强直或反折如弓，口噤牙紧，或屈指如数，或温壮连绵，或服凉药过多，内生虚风。或因伤寒变搐发渴，或因吐痢生风为痫一切诸症。乳食不化，昏冒不省。凡此急候服之皆愈。但不喘急者此药必效，如已喘急者更须详虚实。苦涎实者，可同水银丸化下，此二药引化惊涎则潮搐立止；虚者但只服此药，即便服效。如儿涎热、风热有诸惊症者，服之即瘥。又治大人卒中风病，涎潮不省，此药神圣，救人不可具载。【批】小儿惊搐。

香墨各一钱　全蝎三十个　丁香一钱半　蟾酥一皂子大　牛黄另研　丹砂飞　雄黄飞　生犀镑研　半夏曲制　天麻　僵蚕炒　木香　蝉壳洗焙　使君子肉。各一分　肉果面裹煨　天南星炮　白附子炮。各三钱　腻粉一钱　螺青一两二钱　水银铅各三钱半，炒结砂用五钱　麝香一钱，研　龙脑半钱，研　白花蛇　乌蛇各取项后粗处肉，各一两。酒浸一宿，去皮骨，晒干不见火　附子一个，炮去皮脐。虚者用蜈蚣二条，赤足者生用　槟榔大二个

原方有大羸虫二十五个去壳，本草无考。

上逐旋入研细匀，用不蛀皂荚一铤，刮去皮弦，以好酒半升浸一宿，揉去渣取汁，入石脑油三钱，银石器内文武火熬数沸，放冷，别炼蜜少许，投内和诸药得所，大者丸枣大，小者皂子大，以金银为衣，每服一丸，金银薄荷汤化下。涎实者，同水银丸化下，量儿大小与服，神效。

水银丸　治急惊痰壅发搐，闷乱口噤。

水银一分。入枣肉少许，同研至无星　腻粉一钱，研　南星炮制，一分　全蝎微炒。一分

再研枣肉为丸，如黍米大。每服五七丸，乳香汤化下，无时量大小加减。

太乙神清丹　治客忤霍乱，腹痛胀满，尸疰恶气，颠狂鬼语，蛊毒妖魅，温疟，但是一切恶毒，无所不治。

丹砂　曾青　雌黄　雄黄　磁石各四两　金牙二两半

上六味，各捣绢下筛，惟丹砂、雌黄、雄黄三味以酸醋浸之。曾青用好酒于铜器中渍，纸密封讫，日中曝百日。经忧急五日亦得，无日以火暖之。然后各研令如细粉，以酸酢拌，使干湿得所，内土釜中，以六一泥固济，勿令泄气。干后安铁环施脚高一尺五寸，置釜上以

渐放火，无问软硬炭等皆得。初放火取熟两称炭各长四寸，置釜上待三分尽即益，如此三度，尽用熟火，然后用益生炭，其过三上熟火已外，皆须加火渐多，及至一伏时，其火已欲近釜，即便满就釜下益炭，经两度即罢，火尽极冷然后出之。其药精飞化凝著釜上，五色者上，三色者次，一色者下，但色光明皎洁如雪最佳。若飞上不尽，更令与火如前，以雄鸡翼扫取，或多或少不定，研和枣膏，丸如黍粒。治偏风，大风，恶疾，癫痫，疬疖，鬼打等最良。服法平旦空服一丸如黍米为度。其疟病积久，百方不瘥，又加心腹胀满上气，身面脚等并肿垂死者，服一丸吐即瘥，亦有不吐瘥者。若不吐复不瘥者，更服一丸半，仍不瘥者后日增半丸，渐服无不瘥，气亦定，当吐出青黄白物。其因疟两胁下有癖块者，亦当消除，若心腹不胀满者，可与一丸，日日加之，以知为度，不必专须吐。亦可一丸即瘥，勿并与服，亦可三日一服，皆须以意斟酌，量得其宜。或腹内有水便即下者，勿怪。若患疟日近精神健，亦可斟酌病人药性，并与两丸作一丸顿服之，皆至午后食，勿使冷，勿使热，豉浆粥任意食之。若病疟盗汗虚弱者，日服一丸，至三日吐即止。若患疟不汗，气复不流脚冷者，服一丸，至三日若不汗，气复脚即暖有润汗不止，三日吐即止。若患疟疾无颜色者，服药后三日即有颜色，亦有须吐差者，亦有服少许而差者，亦有杀药强人，服三四丸始觉药行者。凡人禀性不同，不可一概与之，但作黍米大服之为始，渐加以知为度。药力验壮勿并多服，特慎油面鱼肉蒜，当清净服之。若有患久不瘥，在床羸瘦，并腹胀满及肿，或下痢者多死。但与药救之，十人中或瘥三四人也。又癥瘕积聚，服一刀圭，以饮浆水送下。治诸卒死中恶客忤，霍乱腹满，体带五尸疰，恶风疰忤，大病相易，死亡灭门，狂癫鬼语，已死气绝，心上微暖者，扶起其头技开口，不可开琢去两齿，以浆饮送药，药下即活。诸久病者，日服一刀圭，覆令汗，汗出即愈。不愈者，不过再服，亦有不汗而瘥，复有不汗不愈者，服如上法加半刀圭，以瘥为度。常以绛囊带九刀圭散，男左女右，小儿击头上，辟瘴毒恶时气射公。小儿患，可以苦酒和之，涂方寸纸上，著儿心腹上，令药在上治之。亦有已死者，冬二日，夏一日，与此药服，得药下便活，若加金牙、磁石者，服至五服内，必令人吐逆下利，过此即自定。其药如小豆大为始，从此渐小，不得更大。大风恶癫，可二十服。偏风，疬疖、诸恶、风癫病等，亦可二十服，自余诸恶病者，皆止一二服，量人轻重强弱，不得多与。若欲解杀药，但烂煮食肥猪肉。服此药后，小应头痛，身热，一二日来大不能得食味，后自渐得气味，五日后便能食。若贪食过多者宜节之，若服药下闷乱，可煮木防己汤服之即定。凡言刀圭者，以六粟为一刀圭，一说云三小豆为一刀圭。

作土釜法

其法取两个瓦盆，各受二大斗许，以甘土涂其内令极干。又一法作一瓦釜，作一熟铁釜，各受九升。瓦在上，铁在下，其状大小随药多少，不必依此说。

作六一法泥法

赤石脂　牡砺　滑石　礜石　黄矾　卤土　蚯蚓屎各二两

上取酸酢以足为度，若无卤土以盐代之。先作甘土泥以泥，各别裹前黄矾等五种作团，裹之勿令泄气。以火烧周三日最好，一日亦得。出火破团取药，各捣碎绢筛，然后与蚯蚓屎，卤土等份，以酢和之如稠粥，既得好酢可用二分，酢一分水和用，取前瓦盆以此泥涂之。曾青如蚯蚓屎如黄连佳，世少此者，好昆仑碌亦得。瘥病。丹砂亦妙，粟砂亦得。旧不用磁石金牙今加之。用治万种恶风，神良。凡有患连年积岁不可治者，宜须合此一剂，皆以王相日天晴明斋戒沐浴如法合之。

述曰古之仙者以此救俗，特为至秘，余以大业年中数以和合，而苦雄黄、曾青难得。后于蜀中遇雄黄大贱，又于飞乌玄武大获曾青，蜀人不识。今须识者，随其大小但作蚯蚓屎者即是。如此千金可求。遂于蜀县魏家，合成一釜以之治病，神验，不可论。宿症风气百日服者皆得痊愈，故叙而述焉。凡雄黄皆以油煎九日九夜乃可入丹。不尔有毒，慎勿生病。丹必热毒不堪，服宜慎之。出《千金方》

卷之四十 《内经》运气类注

五运六气总论

黄帝问曰：天有五行御五位，以生寒暑燥湿风，人有五脏化五气，以生喜怒思忧恐。论言五运相袭而皆治之，终期之日，周而复始，予已知之矣。愿闻其与三阴三阳之候奈何合之？鬼臾区再拜稽首对曰：昭乎哉问也。夫五运阴阳者，天地之道也，万物之纲纪，变化之父母，生杀之本始，神明之府也，可不通乎？故物生谓之化，物极谓之变。阴阳不测谓之神，神用无方谓之圣。夫变化之为用也。在天为玄，在人为道，在地为化，化生五味。道生智，玄生神。神在天为风，在地为木，在天为热，在地为火，在天为湿，在地为土，在天为燥，在地为金，在天为寒，在地为水。故在天为气，在地成形，形气相感而化生万物矣。然天地者，万物之上下也。左右者，阴阳之道路也。水火者，阴阳之征兆也。金木者，生成之终始也。气有多少，形有盛衰，上下相召而损益彰矣。帝曰：愿闻五运之主时也何如？鬼臾区曰：五气运行，各终期日，非独主时也。帝曰：请问且其所谓也。鬼臾区曰：臣积考《太始天元册》文曰：太虚廖廓，肇基化元，万物资始，五运终天，布气真灵，总统坤元，九星悬朗，七曜周旋，曰阴曰阳，曰柔曰刚，幽显既位，寒暑弛张，生生化化，品物咸彰，臣斯十世，此之谓也。天元纪大论。【批】论运气相合而有盛虚损益之变。

此一章论五运六气之端，变化盛虚之始也。五运者，地之木火土金水，治政令于内者也。三阴三阳者，天之风热湿燥寒，治政令于外者也。帝问五运相袭而治者，其与三阴三阳外治之候如何合之？鬼臾区答五运阴阳之治，乃天地之道，万物之纲纪，变化之父母，生杀之本始，神明之府也。故其治也，物生谓之化，物极谓之变，阴阳莫测之谓神，神用无方谓之圣，其变化神圣谓之用。在天则为风热湿燥寒，三阴三阳之气，在地则风之气为木，热之气为火，湿之气为土，燥之气为金，寒之气为水，而成丑运之形。故在天之形与地相感而万物育，以为物生之化也。然天地者万物之上下，左右者阴阳之道路，此在天三阴三阳之气，右旋于外，以加地也。水火者阴阳之征兆，金木者生成之终始，此在五运之形，左转于内，以临天也。天上之气有多少，地下之形有盛衰，故天上多少之气，与地下盛衰之形相召而损益彰，以为物极之变也。其气之多与形之盛相召者益，益为交之盛也。气之少与形之衰相召者损，损为变之虚也。盖物生之化者，天地之常气，在五运曰平气，在六气曰常化也。物极之变者，天地之变气，在五运曰太过不及，在六气曰淫胜、反胜、相胜也。其变之盛者，则五运之太过，六气之淫胜也。其变之虚者，则五运之不及，六气之反胜、相胜也。凡此五运六气，所谓变化盛虚，经后篇千言万语，皆所以反覆发明，此四者学者当潜心以究之也。五运气行，各终期日，非独主时者，言木火土金水治政各终一岁之期日，不独治岁内六步之时令也。盖经于前篇但论五运，不及六气，但论主时，不及治岁，今始于此篇论五运六气相感相召而治，不独五运也。次论五运各治一岁，不独主时也。

帝曰：善。何谓气有多少，形有盛衰？鬼臾区曰：阴阳之气，各有多少，故曰三阴三阳也。形有盛衰，谓五行之治[1]，各有太过不及也。故其

---

[1] 治：原作“气”，据《素问·天元纪大论》改。

始也。有余而往,不足随之,不足而往,有余从之,知迎知随,气可与期,应天为天符,承岁为岁直,三合为治。帝曰:上下相召奈何?鬼臾区曰:寒暑燥湿风火,天之阴阳也,三阴三阳上奉之。木火土金水,地之阴阳也,生长化收藏下应之。天以阳生阴长,地以阳杀阴藏。天有阴阳,地亦有阴阳。木火土金水,地之阴阳也,生长化收藏,故阳中有阴,阴中有阳,所以欲知天地之阴阳者,应天之气,动而不息,故五岁而右迁;应地之气,静而守位,故六期而环会。动静相召,上下相临,阴阳相错,而变由生也。帝曰:上下周纪,其有数乎?鬼臾区曰:天以六为节,地以五为制,同天气者,六期为一备;终地纪者,五岁为一周。君火以明,相火以位,五六相合而七百二十气为一纪,凡三十岁;千四百四十气,凡六十岁,而为一周。不及太过,斯皆见矣。帝曰:夫子之言,上终天气,下毕地纪,可谓悉矣。余愿闻而藏之,上以治民,下以治身,使百姓昭著,上下和亲,德泽下流,子孙无忧,传之后世,无有终时,可得闻乎?鬼臾区曰:至数之机,迫迮以微,其来可见,其往可追,敬之者昌,慢之者亡,无道行私,必得夭殃,谨奉天道,请言真要。帝曰:善言始者,必会于终。善言近者,必知其远,是则至数极而道不惑,所谓明矣。愿夫子推而次之,令有条理,简而不匮,久而不绝,易用难忘,为之纪纲,至数之要,愿尽闻之。鬼臾区曰:昭乎哉问!明乎哉道!如鼓之应桴,响之应声也。臣闻之,甲己之岁,土运统之;乙庚之岁,金运统之;丙辛之岁,水运统之;丁壬之岁,木运统之;戊癸之岁,火运统之。帝曰:其于三阴三阳,合之奈何?鬼臾区曰:子午之岁,上见少阴;丑未之岁,上见太阴;寅申之岁,上见少阳;卯酉之岁,上见阳明;辰戌之岁,上见太阳;巳亥之岁,上见厥阴。少阴所谓标也,厥阴所谓终也。厥阴之上,风气主之;少阴之上,热气主之;太阴之上,湿气主之;少阳之上,相火主之;阳明之上,燥气主之;太阳之上,寒气主之,所谓本也,是谓六元。帝曰;光乎哉道!明乎哉论!请著之玉版,藏之金匮,署曰天元纪。天元纪大论【批】覆论阴阳相错上下相召而合之为周纪之数。

此一章覆论前章气有多少,形有盛衰,上下相召之义也。阴阳之气,各有多少者,夫三阴三阳之气,各分多少。阴多者太阴,次少者少阴,又次者厥阴也。阳多者太阳,次少者阳明,又次者少阳也。形有盛衰,谓五行之治,各有太过不及者,地五运之形,各有盛衰,土有大、少宫,金有大、少商,水有大、少羽,木有大、少角,火有大、少徵,而大者太过,少者不及也。上下相召者,天右旋之阴阳,加于地下,地左转之阴阳,临于天上,上下加临而相召,治岁步也。天之阴阳,风热燥湿寒,又增火为六数者,在天之热分为暑火二气,故三阴三阳各上奉之也。地之阴阳,木火土金水,亦增火为六数者,在地之火,分为君相二形,故生长北收藏各下应之也。其天之阴阳,下加地气,共治岁也,则应天之气,动而不息。盖地之治岁,君火不主运,惟五运循环,故天之六气加之,常五岁右余一气,与地迁移一位而动不息也。地之阴阳,上临天气,共治步也,则应地之气,静而守位。盖地之治步,其木君相土金水无殊,皆各主一步以终期,故其上临天之六气共治也。常六期齐,周复于始,治之步环会而静守位也。故治岁动者与治步静者相召,外旋上者与内运下者相临,则阴阳相错,而损益盛虚之变所由生也。天以六为节,地以五为制者,上下相召之数也。盖天之六气,各治一岁,故六期一备。地之六位,其君火以明,相火以位,故五岁一周。五六相合,凡三十岁为一纪,六十岁为一周,其间相错之阴,或气类同多而益为太过之盛者,或气类少而损为不及之虚者,斯皆可见其变也。甲己之岁,土运统之;乙庚之岁,金运统之;丙辛之岁,水运统之;丁壬之岁,木运统之,戊癸之岁,火运统之;地五位一周之数也。子午之岁,上见少阴热气;丑未之岁,上见太阴湿气;寅申之岁,上见少阳相火;卯酉之岁,上见阳明燥气;辰戌之岁,上见太阳寒气;巳亥之岁,上见厥阴风气者,天六期一备之数也。天地之数五,而火热居三,可见天地间热多于寒,火倍于水,而人之病化从可推也。

黄帝坐明堂，始正天纲，临观八极，考建五常，请天师而问之曰：论言天地之动静，神明为之纪，阴阳之升降，寒暑彰其兆。余闻五运之数于夫子，夫子之所言，正五气之各主岁耳。首甲定运，余因论之。鬼臾区曰：土主甲己，金主乙庚，水主丙辛，木主丁壬，火主戊癸，子午之上，少阴主之；丑未之上，太阴主之；寅申之上，少阳主之；卯酉之上，阳明主之；辰戌之上，太阳主之；巳亥之上，厥阴主之。不合阴阳，其故何也？岐伯曰：是明道也。此天地之阴阳也。夫推之可数者，人中之阴阳也，然所合，数之可得者也。夫阴阳者，数之可十，推之可百，数之可千，推之可万。天地阴阳者，不以数推，以象之谓也。帝曰：愿闻其所始也。岐伯曰：昭乎哉问也！臣览《天元册》文，丹天之气经于牛女戊分，黅天之气经于心尾己分，苍天之气经于危室柳鬼，素天之气经于氐亢昴毕，玄天之气经于张翼娄胃。所谓戊己分者，奎壁角轸，则天地之门户也。夫候之所始，道之所生，不可不通也。五运行大论。【批】论阴阳有不合者在于占象之所通。

此一章覆论前章五运六气所化阴阳之义也。其论五天之象所经星宿为运气之化，皆干与支同属者及连位者齐化也。土主甲己，及丑未之上太阴主之者，黅天之气经于心尾己分之象，而心尾者甲地，己分者中宫，故甲与丑连位，己与未同属，齐化湿土也。金主乙庚，及卯酉之上阳明主之者，素天之气经于亢氐昴毕之象，而氐亢者乙地，昴毕者庚地，故乙与卯同属，庚与酉同属，齐化燥金也。水主丙辛，及辰戌之上太阳主之者，玄天之气经于张翼娄胃之象，而张翼者丙地，娄胃者辛地，故丙与辰连位，辛与戌连位，齐化寒水也。木主丁壬，及巳亥之上厥阴主之者，苍天之气经于危室柳鬼之象，而危室者壬地，柳鬼者丁地，故壬与亥同属，丁与巳同属，齐化风木也。火主戊癸，及子午之上少阴主之、寅申之上少阳主之者，丹天之气经于牛女戊分之象，而牛女者癸地，戊分者中宫，故癸与子同属，戊与午连位，齐化火热也。干之甲乙属木位东，丙丁属火位南，庚辛属金位西，壬癸属水位北，戊己属土位中宫。支之寅卯配甲乙，巳午配丙丁，申酉配庚辛，亥子配壬癸。辰位东南，未位西南，戌位西北，丑位东北，为四维，属戊己。故乙卯同属木，丁巳同属火，己未同属土，庚酉同属金，壬癸亥子同属水也。甲寅位东之首，癸丑位北方尾，而甲丑连位，癸寅连位也。丙位南之首，辰位东之尾，而丙辰连位也。戊己位木火金水中间，在天地为门户，在四时为长夏，南连午，西连申，而戊己午申连位，故戊己无方位，而经独言戊分己分者，表章之也。辛戌皆位酉之尾，而辛戌连位也。独戊火连申夹未土于中，癸火连寅夹丑土于中者，盖湿土在中，火游行其间，在天居土前，在地居土后，而土火常相混也，故土旺长夏火热之内。丹溪深悟此理，发明湿热相火为病十居八九，及有湿郁生热，热久生湿之论，良以此也。其五天之象所经星宿分野，独当五运之干位，不及六气之支位者，盖干之与支，即根本之与枝叶，经言干则支在其中矣。故其化皆干与支之同属者，连位齐化者，是根本与枝叶同化者也。或曰近世独以五运之化为出五天之象；六气之化不言五天之象，但将正化对化立说。以土正化于未，对化于丑；金正化于酉，对化于卯；水正化于戌，对化于辰；木正化于亥，对化于巳；君火正化于午，对化于子；相火正化于寅，对化于申。又以未酉戌亥午寅之正化为实，无胜复；丑卯辰巳子申之对化为虚，有胜复。今子所释经文，一以运气之化，皆出五天之气，与彼说异者，何也？曰：经旨皎如日星，好事者凿此正化对化之说也。谨按经文帝悉陈五运之干，六气之支，一并设问，非独问五运，不及六气也。岐伯之答，亦以五天之象所经星宿，一并答五运之干六气之支，非独答五运而分出六支不答也。今何为不究经旨，擅将运气分作二义，妄撰正化对化异说，上乱圣经，下惑后学，而作轩岐之罪人也。至于胜复之说，经但以子午寅申辰戌六岁之纪，气化大而

先天无胜复，未闻未酉亥气化少者为实无胜复。以丑未卯酉

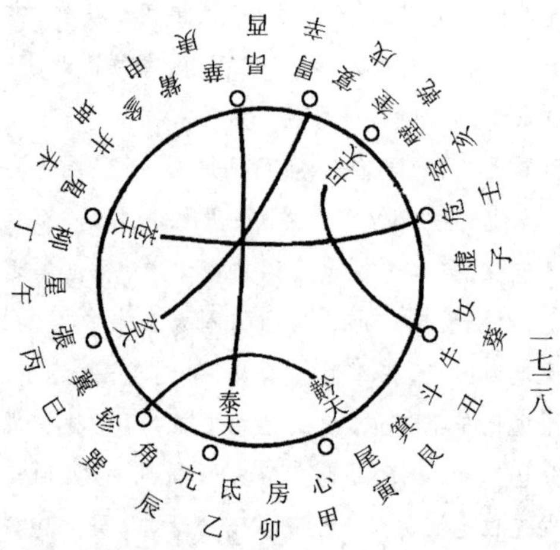

巳亥六岁之纪气化少而后天有胜复，未闻子辰申气化大者为虚有胜复也。

帝曰：善。论言天地者，万物之上下；左右者，阴阳之道路。未知其所谓也？岐伯曰：所谓上下者，岁上下见阴阳之所在也。左右者，诸上见厥阴，左少阴右太阳；见少阴，左太阴右厥阴；见太阴，左少阳右少阴，见少阳，左阳明右太阴；见阳明，左太阳右少阳；见太阳，左厥阴右阳明。所谓面北而命其位，言其见也。帝日：何谓下？岐伯日：厥阴在上，则少阳在下，左阳明右太阴；少阴在上，则阳明在下，左太阳右少阳；太阴在上，则太阳在下，左厥阴右阳明；少阳在上，则厥阴在下，左少阴右太阳；阳明在上，则少阴在下，左太阴右厥阴；太阳在上，则太阴在下，左少阳右少阴。所谓面南而命其位，言其见也。上下相遘，寒暑相临，气相得则和，不相得则病。帝曰：气不相得而病者何也？岐伯曰：以下临上，不当位也。帝曰：动静何如？岐伯曰：上者右行，下者左行，左右周天，余而复会也。帝曰：余闻鬼臾区曰，应地者静，今夫子乃言下者左行，不知其所谓也，愿闻何以生之乎？岐伯曰：天地动静，五行迁复，虽鬼臾区言其上候而已，犹不能偏明。夫变化之用，天垂象，地成形，七曜纬虚，五行丽地。地者，所以载生成之形类也。虚者，所以列应天之精气也。形精之动，犹根本之与枝叶也。仰观其象，虽远可知也。帝曰：地之为下否乎？岐伯曰：地为人之下，太虚之中者也。帝曰：凭乎？岐伯曰：大气举之也。燥以干之，暑以蒸之，风以动之，湿以润之，寒以坚之，火以温之。故风寒在下，燥热在上，湿气在中，火游行其间，寒暑六入，故令虚而化生也。故燥胜则地干，暑胜则地热，风胜则地动，湿胜则地泥，寒胜则地裂，火胜则地固矣。帝曰：天地之气，何经候之？岐伯曰：天地之气，胜复之作，不形于诊也。《脉法》曰：天地之变，无以脉诊，此之谓也。帝曰：间气何如？岐伯曰：随气所在，期于左右。帝曰：期之奈何？岐伯曰：从其气则和，违其气则病，不当其位者病，迭移其位者病，失守其位者危，尺寸反者死，阴阳交者死。先立其年，以知其气，左右应见，然后乃可以言死生之逆顺。帝曰：寒暑燥湿风火，在人合之奈何？其于万物何以生化？岐伯曰：东方生风，风生木，木生酸，酸生肝，肝生筋，筋生心。其在天为玄，在人为道，在地为化，化生五味，道生智，玄生神，化生气。神在天为风，在地为木，在体为筋，在气为柔，在脏为肝。其性为暄，其德为和，其用为动，其色为苍，其化为荣，其虫毛，其政为散，其令宣发，其变摧拉，其眚为陨，其味为酸，其志为怒。怒伤肝，悲胜怒，风伤肝，燥胜风，酸伤筋，辛胜酸。南方生热，热生火，火生苦，苦生心，心生血，血生脾。其在天为热，在地为火，在体为脉，在气为息，在脏为心。其性为暑，其德为显，其用为燥，其色为赤，其化为茂，其虫羽，其政为明，其令郁蒸，其变炎烁，其眚燔焫，其味为苦，其志为喜。喜伤心，恐胜喜，热伤气，寒胜热，苦伤气，咸胜苦。中央生湿，湿生土，土生甘，甘生脾，脾生肉，肉生肺。其在天为湿，在地为土，在体为肉，在气为充，在脏为脾。其性静兼，其德为濡，其用为化，其色为黄，其化为盈，其虫倮，其政为谧，其令云雨，其变动注，其眚淫溃，其味为甘，其志之思。思伤脾，怒胜思，湿伤肉，风胜湿，甘伤脾，酸胜甘。西方生燥，燥生金，金生辛，辛生肺，肺生皮毛，皮毛生肾。其在天为燥，在地为金，在体为皮毛，在气为成，在脏为肺。其性为

凉,其德为清,其用为固,其色为自,其化为敛,其虫介,其政为劲,其令雾露,其变肃杀,其眚苍落,其味为辛,其志为忧。忧伤肺,喜胜忧,热伤皮毛,寒胜热。辛伤皮毛,苦胜辛。北方生寒,寒生水,水生成,咸生肾,肾生骨髓,髓生肝。其在天为寒,在地为水,在体为骨,在气为坚,在脏为肾。其性为凛,其德凄怆,其用为藏,其色为黑,其化为肃,其虫鳞,其政为静,其令为寒,其变凝冽,其眚冰雹,其味为咸,其志为恐,恐伤肾,思胜恐,寒伤血,燥胜寒,咸伤血,甘胜成。五气更立,各有所先,非其位则邪,学其位则正,帝曰:病之生变何如?岐伯曰:气相得则微,不相得则甚。帝曰:主岁何如?岐伯曰:气有余,则制己所胜而侮所不胜;其不及,则己所不胜侮而乘之,己所胜轻而侮之。侮反受邪,侮而受邪,寡于畏也。五运行大论。【批】论天右转地左迁寒暑相临上下相遘气相得则和不相得则病。

此一章论天右旋于外,而寒暑六入以举其地,地受天六入以为五行左转,化生人物于天之中也。天地万物之上下,左右阴阳之道路者,天右旋六节之位也。上下,谓在上者司天之位,在下者在泉之位。左右,谓在上之左右者,天左间、右间之位;在下之左右者,泉左间、右间之位也。故天之三阴三阳,于其六位右旋。如巳亥岁上见厥阴,而左问少阴,右间太阳;至子午岁,厥阴右旋下降,则上见少阴,而左间太阴,右间厥阴,常如此逐岁自上旋降于右也。面北命其位,言其见者,谓司天之位在南而面北,命其左右,则西南为左间之位,东南为右间之位,而言其所见之阴阳也。厥阴在上,则少阳在下,而左间阳明,右间太阴;至厥阴右旋下降,而少阴在上,则阳明在下,而左间太阳,右间少阳。常如此随司天旋转也。面南命其位言其见者,谓地之位在北而面南,命其左右,则东北为左问之位,西北为右问之位,而言其所见之阴阳也。自天地万物之上下至此,独论天右旋之气也。上下相遘,寒暑相临,气相得则和,不相得则病者,言天之右旋绕地方位,而其气与地方位气相遘相临,其遘同类,相生之气则和;不同类,相制之气则病也。或气虽同类相得亦病者,惟相火临于君火,为不当位故也。经下篇云:君位臣则顺,臣位君则逆,逆则病近害速者是也,动静何如者,帝谓天动能临于地,地静不能临天,而难上下相遘,寒暑相临之语也,岐伯答上者右行,下者左行,则知天常于上自右降东南而旋回以临地,地常于下自左升东北而循显明,木君相土金水之位,循环临天而皆动也。故左右临动,各皆周天,过则复相会也。然天之右行,即历家退度之右行,其实皆如地之左,行,而东升西降也。应地者静,帝复难下者左行之言也。岐伯答天地之体,动静虽殊,而其用之变化,在地则五行丽地而载生成之形类运于内,在天则七曜纬虚而列应天之精气运于外,其形类与精气之相随运动,犹根本之与枝叶,同乎一气而不殊,故但仰观七曜之象,周旋虽远,可知其动也。自上下相遘至此,通论天右旋地左转之气也。地之为下否乎者,帝谓天象周旋,皆转于地下。而地居其上,今曰下者左行,则地之左行为下,得非否乎?岐伯答地为人之下,太虚之中者,则上下之义始明矣。盖以其所属言之,则司天在泉之气属天者为上,五行之属地者为下,以其所在言之,则司天者为上,在泉者为下,而地之五行居中。岐伯以所属言之,故曰下者左行;帝以所在言之,故难地之左行非下也。凭,附也。地居太虚之中何所凭附而不坠也。大气举之,谓风寒暑湿燥火六节大气旋转于外,任持其地而干蒸动润坚湿以入其体也。故其入也,风寒在下,而风居东寒居北,燥热在上,而燥居西热居南,湿气在中而居中央,火于未入之前在湿上,已入之后在湿下,而游行上下之间也。自地之下至此,原地气一皆本乎天也。候,诊候也。言天地之气及胜复之作,统贯六位,难以诊候,唯问气偏治一位。故可随其所在,期之于尺寸左右也。凡期之之法,阳之所在,其脉应,阴之所在,其脉不应。故北政之岁,人气面北而寸北尺南,地左间之气在右寸,右间之气在左寸,天左间之气在左尺,右间之气在右尺。所以少阴在泉，则左间太阴，右间厥阴，而两寸俱不应。厥阴在泉，则左间少阴，而右寸不应。太阴在泉，则右间少阴，而左寸不应。少阴司天，则左间太阴，右间厥阴，而两尺俱不应。厥阴司天，则左间少阴，而左尺不应。太阴司天，则右间少阴，而右尺不应也。南政之岁，人气面南而寸南尺北，天左间之气在右寸，右间之气在左寸，地左间之气在左尺，右间之气在右尺。所以少阴司天，则左间太阴，右间厥阴，而两寸俱不应；厥阴司天，则左间少阴，而右寸不应；太阴司天，则右间少阴，而左寸不应，少阴在泉，则左间太阴，右间厥阴，而两尺俱不应。厥阴在泉，则左间少阴，而左尺不应；太阴在泉，则右间少阴，而右尺不应也。从其气则和者，阴阳各当尺寸本位也。违其气则病者，阴阳或不当其位，或迭移其位，或失守其位，或尺寸反，或阴阳交也。不当其位者，谓阴阳之见，不当尺寸本位也。迭移其位者，谓阴阳迭皆移转一位也。假如南政少阴司天，阴皆在寸，阳皆在尺，迭皆左转者，则阴皆移左而左不应，阳皆移右而右应；迭皆右转者，则阴皆移右而右不应，阳皆移左而左应之类是也。失守其位者，谓本位他位皆失守不见也。如阴失守则尺寸皆无阴，阳失守则尺寸皆无阳，非如迭移而相反相交见于他位也。尺寸反者，假如北政，少阴司天，阳在寸，阴地尺，而阳反见尺，阴反见寸之类是也。阴阳交者，假如北政太阴司天，阳在左，阴在右，而阳反见右，阴反见左之类是也。寒暑燥湿风火，在人合之奈何？其于万物何以生化者，言天外旋转，大气六入地中，生化人物，其在人脏腑形体者如何合之，在万物如何生化也。东方生风者，天六入之风，居东方地体中，为生生之始也，自风而生木、酸、肝、筋、心矣。凡东方性用德化政令之类，皆本乎风，而内合人之肝气者也。故肝居左，象风之生于东，筋为屈伸，象风之动也。南方生热者，天六入之热，居南方地体中，为生长之始也，自热而生火、苦、心、血、脾矣。凡南方性用德化政令之类，皆本乎热，而内合人之心气者也。故心居前，象热之生于南，血为人之神，象火之明曜也。中央生土者，天六入之湿，居中央地体中，为生化之始也，自湿而生土、甘、脾、肉、肺矣。凡中央性用德化政令之类，皆本乎湿，而内合人之脾气者也。故脾居腹，象湿之生于中央，肉充一身，象土之充实大地也。西方生燥者，天六入之燥居西方地体中，为生收之始也，自燥而生金、辛、肺、皮毛、肾矣。凡西方性用德化政令之类，皆本乎燥，而内合人之肺气者也。故肺居右，象燥之生于西，皮毛干于身表，象气之燥也。北方生寒者，天六入之寒，居北方地体中，为生藏之始也，自寒而生水、咸、肾、骨、肝矣。凡北方性用德化政令之类，皆本乎寒，而内合人之肾气者也。故肾居后，象寒之生于北，骨为百骸，象寒之坚也。五气更立，各有所先，其所先非其位则邪，当其位则正者，谓前五方之气，各治一部之令者也。五气更立，治令皆各有所先，其所先者，风之立非春令，热之立非夏令，湿之立非长夏令，燥之立非秋令，寒之立非冬令，是皆非其位之立，为胜复之邪也。风当春令立，热当夏令立，湿当长夏令立，燥当秋令立，寒当冬令立，是皆当其位之立，为本气之正也。气相得则微，不相得则甚者，言非位所立之邪生变之病，其邪与治令之气相得则病微，不相得则病甚也。主气者亦谓前五方之气，各治一岁之政者也，岁气有余，则制所胜而侮所不胜，如岁木治政之气有余，则制土气而湿化减少，侮金气而风化大行也。其不及，则己所不胜侮而乘之，己所胜轻而侮之，如岁木治政之气不及，则金气胜，侮而乘之，燥化乃行，土气轻而侮之，湿气反布也。侮反受邪，侮而受邪，寡于畏者，金侮木不及，从而乘之，则木之子火报复其胜，而侮金反受邪也；侮金受邪，则其不及之木寡于畏，而气复疏伸也。自天地之气何以候至此，原人气一皆本乎天也。

北政人气面北寸脉在北尺脉在南图

乙丙丁戊庚辛壬癸八干，每干六岁，通该四十八岁。

地左间之气在右寸三阴在地左间则右寸不应

地右间之气在左寸三阴在地右间则左寸不应

卯酉岁	
右间厥阴 少阴在泉 左间太阴	两寸俱不应
寅申岁	
右间太阳 厥阴在泉 左间少阴	右寸不应
辰戌岁	
右间少阴 太阴在泉 左间少阳	左寸不应

天右间之气在右尺三阴在天右间则右尺不应

天左间之气在左尺三阴在天左间则左尺不应

子午岁	
左间太阴 少阴司天 右间厥阴	两尺俱不应
巳亥岁	
左间少阴 厥阴司天 右间太阳	左尺不应
丑未岁	
左间少阳 太阴司天 右间少阴	右尺不应

北政死脉图

在泉尺寸反者死

在泉阴阳交者死

卯酉岁	
右间厥阴 少阴在泉 左间太阴	两寸反应 两尺反不应
寅申岁	
右间太阳 厥阴在泉 左间少阴	右寸反应 交 左寸反不应
辰戌岁	
右间少阴 太阴在泉 左间少阳	右寸反不应 交 左寸反应

司天尺寸反者死

司天阴阳交者死

子午岁	
左间太阴 少阴司天 右间厥阴	两尺反应 两寸反不应
巳亥岁	
左间少阴 厥阴司天 右间太阳	右尺反不应 交 左尺反应
丑未岁	
左间少阳 太阴司天 右间少阴	右寸反应 交 左尺反不应

南政人气面南寸脉在南尺脉在北图

甲己通该十二岁。

天左间之气在右寸三阴在天左间则右寸不应

天右间之气在左寸三阴在天右间则左寸不应

子午岁	
左间太阴 少阴司天 右间厥阴	两寸俱不应
巳亥岁	
左间少阴 厥阴司天 右间太阳	右寸不应
丑未岁	
左间少阳 太阴司天 右间少阴	左寸不应

地右间之气在右寸三阴在地右间则右尺不应

地左间之气在左尺三阴在地左间则左尺不应

卯酉岁	
右间厥阴 少阴在泉 左间太阴	两尺俱不应
寅申岁	
右间太阳 厥阴在泉 左间少阴	左尺不应
辰戌岁	
右间少阴 太阴在泉 左间少阳	右尺不应

南政死脉图

司天尺寸反者死

司天阴阳交者死

子午岁	
左间太阴 少阴司天 右间厥阴	两寸反应 两尺反不应
巳亥岁	
左间少阴 厥阴司天 右间太阳	右寸反应 交 左寸反不应
丑未岁	
左间少阳 太阴司天 右间少阴	右寸反不应 交 左寸反应

在泉尺寸反者死

在泉阴阳交者死

卯酉岁	
右间厥阴 少阴在泉 左间太阴	两尺反应 两寸反不应
寅申岁	
右间太阳 厥阴在泉 左间少阴	右尺反不应 交 左尺反应
辰戌岁	
右间少阴 太阴在泉 左间少阳	右尺反应 交 左尺反不应

黄帝问曰;呜呼远哉,天之道也,如迎浮云,若视深渊,视深渊尚可测,迎浮云莫知其极,夫子数言谨奉天道,余闻而藏之,心私异之,不知其所谓也。愿夫子溢志尽言其事,令终不灭,久而不绝,天之道可得闻乎?岐伯对曰:明乎哉问!天之道也,此因天之序,盛衰之时也。帝曰:愿闻天道六六之节盛衰何也?岐伯曰:上下有位,左右有纪,故少阳之右,阳明治之;阳明之右,太阳治之;太阳之右,厥阴治之;厥阴之右,少阴治之;少阴之右,太阴治之;太阴之右,少阳治之。此所谓气之标,盖南面而待之者也。故曰:因天之序,盛衰之时,移光定时,正立而待之,此之谓也。少阳之上,火气治之,中见厥阴;阳明之上,燥气治之,中见太阴;太阳之上,寒气治之,中见少阴;厥阴之上,风气治之,中见少阳;少阴之上,热气治之,中见太阳;太阴之上,湿气治之,中见阳明。所谓本也,本之下,中之见也,见之下,气之标也。本标不同,气应异象。帝曰:其有至而至,有至而不至,有至而太过,何也?岐伯曰:至而至者和;至而不至,来气不及也;未至而至,来气有余也。帝曰:至而不至,未至而至,何如?岐伯曰:应则顺,否则逆,逆则变生,变生则病。帝曰:善。请言其应。岐伯曰:物,生其应也;气,脉其应也。六微旨大论【批】论天道右转六节盛衰因见而命标本中气之所在因气应而察病变之所生。

此一章,论天之阴阳,右周天道之常。所谓上者,右行者也。天道六六之节盛衰者,天之三阴三阳右旋天外,更治岁政,每岁各一盛衰,至六岁周遍,通得盛衰之节六六也。上下有位,左右有纪者,谓每岁阴阳盛衰之位,上下,谓司天、在泉二位也。左右,谓司天之左间、右间及在泉之左间、右间,为四纪也。凡天右旋之阴阳,临司天之位者,其天之政盛,至三之气始布;临在泉之位者,其地之气盛,至终之气始布。而上下二位有二节,阴阳盛衰也。临司天之左间者,其气至四之气盛;右间者,其气至二之气盛。临在泉之左间者,其气至初之气盛;右间者,其气至五之气盛。而左右四纪有四节,阴阳盛衰也。故此六节阴阳,每一岁各一盛衰而数得六。寅申岁,少阳旋来司天,治之为初六,少阳之右卯酉岁,阳明旋来司天,治之为六二;阳明之右辰戌岁,太阳旋来司天,治之为六三;太阳之右巳亥岁,厥阴旋来司天,治之为六四;厥阴之右子午岁,少阴旋来司天,治之为六五;少阴之右丑未岁,太阴旋来司天,治之为六六;太阴之右,周而复始于少阳治之,故曰六六之节盛衰也。凡此三阴三阳为治之气,皆所谓有六气之标也。南面待之者,明前少阳之右云云,皆南面立而待之,乃右居西而从西旋过东也。少阳之上,火气治之,中见厥阴;阳明之上,燥气治之,中见太阴;太阳之上,寒气治之,中见少阴;厥阴之上,风气治之,中见少阳;少阴之上,热气治之,中见太阳;太阴之上,湿气治之,中见阳明者,其火、燥、风、寒、热、湿为治之气,皆所谓六气之本也。其中见之气,乃六气之中气也。通前六气之标言之,则本居上,标居下,中气居本标之中。故曰本之下,中之见也;见之下,气之标也。中气者三阴三阳,各犹夫妇之配合相守，而人之脏腑经脉皆应之也。故少阳本标之见厥阴，厥阴本标之中见少阳，而互为中气相守，则人之胆、三焦少阳经亦络肝、心包，肝、心包厥阴经亦络胆、三焦而互交也。阳明本标之中见太阴，太阴本标之中见阳明，而互为中气相守，则人之胃、大肠阳明经亦络脾、肺，脾、肺太阴经亦络胃、大肠而互交也。太阳本标之中见少阴，少阴本标之中见太阳，而互为中气相守，则人之膀胱、小肠太阳经亦络肾、心，肾、心少阴经亦络膀胱、小肠而互交也。本标不同，气应异象也，谓太阳、少阴二气也。太阳之上，寒气治之，是标阳本寒不同，其气应则太阳所至为寒生，中为温，而寒温异象也。少阴之上，热气治之，是标阴本热，不同其气应，则少阴所至为热生，中为寒，而热寒异象也。至于脉从病反，如瓜甜蒂苦，葱白叶青，参补芦泻，麻黄发汗根节止汗之类，皆太阳少阴本标不同之气异象也。其有至而至，有至而不至，有至而太过者，言阴阳旋来治岁之候至，而其气化亦应候至者，为至而至者和也。候至而其气化不至者，为至而不至，旋来之气不及也。候未至而气化先至者，为未至而至，旋来之气有余也。故气化应候，至者为顺，未至而至、至而不至者为逆，逆则胜复之变生，变生则病作矣。物生其应气脉其应者，覆说应则顺之义也。经所谓厥阴所至，为风生之类，是物生之应；厥阴之至，其脉弦之类，是气脉之应也。

天道六六之节盛衰图

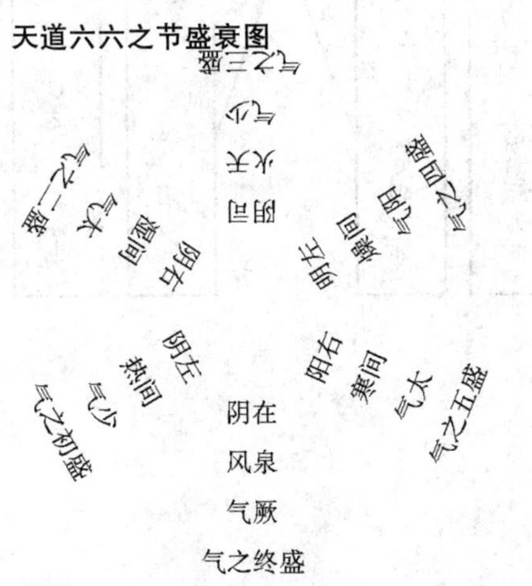

少阳治寅申岁六节盛衰

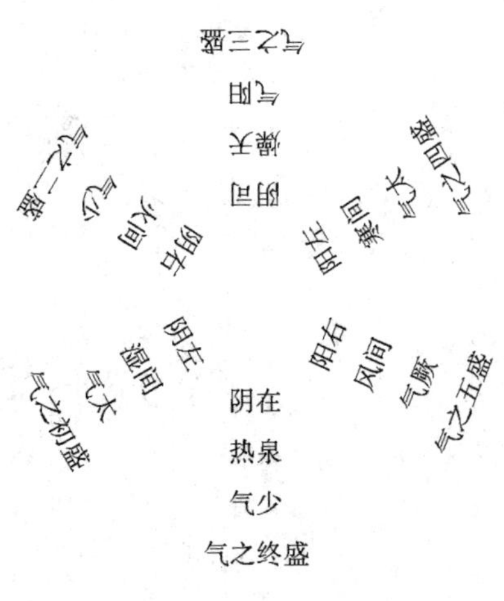

阳明治卯酉岁六工盛衰

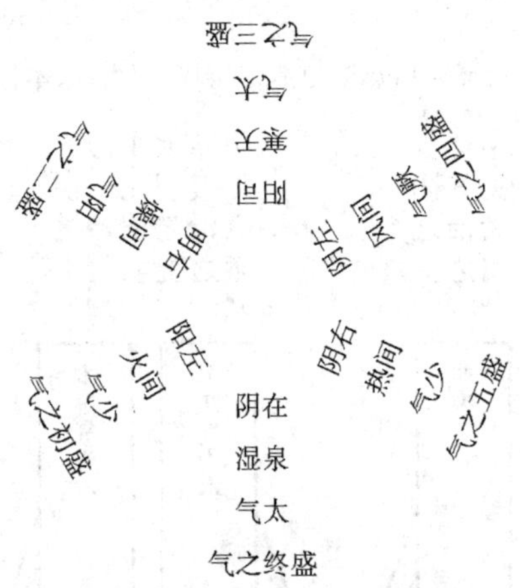

太阳治辰戌岁六节盛衰

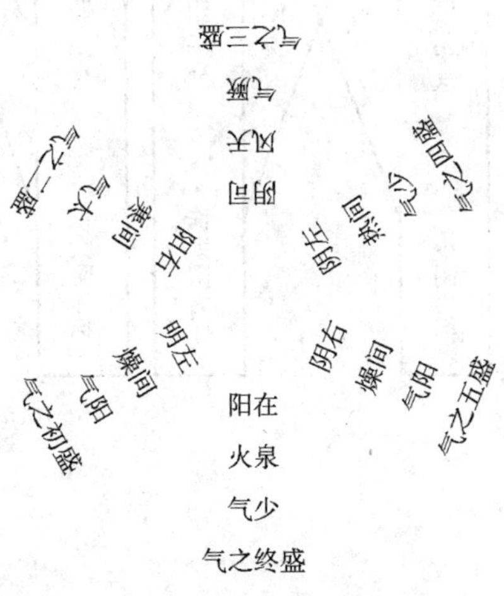

少阴治子午岁六节盛衰

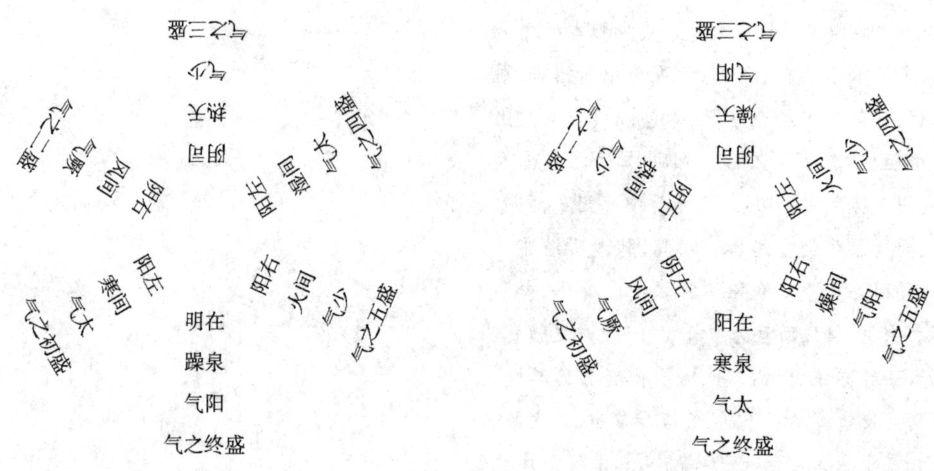

厥阴治巳亥岁六节盛衰　　太阴治丑未岁六节盛衰

六气各有标本中图

火燥寒风热湿为本，三阴三阳为标，本标之中见者为中气。

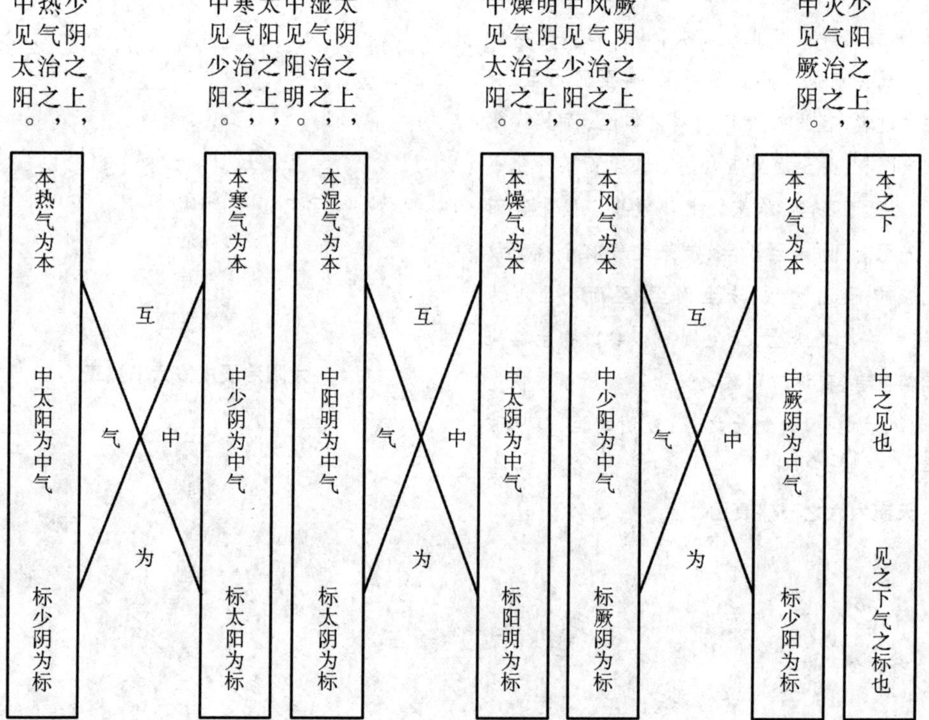

人脏腑经脉应天六气各有标本图

五脏六腑为本，十二经络为标，本标之间所络者为气。脏腑之本居里，中气居表里之间，经脉之标为表。

足少阴属肾络膀胱
手少阴属心络小肠

足太阴属脾络胃
手太阴属肺络大肠
足太阳属膀胱绍肾
手太阳属小肠络心

足厥阴属肝络胆
手厥阴属心包络三焦
足阳明属胃络脾
手阳明属大肠络肺

足少阳属胆络肝
手少明属三焦络心包

本：属肾心之脏为本
中：络膀胱小肠中间为中气
标：足手少阴经为标

互相络属

本：属膀胱小肠之腑为本
中：络肾心于中间为中气
标：足手少阳经为标

本：属脾肺之腑为本
中：络胃大肠于间为为中气
标：足手太阴经为标

互相络属

本：属胃大肠之腑为本
中：络脾肺于中间为中气
标：足手阳明经为标

本：属肝心包之脏为本
中：络胆三焦于中间为中气
标：足手厥阴经为标

互相络属

本：属胆三焦之腑为本
中：络肝心包于中间为中气
标：足手少阳经为标

帝曰:善。愿闻地理之应六节气位何如?岐伯曰:显明之右,君火之位也;君火之右,退行一步,相火治之;复行一步,土气治之;复行一步,金气治之;复行一步,水气治之;复行一步,木气治之;复行一步,君火治之。相火之下,水气承之;水位之下,土气承之;土位之下,风气承之;风位之下,金气承之;金位之下,火气承之;君火之下,阴精承之。帝曰:何也?岐伯曰:亢则害,承乃制,制则生化,外列盛衰,害则败乱,生化大病。帝曰:盛衰何如?岐伯曰:非其位则邪,当其位则正,邪则变甚,正则微。帝曰:何谓当位?岐伯曰:木运临卯,火运临午,土运临四季,金运临酉,水运临子,所谓岁会,气之平也。帝曰:非位何如?岐伯曰:岁不与会也。帝曰:土运之岁,上见太阴;火运之岁,上见少阳、少阴;金运之岁,上见阳明;木运之岁,上见厥阴;水运之岁,上见太阳,奈何?岐伯曰:天之与会也。故《天元册》曰天符。帝曰:天符岁会❶何如?岐伯曰:太乙天符之会也。帝曰:其贵贱何如?岐伯曰:天符为执法,岁位❷为行令,太乙天符为贵人。帝曰:邪之中也奈何?岐伯曰:中执法者,其病速而危;中行令者,其病徐而持;中贵人者,其病暴而死。帝曰:位之易也何如?岐伯曰:君位臣则顺,臣位君则逆,逆则其病近,其害速;顺则其病远,其病微,所谓二火也。六微旨大论【批】论地道左迁以外列为盛衰而有当位非位之正变因邪之所中而命其微甚。

此一章,论地之阴阳,左运地理之常。所谓下者,左行者也。地理应六节气位者,地之四方,分为六步,更治时令,以应天外六节气位之治也。显明之右,君火之位者,日出显明卯地之右,在方属东南,在时属春分,卯中之后,为君火之位也。君火之右,退行一步,相火治之者,地气至南方相火位行令,治夏至前后三之气,以应司天之政布,其运主戊癸岁,以应司天之政治岁也。复行一步,土气治之者,地气至西南土位行令,治秋分前四之气,以应司天左间之气盛,其运主甲已岁,以应司天之政治岁也。复行一步,金气治之者,地气至西北金位行令,治秋分后五之气,以应在泉右间之气,其运主乙庚岁,以应司天之政治岁也。复行一步,水气治之者,地气至北方水位行令,治冬至前后终之气,以应在泉之气布,其运主丙辛岁,以应司天之政治岁也。复行一步,木气治之者,地气至东北木位行令,治春分前初之气,以应在泉左问之气盛,其运主丁壬岁,以应司天之政治岁也。复行一步,君火治之者,地气至东南君火位行令,治春分后二之气,以应司天右间之气盛,其运周岁,相火代之,不主岁也。凡此六步治令之时,各行本方之气入于中国。故木于东方治令时,春气西行,而中国皆东方温气号泉左间所居之气也。君相于南方治令时,夏气北行,而中国皆南方热气,与天右问所居之气也。金于西方治令时,秋气东行,而中国皆西方凉气与天左间所居之气也。水于北方治令时,冬气南行,而中国皆北方寒气与泉右间所居之气也。六气之下,各有所制之气承之者,盖五行之气,一极则一生,而循环相承,无一息间断也。相火之下,水气承之者,夏相火极,水生承之,从微渐化至冬著也。水位之下,土气承之者,冬水极,土生承之,从微渐化,至长夏著也。土位之下,木气承之者,长夏土极,木生承之,从微渐化,至春著也。水位之下,金气承之者,春木极,金生承之,从微渐化,至秋著也。金位之下,火气承之者,秋金极,火生承之,从微渐化,至夏著也。君火之下,阴精承之者,夏君火极,阴精承之,从微渐化,至冬著也。其意与阴阳家水胎于午、金胎于卯等说大同小异,而皆循环相承以为胎也。亢,过极也。亢则害,承乃制,制则生化,外列盛衰,害则败乱,生化大病者,言六位之气过极,则必害作,承气乃生于下制之,使不过也。故制则从微化著,承者自外列盛,极者自外列衰,而生化循环,害作则败坏扰乱,而生化大病也。盛衰非其位则邪,当其位则正者,覆明上文制则生化,外列盛衰之盛衰也。盖制亢下承生化之盛衰,惟岁气和平,则其所化循序渐进,从微至著,而皆当六位之正。其岁气

❶ 会:原作"位",据《素问·六微旨大论》改。
❷ 位:原作"会",据改同上。

有太过不及，则其所化无序，或躐等陵节，或乘危往胜，故变或兼化，而为半非其位之邪；变或复胜，而为金非其位之邪也。木运临卯，火运临午，土运临四季，金运临酉，水运临子，所谓岁会气之平者，言此八岁皆岁与五运相会，而气和平，其盛衰皆能循序当六位之正。如余岁不与运会，则气有太过不及，其盛衰皆无序而非其位也。或曰：王氏注文释水承火下者，热甚则润溢象水也；土承水下者，寒甚则冰坚'象土也；风承土下者，雨为疾风吹零也；金承风下者，风动气清，万物皆燥也；火承金下者，火煅金流也。林氏校正又引木发而毁折，及厥阴所至为飘怒大凉等语证之。河间又以亢则害承乃制六字之义，著书伸二家之说，其说皆指六位下承之气，为旦夕之暴作。今吾子独谓为四时之循环，必将有说通知之，而证其得失是非乎?【批】外列谓天之六气运列于外者非即谓下承之气也。故下文帝复问盛衰何如而答以当其位则正非其位则邪。所谓同者盛之异者衰之下文又以天符岁。曰：经下文制则生化，外列盛衰，盛衰当其位则正，非其位则邪数句，论下承之义亲切详备，足可证其得失是非矣，今经云君火之右，退行一步，相火治之，水气承之；复行一步，土气治之，木气承之；复行一步，金气治之，火气承之；复行一步，水气治之，土气承之；复行一步，木气治之，金气承之；复行一步，君火治之，阴精承之一节，乃下承生化之盛衰，当其位则正者也。盖其盛衰循序不乱，盛者当法之正位，衰者当承之正位，而各当本位之正，故温当春，热当夏，凉当秋，寒当冬，而气候和平，以为生长收藏焉。此则经之本旨，论四时循环当位正化也。王氏注文所释下承之义，又引林氏所引木发毁折，厥阴所至为飘怒大凉之证，乃下承生化之盛衰，非其位则邪者也。盖其盛衰无序而乱，故木发毁折者，暴亢极之木飘，半兼暴承下之金杀同化，而盛衰半非其位，为兼化之邪也。厥阴所至为飘怒大凉者，暴亢极之木飘怒，为暴承下之金凉报复，而盛衰全非其位，为胜复之邪也。故温非春，热非夏，凉非秋，寒非冬，而或和或乖，以为人之百病焉。此则王氏、林氏误用旦夕暴作非位之邪，释经当位之正也。然其非位之兼化胜复，又有太过不及之殊。今河间所伸王氏、林氏之说，以"亢则害承乃制"六字释变气之义，有曰木极似金，金极似火，火极似水，水极似土，土极似木，皆以亢过极则反似胜己之化者；有日制甚则兼化乃虚象者；有日治兼化但当泻其亢甚之气为病本，不可反误治其兼化者。诸儒此言，皆谓五气变盛之兼化，若夫不及者，则未之及也。谨按五常政大论云：木不及曰委和。委和之纪，其动软戾拘缓，其味酸辛，其色白苍，其声角商。火不及曰伏明。伏明之纪，其动彰伏变易，其味苦咸，其色玄丹，其声徵羽。土不及日卑监。卑黔之纪，其动疡涌分溃痈肿，其味酸甘，其色苍黄，其声宫角。金不及曰从革。从革之纪，其动铿禁瞀厥，其味苦辛，其色白丹，其声商徵。水不及曰涸流。涸流之纪，其动坚止，其味甘咸，其色黅玄，其声羽宫。委和所谓软戾拘缓者：软，王注谓缩短也。盖木之条达不及而极，则金兼化缩短，承于非位以胜之也。戾，肢体曲戾也。拘，筋脉拘强也。木为金之缩短牵引，而曲戾拘强也。缓，筋脉缓纵也。金胜木则土寡于畏，故土兼化缓纵于其空隙，而拘者自拘，缓者自缓也。酸辛、白苍、角商，皆木不及而夭极，金于非位承之兼化也。伏明所谓彰伏变易者：彰，火化彰明也。伏，水化隐伏也。变易，火不及水兼之，而或彰或伏，变易不常也。苦咸、玄丹、徵羽者，皆火不及而夭极，水于非位之兼化也。卑盐所谓疡涌分溃痈肿者：疡，痈肿土化壅塞也。涌，分溃木化启折也。土化壅塞而为疡痈肿，木兼化启折而为腾涌分溃其壅塞也。酸甘、苍黄、宫角者，土不及而夭极，木于非位承之兼化也。从革所谓铿禁瞀厥者：铿，谓金化铿声而为咳也。禁，谓闭气抑喉而禁忍其咳也。盖金肺太过，则欲气伸而喘喝胸凭仰息，金肺不及，则欲气畜而禁忍铿咳也。瞀，昏也，厥，逆也。金化铿禁而不及，则火兼化，昏瞀厥逆之气升于禁忍之处也。苦辛、白丹、商徵者，皆金不及而夭极，火于非位承之兼化也。涸流所谓坚止者：坚，坚干。止，定止也。水少坚干而土兼之定止也。甘咸、黅玄、羽宫者，皆水不及而夭极，土于非位承之兼化也。凡此皆气虚所变之兼化，其治法当补本气之虚，非如气盛兼化之法当泻。今河间例言治兼化，但当泻其亢甚之本气者，可乎？其所兼之化，皆本气不足，所承者得以胜之而然，不治则本气愈衰，承气愈胜，今例言兼化为相似之虚象，不可反治之者，可乎？此则河间误释太过不及所变之兼化皆为太过也。曰：王氏、林氏、河间氏失经旨意，已闻命矣。然六位下承之气，其所以为正化之常者，为兼化胜复之变者，为和者，为乖者之详，犹有可得闻之而一证之以经旨乎？【批】但言一极一生更互相承及四时顺行之序耳安可谓之亢害乎。曰：至诚无息者，道体也。阴阳五行，在天地间流行，一极一生，而更互相承，循环无端者，与道为体也。故其相承，以阴阳言，则冬至阴极，阳生承之，夏至阳极，阴生承之也；以五行言之，则五行即阴阳之相承，特有盛稚之分耳，故火盛阳，水盛阴，木稚阳，金稚阴，土负阴抱阳为冲气，其在阴阳相承，则冬至阴极，阳生承之，始于长夏土之冲气极，木稚阳生承之，次于秋金之稚阴极，火盛阳生承之，终于冬水之盛阴极，土冲气生承之也；夏至阳极，阴生承之，始于春木之稚阳极，金稚，阴生承之，次于夏君火之盛阳极，阴精生承之，终于夏相火之盛阳极，阴生承之，而一岁一周也。其在五行自相承，则君火相火之下，阴精水气承之。水位之下，土气承之者，初岁也，土位之下，木气承之者，二岁也。木位之下，金气承之，金位之下，火气承之者，凡三岁，周而复始也。故混而阴阻，分而五行。常如是更互相承，循环无端者，实由相承之体，至诚无息而然。圣人在川上，所谓逝者如斯夫，不舍昼夜，正谓此至诚无息之体也。然以其相承之体言之，则至诚无息，随极而承，无常变和乖之殊。以其流行之用言之，则极于平气之纪，而当其位承之者，为正化之常，而为和；极于太过不及之纪，而非其位承之者，为兼化胜复之变而为乖也。其常者则循序渐进，以为四时之周流，其变者则或肆威太过，而暴极于非位，或势力不及，而夭极于非位。故所承者皆随其极制于下，而躐等陵节变其本气，以为旦夕之暴化。是故半变者，本气半衰，下承半盛，而为半非位之兼化；全变者，本气全衰，下承全盛，而为全非位之胜复。和而变者，为德化政令，乖而变者，为灾害眚伤也。经所谓发生之纪，其变振拉摧拔之类，乃太过之兼化；木不胜德，则收气复之类，乃太过之胜复。委和之纪，其动软戾拘缓之类，乃不及之兼化；肃杀炎赫沸腾之类，乃德化政令之胜复。水发而雹雪，木发而毁折之类，乃灾害眚伤之兼化；厥阴所至为飘怒太凉，少阴所至为大喧寒之类，乃灾害眚伤之胜复也。故均是至诚无息之体，但其所极所承者，有常变和乖之不齐，则其应见者，有变化、兼化、胜复及微甚灾祥之各异。王氏、林氏不分变化，释变化为变气，河间不分虚实，释兼化为盛，皆不思之过也。

六位之下各有承气制亢图　当其位则正。

冬至阴盛极阳生承之阴盛亢则害，阳承乃制之，制生则化，至春夏著盛。春即稚阳木，夏即老阳火，长夏即冲气土也。【批】混则阴阳当位分则五行当位。

夏至阳盛极阴生承之阳盛亢则害，阴承乃制之，制生则化，至秋冬著盛，秋即稚阴金，冬即老阴水也。

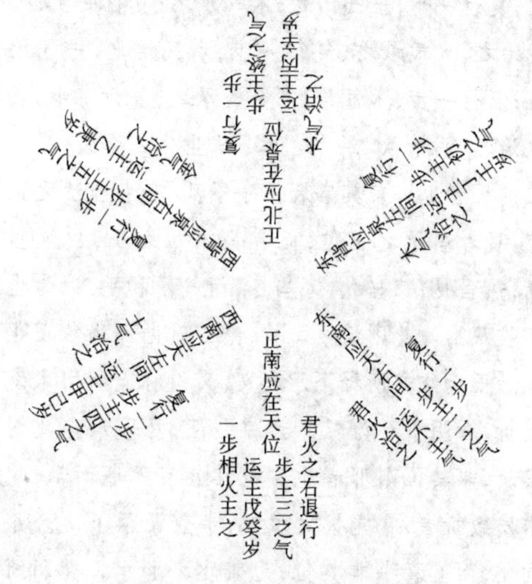

地理应天六节气位左转图

相火之下水气承之夏火亢则害，水承乃制之，制生则化，至冬著盛。

水位之下土气承之冬水亢则害，土承乃制

之，制生则化。至长夏著盛。

土位之下木气承之长夏土亢则害，木承乃制之，制生则化，至春著盛。

木位之下金气承之春木亢则害，金承乃制之，制生则化，至秋著盛。

金位之下火气－承之秋金亢则害，火承乃制之，制生则化，至夏著盛。

君火之下阴精承之

亢则害，承乃制，制生则化，外列盛衰。盛衰。当其位则正，非其位则邪。

木发而毁折风木之飘，半兼金承之，故毁折。【批】半非位为兼化。

火发而曛昧火热之明，半兼木承之，故曛昧。

土发而飘骤土湿之雨。半兼风承之，故飘骤。

金发而清明金燥之清，半兼火承之，故清明。

水发而雹雪寒水之零。半兼土承之，故雹雪。

厥阴所至为飘怒大凉风飘之胜全变，非位承之，金凉复。【批】全非位为复胜。

少阴所至为大暄寒君火之胜全变，非位承之，寒雾复。

太阴所至为雷霆骤注烈风骤雨之胜全变，非位承之，烈风复。

少阳所至为飘风燔燎霜凝相火之胜全变，非位承之，霜凝。

阳明所至为散落温金凉之胜全变，非位承之，温热复。

太阳所至为寒雪冰雹白埃寒雾之胜全变，非位承之，温埃复。

帝曰：善。愿闻其步何如？岐伯曰：所谓步者，六十度而有奇，故二十四步积盈百刻而成日也。帝曰：六气应五行之变何如？岐伯曰：位有终始，气有初中，上下不同，求之亦异也。帝曰：求之奈何？岐伯曰：天气始于甲，地气始于子，子甲相合，命曰岁立。谨候其时，气可与期。帝曰：愿闻其岁，六气始终，早晏何如？岐伯曰：明乎哉问也！甲子之岁，初之气，天数始于水下一刻，终于八十七刻半；二之气，始于八十七刻六分，终于七十五刻；三之气，始于七十六刻，终于六十二刻半；四之气，始于六十二刻六分，终于五十刻；五之气，始于五十一刻，终于三十七刻半；六之气，始于三十七刻六分，终于二十五刻。所谓初六，天之数也。乙丑岁，初之气，天数始于二十六刻，终于一十二刻半；二之气，始于一十二刻六分，终于水下百刻；三之气，始于一刻，终于八十七刻半；四之气，始于八七十刻六分，终于七十五刻；五之气，始于七十六刻，终于六十二刻半；六之气，始于六十二刻六分，终于五十刻。所谓六二，天之数也。丙寅岁，初之气，天数始于五十一刻，终于三十七刻半；二之气，始于三十七刻六分，终于二十五刻；三之气，始于二十六刻，终于一十二刻半；四之气，始于一十二刻六分，终于水下百刻；五之气，始于一刻，终于八十七刻半；六之气，始于八十七刻六分，终于七十五刻。所谓六三，天之数也。丁卯岁，初之气，天数始于七十六刻，终于六十二刻半；二之气，始于六十二刻六分，终于五十刻；三之气，始于五十一刻，终于三十七刻半；四之气，始于三十七刻六分，终于二十五，刻；五之气，始于二十六刻，终于一十二刻半；终之气，始于一十二刻六分，终于水下百刻。所谓六四，天之数也。次戊辰岁，初之气，复始于一刻，常如是无已，周而复始。帝曰：愿闻其岁候何如？岐伯曰：悉乎哉问也！日行一周，天气始于一刻，日行再周，天气始于二十六刻，日行三周，天气始于五十一刻，日行四厨，天气始于七十六刻，日行五周，天气复始于一刻，所谓一纪也。是故寅午戌岁气会同，卯未亥岁气会同，辰申子岁气会同，巳酉丑岁气会同，终而复始。帝曰：愿闻其用也。岐伯曰：言天者求之本，言地者求之位，言人者求之气交。帝曰：何谓气交？岐伯曰：上下之位，气交之中，人之居也。故曰：天枢之上，天气主之；天枢之下，地气主之，气交之分，人气从之，万物由之，此之谓也。帝曰：何谓初中？岐伯曰：初凡三十度而有奇，中气同法。帝曰：初中何也？岐伯曰：所以分天地也。帝曰：愿卒闻之？岐伯曰：初者地气也，中者天气也。帝曰：其升降何如？岐伯曰：气之升降，天地之更用也。帝曰：愿闻其用何如？岐伯曰：升已而降，降者谓天；降已而升，升者谓地。天气下降，气流于地；地气上升，气腾于天。故高下相召，升降相因，而变作矣。六微旨大论【批】论岁步始终之候而求天地错合之气又以每步初中之法而求天地升降之气也。

此一章，论天之阴阳与地之阴阳相错而交生，所谓动静相召，上下相临，阴阳相错者也。步者，帝覆问上章地之六步也。六十度有奇者，地之六步绕天一周，凡三百六十五度以为一岁之日数，而每步各得六十度有奇也。故一日为一度，六十日八十七刻半为一步而不盈日，积二十四步，凡四岁则其余奇积盈百刻而成日，于岁终以为一纪也。六气应五行之变者，帝覆取上文天道六六之节及地理应六节气位二章之义，合而问之也。言天六气风、热、湿、火、燥、寒之盛衰，相应地五行木、君火、相火、土、金、水之治令者，同一岁步，而其气错之变，何如求之也。位，即步也。位有终始者，即天六气之盛者，应地五行之治令者，同在一步，而其候有终始也。气有初中者，即每步始终之盛。中而治令分为前后，前半步为初气，主地气升；后半步为终气，主天气降也。天上地下之气，相错于位之终始，气之初中不同，而求之之法亦异也。天气始于甲，地气始于子者，求位有终始之法也。言天地之气，皆自甲子岁始求之者，谨按其始终之时，则其气候之至，可与之期也，岁六气始终早晏者，盖天地二气之始终，有步候之分，其在、步候，则一岁六步，每步天地之气始终各治六十日八十七刻半；其在岁候，则每岁天地之气始终各治三百六十五日二十五刻。今帝先问一岁六步之气，始终之候早晏也。甲子之岁，始于水下一刻，终于八十七刻半者，甲子岁六步，其天之气，少阴司天，而左间太阴，右间厥阴，阳明在泉，而左间太阳，右间少阳，皆各于所在之步更盛，而相应地气同治其令。今初之气则在泉左间太阳，寒气盛，相应地东北木气治令，而同主春分前六十日八十七刻半，始终之候早晏也。二之气始于八十七刻六分，终于七十五刻者，司天右间厥阴风气盛，相应地东南君火治令，而同主春分后六十日八十七刻半，始终之候早晏也。三之气始于七十六刻，终于六十二刻半者，司天少阴热政布，相应地南方相火治令，而同主夏至前后六十日八十七刻半，始终之候早晏也。四之气始于六十二刻六分，终于五十刻者，司天左间湿气盛，相应地西南土气治令，而同主秋分前六十日八十七刻半，始终之候早晏也。五之气始于五十一刻，终于三十七刻半者，在泉右间火气盛，相应地西北金气治令，而同主秋分后六十日八十七刻半，始终之候早晏也。终之气始于三十七刻六分，终于二十五刻者，在泉阳明燥气盛，相应地北方水气治令，而同主冬至前后六十日八十七刻半，始终之候早晏也。天地之气，在甲子岁六步始终之侯早晏，余岁同例推之也。岁候者，帝因步候而问及岁候也。盖天地于一岁之政，天气之司天在上者共主一岁，地气之主运者居中配之，凡二气之候同，其始始终于一岁也，日行一岁，日行一周天也。气始于一刻者甲子岁，司天少阴热气，在泉阳明燥气，中运大宫土气之候始，同治其岁也。日行二周天，气始于二十六刻者乙丑岁，司天太阴湿气，在泉太阳寒气，中运少商金气之候始，同治其岁也。日行三周天，气始于五十一刻者丙寅岁，司天少阳火气，在泉厥阴风气，中运大羽水气之候始，同治其岁也。日行四周天，气始于七十六刻者丁卯岁，司天阳明燥气，在泉少阴热气，中运少角木气之候始，同治其岁也。此天地之气在初纪四岁始终之候，余纪同例推之也。用者用前岁步始终之候，求天地之气也。言天者，求之本。言地者，求之用。言人者，求之岁交者，言用前岁步始终之候也。言求天气者，则求风、寒、暑、湿、燥、火之本气，其标与中气不必求之也。言求地气者，则求木、火、土、金、水、火之位气，其下承之气不必求之也。言求人气者，则求气交中所应见之气，其不应见者不必求之也。就甲子岁初之气言之，则言求天气者，求司天之热、在泉之燥、泉左间之寒也；言求地气者，求中运之土、本部之木也；言求人气者，则求气交所应见者，或热，或燥，或寒，或土，或木，五者之气为常，非是五者皆胜复之邪变也。气交者，天地二气之交接，以人之身半天枢为界，天枢之上至司天之位，属天气主之；天枢之下至在泉之位，属地气主之；天地二气于天枢交接之界分，属人气之所从，万物之所由，故日气交也。凡此天地始终之候，亘古不易之体也。初凡三十度有奇，中气同法者，求气有初中之法也。言每步六十日八十七刻半，其前三十日有奇，则为初气，而日属阳，主天枢以下之气皆升；后三十日有奇，则为中气，而月属阴，主天枢以上之气皆降。就甲子岁初之气言之，天枢以下者，谓在泉燥气，泉左间寒气，中运土气，本部木气，皆上升也；天枢以上者，谓司天热气下降也。升已而降，降者流地，降已而升，升者腾天，故高下相召，升降相随，而氤氲错杂，胜侮相乘，由是变常化于气交，而作胜复也。盖天地之气，各皆均平，则于升降之间各守界分，而应岁步本位始终之常化；其有盈虚多少，则盈而同类多者胜，胜则越出岁步之本位，虚而同类少者侮，侮则为非岁本位之气，气乘来胜，故常化变而胜复作矣。凡此天地升降之气，随时变化之用也。或日天之阴阳六节，惟司天在泉二节统盛一岁，余四节独盛二一步者，何也？曰：司天在泉二节，正当天地之中，其升降常在中国相持，故统盛一岁。余四节各居四方，其升降不在中国，惟治令一方所居之气，随春令西行，夏令北行，秋令东行，冬令南行，入归中国盛之，故此四节，各随四时之令独盛一步也。若夫胜复作而出位变常者，虽不居治令之方，亦入中国往复也。日天气以风、暑、湿、火、燥、寒为序，而湿居火前，地气以木、火、土、金、水为序，而土居火后。夫湿土一气，其位不同。何也？曰：在天为气，故天以三阴三阳之气多少为序，在地成形，故地以五行之形相生为序。其以气之多少为序者，从少渐多，则阴之序始厥阴，厥阴者一阴也，次少阴，少者二阴也，终太阴，太阴者三阴也；阳之序始少阳，少阳者一阳也，次阳明，阳明者二阳也，终太阳，太阳者三阳也。此则天气以阴阳之多少为序，而湿居火前也。其以形之相生为序者，生生不已，则其气始于木，初之气；木生火，故君火为二之气；相火为三之气；火生土，故土为四之气；土生金，故金为五之气；金生水，故水为终之气，而复生木。此则地气以五行之相生为序，而土居火后也。王太仆以少阳次太阳，陈无择以湿土生相火，可谓不究经旨矣。

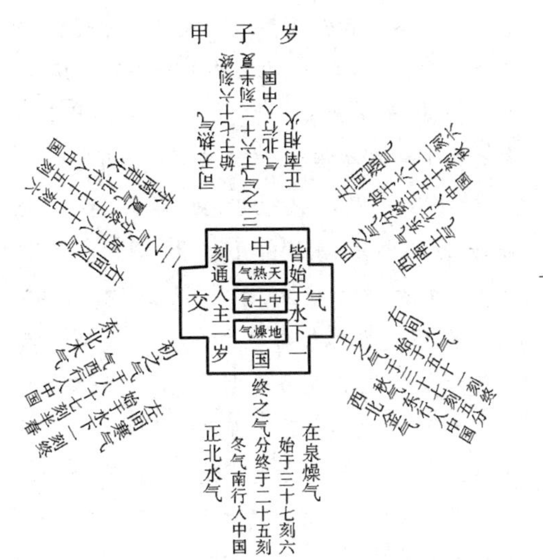

天道六气与地理五行相错图

帝曰：善。寒湿相遘，燥热相临，风火相值，其有间乎？岐伯曰：气有胜复，胜复之作，有德有化，有用有变，变则邪气居之。帝曰：何谓邪乎？岐伯曰：夫物之生从于化，物之极由乎变，变化之相薄，成败之所由也。故气有往复，用有迟速，四者之有，而化而变，风之来也。帝曰：迟速往复，风所由生，而化百变，故因盛衰之变耳。成败倚伏游乎中，何也？岐伯曰：成败倚伏生乎动，动而不已，则变作矣。帝曰：有期乎？岐伯曰：不生不化，静之期也。帝曰：不生化乎？岐伯曰：出入废则神机化灭，升降息则气立孤危。故非出入，则无以生长壮老已；非升降，则无以生长化收藏。是以升降出入，无器不有。故器者生化之宇，器散则分之，生化息矣。故无不出入，无不升降。化有大小，期有近远，四者之有，而贵常守，反常则灾害至矣。故曰：无形无患，此之谓也。帝曰：善。有不生不化乎？岐伯曰：悉乎哉问也！与道合同，惟真人也。六微旨大论【批】论气之升降交接处有多少盈缩之空隙及邪气之所居也。

此一章论天地阴阳之变，寒暑相遘，燥湿

相临，风火相值，其有间乎？帝承上章天地初中升降之义，而问寒湿燥热风火等气，其于升降相遘、相临、相值之交接处，有空隙之间否乎也。岐伯答气有胜复者，言天地相遘，相临、相值者凡五，气有盈虚多少，常于升降之交接处，强弱侵凌，乘势胜复，无空隙之间也。故其胜复之作于升降交接处，有为敷和、彰显、溽蒸、清洁、凄沧之德者，有为生荣、蕃茂、丰备、紧敛、清谧之化者，有为曲直、燔烁、高下、散落、沃衍之用者，有为摧拉、炎燥、淫溃、肃杀、凝冽之变者，唯变则邪气居之，于人为病死也。帝问何谓邪乎，言何故谓变为邪也。岐伯答物之生从于化，物之极由乎变者，言变化二气，犹阴阳昼夜之相反，而物之生从化、极由变，故变之于化更相薄物，则化者成之所由而为正气，变者败之所由而为邪气，是故谓变为邪也。气有往复，用有迟速者，言变化之气，皆有往复，其往复之用，皆有迟速也。如经所谓春有鸣条律畅之化，则秋有雾露清凉之政者，是其化气往复之类是也；冬有惨凄残贼之胜，则夏有炎暑燔烁之复者，是变气往复之类，又皆其往复之用迟者也。所谓少阴所至为太暄寒，阳明所至为散落温者，是其往复之用速者也。凡变化必有此往复迟速四者播扇，然后化之正气，变之邪风，始来薄人也。成败倚伏游于中者，即冬伤于寒，春必病温，春伤于风，夏必飧泄，及仲景所谓伏气伏寒之类是也。帝问迟速往复，风所由生，而化而变，故因运气盛衰之变而常然生风者耳，人感其风以为成败者，则倚伏游行于中，不于当时随所感发作者，何也？岐伯答成败倚伏生于动，动而不已则变作者，倚伏之义始明。丹溪所谓伤寒属内伤十居八九之论，深得斯旨也。言成败倚伏游于中者，皆生于人之所动，入动有节而自养，则其气和，而所感者亦化气之和来居，以为成身之生气倚伏游于中焉。人动无节而烦劳，则其气乖，而所感者亦化气之乖来居，以为败身之病根倚伏游于中焉。至于动而不已，烦劳无休，而重感变气以启之，然后旧之倚伏者，始发而变作矣。期者，变作之期也，言变动而不以之动作也。不生不化，静之为期而死矣。故曰：不生不化，静之期也。故动物静，则以口鼻出入之息废，而神机化灭为期；植物静，则以根柯升降之化已，而气之孤危为期也。故动物非息出入则无以生长壮老已，植物非化升降则无以生长化收藏。是以升降出入，无器不有，故动植之器，乃化生之宅宇，气散则出入升降各相离分，而生化息矣。故无不出入，无不升降，化有大小，自蠢动之微，至天地之广；期有近远，自蜉蝣之朝生暮灭，至聃彭之寿年千百。凡此大小远近四者之有，皆贵乎常守，反常则灾害至，而静期促矣。【批】有期乎兼动静而问但生化以动为期不生化以静为期上已言成败倚伏生于动故下但言静之为期而死也。

帝问曰：五运六气之应见，六化之正，六变之纪何如？岐伯对曰：夫六气正纪，有化有变，有胜有复，有用有病，不同其候，帝欲何乎？帝曰：愿尽闻之。岐伯曰：夫气之所至也，厥阴所至为和平，少阴所至为暄，太阴所至为埃溽，少阳所至为炎暑，阳明所至为清劲，太阳所至为寒雰，时化之常也。厥阴所至为风府、为璺启，少阴所至为火府、为舒荣，太阴所至为雨府、为员盈，少阳所至为热府、为行出，阳明所至为司杀府、为庚苍，太阳所至为寒府、为归藏，司化之常也。厥阴所至为生、为风摇，少有所至为荣、为形见，太阴所至为化、为云雨，少阳所至为长、为蕃鲜，阳明所至为收、为雾露，太阳所至为藏、为周密，气化之常也。厥阴所至为风生，终为肃；少阴所至为热生，中为寒；太阴所至为湿生，终为注雨；少阳所至为火生，终为蒸溽；阳明所至为燥生，终为凉；太阳所至为寒生，中为温，德化之常也。厥阴所至为毛化，少阴所至为羽化，太阴所至为倮化，少阳所至为羽化，阳明所至为介化，太阳所至为鳞化，德化之常也。厥阴所至为生化，少阴所至为荣化，太阴所至为濡化，少阳所至为茂化，阳明所至为坚化，太阳所至为藏化，布政之常也。【批】六化之常。

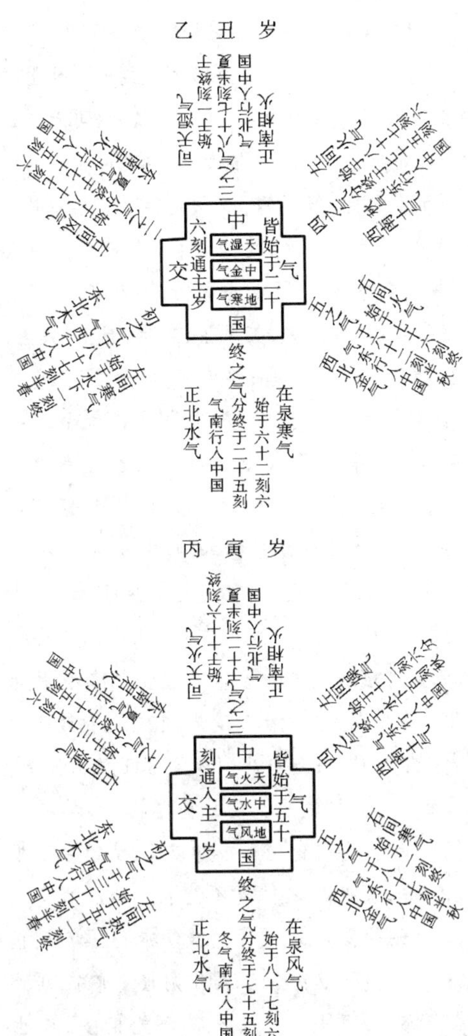

厥阴所至为飘怒大凉，少阴所至为大暄寒，太阴所至为雷霆骤注烈风，少阳所至为飘风燔燎霜凝，阳明所至为散落温，太阳所至为寒雪冰雹白埃，气变之常也。厥阴所至为挠动、为迎随，少阴所至为高明焰，为曛，太阴所至为沉阴、为白埃、为晦冥，少阳所至为光显、为彤云，为曛，阳明所至为烟埃、为霜、为劲切、为凄鸣，太阳所至为刚固、为坚芒、为立，令行之常也。【批】六气之变。

厥阴所至为里急，少阴所至为疡疹身热，太阴所至为积饮痞膈，少阳所至为嚏呕、为疮疡，阳明所至为浮虚，太阳所至为屈伸不利，病之常也。厥阴所至为支痛，少阴所至为惊惑恶寒战栗谵妄，太阴所至为稸满，少阳所至为惊躁瞀昧暴病，阳明所至为鼽尻阴股膝髀腨胻足病，太阳所至为腰痛，病之常也。厥阴所至为软戾，少阴所至为悲妄衄衊、为行劲，太阴所至为中满霍乱吐下，少阳所至为喉痹耳鸣呕涌，阳明所至为胁痛皴揭，太阳所至为寝汗痉，病之常也。厥阴所至为胁痛呕泄，少阴所至为语笑，太阴所至为重胕肿，少阳所至为暴注瞤瘛暴死，阳明所至为鼽嚏，太阳所至为流泄禁止，病之常也。【批】六气之病。

凡此十二变者，报德以德，报化以化，报政以政，报令以令，气高则高，气下则下，气后则后，气前则前，气中则中，气外则外，位之常也。故风胜则动，热胜则肿，燥胜则干，寒胜则浮，湿胜则濡泄，甚则水闭胕肿，随气所在，以言其变耳。【批】六化胜复。

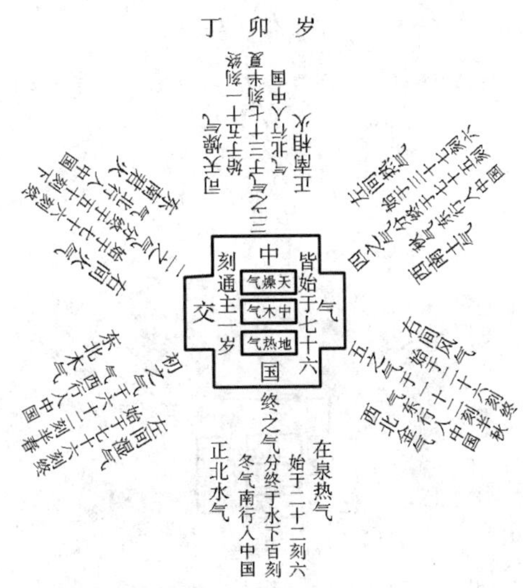

帝曰：愿闻其用也。岐伯曰：夫六气之用，各归不胜而为化，故太阴雨化，施于太阳。太阳寒化，施于少阴。少阴热化，施于阳明。阳明燥化，施于厥阴。厥阴风化，施于太阴。各命其所在以征之也。帝曰：自得其位何如？岐伯曰：自得其位，常化也。帝曰：愿闻所在也。岐伯曰：命其位而方月可知也。【批】六气之用。

帝曰：六位之气盈虚何如？岐伯曰：太少异也。太者之至徐而常，少者暴而亡。帝曰：天地之气盈虚何如？岐伯曰：天气不足，地气随之，地气不足，天气从之，运居其中而常先也。恶所不胜，归所同和，随运归从而生其病也。故上胜则天气降而下，下胜则地气迁而上，胜多少而差其分，微者小差，甚者大差，甚则位易，气交易则大变生而病作矣。大要曰：甚纪五分，微纪七分，其差可见，此之谓也。帝曰：善。六元正纪大论

【批】六气盈虚之变。

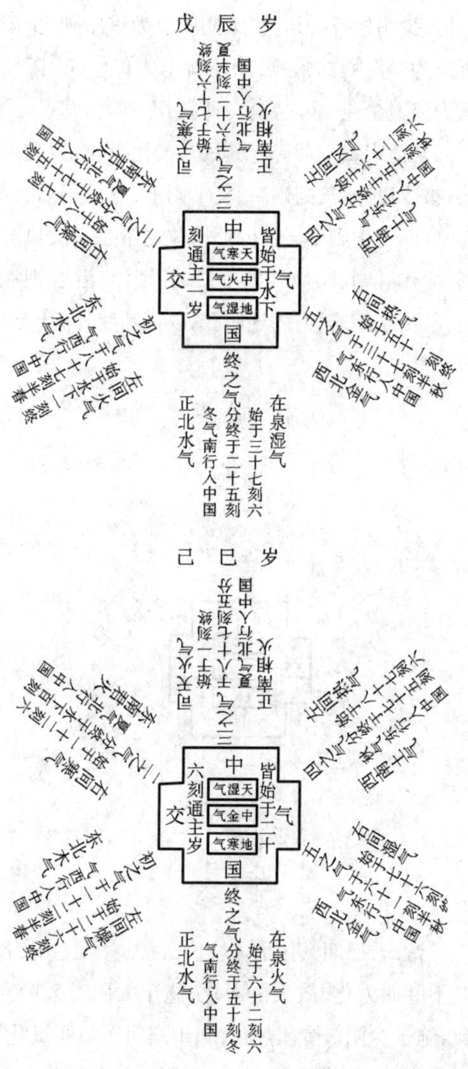

此一章，论五运六气应见之候也。六化之正者，常气也。六变之纪者，变气也。有化有变，有胜有复，有用有病之六候者，其化之一候，六化之正应见也。变、胜、复、用、病五候，六变之纪应见也。厥阴所至为和平流泄禁止十二节，论化、变、病三候也，其曰时化、司化、气化、德化之常，及布政令行之常者，论化之候也；其曰气变之常者，论变之候也；其曰病之常者，论病之候也。“凡此十二变”至“言其变”一节，论胜复之二候也。“六气之用”至“方月”一节，论用之一候也。时化之常者，六部生气之常化也，司化之常者，司天在泉六位之常化也。气化之常者，五运之常化也。厥阴所至为风生，终为肃，少阴所至为热生，中为寒，太阴所至为湿生，终为注雨，少阳所至为火生，终为蒸溽，阳明所至为燥生，终为凉，太阳所至为寒生，中为温者，其风生、热生、湿生、火生、燥生、寒生六者本气也；终为肃，终为注雨，终为蒸溽，终为凉四者，标气也；中为寒中为温二者，中气也。夫本之下，中之见也。见之下，气之标也。故春生物之德，皆始于本气，终于标气，而中气常居标本之中。故言标本，则中气在其中矣。惟少阴、太阳言中而不言终者，盖少阴、太阳，中气与标气同，故言中则标气亦在其中矣。德化之常者，德生植物之常化也，其次德化之常者，德生动物之常化也。凡此十二变者，言前德化政令病变十二节之候，-若不当岁步主客正位而至者，则属变气而为胜复也。凡胜复之候，至其胜气，变德则服复以德，变化则报复以化，变政令则报复以政令，而其气之往复不能相移也。所变之气，居高则报复亦高，居下则报复亦下，居后则报复亦后，居前则报复亦前，居中则报复亦中，居外则报复亦外，而其位之高下，亦不能相移也。由是言之，则天下风、寒、暑、湿、燥、火之变常，不能同也。南方清燥而旱，北方雨湿而潦者有之，中原冰雪而寒，左右郁蒸而热者有之。况地理有高下，形势有大小，高者气寒多清燥，下者气热多雨湿，小者小异，大者大异，而错杂于天道不一之变矣。王氏释高下前后中外，俱作人身生病之所，而不及地理之分野，宜乎程子以天下旱潦常不同之义，非运气主岁之说也。风胜则动，热胜则肿，燥胜则干，寒胜则浮，湿胜则濡泄，甚则水闭胕肿，随气所在以言其变者，胜复为病之位也。假若风于高处胜，则人身亦于高处病，头重而掉眩；风于下处胜，则人身亦于下处病，足动而战栗。又如热于高处胜，则人身亦于腰上分野病肿热；热于下处胜，则人亦于腰下分野病肿热，皆随六

气胜复之所在高下前后中外，以言其变病之所也。六气之用，各归不胜而为化者，谓各归不胜之方月施化也。方月者，假如厥阴司天之岁，则阳明之位在泉左间，其方月东北，初之气也；太阳之位右间，其方月东南，二之气也；厥阴之位司天，其方月正南，三之气也；少阴之位在天左间，其方月西南，四之气也；太阴之位在泉右间，其方月西北，五之气也；少阳之位在泉，其方月正北，终之气也。故其岁施用太阴雨化，施于东南二之气太阳之位；太阳寒化，施于西南四之气少阴之位；少阴热化，施于东北初之气阳明之位；阳明燥化，施于正南三之气厥阴之位；厥阴风化，施于西北五之气太阴之位，皆各命其所在之化，以征其所施之化，于岁同法推之也。自得其位，在本位之方月施化也。如厥阴之岁，则太阴自得于西北五之气本位施雨化，太阳自得于东南二之气本位施寒化，少阴自得于西南四之气本位施热化，少阳自得于正北终之气本位施火化，阳明自得于东北初之气本位施燥化，厥阴自得于正南三之气本位施风化，于岁同法推之也。大者之至徐而常者，六气之盈者为病，则其势反徐而微，治法当逆之也。少者之至暴而亡，六气之虚者为病，则其势反暴而甚，治法当从之也。人见其气暴烈，骤用峻剂攻之，则热病未已，寒病复始，殊不知大者之气反微，少者之气反甚也。

帝曰：愿闻阴阳之三也何谓？岐伯曰：气有多少异用也。帝曰：阳明何谓也？岐伯曰：两阳合明也。帝曰：厥阴何也？岐伯曰：两阴交尽也。帝曰：幽明何职？岐伯曰：两阴交尽故曰幽，两阳合明故曰明，幽明之配，寒暑之异也。帝曰：分至何如？岐伯曰：气至之谓至，气分之谓分，至则气同，分则气异，所谓天地之正纪也。帝曰：夫百病之始生也，皆生于风、寒、暑、湿、燥、火，以之化之变也。经言盛者泻之，虚者补之，余锡以方士，而方士用之，尚未能十全，余欲令要道必行，桴鼓相应，犹拔刺雪污，工巧神圣，可得闻乎？岐伯曰：审察病机，无失气宜，此之谓也。帝曰：愿闻病机何如？岐伯曰：诸风掉眩，皆属于肝，诸寒收引，皆属于肾。诸气膹郁，皆属于肺。诸湿肿满，皆属于脾。诸热瞀瘛，皆属于火。诸痛痒疮，皆属于心。诸厥固泄，皆属于下。诸痿喘呕，皆属于上。诸禁鼓栗，如丧神守，皆属于火。诸痉项强，皆属于湿。诸逆冲上，皆属于火。诸胀腹大，皆属于热。诸躁狂越，皆属于火。诸暴强直，皆属于风。诸病有声，鼓之如鼓，皆属于热。诸病胕肿，疼酸惊骇，皆属于火。诸转反戾，水液浑浊，皆属于热。诸病水液，澄澈清冷，皆属于寒。诸呕吐酸，暴注下迫，皆属于热。故《大要》曰：谨守病机，各司其属，有者求之，无者求之，盛者责之，虚者责之，必先五胜，疏其血气，令其调达，而至和平，此之谓也。至真要大论【批】论天地之五运六气应人之五脏六腑十二经络而生病也。

此一章，论五运六气之为病治法也。病机一十九条实察病之要旨。而“有者求之，无者求之，盛者责之，虚者责之”一十六字，乃答篇首盛者泻之，虚者补之之旨，而总结一十九条之义，又其要旨中之要旨也。河间《原病式》但用病机一十九条立言，而遗此十六字，犹有舟无操舟之工，有兵无将兵之帅，今负借窃之罪以补之。夫诸风病皆属于肝也，风木盛则肝太过而病化风，如木太过，发生之纪病掉眩之类，俗谓之阳痓急惊等病，治以凉剂是也。燥金盛则肝为邪攻而病亦化风，如阳明司天，燥金下临，病掉振之类，欲谓之阴痓慢惊等病，治以温剂是也。诸火热病，皆属于心也，火热甚则心太过而病化火热，如岁火太过，诸谵妄狂越之类，俗谓之阳躁谵语等病，治以攻剂是也。寒水胜则心为邪攻，而病亦化火热，如岁水太过，病躁悸烦心谵妄之类，俗谓之阴躁郑声等病，治经补剂是也。诸湿病皆属于脾也，湿土甚则脾太过而病化湿，如湿胜则濡泄之类，仲景用五苓等剂去湿是也。风木胜则脾为邪攻而病亦化湿，如岁木太过，病飧泄之类，钱氏用宣风等剂去风是也。诸气膹郁，皆属于肺也，燥金甚则肺太过而病化膹郁，如岁金太过，甚则咳喘之类，东垣谓之寒喘，治以热剂是也。火热胜则肺为邪攻，而病亦化膹郁，如岁火太过，病咳喘之类，东垣谓之热喘，治以寒剂是也。诸寒病皆属于肾也，寒水甚则肾太过，而病化寒，如太阳所至为屈伸不利之类，仲景用乌头汤等剂是也。湿土胜则肾为邪攻，而病亦化寒，如湿气变物，病筋脉不利之类，东垣复煎、健步等剂是也。其在太过，所化之物为盛，盛者真气也；其在受攻，所化之病为虚，虚者假气也。故有其病化者，恐其气之假，故有者亦必求之。无其病化者，恐其邪隐于中，如寒胜化火，燥胜化风，及寒伏反躁，热伏反厥之类，故无者亦必求之。其病之化。似盛者，恐其盛之未的，故盛者亦必责之。其病之化似虚者，恐其虚之未真，故虚者亦必责之。凡一十九条病机皆用此一十六字为法求之，庶几补泻不差也。今河间损此一十六字，但以病化有者为盛，无者为虚，而不复求其假者虚者，为未备，故引经传以证其得失也。

帝曰：五味阴阳之用何如？岐伯曰：辛甘发散为阳，酸苦涌泄为阴，咸味涌泄为阴，淡味渗泄为阳。六者或收或散，或缓或急，或燥或润，或软或坚，以所利行之，调气使平。帝曰：非调气而得者，治之奈何？有毒无毒，何先何后？愿闻其道。岐伯曰：有毒无毒，所治为主，适大小为制也。帝曰：请言其制？岐伯曰：君一臣二，制之小也；君一臣三佐五，制之中也，君一臣三佐九，制之大也。寒者热之，热者寒之，微者逆之，甚者从之，坚者削之，客者除之，劳者温之，结者散之，留者攻之，燥者濡之，急者缓之，散者收之，损者益之，逸者行之，惊者平之，上之下之，摩之浴之，薄之劫之，开之发之，适事为故。帝曰：何谓逆从？岐伯曰：逆者正治，从者反治，从少从多，观其事也。帝曰：反治何谓？岐伯曰：热因寒用，寒因热用，塞因塞用，通因通用，必伏其所主，而先其所因，其始则同，其终则异，可使破积，可使溃坚，可使气和，可使必已。至真要大论。【批】论药物之气味应天地之阴阳故能内调五脏之气外治六腑十二经络之邪也。

此一章论内气不调得病者之治法也。盖内气不调而得病，故所病寒热之邪，但可于其气之微者逆治之。如气甚而逆治之，则正邪格拒，不能胜邪，命将难全，故但当从其寒热之邪于外，伏其所主之剂于中，然后正邪相入，而邪就擒矣。东垣所谓姜附寒饮，承气热服，及仲景于白通汤加尿胆治少阴，丹溪于芩柏汤皆熟炒治色目妇人恶寒之类是也。

帝曰：气调而得者何如？岐伯曰：逆之从之，逆而从之，从而逆之，疏气令调，则其道也。至真要大论

此一章，论内气本调，因外邪得病者之治法也。盖内气调而得病，故不分寒热之微甚，或逆治之，或从治之皆可，更不须惧其正邪格拒，正固则邪自退矣。

帝曰：病之中外何如？岐伯曰：从内之外者，调其内；从外之内者，治其外，从内之外而盛于外者，先调其内而后治其外；从外之内而盛于内者，先治其外而后调其内；中外不相及，则治主病。帝曰：善。火热复，恶寒发热，有如疟状，或一日发，或间数日发，其故何也？岐伯曰：胜复之气，会遇之时，有多少也。阴气多而阳气少，则其发日远；阳气多而阴气少，则其发日近。此胜复相薄，盛衰之节，疟亦同法。帝曰：论言治寒以热，治热以寒，而方士不能废绳墨而更其道也。有病热者寒之而热，有病寒者热之而寒，二者皆在，新病复起奈何？岐伯曰：诸寒之而热者取之阴，热之而寒者取之阳，所谓求其属也。帝曰：善。服寒而反热，服热而反寒，其故何也？岐伯曰：治其王气，是以反也。

帝曰：不治王而然者何也？岐伯曰：悉乎哉问也！不治五味属也。夫五味入胃，各归所喜，故酸先入肝，苦先人心，甘先入脾，辛先入肺，咸先入肾，久而增气，物化之常也。气增而久，夭之由也。帝曰：善。方制君臣何谓也？岐伯曰：主病之谓君，佐君之谓臣，应臣之谓使，非上下三品之谓也。帝曰：三品何谓？岐伯曰：所以明善恶之殊贯也。帝曰：善。病之中外何如？岐伯曰：调气之方，必别阴阳，定其中外，各守其乡，内者内治，外者外治，微者调之，其次平之，盛者夺之，

汗之下之，寒热温凉，衰之以属，随其攸利，谨道如法，万举万全，气血正平，长有天命。帝曰：善。“不治五昧属也一。一本“五味”二字作“王气”二字。至真要大论【批】不治王气而然者五味各有所属也。

岐伯曰：寒热燥湿、不同其化也。故少阳在泉，寒毒不生，其味辛，其治苦酸，其谷苍丹。阳明在泉，湿毒不生，其味酸，其气温，其治辛苦甘，其谷丹素。太阳在泉，热毒不生，其味苦，其治淡咸，其谷黅秬。厥阴在泉，清毒不生，其味甘，其治酸苦，其谷苍赤，其气专，其味正。少阴在泉，寒毒不生，其味辛，其治辛苦甘，其谷白丹。太阴在泉，燥毒不生，其味成，其气热，其治甘咸，其谷黅秬。化淳则咸守，气专则辛化而俱治。故曰：补上下者从之，治上下者逆之，以所在寒热盛衰而调之。故曰：上取下取，内取外取，以求其过。能毒者以厚药，不胜毒者以薄药，此之谓也。【批】岁味岁谷逆从法。

气反者，病在上，取之下；病在下，取之上；病在中，旁取之。治热以寒，温而行之；治寒以热，凉而行之；治温以清，冷而行之；治清以温，热而行之。故消之削之，吐之下之，补之泻之，久新同法。【批】反佐法。

帝曰：病在中而不实不坚，且聚且散，奈何？岐伯曰：无积者求其藏，虚则补之，药以祛之，食以随之，行水渍之，和其中外。可使毕已。【批】内调法。

帝曰：有毒无毒，服有约乎？岐伯曰：病有久新，方有大小，有毒无毒，固宜常制矣。大毒治病，十去其六；常毒治病，十去其七；小毒治病，十去其八，无毒治病，十去其九，谷肉果菜，食养尽之，无使过之，伤其正也。不尽，行复如法。【批】外治法。

必先岁气，无伐天和，无盛盛，无虚虚，而遗人夭殃，无致邪，无失正，绝人长命。帝曰：其久病者，有气从不康，病去而瘠，奈何？岐伯曰：昭乎哉圣人之问也！化不可代，时不可违。夫经络以通，血气以从，复其不足，与从齐同，养之和之，静以待时，谨守其气，无使倾移，其形乃彰，生气以长，命曰圣王。故《大要》曰：无代化，无违时，必养必和，待其来复，此之谓也。五常政大论【批】治先岁气。

帝曰：气有多少，病有盛衰，治有缓急，方有大小，愿其约奈何？岐伯曰：气有高下，病有远近，证有中外，治有轻重，适其至所为故也。大要曰：君一臣二，奇之制也；君二臣四，偶之制也；君二臣三，奇之制也；君二臣六，偶之制也。故曰。近者奇之，远者偶之，汗者不以奇，下者不以偶，补上治上制以缓，补下治下制以急，急则气味厚，缓则气味薄，适其至所，此之谓也。病所远而中道气味之者，食而过之，无越其制度也。是故平气之道，近而奇偶，制小其服也。远而奇偶，制大其服也。大则数少，小是数多，多则九之，少则二之，奇之不去则偶之，是谓重方。偶之不去，则反佐以取之，所谓寒热温凉，反从其病也。帝曰：善。病生于本，余知之矣。生于标者，治之奈何？岐伯曰；病反其本，得标之病，治反其本，得标其方。【批】约方。

帝问曰；妇人重身，毒之何如？岐伯曰：有故无殒，亦无殒也。帝曰：愿闻其故何谓也？岐伯曰：大积大聚，其可犯也，衰其大半而止，过者死。

邵跋

庄生有言，为善无近名，为恶无近刑，可以事亲，可以养生，可以尽年，其惟医之谓乎。余家世赖兹为事亲养生之业，庶几免近名近刑之累。虽未明庄生言是医与否，然以余家观之，则医实有类乎庄生之言矣。比部履斋曹先生，恬然仕宦，独好方书，仇校精苦，余辈不及也，是书篇帙浩博，传写日久，讹缺殆半，微先生几能成书哉，先生薄轩冕而愿郑重于医之名耶。若夫养生尽年，则仕途与山林所得不翅多矣。

玄沙邵弁伟元甫跋